Biochemie systematisch

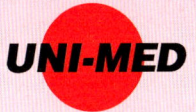

UNI-MED Verlag AG
Bremen - London - Boston

Prof. Dr. Eberhard Hofmann
Universität Leipzig
Medizinische Fakultät
Institut für Biochemie
Johannisallee 30
04103 Leipzig

Hofmann, Eberhard:
Biochemie systematisch/Eberhard Hofmann.-
4. Auflage - Bremen: UNI-MED, 2006
(Klinische Lehrbuchreihe)
ISBN 3-89599-164-3

© 1996-2006 by UNI-MED Verlag AG, D-28323 Bremen,
International Medical Publishers (London, Boston)
Internet: www.uni-med.de, e-mail: info@uni-med.de

Printed in Europe

Das Werk ist urheberrechtlich geschützt. Alle dadurch begründeten Rechte, insbesondere des Nachdrucks, der Entnahme von Abbildungen, der Übersetzung sowie der Wiedergabe auf photomechanischem oder ähnlichem Weg bleiben, auch bei nur auszugsweiser Verwertung, vorbehalten.

Die Erkenntnisse der Medizin unterliegen einem ständigen Wandel durch Forschung und klinische Erfahrungen. Die Autoren dieses Werkes haben große Sorgfalt darauf verwendet, daß die gemachten Angaben dem derzeitigen Wissensstand entsprechen. Das entbindet den Benutzer aber nicht von der Verpflichtung, seine Diagnostik und Therapie in eigener Verantwortung zu bestimmen.

Geschützte Warennamen (Warenzeichen) werden nicht besonders kenntlich gemacht. Aus dem Fehlen eines solchen Hinweises kann also nicht geschlossen werden, daß es sich um einen freien Warennamen handele.

UNI-MED. Die beste Medizin.

Die Klinische Lehrbuchreihe des UNI-MED Verlags ist die Lehrbuchreihe zur neuen Approbationsordnung. Die Stoffgebiete werden fächerübergreifend und gegenstandsbezogen in ihrer gesamten medizinischen Breite dargestellt. Klare Systematik und enger Praxisbezug sind die wichtigsten Charakteristika unseres didaktischen Konzepts. Durch die komprimierte Darstellung sind alle Zusammenhänge in Kürze erhassar. Zahlreiche Abbildungen, Schemata und Tabellen sorgen für größtmögliche Übersichtlichkeit. Die Lehrbuchreihe besticht durch ein ebenso ansprechendes wie didaktisch ausgefeiltes Layout.

Die Lehrbücher vermitteln dem Medizinstudenten ärztliche Urteilsbildung und examensgerechte Information, denn sie sind Lehrbücher und Lernbücher zugleich. Auf der Station und in der Ambulanz geben sie dem Kliniker den notwendigen Rückhalt. Aktuelle Standards in Diagnostik und Therapie machen die Bücher für niedergelassene Ärzte zu idealen Nachschlagewerken.

Vorwort und Danksagung

In der vorliegenden 4. Auflage des Lehrbuchs "Medizinische Biochemie *systematisch*" wurden alle Kapitel - sowohl ihr Text als auch ihre 778 Abbildungen - neu bearbeitet und auf den neuesten wissenschaftlichen Stand gebracht. Die "Medizinische Biochemie" soll ein Lehr- und Lernbuch sein, das die Studierenden der Medizin und Naturwissenschaften (Biochemie, Biologie, Ernährungswissenschaften, Chemie und Lebensmittelchemie) in das Fachgebiet einführt und ihnen ein solides und interdisziplinär orientiertes Wissen vermittelt. Den fortgeschrittenen Studierenden - Medizinern und Naturwissenschaftlern - sowie den klinisch tätigen Ärzten soll es als zuverlässiges Nachschlagewerk dienen. Besonderer Wert wurde auf die Darlegung der vielfältigen Verflechtungen der Biochemie mit der klinischen Medizin gelegt. Besonders unter den Studierenden der Biochemie wächst die Zahl derjenigen, die die Medizinische Biochemie als Spezialfach wählen und in dieser wissenschaftlich arbeiten und als Forscher tätig sein wollen. Die Zahl und die rasche Aufeinanderfolge der bisherigen Auflagen zeigen, daß sich dieses Konzept bewährt hat. Große Sorgfalt wurde darauf verwandt, den im heute geltenden Gegenstandskatalog für die Ärztliche Vorprüfung formulierten Anforderungen voll gerecht zu werden.

Die stärker werdende interdisziplinäre Forschung führte zu einer gewaltigen Zunahme neuer Erkenntnisse und zur Entwicklung neuer Konzepte, die die Inhalte und das Antlitz der Biochemischen Wissenschaften stark veränderten. Das waren die Motive des Autors, in der vorliegenden neuen Auflage zahlreiche Veränderungen und Erweiterungen vorzunehmen. In das Kapitel 1 wurde eine Zeittafel der großen Entdeckungen der Biochemie, Molekularbiologie und Molekularen Medizin bis 2004 aufgenommen, und im Kapitel 9 fanden die Ergebnisse der Erforschung des Humangenoms sowie ausgewählter vererbbarer Erkrankungen eine vertiefte Darstellung. Für wichtige Protein-, Genom- und Enzym-Datenbanken wurden Internet-Adressen angegeben. In das Kapitel 10 wurden die DNA-Fingerprint- und die Phagen-Display-Techniken eingearbeitet. Im Kapitel 11 wurde die Editierung der RNA vertieft und in das Kapitel 12 im Rahmen des Tumorstoffwechsels ein Abschnitt über die Kontrolle der Genexpression durch Sauerstoff aufgenommen. Im Kapitel 14 fand die Kontrolltheorie des Stoffwechsels Berücksichtigung. Das Kapitel 15 wurde besonders im Hinblick auf die ATP-Synthase als molekularer Motor und auf die Mechanismen und Stöchiometrien der mitochondrialen Protonenpumpen und ATP-Synthase neu gefaßt. Im Kapitel 17 wurde der Abschnitt über die Sphingolipidosen und ihre biochemischen Ursachen sowie die Regulation der Cholesterinbiosynthese erweitert. Im Kapitel 20 erfuhren die klinischen Aspekte des Porphyrinstoffwechsels und die Pathobiochemie des Bilirubinstoffwechsels eine Überarbeitung. Die Kapitel 21 (Biochemie des Blutes) und 22 (Biochemie der angeborenen und erworbenen Immunität) wurden wesentlich verändert. Dabei wurden die Regulation der Synthese der verschiedenen Hämoglobintypen, das Rh-Blutgruppensystem und seine Verwandtschaft mit Membrantransportproteinen für NH_3 und CO_2, neue Konzepte der Blutgerinnung und Fibrinolyse sowie die Receptoren und Signalwege der angeborenen Immunität, Komplement, Entzündung, Sepsis und das Isotypswitching der Immunglobuline neu aufgenommen bzw. überarbeitet. Das Kapitel 23 (Hormone und Stoffwechsel) wurde an verschiedenen Stellen erweitert, z.B. wurden zusätzlich zum Leptin die neuentdeckten Hormone Adiponectin und Resistin im Zusammenhang mit einer vertieften Darstellung der Insulinresistenz berücksichtigt. Das Janusgesicht des Insulins, seine *direkten* anabolen bzw. antikatabolen und seine *hypothalamisch* gesteuerten katabolen Wirkungen fanden Aufnahme in die Kapitel 23 und 31. Im Kapitel 25 wurden die biochemischen und molekularen Grundlagen der Alzheimer- und Parkinson-Krankheit sowie der Huntington-Chorea als Beispiele von Proteinfaltungskrankheiten erweitert. Das Kapitel 27 wurde besonders in den Abschnitten über Knochenresorption und Knochenremodeling und das Kapitel 28 im Hinblick auf die Biochemie und Pathobiochemie des Kupferstoffwechsels (M. Menkes und M. Wilson) aktualisiert. Schließlich wurden die Abschnitte über die Verdauung und Resorption der Fette (Kapitel 29), das Vitamin B_{12} (Kapitel 30) sowie die Regulation der Nahrungsaufnahme und des Körpergewichtes des Menschen (Kapitel 31) neu gefaßt. Das Stichwortverzeichnis wurde bedeutend erweitert.

Der Autor war bestrebt, die biochemischen und molekularen Grundlagen pathologischer Veränderungen, z.B. des Diabetes mellitus, der Arteriosklerose, vererbbarer Stoffwechseldefekte, der angeborenen und erworbenen Immunität sowie der Entzündung, Sepsis, Blutstillung, Erkrankungen des endokrinen Systems und Proteinfaltung so darzustellen, daß der Student erkennt, wie wichtig solide Kenntnisse und interdisziplinäres Denken für die tägliche Arbeit eines Arztes sind.

Die "Medizinische Biochemie *systematisch*" ist nach der Wiedervereinigung Deutschlands aus dem vierteiligen Taschenbuch des Autors "Dynamische Biochemie" (6. Auflage 1990, Akademieverlag Berlin) und seiner zweiteiligen "Funktionelle Biochemie des Menschen" (4. Auflage 1990, ebenfalls Akademie-Verlag Berlin) hervorgegangen, die im Verlauf von 25 Jahren von den Medizin-, Biochemie- und Biologiestudenten nicht nur im Osten, sondern auch im Westen Deutschlands, abgeleitet aus den damaligen beachtlichen "Exportzahlen", benutzt wurden. Der UNI-MED Verlag AG, Bremen, International Medical Publishers, der sich zu einem der erfolgreichsten medizinischen Verlage Deutschlands entwickelt hat, nahm sich 1994/95 des Buches an. Abgeleitet aus dieser Geschichte erlebt das Buch im Jahre 2005, vier Jahrzehnte nach seinem erstmaligen Erscheinen, seine nunmehr zehnte Auflage.

Dem Autor ist es ein Bedürfnis, vielfältigen Dank zu sagen, in erster Linie seiner Ehefrau Renate Ulbrich-Hofmann, Professorin für Biotechnologie an der Martin-Luther-Universität Halle-Wittenberg, für ihre zahlreichen Vorschläge und kritischen Hinweise bei der Fertigstellung des Manuskriptes. Der ständige Kontakt des Autors, auch als Emeritus, mit den Professoren und Mitarbeitern des Institutes für Biochemie der Medizinischen Fakultät der Universität Leipzig war stets sehr erfrischend und gab immer wieder Impulse für die Verbesserung des Manuskriptes. Der besondere Dank des Autors gilt in diesem Zusammenhang dem Direktor dieses Institutes, Professor Dr. Rolf Gebhardt. Schließlich haben viele Gespräche mit Studenten dazu geführt, ständig an den Formulierungen und Abbildungen zu feilen. Mein Dank gilt dem UNI-MED Verlag, Bremen, für seine Bereitschaft, stets auf die Wünsche und Vorstellungen des Autors einzugehen.

Leipzig/Halle, im Oktober 2005 *Eberhard Hofmann*

Inhaltsverzeichnis

1.	**Einführung**	**21**

2.	**Wasser**	**24**
2.1.	Wasser als Lösungsmittel.	24
2.1.1.	Die Eigenschaften des Wassers	24
2.1.2.	Struktur des Wassermoleküls	24
2.1.3.	Die Lösungseigenschaften des Wassers	25
2.2.	Hydrophobe Wechselwirkungen	25
2.2.1.	Amphipathische Verbindungen; Micellbildung	25
2.2.2.	Hydrophobe Bindungen.	25
2.2.3.	Biologische Bedeutung der hydrophoben Wechselwirkungen	26
2.3.	Kolligative Eigenschaften wäßriger Lösungen.	26
2.3.1.	Dampfdruckerniedrigung, Siedepunktserhöhung und Gefrierpunktserniedrigung	26
2.3.2.	Der osmotische Druck	27
2.3.3.	Osmolarität und Osmolalität.	27
2.4.	Ionisation des Wassers	27
2.4.1.	Ionenprodukt des Wassers.	27
2.4.2.	Der pH-Wert	27
2.5.	Säuren und Basen.	28
2.6.	Puffer	29
2.6.1.	Titrationskurven schwacher Säuren	29
2.6.2.	Puffersysteme.	29
2.6.3.	Puffergleichung.	29

3.	**Aminosäuren, Peptide und Proteine**	**31**
3.1.	Bedeutung der Proteine.	31
3.2.	Aminosäuren als Bausteine der Proteine	31
3.2.1.	Einteilung der proteinogenen Aminosäuren.	32
3.3.	Peptidbindung und Peptide.	32
3.3.1.	Struktur und Eigenschaften der Peptidbindung	32
3.3.2.	Nomenklatur der Peptide.	35
3.3.3.	Einige biologisch wichtige Oligopeptide	36
3.4.	Proteine	36
3.4.1.	Einteilung der Proteine	36
3.4.1.1.	Relative Molekülmasse (M_r) der Proteine.	36
3.4.1.2.	Einteilung der Proteine nach ihrer Form	37
3.4.1.3.	Einteilung der Proteine nach ihrer Zusammensetzung	37
3.4.2.	Proteine als Polyelektrolyte (Ampholyte)	37
3.4.2.1.	Durch Elektrophorese lassen sich Proteine voneinander trennen.	38
3.4.3.	Die Strukturebenen der Proteine.	39
3.4.3.1.	Primärstruktur der Proteine.	39
3.4.3.2.	Sekundärstruktur der Proteine	41
3.4.3.3.	Tertiärstruktur der Proteine	42
3.4.3.4.	Quartärstruktur der Proteine.	44
3.4.4.	Stabilisierung der Raumstruktur eines Proteins	45
3.4.5.	Denaturierung von Proteinen.	46
3.4.6.	Die Faltung eines Proteinmoleküls *in vitro*	46

3.4.7.	Die Proteinfaltung *in vivo*	47
3.4.7.1.	Proteindisulfidisomerasen	48
3.4.7.2.	Faltungsenzyme	48
3.4.7.3.	Molekulare Chaperone	49
3.4.7.4.	Falsche Faltung von Proteinen ("Proteinfaltungskrankheiten")	50

4. Nucleotide und Nucleinsäuren — 51

4.1.	Bausteine der Nucleotide	51
4.2.	Nucleinsäuren	52
4.2.1.	DNA und RNA	52
4.2.1.1.	Polarität der Nucleinsäuren	53
4.2.2.	DNA-Doppelhelix	53
4.2.3.	Ribonucleinsäure	54
4.2.3.1.	Es gibt vier RNA-Haupttypen	55
4.2.4.	Struktur der tRNA	55
4.2.4.1.	Sekundärstruktur der tRNA	56
4.2.4.2.	Tertiärstruktur der t-RNA	56
4.3.	Struktur und Funktion freier Nucleotide	57
4.3.1.	Das Adenosintriphosphat und seine Verwandten	57
4.3.2.	Adenosin-3',5'-cyclomonophosphat	57
4.3.3.	Nucleotide als Coenzyme und Cosubstrate	58
4.3.3.1.	NAD^+ und $NADP^+$	58
4.3.3.2.	FMN und FAD	58
4.3.3.3.	Coenzym A	59
4.3.3.4.	Vom Guanin, Uracil und Cytosin abgeleitete Nucleotide	59

5. Kohlenhydrate — 61

5.1.	Monosaccharide	61
5.1.1.	Strukturmodelle und Nomenklatur der Monosaccharide	62
5.1.2.	Physiologisch wichtige Derivate der Glucose	63
5.2.	Disaccharide	64
5.3.	Oligosaccharide	65
5.3.1.	Oligosaccharide in Glycoproteinen und Glycolipiden	65
5.3.2.	Die Strukturen der Oligosaccharide in den Glycoproteinen	66
5.3.3.	Mono- und Oligosaccharide werden von Lectinen spezifisch gebunden	67
5.4.	Polysaccharide	67
5.4.1.	Stärke	67
5.4.2.	Glycogen	68
5.4.3.	Glycosaminoglycane	68

6. Lipide — 70

6.1.	Fettsäuren und Triglyceride	70
6.1.1.	Fettsäuren	70
6.1.2.	Triacylglycerine (Triglyceride) und verwandte Verbindungen	71
6.2.	Glycerinphospholipide	71
6.2.1.	Die strukturellen Besonderheiten der Phosphatidylinositolgruppe	73
6.2.2.	Etherphospholipide	73

6.3.	Sphingosinlipide	74
6.3.1.	Sphingosinphospholipide	74
6.3.2.	Sphingosinglycolipide	74
6.3.2.1.	Cerebroside	74
6.3.2.2.	Ganglioside	75
6.4.	Das Lungensurfactant besteht aus Phospholipiden und Proteinen	76
6.5.	Steroide	76
6.5.1.	Im Mittelpunkt des Steroidstoffwechsels steht das Cholesterin	77
6.6.	Carotinoide	77
6.7.	Lipopolysaccharide	78

7. Grundlagen der Enzymwirkung — 80

7.1.	Steigerung der Reaktionsgeschwindigkeit durch ein Enzym	80
7.1.1.	Die Erniedrigung der Aktivierungsenergie	80
7.1.2.	Der Enzym-Substrat-Komplex	80
7.1.3.	Ein Enzym hat keinen Einfluß auf das Reaktionsgleichgewicht	81
7.2.	Kinetische Aspekte einer Enzymreaktion	81
7.2.1.	Die meisten Enzyme folgen der Michaelis-Menten-Kinetik	81
7.2.1.1.	Der katalytische Kreisprozeß	81
7.2.1.2.	Die Michaelis-Menten-Konstante	82
7.2.1.3.	Die Michaelis-Menten-Gleichung	82
7.2.1.4.	Das Substrat-Geschwindigkeitsdiagramm einer Enzymreaktion	82
7.2.1.5.	Graphische Ermittlung von K_M und V nach Lineweaver-Burk	83
7.2.2.	Das Effizienzkriterium eines Enzyms	83
7.2.2.1.	Der k_{kat}/K_M-Quotient	83
7.2.2.2.	Der k_{kat}/K_M-Quotient als Effizenzkriterium eines Enzyms	84
7.3.	Wirkungsmechanismen von Enzymen	84
7.3.1.	Zerlegung einer Enzymreaktion in Einzelschritte	84
7.3.2.	Das aktive Zentrum eines Enzyms	85
7.3.3.	Kovalente und nichtkovalente Katalyse	85
7.3.4.	Der Katalysemechanismus des Chymotrypsins	87
7.4.	Hemmung von Enzymreaktionen	87
7.4.1.	Reversible Enzymhemmung	88
7.4.2.	Irreversible Hemmung von Enzymreaktionen	88
7.5.	Allosterische Enzyme	89
7.5.1.	Enzyme mit einer S-förmigen Substrat-Geschwindigkeitskurve	89
7.5.2.	Das Zwei-Zustandsmodell eines allosterischen Enzyms	90
7.5.3.	Negative Rückkopplung in einer Synthesekette durch einen allosterischen Effektor	91
7.6.	Einfluß der Temperatur auf eine Enzymreaktion	91
7.7.	Einfluß des pH-Wertes auf eine Enzymreaktion	92
7.8.	Cofaktoren und Coenzyme von Enzymen	92
7.8.1.	Ionen als Cofaktoren	92
7.8.2.	Coenzyme und prosthetische Gruppen	93
7.8.3.	NAD^+ ist das Coenzym einer großen Zahl von Dehydrogenasen	93
7.9.	Die Spezifität eines Enzyms	94
7.10.	Klassifikation und Nomenklatur der Enzyme	95
7.11.	Enzyme und Zellphysiologie	96
7.11.1.	Das Enzymprofil einer Zelle	96
7.11.2.	Multiple Formen von Enzymen	96
7.11.3.	Isoenzyme	96

7.12.	Messung der katalytischen Aktivität von Enzymen	97
7.12.1.	Enzymeinheiten	97
7.12.2.	Katalytische Aktivität eines Enzyms	98
7.13.	Bedeutung der Enzyme in der klinischen Diagnostik	98
7.13.1.	Enzyme im Blutplasma	100
7.13.2.	Der Enzymimmunassay	100

8. Molekulare Zellbiologie — 102

8.1.	Archaea, Prokarya und Eukarya	102
8.1.1.	Archaea	102
8.1.2.	Prokarya (Prokaryonten)	102
8.2.	Eukarya (Eukaryonten)	102
8.2.1.	Der Zellkern	102
8.2.2.	Mitochondrien	105
8.2.3.	Ribosomen	106
8.2.4.	Endoplasmatisches Reticulum und Golgi-Apparat	108
8.2.5.	Lysosomen	109
8.2.6.	Peroxisomen	109
8.2.7.	Cytoskelett	110
8.2.8.	Cytosol	113
8.3.	Aufbau und Funktionen biologischer Membranen	114
8.3.1.	Funktionen der Plasmamembran	114
8.3.2.	Aufbau biologischer Membranen	114
8.3.2.1.	Verankerung der Proteine in der Phospholipiddoppelschicht	117
8.3.2.2.	Zahlreiche Membranproteine haben lipophile Anker	118
8.3.3.	Stofftransport durch biologische Membranen	119
8.3.4.	Endocytose	122
8.3.5.	Phagocytose	125
8.3.6.	Exocytose	127
8.3.7.	Ionenkanäle und andere Kanäle in der Plasmamembran	128
8.3.7.1.	Aufbau der K^+-, Na^+- und Ca^{2+}-Kanäle	128
8.3.7.2.	Die ATP-Bindungs-Kasetten-Transportproteine	130
8.3.7.3.	Interzelluläre Verbindungskanäle (Connexons)	130
8.4.	Membrangebundene Receptoren und ihre Signalbahnen	132
8.4.1.	Was ist ein Receptor?	132
8.4.2.	Lokalisierung der Receptoren	132
8.4.3.	Die Oberflächenreceptoren empfangen Signale von außen	132
8.4.4.	Die Signalbahnen der Sieben-Helices-Receptoren	133
8.4.4.1.	Die trimeren G-Proteine	133
8.4.4.2.	Die Effektorenzyme bilden die "second messengers"	135
8.4.4.3.	Die "second messengers" aktivieren Proteinkinasen	138
8.4.5.	Monomere G-Proteine	141
8.4.5.1.	Die Kontrolle der monomeren G-Proteine	142
8.4.5.2.	G-Proteine als Zielmoleküle bakterieller Toxine	145
8.4.6.	Die Receptortyrosinkinasen	147
8.4.6.1.	Die Signalwandlungsbahnen der Receptortyrosinkinasen	147
8.4.6.2.	Ein Receptor kann seine Signalbahn wechseln	150
8.5.	Der Zellcyclus	151
8.6.	Der programmierte Zelltod (Apoptose)	154

9.	**Das Humangenom und die Replikation der DNA**	**159**
9.1.	Genom, Proteom und Transcriptom	159
9.2.	Das Genom des Menschen	159
9.3.	Genetischer Informationsfluß in der Zelle	162
9.4.	Die Organisation der DNA bei Eukaryonten	163
9.4.1.	Histone und andere Proteine des Zellkerns	163
9.4.2.	Nucleosomen	164
9.4.3.	Die strukturelle Organisation der DNA	165
9.5.	Die Replikation der DNA	167
9.5.1.	Die Synthese der DNA durch identische Replikation der DNA-Doppelhelix	167
9.5.1.1.	Die DNA-abhängigen DNA-Polymerasen	167
9.5.1.2.	Prokaryonten enthalten mehrere DNA-Polymerasen	168
9.5.1.3.	Eukaryonten haben zehn DNA-Polymerasen	169
9.5.1.4.	Der Start der DNA-Replikation und die Replikationsgabel	169
9.5.1.5.	Die Komponenten des DNA-Replikationskomplexes	170
9.5.1.6.	Die Replikation der DNA-Doppelhelix bei Pro- und Eukaryonten	172
9.5.1.7.	Die Telomerase modifiziert die Endstücke der Chromosomen	174
9.5.1.8.	DNA-Methylasen und DNA-Demethylasen	175
9.6.	Reparaturen an der DNA	176
9.6.1.	Fehlpaarungsreparatur	177
9.6.2.	Reparatur durch Basenexcision	178
9.6.3.	Reparatur durch Nucleotidexcision	178
9.6.4.	Das *Xeroderma pigmentosum* und verwandte Erkrankungen	179
9.6.5.	Direkte Reparatur	181
9.6.6.	DNA-Reparatur und Krebschemotherapie durch Cisplatin	181
9.6.7.	Die DNA-Replikation und DNA-Reparatur in Mitochondrien	183
9.7.	Genetische Rekombination	183
9.8.	Genetische Kontrolle des Bauplanes eines Organismus	186
9.9.	Mutationen und Erbkrankheiten	187
9.10.	Pathobiochemie wichtiger Erbkrankheiten	188
9.10.1.	Die Muskeldystrophie der Typen Duchenne und Becker	188
9.10.2.	Die Cystische Fibrose (Mucoviscidose)	190
9.11.	Strategien und Ziele der Humangentherapie	192

10.	**Methoden der Molekularbiologie**	**196**
10.1.	Gentransfer	196
10.1.1.	Restriktionsendonucleasen	196
10.1.2.	Vektoren der Gentechnik	197
10.1.3.	DNA-Datenbanken	198
10.1.4.	Biotechnologische Herstellung gewünschter Polypeptide	199
10.2.	Phagen-Display-Technik	200
10.3.	Gezielte (oligonucleotidgesteuerte) Mutagenese	201
10.4.	DNA-Polymerasekettenreaktion	202
10.5.	DNA-Fingerprint-Technik	203
10.6.	Restriktions-Fragmentlängen-Polymorphismus	204
10.7.	Antisense-Oligonucleotide und ihre Anwendung	204
10.8.	Transgene Tiere und gezielte Inaktivierung von Genen	204

11. Transcription: Mechanismen und Regulation — 206

- 11.1. Die DNA-abhängigen RNA-Polymerasen — 206
- 11.1.1. Die RNA-Polymerase der Prokaryonten — 206
- 11.1.2. Die RNA-Polymerasen der Eukaryonten — 207
- 11.2. Die Gene der Pro- und Eukaryonten — 207
- 11.3. Die Transcription bei Prokaryonten und ihre Regulation — 210
- 11.3.1. Anfang und Ende der Transcription bei Prokaryonten — 210
- 11.3.2. Antibiotica als Hemmstoffe der Transcription — 211
- 11.3.3. Regulation der Transcription bei Prokaryonten — 211
- 11.4. Die Transcription bei Eukaryonten und ihre Regulation — 214
- 11.4.1. Die Transcriptionsmaschinerie der Eukaryonten — 214
- 11.4.2. Pathobiochemische Aspekte der Transcription — 217
- 11.4.3. Enhancer — 217
- 11.4.4. Enhancer als Zielsequenzen von Hormon- und Morphogenreceptoren — 218
- 11.4.4.1. Transcriptionssteigerung durch Hormon-Receptor-Komplexe — 218
- 11.4.4.2. Retinoat ist ein Regulator des Zellwachstums und der Differenzierung — 219
- 11.4.4.3. Konstitutiv aktive intrazelluläre Steroidreceptoren — 219
- 11.4.4.4. Die Transcription des Phosphoenolpyruvatcarboxykinase-Gens — 220
- 11.4.4.5. Strukturelle Spezifitäten von Transcriptionsfaktoren — 220
- 11.5. Die Aufbereitung des Primärtranscriptes — 222
- 11.5.1. Das Capping am 5'-Terminus der Prä-mRNA — 222
- 11.5.2. Die Polyadenylierung am 3'-Terminus der Prä-mRNA — 223
- 11.5.3. Die Spleißen des Primärtranscriptes — 224
- 11.5.4. snRNPs und Autoimmunkrankheiten — 226
- 11.5.5. Ribozyme — 227
- 11.6. Editierung der RNA — 228

12. Viren, Onkogene und Tumoren — 230

- 12.1. Biochemie und Molekularbiologie der Viren — 230
- 12.1.1. Der Aufbau von Viren — 230
- 12.1.2. Aufnahme eines Virus in eine Zelle — 231
- 12.1.3. Vermehrung der Viren in ihren Wirtszellen — 232
- 12.1.3.1. Vermehrung der DNA-Viren — 232
- 12.1.3.2. Vermehrung der RNA-Viren — 232
- 12.2. Das Human Immunodeficiency Virus (HIV) — 236
- 12.2.1. Bindung und Aufnahme des HIV durch eine T4-Zelle — 236
- 12.2.2. Die Bildung des HIV-Provirus — 238
- 12.2.3. Das HIV-Genom — 239
- 12.2.4. Inhibitoren der Revertase und der HIV-Protease — 239
- 12.3. Prionen — 240
- 12.4. Biochemie und Molekularbiologie der Tumoren — 243
- 12.4.1. Unterschiede zwischen Normal- und Tumorzellen — 243
- 12.4.2. Die Kontrolle der Genexpression durch Sauerstoff — 245
- 12.4.3. Entstehung von Krebszellen — 246
- 12.4.4. Onkogene — 248
- 12.4.4.1. Retrovirale Onkogene — 248
- 12.4.4.2. Virale und zelluläre Onkogene — 248
- 12.4.4.3. Proto-Onkogene — 248
- 12.4.4.4. Umwandlung von Proto-Onkogenen in Onkogene — 249
- 12.4.4.5. Die ras-Onkogene — 250

12.4.4.6.	Tumorauslösung durch Translocation von Proto-Onkogenen	250
12.4.5.	Tumorsuppressorgene und ihre Wirkungen	251
12.4.6.	Krebsentstehung durch cancerogene Substanzen	253
12.4.7.	Die Wirkungsweise von Cancerostatica und Virostatica	254

13. Biosynthese der Proteine (Translation) — 258

13.1.	Der genetische Aminosäurecode	258
13.2.	Komponenten und Mechanismen der Proteinsynthese	259
13.2.1.	Aktivierung der Aminosäuren und Bildung der Aminoacyl-tRNA	259
13.2.2.	Der ribosomale Proteinsyntheseapparat	263
13.2.2.1.	Initiation	263
13.2.2.2.	Elongation, Translocation und Termination	264
13.2.2.3.	Suppressormutationen	267
13.2.2.4.	Bildung von Selenocystein und sein Einbau in bestimmte Enzyme	267
13.3.	Die Faltung eines Proteins im Cytosol	268
13.4.	Die Steuerung der Proteinverteilung in der Zelle	271
13.4.1.	Adressierung von Sekret-, Lysosomen- und Membranproteinen	271
13.4.2.	Die Signalsequenz bindet an ein Signalerkennungspartikel	271
13.4.3.	Der sekretorische Weg eines Proteins	272
13.4.4.	Der Weg eines Proteins zur Plasmamembran als Bestimmungsort	272
13.4.5.	Kontrolle der richtigen Faltung des neusynthetisierten Proteins	274
13.4.6.	Die Ausbildung der Raumstruktur eines Glycoproteins im ER	274
13.4.7.	Posttranslationale Modifikation von Proteinen im ER	276
13.4.8.	Sortierung der Proteine nach ihren Bestimmungsorten	277
13.4.9.	Der Eintritt von Proteinen in die Mitochondrien	280
13.5.	Auch Proteine können gespleißt werden	281
13.6.	Hemmstoffe der Proteinsynthese	282

14. Einführung in den Intermediärstoffwechsel — 285

14.1.	Energieliefernde und energieverbrauchende Reaktionen	285
14.2.	Regulation des Stoffwechsels	290

15. Der Citratcyclus und die biologische Oxidation — 296

15.1.	Der Citratcyclus	296
15.2.	Die biologische Oxidation	299
15.2.1.	Die Atmungskette besteht aus Oxidoreductasen	300
15.2.1.1.	NAD^+-abhängige Dehydrogenasen leiten die biologische Oxidation ein	301
15.2.1.2.	Die FMN-abhängige NADH-Ubichinon-Oxidoreductase	301
15.2.1.3.	Succinat wird FAD-abhängig oxidiert	302
15.2.1.4.	Cytochrome und Cytochrom c-Oxidase	302
15.2.2.	Die Multienzymkomplexe der Atmungskette	306
15.2.2.1.	In die Atmungskette sind Eisen-Schwefel-Proteine eingelagert	306
15.2.2.2.	Funktionen der Multienzymkomplexe	306
15.2.3.	Die Bildung von ATP durch die Atmungskettenphosphorylierung	310
15.2.3.1.	Die chemiosmotische Theorie der ATP-Synthese	311
15.2.3.2.	Stöchiometrie des Elektronentransports und der ATP-Synthese	312
15.2.3.3.	Die ATP-Synthase ist ein molekularer Motor	313
15.2.3.4.	Hemmung und Entkopplung der Atmungskettenphosphorylierung	315
15.3.	Die Permeabilität der Mitochondrieninnenmembran	315

15.4.	Oxidasen und Oxygenasen.	317
15.4.1.	Oxidasen sind autoxidable Flavinenzyme	317
15.4.2.	Die Oxygenasen bauen Sauerstoff in ihre Substrate ein	319

16. Kohlenhydratstoffwechsel — 324

16.1.	Stoffwechsel der Glucose	324
16.1.1.	Aufnahme von Glucose in die Zellen	324
16.1.2.	Die Glycolyse bildet aus Glucose zwei Moleküle Milchsäure	325
16.1.3.	Die oxidative Decarboxylierung von Pyruvat	330
16.1.4.	Der Pentosephosphatcyclus	332
16.2.	Der Stoffwechsel des Glycogens	334
16.2.1.	Die Glycogensynthese	334
16.2.2.	Der Glycogenabbau	336
16.2.3.	Regulation des Glycogenstoffwechsels in Leber und Muskel	338
16.2.4.	Glycogenspeicherkrankheiten (Glycogenosen)	343
16.3.	Stoffwechsel der D-Fructose	344
16.4.	Stoffwechsel der D-Galactose	346
16.5.	Gluconeogenese	349
16.5.1.	Die Substrate der Gluconeogenese	350
16.5.2.	Intrazelluläre Lokalisation und Regulation der Gluconeogenese	351
16.6.	Rolle der Leber bei der Homöostase des Blutglucosespiegels	354
16.7.	Stoffwechsel der Glycoproteine und Glycosaminoglycane	357
16.7.1.	Die Bildung der Bausteine	357
16.7.2.	Die Biosynthese der Oligosaccharide der Glycoproteine	358
16.7.3.	Synthese und Abbau der Glycosaminoglycane	361

17. Stoffwechsel der Lipide — 365

17.1.	Enzymatische Spaltung der Triglyceride	365
17.2.	Abbau der Fettsäuren	365
17.3.	Stoffwechsel der Ketonkörper	369
17.4.	Fettsäuresynthese und Bildung von Triglyceriden	371
17.4.1.	Fettsäuresynthese	371
17.4.2.	Biosynthese der Triglyceride	374
17.5.	Beziehungen zwischen Kohlenhydrat- und Lipidstoffwechsel	375
17.6.	Stoffwechsel der Phospho- und Glycolipide	376
17.6.1.	Biosynthese der Phospho- und Glycolipide	376
17.6.2.	Abbau der Phospho- und Glycolipide	380
17.6.3.	Sphingolipidosen	384
17.7.	Stoffwechsel der Steroide	385
17.7.1.	Biosynthese des Cholesterins	385
17.7.2.	Regulation der Cholesterinsynthese	385
17.7.3.	Bildung und Ausscheidung der Gallensäuren	390
17.8.	Der Lipidstoffwechsel der Leber	393
17.9.	Der Stoffwechsel des Fettgewebes	396
17.10.	Die Lipoproteine des Blutplasmas	398
17.10.1.	Einteilung der Lipoproteine nach ihrer Zusammensetzung	399
17.10.2.	Die Biosynthese der Lipoproteine	400
17.10.3.	Die Funktionen der Chylomikronen, VLDL, LDL und HDL	402
17.10.4.	Der Abbau der Lipoproteine	403

17.10.5.	Die Großfamilie der Lipoprotein-Receptoren	406
17.11.	Klinische Aspekte der Lipoproteine	408
17.12.	Pathobiochemie der Arteriosklerose	410
17.12.1.	Die Risikofaktoren Cholesterin, Hypertonie und Nicotin	410
17.12.2.	Homocystein und Gefäßkrankheit	413
17.13.	Die Eikosanoide: Prostaglandine und Leukotriene	414
17.13.1.	Prostaglandine	415
17.13.1.1.	Struktur, Nomenklatur und Muttersubstanzen der Prostaglandine	415
17.13.1.2.	Biosynthese der Prostaglandine aus Arachidonat	416
17.13.1.3.	Wirkungen der Prostaglandine	417
17.13.1.4.	Prostaglandine und das Colon-Rectum-Carcinom	418
17.13.1.5.	Abbau der Prostaglandine	418
17.13.2.	Leukotriene	419
17.14.	Biotransformation	422

18. Stoffwechsel der Proteine und Aminosäuren — 425

18.1.	Der Proteinumsatz des Menschen	425
18.2.	Abbau der Proteine durch Proteasen	426
18.2.1.	Einteilungsprinzipien der Proteasen	426
18.2.2.	Inaktive Vorstufen von Proteasen	427
18.2.3.	Natürliche Inhibitoren von Proteinasen	429
18.2.4.	Intrazellulärer Abbau von Proteinen	430
18.2.4.1.	Biologische Halbwertszeiten der Proteine	430
18.2.4.2.	Abhängigkeit des Proteinumsatzes von der Eiweißstruktur	431
18.2.4.3.	Orte des intrazellulären Proteinabbaues	431
18.2.4.4.	Lysosomaler Proteinabbau	431
18.2.4.5.	Der nichtlysosomale Abbau von Proteinen durch Proteasomen	432
18.2.4.6.	Der ubiquitinabhängige Weg der intrazellulären Proteolyse	433
18.2.4.7.	Ubiquitinunabhängiger nichtlysosomaler Proteinabbau	435
18.3.	Aufnahme der Aminosäuren in die Zellen	436
18.4.	Dynamischer Zustand der Aminosäuren - Aminosäurepool	437
18.5.	Allgemeiner Stoffwechsel der Aminosäuren	438
18.5.1.	Stoffwechsel der Aminogruppe von Aminosäuren	438
18.5.2.	Die Biosynthese des Harnstoffs durch den Harnstoffcyclus	441
18.5.3.	Stoffwechsel des Kohlenstoffgerüstes der Aminosäuren	444
18.6.	Stoffwechsel der Aminosäuren beim Menschen	446
18.6.1.	Stoffwechsel von Serin und Glycin	446
18.6.2.	Tetrahydrofolat als Coenzym des C_1-Gruppenstoffwechsels	447
18.6.3.	Stoffwechsel des Methionins	450
18.6.4.	Stoffwechsel des Cysteins und Cystins	452
18.6.5.	Stoffwechsel von Phenylalanin und Tyrosin	452
18.6.6.	Stoffwechsel des Tryptophans	455
18.6.7.	Abbau von Arginin, Ornithin und Prolin	458
18.6.8.	Stoffwechsel weiterer Aminosäuren	461
18.7.	Aminoacidopathien	465
18.7.1.	Enzymdefekte im Aminosäurestoffwechsel	465
18.7.2.	Defekte im Membrantransport von Aminosäuren	467
18.8.	Aminosäure- und Proteinstoffwechsel der Leber	468
18.9.	Aminosäure- und Proteinstoffwechsel des Muskels	469

19. Stoffwechsel der Nucleinsäuren und Nucleotide — 471
- 19.1. Synthese der Purin- und Pyrimidinnucleotide — 471
- 19.1.1. Synthese der Purinnucleotide — 471
- 19.1.2. Synthese der Pyrimidinnucleotide — 474
- 19.1.3. Aus Nucleosidmonophosphaten entstehen weitere Metabolite — 476
- 19.2. Enzymatische Spaltung der Nucleinsäuren — 479
- 19.3. Abbau der Nucleotide und Nucleoside — 480
- 19.4. Stoffwechsel der freien Purin- und Pyrimidinbasen — 485
- 19.5. Umwandlungen auf Nucleosid- und Nucleotidebene — 487

20. Porphyrine - Struktur und Stoffwechsel — 489
- 20.1. Struktur der Porphyrine — 489
- 20.2. Stoffwechsel der Porphyrine — 490
- 20.2.1. Biosynthese des Häms — 490
- 20.2.2. Klinische Aspekte des Porphyrinstoffwechsels — 493
- 20.2.3. Abbau des Häms und Bildung der Gallenfarbstoffe — 495

21. Blut — 502
- 21.1. Aufgaben und Zusammensetzung des Blutes — 502
- 21.2. Die Hämatopoese und die zellulären Systeme des Blutes — 502
- 21.3. Erythrocyten und Hämoglobin — 504
- 21.3.1. Erythropoese — 504
- 21.3.2. Lebensdauer der Erythrocyten — 504
- 21.3.3. Pathologische Veränderungen der Erythrocytenzahl — 504
- 21.3.4. Funktionen der Erythrocyten — 504
- 21.3.5. Erythrocytenstoffwechsel — 505
- 21.3.6. Das Hämoglobin — 511
- 21.3.6.1. Die Hämoglobintypen des Menschen und die Kontrolle ihrer Synthese — 511
- 21.3.6.2. Hämoglobinopathien — 514
- 21.3.7. Bindung des Sauerstoffs an Hämoglobin — 517
- 21.3.8. Der Kohlendioxidtransport im Blut — 525
- 21.4. Biochemie der Blutgruppen — 526
- 21.4.1. Das AB0-System — 526
- 21.4.2. Das Rhesus(Rh)-Blutgruppensystem — 530
- 21.5. Blutplasma — 532
- 21.5.1. Niedermolekulare Bestandteile des Blutplasmas — 532
- 21.5.2. Plasmaproteine — 532
- 21.5.3. Pathobiochemische Aspekte der Plasmaproteine — 536
- 21.6. Thrombocyten und Blutstillung — 537
- 21.6.1. Thrombocyten — 537
- 21.6.1.1. Die Aktivierung der Thrombocyten — 537
- 21.6.1.2. Die Receptoren der Agonisten auf der Plättchenoberfläche — 538
- 21.6.2. Die Blutstillung (Hämostase) — 540
- 21.6.2.1. Die Reaktionskaskaden der Blutgerinnung — 541
- 21.6.2.2. Thrombin katalysiert die Umwandlung von Fibrinogen zu Fibrin — 546
- 21.6.2.3. Die Fibrinolyse und ihre Regulation — 548
- 21.6.2.4. Die Funktionen des Thrombins bei der Blutstillung sind vielfältig — 552
- 21.6.2.5. Hemmstoffe und Inaktivatoren der Blutgerinnung — 552
- 21.6.2.6. Das Thrombinparadoxon — 553

21.6.2.7.	Die Vitamin K-abhängige Carboxylierung von Gerinnungsfaktoren	553
21.6.2.8.	Pathobiochemische Aspekte der Blutstillung	556

22. Biochemie der angeborenen und erworbenen Immunität — 559

22.1.	Cytokine und ihre Receptoren	560
22.1.1.	Einteilung und Funktionen der Cytokine	560
22.1.2.	Die Receptoren der Cytokine und ihre Signalwandlungsbahnen	561
22.1.3.	Die Interferone und ihre Receptoren	566
22.2.	Die angeborene Immunität	568
22.2.1.	Die zelluläre Basis der angeborenen Immunität	569
22.2.2.	Die Oberflächenreceptoren der phagocytierenden Zellen	570
22.2.3.	Die Biochemie der Phagocytose	573
22.2.4.	Das Komplementsystem	576
22.2.5.	Biochemie der Entzündung	585
22.2.6.	Biochemie und Zellbiologie der Sepsis	594
22.3.	Die erworbene Immunität	599
22.3.1.	Der Haupthistokompatibilitätskomplex	599
22.3.2.	Bildung eines MHC I-Antigenpeptid-Komplexes	601
22.3.3.	Bildung eines MHC II-Antigenpeptid-Komplexes	602
22.4.	Die T- und B-Lymphocyten	603
22.4.1.	Die Entwicklung der T- und B-Lymphocyten	603
22.4.2.	Oberflächenmarker auf den T-Lymphocyten	604
22.4.3.	Die T-Zellen-Receptoren und ihre Gene	605
22.4.4.	Einteilung der T-Lymphocyten nach ihrer Funktion	606
22.4.5.	Aktivierung der T-Zellen	608
22.4.6.	B-Lymphocyten	611
22.5.	Antikörper sind spezifisch wirkende Abwehrmoleküle	614
22.5.1.	Die Struktur der Antikörper	614
22.5.2.	Die somatische Rekombination der Immunglobulingene	617
22.5.3.	Monoklonale Antikörper	620

23. Hormone und Stoffwechsel — 623

23.1.	Grundlagen der Wirkungsweise von Hormonen	623
23.1.1.	Molekulare Mechanismen der Hormonwirkungen	624
23.1.2.	Vorstufen von Peptidhormonen	624
23.2.	Auf den Intermediärstoffwechsel wirkende Hormone	627
23.2.1.	Die Hormone des Pancreas	627
23.2.2.	Glucagon	627
23.2.3.	Insulin	629
23.2.3.1.	Die Regulation der Insulinsekretion	629
23.2.3.2.	Wachstumsfaktoren mit insulinähnlichen Wirkungen	632
23.2.3.3.	Die Wirkungen des Insulins auf den Intermediärstoffwechsel	634
23.2.3.4.	Der Insulinreceptor und die Mechanismen der Insulinwirkungen	637
23.2.4.	Somatotropin	641
23.2.4.1.	Wirkungen des Somatotropins	641
23.2.4.2.	Regulation der Somatotropinsekretion	642
23.2.4.3.	Somatomedine	642
23.2.4.4.	Pathobiochemie des Somatotropins	644
23.2.5.	Das hormonale Milieu unter verschiedenen Bedingungen	644
23.2.5.1.	Integrative Wirkungen von Hormonen auf den Stoffwechsel	644
23.2.5.2.	Das Hormonmilieu nach Nahrungsaufnahme und beim Fasten	645

23.2.6.	Der Diabetes mellitus	649
23.2.6.1.	Die zwei Hauptformen des Diabetes mellitus	649
23.2.6.2.	Wie entstehen die zwei Formen des Diabetes mellitus?	650
23.2.6.3.	Stoffwechselveränderungen im Diabetes mellitus	653
23.2.7.	Die Hormone des NNM: Adrenalin und Noradrenalin	654
23.2.8.	Die Lipotropine	657
23.2.9.	Die Melanotropine	657
23.2.10.	Leptin	657
23.2.11.	Adiponectin	660
23.2.12.	Resistin	660
23.3.	**Die Steuerung peripherer endokriner Drüsen durch das hypothalamisch-hypophysäre System**	**662**
23.3.1.	Die Liberine und Statine des Hypothalamus	663
23.3.2.	Hormone des Hypophysenvorderlappens	664
23.3.3.	Regulation der Sekretion von Cortisol aus der NNR	665
23.3.3.1.	Das CRH des Hypothalamus steuert das Corticotopin	665
23.3.3.2.	Die glandotrope Wirkung des Corticotropins	665
23.3.3.3.	Übersicht über die in der NNR produzierten Hormone	666
23.3.3.4.	Biosynthese und Wirkungen des Cortisols	667
23.3.3.5.	Die Bedeutung der 11β-Hydroxysteroiddehydrogenasen	670
23.3.3.6.	Pathobiochemische Aspekte der NNR-Funktion	672
23.3.4.	Die Steuerung der Schilddrüse durch das Hypothalamus-HVL-System	673
23.3.4.1.	Das TRH erhöht die Sekretion des Thyreotropins aus dem HVL	673
23.3.4.2.	Biosynthese und Stoffwechsel der Schilddrüsenhormone	674
23.3.4.3.	Die Wirkungen von T_3	677
23.3.4.4.	Pathobiochemie der Schilddrüse	678
23.3.5.	Steuerung der Sexualhormone durch das Hypothalamus-HVL-System	679
23.3.5.1.	Der Hypothalamus steuert die Sekretion der Gonadotropine aus dem HVL	679
23.3.5.2.	Auch das Epiphysenhormon Melatonin steuert die Gonadenfunktion	680
23.3.6.	Die Sexualhormone	681
23.3.6.1.	Die Androgene	681
23.3.6.2.	Die Estrogene	683
23.3.6.3.	Die Gestagene	687
23.3.6.4.	Die Steuerung der Ovarialfunktion	688
23.3.6.5.	Pathobiochemische Aspekte der Sexualhormone	694
23.3.7.	Hormone und Altern	695
23.4.	**Die hormonale Regulation des Flüssigkeits-, Elektrolyt- und Mineralhaushaltes**	**696**
23.4.1.	Die Hypothalamus-HHL-Hormone Vasopressin und Oxytocin	696
23.4.2.	Aldosteron kontrolliert die Ausscheidung von Na^+-, K^+- und H^+-Ionen	697
23.4.3.	Pathobiochemie des Aldosterons und Renin-Angiotensin-Systems	701
23.4.4.	Atriales natriuretisches Hormon (Atriopeptin)	701
23.4.5.	Das Parathormon ist das Hormon der Epithelkörperchen	702
23.4.6.	Thyreocalcitonin	703
23.5.	**Gewebshormone**	**704**
23.5.1.	Hormone des Gastrointestinaltraktes	704
23.5.2.	Erythropoetin	705
23.5.3.	Kinine des Blutplasmas	706
23.5.4.	Amine als Gewebshormone	706
23.5.5.	Hormone des Thymus	707

24. Wasser- und Elektrolythaushalt — 708
24.1. Der Wassergehalt des Menschen — 708
24.2. Flüssigkeitsverteilung im Organismus — 708
24.2.1. Extra- und intrazelluläre Flüssigkeit — 708
24.3. Am Flüssigkeitshaushalt beteiligte Organe — 709
24.4. Ionale Zusammensetzung der Körperflüssigkeiten — 710
24.5. Veränderungen im Flüssigkeits- und Elektrolythaushalt — 715
24.6. Der Harn — 719
24.7. Die renale Rückresorption — 723
24.8. Der Säure-Basen-Haushalt — 723
24.8.1. Der pH-Wert und die Puffersysteme des Blutes — 723
24.8.2. Pathologische Veränderungen des pH-Wertes des Blutes — 729

25. Biochemie des Nervensystems — 739
25.1. Strukturelle und funktionelle Grundlagen — 739
25.2. Stoffwechsel des Gehirns — 740
25.3. Neurotransmitter — 741
25.3.1. Acetylcholin als Neurotransmitter — 742
25.3.2. Noradrenalin, Dopamin und Adrenalin als Neurotransmitter — 745
25.3.3. Aminosäuren und Aminosäureabkömmlinge als Neurotransmitter — 745
25.3.3.1. Glycin und γ-Aminobutyrat (GABA) — 745
25.3.3.2. Glutamat — 746
25.3.3.3. Serotonin — 748
25.3.3.4. Das Stickoxidradikal und Kohlenmonoxid als Neurotransmitter — 748
25.3.3.5. Endorphine und Enkephaline als peptiderge Neurotransmitter — 749
25.4. Biochemie und Zellbiologie des Sehvorganges — 749
25.4.1. 11-cis-Retinal als Chromophor der lichtempfindlichen Systeme — 749
25.4.2. In den Stäbchenzellen der Retina befindet sich das Rhodopsin — 750
25.4.3. Das cGMP steuert einen Kationenkanal in der Stäbchenmembran — 752
25.4.4. Der Rhodopsincyclus mit seinen vier Teilcyclen — 753
25.4.5. Farbensehen und Farbenblindheit — 755
25.5. Signalübertragung beim Geruchs- und Geschmackssinn — 755
25.6. Pathobiochemie des Zentralnervensystems — 756
25.6.1. Die Huntington-Chorea — 756
25.6.2. Dynamische Mutationen als Ursache vererbbarer Erkrankungen — 757
25.6.3. Alzheimer-Krankheit — 758
25.6.4. Parkinson-Krankheit — 763
25.6.5. Neurodegenerative Proteinfaltungskrankheiten — 765

26. Biochemie des Muskels und Muskelkontraktion — 766
26.1. Die molekulare Architektur des quergestreiften Muskels — 766
26.2. Die Muskelkontraktion — 768
26.3. Regulation der Ca^{2+}-Konzentration in der Muskelzelle — 771
26.4. Die Muskelrelaxation — 775
26.5. Die Kontraktion der glatten Muskulatur — 777
26.6. Substratbereitstellung bei Muskelarbeit — 778

27. Biochemie des Binde- und Stützgewebes — 783

- 27.1. Kollagen — 783
- 27.1.1. Allgemeine Eigenschaften des Kollagens — 783
- 27.1.2. Struktur des Kollagens — 784
- 27.1.3. Die Biosynthese des Kollagens erfolgt in zwei Phasen — 786
- 27.1.4. Abbau des Kollagens; die Matrixmetalloproteinasen — 789
- 27.2. Elastin — 789
- 27.3. Die Proteoglycane des Knorpels und der Grundsubstanz — 790
- 27.3.1. Funktionen der Proteoglycane und der Hyaluronsäure — 790
- 27.4. Beziehungen der Zellen zur extrazellulären Matrix — 792
- 27.5. Biochemische Aspekte der Blutgefäßbildung — 795
- 27.6. Die Fibroblasten-Wachstumsfaktoren und ihre Receptoren — 796
- 27.7. Knochen — 797
- 27.7.1. Die Bestandteile des Knochens — 797
- 27.7.2. Knochenentwicklung und Mineralisierung — 798
- 27.7.3. Die Knochenresorption und das Knochenremodeling — 799
- 27.7.4. Klinische Aspekte — 800
- 27.8. Zahn — 801

28. Der Mineralstoffwechsel — 804

- 28.1. Der Ca^{2+}-Haushalt — 804
- 28.2. Der Mg^{2+}-Haushalt — 807
- 28.3. Der Stoffwechsel des Phosphates — 808
- 28.4. Der Stoffwechsel des Eisens (Fe^{2+}/Fe^{3+}) — 808
- 28.5. Die Spurenelemente — 814
- 28.5.1. Kupfer — 815
- 28.5.2. Zink, Kobalt, Molybdän, Mangan — 817
- 28.5.3. Fluorid — 818
- 28.5.4. Weitere Spurenelemente — 818

29. Verdauung und Resorption — 819

- 29.1. Die Verdauungssäfte — 819
- 29.1.1. Speichel — 819
- 29.1.2. Magensaft — 819
- 29.1.3. Pancreassekret — 822
- 29.1.4. Dünndarmsaft — 823
- 29.2. Verdauung und Resorption der Kohlenhydrate — 823
- 29.3. Verdauung der Proteine und Resorption der Aminosäuren — 826
- 29.4. Verdauung und Resorption der Fette — 828
- 29.5. Resorption von Wasser und Elektrolyten — 831
- 29.6. Der Stuhl — 833

30. Vitamine — 834

- 30.1. Vitamin A (Retinol) — 835
- 30.2. Vitamin D (Calciferole) — 837
- 30.3. Vitamin E (Tocopherole) — 841
- 30.4. Vitamin K — 844

30.5.	Vitamin C (L-Ascorbat)	845
30.6.	Der Vitamin B-Komplex	848
30.6.1.	Thiamin (Vitamin B_1)	848
30.6.2.	Riboflavin (Vitamin B_2)	848
30.6.3.	Die Niacingruppe	849
30.6.4.	Pyridoxin (Vitamin B_6)	850
30.6.5.	Cobalamin (Vitamin B_{12})	851
30.6.6.	Folat	855
30.6.7.	Pantothenat	855
30.6.8.	Biotin	856

31. Stoffwechsel und Ernährung — 857

31.1.	Energiebilanz	857
31.2.	Der Energieumsatz bei Ruhe und körperlicher Arbeit	858
31.3.	Der Nahrungsbedarf des Menschen	859
31.4.	Die biologische Wertigkeit der Proteine	860
31.5.	Bedeutung der Kohlenhydrate	863
31.6.	Bedeutung der Fette	863
31.7.	Einzelne Nahrungsmittel	863
31.8.	Beurteilung des Ernährungszustandes	865
31.9.	Regulation der Nahrungsaufnahme	865
31.10.	Körperliche Aktivität und Gewichtszunahme	870
31.11.	Psychische Störungen der Nahrungsaufnahme	872
31.12.	Unterernährung	872
31.13.	Überernährung	873

Index — 874

1. Einführung

Die Biochemie hat sich im 20. Jahrhundert zu einer der wichtigsten Grundlagendisziplinen der Medizinischen Wissenschaften entwickelt. Sie gehört, zusammen mit anderen experimentellen Wissenschaften, zu denjenigen Fachgebieten, die seit Jahrzehnten das höchste Entwicklungstempo aufweisen. Die Biochemie ist die Chemie der belebten Welt. Sie beschäftigt sich mit der Aufklärung der chemischen Natur der in den Lebewesen vorkommenden Substanzen und ihrem Stoffwechsel. Sie erforscht die Spannweite vom Molekül bis zum Organismus und fragt danach, in welchen Organen, in welchen Zellen und in welchen Zellorganellen die Stoffwechselvorgänge ablaufen. Durch ihre spezifischen und gezielten Forschungsstrategien und durch die Schaffung eines umfangreichen und zuverlässigen experimentellen Rüstzeuges veränderte die Biochemie innerhalb weniger Jahrzehnte die Denkweise der Medizin grundlegend. Nachdem in der "klassischen" Entwicklungsperiode der Biochemie die Bestandteile der Organismen und ihr Stoffwechsel chemisch aufgeklärt und die verantwortlichen Enzyme identifiziert worden waren, begann man in der Mitte des 20. Jahrhunderts neue Gebiete zu erschließen, von denen die wichtigsten in Tab. 1.1 aufgeführt sind.

Die rasche Zunahme unserer Erkenntnisse über die Struktur und Funktion der Proteine und über die DNA und RNA als biologische Informationsträger lieferte starke Impulse für den stürmischen Aufschwung der *Molekularbiologie*. Diese entwickelte sich unter Einbeziehung von Genetik, Mikrobiologie, Immunologie und molekularer Biophysik zu einer der fruchtbarsten interdisziplinären Denk- und Arbeitsrichtungen der modernen Naturwissenschaften. Die Erfolge der Biochemie und Molekularbiologie hatten eine völlig neue Qualität in der biologischen und klinischen Forschung zur Folge. Die Molekularbiologie revolutionierte das Denken der Biologen und strahlte auf die Medizin und andere Gebiete aus. Dies führte innerhalb kurzer Zeit zur Entstehung der *Molekularen Medizin*, die die molekularen Grundlagen zur Erforschung der Krankheiten und neue Konzepte zu ihrer Bekämpfung liefert. Die *Molekulare Medizin* durchdringt in immer stärkerem Maße die klinischen Fächer und beeinflußt das ärztliche Denken und die medizinische Praxis tiefgehend. Die Vertiefung der Erkenntnisse über die Entstehung von Krankheiten führen zu einer Verbesserung und Erhöhung der Zielsicherheit der Diagnostik und auch zu einer größeren Zuverlässigkeit der Therapie.

Die Erfolge der Molekularen Medizin liefern nachhaltige Impulse für das Zusammenwachsen der klinischen Disziplinen mit den experimentellen Grundlagenwissenschaften. Daraus erwachsen neue Forschungsziele und höhere Anforderungen an die Ausbildung von Medizinstudenten und an die Weiterbildung von Ärzten.

Jahr	Entdeckung	Entdecker	Kapitel
1901	Adrenalin wird als erstes Hormon isoliert	Takamine	23
1902	Proteine sind Polypeptide und bestehen aus L-α-Aminosäuren	Hofmeister, Fischer	3
1905	β-Oxidation der Fettsäuren	Knoop	17
1911	Prägung des Vitaminbegriffs	Funk	30
1913	Theorie der Enzymkinetik	Michaelis, Menten	7
1913	Identifizierung sauerstoffverbrauchender Partikel in einer Zelle	Warburg	15
1921	Reinigung und Isolierung von Insulin aus dem Pancreas	Banting, McLeod, Best	23
1923	Tumorzellen zeigen aerob eine starke Milchsäurebildung	Warburg	12, 16
1925	Eisen ist sauerstoffübertragender Bestandteil des Atmungsfermentes	Warburg	15
1925	Wiederentdeckung der Cytochrome a, b, c (ursprüngl. v. McMunn [1886])	Keilin	15
1926	Atmungsferment (Cytochrom c-Oxidase) ist ein Eisen-Porphyrin-Enzym	Warburg	15
1926	Urease wird als erstes Enzym kristallisiert	Sumner	7
1927	Entdeckung des Kreatinphosphates	Eggleton und Eggleton	26
1929	Entdeckung des ATP und ADP	Lohmann	in (fast) allen
ab 1930	Aufklärung der Glycolyse und Kristallisation von Glycolyseenzymen	Meyerhof, Lohmann, Warburg, Parnas, Neuberg, Embden	16
1933	Entdeckung des Harnstoffcyclus	Krebs, Henseleit	18
1934	Aufklärung der Strukturen und Wirkungen von FMN und FAD	Warburg, Theorell	4, 15
1934	Isolierung, Strukturaufklärung und Synthese von Steroidhormonen	Butenandt, Doisy, Reichstein	23
1935	Aufklärung der Strukturen und Wirkungen von NAD^+ und $NADP^+$	Warburg	4, 15
1936/37	Entdeckung des Zusammenhangs zwischen Vitaminen und Coenzymen	Warburg, Theorell, Lohmann	4, 16, 17, 30
1937	Entdeckung des Citronensäurecyclus	Krebs	15
1940	ATP ist zentraler Energieüberträger im Stoffwechsel	Lipmann, Kalckar	14, 15
1940	Ein-Gen-Ein-Enzym-Hypothese	Beadle, Tatum	9, 11
1944	DNA ist Träger der genetischen Information	Avery, MacLeod, McCarty	9
1947	Entdeckung von Coenzym A	Lipmann	17
1951	Entdeckung der α-Helix der Proteine	Pauling, Corey	3
ab 1951	Mechanismen der β-Oxidation, Fettsäuresynthese und Ketonkörperbildung	Lynen	17
1952	Die zelluläre Proteinsynthese findet in Ribosomen statt	Zamecnik	13
1953	Aufklärung der Doppelhelixstruktur der DNA	Watson, Crick	4, 9
1953	Aufklärung der Primärstruktur des Insulins	Sanger	3, 23
1955	Strukturaufklärung und Synthese von Oxytocin und Vasopressin	du Vigneaud	23
1955	Entdeckung der Lysosomen	de Duve	8, 18
1956	Entdeckung der DNA-Polymerasen	Kornberg	9
1956	Aufklärung der Struktur des Vitamin B_{12} durch Röntgenstrahldiffraktometrie	Hodgkin	30

1957	Entdeckung der Aminoacyl-tRNA-Synthetasen	Zamecnik und Hoagland	13
1957	Entdeckung des cAMP als second messenger der Hormonwirkung	Sutherland	8
1957-61	Aufklärung der Raumstrukturen von Myoglobin und Hämoglobin	Kendrew, Perutz	3, 21
1958	Entdeckung der Infektiosität der Virusnucleinsäure	Gierer, Schramm	12
ab 1960	Mechanismus der mitochondrialen ATP-Synthase	Racker, Boyer, Walker	15
1961	Operonmodell der Regulation der Genaktivität	Jacob, Monod	11
1961	Chemiosmotische Theorie der oxidativen Phosphorylierung	Mitchell	15
1961-66	Ermittlung des genetischen Aminosäurecodes	Nirenberg, Khorana, Ochoa	13
1963	Entdeckung der allosterischen Proteine	Monod, Changeux	7, 21
1964	Biosynthese des Cholesterins	Lynen, Bloch	17
1965	Aufklärung der Primärstruktur der tRNA	Holley, Zachau	13
1969	chemische Synthese des ersten Enzyms: Ribonuclease	Merrifield	19
1969	Strukturaufklärung der Antikörper	Edelman, Porter	22
1970	erste Synthese eines Gens	Khorana	9
1970	Entdeckung der Restriktionsendonucleasen	Arber	10
1970	Entdeckung der Signalsequenzen bei Proteinen	Blobel	13
1972	Entdeckung der RNA-abhängigen DNA-Polymerase (Revertase)	Temin, Baltimore	12
1972	Methoden der *in vitro*-Rekombination der DNA	Berg	10
1972	Bedeutung der Primärstruktur eines Proteins für seine native Raumstruktur	Anfinsen	3
1974	Raumstruktur der tRNA	Rich, Klug	4
1976	erstmalige Sequenzierung einer Virusnucleinsäure (RNA)	Fiers	12
1976	Entwicklung von Verfahren zur Sequenzermittlung der DNA	Sanger, Maxam und Gilbert	9
1981	Sequenzierung der mitochondrialen DNA des Menschen	Sanger	
1981	Entdeckung der Ribozyme	Cech	11
1983	DNA-Polymerasekettenreaktion (PCR)	Mullis	10
1985	Regulation des Cholesterinstoffwechsels durch den LDL-Rezeptor	Goldstein und Brown	17
1996	Aufklärung der Raumstruktur und Funktion der Cytochrom c-Oxidase	Michel	15
2001	Aufklärung des Humangenoms zu etwa 90 %	Internationales Consortium, Celera Genomics	9
2004	Komplettierung der DNA-Sequenz des Humangenoms	Internationales Consortium	9

Tab. 1.1: Medizinisch wichtige Entdeckungen der Biochemie des 20. Jahrhunderts.

2. Wasser

2.1. Wasser als Lösungsmittel

2.1.1. Die Eigenschaften des Wassers

Wasser ist mit einem Anteil von etwa 60 % die im Organismus am stärksten vertretene Substanz. Es hat einige besondere physikalisch-chemische Eigenschaften, die ihm als Lösungsmittel und als Reaktionsmedium gegenüber anderen Medien wesentliche Vorteile verschaffen:

- Wasser hat ein *Dichtemaximum* bei 4°C; eine Erhöhung oder eine Erniedrigung der Temperatur führt zu einer Verminderung seiner Dichte. Eine weitere Anomalie des Wassers ist die, daß bei *Erhöhung* der *Wasserdichte* die Wassermoleküle beginnen, sich *schneller zu bewegen*, d.h. ihre Diffusionsgeschwindigkeit zu *vergrößern*. Diese Steigerung hält an, bis ein *Diffusionsmaximum* erreicht ist. Unterhalb von diesem erniedrigt sich der Ordnungszustand des Wassers mit steigender Dichte, oberhalb sinkt mit steigender Dichte die Diffusionsgeschwindigkeit der Wassermoleküle wieder
- Wasser ist ein *polares Lösungsmittel* und hat eine *hohe Dielektrizitätskonstante*. Deshalb sind in ihm die Löslichkeit von Elektrolyten und ihre Neigung zur Dissoziation groß, was ihm als *Reaktionsmedium* und als *Reaktionspartner* besonders *günstige* Eigenschaften verschafft
- Wasser hat gute Lösungseigenschaften und ist deshalb als Lösungs- und Transportmittel für viele Substanzen sehr geeignet
- die *kolligativen Eigenschaften* wäßriger Lösungen (*Dampfdruckerniedrigung, Gefrierpunktserniedrigung, Siedepunktserhöhung* und *osmotischer Druck*) sind vorteilhaft für biologische Systeme, sowohl für die Konstanz ihrer Zusammensetzung als auch für die Dynamik zwischen verschiedenen, durch Membranen getrennten, Räumen
- die Austauschgeschwindigkeit des Wassers im menschlichen Organismus ist sehr groß, da die biologischen Membranen für Wasser permeabel sind
- Wasser besitzt eine hohe spezifische Wärme und ist deshalb für die Temperaturkonstanz des Organismus von Bedeutung ("Wärmepuffer"); die hohe Verdunstungswärme des Wassers wirkt einer Überhitzung des Organismus entgegen

2.1.2. Struktur des Wassermoleküls

Wasser hat eine ungewöhnlich hohe Schmelz- und Siedetemperatur, da die Anziehungskräfte zwischen den Wassermolekülen, die *innere Kohäsion*, besonders groß sind. Die Ursache der starken zwischenmolekularen Kräfte im Wasser ist die besondere Elektronenverteilung in einem Wassermolekül. Die Polarität des Wassermoleküls entsteht durch die Ladungsverteilung im Sauerstoffatom, das bestrebt ist, die Elektronen der beiden Wasserstoffatome anzuziehen. Dadurch erhalten die letzteren eine positive, das Sauerstoffatom hingegen eine negative Teilladung. Dies bedingt die Polarität des Wassermoleküls und ist die Ursache der hohen Dielektrizitätskonstante des Wassers. Das Wassermolekül ist demzufolge ein elektrischer Dipol (☞ Abb. 2.1).

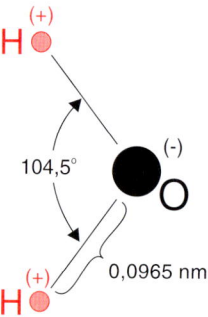

Abb. 2.1: Die Dipolnatur des Wassermoleküls.

Infolge ihres Dipolcharakters ziehen sich die Wassermoleküle untereinander elektrostatisch an. Dabei tritt das negative geladene Sauerstoffatom eines Wassermoleküls mit der positiven Ladung eines Wasserstoffatoms des benachbarten Wassermoleküls in Wechselwirkung und bildet eine Wasserstoffbrücke (Wasserstoffbindung) zu diesem aus. Da die Elektronen um das Sauerstoffmolekül tetraederförmig angeordnet sind, kann ein Wassermolekül zu vier benachbarten Wassermolekülen Wasserstoffbrücken ausbilden (☞ Abb. 2.2).

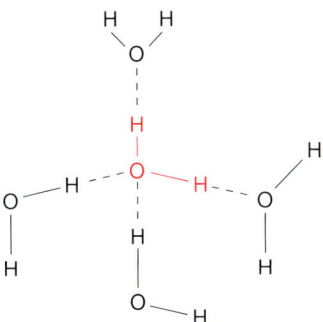

Abb. 2.2: Tetraederförmige Anordnung von Wasserstoffbindungen um ein Wassermolekül.

2.1.3. Die Lösungseigenschaften des Wassers

Infolge seines Dipolcharakters ist das Wasser für viele Substanzen ein wesentlich besseres Lösungsmittel als die meisten anderen Flüssigkeiten. Die Ursache hierfür sei für die Löslichkeit von Kochsalz erläutert. Die im Kochsalz enthaltenen Na^+- und Cl^--Ionen liegen im festen Zustand in einem Kristallgitter vor, das infolge der abwechselnd vorkommenden positiven und negativen Ionen durch starke elektrostatische Wechselwirkungen stabilisiert wird. Beim Lösen des Kochsalzes in Wasser werden die positiven und negativen Ionen durch die Wasserdipole elektrostatisch angezogen, so daß eine sehr stabile Hydratisierung der Na^+- und Cl^--Ionen eintritt und die Anziehungskräfte zwischen ihnen geschwächt werden. Auch nichtionische, aber polare Verbindungen, wie Zucker, Alkohole, Aldehyde und Ketone, sind in Wasser leicht löslich. Dies ist auf die Ausbildung von Wasserstoffbrücken zwischen den Wassermolekülen und den Hydroxylgruppen der Zucker und anderer Alkohole bzw. dem Carbonyl-Sauerstoffatom der Aldehyde und Ketone zurückzuführen.

2.2. Hydrophobe Wechselwirkungen

Ionen und *polare Verbindungen* lösen sich gut in Wasser und werden deshalb als *hydrophil* (*wasserfreundlich*) bezeichnet. *Apolare Verbindungen*, z. B. *Kohlenwasserstoffe*, sind entweder überhaupt nicht oder nur in begrenztem Umfang in Wasser löslich. Sie werden als *hydrophob* (*wasserfeindlich*) oder *lipophil* (*fettfreundlich*) bezeichnet.

2.2.1. Amphipathische Verbindungen; Micellbildung

Moleküle, die sowohl *polare* als auch *apolare* Gruppen enthalten (z.B. Fettsäuren und Phosphatide) bezeichnet man als *amphiphil* oder *amphipathisch*. Sie sind in Wasser entweder nicht oder schwer löslich. Ölsäure beispielsweise, die eine polare und hydratisierte Carboxylgruppe sowie eine lange, apolare Kohlenstoffkette mit 17 Kohlenstoffatomen enthält, ist in Wasser völlig unlöslich. Jedoch dispergiert das Oleatanion unter bestimmten Bedingungen in Wasser und bildet dabei *Micellen*. Diese sind *kugelförmige Aggregate* von *Oleatmolekülen* (Durchmesser < 20 nm), bei denen die *negativ* geladenen, *hydrophilen* Carboxylgruppen ("Kopfgruppen") nach außen in das umgebende Wasser zeigen und Wasserstoffbindungen mit den Wassermolekülen bilden, die *apolaren* (*hydrophoben*), in Wasser unlöslichen Kohlenwasserstoffketten hingegen im *Inneren der Micellen* verborgen sind. Die *Oleatmicellen* stoßen sich infolge ihrer negativen Ladung gegenseitig ab, wodurch sie stabilisiert werden (☞ Abb. 2.3).

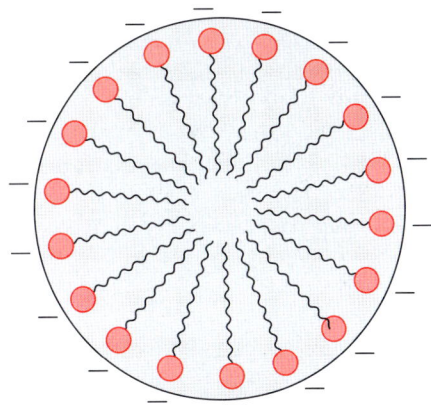

Abb. 2.3: Eine aus Na^+-Oleat gebildete Micelle; in das Micellinnere ragen die hydrophoben Kohlenwasserstoffketten hinein, zur Oberfläche sind die hydrophilen Carboxylatanionen orientiert.

2.2.2. Hydrophobe Bindungen

Hydrophobe Bindungen entstehen durch *nichtkovalente Wechselwirkungen* zwischen apolaren Molekülen oder apolaren Gruppen in Molekülen. Wenn ein einzelnes hydrophobes Teilchen, etwa von der Größe eines Wassermoleküls, in Wasser gelangt, muß es in der dreidimensionalen Struktur des Wassers untergebracht werden. Dies ist nur durch Verdrängung eines Wassermoleküls aus seinen Wechselwirkungen mit anderen Wassermolekülen möglich. Zur Aufhebung der Wasserstoffbindungen zwischen den Wassermolekülen wird Energie verbraucht. Zwischen den um das hydrophobe Teilchen liegenden Wassermolekülen nimmt andererseits die Zahl der Wasserstoffbindungen im Mittel zu. Dies führt zur Bildung einer "eisartigen" Struktur, bei der das Wasser um das apolare Teilchen einen höheren Ordnungsgrad als vorher erreicht. Die *Entropie* als *Maß* der *Unordnung* nimmt ab. Wenn zwei hydrophobe Teilchen in Wasser gelangen, müßte doppelt so viel Energie aufgewendet werden, falls sich diese unabhängig voneinander im Wasser verteilen würden. Wenn sie aber assoziieren, wird der erforderliche Energieaufwand geringer, da weniger Wasserstoffbrücken im Wasser aufgebrochen werden müssen, als bei unabhängig voneinander vorliegenden Teilchen. Die Assoziation apolarer Teilchen in wäßrigen Medien ist demzufolge energetisch günstiger als deren individuelle Verteilung im Lösungsmittel. Deshalb sind die so entstehenden, durch hydrophobe Wechselwirkungen zusammengehaltenen, Molekülaggregate besonders stabil. Bei der Annäherung vorher isoliert vorliegender hydrophober Moleküle oder Molekülteile nimmt der Ordnungsgrad in der Lösung ab, die Entropie wird demzufolge größer. Dann geht die Reaktion unter *Abgabe von freier Enthalpie* vor sich (*exergone Reaktion*; ☞ Kap. 14.). Deshalb ist die *Triebkraft* für die Ausbildung von hydrophoben Wechselwirkungen hoch.

2.2.3. Biologische Bedeutung der hydrophoben Wechselwirkungen

Da die Ausbildung hydrophober Wechselwirkungen mit einer Entropiezunahme in der Lösung verbunden ist, geht sie *spontan* vor sich. Diese *Spontaneität* ist die Ursache der *Selbstorganisation biologischer Strukturen*, die bei der Selbstfaltung der Proteinmoleküle und der Ausbildung ihrer räumlichen Struktur zum Ausdruck kommt (☞ Kap. 3.). *Hydrophobe Wechselwirkungen* sind auch für die *Assoziation* von Proteinmolekülen untereinander (Entstehung der *Quartärstruktur*, Bildung von *Multienzymkomplexen*, Aufbau von *Viren* und von *Ribosomen*) sowie für die geordnete Zusammenlagerung von amphiphilen Lipiden zu *Lipiddoppelschichten* in *biologischen Membranen* verantwortlich (☞ Kap. 8.).

2.3. Kolligative Eigenschaften wäßriger Lösungen

2.3.1. Dampfdruckerniedrigung, Siedepunktserhöhung und Gefrierpunktserniedrigung

Als *kolligative Eigenschaften* einer Lösung werden alle solchen Eigenschaften verstanden, die nur von der *Anzahl*, nicht aber von der Art der in ihr *gelösten Teilchen* bestimmt werden. Es sind dies die *Dampfdruckerniedrigung*, *Gefrierpunktserniedrigung*, *Siedepunktserhöhung* und der *osmotische Druck*. Nach dem *Raoultschen Gesetz* ist die *Dampfdruckerniedrigung* einer Lösung gegenüber dem reinen Lösungsmittel proportional dem Anteil der Moleküle des gelösten Stoffes an der in einem bestimmten Volumen enthaltenen Gesamtzahl der Teilchen (Moleküle des gelösten Stoffes plus denen des Lösungsmittels):

$$p = p_0 \, \gamma$$

Hierbei ist p der *Dampfdruck* über der wäßrigen Lösung und p_0 der Dampfdruck über reinem Wasser; γ ist der *Molenbruch* des Lösungsmittels in der Lösung. Unter *Molenbruch* wird der Anteil verstanden, den die Moleküle eines Bestandteils an der Gesamtzahl der Moleküle in der Lösung ausmachen. Wenn man mit n_1 die Anzahl der Moleküle des Wassers und mit n_2 die Anzahl der Moleküle des gelösten Stoffes bezeichnet, dann ist der *Molenbruch des Wassers*:

$$\gamma = \frac{n_1}{n_1 + n_2}$$

Eine anschauliche Vorstellung über die Ursachen der *Dampfdruckerniedrigung* liefert die Überlegung, daß die Konzentration der Wassermoleküle in der wäßrigen Lösung geringer ist als in reinem Wasser. Deshalb befinden sich im Gleichgewichtszustand in der Gasphase über der wäßrigen Lösung weniger Wassermoleküle als über reinem Wasser. Die *Dampfdruckerniedrigung* einer Lösung gegenüber dem reinen Lösungsmittel führt zu einer *Gefrierpunktserniedrigung* und *Siedepunktserhöhung*.

2.3.2. Der osmotische Druck

Wenn man reines Wasser von einer wäßrigen Lösung durch eine *halbdurchlässige (semipermeable)* Membran, die nur für die Wassermoleküle, nicht aber für die gelösten Teilchen durchlässig ist, trennt, so tritt eine *Diffusion* der *Wassermoleküle* ein. Da die Konzentration der Wassermoleküle in reinem Wasser höher als in der wäßrigen Lösung ist, diffundieren in der Zeiteinheit mehr Wasserteilchen aus dem reinen Wasser in die wäßrige Lösung als in umgekehrter Richtung. Es wird ein Konzentrationsausgleich des Wassers angestrebt. Man bezeichnet die *Diffusion* des *Lösungsmittels* durch eine *semipermeable Membran* als *Osmose*. Als *osmotischer Druck* wird derjenige *hydrostatische Druck* bezeichnet, der auf die Lösung einwirken muß, um einen Durchtritt von Wassermolekülen aus dem Raum, der das reine Wasser enthält, in die wäßrige Lösung zu verhindern. Dieser folgt der *van´t Hoff´schen Gleichung*:

$$\pi = c\,R\,T$$

Mit π wird der osmotische Druck bezeichnet, c ist die Konzentration des gelösten Stoffes in mol l^{-1}, R ist die Gaskonstante und T die Temperatur in K. Eine 1 molare Lösung entwickelt bei 0°C einen osmotischen Druck von 2270 kPa (22,4 at).

2.3.3. Osmolarität und Osmolalität

Ist ein Mol einer Substanz in einem Liter Lösung gelöst, so ist die Lösung *1 osmolar*, wird aber ein Mol einer Substanz in einem kg Lösungsmittel gelöst, so ist sie *1 osmolal*. Die *Osmolalität* wurde als Konzentrationsmaß deshalb eingeführt, weil sie eine *temperaturunabhängige Bezugsgröße* ist. Dies trifft für die *Osmolarität* nicht zu, da sich mit der Temperatur auch das Volumen der Lösung und damit auch ihre Konzentration ändert.

Die Größe des osmotischen Druckes hängt davon ab, ob die gelöste Substanz dissoziiert oder nicht dissoziiert. Wenn die gelöste Substanz nicht dissoziiert, wie dies z.B. für die Glucosemoleküle in Wasser zutrifft, ist eine 1 molare Glucoselösung 1 osmolar. Anders ist es, wenn das gelöste Molekül dissoziiert. Die Moleküle des Kochsalzes dissoziieren in wäßriger Lösung in zwei Ionen, in Na$^+$- und Cl$^-$-Ionen. Da der osmotische Druck von der *Anzahl der gelösten Teilchen* pro Volumeneinheit abhängt, sollte eine 1 molare Kochsalzlösung 2 osmolar sein. Der *osmotische Druck* einer 1 molaren Kochsalzlösung ist jedoch nicht *genau* doppelt so groß wie der einer 1 molaren Glucoselösung, da die Na$^+$- und Cl$^-$-Ionen untereinander in Wechselwirkung treten. Er beträgt etwa das 1,9fache gegenüber der Glucoselösung.

2.4. Ionisation des Wassers

Im Wassermolekül hat ein Wasserstoffatom die Tendenz, sich als Wasserstoffion (Proton) zu lösen und zum Sauerstoffatom eines benachbarten Wassermoleküls überzugehen. Bei der Dissoziation des Wassers entstehen so die positiv geladenen Hydronium-(H_3O^+-) und die negativ geladenen Hydroxid-(OH^--)Ionen. In reinem Wasser befinden sich bei 25°C 1×10^{-7} mol l^{-1} H_3O^+-Ionen und ebensoviele OH^--Ionen. Im allgemeinen benutzt man anstelle des Hydronium-Ions einfach das Symbol H^+. Jedoch muß beachtet werden, daß nackte Wasserstoffionen (Protonen) in Wasser nicht existieren, sondern diese nur hydratisiert vorliegen.

2.4.1. Ionenprodukt des Wassers

Die Dissoziation des Wassers in H^+- und OH^--Ionen ist ein Gleichgewichtsprozeß

$$H_2O \rightleftharpoons H^+ + OH^-$$

und folgt dem Massenwirkungsgesetz:

$$K = \frac{[H^+][OH^-]}{[H_2O]}$$

K ist die Gleichgewichtskonstante für die Wasserdissoziation. Die Konzentration der Wassermoleküle in reinem Wasser beträgt 55,5 mol l^{-1}. Im Vergleich dazu ist die Konzentration der H^+- und OH^--Ionen mit je 1×10^{-7} mol l^{-1} sehr klein. Durch diese geringe Dissoziation wird die Konzentration des Wassers praktisch nicht verändert, so daß sich vereinfacht schreiben läßt:

$$55{,}5\,K = [H^+]\,[OH^-]$$

Das Produkt 55,5 K ist das *Ionenprodukt* des *Wassers* K_W:

$$K_W = [H^+]\,[OH^-]$$

K_W beträgt bei 25°C 1×10^{-14} mol^2 l^{-2}.

2.4.2. Der pH-Wert

In reinem Wasser sind die Konzentrationen der H^+- (eigentlich H_3O^+-) und OH^--Ionen gleich groß, nämlich jeweils 1×10^{-7} mol l^{-1}. Besteht in einer Lösung Gleichheit zwischen diesen beiden Ionen, dann ist sie *neutral*. Eine Lösung bezeichnet man als *sauer*, wenn deren H^+-Konzentration größer als 10^{-7} mol l^{-1} ist. Nach dem Massenwirkungsgesetz nimmt dabei, dem Ionenprodukt des Wassers entsprechend, die OH^--Ionenkonzentration ab. Eine Lösung ist *alkalisch (basisch)*, wenn sie mehr OH^-- als H^+-Ionen enthält. Zur Charakterisierung einer sauren oder alkalischen Lösung genügt folglich die Konzentrationsangabe nur eine der beiden Ionenspecies. Geeinigt hat man sich dabei auf die Konzentration der *H^+-Ionen*. Infolge der Schwerfälligkeit im Umgang mit Konzentrationsangaben solcher Lösungen (z.B. 0,00000001 mol l^{-1} H^+-Ionen oder 10^{-8} mol l^{-1} H^+-Ionen) wurde der Begriff des *pH-Wertes* und, davon abgeleitet, die *pH-Skala* eingeführt. Der pH-Wert wird definiert als der *negative dekadische Logarithmus der H^+-Konzentration*:

$$pH = \log_{10}\frac{1}{[H^+]} = -\log_{10}[H^+]$$

Eine neutrale Lösung hat den pH-Wert 7,0. Eine saure Lösung hat einen pH-Wert < 7,0, eine alkalische > 7,0. Eine Lösung mit einer H^+-Konzentration von 0,001 mol l^{-1} (1x10^{-3} mol l^{-1}) hat einen pH-Wert von 3. Auf Grund des *Ionenproduktes* des Wassers reicht die pH-Skala von pH 0 (1 mol l^{-1} H^+-Ionen) bis pH 14 (10^{-14} mol l^{-1} H^+-Ionen). Haben zwei Lösungen einen pH-Unterschied von 1, so differieren sie in ihrer H^+-Konzentration um den Faktor 10. Der *pH-Wert* hat in der Biochemie und Physiologie eine *zentrale Bedeutung*, da die Lebensvorgänge durch *Änderungen* der H^+-Konzentration stark beeinflußt werden (☞ Tab. 2.1).

Körperflüssigkeit	pH
Magensaft	1,2-2,0
Harn	4,5 - 8,0
Milch	6,6
Blutplasma	7,40
Pancreassaft	7,8 - 8,0

Tab. 2.1: pH-Werte einiger Körperflüssigkeiten.

2.5. Säuren und Basen

Eine Säure ist ein *Protonendonor* und eine Base ist ein *Protonenacceptor*. Der Zusammenhang zwischen einer Säure HA und der zu ihr gehörenden Base A$^-$ wird durch folgendes Gleichgewicht ausgedrückt:

$$HA \rightleftharpoons H^+ + A^-$$

Man spricht bei den Partnern einer solchen Reaktion von einem *konjugierten Säure-Basen-Paar*. Dieses besteht aus einem Protonendonor HA und dem zugehörigen Protonenacceptor A$^-$. Eine *schwache Säure* hat, im Gegensatz zu einer starken Säure, nur eine geringe Neigung, Protonen an Wasser abzugeben. Die Tendenz einer Säure zur Dissoziation wird quantitativ durch ihre *Dissoziationskonstante* K (*Acidit ätskonstante K*) angegeben:

$$K = \frac{[H^+][A^-]}{[HA]}$$

Die *Dissoziationskonstante* bei unendlicher Verdünnung wird als *wahre* oder *thermodynamische (konzentrationsunabhängige) Dissoziationskonstante* K bezeichnet. Von ihr ist die experimentell bedeutungsvollere *scheinbare (konzentrationsabhängige) Dissoziationskonstante* K' zu unterscheiden. Für wäßrige Lösungen schwacher Säuren gilt im praktisch wichtigen Konzentrationsbereich (z.B. bei [HA] von 0,1 mol l^{-1}):

$$K' = \frac{[H^+][A^-]}{[HA]}$$

Die Gründe, die zur Einführung des pH-Wertes führten, gelten auch dafür, die K'-Werte in Form ihrer pK'-Werte anzugeben. Diese stellen die *negativen dekadischen Logarithmen* der *scheinbaren Dissoziationskonstanten* K' dar. In Tab. 2.2 sind die pK'-Werte für einige schwache Säuren (bei 0,1 mol l^{-1}) enthalten. Für die 1. Dissoziationsstufe der Kohlensäure (H_2CO_3/HCO_3^-) ist pK' für die im Blutplasma herrschenden Bedingungen angegeben.

Protonendonor	Protonenacceptor	pK'-Werte
CH_3COOH	CH_3OO^-	4,8
H_3PO_4 (1. Stufe)	$H_2PO_4^-$	2,1
$H_2PO_4^-$ (2. Stufe)	HPO_4^{2-}	6,8
HPO_4^{2-} (3. Stufe)	PO_4^{3-}	12,4
H_2CO_3 (1. Stufe)	HCO_3^-	6,1
HCO_3^- (2. Stufe)	CO_3^{2-}	9,8
NH_4^+	NH_3	9,25

Tab. 2.2: Beispiele konjugierter Säure-Basen-Paare.

2.6. Puffer

2.6.1. Titrationskurven schwacher Säuren

Abb. 2.4 gibt die Titrationskurven einiger schwacher Säuren wieder. Eine Titrationskurve wird bei Titration der Säure mit NaOH erhalten. Die Titrationskurve einer schwachen Säure beschreibt die Veränderungen des pH-Wertes in Abhängigkeit von der Menge zugesetzter OH$^-$-Äquivalente. Dabei tritt folgende Reaktion ein:

$$HA + OH^- \rightarrow A^- + H_2O$$

Die *Titrationskurven* aller schwachen Säuren zeigen den gleichen S-förmigen Verlauf, sind aber untereinander entlang der pH-Skala *parallel* verschoben. Die *Lage* der *Kurve* hängt vom *pK´* der betreffenden schwachen Säure ab. Die Titrationskurve jeder schwachen Säure hat einen steil verlaufenden mittleren Abschnitt, der sich beiderseits des Kurvenwendepunktes auf jeweils etwa eine pH-Einheit erstreckt. In diesem Bereich verursacht die Zugabe von H$^+$- bzw. von OH-Ionen nur relativ kleine pH-Änderungen. Im Anfangsteil der Titrationskurve und an ihrem Ende (vollständige Neutralisation der Säure durch das zugesetzte Natriumhydroxid) verläuft die Kurve wesentlich flacher als in der Mitte, so daß die pH-Änderungen bei Zugabe von H$^+$- oder OH$^-$-Ionen in diesem Bereich größer werden.

2.6.2. Puffersysteme

Konjugierte Säure-Base-Paare (HA und A$^-$) schwacher Säuren bilden *Puffersysteme*, da sie in der Lage sind, von außen zugesetzte H$^+$- oder OH$^-$-Ionen zu binden, so daß sich der pH-Wert nur geringfügig ändert. Im *mittleren (steilen) Abschnitt* der Titrationskurve ist die Pufferwirkung besonders groß. Die Pufferung beruht auf folgenden Reaktionen:

1. bei Zugabe von OH$^-$-Ionen:

$$HA + OH^- \rightarrow A^- + H_2O$$

2. bei Zugabe von H$^+$-Ionen:

$$A^- + H^+ \rightarrow HA$$

Dies verdeutlicht, daß zur Pufferung zugesetzter H$^+$- und OH$^-$-Ionen beide Partner des konjugierten Paares nötig sind.

2.6.3. Puffergleichung

Dem Verlauf der Titrationskurve, also dem *Pufferverhalten*, liegt das *Massenwirkungsgesetz*, angewandt auf die Dissoziation einer schwachen Säure, zugrunde:

$$K' = \frac{[H^+][A^-]}{[HA]}$$

Nach [H$^+$] aufgelöst schreiben wir:

$$[H^+] = K' \frac{[HA]}{[A^-]}$$

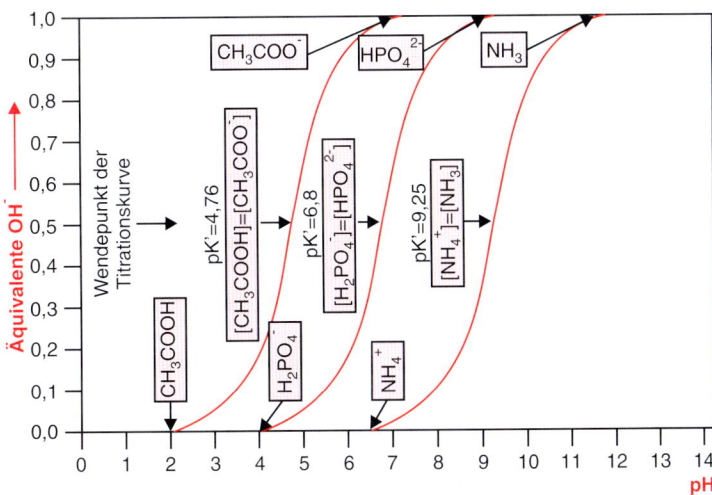

Abb. 2.4: Titrationskurven und pK´-Werte von schwachen Säuren; bei pH=pK´ sind die Konzentrationen von undissoziierter Säure und Säureanion gleich.

Zur Umrechnung auf den pH-Wert wird diese Gleichung logarithmiert:

$$\log[H^+] = \log K' + \log\frac{[HA]}{[A^-]}$$

Da der pH-Wert als negativer Logarithmus der H$^+$-Ionenkonzentration definiert ist, müssen wir die Gleichung umformen:

$$-\log[H^+] = -\log K' - \log\frac{[HA]}{[A^-]}$$

oder

$$pH = pK' + \log\frac{[A^-]}{[HA]}$$

Die zuletzt geschriebene Gleichung ist die übliche Form der *Puffergleichung*. Für Blut wird sie als *Henderson-Hasselbalch-Gleichung* bezeichnet. Sie ist die Basis zur Bestimmung und Berechnung des pH-Wertes des Blutes und von eminenter Bedeutung für die klinische Diagnostik (☞ Kap. 24.).

Aus der Puffergleichung lassen sich folgende Schlußfolgerungen ziehen:

1. Der pH-Wert eines Puffersystems hängt vom *Verhältnis* der *Konzentration* der Base zur Säure ab;

2. Bei *Halbneutralisation*, d. h. bei Vorliegen gleicher Konzentrationen von HA und A$^-$, ist der *Logarithmus* des Quotienten Null; an diesem Punkt ist der pH-Wert gleich dem pK'-Wert der schwachen Säure. Dieser Punkt ist der Wendepunkt der Titrationskurve; an ihm hat die *Pufferkapazität* ihr *Maximum*. Als *Pufferkapazität* wird die Änderung des pH-Wertes eines Puffersystems bei Zugabe einer starken Base oder einer starken Säure bezeichnet. Je kleiner die Änderung ist, desto größer ist die Pufferkapazität;

3. Die *Puffergleichung* verbindet *drei Größen* miteinander, den pH-Wert, den pK'-Wert und das Verhältnis von Base zu Säure. Sind zwei dieser Größen bekannt, so kann die dritte berechnet werden (Kap. 24.). Dies ist für die klinische Diagnostik von Veränderungen des *Säure-Basen-Haushaltes* von großer Bedeutung;

4. *Titrationskurve*, *Pufferkurve* und *Dissoziationskurve* eines *konjugierten Systems* sind identisch;

5. Die *Pufferkurven* der verschiedenen *Puffersysteme* sind, dem pK'-Wert der zum konjugierten Säure-Base-Paar gehörenden schwachen Säure entsprechend, gegeneinander parallel verschoben.

3. Aminosäuren, Peptide und Proteine

3.1. Bedeutung der Proteine

Proteine (*Eiweiße*) nehmen in der belebten Natur eine beherrschende Stellung ein, da von ihnen die spezifischen Eigenschaften und Leistungen eines jeden Organismus abhängen. Auf die Proteine entfallen etwa 20 % des Körpergewichtes. Der menschliche Organismus enthält schätzungsweise etwa 200.000 *verschiedene* Proteine. Zur Stoffklasse der Proteine gehören die *Enzyme* und *Immunglobuline*, die große Zahl von *Receptoren* und *Transportmolekülen*, zahlreiche *Hormone*, Komponenten von *Signalbahnen* und andere *Kontroll-* und *Regulationsmoleküle* sowie *kontraktile Moleküle* und *molekulare Motoren*. Gemeinsam mit den Nucleinsäuren und den Polysacchariden gehören die Proteine zu den biologischen Makromolekülen.

Die Bausteine der Proteine sind die *Aminosäuren*. In den Proteinen *aller* Lebewesen kommen 20 verschiedene Standardaminosäuren vor *(proteinogene Aminosäuren)*. Die Proteine unterscheiden sich voneinander in der *Anzahl* der sie aufbauenden Aminosäuren und in der *Reihenfolge* ihrer Anordnung *(Aminosäuresequenz)*. Die *Anzahl* der in den Proteinen vorkommenden Aminosäuren liegt zwischen 100 und 2000. Das bedeutet, daß jede Aminosäure mehrfach in einem Protein vertreten sein kann. Die *Aminosäuresequenz* ist in einem bestimmten Protein genau festgelegt. Dies bedingt die große strukturelle Vielfalt der Proteine. Würde man die 20 proteinogenen Aminosäuren in Proteinen, die aus 100 Aminosäuren bestehen, frei miteinander kombinieren, so würde die unvorstellbar große Anzahl von 20^{100} verschiedener Aminosäuresequenzen entstehen.

3.2. Aminosäuren als Bausteine der Proteine

Aminosäuren sind difunktionelle organische Säuren, die wenigstens eine *Carboxyl-* und eine *Aminogruppe* enthalten (*Monoaminomonocarbonsäuren*). 19 der 20 Standardaminosäuren sind α-*Aminocarbonsäuren*, in denen das die Aminogruppe tragende C-Atom der Carboxylfunktion benachbart ist. Prolin ist eine α-*Iminosäure*. Mit Ausnahme der einfachsten Aminosäure, dem *Glycin*, sind alle proteinogenen Aminosäuren *chiral* aufgebaut (*cheir* griech. "Hand"). Sie enthalten mindestens ein *asymmetrisches Kohlenstoffatom* (α-C-Atom). Ein solches Kohlenstoffatom hat grundsätzlich vier *verschiedene Substituenten* (☞ Abb. 3.1). Wenn in einer Aminosäure *ein* asymmetrisches C-Atom vorhanden ist, tritt diese in *zwei verschiedenen* räumlichen Strukturen auf, die sich *nicht zur Deckung* bringen lassen, sondern *Spiegelbilder* voneinander sind (*Enantiomere*). Sie verhalten sich zueinander wie die rechte und die linke Hand (daher der Name "chirale" Verbindungen). Wie bei anderen chiralen Verbindungen ist auch für die enantiomeren Formen der Aminosäuren die Bezeichnung D und L im Gebrauch. Außer Glycin sind *alle* proteinogenen Aminosäuren und die *meisten* der sonst in der belebten Natur vorkommenden Aminosäuren *L-Aminosäuren* (Ausnahmen sind einige, in bestimmten *Peptidantibiotica* vorkommende, D-Aminosäuren). Moleküle mit einem asymmetrischen C-Atom sind *optisch aktiv*, d.h. sie drehen die Ebene des linear polarisierten Lichtes entweder nach rechts (+) oder nach links (-). Da der verursachte Drehsinn nicht von der absoluten Struktur (D oder L) abhängt, sondern von der Natur der vier unterschiedlichen Substituenten am asymmetrischen C-Atom bestimmt wird, kann eine zur D-Reihe gehörige Aminosäure die Ebene des polarisierten Licht nach links (z.B. D(-)-Alanin) und eine zur L-Reihe gehörende diese nach rechts drehen (z.B. L(+)-Alanin). Bei *Threonin* und *Isoleucin* ist jeweils auch das β-C-Atom asymmetrisch, so daß diese Aminosäuren in vier stereoisomeren Formen auftreten. Die α-Iminosäure *Prolin* hat auch ein asymmetrisches C-Atom und tritt in zwei enantiomeren Formen auf.

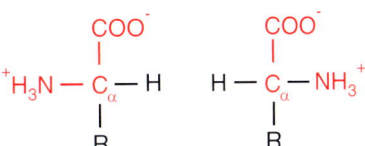

L-Aminosäure   D-Aminosäure

Abb. 3.1: Spiegelbildisomerie der L- und D-Formen einer α-Aminosäure (mit R ist die Seitenkette bezeichnet).

3.2.1. Einteilung der proteinogenen Aminosäuren

Die proteinogenen Aminosäuren werden in folgende Gruppen unterteilt (☞ Abb. 3.2):

1. Aminosäuren mit *unverzweigter* oder *verzweigter aliphatischer Seitenkette*: Glycin (Gly, G), Alanin (Ala, A), Valin (Val, V), Leucin (Leu, L) und Isoleucin (Ile, I)

2. Aminosäuren mit einer *Hydroxylgruppe* in der *Seitenkette*: Serin (Ser, S) und Threonin (Thr, T)

3. Aminosäuren mit einem *Schwefelatom* in der *Seitenkette*: Cystein (Cys, C), Cystin und Methionin (Met, M); Cystin ist ein Oxidationsprodukt des Cysteins und besteht aus zwei Cysteinmolekülen

4. Aminosäuren mit einer *Carboxylgruppe (Monoaminodicarbonsäuren)* oder ihrem *Säureamid* in der *Seitenkette*: Aspartat (Asp, D), Asparagin (Asn, N), Glutamat (Glu, E) und Glutamin (Gln, Q)

5. Aminosäuren mit einer *basischen Seitenkette*: Lysin (Lys, K), Arginin (Arg, R) und Histidin (His, H) (über Hydroxylysin ☞ Kap. 27)

6. Aminosäuren mit einer *aromatischen Seitenkette*: Phenylalanin (Phe, F), Tyrosin (Tyr, Y) und Tryptophan (Trp, W)

7. Aminosäuren mit *cyclischem* Aufbau: Prolin (Pro, P) und 3- sowie 4-Hydroxyprolin

8. eine Aminosäure mit *Selen* in ihrem Molekül ist *Selenocystein* (21. Aminosäure). Diese seltene Aminosäure ist eine *Nicht-Standardaminosäure*, da sie nur in einigen Proteinen, den *Selenoproteinen* (z.B. in der Glutathionperoxidase und in der Thyroxin-5'-Deiodase sowie den bakteriellen Enzymen Formiatdehydrogenase und Glycinreductase) vorkommt. Eine weitere, noch seltenere *Nicht-Standardaminosäure* ist das *Pyrrolysin* (22. Aminosäure). Man hat es bisher nur im aktiven Zentrum von Methyltransferasen aus Archaea gefunden. Im Pyrrolysin ist die ε-Aminogruppe des Lysins mit einem 4-substituierten Pyrrolin-5-carboxylat verbunden (☞ Abb. 3.2). Der Einbau der beiden Nicht-Standardaminosäuren in Proteine wird durch Nucleotidtripletts codiert, die beim Einbau der Standardaminosäuren den Synthesestopp eines Proteins signalisieren, *Selenocystein* durch UGA und *Pyrrolysin* durch UAG (☞ Kap. 13.).

Von vier Aminosäuren in dieser Liste (*Cystin, 3- bzw. 4-Hydroxyprolin, Hydroxylysin*), gibt es in der Natur kein Nucleotidtriplett als Codon, da sie erst im proteingebundenen Zustand - *cotranslational* oder *posttranslational* - aus ihren Mutteraminosäuren *Cystein, Prolin* und *Lysin* gebildet werden.

Zur Darstellung der Aminosäuresequenzen von Proteinen haben sich für Aminosäuren zwei verschiedene Abkürzungssysteme eingebürgert, ein sich selbsterklärendes *Dreibuchstaben-* und ein noch kürzeres *Einbuchstabensystem*. Da mehrere Aminosäuren gleiche Anfangsbuchstaben haben, mußte man im Einbuchstabensystem auch andere Buchstaben des Alphabetes zur Symbolisierung der Aminosäuren heranziehen.

3.3. Peptidbindung und Peptide

3.3.1. Struktur und Eigenschaften der Peptidbindung

Aminosäuren sind in den Peptiden und Proteinen durch *Peptidbindungen* verbunden. Ihre Folge bildet das *Rückgrat* eines Proteins. Als *Peptidbindung* wird die Bindung zwischen der *Carboxylgruppe* einer Aminosäure und der *Aminogruppe* einer anderen Aminosäure verstanden (☞ Abb. 3.3). Formal entsteht die *Peptidbindung* unter Austritt von Wasser. Die Peptidbindung läßt sich in Form von zwei *Grenzstrukturen* zeichnen, die sich in der Lage der Doppelbindung und in der Verteilung der Elektronen voneinander unterscheiden (☞ Abb. 3.4). Die wirkliche Struktur liegt zwischen diesen beiden Grenzstrukturen, d.h. die C=O-Bindung ist *weniger* als eine Doppelbindung und die CO-NH-Bindung hat partiellen Doppelbindungscharakter. Eine *Peptideinheit* geht vom C_α der einen Aminosäure zum C_α der nächsten Aminosäure. Jedes C_α-Atom gehört, mit Ausnahme des ersten und des letzten in einer Peptidkette, zu *zwei Peptideinheiten*. Die Peptidbindung weist *cis/trans*-Isomerie auf (in Abb. 3.5 ist die *trans*-Form gezeichnet). Die einzelnen Atome einer *Peptidbindung* bilden eine relativ *starre Fläche*, da die CO-NH-Bindung mit ihrem partiellen Doppelbindungscharakter *keine Rotationsfreiheit* besitzt und deshalb alle Atome im Hinblick auf ihre Entfernungen und Bindungswinkel in einer Ebene fixiert sind. Einzige Freiheitsgrade sind die Drehbarkeit der Ebene einer Peptideinheit um die C_α-C'-Bindung (C' ist der Carbonylkohlenstoff) und um die N-

3.3. Peptidbindung und Peptide

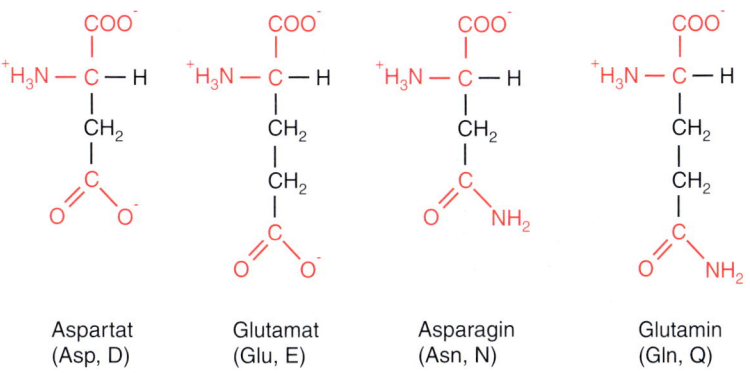

Abb. 3.2a: Die proteinogenen Aminosäuren.

3. Aminosäuren, Peptide und Proteine

5. Aminosäuren mit einer basischen Seitenkette

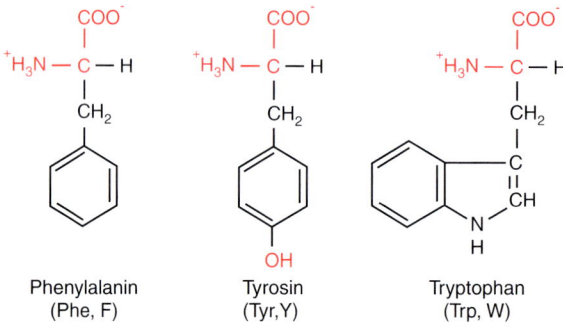

6. Aminosäuren mit einer aromatischen Seitenkette

7. Aminosäuren mit cyclischem Aufbau

8. Selenocystein und Pyrrolysin (Nicht-Standardaminosäuren)

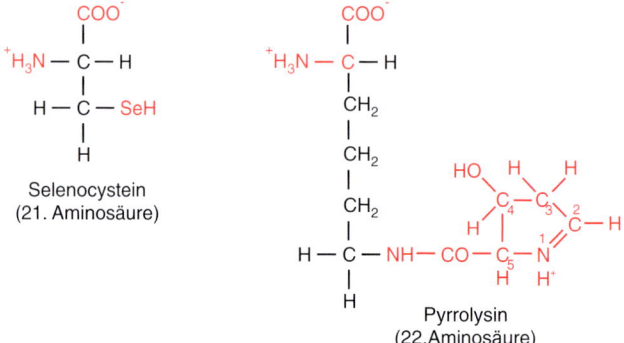

Abb. 3.2b: Die proteinogenen Aminosäuren.

C$_\alpha$-Bindung (☞ Abb. 3.6). Der Rotationswinkel um die N-C$_\alpha$-Bindung wird mit phi (Φ) und der Winkel um die C$_\alpha$-C'-Bindung mit psi (Ψ) bezeichnet. Jede Aminosäure in einer Peptidkette besitzt demzufolge zwei *Konformationswinkel*, Φ und Ψ. Da nur diese Bindungen Rotationsfreiheit haben, wird die Faltung der Polypeptidkette durch diese beiden Winkel festgelegt.

Abb. 3.3: Die Bildung des Dipeptides Glycylalanin aus Glycin und Alanin.

Abb. 3.4: Die Grenzstrukturen einer Peptidbindung.

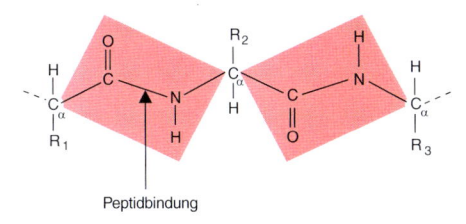

Abb. 3.5: Ausschnitt aus einer in Peptideinheiten gegliederten Polypeptidkette (*trans*-Form); jede Peptideinheit enthält ein C$_\alpha$-Atom, die CO-NH-Gruppe und das C$_\alpha$-Atom der nächsten Peptideinheit.

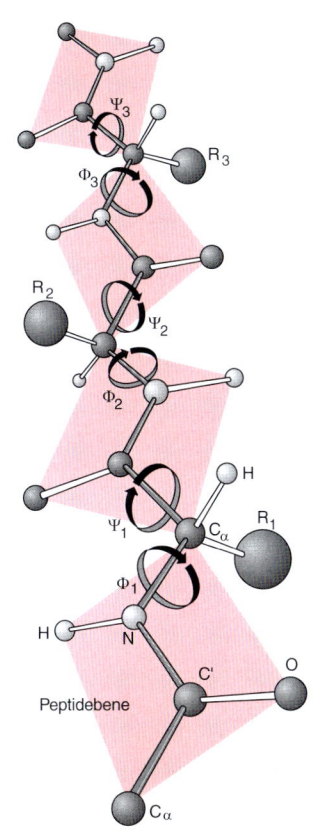

Abb. 3.6: Jede Peptideinheit einer Polypeptidkette hat zwei Rotationsfreiheitsgrade: die C$_\alpha$-C'-Bindung (Winkel Ψ) und die N-C$_\alpha$-Bindung (Winkel Φ).

3.3.2. Nomenklatur der Peptide

Durch die Verbindung von Aminosäuren untereinander entstehen *Peptide*. Besteht ein Peptid aus zwei Aminosäuren so ist es ein *Dipeptid*, enthält es drei Aminosäuren, ist es ein *Tripeptid* usw. Die Peptide werden demzufolge nach der Zahl der sie aufbauenden Aminosäuren, *nicht* nach der Zahl der Peptidbindungen, bezeichnet. *Oligopeptide* sind Peptide bis zu etwa zehn Aminosäuren und *Polypeptide* solche ab etwa zehn Aminosäuren. Polypeptide mit mehr als 50 Aminosäuren nennt man *Proteine*. Peptide weisen eine *Polarität* auf. An einem Ende der Aminosäurekette befindet sich eine Aminosäure mit einer *freien Aminogruppe* (*N-terminale Aminosäure*), am anderen Ende eine Aminosäure mit einer *freien Carboxylgruppe* (*C-terminale Aminosäure*) (☞ Abb. 3.7). Der *N-Terminus* wird entweder mit N oder mit *H* (von H$_2$N- herrührend), der *C-Terminus* entweder mit

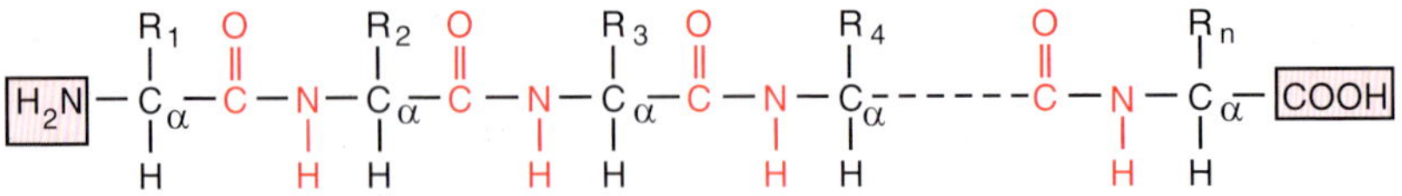

Abb. 3.7: Eine Polypeptidkette mit dem N- und dem C-Terminus.

C oder mit *-OH* (von -COOH herrührend) gekennzeichnet. Diejenige Aminosäure, deren *Carboxylgruppe* an dem Aufbau einer Peptidbindung beteiligt ist, erhält die Endung *-yl*, z.B. *Valyl-serin (H-Val-Ser-OH)*.

3.3.3. Einige biologisch wichtige Oligopeptide

Glutathion ist ein *Tripeptid*, das aus *Glutamat, Cystein* und *Glycin* besteht (☞ Abb. 3.8). Das Glutamat bindet an das Cystein nicht, wie bei einer normalen Peptidbindung, durch seine α-Carboxylgruppe, sondern durch seine γ-Carboxylgruppe. Glutathion (GSH) hat eine Schutzfunktion gegen oxidativen Streß. Als zelluläres Redox-System ist es in der Lage, Zellgifte, wie Wasserstoffperoxid und Sauerstoffradikale, zu beseitigen (☞ Kap. 15.). Es geht dabei in seinen oxidierten Zustand (GSSG) über. In der *oxidierten* Form liegt der *Cysteinrest* als *Cystin* vor, so daß oxidiertes Glutathion aus *zwei Glutathionmolekülen* (mit G-SH abgekürzt) besteht:

$$2\ G\text{-}SH \rightleftharpoons G\text{-}S\text{-}S\text{-}G + 2\ H$$

Verschiedene *Hormone* sind *Oligopeptide*, z.B. *Vasopressin, Oxytocin* und *Somatostatin* (☞ Abb. 3.9).

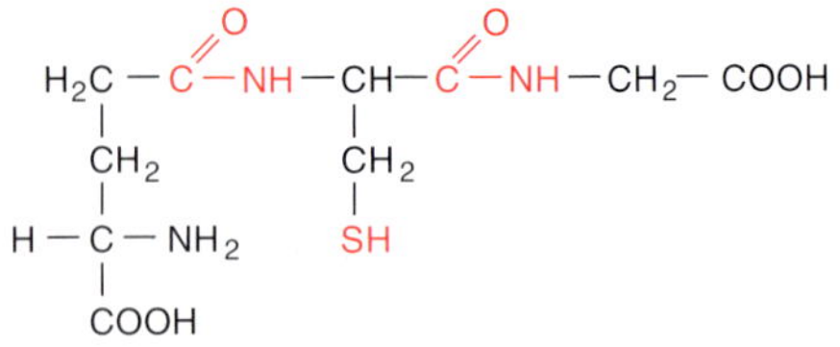

Abb. 3.8: Glutathion.

3.4. Proteine

3.4.1. Einteilung der Proteine

3.4.1.1. Relative Molekülmasse (M_r) der Proteine.

Die Bezeichnung "*Molekulargewicht*" wird im Système International d'Unités (SI) durch den physikalisch exakteren Begriff "*Molekülmasse*" ersetzt. Die Einheit der Stoffmenge ist das *Mol*. Ein *Mol* ist die Menge eines Stoffes, die ebensoviel Teilchen enthält, wie 12 g des Kohlenstoffisotops ^{12}C Atome enthalten. Die *Einheit* der *Atommasse* ist das *Dalton (Symbol Da)*. Ein Dalton ist ein Zwölftel der Masse des Kohlenstoffisotops ^{12}C. Als *relative Molekülmasse (Symbol M_r)* wird die Masse eines Moleküls relativ zur Masse des Dalton bezeichnet. Man schreibt sie im allgemeinen nur als Zahl, mitunter fügt man (aber nicht notwendigerweise) das Symbol Da hinzu. Die *Molmasse (Symbol M)* ist numerisch gleich der *relativen Molekülmasse* M_r, besitzt jedoch die Einheit g mol^{-1} (z.B. ist die relative Mo-

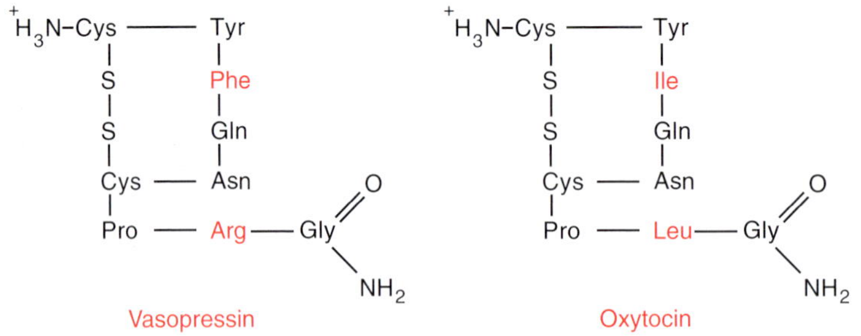

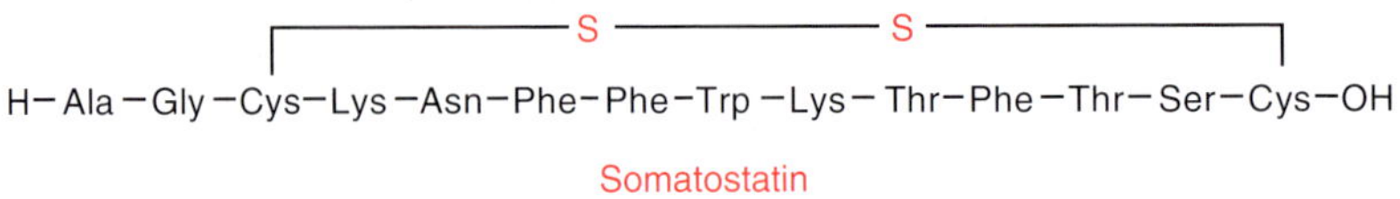

Abb. 3.9: Die Strukturen einiger Peptidhormone.

lekülmasse M_r des Glycins 75 [bzw. 75 Da], seine Molmasse M ist 75 g mol^{-1}). Der M_r-Bereich der Proteine liegt zwischen 6000 und 200.000.

3.4.1.2. Einteilung der Proteine nach ihrer Form

Danach unterscheidet man faserförmige (*fibrilläre*) von kugelförmigen (*globulären*) Proteinen. Bei den *fibrillären Proteinen* ist das *Achsenverhältnis* (Verhältnis von Länge zu Durchmesser) größer als 10:1. Solche Proteine sind in Wasser und in verdünnten Salzlösungen schwer oder gar nicht löslich. Sie haben meist Gerüst- und Stützfunktionen und werden auch als *Sklero- bzw. Strukturproteine* bezeichnet. Zu ihnen gehören *Keratin* (Haar und Wolle), *Kollagen* und *Elastin* (Proteine des Stütz- und Bindegewebes). Das Achsenverhältnis der *globulären Proteine* ist meist nicht größer als 4:1, d.h. sie haben eine elliptische bis kugelförmige Gestalt und bilden eine sehr große Gruppe von Proteinen, die im allgemeinen gut löslich in Wasser oder in verdünnten Salzlösungen ist. Zu den globulären Proteinen gehören die Enzyme sowie die meisten anderen intra- und extrazellulär vorkommenden Proteine.

3.4.1.3. Einteilung der Proteine nach ihrer Zusammensetzung

Diesem Einteilungsprinzip liegt die Tatsache zugrunde, daß Eiweiße entweder nur aus Aminosäuren bestehen (*einfache Proteine*) oder zusätzlich andere Bestandteile enthalten, die an das Eiweiß entweder kovalent oder nichtkovalent gebunden sind (*zusammengesetzte Proteine*). Zu den *einfachen Proteinen* gehören *Serumalbumin, Trypsin, Pepsin* u.a. Die *Mehrheit der Proteine* gehört zum *zusammengesetzten Typ*. Als *Nichtproteinanteile* sind mit den jeweiligen Proteinen Kohlenhydrate, Lipide, Metallionen, farbgebende Komponenten oder Nucleinsäuren assoziiert. Die zusammengesetzten Proteine nennt man *Glycoproteine, Lipoproteine, Metalloproteine, Chromoproteine* und *Nucleoproteine*.

3.4.2. Proteine als Polyelektrolyte (Ampholyte)

Proteine tragen auf ihrer Oberfläche eine Vielzahl positiver und negativer Ladungen, die von den Carboxyl-, Amino-, Hydroxyl-, Imidazol- und anderen ionisierbaren Gruppen in den Seitenketten der mehrfunktionellen Aminosäuren herrühren.

Proteine sind demzufolge *Polyelektrolyte*. Da die funktionellen Gruppen der Aminosäuren und Proteine als Säuren und als Basen reagieren, gehören sie zu den *Ampholyten*. Wie bei anderen schwachen Säuren hängt deren *Dissoziation* bzw. *Ionisation* vom pH-Wert der Lösung ab, in der die Aminosäure oder das Protein gelöst ist. In Abb. 3.10 ist dies für die Dissoziation und Ionisation der Carboxyl- und Aminogruppe des *Glycins* gezeigt. Wenn man *Glycin* in reinem Wasser löst, dann stellt sich ein pH-Wert von 6,0 ein. An diesem pH-Wert liegt das Glycin als *Zwitterion* (*Dipol*) vor, da beide funktionelle Gruppen, die Carboxyl- und die Aminogruppe, ionisiert sind (-COO$^-$, -NH$_3^+$). Das Glycinmolekül trägt bei diesem pH-Wert, dem *isoelektrischen Punkt* (Abkürzung IP) des *Glycins*, eine *gleiche Anzahl positiver und negativer Ladungen*. Unter Zugrundelegung der Definition von *Brönsted*, wonach man unter einer *Säure* einen *Protonendonor* und unter einer *Base* einen *Protonenacceptor* versteht, fungiert die *ionisierte Carboxylgruppe* (-COO$^-$) als Base und die *ionisierte Aminogruppe* (-NH$_3^+$) als Säure. Titriert man das Glycin von seinem isoelektrischen Punkt aus mit Säure bzw. mit Lauge, so erhält man zwei Titrationskurven. Durch Zugabe von Säure wird die Dissoziation der COO$^-$-Gruppe zurückgedrängt und ihre Ionisation vermindert, durch Zugabe von Lauge wird die Dissoziation der NH$_3^+$-Gruppe begünstigt und deren Ionisation erniedrigt. Die Titrationskurven der Carboxylgruppe und der Aminogruppe haben den Charakter von Pufferkurven (☞ Abb. 2.4). Während Glycin, Alanin, Serin, Threonin, Valin, Leucin und Isoleucin zwei, Histidin, Lysin und Arginin als basische Aminosäuren drei und Aspartat und Glutamat als saure Aminosäuren ebenfalls drei ionisierbare Gruppen tragen (☞ Tab. 3.1), besitzt ein Proteinmolekül eine große Zahl von ihnen, so daß dieses eine wesentlich größere Zahl von positiven und negativen Ladungen trägt als die einzelnen Aminosäuren allein. Am IP eines Proteins ist die Zahl seiner positiven und negativen Ladungen gleich. Der IP eines Proteins hängt von seiner Aminosäurezusammensetzung ab. Liegt der pH-Wert der Lösung unter dem IP des gelösten Proteins, trägt dieses eine positive Ladung, ist der pH-Wert der Lösung über dem IP des Proteins, ist dieses negativ geladen.

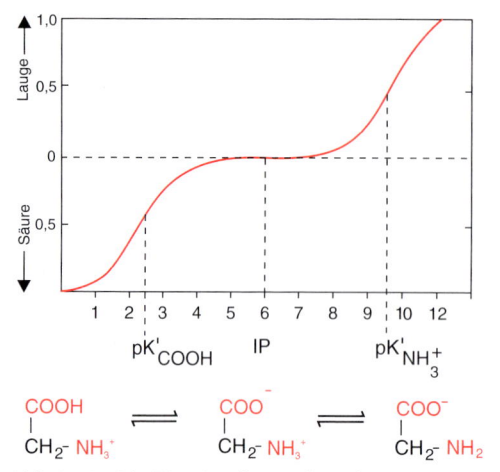

Abb. 3.10: Die Titrationskurve des Glycins mit den pK′-Werten der COOH- und NH$_3^+$-Gruppen sowie dem IP des Glycins.

Amino-säure	pK′-Werte			IP
	α-COOH	α-NH$_3^+$	ionisierbare Gruppe in der Seitenkette	
Glycin	2,4	9,6		6,0
Alanin	2,3	9,9		6,1
Phenyl-alanin	1,8	9,1		5,5
Aspara-ginsäure	2,0	10,0	3,9	3,0
Histidin	1,8	9,2	6,0	7,6
Lysin	2,2	9,2	10,8	10,0
Arginin	1,8	9,0	12,5	10,8

Tab. 3.1: Die pK′-Werte einiger Aminosäuren. Der IP einer Monoaminomonocarbonsäure ergibt sich aus dem arithmetischen Mittel der beiden pK′-Werte. Der IP einer Monoaminodicarbonsäure (z.B. Asparaginsäure) und der einer Diaminomonocarbonsäure (z.B. Lysin) liegt genau zwischen den pK′-Werten der jeweiligen COOH- bzw. NH$_3^+$-Gruppen

3.4.2.1. Durch Elektrophorese lassen sich Proteine voneinander trennen

Die Ampholytnatur der Proteine findet eine breite Anwendung in einem der wichtigsten Trennverfahren der Biochemie und Molekularbiologie, der *Elektrophorese*. Unter *Elektrophorese* versteht man die Wanderung von Molekülen im elektrischen Gleichstromfeld. Bei gegebener Spannung hängt die *elektrophoretische Beweglichkeit* von der *Ladung* der Moleküle und vom *Reibungswiderstand* ab, der bei ihrer Wanderung auftritt. Letzterer ist eine Funktion der Viskosität des Lösungsmittels, der Struktur des Trägers und der Größe der zu trennenden Moleküle. Am IP ist die *elektrophoretische Beweglichkeit* eines Proteins *Null*. Oberhalb des IP liegt das Protein als *Anion* vor und wandert demzufolge zur *Anode*, unterhalb des IP liegt das Protein als *Kation* vor und wandert zur *Katode*. Die Elektrophorese eines Proteingemisches, z.B. von Blutplasma, führt zur Auftrennung seiner Komponenten, entsprechend ihrer unterschiedlichen Ladungen bei dem vorgegebenen pH-Wert des Lösungsmittels. Im allgemeinen wählt man für die Elektrophorese einen pH-Wert aus, der oberhalb des IP aller in dem Gemisch vorhandenen Proteine liegt. Als *Träger* dienen Filterpapier, Stärkegel, Agarosegel, Celluloseacetatfolie oder Polyacrylamidgel. Die Proteine werden nach erfolgter Trennung angefärbt. Die Elektrophorese von Blutserum liefert nach dieser Methode fünf Fraktionen: Albumin, α$_1$-, α$_2$-, β- und γ-Globuline (☞ Abb. 3.11). Durch *Immunelektrophorese*, bei der die elektrophoretisch aufgetrennten Proteine durch *polyvalentes Antihumanserum* präzipitiert werden, kann man im Blutplasma eine sehr viel größere Anzahl verschiedener Proteine identifizieren. Mittels elektrophoretischer Methoden lassen sich rasch und zuverlässig Veränderungen der Proteinzusammensetzung von pathologischen Seren nachweisen und dadurch wertvolle diagnostische Parameter gewinnen. Abb. 3.12 zeigt die Serumproteinmuster bei einigen Organerkrankungen.

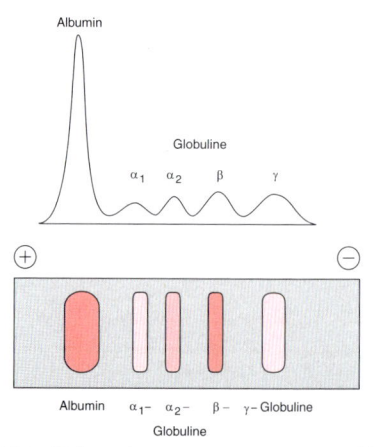

Abb. 3.11: Elektropherogramm von menschlichem Serum. Über dem angefärbten Papierstreifen ist die Auswertung mit einem Photometer wiedergegeben.

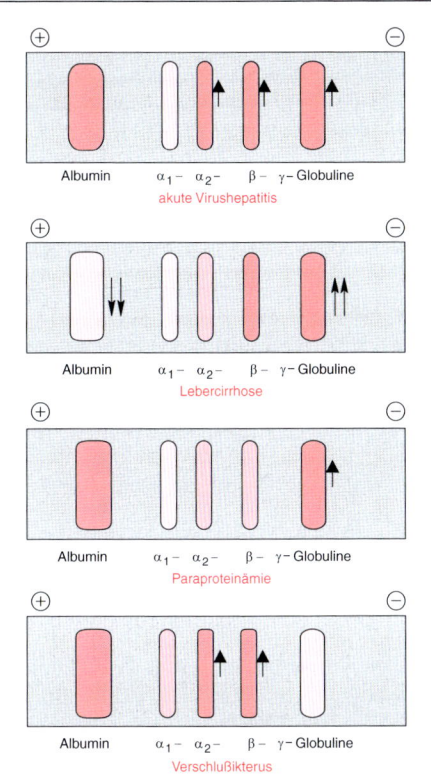

Abb. 3.12: Serumelektropherogramme bei verschiedenen Erkrankungen.

3.4.3. Die Strukturebenen der Proteine

Die sehr komplexe makromolekulare Struktur der Proteine läßt sich in vier übersichtliche *Strukturebenen* gliedern:

- *Primärstruktur*: Aminosäuresequenz eines Proteins
- *Sekundärstruktur*: Faltung der Polypeptidkette
- *Tertiärstruktur*: räumliche Struktur eines Proteins
- *Quartärstruktur*: Anzahl und gegenseitige räumliche Anordnung der Untereinheiten in einem oligomeren oder polymeren Protein.

Konformation eines Proteins: Im Zusammenhang mit der *Struktur* eines *Proteins* oder eines anderen *Makromoleküls* wird oft die Bezeichnung *Konformation* gebraucht. In der *Chemie* versteht man darunter Strukturen, die sich durch *Rotation* um *eine* oder *mehrere Einfachbindungen* ergeben. In der *Biochemie* wird der Begriff *Konformation*, basierend auf dieser Definition, immer dann gebraucht, wenn man die *dreidimensionale Anordnung* der Atome in einer Verbindung, d.h. die *räumliche Struktur* dieser Verbindung, z.B. eines *Eiweiß-*, *Lipid-* oder *Kohlenhydratmoleküls*, bezeichnen will. Der Ausdruck *Konfiguration* wird auch zur Charakterisierung und Unterscheidung der Raumstruktur von Molekülen gebraucht. Der Unterschied zur *Konformation* besteht darin, daß sich die *Konfiguration* eines Moleküls aus der *Existenz* von *Doppelbindungen*, um die keine freie Rotation möglich ist (*cis-trans-Isomerie*) und aus dem Vorhandensein *asymmetrischer C-Atome*, d.h. *chiraler Zentren* (*Stereoisomerie*), ergibt.

3.4.3.1. Primärstruktur der Proteine

Als Beispiel sei die *Primärstruktur* des *Insulins* genannt. Dieses Pancreashormon hat eine relative Molekülmasse M_r von etwa 6000 und besteht aus zwei Polypeptidketten, einer A- (bestehend aus 21 Aminosäuren) und einer B-Kette (bestehend aus 30 Aminosäuren). Die beiden Ketten sind durch zwei *Disulfidgruppen*, die jeweils von zwei Cystinresten herrühren, untereinander verbunden. In der A-Kette findet man außerdem eine *Disulfidspange* (☞ Abb. 3.13). Die Insuline des Menschen, des Schweins, des Hundes und des Kaninchens sind in ihrer A-Kette identisch. Die B-Kette hingegen ist identisch beim Rind, Schwein, Hund, Ziege und Pferd. Vom Insulin des Schweines unterscheidet sich das *Humaninsulin* nur in einer einzigen Aminosäure. Das Humaninsulin hat am C-Terminus der B-Kette die Aminosäure *Thr*, das Insulin des Schweins *Ala*. Abb. 3.14A zeigt die Primärstruktur des einkettigen Enzyms *Ribonuclease* und Abb. 3.14B die Tertiärstruktur dieses Enzyms.

A-Kette:

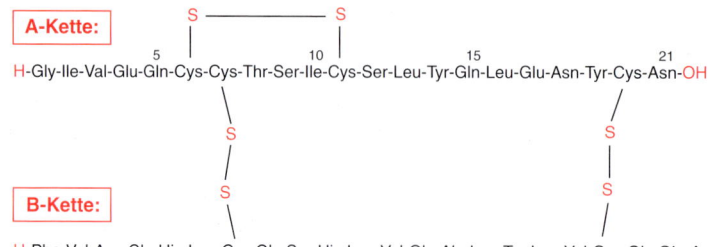

H-Gly-Ile-Val-Glu-Gln-Cys-Cys-Thr-Ser-Ile-Cys-Ser-Leu-Tyr-Gln-Leu-Glu-Asn-Tyr-Cys-Asn-OH
(1...5...10...15...21, mit Disulfidbrücken S–S zwischen Cys6–Cys11 intern, sowie Cys7 und Cys20 zur B-Kette)

B-Kette:

H-Phe-Val-Asn-Gln-His-Leu-Cys-Gly-Ser-His-Leu-Val-Glu-Ala-Leu-Tyr-Leu-Val-Cys-Gly-Glu-Arg-Gly-Phe-Phe-Tyr-Thr-Pro-Lys-Thr-OH
(5...10...15...20...25...30)

Abb. 3.13: Die Primärstrukturen der A- und B-Ketten des Humaninsulins.

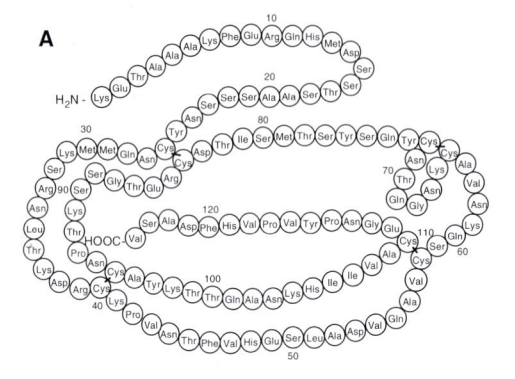

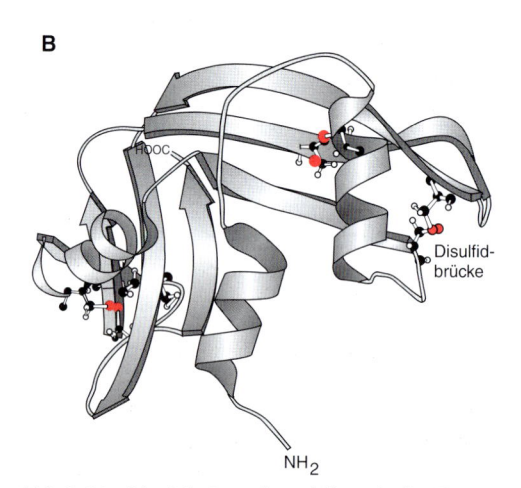

Abb. 3.14: Die Primärstruktur (A) und die Tertiärstruktur (B) des Enzyms Ribonuclease; in B erkennt man die α-Helices, β-Stränge (breite Pfeile) und die zwischen ihnen liegenden Schleifen.

Proteindatenbanken: Bisher sind die Primärstrukturen von mehr als 20.000 verschiedenen Proteinen und Polypeptiden aufgeklärt worden. Ihre Aminosäuresequenzen sind in international zugänglichen Datenbanken gespeichert. Die erste von ihnen (1971 begründet) ist die *Protein Data Bank* (PDB) des Brookhaven National Laboratory (USA) (http://www.resb.org/pdb/). Jedes Protein wird in der PDB genauestens nach seiner Primär- sowie Sekundär- und Tertiärstruktur (soweit bekannt) und seiner Funktion klassifiziert. Von 10.000 Proteinen sind die Raumstrukturen in Form ihrer Strukturkoordinaten gespeichert. Diese können weltweit abgerufen und auf dem Computerbildschirm dargestellt werden. Datenbanken (*data bases*) sind für die *Molekularbiologie* und *Molekulare Medizin* unentbehrlich. Eine in Europa intensiv genutzte Datenbank ist die *SWISS-PROT protein sequence data base* des *Swiss Institute of Bioinformatics* (http://www.expasy.ch/prosite/). Diese Adresse vermittelt den Zugang auch zu anderen Datenbanken. Weitere Datenbanken für Proteine und Proteinfamilien findet man unter folgenden Adressen:
http://www.sanger.ac.uk/Software/Pfam/index.shtml,
http://pir.georgetown.edu/pirwww/,
http://bioinf.man.ac.uk/dbbrowser/PRINTS/,
http://www3.oup.co.uk/nar/database/c/ und
http://inn.weizmann.ac.il/look_2000/gdn.html

Homologe Proteine; divergierende und konvergierende Entwicklung

Von *homologen Polypeptidketten* spricht man dann, wenn sich diese aus einer gemeinsamen Vor- oder Urform im Verlauf der Evolution durch Aminosäureaustausch infolge von Genmutationen entwickelt haben. Da im Verlauf der Evolution die Strukturen *divergieren* (d.h. sich auseinander entwickeln), nimmt die Ähnlichkeit homologer Proteine mit der Länge der Entwicklungszeiträume ab, so daß es mitunter schwer ist, Homologien zwischen einzelnen Proteinen zu erkennen. Derartige Veränderungen erfassen nicht alle Segmente einer Polypeptidkette gleichartig; es gibt Segmente, in denen Aminosäureaustausche verhältnismäßig häufig und solche, die im Verlauf der Evolution unverändert oder nahezu unverändert geblieben sind. Dann spricht man von *konservierten Segmenten* oder von *konservierten Domänen*. Die *konservierten Segmente* homologer Proteine sind deshalb von besonderem Interesse, da deren *Struktur* eng mit der *Funktion* des betreffenden Proteins verbunden ist. Genmutationen, die Veränderungen in diesen Regionen bewirken, führen zu Beeinträchtigungen oder gar zum Verlust der Funktion des betreffenden Proteins und können den Tod des betreffenden Lebewesens verursachen (*letale Mutationen*). Beispiele homologer Proteine sind die α-, β-, γ-, ζ- (zeta) und ε-Ketten der Hämoglobine des Menschen (☞ Kap. 21.). Alle Hämoglobine der jetzt lebenden Wirbeltiere sind von einer *gemeinsamen Urform* ableitbar, d.h. sie sind alle einander homolog. Von der *divergierenden Entwicklung* ist die *konvergierende* zu unterscheiden. Diese führt zu *Ähnlichkeiten* in der Struktur *verschiedener* Proteine, die auf *unterschiedliche Urformen* zurückführbar sind. Beispiele hierfür findet man bei den *Serinproteasen*. Homologe Vertreter dieser Enzyme sind *Chymotrypsin*, *Trypsin* und *Elastase* sowie *Thrombin*, *Plasmin* und bakterielle *elastase-* bzw. *trypsinähnliche Serinproteasen*. Die Serinprotease *Subtilisin* aus *Bacillus subtilis* hingegen ist auf eine ganz andere Urform zurückführbar und hat eine von der Chymotrypsinfamilie sehr verschiedene Raumstruktur, sie hat aber durch *konvergierende Entwicklung* ein den genannten homologen Serinproteasen ähnliches *aktives Zentrum* erworben und den gleichen *enzymatischen Wirkungsmechanismus* entwickelt.

3.4.3.2. Sekundärstruktur der Proteine

Die *Sekundärstruktur* beschreibt die *Faltung* einer Polypeptidkette. Diese ergibt sich daraus, daß die *Peptidbindung* eine *starre Platte* darstellt, so daß die Faltung einer aus vielen Peptidbindungen bestehenden Polypeptidkette aus der Aufeinanderfolge vieler starrer Flächen, die in einem bestimmten Winkel zueinander stehen, resultiert. Es gibt zwei verschiedene Typen von Sekundärstrukturen, die α-*Helix* (Schraube) und die β-*Strukturen*.

α-**Helix:** Eine *Helix* kann *rechts-*, theoretisch auch *linksgängig* sein (sie ist rechtsgängig, wenn sie bei Blickrichtung vom N- zum C-Terminus im Uhrzeigersinn und linksgängig, wenn sie diesem entgegengesetzt verläuft) (☞ Abb. 3.15 + 3.16). Bei L-Aminosäuren ist die Ausbildung einer *ausgedehnten* linksgängigen Helix nicht möglich, da sich die Seitenketten der Aminosäuren und der Kohlenstoff der Carbonylgruppe gegenseitig behindern. Deshalb findet man in den Proteinen vorwiegend *rechtsgängige* α-*Helices*, nur gelegentlich kommen auch *kurze* Stücke linksgängiger α-Helices vor. Die *rechtsgängige* α-*Helix* stellt eine *sehr stabile Sekundärstruktur* dar. Sie enthält pro Windung 3,6 Aminosäuren. Der Abstand von Windung zu Windung beträgt 5,4 Å, so daß die CO- und NH-Gruppen entlang der Hauptachse der Helix in diesem Abstand übereinanderstehen. Die Ebenen der Peptidbindungen stoßen in einem Winkel von 80° aufeinander (☞ Abb. 3.16). An den Kanten stehen die α-C-Atome, von denen radial die Seitenketten der Aminosäuren ausgehen. Die wichtigsten strukturstabilisierenden Kräfte der α-Helix sind *Wasserstoffbindungen*, die sich zwischen den in der Helix übereinanderliegenden, von den Peptidbindungen herrührenden, NH- und CO-Bindungen ausbilden (☞ Abb. 3.15). Der NH-Wasserstoff gerät nämlich in den Einflußbereich des Sauerstoffs der in der nächsten Windung, d.i. im Abstand von etwa vier Aminosäuren, darüberstehenden CO-Gruppe und hält sich dann zwischen dem elektronegativen N und dem ebenfalls elektronegativen O auf. Die *Wasserstoffbindungen* verlaufen demzufolge *parallel* zur *Längsachse* der Helix. Da jede Peptidbindung an der Ausprägung von Wasserstoffbindungen beteiligt ist, resultiert daraus die große Stabilität dieser Sekundärstruktur. Auch die raumfüllenden Eigenschaften der Aminosäureseitenketten haben Einfluß auf die Stabilität der α-Helix. *Helixstabilisierend* sind Alanin, Glutamat, Leucin, Valin und Phenylalanin. *Helixdestabilisierend* sind *Glycin* (dieses hat mit einem H-Atom die kleinste Seitenkette aller Aminosäuren; deshalb haben die *Peptideinheiten*, an denen Glycin beteiligt sind, eine hohe Rotationsfreiheit), Serin, das sperrige Isoleucin sowie Tyrosin und Lysin. Ein *Prolinrest* in der Polypeptidkette stört infolge seiner starren Ringstruktur die Regelmäßigkeit einer α-Helix und verbiegt sie. *Fibrilläre Proteine*, wie Keratin, bestehen praktisch vollständig aus α-Helices. In *globulären Proteinen* weisen α-Helices eine unterschiedliche Länge auf; diese kann sich von vier oder fünf Aminosäuren bis zu mehr als 40 Aminosäureresten erstrecken.

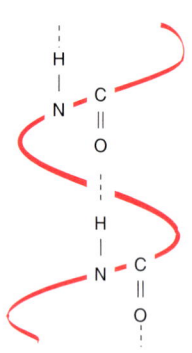

Abb. 3.15: Die α-Helix von Proteinen: Ausbildung von H-Brücken von Windung zu Windung zwischen den N- und O-Atomen der Peptidbindungen.

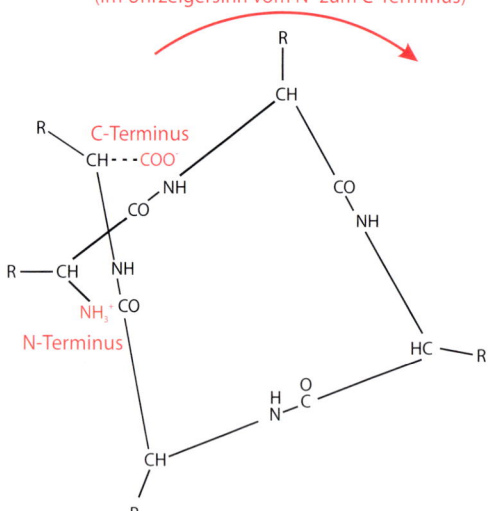

Abb. 3.16: Eine Windung einer rechtsgängigen α-Helix: Blick vom N-Terminus im Uhrzeigersinn zum C-Terminus (R: Seitenketten).

β-Strukturen: Von der *α-Helix* muß man die *β-Strukturen* (auch *β-Stränge* genannt) als zweiten Typ der *Sekundärstruktur* unterscheiden. Ihre Länge beträgt in globulären Proteinen durchschnittlich 5-10 Aminosäurereste. β-Stränge sind *flach gestreckte Strukturen* (deshalb oft als breitflächige Pfeile von ihrem N- zum C-Ende dargestellt), die sich aneinander lagern und in Längsrichtung ausrichten (☞ Abb. 3.17). Durch die Aneinanderlagerung entsteht zwischen den β-Strängen die Möglichkeit der *Ausbildung von Wasserstoffbindungen*, die anders als bei der α-Helix, *senkrecht* zur *Längsrichtung* der Polypeptidketten verlaufen. Es entsteht eine *Faltblattstruktur*, bei der *zickzackförmig* die durch die *Peptidbindungen* gegebenen *Flächen* wie in einem Faltenrock in einem bestimmten Winkel aufeinander stoßen. In einer Faltblattstruktur können entweder beide β-Stränge vom N- zum C-Terminus (*parallele Faltblattstruktur*) oder einander entgegengesetzt, der eine Strang von N nach C, der andere von C nach N verlaufen (*antiparallele Faltblattstruktur*, ☞ Abb. 3.17 + 3.18).

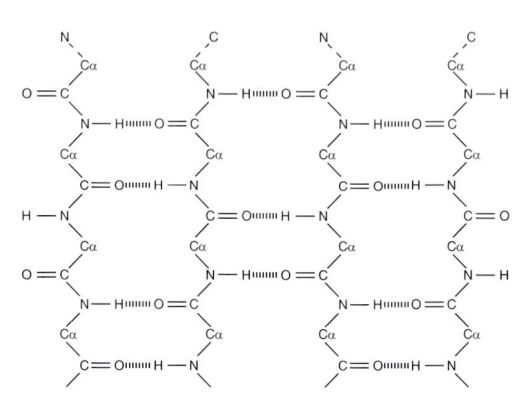

Abb. 3.17: β-Struktur: antiparallele Peptidsegmente in einer Polypeptidkette.

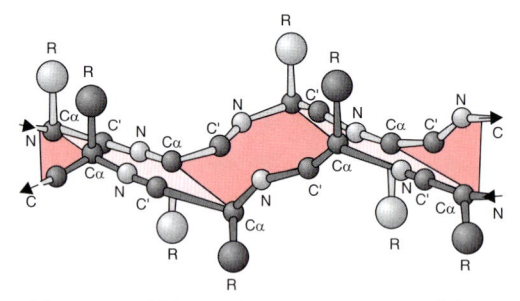

Abb. 3.18: Faltblattstruktur mit zwei antiparallelen β-Strängen.

3.4.3.3. Tertiärstruktur der Proteine

Während *fibrilläre Proteine* als Strukturebenen *nur* die *Primär-* und die *Sekundärstruktur* aufweisen, besitzen die *globulären Proteine* eine Raumstruktur (*Tertiärstruktur*). Diese entsteht durch die *dreidimensionale* Faltung ihrer Polypeptidkette (☞ Abb.

3.4. Proteine

3.14B + 3.19). Die räumliche Struktur eines globulären Proteins entsteht aus der Kombination von α-*Helices* und β-*Strukturen*, die untereinander durch flexible *Schleifen* (*Loops*) oder *Haarnadelbiegungen* verbunden sind. Demzufolge weist die Tertiärstruktur *drei Strukturelemente* auf:

1. α-Helices
2. parallele oder antiparallele β-Strukturen und
3. unregelmäßige Schleifen (Loops) oder Haarnadelbiegungen (☞ Abb. 3.20 + 3.21).

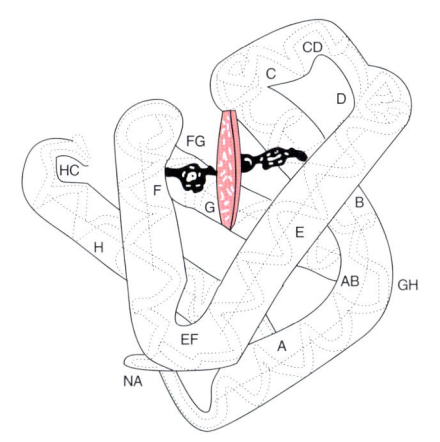

Abb. 3.19: Vorderansicht der Raumstruktur des Myoglobins; die Bezeichnungen A-H geben die acht helicalen Regionen an; unten links ist der N-Terminus, darüber der C-Terminus; die Bezeichnungen AB, BC usw. geben die nichthelicalen Abschnitte wieder.

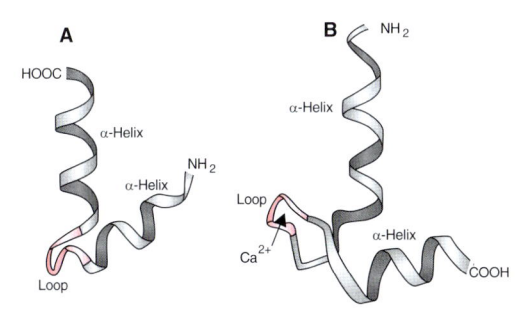

Abb. 3.20: Zwei durch eine Schleife verbundene α-Helices. A: Das an die DNA bindende Strukturmotiv von Repressoren und anderer, die Genaktivität beeinflussende, Proteine. B: Das Ca^{2+}-bindende Strukturmotiv von Ca^{2+}-aktivierbaren Proteinen.

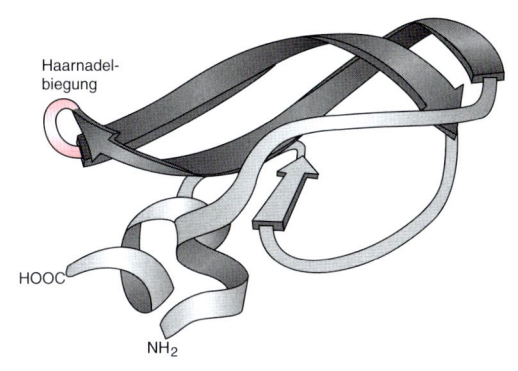

Abb. 3.21: Eine in β-Strukturen oft zu findende Haarnadelbiegung.

Ein Protein hat eine sehr *hohe Packungsdichte*, d.h. es ist praktisch nicht kompressibel. Dies rührt daher, daß die beiden Elemente der Sekundärstruktur im Proteinmolekül einen *hydrophoben Kern* bilden. Die Schleifen mit ihren ionisierten bzw. polaren, also hydrophilen, Aminosäuren findet man hingegen an der Oberfläche des Moleküls. *Homologe Proteine* unterscheiden sich nahezu ausschließlich in ihren *Schleifenregionen*, jedoch kaum in den Sekundärstrukturen ihres Moleküinneren. Letztere sind wesentlich stärker konserviert als die an der Moleküloberfläche liegenden Strukturen. Die sehr komplexe Raumstruktur eines globulären Proteins besteht aus einem *System* von *Kombinationen* einer relativ kleinen Zahl von *Sekundärstrukturelementen*. Als *Strukturmotive* oder *Supersekundärstrukturen* bezeichnet man *Teile der Raumstruktur* eines *Proteinmoleküls* mit spezifischen Funktionen, z.B. für die Bindung eines Liganden.

α-Helix-Loop-α-Helix-Motiv: Dieses ist das einfachste, mit einer *spezifischen Funktion* ausgestattete *Strukturmotiv*. In ihm sind zwei α-Helices durch eine Schleife verbunden (☞ Abb. 3.20A). Man findet es als Bestandteil der DNA-Bindungsregionen von prokaryontischen genetischen Repressoren und Aktivatoren oder (Abb. 3.20B) als Ca^{2+}-bindendes Strukturmotiv in Ca^{2+}-Bindungsproteinen.

Antiparallele Haarnadel-β-Motive: Faltblattstrukturen sind oft durch Haarnadelbiegungen miteinander verbunden und bilden dann, zumeist antiparallele, Haarnadel-β-Motive aus. Abb. 3.21 zeigt ein antiparalleles β-Motiv in einem *Trypsininhibitor*, der aus 58 Aminosäuren besteht und ein

Hemmstoff der Verdauungsprotease Trypsin ist. Es hat sich eingebürgert, die Strukturmotive in Form *griechischer Schlüsselmotive* darzustellen, deren Vorbilder man in alten griechischen Ornamenten findet. Abb. 3.22 demonstriert ein solches Schlüsselmotiv mit zwei parallelen β-Faltblättern, die durch eine α-Helix verbunden sind (β-α-β-Motiv).

Strukturdomänen großer Polypeptidketten: An der räumlichen Struktur eines Proteinmoleküls lassen sich noch größere Strukturmotive als die bisher besprochenen erkennen, die man als *Strukturdomänen* bezeichnet. Eine *Strukturdomäne* bildet *unabhängig* von den anderen Teilen des Moleküls eine *stabile Raumstruktur*. Jede Strukturdomäne enthält eine bestimmte Anzahl von Helices, β-Strukturen und Schleifen in einer spezifischen räumlichen Anordnung. Sie kehren in strukturell oder funktionell verwandten Proteinen wieder und haben bestimmte Funktionen, z.B. Bindungseigenschaften für Liganden. Eine solche, in zahlreichen ATP- und NAD^+-abhängigen Enzymproteinen auftretende, Strukturdomäne ist die *Nucleotidbindungsregion* (☞ Abb. 3.23A + 3.23B).

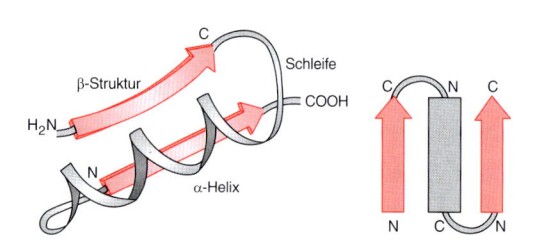

Abb. 3.22: Zwei durch eine α-Helix verbundene parallele β-Stränge (β-α-β-Struktur) mit einem griechischen Schlüsselmotiv.

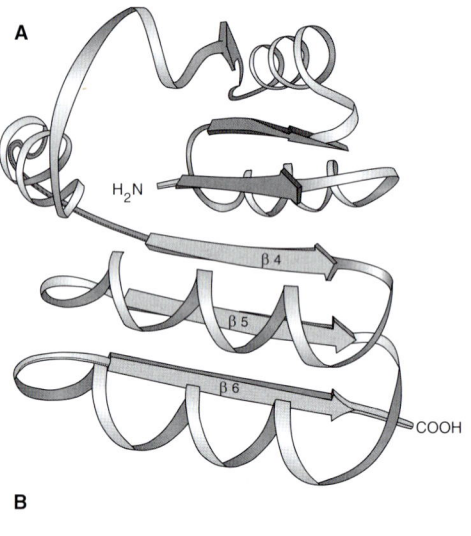

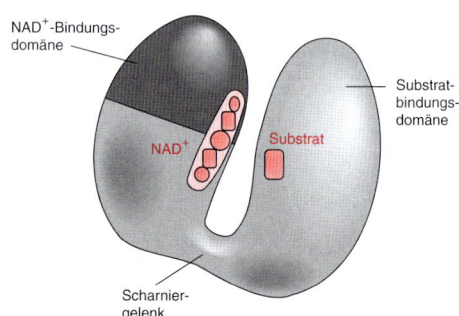

Abb. 3.23: Die NAD^+-bindende Strukturdomäne einer Dehydrogenase. A: Die aus sechs β-Strängen und fünf α-Helices bestehende NAD^+-Bindungsregion. B: Modell einer aus einer NAD^+-Bindungs- und einer Substratbindungsdomäne aufgebauten Untereinheit einer Dehydrogenase (die Abbildungen 3.5, 3.6, 3.17 bis 3.23 nach C. Branden & J. Tooze "Introduction to Protein Structure, Garland Publishing Inc, New York and London, 1991; mit freundlicher Genehmigung von C. Branden)

3.4.3.4. Quartärstruktur der Proteine

Proteine bestehen *entweder* nur aus einer einzigen Polypeptidkette (*monomere Proteine*) *oder* sind aus mehreren Polypeptidketten aufgebaut, die meist durch nichtkovalente Kräfte, mitunter auch unter Mitwirkung von Disulfidbindungen, zusammengehalten werden. Je nach der Zahl der ein Proteinmolekül aufbauenden Polypeptidketten werden *oligomere* (< 12) von *polymeren Proteinen* unterschieden. Solche Proteine weisen eine *Quartärstruktur* auf, in der die einzelnen Polypeptidketten in bestimmter Weise angeordnet sind und definierte Arten von Symmetrien ausbilden. Die einzelnen Polypeptidketten in einem solchen Molekülverband werden als *Proteinuntereinheiten*, kurz *Untereinheiten*, bezeichnet. Bei Vorhandensein von zwei Untereinheiten ist das Protein *dimer*, bei vier Untereinheiten ist es *tetramer*, bei acht Untereinheiten *octamer* usw. Intrazellulär findet man vorwiegend *tetramere* und *dimere Proteine*. Die Proteingerüste von Viren haben polymere Quartärstrukturen. Die Untereinheiten eines *oligomeren Proteins* können entweder *identisch* oder *nichtidentisch* sein. Ein *Homodimer* besteht aus zwei identischen, ein *Heterodimer* aus zwei nichtidentischen Untereinheiten. Nichtidentische Untereinheiten findet man oft bei *allosterischen Proteinen* (☞ Kap. 7.). Als Beispiel sei der rote Blutfarbstoff, das *Hämoglobin*, genannt. Dieses ist ein *heterotetrameres Protein*, dessen vier Untereinheiten *paarweise identisch* sind und als α- und β-*Ketten* bezeichnet werden. Die Summenformel des heterotetrameren Hämoglobins ist $\alpha_2\beta_2$ (☞ Abb. 3.24).

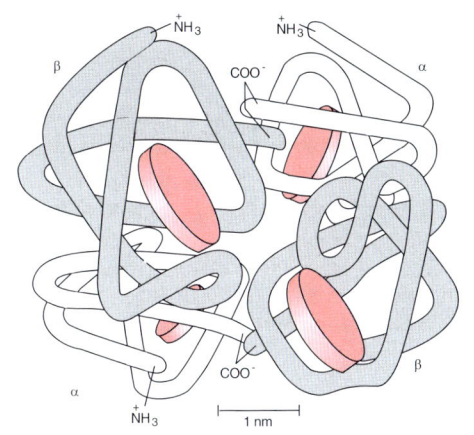

Abb. 3.24: Quartärstruktur des Hämoglobins $\alpha_2\beta_2$. Die Konformation jeder Untereinheit erinnert an die des Myoglobins (☞ Abb. 3.19); auch die Primärstrukturen der Hämoglobinuntereinheiten sind der des Myoglobins ähnlich.

3.4.4. Stabilisierung der Raumstruktur eines Proteins

Die Faltung eines Proteins und die Stabilisierung seiner Raumstruktur hängt von den Kräften ab, die sich zwischen den Seitenketten der das Protein aufbauenden Aminosäuren entwickeln. Die Grundlage der Stabilität einer Polypeptidkette liefern die *Peptidbindungen*, die als kovalente Bindungen das *strukturelle Rückgrat* eines Proteinmoleküls bilden. Auch *Disulfidbindungen* als weitere kovalente Bindungen in einem Proteinmolekül sind für die Stabilisierung der Raumstruktur eines Proteins von Bedeutung. Disulfidbindungen können verschiedene Sequenzabschnitte einer Polypeptidkette untereinander verbinden und so Aminosäuren einander annähern, die in der Sequenz mehr oder weniger weit voneinander entfernt sind.

Von großer Bedeutung für die *Ausbildung* und *Stabilisierung* der Tertiär- und Quartärstruktur sind die überaus zahlreichen *nichtkovalenten* Wechselwirkungen zwischen den einzelnen Aminosäureresten eines Proteins. Zu ihnen gehören 1. *hydrophobe (apolare)*, 2. *polare (Ionen-)Bindungen*, 3. *Wasserstoffbindungen* (☞ Abb. 3.25).

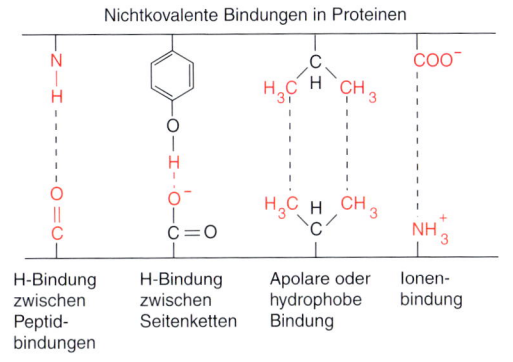

Abb. 3.25: Die für die Stabilisierung der Raumstruktur eines Proteins wichtigen nichtkovalenten Kräfte zwischen den Seitenketten verschiedener Aminosäurereste.

1. *Hydrophobe Bindungen* liefern den bedeutendsten Anteil der *nichtkovalenten Kräfte* zur Stabilisierung der Raumstruktur eines Proteins. Im Durchschnitt haben 40 % aller in den Proteinen vorkommenden Aminosäuren apolare (hydrophobe) Seitenketten (Glycin, Alanin, Valin, Leucin, Isoleucin, Phenylalanin, Methionin, Tryptophan und Prolin). Diese stoßen Wasser ab und haben dabei das Bestreben, sich einander zu nähern und *hydrophobe Bindungen* aufzubauen. Sie sind die wesentlichsten Strukturstabilisatoren zwischen den α-Helices und β-Strukturen im Innern eines Proteinmoleküls, das durch sie praktisch wasserfrei ist und die bereits erwähnte hohe Packungsdichte aufweist. Die *Stabilität* eines globulären Proteins wird weitgehend von der Kompaktheit des Proteinkerns bestimmt und diese hängt von

der *Zahl* und *Stärke* der *hydrophoben Wechselwirkungen* ab.

2. Polare oder Ionenbindungen (auch "Salzbindungen" genannt) können sich zwischen kationischen und anionischen Aminosäureseitenketten ausbilden, z.B. zwischen Lysin und Arginin (kationisch) einerseits und Aspartat, Glutamat, Tyrosin oder Cystein (anionisch) andererseits. Die polaren Bindungen liegen im Proteinmolekül meist oberflächlich und sind dadurch für die Löslichkeit des Proteins in wässrigen Lösungen von Bedeutung. Die sie enthaltenden Strukturmotive *(Schleifen* und *Haarnadelbiegungen* sowie bestimmte α-*Helices)* sind so orientiert, daß die Seitenketten ihrer hydrophilen Aminosäurereste nach außen und die Seitenketten ihrer hydrophoben Aminosäurereste nach innen gerichtet sind.

3. Wasserstoffbindungen bilden sich zwischen zwei elektronegativen Atomen aus, wenn sich zwischen ihnen ein Wasserstoffatom bzw. ein Proton befindet. Als elektronegative Atome kommen in Eiweißen vorwiegend N- und O-Atome, in geringerer Zahl auch S-Atome in Betracht. Da die Zahl der *NH-Gruppen* als *Wasserstoffdonatoren* und die Zahl der *CO-Gruppen* als *Wasserstoffacceptoren* sehr groß ist, spielen Wasserstoffbrücken nicht nur bei der Stabilisierung der Sekundärstruktur, sondern auch bei der Stabilisierung der Tertiärstruktur eine wesentliche Rolle.

3.4.5. Denaturierung von Proteinen

Unter *Denaturierung* versteht man die Umwandlung eines *biologisch aktiven* Proteins in eine Form, in der es seine natürlichen Eigenschaften, z.B. seine enzymatische Aktivität, seine Bindungseigenschaften und Transportfunktionen oder seine Abwehrfunktionen verloren hat. Als "native" Struktur wird die natürliche, in der Zelle vorliegende und funktionsfähige, räumliche Struktur eines Proteins bezeichnet. Bei der Denaturierung eines Proteins kommt es zur Zerstörung seiner, die native Struktur stabilisierenden, *nichtkovalenten Bindungen* und zur *Entfaltung* des Moleküls. Die *kovalenten Bindungen* in einem Proteinmolekül hingegen, die *Peptid-* und *Disulfidbindungen*, bleiben bei der Denaturierung erhalten. Das denaturierte Protein ist unlöslich und hat seine geordnete Struktur verloren. Es ist gestreckt oder hat die Form eines unregelmäßigen Knäuels. Oligomere Proteine zerfallen in ihre Untereinheiten, die dann ihre native Struktur verlieren. Erfolgt die Denaturierung unter reduzierenden Bedingungen, kommt es auch zur Zerstörung der Disulfidbindungen in dem Protein. Als *denaturierende Agenzien* kommen physikalische Kräfte (höhere Temperaturen [oberhalb 40 bis 50°C] sowie Druck, Gefrieren, Oberflächenkräfte und energiereiche Strahlung) sowie chemische Einflüsse (Säuren, Laugen, organische Lösungsmittel, Harnstoff, Guanidin u.a.) in Frage:

- *Organische Lösungsmittel* (Aceton, Alkohol) wirken denaturierend, da sie *hydrophobe Bindungen* in den Proteinen auflösen
- *Säuren* und *Laugen* wirken denaturierend indem sie die *Ionenbindungen* in den Proteinen zerstören
- *Harnstoff* und verwandte Verbindungen (bei erhöhter Temperatur auch Wasser) zerstören die *Wasserstoffbindungen* in dem Proteinmolekül und bewirken dadurch tiefgreifende Veränderungen der Raumstruktur

Da die das kovalente Rückgrat eines Proteins bildenden Peptidbindungen bei der Denaturierung nicht zerstört werden, ist die Denaturierung prinzipiell reversibel, nachdem man das Denaturierungsmittel durch Dialyse entfernt oder seine Konzentration durch Verdünnen erniedrigt hat.

3.4.6. Die Faltung eines Proteinmoleküls *in vitro*

Die räumliche Struktur eines globulären Proteins hängt von seiner *Primärstruktur* ab. Sie resultiert aus den Eigenschaften der die Primärstruktur bildenden *Peptideinheiten* und den *nichtkovalenten Kräften* zwischen den einzelnen Segmenten der Aminosäuresequenz einerseits und ihren Wechselwirkungen mit dem Lösungsmittel andererseits. Die Ausbildung der Raumstruktur eines Proteins erfolgt *autonom* und *spontan*. Sie ist das Ergebnis der *Selbstorganisation* der Polypeptidkette. Für die Proteinfaltung besteht demzufolge grundsätzlich *kein Bedarf* an einem *Energieaufwand* von außen oder für eine *zusätzliche Instruktion*. Die vertikale Ordnung *Primärstruktur, Sekundärstruktur, Tertiärstruktur* und *Quartärstruktur* ist hierarchisch, d.h. die Strukturelemente einer Ebene werden nur von den in der nächstniederen Ebene enthaltenen Strukturelementen bestimmt. Das bedeutet, daß die Ausbildung der α-Helices, der β-Strukturen und der unregelmäßigen Schleifen sowie der

Strukturmotive und Strukturdomänen *unabhängig* von der später eingenommenen Raumstruktur (Tertiär- bzw. Quartärstruktur) erfolgt. Aus homologen Aminosäuresequenzen aufgebaute Strukturdomänen in verschiedenen Proteinen besitzen ähnliche Raumstrukturen.

Proteine nehmen zumeist verhältnismäßig schnell, nämlich innerhalb von Sekunden bis Minuten, ihre Raumstruktur ein. Aus einer riesig großen Zahl von möglichen *Faltungswegen* wird dabei von vornherein nur eine sehr *begrenzte Zahl* ausgewählt. Eine besondere Rolle kommt dem Beginn der Faltung zu. Die Starrheit der Peptidbindung und die Einschränkungen in ihrer Rotationsfreiheit vermindern die Zahl der möglichen Faltungswege und bestimmen die Konformation der Sekundärstrukturen (α-Helices, β-Strukturen), die sich initial bilden und sich schrittweise zu höheren Strukturmotiven organisieren. Die Strukturdomänen großer Proteine falten sich kooperativ, d.h. ein einmal gebildeter Keim fördert die Bildung weiterer Strukturelemente (Abb. 3.26). Dies führt zu einer größeren Kompaktheit der sich faltenden Polypeptidkette und zur Bildung nicht-nativer Zwischenzustände, die bereits Sekundärstrukturen enthalten, in denen die Seitenketten der Aminosäuren jedoch noch ungeordnet sind. Durch die Wechselwirkungen zwischen den Seitenketten der Aminosäurereste kommt es schrittweise zur räumlichen Zuordnung der einzelnen Strukturelemente, so daß schließlich die kompakte, native Raumstruktur des globulären Proteins mit dem *hydrophoben Kern* und der *hydrophilen Oberfläche* entsteht. Bei der Faltung eines Proteins und der Ausbildung seiner nativen Struktur gibt es *drei kritische Schritte*:

- falls Disulfidbrücken in dem Proteinmolekül vorhanden sind, müssen diese korrekt plaziert werden; die Existenz von fünf Disulfidgruppen in einer Polypeptidkette erlaubt etwa 1000 verschiedene Kombinationsmöglichkeiten; von diesen müssen die fünf Richtigen ausgewählt werden. Dies erfolgt durch "Trial and Error", d.h. durch das Suchen der richtigen Lage der Disulfidgruppen im Molekül durch wiederholtes Knüpfen und Wiederauflösen von Disulfidbindungen solange bis deren thermodynamisch günstigste Lage gefunden ist. Kriterium ist das Minimum der freien Enthalpie (☞ Kap. 14.)

- bei Peptidbindungen gibt es eine *cis/trans*-Isomerie; von besonderer Bedeutung sind dabei diejenigen Peptidbindungen, an denen Prolylreste beteiligt sind; da bei diesen die Geschwindigkeit der *cis/trans*-Umwandlung im Vergleich zu den anderen Teilreaktionen langsam erfolgt, ist sie für die Faltung vieler Proteine *geschwindigkeitsbestimmend*

- bei der Faltung einer Polypeptidkette zum nativen Protein werden *kompakte Zwischenprodukte* durchlaufen, deren Sekundärstrukturen Ähnlichkeit mit denen des nativen Zustandes haben, deren räumliche Struktur aber von der des nativen Zustandes noch verschieden ist; ein solcher ist der "*molten globule state*" (Zustand des "geschmolzenen Flüssigkeitstropfens"). Da diese Zwischenprodukte oft hydrophobe Aminosäurereste an ihrer Oberfläche exponieren (die im nativen Zustand tief im Molekül verborgen sind) haben sie Neigung zu einer ungeordneten Aggregation. Diese mit dem Faltungsweg konkurrierenden Nebenreaktionen vermindern die Ausbeute an nativem Protein.

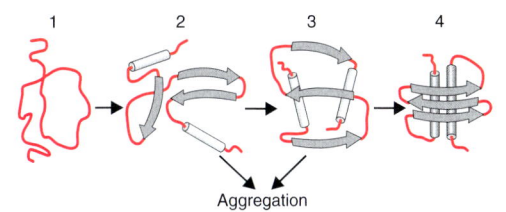

Abb. 3.26: Faltung einer Polypeptidkette. 1: entfalteter Zustand, 2: Bildung von Sekundärstrukturen, 3: Bildung stabiler, dem nativen Zustand ähnlicher, Sekundärstrukturen, jedoch noch ohne geordnete Tertiärstruktur ("molten globule state") 4. Bildung des kompakten, nativen Zustandes mit einem festgepackten, das Lösungsmittel ausschließenden, Molekülkern (nach F.U. Hartl, Nature 381, 571-580 [1996]).

3.4.7. Die Proteinfaltung *in vivo*

Bis vor wenigen Jahren war man der Auffassung, daß sich die Polypeptidketten nicht nur *in vitro*, d.h. außerhalb einer Zelle, "von selbst" falten und ihre native Raumstruktur gewinnen, sondern daß sie auch in der lebenden Zelle, d.h. *in vivo* entweder begleitend zur Proteinsynthese (*cotranslational*) oder nach vollendeter Synthese des Proteins (*posttranslational*) ihre Raumstruktur ohne fremde Hilfe erreichen. Diese Vorstellung mußte man jedoch korrigieren, als man Enzyme und andere Proteine fand, die von Einfluß auf den Faltungsprozeß sind. Von diesen *Faltungshelfern* gibt es drei Gruppen:

1. *Proteindisulfidisomerasen*
2. *Faltungsenzyme*
3. *Chaperone*

Die Faltungshelfer beschleunigen den *Faltungsprozeß*, sind aber ohne Einfluß auf die endgültige Raumstruktur des betreffenden Proteins. Das Ergebnis der Faltung, der native Zustand des betreffenden Proteins, ist mit und ohne Faltungshelfer gleich. Die drei Gruppen von Faltungshelfern greifen in die genannten *drei kritischen Schritte* des Faltungsprozesses ein.

3.4.7.1. Proteindisulfidisomerasen

Diese Enzyme sind in Eukaryonten weit verbreitet. Sie beeinflussen entweder *cotranslational* oder *posttranslational* die Faltung eines Proteins. Die *Proteindisulfidisomerasen* katalysieren die *Bildung* und *Isomerisierung* von *Disulfidbindungen*, indem sie in dem sich faltenden Cystein-SH/Cystin-Austauschvorgänge, d.h. die Spaltung und Neuknüpfung von Disulfidbrücken, vornehmen ("Trial and Error"; ☞ Abb. 3.27). In den ersten Stufen der Faltung einer Polypeptidkette herrscht bei der Ausbildung von Disulfidbindungen der Zufall vor. Danach korrigieren die Proteindisulfidisomerasen Fehler in der Disulfidbildung, indem sie deren Neuordnung durch fortwährende Bildung und Wiederauflösung katalysieren und, im Verlauf vieler Reaktionszyklen, die falschen Disulfidbindungen durch die richtigen ersetzen. Dieser iterative Prozeß führt schließlich zu der nativen Struktur, in der keine weiteren Umordnungen stattfinden. Die *Proteindisulfidisomerasen* sind im endoplasmatischen Reticulum (ER) lokalisiert. Im ER befindet sich ein aus *reduziertem* (GSH) und *oxidiertem Glutathion* (GSSG) bestehender *Redoxpuffer*. Das Redox-Potential ist im ER stärker oxidierend als im Cytosol, so daß die Bildung von Disulfidbindungen und der Disulfidaustausch im ER-Lumen gegenüber dem Cytosol begünstigt ist.

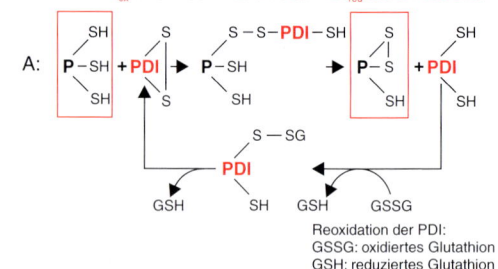

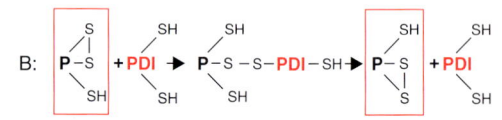

Abb. 3.27: Wirkungsweise der Proteindisulfidisomerase (PDI). A: PDI oxidiert die SH-Gruppen des zu faltenden Proteins P (Proteinsubstrat); die Reoxidation der reduzierten Proteindisulfidisomerase erfolgt durch oxidiertes Glutathion. B: an die Oxidation des Proteinsubstrats P schließt sich dessen PDI-katalysierte Isomerisierung an (nach R.B. Freedman et al, Trends in Biochemical Sciences 19, 331-336 [1994]).

3.4.7.2. Faltungsenzyme

Diese relative große Gruppe von Enzymen katalysiert die *cis/trans-Isomerisierung* von Peptidbindungen, an denen Prolinreste beteiligt sind (☞ Abb. 3.28). Die Reaktion besteht in einer Rotation der C-N-Bindung prolylhaltiger Peptide. Deshalb werden diese Enzyme *Peptidyl-prolyl-cis/trans-Isomerasen* (Abkürzung PPIasen) genannt. Da die spontan ablaufende cis/trans-Isomerisierung von Peptidyl-Prolyl-Bindungen geschwindigkeitsbestimmend für die Faltung ist, beschleunigen die PPIasen den Gesamtprozeß der Ausbildung der nativen Struktur eines Proteins, ohne am endgültigen Faltungszustand etwas zu verändern. Die PPIasen sind weit verbreitet. Man findet sie in Pro- und Eukaryonten. Es gibt drei verschiedene, untereinander nicht verwandte, PPIase-Familien:

1. *PPIasen*, die zusätzlich zu ihrer Enzymfunktion die Eigenschaft haben, *Immunsuppressiva*, z.B. Cyclosporin A und FK506, mit hoher Affinität zu binden. Die untereinander verwandten cyclosporinbindenden PPIasen heißen *Cyclophiline*, die FK506-bindenden PPIasen werden als *FK-Bindungsproteine* bezeichnet. Die genannten Immunsuppressiva sind *kompetitive Inhibitoren* der PPIa-

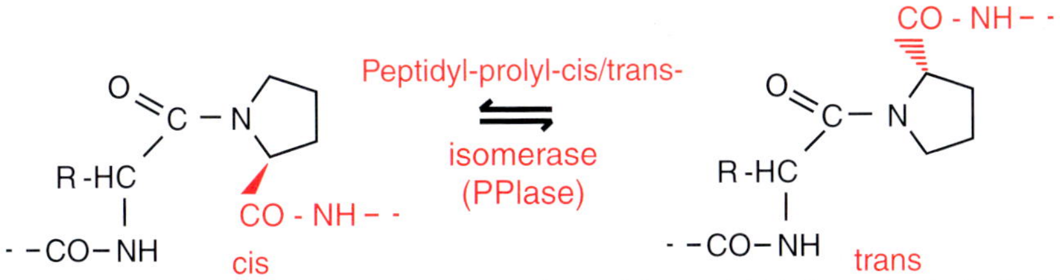

Abb. 3.28: Die enzymatische *cis/trans*-Isomerisierung der Prolyl-peptidyl-Bindung durch die Prolyl-peptidyl-*cis/trans*-Isomerase (PPIase).

sen. Beide Familien von PPIasen weisen M_r-Werte zwischen 10.000 und 20.000 auf, kommen in tierischen Zellen in relativ hohen (µmolaren) Konzentrationen vor und sind in ihrer Struktur phylogenetisch stark *konserviert*, was auf ihre biologische Basisfunktion hinweist. Die immunsuppressive Aktivität von Cyclosporin und FK506 beruht *nicht* auf ihren hemmenden Wirkungen auf die PPIasen

2. *Parvuline*: diese sind mikrobielle PPIasen (M_r 10.000)

3. *Triggerfaktoren*: diese sind ebenfalls PPIasen mikrobiellen Ursprungs (☞ Kap. 13.).

> **Immunsuppressiva:** *Cyclosporin A* (ein cyclisches, aus 11 Aminosäuren bestehendes Oligopeptid, isoliert aus dem Prokaryonten *Tolypocladium inflatum*) und *FK506* (isoliert aus *Streptomyces tsubaensis*) sind wichtige, in der *Transplantationsmedizin* eingesetzte, Immunsuppressiva. Sie binden an Immunophiline bzw. FK-Bindungsproteine und unterdrücken dadurch die Abwehrfunktion der T-Lymphocyten sowie deren Proliferation (☞ Kap. 22.). Eine Gruppe dieser Lymphocyten ist für die *Transplantabstoßung* verantwortlich. Sie wirken als *Killerzellen* auf Fremdzellen cytotoxisch. Durch die Immunsuppressiva kommt es zu einer "*Abschirmung*" des *Transplantats*.

3.4.7.3. Molekulare Chaperone

Als *molekulare Chaperone* ("chaperon" *engl.* Gouvernante, Anstandsdame) wird eine Gruppe von *Faltungshelferproteinen* verstanden, die die *Faltung* von Polypeptidketten und deren *Zusammenlagerung* zu einer oligomeren Struktur beeinflussen. Einige von ihnen *stabilisieren* den *ungefalteten* Zustand einer Polypeptidkette, andere *fördern* ihre *Faltung* und *Zusammenlagerung*. Chaperone verhindern die Aggregation von Zwischenzuständen des Faltungsweges und erhöhen dadurch die Ausbeute an nativem Protein. *Chaperone* werden unter normalen Bedingungen praktisch in allen Zellen, besonders intensiv nach einem Streß, meist nach einem *Hitzeschock,* synthetisiert. Deshalb bezeichnet man diese Proteine auch als *Streß-* oder *Hitzeschockproteine*. Sie haben eine Schutzfunktion für Proteine bei einer Temperaturerhöhung, indem sie deren Aggregation und ihren Funktionsverlust verhindern. Von den Hitzeschockproteinen gibt es in Pro- und Eukaryonten verschiedene Familien mit jeweils unterschiedlichen Funktionen; man kürzt sie mit Hsp (Hitzeschockproteine) ab und charakterisiert sie durch ihre relativen Molekülmassen (das M_r des Hsp70 ist 70.000) (☞ Tab. 3.2).

Die drei Typen von Faltungshelfern unterscheiden untereinander in ihrer Wirkungsweise:

1. Die *PPIasen* und die *Proteindisulfidisomerasen* sind *Enzyme*; sie binden spezifisch ihr Polypeptidsubstrat an ihr aktives Zentrum und katalysieren eine bestimmte Reaktion mit einer unbegrenzten Zahl von Katalysecyclen. *Chaperone* assoziieren mit ihrem Polypeptidsubstrat, verändern dessen Konformation und fördern seine Faltung in die biologische aktive Form. Chaperone weisen offenbar *keine katalytischen Cyclen* auf. Häufig (z.B. bei Hsp60 und Hsp70) ist die Chaperonwirkung ATP-abhängig. In diesem Fall führt die ATP-Hydrolyse zu einer Konformationsänderung des Chaperons, so daß es das von ihm gefaltete Protein wieder verlassen kann. Erst danach kann sich das Chaperon wieder einem neuen, ungefalteten Proteinmolekül zuwenden. Das ATP dient demzufolge *nicht* der Faltung des Proteinsubstrates

2. Die *PPIasen* und *Proteindisulfidisomerasen* beeinflussen *geschwindigkeitsbestimmende Schritte* der Faltung, die *Chaperone* hingegen beeinflussen den *Faltungsweg*.

Hsp-Familie	Vorkommen	Funktionen (Kap. 13)
Hsp70/Hsp40	E. coli, Hefe, Säugetiere, Pflanzen	stabilisiert neu synthetisierte Proteine, verhindert deren Faltung, fördert den Proteinexport aus Zellen und den Transport von Proteinen in die Mitochondrien
GroEL/GroES	E. coli	fördert die *Faltung* von Proteinen
Hsp90	Säugetiere	bindet Steroidreceptoren und andere Transcriptionsfaktoren, fördert die Faltung neusynthetisierter Proteine
Hsp100	E. coli	Komponente einer ATP-abhängigen Protease;
	Hefe	Toleranzfaktor gegen extremen Hitzestreß;
	Hefe, Säuger	fördert die Aggregation von prionähnlichen Proteinen
Hsp60/Hsp10	Eukaryonten	fördert die Proteinfaltung in Mitochondrien

Tab. 3.2: Hitzeschockproteine.

3.4.7.4. Falsche Faltung von Proteinen ("Proteinfaltungskrankheiten")

Bei einer *falschen Faltung* (*Mißfaltung*) verfehlt ein Protein seine native Struktur. Dies kann die Ursache von Erkrankungen sein, deren Zahl infolge ihrer intensiven Erforschung ständig zunimmt. Man nennt sie *Proteinfaltungskrankheiten*. Gründe für eine Mißfaltung eines Proteins können sein:

1. eine *Mutation* im Gen eines Proteins, die zu einem Aminosäureaustausch in dem Protein führt, so daß die native Raumstruktur des Proteins nicht erreicht werden kann. Beispiele sind die *Cystische Fibrose*, das *Marfan-Syndrom*, die *Osteogenesis imperfecta* und die *Entstehung* eines Tumors als Folge eines defekten *Tumorsuppressorproteins* (z.B. von *p53*, ☞ Kap. 12.)

2. die *Faltung* eines Proteins in eine extrem stabile Raumstruktur, die für die Zelle infolge von Sekundärwirkungen, vor allem ihrer Neigung zur Ausbildung hochmolekularer, die Zelle zerstörender Aggregate, *toxisch* ist. Beispiele hierfür sind das *Prionprotein* (*BSE, Creutzfeldt-Jakob-Erkrankung*), das *Alzheimer-Syndrom*, die Ausbildung von *Katarakten* und die *Familiäre Amyloidose*

3. Fehlleitung eines mutierten, mißgefalteten Proteins innerhalb der Zelle mit dem Ergebnis einer *falschen intrazellulären Lokalisation*. Beispiele sind der *Typ 2* der *Familiären Hypercholesterinämie* (Mutation im *LDL-Receptor*, so daß dessen Transport zur Zelloberfläche infolge nicht normaler Faltung blockiert ist), die *Tay-Sachs-Erkrankung* (inkomplette Faltung und deshalb vorzeitige Proteolyse der *N-Acetyl-β-D-Hexosaminidase*, so daß das Enzym nicht in die Lysosomen gelangt), die *Retinitis pigmentosa* (falsche Faltung und rascher Abbau des *Rhodopsins*, so daß dieses nicht in die Stäbchenmembran eingebaut wird) und der *Leprechaunismus* (defekter *Insulinreceptor*, so daß dieser nicht zur Zelloberfläche gelangt).

4. Nucleotide und Nucleinsäuren

4.1. Bausteine der Nucleotide

Nucleotide und *Nucleinsäuren* haben drei verschiedene Arten von Bausteinen:

- *Purin- und Pyrimidinbasen*
- *D-Ribose bzw. 2-Desoxy-D-Ribose*
- *Phosphat*

Die in den Nucleotiden und Nucleinsäuren vorkommenden *Purinbasen* sind *Adenin* und *Guanin*, die *Pyrimidinbasen* sind *Uracil, Cytosin* und *Thymin*, zu einem geringen Anteil auch *5-Methylcytosin* (☞ Abb. 4.1). Die Monosaccharidbausteine der Nucleotide und Nucleinsäuren enthalten fünf Kohlenstoffatome *(Pentosen)* und sind entweder β-*D-Ribose* oder *2-Desoxy-D-Ribose* (☞ Abb. 4.2).

Unter einem *Nucleosid (Ribonucleosid)* versteht man die Verbindung zwischen einer der genannten Purin- bzw. Pyrimidinbasen mit β-*D-Ribose*. Als *Desoxynucleoside* werden die Verbindungen der Basen mit *2-Desoxy-D-Ribose* bezeichnet (☞ Abb. 4.3). Die Bindung des Monosaccharids an die heterocyclische Base erfolgt β-*glycosidisch* zwischen dem C-Atom 1' der betreffenden Pentose und dem N-Atom 3 des *Pyrimidins* bzw. dem N-Atom 9 des *Purins*. Zur Vermeidung von Verwechslungen in der Zählung der Atome der heterocyclischen Base und der Pentose werden in den Nucleosiden und Nucleotiden die C-Atome des Zuckers mit einem Strich versehen. Die *Pyrimidinnucleoside* sind β-*N-3-Glycoside* und die *Purinnucleoside* sind β-*N-9-Glycoside*. Die Nucleoside der *Pyrimidinbasen* erhalten die Endung *-idin* (*Cytidin, Uridin, Thymidin*), die Nucleoside der *Purinbasen* die Endung *-osin* (*Adenosin, Guanosin*).

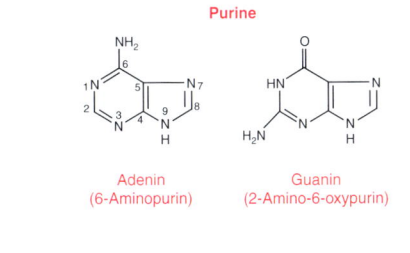

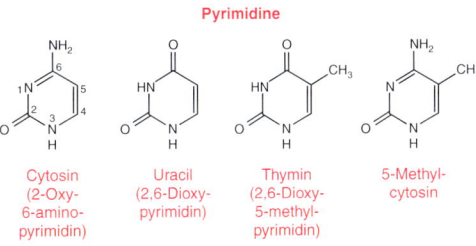

Abb. 4.1: Die Purin- und Pyrimidinbasen der Nucleotide und Nucleinsäuren.

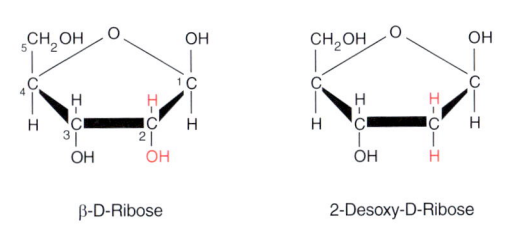

Abb. 4.2: Die Monosaccharidbausteine der Nucleotide und Nucleinsäuren, β-D-Ribose und 2-Desoxy-D-Ribose.

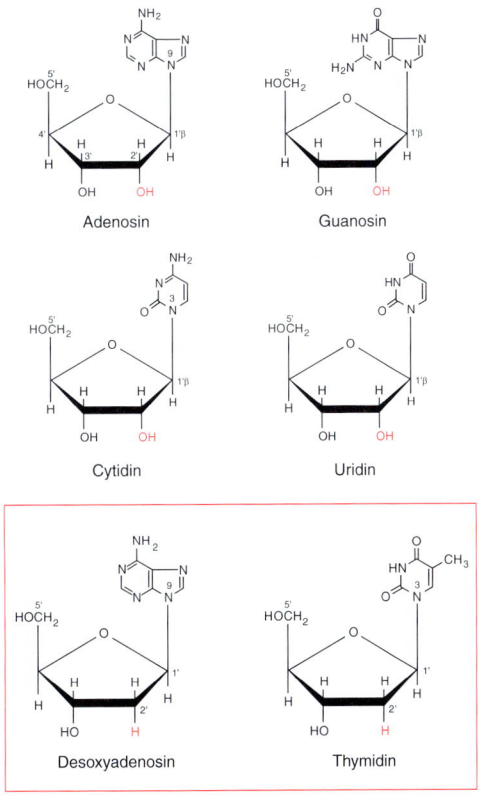

Abb. 4.3: Ribonucleoside und eine Auswahl von zwei Desoxyribonucleosiden.

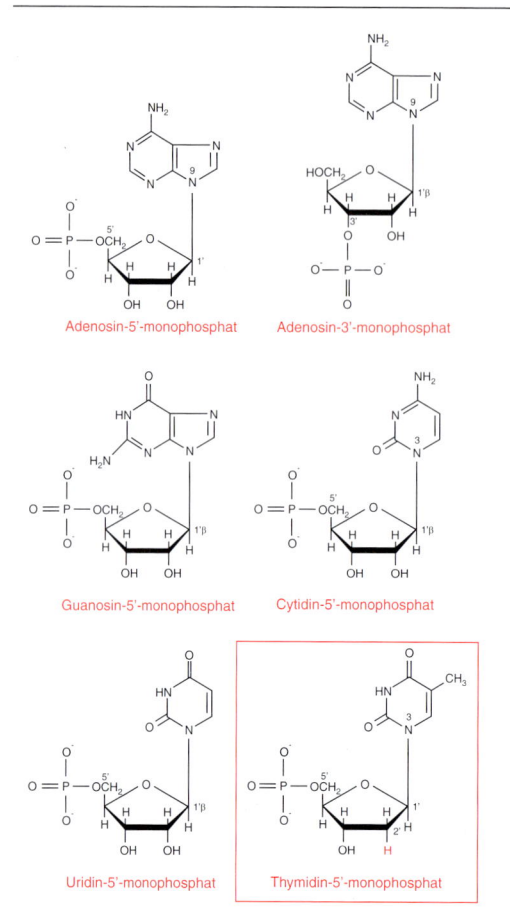

Abb. 4.4: Ribonucleotide und das Desoxyribonucleotid Thymidin-5'-monophosphat.

Nucleotide sind die Phosphatester der Nucleoside (☞ Abb. 4.4). *Ribonucleotide* enthalten *D-Ribose* und *Desoxyribonucleotide* enthalten *2-Desoxy-D-Ribose*. Das Phosphat ist in den Nucleotiden mit der Pentose entweder mit der alkoholischen OH-Gruppe am C-Atom 5' oder am C-Atom 3' verestert. Danach unterscheidet man 5'- und 3'-Nucleotide. Die Nomenklatur der Nucleotide berücksichtigt die Natur der Base und des Zuckers sowie die Stellung des Phosphatmoleküls am Zucker, z.B. *Adenosin-5'-monophosphat* (auch als 5'-*Adenylsäure* bzw. 5'-Adenylat bezeichnet, Abkürzung 5'-AMP oder kurz AMP), *Desoxyadenosin-5'-monophosphat* (Abkürzung 5'-dAMP oder dAMP), *Uridin-5'-monophosphat* (5'-UMP oder 5'-Uridylat) usw. Da *Thymin* in den natürlichen Nucleosiden und Nucleotiden nur in Verbindung mit Desoxyribose auftritt (Ausnahme t-RNA), verzichtet man gewöhnlich bei den Thyminderivaten auf die Kennzeichnung "Desoxy" (*Thymidin* = Thymindesoxynucleosid, *TMP* = Thymindesoxynucleosid-5'-monophosphat).

4.2. Nucleinsäuren

Nucleinsäuren sind aus sehr vielen Nucleotiden zusammengesetzt und werden deshalb auch als *Polynucleotide* bezeichnet. Ein einzelnes Nucleotid heißt *Mononucleotid*. Als *Oligonucleotid* wird ein Molekül bezeichnet, das zwei bis etwa zehn *Mononucleotide* enthält. Die Verknüpfung der Mononucleotide untereinander zu den Nucleinsäuren oder Oligonucleotiden erfolgt durch *Phosphodiesterbindungen* zwischen dem C-Atom 5' der Pentose eines Nucleotids mit dem C-Atom 3' der Pentose des nächsten Nucleotids (5'→3'-Phosphodiesterbindungen).

4.2.1. DNA und RNA

In Abhängigkeit von der chemischen Natur des in der jeweiligen Nucleinsäure enthaltenen Monosaccharides - D-Ribose *oder* 2-Desoxy-D-Ribose - unterscheidet man zwei Typen von Nucleinsäuren. Die *Ribonucleinsäure* (*RNA*; Abk. von ribonucleic acid) ist aus *Ribonucleotiden* und die *Desoxyribonucleinsäure* (*DNA*; Abk. von deoxyribonucleic acid) aus *Desoxyribonucleotiden* aufgebaut (☞ Abb. 4.5). Ein weiterer wichtiger Unterschied zwischen DNA und RNA liegt in ihrer Basenzusammensetzung: DNA enthält die Desoxyribonucleotide der Basen *Adenin, Guanin, Cytosin* und *Thymin*, RNA die Ribonucleotide von *Adenin, Guanin, Cytosin* sowie, anstelle des *Thymins*, von *Uracil*.

4.2. Nucleinsäuren

DNA-Struktur
(Ausschnitt aus der Polynucleotidkette)

RNA-Struktur
(Ausschnitt aus der Polynucleotidkette)

Abb. 4.5: Ausschnitte aus einer Polydesoxyribonucleotidkette (DNA) und einer Polyribonucleotidkette (RNA).

4.2.1.1. Polarität der Nucleinsäuren

DNA- und RNA-Moleküle besitzen eine *Polarität*. Infolge der 3'→5'-Phosphodiesterbindungen zwischen den einzelnen Mononucleotiden hat das Nucleotid an einem Ende der Kette eine freie 5'-OH-Gruppe (5'-Terminus) und das Nucleotid an ihrem anderen Ende eine freie 3'-OH-Gruppe (3'-Terminus). Häufig ist die terminale 5'-OH-Gruppe jedoch mit Phosphat verestert. Die Nucleotid- bzw. Basensequenz in einem Oligo- oder Polynucleotid wird, wenn nicht anders vermerkt, stets in 5'→3'-Richtung geschrieben. Abb. 4.6 demonstriert die Polarität eines *Oligodesoxynucleotids*. Die vier Basen werden mit ihren Anfangsbuchstaben (A,G,C,T), die 2-Desoxyribosylringe als Striche und die Phosphodiesterbindungen mit dem in einem Kreis befindlichen P (für Phosphat) mit zwei diagonalen Bindungsstrichen symbolisiert.

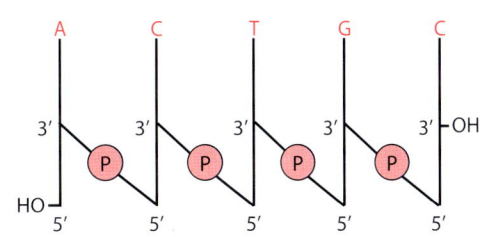

Abb. 4.6: Schematische Darstellung eines DNA-Einzelstranges zur Demonstration der Polarität.

4.2.2. DNA-Doppelhelix

Die DNA enthält die *Gene* als Einheiten der *Vererbung*, d.h. sie ist der *primäre Träger* der *genetischen Information*. Die *Aminosäuresequenz* der Proteine ist in der *Polydesoxynucleotidsequenz* der Gene verschlüsselt (*codiert*). Die DNA tritt als *Doppelstrang* auf, der eine charakteristische *Sekundärstruktur*, die *Doppelhelix* (☞ Abb. 4.7) aufweist:

- Die zwei Polynucleotidstränge sind in der Doppelhelix spiralförmig um eine rechtsgängige gemeinsame Achse verdrillt; sie können sich nur nach Entdrillung voneinander trennen; man nennt dies "*plectonemische Verdrillung*"

- Die beiden Polynucleotidstränge verlaufen *antiparallel*, d.h. sie haben *entgegengesetzte Polarität*

- Im Innern der Doppelhelix stehen sich jeweils zwei Basen gegenüber, die einander *komplementär* sind und ein Basenpaar mit H-Bindungen zwischen ihnen bilden. So entsteht eine "*verdrillte Strickleiter*". *Adenin* paart aus *sterischen Gründen* immer mit *Thymin* und *Guanin* paart immer mit *Cytosin* (☞ Abb. 4.8). Zwischen *Adenin* und *Thymin* bilden sich *zwei* und zwischen *Guanin* und *Cytosin drei*, die DNA-Doppelhelix stabilisierende, Wasserstoffbindungen aus. Die Phosphat- und 2-Desoxyribosyleinheiten sind in der Doppelhelix nach außen orientiert. Abb. 4.9 zeigt die Charakteristika der *Basenpaarung* und des *Zucker-Phosphat-Rückgrates* sowie die *entgegengestzten Polaritäten* der beiden Einzelstränge der DNA-Doppelhelix

- Pro Drehung enthält die Doppelhelix 10,4 Basenpaare; der Helixdurchmesser beträgt 23,7 Å
- Die Doppelhelix enthält zwei verschiedenen Arten von Furchen, eine *große* und eine *kleine Furche*; die Tiefe der großen Furche beträgt 8,5 Å und die der kleinen Furche 7,5 Å (☞ Abb. 4.7)

Infolge der *Basenpaarung* zwischen den *antiparallel* verlaufenden DNA-Einzelsträngen stellt der eine Strang jeweils das *komplementäre Abbild* des anderen dar. Die beiden Stränge einer Doppelhelix sind *nicht* identisch.

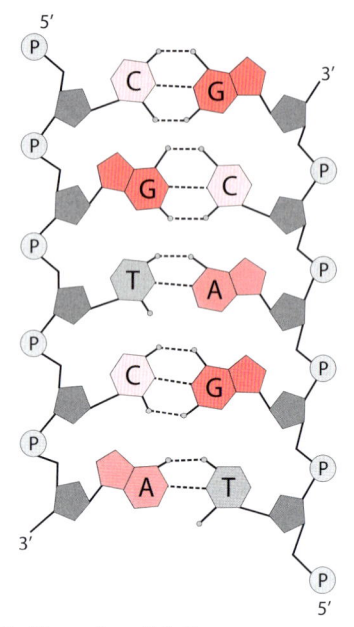

Abb. 4.9: Die antiparallele Basenpaarung und das 2-Desoxy-D-Ribose-Phosphat-Rückgrat der DNA.

4.2.3. Ribonucleinsäure

Das Monosaccharid der RNA ist die *D-Ribose* und anstelle von *Thymin* enthält sie *Uracil*. Typisch für die RNA ist, daß sie, im Unterschied zur DNA, nicht als Doppelstrang, sondern als *Einzelstrang* auftritt, von dem jedoch bei manchen RNA-Species bestimmte Segmente gepaart vorliegen können. RNA-Moleküle haben nicht nur eine *Sekundär*- sondern auch, im Unterschied zur DNA, eine *Tertiärstruktur* (*Raumstruktur*). RNA ist unentbehrlich für die Umsetzung der in der DNA enthaltenen genetischen Information in die Aminosäuresequenz der Proteine.

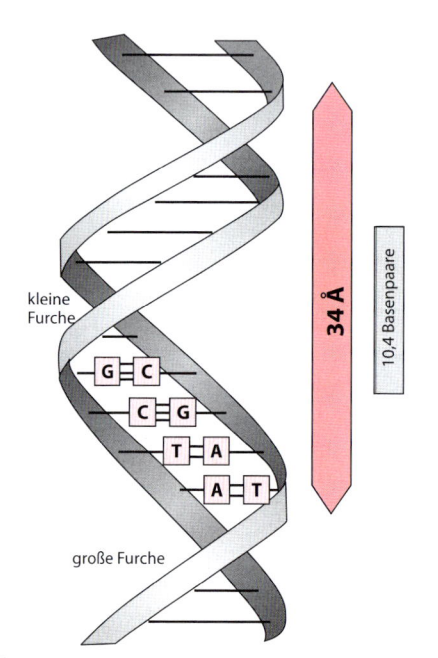

Abb. 4.7: Das Watson-Crick-Modell der DNA-Doppelhelix.

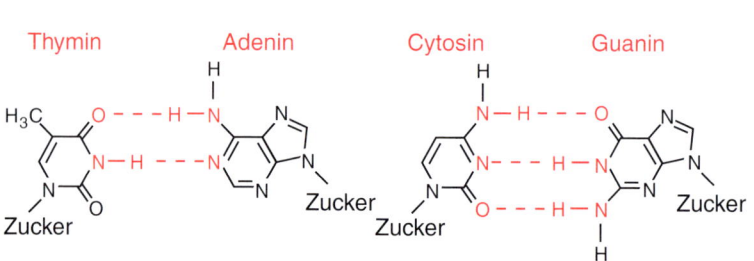

Basenpaarung in der DNS
Abb. 4.8: In der DNA paart Adenin stets mit Thymin und Guanin stets mit Cytosin.

4.2.3.1. Es gibt vier RNA-Haupttypen

Nach Vorkommen und Funktion lassen sich unterscheiden:

- die *Transfer-RNA (tRNA)* überträgt die aktivierten Aminosäuren aus dem Cytosol auf den ribosomalen Proteinsyntheseapparat
- die *ribosomale RNA (rRNA)* baut, zusammen mit zahlreichen Proteinen, die Ribosomen auf und hat Funktionen bei der ribosomalen Biosynthese der Proteine
- die *Boten-* oder *Messenger-RNA (mRNA)* überträgt die in der DNA enthaltene Information aus dem Zellkern auf den ribosomalen Proteinsyntheseapparat im Cytoplasma; ihre Nucleotidsequenz wird in die Aminosäuresequenz der Proteine übersetzt
- die *virale RNA (vRNA)* enthält die Erbanlagen der RNA-Viren, zu denen das *Grippevirus*, das *Poliovirus*, das *HIV* und zahlreiche *krebserzeugende Viren* gehören.

4.2.4. Struktur der tRNA

Besonderheiten der Primärstruktur der tRNA. Zur Erörterung der Strukturebenen der RNA wählen wir die tRNA aus. Die tRNA-Moleküle enthalten zwischen 73 und 93 Nucleotidreste sowie einen endständigen Adenosinrest (M_r 26.000). Besonderheiten ihrer Primärstruktur sind (☞ Abb. 4.10):

- das 5'-Ende enthält mehrere *Guaninnucleotide* und das 3'-OH-Ende wird von dem genannten *Adenosinrest* gebildet; an dessen 2'- oder 3'-OH-Gruppe wird bei der Proteinsynthese die aktivierte Aminosäure in Form eines Esters gebunden (z.B. ein Alanylrest wie ihn Abb. 4.10 zeigt)

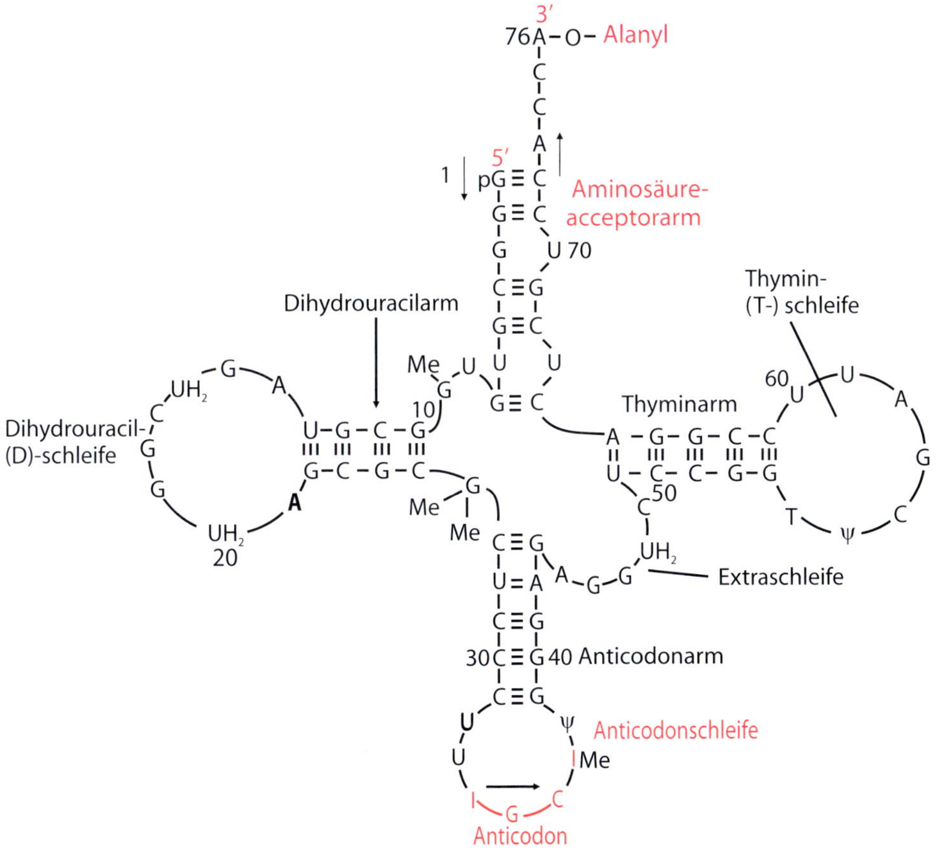

Abb. 4.10: Kleeblattstruktur der alaninspezifischen tRNA als Beispiel der Sekundärstruktur der Transfer-RNA (Abkürzungen der ungewöhnlichen Bestandteile: I = Inosin, Ψ = Pseudouridin, UH_2 = Dihydrouridin, Me-G bzw. Me_2-G = mono- bzw. dimethyliertes Guanosin; die Richtung des Pfeils am Anticodon entspricht der 5'→3'-Polarität).

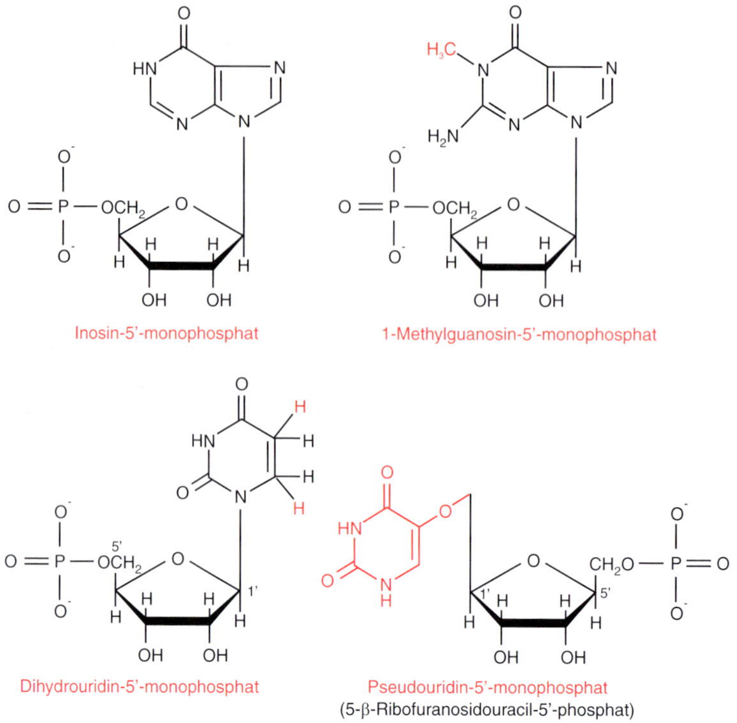

Abb. 4.11: Inosin-5'-monophosphat, 1-Methylguanosin-5'-monophosphat, Dihydrouridin-5'-monophosphat und Pseudouridin-5'-monophosphat.

- einige Basen in den tRNA-Molekülen weichen in ihren Strukturen deutlich von den bisher besprochenen Basen ab; beispielsweise findet man in der tRNA *methyliertes und nichtmethyliertes Inosin-5'-monophosphat, Pseudouridylat, methylierte Guaninbasen* und *Dihydrouridylat* (☞ Abb. 4.11). Die tRNA enthält weiterhin als bemerkenswerte Besonderheit *Thymin*, das sonst nur in der DNA anzutreffen ist.

4.2.4.1. Sekundärstruktur der tRNA

Die Sekundärstruktur der tRNA erinnert an ein *dreiblättriges Kleeblatt* (☞ Abb. 4.10). Ein tRNA-Molekül enthält *vier doppelsträngige Regionen*, deren *spontane* Ausbildung durch *intramolekulare Paarung* komplementärer Basen erfolgt. Eine Region, der *Aminosäureacceptorarm*, enthält die terminale 5'-P-Gruppe und das teilweise einzelsträngige 3'-OH-Ende mit dem terminalen *Adenosin*. Die anderen drei doppelsträngigen Regionen bilden Arme mit *Schleifen*, die *einzelsträngige Sequenzen* darstellen. Letztere haben in der Struktur der tRNA *keine komplementären Basensequenzen* und bleiben deshalb *ungepaart*. Die linke Schleife heißt *Dihydrouracilschleife (D-Schleife)*, die rechte *Thyminschleife (T-Schleife)*. In manchen tRNA-Species gibt es noch eine *Extraschleife*. In *allen tRNA-Molekülen* findet man als *dritte Hauptschleife* die *Anticodonschleife*. Letztere enthält das *Anticodon*. Dieses stellt ein Nucleotidtriplett dar, das sich antiparallel mit einem Codon des genetischen Aminosäurecodesystems paart. Diese *antiparallele Paarung* zwischen *Codon* und *Anticodon* ist von grundlegender Bedeutung, weil durch sie im *ribosomalen Proteinsyntheseapparat* die richtige Aminosäure an die richtige Stelle plaziert wird (☞ Kap. 13.).

4.2.4.2. Tertiärstruktur der t-RNA

In der mittels *Röntgenstrahldiffraktion* aufgeklärten räumlichen Struktur der t-RNA sind die Blätter des Kleeblattes kaum wiederzuerkennen, denn die Stiele und Schleifen sind stark gegeneinander verdrillt (☞ Abb. 4.12). Die Raumstruktur ähnelt am ehesten einem auf dem Kopf stehenden L. Ein Arm des L besteht aus dem *Thyminarm*, der *Thyminschleife* und dem *Aminosäureacceptorarm*, der andere aus der *Dihydrouracilschleife* und dem *Anticodonarm*.

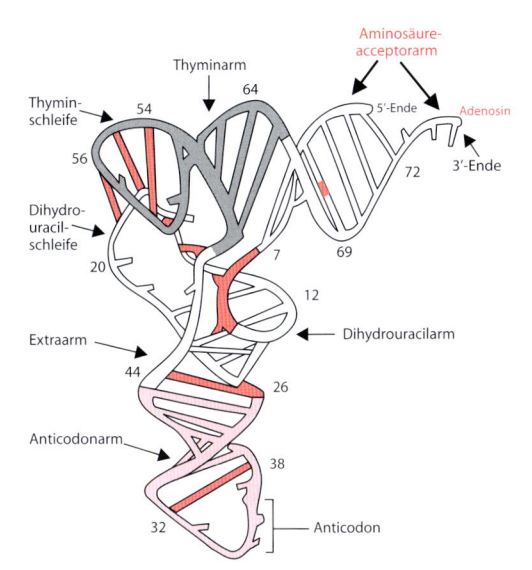

Abb. 4.12: Die Raumstruktur der t-RNA hat die Form eines auf dem Kopf stehenden "L"; die Wasserstoffbindungen sind als Sprossen dargestellt.

4.3. Struktur und Funktion freier Nucleotide

Unter *freien Nucleotiden* versteht man entweder *Nucleotide* als Zwischenprodukte des Nucleinsäurestoffwechsels (☞ Kap. 19.) oder *nucleotidähnliche Verbindungen*, die nicht als Bestandteile von Polynucleotiden auftreten, sondern niedermolekular sind und die Nucleotidstruktur *Base-Pentose-Phosphat* in mehr oder weniger abgewandelter Form aufweisen. Sie üben selbständige und hochspezifische Stoffwechselfunktionen, z.B. als Energiespeicher und -überträger sowie als Coenzyme oder Cosubstrate, aus.

4.3.1. Das Adenosintriphosphat und seine Verwandten

Das *Adenosintriphosphat* (ATP) ist ein Abkömmling des *Adenosin-5'-monophosphats*. Es unterscheidet sich von diesem dadurch, daß an das 5'-C-Atom seines Riboserestes nicht nur ein Phosphatmolekül sondern eine Kette von drei Phosphatmolekülen gebunden ist (☞ Abb. 4.13). Das ATP nimmt als Energiespeicher und Energieüberträger eine *zentrale Stellung* im Stoffwechsel ein, indem es das System der *energiebereitstellenden Stoffwechselreaktionen* (Abbaureaktionen) mit dem der *energieverbrauchenden Reaktionen* (Synthesereaktionen) verbindet (☞ Kap. 14.). Das ATP bildet zusammen mit dem *Adenosin-5'-diphosphat* (ADP) und dem *Adenosin-5'-monophosphat* (5'-AMP) das *Adenylsäuresystem*, dessen drei Komponenten sich in der Zahl der an das 5'-C-Atom der Ribose gebundenen Phosphatgruppen unterscheiden. AMP enthält einen Phosphatrest, der mit der OH-Gruppe am 5'-C-Atom des Ribosylrestes einen *Ester* bildet. ADP besitzt einen zweiten Phosphatrest, der mit dem ersten Phosphatrest durch eine *Pyrophosphatbindung* (Anhydridbindung) verbunden ist und ATP schließlich besitzt eine dritte Phosphatgruppe, die mit der zweiten ebenfalls eine *Pyrophosphatbindung* bildet. Man bezeichnet das an die Ribose gebundene Phosphat als α-Phosphat, das mittlere als β-Phosphat und das endständige als γ-Phosphat. Die Schlüsselrolle, die das ATP im Stoffwechsel spielt, beruht darauf, daß seine zwei Pyrophosphatbindungen energiereich sind und als unmittelbare Energiequelle für die meisten energieverbrauchenden Lebensvorgänge dienen (Kap. 14). Analog zu AMP, ADP und ATP sind die freien Nucleotide der anderen Purin- und Pyrimidinbasen aufgebaut, z.B. GMP, GDP, GTP, CMP, CDP, CTP usw.

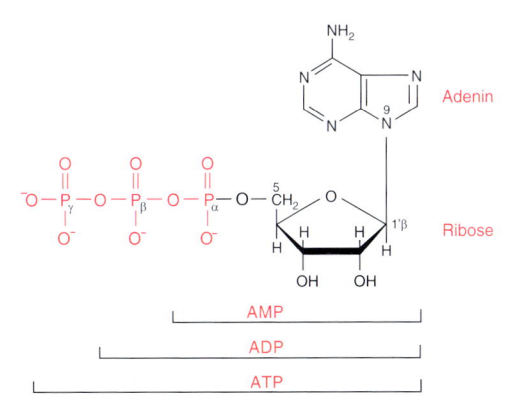

Abb. 4.13: Das Adenylsäuresystem AMP, ADP und ATP.

4.3.2. Adenosin-3',5'-cyclomonophosphat

Ein enger Verwandter des AMP ist das *cyclische Adenosin-3',5'-monophosphat* (*cyclisches AMP*, Abk. *cAMP*) (☞ Abb. 4.14). In diesem ist der Phosphatrest in cyclischer Form als Phosphodiester an die Kohlenstoffatome 3' und 5' der Ribose des Adenosins gebunden. Das cAMP realisiert als *second messenger* die Wirkungen zahlreicher Hormone in einer Zelle (☞ Kap. 8.).

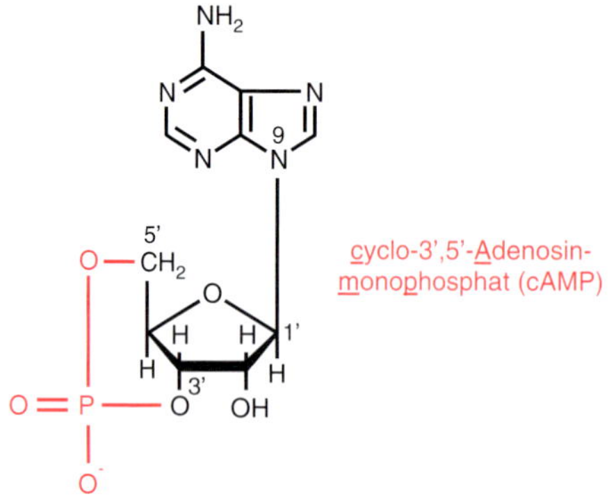

Abb. 4.14: Cyclisches Adenosin-3',5'-monophosphat (cyclisches AMP; cAMP).

4.3.3. Nucleotide als Coenzyme und Cosubstrate

Einige Nucleotide besitzen *Coenzymfunktionen*. Obwohl die Grundstruktur eines Nucleotids bei ihnen erhalten ist, weisen sie gewisse Abweichungen von dieser auf.

4.3.3.1. NAD$^+$ und NADP$^+$

Ein Nucleotid-Coenzym von großer Bedeutung ist das *Nicotinsäureamid-adenin-dinucleotid* (Abk. NAD$^+$). Es ist ein *Coenzym* der enzymatischen *Wasserstoffübertragung* und besteht aus zwei Nucleotidhälften, die, abweichend von der sonst üblichen Bindung zwischen zwei Mononucleotiden, nicht durch eine 3',5'-Phosphodiesterbindung, sondern durch eine *Pyrophosphatbrücke* untereinander verbunden sind (☞ Abb. 4.15). Die eine Molekülhälfte stellt 5'-AMP, die andere Molekülhälfte das *Nicotinsäureamidmononucleotid* (NMN) dar. Letztere enthält die heterocyclische Base *Nicotinsäureamid*, ein Bestandteil des Vitamin B-Komplexes, dessen Ring-N-Atom mit dem 1'-C-Atom eines Riboserestes verbunden ist. Dieser trägt an seinem 5'-C-Atom eine Phosphatgruppe, die mit dem Phosphat am 5'-C-Atom des AMP die erwähnte Pyrophosphatbrücke bildet. Das NMN besteht demzufolge aus Nicotinsäureamid, Ribose und Phosphat. Das Nicotinsäureamid liegt im NAD$^+$ in Pyridiniumform vor (d.h. der Ringstickstoff trägt eine positive Ladung). Ein Verwandter des NAD$^+$ ist das NADP$^+$ (*Nicotinsäureamid-*

adenin-dinucleotid-phosphat). Dieses ist auch ein wasserstoffübertragendes Coenzym, das am 2'-C-Atom der Ribose seines 5'-AMP-Anteils einen weiteren Phosphatrest trägt.

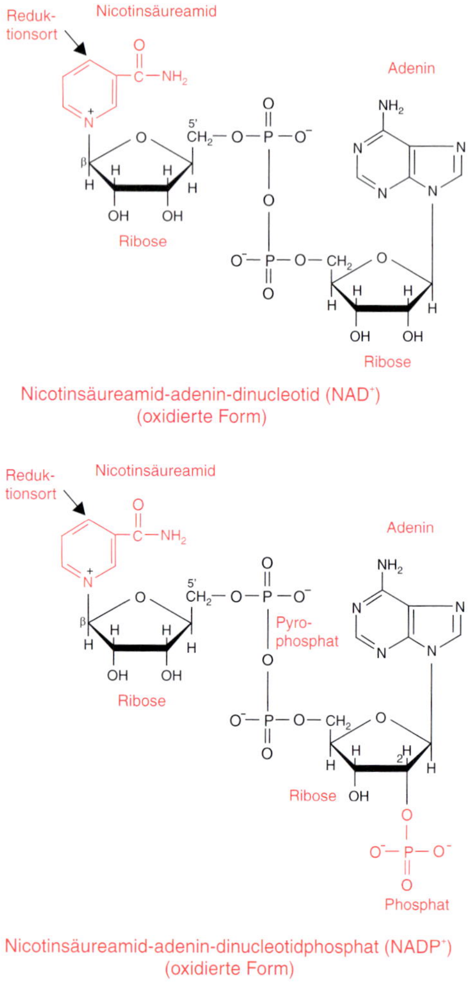

Abb 4.15: NAD$^+$ und NADP$^+$.

4.3.3.2. FMN und FAD

Zwei andere wasserstoffübertragende Coenzyme mit nucleotidähnlichen Strukturen sind Derivate des *Riboflavins* (*Vitamin B$_2$*). Es sind dies das *Flavinmononucleotid* (FMN) und das *Flavin-adenin-dinucleotid* (FAD) (☞ Abb. 4.16). Beide enthalten als Base das *Isoalloxazin*, das *nicht* mit D-Ribose sondern mit dem fünfwertigen Alkohol *Ribitol* (Ribit) verbunden ist. An diesen ist ein Phosphatrest gebunden. Das *FMN* besteht nur aus *Isoalloxazin, Ribitol* und *Phosphat*, das FAD hingegen be-

4.3. Struktur und Funktion freier Nucleotide

steht, wie das NAD^+, aus zwei Molekülhälften, aus dem *FMN* und dem *5'-AMP*. Diese sind ebenfalls über eine Pyrophosphatbindung untereinander verbunden. Beide Coenzyme werden an ihre Enzymproteine sehr fest gebunden. Sie sind die *prosthetischen Gruppen* der wasserstoffübertragenden *Flavinenzyme*.

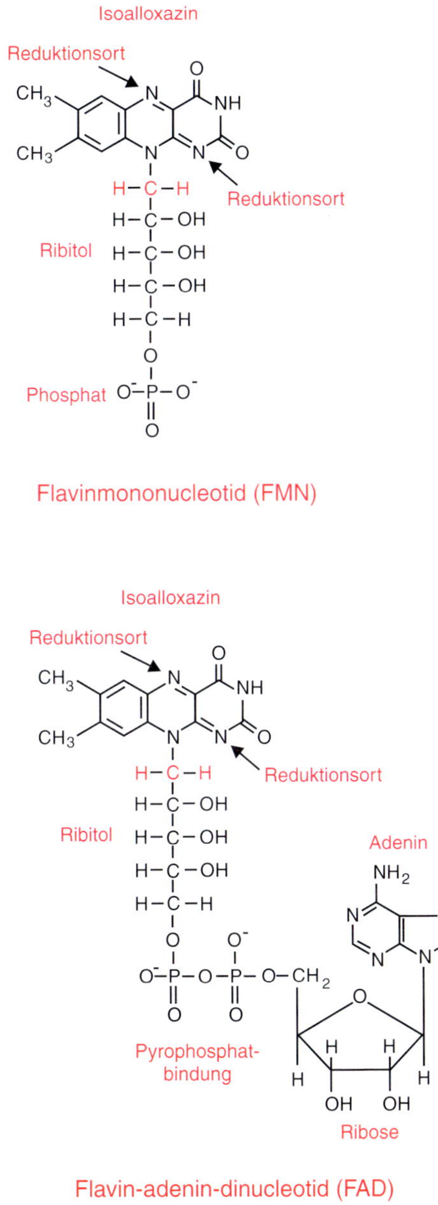

Abb. 4.16: FMN und FAD.

4.3.3.3. Coenzym A

Das *Coenzym A* ist ein Überträger von Acylgruppen und spielt im Stoffwechsel der Fettsäuren eine zentrale Rolle. Es besteht aus mehreren verschiedenen Bausteinen. Wir finden in ihm *Adenin, Ribose, drei Moleküle Phosphat* sowie *Pantothensäure* (Bestandteil des Vitamin B-Komplexes) und *Cysteamin* (Decarboxylierungsprodukt des Cysteins) (☞ Abb. 4.17).

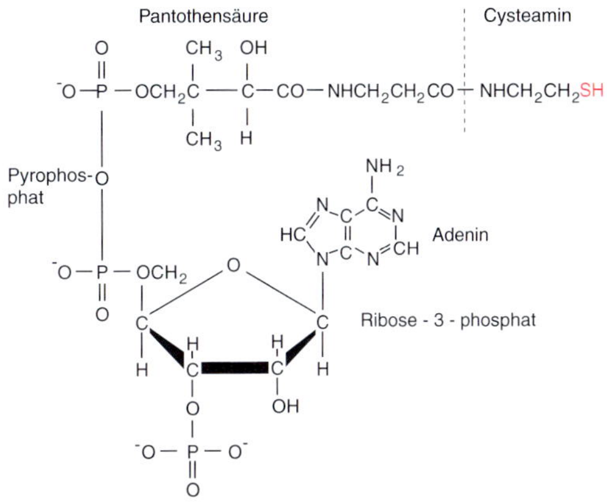

Abb. 4.17: Coenzym A.

4.3.3.4. Vom Guanin, Uracil und Cytosin abgeleitete Nucleotide

Guaninnucleotide sind wichtig für die Biosynthese der Proteine sowie als unentbehrliche Komponenten von Signalbahnen zur Vermittlung der intrazellulären Wirkungen von Hormonen und anderer Faktoren. *Uridin-* und *Cytosinnucleotide* üben spezifische Funktionen im Stoffwechsel der Kohlenhydrate und Lipide aus. Ein Derivat des Uridindiphosphates, die *Uridindiphosphatglucose* (☞ Abb. 4.18), ist als Glucosedonor Cosubstrat für die Glycogensynthese in der Leber und der Muskulatur. Das *CDP-Cholin* ist Cosubstrat für die Synthese cholinhaltiger Phospholipide, z.B. von Lecithin.

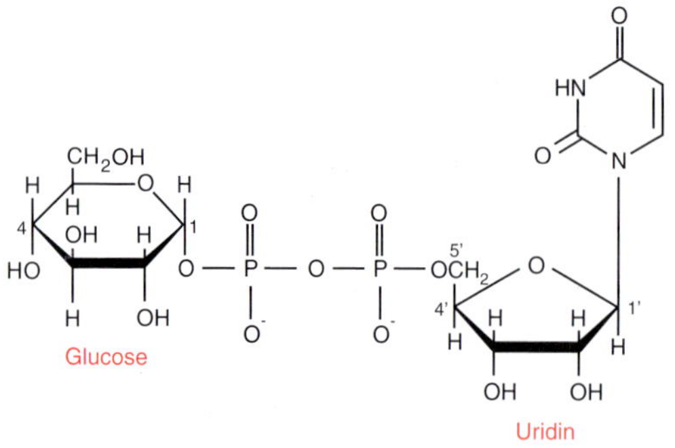

Abb. 4.18: Uridindiphosphatglucose (UDPG).

5. Kohlenhydrate

Die Kohlenhydrate sind die wichtigsten *Energielieferanten* des Organismus. Außerdem bilden sie mit Proteinen die in der *extrazellulären Matrix* und auf *Zelloberflächen* lokalisierten *Glycoproteine* und *Proteoglycane*. Mit Lipiden verbinden sie sich zu *Glycolipiden*. Die Kohlenhydrate begegnen uns in einfacher und zusammengesetzter Form als *Monosaccharide, Disaccharide, Oligosaccharide und Polysaccharide*.

5.1. Monosaccharide

Monosaccharide sind die *einfachsten* Kohlenhydrate, d.h. sie lassen sich nicht zu kleineren Kohlenhydraten hydrolysieren. Strukturell untergliedert man die Monosaccharide in *Aldosen* (Aldehydzucker) und *Ketosen* (Ketozucker).

Nach der Anzahl der in ihnen enthaltenen C-Atome unterscheidet man

- *Triosen* (drei C-Atome, Summenformel $C_3H_6O_3$)
- *Tetrosen* (vier C-Atome, Summenformel $C_4H_8O_4$)
- *Pentosen* (fünf C-Atome, Summenformel $C_5H_{10}O_5$)
- *Hexosen* (sechs C-Atome, Summenformel $C_6H_{12}O_6$) usw.

Wichtige *Triosen* sind der *D-(+)-Glycerinaldehyd* und das *Dihydroxyaceton*. Der *Glycerinaldehyd* ist die einfachste chirale Aldose und das Dihydroxyaceton ist die einfachste Ketose (☞ Abb. 5.1). Dihydroxyaceton ist optisch inaktiv. Die Ursache der Chiralität des Glycerinaldehyds ist die Asymmetrie des in seiner Kohlenstoffkette mittelständigen C-Atoms. Wenn man die Kohlenstoffkette seines Moleküls vertikal darstellt und das C-Atom mit der höchsten Oxidationsstufe (hier die Aldehydgruppe) nach oben zeigt, dann steht beim D-Glycerinaldehyd die OH-Gruppe als typische funktionelle Gruppe rechts und beim L-Glycerinaldehyd links. Unter Zugrundelegung der Tetraederstruktur des Kohlenstoffs symbolisiert man die Bindungen der nach vorn gerichteten Liganden als Keile und die Bindungen der nach hinten gerichteten Liganden als gestrichelte Linien. Die absolute Konfiguration des *D-(+)-Glycerinaldehydes* dient als Referenz für die D- und L-Formen der Monosaccharide. Jedes Monosaccharid, das sich in seiner räumlichen Struktur auf den D-Glycerinaldehyd zurückführen läßt, besitzt D-Konfiguration. Analoges gilt für die L-Konfiguration. Allgemein gilt, daß Monosaccharide mit mehr als einem asymmetrischen C-Atom dann zur D-Reihe gehören, wenn die OH-Gruppe des am weitesten von der Aldehyd- oder der Ketogruppe entfernt stehenden asymmetrischen C-Atoms rechts steht. Bei der L-Reihe steht diese OH-Gruppe links. Mit Plus und Minus wird dargestellt, in welche Richtung (nach rechts oder links) das betreffende Molekül die Schwingungsebene von linear polarisiertem Licht dreht (☞ Kap. 3.2.). Bei den beiden Formen des Glycerinaldehyds fallen Konfiguration und Drehrichtung zusammen.

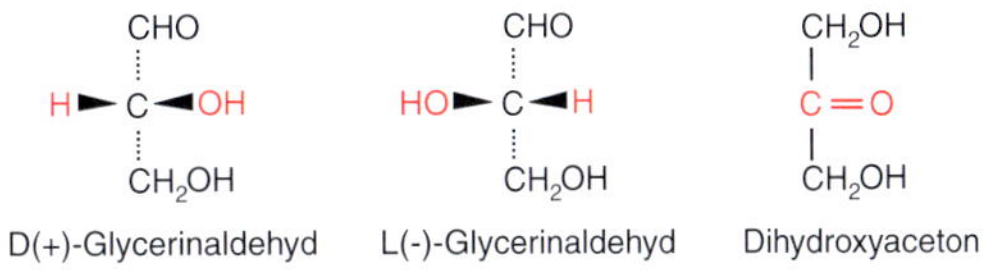

CHO   CHO CH_2OH
H—C—OH HO—C—H C=O
CH_2OH CH_2OH CH_2OH

D(+)-Glycerinaldehyd L(-)-Glycerinaldehyd Dihydroxyaceton

Abb. 5.1: Die Strukturen der Triosen D(+)-Glycerinaldehyd, L(-)-Glycerinaldehyd und Dihydroxyaceton.

Von den *Pentosen* seien die *D(-)-Ribose, D(+)-Ribulose* und *D(-)-2-Desoxyribose* und von den *Hexosen* die *D(+)-Glucose, D(+)-Mannose, D(+)-Galactose* und *D(-)-Fructose* genannt (☞ Abb. 5.2).

Abb. 5.2: Die Strukturen einiger ausgewählter Pentosen und Hexosen.

5.1.1. Strukturmodelle und Nomenklatur der Monosaccharide

Monosaccharide existieren in wässriger Lösung in ineinander umwandelbaren cylischen Formen, die sich von der offenen Kettenform, der *Fischer-Projektion,* ableiten und mit dieser im Gleichgewicht stehen. Dieses liegt stark auf der Seite der cyclischen Formen. Eine dieser cyclischen Formen ist die sechsgliedrige *Pyranoseform,* eine andere die fünfgliedrige *Furanoseform.* In Abb. 5.3 sind diese beiden Formen für die β-Fructose dargestellt. Die *Fructofuranose* entsteht durch Reaktion der Ketogruppe am C-2 der offenen Form mit der OH-Gruppe am C-5 (Bildung eines intramolekularen *Hemiketals*), die Fructopyranose durch Reaktion der Ketogruppe mit der OH-Gruppe am C-6. Die Pyranoseform herrscht in einer wässrigen Lösung von freier Fructose und die Furanoseform in Lösungen von Fructoseabkömmlingen, z.B. bei der Saccharose und phosphorylierten Fructosemetaboliten, vor. In Abb. 5.4 sind die cyclischen Pyranoseformen der D(+)-Glucose in drei verschiedenen Projektionen dargestellt:

1. der *cyclischen Hemiacetalform* (*Tollens-Projektion*)

2. der planaren *Ringform* (*Haworth-Projektion*)

3. der *räumlichen Projektion* (*Konformation*)

In der *Haworth-Projektion* plaziert man das Ring-Sauerstoffatom in die rechte obere Ecke des Moleküls.

Während der Furanosering nahezu planar ist, ist die Konformation des Pyranoserings entweder wannen- oder sesselförmig. Bevorzugt bei den *Pyranosen* ist die *Sesselkonformation.* Die Ringbildung aus der offenen Kettenform führt zu einem neuen Asymmetriezentrum an demjenigen C-Atom, das in der offenen Form die Carbonylgruppe trägt (bei Aldosen ist dies das C-Atom 1, bei Ketosen das C-Atom 2). Daraus resultieren zwei neue Serien von Isomeren, die α- und β-Formen. Diese bezeichnet man als die *anomeren Formen* eines Monosaccharides (☞ Abb. 5.4). Die anomeren Formen der D-Glucose sind α-D-Glucose und β-D-Glucose. Die OH-Gruppe am anomeren C-Atom (C-Atom 1) zeigt in der Tollens-Projektion entweder nach rechts (α-Anomer) oder nach links (β-Anomer). In der Haworth-Projektion zeigt diese OH-Gruppe entweder nach unten (α-Anomer) oder oben (β-Anomer)(☞ auch die Strukturen der β-Anomere am C-2 der Fructopyranose und -furanose, Abb. 5.3). Als *epimere Zucker* werden solche Monosaccharide bezeichnet, die eine entgegengesetzte Konfiguration der OH-Gruppe an jeweils nur einem asymmetrischen C-Atom haben, z.B. D-Glucose und D-Mannose am C-Atom 2 oder D-Glucose und D-Galactose am C-Atom 4.

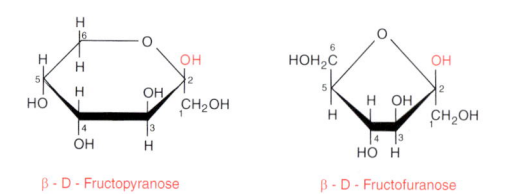

Abb. 5.3: Die Pyranose- und Furanoseformen der β-D-Fructose.

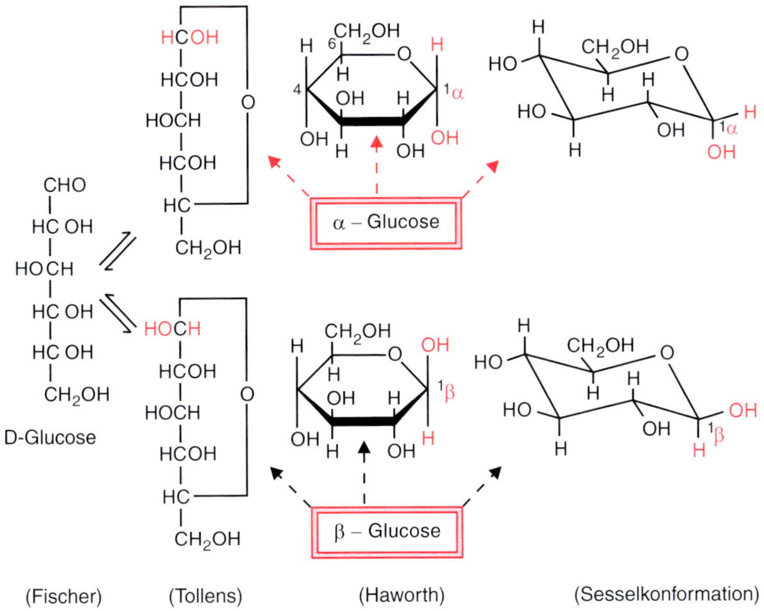

Abb. 5.4: Die verschiedenen Strukturmodelle der D(+)-Glucose.

5.1.2. Physiologisch wichtige Derivate der Glucose

Von der *D-Glucose* leiten sich folgende physiologisch wichtige Derivate ab (☞ Abb. 5.5):

- die *Reduktion* am C-Atom 1 (Bildung einer *alkoholischen Gruppe*) führt zu dem sechswertigen Alkohol *Sorbit* (*Sorbitol*)
- die *Oxidation* am C-Atom 1 ergibt, mit Gluconolacton als Zwischenprodukt, *Gluconat*
- die *Oxidation* am C-Atom 6 (Bildung einer *Carboxylgruppe*) liefert *Glucuronat*
- die *Substitution* der OH-Gruppe am C-Atom 2 durch eine Aminogruppe führt zu *Glucosamin*
- die Acetylierung von Glucosamin liefert *N-Acetylglucosamin*.

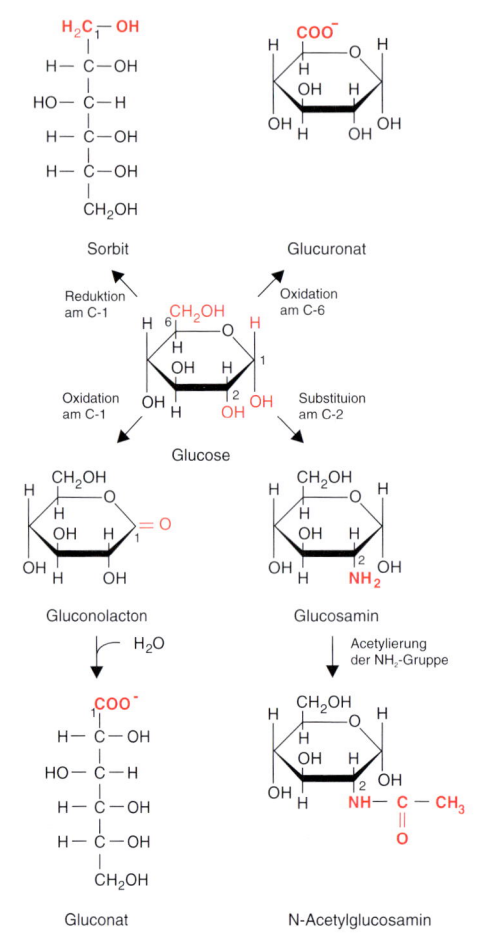

Abb. 5.5: Physiologisch wichtige Derivate der D-Glucose.

5.2. Disaccharide

Die bei dem Ringschluß der offenen Form der Glucose zwischen dem Aldehyd am C-1 und der OH-Gruppe am C-5 eintretende intramolekulare Hemiacetalbildung liefert die am C-Atom 1 der Glucose oder einer anderen Aldose sitzende reaktionsfähige *hemiacetalische Hydroxylgruppe*. In der Fructofuranose befindet sich die reaktionsfähige Hydroxylgruppe am C-Atom 2 (☞ Abb. 5.3). Diese Hydroxylgruppen können mit den OH- bzw. NH_2-Gruppen einer großen Zahl von Molekülen reagieren und unter Abspaltung von Wasser *Glycoside* bilden. Ein Glycosid, das sich von der Glucose ableitet, heißt *Glucosid*, eines, das sich von der Fructose ableitet *Fructosid* usw. Wenn diese OH-Gruppe von einem anderen Zucker stammt, entstehen *Disaccharide*. Wenn mehrere Monosaccharide (2 bis maximal 20) auf diese Weise untereinander verbunden sind, spricht man von *Oligosacchariden* und bei vielen untereinander verbundenen Monosacchariden (>20) von *Polysacchariden*. Die hemiacetalischen OH-Gruppen können auch mit *Nichtkohlenhydraten* O- oder N-Glycoside bilden (☞ Abb. 5.8).

Unter den *Disacchariden* sind die *Saccharose* (Rohr- oder Rübenzucker), die *Lactose* (Milchzucker) und die *Maltose* (Malzzucker) von besonderer biologischer Bedeutung (☞ Abb. 5.6). In diesen sind jeweils zwei Hexosen *glycosidisch* verbunden. In der *Maltose* sind zwei D-Glucosemoleküle α-1,4-glycosidisch, in der *Lactose* sind Galactose und Glucose β-1,4-glycosidisch und in der *Saccharose* sind Glucose und Fructose α,β-1,2-glycosidisch verknüpft.

α-D-Glucopyranosyl-(1→4)-α-D-glucopyranose
Maltose

Maltose (Sesselkonformation)

α-D-Glucopyranosyl-(1→2)-β-D-fructofuranosid
Saccharose (Sucrose)

β-D-Galactopyranosyl-(1→4)-α-D-glucopyranose
Lactose

Abb. 5.6: Drei wichtige Disaccharide: Maltose, Saccharose, Lactose.

5.3. Oligosaccharide

Von besonderem biologischen Interesse sind Oligosaccharide, die - meist *verzweigt*, seltener unverzweigt - aus einer begrenzten Anzahl von Monosacchariden aufgebaut sind. Freie *Oligosaccharide* findet man im Tierreich - im Gegensatz zum Pflanzenreich - kaum. Im allgemeinen sind die *Oligosaccharide* kovalent an *Proteine* (unter Bildung von *Glycoproteinen*) oder an *Lipide* (unter Bildung von *Glycolipiden*) gebunden. Verbindungen eines Oligo- oder Polysaccharids mit einem Protein oder einem Lipid werden als *Glycokonjugate* bezeichnet. Zu diesen gehören *Glycoproteine, Proteoglycane* und *Glycolipide*.

5.3.1. Oligosaccharide in Glycoproteinen und Glycolipiden

In den *Oligosacchariden* der *Glycoproteine* und *Glycolipide* kommen reine und abgewandelte Monosaccharide als Bausteine vor: *Mannose, Galactose, Glucose, N-Acetylglucosamin, N-Acetylgalactosamin* sowie *Fucose (6-Desoxyglucose)* und *Neuraminsäure* (Neuraminat) bzw. *Sialinsäure* (N-Acetylneuraminat, Sialinat) (☞ Abb. 5.7). In *Glycoproteinen* sind an die *Polypeptidkette* zumeist zahlreiche *Oligosaccharide* kovalent gebunden. Die *kovalente Verbindung* zwischen dem *Oligosaccharid* und dem *Protein* erfolgt entweder durch eine N- oder eine O-glycosidische Bindung zwischen dem C-Atom 1 des am Anfang des Oligosaccharides stehenden Zuckers und eines bestimmten Aminosäurerestes des Proteins. Eine *N-glycosidische Bindung* bildet sich aus zwischen der hemiacetalischen OH-Gruppe am C-1 eines *N-Acetylglucosaminrestes* und der *Säureamidgruppe* eines *Asparaginylrestes* des Proteinmoleküls, eine *O-glycosidische Bindung* zwischen der hemiacetalischen OH-Gruppe am C-1 eines *N-Acetylgalactosaminrestes* und einem *Seryl-* bzw. *Threonylrest* des Proteins (☞ Abb. 5.8).

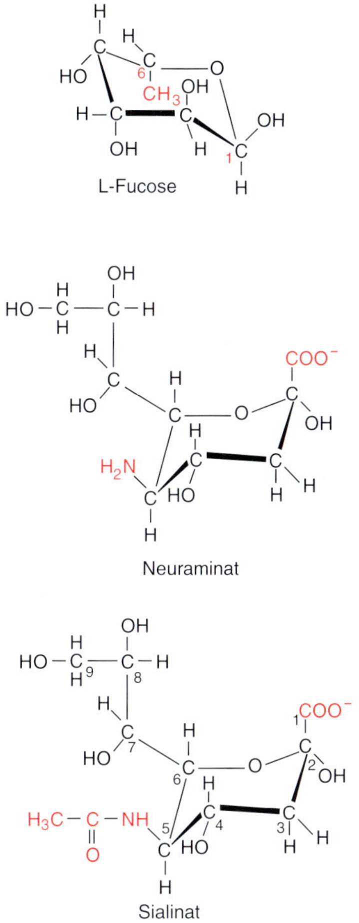

Abb. 5.7: Die Strukturen von L-Fucose, Neuraminat und Sialinat.

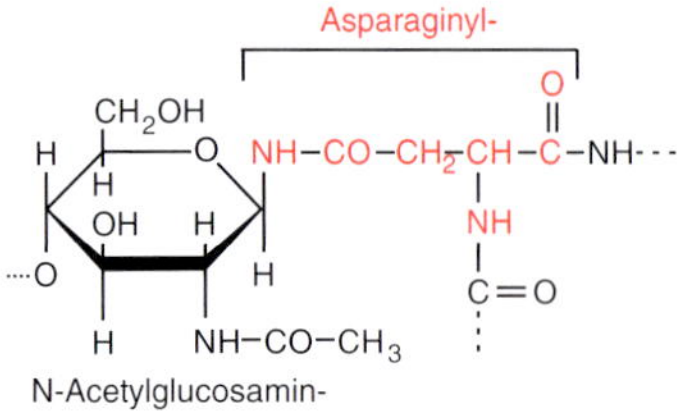

Abb. 5.8: N- und O-glycosidische Bindungen zwischen den Oligosaccharid- und Proteinkomponenten in Glycoproteinen.

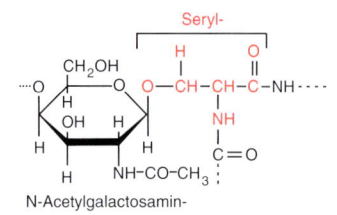

5.3.2. Die Strukturen der Oligosaccharide in den Glycoproteinen

Die Oligosaccharidanteile weisen in den *Glycoproteinen* quantitativ große Unterschiede auf (1 % beim Kollagen, 42 % bei einem Glycoprotein aus der Submaxillarisdrüse und 80 % bei den Blutgruppensubstanzen). Die Oligosaccharide sind vielfältig und oft verzweigt. Man unterscheidet drei Untergruppen, den *mannosereichen Typ*, den *komplexen Typ* und den *Hybridtyp* (☞ Abb. 5.9). Bei allen drei Typen unterscheidet man eine *Gerüst-* (Stamm-) und eine *Verzweigungsregion*. Die *Gerüstregion* ist mit dem Proteinmolekül verbunden und tritt in einer begrenzten Zahl von Strukturen auf. Die Verzweigungen schließen sich an die Stammregionen an und besitzen eine größere Mannigfaltigkeit. *Neuraminat* oder *Sialinat* findet man an den Verzweigungsenden der Oligosaccharide. Die Bindung eines Oligosaccharids an ein Protein beeinflußt dessen Löslichkeit, Ladung, Größe und Masse sowie Faltung und Strukturstabilität gegen Temperaturerhöhung und Proteolyse.

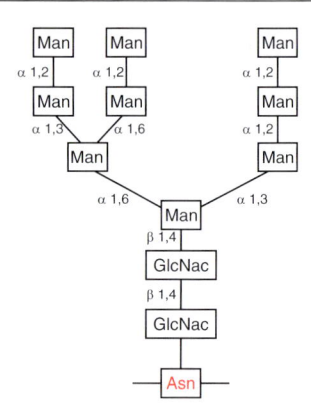

Abb. 5.9: Verzweigte Oligosaccharidstrukturen in Glycoproteinen: mannosereicher Typ; Hybridtyp; komplexer Typ.

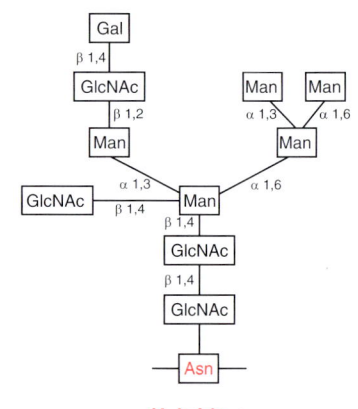

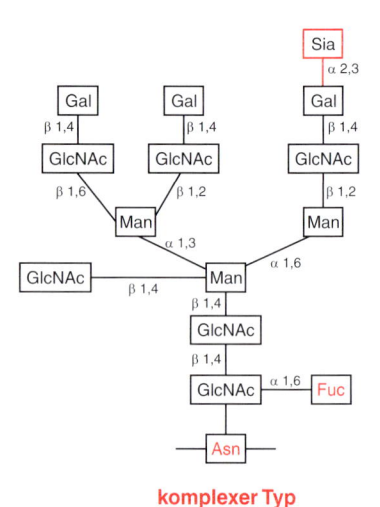

5.3.3. Mono- und Oligosaccharide werden von Lectinen spezifisch gebunden

Lectine sind Proteine pflanzlichen, tierischen oder mikrobiellen Ursprungs, die Mono- und Oligosaccharide *nichtkovalent*, *spezifisch* und *reversibel* binden (ihr Name ist abgeleitet von lat. *legere*: auslesen, auswählen). Lectine haben weder Enzymnatur noch sind sie, im Gegensatz zu den Antikörpern, Produkte einer Immunantwort. Die spezifischen Wechselwirkungen zwischen den Lectinen und den Kohlenhydraten beruhen auf verschiedenen Bindungskräften, vor allem auf *Wasserstoffbindungen*, *Metall-Koordinationsverbindungen* (vermittelt durch Ca^{2+}-, Mn^{2+}- und Zn^{2+}-Ionen), *van der Waalsschen Kräften* und *hydrophoben Bindungen*. Lectine enthalten pro Molekül zwei oder mehr Kohlenhydratbindungsstellen, d.h. sie sind entweder di- oder polyvalent. Deshalb verursacht die Bindung eines Lectins an Zuckerreste auf der Oberfläche von Zellen, z.B. von Erythrocyten, eine *Zellvernetzung* und *Zellagglutination*. Die agglutinierende Wirkung der Lectine auf Erythrocyten (*Hämagglutination*) ist eine hervorstehende Eigenschaft dieser Proteine, die zur Routine ihres Nachweises und ihrer Charakterisierung gehört. Lectine wurden ursprünglich in Pflanzen entdeckt, z.B. das *Concanavalin A* (*Con-A*) in *Canavalia ensiformis* (Schwertbohne), das *Hämagglutinin* in roten Bohnen und das *Weizenkeimagglutinin*. Solche hämagglutinierende Proteine werden als *Phytohämagglutinine* bezeichnet. Das Mn^{2+}-haltige *Con-A* bindet an α-Mannosylreste von Glycoproteinen auf der Erythrocytenoberfläche und das *Weizenkeimagglutinin* an terminale N-Acetylglucosaminreste von Oberflächenglycoproteinen. Außer einer Zellagglutination nach der Art einer blutgruppenspezifischen Wirkung kann die Bindung von Lectinen an tierische Zellen auch *mitogene Effekte*, z.B. eine Zellteilung bei T- und B-Lymphocyten auslösen oder auch eine Abtötung von Zellen herbeiführen (*cytotoxische Effekte*).

Die Lectine der Eukaryonten binden pathogene Keime und sind an der Regulation zahlreicher zellulärer Prozesse beteiligt. Genannt seien die Bindung von *E. coli* an Epithelzellen des Gastrointestinaltraktes, die Bindung von *Neisseria gonorrhoeae* an Epithelzellen des Genitaltraktes und die Spermienbindung an endständige α-Galactosereste bestimmter Glycoproteine in der *Zona pellucida* zwischen der Eizelle und dem Follikelepithel. Diese Bindung führt zu einer Freisetzung von Spermienenzymen (*Proteasen* und *Hyaluronidase*), die die *Zona pellucida* auflösen und den Eintritt des Spermiums in die Eizelle ermöglichen.

Die Lectine der Säugetiere teilt man in folgende Gruppen ein:

1. *Lectine vom C-Typ*: die Oligosaccharidbindung durch diesen Lectintyp ist Ca^{2+}-abhängig; zu den C-Typ-Lectinen gehören der Asialoglycoproteinreceptor auf Hepatocyten, Makrophagen und Spermien, das Pancreatitis-assoziierte Protein, das man im Pancreas, Ileum, Jejunum und Duodenum findet, die zellkontaktvermittelnden Selectine der Leukocyten, Blutplättchen und Endothelzellen sowie die kollagenähnlichen Collectine des Blutplasmas, des Lungensurfactant und der Mucosa der Magens und des Darms

2. *Lectine vom I-Typ*: diese Proteine haben ein sonst in Immunglobulinen vorhandenes Strukturmotiv; man findet sie im peripheren und zentralen Nervensystem, in Makrophagen, Endothelzellen u.a.

3. *Galectine*: diese Proteine binden metallionenunabhängig β-Galactoside und kommen im Magen-Darm-Trakt, in Blutzellen und in anderen Zelltypen vor

4. *Pentraxine*: Plasmaproteine mit scheibenförmiger pentamerer Konfiguration, die zu den *Akute-Phase-Proteinen* gehören und an frühzeitig einsetzenden Abwehrreaktionen beteiligt sind.

5.4. Polysaccharide

Polysaccharide bestehen, wie der Name sagt, aus einer großen Zahl von Monosacchariden, die untereinander glycosidisch verbunden sind. Man unterscheidet die *Homoglycane*, die nur aus einem einzigen Bausteintyp bestehen, von den *Heteroglycanen*, in denen verschiedene Arten von Monosaccharidbausteinen vorkommen ("gemischte Polysaccharide"). Zu den *Homoglycanen* gehört die *Stärke* und das *Glycogen*, zu den *Heteroglycanen* die hochmolekularen *Glycosaminoglycane* und die *Oligosaccharide* der *Glycoproteine*.

5.4.1. Stärke

Stärke ist das *Reservepolysaccharid* der Pflanzen. Sie besteht zu 20 % aus der unverzweigten *Amylose* und zu 80 % aus dem verzweigten *Amylopektin*. Beide Fraktionen sind Polymere der Glucose. In der *Amylose* sind die Glucosemoleküle untereinander ausschließlich α-1,4-glycosidisch verbunden, im *Amylopektin* hingegen findet man an den Verzweigungsstellen als weiteren Bindungstyp α-1,6-glycosidische Bindungen.

5.4.2. Glycogen

Glycogen ist das *Reservekohlenhydrat* des tierischen Organismus. Man findet es in der Leber (bis zu 10g/100g Frischgewicht) und in der Muskulatur (bis zu etwa 1g/100g Frischgewicht). Das Glycogen ist stärker verzweigt als das Amylopektin (☞ Abb. 5.10). Verzweigungen findet man im Glycogen in Abständen von 5-10 Glucosylresten, die *zwischen* den Verzweigungen untereinander α-1,4-glycosidisch verbunden sind. An den Verzweigungsstellen ist das C-Atom 6 eines Glucosebausteins mit dem C-Atom 1 des ersten Glucosemoleküls der Verzweigung verbunden, d.h. die Verzweigungsstellen sind, wie beim Amylopektin, durch α-(1→6)-glycosidische Bindungen charakterisiert. Bei der enzymatischen Hydrolyse des Glycogens entstehen mehrere Typen von Spaltprodukten. Neben Glucose als Haupthydrolyseprodukt findet man auch *Maltose* (α-1,4-Glucosylglucose) und *Isomaltose* (α-1,6-Glucosylglucose).

5.4.3. Glycosaminoglycane

Die *Glycosaminoglycane* (*Mucopolysaccharide*) sind *Heteroglycane*. Sie bestehen aus *Xylose, Galactose, N-Acetylgalactosamin, N-Acetylglucosamin* und *Glucuronat*. Einige Glycosaminoglycane sind sulfatiert. Die Glucuronat- und Sulfatreste verleihen den Glycosaminoglycanen ihren polyanionischen (sauren) Charakter. Die *Glycosaminoglycane* sind, mit Ausnahme von *Hyaluronat*, mit einem, ein *Gerüst* bildendes, Protein kovalent verbunden. Verbindungen zwischen einem *Glycosaminoglycan* und einem *Protein* werden als *Proteoglycane* bezeichnet. In diesen sind die beiden Komponenten *O-glycosidisch* über die OH-Gruppen der im Protein zahlreich vertretenen *Serylreste* mit einem *Tetrasaccharidrest* vom Typ *Xylose-Galactose-Galactose-Glucuronat* verbunden (☞ Abb. 16.34). Dieses Tetrasaccharid trägt das eigentliche *Glycosaminoglycan*, welches aus sich wiederholenden modifizierten *Disaccharideinheiten* zusammengesetzt ist. Da die *Proteoglycane* wichtige Bestandteile der *extrazellulären Matrix* und der *Oberflächen* von Zellen sind, haben sie eine große biologische und klinische Bedeutung.

Die *Chondroitinsulfate* (Chondroitin-6-sulfat, Chondroitin-4-sulfat) sind die am meisten verbreiteten Glycosaminoglycane (☞ Abb. 5.11). Ihre sich wiederholenden Disaccharidbausteine sind D-β-Glucuronat-1,3-β-N-Acetylgalactosamin-6-sulfat bzw. -4-sulfat. Jedes Chondroitinsulfatmolekül enthält etwa 30-50 solcher Disaccharideinheiten (M_r 15.000 bis 25.000). Im Durchschnitt enthält ein Chondroitinsulfat-Proteoglycan-Molekül etwa 100 Chondroitinsulfatketten (M_r 1,5-2x10^6).

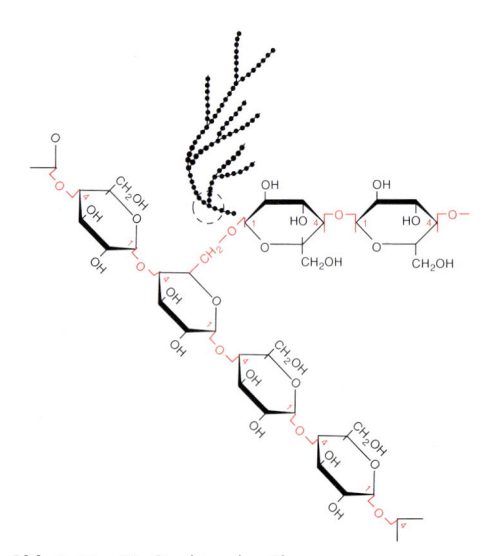

Abb. 5.10: Die Struktur des Glycogens.

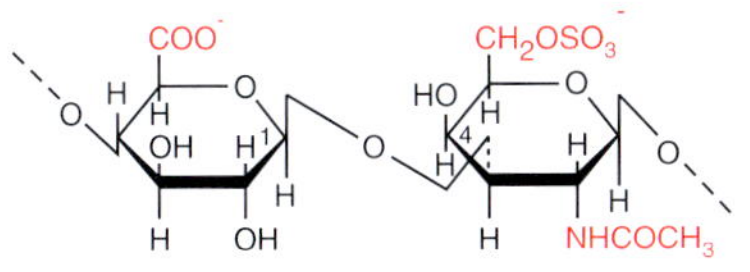

Chondroitin-6-sulfat

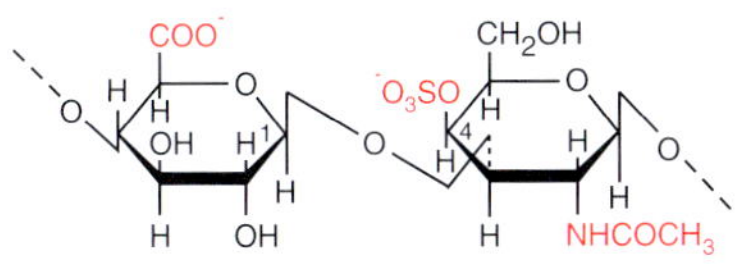

Chondroitin-4-sulfat

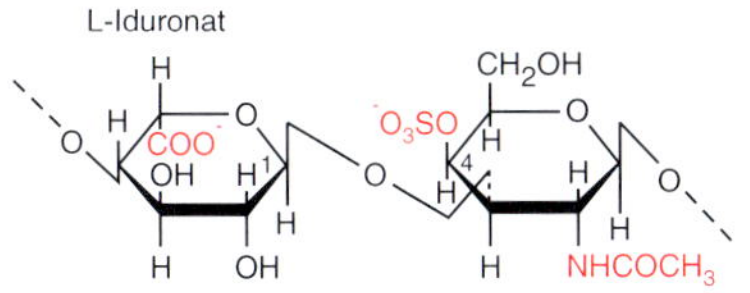

Dermatansulfat

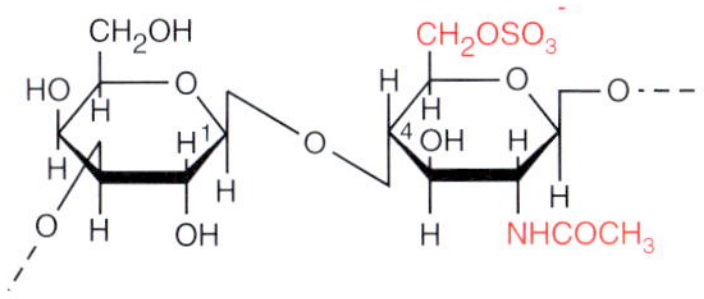

Keratansulfat

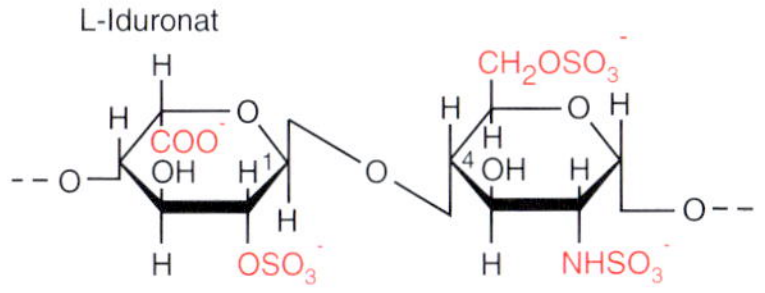

Heparin

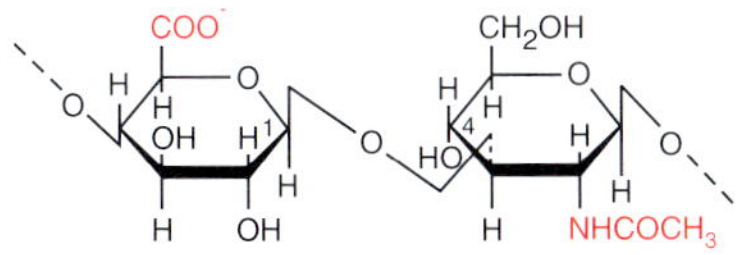

Hyaluronat

Abb. 5.11: Die Strukturen der Disaccharideinheiten der Glycosaminoglycane.

Das *Dermatansulfat* unterscheidet sich von den Chondroitinsulfaten darin, daß deren D-Glucuronatreste zum großen Teil durch L-Iduronat, das durch Epimerisation am C-Atom-5 aus D-Glucuronat entsteht, ersetzt sind. Die glycosidischen Bindungen haben im Dermatansulfat dieselbe Position und dieselbe Konfiguration wie in den Chondroitinsulfaten. Das *Dermatansulfat*, nicht jedoch das Chondroitinsulfat, wirkt *heparinähnlich*, d.h. es hat eine *Antithrombinwirkung*. Man findet Dermatansulfat in der Haut, den Arterienwänden, den Sehnen und den Herzklappen.

Das *Keratansulfat* besteht aus Disaccharideinheiten, die aus D-Galactose und N-Acetylglucosamin-6-sulfat aufgebaut sind. Sein Sulfatgehalt ist variabel und es enthält keine Glucuronsäure. Es kommt in den Zwischenwirbelscheiben und der Cornea vor.

Heparin, *Heparansulfat* und *Hyaluronat* weisen einen anderen Aufbau als die bisher besprochenen Glycosaminoglycane auf. Im *Heparin* und *Heparansulfat* ist die charakteristische, sich wiederholende, Disaccharideinheit aus Glucosamin und D-Glucuronat bzw. L-Iduronat aufgebaut. Im Heparin sind diese Disaccharide untereinander (d.h. von Disaccharid zu Disaccharid) α-1,4-glycosidisch verbunden. Von Bedeutung ist der sehr hohe Sulfatierungsgrad des Heparins. Er erreicht im Durchschnitt 2,5 Sulfatreste pro Disaccharid. Heparin kommt vor allem in der Lunge und den Mastzellen sowie im Blutplasma vor. Es wirkt *blutgerinnungshemmend* und aktiviert die *Lipoproteinlipase*. Das *Heparansulfat* ist ein integraler Bestandteil der Plasmamembranen vieler Gewebe, einschließlich der Blutgefäßwände und des Gehirns. Das Heparansulfat der Zelloberflächen geht Wechselwirkungen mit zahlreichen Komponenten der extrazellulären Matrix und mit Wachstumsfaktoren ein und ist für die Zell-Zell-Erkennung von Bedeutung. Seine Struktur ist der des Heparins ähnlich, jedoch ist sein Molekül kleiner als Heparin und hat weniger Sulfatreste, dafür aber mehr Acetylgruppen. Im Gegensatz zum Heparin hat Heparansulfat keine blutgerinnungshemmenden Eigenschaften.

Das *Hyaluronat* kommt im Glaskörper des Auges, in der Synovialflüssigkeit, der Nabelschnur und im Bindegewebe vor. Das Hyaluronat weist große Unterschiede zu allen anderen Glycosaminoglycanen auf. Es ist 1. sulfatfrei, 2. nicht an ein Trägerprotein gebunden und ist deshalb auch kein Proteoglycan und es wird 3. als einziges Glycosaminoglycan sowohl von eukaryontischen Zellen als auch von Bakterien synthetisiert. Hyaluronat ist das am wenigsten *komplexe* Glycosaminoglycan, jedoch erreicht es Molekularmassen von 10^5-10^7 Dalton, was für die biologische Funktion des Hyaluronates von sehr großer Bedeutung ist (☞ Kap. 27.).

6. Lipide

Die *Lipide* sind eine chemisch heterogene Gruppe von Substanzen, die als gemeinsame Eigenschaften haben, unlöslich in Wasser und löslich in bestimmten organischen Lösungsmitteln zu sein. Trotz ihrer chemischen Heterogenität bilden die Lipide eine *biologische Einheit*, da sie sich alle in ihrer Biosynthese vom *Acetyl-Coenzym A* ableiten. Ihre Funktionen sind - wie ihre Strukturen - sehr verschiedenartig. Sie sind:

- *Energielieferanten* im intermediären Stoffwechsel (*Triglyceride* und *Fettsäuren*)
- *Bausteine* biologischer *Membranen* (*Phospholipide*, *Glycolipide* und *Cholesterin*)
- *Hormone* (*Steroidhormone* und *Prostaglandine*)
- *Vitamine* (die *Vitamine A, D, E* und *K*)
- lichtabsorbierende *Pigmente* (Abkömmlinge des *Vitamin A*)
- *Elektronentransportkomponenten* (*Ubichinon*)
- *Mediatoren allergischer Reaktionen* (*Leukotriene*)
- *Regulatoren des Zellstoffwechsels* zur *intrazellulären Realisierung* von *Hormonwirkungen* (*Diacylglycerin*, *Phosphatidylinositolphosphate*).

6.1. Fettsäuren und Triglyceride

6.1.1. Fettsäuren

Fettsäuren kommen im Organismus entweder in unveresterter (freier) oder veresterter (gebundener) Form, nämlich in den Tri-, Di- und Monoacylglyceriden sowie in den Glycerinphosphatiden, Sphingosinlipiden und als Cholesterinester vor. Freie Fettsäuren sind Bestandteile des Blutplasmas und sind, neben Glucose, Substrate für die Energiebereitstellung vor allem im Skelett- und Herzmuskel. Man hat zwischen gesättigten und ungesättigten, eine oder mehrere Doppelbindungen enthaltenden, Fettsäuren zu unterscheiden. Natürliche Fettsäuren sind geradzahlig und unverzweigt. Von grundlegender Bedeutung ist die Essigsäure, die in ihrer aktivierten Form, als Acetyl-Coenzym A, eine zentrale Rolle im Lipidstoffwechsel spielt. Von den längerkettigen Fettsäuren bzw. ihren Anionen seien erwähnt (☞ Abb. 6.1):

- die gesättigten Fettsäuren *Palmitin-* (16 C-Atome) und *Stearinsäure* (18 C-Atome)

- die einfach ungesättigte *Ölsäure* (18 C-Atome, Doppelbindung in *cis*-Stellung am C-Atom 9; das *trans*-Isomere der Ölsäure ist die Elaidinsäure)
- die mehrfach ungesättigten Fettsäuren *Linolsäure* (zweifach ungesättigt, 18 C-Atome), *Linolensäure* (dreifach ungesättigt, 18 C-Atome), *Arachidonsäure* (vierfach ungesättigt, 20 C-Atome) und *Eikosapentaensäure* (fünffach ungesättigt, 20 C-Atome); diese Fettsäuren sind von besonderer Bedeutung für die *Prostaglandin-* und *Leukotriensynthese* und gehören zu den *unentbehrlichen* (essentiellen) *Nahrungsbestandteilen*, da sie vom Menschen nicht synthetisiert werden können.

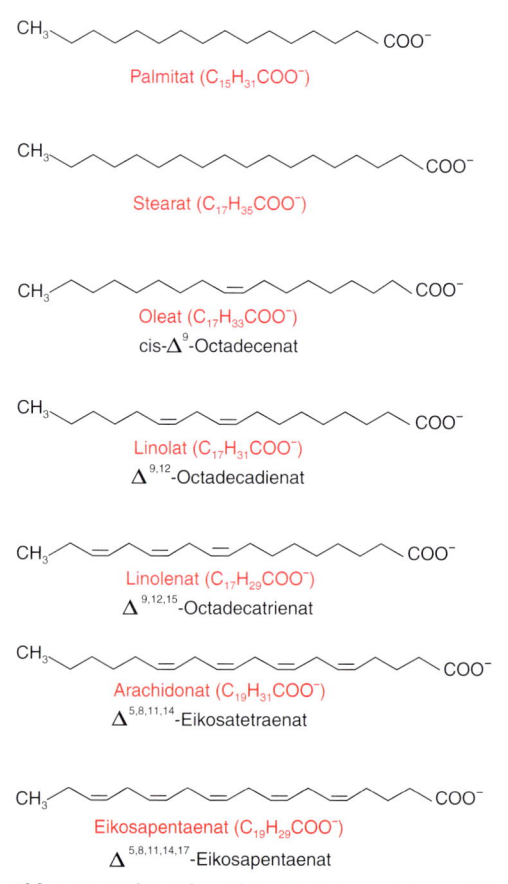

Palmitat ($C_{15}H_{31}COO^-$)

Stearat ($C_{17}H_{35}COO^-$)

Oleat ($C_{17}H_{33}COO^-$)
cis-Δ^9-Octadecenat

Linolat ($C_{17}H_{31}COO^-$)
$\Delta^{9,12}$-Octadecadienat

Linolenat ($C_{17}H_{29}COO^-$)
$\Delta^{9,12,15}$-Octadecatrienat

Arachidonat ($C_{19}H_{31}COO^-$)
$\Delta^{5,8,11,14}$-Eikosatetraenat

Eikosapentaenat ($C_{19}H_{29}COO^-$)
$\Delta^{5,8,11,14,17}$-Eikosapentaenat

Abb. 6.1: Biologisch wichtige Fettsäuren (dargestellt als Anionen, wie sie unter physiologischen Bedingungen vorliegen).

6.2. Glycerinphospholipide

$$CH_3-(CH_2)_7-CH=CH-CH_2-CH_2-CH_2-CH_2-CH_2-CH_2-CH_2-COOH$$

Positionen: 18, 10, 9, 8, 7, 6, 5, 4, 3, 2, 1; ω ... γ β α

Abb. 6.2: Die Bezeichnung der Kohlenstoffatome in einer Fettsäure.

Die Bezeichnung der Kohlenstoffatome erfolgt vom Carboxylende her. Das *Carboxylkohlenstoffatom* ist das C-Atom 1, das nächste ist das C-Atom 2 usw. Das der Carboxylgruppe benachbarte C-Atom wird als α-C-Atom, das nächste als β-C-Atom usw. bezeichnet. Das am Ende der Kette in Form einer Methylgruppe sitzende C-Atom ist das ω (omega)-C-Atom (☞ Abb. 6.2). Die *ungesättigten Fettsäuren* teilt man in drei *metabolisch nicht ineinander umwandelbare Gruppen* ein:

- ω-9-Fettsäuren (Ölsäure)
- ω-6-Fettsäuren (Linolsäure, Arachidonsäure)
- ω-3-Fettsäuren (Linolensäure, Eikosapentaensäure).

Diese Nomenklatur richtet sich danach, an welchem Kohlenstoffatom sich die erste Doppelbindung, vom ω-C-Atom her gerechnet, befindet.

6.1.2. Triacylglycerine (Triglyceride) und verwandte Verbindungen

Triacylglycerine oder *Triglyceride* sind die Ester des Glycerins (Glycerol) mit drei Fettsäuren (☞ Abb. 6.3). Sie gehören zu den zusammengesetzten, durch Alkali hydrolysierbaren (verseifbaren), Lipiden und sind die am meisten ins Gewicht fallenden Bestandteile der Nahrungsfette und des Körperfetts. Triglyceride sind die Hauptenergiereserven des Organismus und werden vor allem im Fettgewebe gespeichert. Neben den *Triglyceriden* gibt es auch *Mono-* und *Diglyceride*. Bei diesen ist das Glycerin mit einem bzw. zwei Fettsäureresten verestert. Sie werden auch als *Di-* und *Monoacylglycerine* bezeichnet.

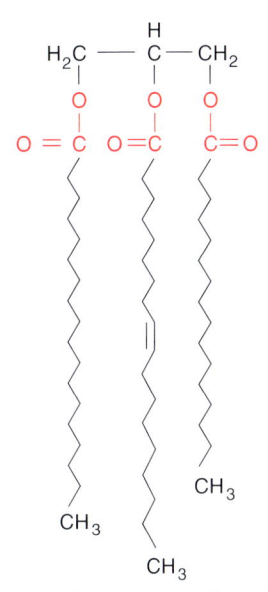

Abb. 6.3: Die Struktur eines Triglycerids (Stearoyl-Oleoyl-Palmitoylglycerin).

6.2. Glycerinphospholipide

Glycerinphospholipide (auch als *Glycerinphosphatide* bezeichnet) sind glycerin- und phosphathaltige Lipide. Die in der Natur vorkommenden Glycerinphospholipide leiten sich vom L-Glycerin-3-phosphat ab (☞ Abb. 6.4). Da im L-Glycerin-3-phosphat, im Unterschied zum *prochiralen Glycerin* (eine prochirale Verbindung ist achiral [optisch inaktiv], kann aber durch eine einzige Substitutionsreaktion chiral werden), das mittlere C-Atom asymmetrisch ist, werden dessen Kohlenstoffatome stereospezifisch numeriert. Hierzu ordnet man die C-Atome in der *Fischer-Projektion* (☞ Kap. 5.) in vertikaler Reihe an. Wenn man beim L-Glycerin-3-phosphat die OH-Gruppe am asymmetrischen C-Atom (C-2) nach links schreibt, erhält das nach oben zeigende C-Atom die Bezeichnung C-1. Das die Phosphatgruppe tragende C-Atom trägt dann die Nummer 3 (C-3). Um die stereospezifische Numerierung der C-Atome der optisch aktiven Glycerinabkömmlinge, also auch die der Glycerinphospholipide, von der sonst üblichen Numerierung zu unterscheiden, er-

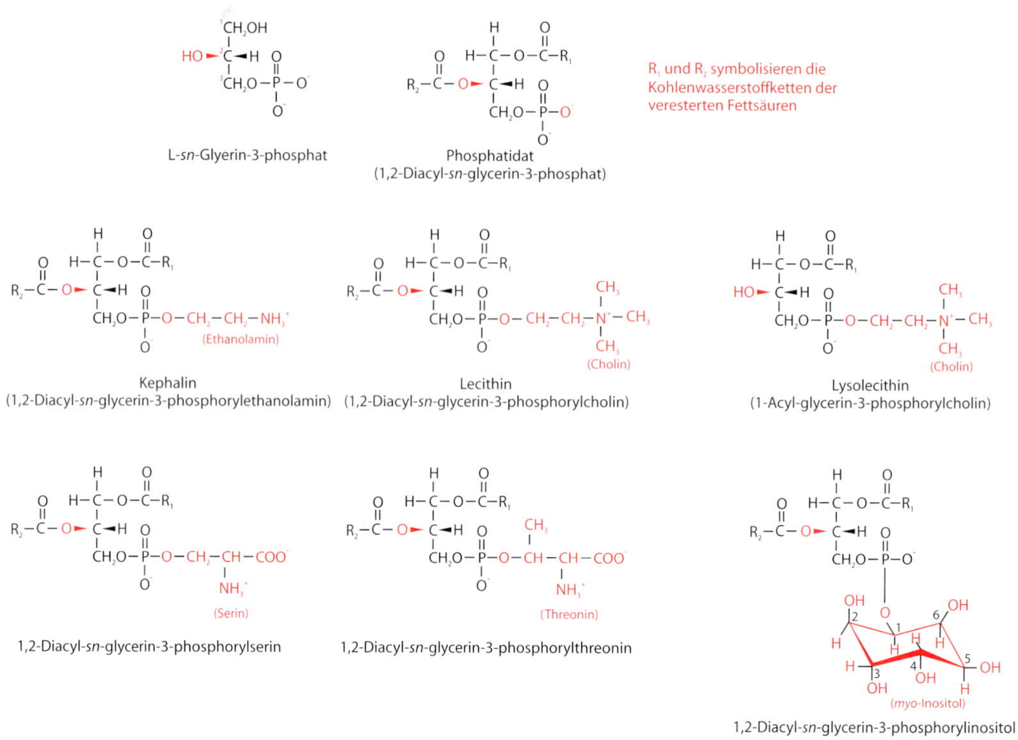

Abb. 6.4: Die vom L-sn-Glycerin-3-phosphat ableitbaren Glycerinphospholipide.

halten diese die kursiv geschriebene Vorsilbe "*sn*" (*stereospezifische Numerierung*).

Im Grundkörper der Glycerinphospholipide (Glycerinphosphatide) sind die zwei alkoholischen Gruppen der C-Atome 1 und 2 des Glycerins mit je einer Fettsäure (die am C-Atom 2 sitzende ist meist ungesättigt) und die dritte ist mit Phosphat verestert. Dieser Grundkörper heißt *Phosphatidat* (Salz der Phosphatidsäure) (☞ Abb. 6.4). Chemisch ist Phosphatidat das 1,2-Diacyl-*sn*-glycerin-3-phosphat. In den Glycerinphospholipiden ist die Phosphorsäure der Phosphatidsäure mit einem *Alkohol* verestert. Man bezeichnet diesen Molekülteil (Phosphatgruppe plus Alkohol) der Phospholipide als *polare Kopfgruppe*. In den *Ethanolaminphosphatiden* ist dieser Alkohol das *Ethanolamin* (*Colamin*) (☞ Abb. 6.5). Das 1,2-Diacyl-*sn*-glycerin-3-phosphorylethanolamin führt den Trivialnamen *Kephalin*. In den *Cholinphosphatiden* ist die Phosphorsäure mit *Cholin* (1,2-Diacyl-*sn*-glycerin-3-phosphorylcholin, *Lecithin*), in den Serin- bzw. Threoninphosphatiden entweder mit *Serin* oder *Threonin* (1,2-Diacyl-*sn*-glycerin-3-phosphorylserin bzw. 1,2-Diacyl-*sn*-glycerin-3-phosphorylthreonin) und in den Inositolphosphatiden mit dem *myo-Inositol* (1,2-Diacyl-*sn*-glycerin-3-phosphorylinositol) verestert. Durch enzymatische Abspaltung der mittelständigen, ungesättigten Fettsäure mittels Phospholipase A₂ entstehen die *Lysophosphatide*. Ihr Name rührt daher, daß sie schon in sehr kleinen Konzentrationen Erythrocyten zur Hämolyse bringen. Ein wichtiger Vertreter davon ist das Lysolecithin (☞ Abb. 6.4). Die *Glycerinphospholipide* und die *Sphingosinphospholipide* (s.u.) besitzen infolge ihrer polaren (hydrophilen) Kopfgruppen und hydrophoben Acylreste amphipathische (amphiphile) Eigenschaften. Sie sind strukturbestimmende Bestandteile biologischer Membranen.

In Mitochondrien- und Bakterienmembranen kommt ein weiteres Phospholipid, das *Cardiolipin* (erstmals aus Herzmuskel isoliert) vor. Das Cardiolipin besteht aus drei Glycerin-, vier Fettsäure- und zwei Phosphorsäureresten. Ein zentrales Glycerinmolekül ist bei ihm mit seinen zwei äußeren Hydroxylgruppen mit je einem Phosphatidatmolekül verestert (☞ Abb. 6.6).

Abb. 6.5: Die Formeln von Ethanolamin, Cholin und *myo*-Inositol.

Abb. 6.6: Cardiolipin.

Abb. 6.7: Die Struktur des Phosphatidylinositols.

6.2.1. Die strukturellen Besonderheiten der Phosphatidylinositolgruppe

In allen Vertretern dieser Phospholipidgruppe ist der isocyclische, sechswertige, zu den Cyclitolen gehörende, Alkohol *myo*-Inositol über sein C-Atom 1 mittels einer Phosphodiesterbindung an Phosphatidat gebunden (☞ Abb. 6.7). Das *myo*-Inositol ist eines von neun möglichen Isomeren, in denen die in Sesselkonformation auftretenden Cyclitole vorliegen können. Zur Zählung der C-Atome des *myo*-Insitols geben Kopf, Schwanz und die Extremitäten der Schildkröte ein gutes Modell ab:

- C-Atom 1: rechtes Vorderbein
- C-Atom 2: Kopf
- C-Atom 3: linkes Vorderbein
- C-Atom 4: linkes Hinterbein
- C-Atom 5: Schwanz
- C-Atom 6: rechtes Hinterbein

Da es eine große Zahl phosphorylierter Derivate des Phosphatidylinositols gibt, ist die Numerierung der C-Atome wichtig.

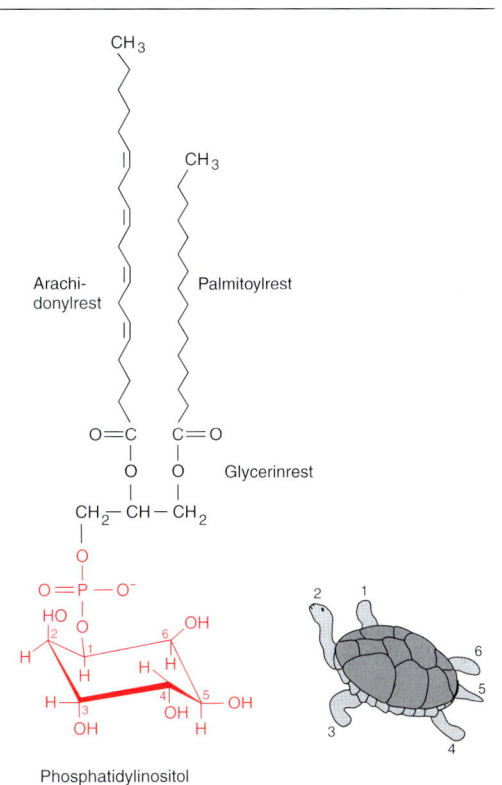

6.2.2. Etherphospholipide

Einige Gewebe, vor allem die *Herzmuskulatur*, enthalten neben den besprochenen Esterphospholipiden auch *Etherphospholipide*. Bei ihnen ist ein gesättigter oder ungesättigter Alkylrest *etherartig* an das Glycerin gebunden. Befindet sich ein ungesättigter Alkylrest am C-Atom 1 des Glycerins, bezeichnet man diese Etherlipide als *Plasmalogene* (☞ Abb. 6.8). Sie kommen in biologischen Membranen vor. Ein bedeutsames Etherlipid ist der *Blutplättchen-Aktivierungsfaktor* (auch "Plättchenaktivierender Faktor" genannt) (1-Alkyl-2-acetyl-glyceryl-3-phosphocholin), der von basophilen Leukocyten abgegeben wird, Thrombocyten zur Aggregation bringt und sie zur Abgabe von Serotonin veranlaßt. Er spielt eine Rolle bei Entzündungen und allergischen Reaktionen und wirkt nicht nur auf *Thrombocyten* sondern auch auf *Leber*, *glatte Muskulatur*, *Herz*, *Uterus* und *Lunge*.

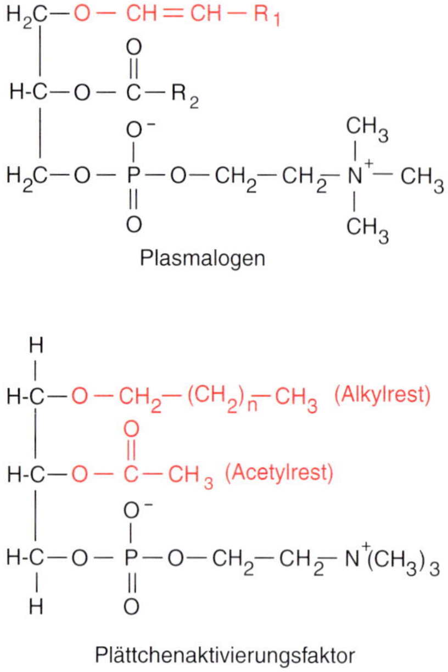

Abb. 6.8: Die Strukturen der Plasmalogene und des plättchenaktivierenden Faktors.

6.3. Sphingosinlipide

Diese Gruppe von Lipiden enthält den aus 18 C-Atomen bestehenden und einfach ungesättigten Aminodialkohol *Sphingosin*. Zu den Sphingosinlipiden gehören *phosphathaltige* und *phosphatfreie* Sphingolipide. In allen Sphingosinlipiden ist die Aminogruppe des Sphingosins mit einer langkettigen *Fettsäure* (z.B. Lignocerinsäure [24 C-Atome] oder Nervonsäure [einfach ungesättigt, 24 C-Atome]) durch eine *Säureamidbindung* verknüpft. Dabei entsteht als einfachstes Derivat des Sphingosins das *Ceramid* (☞ Abb. 6.9). Dieses ist der Baustein aller Sphingosinlipide. Das Sphingosin und die Fettsäure bilden im Ceramid und in dessen Derivaten zwei apolare (hydrophobe) Regionen. Vom *Ceramid* leiten sich die *zwei Haupttypen* der Sphingosinlipide ab, die *Sphingosinphospholipide* und *Sphingosinglycolipide*.

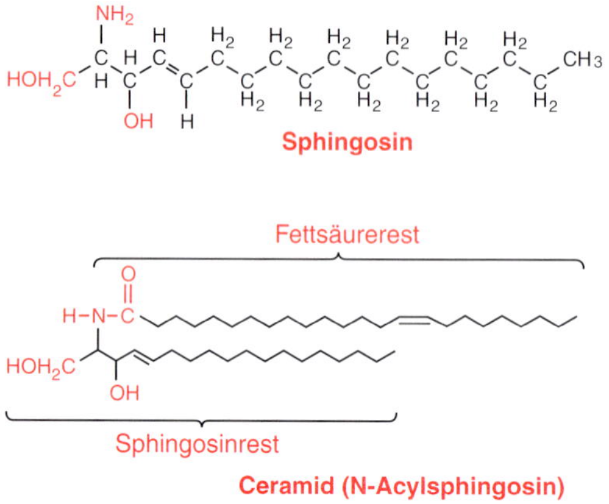

Abb. 6.9: Die Strukturen von Sphingosin und Ceramid.

6.3.1. Sphingosinphospholipide

In den *Sphingosinphospholipiden* ist die primäre OH-Gruppe des Sphingosins mit Phosphat verestert. Davon leiten sich die *Sphingomyeline* ab, in denen der Phosphatrest mit *Cholin* oder mit *Ethanolamin* verestert ist (☞ Abb. 6.10). Wie im *Lecithin* und im *Kephalin* findet man demzufolge auch in den *Sphingomyelinen* als Bausteine *Phosphorylcholin* bzw. *Phosphorylethanolamin*.

6.3.2. Sphingosinglycolipide

Die *Sphingosinglycolipide* leiten sich ebenfalls vom Ceramid ab, sind aber phosphatfrei und enthalten auch kein Cholin oder Colamin. An deren Stelle ist an die primäre Alkoholgruppe des Sphingosinrestes des Ceramids entweder ein *Monosaccharid* oder ein *Oligosaccharid* O-glycosidisch gebunden. Die wichtigsten Vertreter der *Glycosphingolipide* sind die *Cerebroside* und *Ganglioside*.

6.3.2.1. Cerebroside

In den *Cerebrosiden* ist an die primäre alkoholische Gruppe ihres Ceramidanteils entweder *Glucose* (*"Glucocerebrosid"*) oder *Galactose* (*"Galactocerebrosid"*) β-1-glycosidisch gebunden (☞ Abb.

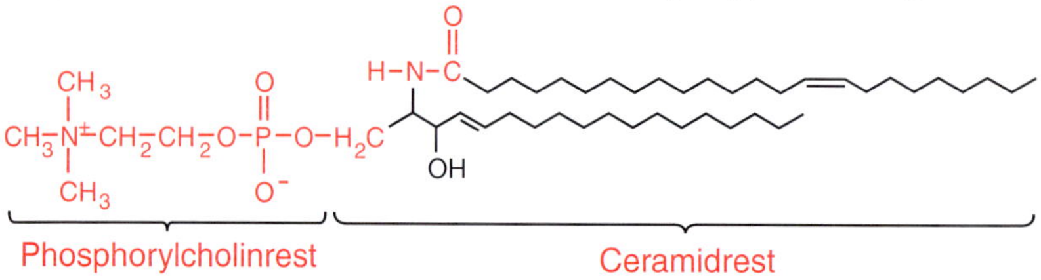

Abb. 6.10: Sphingomyelin.

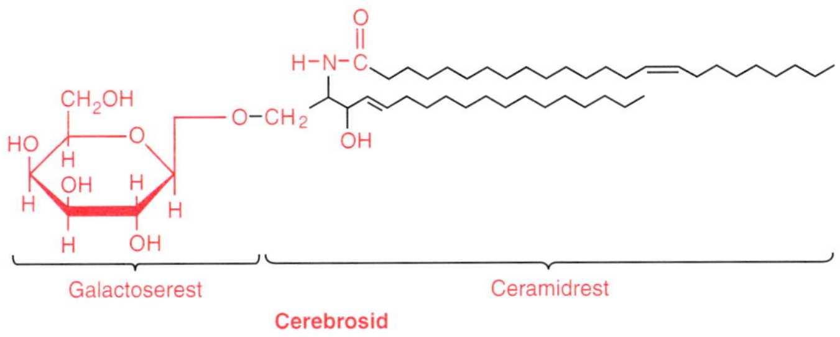

Abb. 6.11: Galactocerebrosid.

6.11). Von den *Galactocerebrosiden* leiten sich die *Sulfatide* ab. Diese sind am C-Atom 3 ihres Galactosylrestes mit Sulfat verestert. Cerebroside und Sulfatide findet man vor allem im Gehirn.

6.3.2.2. Ganglioside

Die vorwiegend in der *grauen Substanz* des Gehirns vorkommenden *Ganglioside* sind komplizierter als die Cerebroside aufgebaut. Bei ihnen ist das Ceramid mit einem *Oligosaccharid* verbunden. In dem in Abb. 6.12 gezeigten Gangliosid trägt die primäre Alkoholgruppe des Ceramids einen β-1-glycosidisch gebundenen Glucoserest. An diesen ist Galactose β-1,4-glycosidisch gebunden, die Ausgangspunkt einer Verzweigung ist. Der eine Zweig enthält β-1,4-glycosidisch gebundenes N-Acetylgalactosamin, an das sich β-1,3-glycosidisch gebundene Galactose anschließt, der andere Zweig besteht aus 2,3-gebundenem, negativ geladenen N-Acetylneuraminat (Sialinat) oder (seltener) Neuraminat. Die *Oligosaccharidstrukturen* der *Ganglioside* sind denen der *Glycoproteine* ähnlich.

Es sind mehr als 15 verschiedene Ganglioside bekannt, die einen oder mehrere N-Acetylneuraminatreste enthalten. Anstelle der in Abb. 6.11 gezeigten Monosaccharide können die Ganglioside auch Fucose und N-Acetylglucosamin enthalten. Nach der verbreiteten Trivialnomenklatur der Ganglioside unterscheidet man G_{M1}, G_{M2}, G_{D1}, G_{T1} usw. (G Abk. von Gangliosid). Mit den Subscripten M, D oder T werden die Anzahl der Sialinatreste angegeben (Mono-, Di- oder Tri-), während sich die Zahl im Subscript aus der Subtraktion der Zahl der *ungeladenen Monosaccharidreste* (also *ohne* die Sialinatreste) von der Zahl 5 ergibt. In Abb. 6.11 ist ein Gangliosid vom Typ G_{M1} gezeigt. Von pathobiochemischer Bedeutung sind auch andere Glycolipide, nämlich das *Glycolipid* G_{A2} und das *Globosid* (☞ Abb. 17.19).

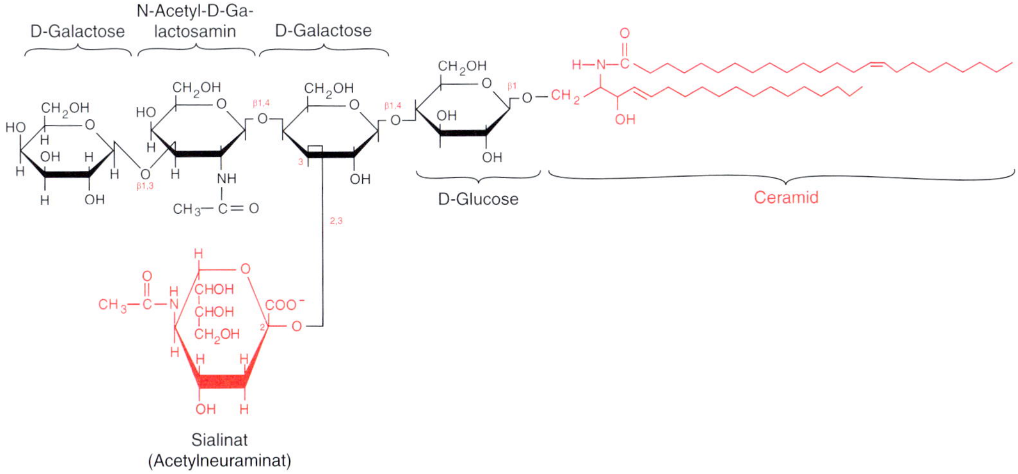

Abb. 6.12: Struktur eines G_{M1}-Gangliosids.

6.4. Das Lungensurfactant besteht aus Phospholipiden und Proteinen

Das Epithel der Lungenalveolen wird von einer Flüssigkeitsschicht bedeckt, die eine Mischung von *Proteinen* und *Lipiden* enthält und vom Lungenepithel synthetisiert und sezerniert wird. Diese Schicht breitet sich über die gesamte alveoläre Luft/Flüssigkeits-Grenzschicht aus. Wäre das Epithel allein von Wasser bedeckt, würden infolge seiner hohen Oberflächenspannung die Lungenalveolen während der Expiration zusammenfallen (kollabieren). Die genannte Mischung von Proteinen und Lipiden setzt die Oberflächenspannung auf sehr niedrige Werte herab, so daß ein Kollaps der Alveolen verhindert wird. Die Protein-Lipid-Mischung nennt man *Surfactant* (engl. "*oberflächenaktiver Stoff*").

Das Surfactant des Menschen ist eine Mischung aus Phospholipiden und hydrophoben Proteinen:

- Phosphatidylcholin (50 %)
- Phosphatidylglycerin (12 %), Phosphatidylethanolamin (5 %), Phosphatidylserin plus Phosphatidylinositol (4 %) und Sphingomyelin (2 %)
- Surfactantprotein A (SP-A; 5 %), Surfactantproteine B, C und D (SP-B, SP-C, SP-D; jeweils 2 %)

Die Surfactantproteine SP-A und SP-D findet man auch im Gastrointestinaltrakt, wo sie ebenfalls oberflächenaktive Eigenschaften entwickeln. Sie sind Mitglieder der Familie der Ca^{2+}-abhängigen Lectine (☞ Kap. 5.3.3.), die man als Collectine ("kollagenähnliche Lectine") bezeichnet und zu denen auch bestimmte Plasmaproteine, z.B. das mannosebindende Protein, der Komplementfaktor $C1_q$, das Conglutinin u.a. gehören.

Ein Mangel an Surfactant führt zu einer Verminderung der Lungendehnbarkeit und zu einem Lungenödem. Das Krankheitsbild nennt man *Atelektase*. Darunter versteht man einen verminderten oder völlig fehlenden Luftgehalt der Lungen. Das *Lungensurfactant* nennt man auch *Antiatelektasefaktor*. Das lebensgefährliche Krankheitsbild der *Atelektase* kann bei unreifen Neugeborenen auftreten, bei denen das Lungensurfactant noch nicht ausgebildet ist. Eine Behandlung dieser schweren Krankheit kann durch Einträufeln (Instillation) von tierischen Surfactantpräparationen (ergänzt durch synthetische Komponenten zur Verbesserung ihrer funktionellen Eigenschaften) in die Luftwege der Neugeborenen erzielt werden. Die Behandlung hat zu einer deutlichen Verminderung der Morbidität und Mortalität der unreifen Neugeborenen geführt.

6.5. Steroide

Steroide haben für den menschlichen Organismus eine große Bedeutung. Man findet unter ihnen zahlreiche *Hormone* sowie das *Vitamin D* und die *Gallensäuren*. Der Grundkörper der Steroide ist das *Gonan* (früher als *Steran* bezeichnet) (☞ Abb. 6.13). Chemisch hat das Gonan als Grundgerüst das *Cyclopentanoperhydrophenanthren*. Dieses besteht aus drei Cyclohexanringen (Ringe A, B, und C) und einem Cyclopentanring (Ring D). In den meisten der natürlich vorkommenden *Gonanabkömmlingen* sind an die C-Atome 10 und 13 entweder Methylgruppen oder Methylderivate gebunden. Das C-Atom 10 trägt das C-Atom 19 und das C-Atom 13 das C-Atom 18. Durch Vereinbarung wurde festgelegt, die C-Atome 18 und 19 oberhalb der Ebene des Ringsystems zu plazieren. Ein Substituent, der oberhalb der Ringebene liegt, wird mit β bezeichnet und mit einem durchgehenden Bindungsstrich versehen, während ein nach unten gerichteter Substituent α-ständig ist (Bindungsstrich gestrichelt). In den Steroiden liegen die Ringe in der spannungsfreien *Sesselkonformation* vor (☞ Abb. 6.13). Jeder Ring ist mit dem Nachbarring *trans*-ständig verbunden. Von *trans* spricht man, wenn der Wasserstoff am C-5 α-ständig ist. Bei *cis* ist der Wasserstoff am C-5 β-ständig. Das H-Atom am C-Atom 5 ist bei den Steroidhormonen α-, bei den Gallensäuren hingegen β-ständig. Das C-Atom 17 trägt eine Seitenkette mit unterschiedlicher Länge. Weitere Unterschiede innerhalb der großen Gruppe der Steranabkömmlinge ergeben sich daraus, daß sie Doppelbindungen im Ringsystem oder in der Seitenkette enthalten und an verschiedenen C-Atomen Hydroxy-, Keto-, Hydroxymethyl-, Aldehyd- oder andere Gruppen tragen können.

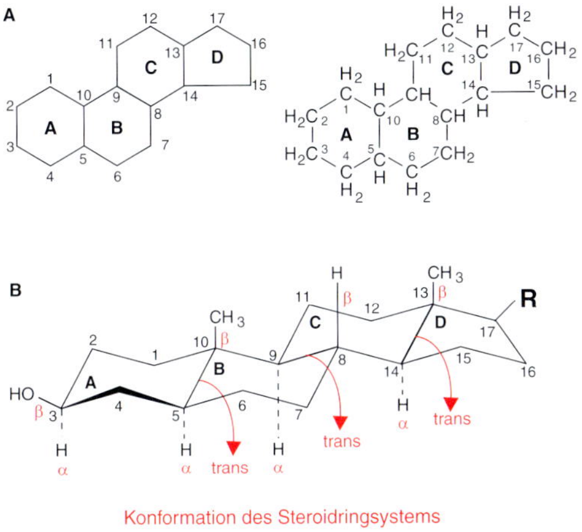

Abb. 6.13: Die Struktur von Gonan (Steran, A) und die Konformation des Ringsystems der Steroide (B).

6.5.1. Im Mittelpunkt des Steroidstoffwechsels steht das Cholesterin

Der Mensch ist fähig, *Cholesterin* (Cholesterol) selbst zu synthetisieren. Es kommt in freier und veresterter Form in allen Zellen des Organismus vor und ist Bestandteil biologischer Membranen sowie Muttersubstanz der *Gallensäuren*, des *Vitamin D*, der *Sexualhormone* (*Estrogene*, *Gestagene* und *Androgene*) und der *Nebennierenrindenhormone* (*Cortisol* und *Aldosteron*).

Besonders reichlich ist das Cholesterin im *Nervengewebe* und in der *Nebennierenrinde* vertreten. Im Blutplasma findet man es in bestimmten *Lipoproteinen*. Cholesterin ist ein Bestandteil biologischer Membranen. Es kommt in den *Gallensteinen* vor und kann sich unter pathologischen Bedingungen in der *Gefäßwand* ablagern. Cholesterin ist in Wasser unlöslich, in Alkohol, Äther und Chloroform löslich. Es ist ein *einwertiger, sekundärer Alkohol* (☞ Abb. 6.14). Die OH-Gruppe sitzt in β-Stellung am C-Atom 3. Abkömmlinge des Gonans, die, wie das Cholesterin am C-Atom 3 eine OH-Gruppe tragen, bezeichnet man als *Sterine* oder *Sterole*. Cholesterin enthält 27 C-Atome, darunter acht asymmetrische C-Atome. Es hat eine Doppelbindung zwischen den C-Atomen 5 und 6 im Ring B. Am C-Atom 17 trägt das Cholesterin eine Seitenkette mit acht C-Atomen (C-20 bis C-27). In den Cholesterinestern ist die Fettsäure an die OH-Gruppe des C-Atoms 3 des Ringes A gebunden.

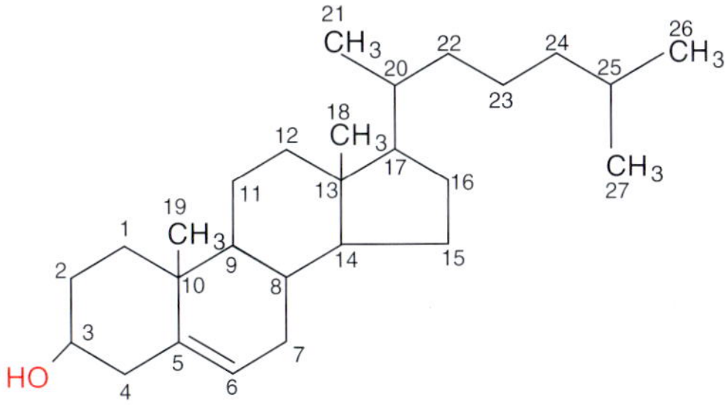

Abb. 6.14: Cholesterin.

6.6. Carotinoide

Wichtige *Carotinoide* sind das α-, β- und γ-*Carotin* sowie das aus ihnen gebildete *Vitamin A* (☞ Abb. 6.15). Die Carotinoide sind aus *acht Isopreneinheiten* aufgebaut, an deren Enden sich zwei Jononringe (im α- und β-Carotin) bzw. ein Jononring (im γ-Carotin) befinden. Das α-Carotin enthält je einen α- und β-Jononring, das β-Carotin zwei β-Jononringe und das γ-Carotin trägt nur an einem Ende β-Jonon, das andere Ende ist offen. Da Vitamin A durch Spaltung der Carotinoide entsteht und β-Jonon enthält, liefern α- und γ-Carotin bei ihrer Spaltung je ein Molekül Vitamin A, während aus β-Carotin zwei Moleküle Vitamin A gebildet werden (☞ Kap. 30.). Vom Vitamin A wiederum leitet sich das *Retinal* als Bestandteil der *Sehpigmente* ab. Abgewandelt kommt die isoprenartige Struktur auch im *Vitamin E* (*Tocopherol*) und im *Vitamin K* (*Phyllochinon*) sowie im *Ubichinon* (einer Komponente der Atmungskette) vor. Das ebenfalls in diese Gruppe gehörende *Dolichol* (☞ Abb. 6.16) ist für die Biosynthese von *Glycoproteinen* und *Glycolipiden* von Bedeutung.

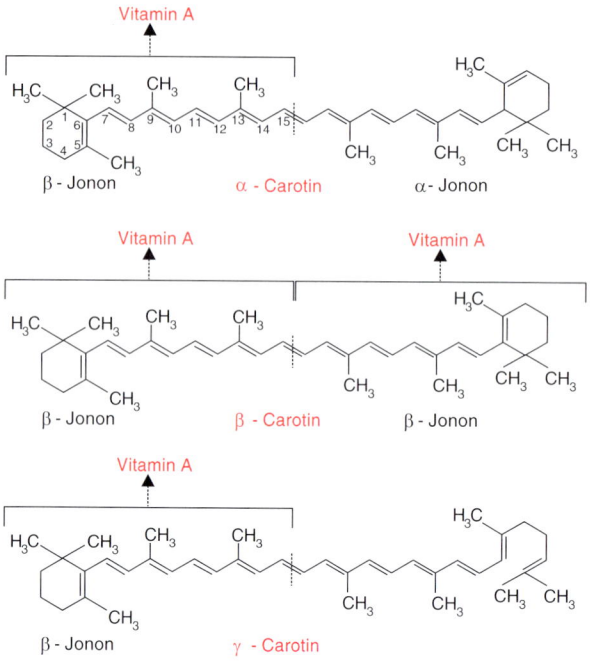

Abb. 6.15: Strukturformeln einiger Carotinoide.

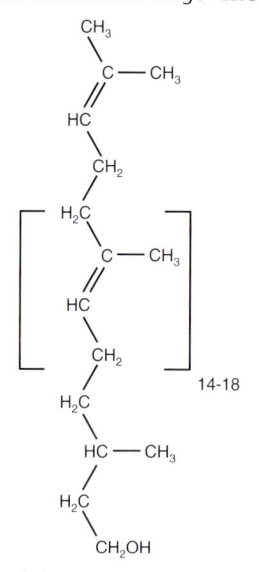

Abb. 6.16: Dolichol.

6.7. Lipopolysaccharide

Lipopolysaccharide sind wichtige Bestandteile der äußeren Zellwand Gram-negativer Bakterien (Oberflächenantigene), z.B. von *E. coli* und *Salmonella typhimurium*. Sie sind für das *bakterielle Wachstum* unentbehrlich. Die Lipopolysaccharide Gram-negativer Bakterien bestehen aus vier Strukturdomänen (☞ Abb. 6.17A und B):

- *Lipid A*, das als das klassische, hitzestabile *Endotoxin* bekannt ist, besteht aus sechs Fettsäureresten, die an zwei phosphorylierte Glucosaminreste gebunden sind. *Endotoxine* können von der Bakterienstruktur nicht leicht abgetrennt werden, sondern werden erst freigesetzt, wenn das Bakterium zerstört wird oder durch Autolyse zugrunde geht. *Exotoxine* hingegen sind im allgemeinen hitzelabil, werden im bakteriellen Cytoplasma synthetisiert und vom intakten Bakterium nach außen sezerniert; zu den Exotoxinen gehören Enzyme, wie Proteasen, Phospholipasen und Nucleasen

- *einem inneren Gerüstoligosaccharid* bestehend aus ungewöhnlichen C8- und C7-Zuckern, darunter Ketodesoxyoctulonat (KDO)

- einem äußeren Gerüstoligosaccharid

- dem *O-Antigen,* das aus sich wiederholenden Oligosaccharideinheiten besteht; letzteres dient der serologischen Klassifizierung der Bakterien.

Das *Lipid A* ist als Zellwandbestandteil Gram-negativer Bakterien von beträchtlichem medizinischen Interesse. Es wirkt auf den Menschen toxisch und bewirkt eine starke Erniedrigung des Blutdruckes (*toxisches Schock-Syndrom*, ☞ Kap. 22.).

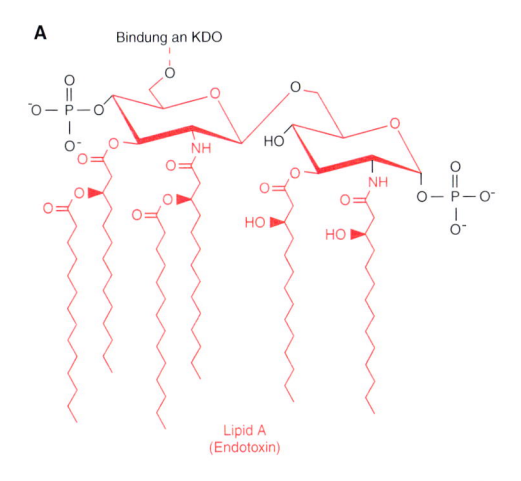

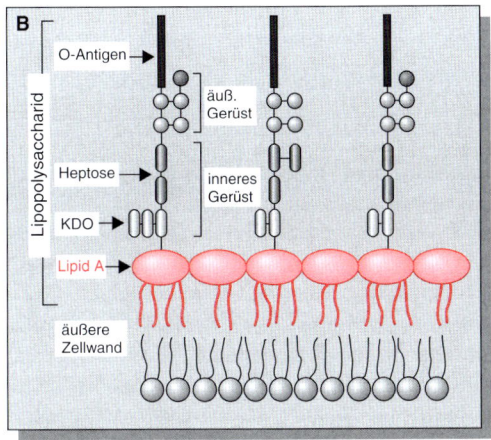

Abb. 6.17: Der Aufbau des Lipopolysaccharids der äußeren Zellwand Gram-negativer Bakterien. **A**: Struktur von Lipid A (Endotoxin); **B**: der komplexe Aufbau des Lipolysaccharids der Zellwand.

7. Grundlagen der Enzymwirkung

Enzyme sind die *Katalysatoren* der belebten Natur. Sie sind Makromoleküle und gehören *chemisch* zu den *Proteinen*. Ein Enzym hat alle Eigenschaften der aus der Chemie bekannten Katalysatoren:

- es *beschleunigt* eine chemische Reaktion und geht unverändert aus der Reaktion hervor
- es hat keinen Einfluß auf die Lage des *Gleichgewichtes* der Reaktion.

Gegenüber den chemischen Katalysatoren weisen die Enzyme jedoch zahlreiche Besonderheiten auf, die sie zu den wirksamsten und spezifischsten Katalysatoren machen, die wir kennen. Im Vergleich zu den chemischen Katalysatoren haben Enzyme

- wesentlich *größere Umsatzraten*; die Reaktionsbeschleunigung durch ein Enzym kann zwischen dem 10^6-10^{14}-fachen gegenüber der nichtkatalysierten Reaktion liegen
- sehr hohe Spezifitäten hinsichtlich des *Reaktionstyps*, des Substrates (*Substratspezifität*), den Reaktionsorten im Substratmolekül (*Regiospezifität*) und der optischen Isomere (*Stereospezifität*)
- infolge thermischer Denaturierung einen wesentlich engeren Wirkungsbereich in Abhängigkeit von der Temperatur
- einen sehr viel schmaleren Aktivitätsbereich in Abhängigkeit vom pH-Wert.

7.1. Steigerung der Reaktionsgeschwindigkeit durch ein Enzym

7.1.1. Die Erniedrigung der Aktivierungsenergie

Bei allen enzymatischen Reaktionen kommt es zur Knüpfung oder Spaltung chemischer Bindungen. Wir betrachten die Umwandlung des Substrates S zum Produkt P und nehmen an, daß es dabei zur *Spaltung* einer *kovalenten Bindung* kommt. Der Vorgang erfordert einen bestimmten Energiebetrag, den man als *Aktivierungsenergie* A bezeichnet (☞ Abb. 7.1). Die Aktivierungsenergie ist eine *Energiebarriere*, die z.B. durch *Wärmezufuhr* überwunden werden muß, um die Reaktion in Gang zu setzen. Eine Temperaturerhöhung führt zur Steigerung der Vibrationsenergie und der kinetischen Energie der Moleküle und fördert dadurch die Spaltung der Bindung. Am Scheitel der Energiebarriere liegt das Molekül in einem *aktivierten Zustand* vor, den man als *Übergangszustand* bezeichnet. Dies ist der Punkt, an dem entweder die Spaltung des Moleküls vor sich geht oder die Reaktion zum Substrat zurückkehrt. Die Höhe der erforderlichen Aktivierungsenergie steht in Beziehung zur Reaktionsgeschwindigkeit. Je größer die Aktivierungsenergie ist, desto kleiner ist die Reaktionsgeschwindigkeit, da dann nur eine kleine Anzahl von Molekülen den erforderlichen Betrag an kinetischer Energie zur Spaltung der Bindung haben. Ein Enzym *erhöht*, wie jeder andere Katalysator auch, die *Reaktionsfähigkeit* der umzusetzenden Moleküle, indem es die *Aktivierungsenergie herabsetzt* (von A_0 auf A_K in Abb. 7.1). Diesen Energiebetrag besitzt ein größerer Teil der Moleküle als bei Abwesenheit des Katalysators, so daß dadurch die Reaktion mit höherer Geschwindigkeit ablaufen kann. Wie das Energiediagramm der katalysierten Reaktion zeigt, existieren entlang der Reaktionskoordinate mehrere Plateaus und Täler (ES´, ES´´ und EP), die metastabile Zwischenprodukte repräsentieren. Der im Kap. 7.2. zu besprechende *Michaelis-Menten-Komplex ES* ist *nicht* der *Übergangszustand* sondern liegt in einem der Täler entlang der Reaktionskoordinate. Die Enzyme sind befähigt, die Aktivierungsenergie einer Reaktion wesentlich stärker zu senken als die aus der Chemie bekannten Katalysatoren, so daß die von ihnen ausgelösten Reaktionsbeschleunigungen wesentlich größer als bei den chemischen Katalysatoren sind.

7.1.2. Der Enzym-Substrat-Komplex

Auf welche Weise setzt ein Enzym die Aktivierungsenergie einer chemischen Reaktion herab? Als Proteine (M_r 10.000 bis 100.000) haben Enzyme in wässriger Lösung eine dreidimensionale Struktur. Ein relativ kleiner Teil der Enzymstruktur entfällt auf das *aktive Zentrum*, an das das Substrat zur Bildung des ES-Komplexes bindet und in dem die katalytische Reaktion vor sich geht. Der im aktiven Zentrum entstehende Übergangszustand steht im chemischen Gleichgewicht mit dem Substrat und dem Produkt der Enzymreaktion. In ihm sind die zu spaltenden Bindungen gelockert, so

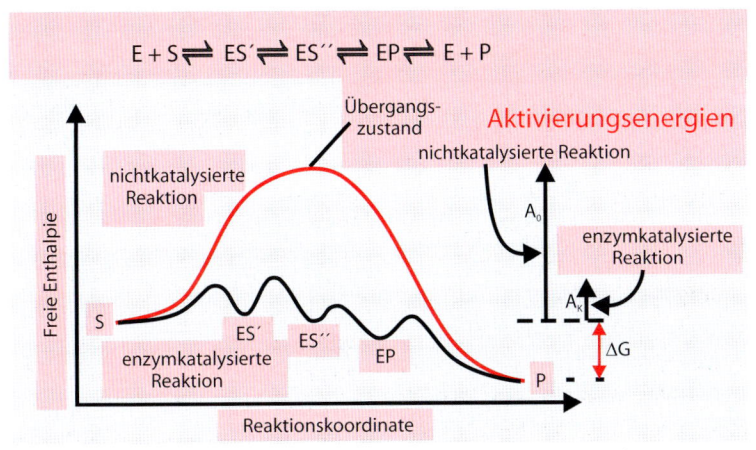

Abb. 7.1: Die Erniedrigung der Aktivierungsenergie durch einen Katalysator (A_0: Aktivierungsenergie der nichtkatalysierten Reaktion; A_k: Aktivierungsenergie der katalysierten Reaktion).

daß sie leicht, d.h. mit wesentlich kleinerem Aufwand an Aktivierungsenergie als ohne Enzym, gespalten werden können. Nach Bildung des Produktes P dissoziiert der Enzym-Produkt-Komplex EP unter Freisetzung von P und Rückbildung des aktiven Enzyms E (☞ Abb. 7.1).

7.1.3. Ein Enzym hat keinen Einfluß auf das Reaktionsgleichgewicht

Wie die Abb. 7.1 zeigt, wird die Differenz der freien Enthalpie ΔG (☞ Kap. 14.) zwischen dem Substrat S und dem Produkt P durch das Enzym *nicht* verändert. Da die Gleichgewichtskonstante einer Reaktion durch ΔG bestimmt wird, beeinflusst ein Enzym das Gleichgewicht zwischen S und P nicht. Ein Enzym *erhöht* die *Geschwindigkeit* der *Einstellung* des *chemischen Gleichgewichtes* zwischen dem Substrat und dem Produkt der Reaktion, indem es die Hin- *und* die Rückreaktion um jeweils den gleichen Faktor steigert.

7.2. Kinetische Aspekte einer Enzymreaktion

7.2.1. Die meisten Enzyme folgen der Michaelis-Menten-Kinetik

7.2.1.1. Der katalytische Kreisprozeß

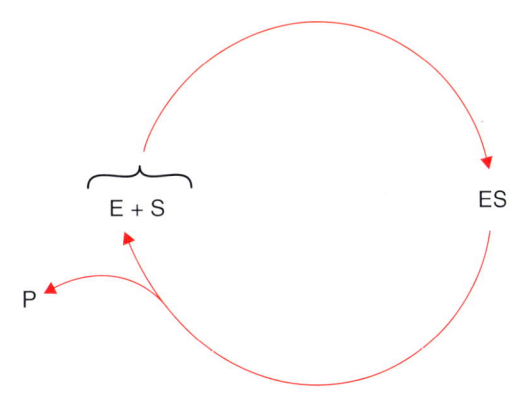

Abb. 7.2: Der Kreisprozeß einer Enzymreaktion.

Ein Enzym (E) katalysiert einen *Kreisprozeß* (☞ Abb. 7.2), in dessen Verlauf

1. das Substrat S an das aktive Zentrum des Enzyms unter Bildung des ES-Komplexes bindet

2. im ES-Komplex über verschiedene Zwischenstufen die Umwandlung von S in das Produkt P erfolgt (☞ Abb. 7.1)

3. unter Rückbildung des freien Enzyms das Produkt P aus dem Komplex abgegeben wird, so daß

4. ein neuer Reaktionscyclus beginnen kann.

Nach *Leonor Michaelis* und *Maud Menten* (1913) ergibt sich daraus als einfachste kinetische Formulierung einer Enzymreaktion:

$$E + S \underset{k_{-1}}{\overset{k_1}{\rightleftharpoons}} ES \overset{k_2}{\rightarrow} E + P \tag{1}$$

Der *geschwindigkeitsbestimmende Schritt* in dieser Reaktionsfolge ist der Zerfall des Enzym-Substrat-Komplexes ES in das Produkt P und das freie Enzym E (diese Reaktion ist auch reversibel; sie ist hier vereinfacht dargestellt). Diese Reaktion wird durch die Geschwindigkeitskonstante k_2 beherrscht. Die Reaktionsgeschwindigkeit v ergibt sich aus dem Produkt von k_2 mit der Konzentration von ES:

$$v = k_2[ES] \tag{2}$$

Nach Gleichung (1) ist die Bildungsgeschwindigkeit von $+[ES] = k_1[E][S]$ und seine Zerfallsgeschwindigkeit $-[ES] = (k_{-1} + k_2)[ES]$. Im *Fließgleichgewicht* ist [ES] konstant, d.h. die Geschwindigkeiten der Bildung und des Zerfalls von ES sind gleich groß:

$$k_1[E][S] = (k_{-1} + k_2)[ES] \tag{3}$$

7.2.1.2. Die Michaelis-Menten-Konstante

Durch Auflösung der Gl. (3) nach [ES] erhält man Gl. (4):

$$[ES] = \frac{[E][S]}{(k_{-1} + k_2)/k_1} \tag{4}$$

Daraus läßt sich die *Michaelis-Menten-Konstante* (K_M) definieren:

$$K_M = \frac{k_{-1} + k_2}{k_1} \tag{5}$$

Da bei den meisten Enzymen die Reaktionskonstanten k_1 und k_{-1} groß gegenüber k_2 sind, kann man K_M angenähert als *Dissoziationskonstante* des Enzym-Substrat-Komplexes (k_{-1}/k_1) auffassen. Ein Enzym mit hoher Affinität zu seinem Substrat hat einen kleinen und ein Enzym mit niedriger Affinität zu seinem Substrat hat einen großen K_M-Wert.

7.2.1.3. Die Michaelis-Menten-Gleichung

Die Abhängigkeit der Geschwindigkeit v einer Enzymreaktion von der Substratkonzentration [S] und von K_M wird durch die *Michaelis-Menten-Gleichung* (6) ausgedrückt. Diese ist eine Geschwindigkeitsgleichung, in der v die aktuelle und V die Maximalgeschwindigkeit sind. V wird bei Sättigung des Enzyms mit Substrat erreicht:

$$v = \frac{V[S]}{K_M + [S]} \tag{6}$$

Bei kleinen Substratkonzentrationen ($[S] < K_M$) gilt unter Vernachlässigung von [S] als Summand im Nenner folgende Näherung:

$$v = \frac{V}{K_M} \cdot [S] \tag{7}$$

Die Reaktionsgeschwindigkeit v ist dann der Substratkonzentration direkt proportional. Bei hoher Substratkonzentration hingegen (d.h. bei Vernachlässigung von K_M als Summand im Nenner) läßt sich Gl. (6) in Gl. (8) umwandeln:

$$v = V \tag{8}$$

Dann ist v unabhängig von der Substratkonzentration und das Enzym arbeitet mit *Maximalgeschwindigkeit*. Das Enzym ist unter diesen Bedingungen mit Substrat gesättigt, d.h. die Konzentration des freien Enzyms ist Null, da das gesamte Enzym (E_T; T von total) als ES vorliegt ($[ES] = [E_T]$). Die Geschwindigkeit der Enzymreaktion V (Maximalgeschwindigkeit) ergibt sich dann aus dem Produkt von k_2 und $[E_T]$:

$$V = k_2[ES] = k_2[E_T] \tag{9}$$

7.2.1.4. Das Substrat-Geschwindigkeitsdiagramm einer Enzymreaktion

Trägt man die Geschwindigkeit einer Enzymreaktion v (Ordinate) in Abhängigkeit von der Substratkonzentration [S] (Abszisse) auf, so erhält man eine *Hyperbel*. Diese folgt der *Michaelis-Menten-Gleichung* (6) (☞ Abb. 7.3).

7.2.1.5. Graphische Ermittlung von K_M und V nach Lineweaver-Burk

Obwohl heute in jedem Enzymlabor Computerprogramme zur Berechnung der Enzymparameter auf der Basis der Michaelis-Menten-Gleichung zur Verfügung stehen, sei dennoch das graphische Verfahren nach Lineweaver-Burk erläutert, das auf einer Linearisierung der Michaelis-Menten-Gleichung (Gl. (6)) beruht. Grundlage ist die reziproke Form dieser Gleichung:

$$\frac{1}{v} = \frac{K_M + [S]}{V[S]} = \frac{K_M}{V} \frac{1}{[S]} + \frac{1}{V} \quad (14)$$

Die Auftragung von 1/v gegen 1/[S] liefert eine Gerade, die die *Ordinate* bei 1/V und die *Abszisse* bei -1/K_M schneidet. Die *Neigung* der Geraden ist K_M/V (☞ Abb. 7.4).

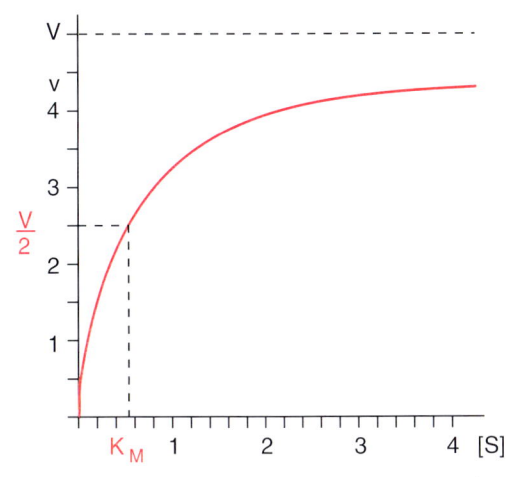

Abb. 7.3: Abhängigkeit der Reaktionsgeschwindigkeit einer enzymkatalysierten Reaktion von der Substratkonzentration (Michaelis-Menten-Kurve, auch als Substrat-Geschwindigkeitsdiagramm oder Enzymkennlinie bezeichnet).

Im Anfangsteil der Hyperbel steigt infolge zunehmender Besetzung des Enzyms mit Substrat die Reaktionsgeschwindigkeit stark an. Mit steigender Substratkonzentration wird das Enzym mit Substrat zunehmend gesättigt, so daß die Maximalgeschwindigkeit V asymptotisch erreicht wird. Wie im Folgenden gezeigt wird, ist der K_M-Wert mit derjenigen Substratkonzentration identisch, die halbmaximale Geschwindigkeit der Enzymreaktion ergibt. Bei v = V/2 schreiben wir Gl. (6) wie folgt:

$$\frac{V}{2} = \frac{V[S]}{K_M + [S]} \quad (10)$$

Durch stufenweise Umformung gelangt man zu Gl. (13), die die Gleichheit von K_M mit [S] bei halbmaximaler Geschwindigkeit der Enzymreaktion ausdrückt:

$$\frac{1}{2} = \frac{[S]}{K_M + [S]} \quad (11)$$

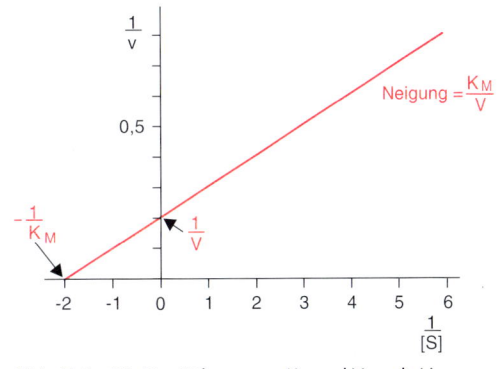

$$K_M + [S] = 2[S] \quad (12)$$

$$K_M = [S] \quad (13)$$

Abb. 7.4: Die Ermittlung von K_M und V nach *Lineweaver-Burk*.

7.2.2. Das Effizienzkriterium eines Enzyms

7.2.2.1. Der k_{kat}/K_M-Quotient

Es lässt sich ein *allgemeines Kriterium* ableiten, das es erlaubt, die katalytische Wirksamkeit (*katalytische Effizienz*) eines Enzyms quantitativ zu erfassen. Dies ist der Quotient von zwei charakteristischen kinetischen Parametern eines Enzyms, k_{kat} und K_M, und wird als k_{kat}/K_M-*Kriterium* bezeichnet. Mit k_{kat} wird die *Reaktionskonstante* der *geschwindigkeitsbestimmenden Reaktion* eines Enzyms bezeichnet. Für den einfachsten Fall der *Michaelis-Menten-Reaktion* (Gl. (1)) ist $k_{kat} = k_{+2}$. Wir setzen k_{kat} anstelle k_{+2} in Gleichung (9) ein und erhalten bei Substratsättigung ([ES]=[E_T]):

$$V = k_{kat}[E_T] \quad (15)$$

Nach k_{kat} aufgelöst ergibt sich

$$k_{kat} = V/[E_T] \qquad (16)$$

k_{kat} ist eine *Geschwindigkeitskonstante erster Ordnung* und hat die *Einheit* s^{-1}. Sie drückt die *Wechselzahl* eines Enzyms aus. Letztere gibt die Anzahl der Substratmoleküle an, die bei Substratsättigung pro Sekunde von einem Enzymmolekül in das Produkt umgewandelt werden. Die Wechselzahl für die H_2O_2-spaltende *Katalase* beträgt 40.000.000 und für die acetylcholinspaltende *Acetylcholinesterase* 140.000. k_{kat}/K_M ist eine Reaktionskonstante zweiter Ordnung und hat die Einheit $M^{-1}s^{-1}$ ($M = mol\, l^{-1}$). Das k_{kat}/K_M-Kriterium liefert ein genaues Maß für die Spezifität eines Enzyms. Je größer die katalytische Wirksamkeit und die Affinität eines Enzyms gegenüber einer bestimmten Verbindung aus einer Auswahl chemische verwandter Substanzen ist, d.h. je größer die Wechselzahl eines Enzyms und je kleiner sein K_M-Wert sind, desto größer ist der Wert von k_{kat}/K_M.

7.2.2.2. Der k_{kat}/K_M-Quotient als Effizienzkriterium eines Enzyms

Bei $[S] << K_M$ liegt die enzymatische Aktivität weit unter der Maximalgeschwindigkeit, weil dann die meisten aktiven Zentren unbesetzt sind. Dies sind die Bedingungen, unter denen die für die Regulation des Stoffwechsels wichtigen Enzyme in einer Zelle arbeiten. Bei $[S] << K_M$ ist [ES] sehr klein und die Konzentration des freien Enzyms [E] ist praktisch gleich der Totalkonzentration des Enzyms $[E_T]$, so daß man durch Kombination von Gl. (7) und Gl. (15) erhält:

$$v = \frac{k_{kat}}{K_M}[E_T] \cdot [S] \qquad (17)$$

Bei sehr kleinen Substratkonzentrationen hängt folglich die enzymatische Geschwindigkeit von der Reaktionskonstante k_{kat}/K_M und von [S] ab. Unter diesen Bedingungen wird die Reaktionsgeschwindigkeit durch die Zusammenstöße zwischen Enzym und Substrat begrenzt, d.h. die Reaktionsgeschwindigkeit kann nicht größer sein als die diffusionskontrollierte Kollisionshäufigkeit des Enzyms mit seinem Substrat. Die Diffusion von Enzym und Substrat begrenzt unter diesen Bedingungen die Bildungsgeschwindigkeit von ES. *Theoretische Studien* ergaben, daß die obere Grenze der Reaktionskonstanten 2. Ordnung bei einer diffusionsbegrenzten Reaktion zwischen einem Enzym und seinem Substrat im Bereich von 10^8-$10^{10}\, M^{-1}s^{-1}$ liegt. Daraus folgt, daß bei einem Enzym der experimentell bestimmte k_{kat}/K_M-Quotient aus theoretischen Gründen diesen Bereich nicht überschreiten kann. Berechnet man für eine größere Zahl von Enzymen aus den Wechselzahlen und ihren K_M-Werten die k_{kat}/K_M-Quotienten, so kommt man bei einigen Enzymen nahe an diesen oberen Bereich heran. Das bedeutet, daß die Katalysegeschwindigkeit dieser Enzyme diffusionskontrolliert ist und durch die Kollisionshäufigkeit von Substrat und Enzym begrenzt wird. Diese Enzyme haben *kinetische Perfektion* erreicht. Zu den diffusionskontrollierten Enzymen gehört das Glycolyseenzym *Triosephosphat-Isomerase*. Andere Enzyme, die dem genannten Bereich nahe kommen sind die *Acetylcholinesterase*, die *Fumarase* und die *Crotonase*.

Eine weitere Steigerung der Katalysegeschwindigkeit eines Enzyms kann nur durch Verkürzung der Diffusionszeit erreicht werden. Dies ist in *Multienzymkomplexen* der Fall, in denen das Produkt eines Enzyms, ohne in Lösung zu gehen, direkt an das Nachbarenzym weitergereicht wird, so daß ihre Diffusionswege praktisch Null sind. Beispiele hierfür sind die *Atmungskette*, die *Pyruvatdehydrogenase* und die *Fettsäuresynthase*.

7.3. Wirkungsmechanismen von Enzymen

7.3.1. Zerlegung einer Enzymreaktion in Einzelschritte

Auf welche Weise ist ein Enzym in der Lage, die Geschwindigkeit einer chemischen Reaktion um das 10^6-10^{14}-fache, in einigen Fällen sogar um das 10^{18}-fache, zu steigern? Obwohl die Ursachen der hohen katalytischen Wirksamkeit von Enzymen seit Jahrzehnten diskutiert werden und es auch zahlreiche moderne physikalische und chemische Ansätze zu ihrem Verständnis gibt, birgt die Enzymkatalyse noch immer zahlreiche ungelöste Fragen. Eine wichtige Form des Herangehens, das Geheimnis der hohen katalytischen Wirksamkeit eines Enzyms zu lüften, liegt darin, den Katalyseprozeß in Einzelschritte aufzugliedern:

- Substratbindung an das Enzym
- Bildung des aktivierten Übergangszustandes im Enzym-Substrat-Komplex

- Produktbildung am Enzym
- Spaltung des Enzym-Produkt-Komplexes und Freisetzung des Produktes.

7.3.2. Das aktive Zentrum eines Enzyms

Das *aktive Zentrum* eines *Enzyms* ist meist als *Tasche* oder *Krypte* an der Proteinoberfläche ausgebildet. Es wird von Aminosäuren gebildet, die ein hydrophobes Milieu in seinem Innern erzeugen und dafür sorgen, daß die Zahl der Wassermoleküle in ihm sehr klein ist. Die Aminosäuren stehen im aktiven Zentrum in einer spezifischen räumlichen Anordnung zueinander, so daß 1. das Substrat hervorragend eingepaßt werden kann, was für die Selektivität des katalytischen Prozesses wichtig ist, und 2. die Bedingungen für die Entstehung eines *reaktionsfreudigen Übergangszustandes* des Substrates optimal gegeben sind. Die Aminosäuren im aktiven Zentrum müssen *nicht benachbart* in der Aminosäuresequenz sein, da infolge der Faltung des Proteinmoleküls auch solche Aminosäuren in enge Nachbarschaft zueinander kommen können, die in der Primärstruktur mehr oder weniger weit voneinander entfernt sind. In vielen Fällen bindet das Substrat zuerst *nichtkovalent* mittels *elektrostatischer Kräfte* sowie *Wasserstoffbindungen, hydrophober Bindungen* und *van der Waals-Kräften* an das aktive Zentrum und bildet den Enzym-Substrat-Komplex ES. Dann sorgen die funktionellen Gruppen der Aminosäuren im aktiven Zentrum für den Ablauf der enzymatischen Reaktion. Auch der übrige Teil des Proteinmoleküls hat Bedeutung für den katalytischen Prozeß. Er sorgt für die Strukturflexibilität des aktiven Zentrums und bringt die an der Katalyse beteiligten Aminosäuren in eine entsprechende Lage und Anordnung zueinander und zum Substratmolekül. Dadurch trägt er zur Optimierung des katalytischen Prozesses bei (☞ Abb. 7.5).

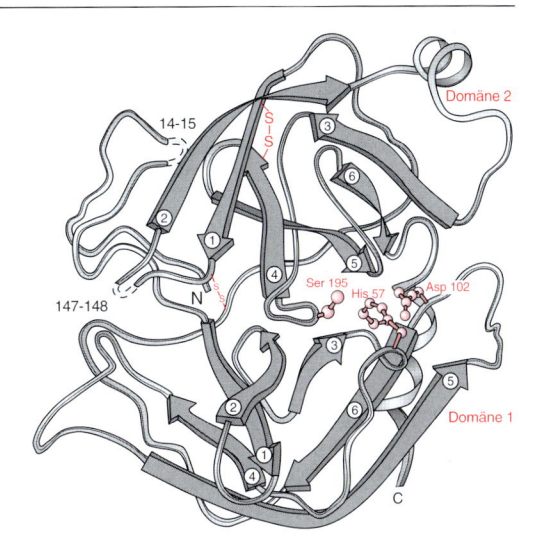

Abb. 7.5: Raumstruktur des α-Chymotrypsins. Das Enzym ist in zwei Domänen gefaltet, die drei Paare antiparalleler β-Stränge enthalten. Das aktive Zentrum besteht aus Ser195, His57 und Asp102. Die drei Polypeptidketten sind durch Disulfidbrücken verbunden.

7.3.3. Kovalente und nichtkovalente Katalyse

Die Enzymkatalyse stellt vorwiegend eine *homogene Katalyse* dar, da der Katalysator sich in gelöster Form in derselben Phase wie seine Reaktionspartner befindet. Ausnahmen bilden membrangebundene Enzyme und zahlreiche Enzyme des Lipidstoffwechsels, deren Wirkungsweise Züge der *heterogenen Katalyse* tragen.

Es gibt zwei *Typen* von *Katalysemechanismen* bei Enzymen:

- die *kovalente Katalyse*, bei der das Substrat kovalent an das aktive Zentrum gebunden wird
- die *nichtkovalente Katalyse*, z.B. die Säure-Basenkatalyse.

▶ Kovalente Katalyse

Die Seitenketten zahlreicher Aminosäurereste im aktiven Zentrum eines Enzymmoleküls sind *nucleophil* ("elektronenreich"), z.B. -COO$^-$ von Glutamyl- und Aspartylresten, -NH$_2$ von Lysyl- und Arginylresten, -S$^-$ des Cysteinylrestes, -OH von Seryl-, Threonyl- und Tyrosylresten und die Imidazolgruppe von Histidylresten (☞ Abb. 7.6). Diese Gruppen greifen *elektrophile* ("elektronenarme") *Gruppen* eines Substrates, z.B. Acyl-, Phosphoryl- oder Glycosylgruppen, an und bilden mit diesen kovalente Bindungen (☞ Abb. 7.7).

-COO⁻, -NH₂, -OH, -S⁻, (imidazole)

Abb. 7.6: Nucleophile Gruppen in den Seitenketten von Aminosäuren.

Acylgruppe   Phosphorylgruppe

Glycosylgruppe

Abb. 7.7: Elektrophile Gruppen in Substraten von Enzymen.

▶ Säure-Basen-Katalyse

Diesen nichtkovalenten Katalysetyp findet man, wenn protonenabgebende Gruppen (*Säuren*) und protonenaufnehmende Gruppen (*Basen*) an der Reaktion teilnehmen. Säuren vermögen chemische Reaktionen zu katalysieren, indem sie die Reaktionsteilnehmer protonisieren und Basen, indem sie Protonen von ihnen abziehen. Infolge der Säure-Basen-Natur funktioneller Gruppen in den Seitenketten zahlreicher Aminosäurereste in Proteinmolekülen ist dieser Katalysetyp für die Enzymkatalyse sehr bedeutungsvoll. Auch im Katalysemechanismus des Chymotrypsins sind Zwischenreaktionen enthalten, die auf der Säure-Basen-Katalyse beruhen (☞ Abb. 7.8).

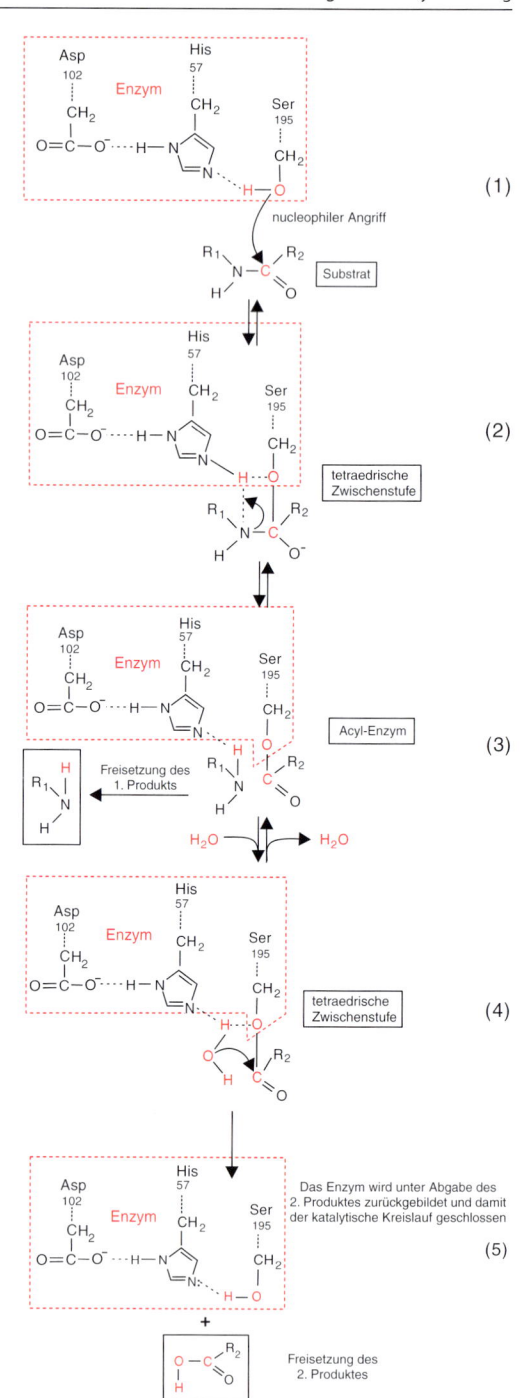

Abb. 7.8: Der Mechanismus der Spaltung einer Peptidbindung durch Chymotrypsin.

7.3.4. Der Katalysemechanismus des Chymotrypsins

Das *Chymotrypsin* ist eine Serinpotease. Sie spaltet Peptidbindungen im Innern ihres Proteinsubstrates und bevorzugt dabei Peptidbindungen von Aminosäuren mit *aromatischen* oder *hydrophoben aliphatischen Seitenketten*. Bei einer Serinpotease hängt die von ihr ausgeführte Peptidhydrolyse von einem *Serylrest* in ihrem aktiven Zentrum ab. Im Verlauf des Katalyseprozesses wird das Proteinsubstrat kovalent an diesen Serylrest gebunden. Die das *aktive Zentrum* des Chymotrypsins aufbauenden Aminosäuren sind *Ser-195*, *His-57* und *Asp-102* (☞ Abb. 7.5). Die Aufspaltung einer Peptidbindung durch Chymotrypsin erfolgt schrittweise (☞ Abb. 7.8):

1. *Nucleophiler Angriff* von Ser-195 auf die Carbonylgruppe der zu spaltenden Peptidbindung (1) und Bildung eines kurzlebigen, tetraedrischen Zwischenproduktes (2). His-57 nimmt das dabei von dem Serylrest abgespaltene Proton auf *(Säure-Basenkatalyse)*. Diese *Protonenwanderung* wird durch die COO⁻-Gruppe des Asp-102 unterstützt. Danach zerfällt das tetraedrische Zwischenprodukt unter Deprotonierung des His-57 (*Säure-Basenkatalyse*) und Bildung eines *Esters* zwischen der *Carbonylgruppe* der angegriffenen Peptidbindung des Substrates und der *Hydroxylgruppe* des *Serins-195* (Acyl-Enzym-Zwischenprodukt). Gleichzeitig wird das erste *Spaltprodukt* frei, das die aus der Spaltung der Peptidbindung hervorgegangene *Aminogruppe* trägt (3).

2. Der *Serin-Acyl-Ester* wird unter Regenerierung des Enzyms hydrolytisch gespalten (4) und das zweite Spaltprodukt dabei freigesetzt. Bei diesem Prozeß ist Wasser das nucleophile und Ser-195 das austretende Molekül (5).

3. Für die Einpassung des Peptidsubstrates in das aktive Zentrum ist eine benachbarte hydrophobe, die *Spezifität* der *Chymotrypsinwirkung* bestimmende, Tasche verantwortlich, in die die hydrophobe Seitenkette derjenigen Aminosäure eintaucht, z.B. ein Phenylalaninrest des Proteinsubstrates, an der die Peptidhydrolyse erfolgt (☞ Abb. 7.9). Dadurch gerät die Carbonylgruppe des Substrates in eine räumlich günstige Lage zu den beiden Aminosäuren Serin und Histidin im aktiven Zentrum, so daß die Peptidspaltung erleichtert wird. Der *Eintauchvorgang* der *Phenylgruppe* in die *hydrophobe Tasche* ist der *geschwindigkeitsbestimmende Schritt* der Chymotrypsinkatalyse. Die dem Chymotrypsin verwandte Serinprotease *Trypsin* spaltet im Gegensatz zum Chymotrypsin Peptidbindungen an *basischen Aminosäuren*, nämlich an *Lysyl-* oder *Arginylresten*. Dementsprechend enthält die Tasche beim Trypsin, im Unterschied zum Chymotrypsin, einen *Aspartylrest* als *saure Aminosäure* (☞ Abb. 7.9).

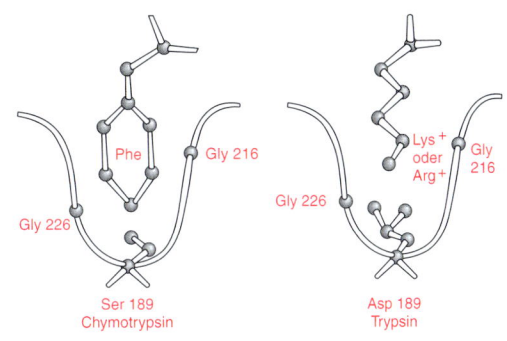

Abb. 7.9: Die Spezifitäten von Chymotrypsin und Trypsin werden durch Taschen an der Enzymoberfläche, die dem aktiven Zentrum benachbart sind, vermittelt. In diese taucht die Seitenkette derjenigen Aminosäure ein, deren Peptidbindung gespalten wird; Chymotrypsin bevorzugt aromatische Seitenketten, die in seine hydrophobe Tasche eintauchen und Trypsin bevorzugt basische Aminosäuren (Arg- oder Lys-Reste), die in seine saure Tasche eintauchen.

7.4. Hemmung von Enzymreaktionen

Enzyme können *reversibel* oder *irreversibel* gehemmt werden. Stoffe, die eine Enzymhemmung verursachen, bezeichnet man als *Inhibitoren*. Ein *reversibel* wirkender Inhibitor wird an das Enzym *dissoziabel* gebunden, d.h. er kann das Enzym schnell wieder verlassen, ein *irreversibel* wirkender Inhibitor hingegen wird fest an das Enzym, meist *kovalent*, gebunden. Die *reversible Enzymhemmung* ist charakteristisch für *physiologische Inhibitoren* und damit für die Regulation des Zellstoffwechsels, eine *irreversible Enzymhemmung* hingegen findet man oft durch *Pharmaka* oder *toxische Substanzen*.

7.4.1. Reversible Enzymhemmung

Bei der *reversiblen Enzymhemmung* wollen wir zwei verschiedene Typen voneinander unterscheiden:

- die *konkurrierende* (*kompetitive*) Hemmung und
- die *nichtkonkurrierende* (*nichtkompetitive*) Hemmung

Eine *kompetitive Hemmung* liegt vor, wenn Substrat und Hemmstoff um das aktive Zentrum konkurrieren, so daß der Hemmstoff das Substrat vom Enzym verdrängt. Bei kleinen Substrat- und großen Hemmstoffkonzentrationen ist demzufolge der Hemmstoff stark wirksam. Im umgekehrten Fall (hohe Substrat- und niedrige Hemmstoffkonzentrationen) ist der Hemmstoff nur von geringer Wirkung. Infolge der Konkurrenzbeziehungen wird bei einer kompetitiven Hemmung die Affinität des Substrates zum Enzym scheinbar herabgesetzt (Vergrößerung der Michaelis-Menten-Konstante), während die Maximalgeschwindigkeit durch den Hemmstoff unbeeinflußt bleibt (☞ Abb. 7.10).

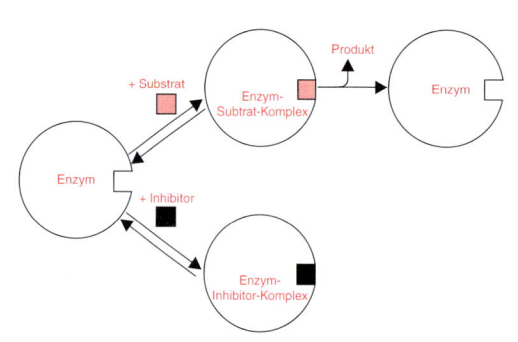

Abb. 7.10: Kompetitive Hemmung (Konkurrenzhemmung) eines Enzyms.

Für die *nichtkompetitive Hemmung* ist charakteristisch, daß der Inhibitor mit dem Substrat *nicht* um das aktive Zentrum konkurriert, sondern an eine andere Stelle am Enzymmolekül bindet. Dadurch wird die katalytische Fähigkeit des Enzyms herabgesetzt (☞ Abb. 7.11). Bei der nichtkompetitiven Hemmung ist das Ausmaß der Hemmung des Enzyms nur von der Hemmstoffkonzentration abhängig und nicht von der Konzentration des Substrates. Ein nichtkompetitiver Inhibitor beeinflußt die Michaelis-Menten-Konstante des Enzyms nicht, erniedrigt aber seine Maximalgeschwindigkeit.

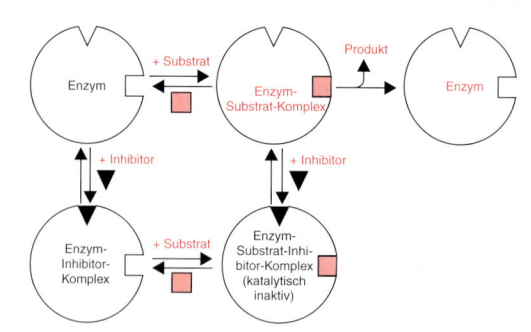

Abb. 7.11: Nichtkompetitive Hemmung eines Enzyms.

7.4.2. Irreversible Hemmung von Enzymreaktionen

Für diesen Fall wollen wir zwei Beispiele kennenlernen:

1. Die berüchtigten chemischen Kampfstoffe und Massenvernichtungsmittel vom Typ der *Alkylfluorphosphate*, z.B. das *Diisopropylfluorphosphat*, wirken hochspezifisch und irreversibel auf Enzyme, die einen, für die katalytische Reaktion unentbehrlichen, *Serylrest* in ihrem aktiven Zentrum haben. Dieser Serylrest wird durch das Alkylfluorphosphat kovalent modifiziert (☞ Abb. 7.12). Besonders empfindlich reagiert die *Acetylcholinesterase* des Nervengewebes, die eine wichtige Rolle bei der Erregungsübertragung von einer Nervenzelle auf eine andere spielt (deshalb der Ausdruck *Nervengase* für diese Gifte). Die Alkylfluorphosphate wirken schon in sehr kleinen Dosen durch Lähmung des Atemzentrums tödlich. Da die phosphororganische Verbindung mit einem Aminosäurerest im aktiven Zentrum der Acetylcholinesterase reagiert, der für die Katalyse unentbehrlich ist, hat der irreversible Inhibitor die Funktion eines *Pseudosubstrates*.

Abb. 7.12: Irreversible Hemmung eines Serinenzyms durch Diisopropylfluorphosphat.

2. Seit langem sind die entzündungshemmenden, schmerzlindernden und fiebersenkenden Wirkungen der *Acetylsalicylsäure* (*Aspirin*) bekannt. Dieses Pharmakon greift in die Synthese der *Prostaglandine* ein, indem es durch Acetylierung das Enzym *Cyclooxygenase*, die die Umwandlung der *Arachidonsäure* in ein *Endoperoxid* als Zwischenprodukt der *Prostaglandinsynthese* katalysiert, irreversibel hemmt (Kap. 22.).

7.5. Allosterische Enzyme

7.5.1. Enzyme mit einer S-förmigen Substrat-Geschwindigkeitskurve

Eine wichtige Gruppe von Enzymen zeigt *keine hyperbelförmige Abhängigkeit* ihrer Aktivität von der Substratkonzentration, wie die Enzyme, die der *Michaelis-Menten-Kinetik* folgen, sondern eine *S-förmige* (*sigmoidale*) Abhängigkeit. Diese Enzyme haben bei kleinen Substratkonzentrationen eine sehr niedrige Reaktionsgeschwindigkeit, die mit zunehmender Substratkonzentration ansteigt, dann wieder abflacht und bei hohen Konzentrationen des Substrates in die Maximalgeschwindigkeit übergeht (☞ Abb. 7.13). Im Gegensatz zu den Enzymen, die der klassischen Michaelis-Menten-Kinetik folgen, haben die Enzyme mit sigmoidaler Kinetik mehrere Substratbindungsplätze (d.h. mehrere aktive Zentren), die auf verschiedene Untereinheiten verteilt sind und untereinander in *kooperativen Wechselwirkungen* stehen. Dadurch entsteht eine Reaktion höherer Ordnung, wie dies durch die S-Förmigkeit der Substrat-Geschwindigkeitskurven der betreffenden Enzyme zum Ausdruck kommt. Enzyme mit *Michaelis-Menten-Kinetik* sind entweder *monomer* und haben nur ein *einziges aktives Zentrum* oder sie sind auch *oligomer*, dann aber sind ihre *aktiven Zentren* kinetisch *unabhängig* voneinander. Sie verhalten sich so als befänden sie sich auf verschiedenen Enzymmolekülen. Enzyme mit S-förmiger Substrat-Geschwindigkeitskurve bestehen hingegen *immer* aus mehreren Untereinheiten, deren aktive Zentren untereinander *kooperieren*. Man bezeichnet sie als *allosterische Enzyme*.

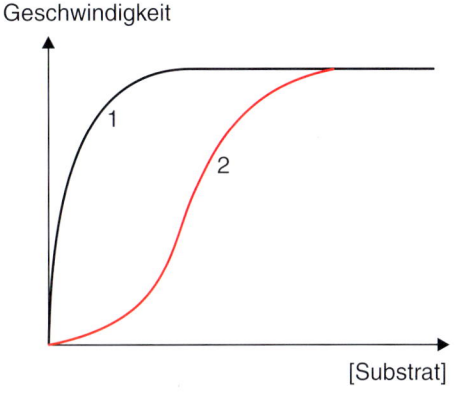

Abb. 7.13: Vergleich der Michaelis-Menten-Kinetik (nichtkooperativ, 1) mit der kooperativen Kinetik eines allosterischen Enzyms (2).

Katalytische und regulatorische Zentren in einem allosterischen Enzym. Allosterische Enzyme besitzen zwei Typen von Zentren, nämlich *katalytische* (gleichbedeutend mit den bisher besprochenen aktiven Zentren) und *regulatorische Zentren*. Die regulatorischen Zentren binden Metabolite, *allosterische Effektoren* genannt, die eine völlig andere Struktur als das Substrat haben können (deshalb die Bezeichnung "allosterisch"). Die Allosterie ist, wie erwähnt, an eine oligomere Enzymstruktur gebunden. Dabei können die Untereinheiten entweder identisch sein und jede von ihnen beide Typen von Zentren enthalten oder nichtidentisch sein. Dann ist das Enzym aus katalytischen, jeweils ein aktives Zentrum enthaltenden und aus regulatorischen, die allosterischen Effektoren bindenden, Untereinheiten aufgebaut. Die Effektoren beeinflussen entweder positiv oder negativ die Affinität des Substrats zu dem Enzym. *Positive Effektoren* verschieben die Kennlinie nach links, erhöhen also die Affinität des Enzyms zum Substrat, *negative* verschieben sie nach rechts, erniedrigen demzufolge die Affinität des Enzyms zum Substrat. Aus der Abb. 7.14 ist zu ersehen, daß allosterische Effektoren nach der Art von Verstärkern die Enzymaktivität modulieren. Bei kleiner Substratkonzentration kann ein positiver Effektor die Reaktionsgeschwindigkeit eines Enzyms um das 100- bis 1000-fache steigern.

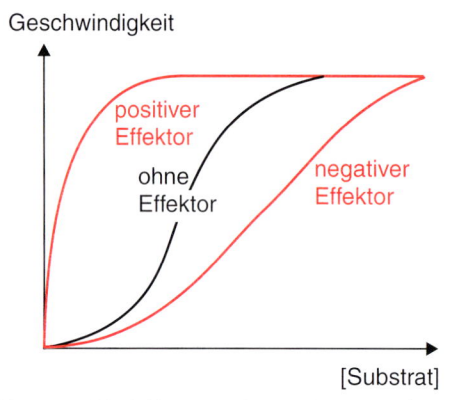

Abb. 7.14: Die Wirkungen eines positiven und eines negativen Effektors auf ein allosterisches Enzym.

Allosterische Effekte auf ein Enzym können *homotrop* oder *heterotrop* sein. Von *homotropen allosterischen Effekten* spricht man, wenn kooperative Wechselwirkungen bei Bindung von *identischen Liganden* an ein allosterisches Enzyms ausgelöst werden, z.B. von Substratmolekülen. *Heterotrope allosterische Effekte* entstehen bei Bindung von *nichtidentischen Liganden*, z.B. von Substrat und allosterischem Effektor, an das Enzym. Sie können negativ (bei einem hemmenden allosterischen Effektor) oder positiv (bei einem aktivierenden allosterischen Effektor) sein.

7.5.2. Das Zwei-Zustandsmodell eines allosterischen Enzyms

Ein einfaches Modell, das die kinetischen Besonderheiten eines allosterischen Enzyms befriedigend interpretiert, beruht auf der Annahme, daß das Enzym in *zwei* verschiedenen *Konformationszuständen*, *R* (von *relaxed*, entspannt) und *T* (von *tense*, gespannt), vorliegt. Beide Konformationen stehen untereinander in einem *allosterischen Gleichgewicht* (☞ Abb. 7.15). Als Beispiel wählen wir ein tetrameres Enzym, das aus vier *identischen* Untereinheiten besteht. Jeder der beiden Zustände R und T ist symmetrisch aufgebaut. Im *R-Zustand*

sind die *Konformationen* der vier Untereinheiten untereinander *identisch*, ebenso im T-Zustand, jedoch sind die Konformationen der Untereinheiten im R- und im T-Zustand unterschiedlich. Im R-Zustand sind die Untereinheiten als Kreise und im T-Zustand als Quadrate dargestellt. Jede Untereinheit besitzt in diesem Modell *drei Typen* von *Bindungsstellen*, eine *katalytische* (*substratbindendes, aktives Zentrum*) und *zwei allosterische* (*regulatorische*) *Bindungsstellen*, von denen eine einen positiven, also aktivierenden, Effektor, die andere einen negativen, also hemmenden, Effektor bindet. Im *Zustand R* besitzen die Untereinheiten eine *hohe Affinität* zum *Substrat* und zum *positiven Effektor*, jedoch keine Affinität zu dem negativen Effektor, im *Zustand T* hingegen haben die Untereinheiten eine *niedrige Affinität* zum *Substrat* und *keine Affinität* zum positiven Effektor, jedoch eine *hohe Affinität* zu dem negativen Effektor. Bei Substratsättigung entwickeln R und T gleiche Maximalgeschwindigkeiten.

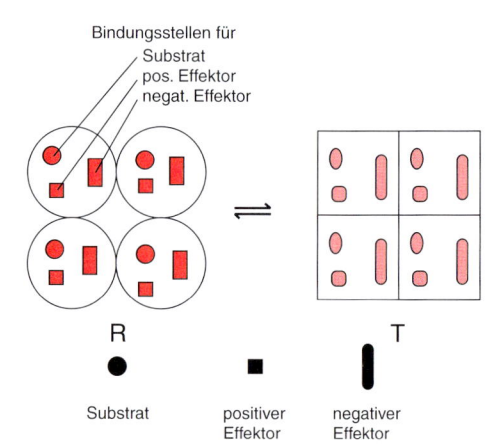

Abb. 7.15: Zwei-Zustandsmodell eines tetrameren allosterischen Enzyms mit den Konformationszuständen R und T.

Wenn bei Abwesenheit von Substrat und Effektoren der Zustand T bevorzugt ist, dann ist bei kleiner Substratkonzentration eine niedrige Enzymaktivität zu erwarten. Aus dem Modell geht hervor, daß bei schrittweiser Erhöhung der Substratkonzentration, infolge der hohen Affinität des Substrates zu dem Zustand R, das *allosterische Gleichgewicht* zu dessen Gunsten verschoben wird. Dies hat einen zunehmend steiler werdenden Verlauf der Enzymkennlinie zur Folge. Wird die Substratkonzentration weiter erhöht, so tritt im Sättigungsbereich des Enzyms eine Abflachung der Kurve ein, da die Maximalgeschwindigkeit erreicht wird. Das Ergebnis ist die S-förmige Kennlinie eines allosterischen Enzyms. Ein *positiver Effektor* hat eine hohe Affinität zum R-Zustand und verschiebt das allosterische Gleichgewicht zu dessen Gunsten. Dadurch wird die Substrataffinität zum Enzym erhöht und die Kurve steiler. Ein *negativer Effektor* hat eine hohe Affinität zum T-Zustand und verursacht demzufolge eine Erniedrigung der Substrataffinität, die sich in einer Abflachung der Substratgeschwindigkeitskurve äußert. Der Übergang von R nach T und umgekehrt ist ein *Alles-oder-Nichts-Übergang*, da die Wechselwirkungen zwischen den Untereinheiten so groß sind, daß die Besetzung *eines* Substrat- oder *eines* Effektorbindungsplatzes in dem oligomeren Protein eine *Konformationsänderung* auch in den anderen Untereinheiten mit entsprechenden Änderungen ihrer Ligandenaffinitäten bewirken. Bei Anwesenheit eines *positiven Effektors* liegt das Enzym von vornherein im *R-Zustand* vor, so daß das Substrat nur auf die Form des Enzyms mit hoher Substrataffinität trifft und deshalb das Enzym eine *hyperbelförmige Kennlinie* aufweist.

Man findet allosterische Enzyme im Stoffwechsel überall dort, wo *Kontrollpunkte* im Stoffwechsel existieren, nämlich am Beginn einer Stoffwechselkette, an Verzweigungen oder an Einmündungen.

7.5.3. Negative Rückkopplung in einer Synthesekette durch einen allosterischen Effektor

Ein wichtiges Beispiel eines *allosterischen Enzyms* ist die *Aspartattranscarbamoylase*. Dieses Enzym katalysiert die Bildung von Carbamoylaspartat aus Carbamoylphosphat und Aspartat und leitet dadurch die aus sechs Reaktionsschritten bestehende Pyrimidinsynthese ein, als deren Endprodukt Cytidintriphosphat (CTP) entsteht (☞ Abb. 7.16 und Kap. 19.). Das CTP übt bei *E. coli* eine allosterische Endprodukthemmung (*negative Rückkopplung*) auf die *Aspartattranscarbamoylase* als erstem Enzym in der Synthesekette aus und kontrolliert damit seine eigene Synthese. Die *Allosterie* wird dadurch augenfällig, daß der negative Effektor CTP keinerlei chemische Verwandtschaft oder strukturelle Ähnlichkeit mit den Substraten der *Aspartattranscarbamoylase*, dem Carbamoylphosphat und dem Aspartat, hat. Das Enzym besteht aus *zwei Ty-*

pen von Untereinheiten, sechs (größeren) *katalytischen* und sechs (kleineren) *regulatorischen Untereinheiten*. Die Substrate der Aspartattranscarbamoylase werden an die katalytischen, der negative Effektor CTP an die regulatorischen Untereinheiten gebunden.

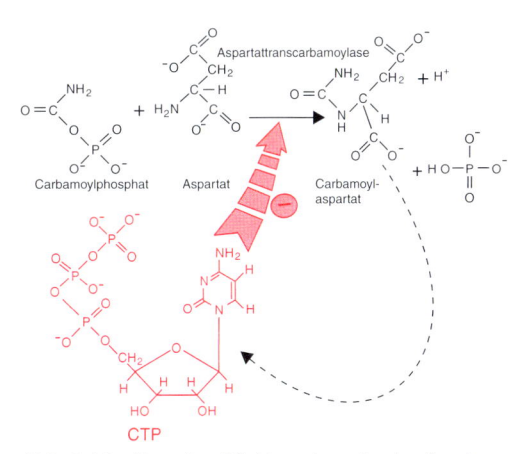

Abb. 7.16: Negative Rückkopplung in der Synthese der Pyrimidinnucleotide; die Aspartattranscarbamoylase ist allosterisch und wird von CTP als Endprodukt der Enzymkette gehemmt (Selbstregulation).

7.6. Einfluß der Temperatur auf eine Enzymreaktion

Eine *Temperaturerhöhung* hat eine *Steigerung* der *Geschwindigkeit* einer *chemischen Reaktion* zur Folge. Die *Reaktionsgeschwindigkeits-Temperatur-Regel* (RGT-Regel) von *van't Hoff* sagt aus, daß sich bei Temperaturerhöhung um 10°C die Reaktionsgeschwindigkeit verdoppelt. Der Q_{10}-Wert einer solchen Reaktion ist 2. Die RGT-Regel gilt prinzipiell auch für enzymatische Reaktionen. Da aber bei Erhöhung der Temperatur auf über 40 bis 50°C in den meisten Fällen eine Denaturierung des Enzymproteins eintritt und dadurch das Enzym unwirksam wird, sind der Gültigkeit der RGT-Regel bei Enzymen Grenzen gesetzt. Infolge der *Hitzedenaturierung* des *Enzymproteins* ergibt sich in der Wirksamkeit eines Enzyms ein *Temperaturoptimum*. Oberhalb des Temperaturoptimums sinkt die Reaktionsgeschwindigkeit infolge der Hitzelabilität des Enzyms sehr steil ab (☞ Abb. 7.17). Die Existenz eines Temperaturoptimums ist charakteristisch für eine enzymatische Reaktion.

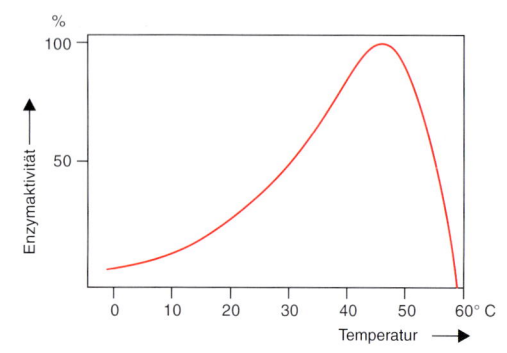

Abb. 7.17: Das Temperaturoptimum eines Enzyms.

7.7. Einfluß des pH-Wertes auf eine Enzymreaktion

Aufgrund der Abhängigkeit der Dissoziation und Ionisation der funktionellen Gruppen eines Eiweißmoleküls vom pH-Wert, insbesondere infolge der Säure-Basen-Eigenschaften der Aminosäuren im aktiven Zentrum, weisen Enzyme eine ausgeprägte pH-Abhängigkeit in ihren katalytischen Eigenschaften, sowohl im Hinblick auf K_M als auch k_{kat}, auf. Jedes Enzym besitzt ein *pH-Optimum*, dessen Lage und Form von den Eigenschaften der an der Reaktion beteiligten Aminosäuren abhängt (☞ Abb. 7.18). Durch Bestimmung von K_M und k_{kat} in Abhängigkeit vom pH-Wert lassen sich Rückschlüsse auf diejenigen Aminosäuren ziehen, deren Seitenketten an der Substratbindung und am katalytischen Prozeß beteiligt sind.

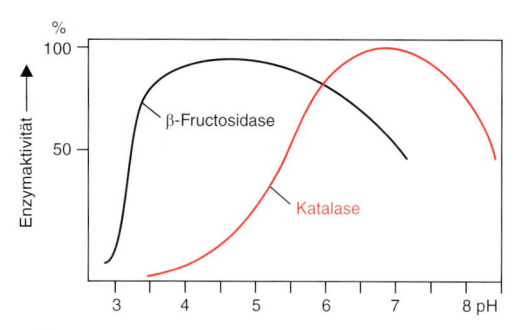

Abb. 7.18: Die pH-Abhängigkeit von Enzymreaktionen.

7.8. Cofaktoren und Coenzyme von Enzymen

Viele Enzyme entfalten ihre katalytischen Fähigkeiten als reine Proteine (*Pepsin*, *Trypsin* u.a.), andere Enzyme benötigen für ihre Aktivität bestimmte leicht- oder schwerdissoziable, niedermolekulare, nichtproteinartige Bestandteile (Ionen, Nucleotide u.a.). Sie werden entweder als *Cofaktoren* (vorzugsweise unentbehrliche anorganische Kationen oder Anionen) oder als *Coenzyme* oder, bei fester Bindung an das Enzymprotein, als *prosthetische Gruppen* bezeichnet.

7.8.1. Ionen als Cofaktoren

Für die Aktivität vieler Enzyme sind bestimmte Kationen oder Anionen unentbehrlich. Zu nennen sind vor allem K^+-, Ca^{2+}-, Mg^{2+}-, Mn^{2+}- und Zn^{2+}- sowie Cl^--Ionen. Ein aktivierendes Kation kann auch Bestandteil des Substrates und damit stöchiometrischer Reaktionsteilnehmer sein (z.B. ist Mg-ATP und *nicht* freies ATP Substrat der Hexokinase und anderer ATP-abhängiger Enzyme). Die *Carboxypeptidase A*, die von ihren Proteinsubstraten die C-terminale Aminosäure durch Hydrolyse der letzten Peptidbindung abspaltet, enthält ein Zn^{2+}-Ion pro Enzymmolekül, das im aktiven Zentrum fest gebunden ist und in einer Rille nahe der Enzymoberfläche, flankiert von zwei Histidinseitenketten, einer Glutamatseitenkette und einem Wassermolekül, liegt (☞ Abb. 7.19). Das Zn^{2+}-freie Enzym ist inaktiv. In anderen Fällen sind Metallionen (z.B. Fe-Ionen) nicht an das Enzymprotein *direkt* gebunden, sondern sind Bestandteile von Coenzymen oder von prosthetischen Gruppen. Beispiele hierfür sind die Eisen-Porphyrin-Komplexe der *Cytochrome*, *Katalase* und *Peroxidasen*.

7.8. Cofaktoren und Coenzyme von Enzymen

katalysiert. NAD^+ ist *stöchiometrischer Reaktionsteilnehmer* (☞ Abb. 7.20; Formel des NAD^+ in Abb. 4.15). Bei der *Oxidation* von *Ethanol* zu *Acetaldehyd* wird das NAD^+ zu $NADH + H^+$ reduziert. Die Wirkgruppe des NAD^+ ist das *Nicotinsäureamid*, das bei der Reaktion reversibel reduziert wird. Die Enzymreaktion läßt sich in Einzelschritte zerlegen (☞ Abb. 7.21):

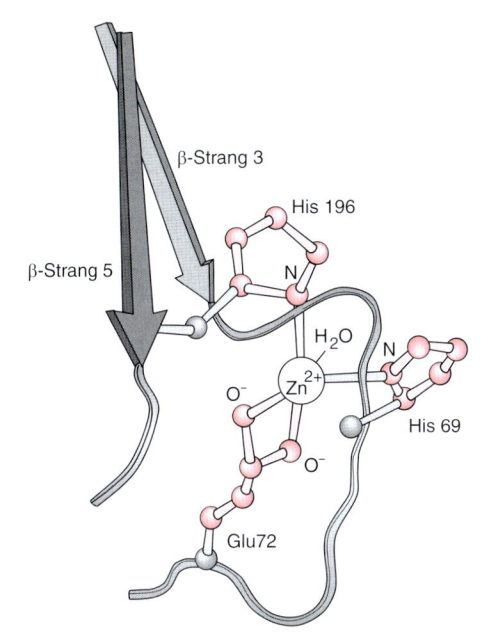

Abb. 7.19: Die Bindung von Zn^{2+} im aktiven Zentrum der Carboxypeptidase (nach C. Branden und J. Tooze, Introduction to Protein Structure, Garland Publishing, Inc., New York and London, 1991; mit freundlicher Genehmigung von C. Branden).

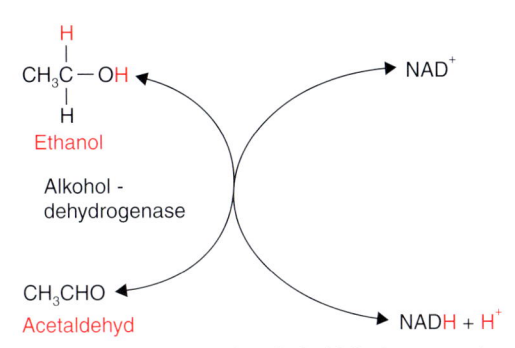

Abb. 7.20: Die durch die Alkoholdehydrogenase katalysierte Reaktion.

7.8.2. Coenzyme und prosthetische Gruppen

Als *Coenzyme* bezeichnet man *dissoziabel*, d.h. *locker* an das Enzymprotein gebundene (z.B. NAD^+ und $NADP^+$) und als *prosthetische Gruppen festgebundene*, nichteiweißartige, niedermolekulare organische Verbindungen (z.B. FMN, FAD, Pyridoxalphosphat, Porphyrine u.a.). Die prosthetischen Gruppen werden gewöhnlich erst durch Denaturierung des Enzymproteins freigesetzt. Die Coenzyme und die prosthetischen Gruppen nehmen stöchiometrisch am katalytischen Prozeß teil und gehen mit "ihren" Enzymproteinen hochspezifische, stöchiometrische Wechselwirkungen ein. Im allgemeinen bezeichnet man das Enzymprotein als *Apoenzym* und den Apoenzym-Coenzym-Komplex als *Holoenzym*:

$$\text{Apoenzym} + \text{Coenzym} \rightleftharpoons \text{Holoenzym}$$

7.8.3. NAD^+ ist das Coenzym einer großen Zahl von Dehydrogenasen

Als Beispiel wählen wir die *Alkoholdehydrogenase*, die unter Mitwirkung ihres Coenzyms NAD^+ die Dehydrogenierung von Ethanol zu Acetaldehyd

Abb. 7.21: Der durch die Alkoholdehydrogenase katalysierte Hydridtransfer von Ethanol auf NAD^+.

1. eingeleitet wird die Wasserstoffübertragung durch Transfer eines *Hydridanions* H^- (das H^- besteht aus *einem Proton* und *zwei Elektronen*) von der OH-Gruppe des Ethanols auf das C-Atom 4 des Nicotinsäureamidringes des NAD^+ (das sich

dabei in einer *mesomeren Form* befindet, die die *positive Ladung* am *Kohlenstoffatom 4* trägt); dabei wird ein Carbonium-Ion zurückgelassen. Dies ist der eigentliche Oxidations-Reduktions-Vorgang der Gesamtreaktion. Es entsteht NADH.

2. das Carbonium-Ion dissoziiert und gibt dabei ein Proton in die Lösung ab. Deshalb ist NADH + H^+ die korrekte Schreibweise des Reduktionsproduktes von NAD^+ (*keinesfalls $NADH_2$*).

3. dann erfolgt eine Veränderung in der intramolekularen Elektronenverteilung des oxidierten Reaktionsproduktes und dessen Umwandlung zu Acetaldehyd.

Mit der *Reduktion* des NAD^+ zu NADH verliert das *Nicotinsäureamid* seine aromatische Natur. Im NADH befinden sich im Pyridinring des Nicotinsäureamids nur noch *zwei Doppelbindungen*. Der Pyridiniumstickstoff wird zum dreibindigen Stickstoff. Dadurch unterscheiden sich die Absorptionsspektren des oxidierten und reduzierten Nicotinsäureamiddinucleotids (dies gilt auch für $NADP^+$) (☞ Abb. 7.22). Die reduzierten Formen beider Coenzyme weisen, zusätzlich zu der Lichtabsorption bei 260 nm, die vom Nicotinsäureamid und vom Adenin herrührt, ein *zweites Absorptionsmaximum bei 340 nm* auf, das vom *reduzierten Nicotinsäureamid* stammt. Da in der enzymatischen Diagnostik NAD^+- bzw. $NADP^+$-abhängige Dehydrogenasen von großer praktischer Bedeutung sind, ist dieses Absorptionsmaximum für deren Aktivitätsbestimmung sehr wichtig.

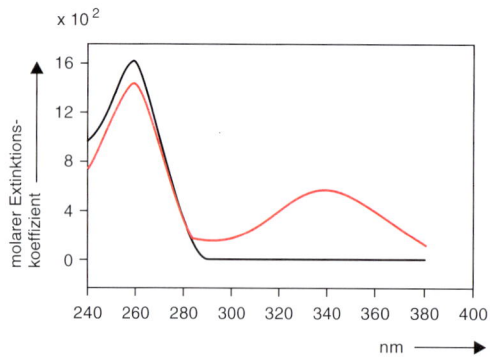

Abb. 7.22: Die Absorptionsspektren von NAD^+ ($NADP^+$) (schwarz) und NADH (NADPH) (rot).

7.9. Die Spezifität eines Enzyms

Die hohe Spezifität der Enzyme in ihrem Reaktionsmechanismus und bei der Auswahl ihrer Substrate ist eine der wichtigsten Voraussetzungen für den geordneten Ablauf des Stoffwechsels. Bei einem Enzym lassen sich *Reaktionsspezifität*, *Substratspezifität*, *Regiospezifität* und *Stereospezifität* unterscheiden.

Substrat	relative Aktivität
Ethanol	135
n-Propanol	146
n-Butanol	215
3-Hexanol	35
Methanol	0
tertiäres Butanol	0

Tab. 7.1: Relative Spezifität eines Isoenzyms der Alkoholdehydrogenase der Leber.

Die *Reaktionsspezifität* eines Enzyms äußert sich darin, daß es einen bestimmten *Reaktionstyp* mittels eines bestimmten *Reaktionsmechanismus* katalysiert, z.B. die *Wasserstoffübertragung* von einem *Donor* (etwa einem primären oder sekundären Alkohol) auf einen Acceptor (NAD^+ oder $NADP^+$) oder die *Übertragung* einer *Aminogruppe* von einer Aminosäure auf eine Ketosäure. Die erste Gruppe von Reaktionen wird durch *Dehydrogenasen*, die zweite durch *Aminotransferasen* katalysiert. Bei der *Substratspezifität* unterscheidet man *absolute* und *relative* Spezifität. Das klassische Beispiel eines *absolut spezifischen Enzyms* ist das harnstoffspaltende Enzym *Urease*. Es sind Hunderte von Harnstoffderivaten untersucht worden, die alle *nicht* durch die Urease gespalten werden. Eine *relative Spezifität* findet man u. a. bei *Dehydrogenasen*, *Esterasen*, *Glycosidasen*, *Peptidasen* und *Aminotransferasen*. Diese weisen häufig eine breite Substratspezifität auf, so daß durch sie eine große Zahl chemisch ähnlicher, *substratanaloger*, Substanzen, wenn auch meistens mit geringerer, in Einzelfällen auch mit höherer Geschwindigkeit als das natürliche Substrat, umgesetzt werden. Ein Beispiel dieser Art ist die *Alkoholdehydrogenase* der Leber (☞ Tab. 7.1). Unter *regiospezifischer Wirkung* eines Enzyms versteht man dessen unterschiedlichen Angriff auf Gruppen gleicher chemischer Struktur, jedoch unterschiedlicher Position im Substratmolekül. Die *Stereospezifität* eines Enzyms erkennt man daran, daß es aus dem Racemat von zwei enantiomeren Formen eines Substrates nur eine, *entweder* die L- *oder* die D-Form, auswählt. Beispiele sind die L- und D-Lactatdehydrogenasen sowie die D- und L-Aminosäureoxidasen. Peptidasen vermögen nur Peptidbindungen zwischen L-Aminosäuren zu spalten. Die *Stereospezifität* ist eine der herausragendsten und typischsten Eigenschaften von Enzymen.

7.10. Klassifikation und Nomenklatur der Enzyme

Gegenwärtig sind mehrere Tausend verschiedene Enzyme bekannt, von denen sehr viele von ihren Entdeckern Namen erhielten, ohne daß ihre Spezifitäten hinsichtlich ihrer Substrate und Produkte sowie ihrer Wirkungsweisen bekannt waren. So bürgerten sich Trivialnamen, wie Trypsin, Pepsin, Katalase usw. ein, aus denen man keine Information über die Wirkungen des Enzyms entnehmen konnte. Aus dieser chaotischen Situation erwuchs der Wunsch nach einer international akzeptierten Nomenklatur und Klassifikation der Enzyme (EC Abk. von Enzyme Classification; http://www.chem.qmw.ac.uk/iubm/enzyme/). Diese teilt die Enzyme in sechs *Hauptklassen* ein:

1. *Oxidoreductasen*
2. *Transferasen*
3. *Hydrolasen*
4. *Lyasen*
5. *Isomerasen*
6. *Ligasen*.

Jede *Hauptklasse* enthält *Unterklassen*, die die katalysierte Reaktion näher kennzeichnen, z.B. den *Elektronendonor* bei *Oxidations-Reduktionsreaktionen* oder die übertragene *Gruppe* bei *Transferasereaktionen*. Der Unterklasse schließt sich die *Subunterklasse* an, die z.B. bei den *Oxidoreductasen* den *Wasserstoff-* bzw. *Elektronenacceptor* (z.B. NAD$^+$, NADP$^+$, Cytochrom u. a.) benennt. Innerhalb der *Subunterklasse* erhält dann das Enzym eine bestimmte Nummer, die man als EC-Nummer bezeichnet. Das System sei am Beispiel der *Lactatdehydrogenase* erläutert:

L-Lactat + NAD$^+$ $\rightleftharpoons$ Pyruvat + NADH + H$^+$

Ihr systematischer Name ist *L-Lactat-NAD$^+$-Oxidoreductase* und ihre EC-Nummer ist 1.1.1.27. Diese ergibt sich wie folgt:

Enzyme Classification	EC
Hauptklasse: Oxidoreductase	1.
Unterklasse: Donor hat -CHOH-Struktur	1.
Subunterklasse: Acceptor ist NAD$^+$ oder NADP$^+$	1.
Nummer des Enzyms in der Subunterklasse	27.

Neben den systematischen Namen der EC-Nomenklatur werden die Trivialnamen der Enzyme auch weiterhin im täglichen Umgang gebraucht. Die Hauptklassen der Enzyme sind folgendermaßen definiert:

1. *Oxidoreductasen* katalysieren *Oxidations-Reduktionsprozesse*, deren Elektronen- bzw. Wasserstoffacceptoren NAD$^+$, NADP$^+$, FAD, FMN, Sauerstoff oder Cytochrome sind. Ihre Trivialnamen sind *Dehydrogenasen, Oxidasen, Reductasen, Transhydrogenasen, Hydroxylasen* usw.

2. *Transferasen* katalysieren *Gruppenübertragungen*, z.B. die Übertragung von Methyl-, Carboxyl-, Acyl-, Glycosyl-, Amino- oder Phosphorylgruppen von einem Donor auf einen Acceptor.

3. *Hydrolasen* spalten durch *Hydrolyse* Ester-, Glycosyl-, Peptid- oder Säureanhydridbindungen. Ihre Trivialnamen sind *Esterasen* (z.B. Lipasen), *Glycosidasen* (z.B. Invertase), *Proteasen* (z.B. Pepsin oder Trypsin), *Phosphatasen* usw.

4. *Lyasen* spalten Bindungen in ihren Substraten *nichthydrolytisch*, z.B. C-C- (*Aldolase, Decarboxylase*), C-O- (*Fumarase, Aconitase*) und C-N-Bindungen (*Argininosuccinase*).

5. *Isomerasen* katalysieren *intramolekulare Isomerisierungsreaktionen*, z.B. *Racemasen, Epimerasen* und *intramolekulare Oxidoreductasen* (z.B. Glucose-6-phosphat-Isomerase).

6. *Ligasen* (auch als *Synthetasen* bezeichnet) katalysieren die Zusammenlagerung von zwei Substratmolekülen unter Verbrauch von ATP oder anderer Nucleosidtriphosphate (z.B. Aminoacyl-tRNA-Synthetasen, Fettsäurethiokinase, Glutaminsynthetase, Propionyl-CoA-Carboxylase).

Von den *Synthetasen* sind die *Synthasen* zu unterscheiden, die die Zusammenfügung von bestimmten Bausteinen *ohne Beteiligung von ATP* katalysieren, z.B. die Glycogensynthase. Sie gehören zu anderen Hauptklassen, die *Glycogensynthase* ist eine *Glycosyltransferase*.

7.11. Enzyme und Zellphysiologie

7.11.1. Das Enzymprofil einer Zelle

Enzyme sind auf die verschiedenen Zell- und Gewebearten des Organismus *nicht* gleichmäßig verteilt, vielmehr ist jedes Gewebe durch ein bestimmtes, seiner Funktion Rechnung tragendes, "Enzymprofil", auch "Enzymmuster" genannt, gekennzeichnet. So weist die Leber ein anderes Enzymmuster auf als die Muskulatur. Auch innerhalb einer Zelle gibt es charakteristische Enzymverteilungen. Enzyme der äußeren Plasmamembran, können, je nach der Lokalisation ihres aktiven Zentrums ihre Aktivität in das Zellinnere *oder* in den extrazellulären Raum hinein entfalten. Es gibt *organellspezifische Enzyme* und solche, die im Cytosol enthalten sind. Die Zellen oder Gewebe haben in ihrem Leben nicht immer die gleiche Enzymausstattung. Neben Enzymen des *Grundstoffwechsels* (*house keeping enzymes*, z.B. den Enzymen der Glycolyse, des Citratcyclus und der Atmungskette) gibt es *induzierbare* und *reprimierbare* Enzyme, deren Bestand in der Zelle sich nach den Bedürfnissen richtet und deren Synthese unter dem Einfluß äußerer Faktoren (Substrate, Hormone, Wachstumsfaktoren u.a.) steht. Auch im Verlauf des Zellcyclus und der ontogenetischen Entwicklung treten charakteristische Veränderungen in der Enzymausstattung einer Zelle ein.

7.11.2. Multiple Formen von Enzymen

Unter *multiplen Formen* eines Enzyms werden wirkungsgleiche Enzyme verstanden. Sie katalysieren die gleiche enzymatische Reaktion, können sich aber in ihren kinetischen Eigenschaften unterscheiden. Ihr Auftreten kann *genetisch* bedingt sein (Isoenzyme) oder auf *kovalenten Abwandlungen* des Enzymmoleküls, z.B. infolge Phosphorylierung, Glycosylierung oder partieller Proteolyse, beruhen.

7.11.3. Isoenzyme

Als *Isoenzyme* oder *Isozyme* werden wirkungsgleiche Enzyme bezeichnet, die man auch zu den multiplen Formen eines *Enzyms* rechnet. Sie werden durch *verschiedene Gene* codiert. Isoenzyme unterscheiden sich demzufolge in ihrer Aminosäuresequenz. Die Gene der Isoenzyme sind homolog, d.h.

sie sind auf ein gemeinsames Urgen zurückführbar und aus diesem durch divergierende Entwicklung entstanden. Als Beispiel diene die *Lactatdehydrogenase* (LDH; ☞ Abb. 7.23). Diese ist ein tetrameres Enzym, das beim Menschen in *fünf Formen* vorkommt, die sich auf einen im *Herzmuskel* vorherrschenden *Isoenzymtyp H* und einen hauptsächlich im *Skelettmuskel* vorkommenden *Isoenzymtyp M* zurückführen lassen (☞ Abb. 7.24). Je nach der Verteilung der H- und der M-Untereinheiten in verschiedenen Zellen und Geweben, können diese zu fünf Formen tetramerer Lactatdehydrogenase kombinieren: H_4, H_3M, H_2M_2, HM_3 und M_4. Man bezeichnet sie in dieser Reihenfolge als LDH 1 bis 5. *LDH1* (H_4) ist der *Herzmuskeltyp*, *LDH5* (M_4) der *Skelettmuskeltyp*. Die verschiedenen Gewebe und Organe weisen spezifische, elektrophoretisch auftrennbare, Profile in diesen LDH-Formen auf (☞ Abb. 7.25). Ihre Verteilung ist für die *Stoffwechselregulation* und für die *klinische Diagnostik* von großer Bedeutung. Zur Illustration sei das Auftreten der fünf Rekombinationsprodukte der zwei LDH-Isoenzyme im Blutplasma bei verschiedenen Organschäden demonstriert (☞ Abb. 7.26). Auch andere Enzyme besitzen Isoenzyme (z.B. *Malatdehydrogenase, Isocitratdehydrogenase, Aminotransferasen, Glucose-6-phosphat-Dehydrogenase, Pyruvatkinase*).

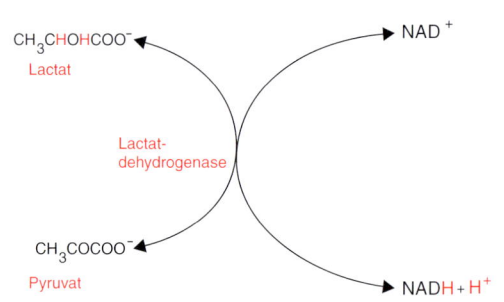

Abb. 7.23: Die durch die Lactatdehydrogenase katalysierte Reaktion.

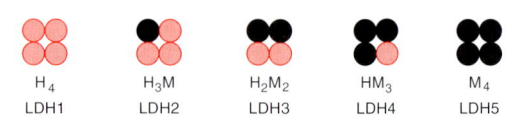

Abb. 7.24: Die tetramere Lactatdehydrogenase (LDH) tritt in zwei Isoenzymen und drei hybriden Formen auf.

7.12. Messung der katalytischen Aktivität von Enzymen

7.12.1. Enzymeinheiten

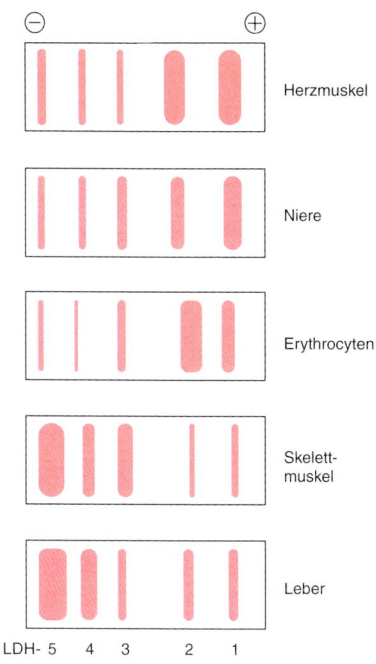

Abb. 7.25: Verteilung der LDH-Isoenzyme und ihrer hybriden Formen auf verschiedene Gewebe und Organe (elektrophoretische Auftrennung).

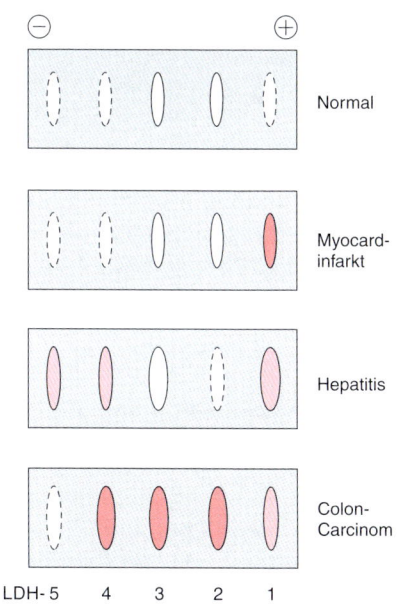

Abb. 7.26: Elektrophoretische Auftrennung der LDH-Isoenzyme und ihrer hybriden Formen im Blutplasma bei Organschädigung.

> Man erkennt ein Enzym an seiner katalytischen Wirkung. Die katalytische Aktivität eines Enzyms wird ermittelt, indem man den von einer bestimmten Enzymmenge katalysierten Substratumsatz pro Zeiteinheit bestimmt. Die in einem Enzymbestimmungsansatz gemessene Reaktionsgeschwindigkeit ist abhängig von der Anzahl der katalytisch aktiven Enzymmoleküle.

Als *Enzymeinheit* wird die Menge Enzym definiert, die pro Minute ein Mikromol (µmol) Substrat unter Standardbedingungen umsetzt. Diese Definition der Enzymeinheit ist weit verbreitet. Man bezeichnet sie als *Internationale Einheit* (*International Unit*, U). Im SI (Système International d'Unités), das als Basiseinheit der Stoffmenge das Mol und als Basiseinheit der Zeit die Sekunde hat, wurde als neue Basiseinheit das *Katal* (abgekürzt *kat*, engl. *cat*) eingeführt.

> Die Aktivität 1 *Katal* hat die Enzymmenge, die ein Mol Substrat pro Sekunde in einem Standardtestsystem umsetzt (1 U = 16,67x10^{-9} kat = 16,67 nkat).

Die katalytische Aktivität eines Enzyms ist von den *Meßbedingungen*, d. h. von der Temperatur, dem pH-Wert, dem Puffer, der Substratkonzentration und anderen Parametern abhängig. Die durch eine Enzymprobe umgesetzte Substratmenge ist demzufolge *methodenabhängig*. Ein wichtiger Grundsatz in der Enzymologie ist, daß die Reaktionsbedingungen zur Messung der katalytischen Aktivität eines gegebenen Enzyms definiert und standardisiert sowie optimal und praktikabel sein sollen, damit reproduzierbar die maximal mögliche Reaktionsgeschwindigkeit gemessen wird. Dies ist besonders für die *Enzymdiagnostik* in der *Klinischen Chemie* im Hinblick auf die Vergleichbarkeit der Analysenergebnisse zwischen verschiedenen Laboratorien von großer Bedeutung. Als pH-Wert des Testansatzes wird im allgemeinen das pH-Optimum des betreffenden Enzyms gewählt. Bei der Wahl des Puffers achte man darauf, daß dessen pK'-Wert in der Nähe des Meß-pH-Wertes liegt, um maximale Pufferkapazität zu gewährleisten.

Die Substratkonzentration sollte, wenn irgend möglich, im Sättigungsbereich des Enzyms liegen, so daß die gemessene Reaktionsgeschwindigkeit unabhängig von der Substratkonzentration ist.

7.12.2. Katalytische Aktivität eines Enzyms

Die katalytische Aktivität eines Enzyms, ausgedrückt entweder in Internationalen Einheiten U oder in Katal, wird auf die Volumeneinheit (z.B. bei Blutplasma oder Blutserum) oder die Gewichtseinheit (z.B. auf das Feucht- oder Trockengewicht eines Organs bzw. das eingesetzte Proteingewicht bei gereinigten Enzymen) bezogen.

> Wenn man die gemessene katalytische Aktivität eines Enzyms durch das Volumen des Originalsystems (z. B. Serum) dividiert, so erhält man die *katalytische Aktivitätskonzentration*. Ihre Einheit ist Katal pro Liter ($kat\ l^{-1}$). Wenn man die gemessene katalytische Aktivität eines Enzyms durch das Gewicht dividiert, so erhält man die *spezifische katalytische Aktivität*. Ihre Einheit ist Katal pro kg (Organ, Protein, Bakterienmenge usw.).

Für praktische Zwecke werden dezimale Teile dieser Einheiten gebildet (z. B. $\mu kat\ l^{-1}$, $\mu kat\ ml^{-1}$, $\mu kat\ mg^{-1}$).

> Eine in der Enzymologie wichtige abgeleitete Größe ist die *molare katalytische Aktivität*. Man erhält sie, indem man die gemessene katalytische Aktivität durch die Enzymmenge, in mol angegeben, dividiert, die man in den Meßansatz eingebracht hat. Ihre Einheit ist Katal pro mol Enzym. Eine derartige Angabe setzt voraus, daß das Enzym in reiner Form vorliegt und seine relative Molekülmasse M_r bekannt ist.

Bei oligomeren Enzymen mit mehreren katalytischen Zentren bzw. mit mehr als einer Wirkgruppe (z.B. mit mehreren Coenzymbindungsstellen) wird auch die Einheit "*katalytische Zentrumsaktivität*" benutzt. Man erhält sie, indem man die molare katalytische Aktivität durch die Zahl ihrer Untereinheiten bzw. ihrer aktiven Zentren oder ihrer Coenzymbindungsstellen dividiert (über die *Wechselzahl* eines Enzyms ☞ Kap. 7.2.2.).

7.13. Bedeutung der Enzyme in der klinischen Diagnostik

In der *Klinischen Medizin* haben Enzyme eine beträchtliche Bedeutung für die Erforschung der Pathogenese von Erkrankungen, für die Aufklärung genetisch bedingter Stoffwechselerkrankungen und Enzymdefekte sowie für die klinisch-chemische Routinediagnostik und, in zunehmendem Maße, auch für die Therapie erlangt. Analytische Meß- und Bestimmungsverfahren auf Enzymbasis sind aus der Klinischen Chemie und Laboratoriumsdiagnostik ("*enzymatische Analyse*", "*Enzymdiagnostik*") nicht mehr wegzudenken:

- Bestimmung von *Substraten*, z.B. von Glucose, Alkohol, Harnstoff, Triglyceriden und Cholesterin in Körperflüssigkeiten (Blut, Harn u.a.) mit Hilfe von Enzymen
- Bestimmung der *katalytischen Aktivität* von *Enzymen* im Blut und in anderen Materialien
- Bestimmung einer großen Zahl von *Substanzen* mit Hilfe enzymmarkierter Reagenzien (*Enzymimmunassays*).

▶ Enzymatische Substratbestimmung

Durch die *hohe Substratspezifität* der Enzyme erlaubt die enzymatische Analyse eine hochspezifische Bestimmung von *Metaboliten*. Damit werden oft langwierige und mitunter auch verlustreiche Trennungsoperationen überflüssig, so daß der Aufwand für eine Analyse relativ gering ist.

> Die Grundlage liefert der *stöchiometrische optische Test* nach O. Warburg. Der *einfache optische Test* beruht auf dem quantitativen Umsatz einer Substanz mit NAD^+ oder NADH bzw. $NADP^+$ oder NADPH mit Hilfe einer Dehydrogenase.

Wenn z.B. die Aufgabe besteht, Brenztraubensäure (bzw. ihr Anion Pyruvat, da die Säure beim pH-Wert des Blutes dissoziiert vorliegt) als Zwischenprodukt des Kohlenhydratstoffwechsels im Blut zu bestimmen, so läßt sich dies unter Verwendung von hochgereinigter *Lactatdehydrogenase* (LDH) nach folgender Reaktion durchführen:

$$Pyruvat + NADH + H^+ = Lactat + NAD^+$$

In der durch die LDH katalysierten Reaktion wird das Pyruvat vollständig umgesetzt, da das Gleichgewicht der LDH-Reaktion weit auf der Seite des

7.13. Bedeutung der Enzyme in der klinischen Diagnostik

Lactates liegt. Die Messung erfolgt bei 340 nm, bei der das NADH, nicht aber das NAD$^+$, ein Absorptionsmaximum hat (☞ Abb. 7.22). Der molare dekadische Extinktionskoeffizient des NADH beträgt bei dieser Wellenlänge $6{,}317 \cdot 10^2 \, \text{l} \, \text{mol}^{-1} \, \text{mm}^{-1}$ (25°C, pH 7.8). Aus der Extinktionsdifferenz vor und nach LDH-Zugabe zum Reaktionsgemisch läßt sich in der Küvette auf einfache Weise die Pyruvatkonzentration errechnen (☞ Abb. 7.27). Dieses Verfahren gehört zu den *Endwert-Methoden* der enzymatischen Analyse.

> Im *gekoppelten optischen Test* wird der Umsatz der zu messenden Substanz mit einer *Indikatorreaktion* gekoppelt, die (auf Grund ihrer einfachen Meßbarkeit) im allgemeinen eine Dehydrogenasereaktion darstellt.

Eine Endwertmethode im gekoppelten optischen Test ist z.B. die Bestimmung der *Glucose* mit Hilfe der *Hexokinase* (1) und der *Glucose-6-phosphat-Dehydrogenase* (2):

> Glucose + ATP = Glucose-6-phosphat + ADP (1)
> Glucose-6-phosphat + NADP$^+$ =
> Gluconat-6-phosphat + NADPH + H$^+$ (2)

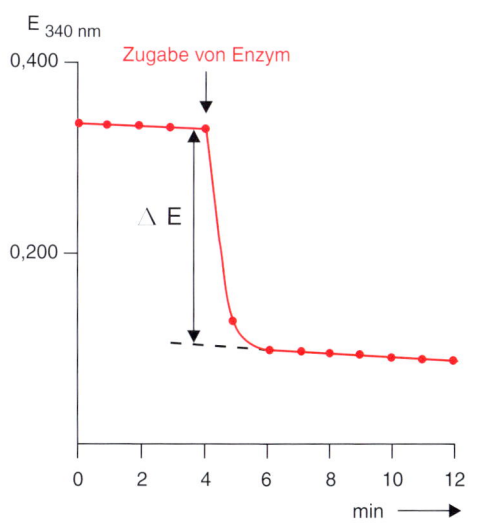

Abb. 7.27: Der stöchiometrische optische Test nach Otto Warburg.

▶ Bestimmung der Aktivität von Enzymen

Die Bestimmung der katalytischen Aktivität von Enzymen im Blutplasma oder im Blutserum sowie in Biopsieproben ist von großer Bedeutung für die *Diagnostik* und *Verlaufskontrolle* von Krankheiten. Hier spielt der *kinetische optische Test* nach O. Warburg, d.h. die Messung von Dehydrogenasen oder solcher Enzyme, die sich mit Dehydrogenasen koppeln lassen, eine zentrale Rolle. Im einfachen kinetischen optischen Test wird die katalytische Aktivität einer Dehydrogenase (z. B. der *Lactatdehydrogenase*) direkt gemessen, im gekoppelten kinetischen optischen Test hingegen dient eine Dehydrogenasereaktion als Indikatorreaktion für die zu messende Enzymaktivität. Als Beispiel für einen gekoppelten optischen Test sei die Messung der Alaninaminotransferase (ALAT) im Blutplasma erläutert (☞ Kap. 18.):

> Alanin + α-Ketoglutarat = Pyruvat + Glutamat (1)
> Pyruvat + NADH + H$^+$ = Lactat + NAD$^+$ (2)

Wenn in Reaktion (2) durch eine hohe Aktivität des Indikatorenzyms LDH für eine rasche Entfernung des in (1) gebildeten Pyruvates gesorgt wird, hängt die Geschwindigkeit der NADH-Oxidation allein von der Geschwindigkeit der Pyruvatanlieferung, also von der Aktivität der *Alaninaminotransferase* ab. Aus der Extinktionsänderung pro Zeiteinheit bei 340 nm läßt sich die katalytische Aktivität des zu messenden Enzyms, hier der ALAT, ermitteln.

> Die Messung der LDH, verschiedener Aminotransferasen, der Kreatinkinase, der alkalischen Phosphatase u.a. Enzyme im Blutplasma ist für die klinische Diagnostik von Organschäden (z.B. von Lebererkrankungen sowie von Herzmuskel- und Skelettmuskelschädigungen und Tumoren) sowie für deren Verlaufskontrolle von grundlegender Bedeutung. Dabei spielt auch die *Isoenzymdiagnostik* eine wesentliche Rolle. In Abb. 7.28 ist das Verhalten der *Lactatdehydrogenase* und der *Kreatinkinase* im Blutplasma nach einem Herzinfarkt dargestellt.

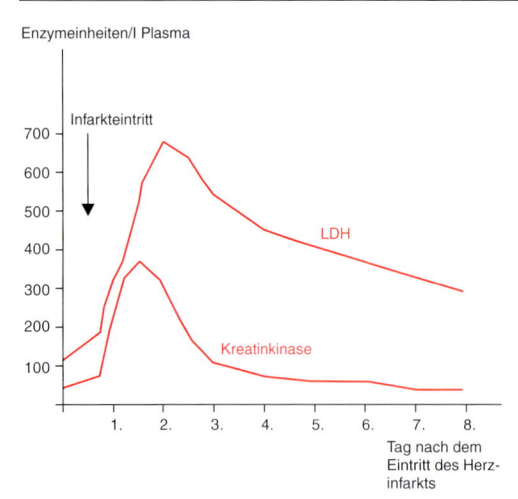

Abb. 7.28: Lactatdehydrogenase und Kreatinkinase im Blutplasma nach einem Herzinfarkt.

7.13.1. Enzyme im Blutplasma

Die Enzyme des Blutplasmas werden eingeteilt in:

1. *plasmaspezifische Enzyme* als normale Bestandteile des Blutplasmas, z. B. Enzyme der Blutgerinnung

2. *zelluläre* Enzyme, die bei Gewebe- oder Organschäden infolge Permeabilitätserhöhung der Plasmamembranen in die extrazelluläre Flüssigkeit, also auch in das Blutplasma, gelangen

3. *sezernierte Enzyme*, z.B. Verdauungsenzyme des Pancreas, wenn sie infolge einer Schädigung des sie bildenden Organs in das Blut übertreten.

7.13.2. Der Enzymimmunassay

Große Bedeutung hat die Bestimmung biologischer Substanzen mit Hilfe von enzymmarkierten Reagenzien erlangt. Da Enzyme im allgemeinen einfach und in sehr kleinen Mengen meßbar sind, werden sie in steigendem Maße zur Markierung von Reagenzien in Bestimmungsverfahren eingesetzt, die auf immunologischen Methoden beruhen. Derartige Verfahren spielen bei der Bestimmung von Hormonen und anderen biologisch wichtigen Substanzen eine zunehmende Rolle.

Als Beispiel sei der *"Enzyme Linked Immuno Sorbent Assay"* (ELISA) besprochen (☞ Abb. 7.29). Dieser *Festphasenassay* ist eine vielseitige und hochempfindliche Methode zur qualitativen und quantitativen Bestimmung von Antikörpern und praktisch jeder Art von Molekülen mit antigenen Eigenschaften. Die Methode macht sich die extrem hohe Fähigkeit von Antikörpern zunutze, zwischen verschiedenen Epitopen zu unterscheiden (☞ Kap. 22.). Antikörper binden unter Befolgung des Massenwirkungsgesetzes epitoptragende Antigene in nichtkovalenter und reversibler Weise.

Wir wählen als Beispiel die Bestimmung von *Insulin* im Blutplasma.

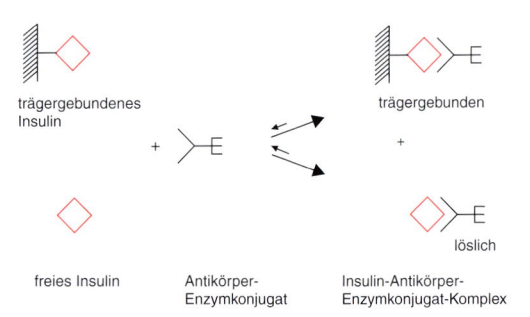

Abb. 7.29: Das Prinzip des Enzyme-linked-Immuno-Sorbent-Assay (ELISA).

Auf eine mit Polyvinylchlorid oder Polystyrol beschichtete Mikrotiterplatte ("Träger" in Abb. 7.29) wird ein *Antigen* oder ein *Antikörper* aufgebracht, in unserem Fall *Insulin*. Das Insulin bindet mittels starker hydrophober Kräfte fest an die Kunststoffschicht. Deren verbleibende Proteinbindungskapazität wird mit einem Überschuß eines neutralen Proteins, z.B. Gelatine oder Rinderserumalbumin, abgesättigt. Dann werden *Insulinantikörper*, die mit einem geeigneten Enzym, z.B. *Peroxidase* oder β-*Galactosidase* kovalent gekoppelt sind (*Insulinantikörper-Enzym-Konjugat*), aufgetragen. Es stellt sich ein Gleichgewicht zwischen dem Insulinantikörper-Enzym-Konjugat und dem an die beschichtete Platte gebundenen Insulin ein. Die Menge des gebundenen Konjugates kann durch Bestimmung des Enzyms, z.B. der Peroxidase, auf einfache Weise gemessen werden. Setzt man nun zu diesem System die Testlösung mit einer unbekannten Menge Insulin in freier Form zu, so tritt eine *Neuverteilung* des *Enzym-Insulinantikörper-*

Konjugates zwischen dem *oberflächengebundenen* und dem *gelösten Insulin* ein, so daß im Resultat die an die Oberfläche der Mikrotiterplatte gebundene Aktivität der Peroxidase kleiner als vorher ist. Der Insulingehalt der Probe ist also der oberflächengebundenen Aktivität der Peroxidase umgekehrt proportional. Der *Enzymimmunassay* findet in einer sehr großen Zahl von Varianten breite Anwendung.

8. Molekulare Zellbiologie

8.1. Archaea, Prokarya und Eukarya

Bisher untergliederte man die heutigen Lebewesen in *Prokaryonten* (*Prokarya*: einzellige, kernlose Mikroorganismen) und *Eukaryonten* (*Eukarya*: Tiere, Pilze, Pflanzen, Protozoen und einzellige Algen). Genomvergleiche führten jedoch jüngst zu der Gewißheit, daß die heutige belebte Natur nicht das Ergebnis von zwei, sondern von *drei Hauptentwicklungslinien* ist. Die dritte Entwicklungslinie führt zu den *Archaea* (*Archaebakterien*) (☞ Abb. 8.1). Diese sind weder typisch prokaryontisch noch eukaryontisch, sondern stehen zwischen diesen beiden Entwicklungslinien.

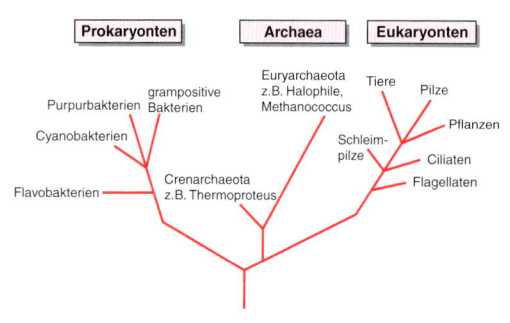

Abb. 8.1: Die Evolution der Archaea, Prokaryonten und Eukaryonten.

8.1.1. Archaea

Die Archaea besetzen ökologische Nischen, die durch extreme Bedingungen, nämlich durch hohe Drucke (>200 atm), hohe Temperaturen (95° C) sowie hohe Salz- und Säurekonzentrationen gekennzeichnet sind. Ihr Genom ist prokaryontenähnlich. Sie besitzen ein doppelsträngiges, circuläres Chromosom und zwei sehr viel kleinere, doppelsträngige, circuläre, extrachromosomale genetische Elemente. Ihre Gene werden wie die der Prokaryonten transcribiert. Introns besitzen die Archaea nicht. Auffallend ist, daß man im Genom der Archaea sowohl typisch eukaryontische als auch typisch prokaryontische Gensequenzen findet. Die Gene der Enzyme des zentralen Stoffwechsels und der Energiegewinnung haben deutliche Ähnlichkeiten mit prokaryontischen Genen, diejenigen Gene jedoch, die die Enzyme der informationsspeichernden und -übertragenden Prozesse - Replikation, Transcription und Translation - codieren, haben große Ähnlichkeit mit den entsprechenden Genen der Eukaryonten. Die Archaeagene sind in Operons, d.h. bakterienähnlich, organisiert, die Replikation ihrer DNA aber und die Realisierung ihrer Information in der Zelle entsprechen denen der Eukaryonten.

8.1.2. Prokarya (Prokaryonten)

Prokaryonten haben keinen Zellkern und besitzen weder Mitochondrien noch Chloroplasten. Sie haben auch kein endoplasmatisches Reticulum und keinen Golgi-Apparat. Die DNA einer Bakterienzelle liegt als ein einziges circuläres, doppelsträngiges *Chromosom* vor, das nicht durch eine Kernmembran gegen das Cytoplasma, wie bei den Eukaryonten, abgegrenzt ist. Prokaryonten enthalten zusätzlich zum Chromosom kleine extrachromosomale genetische Elemente, *Plasmide*, deren doppelsträngige DNA ebenfalls circulär ist. Plasmide vermehren sich in der Zelle unabhängig vom Chromosom und enthalten etwa zehn bis mehrere Hundert Gene. Sie codieren u.a. Fertilitätsfaktoren (Ermöglichung der bakteriellen Konjugation), antibakterielle Proteine und antibioticaabbauende Enzyme. Letztere werden durch Resistenzgene codiert.

8.2. Eukarya (Eukaryonten)

Eukaryonten haben einen *echten Zellkern* und enthalten *Mitochondrien*, das *endoplasmatische Reticulum*, den *Golgi-Apparat*, Lysosomen, Peroxisomen und weitere Organellen (☞ Abb. 8.2).

8.2.1. Der Zellkern

Die Aufgaben des Zellkerns sind:

1. Speicherung der in der DNA enthaltenen genetischen Information und deren Weitergabe an die nächste Generation (*Replikation der DNA*)

2. Übertragung der genetischen Information von der DNA auf die RNA (*Transcription*).

Der Zellkern ist der Ort der Synthese der DNA und RNA, darunter *wichtiger RNA-Typen* der Zelle, nämlich der *rRNA*, *mRNA* und *tRNA* sowie mehrerer kleiner RNA-Moleküle, die Funktionen bei der Aufbereitung der genannten RNA-Typen und

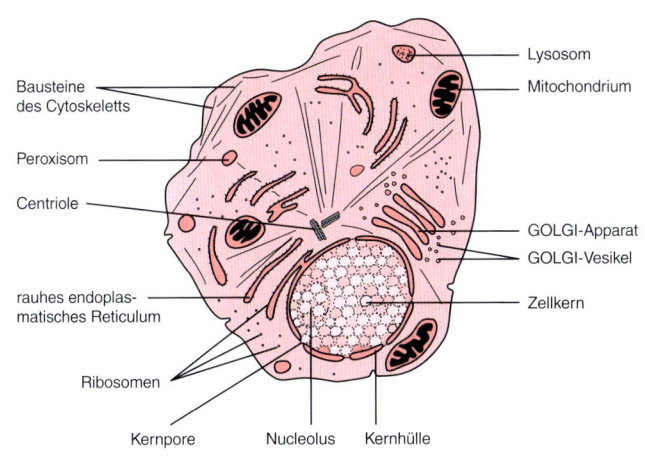

Abb. 8.2: Schematischer Aufbau einer tierischen Zelle (nach J. Kendrew, Encyclopedia of Molecular Biology, Blackwell, 1994).

bei der Regulation der Genaktivität ausüben. Gegen das Cytoplasma wird der Kern durch die *Kernhülle* abgegrenzt. Diese besteht aus zwei Membranen, die den *perinucleären Raum* begrenzen. Die äußere Kernmembran ist mit dem Membransystem des *rauhen endoplasmatischen Reticulums* (RER) verbunden, der perinucleäre Raum mit dem Lumen des RER. Im Inneren des Kerns befindet sich die *Kernmatrix*, die ein fibrilläres, dem Cytoskelett strukturell ähnelndes, Netzwerk darstellt. Die Kernmatrix ist für die strukturelle Organisation des Chromatins von großer Bedeutung. Beide zusammen bilden das *Nucleoplasma*. Die Kernhülle zeigt im elektronenmikroskopischen Bild *Poren*, durch die das Kerninnere mit dem Cytoplasma kommunizieren kann. Die Poren sind komplexe Strukturen, die den Stofftransport zwischen dem Kerninneren und dem Cytoplasma kontrollieren. Die Kernhülle ist demzufolge eine Barriere, die das Kerninnere vom cytoplasmatischen Raum durch selektive Permeabilität trennt. Durch die Kernporen geht der Transport von Proteinen und RNA vor sich.

Chromatin. Der Durchmesser eines Zellkernes beträgt etwa 1 μm, die in ihm enthaltene DNA hat eine Länge von 1-2 m. Daraus folgt, daß die DNA im Zellkern dicht gepackt und hochgeordnet sein muß, so daß ihre Replikation und die sich an ihr vollziehende Transcription mit hoher Genauigkeit vor sich gehen können. Die DNA ist im Zellkern mit Proteinen vergesellschaftet (☞ Kap. 9.). Die resultierenden DNA-Protein-Komplexe bezeichnet man als *Chromatin*. Man unterscheidet das hochkondensierte *Heterochromatin* vom lockeren und diffusen *Euchromatin*. In Interphasekernen lassen sich Kernkörperchen (*Nucleoli*) nachweisen, die während der Mitose verschwinden. Die Nucleoli sind Orte der Synthese der rRNA und der Zusammenfügung der Ribosomen.

Struktur und Funktion einer Kernpore. Durch die Kernporen erfolgt der Transport von Proteinen und RNA zwischen dem Cytoplasma und dem Kerninnern. Die relative Partikelmasse M_r einer Kernpore beträgt $1{,}25 \times 10^8$ Dalton. Kernporen durchspannen die gesamte Kernhülle. Sie haben eine *octogonale Struktur*. Diese besteht aus 16 Struktureinheiten, von denen jede aus etwa 30 verschiedenen Proteinen aufgebaut ist. Eine Kernpore enthält zwei Ringe, einer von ihnen liegt in der Ebene der äußeren, der andere in der Ebene der inneren Kernmembran (☞ Abb. 8.3). Jeder Ring besteht aus acht Untereinheiten. Viele Kernporen besitzen einen zentralen "Stöpsel", auch "Transporter" genannt, der den Kanal, je nach seiner Lage, schließen oder öffnen kann. Auf beiden Seiten der Pore befinden sich fadenförmige Strukturen. Zum Cytoplasma hin enden diese frei (*cytoplasmatische Fibrillen*). Vermutlich dienen sie zum "Einfangen" von Proteinen, die in den Kern gelangen sollen. Auf der Kernseite sind die Filamente zu einem korbähnlichen Gebilde mit Siebfunktionen verbunden. Der Porenkanal hat einen Durchmesser von 9 nm. Durch ihn können Proteine mit M_r-Werten bis 65.000 geschleust werden.

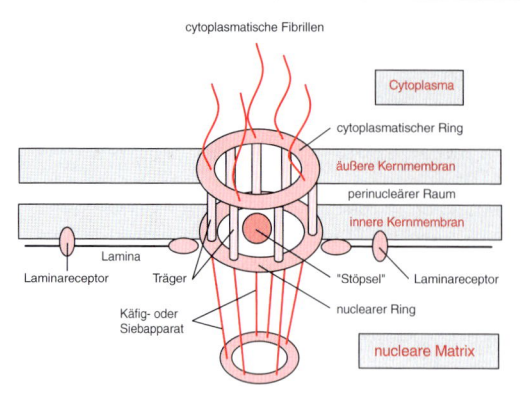

Abb. 8.3: Der Aufbau einer Kernpore.

Lamina. An den inneren Ring einer Kernpore sind die *Lamine*, die die *Kernlamina* bilden, gebunden. Die Lamine bilden eine Proteinfamilie (Lamine A, B und C; M_r 60.000 bis 70.000). Die Kernlamina stellen dünne Laminschichten dar, die die innere Oberfläche der Kernhülle auskleiden. Sie bilden das Gerüst für die Stabilisierung der Kernhülle und dienen der Aufhängung der Kernporen sowie der Chromatinverankerung in der Interphase des Zellcyclus. Die Lamina sind den Intermediärfilamenten des Cytoskelettes ähnlich.

Transportmechanismen durch die Kernporen. Während Peptide und kleine Proteine passiv durch die Kernporen diffundieren, ist der Transport von Proteinen mit $M_r > 40.000$ energieabhängig und hängt von der Gegenwart spezifischer Signale in der transportierten "Fracht" ab, die von spezifischen Transportmolekülen ("Transportreceptoren") und von Komponenten des Porenkanals gebunden wird. Die Transportproteine bewegen ihre Fracht jeweils nur in einer Richtung, entweder vom Cytoplasma in den Kern (*Importine*) oder umgekehrt (*Exportine*). Für den Transport ist jeweils das *Ran-Protein* nötig. *Ran* ist ein kleines, Ras-analoges G-Protein (☞ Tab. 8.3), das im Cytosol als Ran-GDP und im Zellkern als Ran-GTP vorliegt. Die Asymmetrie in der Verteilung von Ran-GDP und Ran-GTP zwischen Cytosol und Zellkern ist für die Richtung des Makromolekültransportes durch die Kernpore von Bedeutung. Ran hat die Funktion eines "Aufsehers", der den Transport zwischen Zellkern und Cytoplasma kontrolliert und koordiniert. Es hat zwei Eigenschaften:

- es besitzt eine GTPase-Aktivität, die durch ein im *Cytosol* lokalisiertes *Aktivatorprotein* (Ran-GAP; Abk. von Ran-GTPase-activating protein) gesteigert wird
- an Ran gebundenes GDP kann gegen GTP ausgetauscht werden; hierfür gibt es im *Zellkern* ein *Ran-Guaninnucleotidaustauschprotein* (Ran-GEP; Abk. von Ran-guanine nucleotide exchange protein), das im Zellkern Ran-gebundenes GDP gegen GTP austauscht.

Nucleäre Import- und Exportsysteme. Proteine, die aus dem Cytoplasma in den Zellkern transportiert werden sollen, haben eine aus *basischen Aminosäureresten* bestehende Erkennungs- bzw. Signalsequenz (-Pro-Lys-Lys-Lys-Arg-Lys-Val-). Diese bindet die Proteinfracht an das Transportprotein *Importin-α* (☞ Abb. 8.4). Importin-α bindet zusätzlich zur Fracht ein zweites Transportprotein, das *Importin-β*, das den ternären Importkomplex an die Kernpore andockt. Sowohl die Bildung als auch das Andocken des Proteinkomplexes an die Kernpore wird durch Ran-GDP gefördert, das eine Wolke um die Kernpore bildet und zusammen mit dem Frachtkomplex in den Zellkern gelangt. Dort wird am Ran das GDP gegen GTP durch das Ran-GEP ausgetauscht. Nachdem die beiden Importine die Proteinfracht durch die Pore in das Kerninnere gebracht haben, bindet Ran-GTP an das Importin-β des ternären Transportkomplexes und löst dadurch dessen Zerfall aus, durch die die Proteinfracht und die Importine freigesetzt werden.

Für den Transport einer Fracht aus dem Zellkern in das Cytosol sind die *Exportine* verantwortlich, außerdem sind dafür Ran-GTP und ATP unentbehrlich. Das *Paßwort* für den Auswärtstransport ist eine aus *acht Aminosäuren*, davon *vier Leucinresten*, bestehende "Exportsequenz". Die *Importine* α und β beispielsweise werden aus dem Zellkern in das Cytosol zurückbefördert, indem sie unabhängig voneinander an ein Exportin binden. Die *Exportin-Importin-Komplexe* binden *Ran-GTP* und werden dann durch die Kernpore von innen nach außen transportiert. Im Cytosol wird das Ran-GTP, stimuliert durch das Ran-GAP, zu Ran-GDP dephosphoryliert, dessen Bildung das Signal für die Freilassung der exportierten Proteinfracht aus der Bindung mit dem Exportin ist.

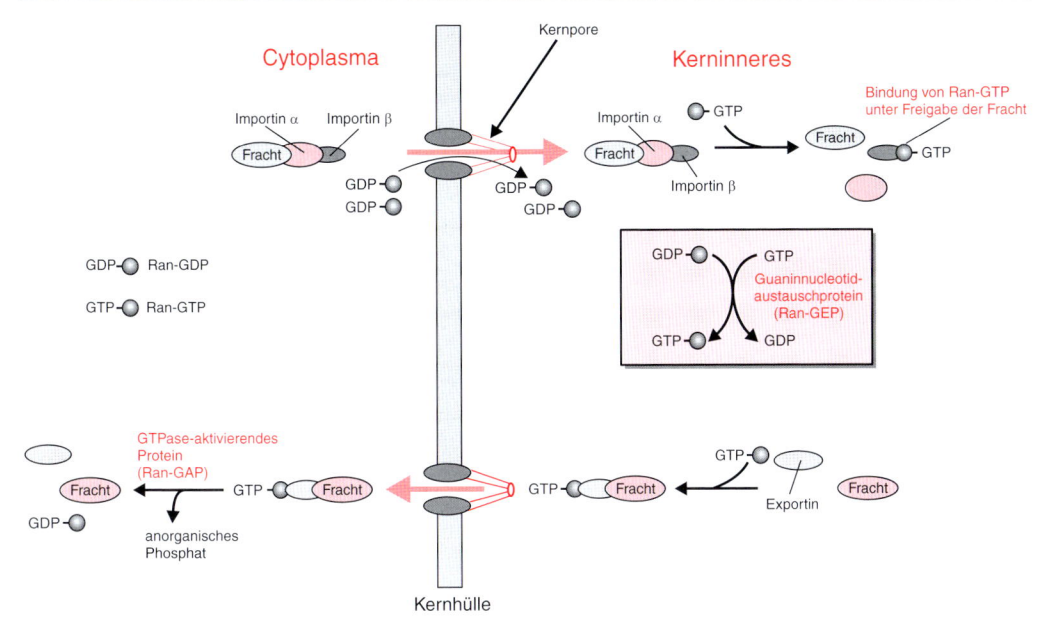

Abb. 8.4: Der Transport einer Proteinfracht durch eine Kernpore.

8.2.2. Mitochondrien

Mitochondrien sind ovale subzelluläre Organellen mit einer Länge von 1-2 μm und einem Durchmesser von 0,1 bis 0,5 μm, die von zwei Membranen umhüllt werden, einer *Außen-* und einer, für die mitochondrialen Permeabilitätsverhältnisse wichtigeren, *Innenmembran*. Letztere ragt in die mitochondriale Matrix hinein und bildet die *Cristae mitochondriales* (☞ Abb. 8.5). Mitochondrien sind in einer eukaryontischen Zelle die Hauptorte der *biologischen Oxidation* und *Energiegewinnung*. Prokaryonten haben *keine Mitochondrien* sondern *Mitochondrienäquivalente*. Das sind Einstülpungen der Cytoplasmamembran, die die Enzyme der biologischen Oxidation und Energiegewinnung tragen.

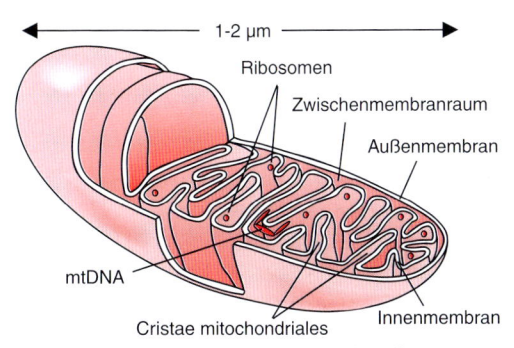

Abb. 8.5: Ein angeschnittenes Mitochondrium.

Das mitochondriale Genom. Die eukaryontischen Zellen entwickelten sich aus der *Endosymbiose* einer *prokaryontischen* mit einer *primitiven eukaryontischen Zelle*. Die Prokaryontenzelle wurde in ein Mitochondrium umgewandelt. Dies macht verständlich, daß die Mitochondrien ein eigenes, den Prokaryonten ähnliches Genom haben. Beim Menschen enthält dieses 37 Gene (☞ Abb. 8.6). Die mitochondriale (mt) DNA des Menschen enthält 16.569 Nucleotidpaare. Demgegenüber besteht der haploide Satz der Kern-DNA aus 3×10^9 Nucleotidpaaren. Die mtDNA bildet eine *circuläre Doppelhelix*, enthält *keine Introns* und wird unabhängig von der Kern-DNA repliziert, transkribiert und translatiert. Die mtDNA ist praktisch vollständig mütterlichen Ursprungs, eine Tatsache, die eine wichtige Anwendung in der forensischen Medizin findet. Mitochondrien enthalten keine Histone. Die Mitochondrien des Menschen codieren 13 Polypeptidketten, die Bestandteile von Enzymkomplexen der Atmungskette und der Atmungskettenphosphorylierung sind. Zu ihnen gehören *sieben Untereinheiten* des *NADH-Ubichinon-Oxidoreductase-Komplexes*, *drei Untereinheiten* der *Cytochrom c-Oxidase*, das *Cytochrom b* sowie *zwei Untereinheiten* der *ATP-Synthase*. Außerdem enthält die mtDNA des Menschen je ein Gen für die *mitochondriale 12S-rRNA* und *16S-rRNA* sowie für die Gene von *22 tRNA-Species*, die der mitochondrialen Proteinsynthese dienen. Alle anderen mitochondrialen Proteine werden durch die Kern-DNA codiert und durch die cytoplasmatischen Ribosomen synthetisiert. Sie gelangen erst nach ihrer Synthese in die Mitochondrien.

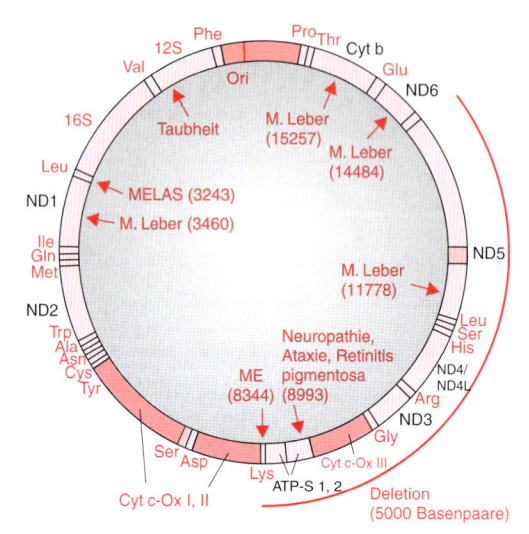

Abb. 8.6: Die mitochondriale DNA des Menschen; außerhalb des Chromosoms sind die codierenden Gene angegeben: die circuläre DNA codiert 22 tRNA-Moleküle (für Val, Phe usw), die 12S-RNA und die 16S-rRNA sowie 13 Untereinheiten von Atmungskomplexen der Innenmembran (NADH-Ubichinon-Oxidoreductase [ND 1-6], Cytochrom c-Oxidase [Cyt c-Ox I-III], Cytochrom b [Cyt b], ATP-Synthase [ATP-S 1 und 2]; innen sind die mitochondrialen Erkrankungen und die Lokalisation der ihnen im mtGenom zugrundeliegenden Mutationen dargestellt: MELAS: mitochondriale Encephalomyopathie, verbunden mit Lactacidose und Schlaganfall; Morbus (M.) Leber: hereditäre optische Neuropathie; ME: myoklone Epilepsie; durch die Deletion von 5000 Basenpaaren können vielfältige Schäden in verschiedenen Regionen des Auges eintreten (nach D.J. Johns, Nature Medicine 2, 1065-1068 [1996]).

Mitochondrial verursachte Erkrankungen (Mitochondriopathien). Der *Restriktionsfragmentlängenpolymorphismus* (☞ Kap. 10.) und die Analyse der Sequenz der mtDNA von Patienten und ihrer Familienangehörigen lieferten den Beweis dafür, daß bestimmte Mutationen im mitochondrialen Genom spezifische degenerative Erkrankungen des *Auges*, der *Muskulatur* und des *Nervensystems* verursachen. Pathogenetisch wichtige Punktmutationen wurden in jedem der 37 Gene der mtDNA gefunden (☞ Abb. 8.6). Alle Teile des Auges und des visuellen Systems, von der Cornea und den Augenmuskeln bis zur Rindenregion des Occipitalhirns, können von mtDNA-Mutationen betroffen sein (☞ Abb. 8.7). Verschiedene Formen des *Schlaganfalls*, die *myoklone Epilepsie* und einige *optische Neuropathien* haben Mutationen in der mtDNA als Ursache. Der *Morbus Leber*, eine im Alter von 25-30 Jahren einsetzende, mütterlich vererbbare optische Neuropathie mit einer Atrophie des N. opticus, zentralen Sehfelddefekten und beiderseitigem Sehverlust, ist eine mitochondriale Erkrankung, die auf Missense-Mutationen in denjenigen Genen der mtDNA beruht, die *Untereinheiten des NADH-Ubichinon-Oxidoreductase-Komplexes* und des *Cytochrom b* codieren. Es ist plausibel, daß solche Organe und Gewebe, die einen ausgeprägten oxidativen Stoffwechsel haben, wie das Zentralnervensystem und der Herzmuskel, besonders empfindlich auf Defekte in Atmungsenzymen reagieren.

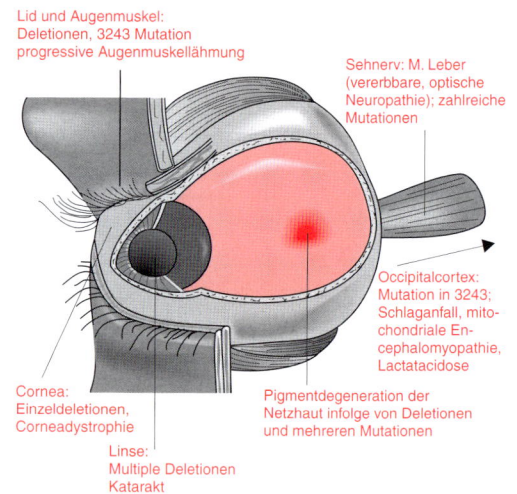

Abb. 8.7: Die Folgen von mitochondrialen DNA-Mutationen für das Auge (die Zahlen geben die Lokalisation der Mutationen im mitochondrialen Genom an).

8.2.3. Ribosomen

Ribosomen sind *Ribonucleoproteinkomplexe*, die aus zwei Untereinheiten bestehen, einer *großen* und einer *kleinen Untereinheit* (☞ Abb. 8.8). Sie sind die Orte der Proteinbiosynthese. In der Zusammensetzung der Ribosomen der Pro- und Eukaryonten bestehen Unterschiede.

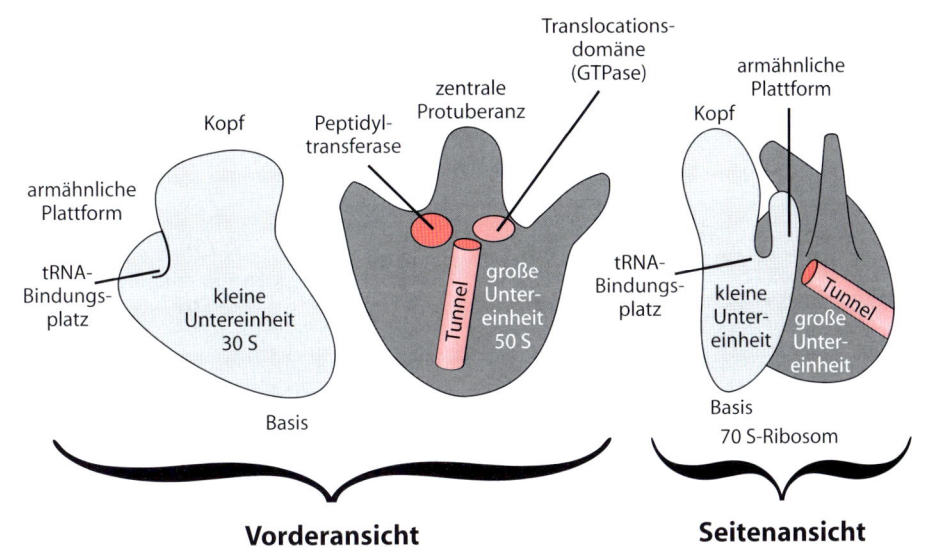

Abb. 8.8: Äußere Form und Wirkungszentren eines Prokaryontenribosoms.

Prokaryontenribosomen sedimentieren mit 70S, haben eine relative Partikelmasse von $2{,}7 \times 10^6$ und einen Durchmesser von 20 nm. S, die *Svedberg-Einheit*, ist das Maß für die *Sedimentationsgeschwindigkeit eines Partikels im Zentrifugalfeld*. Die große Untereinheit sedimentiert mit 50S, die kleine mit 30S. Bei der Zusammenlagerung beider Untereinheiten summieren sich ihre S-Werte nicht, da die Sedimantationsgeschwindigkeit nicht nur von der Masse, sondern auch von der Form des Partikels abhängt. Die große Untereinheit enthält 34 verschiedene Proteinmoleküle in je einer Kopie und zwei RNA-Moleküle (23S- und 5S-rRNA). Die kleine Untereinheit enthält 21 Proteinmoleküle und eine 16S-rRNA (☞ Abb. 8.9).

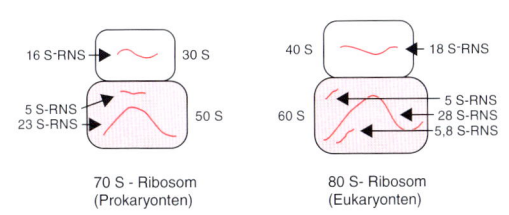

Abb. 8.9: Aufbau der Prokaryonten- (70S) und Eukaryontenribosomen (80S) mit ihren kleinen und großen Untereinheiten sowie den rRNA-Species in einem 70S- und in einem 80S-Ribosom.

Eukaryontenribosomen sedimentieren mit 80S und haben eine Partikelmasse von $4{,}2 \times 10^6$. Ihre große Untereinheit sedimentiert mit 60S, enthält 43 verschiedene Proteinmoleküle und drei rRNA-Species (5S-, 28S- und 5.8S-rRNA). Ihre kleine Untereinheit sedimentiert mit 40S, enthält 32 Proteinmoleküle und ein 18S-rRNA-Molekül. Prokaryontische und eukaryontische Ribosomen sind sich äußerlich ähnlich. Abb. 8.8 zeigt ein *prokaryontisches Ribosom*. Die *zentrale Protuberanz* der großen Untereinheit wird von der 5S-RNA gebildet, während die beiden seitlichen Protuberanzen Proteine enthalten. Die Grenzfläche zwischen den beiden Untereinheiten ist sehr flach, wird aber durch eine Furche unterbrochen, die man als *Grenzflächen-Canyon* bezeichnet. In dieser Furche beginnt ein Tunnel, der die große Untereinheit durchzieht und auf ihrer Rückseite nach außen führt. In diesen Tunnel wird die nascierende Polypeptidkett eingefädelt (☞ Kap. 13.2.). Sie wandert durch den Tunnel hindurch, bevor sie das Ribosom verläßt. Der Ort der *Codon-Anticodon-Wechselwirkung* befindet sich zwischen der Plattform und dem Kopf der kleinen Untereinheit, während die Peptidsynthese nahe dem Tunneleingang im Grenzflächen-Canyon vor sich geht.

Eukaryontische Ribosomen kommen entweder frei im Cytoplasma vor oder sind an das endoplasmatische Reticulum gebunden. Die Bildung der Ribosomenproteine erfolgt im Cytoplasma. Nach ihrer Synthese werden sie aus dem Cytoplasma durch das *nucleäre Importsystem* in den Zellkern transportiert, wo sie mit den vier Species der ribosomalen RNA zur *kleinen* und *großen Untereinheit* der *Ribosomen* kombiniert werden. Danach gelangen die ribosomalen Untereinheiten, vermittelt durch den *Exportkomplex* des *Zellkerns*, erneut in das Cytosol, wo sie zur Proteinsynthese bereit sind.

8.2.4. Endoplasmatisches Reticulum und Golgi-Apparat

Das *endoplasmatische Reticulum* (ER) ist ein ausgedehntes intrazelluläres Membransystem, das ein Netz von Kanälen und Vesikeln bildet und mit dem Zelläußeren und der Kernhülle kommuniziert. Das ER ist, in enger Kooperation mit dem *Golgi-Apparat*, bedeutsam für die *Synthese*, *Sortierung* und gezielte *Verteilung* derjenigen Proteine, die für die *Sekretion* aus der Zelle, den *Einbau* in die *Plasmamembran* und die *Einschleusung* in die *Lysosomen* bestimmt sind (☞ Kap. 13.). Man unterscheidet das *glatte, ribosomenfreie ER*, an dem die Synthese von Lipiden sowie die Umwandlung von Cholesterin in Steroidhormone vor sich gehen (☞ Abb. 8.10), vom *rauhen endoplasmatischen Reticulum* (RER), dessen cytosolisch orientierte Oberfläche eine Vielzahl von Ribosomen trägt (☞ Abb. 8.11). An diesen findet die Synthese der sekretorischen Proteine sowie der Membranproteine und der lysosomalen Proteine statt. Im RER erfolgt auch eine Qualitätskontrolle der neusynthetisierten Proteine. Im Falle ihrer Mißfaltung werden sie von Chaperonen im RER zurückgehalten und zurück in das Cytoplasma transportiert (☞ Kap. 13). ER und RER können durch Zentrifugation eines Zellhomogenates bei 100.000g (g = Erdbeschleunigung) gewonnen werden. Das dabei gewonnene Sediment bezeichnet man als *Mikrosomen*.

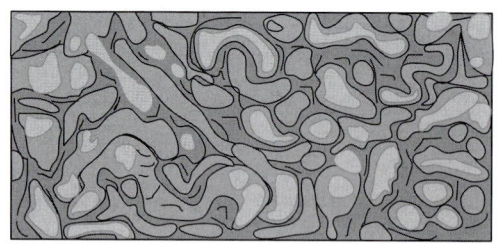

Abb. 8.10: Glattes endoplasmatisches Reticulum (ER).

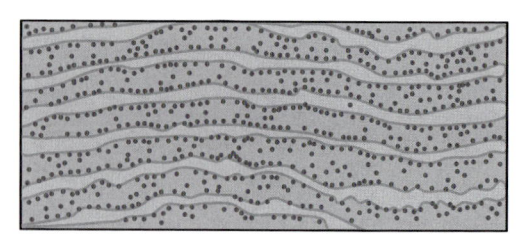

Abb. 8.11: Rauhes endoplasmatisches Reticulum (RER) mit gebundenen Ribosomen.

Der *Golgi-Apparat* besteht aus mehreren, jeweils von Membranen umgebenen Kompartimenten, die eine strukturelle und funktionelle Polarität aufweisen. An das Membransystem des RER grenzt das *cis*-Golgi-Netzwerk (CGN), an das sich der aus etwa sechs gestapelten Cisternen bestehende *Golgi-Komplex* anschließt. Dieser wird vom *trans*-Golgi-Netzwerk (TGN) gefolgt (☞ Abb. 8.12). Der Golgi-Apparat einer eukaryontischen Zelle empfängt aus dem RER neusynthetisierte Proteine und leitet sie ihrem Bestimmungsort zu. Auch die im ER synthetisierten Lipide gelangen in den Golgi-Apparat bevor sie auf die verschiedenen Membransysteme der Zelle verteilt werden. Die Proteinmoleküle werden, jeweils in Vesikeln verpackt, vom ER in das CGN, von dort über das Golgi-Zwischenkompartiment in die Golgi-Cisternen und dann in das TGN transportiert. Vom TGN werden sie dann, ebenfalls in Form von Vesikeln, auf ihre Bestimmungsorte verteilt. Das bedeutet, daß der gesamte Proteintransfer, vom ER über die Kompartimente des Golgi-Apparates bis zum endgültigen Bestimmungsort (Plasmamembran, Lysosomen, Export aus der Zelle durch Exocytose), durch Vesikel erfolgt. Jedes Vesikel transportiert Makromoleküle von einem membranumgebenen Donorkompartiment in ein ebenfalls membranumgebenes Acceptorkompartiment. Die Gesamtheit aller dieser Transportformen wird als *Vesikeltransportmuster* einer Zelle bezeichnet. Der Vesikeltransport von einem Kompartiment zum anderen erfolgt durch Diffusion und erfordert einige Minuten. Falls ein Vesikel, z.B. in einer Nervenzelle, größere Entfernungen zurücklegen muß, um von seinem Donor- an sein Acceptorkompartiment zu gelangen, benutzt es die Transportwege des Cytoskeletts.

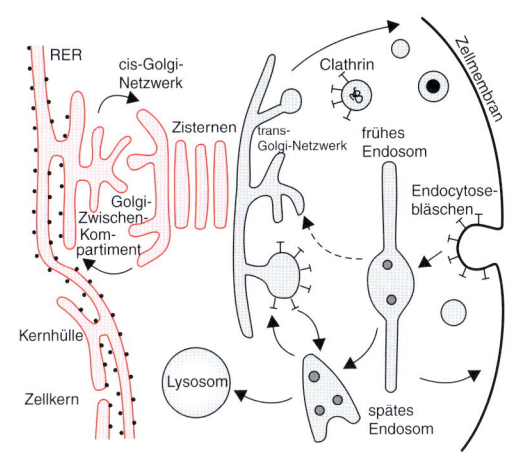

Abb. 8.12: Schematische Darstellung des Golgi-Apparates und des angrenzenden Membransystems mit Transportwegen (nach J.P. Luzio und G. Banting, Trends in Biochemical Sciences 18, 395-398 [1993]; mit freundlicher Genehmigung der Autoren und von *TIBS*).

8.2.5. Lysosomen

Lysosomen sind cytoplasmatische Organellen (Durchmesser etwa 0,5 µm), die von einer Membran mit bestimmten Permeabilitätseigenschaften umgeben sind. Ihre Funktion besteht im Abbau von Makromolekülen (Proteine, Nucleinsäuren, Glycosaminoglycane u.a.). Diese gelangen in die Lysosomen entweder durch *Endocytose* oder *Autophagie*. Im Innern der Lysosomen herrscht ein pH-Wert von etwa 5, der durch eine in der lysosomalen Membran lokalisierten *V-ATPase* (☞ Kap. 8.3.3.) eingestellt wird. Das Enzym transportiert H^+-Ionen *gegen* ein *Konzentrationsgefälle* aus dem Cytosol in das Lysosomeninnere. Die hierfür erforderliche Energie stammt aus der *Hydrolyse* von *ATP*. In dem sauren Milieu finden die in den Lysosomen enthaltenen Hydrolasen (*Proteasen, Nucleasen, saure Phosphatase, Glycosidasen, Glucuronidasen* u.a.) optimale Wirkungsbedingungen. Die Proteine der Lysosomenmembran und die lysosomalen Enzyme werden am RER synthetisiert und danach durch das RER und den Golgi-Apparat transportiert, wo sie durch Anhängen von *Mannose-6-phosphat* ihre Adressierung für die Lysosomen als Bestimmungsorte erhalten. Vom Golgi-Apparat gelangen sie, in Transportvesikeln verpackt, in die Lysosomen.

8.2.6. Peroxisomen

Peroxisomen (Durchmesser etwa 0,5 µm) sind "Vielzweckorganellen". Sie enthalten *Uratoxidase* und *D-Aminosäureoxidase* als H_2O_2-produzierende Enzyme sowie *Katalase* als wasserstoffperoxid-abbauendes Enzym. Mehr als die Hälfte aller peroxisomalen Enzyme dienen dem Lipidstoffwechsel (☞ Kap. 17.2.). Die Peroxisomenmembran enthält zahlreiche multifunktionelle Proteine, die man als *Peroxine* bezeichnet. Diese sind für den Import der neusynthetisierten peroxisomalen Matrixproteine aus dem Cytosol und für die Zusammenfügung der verschiedenen Membranbestandteile sowie für die Peroxisomenproliferation zuständig. Durch den Import der Matrixproteine wachsen die Peroxisomen und teilen sich schließlich, nachdem sie eine kritische Größe erreicht haben. Die Signale für die Aufnahme eines neusynthetisierten Matrixproteins in das Innere eines Peroxisoms sind entweder eine am C-Terminus lokalisierte *Tripeptidsequenz* (Ser-Lys-Leu) oder ein N-terminaler Präsequenzbereich von neun Aminosäuren. Der Proteinimport in die Peroxisomen erfolgt *receptorvermittelt*.

Zahlreiche exogene und endogene Substanzen sind in der Lage, die Peroxisomen zu Wachstum und Proliferation anzuregen. Man bezeichnet diese als *Peroxisomenproliferatoren*. Zu ihnen gehören hypolipämisch und hypoglycämisch wirkende Pharmaka sowie ungesättigte Fettsäuren und Leukotriene. Die *Peroxisomenproliferatoren* werden im Zellkern an bestimmte Receptoren gebunden, welche im ligandierten Zustand Gene von peroxisomalen Enzymen aktivieren, deren Expression zu einer Peroxisomenproliferation führen. Deshalb bezeichnet man diese Receptoren als Peroxisomen-Proliferator-aktivierte Receptoren (PPAR). Ihrer Funktion nach stellen diese Receptoren Transcriptionsfaktoren dar.

Beim Menschen sind Erkrankungen bekannt, bei denen autosomal recessiv vererbbare Störungen in der *Peroxisomenbildung* vorliegen. Sie werden durch *Mutationen* in den *Genen* verschiedener *Peroxine* hervorgerufen. Hierher gehört das meist schon im Säuglingsalter zum Tode führende *Zellweger-Syndrom*, das durch Hirn- und Herzfehlbildungen sowie durch multiple Nierencysten, Hepatomegalie und Eisenspeicherung gekennzeichnet ist. Bei der *neonatalen Adrenoleukodystrophie* besteht eine Atrophie der Nebennierenrinde und eine herdförmige Entmarkung der Hirnsubstanz. Weiterhin seien die *infantile Refsum-Erkrankung* (Lipidspeicherung, Polyneuritis, Skelettfehlbildungen) und der rhizomele Typ der *Chondrodysplasia punctata* (Entwicklungsstörungen des Knorpels und des Knochens, Katarakt, Mikrozephalie) genannt.

8.2.7. Cytoskelett

Das *Cytoskelett* ist ein für Eukaryonten typisches *intrazelluläres dynamisches Netzwerk*, das aus *Mikrofilamenten*, *Mikrotubuli* und *Intermediärfilamenten* besteht. Es hat Funktionen in der Gewährleistung und Kontrolle 1. der äußeren Form einer Zelle, 2. ihrer Beweglichkeit, 3. ihrer intrazellulären Organisation, 4. von intrazellulären Transportvorgängen und 5. von intrazellulären Bewegungsvorgängen, z.B. der Zellteilung.

Mikrofilamente. Diese stellen unverzweigte Aneinanderlagerungen des globulären (G-)Actins (M_r 43.000) zu fibrillärem (F-)Actin dar. Im *Muskel* bestehen die *dünnen Filamente* aus F-Actin. Diese treten bei der *Muskelkontraktion* in Wechselwirkung mit Myosin, das die *dicken Filamente* des Muskels bildet (☞ Kap. 26.). *Actin* ist eines der in Eukaryontenzellen am meisten verbreiteten Proteine. In *Nichtmuskelzellen* liegen etwa 50 % des Actins in der G-Form vor. Das F-Actin bildet ein feines *Maschensystem* im Zellinneren, das an der Zellmotilität beteiligt ist und zahlreiche Proteine gebunden hat. Diese binden an die Actinmonomere, bilden Actinbündel und vernetzen diese untereinander, können aber Actinmoleküle auch voneinander trennen und an ihrer Verlängerung hindern. Zu den actinbindenden Proteinen zählen u.a. Dystrophin, Spectrin, α-Actinin, Titin, Tropomyosin und Hitzeschockproteine (☞ Abb. 8.13,

Abb. 8.14). Die Polymerisation des G-Actins zu den Mikrofilamenten kann durch *Pilzalkaloide* (*Cytochalasine*) gehemmt werden. Dadurch kommt es zu einer Unterbindung verschiedener Arten von *Bewegungsvorgängen* einer Zelle, z.B. der *Zellfortbewegung*, der *Phagocytose* und der *Teilung* des *Cytoplasmas* (*Cytokinese*) bei der Mitose.

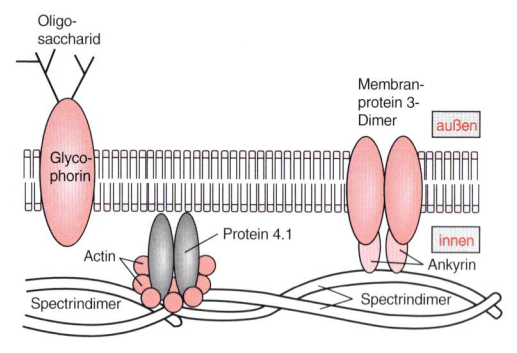

Abb. 8.13: Beziehungen zwischen integralen Membranproteinen und Bestandteilen des Cytoskeletts bei Erythrocyten; Protein 3 ist ein Anionenaustauschprotein mit 12 transmembranalen Segmenten; Spectrin bildet ein ausgedehntes intrazelluläres Netzwerk, das mit Actin und den Mikrotubuli assoziiert ist.

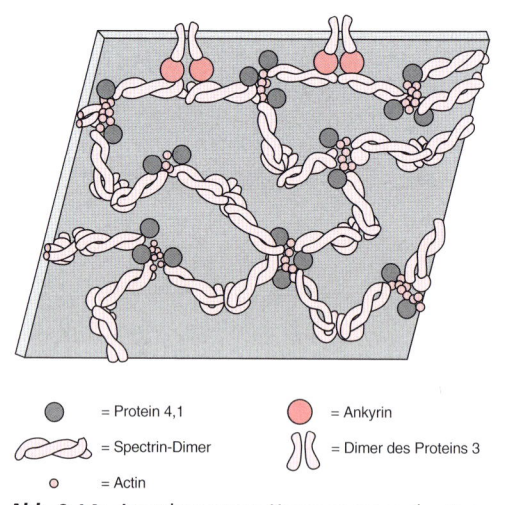

Abb. 8.14: Anordnung von Komponenten des Cytoskelettes unmittelbar unter der Erythrocytenmembran (man schaut von innen auf die Unterseite der Membran).

Mikrotubuli. Mikrotubuli stellen Proteinhohlzylinder (Durchmesser 25 nm) dar, deren Wände aus sich wiederholenden Proteinuntereinheiten, dem *Tubulin*, aufgebaut sind. Man hat zwischen α- und β-Tubulin (M_r jeweils 50.000) zu unterscheiden, die in Form von Heterodimeren die Wand eines Mikrotubulus aufbauen (☞ Abb. 8.15). α- und β-Tubulin sind homologe Proteine, die zu 40 % in ihrer Aminosäuresequenz übereinstimmen und die gleiche räumliche Struktur haben. Jedes Tubulinmolekül besteht aus drei Domänen, einer *guaninnucleotidbindenden Region* (N-terminal), einer *kinesin- und dyneinbindenden Region* (C-terminal) und einer in der Molekülmitte liegenden *taxolbindenden Region* (s.u.).

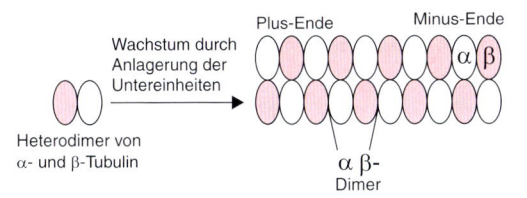

Abb. 8.15: Polymerisation der Heterodimere der Tubulinuntereinheiten zu einem Mikrotubulus.

An einem Mikrotubulus unterscheidet man ein *statisches, nichtwachsendes Minusende* und ein *dynamisches, wachsendes Plusende*. Die Mikrotubuli sind unentbehrlich für intrazelluläre Transportvorgänge und für die Zellteilung. Voraussetzung dafür sind schnelle Übergänge der Mikrotubuli zwischen stabilen und dynamischen Zuständen. Die *dynamische Instabilität* steht unter der Kontrolle einer Vielzahl zellulärer Faktoren. Zu diesen gehören Mikrotubulus-assoziierte Proteine (MAPs), deren Wirksamkeit durch Phosphorylierung reguliert wird. Die für die Phosphorylierung der MAPs verantwortlichen Enzyme sind spezifische Proteinkinasen, die MARKs (Abk. von Mikrotubulus-Affinitäts-regulierende Kinasen). Diese phosphorylieren die tubulinbindenden Domänen der MAPs und verursachen deren Ablösung von den Mikrotubuli. Ein zu den MAPs gehörendes Protein ist das *Tauprotein*, das mit den neuronalen Mikrotubuli assoziiert ist und den neuronalen Vesikel- bzw. Organelltransport, das Axonwachstum und die Verankerung von Enzymen am neuronalen Mikrotubulussystem reguliert (über die Rolle der *Tauproteine* bei M. Alzheimer ☞ Kap. 25.). Die MARKs haben Bedeutung für die Ausbildung der Zellform und Zellpolarität, z.B. in Neuronen und epithelialen Zellen. Die Mikrotubuli bilden in den Zellen die *Schienen* für den Transport von Organellen (z.B. von *Mitochondrien* und *Lysosomen*) sowie für den Transport von *Vesikeln*, z. B. für den axonalen Transport von *Hormonen* (*Vasopressin*, *Oxytocin*) und *Neurotransmittern*. In den Axonen der Nervenzellen sind die Mikrotubuli longitudinal angeordnet. Ihr Plusende ist vom Zellkörper weggerichtet. In den Epithelzellen zeigt ihr Plusende zur Basalmembran.

Die Mikrotubuli binden eine Reihe von Substanzen, die eine antimitotische Wirkung auf die Zelle ausüben. *Colchicin* (aus der Herbstzeitlosen, *Colchicum autumnale*) bindet im Verhältnis 1:1 an die Tubulin-Heterodimere und hemmt so die Bildung der Mikrotubuli. Auch die als *Cancerostatica* eingesetzten Vinca-(Immergrün-)Alkaloide *Vinblastin* und *Vincristin* binden an Tubulin, jedoch an eine andere Stelle als Colchicin. Sie fördern die Depolymerisation der Mikrotubuli und hemmen gleichzeitig die Polymerisation des Tubulins. Das aus der Eibe stammende Krebschemotherapeutikum *Taxol* fördert die Tubulinpolymerisation und entwickelt eine *Hyperstabilisierung* der Mikrotubuli.

Dyneine und Kinesine. Zu den Mikrotubulinassoziierten Proteinen gehören die *Dyneine* und *Kinesine*. Als *Motorproteine* besorgen sie den Transport von Zellorganellen entlang der Mikrotubuli. *Dynein* bildet große Proteinkomplexe (M_r 1,5 Millionen), die aus zwei schweren Ketten (M_r 530.000), drei mittelschweren Ketten (M_r 74.000) und vier leichten Ketten (M_r 55.000) aufgebaut sind (☞ Abb. 8.16). Die beiden schweren Ketten bilden mit Hilfe ihrer C-terminalen und ihrer zentralen Region je eine große kugelförmige Domäne mit zwei Köpfen aus, die an die Mikrotubuli bindet, ein *ATPase-Zentrum* besitzt und die Funktion eines Motors hat, der seine Energie aus der Hydrolyse von ATP bezieht. Die N-terminale Region zeigt in Richtung der zu transportierenden Fracht und ist mit den mittelschweren Ketten verbunden. Das Dynein ist mit dem Proteinkomplex *Dynactin* (bestehend aus *Dynamitin* und *Actin*) assoziiert, welches aus zehn Untereinheiten besteht. Dieser riesige Komplex bewegt sich, beladen mit einer Fracht, auf einem Mikrotubulus entlang in Richtung Minusende. In einer Nervenzelle erfolgt der Transport durch Dynein zum Zellkörper hin. Dabei stellen die kleinen kugelförmigen Köpfe von p150 und p135 eine Verbindung zum Mikrotubulus her und unterstützen dadurch die Bindung des Molekülaggregates an die "Transportschiene" des

Mikrotubulus, während der andere Teil des Aggregates an die Fracht, also an die Membran der Organelle gebunden ist, die entlang des Mikrotubulus transportiert werden soll.

Abb. 8.16: Schematische Darstellung des cytoplasmatischen Dynein-Dynamitin-Actin-Komplexes mit den Komponenten: p150^{Glued} (glued engl. "verklebt"), p135^{Glued}, Dynamitin, einem actin-verwandten Protein (Arp1 engl. "Actin-related protein"), Actin, das actin-capping protein u.a. (nach N. Hirokawa, Science 279, 519-526 [1998]).

Auch die *Kinesine* bilden eine Familie von *Motorproteinen*, die zelluläres Material entlang der Mikrotubuli transportieren können. Man hat prinzipiell zwei Gruppen von Kinesinen zu unterscheiden. Die eine Gruppe transportiert die Vesikel zum statischen (nichtwachsenden) Minusende der Mikrotubuli, die andere zum wachsenden Plusende (☞ Abb. 8.17). Alle Kinesine besitzen, ähnlich wie die Dyneine, dieselbe *Grundarchitektur*, sie enthalten zwei *Köpfe*, von denen jeder ein *ATPase-Zentrum* besitzt, und einen mehrgliedrigen Stiel, an den das zu transportierende *Vesikel* bindet. Ihre Fortbewegung erfolgt durch cyclische und energieabhängige Änderungen der Wechselwirkungen ihrer Köpfe mit der "Spurrinne" auf den Mikrotubuli.

Intermediärfilamente. Diese haben einen Durchmesser von 10 nm, der zwischen dem der *Mikrofilamente* (5-7 nm) und dem der *Mikrotubuli* (25 nm) liegt. Intermediärfilamente sind weit verbreitet und bilden eine große Genfamilie, die beim Menschen wenigstens 50 verschiedene Proteine codiert (M_r 40.000-125.000) codiert. Die Intermediärfilamente bilden ein von den Mikrotubuli und den Mikrofilamenten *unabhängiges* Cytoskelettnetzwerk, das durch eine starke *Anastomisierung* gekennzeichnet ist. Im Gegensatz zu den strukturell stark konservierten Mikrotubuli und Mikrofilamenten weisen die Intermediärfilamente eine große Variabilität auf. Im allgemeinen beträgt der Anteil der Intermediärfilamente etwa 1 % des Zellproteins, in Keratinocyten und in Neuronen kann ihr Anteil jedoch bis zu 85 % betragen. Die Intermediärfilamente zeigen folgenden Aufbau (☞ Abb. 8.18):

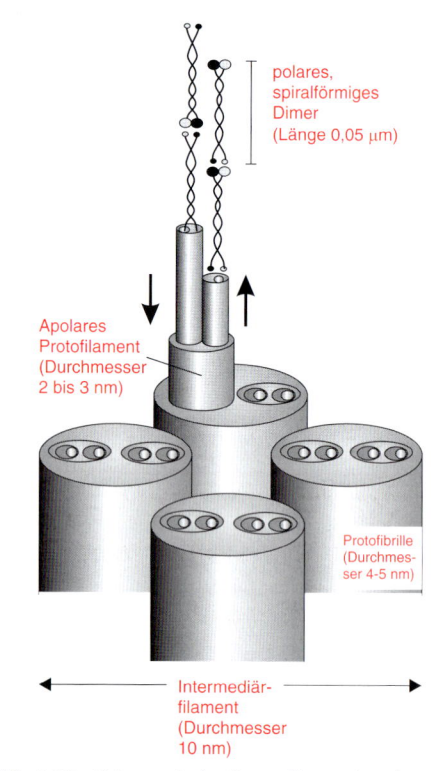

Abb. 8.18: Schematische Darstellung eines Intermediärfilamentes (nach E. Fuchs und D.W. Cleveland, Science 279, 514-519 [1998]).

8.2. Eukarya (Eukaryonten)

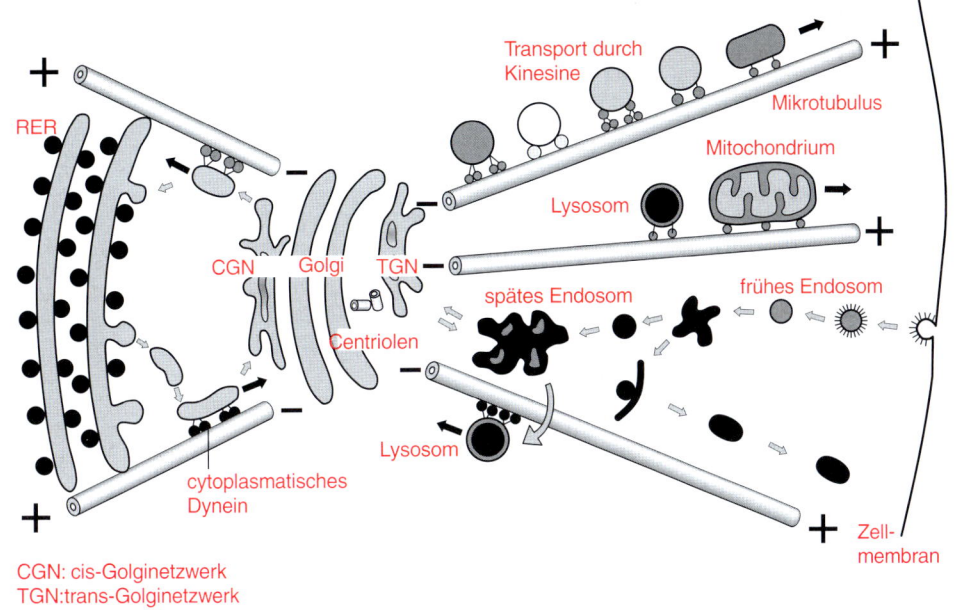

Abb. 8.17: Schematische Darstellung des intrazellulären Partikeltransportes durch Kinesine und Dyneine auf den als Schienen fungierenden Mikrotubuli (nach N. Hirokawa, Science 279, 519-526 [1998]).

CGN: cis-Golginetzwerk
TGN: trans-Golginetzwerk

- ihr Grundmolekül ist ein Dimer mit einer stabähnlichen Form, die aus zwei parallel angeordneten und umeinander gewundenen α-Helices besteht
- die hochkonservierten Enden dieser Stäbe assoziieren untereinander von Kopf zu Schwanz und bilden lange lineare Strukturen (*Elongation*); Mutationen in den Endstücken führen zu schweren Schädigungen im Assoziationsprozeß
- die Assoziate lagern sich antiparallel zusammen und bilden *Protofibrillen*
- drei bis vier Protofibrillen umwinden einander und bilden das *Intermediärfilament*.

Die Intermediärfilamente bilden ein *Netzwerk* zwischen dem Zellkern, verschiedenen cytoplasmatischen Organellen und der Plasmamembran. Zur Familie der *Intermediärfilamente* gehören die *Keratine* der Epithelien, das *Vimentin* der mesenchymalen Zellen, das α-*Internexin* der Neuronen und die *Lamine* des Zellkernes.

> **Vererbbare Erkrankungen, die auf Mutationen in den Genen der Intermediärfilamente beruhen.** Bei Patienten, die an bestimmten Formen einer sub- bzw. intraepidermalen Blasenbildung leiden (*Epidermolysis bullosa*), hat man Mutationen in den hochkonservierten Regionen der Keratingene der Epithelzellen gefunden. Häufig wird dabei der Austausch eines für den Elongationsprozeß wichtigen Argininrestes gegen einen Histidin- oder Cysteinrest gefunden. Weitere genetische Erkrankungen, die auf Mutationen in den Genen der Intermediärfilamente beruhen, sind *die colorectale Hyperplasie, die Meesmannsche Hornhautdystrophie* und bestimmte Formen der *Lebercirrhose*.

8.2.8. Cytosol

Als Cytosol wird die strukturlose, *konzentrierte Proteinlösung* des Cytoplasmas bezeichnet. Sie füllt das Zellinnere aus und umgibt die Organellen. Das Cytosol enthält zahlreiche Stoffwechselsysteme, z.B. die *Glycolyse*, den *Pentosephosphatweg*, die *Fettsäuresynthese* und das *Aktivierungssystem der Aminosäuren*; außerdem sind in ihm *niedermolekulare Substanzen* (Metabolite, Coenzyme, Ionen usw.) gelöst.

8.3. Aufbau und Funktionen biologischer Membranen

Jede Zelle wird von einer *Cytoplasmamembran* (*Plasmamembran, Zellmembran*) nach außen abgegrenzt. Von dieser ist die *Zellwand* strikt zu unterscheiden. Diese gibt es bei tierischen Zellen nicht. Eine Zellwand findet man bei *Mikroorganismen* (bei *Gram-positiven Bakterien* besteht sie aus einer dicken Mucopeptid- und Polysaccharidschicht, bei *Gram-negativen* aus einer dünneren Schicht, die neben wenigen Mucopeptiden vor allem Lipopolysaccharide, Lipoproteine und Phospholipide enthält) sowie bei *Hefen*, *Pilzen* und *grünen Pflanzen*, bei denen sie aus Hemicellulose, Chitin und Cellulose besteht. Die Zellwand dieser Zellen hat vor allem Stütz- und vorwiegend mechanische Schutzfunktionen. Hier interessieren uns nur die *Plasmamembran* und die *intrazellulären Membranen*.

8.3.1. Funktionen der Plasmamembran

Die *Plasmamembran* vermittelt die vielfältigen und spezifischen Wechselwirkungen zwischen einer Zelle und ihrer Umgebung. Die Funktionen der Plasmamembran sind:

- Abgrenzung einer Zelle nach außen
- Gewährleistung eines *selektiven Stoffdurchtritts* mittels spezifischer Transportvorgänge durch die Membran, auch gegen ein Konzentrationsgefälle
- *Erkennung und Bindung* externer Moleküle (Hormone, Wachstumsfaktoren u.a.) durch spezifische Bindungsmoleküle (*Receptoren*) der Zelloberfläche
- *Signalwandlungsfunktionen*, die durch Umwandlung der in den externen Molekülen enthaltenen Informationen zu zellspezifischen Antworten führen
- *Energiewandlungsfunktionen*

8.3.2. Aufbau biologischer Membranen

Biologische Membranen sind aus *Lipiden* aufgebaut, in die *Proteine* eingelagert sind. Membranlipide sind *Glycerinphospholipide* und *Sphingosinphospholipide* sowie *Cholesterin*. Infolge ihrer *amphipathischen* Natur (d.h. Anwesenheit *polarer Kopfgruppen* und *hydrophober Fettsäurereste* in ihren Molekülen) besitzen die Membranlipide in wäßriger Lösung die Fähigkeit zur *Selbstorganisation* unter Ausbildung von *Phospholipiddoppelschichten* (☞ Abb. 8.19). In dieser sind die polaren Kopfgruppen der Phospholipide jeweils dem Wasser zugekehrt und die apolaren Acylreste nach innen, in die Doppelschicht hinein, gerichtet. Phospholipiddoppelschichten können in zwei Formen auftreten, *planar* und *kugelförmig*. Die Ausbildung der Phospholipiddoppelschicht erfolgt *spontan* und die treibenden Kräfte für ihre Bildung sind *hydrophobe Wechselwirkungen*, die uns als *strukturbildende Kräfte* schon bei der *Proteinfaltung* begegnet sind. Die *Phospholipiddoppelschicht* bildet die *Grundstruktur biologischer Membranen*, die dadurch zu einer *Permeabilitätsbarriere* für wasserlösliche (hydrophile) Moleküle werden. Durch Einlagerung von Proteinen sowie von Glycolipiden und Cholesterin in die Phospholipiddoppelschicht werden den Membranen weitere Eigenschaften verliehen, die sie zu hochspezifischen zellulären Begrenzungen werden lassen. Die *Membranproteine* sind für die *Erkennung* und *Bindung* äußerer *Liganden*, den *selektiven Stofftransport* sowie die *Signal-* und *Energiewandlung* verantwortlich.

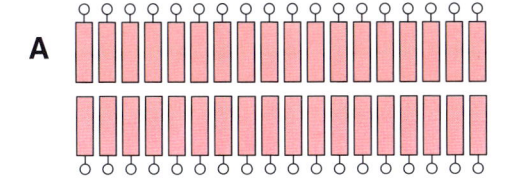

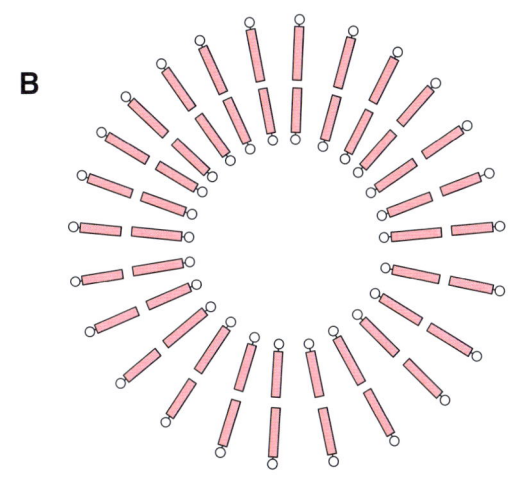

Abb. 8.19: Modelle von Phospholipiddoppelschichten (A: planarer Typ; B: kugelförmiger Typ); die Kreise repräsentieren die hydrophilen Kopfgruppen, die roten Rechtecke die hydrophoben Fettsäurereste.

Flüssigkeits-Mosaik-Modell biologischer Membranen. Dieses Modell liefert die Grundlage für das Verständnis der Struktur und Funktion einer Biomembran (☞ Abb. 8.20). Biomembranen sind *keine starren* sondern äußerst *dynamische* Strukturen. Sie befinden sich in einem *flüssigkristallinen Zustand*, der den Bestandteilen eine *hohe Beweglichkeit* erlaubt. Biologische Membranen kann man als *zweidimensionale Lösungen* von *globulären Proteinen* in einem *Lipidmilieu* ansehen. Ihre *Fluidität*, d.h. der Grad ihres flüssigen Zustandes, hängt von der Fettsäurezusammensetzung (Kettenlänge und Zahl der Doppelbindungen) der Membranphospholipide und ihrem Cholesteringehalt ab. Eine Erhöhung des Anteils ungesättigter Fettsäuren erhöht die Membranfluidität und eine Vergrößerung ihrer Kettenlänge steigert die Starrheit einer Membran. Cholesterin behindert infolge der Raumforderung seines Gonansystems die Beweglichkeit der Fettsäurereste der Membranlipide und bewirkt dadurch eine Abnahme der Membranfluidität.

Periphere und integrale Membranproteine. Man unterscheidet *periphere* und *integrale Membranproteine*. Die *peripheren Proteine* sind einer der beiden Membranoberflächen aufgelagert oder ragen ein Stück in sie hinein, ohne daß sie die Membran durchziehen. Die *integralen Membranproteine* hingegen durchziehen die Phospholipiddoppelschicht der Membran und ragen auf beiden Seiten mehr oder weniger weit aus ihr heraus. Zwischen den integralen Membranproteinen und dem Cytoskelett gibt es zahlreiche Verbindungen (☞ Abb. 8.13). Diejenigen Proteine der Plasmamembran, die eine nach außen gerichtete Domäne haben, sind meistens Glycoproteine, deren Oligosaccharid in die Zellumgebung gerichtet ist. Die Oligosaccharide der Glycoproteine bilden mit den Oligosacchariden der Glycolipide auf der Zelloberfläche ein lockeres *Oligosaccharidnetzwerk*, die *Glycocalix*. Die Oligosaccharide sind für die Receptorfunktionen von Membranglycoproteinen bedeutsam.

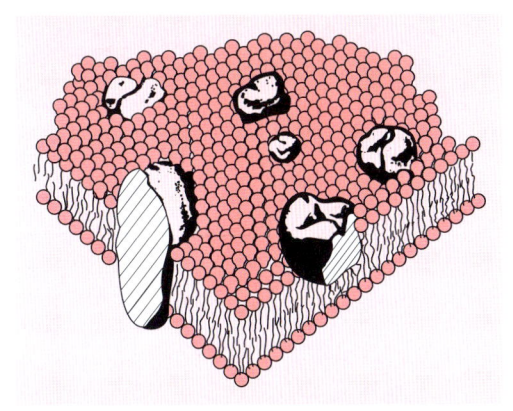

Abb. 8.20: Das Flüssigkeits-Mosaik-Modell biologischer Membranen nach *Singer* und *Nicholson*.

Die verschiedenen Klassen der Phospholipide sind zwischen der äußeren und inneren Lage der Lipiddoppelschicht unterschiedlich verteilt. Die Membranproteine erfüllen spezifische Funktionen, doch darf man die *Mitwirkung* der *Membranphospholipide* an wichtigen physiologischen Funktionen, wie Blutgerinnung, Antwort einer Zelle auf ein äußeres Signal, gegenseitige Erkennung von Zellen sowie Exo- und Endocytose nicht unterschätzen. Die beiden Lagen der Phospholipiddoppelschicht sind *asymmetrisch*, d.h. die Phospholipide weisen in der Doppelschicht eine unterschiedliche Verteilung auf. Die dem Cytoplasma zugewandte Lage (*cytoplasmatische Schicht*; innere Lage) ist reich an *Aminophospholipiden* (Phosphatidylethanolamin und Phosphatidylserin) und die äußere Lage (*exoplasmatische Schicht*) enthält vorwiegend *Cholinphospholipide* (Phosphatidylcholin und Sphingomyelin). Die *asymmetrische Verteilung* von *Phosphatidylserin* in der cytoplasmatischen Schicht findet man besonders in ruhenden Zellen.

Die unterschiedliche Phospholipidverteilung in der Plasmamembran ist auf die Wirkungen spezifischer Enzyme zurückführen, die eine Translocation der Phospholipide zwischen exoplasmatischer und cytoplasmatischer Schicht katalysieren und allgemein als *Flippasen* oder *Lipidtranslocationsproteine* bezeichnet werden. Es gibt zwei ATP-abhängige und eine ATP-unabhängige Flippase (☞ Abb. 8.21):

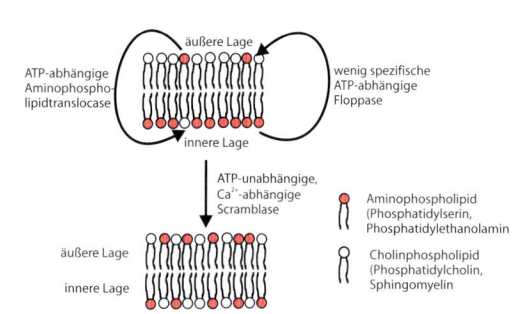

Abb. 8.21: Schematische Darstellung der Wirkungsweisen der Lipidtranslocationsproteine in der Plasmamembran (Aminophospholipidtranslocase, Floppase, Scramblase).

1. Eine in vielen Zellarten vorkommende ATP-abhängige und durch Ca^{2+}-Ionen hemmbare *Aminophospholipidtranslocase* katalysiert den Einwärtstransport von *Aminophospholipiden* aus der exoplasmatischen in die cytoplasmatische Schicht

2. eine ATP-abhängige *Floppase* verlagert Amino- und Cholinphospholipide aus der cytoplasmatischen in die exoplasmatische Schicht

3. während die beiden genannten Enzyme jeweils einen *unidirektionalen Phospholipidtransport* bewirken, katalysiert die *ATP-unabhängige* und durch Ca^{2+}-Ionen aktivierbare *Lipidscramblase* (engl. *to scramble* durcheinanderbringen), den Transport von Phospholipiden aller Klassen in beide Richtungen, von der Außenschicht nach innen und umgekehrt (flip-flop) und sorgt so für eine Zufallsverteilung (Randomisierung) der Phospholipide in beiden Schichten. Der bei einer Zellaktivierung eintretende Ca^{2+}-Influx kann durch Aktivierung der Lipidscramblase zu einer Randomisierung der Phospholipide in der Doppelschicht führen.

Dynamische Gruppierung von Sphingolipiden und Cholesterin in der Lipiddoppelschicht in Form von Flößen. Die asymmetrisch zwischen der *exoplasmatischen* und der *cytoplasmatischen* Lage der Membrandoppelschicht verteilten Lipide sind in Form kleinerer oder größerer, gut abgrenzbarer Membranareale ("*Lipidplattformen*") organisiert. Dies rührt von der bevorzugten *Verpackung* von *Sphingolipiden* und *Cholesterin* zu beweglichen, in der Membran schwimmenden, "*Flößen*" her, die den Membranen eine *Mikrodomänenstruktur* verleihen. Die Sphingolipide in der *exoplasmatischen Schicht* eines Floßes sind durch schwache Wechselwirkungen untereinander lateral assoziiert (☞ Abb. 8.22). Die Zwischenräume zwischen ihnen werden durch Cholesterinmoleküle ausgefüllt, so daß eng gepackte Sphingolipid-Cholesterin-Ansammlungen (*Cluster*) entstehen. Die *cytoplasmatische Lage* des Floßes hingegen ist aus Aminophospholipidmolekülen mit eingelagerten Cholesterinmolekülen aufgebaut. Die Lipidflöße enthalten zahlreiche Proteine, darunter *Receptoren* und *Caveoline*. Die Gruppe der Caveoline besteht aus drei Proteinen (Caveolin-1, 2 und 3). Sie sind die Strukturproteine von Invaginationen der Plasmamembran, den *Caveolae* ("kleine Höhlen"). Caveolae enthalten Gerüststrukturen zur Integration von Signalmolekülen, die zu *Signalkomplexen* zusammengelagert sind. Die *Flöße*, also die *beweglichen Membranmikrodomänen*, haben folgende Funktionen:

- Sie dienen der Sortierung und dem geordneten intrazellulären Transport einzelner Moleküle und komplexer Membranareale in polarisierten Zellen (z.B. in epithelialen Zellen und in Neuronen). Eine der Hauptfunktionen des Cholesterins in der Zellmembran ist, die Lipide und Proteine in den Flößen zusammenzuhalten (zu "verleimen") und so an der intrazellulären Sortierung und am Transport von zellulären Materialien sowie an der Signaltransduction mitzuwirken.

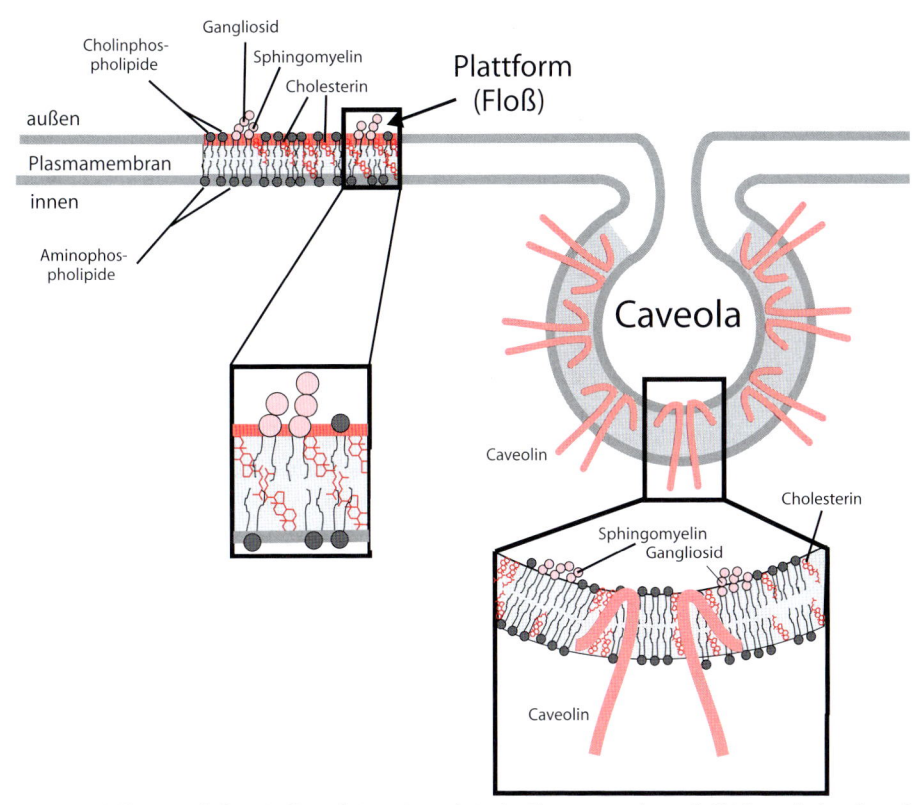

Abb. 8.22: Modell eines "Floßes" (raft) und einer Caveola in der Plasmamembran. A: Flöße enthalten Proteine, die in der exoplasmatischen Lage der Lipiddoppelschicht entweder durch einen GPI- oder Acylanker (zu den letztgenannten gehören die Vertreter der Src-Familie) fixiert sind oder die eine transmembranale Helix aufweisen und die ganze Membran durchziehen. B: Modell einer Caveola (nach K. Simons, Nature 404, 999 [2000]).

- Sie sind Orte für die Ausbildung von Caveolae, die neben den Caveolinen auch Sphingomyelin, Glycosphingolipide und Cholesterin enthalten. Die Caveolae dienen vorwiegend der Endocytose und Transcytose (das ist der Transport eines umkleideten Endocytosevesikels durch die Zelle hindurch), jedoch können Caveolae auch Makromoleküle aus der Zelle in den extrazellulären Raum transportieren.

8.3.2.1. Verankerung der Proteine in der Phospholipiddoppelschicht

Die integralen Membranproteine werden in der Membran vorzugsweise durch hydrophobe α-Helices verankert, von denen jede etwa 20 hydrophobe Aminosäuren enthält. Je nach der Zahl solcher α-Helices in ihrer Polypeptidkette durchziehen diese Proteine ein- oder mehrfach die Phospholipiddoppelschicht. Man teilt die integralen Membranproteine nach der Zahl der α-Helices ein, mit denen sie in der Membran verankert werden (☞ Abb. 8.23):

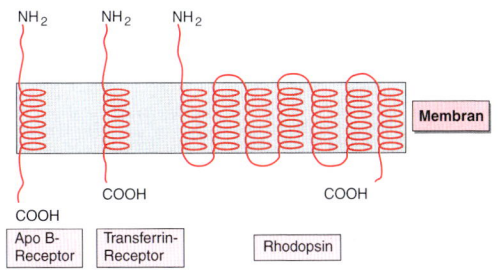

Abb. 8.23: Die Verankerung von Proteinen in biologischen Membranen: Apo B- und Transferrin-Receptor als Ein-Helix-Membranproteine, Rhodopsin als ein Sieben-Helix-Membran-Protein (heptahelicales Protein).

- *Ein-Helix-Proteine*: hierzu gehören die Receptoren von Wachstumsfaktoren, der Apo-B-Receptor und der Transferrinreceptor. Die die Membran durchziehende α-Helix dieser Proteine, die *transmembranale Domäne*, verbindet eine extrazelluläre, der Bindung eines äußeren Liganden dienenden Proteindomäne, mit der cytoplasmatischen Domäne des Proteins. Diese kann Sitz eines Enzyms, z.B. einer *Tyrosinkinase*, sein (☞ Abb. 8.24). Eine *Tyrosinkinase* ist eine *Proteinkinase*, die *Tyrosylreste* entweder in ihrem eigenen Molekül oder in anderen Proteinen mit *ATP* als *Phosphoryldonor* phosphoryliert. Da viele der Ein-Helix-Proteine Receptoren für bestimmte extrazelluläre Liganden sind, bezeichnet man diese Proteinkinasen als *Receptortyrosinkinasen*

- *Sieben-Helices-Proteine (heptahelicale Proteine)*: diese durchziehen mit sieben Helices die Membran und besitzen dadurch auf beiden Membranseiten mehrere Peptidschleifen; hierher gehören *Receptoren*, die mit *G-Proteinen* gekoppelt sind (*Sehpurpur* [*Rhodopsin*] sowie die *Receptoren* für zahlreiche Hormone und andere extrazelluläre *Signalmoleküle*) (☞ Abb 8.23)

- *Multiple Helix-Proteine*: diese sind Membranproteine, die *Ionen*, *Aminosäuren* und *Glucose* durch Biomembranen transportieren; sie durchziehen die Membran mit einer größeren Zahl von Helices und bilden mit Flüssigkeit gefüllte Kanäle, durch die die betreffenden Substanzen hindurchtreten können.

8.3.2.2. Zahlreiche Membranproteine haben lipophile Anker

Bei Eukaryonten sind zahlreiche Proteine nicht durch hydrophobe Helices in der Membran verankert, sondern durch einen an das Protein kovalent gebundenen *Lipidanker*, der in die Lipiddoppelschicht der Membran eintaucht. Als Beispiel hierfür sei die *Acetylcholinesterase* genannt, die in der Membran der roten Blutzellen durch einen Lipidanker festgemacht ist. Dieser ist ein komplex aufgebautes und kovalent an das Protein gebundenes *Glycophospholipid* (*Glycosylphosphatidylinositol*, *GPI*), dessen *zwei* an den Glycerinrest des GPI gebundene *Fettsäuremoleküle* in die Lipiddoppelschicht der Membran eintauchen (☞ Abb. 8.25). Der an das Glycerin ebenfalls gebundene *Inositolrest* trägt *Glucosamin-* und *Mannosemoleküle* sowie einige über *Phosphorylgruppen* gebundene *Ethanolaminreste*. Einer dieser Ethanolaminreste ist durch eine Säureamidbindung mit dem C-Terminus des Proteins verknüpft. Proteine, die durch einen GPI-Anker in der Plasmamembran fixiert sind, haben keine cytoplasmatische Domäne und besitzen deshalb keine nachgeordnete Signalbahn, d.h. sie können Signale nicht von außen nach innen übertragen.

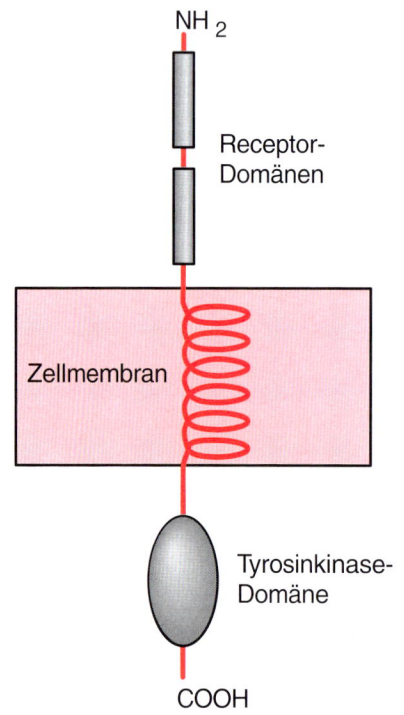

Abb. 8.24: Die Verankerung einer Receptortyrosinkinase in der Plasmamembran durch eine einzige α-Helix.

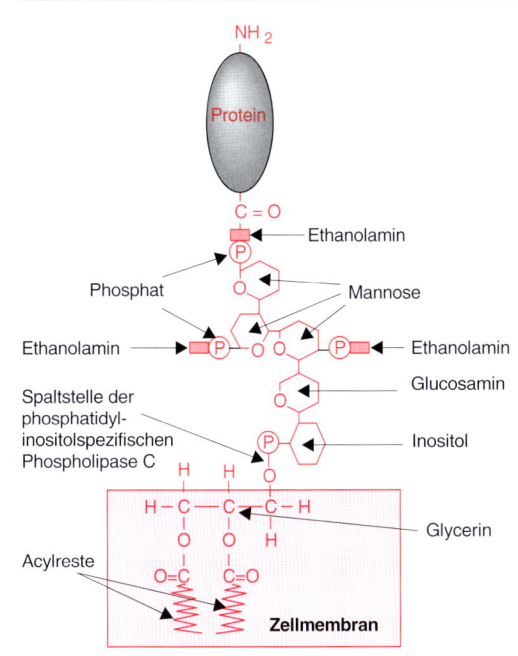

Abb. 8.25: Verankerung eines Membranproteins durch einen Glycosylphosphatidylinositol-Anker (GPI-Anker).

Manche Membranproteine sind mittels Prenylgruppen, z.B. *Farnesyl-* oder *Geranylgruppen* (Formeln in Kap. 17), die an C-terminale Cysteinreste durch Thioetherbindungen gebunden sind, in der Membran fixiert. Ein wichtiges Beispiel ist das *Ras-Protein*, das nur im farnesylierten Zustand in die Plasmamembran eingebaut wird. Es gibt auch Membranproteine, die zusätzlich zu hydrophoben α-Helices durch kovalent an *Cysteinreste* gebundene *Palmitoylgruppen* in der Membran verankert sind, z.B. Rhodopsin, der adrenerge β-Receptor (☞ Abb. 8.39), die Rhesusantigene D und CE und die $α_s$-Untereinheit der heterotrimeren G-Proteine. An $Gα_i$ und Transducin α werden N-terminal *Myristoylgruppen angehängt*. Die γ-Untereinheiten der G-Proteine werden entweder mit Farnesyl- oder Geranyl-Geranylgruppen substituiert. Durch diese kovalenten Modifizierungen werden die α- und γ-Untereinheiten der heterotrimeren G-Proteine an der Innenseite der zellulären Plasmamembran befestigt (☞ Abb. 8.41 und 8.45).

8.3.3. Stofftransport durch biologische Membranen

Der Stoffaustaustausch zwischen einer Zelle und ihrer Umwelt setzt selektive Permeabilitätseigenschaften der Plasmamembran voraus. Für den Durchtritt von Substanzen durch eine Membran gibt es verschiedene Möglichkeiten.

Permeation durch einfache Diffusion. Wenn auf beiden Seiten einer Membran ein *Konzentrationsungleichgewicht* an einer Substanz herrscht und die Membran für diese Substanz *permeabel* ist, kommt es zu einer *Diffusion* der Moleküle dieser Substanz durch die Membran vom Ort höherer zum Ort niedrigerer Konzentration. Dieser Vorgang hält solange an bis auf beiden Seiten der Membran Konzentrationsgleichheit der diffusiblen Substanz herrscht.

Erleichterte Diffusion (passiver Transport). Biologische Membranen setzen aufgrund ihrer hydrophoben Eigenschaften der einfachen Diffusion der meisten gelösten Stoffe, vor allem der Diffusion polarer Moleküle, einen erheblichen Widerstand entgegen. Dieser kann durch *Transportproteine*, die in die Membran eingelagert sind, überwunden werden. Charakteristisch für diese ist, daß sie *stereospezifisch* die Permeation eines gelösten Stoffes durch die Membran *erleichtern*. Sie binden dessen Moleküle auf der einen Membranseite, transportieren diese durch die Membran und geben sie auf der anderen Membranseite wieder ab. Man spricht dann von *erleichterter Diffusion* oder *passivem Transport*. Auch dieser Vorgang findet sein Ende, wenn Konzentrationsgleichheit der gelösten Substanz auf beiden Seiten der Membran erreicht ist.

Permeation durch Poren; Aquaporine. Poren entstehen in biologischen Membranen durch bestimmte Proteine, die man *Porine* nennt. Die leichte Permeabilität der äußeren Mitochondrienmembran für niedermolekulare Ionen und andere kleine Moleküle rührt von der Einlagerung von Porinen her, die relativ große Poren in dieser Membran bilden. Im Unterschied zu den helicalen Aminosäure- und Glucosetransportern der Plasmamembran sind die Porinkanäle mit *Faltblättern* (β-Strukturen) ausgekleidet. Der Durchtritt von Substanzen durch die Poren geht entlang ihrer Konzentrationsgradienten vor sich und folgt ebenfalls den Gesetzen der Diffusion. Auch er führt zu einem Konzentrationsausgleich der betreffenden Substanz auf beiden Seiten der Membran.

Für *Wasser* gibt es spezialisierte Poren ("Wasserkanäle") in der Plasmamembran von Zellen, die von einer Gruppe integraler Membranproteine ausgekleidet sind, die man *Aquaporine* (Abk. AQP) nennt. Von ihnen sind mehr als 150 Vertreter bekannt, die in allen Bereichen der belebten Natur, von den Bakterien über Pflanzen und Tiere bis zum Menschen, vorkommen. Beim Menschen gibt es davon zehn (AQP0 bis 9). AQP1 (M_r 28.000) findet man in den *apikalen* und *basolateralen Plasmamembranen* des *proximalen Tubulusepithels der Niere* sowie in der *Erythrocytenmembran*. AQP1 ist ein integrales, homotetrameres Glycoprotein. Jedes Monomer durchzieht im Unterschied zu den o.g. Porinen die Plasmamembran mit sechs, den *Wasserkanal* bildenden, α-Helices, so daß das tetramere AQP1 vier voneinander unabhängige, aber eng zusammenliegende Wasserkanäle bildet. Jeder Wasserkanal besitzt etwa in Membranmitte eine Verengung mit einem Durchmesser von drei Å, die gleichzeitig nur ein Wassermolekül hindurchlässt. Dennoch ist die Wasserdurchlässigkeit eines Kanals extrem hoch (3×10^9 H_2O-Moleküle Kanal^{-1} s^{-1}). Vom Kanaltyp AQP1 muß man den in den Sammelrohren der Niere vorkommenden Typ AQP2 unterscheiden. Seine Öffnung, d.h. seine Durchlässigkeit für Wasserkanäle, erfordert die Anwesenheit des Hormons Vasopressin (☞ Tab. 24.6).

Aktiver Transport. Unter *aktivem Transport* versteht man den Transport einer Substanz *gegen ein Konzentrationsgefälle*. Er erfordert die *Bereitstellung* von *Energie*, die entweder aus *ATP*, dem universell einsetzbaren Energieüberträger der Zelle, oder aus einem mit dem Transportprozeß gekoppelten *Ionengradienten* stammt. Aktive Transportsysteme existieren für Ionen und, in bestimmten Zellmembranen, auch für *Monosaccharide* und *Aminosäuren*.

Na$^+$-gekoppelter, aktiver Transport. Für Glucose und Aminosäuren gibt es in bestimmten Zellarten (z.B. in den *Mucosazellen* des *Dünndarms* und in den Zellen des *proximalen Nierentubulus*) einen *aktiven*, gegen das *Konzentrationsgefälle* dieser Substrate gerichteten Transport, der zu ihrer *Akkumulation* im Zellinneren gegenüber außen führt. Der Akkumulationsprozeß für Glucose und Aminosäuren ist in diesen Zellen an einen Na$^+$-Gradienten von außen nach innen gekoppelt, dessen Energie zum Transport dieser Stoffwechselsubstrate gegen ihr Konzentrationsgefälle genutzt wird (☞ Abb. 18.11 und Abb. 29.4).

Aktiver Transport von Ionen durch Membran-ATPasen. Nach einem anderen Prinzip erfolgt die Verteilung und Aufrechterhaltung der Konzentrationsdifferenzen von Ionen zwischen dem Zellinneren und dem Zelläußeren. K$^+$ ist das Hauptkation der intrazellulären und Na$^+$ das Hauptkation der extrazellulären Flüssigkeit. Die mehr als eine Zehnerpotenz betragenden Konzentrationsdifferenzen dieser Ionenspecies zwischen den beiden Seiten der Plasmamembran wird durch die membrangebundene (Na$^+$/K$^+$)-ATPase aufrechterhalten. Dieses Enzym ist eine *Ionentransport-ATPase* ("*Ionenpumpe*"). Die zur Aufrechterhaltung der Ungleichgewichte der Na$^+$- und K$^+$-Ionen auf beiden Seiten der Plasmamembran benötigte Energie wird durch ATP bereitgestellt. Die *(Na$^+$/K$^+$)-ATPase* gewährleistet die *Aufrechterhaltung* und *Wiederherstellung* der spezifischen Na$^+$- und K$^+$-Verteilung zwischen dem extra- und dem intrazellulären Raum. Sie ist z.B. für den Transport dieser Kationen im renalen Tubulussystem und in den intestinalen Mucosazellen sowie für das Ruhepotential von Nerven- und Muskelmembranen und seine Wiederherstellung nach einem Aktionspotential unentbehrlich. Etwa 25 % des von einem Menschen unter Ruhebedingungen hydrolysierten ATP entfallen auf die Tätigkeit der Na$^+$/K$^+$-ATPase.

Im Säugerorganismus gibt es mehrere durch ATP angetriebene und transmembranal angeordnete Ionentransport-ATPasen. Man unterscheidet *zwei Typen*, den *P*- und den *V-Typ*.

Ionentransport-ATPasen vom P-Typ. Zu dieser Gruppe gehören die durch Na$^+$- und K$^+$-Ionen aktivierbare Na$^+$/K$^+$-ATPase sowie die H$^+$/K$^+$-ATPase der Belegzellen der Magenschleimhaut und die in den Plasmamembranen vieler Zelltypen und im endoplasmatischen bzw. im sarcoplasmatischen Reticulum vorkommenden Ca^{2+}-ATPasen. Charakteristisch für die ATPasen des P-Typs ist die im katalytischen Cyclus des Transportprozesses eintretende Phosphorylierung eines Aspartylrestes des Enzymproteins. Phosphatdonor ist ATP, das dabei zu ADP dephosphoryliert wird. Die Wirkung einer derartigen Transport-ATPase sei für die *Na$^+$/K$^+$-ATPase* erläutert:

Die *Na$^+$/K$^+$-ATPase* ist aus zwei verschieden großen, jeweils paarweise vorliegenden und mehrere Domänen enthaltenden Untereinheiten (α und β) aufgebaut (Summenformel des Enzyms $\alpha_2\beta_2$) (☞

8.3. Aufbau und Funktionen biologischer Membranen

Abb. 8.26). Die α-Ketten besitzen jeweils zehn transmembranal angeordnete Helices und sind der Sitz des aktiven Zentrums des Enzyms, das aus einem ATP-Bindungsplatz, dem als Phosphorylierungsstelle fungierenden Aspartylrest und dem in der Membran vergrabenen Ionentransportzentrum besteht. Die N- und C-Termini der beiden α-Ketten befinden sich jeweils auf der cytoplasmatischen Seite der Membran. Die β-Untereinheiten sind glycosyliert und ragen mit 80 % ihrer Molekülmasse in den extrazellulären Raum hinein. Die β-Ketten sind unentbehrlich für die richtige Einlagerung des Enzymkomplexes in die Plasmamembran. In Gegenwart von Na$^+$- und K$^+$-Ionen hydrolysiert die Na$^+$/K$^+$-ATPase ATP zu ADP und anorganischem Phosphat:

$$ATP + H_2O \rightarrow ADP + Phosphat$$

Die bei der ATP-Hydrolyse freigesetzte Energie wird zum Transport der K$^+$- und Na$^+$-Ionen durch die Plasmamembran einer Zelle gegen ihr Konzentrationsgefälle, Na$^+$ von innen nach außen und K$^+$ von außen nach innen, genutzt. Der Transport dieser beiden Ionen und die ATP-Hydrolyse sind im katalytischen Cyclus des Enzyms eng miteinander verbunden. Für den katalytischen Kreislauf wurde ein Modell entwickelt, das zwei Konformationszustände des Enzyms zur Grundlage hat (E$_1$ und E$_2$) (☞ Abb. 8.27). In jedem Cyclus werden drei Na$^+$-Ionen aus der Zelle hinausbefördert und zwei K$^+$-Ionen von außen in die Zelle hinein transportiert. Die Na$^+$/K$^+$-ATPase wirkt demzufolge *elektrogen*. In Reaktion 1 werden auf der cytoplasmatischen Seite der Plasmamembran von dem Enzym *drei* Na$^+$-Ionen gebunden und *zwei* von außen in die Zelle gelangte K$^+$-Ionen freigesetzt. Der Komplex E$_1$*3Na$^+$ bindet ATP und phosphoryliert einen Aspartylrest der α-Kette des Enzyms (Reaktion 2). Durch die Phosphorylierung entsteht der energiereiche Konformationszustand E$_1$~P*[3Na$^+$], in welchem die Bindungsplätze der drei Na$^+$-Ionen verschlossen sind, so daß diese das Enzym beim Transport durch die Membran nicht verlassen können. Auf der extrazellulären Seite der Plasmamembran ändert das Enzym seine Konformation und hebt die Absperrung der Na$^+$-Ionen auf, so daß zuerst *ein* Na$^+$-Ion das Enzym verlassen und danach die elektrisch kompensierte Abgabe von *zwei* Na$^+$-Ionen gegen die Bindung von *zwei* K$^+$-Ionen erfolgen kann (Reaktion 3). Es entsteht der energiearme Konformationszustand E$_2$-P*2K$^+$.

Nach dessen hydrolytischer Dephosphorylierung zu E$_2$*2K$^+$ (Reaktion 4) werden die zwei K$^+$-Ionen auf der Membraninnenseite im Austausch gegen drei Na$^+$-Ionen abgegeben und E$_1$*3Na$^+$ zurückgebildet, wodurch der Cyclus neu beginnt (über die Hemmung des Enzyms durch *Herzglycoside* ☞ Kap. 26.).

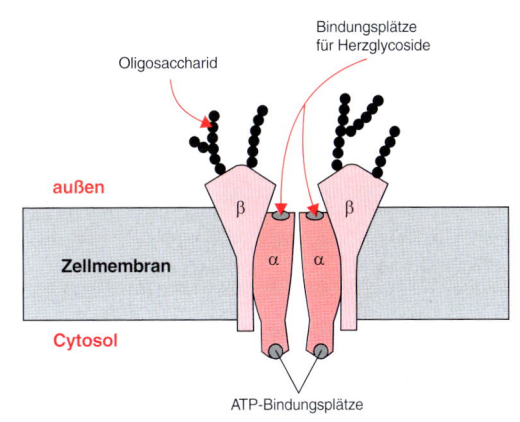

Abb. 8.26: Die α$_2$β$_2$-Struktur der membrangebundenen (Na$^+$/K$^+$)-ATPase.

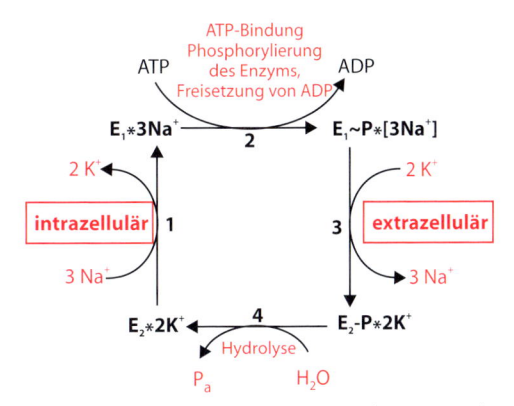

Abb. 8.27: Modell des Wirkungsmechanismus der (Na$^+$/K$^+$)-ATPase: gekoppelter, entgegengesetzt verlaufender, aktiver Transport von Na$^+$- und K$^+$-Ionen durch die Plasmamembran.

Ionentransport-ATPasen vom V-Typ. Im Unterschied zu den ATPasen des P-Typs werden die V-ATPasen im Verlauf des katalytischen Cyclus *nicht* phosphoryliert. Man findet V-ATPasen in den Membranen der synaptischen Vesikel, der chromaffinen Granula, der mit Clathrin umgebenen endosomalen Vesikel, der Lysosomen, des Golgikomplexes und in renalen Tubuluszellen. Alle V-ATPasen transportieren auf Kosten von ATP H$^+$-

Ionen gegen ein Konzentrationsgefälle aus dem Cytoplasma, je nach ihrer Lokalisation, entweder in das Innere der genannten Organellen oder in den Außenraum der Zelle. Die durch die ATP-Hydrolyse getriebene Ansäuerung der Organellen ist bedeutsam für die receptorvermittelte Endocytose, die Neurotransmitterfreisetzung aus den präsynaptischen Nervenendigungen und den intrazellulären Proteintransport. Die V-ATPasen bestehen aus zwei Molekülteilen, V_0 und V_1. V_0 ist in die Vesikelmembran eingebettet und für den Protonentransport zuständig. Es ist ein aus sechs Proteolipiden und einigen weiteren Untereinheiten aufgebauter Komplex. Außerhalb der Lipiddoppelschicht der Membran liegt der Multiproteinkomplex V_1, der das ATPase-Zentrum enthält. Ohne V_1 ist V_0 nicht in der Lage, Protonen zu pumpen.

8.3.4. Endocytose

Durch *Endocytose* nehmen eukaryontische Zellen aus ihrer Umgebung *Makromoleküle* und *Molekülaggregate* auf. Der Prozeß erfolgt durch Einstülpung der Plasmamembran in das Zellinnere und nachfolgende Abschnürung eines Vesikels. Die *Endocytose* dient verschiedenen Zwecken:

- Aufnahme von Nahrungsstoffen in die Zelle
- Regulation des Receptorbesatzes einer Zelle
- synaptische Transmission
- Aufnahme apoptotischer Zellen und deren Fragmente
- Aufnahme von Bakterien, Viren und anderer pathogener Partikel
- Aufnahme von Antigenen
- Beseitigung teilweise abgebauter (z.B. deglycosylierter Proteine des Blutplasmas) oder toxischer Substanzen aus dem Extrazellulärraum
- Transcytose (Transport von Molekülen durch eine Zelle, z.B. durch Epithelzellen)

Bei der Endocytose unterscheidet man die *receptorvermittelte Endocytose* und die *Flüssigphase-Endocytose* (*Pinocytose*; Aufnahme von Flüssigkeit mit darin gelösten Substanzen; "Trinkvorgang" einer Zelle). Bei beiden Vorgängen werden um die abgeschnürten Vesikel *Clathrinkäfige* gebildet. Der Endocytosevorgang läßt sich in mehrere Schritte untergliedern (☞ Abb 8.28):

Einstülpung der Plasmamembran und Bildung des Clathrinkäfigs: Das von einer Zelle aufzunehmende Makromolekül wird an einen Receptor gebunden, dessen Moleküle auf der Zelloberfläche zunächst gleichmäßig verteilt sind. Die ligandierten Receptormoleküle bewegen sich aufeinander zu und bilden Receptor-Ligand-Ansammlungen (*Receptor-Ligand-Cluster*). An diesen wölbt sich die Plasmamembran nach innen ein. Auf der cytoplasmatischen Seite der Plasmamembran kommt es danach zu einer Ansammlung von *Clathrinmolekülen*, die sich gleichmäßig um die Einwölbung herum verteilen und eine "stachlige" innere Oberfläche bilden. Man bezeichnet die mit Clathrin umkleidete Grube als "*coated pit*". An dieser beginnt der Bau eines *Clathrinkäfigs* (1). *Clathrin* ist ein aus einer schweren (M_r 190.000) und einer leichten Polypeptidkette (M_r 25.000) aufgebautes Protein, das dreibeinige, als *Triskelions* bezeichnete, Aggregate bildet. 60 Triskelions lagern sich zusammen und bilden polygonale, die Einstülpung und später auch die Vesikel umgebende, Käfige (12 in Abb. 8.28). Die Bildung des Clathringerüstes hängt von verschiedenen Faktoren ab. Eine zentrale Rolle spielt das mit der Plasma- und dann auch mit der Vesikelmembran assoziierte Lipid *Phosphatidylinositol-4,5-bisphosphat* (PIP_2) (Formel in Abb. 8.44). Das PIP_2 bindet aus dem Cytosol verschiedene *Adaptorproteine*, darunter *Epsin* sowie die *Adaptorproteine-2* und *-180* (AP-2 und AP-180). Epsin und AP180 enthalten an ihrem N-Terminus eine konservierte Domäne, die man als die *Epsin N-terminale Homologie-Domäne* (ENTH) bezeichnet und PIP_2 mit hoher Affinität bindet. Für die Rekrutierung der Clathrintriskelions aus dem Cytosol und die Bildung des Clathrinkäfigs sind PIP_2, Epsin, AP-2 und AP-180 erforderlich.

Abschnürung der "coated pits" durch Dynamin: Die "coated pits" werden von der Plasmamembran nach innen abgeschnürt (2). Dadurch werden sie zu Vesikeln, die vollständig von einem Clathrinkäfig umgeben sind ("coated vesicles"). Die Bildung eines "coated vesicle" ist ATP-abhängig. Unentbehrlich für die Abschnürung ist Dynamin. Dieses ist ein mit einer GTPase-Aktivität ausgestattetes Protein (M_r 96.000), das im Cytosol zunächst in der inaktiven GDP-Form vorliegt. Unter dem Einfluß von PIP_2 und der drei o.g. Proteine gelangt das Dynamin an den Hals eines "coated pit" und tauscht das GDP gegen GTP aus, so daß aktives GTP-Dynamin entsteht. Dieses bildet um den Hals

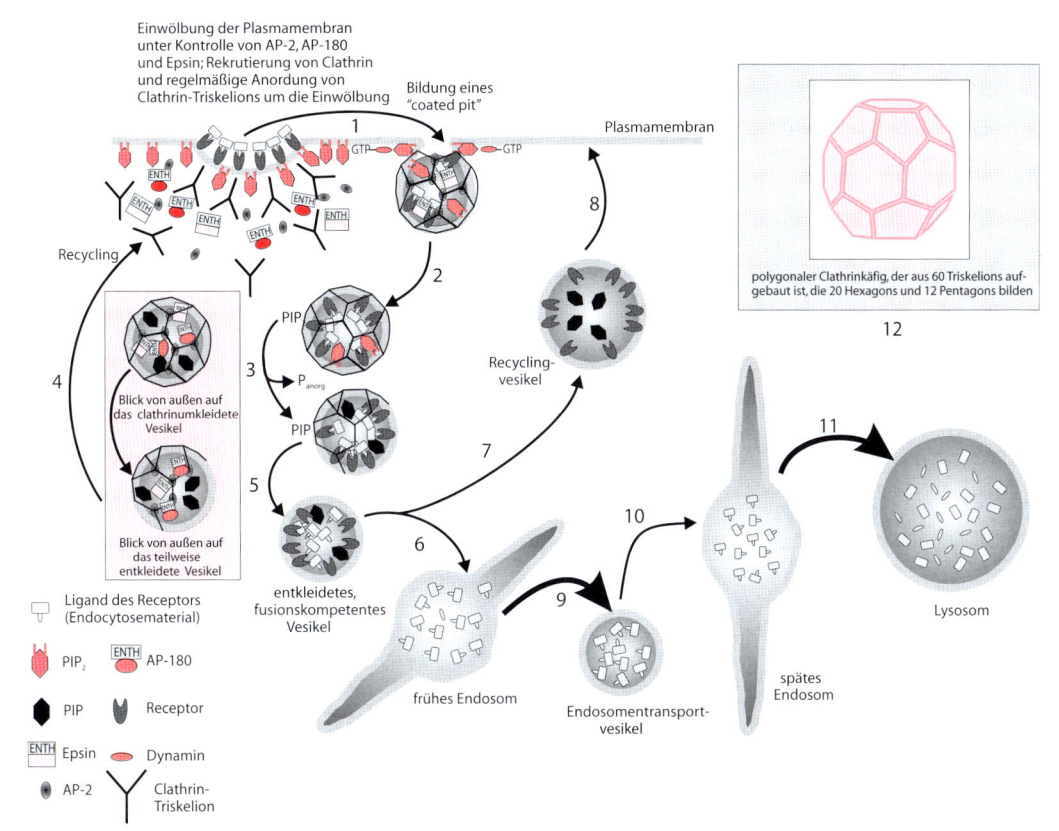

8.3. Aufbau und Funktionen biologischer Membranen

Abb. 8.28: Receptorvermittelte Endocytose.

des "coated pit" einen Kragen, der das clathrinumkleidete Vesikel von der Plasmamembran unter Dephosphorylierung des GTP zu GDP abschnürt.

Abbau und Entfernung des Clathrinkäfigs und Recycling des Clathrins und der Adaptorproteine: Der Abbau der Clathrinumkleidung des Vesikels wird eingeleitet durch die Dephosphorylierung von PIP_2 zu Phosphatidylinositol-4-phosphat (PIP) (3). Das zuständige Enzym ist eine Phosphatidylinositol-5-phosphatase, die den Namen *Synaptojanin* führt. Die Entstehung von PIP führt zur Destabilisierung des Clathrinkäfigs und zur Entkleidung der Vesikel. Die Clathrintriskelions, die Adaptorproteine und das PIP recyclisieren zur inneren Oberfläche der Plasmamembran (PIP wird dort wieder zu PIP_2 phosphoryliert) und stehen für eine neue Runde der Vesikelbildung zur Verfügung (4).

Die Endocytosevesikel entleeren ihr Material in frühe Endosomen, die danach mit späten Endosomen und Lysosomen fusionieren: Erst das vom Clathrin entkleidete Vesikel ist *fusionskompetent* (5). Es diffundiert mit den eingeschlossenen Receptoren und deren Liganden an ein "*frühes Endosom*" (6). Frühe Endosomen üben ihre Funktion zwischen den *Vesikeln* und den *späten Endosomen* aus. Die *späten Endosomen* (mitunter auch als *Prälysosomen* bezeichnet) erhalten von den frühen Endosomen - oft unter Zwischenschaltung eines *Endosomentransportvesikels* - die für den Abbau in den Lysosomen vorgesehene endocytierte Fracht, also die ursprünglich an die Receptoren gebundenen Liganden (9,10). Im Innern des fusionskompetenten Vesikels beginnt der pH-Wert infolge der einsetzenden Wirkung der membrangebundenen V-ATPase zu sinken, was eine Abspaltung der Liganden von den Receptoren auslöst. Außerdem kommt es zur Fusion der Vesikel- mit der Endosomenmembran. Die frühen Endosomen haben *Sortierfunktionen*, indem sie die Vesikelfracht aufnehmen, aber auch veranlassen, daß die endocytierten, von ihren Liganden befreiten Receptoren - vermittelt durch die Recyclingvesikel - an die Zelloberfläche zurückkehren und wiederverwendet werden

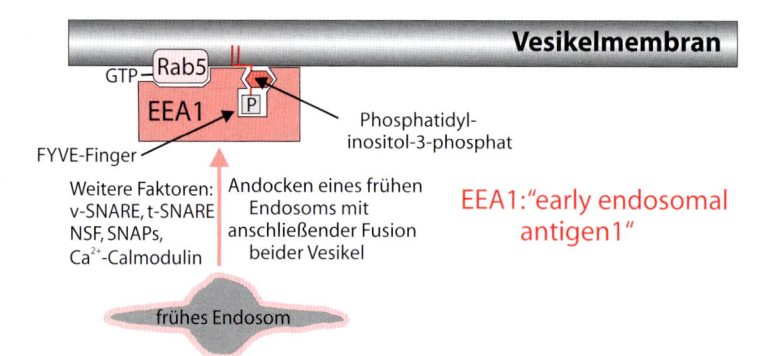

Abb. 8.29: Die Komponenten und Vorgänge des Andockens und der Fusion eines Vesikels mit einem frühen Endosom.

(7,8). Die Fracht gelangt durch weitere Membranfusionen über die *späten Endosomen* in die *Lysosomen* (11). Dabei nimmt der pH-Wert im Innern der Organellen infolge der fortgesetzten Wirkung der V-ATPase weiter ab. Die Ansäuerung ist 1. eine unentbehrliche Voraussetzung für die Dissoziation der Receptor-Ligand-Komplexe und für das Recycling des Receptors, 2. erforderlich für die Fusion des Vesikels mit einem Endosom und 3. notwendig für die in den Lysosomen ablaufende enzymatische Spaltung des endocytierten Materials.

Mechanismus der Membranfusion: Die Vereinigung eines Transportvesikels mit einem frühen Endosom erfolgt durch Fusion ihrer Membranen. Membranfusionen sind in der Zelle sehr verbreitet. Man findet sie auch bei der Exocytose und dem umfangreichen Vesikeltransport zwischen ER, Golgi-Apparat und Zelloberfläche. Die Membranfusion erfolgt in mehreren Schritten (☞ Abb. 8.29). Zunächst assoziiert das Vesikel locker mit einem frühen Endosom, indem es zunächst an einen Mehrkomponentenkomplex bindet, der das monomere G-Protein *Rab5-GTP* sowie *Phosphatidylinositol-3-phosphat* und das *frühe (early) endosomale Antigen 1* (EEA1) enthält. Der hydrophobe Teil des Phosphatidylinositol-3-phosphates ragt in die Vesikelmembran hinein, während seine hydrophile Kopfgruppe an die cysteinreiche und Zn^{2+}-bindende C-terminale Strukturdomäne von EEA1, die FYVE-Domäne, bindet (die Bezeichnung FYVE ergibt sich aus der Abkürzung von vier Proteinen, darunter Fab1 und EEA1, die diese Strukturdomäne besitzen und zur Bindung von Phosphatidylinositol-3-phosphat befähigt sind). EEA1 assoziiert mit der Membran des frühen Endosoms, wodurch eine Brücke zwischen dem Vesikel und dem Endosom entsteht. Die Dephosphorylierung von *Rab5-GTP* zu *Rab5-GDP* führt zu dessen Inaktivierung und damit zu einem Zerfall der Brücke, worauf sich die beiden Membranen einander annähern. Danach wird das Vesikel fest an das Endosom unter Vermittlung des SNARE-Komplexes angedockt (☞ Kap. 13.), so daß die Fusion der Membranen der beiden Vesikel und die Vereinigung ihres Inhaltes erfolgen kann.

Es gibt ein Markerlipid für späte Endosomen: Im Membransystem der späten Endosomen findet man ein charakteristisches Lipid, das *Lysobisphosphatidat* (☞ Abb. 8.30). Dieses Lipid steht im Zusammenhang mit einer Autoimmunkrankheit des Menschen, dem *Antiphospholipid-Syndrom* (☞ Kap. 21.). Das *Lysobisphosphatidat* ist ein Antigen, das Autoantikörper erzeugt.

Abb. 8.30: Lysobisphosphatidat.

> **Der Morbus Dent wird durch eine Mutation in einem endosomalen Cl⁻-Kanal verursacht.**
> Die Erkrankung ist durch eine verstärkte Ausscheidung von niedermolekularen Proteinen sowie von Phosphat- und Ca^{2+}-Ionen im Harn gekennzeichnet. Der genetische Defekt beruht auf einer Mutation in einem *Cl⁻-Kanalprotein*, das in *Endosomen* von Zellen des *proximalen Tubulus* exprimiert wird. Die Mutation führt zu einer Verminderung sowohl der *receptorvermittelten* als auch der *Flüssigphase-Endocytose*, als deren Folge die *Proteinurie* auftritt. Bei M. Dent ist auch die Wirksamkeit des *apikalen Phosphattransporters* und des *apikalen Na^+/H^+-Austauschproteins* vermindert (☞ Tab. 24.6).

8.3.5. Phagocytose

Unter *Phagocytose* ("Eßvorgang" einer Zelle) wird die Aufnahme von Partikeln (> 0,3 - 0,5 nm) durch amöboid bewegliche Zellen (*Makrophagen, neutrophile Granulocyten* u. a.) verstanden. Durch Phagocytose werden Bakterien, Protozoen oder apoptotische Zellen aufgenommen. Ihre Aufgabe ist es, toxische und potentiell lebensbedrohliche Substanzen aus dem Blutstrom zu entfernen. Die Phagocyten haben sehr wirkungsvolle Mechanismen zur Abtötung der aufgenommenen Pathogene entwickelt. Zu ihnen gehört der "oxidative burst" (☞ Kap. 21.) und die Ansäuerung der gebildeten Phagosomen, die zu deren Fusion mit endocytischen Organellen und Lysosomen führt, wodurch der enzymatische Abbau des phagocytierten Materials gewährleistet wird.

Die *Phagocytose* ist, wie der Endocytosevorgang, ein *ligandeninduzierter* Prozeß. Bakterien werden durch *Antigenstrukturen* auf ihrer Zellwand an Oberflächenreceptoren der phagocytierenden Zelle gebunden (☞ Kap. 22.) und danach durch Umfließen mittels Pseudopodien in deren Inneres aufgenommen (☞ Abb. 8.31). Die Receptoren auf den Makrophagen lassen sich in zwei Gruppen einteilen, 1. solche, die körpereigene Liganden und 2. solche, die körperfremde Strukturen binden. Die letztgenannte Gruppe von Receptoren erkennen und binden bestimmte Kohlenhydrate, z.B. Mannosereste auf der Oberfläche der Partikel. Die wichtigsten körpereigenen Liganden hochaffiner Makrophagenreceptoren sind *Serumopsonine*, z.B. Komplementfaktoren und Antikörper, die an Bakterien u.a. körperfremde Partikel binden und diese mit einer dichten Umkleidung versehen, so daß das Partikel mit hoher Affinität an die phagocytierende Zelle gebunden wird. Mit der Bindung eines Partikels an einen Receptor kommt es im Phagocyten zur Aktivierung zahlreicher, die Phagocytose auslösender Signalwege. Auslösendes Signal für das Einsetzen der Phagocytose ist die Bildung von *Receptorclustern* in bestimmten Membranarealen unmittelbar nach der Ligandenbindung. Die Phagocytose setzt eine hohe Fluidität und Fusionsbereitschaft der Plasmamembran voraus. Für das Umfließen und die Internalisierung des gebundenen Partikels ist sowohl eine Umorganisation der Plasmamembran als auch des Cytoskeletts der phagocytierenden Zelle erforderlich (☞ Abb. 8.31, 1). Von besonderer Bedeutung ist das *Actin*, das, vermittelt durch *Brückenproteine*, an die innere Oberfläche der Plasmamembran bindet und auf der cytoplasmatischen Seite der Plasmamembran zu Actinfilamenten polymerisiert. Diese ziehen das fest an die Plasmamembran gebundene und umflossene Partikel in das Cytoplasma hinein (2). Die Einstülpung wird unter Bildung eines cytoplasmatischen Vesikels, das als *Phagosom* bezeichnet wird, abgeschnürt (3). Die Phagosombildung ist ATP-abhängig. Das Innere der Phagosomen wird durch die Wirkung der V-ATPase, die unter ATP-Verbrauch H^+-Ionen aus dem Cytoplasma in das Phagosomeninnere pumpt, zunehmend saurer, so daß sie unter Mitwirkung von v- und t-SNARE (☞ Kap. 13.) sowie des Rab5-Proteins mit *frühen* und *späten Endosomen* fusionieren können (4,7). Bereits im Phagosom, vor allem aber im stärker sauren Milieu der Endosomen, kommt es zu einer Spaltung der *Receptor-Ligand-Komplexe* und zu einer räumlichen Trennung der an die Endosomenmembran gebundenen Receptoren von den Antigenen (*Sortiervorgang*). Dies führt schließlich zur Abschnürung von receptorhaltigen Vesikeln ("*Recyclingvesikel*") von den Endosomen (5). Die Recyclingvesikel fusionieren mit der Plasmamembran, so daß die Receptoren, zusammen mit verschiedenen Membranbestandteilen, zur Plasmamembran zurückkehren können (*Receptorrecycling*). Alternativ können die receptorhaltigen Protuberanzen membrannaher früher Endosomen auch direkt - ohne intermediäre Vesikelbildung - mit der Plasmamembran fusionieren (6). Die das aufgenommene Bakterium enthaltenden Endosomen fusio-

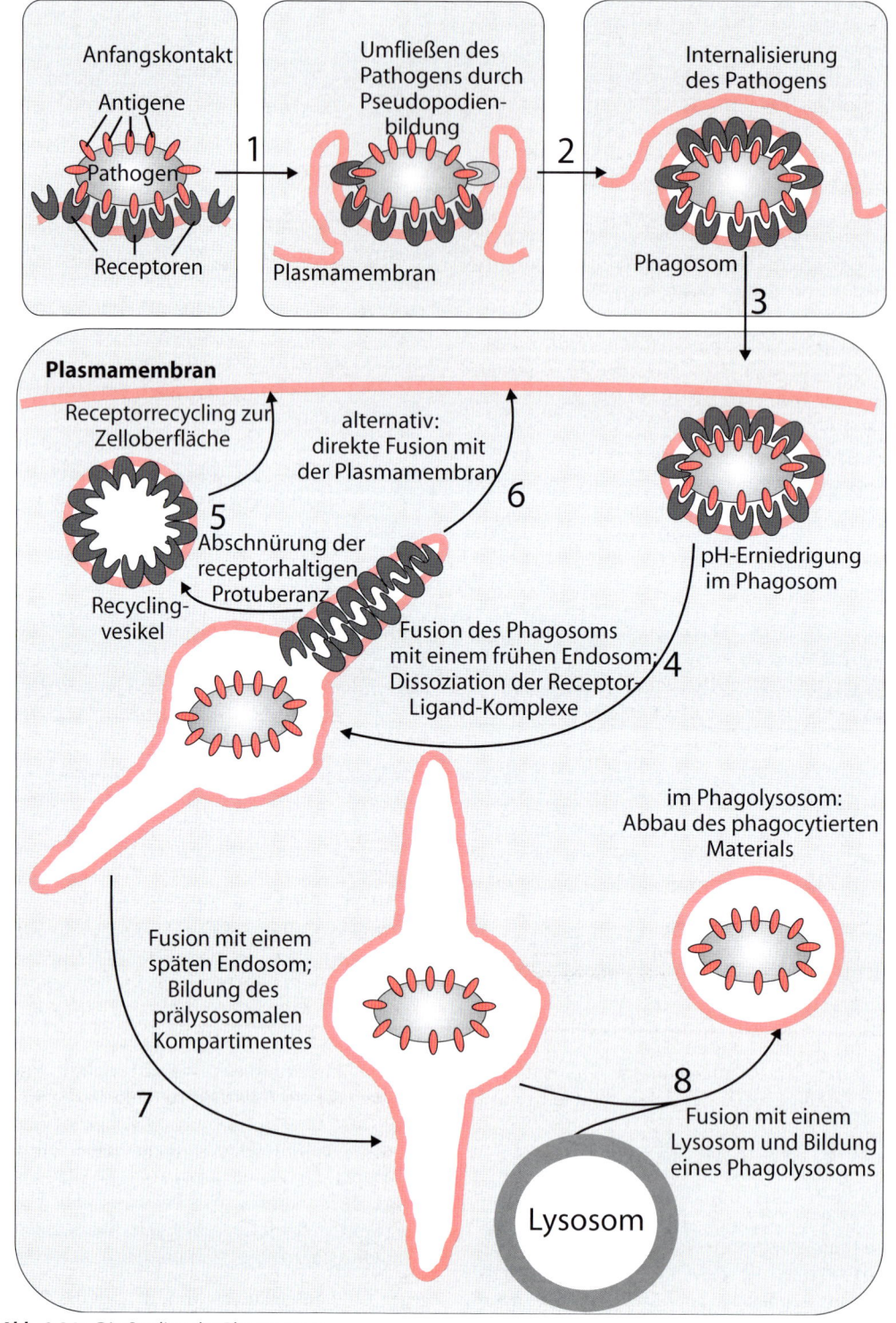

Abb. 8.31: Die Stadien der Phagocytose.

nieren mit *Lysosomen* und bilden *Phagolysosomen*, in deren saurem Milieu ihr enzymatischer Abbau durch Hydrolasen erfolgt (8).

8.3.6. Exocytose

Unter Exocytose versteht man die *Ausschleusung* intrazellulärer Substanzen aus einer Zelle in ihre Umgebung. Die Exocytose ist das letzte Ereignis in der Sekretionskette einer Substanz aus einer Zelle, z.B. eines *Hormons*, eines *Plasmaproteins* oder eines *Neurotransmitters*. Dabei fusioniert das mit der zu exportierenden Substanz angefüllte *Sekretionsvesikel* (*Sekretionsgranulum*) mit der Plasmamembran und entleert sich nach außen, ohne die Zellintegrität zu gefährden und ohne weitere Zellinhaltsstoffe mitzunehmen. Man muß zwei verschiedene Formen von Exocytosevorgängen unterscheiden, die

- *konstitutive Sekretion*: bei dieser wird das zelluläre Produkt (z.B. das in den Leberzellen gebildete Serumalbumin) *kontinuierlich* synthetisiert, aufbereitet und nach außen abgegeben
- *regulierte Sekretion*: bei dieser wird das Sekretionsprodukt in fertiger Form in *Sekretionsvesikeln* bis zum Eintreffen eines bestimmten Sekretionssignals in der Zelle aufbewahrt.

In beiden Fällen stammen die zur Exocytose vorgesehenen Vesikel entweder aus dem *trans*-Golgi-Apparat oder den Endosomen. Unser Augenmerk gilt der *regulierten Sekretion*. Diese ist u.a. für die *Kommunikation* zwischen *Nervenzellen* sowie für die *endokrine* und *exokrine Sekretion* bedeutungsvoll. Eine *zentrale Rolle* spielen dabei die Ca^{2+}-Ionen im Cytosol. Ihre Erniedrigung führt zu einer Hemmung, ihre Erhöhung zu einer Steigerung der Exocytose. Ca^{2+}-*Ionen* binden an *Calmodulin* und an eine Gruppe von Proteinen, *Annexine* genannt, die für die Einleitung der Fusion der Sekretionsvesikel mit der Plasmamembran von Bedeutung sind. Für die Spezifität, Selektivität und Kontrolle der regulierten Exocytose tragen *Rab-Proteine*, vor allem die *Rab3-Isoform*, die Verantwortung (☞ Tab. 8.3).

Wie jedes G-Protein unterliegt auch Rab3 bei der Ausübung seiner Funktion einem Cyclus zwischen Rab3-GTP und Rab3-GDP. Abb. 8.32 erläutert die Funktion von Rab3 bei der Exocytose eines neurotransmitterhaltigen Vesikels in den synaptischen Spalt:

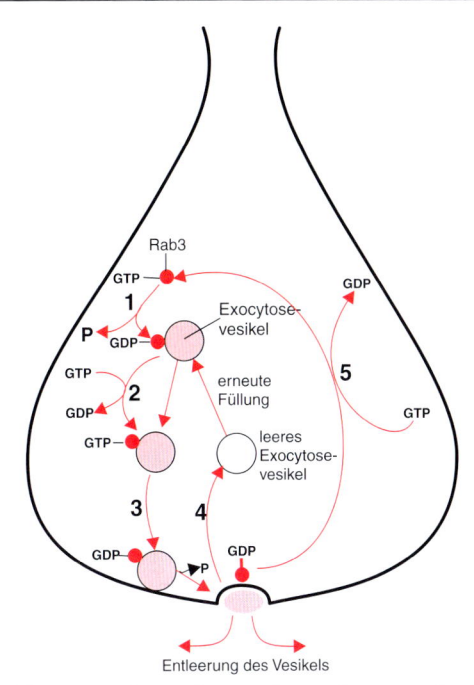

Abb. 8.32: Schema der regulierten Exocytose (nach R. Jahn et al, Trends in Biochemical Sciences 19, 164-168 [1994]).

1. Rab3-GTP bindet unter Hydrolyse von GTP zu GDP an ein *synaptisches Vesikel* in einer Nervenendigung.

2. Das gebundene Rab3 nimmt GTP im Austausch gegen GDP auf.

3. Rab3-GTP geleitet das Vesikel zur aktiven Zone der Exocytose, also zur präsynaptischen Membran. Dort dockt das Vesikel, kontrolliert durch Rab3-GTP, an die Innenseite der Cytoplasmamembran an, worauf diese unter Mitwirkung von Ca^{2+} mit der Vesikelmembran fusioniert. Rab3-GTP geht dabei unter Dephosphorylierung in Rab3-GDP über.

4. Nach Entleerung seines Inhaltes nach außen wird das geleerte Vesikel durch Endocytose wieder nach innen abgeschnürt und zu einem mit dem Neurotransmitter gefüllten synaptischen Vesikel regeneriert. An dieser Schrittfolge sind mehrere Rab3-bindende Proteine mit unterschiedlichen Funktionen beteiligt.

5. Der Kreis schließt sich, indem am Rab3 das GDP gegen GTP ausgetauscht wird, danach das Rab3-GTP erneut an ein synaptisches Vesikel bindet und so einen neuen Cyclus einleitet.

8.3.7. Ionenkanäle und andere Kanäle in der Plasmamembran

Ionenkanäle sind *hydrophile Poren* in Plasmamembranen, die von *Kanalproteinen* ausgekleidet und auf den Transport anorganischer Ionen durch die Plasmamembranen spezialisiert sind. Sie sind *ionenselektiv*. Es gibt Anionen- (z.B. Cl^- und HCO_3^--) und Kationen- (z.B. Na^+-, K^+- und Ca^{2+}-) Kanäle. Ionenkanäle sind im Ruhezustand geschlossen, öffnen sich für kurze Zeit als Antwort auf ein *Signal* und schließen sich dann wieder. Man teilt die Ionenkanäle in Abhängigkeit von den Signalen, sie sie zur Öffnung veranlassen, in folgende Gruppen ein:

1. Spannungsgesteuerte Ionenkanäle öffnen sich bei Änderungen des Membranpotentials.

2. Ligandengesteuerte Ionenkanäle öffnen sich nach Bindung eines Liganden an das Kanalprotein (z.B. transmitter-, nucleotid-(häufig cyclonucleotid-) und ionengesteuerte Ionenkanäle).

3. Mechanisch gesteuerte Ionenkanäle öffnen sich bei mechanischer Beanspruchung der Zelle.

Ionenkanäle können in ihrer Permeabilität durch kovalente Modifizierung der Kanalproteine, vor allem durch *Phosphorylierung-Dephosphorylierung*, in ihrer Ionendurchlässigkeit moduliert werden. Bisher wurden mehr als 100 verschiedene Ionenkanäle entdeckt. Von besonderer Bedeutung sind sie für die Erregbarkeit von Muskelzellen und für die Signalübertragung im Nervensystem. Sie kommen in erregbaren und in nichterregbaren Zellen vor.

8.3.7.1. Aufbau der K^+-, Na^+- und Ca^{2+}-Kanäle

Der K^+-Kanal. Unter den Kationenkanälen ist der K^+-Kanal besonders einfach gebaut. Er besteht aus vier identischen Untereinheiten, von denen jede sechs hydrophobe α-Helices enthält, die die Plasmamembran aufeinanderfolgend durchziehen. Die N- und C-Termini der Polypeptidkette befinden sich auf der cytoplasmatischen Seite der Membran (☞ Abb. 8.33A+B). *Helix 4* enthält den *Sensor* zum "Fühlen" der Änderungen des Membranpotentials. Dieser besteht aus mehreren positiv geladenen *Arginyl-* und *Lysylresten*, die durch zwei oder drei hydrophobe Aminosäuren voneinander getrennt sind. Eine Depolarisierung der Membran verursacht eine Bewegung dieser Region, die zur Öffnung des Kanals führt. Die K^+-Kanäle aller Lebewesen haben den gleichen Aufbau und zeigen die gleichen Permeabilitätseigenschaften.

Familie	Unterfamilie (Auswahl)	Wirkungen
Spannungsgesteuerte Ionenkanäle	Na^+-Kanäle K^+-Kanäle Ca^{2+}-Kanäle	☞ Kap. 25. und 26.
Transmittergesteuerte Ionenkanäle	Acetylcholingesteuerter Kationenkanal Glutamatgesteuerter Kationenkanal Serotoningesteuerter Kationenkanal	erregend erregend erregend
	Glycingesteuerter Cl^--Kanal GABA-gesteuerter Cl^--Kanal	hemmend hemmend

Tab. 8.1: Einige spannungs- und ligandengesteuerte Ionenkanalfamilien.

A Protein des K⁺-Kanals

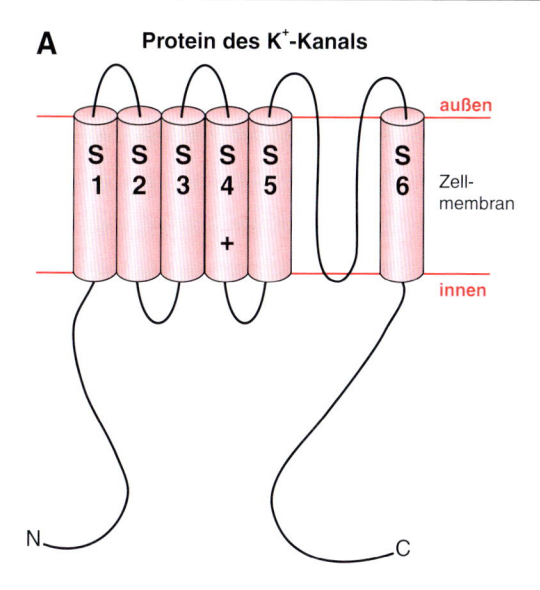

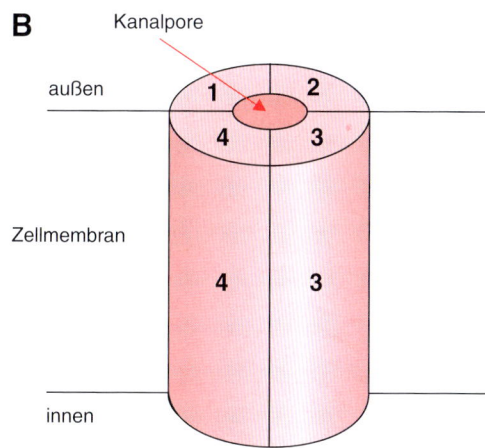

Abb. 8.33: Aufbau eines transmembranalen K⁺-Kanals; A: das Kanalprotein des K⁺-Kanals ist mit sechs hydrophoben Helices in die Lipiddoppelschicht der Plasmamembran eingelassen; B: vier der unter A genannten Kanalproteine bilden den K⁺-Kanal mit der Kanalpore.

Der Na⁺-Kanal. Der Na⁺-Kanal besteht aus mehreren Typen von Untereinheiten (α, β_1 und β_2) (☞ Abb. 8.34). Die kanalbildende Untereinheit α (M_r 260 000) hat in einem 1832 Aminosäuren langen Polypeptidabschnitt vier sich wiederholende Domänen mit je 300-400 Aminosäuren, von denen jede Domäne der Untereinheit eines einzelnen K⁺-Kanalproteins entspricht (Domänen I-IV in Abb. 8.35). Jede dieser Domänen enthält sechs hydrophobe Segmente, die, wie beim K⁺-Kanal, sechs transmembranal verlaufende Helices bilden. Die vier nach außen bzw. fünf nach innen ragenden großen Schleifen der Polypeptidkette des Na⁺-Kanalproteins sind hydrophil. Die nach außen zeigenden Segmente des Kanalproteins sind mit Oligosacchariden besetzt. Die α-Untereinheit kann an bestimmten Aminosäureresten ihrer cytoplasmatischen Schleifen durch die cAMP-abhängige Proteinkinase phosphoryliert werden, was zu einer Änderung der Eigenschaften des Na⁺ Kanals führt (☞ Kap. 26.3.). Die in Abb. 8.35 in der Papierebene gezeichneten vier homologen Domänen sind zur Kanalbildung in der Zellmembran um eine Achse herum angeordnet.

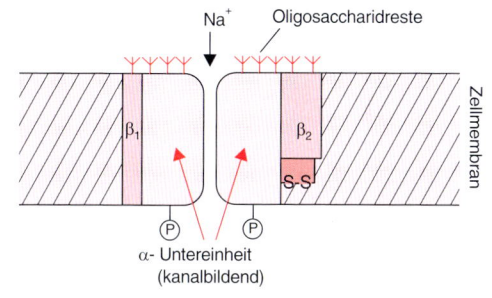

Abb. 8.34: Die Untereinheiten des Na⁺-Kanals.

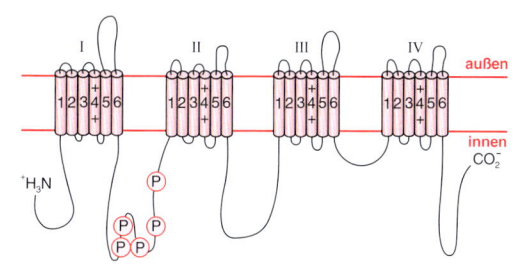

Abb. 8.35: Integration der α-Untereinheit des Na⁺-Kanals in die Plasmamembran.

Die Ca²⁺-Kanäle. Man hat *spannungsgesteuerte Ca²⁺-Kanäle* von *ligandengesteuerten (receptorabhängigen) Ca²⁺-Kanälen* zu unterscheiden. Die spannungsgesteuerten Ca²⁺-Kanäle öffnen sich bei der Depolarisierung der Plasmamembran, die ligandengesteuerten bei Bindung eines extrazellulären Liganden an eine Bindungsdomäne des Kanalproteins. Bei den spannungsgesteuerten Ca²⁺-Kanälen gibt es Unterklassen, die sich in ihrer Ansprechbarkeit, ihren kinetischen Eigenschaften und ihrer Beeinflußbarkeit durch Pharmaka voneinander unterscheiden. Im Herz- und Skelettmuskel sowie in der glatten Muskulatur gibt es den *langsamen L-Typ*, der sich bei -10 mV öffnet und einen langdauernden Ca^{2+}-Einstrom mit *großer Leitfähigkeit* bewirkt und den *schnellen T-Typ*, der schon bei -70 mV aktiviert wird, jedoch nur eine *kleine Leitfähigkeit* besitzt. Der Ca^{2+}-Kanal des Skelettmuskels vom L-Typ besteht aus fünf Arten von Untereinheiten, $α_1$, $α_2$, $β$, $γ$ und $δ$ (☞ Abb. 8.36). Die Untereinheit $α_1$ (M_r 212.000) ist die größte Untereinheit des Ca^{2+}-Kanals. Sie entspricht der α-Untereinheit des Na^+-Kanals, durchzieht viermal mit je sechs hydrophoben Helices die Plasmamembran und enthält Bindungsstellen für die Kanalagonisten und -antagonisten. Helix 4 beherbergt, wie bei dem Na^+- und dem K^+-Kanal auch, den Spannungssensor. Die Ca^{2+}-Kanäle des L-Typs sind die Hauptkanäle für den Eintritt von Ca^{2+}-Ionen in den Skelett- und Herzmuskel sowie in die glatte Muskulatur.

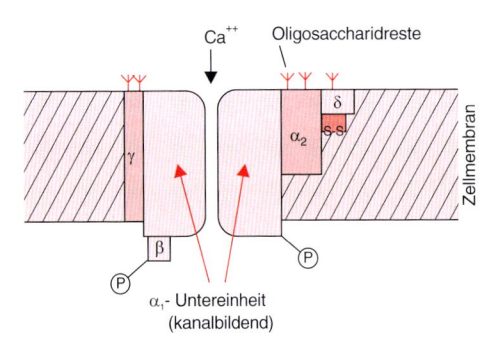

Abb. 8.36: Aufbau des spannungsgesteuerten Ca^{2+}-Kanals vom L-Typ.

8.3.7.2. Die ATP-Bindungs-Kasetten-Transportproteine

Diese Transportproteine bilden eine Großfamilie, die man als *ABC-Transporter* (ATP-Binding-Cassette-Transporter) bezeichnet. Sie sind für den Membrantransport von Ionen, Aminosäuren, Monosacchariden, Peptiden und Proteinen verantwortlich. Dadurch sind sie von großer Bedeutung für zahlreiche physiologische und pathophysiologische Vorgänge. Die ABC-Proteine bestehen aus mindestens vier Domänen, von denen zwei die Membran durchziehen. Auf der cytosolischen Seite befinden sich zwei ATP-bindende Domänen, die ATP hydrolysieren und dadurch die für den Substrattransport erforderliche Energie bereitstellen. Der Transportmechanismus einer Substanz setzt sich zusammen 1. aus der ATP-unabhängigen Bindung der zu transportierenden Substanz an das Transportprotein und 2. der ATP-abhängigen Translocation der gebundenen Substanz durch die Membran. Zu den ABC-Proteinen gehören:

1. das bei der *Cystischen Fibrose* (Mucoviscidose) defekte *CFTR-Protein* (☞ Kap. 9.)

2. das *MDR-1-Protein* (auch als P-Glycoprotein bezeichnet), das der Auslöser der *multiplen Drogenresistenz* (**M**ultiple **D**rug **R**esistance) ist; mit Hilfe dieses Membranproteins entkommen Tumorzellen ihrer Zerstörung durch Cancerostatica, indem es dafür sorgt, daß diese Arzneimittel rasch wieder aus der Zelle hinausbefördert werden, nachdem sie in die Zelle gelangt sind. Da diese Transportproteine auch in gesunden Zellen des Organismus sehr verbreitet sind, nimmt man an, daß sie für den Efflux einer großen Zahl von Substanzen aus den Zellen verantwortlich sind und eine allgemeine Bedeutung für Ausscheidungsfunktionen sowie für die Zelldifferenzierung und Zellproliferation haben

3. das *Peptidtransportprotein TAP1/TAP2*, das Peptidfragmente aus dem Cytosol in das ER transportiert und bei der Antigenaufbereitung eine große Rolle spielt (☞ Kap. 22.)

4. das *Cholesterin-Efflux-Regulatorprotein*, das für die HDL-Bildung und den Transport von Cholesterin aus der Zelle in ihre Umgebung bedeutungsvoll ist (☞ Kap. 17.)

5. die hepatobiliären Transportproteine, die im Mittelpunkt der Gallenbildung stehen (☞ Kap. 17.).

> **Die vererbbare Degeneration der Macula lutea beruht auf einer Mutation in einem ATP-Bindungskasettenprotein.** Es gibt eine genetisch bedingte Maculadegeneration (*Stargardt-Erkrankung*), die zu einer starken Beeinträchtigung des zentralen Sehvermögens führt. Man hat auf Chromosom 1 ein Gen gefunden, das ein in den Stäbchen vorkommendes Membranprotein codiert und als *STGD1-Gen* (Stargardt-Erkrankung [D für disease]) bezeichnet wird. Das von diesem Gen codierte Protein gehört zur *ATP-Bindungskasetten-Superfamilie*.

8.3.7.3. Interzelluläre Verbindungskanäle (Connexons)

Zwischen benachbarten Zellen eines Gewebes existieren *interzelluläre Verbindungskanäle*, durch die

Ionen, niedermolekulare Metabolite und second messengers mit $M_r<1000$ ausgetauscht werden können. Da diese Kanäle in einem Bereich liegen, in dem die Membranen benachbarter Zellen durch einen etwa 3 nm breiten Spalt voneinander getrennt sind, bezeichnet man sie als *"Gap-Junctions"* ("Spaltverbindungen"; ☞ Abb. 20.8). Dadurch entstehen *interzelluläre Kommunikationsmöglichkeiten*, die für die Koordinierung von Zellaktivitäten in einem Gewebe sowie für die Aufrechterhaltung der Gewebe- und Organhomöostase und die zeitliche und räumliche Ordnung von Entwicklungsvorgängen wichtig sind. Die zwischenzellulären Kanäle werden von Proteinen ausgekleidet, die man als *Connexine* bezeichnet. Jedes Connexinmolekül durchzieht mit vier Helixregionen die Plasmamembran. Die Wand eines Kanals wird jeweils von sechs Connexinmolekülen gebildet (☞ Abb. 8.37A+B).

Ein solches *Connexinhexamer* führt den Namen *Connexon*. Zwischen zwei Zellen entsteht ein durchgehender Kanal, wenn zwei Connexons (d.h. zwei *Halbkanäle*) einander gegenüberliegen. Diese Kanäle können durch Phosphorylierung der Connexine in ihrer Durchlässigkeit reguliert werden. Die Connexine bilden eine große Proteinfamilie, deren M_r-Bereich zwischen 16.000 und 70.000 liegt. Jedes Mitglied wird durch ein spezifisches Gen codiert.

Pathobiochemische und klinische Aspekte der Connexine.

1. Ein hoher Anteil von Patienten, die an bestimmten Formen von autosomal recessiv und autosomal dominant vererbbarer *Taubheit* leiden, weisen Mutationen im Gen des Connexins 26 (*Cx26*, M_r 26.000) auf. Das Cx26 ist auf Chromosom 13ql2 lokalisiert. In diesem Gen wurden verschiedene Arten von Mutationen gefunden, z.B. im Codon 44 eine G→C-Transversion, die zum Austausch von Tryptophan gegen Cystein führt oder eine Mutation im Codon 34, die eine Substitution von Methionin gegen Threonin zur Folge hat.

2. Die X-chromosomal vererbbare Form der *Charcot-Marie-Tooth-Krankheit* ist auf Mutationen in dem Cx32-Gen zurückführbar. Die Erkrankung ist die am stärksten verbreitete *vererbbare neurale Muskelatrophie*. Sie geht mit Veränderungen der Achsenzylinder und der Markscheiden sowie einem Untergang von Ganglienzellen der Vorder- und Hinterhörner einher und besteht in einer *Demyelinisierung* der *Schwannschen Scheiden*, die zu einer Erniedrigung der nervalen Leitungsgeschwindigkeit führt. Die beobachteten Mutationen sind über das gesamte Cx32-Gen verteilt, mit Ausnahme der *transmembranalen Domäne 4*. Auf welche Weise Connexinmutationen zu einer Demyelinisierungkrankheit führen können, ist nicht geklärt und bisher auch nicht verständlich, da myelinisierende Schwannsche Zellen arm an gap-junctions sind.

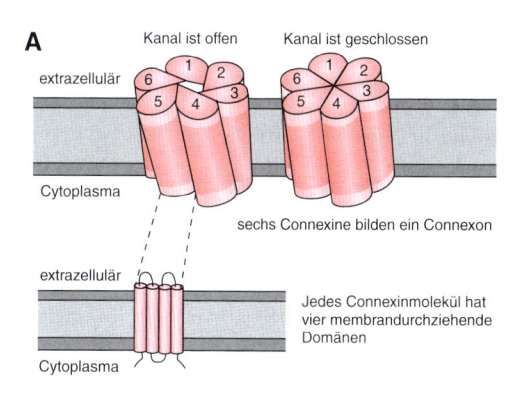

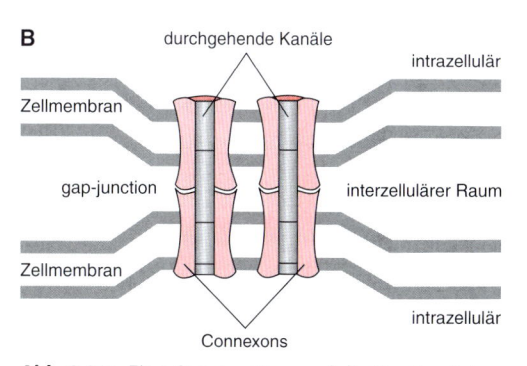

Abb. 8.37: Eine Gap-Junction und die Struktur interzellulärer Kanäle. A: Aufbau eines Connexons (Halbkanal) aus sechs Connexinmolekülen; B: Modell von zwei zwischenzellulären Kanälen, von denen jeder aus zwei Halbkanälen mit je sechs Connexinmolekülen besteht (nach R. Bruzzone et al. Eur. J. Bioch. 238, 1-27 [1996]).

8.4. Membrangebundene Receptoren und ihre Signalbahnen

8.4.1. Was ist ein Receptor?

Ein *Receptor* ist ein Molekül, meist ein Protein oder Glycoprotein, mitunter nur eine Strukturdomäne eines Proteins oder auch ein Glycolipid, das einen bestimmten Liganden selektiv und reversibel bindet und dadurch eine adäquate Antwort in der Zelle auslöst. Ein Receptor ist entweder auf der Oberfläche einer Zelle oder intrazellulär lokalisiert und kann mehrere Bindungsstellen für unterschiedliche Liganden haben, auch kann ein und derselbe Ligand an verschiedene Receptoren binden. Die Bindung von zwei verschiedenen Liganden an ein und dieselbe Bindungsstelle eines Receptors muß nicht notwendigerweise identische Wirkungen auslösen.

Die Bindung eines Liganden an ein Protein allein, ohne daß dies zu einer biologischen Antwort führt, reicht zur Definition des Begriffs "*Receptor*" nicht aus. In solchen Fällen spricht man von *Acceptoren*. Xenon oder Cyclopropan werden an Myoglobin als Acceptor gebunden. Hämoglobin ist Acceptor für Sauerstoff. Zur Definition eines Receptors gehört zwingend, daß das Signal des an ihn gebundenen Liganden, z.B. eines Hormons, in eine zellspezifische Antwort umgesetzt wird. Die reversible Bindung eines Liganden an einen Receptor ist im allgemeinen der erste Schritt einer sich verstärkenden Reaktionskaskade, die der intrazellulären Fortleitung und Wandlung des in der chemischen Struktur des Liganden verankerten Signals dient und als *Signalwandlungsbahn* des Liganden, kurz *Signalbahn*, bezeichnet wird. Ihre Aufgabe ist es, eine zellspezifische Antwort auf das Signal des an den Receptor gebundenen Liganden auszulösen.

8.4.2. Lokalisierung der Receptoren

Receptoren sind in verschiedenen Zellkompartimenten lokalisiert:

1. in der Plasmamembran als *Oberflächenreceptoren*, z.B. die Receptoren für Neurotransmitter, zahlreiche Hormone, Wachstumsfaktoren, Antigene und sensorische Stimulatoren

2. in den Membranen von Organellen, z.B. Receptoren, die die Freisetzung von Ca^{2+}-Ionen aus dem endoplasmatischen Reticulum als ihrem intrazellulären Speicherorganell bewirken

3. im Cytosol bzw. im Zellkern, z.B. die Receptoren für Steroid- und Thyroidhormone und für Retinoide (☞ Kap. 11.).

8.4.3. Die Oberflächenreceptoren empfangen Signale von außen

Es gibt *fünf* verschiedene *Proteinfamilien* von *Oberflächenreceptoren*, die auf jeweils spezifische Art an ihre *Signalwandlungsbahnen* angekoppelt sind. Unter einer Receptorfamilie versteht man eine Gruppe untereinander verwandter, homologer, Receptoren, die in ihren Primärstrukturen und ihren räumlichen Strukturen ähnlich sind und durch separate, jeweils von einem Urgen abstammende, Gene codiert werden. Die fünf Receptorfamilien sind:

1. *G-Protein-gekoppelte Receptoren*, eine über 1000 Mitglieder zählende Familie, von denen jeder Receptor mit jeweils *sieben transmembranalen Domänen* (α-Helices) die Plasmamembran durchzieht (*heptahelicale Receptoren*, ☞ Abb. 8.23). Jede dieser Domänen enthält etwa 20 Aminosäuren. Diese Receptorfamilie hat folgende Eigenschaften:

- jeder Receptor bindet spezifisch einen extrazellulären Liganden

- jeder Receptor hat eine Bindungsstelle für ein mit der Membraninnenseite assoziiertes guaninnucleotidbindendes Protein, als *G-Protein* bezeichnet, das den Receptor an die jeweilige Signalwandlungsbahn ankoppelt.

2. *Receptoren* mit einer nach außen gerichteten Ligandenbindungsstelle und einer in das Zellinnere gerichtete *Bindungsdomäne* für eine *Proteinkinase*, die durch Bindung eines äußeren Signalmetaboliten an den Receptor aktiviert wird. Die aktivierte Proteinkinase phosphoryliert Tyrosylreste in ihren Proteinsubstraten und wird deshalb als *Tyrosinkinase* bezeichnet. Man untergliedert diese Receptoren in zwei Gruppen:

- Receptoren, die selbst Substrate für die angekoppelte Proteinkinase sind; die Proteinkinase ist "zweigesichtig", sie "blickt" nämlich "stromaufwärts" zum Receptor und phosphoryliert diesen, und "blickt" außerdem "stromabwärts" zu dem nächsten Protein der Signalbahn und phosphoryliert dieses ebenfalls. Man bezeichnet diese Gruppe von Tyrosinkinasen nach dem doppelgesichtigen römischen Gott der Tore als "*Januskinasen*". Die an die Ja-

nuskinasen gekoppelten Receptoren durchziehen die Plasmamembran mit einer einzigen Strukturdomäne. Beispiele sind der *Erythropoietinreceptor* und die Receptoren für andere *Cytokine* (☞ Kap. 22.)
- Receptoren, die selbst nicht durch die an sie angekoppelte Tyrosinkinase phosphoryliert werden. Diese phosphoryliert ausschließlich die nachfolgende Komponente des Signalwandlungssystems. Ein Beispiel hierfür ist der αβ-Receptor der T-Lymphocyten (☞ Kap. 22.).

3. *Receptortyrosinkinasen,* die die Plasmamembran mit nur einer einzigen transmembranalen Helix durchziehen und außer ihrer extrazellulär liegenden Ligandenbindungsdomäne eine intrazelluläre Strukturdomäne besitzen, die mit einer *intrinsischen* (d.h. sich in der Polypeptidkette des Receptorproteins befindlichen) *Tyrosinkinase* ausgestattet ist (☞ Abb. 8.24). Die *Receptortyrosinkinasen* phosphorylieren unter ATP-Verbrauch eigene Tyrosylgruppen (*Selbst-* oder *Autoaktivierung*) sowie bestimmte Tyrosylreste ihrer Proteinsubstrate. Zu dieser Familie gehören der *Insulinreceptor* und die Receptoren von *Wachstumsfaktoren*

4. *Receptor-Guanylatcyclasen* besitzen eine intrinsische *Guanylatcyclaseaktivität;* hierher gehört 1. der Receptor für das *atriale natriuretische Peptid,* der die Membran mit nur einer einzigen Helix durchzieht und 2. eine *lösliche Guanylatcyclase* als Receptor des Stickoxidradikals NO·

5. *Receptoren ligandengesteuerter Ionenkanäle,* deren Liganden *Neurotransmitter* sind. Der Receptor ist eine Strukturdomäne eines transmembranal angeordneten, oligomeren, ligandenkontrollierten Ionenkanals (z.B. der *nicotinische Acetylcholinreceptor*).

8.4.4. Die Signalbahnen der Sieben-Helices-Receptoren

Auf die Zellen unseres Körpers strömt ständig eine riesige Zahl externer Signale ein (Neurotransmitter, Hormone, Wachstumsfaktoren, Antigene, Cytokine, Toxine, Geruchsstoffe, Geschmacksstoffe, Lichtenergie u.v.a.), auf die sie hochselektiv eine sinnvolle, spezifische und adäquate Antwort geben müssen. Für die Aufnahme dieser Signale stehen ihnen eine Fülle von Receptoren zur Verfügung, jedoch nur eine begrenzte Zahl von Signalwandlungsbahnen (☞ Abb. 8.38). Jede Signalbahn nimmt an dem stöchiometrisch im Verhältnis 1:1 bestehenden *Receptor-Ligand-Komplex* ihren Anfang, der die an ihn gekoppelte Signalbahn nach der Art einer sich selbstverstärkenden *Reaktionskaskade* über bestimmte Relaisstationen und Proteinkinasen in Gang setzt. Der von dem Receptor-Ligand-Komplex ausgehende Impuls wächst dadurch in der *katalytischen Reaktionskaskade* lawinenhaft an.

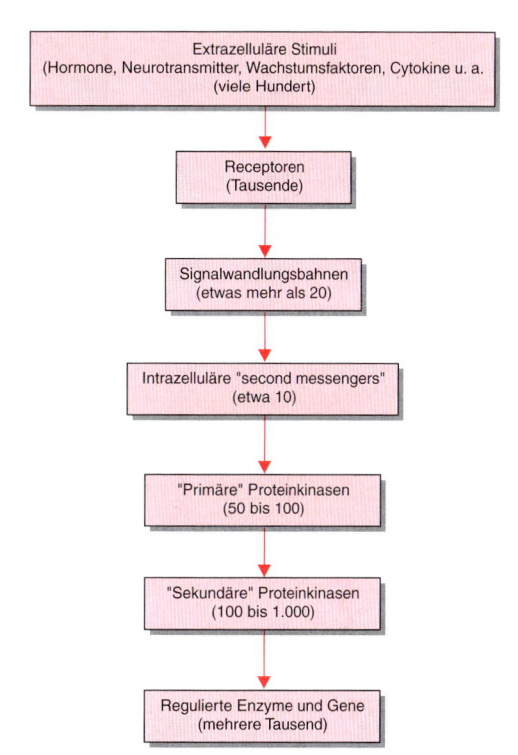

Abb. 8.38: Zellen benutzen eine begrenzte Zahl von Signalbahnen zur Übertragung der großen Vielfalt extrazellulärer Signale in das Zellinnere.

8.4.4.1. Die trimeren G-Proteine

Die Sieben-Helices-Receptoren von *Hormonen, Neurotransmittern, Geruchs-* und *Geschmacksstoffen* sowie *Photonen* sind "downstream" an G-Proteine gekoppelt. Als Beispiele von G-Protein-gekoppelten Receptoren seien die adrenalinbindenden Receptoren (*adrenerge Receptoren*) erläutert. Die *adrenergen Receptoren* bilden eine Familie, die man in α- und β-Receptoren einteilt und die sich in Receptoren der Typen $α_1$ und $α_2$ sowie $β_1$ und $β_2$ untergliedern lassen. Die *β-adrenergen Receptoren* sind *hydrophobe Proteine* mit 477 ($β_1$-Receptor) bzw. 413 Aminosäuren (β₂-Receptor) (☞ Abb. 8.39). Der N-Terminus eines β-Receptors liegt extrazellulär, sein C-Terminus intrazellulär. Der Receptor hat eine *Palmitoylgruppe* kovalent gebunden, die ihn zusätzlich zu seinen sieben transmembranal angeordneten hydrophoben α-Helices in der Plasmamembran verankert. Die extrazelluläre Region der Domäne III bindet Adrenalin oder andere adrenerge Liganden. Die intrazellulär liegende Schleife zwischen den Domänen V und VI vermittelt die Wechselwirkungen des Receptors mit dem G-Protein.

Aufbau und Funktionsweise der G-Proteine. Die G-Proteine sind locker mit der Innenseite der Plasmamembran assoziiert und dadurch auf dieser beweglich. Sie empfangen Signale von den heptahelicalen Receptoren und übertragen diese auf die nach ihnen kommenden Komponenten ihrer Signalbahnen. Die G-Proteine sind *heterotrimere Proteine*, d.h. sie sind aus *drei verschiedenen Untereinheiten*, α, β und γ, aufgebaut (☞ Tab. 8.2). Die α-Untereinheit als größte Untereinheit bindet im Ruhezustand GDP und im aktivierten Zustand GTP. Die Bindung eines Liganden an den Receptor R führt zu seiner Aktivierung (R* in Abb. 8.40). R* seinerseits aktiviert das mit ihm assoziierte G-Protein ("*Anschaltung*" des G-Proteins). Dabei treten folgende Veränderungen ein:

- Freisetzung von GDP aus dem heterotrimeren α-GDP/βγ-Komplex
- Bindung von GTP an die freigewordene ("leere") Nucleotidbindungsstelle von α
- Dissoziation des trimeren G-Proteins in [α-GTP] und in das βγ-Heterodimer.

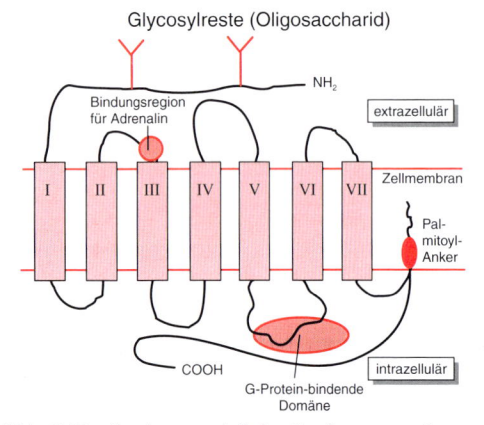

Abb. 8.39: Strukturmodell des β-adrenergen Receptors und sein Einbau in die Plasmamembran mit sieben Helices.

G-Protein	Liganden des zugehörigen Receptors	Effektorprotein	second messenger
G$_s$-Protein	Glucagon Adrenalin (β-Receptor) Histamin FSH u.a.	Adenylatcyclase ↑	cAMP ↑
G$_i$-Protein	Adrenalin (α₂-Receptor) Acetylcholin (muscarinischer Receptor)	Adenylatcyclase ↓ Öffnung von K⁺-Kanälen (Hyperpolarisation)	cAMP ↓
G$_q$-Protein	Adrenalin (α₁-Receptor) Thromboxan A₂ Thyreoliberin	Phospholipase Cβ	DAG, IP₃
G$_T$-Protein; (Transducin)	Lichtenergie Receptor: Rhodopsin	cGMP- Phosphodiesterase ↑	cGMP ↓
G$_{olf}$	Geruchsstoffe	Adenylatcyclase	cAMP ↑
Gustducin	bittere und süße Geschmacksstoffe	?	?
G$_{12}$; G$_{13}$	Thrombin Thromboxan Angiotensin	Aktivierung von Rho-GEF	ohne

Tab. 8.2: Heterotrimere G-Proteine (M$_r$ von α ist 45.000, von β 35.000 und von γ 7.000).

8.4. Membrangebundene Receptoren und ihre Signalbahnen

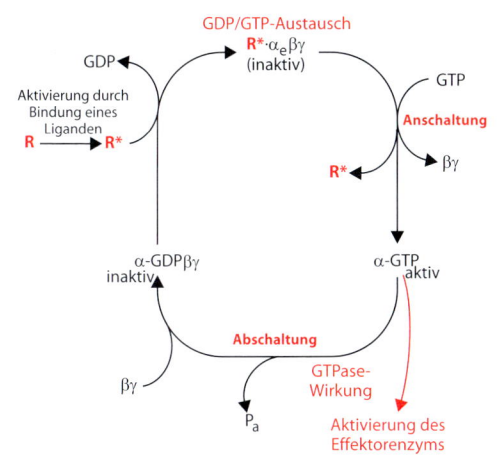

Abb. 8.40: An- und Abschalten eines G-Proteins: Der GDP/GTP-Cyclus eines trimeren G-Proteins. *Anschalten:* der aktivierte Receptor R* assoziiert mit dem inaktiven α-GDP/βγ-Trimer und bewirkt die Abgabe von GDP. α gerät dadurch in einen leeren (empty) Zustand ($α_e$). Der Komplex R*·$α_e$/βγ bindet danach GTP, was zur Dissoziation des Komplexes in das aktive α-GTP sowie in R* und βγ führt. α-GTP aktiviert das Effektorenzym. *Abschalten:* das an α gebundene GTP hydrolysiert zu GDP und Phosphat. Daraufhin reassoziiert α-GDP mit βγ wieder zu α-GDP/βγ (P_a: anorganisches Phosphat).

Der Ligand-Receptor-Komplex R* bewirkt einen GDP/GTP-Austausch an der α-Untereinheit und dieser Austausch ist Anlaß für die Dissoziation des heterotrimeren Proteinkomplexes in [α-GTP] und das Heterodimer [βγ]. Der [α-GTP]-Komplex bindet an das "stromabwärts" lokalisierte *Effektorenzym*, z.B. die *Adenylatcyclase* oder die *Phospholipase C* und bewirkt deren Aktivierung. Die Lebensdauer von [α-GTP] und damit die Dauer seines Einflusses auf das Effektorenzym hängt von der GTPase-Aktivität der α-Untereinheit ab, die das GTP in dem [α-GTP]-Komplex zu GDP dephosphoryliert und inaktives [α-GDP] bildet ("Abschaltung"). Das [α-GDP] reassoziiert danach wieder mit dem Heterodimer βγ und bildet den inaktiven heterotrimeren Komplex α-GDP/βγ zurück. Damit ist das G-Protein zu einem neuen Aktivierungscyclus bereit. Die GTP-Hydrolyse ist der *geschwindigkeitsbestimmende Schritt* der Inaktivierung der α-Untereinheit. Ein G-Protein unterliegt demzufolge einem Cyclus zwischen seinem *inaktiven* und seinem *aktiven* Zustand. Dieser *Cyclus* kommt durch den *GDP/GTP-Austausch* an der α-Untereinheit und ihrer *GTPase-Aktivität* zu-

stande. Er verleiht einem G-Protein die Wirkung eines *Schalters*.

Nach den Eigenschaften ihrer α-Untereinheiten teilt man die G-Proteine in G_s-, G_i-, G_q-, G_T-, G_{olf}, u.a. ein (☞ Tab. 8.2). Ihre α-Untereinheiten werden als $α_s$, $α_i$, $α_q$, $α_T$, $α_{olf}$ usw. bezeichnet. Die G_s- und G_i-Proteine haben die *Adenylatcyclase* als Effektorenzym. Ihre α-Untereinheiten wirken auf die *Adenylatcyclase* entweder stimulierend ($α_s$) oder hemmend (inhibierend, $α_i$). G_q-Proteine haben die *Phospholipase C* als Effektorenzym, G_T-Proteine (Transducine) sind mit dem *Rhodopsin* als Lichtreceptor gekoppelt und G_{olf}-Proteine wirken als Signalüberträger im *Geruchssinn*.

8.4.4.2. Die Effektorenzyme bilden die "second messengers"

Das als Antwort auf die Bindung eines Liganden an einen G-Protein-gekoppelten Receptor freigesetzte [αGTP] aktiviert (oder hemmt) ein membrangebundenes oder membrannahes *Effektorenzym*. Dieses wandelt Millionen von Substratmolekülen in Signalmetabolite um und verleiht der Signalbahn dadurch den Charakter einer Reaktionskaskade. Das Effektorenzym bewirkt eine *Signalverstärkung*. Da der gebildete Signalmetabolit in der Zelle als Antwort auf ein extrazelluläres Signal, z.B. auf ein Hormon ("erster Bote"), gebildet wird, bezeichnet man ihn als *second messenger* ("zweiter Bote"). Der *second messenger* realisiert die Botschaft des extrazellulären Signals innerhalb der Zelle durch die *Aktivierung* von *Proteinkinasen*, die eine weitere Verstärkung der Signalwandlungskaskade bewirken und die Information des extrazellulären Signalmoleküls in zelluläre Funktion umsetzen (☞ Abb. 8.41). Besonders wichtig sind zwei *second messenger-bildende Effektorenzyme*, die durch *receptorgekoppelte G-Proteine* in ihrer Aktivität moduliert werden, die *Adenylatcyclase* und die *Phospholipase C*.

Die Adenylatcyclase wandelt ATP in cAMP um. Die *Adenylatcyclase* bildet aus ATP den second messenger *cyclisches AMP* (*cAMP*) und setzt dabei Pyrophosphat frei (☞ Abb. 8.42). Die Adenylatcyclase ist ein integrales Membranprotein und kommt in neun Isoformen vor (Adenylatcyclase I bis IX). Sie hat eine kurze, im Cytosol gelegene N-terminale Domäne, durchzieht dann mit sechs transmembranalen Helices die Plasmamembran und endet schließlich mit ihrem C-Terminus in ei-

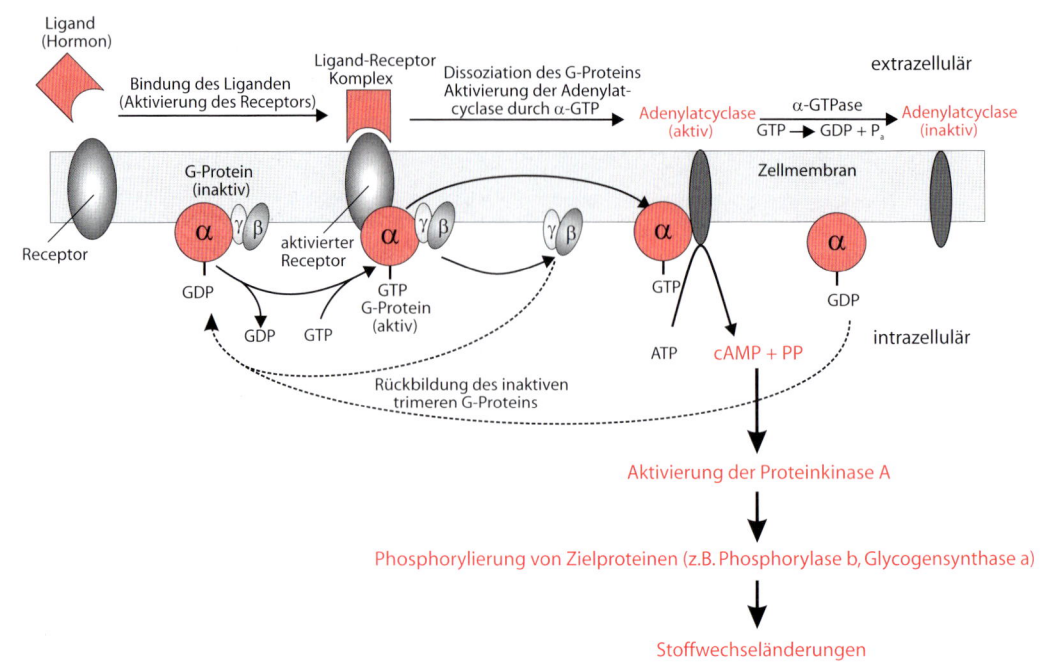

Abb. 8.41: Der GDP/GTP-Cyclus an einem G-Protein und die anschließende Signalbahn: Bindung eines Hormons, z.B. Glucagon, an seinen Receptor → G-Protein → Effektorenzym → second messenger → Proteinkinase → Zielprotein → Zellantwort.

ner zweiten cytosolischen Domäne. Sie wird durch [$α_s$GTP] allosterisch *aktiviert* und durch [$α_i$GTP] *inaktiviert*. Dabei bindet [α-GTP] an eine der zwei cytosolischen Enzymdomänen und beeinflußt dadurch das nahe gelegene aktive Zentrum der Adenylatcyclase entweder positiv (Aktivierung durch [$α_s$-GTP]) oder negativ (Inaktivierung durch [$α_i$-GTP]). Das *cAMP* ist der *second messenger* für eine große Zahl von Hormonen (☞ Tab. 23.1).

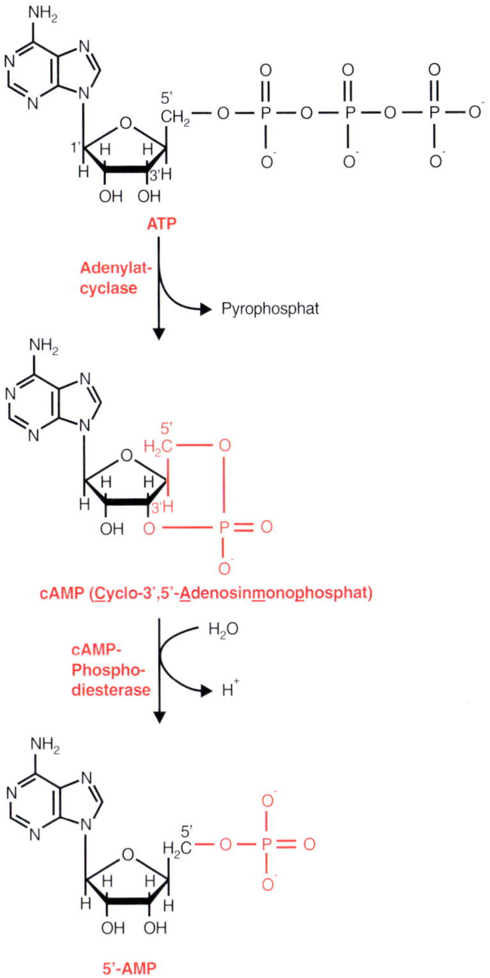

Abb. 8.42: Bildung von cAMP aus ATP durch die Adenylatcyclase und Spaltung von cAMP durch die cAMP-Phosphodiesterase.

Die Adenylatcyclase kann auch *direkt*, d.h. hormon- und G-proteinunabhängig, durch *Forskolin*, einem aus der indischen Heilpflanze *Coleus forskolii* stammenden, gefäßerweiternd und blutdrucksenkend wirkenden Diterpenoid, aktiviert werden (☞ Abb. 8.43). Dadurch verursacht Forskolin einen intrazellulären Anstieg des cAMP.

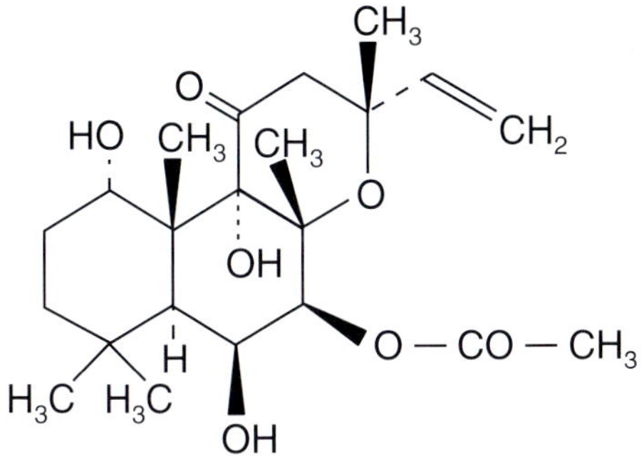

Abb. 8.43: Formel von Forskolin.

Die Phospholipase C spaltet Phosphatidylinositol-4,5-bisphosphat. Die Phospholipasen C bilden eine Isoenzymfamilie, die aus zehn Mitgliedern besteht. Die für uns wichtigste ist die Phospholipase Cβ. Sie spaltet hydrolytisch das Membranlipid *Phosphatidylinositol-4,5-bisphosphat* (PI-4,5-P$_2$) zu den second messengers *1,2-Diacylglycerin (DAG)* und *Inositol-1,4,5-trisphosphat (IP$_3$)* (☞ Abb. 8.44). Der durch Bindung eines Liganden (z.B. Angiotensin) aktivierte Receptor aktiviert ein G$_q$-Protein, dessen Effektorenzym die Phospholipase Cβ ist. Die hierfür zuständige Signalbahn ist in Abb. 8.45 dargestellt.

8.4.4.3. Die "second messengers" aktivieren Proteinkinasen

Die second messengers *cAMP* und *DAG* entfalten ihre Wirkungen in der Zelle über die Aktivierung von spezifischen *Proteinkinasen*, die bestimmte Proteinsubstrate ("Zielproteine", z.B. *Enzyme* und andere *Proteine*) unter Verbrauch von ATP phosphorylieren:

$$\text{Zielprotein + ATP} \xrightarrow{\text{Proteinkinase}} \text{phosphoryliertes Protein + ADP}$$

Proteinkinasen übertragen den γ-*Phosphorylrest* des ATP auf bestimmte Acceptoraminosäuren in dem jeweiligen Zielprotein, z.B. auf die OH-Gruppen von *Seryl-* und *Threonylresten* und bilden Phosphatester (☞ Abb. 8.46). Die *Tyrosinkinasen* phosphorylieren Tyrosylreste in ihren Zielproteinen. Proteinkinasen bewirken demzufolge eine *kovalente chemische Modifizierung* ihrer Proteinsubstrate. Das menschliche Genom enthält etwa 2000 Gene, die Proteinkinasen mit unterschiedlichen Spezifitäten und Eigenschaften codieren. Wichtige Proteinsubstrate von Proteinkinasen sind *Enzyme, Receptoren, Kanalproteine, Transcriptionsfaktoren, DNA-Reparaturproteine, Onkogene* und *Tumorsuppressorproteine* (☞ Abb. 8.47). Die *Phosphorylierung* eines Proteinsubstrates verändert in den meisten Fällen dessen Eigenschaften. Ein Enzym kann durch *Phosphorylierung* entweder *aktiviert* oder *inaktiviert* werden.

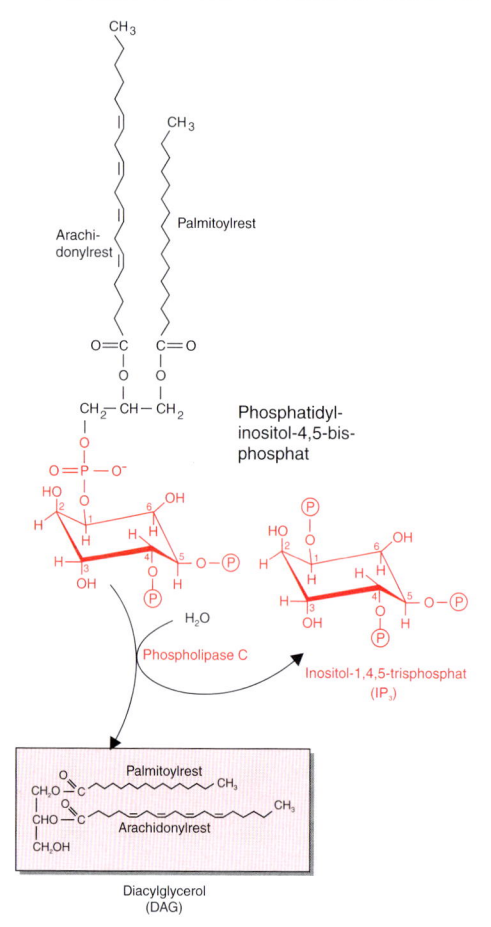

Abb. 8.44: Die Wirkung der Phospholipase C: Hydrolytische Spaltung von Phosphatidylinositol-4,5-bisphosphat (PI-4,5-P_2) zu Diacylglycerin (DAG) und Inositol-1,4,5-trisphosphat (IP_3).

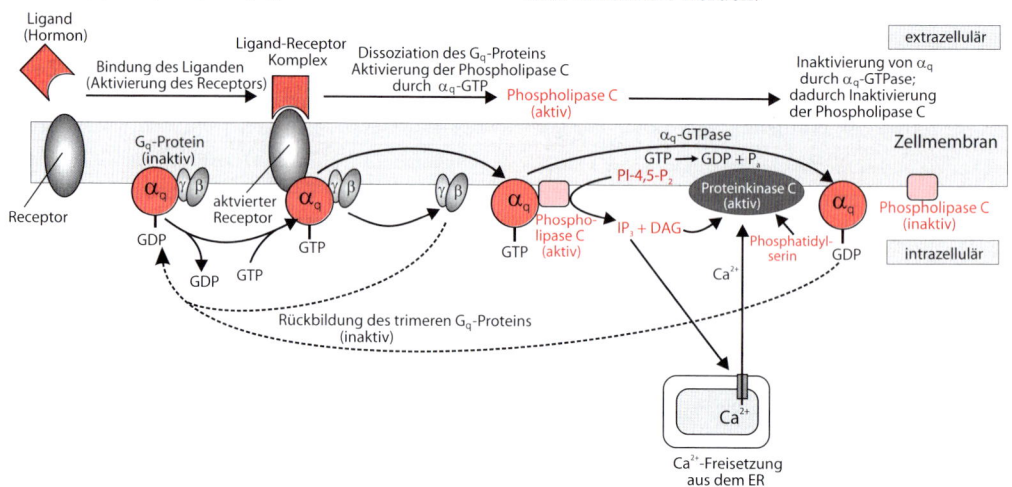

Abb. 8.45: Signalbahn zur Aktivierung von Phospholipase C.

8.4. Membrangebundene Receptoren und ihre Signalbahnen

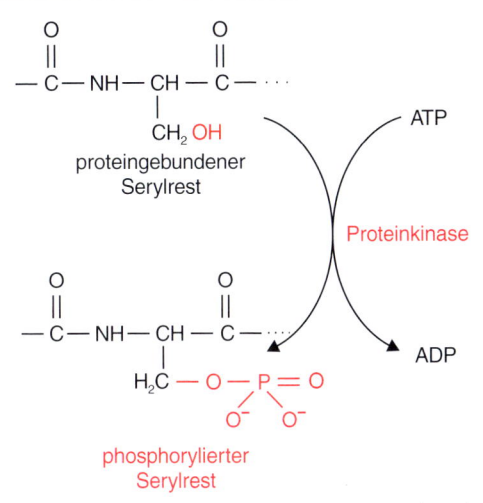

Abb. 8.46: Phosphorylierung eines proteingebundenen Serylrestes durch eine Proteinkinase mittels ATP.

Die Phosphorylierung eines Proteins kann durch *Proteinphosphatasen* wieder rückgängig gemacht werden. Diese spalten den Phosphatrest von den phosphorylierten Proteinen hydrolytisch wieder ab. Auf diese Weise entstehen *ineinander umwandelbare Formen* von Enzymen und funktionellen Proteinen mit unterschiedlichen katalytischen und regulatorischen Eigenschaften, die für die Koordinierung des Zellstoffwechsels und für den geregelten Ablauf von komplexen Zellfunktionen von grundlegender Bedeutung sind.

$$\text{Protein} \underset{\text{Proteinphosphatase}}{\overset{\text{Proteinkinase}}{\rightleftarrows}} \text{phosphoryliertes Protein}$$

Im *Peutz-Jeghers-Syndrom (Pigmentfleckenpolypose)* wurde ein genetischer Defekt in einer *serin-/threoninspezifischen Proteinkinase* nachgewiesen (Defekt im Chromosom 19p). Dieses Syndrom ist durch eine spontan auftretende intestinale *Polypose* (Auftreten einer Vielzahl von Polypen, z.B. als Schleimhautpolypen im Dünn-, vor allem auch im Dickdarm, seltener auch im Magen) und einer Lippen- und Gesichtspigmentierung gekennzeichnet. Sie prädisponiert zur Entstehung benigner und maligner Geschwülste. Die *Peutz-Jeghers-Erkrankung* ist eine *Tumor-Susceptibilitätskrankheit*.

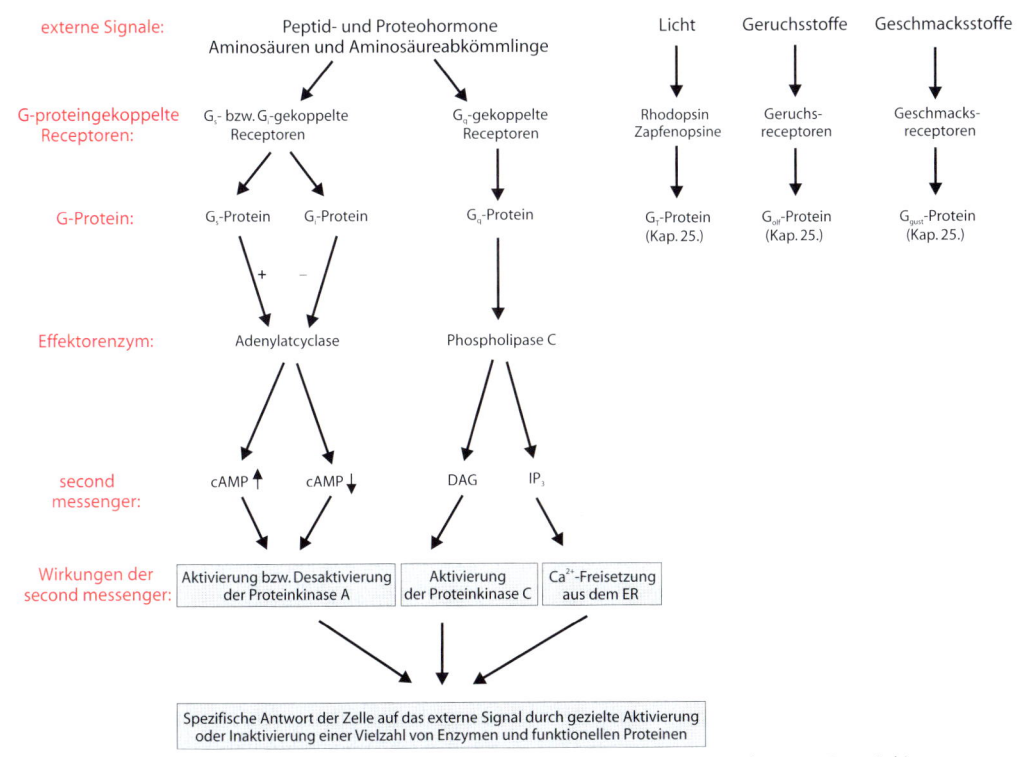

Abb. 8.47: Aufbau verschiedener G-Protein-gekoppelter Signalbahnen mit zugehörigen Proteinkinasen.

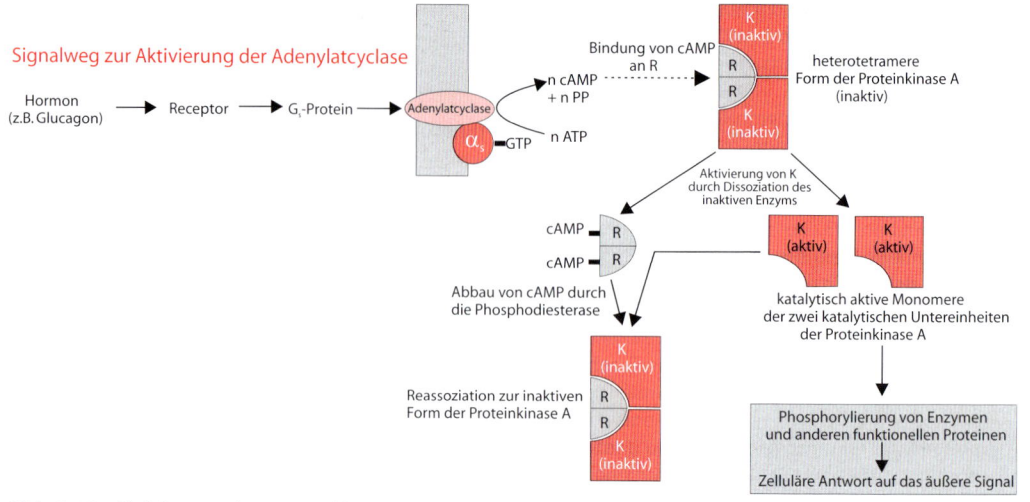

Abb. 8.48: Aktivierung der cAMP-abhängigen Proteinkinase (Proteinkinase A).

cAMP aktiviert die Proteinkinase A. Die Wirkungen des cAMP in der Zelle werden durch die *cAMP-abhängige Proteinkinase* (*Proteinkinase A*) vermittelt, die durch das cAMP aktiviert wird. Die Proteinkinase A besteht aus *zwei katalytischen Untereinheiten K* und zwei regulatorischen Untereinheiten R, die zu einem *Dimer* (R_2) zusammengeschlossen sind (☞ Abb. 8.48). Im inaktiven Zustand ist die Proteinkinase ein *Heterotetramer* mit der Zusammensetzung K_2R_2, in dem das regulatorische Dimer R_2 die Aktivität der zwei katalytischen Untereinheiten K unterdrückt. Die Aktivierung der Proteinkinase A durch cAMP erfolgt durch Bindung je eines cAMP-Moleküls an jede der zwei regulatorischen Untereinheiten. Dies hat die Dissoziation des heterotetrameren Enzyms in die zwei katalytischen Untereinheiten (2 K) und in das Dimer der regulatorischen Untereinheit (R_2) zur Folge, von dem jede seiner zwei Untereinheiten ein Molekül cAMP gebunden hat. Durch die Dissoziation werden die beiden katalytischen Untereinheiten aktiviert, die nun ihre Zielproteine phosphorylieren können. Die Aktivierung der Proteinkinase A ist reversibel. Sie verliert ihre Aktivität wieder durch hydrolytischen Abbau des cAMP zu 5'-AMP mittels einer *Phosphodiesterase* (☞ Abb. 8.42). Die Folge ist eine Reassoziation des cAMP-freien Dimers R_2 mit den beiden katalytischen Untereinheiten K zu ihrer inaktiven heterotetrameren Form K_2R_2.

DAG aktiviert die Proteinkinase C. Das durch die Phospholipase Cβ aus dem Phosphoinositol-4,5-bisphosphat hydrolytisch entstehende 1,2-Diacylglycerin (DAG) aktiviert die Ca^{2+}-abhängige *Proteinkinase C* (☞ Abb. 8.45). Der andere second messenger, der durch die Phospholipase C hydrolytisch aus Phosphatidylinositol-4,5-bisphosphat entsteht, das *Inositol-1,4,5-trisphosphat* (IP$_3$), bewirkt eine *Freisetzung* von Ca^{2+}-*Ionen* aus dem ER als wichtigstem intrazellulären Ca^{2+}-Speicher (☞ Abb. 8.45). Dadurch kommt es zu einer Erhöhung der Ca^{2+}-Ionen im Cytosol (☞ Kap. 26.).

Die Proteinkinase C tritt in zwölf Isoenzymen auf, die alle, im Unterschied zur Proteinkinase A, *monomer* sind. Das DAG hat auf die Proteinkinase C *zwei Effekte*, es erhöht 1. die Affinität des Enzyms zu Ca^{2+}-Ionen und es steigert 2. die Enzymaktivität. Zur Erreichung der vollen Wirksamkeit von DAG als Aktivator des Proteinkinase C muß das Enzym, zusätzlich zu DAG, auch *Phosphatidylserin* gebunden haben. Deshalb wird die Proteinkinase C auch als Ca^{2+}/*lipidabhängige* Proteinkinase bezeichnet. Die durch das DAG verursachte Affinitätserhöhung für Ca^{2+}-Ionen erstreckt sich über drei Zehnerpotenzen, so daß die Proteinkinase C durch diesen Mechanismus ihre volle Aktivität erreichen kann, ohne daß sich die Konzentration der freien Ca^{2+}-Ionen im Cytosol zu ändern braucht. Die inaktive Proteinkinase C ist vorwiegend im Cytosol lokalisiert, im aktivierten Zustand jedoch ist sie an die Innenseite der Plasmamembran gebunden. Das Enzym katalysiert eine Phosphorylübertragung vom ATP auf die Seitenketten spezifischer Seryl- und Threonylreste ihrer Zielproteine, zu denen Receptoren, Kernproteine (z.B. Lamin B), Enzyme, Bestandteile des Cytoskelettes sowie Ionenkanalproteine und Ionenpumpen gehören. Die *Proteinkinase C* ist Komponente von Signalwandlungsbahnen, die für die Regulation und Kontrolle der Zellteilung und Zelldifferenzierung bedeutungsvoll sind. Die Wirkung von DAG auf die Proteinkinase C wird durch *DAG-Kinasen* beendet, die das DAG unter ATP-Verbrauch zu *Phosphatidat* phosphorylieren.

Stoffwechselwege, die durch G-Protein-gekoppelte Signalbahnen reguliert werden		
• Glycolyse	☞	Kap. 16.1.
• Gluconeogenese	☞	Kap. 16.5.
• Glycogensynthese	☞	Kap. 16.2.
• Glycogenabbau	☞	Kap. 16.2.
• Oxidative Decarboxylierung des Pyruvates	☞	Kap. 16.1.3.
• Lipolyse	☞	Kap. 17.1.3.

Aktivierung der Proteinkinase C durch Phorbolester, einem Tumorpromotor. Die meisten Isoformen der Proteinkinase C werden durch *Phorbolester (Myristoylphorbolacetat)* direkt, also unter Umgehung des zuständigen Signalwandlungssystems, aktiviert. Der Phorbolester ist ein synthetischer *Tumorpromotor* (☞ Abb. 8.49). Er imitiert die Wirkung von DAG und hält die Proteinkinase C fortwährend im aktiven Zustand, so daß das Enzym nicht abgeschaltet werden kann und die Zellwachstums- und Zellteilungsvorgänge unkontrolliert ablaufen können. Als Folge wird die Zelle zu einer Krebszelle transformiert.

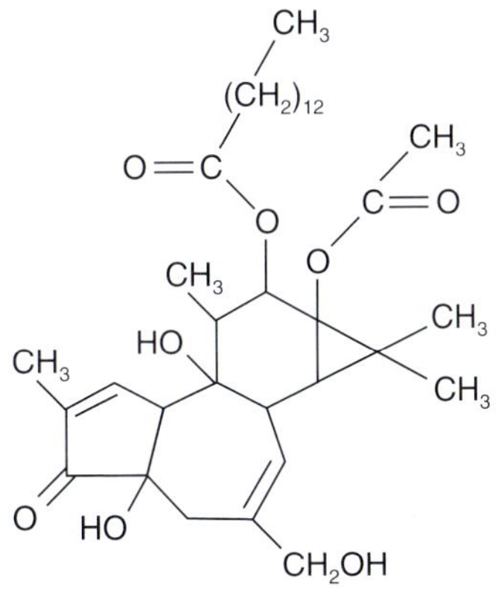

Wichtige second messengers
- *3',5'-cyclisches Adenosinmonophosphat (cAMP)*
- *1,2-Diacylglycerin (DAG)*
- *Inositol-1,4,5-trisphosphat (IP$_3$)*
- *Ca^{2+}-Ionen*
- *Phosphatidylinositol-3,4,5-trisphosphat* (☞ Kap. 8.4.6.1.)
- *3',5'-cyclisches Guanosinmonophosphat (cGMP)* (☞ Kap. 23.4.4.)

8.4.5. Monomere G-Proteine

G-Proteine findet man nicht nur in den Signalbahnen der *Sieben-Helices-Receptoren*, sondern auch als Komponenten anderer Signalbahnen, z.B. solcher, die die *Genexpression* koordinieren. In derartigen Signalbahnen kommen *monomere G-Proteine* ("kleine" G-Proteine) vor, die nur aus einem Kettentyp (M$_r$ 21.000) bestehen, der den α-Untereinheiten der trimeren G-Proteine homolog ist. β- und γ-Untereinheiten findet man in ihnen nicht. Monomere G-Proteine sind die *Ras-Proteine* und ihre Verwandten, die *Rap-, Raf-, Rac-, Rab-, Ran- und Rho-Proteine*. Diese kontrollieren wichtige zelluläre Eigenschaften, wie Zellpolarität, Zellform, Zellteilung, Zelldifferenzierung, Exocytose, Endocytose und Apoptose. Ras und seine Verwandten gehören funktionell zur Gruppe der *Proto-Onkogene*, die bei Mutationen in ihren Genen zu *Onkogenen*, d.h. zu *krebsauslösenden Faktoren*, werden können (☞ Tab. 8.3; Kap. 12.).

Abb. 8.49: Struktur von Myristoylphorbolacetat (Phorbolester).

8.4.5.1. Die Kontrolle der monomeren G-Proteine

Die Schalterwirkung der G-Proteine wird durch ihre Fähigkeit bestimmt, zwischen *aktiven* und *inaktiven* Zuständen *reversibel* umzuschalten. Diese Eigenschaft haben die monomeren G-Proteine mit den α-Untereinheiten der heterotrimeren G-Proteine gemeinsam. Deshalb benutzen regulatorische Signalbahnen sowohl die α-Untereinheiten heterotrimerer G-Proteine als auch die monomeren G-Proteine zum An- und zum Abschalten zellulärer Funktionen. Im GTP-gebundenen Zustand aktivieren die monomeren G-Proteine, z.B. [Ras-GTP] oder [Rho-GTP], die ihnen nachgeordneten ("downstream") Effektorenzyme oder Effektorproteine. Nach der GTP-Hydrolyse, also in ihrem inaktiven Zustand ([Ras-GDP] oder [Rho-GDP]), dissoziieren sie von den Effektorproteinen ab und beenden so ihre Wirkung. Durch einen GDP/GTP-Austausch werden sie wieder aktiviert.

GTPase-aktivierende Proteine fördern die Inaktivierung der monomeren G-Proteine. Den monomeren G-Proteinen wohnt nur eine kleine GTPase-Aktivität inne. Es gibt jedoch in einer Zelle Proteine, die die GTPase-Aktivität der monomeren G-Proteine um den Faktor 10^5 steigern können. Man nennt sie *GTPase-aktivierende Proteine* (*GAPs*) (☞ Abb. 8.50). Auch die GTPase-Aktivität der α-Untereinheit der trimeren G-Proteine, die die Intensität und die Dauer der Gα-Wirkung auf das nachfolgende Effektorenzym kontrolliert, ist nicht besonders groß. Deshalb gibt es auch GAPs für die freien α-Untereinheiten der trimeren G-Proteine, die an der *Abschaltung* der heterotrimeren G-Proteine mitwirken (RGS, ☞ Tab. 8.3).

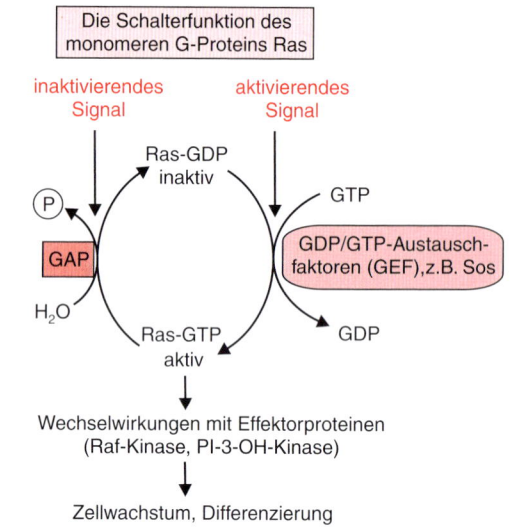

Abb. 8.50: Der Ras-GDP/Ras-GTP-Cyclus. *Aktivierung von Ras-GDP*: durch den Guaninnucleotid-Austauschfaktor GEF wird GDP gegen GTP ausgetauscht (Bildung von aktivem Ras-GTP); *Inaktivierung von Ras-GTP*: das GTPase-aktivierende Protein (GAP) beschleunigt die Hydrolyse von Ras-GTP zu Ras-GDP und führt so zur Inaktivierung des Ras-Proteins.

GDP/GTP-Austausch-Faktoren führen die monomeren G-Proteine in den aktiven Zustand über. Die *GDP/GTP-Austausch-(exchange)-Faktoren* (*GEFs*) katalysieren den Austausch des GDP gegen GTP an den monomeren G-Proteinen und führen diese dadurch aus dem inaktiven in den aktiven Zustand über. Die GEFs sind unentbehrlich für die *Anschaltung*, d.h. die Aktivierung der monomeren G-Proteine. Dabei assoziiert ein GEF zuerst mit der GDP-Form des G-Proteins, danach dissoziiert GDP ab, so daß dessen Nucleotidbindungsstelle vorübergehend geleert wird. Dann bindet das G-Protein GTP, wodurch die sofortige Abdissoziation von GEF veranlaßt wird und das G-Protein in seiner aktiven, GTP-gebundenen, Form zurückbleibt.

Guaninnucleotid-Dissoziations-Inhibitoren. Bei einigen monomeren G-Proteinen, z.B. bei Rho, hat man auch Inhibitoren für die Dissoziation ihres GDP-Komplexes (*GDP-Dissoziationsinhibitoren*, GDI) gefunden. Diese stabilisieren [GDPRho], hemmen also den GDP/GTP-Austausch und halten dadurch das G-Protein im inaktiven Zustand. Die GDI unterdrücken dadurch dessen Anschaltung und hemmen die in Abb. 8.51 aufgeführten Vorgänge.

8.4. Membrangebundene Receptoren und ihre Signalbahnen

Gen	Genprodukt	Funktionen
c-ras	G-Protein (M_r 21000; 188 bzw. 189 Aminosäuren)	Proto-Onkogen; (Onkogen: v-ras; erzeugt bei der Ratte Sarcome); Komponente von intrazellulären Signalbahnen für Wachstum und Differenzierung; aktiviert Proteinkinase, die durch das raf-Proto-Onkogen codiert wird; bisher wurden etwa 30 ras-Gene und deren Produkte identifiziert; mutierte ras-Gene wurden in einer großen Zahl von Tumoren des Menschen gefunden; deren Genprodukte haben eine verminderte GTPase-Aktivität und sind deshalb permanent aktiviert, so daß von ihnen ständig ein starkes wachstumsstimulierendes Signal ausgeht
v-H-ras	G-Protein	*Harvey*-ras; Onkogen; verursacht Sarcome bei Ratten und Mäusen
v-N-ras	G-Protein	Onkogen; v-N-Ras in Neuroblastomen gefunden
v-K-ras	G-Protein	*Kirsten*-ras; Onkogen; stark in Tumoren des Menschen vertreten
gsp	$G\alpha_s$-Protein	Onkogen; codiert mutierte α_s-Untereinheit; gefunden in Hypophysentumoren des Menschen
gip	$G\alpha_i$-Protein	Onkogen; codiert mutierte α_i-Untereinheit; gefunden in Tumoren der Nebennierenrinde und den endokrinen Zellen des Ovars
rho	G-Protein	ras-homolog; Rho wird aktiviert durch Cytokine, Hormone und Stress unter Mitwirkung von $G\alpha_{13}$; beteiligt an Zelladhäsion und Zellmotilität; Rho aktiviert die Endocytose und Phagocytose; es reguliert die Actin-Polymerisation (Bündelung von Actin und Bildung von sog. Streßfasern); Förderung der Genexpression sowie Aktivierung von Lipidkinasen, Proteinkinasen und Phospholipase D; Ras benötigt Rho für die malignen Transformation von Zellen: bei aktivem Rho wird die Synthese von p21 (☞ Kap. 12.) unterdrückt, wodurch der Zellcyclus aktiviert wird; dann ist Ras über Raf und weitere Kinasen in der Lage, die Zelle in die S-Phase zu treiben und so die Zellteilung zu stimulieren (mitogenaktivierter Proteinkinase-Signalweg); bei inaktivem Rho induziert Ras das p21, so daß der Eintritt der Zelle in die DNA-Synthesephase des Zellcyclus blockiert ist
raf-1	Ser-/Thr-spezifische Proteinkinase	Onkogen; Komponente mitogener intrazellulärer Signalbahnen für Wachstum und Differenzierung; Aktivierung durch Ras und ionisierende Strahlung (vermittelt durch eine Tyrosinkinase)
akt	Proteinkinase	retrovirales Onkogen mit einer SH2-Domäne; Proto-Onkogen (Akt) ist in menschlichen Zellen eine Komponente von integrinabhängigen Signalbahnen
rab	G-Protein	kein Onkogen, jedoch mit Ras entfernt verwandt; beteiligt an Kontrolle und intrazellulärem Transport der vesikelvermittelten Exocytose und Endocytose; Proteinfamilie mit etwa 15 Mitgliedern; Rab5 ist unentbehrlich für die Endocytose, Rab6 für die Vesikelbildung aus dem *trans*-Golgi-Netzwerk, Rab3 für die Exocytose
rac	G-Protein	aktiviert durch GAP; gehört zur rho-Familie und hat ähnliche Wirkungen wie Rho; kontrolliert NADPH-Oxidase in Phagocyten und ist an der Realisierung der Bradykininwirkung auf Ca^{2+}-Kanäle beteiligt
ral	G-Protein	Komponente in Signalbahnen von Wachstum, Differenzierung und Exocytose; aktiviert durch Ras; Regulation des "oxidative burst" in Phagocyten
rap	G-Protein	Tumorsuppressor; gefunden im Golgi-Apparat und im ER; aktiviert durch GEF; Rap1 ist Bestandteil der Signalbahn des Nervenwachstumsfaktors und vermittelt die Aktivierung der MAP-Kinase; dadurch ist Rap1 an der neuronalen Differenzierung beteiligt

ran	G-Protein	für nucleären Im- und Export unentbehrlich
arf	G-Protein	zellulärer Cofaktor für Mono-ADP-Ribosylierung von G_s durch das Choleratoxin; Funktion bei der intrazellulären Sortierung und dem Transport von Proteinen; beteiligt an Vesikelbildung und -transport; aktiviert die Phospholipase D
	Tubulin	G-Protein; Hauptbestandteil der Mikrotubuli; es kann sich nicht in der GDP-Form, sondern nur in der GTP-Form zu Mikrotubuli zusammenlagern
	GAP	GTPase-aktivierendes Protein
	rasGAP	Ras-spezifisches GTPase-aktivierendes Protein
	GEF	katalysiert den GDP/GTP-Austausch an den kleinen G-Proteinen
	RGS-Proteine	negative Regulatoren der G-Protein-Signalwirkung; eine Familie von GTPase-aktivierenden Proteinen (GAPs), die auf die α-Untereinheiten der trimeren G-Proteine wirken und deren Inaktivierung beschleunigen
	GDI-Proteine	Dissoziationsinhibitoren der GDP-Form von Rho

Tab. 8.3: Monomere G-Proteine und assoziierte Proteine als Bestandteile von Signalbahnen.
Abkürzungen: *MAP-Kinasen:* Mitogen-aktivierte Proteinkinasen; mit einem kleinen Anfangsbuchstaben (ras, ran, usw.) wird das jeweilige Gen, mit einem Großbuchstaben am Anfang (Ras, Ran, usw.) wird das exprimierte Genprodukt bezeichnet.

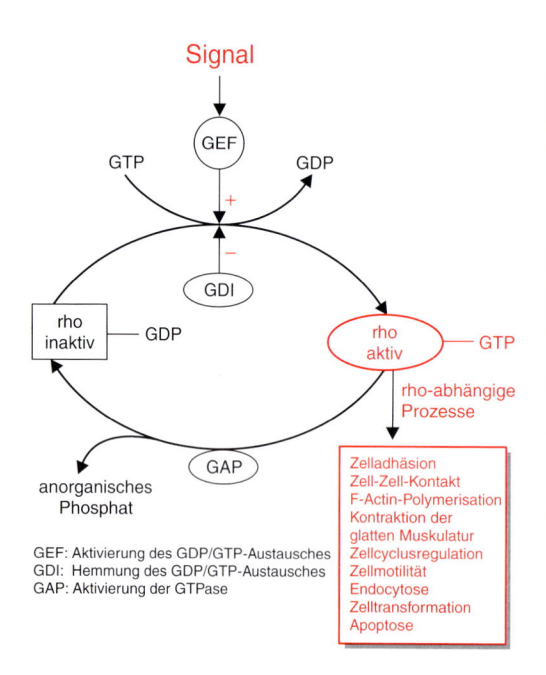

Abb. 8.51: Die Regulation des Rho-GDP/Rho-GTP-Cyclus und die zellbiologische Bedeutung von Rho(GEF: guanine nucleotide exchange factor; GDI: guanine nucleotide dissociation inhibitor; GAP: GTPase-aktivierendes Protein).

Genetische Defekte in G-Protein-gekoppelten Receptoren und in G-Proteinen

Mutationen in G-Protein-gekoppelten Receptoren. Beim Menschen wurden zahlreiche Mutationen in G-Protein-gekoppelten Receptoren identifiziert, die die Bildung von Tumoren auslösen, z.B. *Schilddrüsenadenome* (bei Mutationen im TSH-Receptor), Tumoren der *Leydigschen Zellen* (bei Mutationen im LH-Receptor), Colonadenome und Coloncarcinome (bei Mutationen in *parakrinen* und *autokrinen G-Protein-gekoppelten Receptoren*) sowie das *Kaposi-Syndrom*, das durch Herpes-Viren (DNA-Viren) verursacht wird, welche Gensequenzen von G-Protein-gekoppelten Receptoren enthalten.

Mutationen in G-Proteinen. Auch in G-Proteinen, z.B. in Gα_s, Gα_i und Gα_q, wurden Mutationen gefunden, die die Bildung von Tumoren auslösen. Als Beispiele seien *Schilddrüsen-* und *Hypophysentumoren* sowie das *McCune-Albright-Syndrom*, bei dem es zu einer multiplen Hyperproliferation zahlreicher endokriner Drüsen kommt, genannt. Diese Tumorerkrankungen sind auf Mutationen im Gα_s-Gen, durch die das *gsp*-Onkogens entsteht, zurückzuführen (☞ Tab. 8.3). Ein vom Gα_i-Gen ableitbares Onkogen, das *gip2*-Onkogen, löst *Ovarial-* und *Nebennierenrindentumoren* aus.

Bei einer Gruppe von Patienten mit *Bluthochdruck* und *vererbbaren endokrinen Erkrankungen* hat man ebenfalls Mutationen in G-Proteinen gefunden, bei denen entweder die Signalübertragung vom aktivierten Receptor auf das G-Protein beschleunigt oder blockiert wird:

- Bei Verlust bzw. bei Substitution eines oder mehrerer Alaninreste in der β-Untereinheit an der αβ-Kontaktstelle im G-Proteintrimer wird die Freisetzung von GDP und dadurch die Bindung von GTP blockiert.
- Eine andere Mutation in β führt zu einer Beschleunigung des GDP/GTP-Austausches, also zu einer Beschleunigung der G-Proteinaktivierung.
- Eine falsche Spleißung der β-Prä-mRNA wird bei einer bestimmen Art von Bluthochdruck gefunden, die in Blutplättchen und in anderen Zellen zu einer verkürzten Gβ-Untereinheit führt.
- Eine Gα_s-Mutation (Austausch von His231 gegen Arg231) wurde in einer Familie gefunden, die an einem Pseudohypoparathyreoidismus Typ I leidet. Bei diesen Patienten fördert der aktivierte Receptor die GDP-Freisetzung von α in normaler Weise, jedoch erfolgt die Bindung von GTP an Gα 25mal langsamer als normal.

Krankheit	defektes Protein
Defekter G-Protein-gekoppelter Receptor	
X-chromosomal verursachter nephrogener Diabetes insipidus	V2-Vasopressin-Receptor
Retinitis pigmentosa	Rhodopsin
Farbenblindheit	Zapfenopsin
Familiäre Glucocorticoiddefizienz	ACTH-Receptor
Defektes G-Protein	
Vererbbare Osteodystrophie und Pseudohypoparathyreoidismus	Gα_s
Kombinierte Testotoxikose und Pseudohypoparathyreoidismus	Gα_s

Tab. 8.4: Erkrankungen, die auf Defekten in G-Protein-abhängigen Signalbahnen beruhen.

8.4.5.2. G-Proteine als Zielmoleküle bakterieller Toxine

Die *Toxine* Gram-negativer Bakterien (*Vibrio cholerae* [Erreger der *Cholera*], *E. coli* [dessen pathogene Formen Darminfektionen hervorrufen können] und *Bordetella pertussis* [Erreger des *Keuchhustens*]) entfalten ihre zelluläre Wirksamkeit durch kovalente Modifizierung von G-Proteinen.

1. Das aus einer zentralen Untereinheit A (bestehend aus den zwei Peptiden A$_1$ und A$_2$, die durch eine Disulfidbrücke verbunden sind) und fünf Untereinheiten B aufgebaute *Choleratoxin* bindet mittels seiner Untereinheiten B an Oberflächenreceptoren intestinaler Zellen vom *Gangliosidtyp G$_{M1}$* (☞ Abb. 8.52). Daraufhin wird A in die Zelloberfläche eingelagert und gelangt dann zur cytoplasmatischen Seite der Plasmamembran. Dort wird das A$_1$-Peptid durch Reduktion der Disulfidbindung von A$_2$ abgetrennt. A$_1$ enthält eine NAD$^+$-spaltende *ADP-Ribosyltransferase*, die nach Freisetzung von Nicotinsäureamid aus dem NAD$^+$ dessen ADPR-Anteil *(-R-P-P-R-A)* auf den Aminosäurerest Arg201 der α$_s$-Untereinheit eines G$_s$-Proteins überträgt und dadurch deren GTPase-Aktivität blockiert.

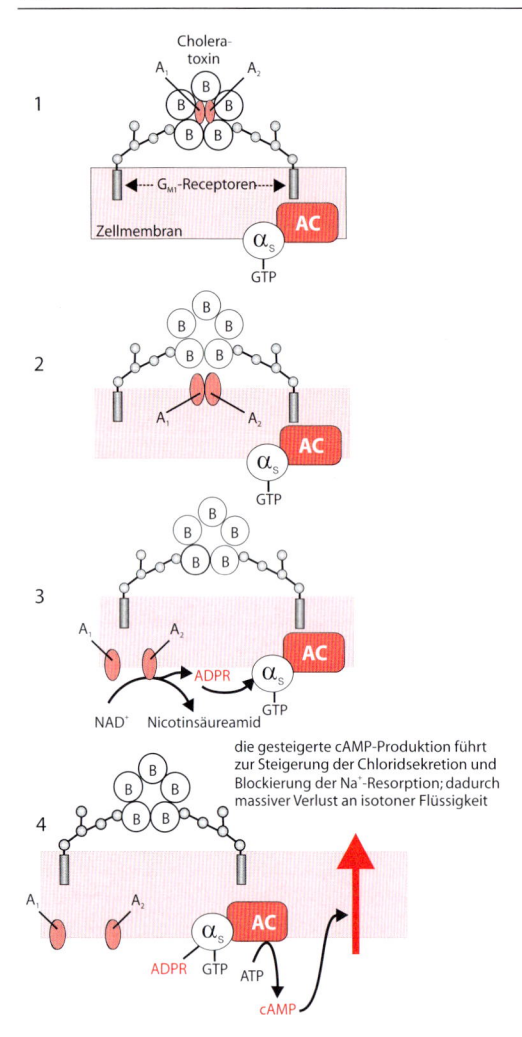

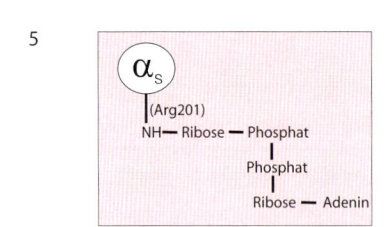

$$\text{Nicotinsäureamid}^+\text{-}R\text{-}P\text{-}P\text{-}R\text{-}A + \alpha_s$$
$$(NAD^+)$$

↓ ADP-Ribosyltransferase

$$\alpha_s\text{-}R\text{-}P\text{-}P\text{-}R\text{-}A + \text{Nicotinsäureamid}$$
$$(\text{ADPR-modifiziertes } \alpha_s)$$

Dies hat zur Folge, daß α_s in seiner GTP-Form [α_s-GTP] stabilisiert wird und die Adenylatcyclase permanent aktiviert bleibt. Dadurch tritt eine Überproduktion von cAMP ein. Beim Gesunden reguliert das cAMP den Cl^-- und Na^+-Transport durch Ionenkanäle der Mucosazellen. Eine Steigerung des cAMP-Spiegels in den Mucosazellen führt zu einer Steigerung der Cl^--Sekretion in das Darmlumen und zu einer Blockierung der Na^+-Resorption aus dem Darmlumen. Das Resultat ist ein osmotisch verursachter *massiver Übertritt* von nahezu *isotoner Körperflüssigkeit* in das Darmlumen. Die Cholerakranken leiden an heftigem Erbrechen, schweren Durchfällen und einer starken Austrocknung (*Exsiccose*). Ihr Tod kann nur durch eine rasche Infusion großer Volumina isotoner Flüssigkeit als wichtigster Therapiemaßnahme verhindert werden. Das Toxin zahlreicher *E. coli*-Stämme hat die gleiche Wirkung wie das Choleratoxin, die entstehende Diarrhoe verläuft bei einer E. coli-Infektion jedoch wesentlich milder. Von Bedeutung ist, daß die *ADP-Ribosyltransferase* der A_1-Untereinheit von sich aus inaktiv ist. Sie wird erst durch die Bindung eines *monomeren G-Proteins* der Mucosazelle, des *ADP-Ribosylierungsfaktors (Arf)*, aktiviert, der hierzu als *Arf-GTP* vorliegen muß. Die normale Funktion von *Arf* in der Zelle ist die Regulation von intrazellulären Proteinsortierungs- und -transportprozessen (☞ Tab. 8.3).

Abb. 8.52: Molekulare Wirkungsweise des Choleratoxins (AC: Adenylatcyclase).

2. Das Toxin von *Bordetella pertussis*, das *Pertussistoxin*, wirkt ähnlich wie das Choleratoxin, jedoch überträgt es den ADP-Ribose-Rest des NAD^+ auf die α_i-Untereinheit eines hemmenden G-Proteins. Diese Modifizierung erfolgt in einer Region des G_i-Proteins, die für die Wechselwirkung mit dem Receptor bedeutungsvoll ist, so daß das Toxin eine Abkopplung des G_i-Proteins vom Receptor bewirkt und auf diese Weise seine Dissoziation in α_i und $\beta\gamma$ verhindert. Dadurch verbleibt G_i infolge der permanenten Bindung von GDP an α_i in seinem inaktiven Zustand, sodaß es nach Aktivierung des Receptors ohne hemmenden Einfluß auf die Adenylatcyclase ist. Die Aktivität der Adenylatcy-

clase ist deshalb hoch, was, wie beim Choleratoxin, ebenfalls zu einer Steigerung der cAMP-Bildung führt.

3. Auch die monomeren G-Proteine vom Rho-Typ sind Zielmoleküle bakterieller Toxine. Rho-Proteine sind für zahlreiche zelluläre Vorgängen bedeutungsvoll (☞ Abb. 8.51; Tab. 8.3). Sie werden durch *Cytokine*, *Hormone* und *Streß* aktiviert und durch *Bakterientoxine* enzymatisch modifiziert und dadurch in ihrer Funktion *blockiert* (☞ Abb. 8.53):

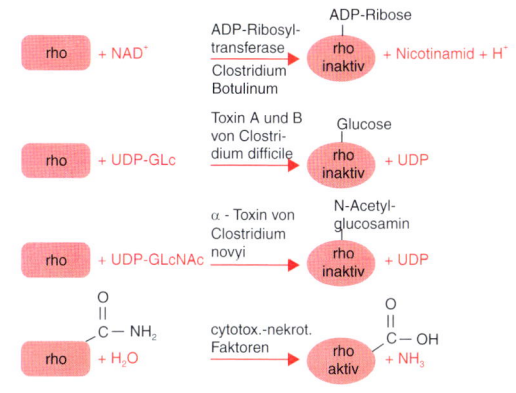

Abb. 8.53: Enzymatische Modifizierung von rho-Proteinen durch bakterielle Toxine (nach K. Aktories; Biospektrum 6/1997, 16-18).

- die ADP-Ribosyltransferase von *Clostridium botulinum* überträgt die ADPR-Gruppe des NAD^+ auf Rho
- die Enterotoxine A und B von *Clostridium difficile* bewirken die *Glucosylierung* eines Threoninrestes von Rho
- das α-Toxin von *Clostridium novyi* überträgt einen N-Acetylglucosaminrest auf Rho.

Im Gegensatz dazu bewirken cytotoxisch-nekrotisierende Toxine von *E. coli* durch selektive Desamidierung eine *Aktivierung* von *Rho*.

8.4.6. Die Receptortyrosinkinasen

Die Vertreter der *Receptortyrosinkinasefamilie* durchziehen die Plasmamembran mit einer einzigen Helix und besitzen zusätzlich zu ihrer extrazellulären, ligandenbindenden Domäne (*Receptordomäne*) eine in das Zellinnere gerichtete *Tyrosinkinasedomäne*. Sie werden in mehrere Unterfamilien eingeteilt:

1. die Mitglieder der *Typ I-Unterfamilie* bestehen aus einer *einzigen Polypeptidkette* (☞ Abb. 8.24), deren extrazelluläre Domäne *cysteinreich* ist; Beispiel: Receptor für den *epidermalen Wachstumsfaktor* (EGF)

2. die Vertreter der *Typ II-Unterfamilie* sind *Heterotetramere*, die aus zwei α- und zwei β-Ketten aufgebaut sind; die extrazellulär liegende α-Kette ist *cysteinreich*; Beispiel: *Insulinreceptor* (☞ Abb. 23.14).

3. die *Typ III-Unterfamilie* ist wie 1. durch einkettige Receptoren gekennzeichnet, jedoch bestehen die extrazellulären Molekülsegmente aus mehreren Immunglobulindomänen; als Beispiel sei der Receptor des von den *Blutplättchen abstammenden Wachstumsfaktors* (**p**latelet-**d**erived-**g**rowth **f**actor, *PDGF*) genannt.

8.4.6.1. Die Signalwandlungsbahnen der Receptortyrosinkinasen

Die mit einer *Receptortyrosinkinase* beginnenden Signalbahnen sind für die Realisierung der Wirkungen des *Insulins*, zahlreicher *Wachstumsfaktoren* und *adhäsiver Matrixproteine* in ihren Erfolgszellen verantwortlich. Diese Signalbahnen üben vorwiegend kontrollierende Funktionen auf die *Genexpression* aus, spielen aber auch eine Rolle in der Regulation von *Stoffwechselwegen*. Viele haben proliferative Wirkungen, indem sie eine Erhöhung der Proteinsynthese und dadurch eine Steigerung des Zellwachstums und der Zellteilung sowie eine Beschleunigung der Zelldifferenzierung bewirken. Hier sei der prinzipielle Aufbau und die Funktionsweise einer *receptortyrosinkinaseabhängigen Signalbahn* besprochen (☞ Abb. 8.54):

1. Die Tyrosinkinase des Receptors wird durch Bindung eines extrazellulären Liganden aktiviert: Nach Bindung eines extrazellulären Liganden (z.B. eines Wachstumsfaktors) an die Receptortyrosinkinase phosphoryliert diese sich an einigen Tyrosylresten ihrer cytoplasmatischen Domäne unter Aktivierung selbst (*Selbst*- oder *Autoaktivierung*)

2. An die phosphorylierte Receptortyrosinkinase werden Proteine mit SH2-Domänen gebunden: Die aktivierte Receptortyrosinkinase bindet und phosphoryliert selektiv bestimmte Proteine, sog. *Adapter*- oder *Andockproteine*, aus dem Cytosol und bildet mit ihnen an der inneren Oberfläche des Plasmamembran *Proteinassoziate*. Diese Proteine

```
Extrazelluläre Signalmoleküle                    Wachstumsfaktoren u.a.
                                                 extrazelluläre Liganden
         ↓                                                ↓
   G-Protein-        Abkopplung nach          Receptortyrosinkinasen
gekoppelte Receptoren ─┐ Phosphorylierung             ↓
         ↓              des G-Protein-gekop-  als Adaptermoleküle wirkende SH2-Proteine
   G-Proteine            pelten Receptors;           (p85, p101, Src u.a.)
         │              Inaktivierung des             ↓
         │               G-Proteins          Phosphatidylinositol-3-Kinase
         ↓                                     ↓              ↓
   Effektorenzyme                                            Sos
         ↓                                                    ↓
   second messengers                                          ↓
         ↓                    ↓                              Ras
   Proteinkinasen     Phosphatidylinositol-        (monomeres G-Protein mt Schalterfunktion)
   A und C            -3,4,5-trisphosphat                    ↓
         ↓                    ↓                             Raf-1
  Stoffwechselregulation    PDK                      (MAP Kinase Kinase Kinase)
                          1 und 2                           ↓
                            ↓                         MAP Kinase Kinase
                     Proteinkinase B                        ↓
                            ↓                    MAP Kinase / ERK-1 und ERK-2 ─┐ Inaktivierung der
                                                            ↓                 ╪ MAP-Kinase durch
                  Stoffwechselregulation         Transcriptionsfaktoren als ──┘ die MAP-Kinase-
                  Zelltransformation              weitere Signalüberträger      Phosphatase
                  Überleben der Zelle                       ↓
                  Hemmung der Apoptose           Selektive Steigerung der Expression
                                                    bestimmter Gene
                                                            ↓
                                                    Proteinbiosynthese
                                                            ↓
                                                     Zellwachstum
                                                     Zellteilung,
                                                     Zelldifferenzierung,
                                                     Hemmung der Apoptose
```

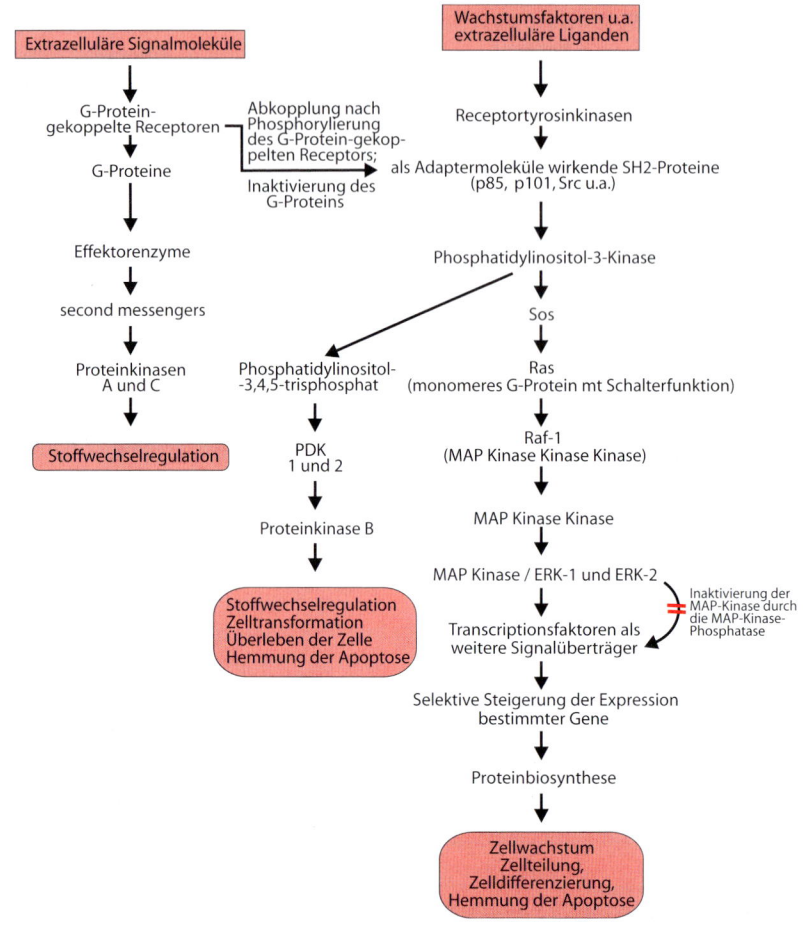

Abb. 8.54: Die Signalwandlungsbahn der Receptortyrosinkinasen und ihr Zusammenwirken mit G-Protein-gekoppelten Signalbahnen.

fungieren als *Dolmetscher,* die die Information des aktivierten Oberflächenreceptors dem Zellinneren mitteilen. Charakteristisch für ein *Adapterprotein* ist ein bestimmtes *Strukturmotiv* in seinem Molekül, die *SH2-Domäne.* Die *SH2-Domäne* bindet an die *phosphorylierten Tyrosylreste* der *Receptortyrosinkinase* und erkennt so die Aktivierung des Receptors. Die SH2-Domäne wurde ursprünglich in dem *Src-Protein* als dem Genprodukt des viralen *Onkogens v-src* ("Onkogen": krebsauslösendes Gen) welches die Bildung eines Sarcoms hervorruft, entdeckt. In Signalbahnen wie dieser ist das dem v-src homologe, *nicht onkogen* ("onkogen" krebsauslösend) wirkende, *zelluläre Src-Protein* enthalten (☞ Kap. 12.4.4.3.). Das Src-Protein enthält außer der SH2-Domäne eine Tyrosinkinase und die Domänen *SH1* und *SH3* (Abk. von Src-homology domains). *SH1* liegt *C-terminal,* bindet ATP und ist die Stelle der *Autophosphorylierung* und *SH3* bindet an das *Cytoskelett.* Zu den Proteinen mit SH2-Domänen, die an die Receptortyrosinkinase binden und durch sie phosphoryliert werden, gehören das *GTPase-aktivierende Protein (GAP),* die *Adapterproteine p85* und *p101,* die *Insulinreceptorsubstrate IRS-1* und *IRS-2,* die *Phospholipase Cγ* und die *Phosphatidylinositol-3-OH-Kinasen (PI-3-Kinasen)* (☞ Abb. 8.55).

8.4. Membrangebundene Receptoren und ihre Signalbahnen

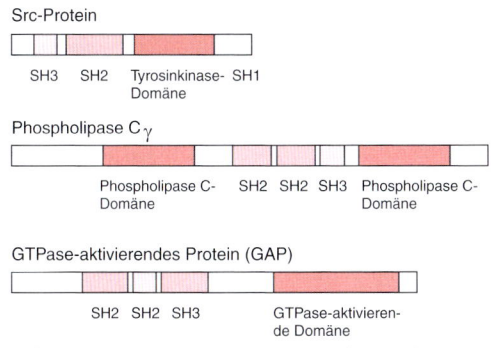

Abb. 8.55: Einige SH2-Domänen enthaltende Proteine mit Signalübertragungsfunktionen.

3. Die PI-3-Kinasen phosphorylieren verschiedene Phosphatidylinositolphosphate: Die *PI-3-Kinasen* kommen in mehreren Isoformen vor (α, β, δ) und docken an die von der Receptortyrosinkinase oder anderen Receptoren rekrutierten SH2-Adapterproteine mit phosphorylierten Tyrosylresten an, gelangen dadurch in Membrannähe und bringen ihre katalytischen Zentren so in engen Kontakt mit ihren Lipidsubstraten in der Plasmamembran (☞ Abb. 8.56). Sie phosphorylieren unter ATP-Verbrauch *Phosphatidylinositol* und verschiedene *Phosphatidylinositolphosphate* am 3-OH ihres Inositolrestes (Kap. 17). Die PI-3-Kinase synthetisiert den second messenger *PI-3,4,5-trisphosphat* als wichtigstem Übermittler ihrer Signalfunktion sowie PI-3,4-bisphosphat und PI-3-Phosphat (☞ Abb. 17.14 und Abb. 17.15). Diese drei second messengers werden im Unterschied zu PI-4,5-bisphosphat durch die Phospholipase C nicht gespalten, sondern entwickeln ihre regulatorischen Wirkungen als intakte Lipide. Die PI-3-Kinasen sind *Bindungsproteine* für Sos, Ras, Raf und andere stromabwärts gelegene Komponenten dieser Signalbahnen (☞ Abb. 8.54).

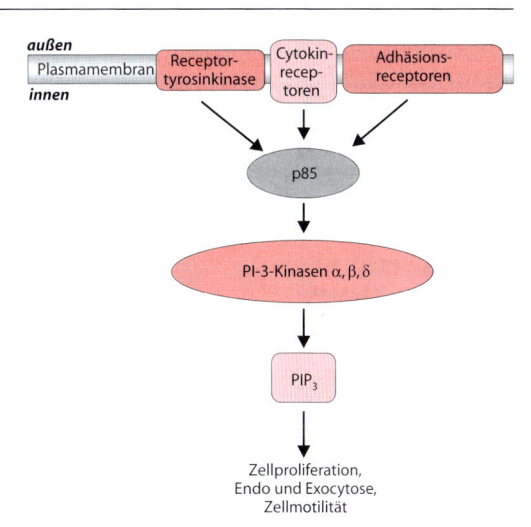

Abb. 8.56: Die Signalübertragungsfunktion der Phosphatidyl 3-Kinasen (PI-3-Kinasen).

4. Auf der Stufe der PI-3-Kinasen teilt sich der Signalweg: Der eine Weg wird dadurch festgelegt, daß die PI-3-Kinase aus dem Cytoplasma die beiden Proteine *Sos* und *Ras* rekrutiert. Alternativ dazu - im *Signalweg für Insulin* - aktiviert das *PI-3,4,5-trisphosphat* als *Produkt* der PI-3-Kinase die beiden Proteinkinasen *PDK1* und *PDK2* (**P**I-3,4,5-trisphosphate-**d**ependent protein **k**inases), die die *Proteinkinase B* phosphorylieren und aktivieren (☞ Kap. 23 und Abb. 8.54).

5. Die Wirkungen von Sos und Ras: Das von der PI-3-Kinase aus dem Cytosol rekrutierte Ras unterliegt einem GDP/GTP-Cyclus (☞ Tab. 8.3). In der hier diskutierten Signalbahn wird dieser durch das GDP/GTP-Austauschprotein *Sos* und durch ein Ras-spezifisches GAP kontrolliert (die Bezeichnung "Sos" dieses Austauschfaktors ist abgeleitet von "*son of sevenless*"; *sevenless* ist eine Drosophilamutante). In ruhenden Zellen ist Sos im Cytoplasma lokalisiert. Bei Stimulierung des Receptors wandert Sos an die Innenseite der Plasmamembran, wo es auf Ras-GDP trifft und dieses durch GDP/GTP-Austausch zu Ras-GTP aktiviert. Das Ras-GTP aktiviert dann den unteren Teil der Signalbahn.

6. Ras-GTP aktiviert die Proteinkinase Raf-1 als nächste Komponente: *Raf-1* ist, wie Ras, ebenfalls das *Genprodukt* eines *Proto-Onkogens* (☞ Tab. 8.3). Funktionell ist *Raf-1* eine *Serin-Threonin-Proteinkinase*, die den skurrilen Namen *MAP-Kinase-Kinase-Kinase* (MAPKKK) führt

(*MAP–Kinase* wird als Abkürzung von *Mitogenaktivierter Proteinkinase* benutzt). MAPKKK ist die erste von drei aufeinander folgenden und sich phosphorylierenden und aktivierenden Proteinkinasen (☞ Abb. 8.54). Oft schließen sich an die MAP-Kinase zwei weitere Proteinkinasen an, die man als *"extrazellulär regulierte Kinasen" (ERK-1 und ERK-2)* bezeichnet (der MAP-Kinase/ERK-Komplex wird als "MEK" abgekürzt).

7. **Die MAP-Kinase und die ERK treten in den Zellkern ein:** MAPK und ERK aktivieren im Zellkern durch *Phosphorylierung* zahlreiche *Transcriptionsfaktoren*, die als Endglieder derartiger Signalbahnen die Transcriptionsgeschwindigkeit bestimmter Gene erhöhen und dadurch die Expression der durch diese Gene codierten Proteine steigern. Dadurch bewirkt die Signalbahn eine *Steigerung* des *Zellwachstums* und der *Zellproliferation* sowie eine *Förderung* der *Zellentwicklung* und der *Zelldifferenzierung*.

8. **Die aktivierten Formen der MAP-Kinase und der ERK werden durch Phosphatasen dephosphoryliert und dadurch wieder inaktiviert:** Schließlich muß die steigernde Wirkung der aktivierten MAP-Kinase und ERK auf die Genexpression wieder abklingen und beendet werden. Dies geschieht durch Proteinphosphatasen, von denen hier die **MAP-Kinase-Phosphatase-3** (MKP-3) genannt sei. MKP-3 dephosphoryliert Tyrosyl- und Threonylreste in den aktivierten Formen der genannten Enzyme. Interessant ist die Regulation von MKP-3 (☞ Abb. 8.57). Das MKP-3-Gen wird nämlich unmittelbar nach der Aktivierung von ERK durch Phosphorylierung eines Transcriptionsfaktors transcribiert und die daraufhin neu synthetisierte, im Cytoplasma lokalisierte und zunächst noch inaktive, MKP-3 bindet mit ihrem nichtkatalytischen N-Terminus an ERK. Dabei wird ERK inaktiviert und MKP-3 selbst aktiviert, die dann ERK dephosphoryliert. Das ERK/MKP-3-Paar ist ein instruktives Beispiel dafür, wie genau die Mechanismen zur Herunterregulierung und Abschaltung einer Signalkette arbeiten.

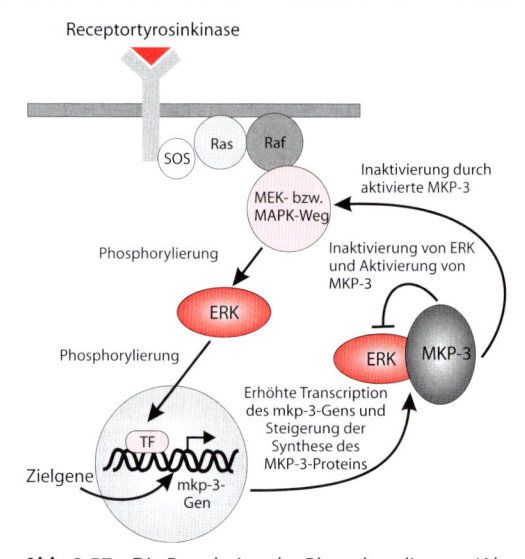

Abb. 8.57: Die Regulation der Phosphorylierung (Aktivierung) und Dephosphorylierung (Inaktivierung) eines Transcriptionsfaktors durch ERK und MKP-3.

8.4.6.2. Ein Receptor kann seine Signalbahn wechseln

Die Wirkungen des *β_2-adrenergen Receptors* werden, wie besprochen, durch ein G_s-Protein vermittelt, dessen α_s-Untereinheit [$G\alpha_s$-GTP] die Adenylatcyclase aktiviert und die cAMP-Bildung erhöht (1 in Abb. 8.58). Beendet wird das vom aktivierten Receptor über das G_s-Protein zum Effektorenzym ausgesandte Signal durch die *Receptorkinase*, die den hormonbesetzten β_2-Receptor mehrfach an seinem intrazellulär liegenden C-terminalen Segment phosphoryliert (2). Die Aktivierung der Receptorkinase ist eine Folge der Freisetzung des $\alpha\beta$-Dimers aus dem trimeren G-Protein. Die *Phosphorylierung* schafft am *C-terminalen Receptorsegment* eine Plattform zur Bindung des Proteins *Arrestin* (3). Die Bindung von Arrestin bewirkt eine Abkopplung des G_s-Proteins vom β_2-Receptor und verhindert die Aktivierung weiterer G_s-Moleküle ("*Desensibilisierung des Receptors*"). Sie bewirkt jedoch die Ankopplung von *c-Src*, die zur Aktivierung seiner *Tyrosinkinase* führt (4). Der noch mit der cytoplasmatischen Oberfläche der Plasmamembran assoziierte *Receptor-Arrestin-c-Src-Komplex* bildet ein Proteingerüst, das aus dem Cytosol Komponenten der *MAP-Kinase-Signalbahn* (Raf-1, MAP/ERK-Kinasen) rekrutiert und in sein Gerüstwerk integriert. Der stabile Signalkomplex acquiriert Clathrin und bildet ein mit

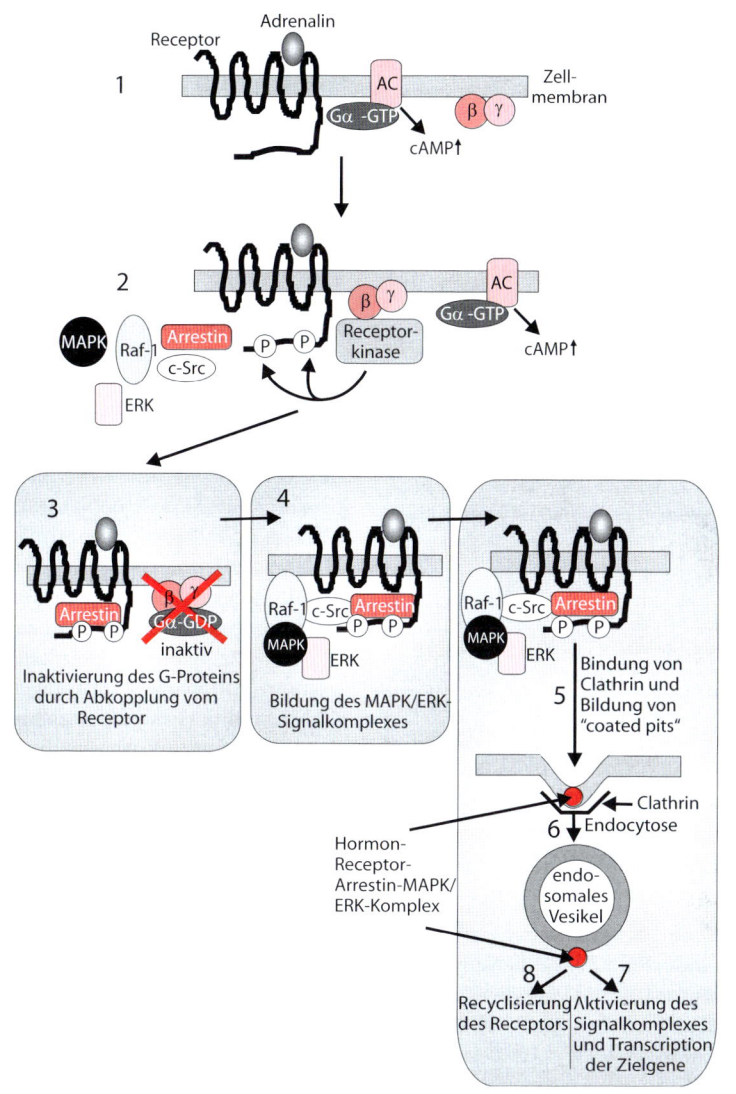

Abb. 8.58: Phosphorylierung des β_2-adrenergen Receptors durch die Receptorkinase, Bindung von Arrestin und Auslösung eines Signalbahnwechsels.

diesem Protein umkleidetes "coated pit", das danach endocytiert wird (5,6). Das gebildete Vesikel transportiert den Signalkomplex in den Zellkern, wo er aktiviert wird und eine Transcriptionssteigerung seiner Zielgene bewirkt (7). Der β_2-Receptor wird zur Zelloberfläche recyclisiert (8).

8.5. Der Zellcyclus

Eine wachsende Zelle durchläuft cyclisch aufeinanderfolgende Aktivitätsperioden (*Phasen*), in denen die Synthese von DNA, RNA und Protein sowie der Eintritt und Ablauf der Mitose zeitlich genau festgelegt sind (☞ Abb. 8.59):

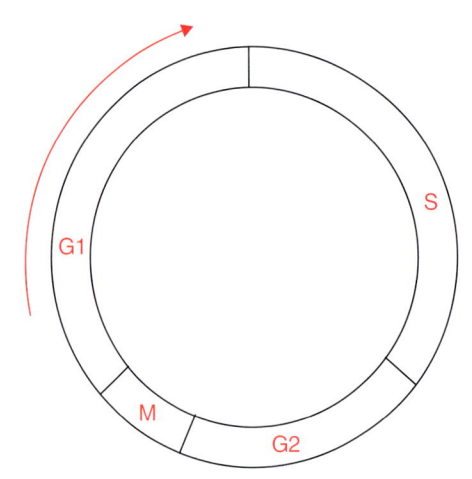

Abb. 8.59: Die Phasen des Zellcyclus: G1, S, G2 und M.

- die *postmitotische Ruhephase G1* (G von engl. gap, Lücke) *folgt* der Mitose und liegt *vor* dem Beginn der Synthesephase; in der G1-Phase finden die für eine Zelle typischen Syntheseleistungen, z.B. die Synthese von Hormonen, statt; in ihr steigen auch die Aktivitäten von Enzymen an, die für Vorbereitung der in der S-Phase stattfindenden Replikation und Transcription der DNA notwendig sind

- in der *Synthesephase S* erfolgt die Synthese von DNA, RNA und Protein

- die *prämitotische Ruhephase G2* liegt zwischen dem Abschluß der DNA-Synthese und dem Beginn der Zellteilung

- die *Mitosephase M* ist die Phase der Zellteilung; sie ist in die *Prophase, Metaphase, Anaphase* und *Telophase* untergliedert.

Die *G1-, S- und G2-Phasen* werden als *Interphase* zusammengefaßt. Bei Säugerzellen beträgt die Cyclusdauer etwa 22 Stunden, davon nimmt die S-Phase 6-8 Stunden, die G2-Phase 4-6 Stunden und die Mitose etwa 45 Minuten ein. Der Rest entfällt auf die G1-Phase. Weiterhin gibt es eine mehr oder weniger lang anhaltende Ruhephase G0, in die eine Zelle nach erfolgter Teilung aus der G1-Phase reversibel übergehen kann.

Kontrollenzyme des Zellcyclus. Der *Zellcyclus* steht unter der Kontrolle von *Proteinkinasen, Proteinphosphatasen, Proteasen* und *Cyclinen*. Cycline sind *Regulatoren* von *Proteinkinasen*, die den Zellcyclus kontrollieren. Diese werden als *cyclin-abhängige* (**d**ependent) *Proteinkinasen* (*CDK*) be-

zeichnet. Ihre Aktivitäten weisen charakteristische Änderungen im Verlauf des Zellcyclus auf. Besonders gut ist das Cyclin B und die von ihm abhängige Proteinkinase erforscht. In der ersten Hälfte der Interphase ist der Spiegel von Cyclin B infolge Unterdrückung seiner Synthese niedrig, danach steigt er an, so daß er in der Mitosephase hoch ist. Nach Abschluß der Mitose wird das Cyclin B durch den *APC-Komplex* (**A**naphase **P**romoting **C**omplex) proteolytisch abgebaut. Die Cyclin B-abhängige Proteinkinase (M_r 34.000) führt den Namen $p34^{cdc2}$. Sie hat in der Interphase eine niedrige und in der Mitosephase eine hohe Aktivität.

Wir betrachten die Übergänge des Zellcyclus von der S- über die G2- in die M-Phase sowie die Vorgänge in der M-Phase (☞ Abb. 8.60). Die Geschwindigkeit dieses Übergangs wird von dem Cyclin B-$p34^{cdc2}$-Komplex kontrolliert, den man als *Maturation-promoting factor* (MPF; "reifungsfördernder Faktor") bezeichnet. MPF besteht 1:1 aus der *Proteinkinase $p34^{cdc2}$* als katalytischer und *Cyclin B* als regulatorischer Untereinheit (mit *cdc* werden *cell-division-cycle genes* [Zellteilungscyclusgene] mit *Cdc* die von ihnen codierten *Proteine* bezeichnet). Ohne Cyclin B ist die Proteinkinase $p34^{cdc2}$ inaktiv. Die Bildung des *Proteinkinase $p34^{cdc2}$/Cyclin B-Komplexes* ist zwar eine notwendige Voraussetzung, jedoch noch keine ausreichende Bedingung für die Aktivierung von $p34^{cdc2}$. Hierfür ist die *Cdc2-aktivierende Proteinkinase (CAK)* als weitere Proteinkinase erforderlich. Die *CAK* phosphoryliert $p34^{cdc2}$ an ihrem Threonylrest T161 und führt so zu deren Aktivierung. Dies ist beim Eintritt in die Mitosephase der Fall. Außer dieser positiven Regulation unterliegt MPF auch einer negativen Regulation durch Phosphorylierung von zwei anderen Aminosäureresten im $p34^{cdc2}$-Molekül, nämlich von Threonin T14 und Tyrosin Y15. T14 und Y15 liegen in der ATP-bindenden Region der Proteinkinase $p34^{cdc2}$, so daß deren Phosphorylierung die Bindung von ATP an diese Region verhindert. Diese zwei Phosphorylierungen erfolgen durch die Proteinkinase *wee1*. Eine Proteinphosphatase (*cdc25*) hebt beim Eintritt in die M-Phase die Wirkung von *wee1* durch Dephosphorylierung von T14 und Y15 auf und beseitigt so die Blockade des ATP-bindenden aktiven Zentrums. Die aktive Form der Proteinkinase $p34^{cdc2}$, der MPF, bewirkt das Einsetzen der Mitose. Die in ihrer Wirkung dann überflüssige Pro-

8.5. Der Zellcyclus

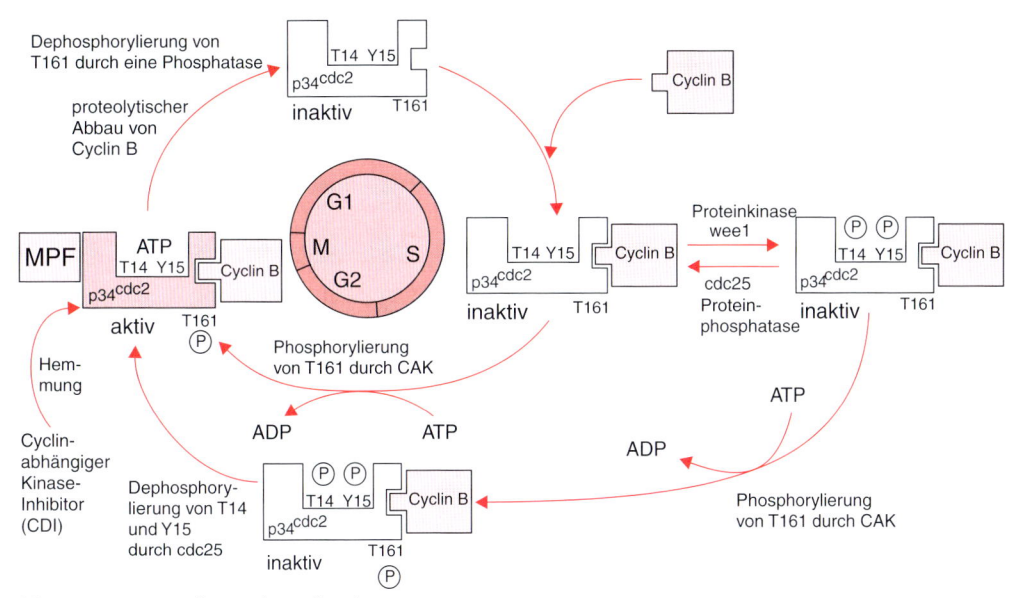

Abb. 8.60: Die Regulation des Zellcyclus.

teinkinase wee1 unterliegt beim Eintritt in die Mitosephase einem ubiquitinabhängigen proteolytischen Abbau (☞ Kap. 18.). Nach Abschluß der Zellteilung wird auch Cyclin B, wie oben erwähnt, proteolytisch abgebaut und dadurch die Proteinkinase $p34^{cdc2}$ inaktiviert. Es gibt *cyclin-abhängige Proteinkinase-Inhibitoren (CDI)*, die sich an cyclinabhängige Proteinkinasen binden und diese hemmen. Die CDI unterdrücken die Zellproliferation, so daß ihr Verlust oder ihre Inaktivierung zu einer unkontrollierten Zellvermehrung (Krebs) führen kann.

Die Proteinsubstrate der Proteinkinase $p34^{cdc2}$. Die in der Mitosephase aktive Proteinkinase $p34^{cdc2}$ phosphoryliert zahlreiche Kernproteine, die an der Auflösung der Kernmembran, der Chromosomenkondensation, der Spindelbildung und an weiteren für die Mitose notwendigen Vorgängen beteiligt sind, z.B. *Histon H1, RNA-Polymerase II* sowie die *Lamine A, B und C*. Die Phosphorylierung der *Lamine* führt zu einer Depolymerisation der Kernlamina und dadurch zu einem Abbau der Kernhülle, die Phosphorylierung des *Histons H1* bewirkt die Kondensation der Chromosomen und die Phosphorylierung der RNA-Polymerase II führt zu deren Inaktivierung.

Kontrollposten des Zellcyclus. Der Zellcyclus wird durch "Kontrollposten" überwacht, die ihn bei Störungen, z.B. bei Eintritt eines DNA-Schadens, stoppen, so daß Zeit für die Reparatur der schadhaften DNA gewonnen wird. *DNA-Schäden* wirken sich besonders *negativ*, ja katastrophal, in der *Synthese-* und der *Mitosephase* aus, da in diesen Phasen die DNA synthetisiert und auf die Tochterzellen verteilt wird. Es gibt zwei Kontrollpunkte des Zellcyclus, einen beim *Übergang von G1 nach S* und einen zweiten beim *Übergang von G2 nach M*. An diesen wirken zahlreiche Proteine zusammen und bilden *Kontrollkomplexe*. Bei einer DNA-Schädigung befolgt die Zelle zwei verschiedene Strategien, entweder wird der Zellcyclus zur *Ausbesserung* des *DNA-Schadens* angehalten *oder* es kommt zum programmierten Zelltod (*Apoptose*). Apoptose tritt dann ein, wenn die DNA-Schädigung so stark ist, daß eine Reparatur unmöglich ist. Beide Antworten der Zelle *verhindern* eine Übertragung der mutierten bzw. anderweitig geschädigten DNA auf ihre Nachkommen.

Schlüsselfunktionen an dem *Kontrollpunkt* von G1 → S haben die Tumorsuppressorproteine p53 und Rb (*Retinoblastomprotein*), während der *Kontrollpunkt* von G2 → M durch die Proteinkinase $p34^{cdc2}$ überwacht wird. Bei Mutationen in den Genen von p53 und Rb wird der Zellcyclus nicht angehalten, so daß die geschädigte DNA auf die nächsten Zellgenerationen weiter vererbt wird. Wichtigste Folge eines *genetischen Defektes* im p53- oder im Rb-Protein ist das Auftreten von Tumoren.

Am Übergang von G2 → M wird ein weiteres Protein zeitgerecht exprimiert, das einerseits als *Inhibitor* der *Apoptose* wirkt und andererseits die *Zellteilung fördert*. Es wird als "*Inhibitor of Apoptosis*" (IAP) oder "*Survivin*" (*survive*, überleben) bezeichnet. Beim Einsetzen der Mitose bindet Survivin in der gesunden Zelle an die Mikrotubuli des Spindelapparates. Eine Zerstörung dieser *Survivin-Mikotubuli-Wechselwirkungen* führt zu einer Unterdrückung der Mitose und zu einem Verlust der antiapoptotischen Eigenschaften dieses Proteins. Es kommt zu einer Aktivierung der *Caspase-3* und zum *programmierten Zelltod*.

8.6. Der programmierte Zelltod (Apoptose)

Kennzeichen der Apoptose. Im Verlauf der normalen Entwicklung höherer Tiere sterben Zellen in bestimmten Positionen und zu bestimmten Zeiten regelmäßig ab. Diesen Vorgang nennt man *programmierten Zelltod* oder *Apoptose*. Der selektiv erfolgende programmierte Zelltod ist untrennbar mit der Entwicklung eines Lebewesens verbunden und setzt sich bis in dessen Erwachsenenalter fort. Im gesunden erwachsenen Menschen sterben in einer Minute Millionen von Zellen, jedoch erfolgt dies unbemerkt, da durch einen noch immer unbekannten Mechanismus die Zellteilung den Zelltod genau ausbalanciert. Die Apoptose einer Zelle wird durch Aktivierung eines ihr innewohnenden, genetisch kontrollierten Programmes zur Selbsttötung ausgelöst. Morphologisch kommt es dabei zur *Kondensation des Chromatins, Vakuolisierung des Cytoplasmas, Blasenbildung* in der *Plasmamembran* und *Zellschrumpfung*. Die Apoptose ist ein unentbehrlicher Vorgang für die Zellhomöostase in Organen und Geweben.

Apoptose und Nekrose unterscheiden sich. Die Apoptose ist von der *Nekrose*, die durch Veränderungen im äußeren Milieu (Nahrungs- oder/und Sauerstoffmangel) einer Zelle ausgelöst wird und ebenfalls zum Absterben von Zellen führt, strikt zu unterscheiden:

- *nekrotische Zellen vergrößern* sich infolge eines Einstroms von Wasser; *apoptotische Zellen schrumpfen*

- in *nekrotischen Zellen* kommt es zu einem ungeregelten, dem *Zufall* überlassenen *DNA-Abbau*, bei der Apoptose jedoch findet der *DNA-Abbau geregelt* statt; er hinterläßt infolge kontrollierter Endonucleasewirkung einzelne Nucleosomen und Nucleosomengruppen

Die durch *Apoptose* abgestorbenen Zellen werden rasch *phagocytiert*. Da die DNA und ihre Fragmente sowie andere Kernkomponenten der abgestorbenen Zellen *stark immunogen* sind, würden die aus apoptotischen Zellen freigesetzten Substanzen andernfalls zur Entstehung von *Autoimmunerkrankungen* führen. Im *Gegensatz* zur *Nekrose* kommt es bei der *Apoptose* nicht zu einer Entzündungsreaktion, da es infolge der raschen Phagocytose der apoptotischen Zellen nicht zur Freisetzung entzündungsfördernder Cytokine kommt.

Die bevorzugte Exposition von Phosphatidylserin auf der Oberfläche apoptotischer Zellen fördert die Phagocytose. Apoptotische Zellen exponieren als Folge einer Aktivitätsverminderung ("Downregulation") der *Aminophospholipidtranslocase* und einer Aktivierung der *Lipidscramblase* sehr früh auf ihrer äußeren, der Zellumgebung zugewandten, Lipidlage vermehrt Phosphatidylserin (☞ Kap. 8.3.2.). Dies ist die Folge der Wanderung dieses Phospholipids von der inneren Lage der Lipiddoppelschicht zur äußeren. Diese Oberflächenveränderung sichert die schnelle und hocheffektive Erkennung und nachfolgende Aufnahme und Zerstörung der apoptotischen Zellen durch Makrophagen, Endothelzellen, glatte Muskelzellen oder Hepatocyten. Die erhöhte *Exposition des Phosphatidylserins* auf der Zelloberfläche gehört zu den ersten Merkmalen einer beginnenden Apoptose. Sie erfolgt zeitlich *vor der Caspaseaktivierung* und der *DNA-Fragmentierung* und auch *vor dem Verlust der Membranintegrität*. Auf der Oberfläche der *Makrophagen* ist ein *Receptor* für *Phosphatidylserin* lokalisiert, der für die Phagocytose apoptotischer Zellen verantwortlich ist und dessen Signalbahn die Freisetzung entzündungshemmender Cytokine bewirkt, gleichzeitig aber die Sekretion entzündungsfördernder Cytokine, z.B. von TNFα, hemmt.

8.6. Der programmierte Zelltod (Apoptose)

Krankheiten mit erniedrigter Apoptose
• Tumorerkrankungen
- Brustkrebs
- Prostatacarcinom
- Ovarialtumoren
- Follikellymphoma
• Autoimmunerkrankungen
- Systemischer Lupus erythematodes
- Immun-vermittelte Glomerulonephritis
• Virusinfektionen
- Herpesviren
- Poxviren
- Adenoviren
Krankheiten mit erhöhter Apoptose
• AIDS
• neurodegenerative Erkrankungen
- M. Alzheimer
- M. Parkinson
- Amyotrophe Lateralsklerose
- Retinitis pigmentosa
- Cerebellare Degeneration
- Aplastische Anämie
• Myocardinfarkt
• Schlaganfall
• Alkoholismus

Tab. 8.5: Erkrankungen, die mit einer Verminderung bzw. einer Steigerung der Apoptose einhergehen.

Mutationen in apoptosefördernden Genen haben bei höheren Tieren letale Wirkungen. Die Grundmechanismen der Apoptose wurden bei *Caenorhabditis elegans,* einem 1 mm langen Erdfadenwurm, untersucht, der aus 1090 Zellen besteht, sich schnell vermehrt und dessen Genom nur etwa 20mal größer als das von *E. coli* ist. In der Ontogenese dieses Wurmes erleiden 131 Zellen eine Apoptose. Durch Mutation eines von zwei Genen, ced-3 und ced-4 (Abk. von **c**ell d**eath**), wird die Apoptose dieser Zellen unterdrückt, so daß die Mutanten 131 Zellen mehr als normale Tiere enthalten. Da jedoch beide dieselbe Lebensdauer haben, ist offenbar bei diesem Wurm die Apoptose nicht lebensnotwendig. Mutationen in apoptosefördernden Genen höherer Tiere, z.B. bei der Fruchtfliege *Drosophila melanogaster,* vor allem aber bei *Säugetieren,* haben letale Wirkungen.

Mäuse weisen bei apoptosehemmenden Mutationen vor allem Schäden im fetalen Gehirn auf.

Caspasen als Killerproteasen. Das Gen ced-3 wurde auch beim Menschen gefunden, bei dem es ein Enzym codiert, das *Interleukin-1-convertierende Enzym* (Abk. ICE). ICE ist eine intrazelluläre Protease, die das Interleukin-1β (M_r 17.500; ☞ Kap. 22.) aus einem größeren Vorläuferprotein (M_r 31.000) herausschneidet. Die große Ähnlichkeit von Ced-3 (dies ist das Protein, das bei C. elegans durch das ced-3-Gen codiert wird) und ICE war der erste Hinweis darauf, daß die Apoptose auf einer intrazellulären Proteolyse beruhen könnte. Danach wurden beim Menschen zehn weitere Proteasen identifiziert, die bei der Apoptose aktiviert werden. Da alle von ihnen **C**ystein im aktiven Zentrum haben und sie ihre Zielproteine an spezifischen **Asp**artatresten spalten, bezeichnet man sie als *Caspasen*. Jede dieser Caspasen entsteht aus einer *Procaspase,* die durch eine andere Caspase aktiviert wird. In Vorbereitung der Apoptose werden die Caspasen in einer sich verstärkenden proteolytischen Enzymkaskade aktiviert. Caspasen sind "Killerproteasen". Sie katalysieren hochspezifische proteolytische Vorgänge in apoptotischen Zellen und spielen eine zentrale Rolle im Suicidweg einer Zelle. Caspase-1 ist *identisch* mit *ICE* (d.h. diese Protease gehört zu den "*Schwarzarbeiterenzymen*", ☞ Kap. 19.3.).

Eine Procaspase wird durch limitierte Proteolyse in eine aktive Caspase umgewandelt. Eine *Procaspase* ist ein großes, einkettiges, aus mehreren Strukturdomänen aufgebautes und im Cytosol lokalisiertes, *Vorläuferprotein,* das durch eine in der Kaskade vor ihr liegende Caspase an zwei Aspartatresten proteolytisch gespalten und dadurch aktiviert wird (☞ Abb. 8.61). Die zwei Spaltungen führen zur Bildung von drei Spaltprodukten, der *großen Untereinheit* der Caspase, der *kleinen Untereinheit* der Caspase und der *Prodomäne,* die nach ihrer Freisetzung weiter abgebaut wird. Die voll aktive Caspase ist infolge dieses Spaltungsmodus der Procaspase und der nachfolgenden Assoziation von zwei Molekülen des entstehenden Heterodimers ein Heterotetramer, das aus zwei großen und zwei kleinen Untereinheiten besteht. Die Procaspase hat eine Aktivität von nur 1-2 % der aktiven Caspase. Wenn jedoch Procaspasen in der Zelle assoziieren und "*Procaspasepakete*" bilden, reicht deren geringe proteolytische Aktivität aus, die *Caspaseaktivierung* auszulösen.

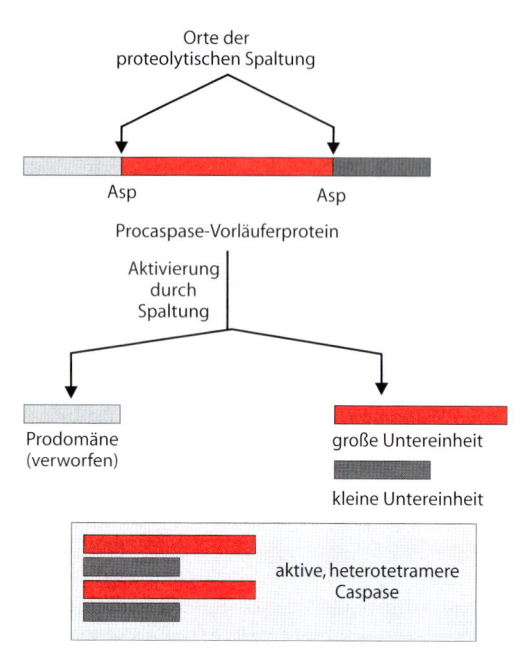

Abb. 8.61: Die Aktivierung einer Procaspase zur aktiven Caspase.

Die Caspasekaskade hat Zielproteine, deren proteolytische Spaltung zum programmierten Zelltod führen. Zu den Zielproteinen der Caspasen, die durch die aktivierte Caspasekaskade gespalten werden und deren Abbau zum programmierten Zelltod führen, gehören:

- Proteine des Cytoskeletts, z.B. *Actin* als Bestandteil der Mikrofilamente und *Lamin* als nucleäres Gerüstprotein
- an der DNA-Reparatur beteiligte Enzyme
- Enzyme und Kontrollproteine der DNA-Replikation
- Enzyme und Kontrollproteine der Spleißung der Prä-mRNA
- Tumorsuppressorproteine

Die Mechanismen der Apoptose. Man kann zwei Hauptwege der Einleitung einer Apoptose voneinander unterscheiden, einen *extrazellulären* und einen *intrazellulären* Weg (☞ Abb. 8.62).

1. Die extrazellulär ausgelöste Apoptose: Diese beginnt mit der Bindung eines Liganden an einen Receptor, z.B. die Bindung des Tumornekrosefaktors α (TNFα) an den TNFα-Receptor-1. Apoptoseauslösende Receptoren bezeichnet man *"Todesreceptoren"* (☞ Kap. 22.). Sie bestehen aus mehreren Strukturdomänen, von denen die *intrazelluläre Todesdomäne* für die Apoptose unentbehrlich ist (**d**eath **d**omain, dd) (☞ Abb. 8.62 und Abb. 22.6). Nach Bindung des TNFα assoziiert jeder ligandierte Receptor mit zwei weiteren ligandierten Receptoren und bildet ein *Receptortrimer*. Diese rekrutieren anschließend aus dem Cytosol verschiedene Adapterproteine, darunter *TRADD* und *FADD* (☞ Kap. 22.) sowie zahlreiche Moleküle *Procaspase-8*. Der dadurch gebildete Proteinkomplex wird als *Apoptosom* bezeichnet. In dem *Apoptosom* (*"Procaspasepaket"*) aktiviert sich die aggregierte Procaspase-8 selbst zur Caspase-8. Die Caspase-8 leitet die Aktivierung der Caspasekaskade (*"Effektorcaspasen"*) ein, die durch Spaltung ihrer Proteinsubstrate die Apoptose herbeiführt. Die Aktivierung der Procaspase-1 zur Caspase-1 (*"ICE"*) erfolgt im Zellkern.

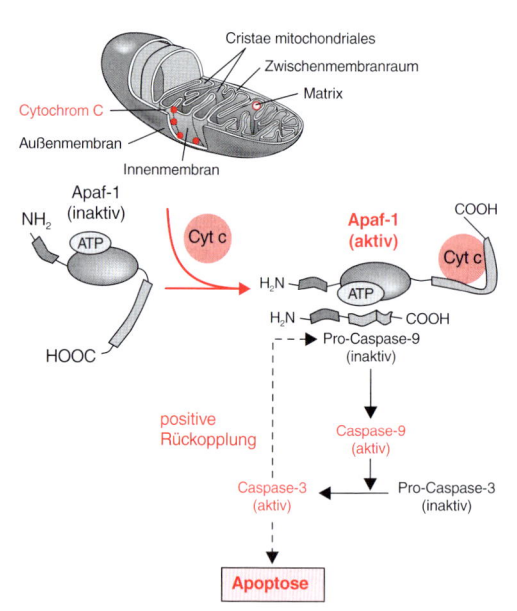

Abb. 8.63: Die Rolle des Cytochrom c bei der Auslösung der Apoptose.

2. Die intrazellulär als Folge eines Zellstreß ausgelöste Apoptose: Sehr häufig liegt die Ursache einer Apoptose in einer durch einen *oxidativen Streß* (Entstehung hochreaktiver Sauerstoff-(O-) species, ROS) verursachten Mitochondrienschädigung (☞ Abb. 8.63). Die ROS verursachen die

8.6. Der programmierte Zelltod (Apoptose)

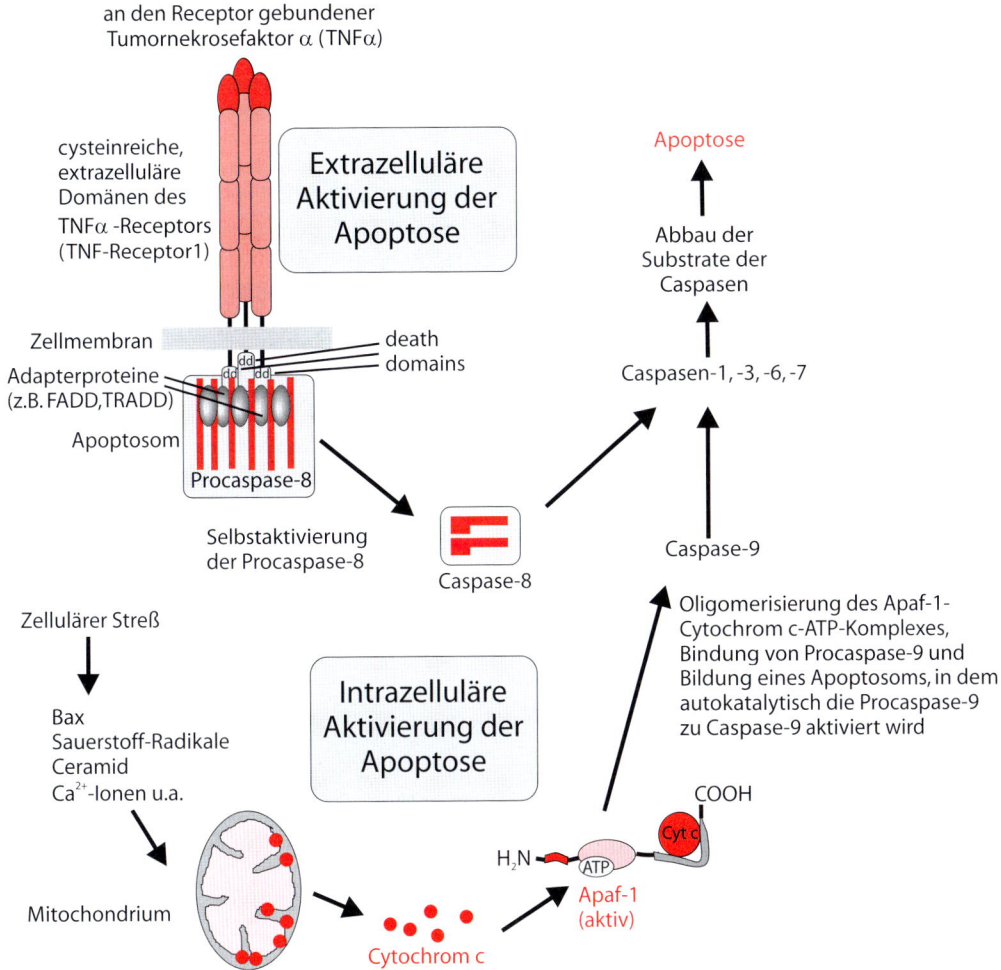

Abb. 8.62: Caspasen können auf zwei Wegen aktiviert werden: 1. Aktivierung von außen durch Bindung eines Todesliganden (TNFα) an einen Todesreceptor (TNFα- Receptor) mit anschließender Apoptosombildung und Einleitung der Caspasekaskade. 2. Ein intrazellulärer Streß bewirkt die Freisetzung von Cytochrom c aus den Mitochondrien, welches über die Aktivierung von Apaf-1 zur Auslösung der Caspasekaskade und zur Apoptose führt.

Freisetzung von Cytochrom c aus den Mitochondrien, das dann die Aktivierung der Caspasekaskade einleitet, die mit der Apoptose endet. Cytochrom c ist ein zentraler apoptoseauslösender intrazellulärer Faktor. Es ist vorzugsweise auf der *äußeren Oberfläche* der mitochondrialen *Innenmembran* lokalisiert, schwimmt aber auch im *Zwischenmembranraum* zwischen der inneren und äußeren Mitochondrienmembran. Seine Freisetzung aus den Mitochondrien in das Cytosol wird normalerweise durch *antiapoptotisch* wirkende Proteine verhindert, die in der *mitochondrialen Außenmembran* lokalisiert sind und die Aktivierung der Caspasekaskade unterdrücken. Sie schützen die Zelle vor Apoptose (☞ Abb. 8.64). Bevor das Cytochrom c nach seiner Ablösung von der mitochondrialen Innenmembran in das Cytosol gelangt, muß es durch die Außenmembran der Mitochondrien hindurchtreten. Dies erfolgt vorzugsweise durch den in dieser Membran lokalisierten *spannungsabhängigen Anionenkanal* VDAC (voltage-dependent-anion-channel). Ein anderer Kanal für den Cytochrom c-Austritt ist möglicherweise der *Adeninnucleotidtranslocator* (☞ Kap. 15.). Der VDAC wird durch das *antiapoptisch* wirkende Protein Bcl-x$_L$ der mitochondrialen Außenmembran *verschlossen*. Der ebenfalls in der Außenmembran lokalisierte *apoptosefördernde* Proteinfaktor

Bax und andere proapoptotische Substanzen *öffnen* hingegen diesen Kanal, so daß Cytochrom c-Moleküle aus dem zwischenmembranalen Raum der Mitochondrien in das Cytosol gelangen können. Dort assoziieren sie in Gegenwart von ATP mit dem zunächst noch inaktiven Mehrdomänenprotein *Apaf-1* (*Apaf* Abk. von **a**poptotic **a**ctivating **f**actor) und bewirken dessen *Oligomerisierung* (☞ Abb. 8.63). Der oligomere *Apaf-1-Cytochrom c-Komplex* bindet an die inaktive, ebenfalls aus mehreren Domänen aufgebaute, *Procaspase-9*, und bildet mit ihr ein *Apoptosom*, das sich zwar in seiner Zusammensetzung, nicht aber funktionell in seinen apoptoseauslösenden Eigenschaften, vom Procaspase-8-haltigen Apoptosom (s.o.) unterscheidet. In dem gebildeten Apoptosom erfolgt autokatalytisch die proteolytische *Aktivierung* der *Procaspase-9*. Die *aktive Caspase-9* aktiviert ihrerseits proteolytisch die Procaspase-3, deren aktive Form weitere Caspasen in der Caspasekaskade aktiviert. Die Caspase-3 kann durch positive Rückkopplung weitere Procaspase-9-Moleküle aktivieren, so daß die Caspasekaskade eine *Selbstaktivierung* erfährt und so einen lawinenartigen Verlauf nimmt.

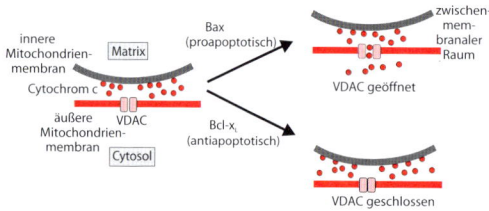

Abb. 8.64: Öffnen und Schließen des für den Austritt von Cytochrom c aus dem zwischenmembranalen Raum der Mitochondrien zuständigen spannungsabhängigen Anionenkanals VDAC durch proapoptotisch und antiaptoptotisch wirkende Proteine.

Cytochrom c ist sowohl eine unentbehrliche Komponente der Atmungskette als auch ein apoptoseförderndes Molekül. Cytochrom c spielt aus mehreren Gründen eine Schlüsselrolle in der Förderung der Apoptose (über seine Rolle in der biologischen Oxidation ☞ Kap. 15.). Sein Übertritt aus den Mitochondrien in das Cytosol führt zu einer Aktivierung der Caspasenkaskade, jedoch wird dadurch auch der *mitochondriale Elektronentransport unterbrochen* und die *Atmungskettenphosphorylierung unterdrückt*. Die Unterbrechung des Elektronentransportes begünstigt die Bildung freier, zellschädigender *Radikale* (ROS) und die Verminderung der ATP-Synthese löst eine *Erniedrigung des zellulären ATP-Spiegels* aus. Beide Reaktionen fördern die Apoptose.

Auslösung der Apoptose durch das Tumorsuppressorprotein p53. Das Tumorsuppressorprotein p53 ist, wie oben besprochen, ein Kontrollprotein beim Übergang von G1 nach S. Es erkennt eine Schädigung der DNA und befolgt in seiner Antwort darauf zwei alternative Strategien:

- es hält *entweder* zur Ausbesserung des DNA-Schadens den Zellcyclus an *oder*

- es verursacht eine *Apoptose*, wenn die DNA-Schädigung so stark ist, daß eine Reparatur unmöglich ist.

Beide Antworten des Zelle verhindern die Übertragung der geschädigten DNA auf die Nachkommen der betreffenden Zelle. Die durch p53 ausgelöste Apoptose erfolgt in vier Schritten:

1. Steigerung der Transcription von Genen, die Redoxenzyme codieren

2. Bildung von Sauerstoffadikalen (ROS)

3. oxidativer Abbau mitochondrialer Bestandteile, die infolge eines Verlustes der selektiven Ionenpermeabilität der inneren Mitochondrienmembran zu einem Zusammenbruch des mitochondrialen Membranpotentials und zu einer Unterbrechung des Elektronentransportes und der Atmungskettenphosphorylierung führen (☞ Kap. 15.)

4. Freisetzung von Cytochrom c und Aktivierung der Caspasekaskade.

Aktivierung der Apoptose bei einer Virusinfektion. Bei einer Virusinfektion werden selektiv cytotoxische T-Lymphocyten aktiviert, die die infizierten Zellen veranlassen, sich selbst zu töten. Die Lymphocyten sezernieren verschiedene Proteine auf die Oberfläche der infizierten Zellen, darunter *Perforine,* die in den Plasmamembranen der infizierten Zellen Kanäle bilden. Durch diese Kanäle dringen Proteasen, z.B. das *Granzym,* aus den Granula der T-Lymphocyten in die infizierten Zellen ein und lösen als "Quereinsteiger" die Aktivierung der Caspasekette aus.

9. Das Humangenom und die Replikation der DNA

9.1. Genom, Proteom und Transcriptom

Unter dem Begriff *Genom* werden alle in einer Zelle oder einem Virus enthaltenen *Gene* und *genetische Signalstrukturen* sowie die *nichtcodierenden*, häufig *repetitiv auftretenden*, *DNA-Sequenzen* bezeichnet. Nach dieser Definition ist das *Genom identisch* mit der *Gesamtheit der DNA* einer Zelle oder eines Virus. Das Genom von *RNA-Viren* besteht aus *RNA*. Das *Genom* eines Organismus oder jeder seiner Zellen ist eine *exakt* definierte, vom Entwicklungszustand der Zelle oder des Organismus *unabhängige* und in überschaubaren Zeiträumen *konstante Größe*.

Unter *Proteom* als linguistischem Äquivalent zum Konzept des Genoms wird im Vergleich dazu die *Gesamtheit der Proteine* verstanden, die in einer Zelle exprimiert werden. Im Gegensatz zum Genom ist das *Proteom* eine *dynamische*, sich verändernde, Größe. Das in einer Zelle exprimierte *Proteinspektrum* und die *Menge* der *exprimierten Proteine* sind von zahlreichen Parametern und Faktoren abhängig, nämlich von der *Art* der Zelle und ihrem *Entwicklungs- bzw. Differenzierungsgrad*, ihrem *metabolischen Zustand*, dem zellulären *Milieu* (An- oder Abwesenheit bestimmter Hormone u. a. Faktoren) sowie von *Stressfaktoren*, der *Temperatur*, von *Wechselwirkungen* zwischen den Zellen und der Einwirkung von *Fremdsubstanzen* (Medikamente, Gifte u.a.). Die Proteomanalyse ("*Proteomics*") befaßt sich mit der Untersuchung des Proteoms einer Zelle unter Verwendung hochentwickelter Techniken der *Proteintrennung* und *Proteinidentifizierung*. Sie hat sich als ein wichtiges Instrument für die *Diagnostik* und *Therapie* sowie die klinische *Prognostik* einer Vielzahl von Erkrankungen, darunter auch genetisch bedingter Krankheiten, erwiesen.

Der transcribierte Teil des Genoms, der sich im Profil der zellulären mRNA ausdrückt wird als *Transcriptom* und die Erforschung des mRNA-Expressionsprofils einer Zelle als "*Transcriptomics*" bezeichnet.

9.2. Das Genom des Menschen

Im Oktober 2004 wurde ein Sequenzierungsgrad des Humangenoms von 99 % erreicht, was einer Sequenzierung von $2,85 \times 10^9$ Basenpaaren entspricht (www.nature.com/nature). Aus Gründen des biologischen Vergleiches und des daraus ableitbaren Gewinns neuer Erkenntnisse sind die aufgeklärten Sequenzen anderer *eukaryontischer Genome*, vor allem anderer Säugetiere, z.B. der *Maus* (www.nature.com/nature/mousegenome und www.informatics.jax.org [(diese Adressen erlauben den Zugang zu den Genomen anderer Species]) und der *Ratte*, jedoch auch der Hefe *Saccharomyces cerevisiae*, des Fadenwurms *Caenorhabditis elegans*, der Fruchtfliege *Drosophila melanogaster* und der Pflanze *Arabidopsis thaliana* (Acker-Schmalwand) von großem heuristischen Wert.

Von den 22 Autosomen und zwei Geschlechtschromosomen des haploiden Chromosomensatzes des Menschen sind bisher (März 2005) die Chromosomen 6, 7, 9, 10, 13, 14, 18, 19, 20, 21 und 22 sowie die X- und Y-Chromosomen in ihrer DNA-Sequenz vollständig aufgeklärt.

Das Humangenom ist aus verschiedenen Regionen aufgebaut, die man wie folgt klassifiziert (☞ Abb. 9.1):

- Regionen, die *proteincodierende Gene* enthalten (nur etwa 2 % des gesamten Humangenoms)
- Regionen, die *nichtproteincodierende Gene* enthalten, deren DNA demzufolge nicht als Proteine exprimiert werden, sondern ausschließlich zu *funktionellen RNA-Molekülen* (z.B. tRNA und rRNA) transcribiert werden (etwa 20 % des gesamten Genoms)
- Regionen, die aus sich *wiederholenden (repetitiven) DNA-Sequenzen* ("DNA-repeats") bestehen und mehr als 50 % des gesamten Genoms ausmachen

Nichtproteincodierende Gene. Ein beträchtlicher Teil der Gene des Menschen codiert keine Proteine, sondern wird nur in *nichttranslatierbare* RNA transcribiert. *Tausende* von Genen des Menschen bilden demzufolge *keine mRNA*, sondern werden *nur transcribiert* und bilden dabei verschiedene

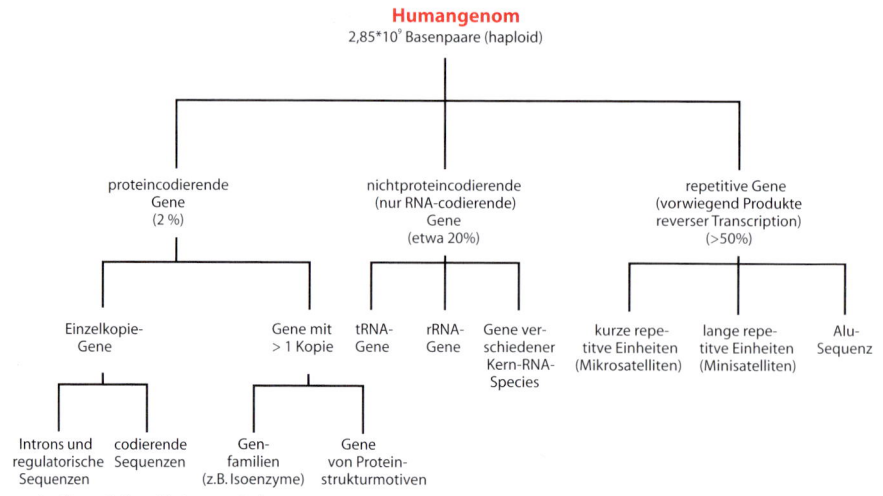

Abb. 9.1: Aufbau (Klassifizierung) des Humangenoms.

Klassen *nichtproteincodierende RNA-Moleküle* (ncRNA):

- *Transfer-RNA-Gene:* im Genom des Menschen wurden 498 tRNA-Gene identifiziert
- *ribosomale RNA:* im Humangenom sind mehrere Hundert Kopien der vier rRNA-Gene 18S rRNA, 5.8S rRNA, 28S rRNA und 5S rRNA vorhanden, die auf den kurzen Armen der *akrozentrischen Chromosomen* angehäuft sind (d.s. Chromosomen, bei denen die Centromeren nahe eines Chromosomenendes liegen)
- *kleine nucleäre RNA (snRNA-Gene;* s von small*) als Spleißosomenbestandteile:* von diesen wurden etwa 80 Gene im Humangenom gefunden (☞ Kap. 11.)
- *kleine nucleoläre RNA (snoRNA-Gene):* diese RNA-Species haben Funktionen bei der rRNA-Aufbereitung und der Basenmodifikation; von diesen wurden 97 Gene identifiziert
- es wurde ein Gen gefunden, das die Telomerase-RNA codiert (s.u.) und Hunderte von Genen, die die 7S-RNA der Signalerkennungspartikel der Proteinsynthese (☞ Kap. 13.) codieren
- Gene, die kleine (small) "interferierende" RNA-Moleküle (*si-RNA*) codieren: sie unterdrücken sequenzspezifisch die Expression von Genen

Repetitive DNA. Zwischen der *DNA-Menge* und der *Komplexität* eines Organismus, d.h. seinem *Evolutionsgrad*, gibt es *keine Korrelation*. Dies wird als *C-Wert-Paradox* bezeichnet (der C-Wert gibt die Gesamtmenge DNA in einem haploiden Genom an). Das Humangenom ist beispielsweise 200-fach größer als das Genom von *S. cerevisiae*, aber 200-fach kleiner als das Genom von *Amoeba dubia*. Die Ursache für diese Merkwürdigkeit ist die Tatsache, daß das Genom von Eukaryonten in großem Ausmaß aus repetitiven DNA-Sequenzen besteht, die in einem mehr oder weniger großen Überschuß gegenüber den codierenden Genen vorhanden sind. Im Humangenom entfallen mehr als 50 % der gesamten DNA auf repetitive Sequenzen, die oft als uninteressant und als "Ausschuß" bezeichnet wurden. Die Unterschätzung der repetitiven DNA führte zu vielen falschen Schlüssen. L.E. Orgel and F.H.C. Crick klassifizierten diese DNA als parasitisch and "selbstsüchtig". Sie breitet sich aus, indem von ihr Hunderte und Tausend Kopien hergestellt werden, ohne einen spezifischen Beitrag zum Phänotyp des Organismus zu leisten. Der größte Teil dieser DNA geht aus einer *reversen Transcription* von *RNA* hervor (☞ Kap. 12.). Große Teile des Humangenoms stellen sich als *Ozeane* dieser aus der reversen Transcription von RNA entstandenen DNA dar, in denen sich eine kleine Zahl von *Inseln* codierender Gene befinden.

Als Beispiel einer hochrepetitiven DNA-Region sei die *Alu-Sequenz* genannt. Ihr Name leitet sich von einer einzigen Spaltstelle in ihr ab, die durch die *Restriktionsendonuclease Alu I*, isoliert aus *Arthrobacter lutens*, angreifbar ist. Die Alu-Sequenz besteht aus 300 Basenpaaren, die im menschlichen

Genom in etwa einer Million Kopien vorhanden sind. Diese sind auf das Genom verteilt und machen mehr als 5 % der Gesamt-DNA einer menschlichen Zelle aus. Die Alu-Sequenz besitzt eine beträchtliche Homologie zur 7S-RNA des *Signalerkennungspartikels* der Proteinsynthese. Die hochrepetitive DNA ist im Eukaryontenchromosom auf deren heterochromatische Bereiche, z.B. auf die Centromeren, konzentriert. Man bezeichnet sie als *Minisatelliten-DNA*.

Proteincodierende Gene. Das Humangenom enthält 20.000-25.000 proteincodierende Gene. Diese Zahlen liegen weit *unter* den bisherigen Schätzungen, die sich auf 100 000–140 000 proteincodierende Gene im *Humangenom* beliefen. Im Unterschied dazu findet man im *Humanproteom* etwa 200 000 verschiedene Proteine, d.h. das Acht- bis Zehnfache an Proteinen gegenüber den proteincodierenden Genen. Der Grund dieser beträchtlichen Differenz ist nicht bekannt. Die Struktur und die Anordnung der Gene des Menschen sind viel komplizierter als die Gene der anderen sequenzierten Eukaryonten. Sie werden sehr oft durch große Introns unterbrochen. Etwa 35 % der Gene werden mit unterschiedlichem Leseraster transcribiert und 40 % werden alternativ gespleißt. Das heißt, eine DNA-Sequenz kann mehr als eine mRNA-Species produzieren (☞ Kap. 11.). Möglicherweise macht der Mensch in größerem Umfang als andere Eukaryonten von der Möglichkeit alternativen Spleißens ein und desselben Primärtranscriptes Gebrauch. Auch könnten viele Proteine in größerem Umfang als bisher angenommen durch Rekombination der Gene von Proteinstrukturmotiven synthetisiert werden. Es wird Jahre dauern, dieses Problem befriedigend zu klären.

Vergleich der Verteilungsdichten von proteincodierenden Genen in den Genomen von Eu- und Prokaryonten. Wie oben ausgeführt ist das Humangenom reich an repetitiver DNA. Im Vergleich dazu enthalten die Genome von *S. cerevisiae*, *Arabidopsis thaliana*, *Drosophila melanogaster* und *Caenorhabditis elegans* einen viel höheren Prozentsatz an proteincodierenden Genen als das Humangenom. Diese Organismen enthalten demzufolge einen wesentlich kleineren Teil an repetitiver DNA als der Mensch. Andererseits ist im Humangenom, im Vergleich zu den anderen vier Eukaryonten, die Zahl der proteincodierenden Gene nur mäßig erhöht. Im Hefegenom werden im Durchschnitt 483 Gene pro 10^6 Basen gefunden, bei *Arabidopsis thaliana* beträgt diese Zahl 221, bei *Drosophila melanogaster* 117, bei *Caenorhabditis elegans* 197 and im Humangenom nur sechs bis acht. Im Vergleich zu den Eukaryonten ist bei den Archaea, Prokaryonten and Viren praktisch die gesamte DNA codierend. Man findet bei ihnen 900 bis 1200 Gene pro 10^6 Basen.

Allgemeine Eigenschaften der Gene des Menschen. Ein menschliches Gen besteht *durchschnittlich* aus 28 000 Desoxyribonucleotiden. Die in einem Gen enthaltene Information ist *nicht kontinuierlich* entlang seiner Desoxyribonucleotidsequenz aufgereiht, sondern weist *Diskontinuitäten* auf. Sie ist nämlich durch eingesprengte, mehr oder weniger lange, anscheinend "informationslose" Desoxyribonucleotidsequenzen unterbrochen. Die *informationstragenden Sequenzen* in einem Gen werden als *Exons*, die *informationsfreien Sequenzen* als *Introns* bezeichnet. Ein Gen des Humangenoms enthält durchschnittlich acht Exons, wie dies in Abb. 9.2 für das Gen des *Ovalbumins* gezeigt ist und seine codierende Sequenz besteht durchschnittlich aus 1 340 Basenpaaren, die ein Protein mit 447 Aminosäureresten codieren. Das größte Gen im Humangenom ist das Gen des Muskelproteins *Dystrophin*, es besteht aus $2,4 \times 10^6$ Basenpaaren. Das für die *passiven elastischen Eigenschaften* des Muskels verantwortliche Protein *Titin* ist aus 27 000 Aminosäuren aufgebaut. Sein Gen enthält mit *234 Exons* die größte Anzahl Exons, die in einem proteincodierenden Gen des Menschen gefunden wurden.

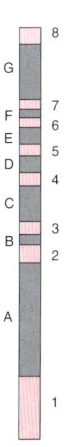

Abb. 9.2: Aufbau des Ovalbumingens aus sieben Introns (A-G) und acht Exons.

Das Ausmaß des genetischen Polymorphismus. Außer bei genetisch identischen Zwillingen gibt es in der menschlichen Population keine zwei Individuen, die genetisch identisch sind. Dies rührt von Veränderungen einzelner Basen durch *Basenaustausch* her, die als "single nucleotide polymorphism" (SNP) bezeichnet werden und als wichtige Marker in der genetischen Analyse dienen. In der DNA-Sequenz des Menschen wurden $1,42 \times 10^6$ SNPs gefunden und ihre Position im Genom genau identifiziert. Ihre Dichte beträgt ein SNP pro 191×10^3 Basen. 60 000 SNPs wurden in Genen gefunden, was darauf hindeutet, daß die SNP-Dichte in den proteincodierenden Genen höher ist als in den DNA-Repeats. Wenn sie in Exons auftreten spricht man von "codierenden SNPs". In nahezu jedem menschlichen proteincodierenden Gen findet man ein SNP. Die Geschlechtschromosomen des Menschen zeigen die niedrigste SNP-Frequenz. Ein X-Chromosom hat eine viel kleinere Zahl an SNPs als ein Y-Chromosom. Manche Genomregionen haben eine niedrigere und andere wieder eine höhere SNP-Häufigkeit als der Durchschnitt. Die *MHC-Regionen* beispielsweise, die die *Histokompatibilitätsproteine* codieren, zeigen einen *hohen Variationsgrad* (☞ Kap. 22.).

9.3. Genetischer Informationsfluß in der Zelle

Die genetische Information ist in der Desoxyribonucleotidsequenz der DNA in linearer Anordnung verankert und die Realisierung der in der DNA codierten Information erfolgt durch *komplex* aufgebaute *Enzymsysteme*. Diese setzen die Information der Nucleinsäuren in biologische Funktion um. Die *Träger* der *biologischen Funktion* sind die *Proteine*. Bei der Informationsübertragung von der DNA auf die Proteine hat die RNA die Aufgabe eines "Zwischenträgers". Die *Sequenzhypothese* der *biologischen Informationsübertragung* sagt aus, daß die *Hauptrichtung* des biologischen Informationsflusses von der *DNA* über die *RNA* zum *Protein* erfolgt. Die Informationsübertragung erfolgt in mehreren Schritten (☞ Abb. 9.3):

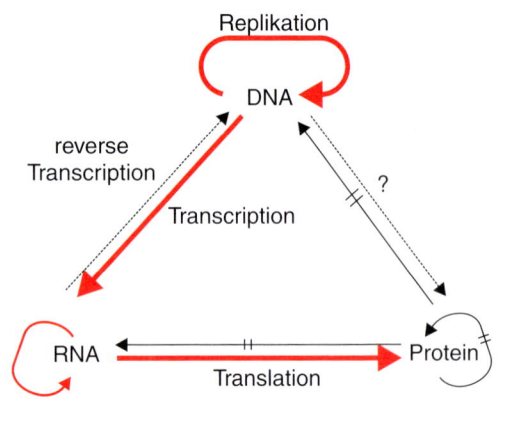

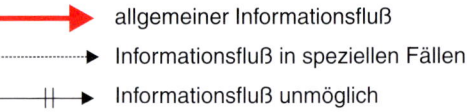

Abb. 9.3: Der zentrale Grundsatz der Molekularbiologie (nach F.H.C. Crick).

1. *Replikation*: darunter versteht man die *identische Verdoppelung* der DNA-Doppelhelix als Voraussetzung dafür, daß diese in identischen Kopien von der Elterngeneration auf die Tochtergeneration übertragen wird

2. *Transcription*: dies ist die "*Umschreibung*" der DNA-Schrift in die RNA-Schrift, wodurch die *drei* Hauptarten von *RNA-Species* hergestellt werden, die jeweils spezifische Funktionen im Prozeß der Biosynthese der Proteine ausüben:

- die *messenger-RNA* (mRNA) als RNA-Kopie eines proteincodierenden Gens und Matrize für den *Proteinsyntheseapparat* zur Synthese eines Proteinmoleküls

- die *ribosomale RNA* (rRNA), die zusammen mit Proteinen die Ribosomen aufbaut, welche den *Proteinsyntheseapparat* einer Zelle bilden

- die *Transfer-RNA* (tRNA) als *RNA-Adapter* zwischen mRNA und Proteinsynthese; sie dirigiert bei der ribosomalen Proteinsynthese die Aminosäuren an die richtigen Stellen im Proteinmolekül

3. *Translation*: durch die Translation erfolgt die *Proteinsynthese*, in deren Verlauf die 4-Buchstabenschrift der als Matrize wirkenden mRNA in die 20-Buchstabenschrift der Proteine übersetzt wird; die Translation erfolgt am *ribosomalen Proteinsyntheseapparat*.

Neben diesen *Hauptprozessen* der *biologischen Informationsübertragung* gibt es Sonderfälle:

- *Replikation* von *RNA*, die die Vererbungssubstanz der RNA-Viren (z.B. des Influenza-Virus und des Polio-Virus) ist und als mRNA für die Synthese der Virusproteine wirkt
- *reverse Transcription* der *RNA* zu *DNA*: dieser Vorgang stellt die *Umkehrung* der *Hauptrichtung* der Transcription dar und heißt deshalb *umgekehrte (reverse) Transcription*; man findet sie bei den *Retroviren*, zu denen die krebsauslösenden *Oncornaviren* und das *AIDS-Virus* (HIV) gehören; eine umgekehrte Transcription katalysiert auch die *Telomerase* der Eukaryonten.

Bisher ist keine direkte Informationsübertragung von der DNA auf Protein (unter Umgehung der RNA) gefunden worden.

Der *Zentrale Grundsatz der Molekularbiologie* (F.H.C. Crick, 1958) beruht auf dem *unidirektionalen Informationsfluß* von der *DNA* über die *RNA* auf das *Protein*. Er schließt eine Umkehrung der Informationsübertragung von Protein auf RNA oder DNA sowie eine Informationsübertragung von Protein auf Protein aus.

9.4. Die Organisation der DNA bei Eukaryonten

9.4.1. Histone und andere Proteine des Zellkerns

Das *Chromatin* des Zellkerns ist ein Komplex aus DNA (37 %), Protein (62 %) und RNA (1 %). Die Proteine des Zellkerns sind die *Histone* und die *Nichthistonproteine* einschließlich der *nucleoplasmatischen Proteine* (☞ Abb. 9.4). *Histone* sind *basische Proteine*, die reich an Lysin und Arginin, jedoch frei von Tryptophan sind (M_r 11.000 bis 23.000). Man unterscheidet *fünf* verschiedene *Histontypen*, H1, H2A, H2B, H3 und H4 (☞ Tab. 9.1). Die basischen Histone binden *reversibel* an die *anionische DNA* und bilden dabei *Nucleohistonkomplexe*. Nach ihrer Synthese (d.h. *posttranslational*) werden die Histone durch verschiedene Gruppen (Acetyl-, Phosphat-, Poly-ADP-Ribosyl- und Methylgruppen) kovalent modifiziert. Dabei ändert sich ihre Basizität, was eine Veränderung ihrer Affinität zur DNA nach sich zieht. Histone sind wichtige Regulatoren der Genaktivität.

Histontyp	M_r	Besonderheiten in der Aminosäurezusammensetzung	Modifikation
H1	23.000	Lysinanteil 26 % (Lys:Arg = 30:1)	Phosphorylierung
H2A	14.000	Lysinanteil 11 % (Lys:Arg = 12:1)	Acetylierung
H2B	14.000	Lysinanteil 16 % (Lys: Arg = 2:1)	Acetylierung, Phosphorylierung
H3	15.000	Argininanteil 13 % (Lys: Arg = 0,7:1)	Acetylierung
H4	11.000	Argininanteil 14 % (Lys: Arg = 0.8:1)	Phosphorylierung, Acetylierung

Tab. 9.1: Relative Molmassen und strukturelle Eigenschaften der Histone. Allg. Besonderheiten der Histone: stark basisch; sehr wenig Methionin; frei von Tryptophan; beträchtliche Anteile von Alanin, Glycin, Glutamat und Valin.

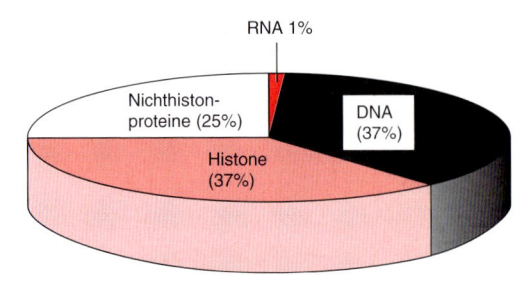

Abb. 9.4: Zusammensetzung des Chromatins.

Reversible Acetylierung der Histone. Die Acetylierung der ε-Aminogruppen von Lysylresten in den Histonen vermindert ihre Basizität, führt zu einer Schwächung der Histon-DNA-Wechselwirkungen und bewirkt eine Auflockerung des Chromatins mit nachfolgender Erhöhung seiner Transcriptionsaktivität. Die Acetylierung der Histone ist reversibel. Sie wird durch *Acetyltransferasen* und *Desacetylasen* kontrolliert.

Poly-ADP-Ribosylierung der Histone. Die Anheftung von ADP-Riboseresten erfolgt durch die *Poly-ADP-Ribose-Polymerase* (PARP) (☞ Abb. 9.5). Diese katalysiert

1. die Spaltung von NAD^+ zwischen dem *Nicotinsäureamid* und dem *ADP-Ribosylrest*

2. die kovalente Anheftung des *ADP-Ribosylrestes* an die γ-Carboxylgruppen von Glutamylresten eines Histons

3. die Bildung von Poly-ADP-Ribosylresten am Histon, die aus sich wiederholenden ADP-Ribosylresten bestehen und untereinander durch 1→2'-Bindungen von Ribose zu Ribose verbunden sind.

Diese Modifikation verringert die Zahl der anionischen Ladungsträger im Histonmolekül und beeinflußt dadurch die Transcriptionsaktivität des Chromatins.

Nichthistonproteine. Weitere Bestandteile des Chromatins sind die *Nichthistonproteine* (eine Unterklasse von diesen sind die *High Mobility Group Proteins*; HMG-Proteine). Sie haben Funktionen bei der Regulation der Genaktivität, der Aufrechterhaltung der Chromosomenstruktur und der DNA-Reparatur. Zu den *nucleoplasmatischen Proteinen* gehört das *Nucleoplasmin*, das als *Chaperon* an der Nucleosomenbildung mitwirkt.

9.4.2. Nucleosomen

Das Chromatin ist aus sich wiederholenden Struktureinheiten, den *Nucleosomen*, aufgebaut. Diese geben der DNA-Doppelhelix ein perlschnurartiges Aussehen (Abb. 9.6).

Abb. 9.5: Mechanismus der Poly-(ADP)-Ribose-Polymerase.

9.4. Die Organisation der DNA bei Eukaryonten

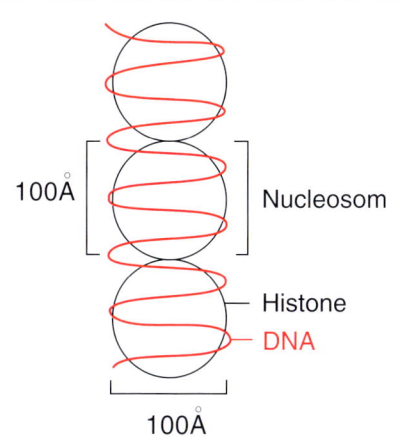

Abb. 9.6: Perlschnurartig auf der DNA aufgereihte Nucleosomen.

Die DNA-Doppelhelix umwindet jedes Nucleosom zweimal in einer Länge von 160 Basenpaaren. Die DNA-Segmente zwischen den einzelnen Nucleosomen, bestehend aus 10 bis 100 Basenpaaren, nennt man *Linker-DNA* (☞ Abb. 9.7).

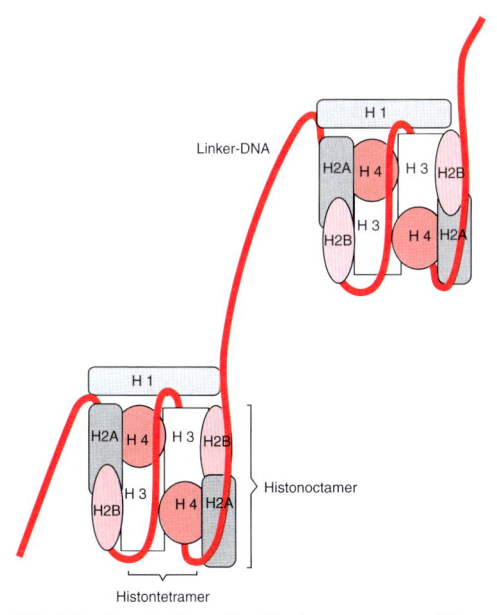

Abb. 9.7: Der Aufbau der Nucleosomen aus Histonen.

Jedes Nucleosom enthält jeweils zwei Moleküle der vier Histone H2A, H2B, H3 und H4 und bildet ein *Histonoctamer*. Sein Durchmesser beträgt etwa 100 Å. Das strukturelle Kernstück dieser Einheit ist das *Histontetramer*, das aus zwei H3- und zwei H4-Histonen [$(H3)_2(H4)_2$] besteht. Die Primärstrukturen dieser zwei Histone sind bei allen Eukaryonten sehr ähnlich. Das Histontetramer hat eine globuläre Struktur und bindet paarweise die Histone H2A und H2B. Jedes Nucleosom bindet zusätzlich ein Molekül *Histon H1*, das entweder *außerhalb* der DNA-Wicklung parallel zur Nucleosomenachse oder *innerhalb* liegt und dann *asymmetrisch* lokalisiert ist (☞ Abb. 9.8).

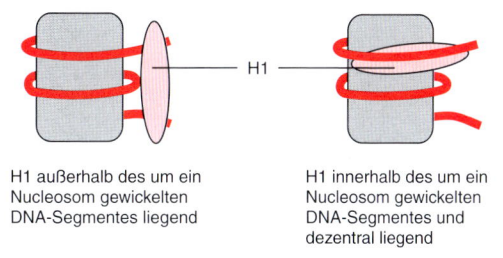

Abb. 9.8: Die unterschiedliche Lokalisierung von H1 in einem Nucleosom.

H1 außerhalb des um ein Nucleosom gewickelten DNA-Segmentes liegend

H1 innerhalb des um ein Nucleosom gewickelten DNA-Segmentes und dezentral liegend

Im ersten Fall wirkt H1 als Klammer für die beiden DNA-Windungen. Die asymmetrische Bindung von H1 zwischen der DNA und den Histonen hingegen erlaubt die Zugänglichkeit der DNA für die zur Genexpression erforderlichen Enzyme und funktionellen Proteine und erleichtert so die Regulation dieser Vorgänge. Die H1-Bindung außen verursacht eine Unterdrückung der Genexpression, da H1 dann den Zugang von Enzymen und Transkriptionsfaktoren zur DNA blockiert.

9.4.3. Die strukturelle Organisation der DNA

Da der Zellkern einen Durchmesser von nur einem µm hat, die DNA einer menschlichen Zelle aber als durchgehende Doppelhelix eine Länge von 1-2 m aufweist, muß die DNA *in situ* sehr dicht gepackt sein. Sie nimmt die Struktur einer *Superhelix* (*Superknäuelung*) an. Diese Strukturen erinnern an die Verdrillungen eines spiraligen Telefonkabels (☞ Abb. 9.9).

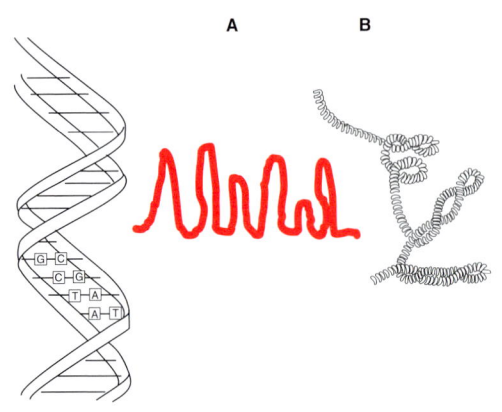

Abb. 9.9: Knäuelung der DNA. **A**: Faltung der DNA-Doppelhelix in einem Chromosom. **B**: Telefonkabelmodell der Überspiralierung.

Chromosomen. *Chromosomen* sind lichtmikroskopisch sichtbare Gebilde, die unmittelbar vor der Mitose bzw. Meiose in der Zelle auftreten. Sie enthalten DNA, die fünf Histone und zahlreiche Nichthistonproteine. In der *Metaphase der Mitose* nehmen sie eine charakteristische kompakte, stäbchenähnliche Gestalt an und weisen eine Bänderung auf. Ihre Zahl, Form und Größe ergeben den *Karyotyp* einer Zelle. Chromosomen sind die Transportformen des genetischen Materials (☞ Abb. 9.10). Sie weisen strukturelle Merkmale auf, deren Größe und Verteilung chromosomenspezifisch sind:

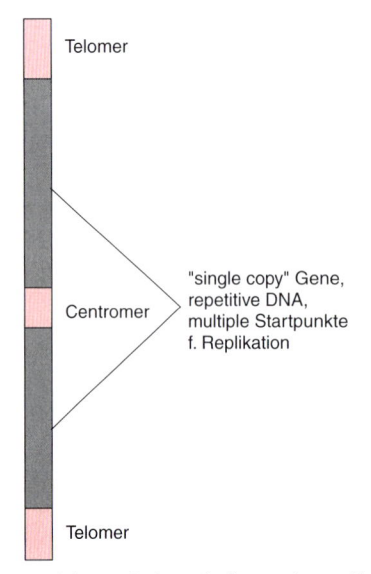

Abb. 9.10: Schematischer Aufbau eines Chromosoms.

- die *Centromerregion* als Konstriktion, die an die Mitosespindel bindet und für die Chromosomensegregation bei der Mitose verantwortlich ist
- gewisse Einschnürungen
- die *Telomeren* an den Enden der Chromosomen, die aus *tandemartig* angeordneten *repetitiven DNA-Sequenzen* bestehen, deren Grundeinheit 5 bis 8 Basenpaare umfassen (☞ Abb. 9.20). Die in einem Telomer jeweils endende DNA-Doppelhelix ist am 5'-Ende C-reich und am 3'-Ende G-reich. Das 3'-Ende überragt um einige Nucleotide das 5'-Ende und bildet ein Stück einzelsträngige DNA. Diese Art "Capping" übt eine Schutzfunktion an den Chromosomenenden aus und verhindert Chromosomenumordnungen, die zu tiefgreifenden Instabilitäten im Genom führen würden.
- zwischen den Telomeren und dem Centromer befinden sich die protein- und RNA-codierenden Gene sowie die *repetitiven DNA-Segmente* und die *Startpunkte* der *Replikation*.

Die strukturellen Grundeinheiten der Chromosomen sind die durch den DNA-Doppelfaden zusammengehaltenen *Nucleosomen*, die eine *helixartige Perlenkette* nach Art eines *Solenoids* (d.i. eine zylindrisch angeordnete Spirale) mit einem Durchmesser von etwa 30 nm bilden. Deren strukturelle Organisation wechselt während des Zellcyclus. Die DNA dispergiert in der *Interphase*, in der die *Replikation* und *Transcription* der DNA stattfinden, so daß die Chromosomen verschwinden, und kondensiert in der *Mitosephase* (Auftreten der Chromosomen), in der die Genaktivität praktisch Null ist. Bei der Isolierung chromosomaler DNA mit Hilfe der Dichtegradientenzentrifugation tritt eine Abtrennung der hochrepetitiven DNA ("Satelliten-DNA") ein (☞ Kap. 10.5.). Diese ist in der Nähe des Centromers lokalisiert. In der "Mikrosatelliten-DNA" beträgt die Zahl der Desoxynucleotidpaare in den sich oft mehr als 1000fach wiederholenden Einheiten <13, in der "Minisatelliten-DNA" 14 bis 500.

Multiple Gene. Wie aus Kap. 9.2. hervorgeht, bestehen mehr als 50 % der DNA aus repetitiven Sequenzen. Man muß zwischen *repetitiver DNA*, die nichtcodierend ist und von Generation zu Generation weitervererbt wird und eine stabile Eigenschaft des Genoms aller Zellen des betreffenden

Organismus darstellt und codierenden *multiplen Genen*, die durch *Genamplifikation* (Genvervielfältigung) entstehen, unterscheiden. Letztere wiederholen sich in tandemartiger Anordnung. Die Amplifikation eines Gens im Verlauf des Zellcyclus dient der Erfüllung bestimmter Aufgaben und verschwindet nach deren Erfüllung wieder. So erfolgt in der befruchteten Eizelle eine starke *Amplifikation* der die rRNA codierenden Gene. Diese befinden sich in den Nucleoli. Ihre Amplifikation dient der Deckung des großen Bedarfes der sich teilenden Eizelle an Ribosomen, da diese die Voraussetzungen für die erforderlich hohe Eiweißsyntheserate schaffen. In späteren Teilungen werden die amplifizierten Genbereiche wieder eliminiert.

9.5. Die Replikation der DNA

Die Teilung einer Zelle in zwei Tochterzellen setzt die *identische Verdoppelung* (*Replikation*) der DNA-Doppelhelix voraus. Dabei entwindet sich diese fortschreitend in ihre zwei Einzelstränge, von denen jeder als Matrize für die Synthese eines neuen DNA-Stranges nach dem Prinzip der *antiparallelen Basenpaarung* dient. Jede der aus einer DNA-Doppelhelix entstehenden zwei DNA-Doppelhelices enthält demzufolge einen *alten* (*parentalen*) und einen *neuen*, dem alten *komplementären Strang* (*Tochterstrang*). Dieser Mechanismus gewährleistet die *identische Replikation* des elterlichen *DNA-Doppelstranges*. Die Replikation der DNA erfordert zahlreiche Enzyme und Funktionsproteine, die für die Entwindung der Doppelhelix und für die Replikation der beiden DNA-Einzelstränge verantwortlich sind. Zu ihnen gehören *DNA-Polymerasen, RNA-Polymerasen, Helicasen, Ligasen, RNasen, Topoisomerasen* und *DNA-Bindungsproteine*.

9.5.1. Die Synthese der DNA durch identische Replikation der DNA-Doppelhelix

9.5.1.1. Die DNA-abhängigen DNA-Polymerasen

Die Synthese von DNA erfolgt durch die *DNA-abhängigen DNA-Polymerasen* (kurz: DNA-Polymerasen). Diese Enzyme sind für die identische Replikation der DNA-Doppelhelix verantwortlich. Hierzu brauchen die DNA-Polymerasen 1. einen *Matrizenstrang*, 2. einen *Primer* und 3. *Substrate*:

1. Die DNA-Polymerasen benötigen ein einzelsträngiges DNA-Molekül, das als Vorlage (*Matrize*) für die Synthese eines komplementären DNA-Stranges nach dem Prinzip der *antiparallelen Basenpaarung* zwischen A...T und G...C dient. Alle prokaryontischen und eukaryontischen DNA-Polymerasen lesen die einsträngige Matrize von ihrem 3'-Terminus in Richtung ihres 5'-Terminus ab und synthetisieren den neuen Strang mit entgegengesetzter Polarität, nämlich von 5' nach 3' (die *Phosphodiesterbindungen* gehen im nascierenden Tochterstrang von 3'→5', in der Matrize von 5'→3'; ☞ Abb. 9.11)

2. *Alle* DNA-Polymerasen brauchen ein *Nucleinsäurestartmolekül* (*Primer*). Dieses ist eine kurze Sequenz einzelsträngige, zur Matrize komplementäre und an diese durch Basenpaarung gebundene *DNA oder RNA*, an deren 3'-OH-Ende die *Kettenverlängerung* durch die *DNA-Polymerase* erfolgt

3. Die Substrate der DNA-Polymerase sind die *vier Desoxynucleosidtriphosphate* (Desoxy-ATP [dATP], Desoxy-GTP [dGTP], Desoxy-CTP [dCTP] und TTP.

Zur schrittweisen Kettenverlängerung des neuen DNA-Stranges wird jeweils eines dieser Desoxynucleosidtriphosphate von der DNA-Polymerase nach dem Prinzip der Basenkomplementarität ausgewählt und als *Desoxynucleosidmonophosphat* an das 3'-OH-Ende des Primers mittels einer *Phosphodiesterbindung* von 3'→5' gebunden. Dabei wird Pyrophosphat freigesetzt.

Die DNA- und RNA-synthetisierende Enzyme gehören zu den allerersten Enzymen, die im Verlauf der Entstehung der ersten irdischen Lebensformen auftraten. Durch sie entstand die Fähigkeit zur identischen Replikation des genetischen Materials als wichtigste Voraussetzung für die Evolution. Alle Nucleinsäurepolymerasen, unabhängig davon ob sie DNA oder RNA synthetisieren, weisen den gleichen Reaktionsmechanismus auf. Dieser ist ebenso einfach wie universell. Sowohl die DNA- als auch die RNA-Polymerasen (☞ Kap. 11.) sind *molekulare Motoren*. Sie bewegen sich bei der DNA- bzw. RNA-Synthese entlang der DNA-Matrize vorwärts, machen gelegentlich auch einmal eine Pause und bewegen sich mitunter auch rückwärts. Die *Fortbewegung* der Polymerasen ist

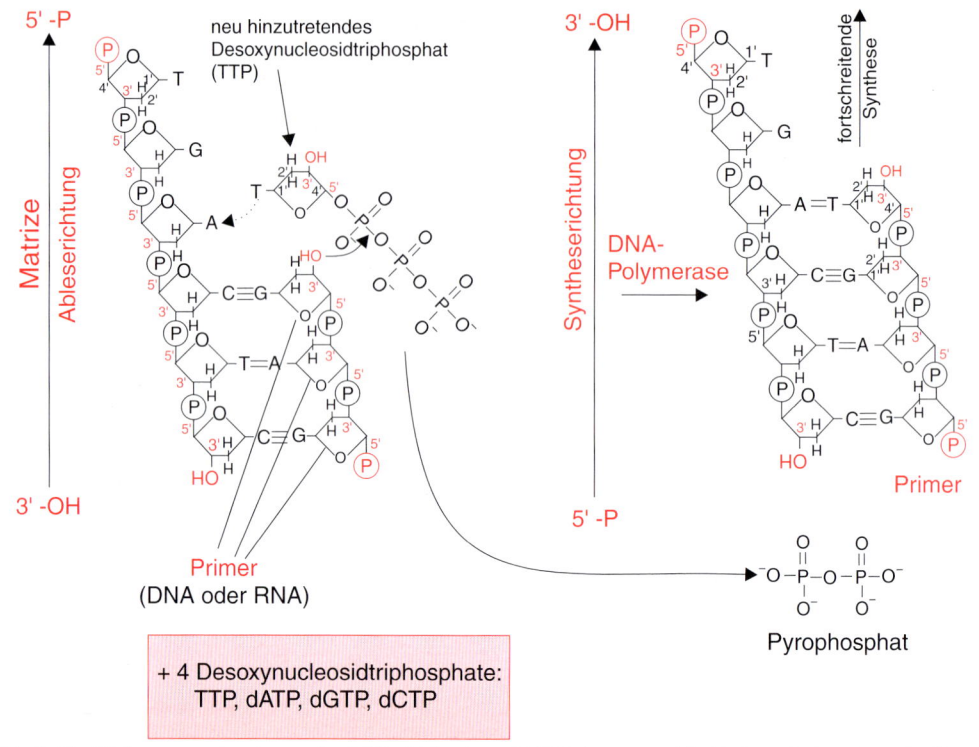

Abb. 9.11: Wirkungsmechanismus der DNA-abhängigen DNA-Polymerase (die Kreise mit dem P symbolisieren Phosphatreste in Diesterbindung).

für die Replikation und Transcription geschwindigkeitsbestimmend. Die erforderliche Energie kommt aus der exergonen Verknüpfung der Nucleosid- bzw. Desoxynucleosidtriphosphate untereinander, die mit der Freisetzung von Pyrophosphat verbunden ist. Da dieses danach zu zwei Molekülen anorganisches Phosphat hydrolytisch gespalten wird, trägt es dazu bei, die DNA-Synthese, und, im Falle der RNA-Polymerase, auch die RNA-Synthese, vorwärts zu treiben.

9.5.1.2. Prokaryonten enthalten mehrere DNA-Polymerasen

Prokaryonten enthalten fünf DNA-abhängige DNA-Polymerasen, nämlich die *DNA-Polymerasen I, II, III, IV* und *V*. Die *DNA-Polymerase I* hat drei verschiedene Enzymfunktionen:

1. sie katalysiert die Verlängerung des 3'-OH-Endes des Primers an einer einsträngigen DNA-Matrize

2. sie besitzt eine Exonucleasewirkung und spaltet hydrolytisch Phosphodiesterbindungen in Richtung von 3'→5'

3. sie besitzt eine weitere Exonucleasewirkung, die jedoch in entgegengesetzter Richtung Phosphodiesterbindungen spaltet, nämlich von 5'→3' (☞ Abb. 9.12).

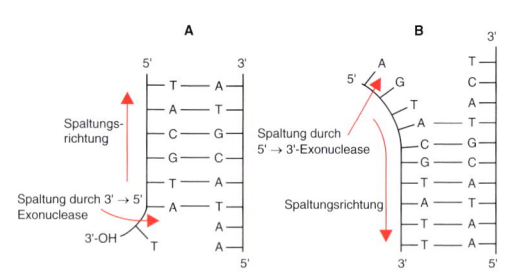

Abb. 9.12: Die zwei Exonucleasewirkungen der DNA-Polymerase I. **A**: 3'→5'-Exonuclease. **B**: 5'→3'-Exonuclease.

Obwohl die *DNA-Polymerase I nicht* das *Hauptenzym* der *DNA-Replikation* in Prokaryonten ist, kommen ihr dennoch wichtige Funktionen in einer Bakterienzelle zu, 1. die Ausführung von *Reparaturen* an der DNA, 2. die *Entfernung des RNA-Primers* bei der Neusynthese der DNA und 3. die

Auffüllung der bei Replikation der DNA-Doppelhelix entstehenden Lücken.

Die *DNA-Polymerasen II* und *III* der Prokaryonten haben, im Vergleich zur DNA-Polymerase I, nur die Enzymfunktionen 1 und 2, ihnen fehlt also die 5'→3'-Exonucleaseaktivität. Die *DNA-Polymerase II* ist zum Korrekturlesen und zur Excision von fehlerhaften Segmenten in der DNA befähigt. Sie besitzt nur eine sehr kleine Polymerisierungsgeschwindigkeit.

Die *DNA-Polymerase III* ist das für die *DNA-Replikation verantwortliche* Enzym. Das Enzym ist aus 10 verschiedenen Untereinheiten aufgebaut (M_r 900 000). Es weist eine *sehr hohe Polymerisierungsgeschwindigkeit* bei der Synthese des neuen DNA-Stranges bei extrem großer *Paarungsgenauigkeit* auf. Die DNA-Polymerase III fügt pro Sekunde 1000 Nucleotide aneinander (die DNA-Polymerase I im Vergleich dazu nur 10). Infolge ihrer 3'→5'-Exonucleasewirkung hat sie die Fähigkeit zum Korrekturlesen.

Die DNA-Polymerasen IV und V werden bei *DNA-Schädigung* induziert und als *SOS-DNA-Polymerasen* bezeichnet.

9.5.1.3. Eukaryonten haben zehn DNA-Polymerasen

Die zehn DNA-abhängigen DNA-Polymerasen der Eukaryonten werden mit griechischen Buchstaben (α, β, γ, δ, ε, ζ [zeta], η [eta], θ [theta], ι [iota] und κ) bezeichnet. Eine Übersicht über ihre Eigenschaften und biologische Funktionen gibt Tabelle 9.2.

DNA-Polymerase	Biologische Funktionen
α	Initiations-DNA-Polymerase für die Replikation des Leit- und Folgestranges
β	Hauptreparaturenzym des Zellkernes, vor allem der Basenexcisionsreparatur
γ	Replikation der mitochondrialen DNA
δ	Hauptenzym für die Elongation des DNA-Leitstranges
ε	Elongation des Folgestranges; Nucleotidexcisionsreparatur
ζ	zu Fehlern neigende DNA-Polymerase
η	Schaden-Bypass-Replikationspolymerase
θ	Reparaturpolymerase bei DNA-Rekombination
ι	zu Fehlern neigende DNA-Polymerase für Reparaturvorgänge durch DNA-Rekombination
κ	bindet die Schwesterchromatiden in der S-Phase des Zellcyclus aneinander bis sie sich in der Anaphase trennen

Tab. 9.2: Die biologischen Funktionen der zehn DNA-Polymerasen der Eukaryonten.

9.5.1.4. Der Start der DNA-Replikation und die Replikationsgabel

Der Replikationsstart bei Pro- und Eukaryonten. Die Startregionen der DNA-Replikation (auch als *Replikatoren* bezeichnet) sind im Genom einer Zelle genau festgelegt. Die Replikation des *prokaryontischen circulären Chromosoms* beginnt an einer als *oriC* bezeichneten DNA-Sequenz. Diese enthält in Tandemanordnung drei nahezu identische A-T-reiche Oligonucleotidrepeats von je 13 Basen. Jede von diesen enthält zahlreiche N-methylierte Adeninreste und beginnt mit der Sequenz GATC, die in *oriC* insgesamt 11mal vorhanden ist (☞ Abb. 9.13). Von *oriC* ausgehend wird das Chromosom in *beide Richtungen*, sowohl im Uhrzeigersinn als auch diesem entgegengesetzt, repliziert. Dabei entsteht anfangs eine *Replikationsblase*, von der sich zwei *Replikationsgabeln* in entgegengesetzten

Richtungen wegbewegen. Sie treffen sich in der *Terminatorregion*, die oriC im bakteriellen Chromosom gegenüberliegt (☞ Abb. 9.19).

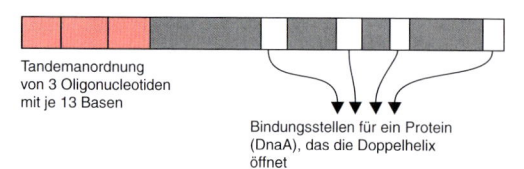

Abb. 9.13: OriC: Startsequenz der Replikation bei Prokaryonten.

In einem *Eukaryontenchromosom* gibt es viele Replikatoren, so daß eine größere Zahl von *Replikationsblasen* gleichzeitig entstehen können, von denen Replikationsgabeln in beide Richtungen ausgehen. Die Replikatoren der Eukaryonten sind AT-reich und besitzen eine *Consensussequenz* von elf Basenpaaren (eine "*Consensussequenz*" ergibt sich aus dem Vergleich einer großen Zahl ähnlicher DNA-Sequenzen; die Consensussequenz besteht aus denjenigen Basen, die in jeder der untereinander verglichenen Sequenzen am häufigsten gefunden werden). Die DNA-Doppelhelix ist in den Replikatoren labil und dient als Bindungsstellen für verschiedene replikationsfördernde Faktoren (*Initiatorproteine*) sowie für *Transcriptionsfaktoren*. Deren Aktivität wird durch Phosphorylierung (aktive Formen) mittels *cyclinabhängiger Proteinkinasen* und durch Dephosphorylierung (inaktive Formen) mittels *zellcyclusabhängiger Proteinphosphatasen* reguliert.

Die Replikationsgabel. In der DNA-Doppelhelix haben, wie besprochen, die beiden Stränge *entgegengesetzte Polaritäten*, der eine Strang geht von 3'→5' und sein antiparalleler Partnerstrang von 5'→3'. Da *alle* DNA-Polymerasen den Matrizenstrang von 3'→5' ablesen und den Tochterstrang von 5'→3' synthetisieren (☞ Abb. 9.11), entstehen für die Replikation des von 5'→3' gehenden Stranges erhebliche Probleme. Deren Lösung erfolgt durch einen *Replikationskomplex*, der eine *Replikationsgabel* bildet, in der die beiden antiparallelen DNA-Stränge unabhängig voneinander repliziert werden. Der DNA-Strang mit *3'→5'-Polarität* wird als *Leitstrang* (leading strand) und der Strang mit *5'→3'-Polarität* als *Folgestrang* (lagging strand) bezeichnet (☞ Abb. 9.14).

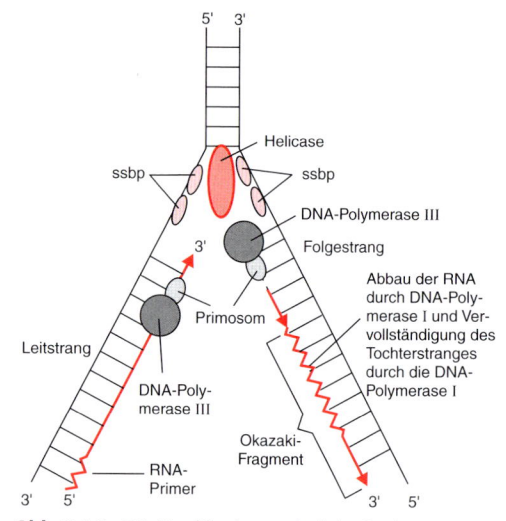

Abb. 9.14: Die Replikationsgabel der Prokaryonten.

9.5.1.5. Die Komponenten des DNA-Replikationskomplexes

An der *Replikation der DNA* sind neben den DNA-Polymerasen weitere Enzyme und Funktionsproteine beteiligt, die im *DNA-Replikationskomplex* zusammenwirken:

- *Helicasen*: Diese Enzyme sind befähigt, die Wasserstoffbindungen zwischen den Basenpaaren A...T und G...C unter Verbrauch von ATP als Energiedonor zu lösen und so doppelsträngige DNA unter Freilegung von zwei Einzelsträngen zu öffnen. Die Spaltung eines Basenpaares erfordert die Hydrolyse von zwei ATP-Molekülen. In E. coli gibt es zwölf, in Hefe 137 und im Menschen mehrere Hundert verschiedene DNA-Helicasen.
Das *Bloom-Syndrom* des Menschen, eine zu Tumorerkrankungen neigende autosomal-recessiv erbliche Erkrankung, die durch Minderwuchs und Chromosomenbrüchigkeit gekennzeichnet ist, wird durch eine Mutation im Gen einer Helicase verursacht. Auch dem *Werner-Syndrom*, das autosomal recessiv vererbt wird und durch vorzeitige Vergreisung im frühen Erwachsenenalter gekennzeichnet ist, liegt eine Mutation in einem Helicase-Gen zugrunde

- *DNA-Einzelstrang-Bindungsproteine:* Diese Proteine (ssbp; Abk. von single strand binding proteins) stabilisieren die durch die Helicase gebildeten DNA-Einzelstränge und schützen sie vor einer erneuten Zusammenlagerung

9.5. Die Replikation der DNA

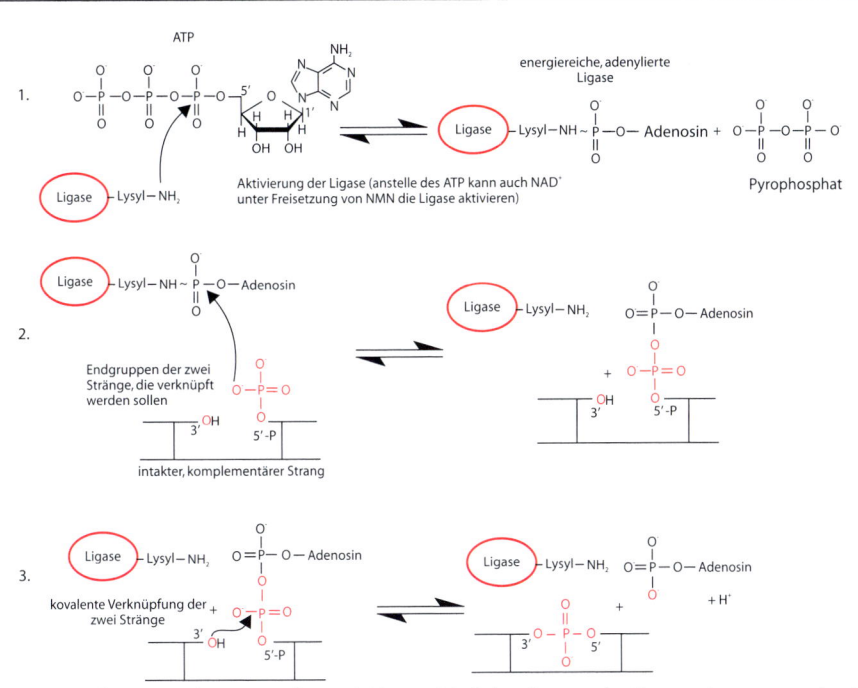

Abb. 9.15: Der Wirkungsmechanismus der DNA-Ligase: Die Adenylierung des Enzyms kann entweder durch ATP oder NAD⁺ erfolgen.

- *das Primosom der Prokaryonten und die DNA-Primase der Eukaryonten:* Das *prokaryontische Primosom* besteht aus einer *DNA-abhängigen RNA-Polymerase*, einer *DNA-Helicase* und einigen weiteren Proteinen. Als *DNA-Primase der Eukaryonten* wird ein oligomeres Enzym bezeichnet, von dem zwei kleinere Untereinheiten als DNA-abhängige RNA-Polymerase wirken und einen kurzen *RNA-Primer* synthetisieren, während die größere Untereinheit die DNA-Polymerase α darstellt. Das letztgenannte Enzym setzt an dem gebildeten RNA-Primer an und verlängert ihn durch die Synthese von DNA. Sowohl bei *Prokaryonten* als auch bei *Eukaryonten* muß in der Replikationsgabel die *Primer-RNA-Sequenz* am *Leitstrang* nur einmal, nämlich an der Initiationssequenz der Replikation, synthetisiert werden, am *Folgestrang* hingegen muß dies immer wieder neu erfolgen, entsprechend der schrittweisen Öffnung des Doppelstranges in der Replikationsgabel durch die Helicase. Dadurch erfolgt die Replikation des Folgestranges diskontinuierlich

- *DNA-Ligasen:* Die DNA-Ligasen verbinden zwei DNA-Sequenzen untereinander, die durch komplementäre Basenpaarung an den Folgestrang gebunden sind, indem sie die Bildung einer *Phosphodiesterbindung* zwischen dem 5'-P-Ende einer DNA-Sequenz und dem 3'-OH-Ende einer anderen DNA-Sequenz katalysieren (☞ Abb. 9.15). Die Reaktion benötigt ein *energiereiches Cosubstrat*, entweder ATP oder NAD⁺. Die Reaktion erfolgt in drei aufeineinanderfolgenden *Nucleotid-Transferschritten*. Im 1. Schritt führt der nucleophile Angriff auf den α-Phosphatrest des ATP oder den 5'-Phosphatrest des AMP-Anteils des NAD⁺ zur Freisetzung von Pyrophosphat bzw. Nicotinsäureamidmononucleotid und zur Bildung einer *energiereichen Adenylat-Ligase-Verbindung* ("Ligase-AMP"). Im 2. Schritt wird das AMP von der Ligase auf das 5'-P-Ende des einen DNA-Stranges unter Bildung des zweiten Zwischenproduktes, nämlich einer DNA-5'-PPA-Bindung übertragen und im 3. Schritt verbindet die Ligase unter Freisetzung von AMP die zwei DNA-Stränge durch eine 3'→5'-Phosphodiesterbindung

- *Topoisomerasen I und II* (☞ Abb. 9.16). Diese Enzyme sind verantwortlich für die Beseitigung des *Torsionsstreß*, der im Zuge der Öffnung der Basenpaare durch die Helicase entsteht. Man kann sich diesen Torsionstreß veranschaulichen, wenn man sich die beiden Enden der DNA-Doppelhelix fixiert vorstellt und die freien Enden auseinanderzieht (*Helicasewirkung*). Dies führt zu einer Superknäuelung der DNA-Doppelhelix, was den Gesamtprozeß der Replikation zunehmend erschwert. Zur Aufhebung des entstehenden Torsionsstresses ist ein *Drehgelenk* erforderlich, welches durch die *DNA-Topoisomerasen* beigesteuert wird. Diese Enzyme spalten 3'→5'-Phosphorsäurediesterbindungen auf und erzeugen dadurch Lücken in einem oder in beiden DNA-Strängen, durch die die geknäuelte DNA-Doppelhelix hindurchschlüpfen kann. In Pro- und Eukaryonten gibt es zwei Typen von DNA-Topoisomerasen, Typ I und Typ II. Die *Topisomerase I* spaltet nur einen der beiden DNA-Stränge, die *Topoisomerase II* spaltet beide Stränge. Zum Abschluß werden die jeweiligen Strangenden der DNA durch die Topoisomerase wieder kovalent verbunden.

Doppelhelix, G das durch die Topoisomerase zu spaltende Segment der DNA-Doppelhelix, das infolge seiner Spaltung im katalytischen Cyclus vorübergehend als Tor ("gate") fungiert.
A: Bindung des Topoisomerasedimers II an die beiden Stränge von G; **B**: Mg^{2+}-abhängige Spaltung der beiden Stränge von G durch die Topoisomerase II und kovalente Bindung ihrer 5'-Enden an je eine Tyrosylgruppe in den aktiven Zentren des Enzymdimers; **C**: Öffnung der Schere des Enzymdimers oben und Transport des T-Doppelstrangs durch die beiden, die Schere bildenden Enzymhälften; dieser Schritt braucht ATP, ohne daß dieses jedoch hydrolysiert wird; **D**: Fortsetzung des Transportes des T-Doppelstranges durch den Hohlraum im Enzymdimer; **E**: Austritt von T durch das Tor (seine Öffnung hat etwa die Größe von vier Basenpaaren), das durch Spaltung der beiden Stränge von G geschaffen wurde; **F**: Wiederverknüpfung der beiden Stränge von G durch die Topoisomerase II; **G**: ATP-bedürftige Freisetzung des Enzyms, so daß ein neuer Cyclus begonnen werden kann. Cancerostatica greifen an zwei Stellen des katalytischen Cyclus an: 1. sie verhindern die Spaltung der beiden Stränge von G (**B**) und 2. sie hemmen ihre Wiederverknüpfung (**F**).

9.5.1.6. Die Replikation der DNA-Doppelhelix bei Pro- und Eukaryonten

Die Replikation der DNA-Doppelhelix wird in die *Initiation* (Start), *Elongation* (Verlängerung) und *Termination* (Beendigung) gegliedert.

1. Je eine Helicase beginnt in den beiden Gabeln einer Replikationsblase in entgegengesetzten Richtungen die H-Bindungen zwischen den komplementären Basen zu öffnen und jeweils ein Stück einzelsträngige DNA freizulegen. Die Einzelstränge werden bei Prokaryonten durch die ssbp stabilisiert (☞ Abb. 9.14).

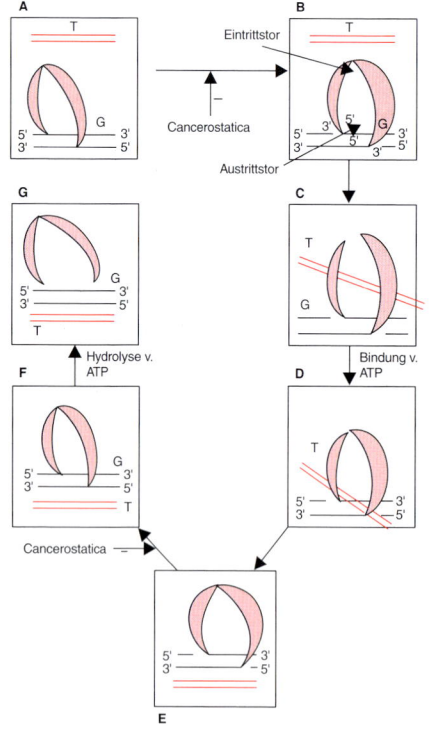

Abb. 9.16: Der katalytische Cyclus der Topoisomerase II (nach P.M. Watt und I.D. Hickson, Biochem. J. 303, 681-695 [1994]).
Das Enzymdimer ist als Krebsschere dargestellt. T bedeutet das zu transportierende Segment der DNA-

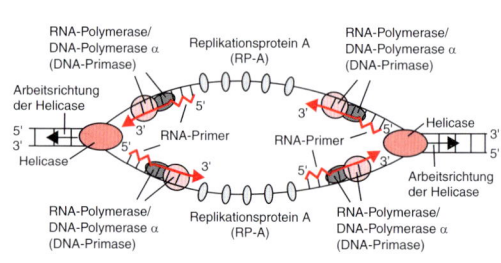

Abb. 9.17: Start der Replikation in einer eukaryontischen Replikationsblase.

9.5. Die Replikation der DNA

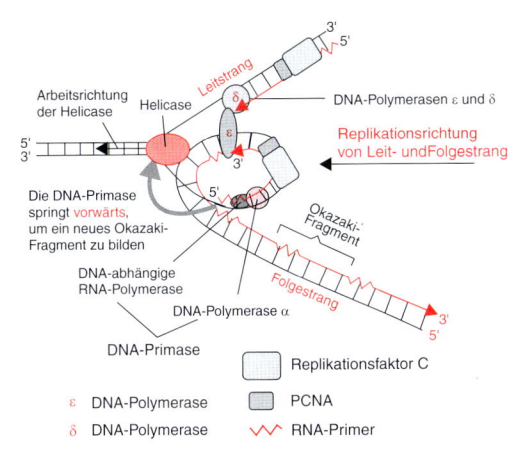

Abb. 9.18: Die DNA-Replikation (Elongation) in der Replikationsblase bei Eukaryonten.

2. Hieran schließt sich der *Start der Replikation* der *DNA-Einzelstränge* an. An den beiden Startsequenzen hat der *Leitstrang* seinen 3'- und der *Folgestrang* seinen 5'- Terminus. Der *Leitstrang* wird, der Ableserichtung der DNA-Polymerase gemäß, von 3'→5' abgelesen und an ihm sein *Tochterstrang*, wie es die Spezifität der Syntheserichtung der DNA-Polymerasen vorschreibt, in 5'→3'-Richtung synthetisiert. Da die Polarität des Folgestranges dem Leitstrang entgegengesetzt ist, muß dieser zur Wahrung der *Ablesepolarität* der DNA-Polymerase (3'→5') in *entgegengesetzter Richtung* als der Leitstrang abgelesen werden. Das hat *zwingend* zur Folge, daß die Neusynthese des Tochterstranges des Folgestranges von 5'→3' auch *entgegengesetzt* zum Tochterstrang des Leitstranges erfolgen muß (☞ Abb. 9.14). Da die Doppelhelix in der *Replikationsgabel* durch die Helicase schrittweise geöffnet wird, erfolgt die Neusynthese der DNA am Folgestrang *diskoninuierlich* in Form von kurzen Stücken, die man nach ihrem Entdecker als *Okazaki-Fragmente* bezeichnet (☞ Abb. 9.14). Die *Okazaki-Fragmente* werden später durch die *DNA-Ligase* zu einem kontinuierlichen neuen DNA-Strang verbunden.

3. Da *keine DNA-Polymerase* den Primer synthetisieren kann, *alle DNA-Polymerasen* aber einen solchen brauchen, muß dieser bereitgestellt werden. Hierzu bedarf es eines *Hilfsmechanismus*. Dieser besteht in der Synthese einer kurzen, zum *Folgestrang komplementären*, etwa 10 Basen enthaltenden und als Primer dienenden, *RNA-Sequenz*. Bei Prokaryonten erfolgt die Synthese des RNA-Primers durch die im *Primosom* enthaltene DNA-abhängige RNA-Polymerase und bei Eukaryonten durch die DNA-abhängige RNA-Polymerase der *DNA-Primase* (☞ Abb. 9.14; Abb. 9.17). Die DNA-Polymerase α der DNA-Primase beginnt bei Eukaryonten unmittelbar danach am Primer mit der DNA-Synthese. Bevor die DNA-Primase die Synthese startet, bindet sie an das Replikationsprotein A (RPA), das die DNA-Einzelstränge kurz nachdem die Helicase ihre Wirkung begonnen hat, besetzt.

4. Die *Elongation* der Tochterstränge erfolgt bei *Prokaryonten* durch die *DNA-Polymerase III*, die an dem RNA-Startmolekül am Leitstrang und an den RNA-Startmolekülen am Folgestrang ansetzt und die Tochterstränge verlängert. Dies geht am Leitstrang kontinuierlich und am Folgestrang diskontinuierlich vor sich. Bei *Eukaryonten* geht die *Elongation* des *Tochterstranges* des *Leitstranges* von der *DNA-Polymerase* α auf die *DNA-Polymerase* δ über. Am *Folgestrang* werden die durch die DNA-Primase immer wieder neu gebildeten Initiationssequenzen durch die DNA-Polymerase ε verlängert (☞ Abb. 9.18). Für die Erkennung des RNA-Primers durch die DNA-Polymerase α und für die DNA-Elongation durch die DNA-Polymerasen δ und ε sind zwei Proteine unerläßlich, nämlich der Replikationsfaktor C und das sog. "Kernantigen proliferierender Zellen" PCNA (Abk. von engl. *proliferating cell nuclear antigen*).

5. Der *Abbau* der als Primer dienenden *RNA-Sequenzen* erfolgt bei *Prokaryonten* entweder durch die 5'→3'-Exonucleasewirkung der *DNA-Polymerase I* oder durch eine spezifische RNase, die *RNase H*, bei den Eukaryonten stets durch die *RNase H1*. Danach erfolgt die *Vervollständigung* der *Okazaki-Fragmente* bei Prokaryonten durch die *DNA-Polymerase I* und bei Eukaryonten durch die *DNA-Polymerase* ε. Die kovalente Verknüpfung der komplettierten DNA-Sequenzen untereinander erfolgt durch eine *DNA-Ligase* (☞ Abb. 9.15).

6. Durch einen "Trick" gelingt es der Natur, die am Leit- und am Folgestrang entgegengesetzt verlaufenden Replikationsvorgänge bei Wahrung der unterschiedlichen Polaritäten der beiden DNA-Stränge und der von den DNA-Polymerasen geforderten Ablese- und Syntheserichtungen in die *Replikationsrichtung des Leitstranges* zu bringen. Dies

geschieht durch die Ausbildung einer *Schleife* im Folgestrang. Bei *Eukaryonten* bilden in der Replikationsschleife die beiden DNA-Polymerasen δ und ε einen dimeren Komplex, der die Elongation des Leit- und des Folgestranges katalysiert (☞ Abb. 9.18).

7. Die Synthese der Tochterstränge muß sehr genau, mit einer möglichst geringen Zahl von Fehlern, erfolgen, so daß Veränderungen im genetischen Informationssystem (d.h. die Entstehung von *Mutationen*) vermieden werden. Obwohl die beteiligten DNA-Polymerasen mit *hoher Präzision* arbeiten, haben sie die Fähigkeit zum *Korrekturlesen*, d.h. sie erkennen sehr schnell die von ihnen gemachten Fehler und können diese sofort ausmerzen. Bei den Prokaryonten sind die korrekturlesenden Enzyme die *DNA-Polymerasen I und III*, bei den *Eukaryonten* die *DNA-Polymerasen δ und ε*. Diese DNA-Polymerasen sind jeweils mit einer *3'→5'-Exonucleaseaktivität* (☞ Abb. 9.12) ausgestattet, die sie dazu befähigt, ein "falsches" Nucleotid, das den Regeln der Basenpaarung nicht entspricht, schnell wieder zu entfernen. Sie schneiden hierzu den neusynthetisierten Strang von seinem 3'-OH-Ende unter Entfernung des "falschen" Nucleotids ein Stück zurück und setzen danach die Kettenverlängerung fort.

8. *Die Termination der Replikation.* Wie oben besprochen, beginnt auf einem Bakterienchromosom die Replikation an der *Startsequenz oriC* und schreitet von ihr in beide Richtungen fort. Das hat zur Folge, daß sich die beiden Gabeln auf dem Bakterienchromosom gegenüber von oriC in der Terminatorregion treffen müssen. Diese Region nennt man *Terminatorregion*. In dieser Region werden die beiden Replikationsgabeln arretiert. In einem Bakterienchromosom findet man innerhalb der Terminatorregion mehrere, 20-30 Basenpaare lange, DNA-Segmente, die als *Terminatoren* bezeichnet und in zwei Gruppen eingeteilt werden. Die erste Gruppe stoppt die im Uhrzeigersinn fortschreitende Replikationsgabel, die zweite Gruppe arretiert die entgegensetzt fortschreitende Replikationsgabel (☞ Abb. 9.19). Hierzu bindet ein aus zwei Proteindomänen bestehendes monomeres *Terminatorprotein* an einen DNA-Terminator und bewirkt, wie ein Ventil, daß die Replikationsgabel nur in einer Richtung hindurchgelassen, in der anderen Richtung aber blockiert wird. So wird abgesichert, daß die beiden Replikationsgabeln innerhalb der Terminatorregion zum Stillstand kommen.

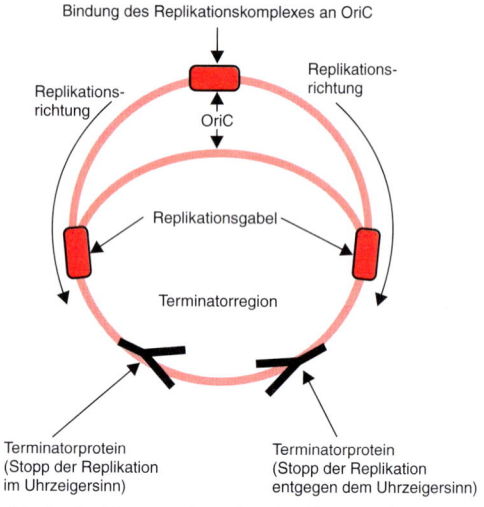

Abb. 9.19: Termination der Replikation bei einem Bakterium.

9.5.1.7. Die Telomerase modifiziert die Endstücke der Chromosomen

Die *Telomerase* ist eine RNA-enthaltende *DNA-Polymerase*, die für die Synthese der *guaninreichen repetitiven Sequenzen* an demjenigen DNA-Strang verantwortlich ist, der mit 3'-OH in den Telomeren der eukaryotischen Chromosomen endet. Die Telomerase ist eine *reverse Transcriptase*. Die in ihr enthaltene RNA dient dem Enzym als Matrize für die Synthese der repetitiven DNA-Sequenzen am 3'-Terminus der Telomeren. Diese haben beim Menschen als Grundeinheit die tandemartig vervielfachte Sequenz 5'-TTGGGG-3', die am Ende des chromosomalen DNA-Doppelstranges eine über das 5'-Ende vorstehende, einzelsträngige DNA-Sequenz darstellt und als komplementäre Basenfolge zur 3'-AACCCC-5'-Sequenz der Telomerase-RNA von der Telomerase synthetisiert wird (☞ Abb. 9.20). Die Telomerase katalysiert demzufolge die Verlängerung des einsträngigen überstehenden 3'-Endes der Telomeren-DNA.

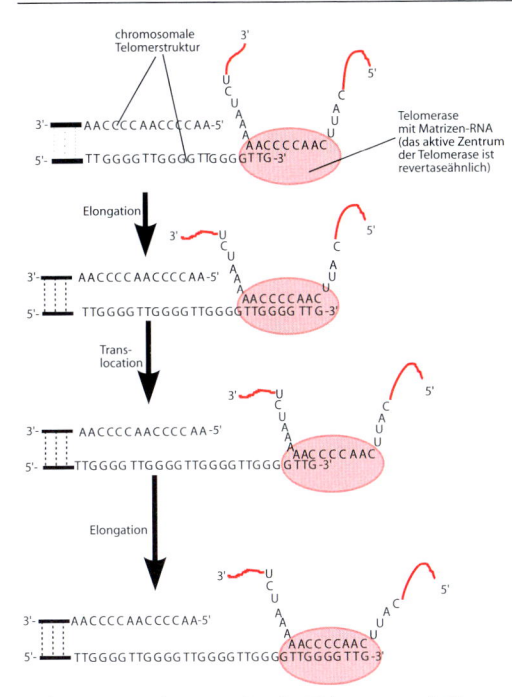

Abb. 9.20: Wirkungsweise der Telomerase als Revertase.

Die Tankyrase entscheidet darüber, ob die Telomerase an die Chromosomenenden gebunden wird oder nicht. Die Telomerase steht unter der Kontrolle eines Proteins, das aus zwei Domänen besteht, einer *Ankyrindomäne*, in der 24 "Ankyrinrepeats" (24 sich wiederholende Ankyrineinheiten, ☞ Abb. 8.13, Abb. 8.14) aneinandergereiht sind und einer Enzymdomäne, die als **Poly-ADP-Ribose-Polymerase (PARP)** wirkt (☞ Kap. 9.4.1.). Auf Grund ihrer Ankyrindomäne bezeichnet man dieses, die Telomerase kontrollierende, Enzym als *Tankyrase*. Sie hat die Funktion, die Länge der Telomeren zu kontrollieren. Die Tankyrase modifiziert sich selbst sowie ein weiteres Protein, das TRF1 (Abk. des telomerspezifischen DNA-bindenden Faktors), indem es an seinem eigenen Molekül und an TRF1 eine Poly-ADP-Ribosekette unter NAD^+-Verbrauch bildet. Im unmodifizierten, Poly-ADP-ribosefreien Zustand, ist TRF1 fest an die Telomeren der Chromosomen gebunden und blockiert so die Wirkung der Telomerase (☞ Abb. 9.21). Poly-ADP-ribosyliertes TRF1 hingegen hat keine Affinität zur Telomer-DNA. Sie löst sich von dieser ab und gestattet dadurch der Telomerase Zugang zu den Telomerenden, so daß diese verlängert werden können.

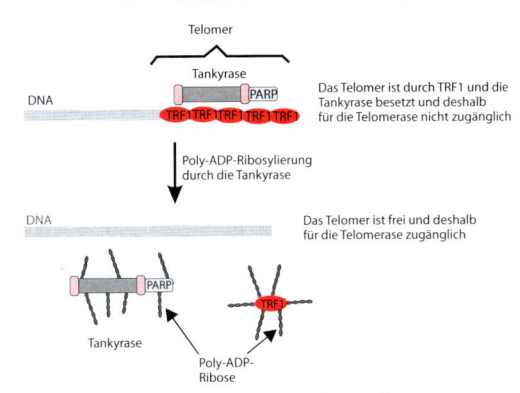

Abb. 9.21: Die Wirkungsweise der Tankyrase.

Es besteht ein Zusammenhang zwischen Telomerenlänge, Zellalterung und Teilungsrate. Tumorzellen, die durch eine starke Proliferation ausgezeichnet sind und die Eigenschaft der Immortalität (Unsterblichkeit) besitzen, weisen längere Telomeren an ihren Chromosomen als normale Zellen auf. In normalen Zellen verkürzen sich die Telomeren bei jeder Zellteilung. Diese Verkürzung verursacht einen Teilungsstopp und eine Alterung der Zellen (☞ Abb. 9.22). Erst nach der Expression der Telomerase, die in den meisten postembryonalen Zellen des Menschen reprimiert ist, sind die Zellen in der Lage, ihre Telomeren zu verlängern und sich weiter zu teilen. Bei Krebszellen ist die Telomerase stets in hoher Aktivität nachweisbar. Dadurch zerstören die Krebszellen ihre Zellteilungsuhr, mit dem Ergebnis, daß sie kein Zellaltern erleiden, sondern unbegrenzte Teilbarkeit erlangen.

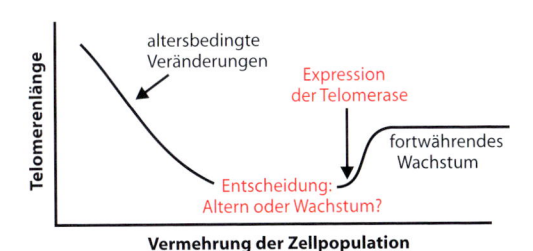

Abb. 9.22: Modell zum Verständnis der Beziehungen zwischen der Telomerenlänge und der Alterung von Zellen.

9.5.1.8. DNA-Methylasen und DNA-Demethylasen

Wie andere Makromoleküle (Proteine, RNA) ist auch die DNA postsynthetischen Modifizierungen unterworfen. Eine davon ist ihre enzymatische Methylierung, die vor allem in der Methylierung von Cytosin am C-Atom 5 zu 5-Methylcytosin besteht (☞ Formel in Kap. 4.). Die hierfür verantwortlichen Enzyme sind die *DNA-Methyltransferasen* oder *DNA-Methylasen*, die alle *S-Adenosylmethionin* als *Methyldonor* brauchen (☞ Kap. 18.). Die methylierte Sequenz ist stets 5-Methyl-CpG, d.h. das methylierte Cytosindesoxynucleotid wird 3' von einem Guanindesoxynucleotid gefolgt. *Methylierte* bzw. *methylierbare* Cytosine treten paarweise in den entgegengesetzt verlaufenden Strängen der DNA-Doppelhelix auf. Die *Transcriptionsgeschwindigkeit* methylierter Gene ist kleiner als die unmethylierter Gene, so daß die *Demethylierung* von Genen zur *Aktivierung* ihrer *Transcription* führt. Dies ist vor allem für die Embryonalentwicklung von großer Bedeutung. Unmittelbar nach der Befruchtung kommt es in der Eizelle zu einer massiven Demethylierung der DNA und damit zu einer Steigerung der Genexpression. Nach der Implantation des Embryos in den Uterus wird das Methylierungsmuster der DNA Schritt für Schritt wiederhergestellt. CpG-Sequenzen, die man in den Promotoren von Genen findet, die Enzyme des *Grundstoffwechsels* codieren ("housekeeping" genes), bleiben unmethyliert. Die *DNA-Demethylasen* demethylieren 5-Methylcytosin unter Wasseraufnahme zu Cytosin und Methanol. Die dabei gebildete Methanolmenge ist so gering, daß von ihr keine toxischen Wirkungen ausgehen.

> **Genetisches Imprinting:**
> Als *genetisches Imprinting* (genetische "Prägung") bezeichnet man einen *epigenetischen Vorgang* ("epigenetisch" ☞ Kap. 14.), durch den bestimmte Chromosomenabschnitte in der männlichen und weiblichen Keimbahn spezifisch markiert werden, so daß es zu einer Expression entweder des väterlichen oder des mütterlichen Allels eines bestimmten Gens kommt. Die Markierung erfolgt in diesen Genen durch die elternspezifische (d.h. entweder väterlich oder mütterlich bestimmte) Methylierung von CpG-Dinucleotiden am 5-C-Atom des jeweiligen Cytosinrestes. Dies führt zu Unterschieden im väterlichen und mütterlichen Genom und zu einer unterschiedlichen Expression bestimmter Gene. Als Gene mit *genetischer Prägung* wurden die des *insulinähnlichen Wachstumsfaktors* (IGF-II) und seines *Receptors* identifiziert. Man schätzt, daß im Säugetiergenom etwa 100 bis 200 Gene dem genetischen Imprinting unterliegen. Im Bereich q11-q13 des Chromosoms 15 wurden fünf solcher Gene identifiziert. Man hat einige Erkrankungen des Menschen als *Imprintingfehler* erkannt, die zu einem Funktionsverlust geprägter Gene führen. Ein Beispiel ist das *Prader-Willi-Syndrom*, das auf einem Imprinting-Defekt auf dem väterlichen Chromosom 15 beruht und zu einem *dysgenitalen Minderwuchs* mit *Adipositas* und *Diabetes mellitus* führt.

9.6. Reparaturen an der DNA

Die Erbanlagen unterliegen ständig chemischen und physikalischen Einflüssen von außen (ionisierende Strahlung, chemische Veränderungen, z.B. Alkylierung oder Oxidation), die entweder zur Modifikation oder zum Verlust einzelner Basen oder auch zu weitergehenden Veränderungen in der DNA führen können. Schätzungen ergaben, daß die DNA des Menschen in 24 Stunden etwa 10.000 Schädigungen erleidet. Da die in der DNA gespeicherte Information nicht ersetzbar ist, die Unversehrtheit der in der DNA enthaltenen Information also unbedingt gewährleistet sein muß, besitzen die Zellen hocheffektive *DNA-Reparatursysteme*. Viele Schäden können nur deshalb repariert werden, weil die genetische Information in beiden DNA-Strängen gespeichert ist, so daß bei Schädigung eines Stranges der komplementäre Strang als

Vorlage zur Reparatur des geschädigten Stranges dienen kann. Die möglichen chemischen Veränderungen an der DNA sind sehr groß, so daß die Zelle mit einem umfangreichen Arsenal von DNA-Reparatursystemen ausgestattet sein muß. Die DNA-Reparatursysteme bewirken, daß nur etwa ein Tausendstel aller eintretenden DNA-Schäden zu einer bleibenden DNA-Veränderung (Mutation) führen. Die in einer Zelle verfügbaren *Reparatursysteme* sind 1. *Fehlpaarungsreparatur*, 2. *Basenexcision*, 3. *Nucleotidexcision*, 4. *direkte Reparatur*, 5. *Reparatur von DNA-Doppelstrangbrüchen und DNA-Einzelstranglücken*.

Bei Defekten in den DNA-Reparatursystemen kommt es zu einer Anhäufung von Mutationen, die tiefgreifende genetische Veränderungen einer Zelle nach sich ziehen und zu ihrem Tod oder ihrer bösartigen Entartung, d.h. zur Bildung einer Krebszelle, führen können.

9.6.1. Fehlpaarungsreparatur

Diese setzt bei einer falschen Basenpaarung ein, die im Verlauf der Replikation der DNA (wenn der Fehler von den DNA-Polymerasen nicht bemerkt wurde) oder durch chemische Veränderung einer Base eintreten kann. Als Beispiel sei die Reparatur der Fehlpaarung A···C besprochen (☞ Abb. 9.23). Hierzu muß das Reparatursystem zwischen dem Matrizenstrang und dem neusynthetisierten Strang unterscheiden können. Die Unterscheidung der beiden DNA-Stränge wird dadurch möglich, da zwischen zwei Zellteilungen *Adeninreste*, die in bestimmten Palindromen (5'-GATC-3' bzw. 3'-CTAG-5') lokalisiert sind, durch die *Dam-Methylase* (in *E. coli* durch das "defective adenine methylation gene" codiert) an der Aminosäure ihres C-Atoms 6 (als N^6 bezeichnet) methyliert werden. Nach der DNA-Replikation sind die Tochterstränge vorübergehend unmethyliert, unterscheiden sich also in dieser Hinsicht von den parentalen DNA-Strängen. Diesen Unterschied nutzt das Fehlpaarungsreparatursystem aus, indem es selektiv den unmethylierten Tochterstrang repariert. In der Nähe der fehlgepaarten Base spaltet eine Endonuclease den unmethylierten (Tochter-)Strang auf und markiert ihn auf diese Weise für die Reparatur. Danach wird die Doppelhelix an dieser Stelle durch eine Helicase in zwei Einzelstränge aufgelöst und der fehlerhafte Strang ein Stück über die falsche Paarungsstelle hinweg durch eine Exonuclease von 3'→5' abgebaut. Dann wird die Lücke durch ein Stück neue DNA unter Katalyse der *DNA-Polymerase III* und Einbau der richtigen komplementären Base (G in Abb. 9.23) vom 3'-OH der Spaltstelle zum 5'-P der Lücke ergänzt und die Kettenenden danach durch eine *DNA-Ligase* wieder kovalent verbunden.

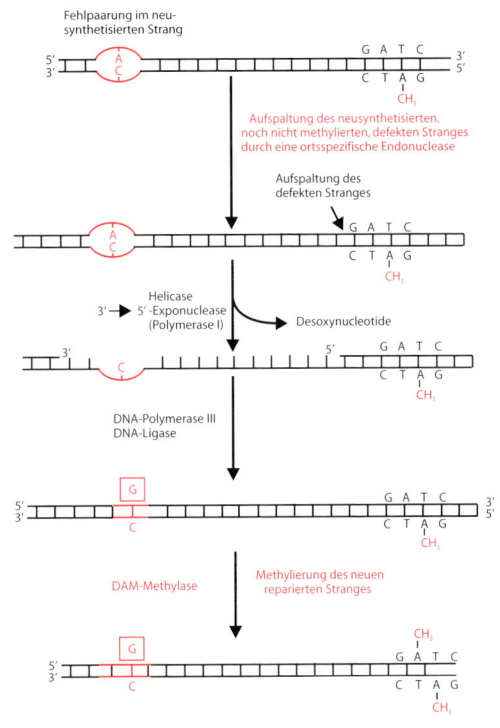

Abb. 9.23: Fehlpaarungsreparatur.

Fehlpaarungsdefekte und vererbbare Krebsanfälligkeit. Der *hereditäre nichtpolypöse Dickdarmkrebs* ist sehr wahrscheinlich auf einen *Defekt* im *Fehlpaarungsreparatursystem* zurückzuführen. Diese Erkrankung setzt im frühen Lebensalter ein und wird mit hoher Penetranz autosomal dominant vererbt. Während Dickdarmtumoren die häufigste Erscheinungsform dieses Defektes ist, äußert sich der Defekt auch in Tumoren des Endometriums und der Ovarien. Bisher wurden fünf menschliche Gene kloniert, die *Fehlpaarungsreparaturproteine* codieren. Ihre Mutanten führen zur Ausbildung von Tumoren. Ein Gen davon befindet sich auf Chromosom 2, ein anderes auf Chromosom 3. Beide Loci weisen klare Zusammenhänge mit den genannten Krebserkrankungen auf.

9.6.2. Reparatur durch Basenexcision

Bei einer DNA-Schädigung infolge der *Desaminierung* von *Cytosin* zu *Uracil* oder von *Adenin* zu *Hypoxanthin* setzt ein Reparaturprozeß ein, der durch eine *Basenexcision* gekennzeichnet ist. In der menschlichen DNA entstehen durch Desaminierung von Cytosin täglich mehrere Hundert Uracilreste, die, wenn sie nicht wieder entfernt werden, zur Entstehung von Tumoren Anlaß geben können. Cytosin paart mit Guanin, sein Desaminierungsprodukt Uracil aber mit Adenin. Falls dieser Schaden nicht erkannt und repariert wird, würde in der nächsten Replikationsrunde Adenin mit Thymin paaren und so eine *Transition* von G-C nach A-T eintreten. Solche an den Basen der DNA eintretenden Veränderungen werden durch eine Klasse von Enzymen erkannt und repariert, die die veränderte Base aus der DNA durch hydrolytische Spaltung der N-glycosidischen Bindung zwischen der Base und dem Desoxyribosylrest entfernt. Man nennt diese Enzyme *DNA-Glycosylasen* (☞ Abb. 9.24). Eine *Uracil-DNA-Glycosylase* spaltet unerwünschtes, durch Desaminierung von Cytosin entstandenes, *Uracil* von der DNA ab. Danach spaltet eine spezifische *Endonuclease* den betreffenden Strang auf und eine *5'→3'-Exonuclease* entfernt die schadhafte Stelle, die dann durch die *DNA-Polymerase* mit dem richtigen Nucleotid wieder aufgefüllt wird. Die *DNA-Ligase* verbindet dann die freien Enden miteinander. Die Uracil-DNA-Glycosylase ist sehr spezifisch auf Uracilreste in der DNA eingestellt, sie entfernt weder Uracil aus der RNA noch Thymin aus der DNA. Die durch die Desaminierung von Cytosin in der DNA erfolgende Bildung von Uracil ist vielleicht der Grund dafür, daß die *DNA anstelle* von *Uracil* die Base *Thymin* enthält. Enthielte die DNA auch normalerweise Uracil, würde die Umwandlung von Cytosin nach Uracil nicht erkannt werden und die DNA verlöre ihre genetische Stabilität.

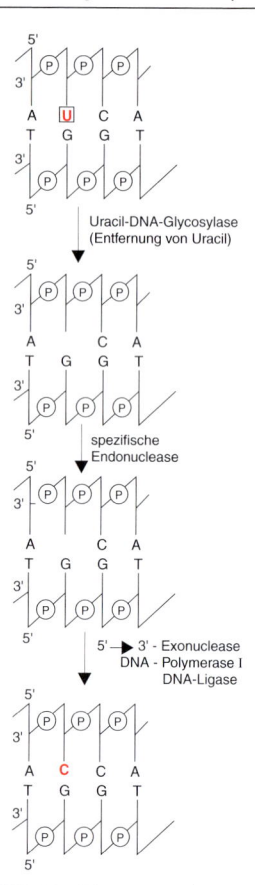

Abb. 9.24: Basenexcisionsreparatur.

Auch das in der DNA durch sauerstoffhaltige Radikale aus Guaninresten entstehende 8-Oxyguanin wird durch eine Glycosylase, die *8-Oxyguanin-DNA-Glycosylase*, entfernt. Danach wird die Schädigung, wie besprochen, repariert. Geschieht dies nicht, erfolgt bei der Replikation eine Fehlpaarung, so daß Oxy-G durch Paarung mit A zu einer *T-A-Transversion* führt. Dies ist eine häufige *somatische Mutation* in menschlichen Krebszellen.

9.6.3. Reparatur durch Nucleotidexcision

Im Falle von DNA-Schäden, die deren Doppelhelixstruktur stark deformieren, kommt es zu einer *Nucleotidexcision*. Als Beispiel sei die *Excision* eines *Thymindimers* besprochen (☞ Abb. 9.25). Ein Thymindimer kann durch Einwirkung ultravioletter Strahlung entstehen, die eine kovalente Verbindung zwischen zwei benachbarten Thyminmolekülen bewirkt. Da ein Thymindimer die Doppelhelixstruktur stark stört, blockiert es die Replika-

9.6.4. Das *Xeroderma pigmentosum* und verwandte Erkrankungen

tion und die Transcription der DNA und führt so zu tiefgreifenden Zellschädigungen. Bei *Prokaryonten* sind mindestens drei Enzymaktivitäten zur Behebung dieses Schadens erforderlich:

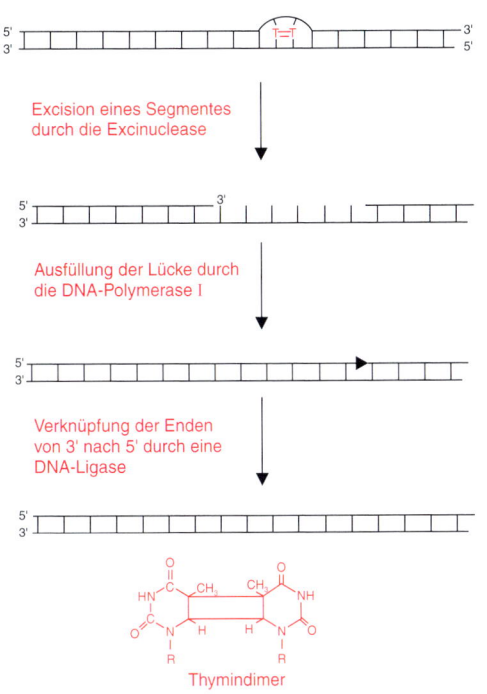

Abb. 9.25: Nucleotidexcisionsreparatur mit Formel des Thymindimers.

1. nach Erkennung des Schadens wird der schadhafte Strang durch eine *Excisionsnuclease* ("*Excinuclease*") an zwei Stellen gespalten und so ein aus 12 Nucleotiden bestehendes, die schadhafte Stelle enthaltendes Oligonucleotid entfernt (acht seiner Nucleotide befinden sich auf der 5'-Seite, d.h. *vor* dem Schaden und vier auf der 3'-Seite der schadhaften Stelle, also *nach* dem Schaden)

2. danach füllt die *DNA-Polymerase I* die Lücke auf, indem sie von dem 3'-Ende des eingeschnittenen Stranges und mit dem ungeschädigten Strang als Matrize das fehlende Oligonucleotid synthetisiert

3. schließlich werden die beiden aufeinander treffenden Enden (3'-OH und 5'-P) durch die *DNA-Ligase* verknüpft.

Bei *Eukaryonten* sind an der *Nucleotidexcisionsreparatur* die Proteine von etwa 30 Genen beteiligt. Ihre Erforschung beim Menschen wurde durch die Entdeckung stimuliert, daß die Mehrheit der Formen einer *autosomal recessiv vererbbaren Hautkrankheit* mit einem *hohen Krebsrisiko*, das *Xeroderma pigmentosum*, auf einem *vererbbaren Defekt* im System der *Nucleotidexcisionsreparatur* beruht. Diese Entdeckung zeigt einprägsam, daß beim Menschen intakte Reparatursysteme die Entstehung bestimmter Krebsarten verhindern, genetisch defekte Reparatursysteme aber zu Tumoren führen können. Deshalb werden die DNA-Reparaturgene auch als *Tumorsuppressorgene* klassifiziert. Die an *Xeroderma pigmentosum* leidenden Kranken sind extrem empfindlich gegen Sonnenlicht. Es kommt bei ihnen zur Bildung von *Thymindimeren*, die infolge eines Defektes im *DNA-Nucleotidexcisionsreparatursystem* nicht entfernt werden können. Auf den dem Sonnenlicht ausgesetzten Hautpartien treten tiefgreifende Veränderungen ein (Austrocknen der Haut, Hautatrophie, Entstehung von Keratosen, Bildung von Geschwüren, auch an den Augenlidern und an der Cornea), die zu schweren Entzündungen führen. Es entwickeln sich *bösartige Geschwülste* (*Hautkrebs*), die stark metastasieren und häufig vor dem dreißigsten Lebensjahr zum Tode der Patienten führen. Das Xeroderma pigmentosum ist sehr häufig begleitet von *progressiver neurologischer Degeneration*, *Demyelinisierung* und *Schäden* in der *Synthese* von *Myelinproteinen* sowie von *Wachstumsstörungen* und *Störungen* in der *Sexualentwicklung*.

Neben dem *Xeroderma pigmentosum* gibt es zwei weitere Erkrankungen, die durch Überempfindlichkeit gegen UV-Licht gekennzeichnet sind, das *Cockayne-Syndrom* (Zwergwuchs, Verlust des Fettgewebes, mentales Zurückbleiben, Netzhautatrophie, Katarakt, Gehstörungen, faßförmiger Thorax und lange Wirbelkörper) und die *Trichothiodystrophie* (sprödes, brüchiges, schwefelarmes Haar, verminderte Körperlänge, mentale Retardation und Ichthyosis [Fischschuppenkrankheit]). Auch diese beiden Erkrankungen weisen genetisch bedingte Defekte im *DNA-Reparatursystem* auf. Aus der bisherigen Kenntnis von *sieben* unterscheidbaren Formen von *Xeroderma pigmentosum* sowie von *zwei* Gruppen des *Cockayne-Syndroms* und von *drei* Gruppen der *Trichothiodystrophie*, kann man ableiten, daß bei diesen Erkrankungen wenigstens *zwölf Gene* der *Nucleotidexcisionsreparatur* defekt sein können. Ihre Erforschung führte zu wichtigen Erkenntnissen im Mechanismus dieses Reparaturtyps und seiner Defekte beim Menschen (☞ Abb. 9.26). Der Schaden in der DNA, das Auftreten eines Thymindimers, wird durch das Zusammenwirken von zwei Proteinen, dem XPA-Protein (XP von Xeroderma pigmentosum) und dem Replikationsprotein A (RPA) erkannt (☞ Kap. 9.5.1.6.). XPA bindet mit einer Zinkfinger-Domäne (☞ Kap. 11.) und einer weiteren Einzelstrang-DNA-Bindungsregion in seinem Molekül an die lädierte DNA-Sequenz. Mit anderen Domänen bindet das XPA-Protein das RPA sowie den *Transcriptionsfaktor TFIIH* und einige Helicasen. *TFIIH* ist unentbehrlich sowohl für die *Nucleotidexcision* als auch für die *Transcription* (☞ Kap. 11.). Es enthält *neun Untereinheiten*, darunter XPB und XPD, die beide Helicasen mit entgegengesetzten Arbeitsrichtungen sind. Da ein Transcriptionsfaktor an diesem Reparaturvorgang mitwirkt, spricht man von einer *transcriptionsgekoppelten Reparatur*. An der durch die zwei Helicasen geöffneten Doppelhelix wird der geschädigte Strang durch zwei Endonucleasen aufgespalten, von denen die eine in 5'→3'-, die andere in 3'→5'-Richtung wirkt. Dadurch wird ein DNA-Segment von 19 Nucleotiden, das die schadhafte Stelle enthält, entfernt. Die entstandene Lücke wird durch die DNA-Polymerase ε, zusammen mit dem Replikationsfaktor C und dem PCNA (☞ Kap. 9.5.1.6.), aufgefüllt und durch die DNA-Ligase geschlossen. Bei *Xeroderma pigmentosum* wurden Mutationen in den Proteinen XPA, XPB und XPD sowie in einigen weiteren Untereinheiten von TFIIH nachgewiesen. Je nachdem welches der Gene betroffen ist, ist das Reparatursystem unfähig, entweder die schadhafte Stelle in der DNA zu erkennen oder die DNA an dieser Stelle partiell zu entwinden oder die schadhafte Stelle herauszuschneiden.

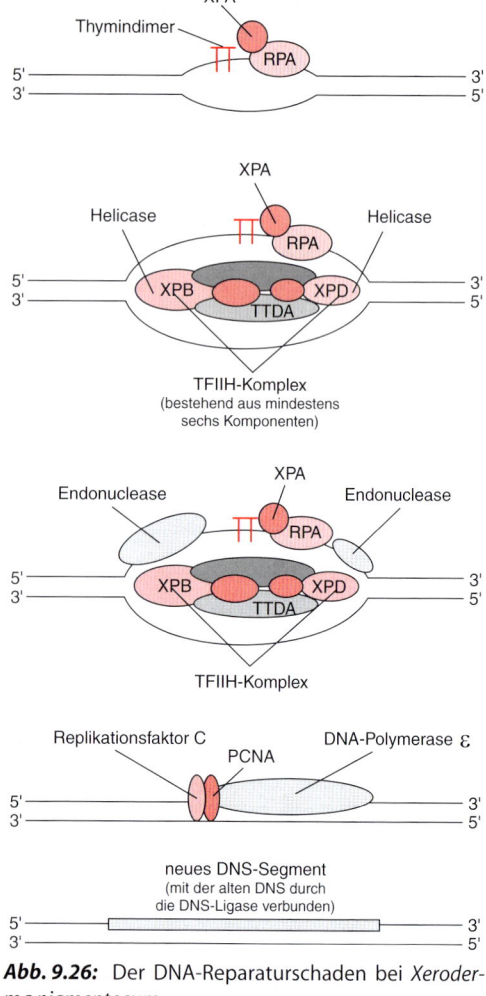

Abb. 9.26: Der DNA-Reparaturschaden bei *Xeroderma pigmentosum*.

In verschiedenen *Trichothiodystrophie-Familien* wurden im TFIIH-Protein drei mutierte Untereinheiten gefunden: XPD; XPB und TTDA. Die Arbeiten zur Aufklärung der genetischen Defekte dieser drei Erkrankungen ergaben, daß alle Untereinheiten des Transcriptionsfaktors TFIIH für das Nucleotidexcisionssystems benötigt werden. Damit wurde erkannt, daß *TFIIH an zwei Basisfunktionen* im genetischen System beteiligt ist, nämlich an der *DNA-Reparatur* und der *DNA-Transcriptionskontrolle*. Je nachdem, welche Strukturdomänen in den Proteinkomponenten von TFIIH mutiert sind, weist die Erkrankung entweder ein defektes Reparatursystem mit Tumorbildung auf (*Xeroderma pigmentosum*) oder sie ist vorwiegend ein "Transcriptionssyndrom" (*Trichothiodystrophie*).

Das *Xeroderma pigmentosum variant* (XP-V) beruht auf einem Defekt im Gen der DNA-Polymerase η. Die XP-V-Zellen enthalten ein normales DNA-Excisionsreparatursystem, sind aber nicht in der Lage, UV-geschädigte DNA fehlerfrei zu replizieren. Als Ursache wurde ein Defekt im Gen der *DNA-Polymerase η* (eta), festgestellt. Die DNA-Polymerase η ist beim Gesunden in der Lage, UV-geschädigte DNA, die Thymindimere enthält, fehlerfrei zu replizieren, d.h. in den neusynthetisierten Tochterstrang zwei Adeninnucleotide komplementär zum Thymindimer korrekt einzubauen und so den Schaden zu umgehen (☞ Abb. 9.27). Die *DNA-Polymerase η* gehört in eine größere Familie von *Eu-* und *Prokaryontenproteinen*, die man als als *Schaden-Bypass-Replikationsproteine* bezeichnet. Die DNA-Polymerase η ist bei XP-V mutiert und nicht in der Lage, UV-geschädigte DNA zu replizieren. Diese Aufgabe übernimmt dann eine andere DNA-Polymerase, die DNA-Polymerase ζ (zeta). Diese vermag auch thymindimerhaltige, UV-geschädigte DNA zu replizieren. Im Gegensatz zur normalen DNA-Polymerase η, deren Syntheseprodukt fehlerfrei ist, ist der durch die DNA-Polymerase ζ synthetisierte Strang jedoch fehlerhaft (in Abb. 9.27 baut die DNA-Polymerase ζ anstelle von AA ein AC-Dimer ein). Da bei XP-V die fehlerfrei arbeitende Bypass-DNA-Polymerase η mutiert ist, wird die UV-geschädigte DNA durch die fehlerproduzierende DNA-Polymerase ζ repliziert und dadurch wird ein fehlerhaftes Replikat der UV-geschädigten DNA produziert. Dies ist die Ursache für die Entstehung der Variantform des Xeroderma pigmentosum.

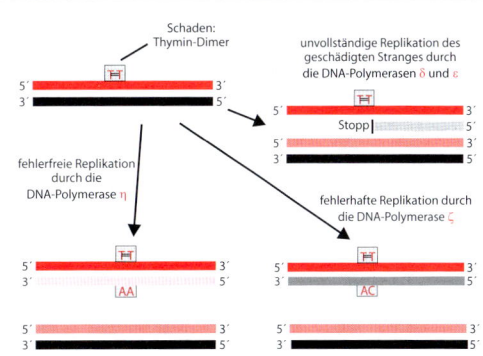

Abb. 9.27: Die Wirkungen der fehlerfrei arbeitenden Bypass-DNA-Polymerase η und der fehlerhaft arbeitenden Bypass-DNA-Polymerase ζ bei der Replikation einer UV-geschädigten, thymindimerhaltigen DNA-Matrize; die normale DNA-Polymerase η produziert eine fehlerfreie Kopie der geschädigten DNA-Matrize, die DNA-Polymerase ζ hingegen liefert eine fehlerhafte Kopie.

9.6.5. Direkte Reparatur

Manche Schäden in der DNA bedürfen nicht der Entfernung einer Base oder eines Nucleotids, sondern können direkt repariert werden. Als Beispiel sei die "Ausbesserung" eines O^6-*methylierten Guaninrestes* besprochen (☞ Abb. 9.28). Dieses kann durch Alkylierung entstehen und ist häufig Anlaß zu einer stark mutagenen Schädigung, da sich O^6-Methylguanin vorzugsweise mit Thymin anstelle von Cytosin paart. Die Reparatur erfolgt durch die O^6-*Methylguanin-DNA-Methyltransferase*, die eigentlich kein Enzym, sondern ein *Methylacceptorprotein* ist. Bei seiner Methylierung wird es inaktiviert.

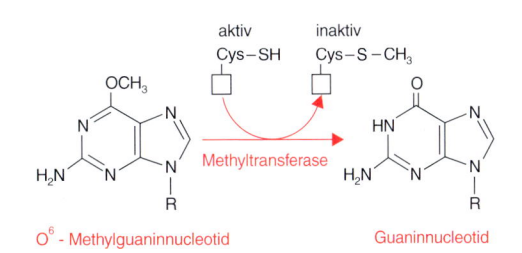

Abb. 9.28: Direkte Reparatur.

9.6.6. DNA-Reparatur und Krebschemotherapie durch Cisplatin

Cisplatin [*cis*-**D**iammin-**d**ichloro-**p**latin(II), *cis*-DDP] ist ein vor allem gegen Ovarial-, Brust- und Hodentumoren eingesetztes Krebschemotherapeutikum, dessen Wirkung in einer DNA-

Schädigung besteht (☞ Abb. 9.29). Das *Cisplatin* und andere Platinkomplexe, *nicht aber Transplatin*, werden kovalent an die N^7-Atome benachbarter *Guaninreste* gebunden, wodurch monofunktionelle Adducte gebildet werden sowie Intrastrang- und Interstrang-Vernetzungen eintreten (☞ Abb. 9.30). Dadurch werden die Replikation und Transcription der DNA unterbunden. Die Anwendung von Cisplatin wird durch zwei Probleme begrenzt, das eine ist seine hohe *Toxizität*, das andere ist die *Cisplatinresistenz*, die vor allem bei Ovarialtumoren eintreten kann. Es gibt eine *erworbene* (bei einer Cisplatintherapie) und eine *intrinsische Cisplatinresistenz*. Eine Zelle ist dann *resistent* gegen Cisplatin, wenn ihre DNA-Reparatursysteme die Cisplatin-DNA-Addukte erkennen und durch Reparatur beseitigen. Tumorzellen mit einem geschädigten Nucleotidexcisions-Reparatursystem, z.B. Zellen von Patienten mit *Xeroderma pigmentosum* oder Zellen von Patienten mit einer *Fanconi-Anämie* (Verminderung aller zirkulierenden Blutzellen, multiple Entwicklungsstörungen, Neigung zu myeloischer Leukämie als Folge eines Defektes im DNA-Reparatursystem; Erkrankung mit recessiv-autosomalem Erbgang) zeigen eine sehr hohe Empfindlichkeit gegen Cisplatin, da diese nicht in der Lage sind, die Cisplatin-DNA-Adducte zu beseitigen. Daraus resultiert die cytotoxische Wirkung des Cisplatins. Eine bedeutende Rolle in der zellulären Antwort, insbesondere im Hinblick auf die Empfindlichkeit einer Zelle gegen die gebildeten Cisplatin-DNA-Adducte, spielen die *HMG-Proteine* ("High-Mobility-Proteine") des Zellkernes. Diese Proteine verfügen über eine oder mehrere sehr bewegliche Proteindomänen, durch die sie an die Cisplatin-DNA-Adducte binden und dadurch dem DNA-Reparatursystem den Zugang zu den Cisplatin-DNA-Addukten verwehren. Dadurch verhindern sie deren Reparatur ("Reparaturabschirmung" in Abb. 9.31), so daß das Addukt erhalten bleibt und die Replikation und Transcription der DNA blockiert werden. Dadurch vermitteln die HMG-Proteine die Antitumoreigenschaften des Cisplatins. Gleichzeitig ist dies aber auch die Ursache für seine hohe Cytotoxizität gegenüber gesunden Zellen.

Abb. 9.29: Cisplatin (hochwirksam) und Transplatin (unwirksam).

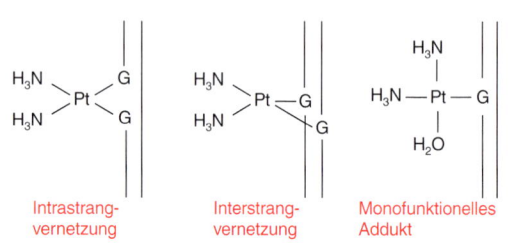

Abb. 9.30: Intrastrang- und Interstrangvernetzungen sowie monofunktionelle Adductbildung durch Cisplatin.

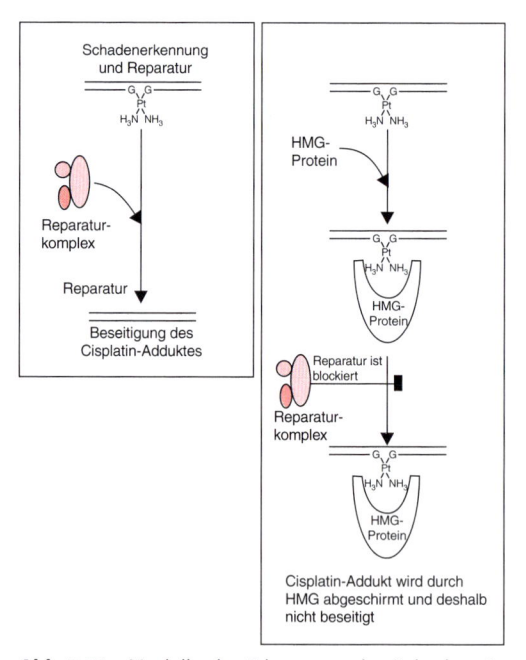

Abb. 9.31: Modelle der Erkennung des Schadens in der DNA und seiner Reparatur sowie der Reparaturabschirmung bei Anwendung von Cisplatin in der Krebschemotherapie.

9.6.7. Die DNA-Replikation und DNA-Reparatur in Mitochondrien

Die mitochondriale DNA bildet eine circuläre Doppelhelix (☞ Kap. 8.2.2.), deren Replikation, sowohl ihres Leit- als auch ihres Folgestranges, durch die DNA-Polymerase γ erfolgt. Die Synthese der RNA-Primer wird durch eine DNA-Primase katalysiert. Infolge ihres oxidativen Stoffwechsels sind die Mitochondrien sehr dem Angriff von Sauerstoffradikalen ausgesetzt. Da die meisten Sauerstoffradikale (reactive oxygen species [ROS]) bei mitochondrialen Oxidationsprozessen als unerwünschte Nebenprodukte gebildet werden, weist die mtDNA einen höheren Grad an oxidativer Schädigung als die Kern-DNA auf. Deshalb ist die Mutationsrate ihrer DNA sehr hoch. Sie beträgt mindestens das 10fache der Kern-DNA. Die ROS bewirken in der DNA eine Modifikation und Abspaltung von Basen, Schäden an der Desoxyribose sowie Einzel-und Doppelstrangbrüche. Mitochondrien sind in der Lage, DNA-Reparaturvorgänge durchzuführen und oxidative Schäden, z.B. Strangbrüche, zu beheben. *Menschliche Mitochondrien* besitzen ein *Basenexcisionsreparatur-*, jedoch *kein Nucleotidexcisionsreparatursystem*, d.h. sie sind nicht in der Lage, UV-induzierte Thymindimere zu entfernen. Cisplatin-DNA-Addukte können durch einen mitochondrialen *Rekombinationsreparaturmechanismus* entfernt werden.

9.7. Genetische Rekombination

Unter *genetischer Rekombination* wurde ursprünglich der anscheinend zufällig verlaufende *Austausch* von Teilen zwischen *zwei homologen Chromosomen* im Verlauf der Meiose verstanden (*Crossing-over*). Heute faßt man darunter alle die Prozesse zusammen, die zu einer *Neukombination* von Erbanlagen als Folge von Wechselwirkungen zwischen zwei DNA-Molekülen führen. Die genetische Rekombination ist an der Entstehung von genetischen Unterschieden innerhalb einer Art beteiligt und sorgt für die Aufrechterhaltung der genetischen Stabilität durch Mitwirkung an der DNA-Reparatur. Der durch Rekombination erfolgende Austausch von Nucleinsäuresequenzen spielt eine beträchtliche Rolle in der Evolution, da durch sie relativ rasch ein größerer Bereich von Phänotypen für die natürliche Selektion geschaffen wird, als dies durch Mutationen allein möglich ist. Bei der *allgemeinen (homologen) Rekombination* sind die ausgetauschten DNA-Abschnitte ziemlich lang und untereinander homolog. *Die homologe Rekombination* wird von Enzymen katalysiert, die *keine Ortspezifität* für eine bestimmte Basenfolge in der Ziel-DNA aufweisen. Bei der *ortsspezifischen Rekombination* hingegen kommt es zum Einbau kurzer DNA-Abschnitte in *bestimmte* Positionen eines Chromosoms.

Das zentrale Zwischenstadium der homologen Rekombination ist die DNA-Vierwegverbindung. Die *homologe Rekombination* geht in folgenden Schritten vor sich (☞ Abb. 9.32):

1. es lagern sich zwei *homologe DNA-Doppelhelices* bzw. zwei *homologe Chromosomen* aneinander

2. je ein Strang der beiden Doppelhelices wird durch eine *DNA-Endonuclease* gespalten (Entstehung von *Strangbrüchen*)

3. jeweils ein Ende der beiden aufgespaltenen DNA-Ketten penetriert die Doppelhelix der homologen DNA und tritt mit dem in Schritt 2 entstandenen Strangende der homologen DNA-Sequenz in Wechselwirkung (*Crossing-over*); die Kettenenden werden untereinander *kovalent* durch eine *DNA-Ligase* verbunden (*Vierweg-oder Holliday-Verbindung*)

4. die Rekombination schreitet fort, indem die *Kreuzungsstelle* entlang der beiden Doppelhelices wandert

5. das Zwischenprodukt der Rekombination, die *Vierwegverbindung* (E), kann am *Kreuzungspunkt* auf zwei verschiedene Arten gespalten werden, nämlich an s und p, deren Enden anschließend durch eine DNA-Ligase zusammengefügt werden; daraus resultieren jeweils zwei Paare unterschiedlich rekombinierter DNA-Stränge (☞ Abb. 9.32).

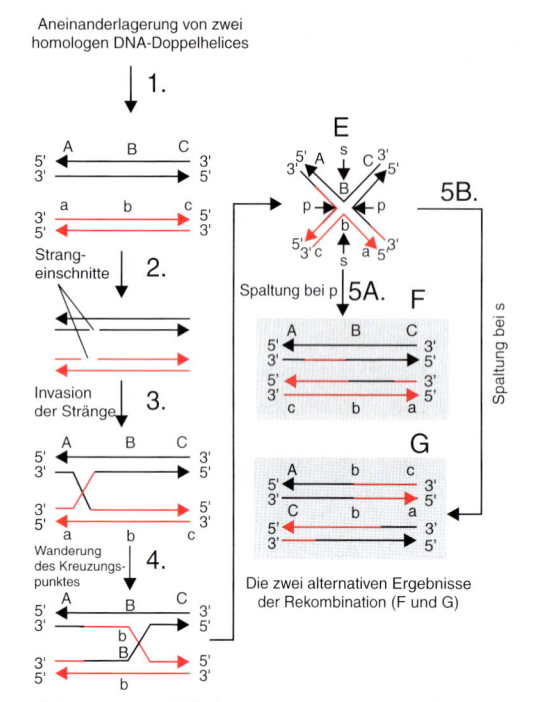

Abb. 9.32: Modell der genetischen Rekombination mit der DNA-Vierweg-Verbindung als zentralem Zwischenstadium der homologen Rekombination.

An der homologen Rekombination sind die Rekombinatiosfaktoren RecA, Rad51 und RPA sowie Rad52 und Rad54 beteiligt. Die Rekombination setzt voraus, daß die jeweils *übertretende DNA einzelsträngig* ist, d.h. zusätzlich zu der bereits besprochenen Endonucleasewirkung muß auch eine *Entwindung* der DNA-Doppelhelix stattfinden. Hierzu sind bei *Bakterien* verschiedene *Rekombinationsfaktoren* (die Proteine RecB und RecC) wichtig, die eine ATP-getriebene Entwindung der Doppelhelix durchführen. Ein anderes Protein, *RecA*, bindet an eine Region der einzelsträngigen DNA und sucht die andere DNA-Doppelhelix rasch nach einer homologen Sequenz ab, die komplementär zu der einzelsträngigen DNA ist, so daß deren Paarung erfolgen kann. Dann kommt die Wanderung der Kreuzung in Gang, durch die sich der Strangaustausch fortsetzt. Auch das *RecA-Protein* braucht für seine Tätigkeit Energie, die durch ATP-Hydrolyse bereitgestellt wird. RecA ist ein aus 352 Aminosäuren bestehendes, multifunktionelles Enzym, das bei der Rekombination sowie bei DNA-Reparaturvorgängen, die auf Rekombinationsvorgängen beruhen, und bei der SOS-Reparatur (s.u.) eine Schlüsselrolle spielt. Dabei binden mehrere RecA-Moleküle an das einzelsträngige DNA-Segment und bilden um dieses herum ein helixartig gewundenes RecA-Polymer aus. Dieser Einzelstrang-DNA-RecA-Komplex vermag doppelsträngige DNA zu binden und diese nach homologen Abschnitten abzusuchen. Wenn RecA ein homologes Segment doppelsträngiger DNA von etwa 30-50 Basenpaaren gefunden hat, beginnt die Rekombination, indem der DNA-Einzelstrang in den Doppelstrang penetriert und danach die Rekombination voranschreitet.

Das Gegenstück von RecA, das beim Menschen die gleichen Funktionen wie RecA in Prokaryonten ausübt, ist das Protein *Rad51* (☞ Abb. 9.33). Dieses fördert auf dieselbe Weise wie RecA bei Prokaryonten die Paarung homologer DNA-Segmente und den DNA-Strangaustausch. An der Bildung des Komplexes von Rad51 mit einzelsträngiger DNA ist das **R**eplikations**p**rotein **A** (RPA) beteiligt. Die Bindung von Rad51 und RPA an die einzelsträngige DNA wird beim Menschen durch wenigstens zwei weitere Proteinfaktoren, Rad52 und Rad54, begünstigt. Diese beteiligen sich am Suchvorgang nach homologer DNA, erleichtern dadurch den Strangaustausch zwischen der geschädigten und der homologen DNA und helfen mit, die Rekombination zu starten.

9.7. Genetische Rekombination

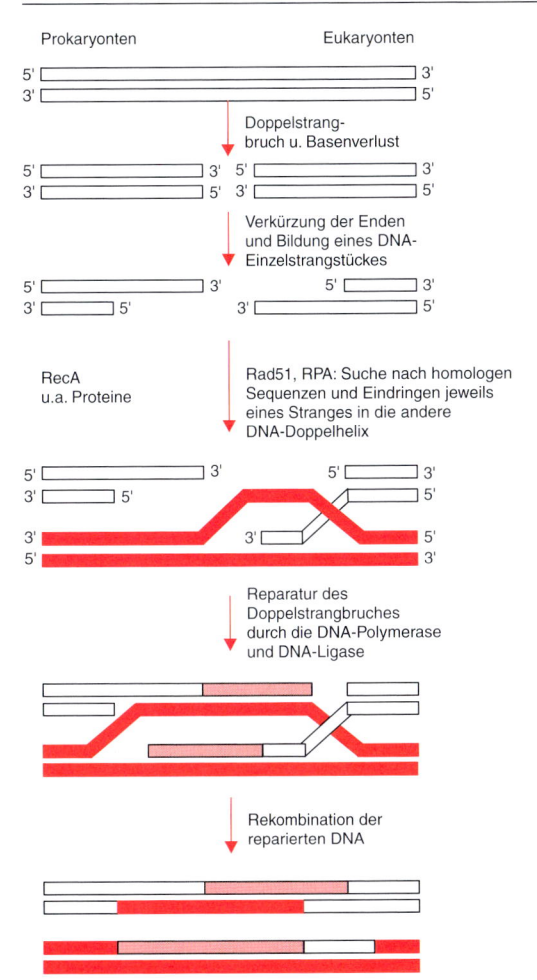

Abb. 9.33: Reparatur eines DNA-Doppelstrangbruches durch Rekombination (Prokaryonten und Eukaryonten).

Reparatur von DNA-Doppelstrangbrüchen durch Rekombination. DNA-Doppelstrangbrüche können durch ionisierende Strahlung entstehen. Es ist eine lange Erfahrung, daß schnell sich teilende Bakerienzellen stärker resistent gegen ionisierende Strahlen sind als ruhende. Haploide Hefezellen in der G1-Phase sind extrem empfindlich gegen ionisierende Strahlung, in der G2-Phase sind sie jedoch ebenso resistent wie diploide Hefezellen. Daraus leitete man ab, daß zur Reparatur eines DNA-Doppelstrangbruches ein homologer DNA-Doppelstrang erforderlich ist. Doppelstrangbrüche sind im allgemeinen mit einem *Verlust* von codierender DNA auf *beiden DNA-Strängen* verbunden. Deshalb wird zu ihrer Reparatur, im Gegensatz zu den Schäden, die nur *einen* Strang einer DNA-Doppelhelix betreffen, ein als Matrize dienender homologer DNA-Doppelstrang gebraucht (☞ Abb. 9.33). Bei einem DNA-Doppelstrangbruch entwindet eine Helicase zunächst teilweise die entstehenden Endsequenzen und eine Exonuclease verkürzt an der Bruchstelle die 5'-Enden der beiden Stränge, so daß dann der Strang mit dem 3'-Ende partiell einzelsträngig wird. Bei Prokaryonten sucht dann das RecA und beim Menschen das Rad51 nach einem homologen DNA-Doppelstrang, der sich an den geschädigten DNA-Doppelstrang anlegt und durch eine Helicase teilweise entwunden wird. Danach penetriert das 3'-Einzelstrangende den partiell entwundenen homologen DNA-Doppelstrang. Anschließend kommt es, katalysiert durch eine DNA-Polymerase, zur Verlängerung der beiden 3'-Einzelstrangenden. Als Matrizen dienen dabei die partiell entwundenen Stränge der intakten homologen DNA-Doppelhelix. Am Schluß wird der komplementäre Abschnitt aus der homologen DNA-Sequenz durch Endonucleasen herausgespalten und in den zweiten Strang des ursprünglich geschädigten und nunmehr reparierten DNA-Moleküls unter Mitwirkung einer DNA-Ligase, die die Strangenden in den aufgefüllten Lücken untereinander verbindet, eingebaut.

SOS-Antwort eines Bakteriums bei DNA-Schädigung. Normalerweise ist der zelluläre Spiegel an Reparaturproteinen in einer Bakterienzelle niedrig, da die Transcription ihrer Gene durch ein *Repressorprotein*, das man als LexA (von **Lexington** abgeleitet) bezeichnet, unterdrückt ist. Eine *DNA-Schädigung* bewirkt infolge Aktivierung einer Protease den *proteolytischen Abbau* von LexA und dadurch eine *Aufhebung* der *Repression* der Gene von *RecA* und anderer Reparaturproteine, so daß deren Expression verstärkt vor sich geht. Deshalb steigt bei DNA-Schädigung in der betroffenen Zelle der Gehalt an RecA-Protein auf das Hundertfache an. Auch die zellulären Spiegel von 15-20 anderen, an Reparaturprozessen beteiligten, Enzymen und funktionellen Proteinen erhöhen sich. Dazu gehören auch die *DNA-Polymerasen* IV und V. Die Steigerung der Synthese von Enzymen und anderer Komponeneten von DNA-Reparatursystemen als Folgen einer DNA-Schädigung wird als *SOS-Antwort* einer Bakterienzelle bezeichnet.

9.8. Genetische Kontrolle des Bauplanes eines Organismus

Homöotische Gene: Bei Insekten und Wirbeltieren hat man *Ansammlungen bestimmter Gene* (*Gencluster*) entdeckt, die für die Musterbildung während der Embryonalentwicklung verantwortlich sind. Man nennt sie *homöotische Gene* (☞ Abb. 9.34). Bei *Drosphila melanogaster* sind diese Gene für die Festlegung der Körpersegmente verantwortlich. Ihre Wirkungen hat man durch die Analyse von *homöotischen Mutationen* kennengelernt, die durch *Homöose* (darunter versteht man den Ersatz eines Körperteiles durch ein anderes) gekennzeichnet sind. Die *homöotischen Gene* codieren die *Homöoproteine*, die ihrer Funktion nach *Transcriptionsfaktoren* sind und die Expression von Genen kontrollieren, die im Embryonalstadium die Anlage des Grundbauplans eines Organismus, Insekt oder Wirbeltier, codieren. Bei Insekten (*Drosophila melanogaster*) enthalten die Cluster der homöotischen Gene 310.000 Basenpaare. Diese sind aus einer aus 183 Basenpaaren bestehenden DNA-Sequenz als Strukturmotiv zusammengesetzt, die man als *Homöobox* bezeichnet. Die Homöobox codiert eine *Strukturdomäne* der *Homöoproteine*, die aus 61, vorwiegend basischen, Aminosäuren besteht und eine aus vier α-Helices bestehende Strukturdomäne (*Homöodomäne*) bildet. Die Homöodomäne bindet das Homöoprotein sequenzspezifisch an ihre Zielgene und beeinflußt deren Expression. Bei Säugetieren wurden als mögliche Zielgene von Homöoproteinen die Gene des *Prolactins*, des *Wachstumshormons* und von *Immunglobulinen* erkannt. Als *Hox-Gene* werden diejenigen homöotischen Gene bezeichnet, die Homöoproteine codieren, deren Homöodomäne eng mit der *Antennapedia-Domäne* von *Drosophila melanogaster* verwandt ist. Diese hat ihren Namen von der *Antennapedia-Mutante*, bei der am Kopf der Fliege anstelle von Antennen Beine ausgebildet sind.

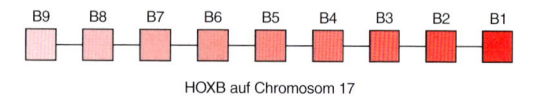

Abb. 9.34: Der an der Induktion des Neuralrohrs und des Metencephalons beteiligte HoxB-Cluster des Menschen. Die Stärke der Rottönung der Homöoboxen B9 nach B1 ist proportional der für ihre Expression in embryonalen Carcinomzellen benötigten Zeit nach Zugabe des Morphogens Retinsäure; die Transcriptionsrichtung erfolgt von links nach rechts.

Hox-Gene des Menschen. Beim Menschen hat man vier HOX-Gen-Cluster eingehend untersucht. Sie sind auf dem Chromosom 7 (HOX A), Chromosom 17 (HOX B) (☞ Abb. 9.34), Chromosom 12 (HOX C) und Chromosom 2 (HOX D) lokalisiert. Diese Cluster enthalten jeweils 8-13 verschiedene, untereinander jedoch ähnliche, Gensubfamilien, die jeweils identische DNA-Sequenzen in ihren Homöoboxen besitzen. Diese homöotischen Gene sind phylogenetisch sehr alt und in der Evolution in ihrer Struktur und Organisation stark konserviert. Sie kontrollieren die embryonale Morphogenese und sind für die Herausbildung des morphologischen Grundmusters des Säugetierkörpers verantwortlich. Die Hox-Gen-Expression beginnt bereits auf dem Stadium der Gastrulation, nämlich in den hinteren Regionen von Ektoderm und Mesoderm. Die Entwicklung des Neuralrohrs steht unter der Kontrolle dieser Gene. Im Verlauf der Morphogenese verlagert sich, infolge der Wanderung von Zellen des Neuralwulstes, die Expression der homöotischen Gene zunehmend nach vorn, wo sie, zeitlich gestaffelt, die Entwicklung der verschiedenen Hirnregionen kontrollieren. Auch die Anlage der Gliedmaßen, die Entwicklung der Genitalien u.a. Körpermerkmale werden durch sie reguliert.

Die Expression der *homöotischen Gene* steht unter der *Kontrolle* von *Morphogenen*. Als Morphogene werden "gestaltgebende Moleküle" bezeichnet, die in bestimmten Zellen gebildet und von diesen sezerniert werden. In ihren Zielzellen beeinflussen sie das Muster der Hox-Gen-Expression. Zu den Morphogenen rechnet man die Retinsäure (☞ Kap. 11. und Kap. 30.) und einige Proteine der TGFβ-Familie (☞ Kap. 22.).

Hox-Gene und Entwicklungsstörungen des Menschen. Das HOX D13-Gen wird als letztes der HOXD-Gene aktiviert und ist für die Ausbildung der Finger und Zehen verantwortlich. Mutationen führen zu Störungen in der Entwicklung der Gliedmaßen, die man als *Synpolydaktylie* bezeichnet. Diese Erkrankung wird autosomal dominant vererbt. Sie ist durch Vielfingrigkeit und Vielzehigkeit und durch Verwachsungen der Finger und Zehen untereinander charakterisiert. Das Genprodukt des mutierten Gens ist ein Repressorprotein. Es enthält in seiner DNA-bindenden Domäne mehrere alaninreiche Aminosäuresequenzen, die länger als die im normalen, vom gesunden Gen exprimierten, Protein sind. Offenbar wird durch diese Veränderung im Proteinmolekül die Affinität des Repressors zur DNA verändert, was zu den genannten pathomorphologischen Veränderungen führt.

9.9. Mutationen und Erbkrankheiten

Mutationen. Als *Mutation* bezeichnet man eine Veränderung im genetischen Material einer Zelle, die an die nächste Generation weitervererbt wird. Es gibt verschiedene Arten von Mutationen:

- *Genommutation:* Änderung der Chromosomenzahl
- *Chromosomenmutation*: Änderung der Struktur eines Chromosoms
- *Genmutationen*: Veränderungen der Struktur eines Gens; Veränderungen einzelner Basen nennt man *Punktmutationen*.

Bei den *Punktmutationen* unterscheidet man mehrere Typen: 1. *Substitution* einer Base durch eine andere, 2. *Deletion* eines oder mehrerer Basenpaare, 3. *Insertion* eines oder mehrerer Basenpaare.

Die *Substitution* tritt in verschiedenen Formen auf. Bei einer *Transition* wird eine Purinbase, z.B. Adenin, gegen eine andere Purinbase, z.B. Guanin, oder eine Pyrimidinbase gegen eine andere Pyrimidinbase ausgetauscht. Bei einer *Transversion* ist eine Purinbase durch eine Pyrimidinbase oder umgekehrt ersetzt. Bei Substitution einer Base durch eine andere tritt eine Änderung in der Struktur eines einzelnen Codons ein (☞ Kap. 13.). Bei einer Basensubstitution in erster und zweiter Position wird der Informationsgehalt des Codons geändert, in dritter Position jedoch ist eine Mutation infolge der Degeneration des Aminosäurecodes nicht immer mit einer Informationsänderung verbunden. Bei Änderung des Informationsgehaltes eines Codons wird eine andere Aminosäure in das Proteinmolekül eingebaut. Je nachdem an welcher Stelle dies in einem *Enzymmolekül* geschieht, sind die Folgen für das Enzym und für den Stoffwechsel unterschiedlich. Folgende Möglichkeiten gibt es:

1. das mutierte Enzym wird mit normaler Geschwindigkeit synthetisiert und besitzt seine normale Aktivität; der Träger der Mutation weist keinerlei pathologische Veränderungen auf, er ist phänotypisch gesund. In diesem Falle hat die Mutation entweder den Informationsinhalt des Codons nicht verändert oder, im Falle einer Änderung, eine Aminosäure betroffen, die für die Struktur und Funktion des Enzyms von untergeordneter Bedeutung ist ("*Sense-Mutation*"). Eine Variation einer derartigen Mutation liegt dann vor, wenn ein *instabiles Enzym* mit *normaler katalytischer Aktivität* synthetisiert wird. Dann betrifft die Mutation eine Aminosäure, die für die *Strukturstabilität* des Enzymproteins von Bedeutung ist. In diesem Falle findet man in jungen Zellen oft eine normale Aktivität dieses Enzyms, in älteren Zellen aber eine erniedrigte

2. es wird ein inaktives Enzym mit normaler Geschwindigkeit synthetisiert. Die Mutation könnte dann ein Codon betroffen haben, das eine im aktiven Zentrum des Enzyms sitzende Aminosäure codiert, wodurch das Enzym seine katalytische Fähigkeit verliert (*Missense-Mutation*)

3. bei einer *Nonsense-Mutation* wird kein Enzymprotein synthetisiert, da das Aminosäurecodon zu einem Stopp-Codon mutiert, so daß die Synthese des betreffenden Proteins vorzeitig abbricht

4. der Verlust eines Basenpaares (*Deletion*) in einem Gen oder der zusätzliche Einbau eines solchen (*Insertion*) zieht tiefgreifende Veränderungen in dem Genprodukt, also in dem neusynthetisierten Eiweißmolekül, nach sich. Man bezeichnet derartige Mutationen als *Rastermutationen*, da durch sie der Ableserahmen ("Ableseraster") der Proteinsynthese verschoben wird und sich dadurch der Informationsgehalt des gesamten Gens grundlegend ändert. Es wird ein falsches Protein anstelle des normalen Enzymproteins synthetisiert, das keinerlei Aktivität besitzt und auch keine strukturelle Ähnlichkeit mit dem normalen Enzym aufweist.

9.10. Pathobiochemie wichtiger Erbkrankheiten

Die Erforschung des Humangenoms hat zur Identifizierung, Sequenzierung und Charakterisierung zahlreicher Gene geführt, die die genetische Basis wichtiger Erbkrankheiten des Menschen darstellen. Genannt seien hier die *Muskeldystrophie* der Typen *Duchenne* und *Becker* sowie die *Cystische Fibrose* (*Mucoviscidose*). Da man bei diesen Erkrankungen zu Beginn ihrer Erforschung weder etwas über das defekte Protein noch über das normale oder mutierte Gen wußte, schlug man zu ihrer Aufklärung den Weg der *umgekehrten Genetik (reversed genetics)* ein. Bei dieser Methode sucht man zuerst das Gen und danach das Genprodukt, also das von diesem Gen codierte Protein. Die Analyse einer Erbkrankheit durch die "*Vorwärtsgenetik*" hingegen geht von einem *bekannten Genprodukt*, also einem bekannten, z.B. pathologischen, Protein aus, dessen Aminosäuresequenz aufgeklärt ist, so daß man nach dem codierenden Gen in einer genomischen DNA-Bibliothek suchen kann. Das Herangehen zur Erforschung der genannten Krankheiten bestand darin, daß man zuerst das betreffende Krankheitsgen auf einem bestimmten Chromosom durch Kopplungsanalyse von *Rekombinationsvorgängen* mit *genetischen Markern* und durch *Restriktionsfeinanalyse* (☞ Kap. 10.) lokalisierte und dann den codierenden Genabschnitt isolierte, klonierte und sequenzierte. Erst danach war man in der Lage, das Proteinprodukt des betreffenden Gens durch computergestützte Vergleiche von DNA- und Polypeptidsequenzen sowie durch *in vitro*-Expression des Gens zu charakterisieren.

9.10.1. Die Muskeldystrophie der Typen Duchenne und Becker

Die Muskeldystrophie vom Typ Duchenne (DMD) ist eine der schwersten genetischen Erkrankungen des Kindesalters. Sie wird X-chromosomal vererbt und betrifft *einen* Knaben auf 3000 männliche Lebendgeburten. Die Krankheit ist durch eine schwere fortschreitende Muskelschwäche gekennzeichnet. Die klinische Diagnose erfolgt etwa im 5. Lebensjahr auf Grund ihres äußeren Erscheinungsbildes und von Ergebnissen der Muskelbiopsie. Die Muskeln entwickeln charakteristische dystrophische Veränderungen. Die Patienten sind mit 12 Jahren an den Rollstuhl gebunden und sterben im Alter von etwa 20 Jahren, meist infolge Versagens des Herzmuskels oder der Atemmuskulatur. Eine mildere Form dieser Erkrankung ist die Muskeldystrophie vom Typ Becker (BMD); sie betrifft dasselbe Gen und ist wesentlich seltener als der Typ Duchenne. Die BMD-Patienten haben eine normale Lebenserwartung.

Das DMD-Gen und sein Genprodukt Dystrophin. Die Klonierung und die Charakterisierung des Gens, das für die DMD und BMD verantwortlich ist, gehören zu den großen Erfolgen der Molekulargenetik. Das DMD-Gen codiert das Muskelprotein *Dystrophin*, enthält mehr als 100 Exons und hat eine Länge von $2,4 \times 10^6$ Basenpaaren (☞ Kap. 9.2.). Die an ihm synthetisierte mRNA besteht nach ihrer Aufbereitung aus etwa 11.000 Nucleotiden (M_r des Protein ist 427.000 [3685 Aminosäuren]). Das Dystrophingen wird in der Skelettmuskulatur, der glatten Muskulatur, dem Herzmuskel und dem Gehirn exprimiert. Durch alternatives Spleißen (☞ Kap. 11.) am 3'-Terminus der Dystrophin-Prä-mRNA entstehen am C-Terminus verschiedene Dystrophin-Isoformen. Das Dystrophin ist stäbchenförmig und enthält vier Domänen (☞ Abb. 9.35), 1. eine N-terminale, actinbindende Domäne bestehend aus 240 Aminosäuren, die der actinbindenden Domäne des Muskelproteins α-Actinins homolog ist, 2. eine große mittlere Domäne, in der sich 24mal eine Einheit von je 109 Aminosäuren wiederholt, die dem Cytoskelettprotein *Spectrin* ähnlich ist; diese Sequenz enthält vier prolinreiche Peptidabschnitte, 3. eine cysteinreiche Domäne und 4. eine stark konservierte C-terminale Domäne, die zwei α-Helices enthält und auch in anderen dystrophinähnlichen Proteinen enthalten ist.

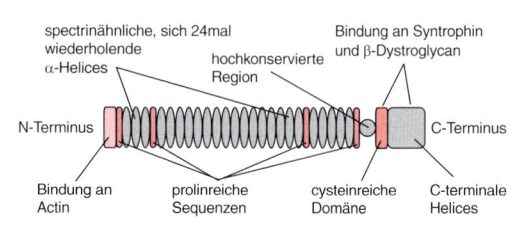

Abb. 9.35: Die Domänenstruktur des Dystrophins.

Das Dystrophin ist ein Membranprotein des Cytoskeletts, das C-terminal mit der inneren Oberfläche der Plasmamembran in Wechselwirkungen

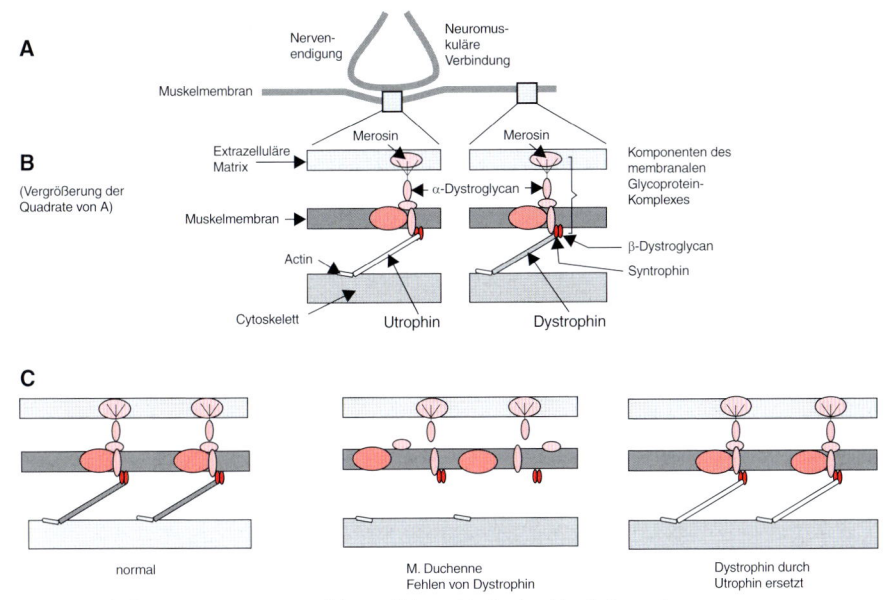

9.10. Pathobiochemie wichtiger Erbkrankheiten

Abb. 9.36: Die Lokalisierung von Dystrophin und Utrophin in der Muskelmembran.

steht und N-terminal mit dem Cytoskelett über Actin verbunden ist (☞ Abb. 9.36). Die cysteinreiche C-terminale Domäne tritt mit einem oligomeren, sich durch die Plasmamembran ziehenden, Glycoproteinkomplex in Wechselwirkung, von dem zwei Komponenten, das β-*Dystroglycan* und das *Syntrophin*, mit dem Dystrophin assoziiert sind. Eine andere Komponente dieses membranalen Glycoproteinkomplexes, das α-*Dystroglycan*, ist mit dem *Merosin* (dieses Protein ist das muskelspezifische *Laminin*, ☞ Kap. 27.) der extrazellulären Matrix verbunden. Der Dystrophin-Glycoprotein-Komplex erstreckt sich über das gesamte Sarcolemm des Herz- und Skelettmuskels. Es verbindet das Actin des Cytoskeletts mit der extrazellulären Matrix. Ein enger Verwandter des Dystrophins ist das *Utrophin*. Dieses hat dieselbe Domänenstruktur wie das Dystrophin und weist in der Plasmamembran und dem Cytoskelett dieselbe Verankerung auf wie das Dystrophin. Während das Dystrophin jedoch gleichmäßig über die gesamte Muskelmembran verteilt ist, ist das Vorkommen des Utrophins auf diejenigen Bezirke der Plasmamembran beschränkt, die die neuromuskulären Verbindungen bilden.

Genetische Defekte bei DMD und BMD. Bei DMD und BMD findet man *Mutationen* im *Dystrophingen*. In 70 % der Fälle stellt die Mutation eine *Dele-* *tion* dar, die Teile der codierenden Sequenz entfernt. Der Typ der Deletion ist bei DMD und BMD verschieden. Bei der viel schwer verlaufenden DMD verändert die Deletion den *Ablesungsrahmen*, so daß in der Muskulatur kein Dystrophin immunologisch nachweisbar ist. Das Fehlen des Dystrophins zieht eine dramatische Verminderung sowie lokale Veränderungen der Komponenten des mit Dystrophin normalerweise assoziierten Glycoprotein-Komplexes nach sich (☞ Abb. 9.36). Bei der milder verlaufenden BMD aber verändert die Mutation den Ablesungsrahmen nicht, so daß zwar ein verstümmeltes (verkürztes), aber funktionell noch teilweise wirksames Dystrophin gebildet wird, welches in Muskelbioptaten nachweisbar ist.

Pränatale Diagnostik und Ermittlung von Defektträgern. Die Klonierung und Charakterisierung des DMD-Gens führte - unter Anwendung der *DNA-Polymerase-Ketten-Reaktion* - zur Entwicklung zuverlässiger Verfahren der *pränatalen Diagnostik* und zur Ermittlung von Defektträgern. Ein überraschender Befund ist, daß etwa ein Drittel aller DMD-Fälle nicht familiär auftritt, sondern auf neue Mutationen zurückzuführen ist.

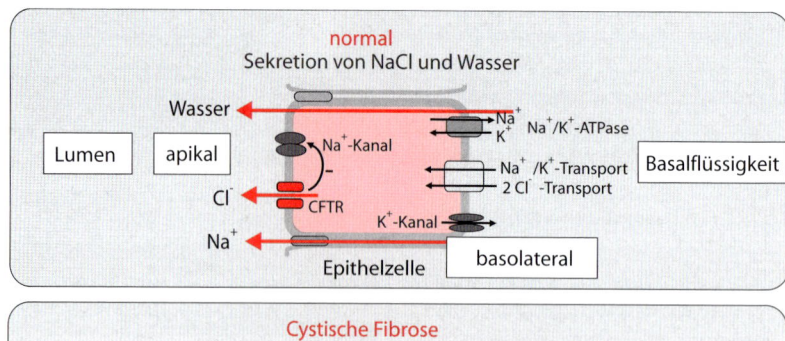

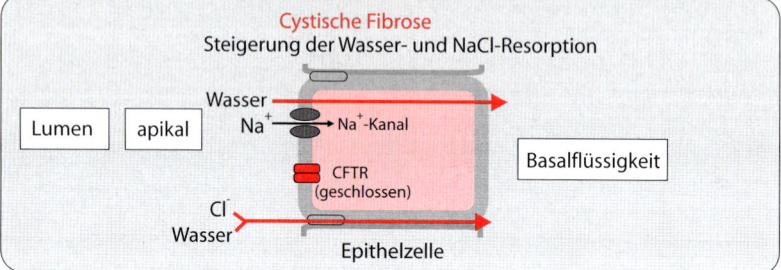

Abb. 9.37: Cystische Fibrose: Modelle für die Sekretion von Na$^+$- und Cl$^-$-Ionen sowie von Wasser durch die Epithelien der Luftwege beim Gesunden und bei der Cystischen Fibrose.

9.10.2. Die Cystische Fibrose (Mucoviscidose)

Die *Cystische Fibrose* (CF), in Deutschland als *Mucoviscidose* bezeichnet, ist eine *autosomal recessiv vererbbare Erkrankung* mit einer Inzidenz von etwa 1 auf 2000 Lebendgeburten und einer Heterozygotenhäufigkeit von 1 auf 22.

Klinische Aspekte. Die klinischen Symptome der Cystischen Fibrose sind die Folgen der Sekretion eines dicken, zähen, kittartigen Schleims aus allen exokrinen Drüsen:

- Schleimproduktion in der Lunge und rekurrierende Lungeninfektionen infolge Blockade der Luftwege
- Darmverschluß
- Pancreasinsuffizienz als Folge des Sekretstaues
- Lebercirrhose infolge eines Gallengangverschlusses.

Ursachen der Erkrankung. Die Luftwege haben zwei wässrige Flüssigkeitsschichten, die von vitaler Bedeutung für die Lungenfunktion sind: 1. eine *Schleimschicht*, die inhalierte Bakterien und Fremdpartikel einfängt und 2. eine dünne Schicht einer *Oberflächenflüssigkeit*, die die apikale Oberfläche der Luftwegsepithelien auskleidet und die Mikroumgebung für die Flimmerhärchen zur Freihaltung der Luftwege von Mucus bildet (*ciliäre Clearance*). Bei der Cystischen Fibrose beobachtet man eine *verminderte ciliäre Clearance*, eine *abnormal dicke* und *dickflüssige Schleimschicht*, chronische, die Lunge zerstörende, bakterielle *Infektionen*, vor allem durch *Staphylococcus aureus* und *Pseudomonas aeruginosa*, sowie *Entzündungen* der *Lunge*. Ihr *Basisdefekt* ist eine *verminderte Chloridpermeabilität* der luminalen Plasmamembran von sezernierenden Drüsenepithelien, die auch andere Organe, z.B. das *Pancreas*, betreffen. Die Cl$^-$-Sekretion und die Flüssigkeitsbewegungen in den Luftwegen der normalen Lunge werden durch folgendes Modell beschrieben (☞ Abb. 9.37):

- die Flüssigkeitssekretion hängt vom Funktionszustand des Chloridkanals CFTR in den Apikalmembranen der Luftwegsepithelien ab; durch diesen Kanal werden Cl$^-$-Ionen in das Lumen sezerniert; der Chloridkanal ist bei der Mucoviscidose defekt und geschlossen

- ein dreifacher Cotransporter in den Basalmembranen der Luftwegsepithelien transportiert Na$^+$-, K$^+$- und Cl$^-$-Ionen aus der Basalflüssigkeit in die Zelle

- durch die kombinierten Wirkungen von K$^+$-Kanälen und der Na$^+$/K$^+$-ATPase in der basolateralen Plasmamembran recyclisieren Na$^+$- und K$^+$-Ionen zurück in die Basalflüssigkeit

9.10. Pathobiochemie wichtiger Erbkrankheiten

- zur Aufrechterhaltung der Neutralität werden Na$^+$-Ionen auf parazellulärem Wege zwischen zwei benachbarten Zellen in das Lumen abgegeben
- die Sekretion der Na$^+$- und Cl$^-$-Ionen treibt Wasser in das Lumen durch die mit Aquaporin ausgekleideten Wasserkanäle in der apikalen Plasmamembran
- in den normalen Luftwegsepithelien wird die Durchlässigkeit der apikalen Na$^+$-Kanäle durch das Chloridkanalprotein CFTR erniedrigt.

Das Volumen der apikalen Oberflächenflüssigkeit resultiert aus dem Gleichgewicht zwischen den sezernierten und resorbierten Flüssigkeitsvolumina. Zur Erklärung der Verminderung der apikalen Oberflächenflüssigkeit bei der Cystischen Fibrose folgen wir der sog. *Hydratationshypothese* (☞ Abb. 9.37):

1. der Defekt im Protein der Cl$^-$-Kanals (CFTR) verursacht einen Mangel an Flüssigkeitssekretion von basal nach apikal

2. die in der normalen Epithelzelle beobachtete Hemmung der Aktivität des apikalen Na$^+$-Kanals durch das Chloridkanalprotein CFTR fällt bei der Cystischen Fibrose weg, so daß durch diesen Kanal eine verstärkte Na$^+$-Rückresorption, zusammen mit einer parazellulären Cl$^-$-Rückresorption erfolgt

3. die Bewegung beider Ionen führt zu einer verstärkten Wasserrückresorption von apikal nach basal, d.h. aus dem Lumen in den Basalraum

4. die verstärkten Rückresorptionsvorgänge haben die für die Cystische Fibrose typische Eindickung des Mucus und die Austrocknung der Luftwege zur Folge.

Das CFTR-Gen und die Struktur des CFTR-Proteins. Das Protein des bei der Cystischen Fibrose defekten Chloridkanals gehört in die große Gruppe der ABC-Membranproteine und wird als *Cystische Fibrose-Transmembran-Leitfähigkeitsregulator* (CFTR) bezeichnet (☞ Kap. 8.3.7.2.). Sein Gen ist auf dem Chromosom 7 lokalisiert. Es umfaßt insgesamt 260.000 Basen und enthält 27 Exons. Aus der Sequenz der cDNA ergibt sich ein Protein mit 1480 Aminosäuren (M_r 170.000). Das Protein des Cl$^-$-Kanals hat fünf Strukturdomänen, nämlich 1. zwei ATP-bindende Domänen, 2. zwei, aus jeweils sechs Helices bestehende Domänen, die die Plasmamembran durchspannen und den Cl$^-$-Kanal bilden, und 3. die sog. R-Domäne. Letztere ist cAMP-abhängig phosphorylierbar (☞ Abb. 9.38).

Mutationen im CFTR-Gen. Die häufigste Mutation (70 %) in dem CFTR-Gen ist eine Deletion von drei Basenpaaren in Exon 10, die zum Verschwinden eines Phenylalaninrestes in Position 508 der ATP-Bindungsdomäne des Transportproteins führt. Man bezeichnet sie als *ΔF508-Mutation*. Bisher wurden etwa 200 weitere Mutationen in diesem Gen beschrieben. Sie liegen gehäuft in den ATP-bindenden Domänen.

Molekulare Wirkungsweise des Cl$^-$-Kanalproteins. In seinem Grundzustand (Cl$^-$-Kanal ge-

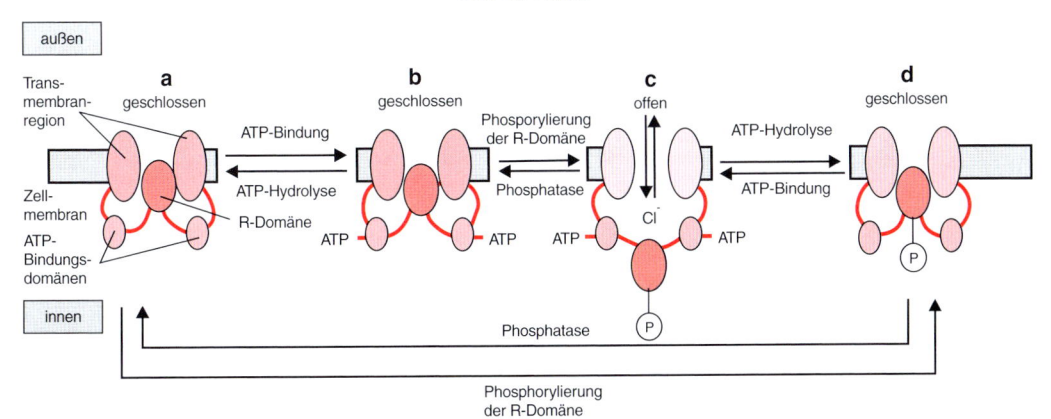

Abb. 9.38: Öffnung und Schließung des Chloridkanals (CFTR).

schlossen) ist die intrazellulär lokalisierte *R-Domäne* nicht phosphoryliert und die beiden ATP-bindenden Domänen haben kein ATP gebunden (☞ Abb. 9.38). Beim Gesunden erfolgt die Öffnung des Cl$^-$-Kanals bei Bindung von ATP an die ATP-bindende Domäne und Phosphorylierung der R-Domäne nach β-adrenerger Stimulierung einer cAMP-abhängigen Proteinkinase. *Weder* die Bindung von ATP *noch* die Phosphorylierung *allein* bewirken eine Kanalöffnung. Die die Cystische Fibrose verursachenden *Mutationen* in den *ATP-bindenden Domänen* von CFTR verhindern die Öffnung des Cl$^-$-Kanals. Im mutierten CFTR-Kanalprotein kann deshalb die Cl$^-$-Sekretion nicht, wie beim Gesunden, durch β-adrenerge Stimulation gesteigert werden.

9.11. Strategien und Ziele der Humangentherapie

Grundsätzliche Aspekte. Unter Gentherapie beim Menschen versteht man die Übertragung von neuem genetischen Material auf *somatische Zellen* mit dem Ziel der *Therapie* einer *genetisch bedingten, lebensbedrohenden Erkrankung*. Ethisch nicht vertretbar ist die *Übertragung* von *DNA* auf *Keimzellen* des *Menschen*. Im Vordergrund der Humangentherapie stehen folgende Fragen:

1. Schaffung von *Kriterien* für die Auswahl der Erkrankungen, die für eine Gentherapie in Frage kommen

2. Entwicklung geeigneter *Vektoren* zur Genübertragung

3. Sicherheit und *ethische Aspekte*.

Beim Menschen sind mehr als 4000 genetische Erkrankungen bekannt. Bei der Mehrzahl von ihnen kennen wir die molekulare Natur des genetischen Defektes noch nicht, jedoch wird die Liste der molekular aufgeklärten genetischen Erkrankungen immer größer, die auf dem Defekt eines Einzelgens beruhen und den *Mendelschen Gesetzen* folgen. Den Zugang zu einer vollständigen und stets auf den neuesten Stand gebrachten Datenbank "*Online Mendelian Inheritance in Man, OMIM*" findet man zusammen mit weiteren Datenbanken unter

http://www.nbci.nih.gov/Entrez/

Einige derartige Erkrankungen, die in die nähere Auswahl für eine Gentherapie kommen, sind in Tabelle 9.3 enthalten:

Defektes Gen	Erkrankung
Adenosindesaminase	Immunschwäche
SCID (☞ Kap. 19.3.)	Immunschwäche
α$_1$-Antitrypsin	Lungenemphysem
CTFR	Cystische Fibrose
Faktor IX	Hämophilie B
Faktor VIII	Hämophilie A
LDL-Receptor	Familiäre Hypercholesterinämie
Ornithin-transcarbamoylase	Hyperammonämie
Purinnucleosid-phosphorylase	Immunschwäche
Glucocerebrosidase	Gaucher-Krankheit
Sphingomyelinase	Niemann-Pick-Krankheit

Tab. 9.3: Einzelgendefekte beim Menschen.

Auswahl der Krankheiten für eine Gentherapie. Der gegenwärtige Stand der Gentherapie erfordert, daß für die Einschleusung eines neuen Gens die Zielzellen bzw. das Zielgewebe aus dem Körper entnommen und nach der Einschleusung des Gens wieder in den Organismus zurückgebracht werden. Nach der Zugänglichkeit der entsprechenden Zielzellen richtet sich die Auswahl der einer Gentherapie potentiell zugänglichen Erkrankungen. Als Zellen bzw. Gewebe für eine klinisch relevante Gentherapie kommen Fibroblasten, Lymphocyten, Endothelzellen, Muskelzellen, Hepatocyten, Keratinocyten und Knochenmarkzellen in Betracht. Zu den drei Erbkrankheiten, an denen, nach gründlichen Studien an Tiermodellen, erste Erfahrungen über eine Gentherapie vorliegen, gehören der *Adenosindesaminasemangel* mit T-Lymphocyten als Zielzellen, *SCID* mit Knochenmarkstammzellen als Zielzellen (☞ Kap. 19.3.), die *Familiäre Hypercholesterinämie* mit Hepatocyten (durch partielle Hepatectomie gewonnen) als Zielzellen und die *Hämophilie*. Eine Gentherapie bei einer dieser Erkrankungen wird grundsätzlich nur dann ins Auge gefaßt, wenn alle anderen therapeutischen Möglichkeiten vorher voll ausgeschöpft

9.11. Strategien und Ziele der Humangentherapie

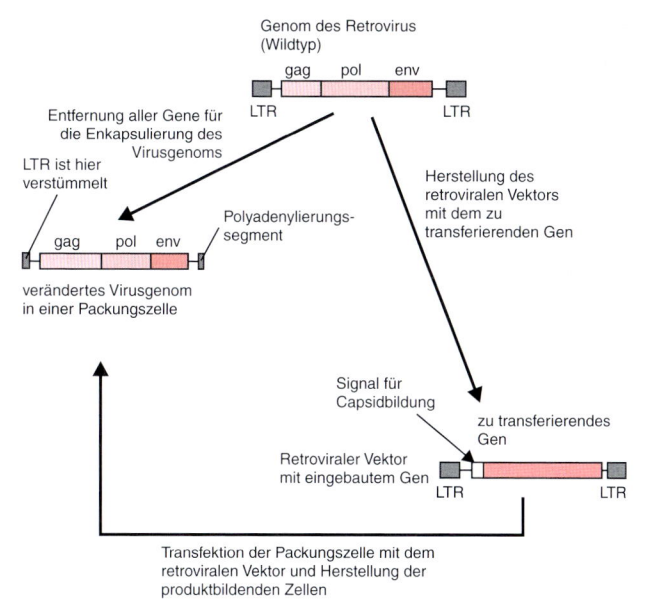

Abb. 9.39: Humangentherapie: Ein modifiziertes Retrovirus als Genvektor wird in eine Packungszelle eingebracht, die ein nicht vermehrungsfähiges Virusgenom enthält.

wurden und ohne Gentherapie die Gefahr eines tödlichen Ausgangs der Krankheit besteht.

Für den Gentransfer werden entweder virale oder nichtvirale Vektoren eingesetzt.

Der auf *Viren basierende Gentransfer* macht sich die Tatsache zunutze, daß DNA- und RNA-Tumorviren eine Zelltransformation durch Einbau ihres Genmaterials in die Zielzellen bewirken können. In Frage kommen hierfür Papovaviren, Adenoviren, Herpesviren, einige Retroviren und das Vacciniavirus (☞ Kap. 12.). Besonders intensiv wurden bisher stark veränderte *Retroviren* der Maus als *Genvektoren* studiert.

Für den Gentransfer sind drei Komponenten erforderlich: 1. der *retrovirale Vektor*, 2. "*Packungszellen*" und 3. die *Ziel-* oder *Empfängerszellen*. Der *retrovirale Vektor* besitzt ein gentechnisch verändertes Genom, aus dem alle Gene, die die Virusproteine codieren, entfernt wurden, das aber die Gene für die Replikationssignale und für die Capsidbildung enthält (☞ Kap. 12.). In dieses stark verkleinerte Genom wird das zu übertragende Gen eingebaut. Die *Packungszellen* enthalten ein *verkleinertes retrovirales Genom* aus dem die Gene, die für die Enkapsulierung des viralen Genoms erforderlich sind, entfernt wurden. Sie enthalten aber die viralen Gene für die zur *Virusreplikation* erforderlichen Proteine (*env, gag, pol*; Abb. 9.39; ☞ Kap. 12.). Der retrovirale Vektor wird in die Packungszellen eingebracht, wo seine Vermehrung erfolgt (Transfektion, ☞ Abb. 9.40). Die Übertragung des zu transferierenden Gens in die aus dem betreffenden Patienten entnommenen defizienten *Ziel-* oder *Empfängerzellen*, z.B. Knochenmarkstammzellen, Fibroblasten, Hepatocyten) erfolgt durch deren Kultivierung mit den Packungszellen (*Infektionsschritt*). In den Empfängerzellen erfolgt dabei 1. die genomische *Integration* der Vektorsequenz, 2. die *Transcription* des übertragenen Gens und 3. die *Synthese* des gewünschten *Proteins* (*Translation*). Danach werden diese Zellen in den Patienten reinfundiert und der Erfolg der gentherapeutischen Maßnahme durch Bestimmung des Genproduktes überprüft. Die Abb. 9.40 zeigt diesen Vorgang am Beispiel der Expression des Blutgerinnungsfaktors IX in den Empfängerzellen.

Der *nichtvirale Gentransfer* beruht auf einer *direkten* oder *receptorvermittelten Aufnahme* der gewünschten DNA (zumeist in Form von cDNA, die beispielsweise über eine Polylysinbrücke mit einem Proteinliganden verbunden ist) in die Zielzellen. Auch die durch Liposomen vermittelte Aufnahme von DNA ist hier zu nennen. Der nichtvirale Gentransfer gewinnt deshalb zunehmendes Interesse, da bei der Verwendung von Viren als Vektoren unerwünschtes virales Genmaterial in die

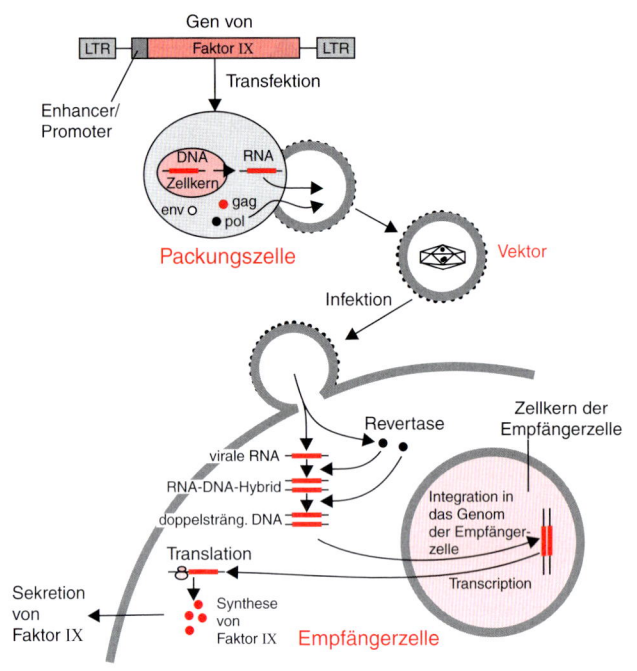

Abb. 9.40: Gentherapie der Hämophilie B durch das Gen des Blutgerinnungsfaktors IX mit Hilfe eines retroviralen Vektors. *Transfektion:* Das in ein modifiziertes Retrovirus eingebrachte Gen für den Blutgerinnungsfaktor IX wird in die Packungszelle transferiert, in der die Gene, die für die virale Integration gebraucht werden, exprimiert werden (gag, env, pol); das Faktor IX-Gen gelangt in den Zellkern der Packungszelle, wo es zur Vektor-RNA transcribiert wird; diese wird dann im retroviralen Vektor verpackt, der von der Packungszelle abgetrennt wird; *Infektion:* Der Vektor wird von der Zielzelle aufgenommen; dabei fusioniert die Virusmembran mit der Membran der Zielzelle, so daß die Virus-RNA in die Zielzelle eintreten kann; die virale Revertase wandelt die Vektor-RNA über ein RNA/DNA-Hybrid in doppelsträngige DNA um, die in das Wirtsgenom eingebaut und durch das Enzymsystem der Wirtszelle in Faktor IX-mRNA transcribiert und schließlich zum Faktor IX-Protein translatiert wird.

Zellen gelangen könnte, von dessen Wirkungen im menschlichen Organismus man im einzelnen zu wenig weiß. Der nichtvirale Gentransfer kann wesentlich leichter als der virale einer Qualitätskontrolle, z.B. in Form einer regelmäßig durchzuführenden DNA-Sequenzanalytik, unterzogen werden.

Risiko und ethische Aspekte der Humangentherapie Wie bei jeder neuen klinischen Technik muß man ihr potentielles Risiko mit ihrem potentiellen Nutzen vergleichen, bevor die klinische Erprobung beginnt. Das potentielle Risiko bei der Verwendung von genetisch veränderten und nicht mehr zur Replikation befähigten Retroviren liegt auf der Hand. Obwohl heute die Verwendung von retroviralen Vektoren als eine angemessene Methode des Gentransfers in der Humangentherapie angesehen wird, kann das damit verbundene Risiko von vornherein nicht voll überblickt werden,

wenn man bedenkt, daß das Virusmaterial leicht mit replikationskompetenten Viren kontaminiert sein kann, die tumorauslösend sein können. Eine größere Sicherheit bietet die Verwendung von nichtviralen Vektoren. Die Gentherapie somatischer Zellen ist vom ethischen Standpunkt aus der heutigen Organ- bzw. Gewebetransplantation durchaus vergleichbar. Das Besondere der Gentherapie ist die Einführung neuen genetischen Materials in die Zielzellen nach ihrer Entnahme aus dem Patienten und vor ihrer Reinfusion in den Patienten. Dieses Verfahren kann jedoch nur im Zusammenhang damit gesehen werden, daß bisher nur tödlich verlaufende Erkrankungen nach Auslotung aller anderen therapeutischen Möglichkeiten einer Gentherapie unterzogen wurden. Dadurch wird die Gentherapie somatischer Zellen ethisch vertretbar. Ein ethischer Grundsatz der Humangentherapie ist, daß die Zellen der menschlichen Keimbahn (Eizellen, Spermatozoen) gentechnisch *nicht* angetastet werden dürfen. Die Verwendung von Keimzellen für die Zwecke der Gentherapie würde die Gefahr der Einführung unvorhersehbarer und irreversibler Veränderungen im Erbgefüge des Menschen heraufbeschwören und ist aus diesem Grund gesetzlich verboten.

10. Methoden der Molekularbiologie

In den letzten 30 Jahren wurde eine große Zahl sehr zuverlässiger molekular- und zellbiologischer Arbeitsverfahren entwickelt, die zu den gemeinsamen methodischen Grundlagen der Biochemie, Immunologie und Zellbiologie sowie Mikrobiologie und Genetik geworden sind. Sie trugen sehr zur Entwicklung der *Molekularen Medizin* bei. Eine Auswahl davon soll hier besprochen werden.

10.1. Gentransfer

Zur Übertragung eines Gens von einer Zelle in eine andere (*Gentransfer*) sind mehrere Schritte erforderlich:

1. Gewinnung des Gens aus dem Genom des *Genspenders* (*Donor-Zelle*)

2. Einbau des Gens in einen geeigneten *Vektor*, durch den es in die *Empfängerzelle* (*Acceptorzelle*) übertragen werden kann

3. Integration des übertragenen Gens in das Genom der Empfängerzelle, so daß es repliziert, transcribiert und translatiert werden kann

Das *methodische Rüstzeug* des Gentransfers umfaßt

- *Restriktionsendonucleasen*, die das jeweilige Gen aus dem Donorgenom "herausschneiden"
- *Vektoren*: Plasmide, Viren oder *in vitro*-synthetisierte DNA
- *DNA-Ligase* zur kovalenten Verbindung der DNA-Segmente untereinander.

10.1.1. Restriktionsendonucleasen

Restriktionsendonucleasen spalten im Gegensatz zu anderen Endonucleasen die DNA *sequenzspezifisch* auf und zerlegen sie in mehr oder weniger große Fragmente.

Biologische Funktion der Restriktionsendonucleasen. Unter *Restriktion* versteht man das *eingeschränkte* Wachstum von *DNA-Phagen* in Bakterienzellen. DNA-Phagen sind bakterielle Viren, die man, zusammen mit bakteriellen RNA-Viren, als *Bakteriophagen* ("Bakterienfresser") bezeichnet. Die *Restriktion* ist auf die Spaltung der in die Bakterien eingedrungenen Phagen-DNA durch *bakterieneigene Enzyme*, die *Restriktionsendonucleasen* (*Restriktionsenzyme*), zurückführbar. Diese unterscheiden die Phagen- von der Bakterien-DNA durch deren unterschiedliches *Methylierungsmuster*, so daß *nur* die virale DNA, *nicht* die bakterielle, durch die Restriktionsenzyme gespalten wird. Das spezifische Methylierungmuster der Bakterien-DNA schützt diese vor der Spaltung. Die *Restriktion* stellt ein *Abwehrsystem* der Bakterien dar, das seine Wirkung direkt auf die Zerstörung des fremden genetischen Materials richtet. Bisher wurden mehrere Hundert verschiedene Restriktionsenzyme beschrieben.

Es gibt drei verschiedene Typen von Restriktionsenzymen, von denen der Typ 2 für die Gentechnik wichtig ist. *Restriktionsenzyme* kommen nur in *Prokaryonten* vor. Sie sind *oligomer* und haben zwei verschiedene Funktionen, *Spaltung* und *Methylierung* der DNA. Die *Spaltung* der DNA erfolgt durch die *Endonuclease-* und die *DNA-Methylierung* durch die *Methyltransferase-Komponente* des Restriktionsenzyms. Methylgruppendonor ist *S-Adenosylmethionin* (☞ Kap. 18.).

Typ 1 enthält drei verschiedene Untereinheiten (S, M und R) in pentamerer Anordnung. Die Untereinheit S erkennt eine bestimmte Sequenz in der DNA, die zweifach vorhandene Untereinheit M methyliert die DNA an der Erkennungsstelle und die ebenfalls in doppelter Ausführung vorhandene Untereinheit R (R von Restriktion) spaltet die DNA. Die *Spaltung* der DNA erfolgt jedoch *nicht* am *Erkennungs-* und *Methylierungsort*, sondern an einer davon entfernt liegenden Stelle der DNA-Sequenz. Für die *DNA-Spaltung* sind *S-Adenosylmethionin* und *ATP* erforderlich. Das ATP wird erst *nach* der Spaltung hydrolysiert.

Typ 2 der Restriktionsenzyme besteht jeweils aus zwei getrennten Enzymen, 1. einer homodimeren Restriktionsendonuclease, die weder ATP- noch S-adenosylmethioninabhängig ist, und 2. einer monomeren Methyltransferase, die S-Adenosylmethionin als Methyldonor braucht. Die homodimeren *Restriktionsendonucleasen* dieses Typs spalten die DNA innerhalb ihrer Erkennungssequenz. *Sie sind die Werkzeuge der Gentechnik.*

Typ 3 hat Ähnlichkeiten mit dem Typ 1. Die hierher gehörenden Enzyme bestehen nur aus zwei Arten von Untereinheiten, R und M. M ist die *Methyltransferase* und benötigt *S-Adenosylmethionin* als *Methyldonor*, R ist die *Restriktionsendonuclease*, die für ihre Wirkung sowohl die Untereinheit M als auch ATP benötigt. ATP wird, im Gegensatz zu Typ 1, bei der Reaktion *nicht* gespalten.

Warum sind die Typ 2-Restriktionsendonucleasen die unentbehrlichen Basiswerkzeuge der Gentechnik? Die zahlenmäßig stark vertretenen *Restriktionsendonucleasen* des Typs 2 sind die am intensivsten erforschten Restriktionsenzyme. Ihre Eigenschaften sollen an zwei Beispielen besprochen werden, an der *E. coli-Restriktionsendonuclease I (Eco RI)* und an der aus *Haemophilus influenzae* gewonnenen *Hind III*. Beide Enzyme spalten die DNA-Doppelhelix an solchen Stellen, die eine bestimmte Basensequenz in einer *rotationssymmetrischen Anordnung* besitzen. Die Basensequenz an der Spaltstelle ist demzufolge durch eine *palindromartige* Aneinanderreihung von Nucleotiden auf beiden Strängen des DNA-Doppelstranges charakterisiert. Unter einem "Palindrom" versteht man in der Sprachwissenschaft eine Folge von Buchstaben oder Wörtern, die vor- und rückwärts gelesen identisch sind, z.B. Otto. Eco RI spaltet die DNA-Doppelhelix an folgendem Palindrom (Spaltungsorte sind durch Pfeile markiert):

↓
- - - G - A - A - T - T - C - - -
- - - C - T - T - A - A - G - - -
↑

Hind III spaltet an einem anderen Palindrom:

↓
- - - A - A - G - C - T - T - - -
- - - T - T - C - G - A - A - - -
↑

Diese ortsspezifisch spaltenden Restriktionsendonucleasen verursachen in der DNA-Doppelhelix *versetzte Brüche*. Dadurch hat die Natur dem Biochemiker und Molekularbiologen Werkzeuge in die Hand gegeben, die spezifisch und reproduzierbar DNA-Fragmente mit charakteristischen endständigen Nucleotidsequenzen liefern (☞ Abb. 10.1).

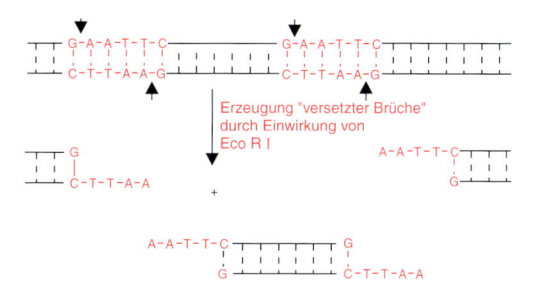

Abb. 10.1: Spaltstellen der Restriktionsendonuclease Eco RI und Erzeugung von Spaltstücken der DNA mit überstehenden Enden aus dem Donorgenom.

Nach Einwirkung einer bestimmten Restriktionsendonuclease haben die Spaltprodukte verlängerte, also "überstehende" identische Enden und besitzen deshalb *kohäsive* Eigenschaften. Dadurch haben die Fragmente das Bestreben, sich mit DNA-Sequenzen zu vereinigen, die durch die gleiche Restriktionsendonuclease erhalten wurden und folglich komplementäre Nucleotidsequenzen an ihren überstehenden Enden haben. Durch eine *DNA-Ligase* können dann die aneinander haftenden Enden kovalent verbunden werden. Der kombinierte Einsatz der Typ 2-Restriktionsendonucleasen und der DNA-Ligase erlaubt also eine Rekombination von DNA-Sequenzen unterschiedlicher Herkunft. Dies ist die wichtigste Voraussetzung für den Gentransfer. Deshalb spricht man von *Rekombinantentechnologie*.

10.1.2. Vektoren der Gentechnik

Ein für den Gentransfer eingesetzter *Vektor* ist ein doppelsträngiges DNA-Trägermolekül (z.B. ein rekombinantes, d.h. gezielt verändertes, Plasmid oder ein modifiziertes bakterielles, pflanzliches oder tierisches Virus), in das ein Gen, unter Verwendung eines Restriktionsenzyms und einer DNA-Ligase, eingesetzt wird. Die Aufnahme eines rekombinanten Vektors durch eine *Bakterienzelle* und die Expression des fremden Gens bezeichnet man als *Transformation*. Unter *Transfektion* hingegen versteht man die genetische Modifikation einer *kultivierten tierischen Zelle* nach Aufnahme eines rekombinanten Vektors. Die Aufnahme eines Vektors durch eine tierische Zelle kann auf verschiedene Weise erfolgen, z.B. receptorvermittelt, durch Copräzipitation des Vektors mit Calciumphosphat und nachfolgende Endocytose, durch Verwendung von Liposomen, durch Mikroinjektion oder auch physikalisch durch Elektroporation oder Lasertechniken.

Man hat verschiedene Arten von Vektoren zu unterscheiden. Ein *Klonierungsvektor* vermehrt sich in der Empfängerzelle durch wiederholte Replikation. Seine *identische Vermehrung* bezeichnet man als *Klonierung*. Ein solcher Vektor enthält das zu *replizierende Gen* sowie eine von der Wirtszelle erkennbare *Replikationsstartsequenz* und ein *selektierendes Markergen*, das z.B. *Antibioticaresistenz* vermittelt. Als Beispiel eines Klonierungsvektor sei pSC101 genannt (☞ Abb. 10.2; p bedeutet Plasmid, SC besagt, daß der Vektor im Labor von *Stanley Cohen* hergestellt wurde und 101 ist seine Nummer aus einer Vielzahl der von diesem Forscher hergestellten Klonierungsvektoren). pSC101 wurde bereits in frühesten Klonierungsexperimenten benutzt.

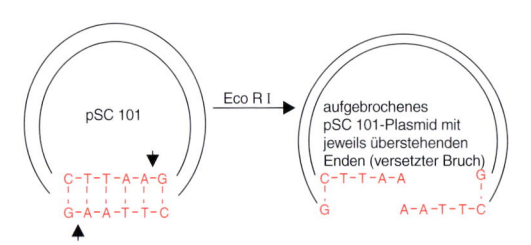

Abb. 10.2: Erzeugung eines versetzten Bruches in dem Plasmid pSC101, das nur über eine einzige Eco RI-Schnittstelle verfügt. Durch Einfügung von Donor-DNA-Segmenten, die ebenfalls durch Eco RI-Spaltung gewonnen wurden, kann dieses Plasmid zu einem Vektor für den Gentransfer aufgebaut werden.

Ein *Expressionsvektor* ist im Vergleich zu einem Klonierungsvektor so konstruiert, daß die codierende DNA-Sequenz in der Wirtszelle nicht nur *repliziert*, sondern auch *exprimiert*, d.h. *transcribiert* und *translatiert* wird. Hierzu muß sich die codierende Sequenz des Vektors in der richtigen Position zu einem wirtsspezifischen und starken Promotor und anderen, die *Transcription* regulierenden, Sequenzen sowie im *richtigen Ablesungsrahmen* befinden. Ein derartiger Vektor enthält eine *Polyklonierungsregion* zur Integration des gewünschten Gens. In diese Region werden Spaltstellen *verschiedener Restriktionsenzyme* eingebaut, die versetzte Brüche im DNA-Doppelstrang des Vektors erzeugen, und in die das zur Expression vorgesehene Gen unter Verwendung der DNA-Ligase eingesetzt werden kann. Das auf den Promotor folgende und zur Expression zu bringende Gen wird als intronfreie cDNA verwendet. Der Vektor muß auch DNA-Sequenzen enthalten, die eine effektive *Translation* gewährleisten, z.B. eine *Shine-Dalgarno-Sequenz* für die Expression in Bakterien (☞ Kap. 13.). Ferner bedarf es, wie bei den Klonierungsvektoren, eines selektierenden *Markergens* und eines Gens für die *Polyadenylierung* zur Aufbereitung des Primärtranscriptes (☞ Kap. 11.; Abb. 10.3).

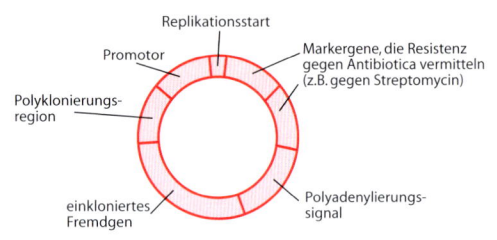

Abb. 10.3: Schematisierter Aufbau eines Expressionsvektors.

10.1.3. DNA-Datenbanken

Als *DNA-Bibliothek* oder *DNA-Datenbank* bezeichnet man eine Sammlung geklonter und sequenzierter DNA-Fragmente eines Organismus bzw. eines Gewebe- oder Zelltyps. Eine *cDNA-Bank* ist eine Sammlung geklonter cDNA-Sequenzen, die aus der mRNA-Population eines bestimmten Zelltyps nach *reverser Transcription* durch eine Revertase gewonnen werden. Eine *Genom-Bank* stellt eine Sammlung geklonter DNA-Fragmente dar, die aus chromosomaler DNA gewonnen wurden. Eine solche *DNA-Bank* wird erhalten, indem man die DNA eines Organismus oder eines Zelltyps isoliert und durch *Restriktionsendonucleasen* fragmentiert. Die erhaltenen DNA-Fragmente, zu denen infolge der Anwendung verschiedener Restriktionsenzyme auch überlappende Sequenzen gehören, werden in die Population eines Klonierungsvektors eingebaut. Jedes Vektormolekül sollte nach diesem Schritt nur ein einziges DNA-Fragment enthalten. Die sich daran anschließende *Transfektion* der Empfängerzellen wird so ausgeführt, daß im Durchschnitt jede Empfängerzelle nur ein Vektormolekül aufnimmt. Bei Vermehrung der Empfängerzellen werden die Vektoren repliziert und kloniert. Alternativ zu dieser Art der Klonierung findet auch die PCR-Technik Anwendung (☞ Kap. 10.4.). Danach werden die Nucleotidsequenzen der klonierten DNA-Fragmente ermittelt und unter Nutzung der Sequenzen der überlappender DNA-Fragmente die Nucleotidsequenz des Gesamtgenoms rekonstruiert. Datenbanken dieser Art findet man unter

http://www.ncbi.nlm.nih.gov/PMGifs/Genomes/5833.htlm

und

http://www.tigr.org/tdb/CMR/ghi/htmls/SplashPage.html

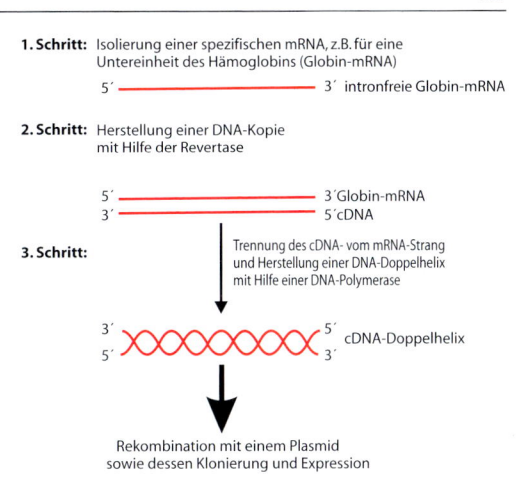

1. Schritt: Isolierung einer spezifischen mRNA, z.B. für eine Untereinheit des Hämoglobins (Globin-mRNA)

5'——————3' intronfreie Globin-mRNA

2. Schritt: Herstellung einer DNA-Kopie mit Hilfe der Revertase

5'——————3' Globin-mRNA
3'——————5' cDNA

3. Schritt: Trennung des cDNA- vom mRNA-Strang und Herstellung einer DNA-Doppelhelix mit Hilfe einer DNA-Polymerase

3' XXXXXXXX 5' cDNA-Doppelhelix
5'   3'

Rekombination mit einem Plasmid sowie dessen Klonierung und Expression

Abb. 10.4: Herstellung der cDNA einer Hämoglobinuntereinheit durch die Revertase mit Globin-mRNA als Matrize.

10.1.4. Biotechnologische Herstellung gewünschter Polypeptide

Da Eukaryontengene durch *nichtcodierende Introns* unterbrochen sind, ist es in vielen Fällen nötig, ihre Transcriptionsprodukte für den Einsatz in der Biotechnologie einer besonderen Aufbereitung zu unterziehen, z.B. dann, wenn Prokaryonten als Wirtszellen zur Klonierung und Expression von Eukaryontengenen benutzt werden sollen. Prokaryonten sind *nicht* in der Lage, Introns aus Eukaryontengenen zu entfernen. Wenn man mit Hilfe einer Revertase eine *reverse Transcription* von aufbereiteter mRNA durchführt, so erhält man eine intronfreie DNA-Kopie, d.h. die *komplementäre DNA-Sequenz* der mRNA als *kontinuierliche, nicht durch Introns unterbrochenene, codierende Sequenz* des ursprünglichen Gens (☞ Kap. 11.). Man bezeichnet die DNA, die der mRNA komplementär ist, als cDNA (c von complementary) (☞ Abb. 10.4). Nach Bildung der Doppelhelix wird die cDNA mit einem geeigneten Vektor rekombiniert und in einer Empfängerzelle kloniert. Ein anderes, sehr effektives Verfahren zur Gewinnung von größeren Mengen der gewünschten cDNA-Sequenzen, ist die *DNA-Polymerase-Kettenreaktion* (s.u.). Neben enzymatischen stehen auch chemische Verfahren zur Synthese von Genen zur Verfügung. Bei bekannter Aminosäuresequenz eines Polypeptides läßt sich unter Nutzung des Aminosäurecodes die Nucleotidsequenz seines Strukturgens rekonstruieren, die dann chemisch synthetisiert werden kann.

Gentechnische Gewinnung von Somatostatin und Insulin. Mittels chemischer Verfahren wurden die DNA-Sequenzen, die das Hormon *Somatostatin* (14 Aminosäuren) sowie die A-Kette (21 Aminosäuren) und die B-Kette des *Insulins* (30 Aminosäuren) *des Menschen* codieren, synthetisiert. Die DNA-Sequenz für das Somatostatin wurde mit dem Gen der β-*Galactosidase* in einem E. coli-Plasmid fusioniert und das Hybridplasmid in E. coli kloniert und exprimiert, so daß die transformierten Bakterienzellen das aus β-*Galactosidase* und *Somatostatin* bestehende *Fusionsprotein* synthetisierten. Nach dessen proteolytischer Spaltung wurde biologisch aktives Somatostatin in reiner Form gewonnen (☞ Abb. 10.5). Die Kopplung mit der β-Galactosidase wurde deshalb gewählt, um eine intrazelluläre Proteolyse des gebildeten Somatostatins, das als relativ kleines Peptid durch bakterieneigene Proteasen rasch abgebaut werden würde, zu verhindern.

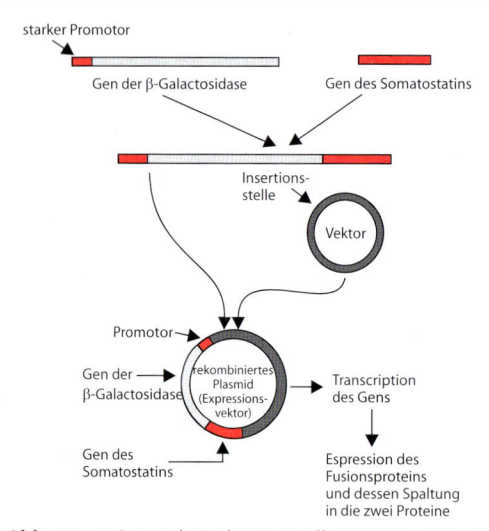

Abb. 10.5: Gentechnische Herstellung von Somatostatin.

Zur biotechnologischen Gewinnung des therapeutisch wichtigen *Humaninsulins* wurden die auf chemischem Weg erhaltenen codierenden DNA-Sequenzen der A- und B-Kette in zwei Expressionsvektoren eingebaut und diese in zwei Bakterienstämmen getrennt kloniert und exprimiert. Diese produzierten dann jeweils die A- und B-Ketten des Humaninsulins, die nach ihrer Reinigung kovalent zum hormonal aktiven Insulin verbunden wurden (☞ Abb. 10.6).

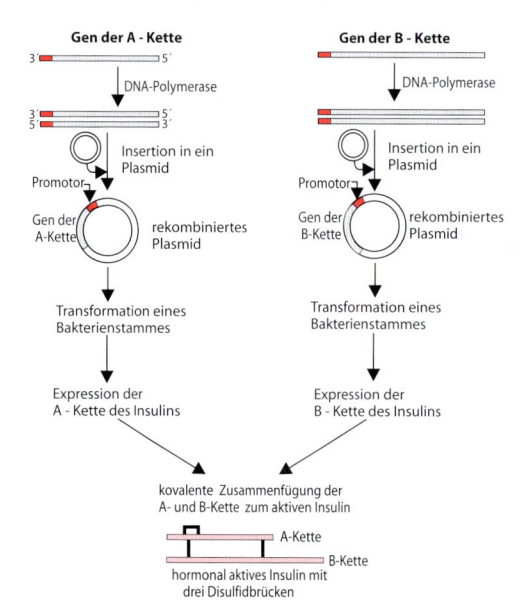

Abb. 10.6: Biotechnologische Herstellung von Humaninsulin.

10.2. Phagen-Display-Technik

Nachdem man ein bestimmtes Gen einer chemischen oder physikalischen *Zufallsmutagenese* unterworfen hat, läßt sich eine Gen-Bibliothek erstellen, die aus einer Vielzahl von Mutanten dieses Gens besteht. Um aus dem Gemisch der verschiedenen DNA-Sequenzen eine bestimmte Mutante des betreffenden Gens, dessen Proteinprodukt bestimmte, biotechnologisch erwünschte Eigenschaften besitzen soll, zu isolieren und danach das betreffende Genprodukt (ein Enzym oder ein anderes funktionelles Protein) in reiner Form zu gewinnen, bedient man sich der *Phagen-Display-Methode*, die sich für diesen Zweck als eine sehr erfolgreiche *Screeningmethode* (Suchmethode) erwiesen hat. Häufig verwendet man hierzu den fadenförmigen *Bakteriophagen M13*. Man integriert die in dem Gemisch enthaltenen Mutanten in die Genome einer Kolonie dieses Bakteriophagen, so daß die DNA-Bibliothek in Form einer Bibliothek fusionierter Proteine auf der *Phagenoberfläche* exprimiert werden kann (deshalb "Phagen-Display-Methode") (☞ Abb. 10.7). Danach führt man eine Affinitätschromatographie durch. Hierzu werden Liganden des gesuchten Proteins, z.B. das Substrat eines Enzyms oder ein gegen das Protein gerichteter Antikörper an einen unlöslichen Träger gebunden, dieser in eine Chromatographiesäule eingefüllt und die Phagenkolonie auf die Säule aufgebracht. Diejenigen Mutanten, die das gewünschte Protein auf ihrer Oberfläche exprimieren, binden an den Träger, die anderen Mutanten fließen durch die Chromatographiesäule hindurch und werden verworfen. Diejenigen Bakteriophagen, die das Protein mit der gewünschten Eigenschaft exprimieren, werden im Anschluß daran in einer Bakterienkolonie vermehrt und danach das Protein gereinigt. Mit Hilfe der *Phagen-Display-Technik* hat man auf biotechnologischem Wege Enzyme mit hoher Stabilität, mit besonders gewünschten katalytischen Eigenschaften oder andere Proteine mit besonderen Bindungseigenschaften gewonnen, die für therapeutische und diagnostische Zwecke von Interesse sind.

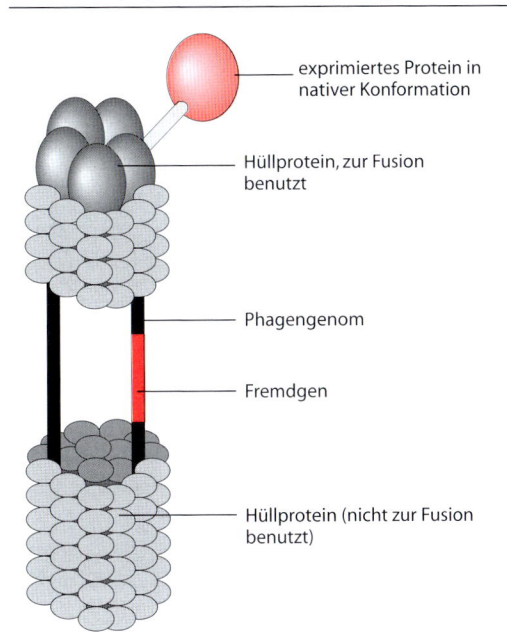

Abb. 10.7: Erläuterung der Phagen-Display-Technik.

10.3. Gezielte (oligonucleotidgesteuerte) Mutagenese

In einem proteincodierenden Gen lassen sich gezielt Mutationen erzeugen, die zu einem *ortsspezifischen Austausch* oder einer *Deletion* bzw. *Insertion* einer Aminosäure in dem Genprodukt führen. Damit kann man in einem Protein, z.B. einem Enzym, bestimmte Eigenschaften und Funktionen, z.B. seine Stabilität oder katalytische Fähigkeit, seine Substratspezifität oder allosterische Regulierbarkeit, verändern. Man bezeichnet dieses Verfahren als *ortsgerichtete Mutagenese (site-directed mutagenesis)*. Hierzu gewinnt man die cDNA des Proteins (Wildtyp) und integriert diese in der Polarität 5'→3' in einen einsträngigen circulären DNA-Vektor. Damit hat dieser die Polarität des *codierenden DNA-Stranges* (☞ Abb. 10.8). Der Vektor wird zur Durchführung eines *Nucleotidaustausches* an seiner codierenden Sequenz mit einem partiell komplementären, chemisch synthetisierten *Oligonucleotid* mit 3'→5'-Polarität hybridisiert, in welchem eine einzige Base gegen eine andere ausgetauscht ist (in Abb. 10.8 *C* anstelle des zu *T* komplementären *A*). Das veränderte Codon ist Anlaß für eine *Fehlpaarung* ("*mismatch*") des Oligonucleotids mit dem codierenden Strang, indem das 5'-TGC-3'-Triplett mit dem 3'-CCG-5'-Triplett im Oligonucleotid paart. Eine *DNA-Polymerase* verlängert nun das Oligonucleotid und eine *DNA-Ligase* verbindet kovalent die beiden Enden. Der circuläre Doppelstrang besteht nun aus dem codierenden Strang des Wildtyps und dem künstlich hergestellten komplementären Strang ("Mutante"). Letzterer hat *entgegengesetzte Polarität* zum *codierenden Strang* und ist folglich der *Matrizenstrang*. Die Replikation dieses Doppelstranges liefert im nächsten Schritt zwei verschiedene Produkte. 50 % der gebildeten Doppelstränge bestehen aus dem codierenden Strang und dem Matrizenstrang des Wildtyps und 50 % aus dem künstlichen Matrizenstrang und dem an ihm synthetisierten, mutierten codierenden Strang. Der codierende Strang des Wildtyps hat, wie in Abb. 10.8 gezeigt, an der zur Mutation vorgesehenen Stelle das die

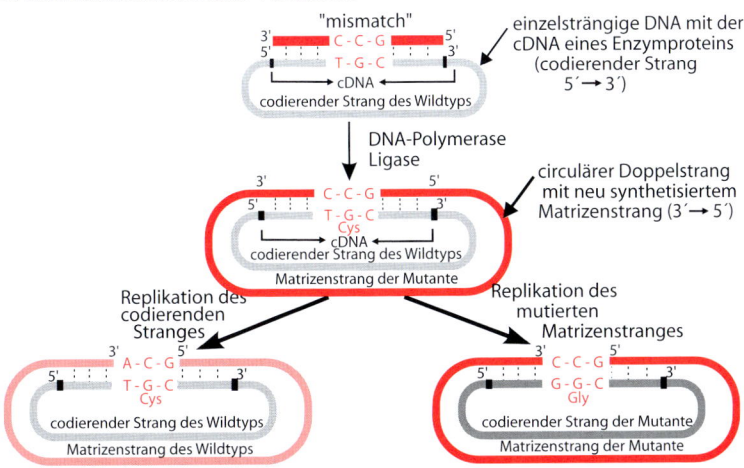

Abb. 10.8: Oligonucleotidgesteuerte Mutagenese.

Aminosäure *Cystein* codierende Triplett 5'-TGC-3' (vgl. mit Tab. 13.1). In dem Oligonucleotid hat dieses Codon die Sequenz 3'-CCG-5'. Dieses wird bei der Replikation des Matrizenstranges zu dem Triplett 5'-GGC-3' im *codierenden Strang* umkopiert, welches *Glycin* codiert. Die Expression liefert demzufolge ein Protein mit der *Aminosäuresubstitution* Cys→Gly. Je nachdem an welcher Stelle der Aminosäureaustausch in dem Protein vorgenommen wird, ob (im Fall eines Enzyms) in dessen aktivem Zentrum, seiner Substrat- oder Effektorbindungsstelle oder an einer für die Stabilisierung seiner Raumstruktur wichtigen Aminosäureposition, treten Änderungen in seinen Eigenschaften ein, die für die Erforschung seines Wirkungsmechanismus oder für seinen biotechnologischen Einsatz bei einer praxisbezogenen Aufgabenstellung von Bedeutung sein können.

Folgendes Beispiel mag illustrieren, wie man mit Hilfe dieser Methode die Wirkung und den katalytischen Mechanismus eines Enzyms verändern kann. In Kap. 3. wurde das Proteinfaltungsenzym *Prolyl-Peptidyl-cis/trans-Isomerase* besprochen. Durch gezielte Mutagenese von drei Aminosäureresten im aktiven Zentrum dieses Enzyms läßt sich die für Serinproteasen typische katalytische *Triade Ser-His-Asp* erzeugen und dadurch die *Prolyl-Peptidyl-cis/trans-Isomerase* in eine *Endoprotease* umwandeln, die prolylhaltige Peptide spaltet.

10.4. DNA-Polymerasekettenreaktion

Durch Einsatz der *DNA-Polymerase* lassen sich *DNA-Sequenzen* auf relativ einfache Weise *in vitro* vervielfachen (*amplifizieren*). Dabei werden in einer von der *DNA-Polymerase* katalysierten Kettenreaktion (*DNA-Polymerase Chain Reaction [PCR]*) von einer vorgegebenen DNA-Sequenz innerhalb relativ kurzer Zeit viele Millionen Kopien hergestellt. Zunächst gewinnt man aus einer biologischen Quelle (z.B. Blut, Sperma, Speichel) die zur Vervielfachung vorgesehene DNA. Zur PCR braucht man zwei kurze *Oligonucleotide* als *Primer*, die zu den beiden 3'-Endsequenzen der zur Vervielfachung vorgesehenen DNA-Doppelhelix komplementär sind. Die Arbeitsschritte der PCR sind (☞ Abb. 10.9):

1. Trennung der beiden DNA-Stränge durch Erhitzen auf >90°C und anschließende Abkühlung auf 50°C; danach werden die zwei Primermoleküle zugesetzt, die sich an die jeweiligen 3'-Enden der ihnen komplementären Strangsegmente binden

2. Zugabe einer *thermostabilen DNA-Polymerase*, die zur Vermeidung von Synthesefehlern die Fähigkeit zum Korrekturlesen, also eine 3'→5'-*Exonucleaseaktivität*, haben sollte (z.B. die DNA-Polymerase *Pfu* aus *Pyrococcus furiosus*; die oft benutzte *Taq-Polymerase* aus *Thermus aquaticus* verfügt *nicht* über eine korrekturlesende Exonucleasewirkung) sowie der vier zur DNA-Synthese notwendigen *Desoxynucleosidtriphosphate*, die bei einer Temperatur von 72°C zur Replikation der beiden DNA-Segmente führt

3. Mehrfache (20-40fache) Wiederholung des beschriebenen Cyclus - Erwärmung auf >90°C, Abkühlung auf 50°C und Erwärmung auf 72°C - wobei in jeder Runde der eingesetzte DNA-Doppelstrang repliziert wird

10.5. DNA-Fingerprint-Technik

Die Herstellung eines "*DNA-Fingerabdruckes*" gewinnt vor allem in der forensischen Medizin (z.B. beim Vaterschaftsnachweis oder bei Sexual- und Tötungsdelikten) eine ständig wachsende Bedeutung. Als Grundlage hierzu dienen *hypervariable Regionen* der genomischen DNA, die durch besonders deutliche Unterschiede in ihrer Sequenz von einem Individuum zum anderen ausgezeichnet sind. Ein solcher *hypervariabler genetischer Locus* ist die *Mikro- bzw. Minisatelliten-DNA* (☞ Kap. 9.4.3.). Diese besteht aus einer Vielzahl repetitiver, kurzkettiger DNA-Sequenzen. Im *Humangenom* wurden etwa 90 hypervariable Loci von DNA-Repeats identifiziert. Sie alle sind G-reich und ihre repetitive Einheit besteht aus 11 bis 60 Basenpaaren.

Zur Herstellung eines "DNA-Fingerabdruckes" wird die genomische DNA des Opfers und des vermeintlichen Täters aus Blut, Samen, Vaginalabstrich, Haarwurzeln u.ä. biologischen Quellen extrahiert. Die Proteine der Probe werden durch die Proteinase K abgebaut, die eine breite Spezifität hat. Danach unterwirft man die zurückbleibende DNA dem Abbau durch *ausgewählte* Restriktionsendonucleasen, die die Minisatelliten-DNA-Regionen *nicht* abbauen, sondern nur diejenigen DNA-Abschnitte spalten, die die Minisatellitenregionen auf beiden Seiten flankieren. Das erhaltene Gemisch unterschiedlich langer DNA-Fragmente trennt man mittels hochauflösender Agarosegel-Elektrophorese auf. Danach werden die denaturierten, d.h. in Einzelsträngen vorliegenden, DNA-Fragmente von der Agarose auf eine Nitrocellulose- oder Nylonmembran übertragen und dann mit einer einzelsträngigen DNA-Sonde hybridisiert. Dieses Verfahren bezeichnet man als *Southern-Blotting* (nach Edward Southern, 1975). Wenn die zur Hybridisierung benutzte, entweder radioaktiv oder anderweitig markierte, DNA-Sonde ein Gemisch repetitiver Sequenzen der Minisatelliten-DNA darstellt, spricht man von einer *Multi-Locus-Sonde*. Sie hybridisiert mit jedem Fragment, das Minisatelliten-DNA-Segmente enthält. Man erhält dann spezifische "Barcode"-Elektrophoresemuster, die etwa 70 bis 80 Banden enthalten. Da die Repeats in den verschiedenen Individuen in unterschiedlicher Anzahl vorhanden sind, liefert der DNA-Abbau durch die Restriktionsendonu-

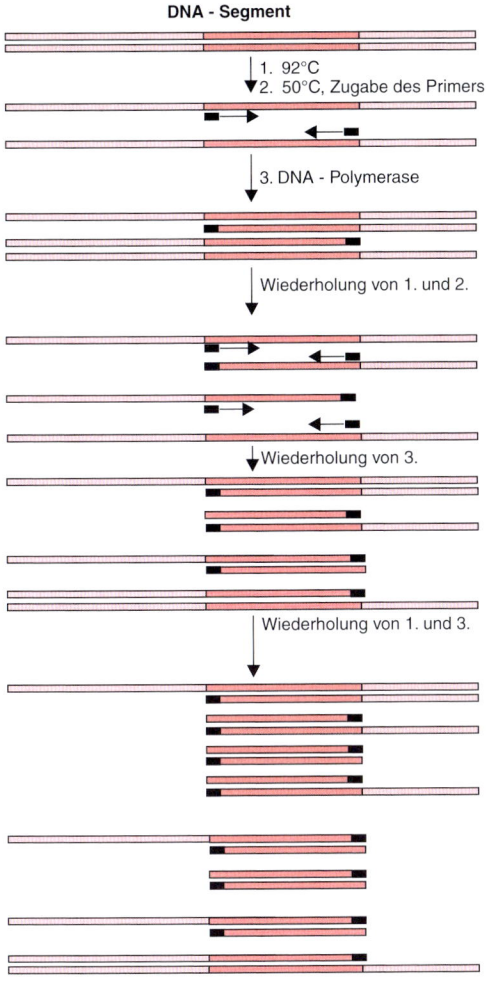

Abb. 10.9: Die DNA-Polymerasekettenreaktion (PCR).

Die Empfindlichkeit der PCR-Methode ist so groß, daß sich mit ihrer Hilfe eine einzelnes DNA-Molekül aufspüren läßt. In der Medizin findet sie überall dort Anwendung, wo nur kleine Mengen biologischen Materials, im Extremfall nur *eine einzige Zelle* oder *DNA-haltige Bruchstücke* von ihr, zur Untersuchung zur Verfügung stehen, z.B. in der *forensischen Medizin*, beim *Nachweis von Viren* sowie in der *pränatalen genetischen Diagnostik* von Erbkrankheiten. Auch in die *Archäologie* und *Paläontologie* hat die PCR Einzug gehalten, z.B. bei der Analyse von DNA-Bruchstücken aus Mumien oder Resten ausgestorbener Lebewesen.

clease bei jedem Menschen ein unterschiedliches Bandenmuster von jedem Locus. Im Gegensatz zu den Multi-Locus-Sonden enthalten die *Einzel-Locus-Sonden* die Sequenz eines einzigen Minisatelliten-Locus. Diese werden gegenwärtig in der forensischen Medizin bevorzugt benutzt. Da man für eine Restriktionsanalyse hypervariabler DNA wenigstens 60 ng DNA (d.s. 60×10^{-9} g) benötigt und - vor allem unter forensischen Bedingungen - die DNA häufig schon partiell abgebaut ist, setzt man zur Gewinnung von mehr und besserem Material die DNA-Polymerase-Ketten-Reaktion ein und amplifiziert mit ihr ausgewählte DNA-Segmente.

10.6. Restriktions-Fragmentlängen-Polymorphismus

Durch Untersuchung des *Restriktions-Fragmentlängen-Polymorphismus* lassen sich defekte Allele an einem für eine bestimmte genetische Erkrankung verantwortlichen Genlocus, z.B. der *Huntington-Chorea* (☞ Kap. 26.) oder der *Sichelzellanämie* (☞ Kap. 21.) nachweisen. Ein Restriktions-Fragmentlängen-Polymorphismus entsteht durch den Verlust oder das Auftreten einer bestimmten Restriktionsendonuclease-Spaltstelle in der DNA. Dann geben DNA-Sequenzen, die verschiedene allele Formen eines Gens enthalten, von denen eines mutiert, das andere nicht mutiert ist, unterschiedliche Spaltmuster. Diese erkennt man am Auftreten unterschiedlich langer DNA-Fragmente (deshalb "*Fragmentlängen-Polymorphismus*"). Die Restriktionsfeinanalyse dient demzufolge dem diagnostischen Nachweis defekter Gene. Sie kann auch zur Kartierung einzelner Chromosomen eingesetzt werden. Der *DNA-Polymorphismus* ist das Ergebnis von *Insertionen*, *Deletionen* oder *Substitutionen* einzelner *Nucleotide* oder von Veränderungen in *repetitiven DNA-Segmenten*, z.B. bei der Huntington-Chorea (☞ Kap. 25.).

10.7. Antisense-Oligonucleotide und ihre Anwendung

Unter *sense-DNA* ((+)-DNA) versteht man den 5'→3' Strang im DNA-Doppelstrang. Er hat dieselbe Polarität wie die mRNA ((+)-RNA). Als *antisense-RNA* ((-)-RNA) wird eine zur mRNA (*sense*) komplementäre RNA-Sequenz mit entgegengesetzter Polarität (3'→5') bezeichnet. Sie läßt sich am codierenden DNA-Strang mit Hilfe der RNA-Polymerase nach Umkehrung der Promotororientierung synthetisieren. Antisense-RNA kann in einer Zelle verschiedene Wirkungen ausüben. Sie vermag unter Bildung von (+)-RNA/(-)-RNA-Doppelsträngen mit der ihr komplementären mRNA zu hybridisieren und dadurch deren Translation zu blockieren. Antisense-RNA kann auch spezifisch an komplementäre DNA-Sequenzen in der DNA-Doppelhelix binden und dadurch spezifisch deren Replikation hemmen. Antisense-RNA wird in der molekularbiologischen Praxis vielfältig eingesetzt:

- zur spezifischen *Blockierung* der Expression von Genen und Blockierung der Translation komplementärer mRNA
- zur Bindung von Onkogenen und dadurch zur Unterdrückung ihrer Expression
- gegen RNA-Viren, z.B. gegen das *HIV*, das *Herpes simplex-Virus* und das *Rous-Sarcom-Virus*.

Als beste Vehikel zur Einschleusung von antisense-RNA in Empfängerzellen haben sich Liposomen erwiesen. Der therapeutische Einsatz von antisense-RNA befindet sich gegenwärtig in klinischer Erprobung, z.B. gegen die akute myeloische Leukämie, gegen das AIDS-Virus, das Cytomegalievirus und das Human-Papillomavirus.

In der Zelle kommen in größerer Anzahl kleine, nichtproteincodierende, einsträngige RNA-Moleküle vor (Mikro-RNA, miRNA), die aus 21 bis 23 Nucleotiden bestehen und die Eigenschaft haben, die Genexpression zu unterdrücken. Zu den miRNA-Species rechnet man eine Gruppe von RNA-Molekülen, die für den Vorgang der *RNA-Interferenz* verantwortlich sind. Als *RNA-Interferenz* wird die Unterdrückung der Expression eines Gens ("gene silencing") durch sequenzspezifische Bindung eines kleinen (small) antisense-RNA-Moleküls (Abk. siRNA oder RNAi) an ein Gen oder an dessen Transcriptionsprodukt (mRNA) bezeichnet.

10.8. Transgene Tiere und gezielte Inaktivierung von Genen

Transgene Tiere. Durch Mikroinjektion von Kopien eines Fremdgens in einen der beiden Vorkerne (*Pronuclei*, meist des männlichen Pronucleus) einer befruchteten tierischen Eizelle läßt sich deren stabile Integration in das Genom der befruchteten Eizelle erreichen. Nach Einpflanzung derart transformierter befruchteter Eizellen in Muttertiere wird in einigen der neugeborenen Tiere das Fremdgen exprimiert. Aus diesen Tieren läßt sich dann ein Stamm züchten, dessen Mitglieder hinsichtlich dieses Gens homozygot sind. Diese Tiere sind dann genetisch permanent verändert und heißen *transgene Tiere*.

Gezielte Geninaktivierung. Durch ein "*genetisches Knock-out*" kann man in einem Versuchstier ein bestimmtes Gen hochselektiv eliminieren, so daß sein Genprodukt (z.B. ein Enzym oder ein anderes funktionelles Protein) nicht exprimiert wird. Derartige Tiere eignen sich besonders für die Funktionanalyse von Einzelgenen und ihrer Genprodukte. Hierzu wird eine *embryonale Stammzellinie* mit einer *veränderten genomischen DNA* transfiziert, so daß bei *homologer Rekombination* ein bestimmtes Gen *deletiert* wird. Die genetisch veränderten embryonalen Stammzellen werden dann in eine Blastocyste injiziert, wodurch sie Bestandteile aller Gewebe, auch der Keimzellen, der heranwachsenden Tiere werden. Die so behandelte Blastocyste entwickelt sich *in utero* zu einem *chimären Tier*, das neben normalen Zellen auch solche mit dem ausgeschalteten Gen enthält. Aus den Chimären kann durch Züchtung eine homozygote Tierlinie hergestellt werden, in der in allen Zellen das Gen ausgeschaltet ist, so daß sich sein Genprodukt nicht nachweisen läßt und die Auswirkungen des Genverlustes untersucht werden können.

11. Transcription: Mechanismen und Regulation

Als *Transcription* (lat. *transcribere*: abschreiben, übertragen) wird die Synthese von RNA an einem als Matrize ("Vorlage") dienenden DNA-Strang bezeichnet. Dabei wird die Basensequenz der Matrizen-DNA "abgeschrieben" und eine ihr komplementäre RNA mit entgegengesetzter Polarität synthetisiert. Die hierfür verantwortlichen Enzyme sind die *DNA-abhängigen RNA-Polymerasen* (kurz *RNA-Polymerasen*).

11.1. Die DNA-abhängigen RNA-Polymerasen

11.1.1. Die RNA-Polymerase der Prokaryonten

Prokaryonten besitzen jeweils nur eine einzige DNA-abhängige RNA-Polymerase, die die Synthese aller RNA-Typen katalysiert. Sie besteht aus mehreren Untereinheiten und hat als Quartärstruktur $\alpha_2\beta\beta'\sigma$ (Mr 460.000). Während die beiden α-*Untereinheiten regulatorische Proteine* binden, enthält die β-*Untereinheit das katalytische Zentrum*, bindet die zur Reaktion notwendigen *Ribonucleosidtriphosphate* und synthetisiert im Verlauf der RNA-Synthese *Phosphodiesterbindungen*, die aufeinanderfolgende Nucleotide verbinden. Die β'-*Untereinheit* bindet das Enzym an die *DNA-Matrize*. Die Untereinheit σ (Sigma-Faktor) ist reversibel mit der RNA-Polymerase assoziiert und dient der Erkennung des Promotors und der Initiation der Transcription. Zur Erkennung verschiedener Promotoren gibt es in einer Bakterienzelle mehrere σ-Faktoren, die wahlweise und reversibel an die RNA-Polymerase binden.

Die RNA-Polymerase liest nach lokaler Aufwindung der DNA-Doppelhelix einen einzigen Strang, den *Matrizenstrang* ((-)-Strang), ab, dessen Polarität von 3'→5' geht, und synthetisiert an ihm die RNA in 5'→3'-Richtung. Der andere, *nichttranscribierte* Strang der DNA-Doppelhelix, ist der *codierende Strang* ((+)-Strang). Seine Polarität geht von 5'→3'. Der Mechanismus der RNA-Polymerase ist dem der DNA-Polymerase vergleichbar (☞ Abb. 11.1). Sie wählt das "richtige" Ribonucleosidtriphosphat entsprechend der A=U-, T=A- und G≡C-Paarung von den vier in Frage kommenden aus (ATP, GTP, UTP, CTP) aus und knüpft, unter Freisetzung von *Pyrophosphat*, Schritt für Schritt neue *Phosphodiesterbindungen*. Die *RNA-Synthese beginnt* meist mit *GTP*. Die RNA-Polymerasen brauchen, anders als die DNA-Polymerasen, *kein Startmolekül*. Von Bedeutung ist, daß keine einzige RNA-Polymerase eine korrekturlesende 3'→5'-Exonucleaseaktivität besitzt. RNA-Polymerasen können demzufolge - im Gegensatz zu den DNA-Polymerasen - bei der Transcription auftretende Fehler nicht korrigieren. Dies ist tolerierbar, weil von einem einzigen Gen Hunderte und Tausende von RNA-Kopien hergestellt werden und sowohl die RNA-Moleküle selbst als auch die von ihnen codierten Proteine einem ständigen Umsatz unterworfen sind, so daß Fehler in der RNA viel harmloser sind als Fehler in der DNA.

Die Polaritäten und die Nomenklatur der beiden DNA-Stränge und der mRNA.

Die beiden Stränge der DNA-Doppelhelix verlaufen *antiparallel* und sind einander *komplementär*. Die Polarität des einen Stranges geht vom 5'-Terminus zum 3'-Terminus und die Polarität des anderen Stranges geht vom 3'-Terminus zum 5'-Terminus. Der 5'→3'-DNA-Strang wird als *codierender Strang*, auch als *sense-Strang* oder (+)-Strang bezeichnet. Der 3'→5'-DNA-Strang ist der *Matrizenstrang*, auch *antisense-Strang* oder (-)-Strang genannt. Dieser Strang dient bei der Transcription nach dem Prinzip der antiparallelen Basenpaarung als Matrize für die Synthese der mRNA. Der Matrizenstrang wird dabei von 3'→5' abgelesen. Die Polarität der mRNA (messenger-RNA) ist demzufolge 5'→3'. Damit hat die mRNA die gleiche Polarität wie der codierende DNA-Strang. Die mRNA überträgt die Information der DNA auf das ribosomale System der Proteinbiosynthese. Als Beispiele seien kurze Ausschnitte aus einem codierenden DNA-Strang, seinem DNA-Matrizenstranges und der an diesem synthetisierten mRNA aufgeführt:

codierender DNA-Strang:
    5'-ATGCGATGGACGGACAT-3'
DNA-Matrizen-Strang:
    3'-TACGCTACCTGCCTGTA-5'
mRNA-Strang:
    5'-AUGCGAUGGACGGACAU-3'

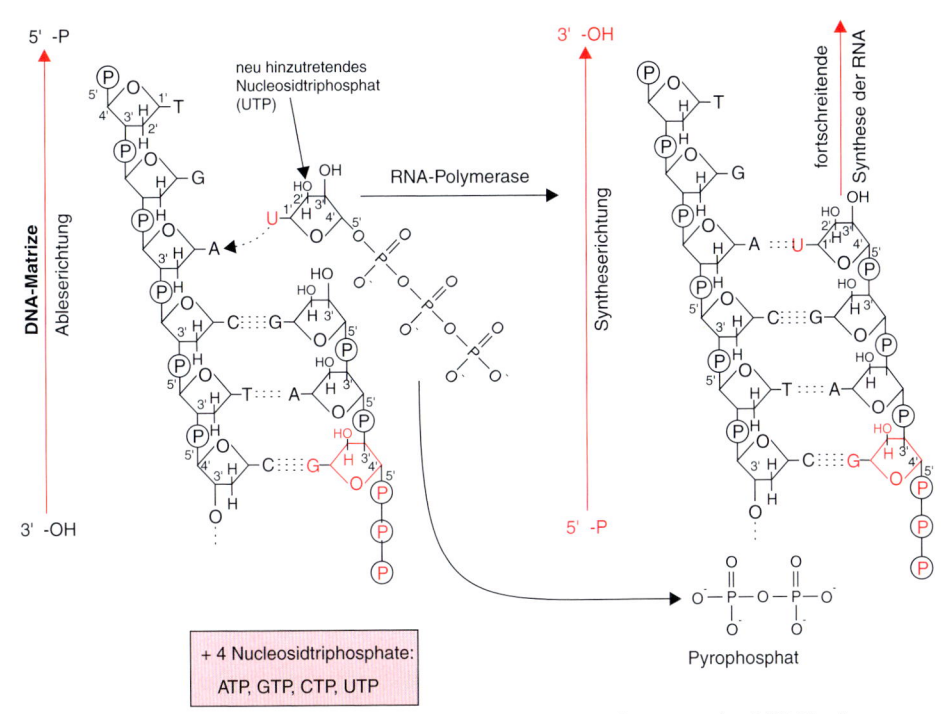

Abb. 11.1: Der Reaktionsmechanismus der DNA-abhängigen RNA-Polymerase: der DNA-Matrizenstrang wird von 3′→5′ abgelesen und das RNA-Molekül, beginnend mit GTP, von 5′→3′ synthetisiert. Die RNA-Polymerase katalysiert, unter Aufnahme des jeweils komplementären Nucleosidtriphosphates und Abspaltung von Pyrophosphat, die Bildung von 3′→5′-Phosphodiesterbindungen und verlängert so schrittweise das nascierende RNA-Molekül.

11.1.2. Die RNA-Polymerasen der Eukaryonten

In Eukaryontenzellen gibt es drei Typen von DNA-abhängigen RNA-Polymerasen:

- die *RNA-Polymerase I* ist in den *Nucleoli* lokalisiert und für die Synthese von *drei ribosomalen RNA-Molekülen* (der 18S-, 5.8S- und 28S-rRNA) verantwortlich

- die *RNA-Polymerase II* befindet sich im Nucleoplasma und katalysiert die Transcription der proteincodierenden Gene sowie der meisten Gene, die die kleinen Kern-RNA-Moleküle (snRNA) codieren; im Unterschied zu den anderen beiden RNA-Polymerasen wird sie sehr stark durch das Gift des Grünen Knollenblätterpilzes (α-*Amanitin*) gehemmt

- die *RNA-Polymerase III* ist auch im Nucleoplasma lokalisiert und für die Transcription von RNA-codierenden Genen, also für die Synthese der verschiedenen tRNA-Species, der 5S-rRNA und einiger snRNA-Species zuständig.

11.2. Die Gene der Pro- und Eukaryonten

Auf molekularer Ebene definiert man ein Gen als eine DNA-Sequenz, die die Nucleotidsequenz eines RNA-Moleküls und dadurch die Aminosäuresequenz eines Proteins codiert. Die Gene der *Prokaryonten* und der *Eukaryonten* weisen zahlreiche Gemeinsamkeiten, aber auch charakteristische Unterschiede, auf. Ein Gen ist in zwei verschiedene Regionen, in *codierende* und in *nichtcodierende Regionen*, unterteilt (☞ Abb. 11.2 und Abb. 11.3). Die codierende Region enthält in ihrer Nucleotidsequenz die Information für die Struktur ihres *Genproduktes*, das entweder ein *Protein* (bei proteincodierenden Genen) oder eine *RNA* (bei nur-RNA-codierenden Genen) ist. Bei den proteincodierenden Genen wird die Information durch die *Transcription* und die *Translation* in die Aminosäuresequenz einer Polypeptidkette übersetzt.

Die Gene der *Eukaryonten* sind grundsätzlich *monocistronisch*, die Gene der *Prokaryonten* hingegen

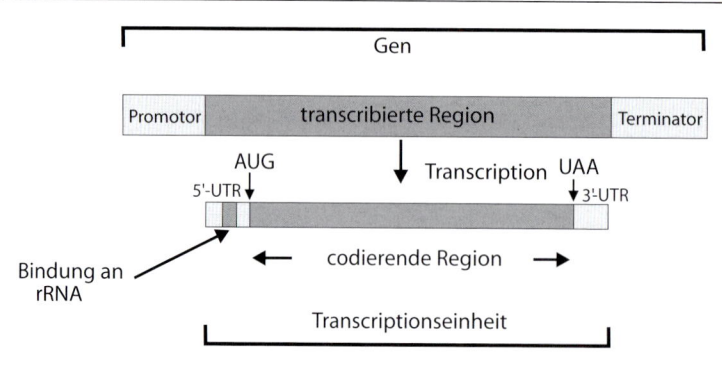

Abb. 11.2: Aufbau eines Prokaryontengens. Man unterscheidet: 1. das Gen (vom Promotor bis zum Terminator); 2. die Transcriptionseinheit (von 5´-UTR [UTR = untranslatierte Region] bis 3´-UTR); 3. die codierende Region vom Startcodon AUG bis zum Stoppcodon UAA.

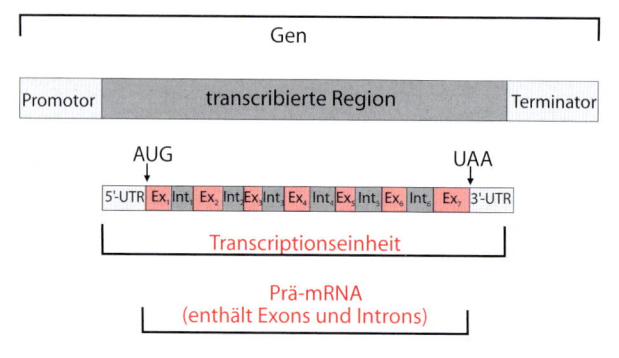

UTR: untranslatierte Region
Ex: Exon
Int: Intron

Abb. 11.3: Aufbau eines Eukaryontengens.

sind oft *polycistronisch*. Der Ausdruck *Cistron* stammt aus der Anfangszeit der molekularen Genetik. Man versteht darunter ein *DNA-Segment* aus dem Genom eines Organismus, das für eine "Einzelgenfunktion" verantwortlich ist. Ein monocistronisches Gen codiert demzufolge nur ein einzelnes Protein als Genprodukt. Ein polycistronisches Gen codiert mehrere Proteine. Seine Transcription liefert eine *polycistronische mRNA*. Ihre Translation in die verschiedenen Polypeptide erfolgt sequentiell. Ein polycistronisches Gen bildet eine größere Transcriptionseinheit ("*Gencluster*"), die unter der Kontrolle eines einzigen Promotors steht und als *Operon* bezeichnet wird. In einigen Viren gibt es *überlappende Gene*. In diesem Fall codiert ein bestimmter DNA-Abschnitt zwei oder mehr verschiedene Genprodukte, deren Transcription und Translation in *verschiedenen*, einander überlappenden, *Leserahmen* erfolgt.

Die strukturelle und funktionelle Organisation eines Gens. Prokaryontische und eukaryontische Gene unterteilt man in verschiedene Abschnitte. Ein Gen beginnt an dem, die Transcription steuernden, *Promotor* und endet am *Terminator* (☞ Abb. 11.2 und Abb. 11.3). Zwischen dem Promotor und dem Terminator liegt die *Transcriptionseinheit*. Das ist die Region in einem Gen, die durch die RNA-Polymerase transcribiert wird. Sie enthält an ihren 5'- und 3'-Enden untranslatierte Regionen (UTR), die für den Start der Transcription, die richtige Positionierung der mRNA am ribosomalen Proteinsyntheseapparat und die Stabilität der mRNA von Bedeutung sind. Der *wichtigste Unterschied* zwischen den *Pro-* und *Eukaryontengenen* liegt in den Strukturen ihrer codierenden Regionen. Bei den proteincodierenden Genen der Prokaryonten verläuft die codierende Region von ihrer ersten bis zur letzten Base *kontinuierlich*, d.h.

ohne Unterbrechung. Die an ihr gebildete mRNA ist sofort translationsfähig (☞ Abb. 11.2; Abb. 11.4A). Die codierende Region der eukaryontischen Gene hingegen ist meist durch *nichtcodierende Segmente* unterbrochen (☞ Abb. 11.3). Die *codierenden Abschnitte* in einem Eukaryontengen werden als *Exons*, die *nichtcodierenden* als *Introns* bezeichnet. Eine eukaryontische Transcriptionseinheit wird als Ganzes transcribiert, so daß die primär gebildete mRNA, das sog. *mRNA-Primärtranscript (Prä-mRNA)*, sowohl die Exons als auch die Introns enthält. Da die Prä-mRNA die Sequenzen der nichtcodierenden Introns enthält, ist diese länger als die reife mRNA. Die Prä-mRNA muß deshalb aufbereitet werden. Diesen Vorgang nennt man "*Processing*".

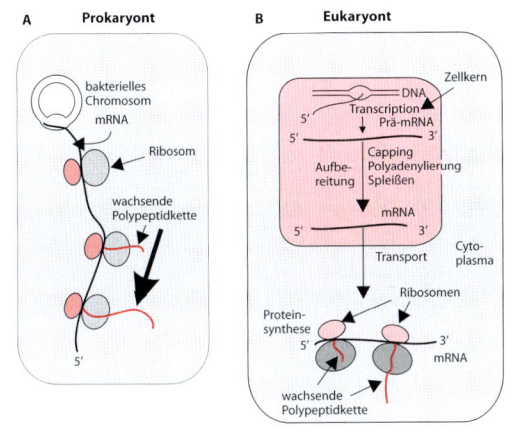

Abb. 11.4: Die räumliche Organisation von Transcription und Translation bei Prokaryonten (**A**) und Eukaryonten (**B**).

Da *Prokaryonten* keine Kernhülle besitzen, sind bei ihnen Transcription und ribosomale Proteinsynthese nicht räumlich getrennt, und da ihre mRNA keiner Aufbereitung bedarf, kann bereits die nascierende mRNA an den Ribosomen translatiert werden. Sobald ihr 5'-Ende aus der RNA-Polymerase ausgetreten ist, bindet sie an ein Ribosom, so daß die Proteinsynthese beginnen kann (☞ Abb. 11.4A). Bei *Eukaryonten* hingegen ist die *Translation* der aufbereiteten mRNA von der *Transcription* zeitlich und räumlich getrennt. Die *Transcription* und die *Aufbereitung* der Prä-mRNA finden im *Zellkern* und die *Translation* im *Cytoplasma* statt (☞ Abb. 11.4B).

Im elektronenmikroskopischen Bild zeigen Gene, die transcribiert werden, eine tannenbaumartige Struktur (☞ Abb. 11.5). Die Äste sind neusynthetisierte RNA-Moleküle, die am Anfang der Transcriptionseinheit noch kurz sind, mit fortschreitendem Abstand zum Transcriptionsstart aber immer länger werden. An einer Transcriptionseinheit können sehr viele RNA-Transcripte von einer ebenso großen Zahl von RNA-Polymerasen gleichzeitig synthetisiert werden.

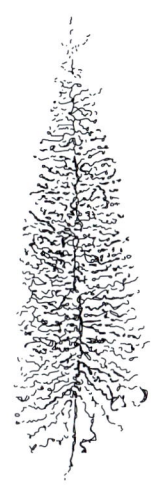

Abb. 11.5: "Tannenbaumstruktur" einer eukaryontischen Transcriptionseinheit; die Zweige stellen die nascierenden RNA-Moleküle bei der Transcription dar (nach W.W. Franke und U. Scheer, Phil. Trans. Royal Soc. London B. 283, 333 [1978]).

Auch die Gene der ribosomalen und der tRNA von Pro- und Eukaryonten liefern bei ihrer Transcription größere Vorläufermoleküle. Die Gene der drei rRNA-Typen der Prokaryonten (☞ Kap. 8.2.3.) sind polycistronisch und bilden einen Gencluster. Sie werden zu einem einzigen großen *RNA-Vorläufermolekül* transcribiert. Nach der Transcription erfolgt die Spaltung des Vorläufers in die 16S-, 5S- und 23S-rRNA-Species, die sich dann auf die kleine und große Untereinheit der Ribosomen verteilen. Dabei werden einige RNA-Sequenzen ab- bzw. herausgespalten, die sich am 5'- und am 3'-Ende des Vorläufers sowie zwischen den drei rRNA-Vorläufern oder innerhalb ihrer Sequenzen befinden. In derselben Weise geht auch die Transcription und die Aufbereitung des großen Vorläufermoleküls der ribosomalen RNA der *Eukaryonten* vor sich.

Auch die tRNA wird in Form von längeren Vorläufermolekülen synthetisiert, aus denen mittels spezifischer Endonucleasen die individuellen tRNA-Moleküle gebildet werden. Die Basen und die Ribose der verschiedenen rRNA- und tRNA-Species unterliegen nach ihrer Fertigstellung (*postsynthetisch*) chemischen Modifikationen, z.B. *Methylierungen*. Dabei kann in der tRNA Thymin aus Uracil entstehen. Postsynthetisch erfolgt in den tRNA-Molekülen auch die *Hydrierung* von *Uracil* unter Bildung von *Dihydrouracil* und die *Isomerisierung* von *Uridylsäure* zu *Pseudouridylsäure* (☞ Struktur der tRNA, Kap. 4.).

11.3. Die Transcription bei Prokaryonten und ihre Regulation

11.3.1. Anfang und Ende der Transcription bei Prokaryonten

Wenn man in der DNA diejenige Base, an der die Transcription beginnt, mit +1 bezeichnet, so liegen bei Prokaryonten "stromaufwärts", d.h. in 5'-Richtung des codierenden Stranges, an den Positionen -10 und -35 bestimmte Sequenzen, die man *Promotorsequenzen* nennt. Man beachte, daß sich alle Numerierungen auf den *codierenden Strang* beziehen und daß alle Basen, die stromaufwärts von +1 liegen, ein *Minus* als Vorzeichen erhalten (☞ Abb. 11.6). Die -10-Sequenz heißt *Pribnow-Box* und hat als Consensussequenz TATAAT (Erklärung von "Consensussequenz" in Kap. 9.5.1.4.) und die -35-Sequenz hat die Consensussequenz TTGACA. Die -35-Sequenz ist zuständig für die Orientierung der RNA-Polymerase auf dem *DNA-Matrizenstrang*, so daß die Transcription auf diesem in die richtige Richtung, nämlich von 3'→5', erfolgt. Je nachdem ob ein *Promotor* häufig oder selten eine Transcription veranlaßt, wird er als ein *starker* oder *schwacher Promotor* bezeichnet. Die angegebenen Consensussequenzen sind starken Promotoren eigen. Die RNA-Polymerase bindet, gesteuert von der σ-Untereinheit, zunächst etwas oberhalb des Promotors an die DNA und wandert dann zum -35-Segment. Danach wird von der -10-Consensussequenz die DNA-Doppelhelix über einen Bereich von 17 Basenpaaren, unter Freilegung des codierenden und des Matrizenstranges durch eine *Helicase* entwunden (☞ Abb. 11.7). Es entsteht die *Transcriptionsblase*, dessen Länge (17 Basenpaare) während der Transcription des gesamten Gens beibehalten wird. Die RNA-Synthese beginnt an der Base +1 und schreitet fort bis im Ma-

trizenstrang *Terminationssignale* auftreten, an denen die Transcription endet. Bei *Prokaryonten* gibt es *zwei Klassen* von *Terminationssignalen*, die eine Klasse ist eine *DNA-Terminationssequenz*, die aus G≡C-Palindromen, gefolgt von vier *Thymidylsäureresten* und einer *A=T-reichen Region*, besteht, die andere Klasse ist von dem *Terminationsprotein Rho* abhängig. Die die DNA-Terminationssequenz der erstgenannten Klasse erreichende nascierende RNA formt spontan eine aus komplementären Basen bestehende *Haarnadelschleife* (☞ Abb. 11.8A). Dieser folgen bis zum Ende des RNA-Transcriptes vier Uridylsäurereste. Die RNA-Haarnadelstruktur zerstört die RNA-DNA-Wechselwirkungen, so daß die Ablösung des RNA-Transcriptes von der DNA-Matrize erfolgen kann. Das für die zweite Klasse von Terminationssignalen unentbehrliche *Rho-Protein* braucht ATP und spaltet unter Verbrauch der Hydrolyseenergie des ATP den Transcriptionskomplex und zieht damit die nascierende mRNA und die RNA-Polymerase von der DNA-Matrize ab (☞ Abb. 11.8B).

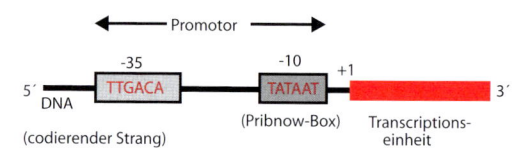

Abb. 11.6: Die Promotorregion von Prokaryonten.

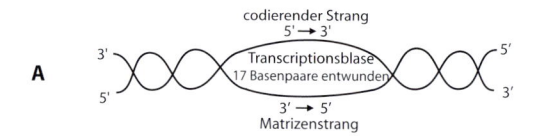

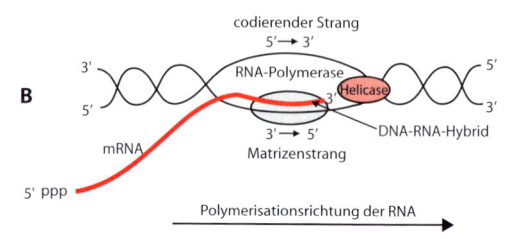

Abb. 11.7: Transcription. **A**: codierender (5'→3') und Matrizenstrang (3'→5') der DNA; die Transcriptionsblase entsteht durch Transcriptionsfaktoren und die Helicase; **B**: der Matrizenstrang wird in der Transcriptionsblase durch die RNA-Polymerase transcribiert.

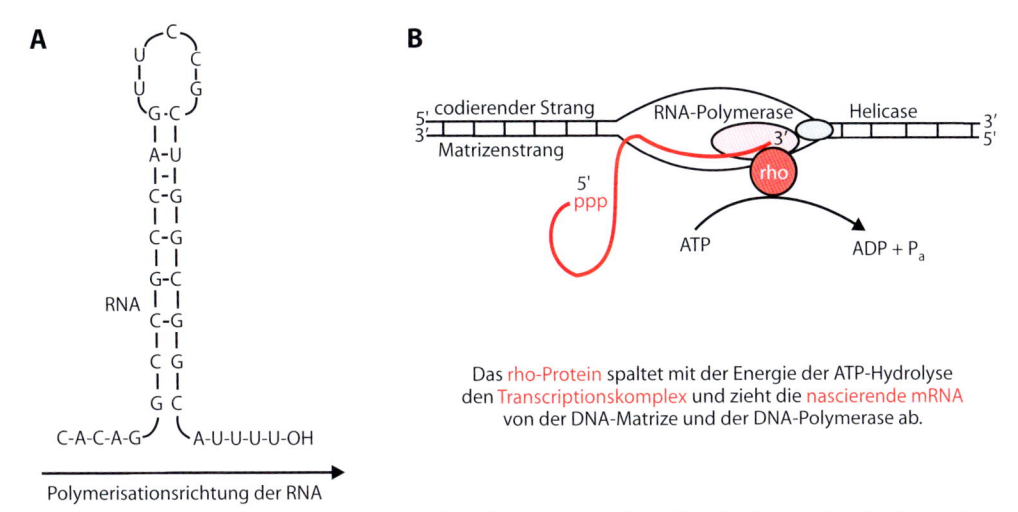

Abb. 11.8: Beendigung der RNA-Synthese an der DNA-Matrize. **A**: Eine GC-reiche Haarnadelschleife mit vier terminalen Uracilresten am Ende der synthetisierten Prä-mRNA; **B**: Die Rolle des Rho-Proteins bei der Termination der Transcription.

11.3.2. Antibiotica als Hemmstoffe der Transcription

Es gibt zwei Antibiotica, die die Transcription mit unterschiedlichen Mechanismen hemmen, *Rifamycin* und *Actinomycin D*:

- die aus einem Stamm von *Streptomyces* isolierten *Rifamycine* und das von ihnen halbsynthetisch abgeleitete *Rifampicin* hemmen den *Transcriptionsstart*, indem sie die Bildung der *ersten Phosphodiesterbindung* bei der RNA-Synthese, vor allem bei Gram-positiven Bakterien, blockieren. Ihr Angriffspunkt in der RNA-Polymerase ist die β-Untereinheit.

- das *Actinomycin D* ist ein Polypeptidantibioticum, das aus einem anderen *Streptomyces*-Stamm gewonnen wird. Es bindet mit *hoher Affinität* und *Spezifität* an die *DNA-Doppelhelix* und führt dadurch zum Verlust ihrer Matrizenfunktion für die *RNA-Synthese*. Ursache ist, daß sich Actinomycin D zwischen benachbarte Basenpaare in der DNA-Doppelhelix zwängt und dadurch die Ablesung der DNA-Matrize durch die RNA-Polymerase *blockiert*. Man bezeichnet diese Art der Bindung einer Substanz an die DNA als *Intercalation*.

11.3.3. Regulation der Transcription bei Prokaryonten

Das Modell von *Jacob* und *Monod* beschreibt die Induktion katabol (abbauend) wirkender Enzyme. Setzt man Kulturen von *E. coli* Lactose (β-Galactosido-1,4-Glucose) zu, so bauen die Zellen dieses Disaccharid zunächst nicht ab, da ihnen die hierfür erforderlichen Enzyme fehlen. Nach wenigen Minuten beginnt jedoch der Abbau. Dann lassen sich die Enzyme des Lactoseabbaues in den *E. coli*-Zellen nachweisen. Die *Lactose stimuliert die Synthese* der zu ihrem *Abbau* erforderlichen *Enzyme*. Dieser Vorgang wird als *Induktion* bezeichnet. Das durch die Lactose induzierte Enzymsystem besteht aus *drei Komponenten*, der β-*Galactosidase* für die Spaltung der Lactose in Galactose und Glucose, der β-*Galactosidpermease* für den Eintritt der Lactose in die Zellen und der β-*Galactosidtransacetylase* (letztere mit unklarer Funktion).

Sobald die ersten Moleküle Lactose in die Zellen gelangt sind, werden sie durch die wenigen vorhandenen β-Galactosidasemoleküle zu *Allolactose* (β-Galactosido-1,6-Glucose) umgewandelt, die der eigentliche *Induktor* des die Lactose abbauenden Enzymsystems ist (☞ Abb 11.9). Die Induktion vollzieht sich auf der Ebene der *Transcription* der ein *Polycistron* bildenden Gene z, y und a, die die drei zum Abbau der Lactose erforderlichen Enzyme codieren. Die Gene z, y und a sind im *E. coli*-Chromosom ohne Unterbrechung nacheinander angeordnet (☞ Abb. 11.10). Diesem *polycistronischen Gencluster* ist ein Gen vorangestellt, das als *Operator* bezeichnet wird und vor diesem (stromaufwärts) befindet sich der *Promotor* P. Der Operator kontrolliert die *Transcription* des Genclusters. Er wird als *Lac-Operator* (Abk. von **Lactose**) bezeichnet. Gemeinsam mit dem Promotor führt er auch den Namen Lac-Promotor. Die aus dem Promotor, Operator und den drei, ein Polycistron bildenden, Genen bestehende genetische Einheit bezeichnet man als *Lac-Operon*. Dieses unterliegt einer einheitlichen Regulation, die durch ein *Repressorprotein* erfolgt, indem dieses die Transcription der drei Enzymgene unterdrückt. Das Repressorprotein wird von dem *Regulatorgen* R codiert, das in der Nachbarschaft des Lac-Operons liegt, zu diesem aber nicht gehört. Durch Bindung des Repressorproteins an den Operator wird die Transcription der drei Gene blockiert, da der *RNA-Polymerase* der Zugang zur Matrizen-DNA verwehrt ist. Die Folge ist, daß die drei Enzyme nicht synthetisiert werden. Die *Allolactose* als Induktor verursacht eine Aufhebung der Operonblockade, indem sie an das *Repressorprotein* bindet und so den *Repressor-Allolactose-Komplex* bildet. Dieser hat keine Affinität zum Operator, wird infolgedessen an diesen nicht gebunden, so daß jetzt die *RNA-Polymerase* an das Promotor-Operatorsystem gebunden wird und die Transcription der drei Gene in Gang setzen kann. Die drei Gene werden durchgehend unter Bildung eines *polycistronischen RNA-Transcriptes* transcribiert, das die drei genannten Proteine codiert.

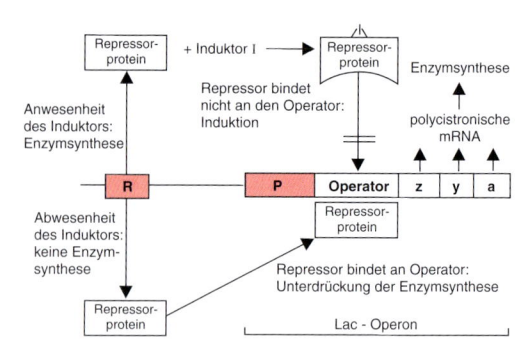

Abb. 11.10: Die Regulation des Lactose-(Lac-)Operons bei *E. coli*: bei Anwesenheit des Induktors Allolactose ist das Operatorgen aktiv und die Transcription geht vor sich, bei seiner Abwesenheit wird die Transcription der Gene unterdrückt.

Das *Repressorprotein* des lactoseabbauenden Enzymsystems heißt *Lac-Repressor*. Dieser ist ein *tetrameres* Protein mit *allosterischen* Eigenschaften, das in jeder seiner vier identischen Untereinheiten zwei verschiedene Arten von *Bindungsplätzen* besitzt, einer davon bindet an den *Lac-Operator*, der andere bindet die *Allolactose*. Schon die Bindung eines einzigen Allolactosemoleküls an eine Untereinheit des tetrameren Repressors führt kooperativ zu einer Änderung der Raumstruktur des ganzen Repressormoleküls und zum Verlust seiner Affinität zum Lac-Operator, so daß die Transcription des polycistronischen Genclusters auch schon bei kleinen Induktorkonzentrationen erfolgen kann.

Die Transcription der drei Gene des Lac-Operons findet nur statt, wenn im Medium keine Glucose vorhanden ist (Katabolitregulation). Wachsen *E. coli*-Zellen auf Glucose, dann sind in den Zellen nur sehr wenige Moleküle katabolisch (abbauend) wirkender Enzyme nachweisbar, da deren Synthese unterdrückt ist. Dieses Phänomen bezeichnet man als *Katabolitrepression*. Schlüsselmetabolit für die Katabolitrepression ist das bei *E. coli* unter *Glucosekontrolle* stehende *cAMP*. Glucose verursacht in den Bakterienzellen eine *cAMP-Erniedrigung*. Dies führt zu einer Unterdrückung der Transcription katabolisch wirkender Enzyme. *Abwesenheit von Glucose* hingegen führt zu einer *Erhöhung von cAMP* in den Zellen und zu einer *Aufhebung der Katabolitrepression*, d.h. zur Transcription der Gene katabolischer Enzyme. Der *Mechanismus* der Katabolitrepression ist folgender: cAMP bindet an ein Protein, das man als *Katabolitgen-Aktivatorprotein* (*CAP; C von catabolite*) bezeichnet. Dieses

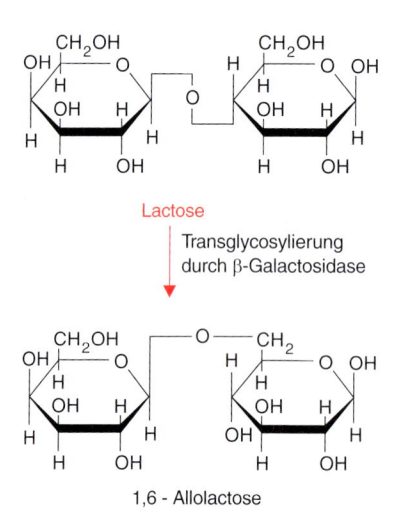

Abb. 11.9: Umwandlung von Lactose zu Allolactose durch die β-Galactosidase.

Protein hat neben seiner cAMP-Bindungsdomäne auch eine DNA-Bindungsregion. Der *CAP-cAMP-Komplex*, nicht aber das *cAMP-freie CAP*, bindet *stromaufwärts* unmittelbar neben der RNA-Polymerase an das Operon, erhöht dabei die Affinität der RNA-Polymerase zum Promotor und stimuliert so die Transcription des polycistronischen Genclusters (*positive Regulation*). Da das cAMP-freie CAP nicht an die DNA bindet, ist auch die Affinität der RNA-Polymerase an die DNA-Matrize klein, so daß die Gene der katabolen Enzyme nicht transcribiert werden. CAP ist demzufolge ein im Komplex mit cAMP an bestimmte DNA-Sequenzen spezifisch bindendes, positives Kontrollprotein, das die *Affinität* der RNA-Polymerase zu zahlreichen Promotoren erhöht und dadurch die *Transcriptionsrate* steigert (☞ Abb. 11.11). CAP ist ein dimeres Protein mit allosterischen Eigenschaften. Jede Untereinheit von CAP ist in zwei Domänen mit unterschiedlichen Bindungsregionen gefaltet. Die N-terminale Domäne jeder Untereinheit bindet ein cAMP-Molekül. Die C-terminale Domäne jeder Untereinheit besitzt ein Helix-Loop-Helix-Motiv, mit dem es an die DNA bindet. Pro Dimer werden zwei cAMP-Moleküle gebunden. Nach der Bindung von cAMP an das CAP-Dimer bindet dieses mit hoher Affinität an die DNA und erzeugt in dieser eine Haarnadelschleife, so daß dadurch nicht nur die Affinität von benachbarten, sondern auch von weiter entfernt liegenden Promotoren zur RNA-Polymerase erhöht wird. Dadurch kontrolliert der CAP-cAMP-Komplex mehrere Operons, die die gemeinsame Eigenschaft haben, katabol wirkende Enzymsysteme zu codieren.

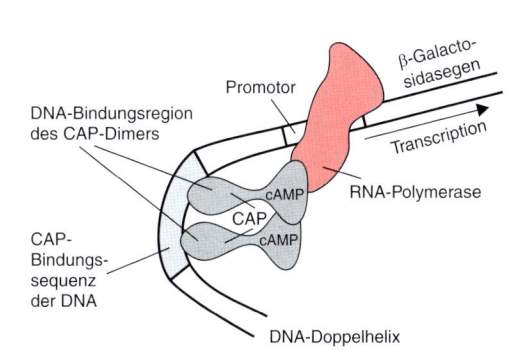

Abb. 11.11: Modell der Katabolitrepression.

Die Transcription anabol (aufbauend) wirkender Enzyme wird durch Repression kontrolliert. Das *Tryptophan-*(trp-)*Operon* von *E. coli* enthält einen aus *fünf* aufeinanderfolgenden Genen bestehenden *polycistronischen Gencluster*, der *fünf*, zur Synthese von Tryptophan aus dessen Vorläufermetaboliten erforderliche, *Enzyme* codiert (☞ Abb. 11.12, A bis E). Der Gencluster wird in eine polycistronische trp-mRNA transcribiert, deren biologische Halblebenszeit etwa drei Minuten beträgt. Dadurch kann die Zelle auf wechselnde Bedingungen hinsichtlich ihrer Versorgung mit Tryptophan rasch reagieren. Die ribosomale Translation der *polycistronischen trp-mRNA* zu einem aus mehreren Strukturdomänen bestehenden *Polyenzym* beginnt bereits *vor* dem Abschluß des Transcriptionsvorgangs. Nach seiner vollständigen Synthese wird das Polyenzym proteolytisch in die fünf Einzelenzyme aufgespalten. Wie das Lac-Operon enthält auch das *trp-Operon* ein *Operatorgen mit Promotor*. Etwas entfernt vom trp-Operon liegt auf dem bakteriellen Chromosom ein Regulatorgen, von dem die Synthese eines Repressorproteins, des *trp-Repressors*, ausgeht. Dieser - wie der Lac-Repressor ist auch er ein *allosterisches* Protein - bindet nur bei *Anwesenheit* von *Tryptophan* an den *trp-Operator*, d.h. nur dann, wenn er Tryptophan, das Endprodukt der Biosynthesekette, gebunden hat. Tryptophan hat im System des *trp-Operons* die Funktion eines *Corepressors*, denn der *tryptophanfreie Repressor* hat - im Unterschied zum *Lac-Repressor* - keinerlei *Affinität* zum Operator. Die Bindung des *Repressor-Tryptophan-Komplexes* an den Operator verhindert die Bindung der RNA-Polymerase an den Promotor, so daß *keine Transcription* der trp-Gene erfolgen kann. Bei niedrigem intrazellulären Spiegel an Tryptophan, d.h. bei hohem Tryptophanbedarf, ist der Repressor tryptophanfrei und hat keine Affinität zum trp-Operator. Da jetzt die RNA-Polymerase Zugang zum Operator hat, werden die Gene des trp-Operons transcribiert und dadurch die Enzyme für die Tryptophansynthese synthetisiert. Bei hohem intrazellulären Spiegel an Tryptophan bildet sich der Tryptophan-Repressor-Komplex, der an den trp-Operator bindet und der RNA-Polymerase den Zugang zum Operator verwehrt, so daß die trp-Gene reprimiert werden.

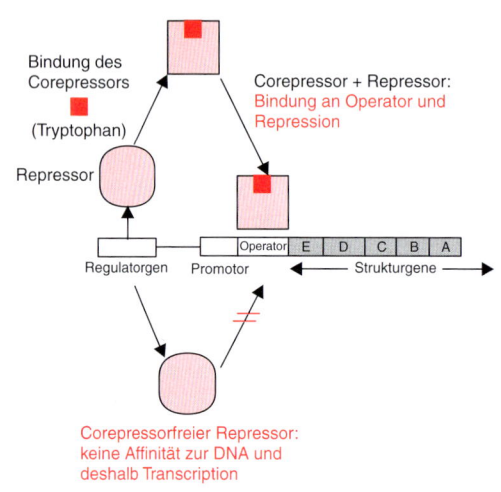

Abb. 11.12: Die Regulation des trp-Operons bei Bakterien: Tryptophan als Endprodukt der Biosynthesekette wirkt als repressorbindender Corepressor.

Induktion und Repression sind Ausdruck einer hohen Ökonomie im Zellstoffwechsel. Die Vorgänge der Induktion und Repression unterliegen bei Prokaryonten gleichen Prinzipien. Sie gewährleisten, daß die betreffenden Enzyme nur bei Bedarf synthetisiert werden. Beide Vorgänge bedürfen eines allosterischen Repressorproteins, das bei der *Induktion* im freien Zustand, bei der *Repression* aber mit gebundenem Corepressor, die Transcription blockiert. Die Transcription *katabol* wirkender Enzyme wird in der Regel durch *Induktion* und die Transcription *anabol* wirkender Enzym durch *Repression* reguliert.

11.4. Die Transcription bei Eukaryonten und ihre Regulation

11.4.1. Die Transcriptionsmaschinerie der Eukaryonten

Während die prokaryontische Transcription durch eine aus vier verschiedenen Untereinheiten bestehende RNA-Polymerase an nackter DNA erfolgen kann, erfordert die *eukaryontische Transcription*, außer einer bestimmten *Chromatinstruktur* und einigen *Multiproteinkomplexen* für die Umgestaltung und die enzymatische Modifizierung des Chromatins, eine aus *zwölf Untereinheiten* bestehende *RNA-Polymerase* (diese Struktur hat die *RNA-Polymerase II*, die proteincodierende Gene transcribiert) sowie *fünf allgemeine Transcriptionsfaktoren* für die *Initiierung der Transcription* (mit bis zu neun Untereinheiten pro Transcriptionsfaktor), einen aus 20 Untereinheiten bestehenden Mediatorkomplex, verschiedene *Elongationsfaktoren* und eine Vielzahl von *genspezifischen Regulationsproteinen*. Die RNA-Polymerasen der Eukaryonten haben von sich aus weder eine Affinität zu den Promotoren noch zu den Startpunkten der Transcription. Diese wird durch die *Transcriptionsfaktoren* vermittelt, welche stromaufwärts vom Startpunkt der Transcription an die DNA binden und die nachfolgende Bindung der RNA-Polymerase sowie die Initiation der Transcription ermöglichen. Die *Transcriptionsfaktoren* sind die *Aktivatorproteine* der *Transcription*. Die die *Initiation der Transcription* bei Eukaryonten steuernden DNA-Abschnitte sind, wie bei den Prokaryonten, durch bestimmte Sequenzen charakterisiert. Sie werden auch bei den Eukaryonten als *Promotoren* bezeichnet und sind die Bindungsstellen der Transcriptionsfaktoren. Für die *drei RNA-Polymerasen I, II und III* der Eukaryonten gibt es *drei Familien* von *allgemeinen Transcriptionsfaktoren* (abgekürzt TF): TFI.., TFIIB, TFIID, TFIIE, TFIIF usw. Die meisten von ihnen bestehen aus mehreren Untereinheiten.

Der Transcriptionskomplex der RNA-Polymerase II ist bisher am besten erforscht. Die Promotoren der RNA-Polymerase II sind in der DNA auf *zentrale* (engl. core) und auf *regulatorische* Regionen verteilt. *Jedes* Gen hat einen Promotor in der *Core-Region*. Dieser besteht aus der bei –30 lokalisierten *TATA-Box* und der etwa 60 Basenpaare stromaufwärts liegenden Initiatorsequenz (GC) (☞ Abb. 11.13). Die *regulatorischen Regionen* hingegen sind *variabel* und *genspezifisch*. Sie befinden sich entweder in der Nähe, meist aber in größeren Entfernungen von der *Core-Region* und wirken entweder als *Enhancer* (Verstärker) oder als *Silencer* (Dämpfer) der Transcription (☞ Abb. 11.14).

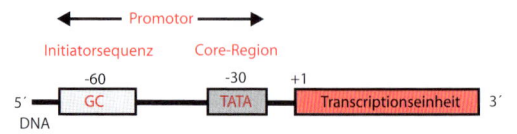

Abb. 11.13: Die Promotorregion bei Eukaryonten.

11.4. Die Transcription bei Eukaryonten und ihre Regulation

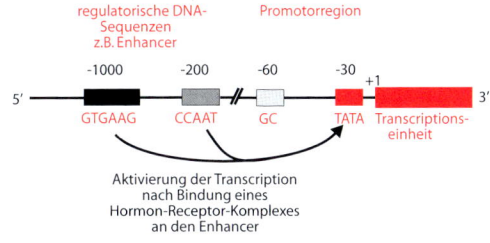

Abb. 11.14: Enhancerregionen.

Ein Satz von *Transcriptionsfaktoren*, der *Basisapparat*, bindet an den Promotor der Core-Region und initiiert die Transcription. *Funktionell* ist der sehr komplex aufgebaute Basisapparat an Transcriptionsfaktoren dem im Vergleich dazu sehr einfach gebauten σ-*Faktor* der RNA-Polymerase der Prokaryonten vergleichbar. Zum Basisapparat der Transcription proteincodierender Gene gehören:

- die aus zwölf Untereinheiten bestehende *RNA-Polymerase II*
- die *allgemeinen Transcriptionsfaktoren* TFIIA, TFIIB, TFIIE, TFIIF und TFIIH sowie das TATA-bindende Protein (TBP) und die TBP-assoziierten Faktoren, abgekürzt TAFs, als Untereinheiten von TFIID (☞ Abb. 11.15, Tabelle 11.1).

Jeder aus der Core-Region und den Initiatorsequenzen bestehende Promotor bindet den gleichen Basisapparat an Transcriptionsfaktoren, die in der Evolution, von der Hefe bis zum Menschen, hochkonserviert sind. Durch den Basisapparat der Transcriptionsfaktoren wird die Aktivität der RNA-Polymerase II auf ein bestimmtes, relativ niedriges Niveau, eingestellt, das jedoch so hoch ist, daß die Geschwindigkeit, mit der ein proteincodierendes Gen transcribiert wird, einen bestimmten Spiegel des Genproduktes in der Zelle garantiert. Der Basisapparat und die TATA-Box sind die *Minimalelemente* für eine hinreichende und genau erfolgende Transcription eines proteincodierenden Gens. Die entfernter liegenden *Enhancer* und *Silencer* modulieren die Basisgeschwindigkeit der Transcription nach oben oder nach unten.

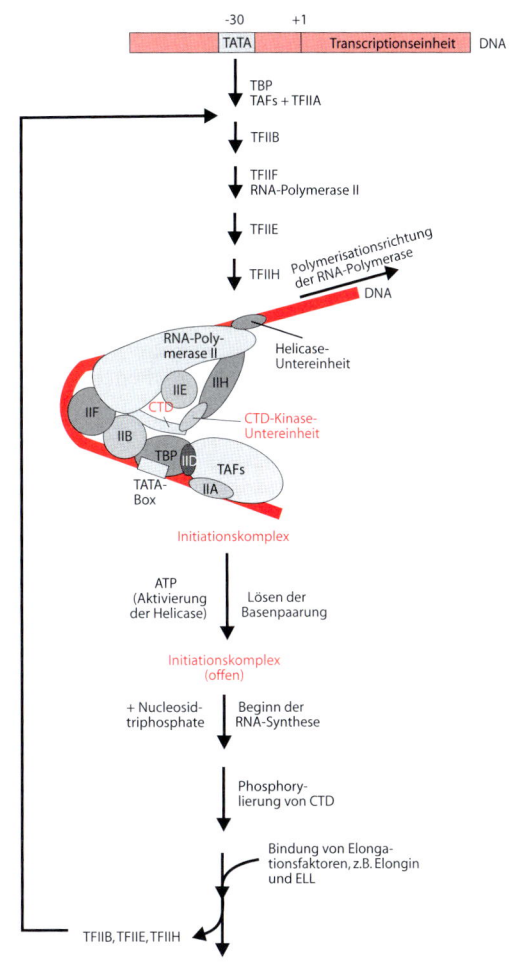

Abb. 11.15: Bildung des eukaryontischen Start- und Elongationskomplexes der Transcription durch aufeinanderfolgende Bindung von Transcriptionsfaktoren, RNA-Polymerase und Elongationsfaktoren an die Promotorregion.

Die Funktionen der allgemeinen Transcriptionsfaktoren im Initiationskomplex der Transcription und die Reihenfolge ihrer Bindung an die DNA sind in Abb. 11.15 dargestellt:

1. das TATA-bindende Protein (TBP) von TFIID bindet an die TATA-Box und leitet damit die Bildung des Initiationskomplexes der Transcription ein; TFIID ist der *einzige allgemeine Transcriptionsfaktor*, der in der Lage ist, *sequenzspezifisch* an die DNA zu binden

Faktor	Zahl der Untereinheiten	Funktion
TFIID		
- TBP	1	Bindung an TATA
- TAFs	12	Bindung an Initiatorsequenzen, Assoziation mit TBP, Signalvermittlung von Enhancern
TFIIA	3	Stabilisierung TBP-TATA-Bindung
TFIIB	1	Bindung an TFIID, legt etwa 30 Basenpaare stromabwärts davon den Startpunkt der RNA-Polymerase II fest
TFIIF	2	Bindung der RNA-Polymerase II an den Initiationskomplex
RNA-Polymerase II	12	Katalyse der RNS-Synthese
TFIIH	9	Sitz der Helicase- und CTD-Kinase, Schmelzen der DNA, Funktionen im DNA-Reparatursystem, Mutationen in einzelnen TFIIH-Untereinheiten führen zu *Xeroderma pigmentosum* (☞ Kap. 9.)
TFIIE	2	Bindung von TFIIH an den Initiationskomplex; moduliert die Helicase sowie die ATPase- und die CTD-Kinase-Aktivität von TFIIH; fördert das Schmelzen der DNA

Tab. 11.1: Allgemeine Transcriptionsfaktoren menschlicher Zellen (Auswahl).

2. das TBP bindet dann die TAFs und den Transcriptionsfaktor *TFIIA*; unmittelbar danach schließt sich die Bindung von *TFIIB* und *TFIIF* sowie der *RNA-Polymerase* an, die ohne die vorher gebundenen Transcriptionsfaktoren keine Affinität zur DNA hat. TFIIB bildet eine Brücke zur RNA-Polymerase II und legt dadurch die *Entfernung* von *30 Basenpaaren* zwischen TATA-Box und Transcriptionsstartpunkt fest

3. danach werden die anderen *Transcriptionsfaktoren* des Basisapparates gebunden; von diesen hat TFIIH eine ATP-abhängige Helicasewirkung, die für die Aufspaltung der H-Bindungen ("Schmelzen") zwischen den komplementären Basen der beiden DNA-Stränge in der Nähe des Transcriptionsstartpunktes sorgt und so den Initiationskomplex "öffnet"; TFIIH wird durch TFIIE in seiner Aktivität moduliert

4. jetzt startet die *Transcription* mit der Bildung der ersten *Phosphodiesterbindung*; unmittelbar danach erweitert sich stromabwärts die "geschmolzene" Region um einige Basenpaare

5. die *RNA-Polymerase II* wird nach der Bildung der ersten Phosphodiesterbindung, also nach dem *Transcriptionsstart*, an der C-terminalen Domäne (abgekürzt CTD) ihrer größten Untereinheit durch eine Proteinkinase mehrfach phosphoryliert; diese Proteinkinase ist im Transcriptionsfaktor TFIIH enthalten und wird durch TFIIE stimuliert. Sie heißt CTD-Kinase. Die Phosphorylierung der RNA-Polymerase ist das Signal für die Bildung des *Elongationskomplexes*, der aus dem Initiationskomplex durch *Abdissoziation* einiger *Transcriptionsfaktoren* und durch *Bindung* von *fünf Elongationsfaktoren* entsteht und die phosphorylierte RNA-Polymerase, TFIIF und die Elongationsfaktoren, darunter Elongin und ELL enthält. Der Elongationskomplex ist für die Auswahl des jeweils "richtigen" Nucleosidtriphosphates verantwortlich, dessen Base der folgenden Base im DNA-Matrizenstranges komplementär ist (T paart mit A im ATP, A mit U im UTP, C mit G im GTP und G mit C im CTP) und das an das aktive Zentrum der RNA-Polymerase gebunden wird. Zur Bildung der Phosphodiesterbindung zwischen dem endständigen 3'-OH des nascierenden RNA-Moleküls und dem neu hinzukommenden Nucleosidtriphosphat wird letzteres so positioniert, daß der Sauerstoff der terminalen 3'-OH-Gruppe einen nucleophilen Angriff auf das α-P-Atom des Nucleosidtriphosphates starten und eine neue 3'→5'-Phosphodiesterbindung entstehen kann, wodurch die RNA um ein Nucleotid verlängert wird (☞ Abb. 11.1).

11.4.2. Pathobiochemische Aspekte der Transcription

Transcriptionsfaktor TFIIH. Dieser Transcriptionsfaktor ist aus *neun Untereinheiten* aufgebaut und enthält die *DNA-Helicase* und die *CTD-Kinase* sowie einige Untereinheiten, die für DNA-Reparaturprozesse unentbehrlich sind (☞ Abb. 9.26). TFIIH ist demzufolge nicht nur ein *Transcriptionsfaktor*, sondern auch Bestandteil eines *DNA-Reparaturkomplexes*. In diesem ist die CTD-Kinase in ihrer Wirkung unterdrückt. Mutationen in den Untereinheiten von TFIIH verursachen die meisten Formen der DNA-Reparatur-Krankheit *Xeroderma pigmentosum* (☞ Kap. 9.).

Die Elongationsfaktoren ELL und Elongin. Diese zwei von insgesamt fünf für die Elongation erforderlichen Proteinfaktoren können Anlaß zur Entstehung menschlicher Tumoren sein. So ist das Gen des *Elongationsfaktors ELL* bei einer beträchtlichen Zahl von Tumoren an der Entstehung von *Chromosomenanomalitäten* beteiligt. Bei der akuten *myeloischen* Leukämie ist das ELL-Gen häufig im Austausch mit einem *Leukämie-Onkogen translociert*. Der in verschiedenen Formen vorkommende Elongationsfaktor Elongin ist Zielmolekül des Genproduktes des *von Hippel-Lindau-Tumorsuppressorgens*, das auf Chromosom 3p25.5 lokalisiert ist (☞ Kap. 12.). Das von diesem Gen codierte *Tumorsuppressorprotein* ist Teil eines Proteinkomplexes, der Elongin B und Elongin C enthält. In diesem Komplex übt das Tumorsuppressorprotein eine Kontrolle auf die RNA-verlängernde Wirkung der Elongine aus. In verschiedenen Tumorarten (z.B. in Tumoren des Zentralnervensystems, der Niere, der Retina, des Pancreas und der Nebenniere) findet man *Mutationen* im Gen des *von Hippel-Lindau-Tumorsuppressorgens*. Das mutierte Tumorsuppressorprotein ist unfähig die Elongine zu binden, so daß diese unkontrolliert die Verlängerung von nascierenden RNA-Molekülen an der DNA-Matrize stimulieren können.

Hemmung der durch die RNA-Polymerase II katalysierten RNA-Elongation. Beim Menschen sind wenigstens zwei Proteinfaktoren bekannt, die die Elongation der nascierenden mRNA-Kette hemmen. Dazu gehört der **n**egative **E**longations**f**aktor NELF. Eine *Untereinheit von NELF* weist eine *Sequenzähnlichkeit* mit dem *Hepatitis Delta Antigen* auf, das ein Bestandteil des Hepatitis Delta Virus (HDV) ist und für dessen Replikation die RNA-Polymerase II unentbehrlich ist (☞ Kap. 11.5.5.). Das Hepatitis Delta Antigen bindet unter Verdrängung des hemmenden NELF an die RNA-Polymerase II und stimuliert die Replikation der viralen RNA durch Aktivierung der Elongation des RNA-Tochterstranges.

11.4.3. Enhancer

Die *Enhancer* stellen eine Gruppe von *cis-DNA-Sequenzen* dar (*cis* bedeutet hier die Beeinflussung eines Gens durch ein auf demselben Chromosom liegendes DNA-Segment), die die Transcriptionsaktivität der Promotoren zahlreicher Strukturgene bis auf das *Tausendfache* verstärken können (☞ Abb. 11.14). Die Enhancer haben selbst keine Promotoraktivität, treten aber mit Promotoren in Wechselwirkung, obwohl sie bis zu mehreren tausend Basenpaaren von der durch sie beeinflußten Transcriptionseinheit entfernt liegen können. Infolge der Windungen in der DNA können sie in räumliche Nachbarschaft zu dem jeweiligen Gen kommen, so daß ihre Wirkungswege dennoch kurz sind. *Enhancer* sind entweder *stromaufwärts* oder *stromabwärts* von dem betreffenden Gen lokalisiert. Sie können sich sogar innerhalb eines Gens befinden. Enhancer wirken zellspezifisch, da ihre Aktivität von Proteinen, z.B. von Hormonreceptoren, abhängt, die zellspezifisch exprimiert werden. Die Enhancer zeigen untereinander nur eine geringe Homologie, eine Gruppe von ihnen, die bei etwa -1000 lokalisiert ist, hat die Consensussequenz 5'-GTGAAG-3'. Ein anderer Enhancer liegt bei etwa -200 und hat die Consensussequenz CCAAT. An den *CCAAT-Enhancer* bindet eine Gruppe von *Transcriptionsfaktoren*, die man als CCAAT/Enhancer-Bindungsproteine (C/EBP) bezeichnet. Diese spielen eine bedeutende Rolle in der Regulation zahlreicher leberspezifischer Gene, darunter solcher, die für die *Regeneration der Leber* nach einer Leberschädigung von Bedeutung sind. Dadurch wird der CCAAT-Enhancer zu einer wichtigen Zielsequenz für Transcriptionsfaktoren, die für die Ausprägung des leberspezifischen Enzymmusters und für die Kontrolle der Leberregeneration zuständig sind.

11.4.4. Enhancer als Zielsequenzen von Hormon- und Morphogenrezeptoren

Steroidhormone, Thyroxin, Vitamin D und einige *morphogenetische Substanzen,* z.B. *Retinoat* (☞ Kap. 30.1.), stimulieren enhancervermittelt die Transcription zahlreicher proteincodierender Gene (☞ Abb. 11.16). Die Hormone binden - nach ihrem Durchtritt durch die Plasmamembran - an ein *lösliches,* entweder im *Cytoplasma* oder im *Zellkern* lokalisiertes *Receptorprotein.* Ein solches Receptorprotein besteht aus mehreren Domänen (☞ Abb. 11.17), einer *Hormonbindungsdomäne,* einer zinkfingerhaltigen *DNA-Bindungsdomäne* und einer *transcriptionssteigernden Domäne.* Die DNA-Bindungsdomäne bindet den Hormon-Receptor-Komplex an einen Enhancer und die transcriptionssteigernde Domäne erhöht dessen Transcriptionsgeschwindigkeit. Manche Enhancer dieser Art kontrollieren die Transcription mehrerer Gene. Der *Glucocorticoid-Receptor-Komplex* beispielsweise bindet an einen Enhancer der die Transcription eines ganzen Satzes von Genen aktiviert und dadurch zur Ausprägung eines charakteristischen Enzymmusters in den glucocorticoidkompetenten Zellen führt.

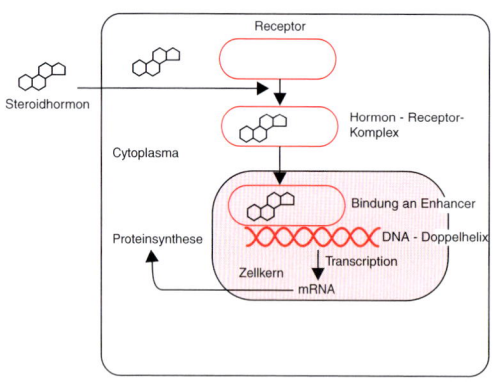

Abb. 11.16: Bildung des Hormon-Receptor-Komplexes und seine Bindung an einen Enhancer.

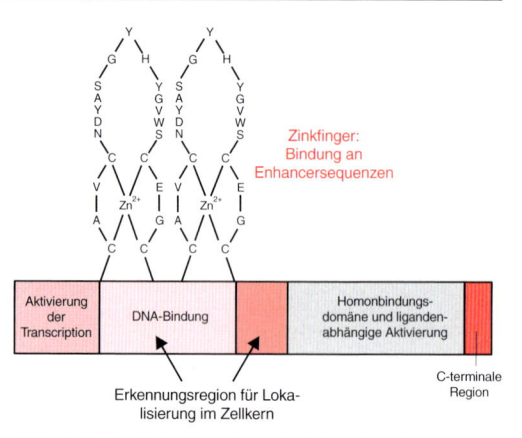

Abb. 11.17: Mehrdomänenstruktur der Receptoren von Steroid- und Thyroidhormonen sowie von Vitamin D und Retinoat.

11.4.4.1. Transcriptionssteigerung durch Hormon-Receptor-Komplexe

Die *Receptoren* der *Steroid-* und *Thyroidhormone* sowie die von *Vitamin D* und den *Retinoiden* sind, im Gegensatz zu den Receptoren des Insulins, Glucagons und zahlreicher anderer Hormone (☞ Kap. 8.), *intrazellulär* lokalisiert. Sie wirken als *Hormon-Receptor-Komplexe* spezifisch *transcriptionssteigernd* auf bestimmte *proteincodierende Gene.* Man unterscheidet zwei verschiedene Typen:

Typ 1 (Steroidreceptoren): In Abwesenheit eines Hormons sind die *Steroidreceptoren* mit den *Hitzeschockproteinen* Hsp90 und Hsp70 assoziiert. In diesem Zustand sind die Receptoren inaktiv. Hsp90 ist ein molekulares Chaperon für die Steroidhormonreceptoren. Es sorgt für die korrekte Faltung der Polypeptidketten der Receptoren und trägt zur Stabilität ihrer räumlichen Struktur bei. Die Moleküllaggregate der Steroidhormone mit Hsp90 und Hsp70 befinden sich entweder im Cytoplasma oder im Zellkern. Die Bindung eines Hormons an das zuständige Receptorprotein führt zur Dissoziation des Receptor-Hsp-Komplexes und zur Bildung eines aktiven Receptor-Dimers (☞ Abb. 11.18). Dieses bindet spezifisch im Zellkern an eine DNA-Enhancersequenz und leitet so die Transcriptionssteigerung des unter Kontrolle des Enhancers stehenden Gens oder Genensembles ein.

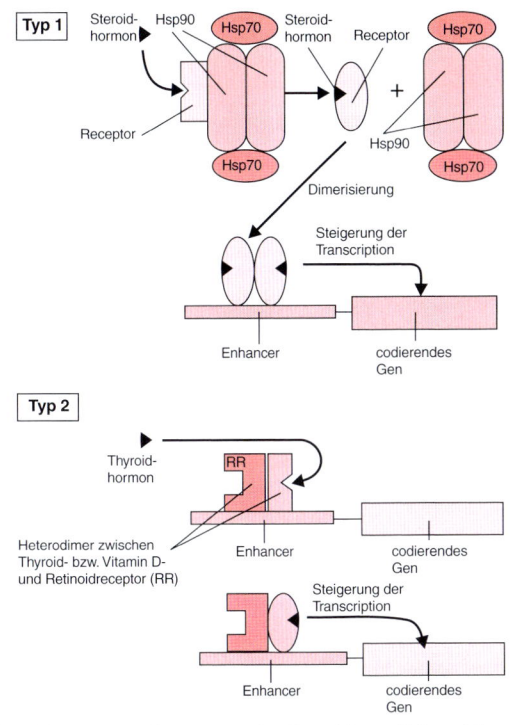

11.4. Die Transcription bei Eukaryonten und ihre Regulation

Abb. 11.18: Aktivierung der Steroid- und Thyroidreceptoren (nach N.L. Weigel, Biochemical Journal 319, 657-667 [1996])).

Typ 2 (Thyroid-, Vitamin D- und Retinoid-Receptoren): Diese Receptoren sind, im Unterschied zu den Typ 1-Receptoren, auch in Abwesenheit ihres Liganden an die DNA gebunden. Sie bilden Heterodimere mit dem Retinoid-Receptor RR (Retinoide sind Derivate des Vitamin A; ☞ Kap. 30.). Die an die DNA gebundenen ligandenfreien Heterodimere blockieren die Transcription ihrer Zielgene. Die Bindung des jeweiligen Liganden an das funktionelle Receptordimer führt zu dessen Aktivierung und zur Bildung eines transcriptionsaktiven Komplexes. Diese Receptoren sind demzufolge, wie Typ 1, ligandenaktiviert (☞ Abb. 11.18). Eine gemeinsame Eigenschaft der Typ 1- und Typ 2-Receptoren ist ihre *Phosphorylierbarkeit* durch verschiedene Typen von *Proteinkinasen*. Die Phosphorylierung eines Steroidreceptors an bestimmten Seryl-, Threonyl- und Tyrosylresten führt zur Steigerung seiner Affinität zur DNA und zu einer hormonunabhängigen Aktivierung der Transcription. Als Kinasen wirken dabei cyclinabhängige Proteinkinasen und MAP-Kinasen.

11.4.4.2. Retinoat ist ein Regulator des Zellwachstums und der Differenzierung

Im Zellkern gibt es zwei Familien von Retinoatreceptoren: 1. RAR (Abk. von retinoic acid receptor) und 2. RXR (Abk. von Retinoid-X-Receptor). Beide haben jeweils drei verschiedene Subtypen (α, β und γ). Alle sechs sind ligandenaktivierbar. Ihr physiologischer Ligand ist Retinoat (☞ Kap. 9. und Kap. 30.). Sie vermitteln durch Bindung an retinoatspezifische Gene die zellulären Wirkungen von Retinoat. RAR bindet all-*trans*-Retinoat, RXR bindet sowohl all-*trans*-Retinoat als auch 9-*cis*-Retinoat. RAR und RXR sind für die normale Entwicklung und für die Funktion der Haut und anderer Gewebe unentbehrlich. In der Haut können Mutationen in den nucleären Retinoatreceptoren zu Zelltransformation und Tumorbildung (Hautkrebs) führen. Die Hauptursache für die Entstehung von Hautkrebs ist die häufige Exposition des Körpers gegen UV-Strahlung. *Chronische UV-Bestrahlung ist ein komplettes Carcinogen.* Die UV-Strahlen verursachen eine DNA-Schädigung und führen zu Schädigungen im DNA-Reparatursystem. Von Bedeutung ist, daß UV-Strahlung, auch schon solche, die keinen Sonnenbrand erzeugen, rasch zu einer dosisabhängigen Abnahme der Retinoatreceptoren und ihrer mRNA in der menschlichen Haut *in vivo* führt. Die Folge ist ein Verlust der Expression von Zielgenen dieser Receptoren.

11.4.4.3. Konstitutiv aktive intrazelluläre Steroidreceptoren

Es gibt intrazelluläre Receptoren, die *konstitutiv*, d.h. *ohne* einen gebundenen *Steroidliganden*, aktiv sind. Sie aktivieren bereits im nichtligandierten Zustand ihr(e) Zielgen(e). Man bezeichnet sie als konstitutiv (engl. constitutive) aktive Receptoren (CAR). Von Bedeutung ist der *konstitutive Androstanreceptor*. Die spezifische Bindung bestimmter Abkömmlinge des Androstans (5α-Androstan-3α-ol oder 5α-Androst-16-en-3α-ol) (☞ Kap. 23.) als *inverse Agonisten* (als solche werden Liganden bezeichnet, die bei Bindung an einen Receptor dessen aktive Fraktion vermindern) an CAR unterdrückt dessen transcriptionsfördernde Wirkung auf seine Zielgene (☞ Abb. 11.19). Die Wirkungsweise dieses Receptortyps erinnert - obwohl im Ergebnis gerade umgekehrt - an das Phänomen der ligandenabhängigen Aufhebung der Repression des Lac-Operons bei Prokaryonten.

A   Klassischer Steroidreceptor

B   Konstitutiv aktiver Receptor (CAR)

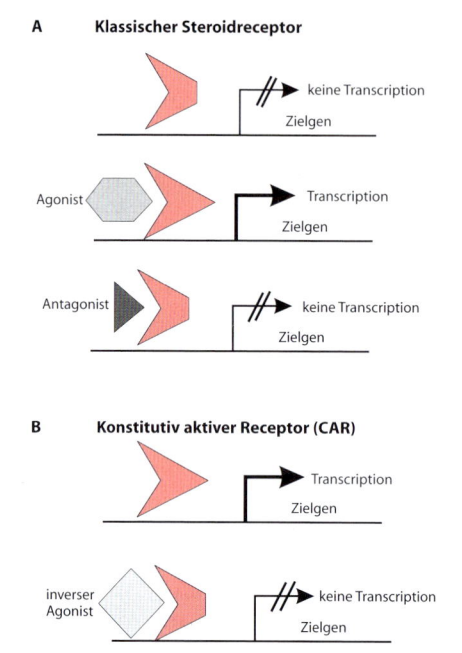

Abb. 11.19: Alternative Aktivierung intrazellulärer Receptoren. **A**: Wirkungsweise der intrazellulären Steroidreceptoren; **B**: Der konstitutive Androstanreceptor (CAR) aktiviert im nichtligandierten Zustand die Transcription seines Zielgens; die Bindung von inversen Agonisten (Androstanmetaboliten) reduziert die Zahl der aktiven Receptormoleküle.

11.4.4.4. Die Transcription des Phosphoenolpyruvatcarboxykinase-Gens

Die Regulation der Transcription des Gens der *Phosphoenolpyruvatcarboxykinase* (PEPCK), als eines für die hepatische *Gluconeogenese* wichtigen Schlüsselenzyms (☞ Kap. 16.5.), ist eingehend untersucht worden und soll uns als Beispiel für die Regulation der Genexpression dienen. Das PEPCK-Gen wird beim Fasten als Folge der Ausschüttung des glucocorticoiden Hormons *Cortisol* und des Pancreashormons *Glucagon* stark transcribiert, so daß es zu einer kräftigen Synthese dieses Enzyms kommt. Das PEPCK-Gen hat eine Länge von 6.000 Basenpaaren, enthält 10 Exons und wird von zahlreichen Enhancern reguliert, die man in drei Regionen unterteilt (☞ Abb. 11.20):

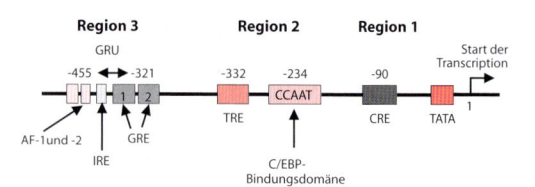

Abb. 11.20: Regulation der Expression des PEPCK-Gens.

1. Die Region 1 enthält einen cAMP-abhängigen Enhancer (*cAMP responsive element*, CRE), der etwa 60 Basenpaare von der TATA-Box stromaufwärts liegt. CRE bindet Proteine aus der Familie der Leucin-Reißverschlußproteine sowie ein cAMP-Bindungsprotein. Diese Proteine werden durch eine cAMP-abhängige Proteinkinase A phosphoryliert und erlangen dadurch eine hohe Affinität zu CRE. Die Proteinkinase A ist beim Fasten infolge vermehrter Glucagonausschüttung (*hoher hepatischer cAMP-Spiegel*) voll aktiviert.

2. Die Region 2 enthält eine für die Expression des PEPCK-Gens unentbehrliche CCAAT-Sequenz als *C/EBP-Bindungsdomäne*, die CCAAT/Enhancer-Bindungsproteine (C/EBP) bindet (s.o.). Weiterhin findet man in dieser Region bei -332 eine durch das Schilddrüsenhormon regulierte DNA-Sequenz, die den *Triiodthyronin* (T3)-*Receptor-Komplex* bindet und die Transcription des PEPCK-Gens stimuliert (TRE: Thyroid hormone responsive element).

3. Die Region 3 enthält die *Glucocorticoid-Response-Unit* (GRU), die in ihrer Gesamtheit zwischen den Basen -321 und -455 liegt und aus zwei glucocorticoidregulierten Elementen (GRE) besteht. An GRU wird der *Cortisol-Receptor-Komplex* gebunden. Zur Transcriptionssteigerung des PEPCK-Gens ist noch die Bindung von zwei weiteren Proteinfaktoren an benachbarte DNA-Sequenzen (AF1 und AF2, *accessory factors*) erforderlich, die, zusammen mit den beiden GRE, einen *synergistischer Effekt* auf die Transcriptionsgeschwindigkeit ausüben. Die GRU enthält weiterhin ein durch Insulin reguliertes Element (*insulin responsive element*, IRE), das die Transcription des PEPCK-Gens unterdrückt.

11.4.4.5. Strukturelle Spezifitäten von Transcriptionsfaktoren

Die Transcriptionsfaktoren und enhancerbindenden Proteine entfalten ihre Wirkungen über spezifische DNA-Protein- und Protein-Protein-

11.4. Die Transcription bei Eukaryonten und ihre Regulation

Wechselwirkungen. Einige DNA-bindende Proteine, zu denen die TBP-Untereinheit des Transcriptionsfaktors TFIID gehört, werden durch die in ihnen enthaltenen Aminosäuren Gln, Asn, Lys und Arg mittels H-Bindungen an die Basen der DNA gebunden. Jedoch sind diese Bindungen locker und nicht sehr spezifisch. Eine höhere Bindungsaffinität und -spezifität der Transcriptionsfaktoren an die DNA wird durch drei Strukturmotive erreicht, nämlich *Zinkfinger, Leucinreißverschluß* und *Helix-Loop-Helix-Motive*.

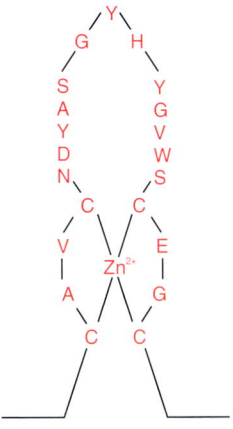

Abb. 11.21: Struktur eines Zinkfingers (Einbuchstabensymbole für die Aminosäuren).

Zinkfinger (☞ Abb. 11.21): Etwa 1 % aller Säugetiergene codieren *Zinkfingerproteine*. Zinkfinger treten in den Transcriptionsfaktoren und Hormonreceptoren ein- oder mehrfach auf. Die Zinkfingerproteine haben ihren Namen von einem Zn^{2+}-bindenden β-Haarnadelmotiv in ihrer Struktur, in dem ein Zn^{2+}-Ion entweder durch *vier Cysteinyl-* oder *zwei Cysteinyl- und zwei Histidylreste* gebunden ist. Die Zinkfinger ragen in die *großen Furchen* der *DNA-Doppelhelix* hinein, wodurch intensive Wechselwirkungen zwischen beiden Partnern entstehen.

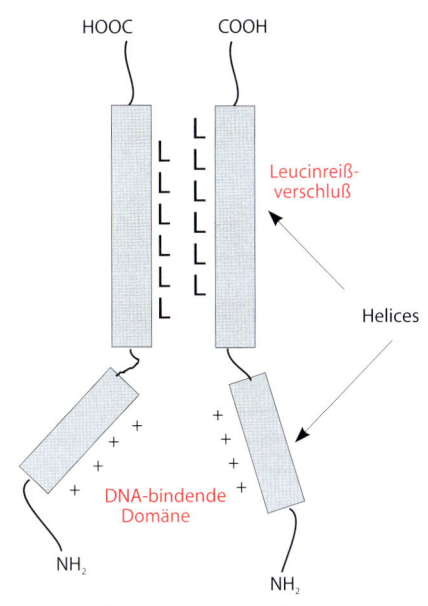

Abb. 11.22: Struktur des Leucin-Reißverschlusses.

Leucin-Reißverschluß (☞ Abb. 11.22): Dieses Strukturmotiv ist für bestimmte Protein-Protein-Wechselwirkungen, insbesondere für die Bildung von Dimeren zwischen gleichen oder verschiedenen Transcriptionsfaktoren (Bildung von Homo- oder Heterodimeren) verantwortlich, wie sie im Initiations- und im Elongationskomplex der Transcription in beträchtlicher Zahl auftreten. Der "Leucinreißverschluß" entsteht durch Wechselwirkung zwischen zwei leucinreichen α-Helices in zwei, ein Proteindimer bildenden, Transcriptionsfaktoren. Diese Strukturmotive bilden eine hydrophobe Kontaktoberfläche, wodurch die beiden Proteine untereinander in Wechselwirkung treten können. Jede siebente Aminosäure in einer solchen Helix ist ein Leucinrest, so daß die hydrophoben Leucinreste auf jeder zweiten Schleife der Helix auf ein und derselben Seite liegen und eine "*hydrophobe Leiste*" bilden. Die Leucinreste der beiden parallel aneinander liegenden und umeinander gewundenen Helices greifen dann reißverschlußähnlich ineinander und bilden ein stabiles Dimer. Durch den Leucin-Reißverschluß entsteht unter Erweiterung der beiden Helices und Freilegung von basischen Aminosäuren (Lys, Arg) eine DNA-bindende Domäne zwischen den beiden Transcriptionsfaktoren, die an die DNA durch ionische Wechselwirkungen bindet.

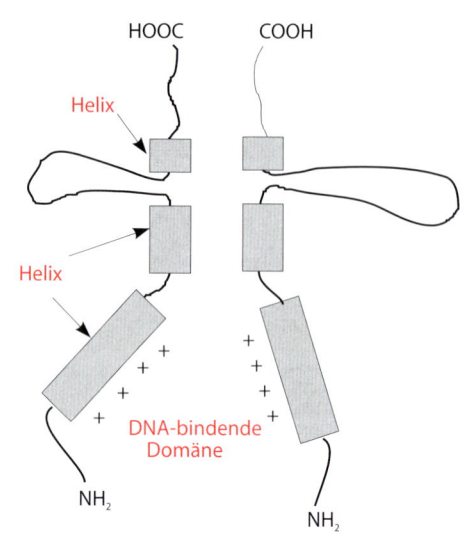

Abb. 11.23: Struktur des Dimers eines Helix-Loop-Helix-Motivs.

Helix-Loop-Helix-Motiv (☞ Abb. 11.23): Dieses DNA-bindende Strukturmotiv umfaßt etwa 50 Aminosäurereste und enthält - wie der Leucin-Reißverschluß - eine Region zur Bindung an die DNA und zur Bildung von *Protein-Homodimeren* oder *Protein-Heterodimeren*. In diesem Motiv sind zwei kurze α-Helices durch eine lange Schleife (loop) untereinander verbunden. Bei der Dimerbildung von zwei, das gleiche Motiv enthaltenden, Proteinen, treten die beiden Motive in Wechselwirkung und bilden ein festes Assoziat. Die Bindung des Heterodimers an die DNA erfolgt durch eine kurze Strecke basischer Aminosäurereste, die sich unmittelbar an das Helix-Loop-Helix-Motiv anschließt.

11.5. Die Aufbereitung des Primärtranscriptes

Die Transcription der meisten eukaryontischen Gene liefert, im Gegensatz zu den Prokaryonten, mRNA-Vorläufermoleküle, die man als *Primärtranscripte* oder *Prä-mRNA* bezeichnet. Die Prä-mRNA muß durch einen Aufbereitungvorgang ("mRNA-Processing") in die *translationsaktive mRNA* umgewandelt werden. Die Prä-mRNA enthält genau die Sequenz, in der "Sprache" der RNA, die der Sequenz der DNA-Matrize komplementär ist. In der Prä-mRNA sind demzufolge sowohl die die Aminosäuresequenz codierenden *Exon-* als auch die nichtcodierenden *Intronsequenzen* enthalten. Letztere werden bei der Aufbereitung der Prä-mRNA durch einen Vorgang entfernt, den man als *Spleißen* bezeichnet. Weitere Veränderungen an der Prä-mRNA erfolgen durch ihr *Capping* und ihre *Polyadenylierung*. Die Aufbereitung beginnt bereits während oder unmittelbar nach Beendung der Transcription.

11.5.1. Das Capping am 5'-Terminus der Prä-mRNA

Das *Capping* besteht in einer *kovalenten Modifizierung* des 5'-Triphosphatendes des nascierenden RNA-Transcriptes, mit dem die Transcription beginnt. Dieses liegt als Guanosintriphosphat vor (☞ Abb. 11.1). Der *GTP-Terminus* der nascierenden Prä-mRNA wird im *1. Schritt* des Cappingprozesses durch die *RNA-Triphosphatase* zu GDP dephosphoryliert. Im *2. Schritt* wird an das so entstandene terminale GDP durch die *mRNA-Guanyltransferase* GMP angehängt, das durch Spaltung von hinzutretendem GTP entsteht. Dabei bildet sich unter Freisetzung von Pyrophosphat und Entstehung eines Guanosin-(Phosphat)$_3$-Guanosin-Terminus (GPPPG-) eine sehr ungewöhnliche 5'-5'-Triphosphatbindung:

GDP-Prä-mRNA + GTP →
GPPPG-Prä-mRNA + PP

Der endständige Guaninrest wird danach durch *S-Adenosylmethionin*, katalysiert durch die RNA-Guanin-7-Methyltransferase, an seinem Stickstoffatom 7 methyliert (☞ Abb. 11.24). Auch die Basen der nächsten zwei Nucleotide sowie die benachbarten Ribosemoleküle unterliegen einer *Methylierung*. Diese 5'-terminale Struktur an der Prä-mRNA wird als *Cap* (*Kappe*) bezeichnet. Das Capping ist 1. bedeutungsvoll für das spätere Spleißen der Prä-mRNA, verleiht 2. der mRNA eine höhere Stabilität, ist 3. erforderlich für den Export der mRNA aus dem Zellkern und hat 4. die Aufgabe, während der Initiationsphase der Translation, die Ribosomen und die Initiationsfaktoren zur mRNA zu rekrutieren.

11.5. Die Aufbereitung des Primärtranscriptes

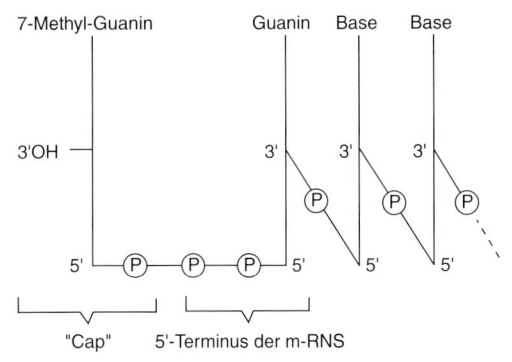

Abb. 11.24: Capping des 5´-Terminus der Prä-mRNA.

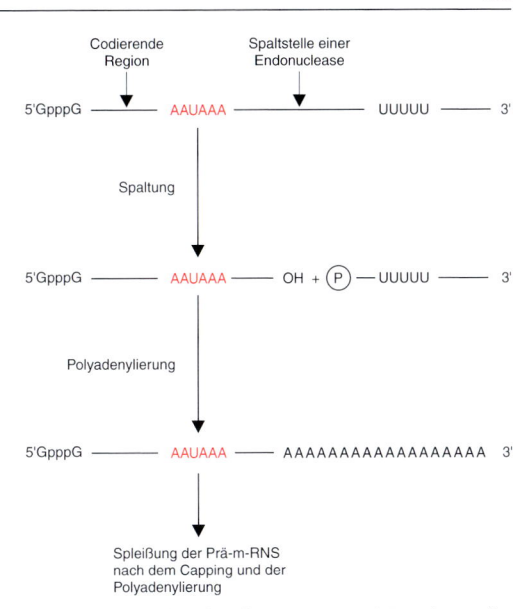

11.5.2. Die Polyadenylierung am 3'-Terminus der Prä-mRNA

Die Komponenten der Polyadenylierung. Am 3'-OH-Ende der Prä-mRNA erfolgt bei Eukaryonten eine Polyadenylierung (☞ Abb. 11.25). Die Komponenten des Polyadenylierungssystems sind:

- eine stromabwärts von der codierenden Region in allen Prä-mRNA vorkommende Sequenz AAUAAA, die etwa 15 Nucleotide stromaufwärts vor derjenigen Phosphodiesterbindung liegt, die bei der Durchführung der Polyadenylierung gespalten wird
- einer vorwiegend aus dem Dinucleotid GU und Uridylsäureresten (UUUU) bestehenden Region, die der AAUAA-Sequenz stromabwärts folgt und in der die Phosphodiesterspaltung, meist nach einem vorgelagerten A, durch eine *Endonuclease* erfolgt; an dem dadurch entstehenden Ende setzt die Polyadenylierung an.

Abb. 11.25: Polyadenylierung am 3´-Terminus der Prä-mRNA.

Ablauf der Polyadenylierung. Für die *Spaltung* der Phosphodiesterbindung und die *Polyadenylierung* entsteht an der AAUAAA-Sequenz schrittweise ein *Proteinkomplex*, der *fünf Proteinfaktoren* enthält. Zunächst wird ein aus vier Untereinheiten bestehendes oligomeres Protein gebunden, das die Spaltungs- und die Polyadenylierungsspezifität bestimmt (☞ Abb. 11.26). Dieses Protein dient als Kern für die kooperative Bindung eines *heterotrimeren spaltungsstimulierenden Faktors* sowie von *zwei weiteren Spaltungsfaktoren* und der *Poly(A)-Polymerase*. Letztere entfaltet zunächst noch keine Wirkung, sondern wartet auf ihren Auftritt, der unmittelbar nach der Spaltung der Phosphodiesterbindung in der Prä-mRNA einsetzt. Einer der gebunden Spaltungsfaktoren wirkt als *Endonuclease* und liefert zwei Spaltprodukte, 1. die RNA mit dem 3'-OH-Terminus und 2. das stromabwärts liegende Fragment mit dem 5'-P-Terminus. Die Spaltung benötigt ATP, jedoch wird dieses dabei nicht gespalten. In enger Kopplung mit der Spaltung beginnt unter ATP-Verbrauch 15 Basenpaare stromabwärts von AAUAAA die Polyadenylierung der endständigen 3'-OH-Gruppe des Transcriptionsproduktes. Das verantwortliche Enzym ist die *Poly(A)-Polymerase*, die mit dem die Spaltungs- und Polyadenylierungsspezifität bestimmenden Faktor und einem Poly (A)-Bindungsprotein zusammenwirkt. Die Polyadenylierungsgeschwindigkeit beträgt 25 Nucleotide s^{-1} und die Länge der synthetisierten Poly(A)-Sequenz beträgt etwa 250 Nucleotide. Da alle mRNA-Species dieselbe Poly(A)-Länge enthalten, läßt sich ableiten, daß der Polyadenylierungskomplex in der Lage sein muß, die gebundenen Adenylsäurereste zu zählen.

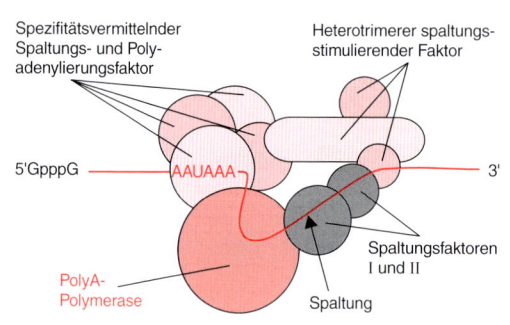

Abb. 11.26: Die Zusammensetzung des Polyadenylierungskomplexes der Prä-mRNA (nach E. Wahle und W. Keller, TIBS 21, 247-250, 1996).

Die Bedeutung der Polyadenylierung. Die Polyadenylierung ist für die Bildung translatierbarer mRNA unentbehrlich. In der Initiationsphase der Translation haben der 3'-Poly (A)-Schwanz und die Capstruktur am 5'-Terminus der mRNA eine fördernde Wirkung auf die Bildung des Initiationskomplexes. Die Poly(A)-Sequenz erhöht auch die metabolische Stabilität der mRNA.

11.5.3. Die Spleißen des Primärtranscriptes

Die *dritte kovalente Veränderung* an der *eukaryontischen Prä-mRNA* ist deren *Spleißen*. Sie ist aufgrund der diskontinuierlichen Genstruktur erforderlich und besteht in der Entfernung der mittranscribierten Intronsequenzen aus der Prä-mRNA. Das Spleißen erfordert eine extrem hohe Genauigkeit, da eine Abweichung in nur einem Nucleotid zu einer Verschiebung des Leserasters des Proteinsynthesesystems und dadurch zu einer völlig anderen Aminosäuresequenz in dem neu synthetisierten Protein führen würde. Zur Gewährleistung der Zuverlässigkeit des Spleißprozesses sind die Spaltstellen an den Exon-Intron-Übergängen durch bestimmte Basensequenzen gekennzeichnet (☞ Abb. 11.27). In der Prä-mRNA beginnt ein Intron an seinem 5'-Terminus stets mit GU und hört an seinem 3'-Ende mit AG auf. Zusätzlich zu dem konservierten GU-Anfang eines Introns sind an den meisten Exon-Intron-Übergängen die jeweils drei letzten Exonnucleotide und die jeweils ersten sieben Intronnucleotide einander ähnlich.

```
Eialbumin - Intron 2      ---UAAG GUGAG ------- ACAG GUUG---
β-Globinkette - Intron 1  ---GCAG GUUGG ------- UUAG GCUG---
Immunglobulin 1, Intron 1 ---UCAG GUCAG ------- GCAG GGGC---
                              EXON    INTRON      EXON
```

Abb. 11.27: Basenfolgen an Exon-Intron- und Intron-Exon-Übergängen.

Der Spleißmechanismus. Das *Spleißen* ist ein komplexer Vorgang, an dem kleine, stabile RNA-Moleküle des Zellkerns (*small nuclear RNA*, Abk. *snRNA*) sowie Enzyme und andere Proteine beteiligt sind. Diese Komponenten assoziieren zu Protein-RNA-Komplexen, die man als *snRNPs* (*small nuclear ribonucleoprotein particles*, im Laborjargon "Snurps") bezeichnet und mit U1, U2, U4, U5 und U6 abkürzt. Die in den snRNPs enthaltenen snRNA-Moleküle haben eine *2,2,7-Trimethylguanosin-CAP-Struktur* an ihrem 5'-Ende, eine interne Sequenz von AUUUUUG und sind mit Core-(Gerüst-)Polypeptiden verbunden. Die *snRNA* in U1, U2, U4 und U5 werden durch die RNA-Polymerase II und die *snRNA* von U6 durch die RNA-Polymerase III synthetisiert. Die snRNPs wandern aus dem Zellkern in das Cytoplasma ein, wo sie an die Gerüstpolypeptide binden und an ihren 5'-Enden hypermethyliert werden. Danach wandern sie zurück in den Zellkern. Bei Säugern bilden die snRNPs mit der Prä-mRNA und weiteren Proteinfaktoren größere Partikel, die mit 60S sedimentieren und als *Spleißosomen* bezeichnet werden. *Spleißosomen* sind hochorganisierte *Multikomponentensysteme*, die die gesamte Maschinerie zur Entfernung der nichtcodierenden Intronsequenzen aus dem mRNA-Primärtranscript enthalten. In den Spleißosomen des Menschen hat man nicht weniger als 44 verschiedene Komponenten identifiziert. Das Spleißen besteht aus zwei Schritten (☞ Abb. 11.28):

1. Spaltung der Phosphodiesterbindung zwischen dem letzten Nucleotid (G) des stromaufwärts liegenden Exons 1 und dem ersten Nucleotid des folgenden Introns (G). Die Spaltung erfolgt durch Angriff der 2'-OH-Gruppe eines etwa 20-50 Nucleotide stromabwärts in diesem Intron liegenden Adenylatrestes, wodurch an diesem eine Verzweigung infolge einer neuen 2'→5'-Phosphodiesterbindung ausgebildet wird und eine "*Lassostruktur*" entsteht

11.5. Die Aufbereitung des Primärtranscriptes

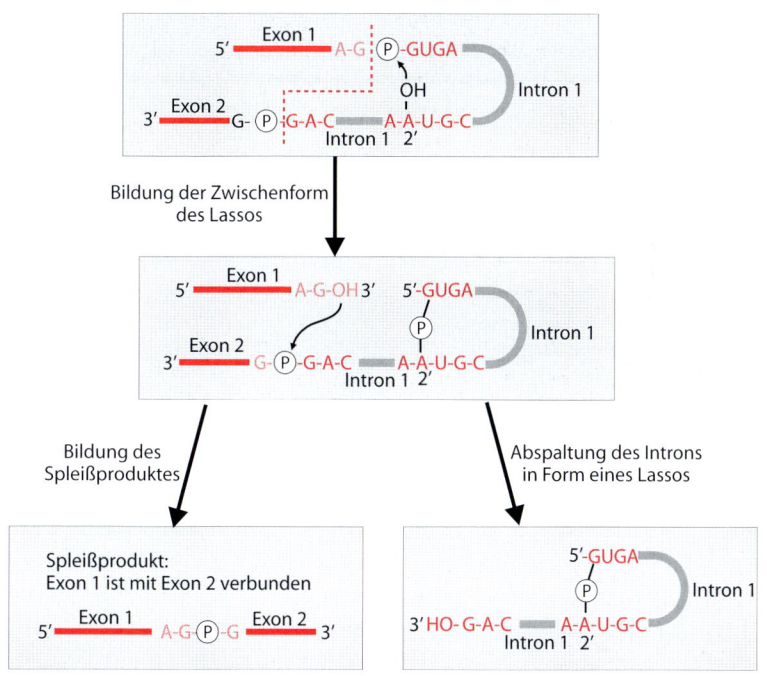

Abb. 11.28: Das Spleißen der Prä-mRNA unter Entstehung der Lassoform des Introns.

2. das freigelegte 3'-OH-Ende von Exon 1 greift die Phosphodiesterbindung zwischen dem letzten Nucleotid (G) des Introns und dem ersten Nucleotid (ebenfalls G) von Exon 2 an. Dadurch werden die beiden Exons von 3' nach 5' untereinander verknüpft und das Intron mit dem endständigen 3'-OH als "*Lasso*" eliminiert.

Das *Spleißen* wird demzufolge durch zwei unmittelbar aufeinanderfolgende Umesterungen erreicht und *nicht* durch Hydrolyse und nachfolgende Wiederverknüpfung. Die Zahl der Phosphodiesterbindungen bleibt während des Spleißvorganges gleich. Im Spleißvorgang haben die verschiedenen snRNPs unterschiedliche und sehr spezifische Funktionen (☞ Abb. 11.29):

- das *U1-snRNP* bindet an die *5'-Spleißstelle* bezogen auf den Intronanfang am Exon 1-Intron-Übergang
- das *U2-snRNP* bindet, zusammen mit einem Hilfsfaktor und ATP, an die *Verzweigungssequenz*
- das *U5-snRNP* bindet an die *3'-Spleißstelle* bezogen auf das Intronende am Intron-Exon 2-Übergang

- die snRNPs U4 und U6 binden zusammen mit U5 an die Lassozwischenstufe; sie sind für die Bildung des Spleißproduktes und der Lassoform des Introns verantwortlich.

Die Spezifität der Bindung der einzelnen snRNPs an bestimmte Sequenzen der Prä-mRNA wird durch die in der Abb. 11.29 nicht gezeigten *snRNA-Moleküle* der *snRNP* vermittelt, die mit der jeweiligen Prä-mRNA-Region hybridisieren und dadurch die Spleißorte festlegen. Die in den snRNPs enthaltenen Proteine haben 1. Funktionen bei der Bindung der *snRNA* an die Prä-mRNA und katalysieren 2. den Spleißvorgang.

Alternatives Spleißen. Die Ergebnisse der Erforschung des Humangenoms lehren, daß es aller Wahrscheinlichkeit nach eine große Anzahl von Genen gibt, deren Prä-mRNA-Species einem *alternativen Spleißen* (auch als *differentielles Spleißen* bezeichnet) unterliegen. Dieses führt zur Bildung verschiedener Proteine und Isoformen von Proteinen aus einer einzigen Prä-mRNA. Man weiß, daß das alternative Spleißen bei Entwicklungs- und Differenzierungsvorgängen von großer Bedeutung ist, aber auch als Folge einer oder mehrerer Mutationen auftreten kann, wenn durch diese eine neue Spleißstelle in der Prä-mRNA entsteht. Dies

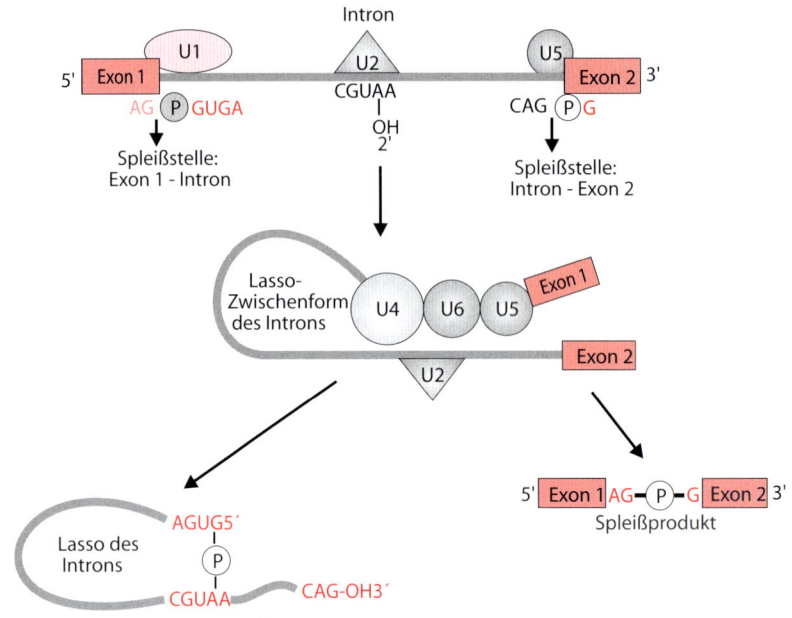

Abb. 11.29: Funktionsweise eines Spleißosoms.

ist z.B. bei der β^+-Thalassämie (☞ Kap. 21.) oder bei der Prä-mRNA des *Dystrophins* der Fall. Mutationen im Dystrophingen (☞ Kap. 9.) und minimale Unterschiede in den Aktivitäten und Mengen der fünf snRNPs und anderer Spleißfaktoren können dramatische Effekte auf die Auswahl der Spleißstellen haben und zur Bildung verschiedener Genprodukte mit unterschiedlichen Längen ihrer Polypeptidketten führen.

Ein Beispiel für ein physiologisches, gewebeabhängiges, alternatives Spleißen liefert die Prä-mRNA der α-*Untereinheit des Tropomyosins*, das mehrere Introns enthält. Ihr Spleißen ist in *glatter* und *gestreifter* Muskulatur sowie in *Myoblasten* und in anderen Geweben unterschiedlich, so daß zahlreiche gewebespezifische Isoformen dieses Muskelproteins entstehen (☞ Abb. 11.30).

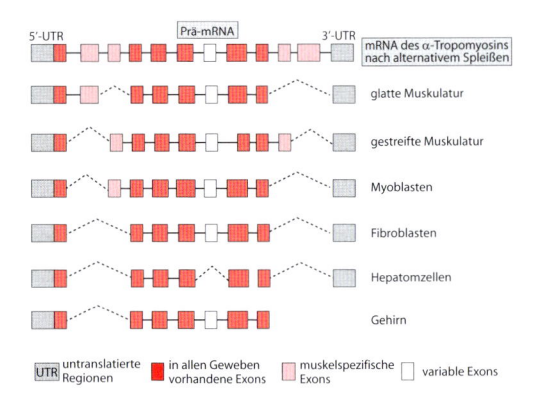

Abb. 11.30: Alternatives Spleißen der Prä-mRNA des α-Tropomyosins in verschiedenen Geweben.

11.5.4. snRNPs und Autoimmunkrankheiten

Patienten mit gewissen *Autoimmunerkrankungen* (*systemischer Lupus erythematodes*, *Scleroderma* und *Mischkollagenose*) entwickeln häufig Antikörper gegen Bestandteile ihrer Zellkerne, vor allem gegen einige *snRNPs*. Die Untersuchung der Patienten ergab, daß zahlreiche snRNPs einen *gemeinsamen Antigensatz* enthalten, der aus den sog. *Sm-Proteinen* besteht. Andere Patienten entwickeln Antikörper gegen individuelle snRNPs. Dies zeigt, daß die snRNPs offenbar zwei Klassen von Proteinen enthalten, solche, die vielen snRNPs gemeinsam sind und solche, die einzeln in bestimmten snRNP-Species vorkommen. Die verschiedenen Antiseren haben sich als sehr nützlich für die Erforschung der Biosynthese, der zellulären Verteilung und der Funktionen der snRNA- und snRNP-Species erwiesen.

11.5.5. Ribozyme

Es gibt *Ribonucleinsäuren*, die *ohne* Beteiligung von *Enzymen* sich selbst oder andere RNA-Moleküle spleißen sowie eine *RNA-* und *DNA-Synthese*, ja sogar eine *Peptidsynthese*, katalysieren können. Dies lehrt, daß in der belebten Natur außer den katalytischen Eiweißen, den Enzymen, auch katalytische RNA-Moleküle existieren. Man bezeichnet die *RNA-Katalysatoren* als *Ribozyme* (von **Ribo**nucleinsäure und En**zym**). Die katalytischen Fähigkeiten der RNA wurden am *Selbstspleißen* von *Prä-rRNA-Transcripten* bei Protozoen entdeckt und auch in anderen Systemen, von denen bestimmte RNA-Viren und RNA-Satellitenviren von besonderem Interesse sind, gefunden. Wie das enzymkatalysierte Spleißen geht auch das ribozymkatalysierte Spleißen von Prä-rRNA-Transcripten in zwei Umesterungsschritten vor sich. Auch das *Selbstspleißen der rRNA-Vorläufer* führt unter Eliminierung von *Introns* zu reifen rRNA-Molekülen.

Eine wichtige Voraussetzung für die katalytische Wirkung eines Ribozyms ist eine charakteristische Sekundärstruktur (*katalytisches RNA-Strukturmotiv*), die die betreffende RNA dazu befähigt, katalytische Wirkungen, z.B. das Selbstspleißen, durchzuführen. Ein verbreitetes katalytisches Strukturmotiv in Ribozymen ist die *Hammerkopfstruktur* (☞ Abb. 11.31). Auf Grund von *Vergleichen* der *Hammerkopfstrukturen* verschiedener Ribozyme ist es möglich, *neuartige katalytische RNA-Moleküle mit gewünschten Angriffspunkten* in RNA-Fremdmolekülen zu konstruieren. Man erhofft sich von ihnen, sie als neuartige, antiviral wirkende Katalysatoren einsetzen zu können.

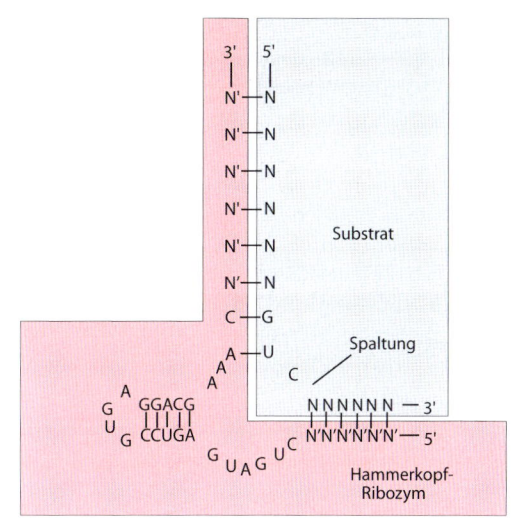

Abb. 11.31: Struktur eines als Restriktionsendoribonuclease wirkenden poly- oder oligoribonucleotidspaltenden Hammerkopf-Ribozyms. Das katalytische RNA-Strukturmotiv (rosa) ist nach außen gestülpt; mit N' sind Ribonucleotide symbolysiert, die die Substratspezifität des Ribozyms bestimmen. Das Substrat (grau) enthält die Sequenz N_6GUCN_6. Veränderungen der N'-Basen und ihrer Sequenz führen zu Veränderungen in der Substratspezifität des Ribozyms. Die N im Substrat können beliebige Nucleotide sein, GU hingegen ist festgelegt. Die Spaltung des Substrates erfolgt an C.

Das einzige bisher bekannte Ribozym eines für den Menschen bedeutsamen Pathogens ist das *Hepatitis Delta Virusribozym* (HDV). Dieses ist ein kleines *RNA-Satelliten-Virus* des *Hepatitis B-Virus (HBV)*, das selbst ein DNA-Virus ist. Das HDV bewirkt bei Coinfektion mit HBV eine *dramatische Verschlimmerung der Krankheit*. Das HDV hat ein zirkuläres, einsträngiges RNA-Genom mit 1700 Nucleotiden. Dieses ist selbstspaltend und hat zwei entsprechende RNA-Sequenzen in seinem RNA-Genom. Seine Replikation in der Wirtszelle erfolgt durch die RNA-Polymerase II. Hierfür ist ein bestimmtes virales Protein, das *Hepatitis Delta Antigen*, erforderlich.

Bildung von Peptidbindungen durch ausgewählte Ribozyme. Durch Selektion und Amplifikation *in vitro* gelang es, eine Gruppe von Ribozymen zu synthetisieren, die sogar die *Bildung von Peptidbindungen* katalysieren können, indem sie die ribosomale *Peptidyltransferasereaktion* als Schlüsselprozeß der ribosomalen Proteinsynthese *imitieren*. Obwohl diese *ribozymkatalysierte Peptidsynthese* in unserer heutigen Welt kaum eine Rolle spielen dürfte, ist sie dennoch bedeutungsvoll, da im Prozeß der Entstehung des Lebens auf der Erde *Ribonucleotide* zeitlich *vor* den Proteinen auftraten, d.h. ursprünglich eine "*RNA-Welt*" bestand. In dieser könnten sich *katalytische RNA-Moleküle* entwickelt haben, die nicht nur Synthese- und Spaltungsreaktionen an der RNA katalysierten, sondern auch dazu befähigt waren, Peptide und Proteine zu synthetisieren. Dies könnte ein entscheidender Schritt zur Herausbildung besserer Katalysatoren, als es die Ribozyme sind, gewesen sein.

11.6. Editierung der RNA

Wie bei Druckerzeugnissen, gibt es auch bei der mRNA einen *Editierungsprozeß*, der *posttranscriptional* an der *mRNA* mit dem Ziel durchgeführt wird, sie "*druckreif*" zu machen, so daß die mRNA translationsaktiv wird, d.h. als Matrize für die Proteinsynthese dienen kann. Bei der RNA besteht das *Editieren* in der Herausnahme (*Deletion*), Einfügung (*Insertion*) oder Austausch (*Substitution*) von "Buchstaben" (jeweils in Form eines Nucleotids). Das Editieren der RNA ist bei der mitochondrialen mRNA von parasitischen Protozoen, nämlich bei *Trypanosoma*, *Leishmania* und *Crithidia*, sehr ausgeprägt. Neun von insgesamt 18 mtRNA-Species dieser Organismen werden tiefgreifend editiert, so daß in deren codierenden Regionen nahezu die Hälfte aller *Uridylatreste* durch posttranscriptionale Editierung eingebaut werden. Die *Information* zur Durchführung des Editierungsprozesses und die *Uridylsäurereste* selbst stammen von einer Gruppe kleiner *RNA-Steuermoleküle* (engl. **guide RNA**, abgek. **gRNA**), die durch die circuläre mtDNA codiert und an bestimmte Regionen der mRNA durch Hybridisierung gebunden werden. Dort erzeugen sie eine Spaltstelle nach Art eines Ribozyms und fügen eine Uridylatsequenz ein (☞ Abb. 11.32).

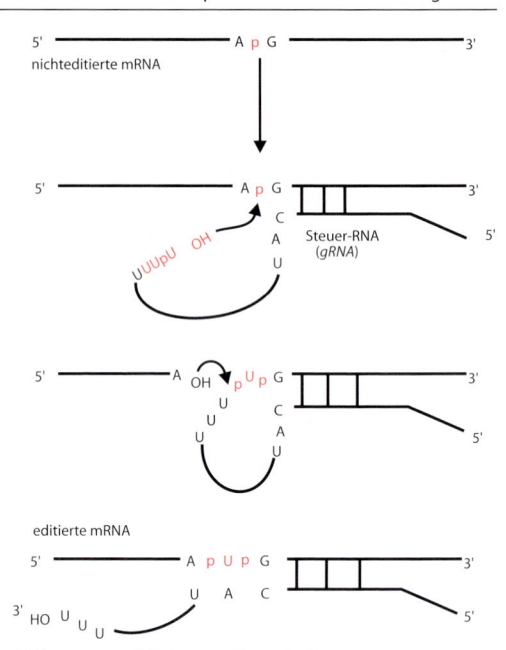

Abb. 11.32: Editierung der mRNA.

Editierung der mRNA beim Menschen. Eine Editierung bestimmter mRNA-Species wurde auch beim Menschen und bei Säugetieren gefunden, die jedoch hier anderen Mechanismen folgt als bei Trypanosomen.

1. Einer Editierung unterliegt die mRNA der GluR2-Untereinheit des *glutamatgesteuerten,* als *AMPA-Receptor* bezeichneten, *Ionenkanals* in spinalen motorischen Neuronen (☞ Kap. 25.3.3.2.). Nach Bindung von Glutamat öffnet sich der Kanal und erlaubt einen Einstrom von Na^+- und Ca^{2+}-Ionen in die Nervenzelle. In der mRNA der GluR2-Untereinheit des AMPA-Receptors wird durch posttranscriptionales Editieren ein *glutamincodierendes Codon* (CAG) in ein *arginincodierendes Codon* (CGG) umgewandelt. Dies führt zu einer Spezifitätsänderung des Ionenkanals, so daß dessen Permeabilität für Ca^{2+}-Ionen erniedrigt wird und nur Na^+-Ionen passieren können.

Bei der tödlich verlaufenden und in ihrer Ursache unbekannten *sporadischen amyotrophischen Lateralsklerose* (*ALS* mit Degeneration der Vorderhornganglienzellen, spinaler Muskelatrophie und spastischer Spinalparalyse) wurde ein Editierungsdefekt festgestellt, der in den AMPA-Receptoren dieser Patienten einen Glutamin/Arginin-Austausch verhindert. Dieser Defekt trägt möglicherweise zum Absterben von Neuronen bei ALS-Patienten bei.

2. Ein weiteres Beispiel posttranscriptionalen Editierens liefert die mRNA des *Apolipoproteins B* (Apo B, ☞ Kap. 17.). Dieses kommt in zwei Formen vor, dem Apo B-100 (M_r 512.000; bestehend aus 4536 Aminosäuren, synthetisiert in der Leber) und dem Apo B-48 (M_r 240.000; bestehend aus 2152 Aminosäuren der N-terminalen Region des Apo B-100, synthetisiert in der Darmmucosa; B-48 enthält 48 % der Zahl der Aminosäuren von B-100). Apo B-100 bindet an den LDL-Receptor von Zelloberflächen, Apo B-48 nicht. Beide Proteine werden durch ein und dasselbe Gen codiert. Die Synthese von Apo B-48 ist das Ergebnis eines posttranscriptionalen Editiervorganges an der mRNA des Apoprotein B, bei der der *Cytidylatrest* in dem *glutamincodierenden Codon* 2153 (CAA) der Apo B-mRNA zu *Uridylat desaminiert* und dieses so in das *Stoppcodon UAA* umgewandelt wird. Dies hat zur Folge, daß das proteinsynthetisierende ribosomale System die Translation der Apo B-mRNA an diesem Stoppcodon abbricht und nur die kürzere Polypeptidkette des Apo B-48 bis zum Codon 2152 bildet. Die Editierung der Apo B-mRNA erfolgt posttranscriptional im Zellkern zeitgleich mit ihrem Spleißen und ihrer Polyadenylierung. Das die Desaminierung des Cytidinrestes im Codon 2153 katalysierende Enzymsystem ist *entwicklungsreguliert* und kommt *nur* in den *Mucosazellen* des *Dünndarms, nicht* jedoch in der Leber, vor. Es ist aus mehreren Komponenten aufgebaut. Eine Komponente davon ist eine *Cytidylatdesaminase* (Abk. APOBEC-1 von Apo-B-editing catalytic subunit-1), die mittels eines RNA-bindenden Strukturmotivs spezifisch an eine aus elf Nucleotiden bestehende Sequenz der Apo B-mRNA bindet, die stromabwärts des desaminierten C liegt. Darüber hinaus enthält der Enzymkomplex Hilfskomponenten, die ebenfalls RNA-bindende Strukturmotive besitzen und absichern, daß auch *wirklich nur* der sich in Codon 2153 befindliche Cytidylatrest in der aus mehr als 13.000 Nucleotiden bestehenden Apo B-mRNA desaminiert wird.

12. Viren, Onkogene und Tumoren

12.1. Biochemie und Molekularbiologie der Viren

12.1.1. Der Aufbau von Viren

Viren sind *nichtzelluläre infektiöse Agenzien*, die sich nur in den von ihnen befallenen Zellen (Wirtszellen) vermehren können. Ihre relativen Partikelmassen betragen 10^6 bis 200×10^6 Da. Sie bestehen aus Nucleinsäure und Protein. Viren besitzen weder Mechanismen zur Biosynthese von Proteinen noch zur Gewinnung von Energie sondern sind auf die *Energieerzeugung* und den *Proteinsyntheseapparat* ihrer *Wirtszellen* angewiesen. Viren enthalten *entweder* DNA *oder* RNA, jedoch - von bisher einer einzigen Ausnahme abgesehen (s.u.) - nicht beide Typen von Nucleinsäuren gleichzeitig. Die extrazelluläre, infektiöse Form eines Viruspartikels heißt *Virion*. Das *Virion* besteht aus der *Nucleinsäure* und der *Proteinhülle* (*Capsid*). Die Nucleinsäure ist der *eigentliche infektiöse Bestandteil* eines Virus, sie ist entweder einzel- oder doppelsträngig. Das Capsid umgibt die zentral gelegene Nucleinsäure und besteht aus Proteinuntereinheiten, den *Capsomeren*. Das Nucleoprotein, das die Capsomeren mit der Nucleinsäure bildet, wird als *Nucleocapsid* bezeichnet. Das Capsid schützt die Virusnucleinsäure vor dem enzymatischen Abbau durch extravirale Enzyme und anderweitigen Schädigungen. In vielen pathogenen Viren ist das Nucleocapsid von einer, von der Wirtszelle stammenden, *Lipidhülle* umgeben, in die nach außen gerichtete virale Proteine, meist Glycoproteine, eingelagert sind. Die *viruscodierten Hüllproteine* binden an *Receptoren* der *Zelloberfläche* und verschaffen sich so ein Tor zum Eindringen in ihre Wirtszellen. Die Hüllproteine haben *Antigenfunktion* und führen zur Bildung von *Antikörpern* in dem infizierten Organismus.

Einige für den Menschen wichtige *DNA-Viren* sind:

- *Herpesviren* (doppelsträngige DNA): Erreger der Windpocken, der Gürtelrose und von Bläschenausschlägen; sie können (z.B. das EPSTEIN-BARR-Virus) beim Menschen zu Tumoren führen; das *Cytomegalievirus* ruft bei Schwächung des Immunsystems (z.B. bei AIDS oder nach Organ- bzw. Knochenmarktransplantationen) Infektionen hervor; es enthält nicht nur DNA, sondern auch vier mRNA-Species, die nach Infektion einer Wirtszelle durch deren Ribosomen zu Virusproteinen translatiert werden

- *Hepatitis B-Virus* (DNA ringförmig und partiell doppelsträngig): das zu den Hepadnaviridae gehörige Virus verursacht die Serum-Hepatitis

- *Papovaviren* (doppelsträngige DNA): *Polyoma-* (mit tumorauslösenden Eigenschaften) und *Papillomaviren* (einzelsträngige DNA); letztere können gutartige und bösartige Tumoren in ihren Wirten hervorrufen. Zu den *Polyomaviren* gehört das onkogen wirkende SV40 (*Simian Virus 40*), das in neugeborenen Hamstern zur Ausbildung von Sarcomen führt. SV40 ist ein wichtiges Forschungsobjekt der Krebsforschung

- *Adenoviren* (doppelsträngige DNA): diese Viren sind für die Entstehung übertragbarer Erkrankungen der Atmungswege und des Gastrointestinaltraktes sowie des Auges verantwortlich. Adenovirusinfizierte tierische Zellen spielen in der Erforschung der DNA-Replikation und Transcription eine große Rolle

- *Pockenviren* (doppelsträngige DNA): in diese Gruppe gehören der Erreger der Kuhpocken (Vacciniavirus) und der Erreger der Pocken des Menschen (Variolavirus).

Einige für den Menschen wichtige *RNA*-Viren sind:

- *Poliomyelitisvirus* (einsträngige RNA): Erreger der spinalen Kinderlähmung

- *Influenzavirus* (einsträngige RNA; zur Klasse der Myxoviren gehörig): Erreger der Grippe

- *Mumpsvirus* (einsträngige RNA): Erreger des Ziegenpeters

- *Masernvirus* (einsträngige RNA): Erreger der Masern

- *Hepatitis A-Virus* (einsträngige RNA): Erreger der infektiösen Hepatitis; zu den *Picornaviridae* gehörig

- *Hepatitis C-Virus* (einsträngige RNA): verursacht die Hepatitis C; zu den *Flaviviridae* gehörig

- *Retroviren* (einsträngige RNA): in diese Virusfamilie gehören 1. die *Lentiviren*; wichtige Vertreter sind die *Human Immunodeficiency Viruses* Typ 1 und Typ 2 (*HIV-1* und *HIV-2*; AIDS-Virus) und 2. die *Onkoviren* (*onkogene* [*krebserzeugende*] Viren, *griech.* onkos Tumor). Sie heißen auch *Onkornaviren* (abgeleitet von *onkogenen RNA-Viren*):
  - das Rinder-Leukämie-Virus (**Bovine Leukaemia Virus, BLV**)
  - das T-Zellen-Leukämie-Virus der Typen I und II des Menschen (engl. Human T-Cell Leukaemia Virus Typ I und Typ II, Abk. HTLV-I und HTLV-II)
- *Filoviren* (fadenförmige Viren mit einsträngiger RNA): hierher gehören die Viren vom Typ *Ebola* und *Marburg*; sie verursachen hämorrhagisches Fieber und führen rasch zum Tode
- *Reoviren* (doppelsträngige RNA): hierher gehören Erreger meist leicht verlaufender Infektionen der Atemwege und des Darmtraktes

12.1.2. Aufnahme eines Virus in eine Zelle

Das Viruspartikel dient als Vehikel zur Übertragung des *viralen Genoms* und einiger *accessorischer Proteine* von einer infizierten auf eine nichtinfizierte Zelle. Trotz ihrer Einfachheit in Struktur und Zusammensetzung verblüffen die Viren als Meister von Tarnung und Täuschung. Die Infektion einer Zelle durch ein Virus folgt der Strategie des trojanischen Pferdes, d.h. das Opfer, die Zelle, hilft dem Eindringling, dem Virus, sie zu zerstören. Die Infektion einer Zielzelle durch ein Virus ist ein vorprogrammierter und fein regulierter *Mehrschrittprozeß*, der 1. aus der *Virusbindung* an die *Zelloberfläche*, 2. der Virusaufnahme in das Zellinnere, am häufigsten durch *Endocytose*, und in vielen Fällen, 3. dem Import in den *Zellkern* besteht. Nach Aufnahme in die Zelle werden hüllentragende Viren von ihrer *Lipidhülle* und ihren *Hüllproteinen* befreit, das *Capsid* in seine Bausteine zerlegt und das *Virusgenom* in einer *replikationskompetenten* Form freigelegt.

Für die Bindung eines Virus existiert auf der Zelloberfläche ein großes Spektrum von Bindungsmolekülen. Dazu gehören Proteine, Kohlenhydrate und Lipide. Einige davon dienen lediglich der lockeren Anlagerung des Virus an die Zelloberfläche und der lokalen Konzentrierung der Viruspartikel. Andere sind echte *Virusreceptoren*, die Viren nicht nur binden, sondern auch den komplexen Weg der clathrinabhängigen *Endocytose* (☞ Kap. 8.3.4. und Abb. 8.25) zur Aufnahme des Virus in die Zelle einleiten. Im Falle von *hüllentragenden Viren* binden die *Glycoproteine* der *Virusoberfläche* ("*Spikes*", s.u.) das Virus an die Zelloberfläche. In vielen Fällen verursacht die Bindung des Virus an die Zelloberfläche bereits eine Destabilisierung seiner Struktur, die seine danach erfolgende Entkleidung erleichtert.

Zahlreiche Viren binden an *Sialoglycoproteine*, andere an *Glycosaminoglycane* und wieder andere an *Glycolipide* der Zelloberfläche. *Heparansulfat* wurde als Bindungsmolekül für *Herpesviren*, *Papillomaviren* u.a. erkannt. *Ganglioside* der Zelloberfläche binden das *SV40* und das *Polyomavirus*. Manche Viren, z.B. das nicht von einer Hülle umkleidete DNA-Virus SV40, umgehen die clathrinabhängige Endocytose, indem nach Bindung des Virus an ein GM_1-Gangliosid der entstehende Komplex lateral auf der Zelloberfläche wandert, bis er an eine Caveola gerät und von dieser "eingefangen" wird (☞ Kap. 8.3.2. und Abb. 8.22). Die Caveola wird nach ihrer Abschnürung als *Caveosom* durch Dynein auf den "Schienen" der Mikrotubuli zum glatten ER transportiert. Dort penetriert das Virus in das Cytosol und gelangt - via Kernporen - in den Zellkern.

Die Aufnahme *hüllentragender Viren* erfordert eine *Membranfusion*, die durch *Fusionsproteine* der *Virushülle* vermittelt wird (☞ Kap. 12.1.3.2.). Die Viren binden an Receptorproteine auf der Zelloberfläche und werden durch clathrinumkleidete Einstülpungen der Zellmembran internalisiert und durch frühe Endosomen zu späten Endosomen transportiert. Der durch die Tätigkeit der V-ATPase sinkende pH-Wert führt zur Fusion der Virushülle mit der Endosomenmembran (☞ Kap. 8.3.4.). Das Nucleocapsid bzw. die virale Nucleinsäure gelangen dann an den Ort der Replikation. Wenn diese im Zellkern erfolgt, wie bei den meisten DNA-Viren, binden die Virus-Nucleoproteine an spezifische Importine und werden so durch die Kernporen in den Zellkern transportiert (☞ Kap. 8.2.1.). Die DNA der Pockenviren werden als Ausnahme in "Minikernen" im Cytoplasma repliziert. Im Cytoplasma replizieren sich die meisten RNA-Viren, nicht jedoch das *Influenza-Virus*. Dessen Replikation erfolgt im Zellkern (s.u.).

12.1.3. Vermehrung der Viren in ihren Wirtszellen

Man muß zwischen der *permissiven* und *nichtpermissiven Virusinfektion* einer Zelle unterscheiden (☞ Abb.12.1). Bei der *permissiven Infektion* einer Zelle durch ein DNA-Virus vollzieht sich die Bildung neuer Viruspartikel unmittelbar nach der Virusaufnahme. Die Infektion ist *lysogen* und führt zur Lyse der Wirtszelle. Bei der *nichtpermissiven Infektion* erfolgt *keine Virusvermehrung* und *keine Zelllyse*, vielmehr wird die *Virus-DNA* in das *Wirtsgenom* eingebaut und gemeinsam mit diesem repliziert. In vielen Fällen wandelt sich die Zelle in eine *transformierte Zelle* um. Eine solche Zelle hat Kennzeichen einer Tumorzelle, nämlich eine hohe Teilungsrate und zeigt unbegrenzte Vermehrung.

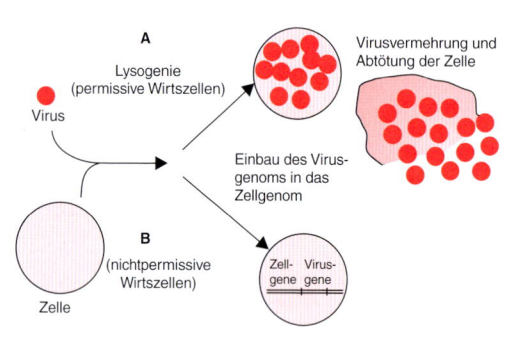

Abb. 12.1: Vermehrung von DNA-Viren. **A**: permissiv (lytisch). **B**: nichtpermissiv (Zelltransformation).

12.1.3.1. Vermehrung der DNA-Viren

In permissiven Wirtszellen machen die Viren einen Cyclus durch, der zur Lysis der Zellen und zur Produktion neuer Viruspartikel führt. Derart infizierte Zellen werden von den Viren abgetötet. Die virale DNA wird unmittelbar nach der Infektion im Zellkern repliziert, dann transcribiert und die gebildete mRNA danach an den Ribosomen im Cytoplasma der Wirtszelle translatiert. Die Replikation, Transcription und Translation der Virus-DNA erfolgen durch die DNA- und die RNA-Polymerasen sowie den Proteinsyntheseapparat der Wirtszelle. Diese Vorgänge führen zur DNA-Vermehrung und zur Synthese virusspezifischer Proteine als Bausteine der neuen Viruspopulation. Der Zusammenbau (Assemblierung) der Bausteine zu einem infektiösen Viruspartikel erfolgt spontan, d.h. durch *Selbstorganisation*. Die wichtigste Voraussetzung hierzu ist die Vollständigkeit der viralen Bausteine, fehlt einer von ihnen, auch ein anscheinend wenig wichtiger, werden keine neuen infektiösen Viruspartikel gebildet. Das *DNA-Virusgenom* enthält *keine Gene* für die zu ihrer *Vermehrung* erforderliche komplexe *Enzymmaschinerie*, sondern codiert nur Proteine, die für die Initiierung der Replikation der Virus-DNA und für die Zelltransformation erforderlich sind sowie die Proteine des Capsids und der Virushülle. Im allgemeinen ist das Virusgenom klein, sein begrenzter Informationsgehalt muß demzufolge voll genutzt werden. Von Interesse ist, daß ein und derselbe Abschnitt des Virusgenoms oft die Information für zwei oder drei Proteine enthält. Ihre individuelle Expression erfolgt entweder durch *alternatives Spleißen* des primären Transcriptionsproduktes oder durch *Änderung* des *Ableserahmens*.

12.1.3.2. Vermehrung der RNA-Viren

Es gibt *einzelsträngige* und *doppelsträngige RNA-Viren*. Ihr Genom ist entweder *segmentiert*, d.h. es besteht aus mehreren RNA-Molekülen mit unterschiedlichen Informationsinhalten, oder es ist nichtsegmentiert. Im Falle eines *nichtsegmentierten RNA-Genoms* kann das betreffende RNA-Virus mehrere Kopien von RNA-Molekülen mit identischem Informationsinhalt enthalten. Dann wird dessen Information vielfach zur Synthese einer *einzigen Polypeptidkette* benutzt, die ein *Polyprotein* mit mehreren Strukturdomänen darstellt und posttranslational in die einzelnen Virusproteine proteolytisch gespalten wird. Dies ist z.B beim Poliovirus und HIV der Fall. Im Gegensatz zur Replikation und Expression des Genoms der DNA-Viren, die durch die Enzyme der Wirtszelle erfolgen, müssen RNA-Viren andere Strategien zu ihrer Vermehrung einschlagen, da ihre Wirtszellen über keine Enzyme der RNA-Replikation mit RNA als Matrize verfügen. Für die *Replikation* der Gene der *RNA-Viren* entwickelte die Natur zwei *unterschiedliche Mechanismen*, entweder die Replikation der RNA durch eine vom *Virus* stammende *RNA-abhängige RNA-Polymerase* (auch als *RNA-Replicase* oder *RNA-Synthetase* bezeichnet) *oder* die Transcription der viralen RNA in DNA, die dann anschließend repliziert und wieder zur mRNA transcribiert wird. Der Informationsfluß verläuft im zweiten Fall von der RNA zur DNA,

12.1. Biochemie und Molekularbiologie der Viren

also gerade entgegengesetzt als bei der normalen Transcription, bei der DNA in RNA transcribiert wird. Das verantwortliche Enzym ist die von dem Virusgenom codierte *RNA-abhängige DNA-Polymerase* (auch als *reverse Transcriptase* oder *Revertase* bezeichnet).

Wenn man die durch die beiden Mechanismen gebildete *mRNA* (also diejenige RNA, die als *Matrize* für die *Proteinsynthese* dient) als (+)-Strang bzw. (+)-mRNA bezeichnet (Polarität von 5'→ 3'), gibt es bei den RNA-Viren zur Vermehrung ihres Genoms und zur Herstellung der (+)-mRNA vier verschiedene Typen von *Replikation* und *Transcription* (☞ Abb. 12.2):

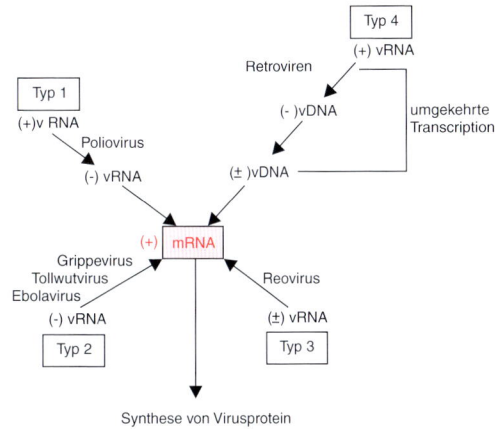

Abb. 12.2: Prinzipien der Replikation von RNA-Viren (vDNA und vRNA bedeuten virale DNA bzw. virale RNA).

Typ 1: das Virus enthält (+)-RNA (*Polio-* und *Hepatitis-C-Virus*); nach deren Replikation zu (-)-RNA werden an dieser große Mengen von (+)-mRNA-Kopien gebildet

Typ 2: das Virus enthält (-)-RNA (*Grippe-* und *Tollwutvirus* sowie die Filoviren der Typen *Ebola* und *Marburg*); die (-)-RNA dieser Viren dient als Matrize zur Synthese einer großen Zahl von (+)-mRNA-Kopien

Typ 3: Das Virus (*Reovirus*) enthält doppelsträngige RNA [(+)-RNA/(-)-RNA]; ihr (-)-Strang ist die Matrize für die Bildung der (+)-mRNA

Typ 4: Das Virus enthält (+)-RNA und seine Vermehrung ist *revertaseabhängig* (Beispiel *Retroviren*); an der (+)-RNA wird zunächst (-)-DNA und an dieser (+)-DNA gebildet, so daß ein DNA-Doppelstrang entsteht [(+)-DNA/(-)-DNA]; an der (-)-DNA wird (+)-mRNA synthetisiert

Vermehrung des Influenzavirus. Die Familie der Influenzaviren (Grippeviren) gehört in die Klasse der Myxoviren (*myxa* griech. Schleim). Sie wird in die Influenzaviren Typ A, Typ B und Typ C untergliedert. Alle Influenzaviren besitzen ein *segmentiertes (-)-RNA-Genom*, das bei den Typen A und B aus *acht* und bei Typ C aus *sieben* unterschiedlich langen *Einzelsträngen* besteht (Abb. 12.3). Deren Replikation durch die virale RNA-abhängige RNA-Polymerase liefert (+)-mRNA-Species, die durch das ribosomale Proteinsynthesesystem der Wirtszelle in verschiedene Proteine translatiert werden. Die *Virushülle* der Typen A und B enthält viele Kopien von zwei integralen Glycoproteinen, nämlich von *Hämagglutinin* (HA) und von der *Neuraminidase* (NA). Der Typ C besitzt in seiner Hülle nur ein Protein, das *Hämagglutinin-Esterase-Fusionsprotein* (HEF). Die *Virushülle* stellt eine von der Wirtszelle stammende *Lipidschicht* dar, in die die *Hüllproteine spikeartig* eingelagert sind. Direkt *unterhalb* der *Virushülle* findet man die aus dem *Membranprotein* bestehende *Virusmembran*, die das *Nucleocapsid* umgibt. Dessen RNA-Segmente sind in Proteine eingebettet und mit *drei RNA-Polymerasemolekülen* assoziiert. Typ A kommt beim Menschen und anderen Säugetieren vor und Typ B tritt nur beim Menschen auf. Typ C, der ebenfalls nur den Menschen befällt, verursacht eine unauffällig verlaufende Grippe. Die zahlreichen Subtypen (*Serotypen*) der Influenzaviren beruhen auf den unterschiedlichen HA- und NA-Antigenen vom Typ A. Die HA-Antigene treten in 15 Subtypen (H1 bis H15) und die NA-Antigene in neun Subtypen (N1 bis N9) auf. Typ B hat nur einen Hämagglutinin-Neuraminidase-Serotyp und Typ C nur ein Hämagglutinin-, jedoch kein Neuraminidase-Antigen.

Die elektronenoptisch sichtbaren Spikes auf der Virusoberfläche sind HA-Trimere und NA-Tetramere. Das HA bindet an Sialinatreste der Virusreceptoren auf der Oberfläche der Wirtszellen, z.B. an Zellen des Respirationstraktes. Die NA, die endständiges Neuraminat bzw. Sialinat von Glycoproteinen der Zelloberfläche hydrolytisch abspaltet, vermittelt die Durchdringung der um die Zielzelle liegenden Schleimschicht durch das Virus und hat eine Funktion bei der Freisetzung des Virus von der Oberfläche der Wirtszelle. Das Virus dringt durch *receptorvermittelte Endocytose* in die Zelle ein, jedoch geht die *Fusion* der *viralen Membran* mit der *Plasmamembran* der Wirtszelle erst auf dem *Endosomenstadium* vor sich. Der erniedrigte pH-Wert in den Endosomen führt zu einer tiefgreifenden Konformationsänderung im trimeren Hämagglutinin, die in einer Umfaltung seiner Sekundär- und Tertiärstruktur besteht. Dadurch kommt es zur Ausbildung einer Brücke zwischen der viralen und zellulären Membran, wodurch deren *Fusion* eingeleitet wird. Danach wird das Nucleocapsid mit der viruseigenen RNA-Polymerase in das Cytosol freigesetzt, gelangt in den Zellkern und repliziert sich dort nach Typ 2 in Abb. 12.2. Infolge ihres segmentierten Genoms können zwischen verschiedenen Stämmen von Influenzaviren genetische *Rekombinationsvorgänge* vor sich gehen, was sich in einer hohen Variabilität der beiden Hauptantigene, HA und NA, äußert. Deshalb ist der immunologische Schutz, den Antikörper gegen HA und NA ausüben, nicht beständig, sondern in seiner Spezifität und Wirkungsdauer limitiert. Man unterscheidet zwischen *Antigendrift* und *Antigenshift*. Erstere ist das Ergebnis von Mutationen in den RNA-Genen des Virusgenoms mit daran anschließender immunologischer Selektion, *Antigenshift* hingegen ist das Ergebnis eines Austausches der HA- und NA-Gene zwischen humanen und tierischen Virustypen. Die Fähigkeit des Grippevirus, der Immunabwehr zu entkommen, ist demzufolge sehr groß. *Antigendrift* ist für das Entstehen von *Grippeepidemien*, *Antigenshift* für die Entstehung von *Grippepandemien* verantwortlich. Im Gegensatz zu einer Epidemie ist eine Pandemie räumlich nicht begrenzt und kann Länder, Erdteile und den gesamten Globus umfassen. So forderte die Grippepandemie von 1918/19 weltweit 20-40 Millionen und die Grippepandemie von 1968 bis 1970 allein in Deutschland etwa 30.000 Todesopfer. Eine Möglichkeit zum Schutz vor einer Grippeerkrankung bietet die Impfung mit inaktivierten Virusbestandteilen. Da jedoch die Grippeviren eine hohe Wandlungsfähigkeit besitzen, bieten Impfstoffe keinen Schutz gegen sämtliche Influenzaviren. Ein aussichtsreicherer Weg zur Bekämpfung von Grippeerkrankungen ist die Blockierung des aktiven Zentrums der Neuroaminidase, da dieses Enzym unentbehrlich für die Virusvermehrung ist und sein aktives Zentrum in allen bisher untersuchten Influenzaviren keine Veränderungen aufweist. Nach der Kristallisation der Influenza-Neuraminidase wurde die Raumstruktur des Enzyms ermittelt und auf deren Basis mit Hilfe des Moleküldesign der Wirkstoff Ro 64 0796 entwickelt, der genau in das aktive Zentrum der Neuraminidase paßt und in der Lage ist, die Virusvermehrung stark zu hemmen.

Vermehrung der Polioviren. Die 7,5 kb enthaltende einzelsträngige (+)-RNA des *Poliovirus* wird in der Wirtszelle nach Typ 1 (☞ Abb. 12.2) repliziert und transcribiert. Unmittelbar nach der Infektion der Zelle dient die eingedrungene Virus-RNA als Messenger für die Synthese von Virusproteinen. Sie wird von den Ribosomen des Wirtes gebunden und zur Synthese der *virusspezifischen RNA-Polymerase* und der *Capsidproteine* des Virus benutzt. Die Virus-RNA-Polymerase synthetisiert dann an der (+)-RNA zahlreiche (-)-RNA-Kopien, an denen die Polio-(+)-mRNA gebildet wird. Deren Expression führt zur Synthese einer Polypeptidkette von mehr als 2000 Aminosäuren. Dieses riesige *Vorläufermolekül* (*Polyprotein*) wird nach seiner Synthese in zahlreiche Einzelproteine gespalten, nämlich in *vier Hüllproteine*, eine *RNA-Polymerase*, eine *Protease* und in einige weitere Proteine.

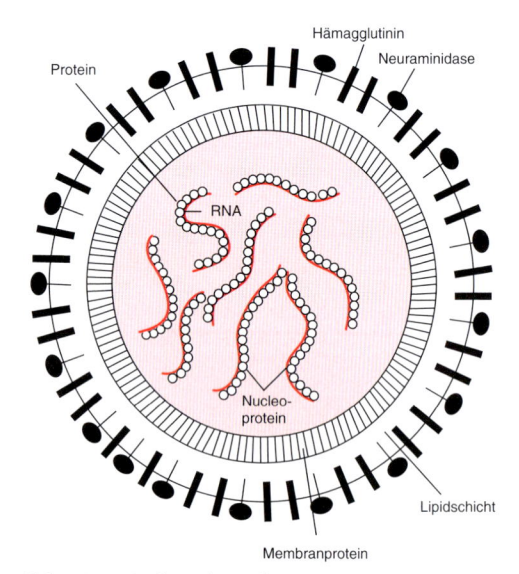

Abb. 12.3: Aufbau des Influenzavirus.

Vermehrung der Retroviren. Die Retroviren haben (+)-RNA-Genome, die nach Typ 4 (☞ Abb. 12.2) vermehrt werden. Wichtige Vertreter dieser

12.1. Biochemie und Molekularbiologie der Viren

Gruppe sind das *HIV* und die *tumorauslösenden Oncornaviren.* Der Name dieser Virusgruppe ist von der in ihnen enthaltenen *reversen Transcriptase (Revertase)* abgeleitet, die durch das virale (+)-RNA-Genom codiert wird. Das Enzym überträgt die genetische Information des Virus, *entgegen* dem *üblichen Informationsfluß* in der Natur, *von der RNA auf die DNA.* Nachdem ein Retrovirus von einem Oberflächenreceptor der Wirtszelle gebunden wurde und in die Zelle gelangt ist, wird die virale (+)-RNA in das Cytoplasma freigesetzt. Die von dem Virus in die Zelle mitgebrachten wenigen Moleküle der *Revertase* katalysieren unmittelbar nach der Virusaufnahme im Cytosol der befallenen Zelle nacheinander drei Reaktionen (☞ Abb. 12.4):

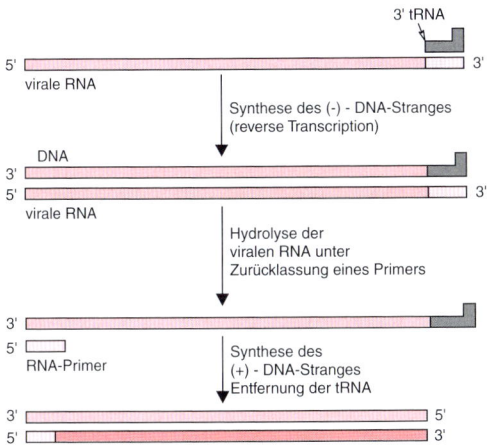

Abb. 12.4: Die drei Wirkungen der Revertase: 1. Synthese des (-)-DNA-Stranges an der viralen (+)-RNA mit einem tRNA-Molekül von der vorhergehenden Wirtszelle als Primer; 2. Hydrolyse der viralen RNA unter Zurücklassung eines RNA-Primers; 3. Synthese des (+)-DNA-Stranges.

1. Bildung von (-)-DNA (Polarität von 3'→5') an der *viralen (+)-RNA* (5'→3') als Matrize

2. Hydrolyse der (+)-RNA durch die mit der Revertase covalent verknüpften *RNase H*

3. Synthese von (+)-*DNA* (5'→3') an der (-)-*DNA* unter der Bildung des DNA-Doppelstranges.

Da die Revertase, wie die anderen DNA-Polymerasen auch, nicht fähig ist, einen Kettenstart zu beginnen, benötigt sie einen Primer. Bemerkenswert ist, daß als Primer für die DNA-Synthese ein von der vorhergehenden Wirtszelle stammendes *tRNA-Molekül* dient, das an das 3'-Ende der viralen (+)-RNA durch Basenpaarung gebunden wird. Es ist das Startermolekül für die Synthese des neuen DNA-Strangs und wird von der Revertase an seinem 3'-Ende verlängert. Der resultierende neue DNA-Strang *hat identische Enden,* da auch die 5'- und 3'-Termini des Mutter-RNA-Stranges identische Sequenzen besitzen. Sie werden als LTR (long terminal repeats) bezeichnet und enthalten in ihrer Sequenz *Signale* für die *Integration* der DNA-Kopie der viralen RNA in das *Wirtsgenom* und für die *Transcription.* Die durch die Virus-Revertase im Cytoplasma der befallenen Zelle synthetisierte DNA-Doppelhelix gelangt auf den "Schienen" der Mikrotubuli in den Zellkern und wird dort in das Wirtsgenom integriert. Die Integration der Virus-DNA in die genomische DNA ist ein *obligatorischer Schritt* im *Lebenscyclus* eines *Retrovirus.* Sie kann an jeder beliebigen Stelle des Wirtgenoms erfolgen, so daß die virale DNA-Doppelhelix an vielen Stellen des Wirtsgenoms eingebaut wird (☞ Abb. 12.8). Ihre in die DNA des Wirtsgenoms integrierten Gene werden im Teilungsrhythmus der Zelle repliziert und auf deren Nachkommen übertragen. Wenn das virale Genom in das Genom von Keimzellen gelangt ist, wird es durch diese auf die nächsten Generationen vererbt.

Bei der Replikation der Retroviren treten demzufolge nacheinander *zwei DNA-Stadien* auf, *freie DNA* und in das *Wirtsgenom integrierte DNA.* Die letztgenannte Form wird als *DNA-Provirus* bezeichnet. Das DNA-Provirus wird auf die Nachkommen vererbt, ohne eine Lysis der Wirtszellen zu verursachen. Das Genom eines Retrovirus unterliegt demzufolge einem Kreislauf zwischen viraler (+)-RNA und in das Wirtsgenom integrierter Doppelstrang-DNA:

(+)-RNA → DNA-Doppelhelix → Einbau in das Wirtsgenom (Provirus) → (+)-RNA

Das *Provirusstadium* muß *obligat* durchlaufen werden, bevor die Transcription des Virusgenoms mit anschließender *Synthese* der *Virusproteine* und die *Zellysis* erfolgt. Das Provirus kann - entweder spontan oder als Antwort auf äußere Einwirkungen – transcribiert werden und zur Virusvermehrung unter Zerstörung der Wirtszelle führen.

12.2. Das Human Immunodeficiency Virus (HIV)

Das *Human-Immunodeficiency-Virus* (HIV) ist ein *Retrovirus*. Es erzeugt AIDS (**A**cquired **I**mmuno-**D**eficiency **S**yndrome; *erworbene Immunschwäche*). Sein Genom besteht aus zwei identischen Einzelstrang-RNA-Sequenzen [(+)RNA] mit je 9200 Nucleotiden. Diese befinden sich, zusammen mit einigen Molekülen *Revertase*, im Innern des Virions (☞ Abb. 12.5). Dort befinden sich auch die Gerüstproteine p18 und p24. In die Lipidschicht der Virushülle sind zwei Glycoproteine, gp41 und gp120, eingelagert. Das *Glycoprotein gp41* ist in die *Lipidhülle* fest *integriert*, gp120 hingegen ist im gp41 durch Protein-Protein-Wechselwirkungen verankert und ragt pilzförmig aus der Hülle heraus. Im Blutplasma HIV-infizierter Personen lassen sich mittels des empfindlichen ELISA (**E**nzyme-**L**inked-**I**mmuno-**S**orbent-**A**ssay, ☞ Kap. 7.) Antikörper gegen HIV-Oberflächen- und HIV-Gerüstproteine nachweisen. Dies ist die Grundlage des *HIV-Antikörper-Testes*. Das durch die ELISA-Technik erzielte Ergebnis bedarf der Absicherung durch die Identifizierung der Virusproteine, gegen die der HIV-infizierte Patient Antikörper gebildet hat. Dies erfolgt durch den *Western-Blot*, einer Kombination von elektrophoretischer Auftrennung der Virusproteine nach ihrem Molekulargewicht und ihrer Identifizierung durch spezifische Antikörper.

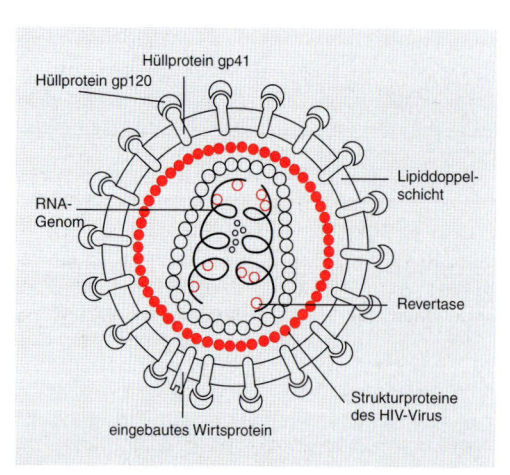

Abb. 12.5: Aufbau des AIDS-Virus.

Es gibt zwei HIV-Species, *HIV-1* und *HIV-2*. Ihre RNA weist 40 % Sequenzhomologie auf. Das *HIV-2* hat eine größere Sequenzhomologie zu dem *Simian Immunodeficiency Virus* (SIV) als zu HIV-1. Das SIV erzeugt in Makaken, einer Meerkatzenart, Immunschwäche und herrscht in Westafrika vor. HIV-1 und HIV-2 unterscheiden sich nur geringfügig in ihrer Genausstattung.

12.2.1. Bindung und Aufnahme des HIV durch eine T4-Zelle

Das HIV bindet an das Membranprotein CD4 von T4-Lymphocyten. Das HIV ist ein *lymphotropes Virus*; es befällt *T4-Lymphocyten*, die im Immunsystem des Menschen eine zentrale Rolle spielen (☞ Kap. 22.). Das Virus wird über sein *Hüllprotein gp120* an das als *HIV-Receptor* wirkende und auf der Oberfläche von T-Helferzellen sitzende *CD4-Bindungsprotein* (auch als T4-Antigen bezeichnet) gebunden (CD Abk. von Cluster of Differentiation bzw. Cluster Designation). Das CD4-Protein findet man auch auf menschlichen *Monocyten* und *Makrophagen*. Es ist ein *einkettiges Glycoprotein*, dessen intrazelluläre Domäne mit einer *signalübertragenden Tyrosinkinase* assoziiert ist.

Für die Infektion eines T4-Lymphocyten ist außer CD4 noch ein Coreceptor erforderlich. Ausgehend von der Beobachtung, daß homosexuelle Männer, die *homozygot* in einer *Deletionsmutation* des Basenpaares 32 in dem *Chemokinreceptor CCR5* sind, sich als weitgehend geschützt vor einer HIV-Infektion erweisen, fand man, daß an der Bindung des HIV-1 an eine T4-Zelle *zusätzlich* zu dem HIV-Receptor CD4 das *CCR5-Membranprotein* beteiligt ist, das für das HIV die Rolle eines *Coreceptors* spielt (☞ Abb. 12.6).

12.2. Das Human Immunodeficiency Virus (HIV)

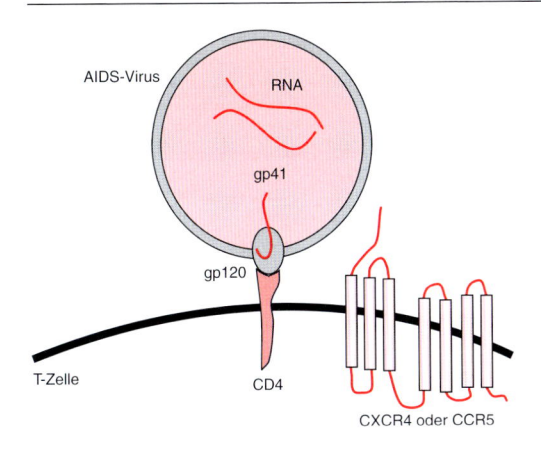

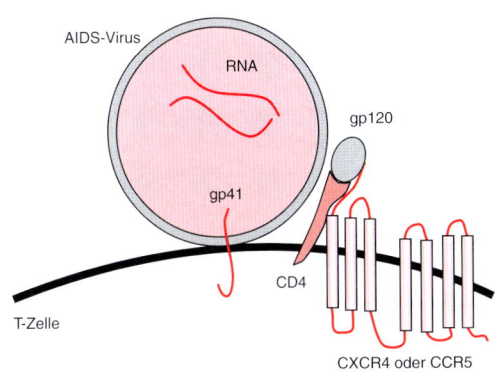

Abb. 12.6: Bindung des AIDS-Virus an CD4 und an die Coreceptoren CCR5 bzw. CXCR4 einer T4-Zelle.

CCR5 gehört in die Familie der *chemokinbindenden Receptoren*. Das entstehende *Doppelsignal* vermittelt die Aufnahme des HIV in die T-Zelle. Zuerst bindet das Glycoprotein gp120 der Virusoberfläche an CD4. Die Bindung führt zu einer Konformationsänderung der Komponenten des CD4-gp120-gp41-Komplexes, die eine Steigerung seiner Affinität zu CCR5 bewirkt. Gleichzeitig werden die Wechselwirkungen zwischen gp120 und gp41 geschwächt, so daß sich gp120 von seinem gp41-Anker in der Virushülle löst. Letzteres hakt sich in die Plasmamembran ein und verursacht in dieser und in der Virushülle lokale Destabilisierungen, die zur Fusion beider Membranen führen. Danach entsteht eine *Fusionspore*, durch die der *virale Nucleoproteinkomplex* in das Innere der T-Zelle gelangen und in dieser den Infektionscyclus einleiten kann. Die Bindung von HIV an die Zelloberfläche und damit sein Eintritt in die Zelle ist hemmbar,
indem man die Bildung des Fusionskomplexes (gp41-gp120-CD4-CCR5) verhindert. Dieses erreicht man durch lösliches CD4 sowie durch gp41-Peptide und weitere Fragmente von Komponenten des Fusionskomplexes. *Zielmolekül* ist dabei das *CCR5*, dessen Blockierung den Viruseintritt in die Zelle verhindert, da es dann zu keiner Freilegung von gp41 kommt. Es gibt Bestrebungen, durch die Methode des Moleküldesign niedermolekulare Peptide oder andere Verbindungen zu synthetisieren, die chemokinartig an CCR5 binden und dieses dadurch blockieren. Nach der Entdeckung der *Coreceptorfunktion* von *CCR5*, der auch auf der Oberfläche von *Makrophagen* vorkommt, hat man weitere Chemokinreceptoren auf Makrophagen und T-Lymphocyten gefunden, die als *Coreceptoren* bei einer HIV-Infektion wirken können (☞ Abb. 12.7):

- CXCR4: Vorkommen auf T-Helferzellen und auf Zellen des Zentralnervensystems
- CCR2: Vorkommen nur auf Makrophagen

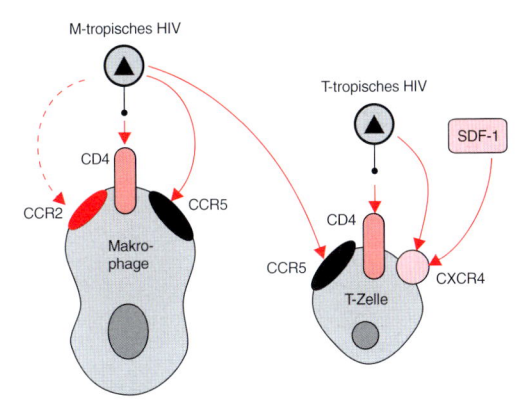

Abb. 12.7: Das Chemokinreceptornetzwerk. HIV-Stämme, die auch Makrophagen befallen (M-tropische Stämme, jetzt als R5-Stämme bezeichnet) binden an CD4 von Makrophagen und T-Helferzellen sowie an den Chemokinreceptor CCR5, um den sie mit verschiedenen Chemokinen konkurrieren. Den Receptor CCR2 findet man nur auf Makrophagen. T-Zell-tropische HIV-Stämme (R4-Stämme) binden vorwiegend an den CXCR4-Coreceptor (nach G. Stewart, Nature Medicine 4, 275-277 [1998]).

Mutationen in Chemokinreceptoren. Bei den Coreceptoren von HIV wurden genetische Veränderungen festgestellt, die für die HIV-Erkrankung von großer Bedeutung sind. Zu ihnen gehören 1. die bereits erwähnte Deletion des Basenpaares 32 im CCR5-Gen, die zu einem deutlichen Schutz gegen eine HIV-Infektion bei Homozygoten und zu einem wesentlich langsameren Verlauf von AIDS führt sowie 2. der Austausch eines Valylrestes gegen einen Isoleucylrest in Position 64 des CCR2-Gens mit ähnlicher Wirkung wie die CCR5-Mutation.

Von Bedeutung für den Krankheitsverlauf ist, daß bei einer Mutation in einem der genannten Coreceptorgene andere Chemokinrezeptoren zellspezifisch als HIV-Coreceptor dienen können. Dann kann AIDS nach anfänglich langsamem Verlauf eine dramatische Entwicklung nehmen.

12.2.2. Die Bildung des HIV-Provirus

Der *HIV-Receptor-Komplex* wird durch *Membranfusion* in die *T4-Zelle* aufgenommen, in der die Virusnucleinsäure freigesetzt wird. Die *einzelsträngige Virus-(+)-RNA* dient unmittelbar danach als Matrize für die Synthese des *komplementären (-)-DNA-Stranges* durch die vom Virus mitgebrachte *Revertase* (☞ Abb. 12.4.). Nach Bildung der DNA-Doppelhelix gelangt diese auf den Schienen der Mikrotubuli (s.o.) in den Zellkern und wird als *HIV-Provirus* in das Wirtsgenom integriert. Dieser Vorgang wird durch die *virale Integrase* katalysiert (☞ Abb. 12.8):

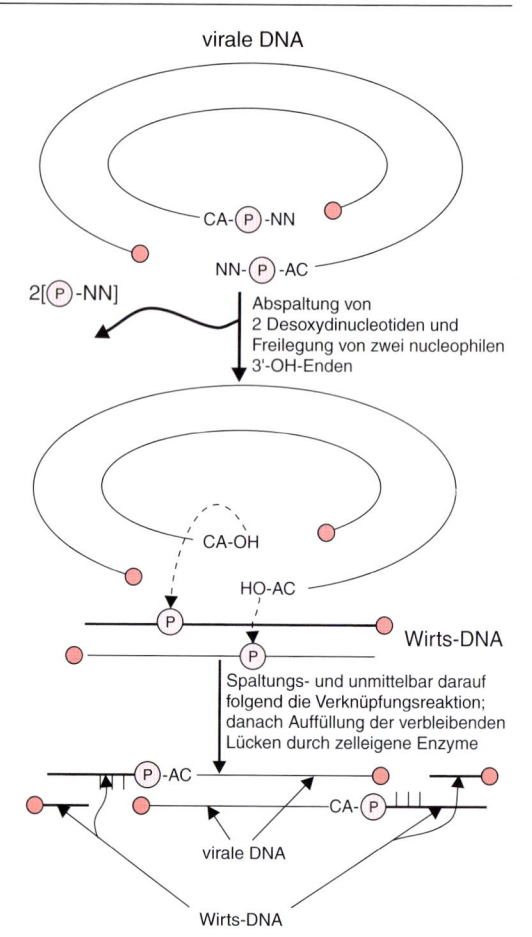

Abb. 12.8: Integration des HIV-Genoms (DNA-Form) in das Wirtsgenom (die roten Punkte stellen endständige 5´-Phosphat-Gruppen dar).

1. die *Integrase* bindet spezifisch an bestimmte Sequenzen beider Enden der gerade synthetisierten viralen DNA-Doppelhelix. Dabei werden an den beiden viralen 3'-OH-DNA-Enden in unmittelbarer Nachbarschaft zu konservierten CA-Dinucleotiden je ein Dinucleotid (NN) abgespalten, so daß zwei neue 3'-OH-Enden entstehen

2. der zweite Schritt stellt eine Spaltungs- und Verbindungsreaktion dar. Die in Schritt 1 an den entgegengesetzten Enden der viralen Doppelhelix freigelegten 3'-Hydroxylgruppen greifen in einer nucleophilen Reaktion je eine *Phosphodiesterbindung* in den beiden Strängen der Wirts-DNA an und spalten diese so, daß versetzt angeordnete Schnittstellen entstehen. Jeder der zwei 3'-OH-Termini der viralen DNA binden unmittelbar danach kovalent an einen der zwei freigelegten 5'-

Phosphatreste der Wirts-DNA und bilden so je eine CA-3'-P-5'-Verbindung. Die in diesem Zwischenprodukt verbleibenden Lücken zwischen den 3'-OH-Enden der beiden Wirts-DNA-Stränge und den freien 5'-P-Enden der viralen DNA-Doppelhelix werden durch zelluläre DNA-Reparaturenzyme und die DNA-Ligase geschlossen.

Das Provirusstadium muß durchlaufen werden, bevor die Transcription des Virusgenoms mit anschließender Synthese der Virusproteine und die Zelllysis erfolgt. Dabei zerstört HIV die T4-Lymphocyten und setzt so ein wichtiges Glied im immunologischen Abwehrsystem außer Kraft, so daß der Patient auch für leichtere Infektionskrankheiten empfänglich wird. Im Endstadium von AIDS sind praktisch keine T4-Lymphocyten mehr nachweisbar.

12.2.3. Das HIV-Genom

An den beiden Enden des HIV-RNA-Genoms befinden sich (wie bei den anderen Retroviren auch) je ein *long terminal repeat* (LTR), die keine Proteine codieren, aber für die Integration des Virusgenoms als DNA-Doppelhelix in das Wirtsgenom und die spätere Transcription mehrere Signale besitzen (☞ Abb. 12.9). Der größte Teil des Virusgenoms entfällt auf das gag-(**g**ruppenspezifisches **A**ntigen-)Gen, das pol-(**Pol**ymerase-)Gen und das env-(**env**elope, Hüllprotein)Gen. Das *gag-Gen* codiert ein *Polyprotein* als Vorläuferprotein, das nach seiner Synthese, d.h. posttranslational, in kleinere *Gerüstproteine* aufgespalten wird. Das *pol-Gen* codiert ebenfalls ein *Vorläuferprotein*, das die *Revertase*, die *Integrase* und die *Protease* enthält, die die Aufspaltung dieser Polyproteine katalysiert und damit unentbehrlich für die Virusvermehrung ist. Das *env-Gen* codiert die *Proteine* der *Virushülle*, gp41 und gp120, die zunächst auch in Form eines Polyproteins gebildet werden und nach dessen Synthese, wie die anderen Polyproteine auch, in die beiden funktionellen Proteine gespalten wird. Neben diesen drei Hauptgenen gibt es im HIV-Genom die beiden unentbehrlichen regulatorischen Gene rev und tat sowie zahlreiche andere Gene (*nef, vif, vpu* und *vpr*). Die Expression der Virusgene wird nicht nur durch die Synthese und anschließende Spaltung von Polyproteinen gewährleistet, sondern auch durch *alternatives Spleißen*, z.B. von tat und rev (☞ Abb. 12.9).

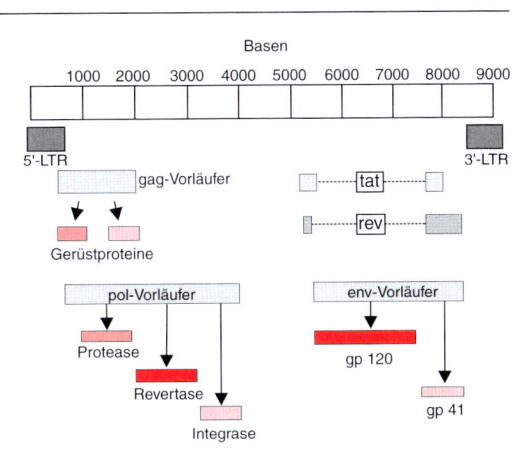

Abb. 12.9: Aufbau des HIV-Genoms. Die drei großen Gene gag, pol und env liefern Vorläuferproteine, die durch die Virusprotease sekundär in die individuellen Proteine gespalten werden. Die tat- und rev-Proteine entstehen durch alternatives Spleißen.

Ursache der hohen Mutationsrate des HIV-Genoms. Bei der *reversen Transcription* der Virus-RNA in die DNA macht die HIV-Revertase etwa zehnmal mehr *Fehler* als die Revertase anderer Retroviren, deren Fehlerquote infolge ihrer *Unfähigkeit zum Korrekturlesen* auch schon beträchtlich ist. Dadurch hat das HIV eine besonders hohe Mutationsrate, die das env-Gen und alle anderen Gene des HIV-Genoms betreffen. Dies führt dazu, daß die *Aminosäuresequenzen* von *gp120* und *gp41* eine sehr große *Variabilität* sowohl bei *verschiedenen Patienten* als auch bei *ein und demselben Patienten* zu unterschiedlichen Zeiten der Erkrankung aufweisen. Dies macht die Herstellung wirksamer Impfstoffe gegen HIV ungleich schwieriger als gegen Viren mit höherer genetischer Stabilität (z.B. gegen Polio- oder Pockenviren).

12.2.4. Inhibitoren der Revertase und der HIV-Protease

Das 3'-Azido-2',3'-didesoxythymidin (AZT): Die *Revertase* ist ein für die Entwicklung und Vermehrung des AIDS-Virus *unentbehrliches Enzym*, von dessen Hemmung man eine deutliche Verminderung der *HIV-Vermehrung* und *Schwächung der Krankheitssymptome* von AIDS erwarten konnte. Das *AZT* ist als Strukturanalogon des *Thymidins* ein *Revertaseinhibitor*, der gegen die Immunschwäche Anwendung findet (☞ Abb. 12.10). Ursprünglich als ein Medikament gegen den Krebs entwickelt, gegen den es sich als unwirksam erwies, zögern das *AZT* und einige andere Verbindungen, nämlich die *2', 3'-Didesoxyribonucleoside* (z.B. *2',3'-Didesoxyinosin*), die die *Revertase* und damit die *Replikation der HIV-RNA hemmen*, die Frühsymptome der Immunschwäche hinaus und verlängern im fortgeschrittenen Stadium der Erkrankung das Leben des Patienten. Nach Aufnahme von AZT durch die T-Lymphocyten wird es in diesen in *AZT-Triphosphat* umgewandelt, welches eine höhere Affinität zur HIV-Revertase als TTP hat. Das AZT-Triphosphat verdrängt am 3'-Ende des nascierenden DNA-Stranges *kompetitiv* das TTP vom Enzym und verursacht dadurch dessen Hemmung. Da das AZT und die Didesoxynucleoside keine 3'-OH-Gruppe besitzen und deshalb weitere Desoxynucleotide an die in Synthese befindliche DNA nicht angeheftet werden können, wird an dieser Stelle die virale DNA-Synthese abgebrochen. Von Vorteil ist, daß die DNA-Polymerase der T-Lymphocyten, im Vergleich zur viralen Revertase, eine geringere Affinität zum AZT hat als zum TTP, und so die Replikation der Wirtszellen-DNA weniger durch das Medikament gehemmt wird als die Virus-Proliferation. Häufig entwickeln aber die mit AZT behandelten Patienten eine Anämie, da das Medikament auf die Proliferation der Stammzellen des Knochenmarks toxisch wirkt. In neuerer Zeit wurde ein weiterer Hemmstoff der viralen Revertase von HIV-1, der jedoch nicht mit der Revertase von HIV-2 reagiert, als ein zusätzliches mögliches Medikament gegen AIDS vorgestellt. Dieser bindet *kovalent* an das *aktive Zentrum* der *Revertase* und bewirkt dessen Blockierung.

Inhibitoren der HIV-Protease: Die vom HIV-Genom codierte *Protease* ist vom *Aspartattyp*. Das Enzym ist, wie erwähnt, für die proteolytische Spaltung der Polyproteine unentbehrlich, die bei der Expression des HIV-Genoms "in einem Stück" gebildet werden. Damit hat die HIV-Protease eine Schlüsselstellung inne in der Bereitstellung von Bausteinen des Virus und somit für dessen Vermehrung. Ihre Inaktivierung, z.B. als Folge einer Mutation oder durch chemische Hemmung, führt zur Bildung unreifer und nichtinfektiöser Viruspartikel. Aus diesem Grunde ist auch die HIV-Protease als Zielmolekül möglicher Medikamente gegen AIDS von großem Interesse. Nach Aufklärung der Raumstruktur des aktiven Zentrums der HIV-Protease sowie ihrer Substratspezifität und ihres Wirkungsmechanismus wurden substratanaloge, nichthydrolysierbare und an das Enzym fest bindende Inhibitoren systematisch entwickelt. Man folgte dabei einer Strategie, die schon bei der Inhibitorentwicklung des ähnlich arbeitenden Nierenenzyms Renin erfolgreich angewandt wurde. Gegenwärtig sind hochspezifische Inhibitoren der HIV-Protease auf dem Markt. Sie haben sich als erfolgreich in der Ergänzung zur AZT- und Didesoxyribonucleosid-Therapie von AIDS erwiesen.

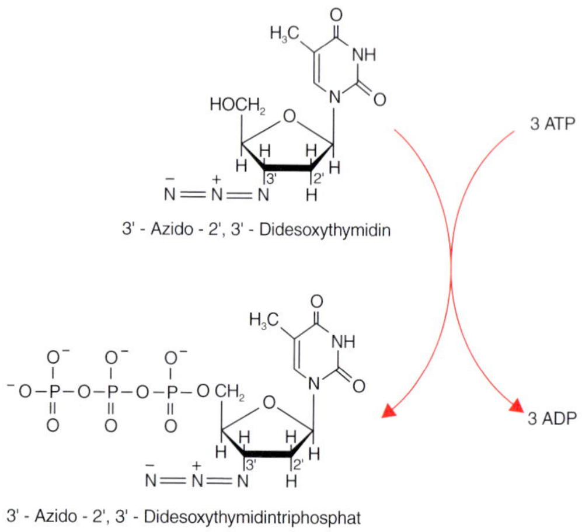

Abb. 12.10: Intrazelluläre Bildung von 3'-Azido-2',3'-Didesoxythymidintriphosphat aus AZT und ATP.

12.3. Prionen

Prionen sind infektiöse Proteine. Prionen sind *keine Viren*, sondern *nucleinsäurefreie Proteine*, die in der Lage sind, bestimmte infektiöse neurodegenerative Erkrankungen hervorzurufen. Das *infektiöse Agens* ist *ausschließlich* das *Prionpotein* ("*protein only*"-Hypothese). Prionen sind die Erreger der *Creutzfeldt-Jakob-Erkrankung* und des *Kuru* (beide sind übertragbare Formen einer *Enzephalopathie* des Menschen, einiger Affen, Katzen und Meerschweinchen) sowie der *bovinen spongiformen Enzephalopathie* (*BSE*) und der *Scrapie* (*Traberkrankheit*) von Schafen und Ziegen (*Entmarkungsenzephalomyelitis*). *Kuru* ist heute sehr selten. Er trat vornehmlich bei Angehörigen des Fore-Stammes der Ureinwohner von Neu-Guinea auf, der wegen seines Kannibalismus bekannt war. Die Stammesangehörigen verzehrten die Gehirne ihrer Vorfahren und Verwandten. Dadurch wurde der Erreger des Kuru verbreitet. Nach dem Verbot des

12.3. Prionen

Kannibalismus vor etwa 40 Jahren nahm Kuru schlagartig ab.

Der Name *Prion* ist von "**pro**tein **in**fection" abgeleitet ("Proin") und wurde, um es fließender aussprechen zu können, durch einen Buchstabenaustausch von "oi" nach "io" in Prion umgewandelt. Die Bezeichnung **Prion**protein wird als PrP abgekürzt. Das PrP kann in zwei Formen auftreten, als normale Form PrP^C (C von cellular) des Gesunden und als pathologisches, infektiöses Agens PrP^{Sc} bzw. PrP^{CJD} (PrP^{CJD} ist von Creutzfeldt-Jakob-Disease und PrP^{Sc} von Scrapie abgeleitet). Über die Funktion des normalen Prionproteins PrP^C ist nichts bekannt. Sein Gen ist beim Menschen auf Chromosom 20 lokalisiert. Es codiert das aus 254 Aminosäuren bestehende Prionprotein PrP^C. Dieses ist ein Glycoprotein und Bestandteil der Plasmamembran von Gehirnzellen, kommt aber auch in den Membranen anderer Zellen vor.

Struktur und Verbreitung des Prionproteins. Beide Formen, die *normale* und die *pathologische*, sind bei ein und derselben Species chemisch identisch. Sie werden von demselben, intronlosen Gen codiert, bestehen aus der gleichen Zahl von Aminosäuren und haben identische Aminosäuresequenzen. Die *normale* und die *pathologische* Form des Prionproteins sind *Konformationsisomere*. Strukturuntersuchungen an PrP^C von elf Säugetier- und einer Vogelart zeigten, daß mehrere Regionen des Proteins hochkonserviert sind, d.h. sich in ihren Aminosäuresequenzen von Species zu Species nicht oder nur sehr wenig voneinander unterscheiden. Nach der heute geltenden Auffassung ist die Ursache der durch das PrP^{Sc} ausgelösten Erkrankung dessen falsche Faltung und, daraus abgeleitet, dessen gegenüber dem PrP^C des Gesunden veränderte Raumstruktur. In der sich *autonom* faltenden und für die Pathogenese von Scrapie und BSE wichtigen, die Aminosäurereste 121 bis 231 umfassenden, *Strukturdomäne*, findet man in der Form PrP^C drei α-*Helices* und *zwei antiparallele* β-*Stränge* (☞ Abb. 12.11). PrP^{Sc} ist im Vergleich dazu reicher an β-*Strukturen* als PrP^C und weist eine sehr kompakte Raumstruktur auf. Diese unterschiedlichen Raumstrukturen von PrP^C und PrP^{CJD} bzw. PrP^{Sc} sind die Ursachen wichtiger Unterschiede in ihren Eigenschaften. PrP^{CJD} und PrP^{Sc} sind gegenüber PrP^C *schwerer löslich* in Wasser, *säure-* und *hitzestabil*, *resistent* gegen einen *Proteaseangriff* und *stark aggregierend*. Die starke *Aggregationsnei-*

gung von *PrP*^{Sc} und *PrP*^{CJD} ist auf deren hohen Gehalt an β-*Faltblattstrukturen* zurückzuführen. Sie verursacht die für die *Creutzfeldt-Jakob-Erkrankung* und *BSE* typische Bildung von unlöslichen, krankheitsverursachenden *Proteinaggregaten* im *Gehirn*.

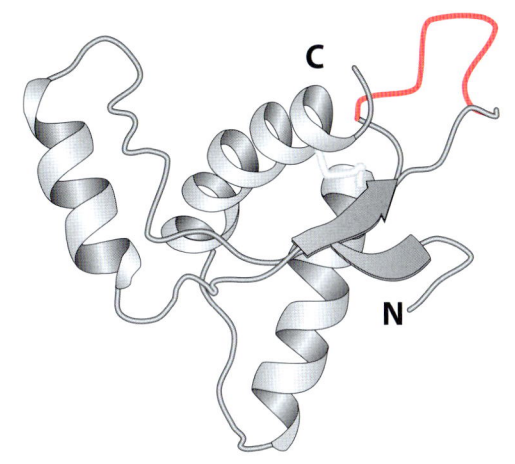

Abb. 12.11: Bandmodell der Struktur des Segmentes zwischen den Aminosäurepositionen 121 bis 231 in der C-terminalen Domäne von PrP^C. PrP^C enthält in dieser Domäne drei Helices und zwei antiparallele β-Stränge. Bei der Umfaltung von PrP^C nach PrP^{Sc} steigt im PrP der Gehalt an β-Strängen (nach R. Glockshuber, K. Wüthrich et al, Nature 382, 180-182 [1996]).

Wichtig ist die Beantwortung der Frage, auf welche Weise die infektiösen (pathologischen) Formen PrP^{Sc} bzw. PrP^{CJD} (hier als PrP^{Sc} zusammengefasst) entstehen und auf welche Weise sie sich vermehren und verbreiten. Hierfür wurden zwei Modelle entwickelt, das *Umfaltungsmodell* und das *Keimmodell* (☞ Abb 12.12). Nach dem *Umfaltungsmodell* resultiert die pathologische Konformation von PrP^{Sc} aus einer direkten Protein-Protein-Wechselwirkung zwischen PrP^{Sc} und PrP^C, durch die die pathologische Form PrP^{Sc} die Umfaltung von PrP^C in PrP^{Sc} erzwingt. Die Konformationsänderung ist kinetisch kontrolliert. Im freien Zustand verhindert eine hohe Aktivierungsenergie die spontane Umwandlung von PrP^C nach PrP^{Sc}. Jedoch kann in Mutanten des Prionproteins, vorzugsweise in dem Peptidsegment zwischen Position 121-231, eine spontane Umfaltung von PrP^C nach PrP^{Sc} eintreten und dadurch die genetisch bedingte familiäre Creutzfeldt-Jakob-Erkrankung hervorgerufen werden. Das *Keimmo-*

dell hingegen geht von der Annahme aus, daß die Umwandlung von PrP^C nach PrP^{Sc} thermodynamisch kontrolliert wird und deshalb reversibel ist. Das Gleichgewicht zwischen PrP^C und PrP^{Sc} liegt weit auf der Seite von PrP^C. PrP^{Sc} wird nur stabilisiert, wenn ein PrP^{Sc}-Keim (nach Art eines Kristallkeims) oder ein Aggregat von PrP^{Sc} anwesend ist. Die Keimbildung selbst erfolgt extrem langsam, wenn aber ein Keim vorhanden ist, geht die Aggregation von PrP^{Sc} sehr schnell vor sich, so daß dann PrP^{Sc} ständig aus dem Gleichgewicht zwischen PrP^C und PrP^{Sc} entfernt wird. Offenbar sind die zwei β-Strukturen in PrP^C für die Auslösung der Umwandlung von PrP^C zu PrP^{Sc} von Bedeutung. Die Ausbreitung von PrP^{Sc}, d.h. die Vergrößerung seines Anteils im PrP^C-PrP^{Sc}-Komplex, beruht auf Ähnlichkeiten in den Kontaktregionen der beiden Formen. Unterscheiden sich die Kontaktregionen von zwei verschiedenen, aus unterschiedlichen Tierspecies stammenden Prionproteinen zu stark voneinander, sind die Wechselwirkungen zwischen ihnen so schwach, daß durch das PrP^{Sc} oder PrP^{CJD} kein "Umklappen" der Struktur von PrP^C erzeugt wird. Dies ist eine Erklärungsmöglichkeit für die nachgewiesene "Speciesbarriere" in der Verbreitung pathogischer Prionformen. Nach dem Keimmodell kann sich das PrP^{Sc} in einem infizierten Organismus nur dann ausbreiten und vermehren, wenn es in diesem auf PrP^C trifft. Tatsächlich kommt es in PrP^C-Knock-out-Mäusen nach Infektion mit PrP^{Sc} nicht zu einem Ausbruch der Erkrankung.

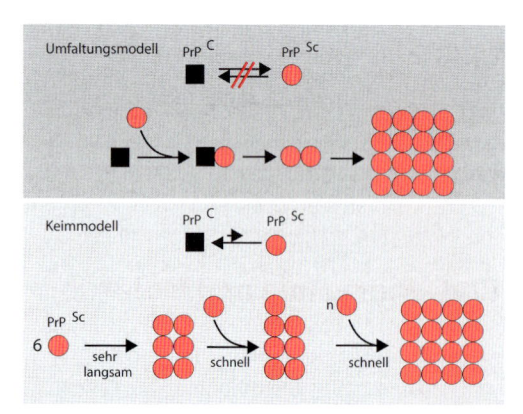

Abb. 12.12: Zwei Modelle zur Umfaltung, Vermehrung und Ausbreitung der pathologischen Konformation des Prionproteins: das "Umfaltungsmodell" (oben) und das "Keimmodell" (unten) (nach A. Aguzzi und Ch. Weissmann, Nature 389, 795-798 [1997]).

Aufgrund der beiden Modelle der PrP^{Sc}-Vermehrung sollte es möglich sein, durch Blockierung von PrP^C die Pr^{CJD}-Vermehrung infolge Hemmung der PrP^C/PrP^{CJD}-Wechselwirkung zu unterbrechen. Tatsächlich konnte man rekombinante Antikörper konstruieren, die die Ausbreitung von PrP^{CJD} in Kulturen von Neuroblastomzellen der Maus hemmen, wenn sie epitopspezifisch das PrP^C auf der Oberfläche dieser Zellen binden und so dessen Wechselwirkungen mit dem PrP^{CJD} unterdrücken. Diese Ergebnisse zeigen, daß die Anwendung monoklonaler Antikörper zur Bindung an definierte Epitope von PrP^C ein aussichtreicher Weg für die Vorbeugung und Behandlung von Prionkrankheiten sein könnte.

Übertragbarkeit des BSE-Agens auf den Menschen. Beim Menschen gibt es *vier Formen* der *Creutzfeldt-Jakob-Krankheit*:

1. die *familiäre* Form hat ihre Ursache im Auftreten von *Mutationen im PrP-Gen*; diese Mutationen treten in der oben bereits diskutierten und sich autonom faltenden Strukturdomäne zwischen den Aminosäureresten 121 und 231 gehäuft auf; die dadurch entstehende Strukturlabilität führt offenbar spontan zur Ausbildung der PrP^{CJD}-Konformation

2. die *iatrogene* (durch medizinische Maßnahmen verursachte) Form hat man nach Kontakt der Patienten mit CJD-verunreinigtem Material, z.B. mit *PrP^{CJD}-kontaminiertem menschlichen Wachstumshormon*, nachgewiesen

3. die *sporadische*, am häufigsten auftretende Form, mit *unbekannter Ätiologie*

4. eine *neue Variante* der CJD (*vCJD*), die im Zusammenhang mit der *BSE-Epidemie* in *Großbritannien* in Erscheinung getreten ist, sich klinisch von der sporadischen CJD unterscheidet, bei jüngeren Patienten auftritt (deren Alter liegt zwischen 19 und 39 Jahren im Vergleich zu 55 bis 77 Jahren der Patienten mit der sporadischen Form) und auf eine Aufnahme von Schlachtprodukten von BSE-Rindern zurückgeführt werden konnte.

Diagnostisch unterscheidet man PrP^C von PrP^{CJD} dadurch, daß das erstgenannte proteolytisch abgebaut werden kann, PrP^{CJD} aber resistent gegen Proteasen ist. In infizierten Gehirnen lassen sich nach Behandlung mit Proteinase K elektrophoretisch und immunologisch (im *Westernblot*, s.o.) drei verschiedene Prionenspecies nachweisen, ein

12.4. Biochemie und Molekularbiologie der Tumoren

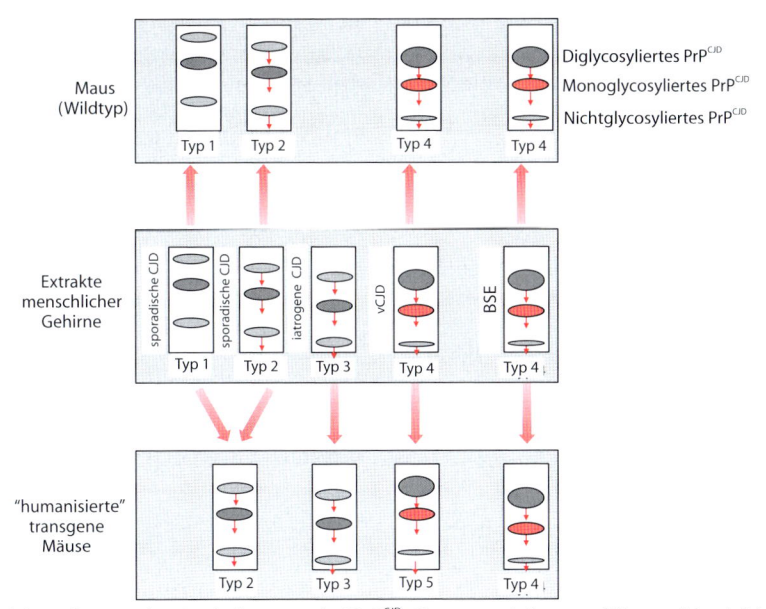

Abb. 12.13: Elektrophoretisches Verhalten von drei PrP^{CJD}-Glycoproteinformen (Westernblots). Die PrP^{CJD}-Glycoformen der neuen Variante der Creutzfeldt-Jakob-Erkrankung verhalten sich elektrophoretisch wie die PrP^{CJD}-Glycoformen der BSE-Rinder.
Typ 1 und Typ 2: Elektrophorese von zwei Prionproteintypen der sporadischen Form der Creutzfeldt-Jakob-Erkrankung; Typ 3: Elektrophorese der Prionproteine der iatrogenen Form der Creutzfeldt-Jakob-Krankheit; Typ 4: Elektrophorese der Prionenproteine der BSE-Form und der neuen Variante der Creutzfeldt-Jakob-Erkrankung. In transgenen Mäusen, die das normale PrP-Gen des Menschen tragen ("humanisierte" Mäuse) ist Typ 4 bzw. der ihm ähnliche Typ 5 nach einer BSE- oder CJD-Infektion nachweisbar (nach A. Aguzzi und Ch. Weissmann, Nature 383, 666-667 [1996]).

PrP^{CJD} mit zwei Oligosaccharidresten (*diglycosyliertes* PrP^{CJD}), ein PrP^{CJD} mit einem Oligosaccharidrest (*monoglycosyliertes* PrP^{CJD}) und ein *oligosaccharidfreies* PrP^{CJD}. Die *Elektrophoresemuster* sind spezifisch für die einzelnen Prionenspecies und sind auf bestimmte Konformationszustände zurückzuführen. Die sporadische Form von CJD ist durch zwei verschiedene Typen von Elektrophoresemustern gekennzeichnet (☞ Abb.12.13), die man im Maus-Wildtyp und in transgenen Mäusen, jeweils nach Infektion mit PrP^{CJD} (sporadische Form), wiederfindet (die Pfeile nach unten in Abb. 12.13 geben die erhöhte elektrophoretische Beweglichkeit der drei Fraktionen gegenüber Typ 1 an). Diese Elektrophoresemuster unterscheiden sich deutlich von dem Muster der iatrogenen Form von CJD. Besonders wichtig ist, daß Gehirnextrakte von BSE-infizierten Rindern ebenfalls ein charakteristisches Elektrophoresemuster zeigen, das sich von den eben besprochenen unterscheidet. Dieses typische BSE-Muster (Typ 4 in Abb. 12.13) findet man auch in BSE-infizierten Katzen sowie in BSE-infizierten Affen und in Gehirnextrakten von Patienten, die an der neuen Variante (*vCJD*) der Creutzfeldt-Jakob-Erkrankung erkrankt waren und daran gestorben sind. Die Übertragung von BSE auf "humanisierte" transgene Mäuse, die das gesunde Human-PrP-Gen exprimieren, führten ebenfalls zum Elektrophoresetyp 4, während vCJD den dem Typ 4 sehr ähnlichen Typ 5 ergab. Das zeigt, daß vCJD offenbar das menschliche Gegenstück zu BSE darstellt. Dies ist ein starkes Argumente dafür, daß das BSE-Prion auf den Menschen übertragbar ist.

12.4. Biochemie und Molekularbiologie der Tumoren

12.4.1. Unterschiede zwischen Normal- und Tumorzellen

Tumoren sind durch *autonome, unkontrollierte Zellvermehrung, invasives Wachstum* und *metastatische Ausstreuung* von Zellen charakterisiert. Tumorzellen unterliegen nicht den intrazellulären

Regulationsmechanismen des Zellcyclus und reagieren auch nicht oder nicht adäquat auf extrazelluläre Kontrollmechanismen des Zellwachstums. Daraus resultiert ihr invasives Wachstum, das durch ihr Eindringen in normales Gewebe und in der Metastasenbildung als Folge einer Wanderung bzw. Ausschwemmung von Zellen aus dem Primärtumor und ihrer Ansiedelung in anderen Geweben gekennzeichnet ist. In Abhängigkeit vom Zelltyp bilden Krebszellen entweder einen soliden Tumor, z.B. *Sarcome* oder *Carcinome*, oder stellen eine Vermehrung von Einzelzellen dar, z.B. *Leukämie*.

Normale Zellen zeigen Kontakthemmung in ihrem Wachstum, die in einer Zellkultur zur Ausbildung eines Zellrasens führt, der durch eine einzellige Schicht von Zellen auf ihrer Unterlage, z.B. auf einer Glasplatte, gekennzeichnet ist. Die Kontakthemmung verhindert eine Übereinanderstapelung von Zellschichten auf der Glasplatte. Krebszellen hingegen zeigen diese Kontakthemmung nicht. Sie häufen sich übereinander und bilden unregelmäßige Zellhaufen. Das Wachstum normaler Zellen hört in der Zellkultur auf, wenn in dem Medium eine bestimmte *Sättigungsdichte* (z.B. eine *lückenlose einschichtige Zellschicht*) an Zellen erreicht ist, auch dann wenn noch genügend Nährstoffe in der Lösung vorhanden sind. Dann gelangen die Zellen in ein Ruhestadium (*Stadium G0* des Zellcyclus) in dem sie für längere Zeit lebens- und teilungsfähig bleiben. *Maligne Zellen* haben die *zelldichteabhängige Wachstumsregulation* verloren und wachsen in der Zellkultur so lange, bis im Medium alle Nährstoffe verbraucht sind. Sie kommen in kein Ruhestadium, sondern müssen entweder in ein frisches Medium überführt werden oder sterben ab.

Krebszellen unterscheiden sich von Normalzellen noch in zahlreichen weiteren Eigenschaften, die entweder zu den Ursachen oder den Folgen ihrer bösartigen Entartung gehören.

1. *Krebszellen* erscheinen gegenüber den Normalzellen, von denen sie abstammen, *entdifferenziert*, d.h. sie sind sehr häufig nicht mehr zu den speziellen Stoffwechselleistungen befähigt, die ihre Usprungszellen ausüben

2. *Tumorzellen* exprimieren auf ihrer Zelloberfläche bestimmte Antigene, sog. *Tumorantigene*, die man bei den Zellen, aus denen sie entstanden sind, nicht findet

3. das *Genom* von *Tumorzellen* ist gegenüber Normalzellen durch Mutationen verändert; die Veränderungen können 1. in *Chromosomenanomalien*, 2. in *Punktmutationen* innerhalb eines Gens, 3. in der *Deregulierung* der *Genexpression* oder 4. in dem *Verlust* eines oder mehrerer Gene bestehen, deren Genprodukte *Kontrollfunktionen* beim *Zellwachstum* und der *Zelldifferenzierung* haben

4. *Tumorzellen* weisen gegenüber Normalzellen Stoffwechselunterschiede *quantitativer, nicht aber qualitativer* Art auf:

- eine gesteigerte Aufnahmegeschwindigkeit von Substraten, z.B. von Glucose und Aminosäuren

- eine hohe aerobe Glycolyse (*Warburg-Effekt*)

- veränderte Muster in der *Enzymausstattung* (auch in den Isoenzymmustern), vor allem in Stoffwechselsystemen, die der Energiebereitstellung sowie der Nucleinsäure- und Proteinsynthese dienen

- verstärkte Oberflächenexpression und erhöhte Abgabe von Enzymen an die Umgebung der Tumorzelle, u.a. von *Kathepsinen, Kollagenase* und *Plasminogenaktivator*. Diese *Proteasen* bauen, zusammen mit den *Metalloproteinasen* der *extrazellulären Matrix*, die extrazelluläre Matrix ab und erleichtern einem Tumor aus dem Normalgewebe auszubrechen und infiltrativ zu wachsen

- zahlreiche Tumoren haben die Fähigkeit zur verstärkten Neubildung von Blutgefäßen (*Angiogenese*), die die Mikroumgebung zur besseren Versorgung der Tumorzellen mit Substraten schaffen und dadurch zum raschen Wachstum des Tumors beitragen

Die auf Zelloberflächen lokalisierte Heparanase ist auf Tumorzellen besonders aktiv und erleichtert diesen das infiltrative Wachstum und die Metastasierung. Die das Glycosaminoglycan Heparansulfat (☞ Kap. 5. und Kap. 27.) spaltende *Heparanase* findet man in *Blutplättchen*, in Trophoblastzellen der Placenta, *aktivierten T-Zellen, Neutrophilen* und *Monocyten* sowie in besonders *hoher Aktivität* auf der *Oberfläche* von *Tumorzellen*. Ihr Substrat *Heparansulfat* ist - verbunden mit Protein - als *wachstumsfaktorenbindendes Proteoglycan* auf Zelloberflächen und als *Kittsubstanz* in der extrazellulären Matrix lokalisiert. Die auf Tumorzellen exprimierte Heparanase spaltet das Heparansulfat auf der Oberfläche normaler Zellen und in der extrazellulären Matrix. Sie fördert die Ausbreitung der Tumorzellen, indem sie die Penetration der Tumorzellen durch die *Basalmembran* und durch die *extrazelluläre Matrix* erleichtert. Dabei wird der *basische Fibroblasten-Wachtumsfaktor* freigesetzt, der die *Proliferation* von *Endothelzellen, Fibroblasten* und *Tumorzellen* sowie die *Gefäßneubildung* stimuliert. *Normalerweise* spielt die *Heparanase*, in Kooperation mit den *Proteasen* der *extrazellulären Matrix*, eine Rolle bei der Embryonalentwicklung, der *Wundheilung*, der Wiederherstellung *geschädigter Gewebe* und bei *Entzündungsvorgängen*.

Vergleich embryonaler Zellen mit Krebszellen. Embryonale Zellen sind wie Krebszellen ebenfalls wenig differenziert und haben eine hohe Wachstumsgeschwindigkeit, zeigen aber im Unterschied zu Tumorzellen *keine aerobe Glycolyse*. Beide Zellarten sind fähig, invasiv in andere Gewebe einzudringen. Auch fördern embryonale Zellen wie Tumorzellen die Bildung neuer Gefäße. Sowohl auf der Plasmamembran von Tumorzellen als auch auf der von embryonalen Zellen findet man zellcodierte, identische Marker, die man als *onkofetale Antigene* bezeichnet. Man findet diese nicht auf normalen Zellen von Erwachsenen. *Onkofetale Antigene* sind das α_1-*Fetoprotein* und das *carcinoembryonale Antigen* (CEA).

12.4.2. Die Kontrolle der Genexpression durch Sauerstoff

Die Aufnahme von Glucose und die Glycolyserate wird von dem Transcriptionsfaktor HIF kontrolliert. Das Innere *solider Tumoren* ist durch *Hypoxie* und *Glucosemangel* sowie, infolge beträchtlicher Milchsäurebildung, durch ein *saures Milieu* charakterisiert. Tumoren ertragen eine hochgradige Hypoxie, was darauf hinweist, daß sie an diese Bedingung, im Hinblick auf die Bereitstellung von ausreichend ATP zur Sicherung ihres raschen Wachstums, angepaßt sind. Dies kommt in ihrer hohen aeroben und anaeroben Glycolyserate zum Ausdruck. Diese ist auf ihren, im Vergleich zu Normalzellen, hohen Gehalt an glycolytischen Enzymen zurückzuführen, deren Gene in maligne entarteten Zellen verstärkt exprimiert werden. Diese Gene stehen unter der Kontrolle eines heterodimeren Transcriptionsfaktors, den man als den durch "*Hypoxie-induzierbaren Transcriptionsfaktor*" (HIF) bezeichnet. HIF ist Mitglied einer Familie dimerer Transcriptionsfaktoren, die bei *Sauerstoffmangel* (*Hypoxie*) induziert und, in Normalzellen, *nicht* jedoch in Tumorzellen, bei *Normoxie* abgebaut werden. Für die hier interessierenden Gene ist der Transcriptionsfaktor HIF-1 von Bedeutung. Er besteht aus zwei Untereinheiten, HIFα und HIFβ, die in Tumorzellen durch die *Onkogene src* und *H-ras* verstärkt exprimiert werden (☞ Abb. 12.14). Das Heterodimer HIFαβ bindet an einen Enhancer mit der Consensussequenz 5'-ACGTG-3', der den Genen der durch HIF-1 induzierbaren Proteine (*Glucosetransportproteine GLUT1* und *GLUT3, Glycolyseenzyme, vasculärer endothelialer Wachstumsfaktor* [VEGF], *Erythropoietin* u.a.) vorgelagert ist, und verursacht eine Steigerung ihrer Expression. Die für die Regulation der Genaktivität wichtige Untereinheit von HIF-1 ist HIFα, denn dessen zellulärer Spiegel wird durch den pO$_2$ reguliert, der Spiegel von HIFβ hingegen ist davon unabhängig. Bei *Normoxie* (*normaler pO$_2$*) wird HIFα in gesunden Zellen durch *Proteolyse* rasch abgebaut. In Tumorzellen hingegen weist das *HIFα* nicht nur unter Hypoxie, sondern auch unter Normoxie, einen hohen Spiegel auf. Dadurch werden die hohe Glucoseaufnahme, die hohe Glycolysegeschwindigkeit und die hohe Aktivität zur Gefäßbildung (Angiogenese) zu stabilen Eigenschaften von Tumoren.

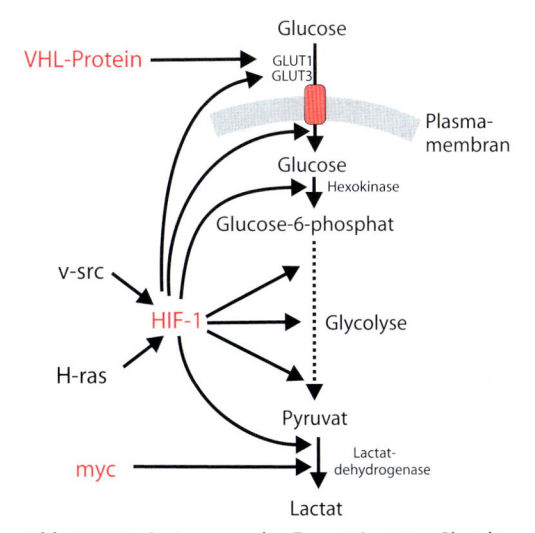

Abb. 12.14: Steigerung der Expression von Glycolyseenzymen sowie GLUT1 und GLUT3 durch den Transcriptionsfaktor HIF-1 (nach C.V. Dang und G.L. Semenza, TIBS 24, 68-72 [1999]).

Die Rolle des von Hippel-Lindau-Tumorsuppressorproteins (VHL-Protein) bei der Regulation der Synthese der Glycolyseenzyme und von VEGF. Das VHL-Protein wurde als ein Regulator der Angiogenese sowie der Synthese von Glycolyseenzymen und transmembranalen Glucosetransportproteinen erkannt (☞ Abb. 12.14). Seine *Inaktivierung* infolge eines *Defektes* im VHL-Gen führt zur Entstehung von *Blutgefäßtumoren* (*Hämangioblastomen*) der *Retina*, des *Cerebellums* und des *Rückenmarks* sowie der *Nieren* und *Nebennieren*. Ursache für dieses Verhalten ist, daß die Tumorzellen, im Gegensatz zu Normalzellen, infolge ihres defekten VHL-Gens nicht in der Lage sind, das HIFα pO_2-abhängig proteolytisch abzubauen, so daß auch bei *Normoxie* die genannten Gene exprimiert werden und den Zellen charakteristische Eigenschaften von Tumorzellen - hohe Glycolyserate und hohe Angioneseaktivität - verleihen (☞ Abb. 12.15A,B).

Der zelluläre "Messfühler" für Sauerstoff. Die sauerstoffabhängige Expression zahlreicher Gene ist das Ergebnis des Zusammenwirkens mehrerer Faktoren, die als Zielmolekül den Transcriptionsfaktor HIFα haben. Der zelluläre Spiegel des HIFα steht unter dem Einfluß eines pO_2-abhängigen Proteolysesystems. Dieses führt in *Normalzellen* dazu, daß HIFα unter Normoxie abgebaut wird und unter Hypoxie stabil ist, in Tumorzellen jedoch sowohl bei Normoxie als auch bei Hypoxie stabil ist. HIFα enthält eine Strukturdomäne, die für seinen pO_2-abhängigen Abbau verantwortlich ist und als "*interne O_2-abhängige Abbaudomäne von HIFα*" bezeichnet wird. Am Abbau von HIFα sind zahlreiche Protein- und Enzymkomponenten beteiligt, die das O_2-Sensorsystem einer Zelle bilden. Dazu gehören das *VHL-Protein*, die *Ubiquitin–Protein-Ligase E3*, *26S-Proteasomen* und die *HIFα-spezifische Prolyl-4-hydroxylase* (☞ Kap. 18. und Kap. 27.). Letztere ist das Kernstück des O_2-Sensorsystems (☞ Abb. 12.15A). Sie hydroxyliert einen Prolylrest in der *internen O_2-abhängigen Abbaudomäne von HIFα* zu 4-Hydroxyprolin. Das Enzym benötigt dazu molekularen Sauerstoff, Fe^{2+}-Ionen, α-Ketoglutarat und Ascorbat. Es kommt im Cytosol vor und besitzt eine *niedrige Sauerstoffaffinität*, so daß sie bereits auf *subtile Änderungen* des *intrazellulären pO_2* mit Änderungen ihrer Aktivität reagiert. Eine wirkungsgleiche *Prolyl-4-hydroxylase* hat eine Funktion in der *Kollagensynthese* (☞ Kap. 27.), jedoch bestehen wichtige Unterschiede zwischen dieser und der *HIFα-spezifischen Prolyl-4-hydroxylase*. Die *Kollagen-Prolyl-4-hydroxylase* ist im ER lokalisiert und hat eine *sehr hohe Sauerstoffaffinität*, so daß ihre Wirkung in einem weiten Bereich unabhängig vom pO_2 ist.

Wie wirken diese Komponenten bei dem sauerstoffabhängigen proteolytischen HIFα-Abbau zusammen? Wenn der pO_2 in einer *normalen Zelle* einen kritischen Schwellenwert *übersteigt*, wird ein *Prolylrest* in der *internen O_2-abhängigen Abbaudomäne* des HIFα hydroxyliert und dabei in einen *4-Hydroxyprolylrest* übergeführt. Dadurch erhöht sich die HIFα-Affinität zu VHL, so daß es mit diesem assoziiert. In Form dieses Komplexes wird das *HIFα* der *Ubiquitin–Protein-Ligase E3* als Komponente des Ubiquitinierungssystems zugeleitet, wodurch die Voraussetzungen für seinen *proteolytischen Abbau* durch *26S-Proteasomen* geschaffen werden (☞ Kap. 18.).

Bei Hypoxie, d.h. wenn der pO_2 *unter* der kritischen Schwelle liegt, wird HIFα in Normalzellen nicht hydroxyliert, bindet demzufolge auch nicht an VHL und entgeht so der Ubiquitinierung und dem Abbau, so daß es dann mit HIFβ assoziieren und im Zellkern die Expression der o.g. Proteine stimulieren kann. Bei hypoxischen Tumorzellen sind die Vorgänge zur HIF-1-aktivierten Transcription der Gene denen in den Normalzellen vergleichbar, anders ist es jedoch bei Normoxie. Zwar wird *HIFα* durch die *HIFα-spezifische Prolyl-4-Hydroxylase* auch hydroxyliert, das in Tumoren mutierte VHL-Protein hat aber keine Affinität zu dem HIFα, so daß dieses nicht proteolytisch abgebaut wird. Deshalb wird in Tumorzellen auch bei Normoxie die Expression der *Glycolyseenzyme*, *Glucosetransportmoleküle* und des *vaskulären endothelialen Wachstumsfaktors* stimuliert. Ihre Expression ist folglich in Tumorzellen unabhängig vom pO_2.

12.4.3. Entstehung von Krebszellen

Krebszellen entstehen aus Normalzellen im Verlauf eines sehr komplexen und aus mehreren Schritten bestehenden Prozesses. Für diesen Vorgang gibt es zahlreiche Bezeichnungen, z.B. *Cancerogenese, bösartige (maligne) Entartung* oder *maligne Transformation*. Die Bezeichnung "*transformierte Zelle*" sollte auf eine Zelle in einer *Zellkultur* beschränkt sein, die wichtige Eigenschaften einer

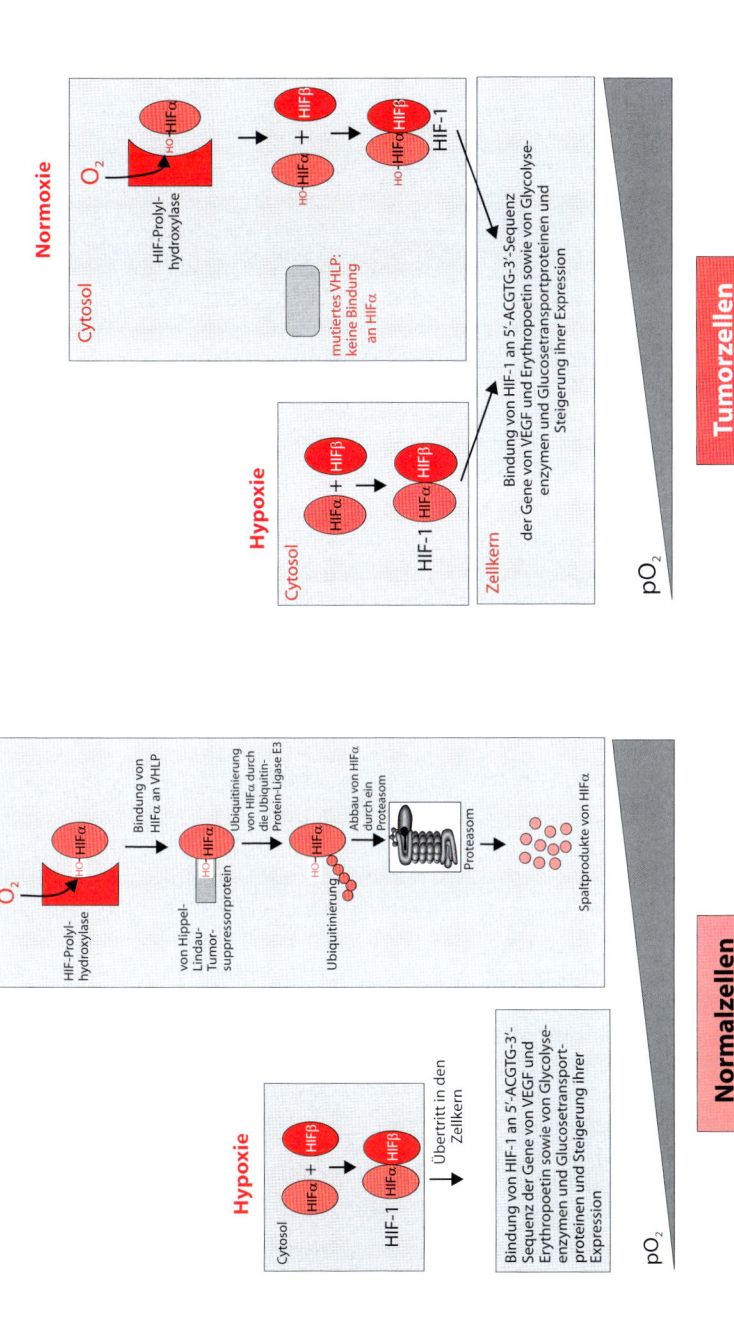

12.4. Biochemie und Molekularbiologie der Tumoren

Abb. 12.15: Die pO_2-abhängige Regulation des HIF-1-Transcriptionsfaktors in Normal- und Tumorzellen. **A:** *Normalzellen:* Bei Hypoxie tritt das induzierte dimere HIF-1 aus dem Cytosol in den Zellkern über, bindet an Enhancersegmente zahlreicher Gene und steigert ihre Expression. Bei Überschreiten eines kritischen pO_2-Schwellenwertes werden Prolylreste in den neusynthetisierten HIFα-Untereinheiten durch eine Prolyl-4-hydroxylase zu 4-Hydroxyprolylresten oxidiert. Das oxidierte HIFα bindet an das *von Hippel-Lindau-Tumorsuppressorprotein*, welches die Ubiquitinierung von HIFα und dadurch dessen proteolytischen Abbau durch 26S-Proteasomen bewirkt. Bei Hypoxie wird Prolin nicht hydroxyliert und HIFα bildet mit HIFβ das stabile HIF-1. **B:** *Tumorzellen:* Das in Tumorzellen defekte (mutierte) VHL-Protein ist nicht fähig, hydroxyliertes HIFα zu binden, so daß es proteolytisch nicht abgebaut wird, sondern bei Hypoxie und Normoxie mit HIFβ zu HIF-1 dimerisiert und im Zellkern die Expression seines und anderer Gene steigert.

Tumorzelle, wie unkontrolliertes und von der Zellunterlage unabhängiges Wachstum, zeigt, nicht aber notwendigerweise zur Entstehung eines Tumors führt, wenn sie einem Tier implantiert wird. Ein *Primärtumor* eines Gewebes kann aus einer *einzigen Zelle* entstehen, die sich nach Entartung unkontrolliert in dem Gewebe teilt, sich dabei schneller vermehrt als ihre normalen Nachbarzellen und so zu einem Tumor heranwächst.

Krebszellen können aus normalen Zellen durch verschiedene innere und äußere Faktoren entstehen:

- *Onkogene*, d.h. durch krebserzeugende Gene
- *krebserzeugende (carcinogene [cancerogene]) Substanzen*
- *energiereiche Strahlung*; diese erzeugt aggressive Radikale und reaktionsfähige Ionen und bewirkt dadurch eine Schädigung von DNA-Basen und einen DNA-Abbau

Diese drei Gruppen von Faktoren weisen eine deutliche Korrelation zwischen *Carcinogenese* und *Mutagenese* auf. Dies bekräftigt die Vorstellung, daß die meisten Krebsarten *ursächlich* auf genetische Veränderungen einer Zelle zurückgehen.

12.4.4. Onkogene

12.4.4.1. Retrovirale Onkogene

Das *Vogel-Sarcom-Virus* (*Rous-Sarcom*) ist in der Lage, maligne Bindegewebstumoren (*Sarcome*) hervorzurufen. Das Virusgenom enthält *vier Gene*, *gag, pol, env und src*. An seinen beiden Enden sitzen *LTR-Sequenzen*, die neben den für die *Integration* in das Wirtsgenom nötigen Kontrollsegmenten auch *Enhancer- und Promotor-Sequenzen* für die Expression der viralen Gene tragen (☞ Abb. 12.16). Von den *vier* genannten *Genen* sind, wie bei den bereits besprochenen Retroviren, *drei* für die *Infektion* und die *Virusvermehrung* notwendig, nämlich *gag, pol* und *env* (vgl. mit dem *HIV-Genom*). Das *src* als *viertes* Gen des *Rous-Sarcom-Virus* hat *keine Bedeutung* für den *Lebenscyclus des Virus*, sondern bewirkt die *maligne Transformation* der befallenen Zelle, d.h. es ist für die *krebsauslösende Wirkung* des Virus verantwortlich. Man bezeichnet deshalb das src-Gen als *Onkogen* (onkos griech. Tumor). Im Genom des Rous-Virus liegt das *src-Onkogen* als *(+)-RNA* vor. Die nach Infektion einer Zelle mit dem *src-Onkogen* als *Matrize* durch die Revertase synthetisierte DNA enthält die Information für das *krebsauslösende* Src-Protein, das die *Umwandlung* einer *Bindegewebszelle* in eine *Tumorzelle* bewirkt, von welcher die Bildung eines *Sarcoms* (d.i. ein Tumor des Stütz- und Bindegewebes; davon ist der Name des Onkogens *src* abgeleitet) ausgeht. Das Rous-Virus gehört in die Familie der *Onkornaviren* (abgeleitet von **onko**genen **RNA**-Viren).

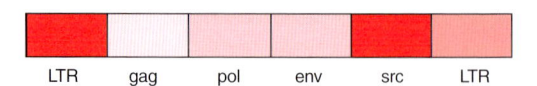

Abb. 12.16: Das Genom des *Rous*-Sarcom-Virus mit src als Onkogen.

12.4.4.2. Virale und zelluläre Onkogene

Als *Onkogen* wird allgemein eine in einem viralen oder in einem zellulären Genom enthaltene Nucleinsäuresequenz bezeichnet, die in der Lage ist, eine Zelle entweder *in vitro* oder *in vivo* in eine Tumorzelle zu verwandeln. Nachdem ein Onkornavirus eine tierische Zelle befallen hat, gelangt das *Onkogen* als Teil des *Provirus* in das Genom der Wirtszelle und wird in dieser exprimiert. Sein Genprodukt, das *onkogene Protein*, bewirkt die Umwandlung der Zelle in eine Tumorzelle. Ein typisches Onkogen besitzt *genetische Dominanz*, d.h. ein einziges Allel reicht aus, krebsauslösend zu wirken. Auch Gene von *DNA-Tumorviren*, z.B. von *SV40* oder dem *EPSTEIN-BARR-Virus*, die in der Lage sind, normale Zellen in Tumorzellen umzuwandeln, werden als *Onkogene* bezeichnet. Im Unterschied zu den retroviralen Genen, haben diese keine zellulären Gegenstücke, sondern wirken durch eine Art "Aushöhlung" der Wirkung normaler zellulärer Gene, z.B. der Gene von Komponenten zellulärer Signalwandlungsbahnen. Die Zahl der bekannten Onkogene ist größer als 100.

12.4.4.3. Proto-Onkogene

Im Genom gesunder Zellen findet man Gene, die den *retroviralen Onkogenen*, z.B. dem *src-Onkogen*, nahezu gleich, mit ihnen aber *nicht identisch*, sind. Die Genprodukte dieser zellulären Gene wirken *nicht* tumorauslösend, sondern sind zumeist Komponenten normaler *zellulärer Signalwandlungsbahnen*, z.B. Wachstumsfaktoren, SH2-Domänen enthaltende Proteine und G-Proteine. Das Genprodukt des *zellulären src-Gens*, das *Src-*

Protein, ist Bestandteil einer die Zellproliferation und Zelldifferenzierung kontrollierenden Signalbahn (☞ Kap. 8.4.6.1.). Aus dem src-Gen einer gesunden Zelle kann durch eine mutative Veränderung ein Onkogen mit tumorauslösenden Eigenschaften werden. Das nicht krebsauslösende *src-Gen* einer *gesunden Zelle* bezeichnet man als *src-Proto-Onkogen*.

Jedes *retrovirale Onkogen* besitzt in einer gesunden Zelle als homologes Gegenstück ein *zelluläres Proto-Onkogen*, das die Zelle *nicht* in eine Krebszelle umwandelt. Meist codiert das einem Onkogen homologe zelluläre Proto-Onkogen ein Kontrollenzym oder Kontrollprotein, das im Zellcyclus sowie bei Wachstums- und Differenzierungsvorgängen eine Schlüsselrolle spielt. Im Hinblick auf den *Lebenscyclus* eines *Retrovirus* (☞ Kap. 12.1.3.2.) wurde daraus abgeleitet, daß *jedes virale Onkogen* seinen *Ursprung* in einem *zellulären Gen* hatte, d.h. daß die *v-Onkogene* phylogenetisch aus zellulären Proto-Onkogenen hervorgegangen sein könnten. Die aufbereitete mRNA eines Proto-Onkogens könnte im Verlauf des Lebenscyclus eines eine Zelle befallenen Retrovirus zufällig in das virale (+RNA)-Genom aufgenommen und dann durch die Nachkommen dieses Virus verbreitet worden sein. In den Retroviren könnte infolge ihres sehr wenig geschützten Genoms dieses Proto-Onkogen durch Mutation relativ rasch zu einem Onkogen umgewandelt worden sein, dessen Genprodukt eine neu befallene Wirtszelle in eine Tumorzelle umwandelt. Diese Darlegungen erklären, weshalb Onkogene sowohl *zellulären* (*c-Onkogene*, von engl. cellular) als auch *viralen* Ursprungs sein können (*v-Onkogene*). Proto-Onkogene sind immer zellulären Ursprungs. Das retrovirale src-Onkogen bezeichnet man als v-src und das zelluläre als c-src. Gleiches findet man auch bei anderen viralen Onkogenen, z.B. bei *v-myc*, *v-ras* und *v-sis*; auch bei diesen gibt es zelluläre Homologe, die man als *c-myc*, *c-ras* und *c-sis* bezeichnet (☞ Tab. 12.1).

Zwischen einem Onkogen und dem homologen zellulären Proto-Onkogen gibt es folgende Unterschiede:

- die codierende Nucleotidsequenz des Onkogens ist kontinuierlich, die des Proto-Onkogens hingegen ist mit Introns durchsetzt
- das Onkogen ist an verschiedenen Stellen in das Wirtsgenom integriert, das Proto-Onkogen hingegen nimmt in allen Zellen des Organismus den gleichen Chromosomenort ein
- das Onkogen weist gegenüber dem Proto-Onkogen einige wenige, manchmal nur eine einzige, Mutation auf.

12.4.4.4. Umwandlung von Proto-Onkogenen in Onkogene

Wie aus dem vorhergehenden Abschnitt hervorgeht leiten sich die c- und die *v-Onkogene* von *normalen zellulären Genen*, den *Proto-Onkogenen*, ab. Letztere codieren Proteine, die unentbehrlich für die Teilung und Differenzierung gesunder Zellen sind und eine zentrale Rolle bei der Regulation von Zell-Zell-Kontakten, bei zellulären Wachstums-

Onkogen	Funktion des Proto-Onkogens	Tumorart	Genveränderung
abl	Tyrosinkinase	Leukämie	Translocation
erbB-1	EGF-Receptor	Astrocytom	Amplifikation
erbB-2	EGF-Receptor	Adenocarcinome der Brustdrüse, des Ovars und des Magens	Amplifikation
gip	G-Protein α_i	Ovarial- & NNR-Carcinome	Punktmutation
gsp	G-Protein α_s	Hypophysen- & Thyroidtumoren	Punktmutation
myc	Genregulatorprotein	Burkitt-Lymphom	Translocation, Amplifikation
raf	Ras-aktivierte Proteinkinase	Sarcom	Punktmutation
ras	monomeres G-Protein	verschiedene Carcinome	Punktmutation
sis	B-Kette des PDGF	Astrocytom	Mutation
src	Tyrosinkinase	Coloncarcinom	Punktmutation

Tab. 12.1: Auswahl einiger Onkogene, die Tumoren beim Menschen auslösen können.

vorgängen und in den diesen Vorgängen zugrundeliegenden Signalbahnen spielen. Zu den Genprodukten der Proto-Onkogene gehören Wachstumsfaktoren, Transcriptionsfaktoren, Receptoren und Komponenten von Signalbahnen.

Die Umwandlung der Proto-Onkogene zu tumorauslösenden Onkogenen erfolgt *entweder* 1. durch *Mutation* (Punktmutation, Deletion oder Insertion) *oder* 2. durch Erhöhung der Zahl der Kopien ihres Gens (*Amplifikation*) *oder* 3. durch chromosomale Umordnung (*Translocation*).

Die Tabelle 12.1 enthält eine Auswahl humanmedizinisch wichtiger Onkogene. Etwa 30 % aller Tumoren des Menschen tragen Mutationen im ras-Gen. Von den drei Genen der ras-Familie (*K-ras*, *N-ras*, und *H-ras*) ist *K-ras* in vielen Tumoren des Menschen, z.B. im Adenocarcinom des Pancreas (Häufigkeit der *K-ras*-Mutationen 70-90 %), des Colons (Häufigkeit der *K-ras*-Mutationen 50 %) und der Lunge (Häufigkeit der *K-ras*-Mutationen 25-50 %), am häufigsten mutiert (☞ Tab. 8.3).

12.4.4.5. Die ras-Onkogene

In vielen Fällen ist das transformierende Onkogen ein Mitglied der großen Familie der ras-Gene (Name abgeleitet von Genen, die bei **R**atten-**S**arcome hervorrufen). Die Produkte der ras-Gene, die Ras-Proteine, gehören zur Superfamilie der monomeren G-Proteine, deren Funktionen durch einen GTP/GDP-Cyclus reguliert werden (☞ Tab. 8.3). Die tumorauslösenden ras-Onkogene sind von den normalen, nichttransformierenden zellulären ras-Proto-Onkogenen durch eine oder mehrere Punktmutationen unterschieden. Diese verändern die biochemischen Eigenschaften der ras-Proteine so tiefgreifend, daß sie die Fähigkeit zur malignen Transformation von Zellen erhalten. Der GTP/GDP-Cyclus des normalen Ras-Proteins erzeugt alternierend dessen aktiven (Ras-GTP) und inaktiven Zustand (Ras-GDP) (☞ Abb. 8.50). Die GTPase-Aktivität von Ras bewirkt die Umwandlung von Ras-GTP in Ras-GDP und damit die *Selbstinaktivierung* von Ras, die zum *Abklingen* seiner *Wirkung* in einer Signalbahn führt. Es ist experimentell erwiesen, daß eine *einzige Punktmutation* im *ras-Proto-Onkogen* ausreicht, dieses in ein *ras-Onkogen* umzuwandeln. Das mutierte Ras-Protein kann zwar GTP binden, besitzt aber keine GTPase-Aktivität mehr, so daß GTP nicht gespalten werden kann. Das mutierte Ras ist dadurch im aktiven Zustand "eingefroren" und unterliegt nicht mehr seinem normalen Aktivitätscyclus. Dies hat die permanente und außer Kontrolle geratene Aktivierung der Ras-enthaltenden Signalbahnen und dadurch eine ungebremste Stimulierung der Genaktivität und ein unkontrolliertes Zellwachstum zur Folge.

12.4.4.6. Tumorauslösung durch Translocation von Proto-Onkogenen

Zahlreiche Arten von Tumorzellen weisen Anomalitäten in der Chromosomenstruktur auf. Für die Tumorentstehung als Folge der chromosomalen Translocation eines Proto-Onkogens sei das *Burkitt-Lymphom* als Beispiel genannt. Dieses ist ein *Non-Hodgkin-Lymphom Zentralafrikas* und *Neuguineas* mit *sehr hoher Malignität*. Die Tumorentstehung ist nicht wie bei v-ras auf eine Genmutation zurückzuführen, sondern auf eine *stark gesteigerte Expression* des *zellulären Proto-Onkogens c-myc* in den B-Lymphocyten des Patienten. Diese hat als *Ursache* die *Translocation* des *c-myc-Gens* von seiner normalen Position auf Chromosom 8 in den Genlocus der variablen Segmente der schweren Ketten der Immunglobuline auf Chromosom 14. Diese Translocation erfolgt im Austausch zu den gleichzeitig zum Chromosom 8 translocierten Immunglobulingenen. Das *c-myc-Gen* kommt durch diese Translocation unter die Kontrolle *starker Promotoren*, die normalerweise die Expression der Immunglobuline kontrollieren. Dies hat die verstärkte Expression des c-myc-Gens zur Folge, was zur *Synthesesteigerung* des *c-Myc-Proteins* und zur Verstärkung der *B-Zellproliferation* und *Tumorbildung* führt. c-Myc ist ein Kontrollprotein der normalen Zellproliferation. Es gehört in die Klasse der Helix-Loop-Helix-Leucin-Reißverschluß-Proteine und ist ein heterodimerer *Transcriptionsfaktor*, der die Transcription zahlreicher Gene erhöht. Zu den Zielgenen von c-Myc gehören die Gene von *Enzymen der Pyrimidinsynthese* (dadurch Steigerung der Nucleotid- und Nucleinsäuresynthese), der *Initiationsfaktoren* der *Translation* eIF-2α und eIF-4E, von *cdc25* (einem Aktivator cyclinabhängiger Kinasen) und der *Ornithindecarboxylase* (dadurch Beeinflussung der Polyaminsynthese).

12.4.5. Tumorsuppressorgene und ihre Wirkungen

In jeder Zelle gibt es Gene, deren Produkte in der Lage sind, die Zellproliferation zu hemmen und die maligne Entartung zu unterdrücken. Man bezeichnet die hierfür verantwortlichen Gene als *Tumorsuppressorgene*. Sie wirken phänomenologisch den Onkogenen entgegengesetzt. Wichtige *Tumorsuppressorgene* sind das *p53-Gen* sowie das *Gen des Retinoblastomaproteins*, die *Brustkrebssuszeptibilitätsgene* und das Gen des *von Hippel-Lindau-Tumorsuppressorproteins*.

Das Tumorsuppressorgen p53 codiert das Tumorsuppressorprotein p53. Das in allen Zellen des Organismus exprimierte p53-Gen ist auf dem Chromosom 17 des Menschen lokalisiert. Sein Genprodukt, das p53-Protein, enthält 393 Aminosäuren (M_r 53.000). Mutationen im p53-Gen stellen die am meisten verbreiteten genetischen Veränderungen in menschlichen Tumoren dar. In *Carcinomen* sind die meisten p53-Mutationen vom *Missense-Typ*, d.h. sie führen zur Expression eines fehlerhaften p53-Proteins, das seine Tumorsuppressoreigenschaften verloren hat. In *Sarcomen* hingegen herrschen Deletionen, Insertionen und Umordnungen im p53-Gen mit schwerwiegenden Folgen für die Struktur des p53-Proteins vor (*Rastermutationen*). Funktionell ist das normale p53-Protein ein *Transcriptionsfaktor*, dessen aktivierte Form mit hoher Affinität an die Promotoren der Gene von Komponenten von *DNA-Reparatursystemen* und des *Proteins p21* bindet und diese zur verstärkten Synthese ihrer Genprodukte veranlaßt. Das Protein p21 ist ein *Proteinkinaseinhibitor*, der die *Zellproliferation* durch Hemmung von *cyclinabhängigen Proteinkinasen* auf der Ebene der G1-Phase des Zellcyclus *blockiert* (☞ Kap. 8.5.). Durch die Wirkung des p53 auf die Synthese von p21 wird das p53-Protein zu einem Kontrollposten des Zellcyclus. In dieser Eigenschaft koordiniert p53 die Antworten einer Zelle auf Schädigungen ihrer Erbanlagen. Bei einer *DNA-Schädigung* oder einer *Onkogenaktivierung*, wird die Expression des p53-Gens erhöht und der zelluläre Spiegel an dem p53-Protein gesteigert. In Abhängigkeit von dem Schweregrad der DNA-Schädigung hält p53, durch Vermittlung von p21, *entweder* den Zellcyclus auf der G1-Ebene an und bewirkt eine Synthesesteigerung von Komponenten der genetischen Reparatursysteme *oder* es verursacht den Zelltod durch *Apoptose*. Die bei einer DNA-Schädigung (z.B. durch UV-Licht oder γ-Strahlen) durch p53 ausgelöste Unterbrechung des Zellcyclus in der G1-Phase gibt der Zelle die Möglichkeit, die DNA-Reparatursysteme zu synthetisieren und den Schaden an der DNA zu beheben.

Bis vor kurzem nahm man an, daß der *Zelltod* nach einer *schweren DNA-Schädigung* die direkte Folge der eingetretenen intrazellulären Verletzungen sei (☞ Abb. 12.17A). Danach sollte der Zelltod eine passive Folge der DNA-Schädigung sein, wenn infolge der Schwere des Schadens eine DNA-Reparatur nicht möglich ist. Die heutigen Vorstellungen (dargestellt in Abb. 12.17B) beinhalten, daß die Zelle befähigt ist, zahlreiche alternative Reaktionen auf eine DNA-Schädigung einzuleiten, von denen keine passiv ist, sondern alle aktive Antworten der Zelle auf die DNA-Schädigung darstellen und Mutationen (in Abb. 12.17B mit * markiert) unterworfen sein können.

Ein wichtiger Mechanismus der p53-Aktivierung, wahrscheinlich aber nicht der einzige, ist dessen *Phosphorylierung* durch die *DNA-abhängige Proteinkinase*. Diese wird durch Bindung an die Enden der geschädigten DNA aktiviert und phosphoryliert danach zwei Aminosäurereste (Ser15 und Ser37) des p53-Proteins. Dies bewirkt die p53-Aktivierung.

Biochemische Funktionen von p53
• Sequenzspezifische Bindung an DNA
• Aktivierung der Transcription des p21-Gens und anderer Gene
• Hemmung der Helicase
• Hemmung der DNA-Replikation
Biologische Funktionen von p53
• Blockierung des Zellcyclus in der G1-Phase
• Induktion der Apoptose
• Hemmung des Wachstums von Tumorzellen
• Sicherung der genetischen Stabilität

Tab. 12.2: Funktionen des Tumorsuppressorproteins p53.

Das Retinoblastoma-Suszeptibilitätsgen: Auch das auf Chromosom 13 lokalisierte **Retino**blastoma-Suszeptibilitätsgen (Rb-Gen) codiert ein Tumorsuppressorprotein, das aus 928 Aminosäure-

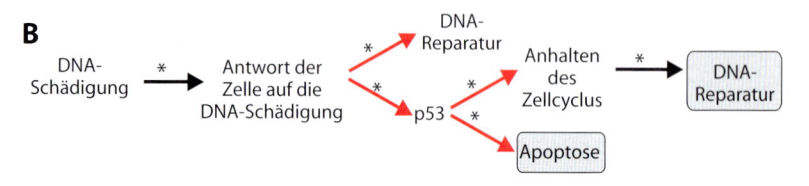

A

DNA-Schädigung →* Antwort der Zelle auf die DNA-Schädigung →* DNA-Reparatur / Zelltod (passiv)

B

DNA-Schädigung →* Antwort der Zelle auf die DNA-Schädigung →* DNA-Reparatur / →* p53 →* Anhalten des Zellcyclus →* DNA-Reparatur / Apoptose

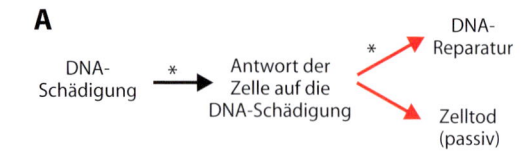

* : mutationsunterworfene Vorgänge

Abb. 12.17: Antworten einer Zelle auf eine DNA-Schädigung: DNA-Reparatur oder Apoptose (**A**: frühere Vorstellung, **B**: heutige Vorstellung).

sten (M_r 100.000) besteht und seine Wirkung, wie das p53, im Zellkern entfaltet. In allen bisher untersuchten *Retinoblastomen* und in den meisten *kleinzelligen Lungencarcinomen* wurden Mutationen im Rb-Gen nachgewiesen. Mutationen im Rb-Gen findet man auch in *Osteosarcomen* sowie in *Carcinomen* der *Blase*, der *Prostata*, der *Mamma*, der *Cervix* u.a. Tumoren. Das normale Rb-Protein *unterdrückt* das *Zellwachstum*, *hemmt* die *Apoptose* und *fördert* die *Zelldifferenzierung*. Es ist in der G0- und G1-Phase nachweisbar und arretiert bei Vorliegen eines DNA-Schadens die Zellproliferation in der G1-Phase des Zellcyclus, indem es die Transcription von Genen, deren Genprodukte für den Übergang in die Synthesephase erforderlich sind, unterdrückt.

Zusammenwirken des p53-Proteins mit dem Rb-Protein: Im Mittelpunkt des Zusammenwirkens von p53 und Rb steht der *Transcriptionsfaktor E2F*. Dieser *fördert* den Übergang von der G1- in die S-Phase indem er die Transcription von Genen stimuliert, deren Genprodukte für die Synthese von *Desoxynucleosidtriphosphaten* als *Vorläufer* der *DNA-Synthese* erforderlich sind. Das Rb-Protein kann in phosphorylierter und in nichtphosphorylierter Form vorliegen. In nichtphosphorylierter Form bindet das Rb-Protein an E2F und unterdrückt dadurch dessen Wirkungen, so daß es in der normalen Zelle nicht zur Synthese der genannten Enzyme der DNA-Replikation kommt und die Zelle nicht aus der G1- in die S-Phase übergeht. Wie oben ausgeführt wurde, veranlaßt das p53-Protein die Zelle zur verstärkten Synthese des *Proteinkinaseinhibitors p21*, der *cyclinabhängige Proteinkinasen* blockiert, so daß Rb nicht phosphoryliert wird und in diesem Zustand die Wirkungen von E2F unterdrückt (☞ Abb. 12.18). Bei Abwesenheit des Proteinkinaseinhibitors p21 aber phosphoryliert eine cyclinabhängige Proteinkinase das Retinoblastomaprotein (Rb-Protein), so daß Rb den Transcriptionsfaktor E2F freigibt und dieser seine fördernden Wirkungen auf die Synthese von Enzymen der DNA-Replikation und den Übergang der Zelle in die S-Phase entfalten kann.

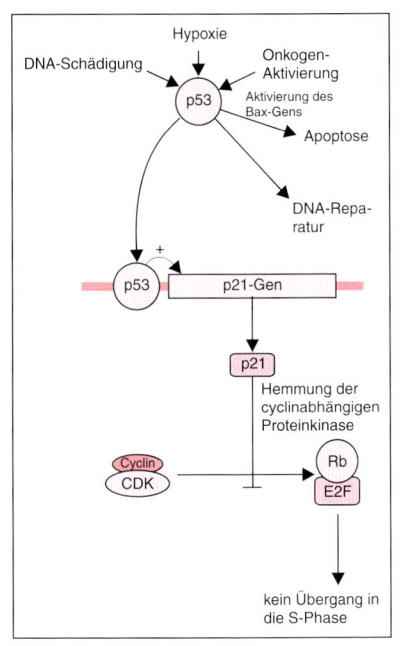

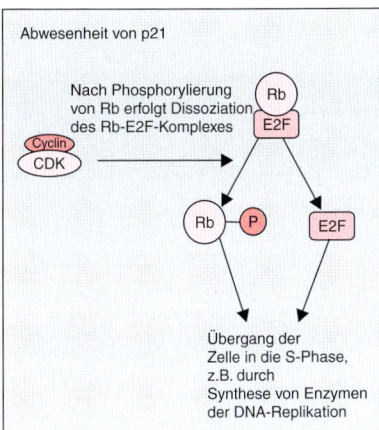

12.4. Biochemie und Molekularbiologie der Tumoren

Abb. 12.18: Wirkungen von p53 und seine Beziehungen zu dem Transcriptionsfaktor E2F und dem Retinoblastomaprotein Rb.

Die Brustkrebssuszeptibilitätsgene BRCA1 und BRCA2 codieren Tumorsuppressorproteine. In Deutschland wird jährlich bei etwa 40 000 Frauen Brustkrebs neu diagnostiziert. Eine gewisse Zahl von Patientinnen weisen Mutationen in einem von zwei *Tumorsuppressorgenen* auf, die man als *BRCA1* und *BRCA2* bezeichnet (Abk. von **br**east **ca**rcinoma). Die mutierten Formen von BRCA1 und BRCA2 können auch Ursache der Entstehung von Ovarialtumoren sein. Die Gene BRCA1 und BRCA2 sind sehr groß und kompliziert aufgebaut.

Das BRCA1-Gen (lokalisiert auf Chromosom 17q) besitzt 24 und das BRCA2-Gen (lokalisiert auf Chromosom 13q) 27 Exons. BRCA1 codiert ein Protein mit 1863 Aminosäuren, BRCA2 ein Protein mit 3418 Aminosäuren. In BRCA1 wurden bisher mehr als 250 und in BRCA2 mehr als 100 Mutationen gefunden, von denen man bis jetzt nur in einigen Fällen *sicher* weiß, daß sie zur Entstehung von Carcinomen führen können. Die meisten der bisher identifizierten krankheitsrelevanten Mutationen in den beiden Genen führen zu *Stoppcodons*, so daß die Translation der gebildeten mRNA-Species zu einem vorzeitigen Abbruch der Synthese dieser Proteine führt und verstümmelte Genprodukte resultieren. Im BRCA1-Gen wurden mit geringerer Häufigkeit auch größere Deletionen gefunden, die Änderungen im Leseraster verursachen. Die Genprodukte weisen dann gegenüber den normalen Genprodukten stark veränderte Aminosäuresequenzen auf. Die durch die nichtmutierten BRCA1- und BRCA2-Gene codierten Proteine haben *Tumorsuppressoreigenschaften*. Ähnlich wie das p53- oder das Rb-Protein haben sie Kontrollfunktionen im Zellcyclus. Sie arretieren die Zellteilung und haben Funktionen bei DNA-Reparaturvorgängen. Mutierte BRCA-Gene führen zu Defekten in der DNA-Reparatur und damit zu einer Anhäufung von Mutationen, die die Tumorentwicklung begünstigen. Das normale BRCA1-Genprodukt ist ein *Zinkfingerprotein*. Es bindet an das *DNA-Reparaturprotein Rad51*, welches eine Komponente des *DNA-Rekombinationssystems* ist.

12.4.6. Krebsentstehung durch cancerogene Substanzen

Es besteht der begründete Verdacht, daß an der Entstehung von 80-90 % der Geschwulsterkrankungen des Menschen *cancerogene Chemikalien* beteiligt sind. Zu ihnen gehören:

- *3,4-Benzpyren*: im Ruß, Steinkohlenteer und Tabakrauch enthalten; es ist ein *Präcancerogen*, das durch Cytochrom P450 in ein 7,8-Diol-9,10-epoxid als eigentliches Cancerogen umgewandelt wird (☞ Abb. 12.19)

- *3-Methylcholanthren*: ein *Präcancerogen*, das durch Hydroxylierung in der Leber mittels Cytochrom P 450 in ein *Cancerogen* umgewandelt wird

- *Aflatoxin*: gebildet von dem auf Getreide, Mandeln und Erdnüssen wachsenden Schimmelpilz *Aspergillus flavus oryzae*; auch Aflatoxin ist ein *Präcancerogen*, das durch Cytochrom P450 zu dem Cancerogen *Aflatoxin-8,9-epoxid* oxidiert wird; es verursacht *Mutationen* im *Tumorsuppressorprotein p53* und führt zu *Leberkrebs* (☞ Abb. 12.19)
- *Diethylstilbestrol*: ein synthetisches Estrogen (☞ Kap. 23.)
- *Buttergelb*: ein Farbstoff, der früher der Butter zugesetzt wurde
- *Asbest*
- *Benzol*
- *Benzidin* und andere *aromatische Amine*
- *aromatische Nitroverbindungen*, *Nitrosamine* und viele andere.

Die Wirkungsmechanismen der Cancerogene sind verschieden. Ihr primäres *Zielmolekül* ist die *DNA*. Zahlreiche Cancerogene *alkylieren* bestimmte *Basen* der DNA, z.B. wird N-7 des Guanins in dGuanosylresten durch *Aflatoxin-8,9-epoxid* und seine NH$_2$-Gruppe durch *Benzpyren-7,8-diol-3,4-epoxyd* alkyliert (☞ Abb. 12.19).

Der Ames-Test ist ein Suchtest zur raschen Auffindung und Identifizierung von potentiell mutagenen und cancerogenen Substanzen. Auf der *mutationsauslösenden Wirkung* cancerogener Substanzen beruht ein einfacher und schnell durchzuführender *mikrobiologischer Test*, der nach dem Forscher, der diesen Test entwickelt und eingeführt hat, als *Ames-Test* bezeichnet wird. Man benutzt hierzu *Mutanten* von *Salmonella typhimurium*, die, im Gegensatz zum Wildtyp, unfähig sind, die Aminosäure Histidin zu synthetisieren. Diese Mutanten können demzufolge in einem histidinfreien Nährmedium nicht wachsen. Durch mutagen wirkende Substanzen können sie in den Wildtyp zurückverwandelt werden, was sich durch ihr Wachstum in einem histidinfreien Medium kundtut. Zur Gewährleistung der Aktivierung von Präcancerogenen wird dem Testsystem ein Cytochrom P450-Präparat aus tierischer oder menschlicher Leber zugesetzt. Eine Erhöhung der Empfindlichkeit des Testes wird dadurch erreicht, daß man Bakterien mit einem defekten DNA-Reparatursystem verwendet, so daß sie besonders anfällig gegen DNA-schädigende Agenzien sind.

12.4.7. Die Wirkungsweise von Cancerostatica und Virostatica

In Krebszellen besteht eine besonders intensive Synthese von DNA und RNA sowie von Protein. Es kann daher erwartet werden, daß Hemmstoffe der

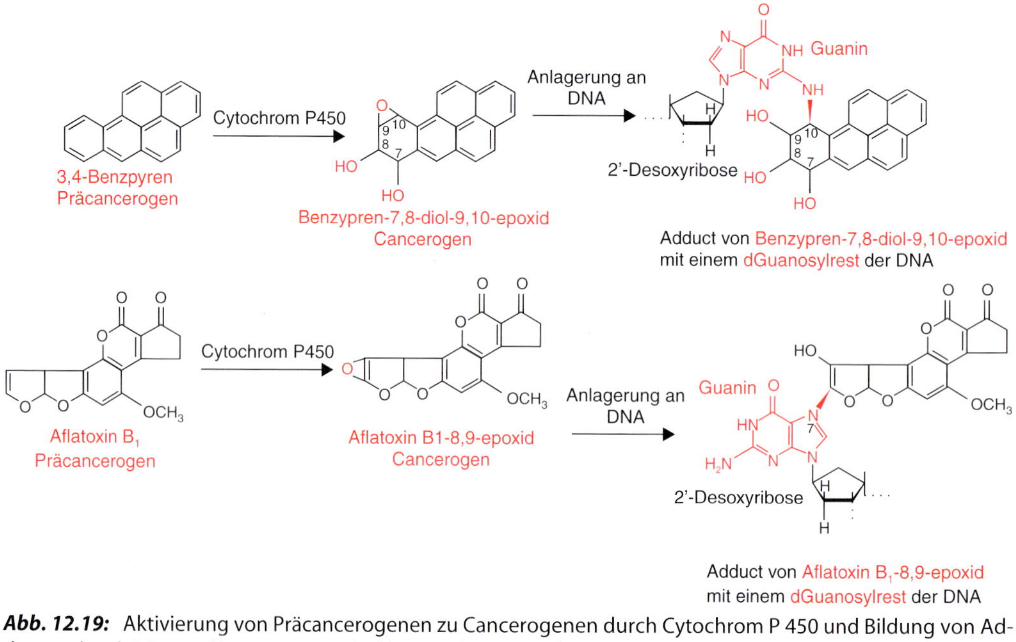

Abb. 12.19: Aktivierung von Präcancerogenen zu Cancerogenen durch Cytochrom P 450 und Bildung von Adducten der aktivierten Cancerogene mit dGuanosylresten in der DNA.

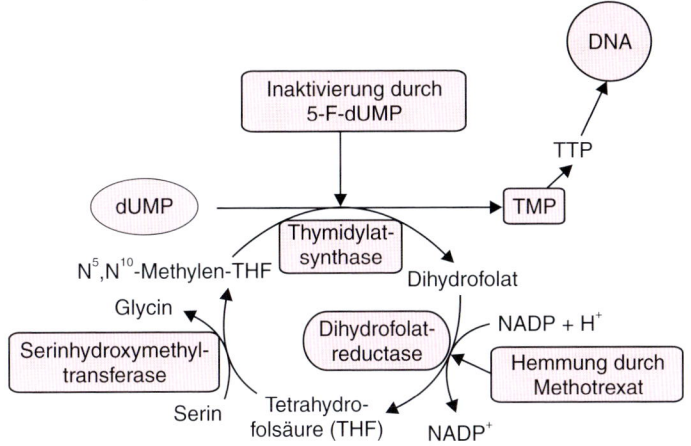

12.4. Biochemie und Molekularbiologie der Tumoren

Abb. 12.20: Wirkungen von Hemmstoffen auf die Dihydrofolatreductase und Thymidylatsynthase.

Synthese von Desoxyribonucleotiden und Ribonucleotiden sowie von Nucleinsäuren und Proteinen hemmende Wirkungen auf das Krebswachstum entfalten.

Blockierung der Synthese von Thymindesoxynucleosid-5'-monophosphat: Zielenzyme zur Blockierung der Synthese dieses Nucleotids sind die *Dihydrofolatreductase* und die *Thymidylatsynthase*. Ihr Zusammenwirken untereinander und mit der Serinhydroxymethyltransferase ist in Abb. 12.20 dargestellt (vgl. auch mit Abb. 19.12).

Hemmung der Dihydrofolatreductase: Klinisch bewährte Hemmstoffe der *Dihydrofolatreductase* sind *Aminopterin* und *Methotrexat* (☞ Abb. 12.21).

Abb. 12.21: Aminopterin und Methotrexat.

Diese haben eine hohe Affinität zu dem Enzym und hemmen es *kompetitiv* zu seinem Substrat *Dihydrofolat*. Dadurch wird die Regeneration von *Tetrahydrofolat* unterbunden, der zelluläre Spiegel an THF-C1-Verbindungen vermindert und die *Desoxythymidylatbildung* aus dUMP unterdrückt. Methotrexat hemmt zahlreiche schnell wachsende Tumoren, ist aber *toxisch*, da auch normale Zellen, die sich in rascher Teilung befinden, geschädigt werden (z.B. Knochenmarkstammzellen, die Zellen der Haarfollikel und die Mucosazellen des Magen-Darmtraktes). Säugerzellen können eine Resistenz gegen derartige Inhibitoren, vornehmlich gegen Methotrexat, entwickeln, indem

- die zelluläre Aufnahme des Inhibitors als Folge eines Defektes im transmembranalen Transportsystem verhindert wird
- die Tumorzellen ihrer Zerstörung durch Cancerostatica dadurch entkommen, daß durch das *MDR-1-Protein* als Auslöser der *multiplen Drogenresistenz* (Multiple Drug Resistance) das Methotrexat rasch wieder aus der Zelle hinausbefördert wird, nachdem es in die Zelle gelangt ist (☞ Kap. 8.3.7.2.)
- die Synthese der *Dihydrofolatreductase* um das Mehrfache infolge einer beträchtlichen Amplifikation ihres Strukturgens gesteigert wird; dies führt zu einer Selektion der gegen den Inhibitor resistenten Zellen und zu der Notwendigkeit ständig steigender Dosierungen.

Hemmung der Thymidylatsynthase durch 5-Fluoruracil und 5-Fluordesoxyuridin: Die Thymidylatsynthase ist Zielenzym von 5-Fluoruracil und 5-Fluordesoxyuridin. Diese beiden Cancerostatica werden in den Zellen zunächst durch Reaktionen des Bergungsstoffwechsels (☞ Kap. 19.4.) in 5-Fluor-2'-desoxyuridylat umgewandelt (F-dUMP) (☞ Abb. 12.22). Dieses braucht für seine Hemmwirkung auf die Thymidylatsynthase das N^5,N^{10}-Methylen-THF als Cosubstrat. Die kovalente Bindung von 5-Fluor-2'-desoxyuridylat erfolgt über sein C-Atom 4 an eine SH-Gruppe im aktiven Zentrum des Enzyms. Unmittelbar danach bindet, wie auch bei der Reaktion mit dem normalen Substrat dUMP, das Cosubstrat N^5,N^{10}-Methylen-THF an das C-Atom 5 des enzymgebundenen 5-Fluor-2'-desoxyuridylates. Das Fluor kann diese Bindung nicht verlassen, so daß die Substratbindung irreversibel erfolgt. Das F-dUMP ist im Ergebnis zweifach kovalent an das aktive Zentrum der Thymidylatsynthase gebunden, wodurch diese komplett blockiert wird. Diese irreversible Hemmung der Thymidylat-Synthase ist das Ergebnis ihres normalen Reaktionsmechanismus. Man bezeichnet eine derartige Hemmung als *Suicidhemmung*.

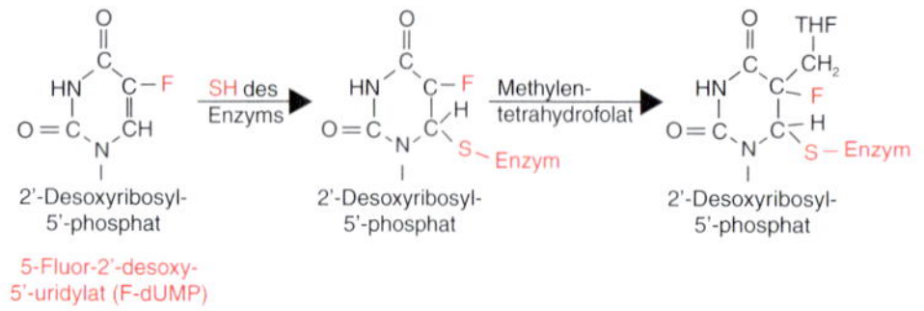

Abb. 12.22: Mechanismus der Hemmung der Thymidylatsynthase durch 5-Fluordesoxyuridin.

Inhibitoren der glutaminverwertenden Enzyme. Eine Hemmung dieser Enzyme beeinträchtigt stark die Nucleotidbiosynthese, da das Glutamin als NH_2-Donor für die Synthese von Purin- und Pyrimidinnucleotiden dient. Ihre Reaktionsmechanismen sind ähnlich, so daß sie durch Glutaminanaloga, z.B. *Azaserin* und *Acivicin*, gehemmt werden können (☞ Abb. 12.23).

6-Mercaptopurin. Dieses (☞ Abb. 12.23) ist als Hemmstoff der Synthese von Purinnucleotiden selbst nicht wirksam, sondern erst nach seiner Umwandlung in 6-Mercaptoribonucleotid, die durch ein Enzym des *Bergungsstoffwechsels*, die *Hypoxanthin-Guanin-Phosphoribosyltransferase* (HGPRT), erfolgt. Das *6-Mercaptoribonucleotid* blockiert die Synthese von AMP und GMP, indem es die Umwandlung von Inosin-5'-monophosphat in Adenylosuccinat und in Xanthosin-5'-monophosphat kompetitiv hemmt (☞ Kap. 19.). Damit wird die Synthese von Vorläufern der Desoxynucleotide unterbunden, was zur Hemmung der DNA-Synthese führt.

Cytosinarabinosid. Nucleoside, in denen der 2'-Desoxyribosylrest gegen einen Arabinosylrest ausgetauscht ist, zeichnen sich durch Antitumor- und Antiviruswirkungen aus. Das Cytosinarabinosid (☞ Abb. 12.23) wird in der Zelle in das Arabinosyl-Analogon des CTP umgewandelt, welches ein kompetitiver Inhibitor aller eukaryontischen und viralen DNA-Polymerasen ist.

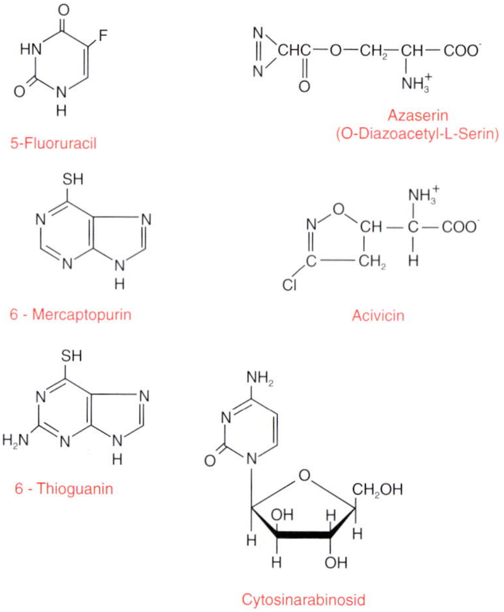

Abb. 12.23: Chemische Strukturen einiger Hemmstoffe der DNA-Synthese (Cancerostatica).

Acyclovir und Ganciclovir: Diese Guanin-Analoga (☞ Abb. 12.24) hemmen *Herpesviren*, nachdem sie durch die virale Thymidinkinase (nicht hingegen durch die Thymidinkinase der Wirtszelle) in die entsprechenden Triphosphate umgewandelt worden sind. Diese unterdrücken die Virusvermehrung, indem sie in die virale DNA eingebaut werden und dann die weitere DNA-Elongation unterdrücken.

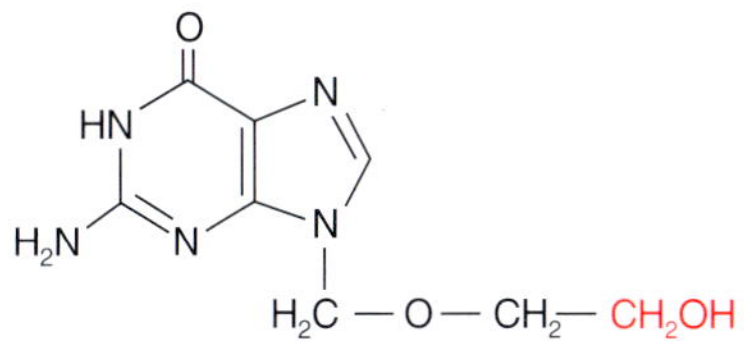

12.4. Biochemie und Molekularbiologie der Tumoren

Acyclovir
(9-(2-Hydroxyethoxymethyl)guanin)

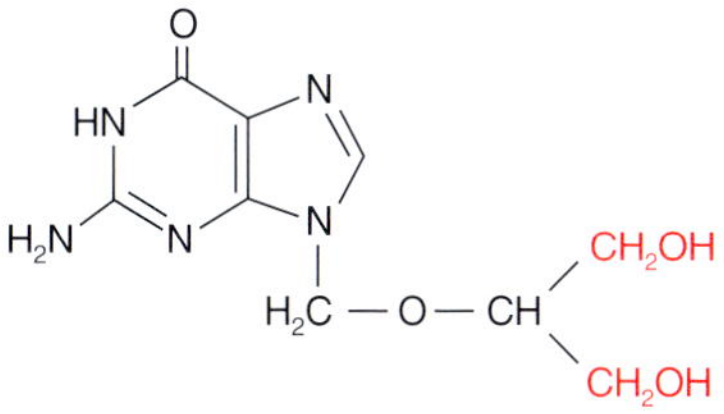

Ganciclovir
(9-(2-Hydroxy1-(hydroxymethyl)ethoxy)methylguanin)

Abb. 12.24: Acyclovir und Ganciclovir (gegen Herpes-Viren gerichtete Virostatica).

Alkylierend wirkende Cytostatica: Anders als die bisher besprochenen Cytostatica hemmen die folgenden Verbindungen das Krebswachstum nicht als Antimetabolite des Nucleotid- oder Nucleinsäurestoffwechsels, sondern durch chemische Modifikation der Nucleinsäuren, vorwiegend durch Alkylierung der Nucleinsäurebasen (Einführung von Methyl-, Ethyl- und Propylgruppen) (☞ Abb. 12.25):

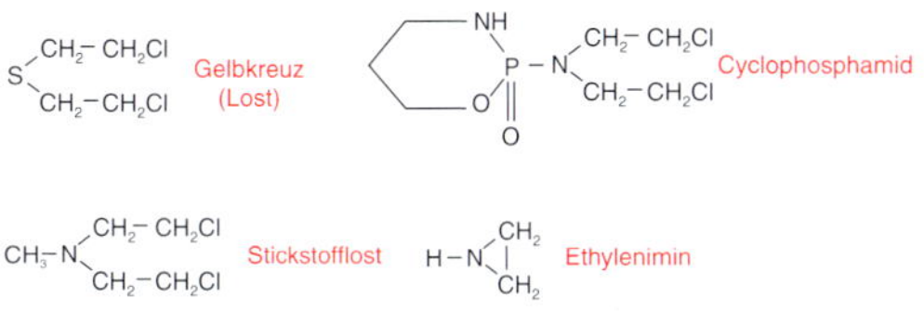

Gelbkreuz (Lost)   Cyclophosphamid

Stickstofflost   Ethylenimin

Abb. 12.25: Einige alkylierend wirkende Cytostatica.

- *Stickstofflost* (eine dem Gelbkreuzgas [Schwefellost] analoge Verbindung)
- *Cyclophosphamid*
- *Ethylenimin*
- *Chlorambucil*

Diese Alkylantien reagieren mit den Hydroxyl- und Aminogruppen der Purin- und Pyrimidinbasen der Nucleinsäuren, behindern dadurch die DNA- und RNA-Polymerasen und führen so eine Hemmung der *Transcription* und *Translation* herbei. Durch die *bifunktionellen Alkylantien* werden die zwei Stränge der DNA-Doppelhelix kovalent untereinander verknüpft, so daß an dieser Stelle die DNA- und die RNA-Polymerasen gestoppt werden (☞ Abb. 12.26).

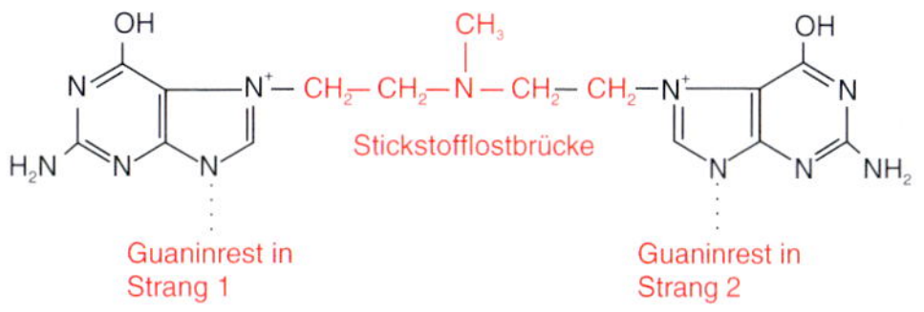

Guaninrest in Strang 1   Stickstofflostbrücke   Guaninrest in Strang 2

Abb. 12.26: Wirkungsweise eines alkylierend wirkenden bifunktionellen Cytostaticums (Stickstofflost).

13. Biosynthese der Proteine (Translation)

13.1. Der genetische Aminosäurecode

Die *Aminosäuresequenz* der Proteine wird durch die *Nucleotidsequenz* der Nucleinsäuren *codiert*. Der *genetische Aminosäurecode* beherrscht die Beziehungen zwischen den 20 für die Synthese von Proteinen erforderlichen (proteinogenen) Aminosäuren (über die Codierung von Selenocystein als 21. Aminosäure ☞ Kap. 13.2.2.4.) und den vier verschiedenen Desoxyribonucleotiden der DNA (dAdenosin-, dGuanosin-, dCytosin- und dThymidinmonophosphat) bzw. den vier Ribonucleotiden der RNA (Adenosin-, Guanosin-, Cytosin- und Uridinmonophosphat).

Da den *20 zu verschlüsselnden proteinogenen Aminosäuren* in der DNA bzw. der RNA jeweils nur *vier verschiedene Nucleotide* gegenüberstehen, ist es unmöglich, daß ein einziges Nucleotid allein *eine* Aminosäure codieren kann. Es können auch nicht *zwei Nucleotide* eine Aminosäure codieren, denn dann könnten nicht 20, sondern nur $4^2 = 16$ Aminosäuren durch die DNA bzw. RNA verschlüsselt werden. *Theoretische Erwägungen* und *experimentelle Befunde* führten zu dem Ergebnis, daß jeweils *drei in der DNA bzw. RNA aufeinanderfolgende Nucleotide*, die ein *Nucleotidtriplett* (*Codon*) bilden, für die Codierung jeweils einer Aminosäure verantwortlich sind. Danach gibt es $4^3 = 64$ verschiedene Möglichkeiten von *Triplettstrukturen*, d.h. wesentlich mehr als für die Codierung von 20 Aminosäuren erforderlich sind. Von den 64 Nucleotidtripletts haben 61 *Codierungsfunktionen*. Das bedeutet, daß eine Aminosäure durch mehr als ein Codon codiert wird, d.h. der *genetische Code* ist *degeneriert*. Die restlichen *drei Codons* haben *Signalfunktionen*. Ihr Auftreten in einer Polynucleotidkette teilt dem proteinsynthetisierenden System der Zelle mit, daß das Ende der Synthese der Polypeptidkette erreicht ist, d.h. sie stoppen die Proteinsynthese (☞ Tab. 13.1).

Der genetische Code ist in Abb. 13.1 in der *mRNA*- und der *DNA-"Schrift"* dargestellt (die DNA-Basen in Klammern); die Polaritäten der Codetripletts gehen von 5'→ 3', so daß sie den Polaritäten der mRNA und des codierenden Stranges der DNA entsprechen (☞ Kap. 11.); in der DNA ist T, in der RNA an dessen Stelle U enthalten; *Beispiel*: CTT (DNA) → CUU (mRNA) → Leu; Term bedeutet Terminations-(Stopp)-Codons.

Die wichtigsten Eigenschaften des genetischen Aminosäurecodes sind:

1. der *genetische Code* ist *universell*; von sehr wenigen Ausnahmen abgesehen, benutzen alle Lebewesen, von den Viren und Bakterien bis hin zum Menschen, diesen Code. Das bedeutet, daß dieser Code entwicklungsgeschichtlich sehr alt ist (2-2,5 Milliarden Jahre)

2. infolge der Triplettnatur eines Codons könnte eine gegebene Nucleotidsequenz nach drei verschiedenen Leserastern abgelesen werden, so daß durch sie drei verschiedene Polypeptide codiert werden. Im allgemeinen ist der *Leseraster* jedoch festgelegt, so daß *eine bestimmte Nucleotidsequenz* auch nur *eine einzige Polypeptidkette* codiert

3. Der genetische Code ist *nichtüberlappend*, d.h. die Nucleotidtripletts werden nacheinander "abgelesen". Jedes Triplett bildet eine Ableseeinheit, von dieser gehören Teile weder zum vorhergehenden noch zum nächsten Triplett (☞ Abb. 13.1)

4. der genetische Code ist "kommafrei", d.h. die Tripletts folgen unmittelbar aufeinander, ohne daß "stumme" Nucleotide zwischen ihnen sitzen.

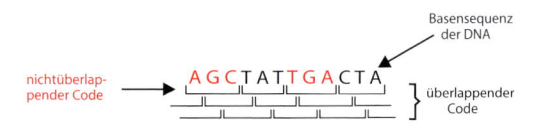

Abb. 13.1: Nichtüberlappender und überlappender Code: Der genetische Code ist nichtüberlappend.

Ausnahmen von den Coderegeln.

1. Einige bakterielle Viren (*Bakteriophagen*) enthalten überlappende Gene mit verschiedenen Leserastern; Überlappungen findet man auch bei Genen, die prokaryontische ribosomale Gene codieren

2. bei der *Universalität* des genetischen Code gibt es Ausnahmen. Das *Proteinsynthesesystem* der *Mitochondrien* benutzt für bestimmte Aminosäuren andere Codons als die in Tabelle 13.1 angegebenen

1. Position (5'-Terminus)	2. Position				3. Position (3'-Terminus)
	U (T)	C(C)	A(A)	G(G)	
U(T)	Phe	Ser	Tyr	Cys	U(T)
	Phe	Ser	Tyr	Cys	C(C)
	Leu	Ser	Term	Term	A(A)
	Leu	Ser	Term	Trp	G(G)
C(C)	Leu	Pro	His	Arg	U(T)
	Leu	Pro	His	Arg	C(C)
	Leu	Pro	Gln	Arg	A(A)
	Leu	Pro	Gln	Arg	G(G)
A(A)	Ile	Thr	Asn	Ser	U(T)
	Ile	Thr	Asn	Ser	C(C)
	Ile	Thr	Lys	Arg	A(A)
	Met	Thr	Lys	Arg	G(G)
G(G)	Val	Ala	Asp	Gly	U(T)
	Val	Ala	Asp	Gly	C(C)
	Val	Ala	Glu	Gly	A(A)
	Val	Ala	Glu	Gly	G(G)

Tab. 13.1: Der genetische Aminosäurecode in der RNA- und DNA-Schrift (Standardcodons).

Standardcodons, z.B. UGA für Trp, AUA für Met sowie UAA und UAG für Gln.

13.2. Komponenten und Mechanismen der Proteinsynthese

Die Proteine befinden sich im Organismus infolge ihres fortwährenden Auf- und Abbaues in ständiger Erneuerung. Man bezeichnet dies als den *dynamischen Zustand der Proteine* (über den Proteinabbau ☞ Kap. 18.). Das System der *Proteinbiosynthese* besteht aus folgenden Komponenten:

- mRNA
- den *proteinogenen Aminosäuren*
- Ribosomen
- Aminoacyl-tRNA-Synthetasen, tRNA, Inititiations-, Elongations- und Terminationsfaktoren
- ATP und GTP als Energiedonoren.

Der Ablauf der Proteinbiosynthese wird in folgende Schritte untergliedert:

1. *Aktivierung* der Aminosäuren und Bildung von Aminoacyl-tRNA

2. *Initiation* (Start) der Polypeptidsynthese durch Aufbau des ribosomalen Proteinsyntheseapparates

3. *Elongation* (Verlängerung) und *Translocation* (Verschiebung) der nascierenden Polypeptidkette und *Termination* (Beendigung) ihrer Synthese

4. *Faltung* und posttranslationale Modifikation des neusynthetisierten Proteins und *Transport* an seinen *Bestimmungsort*.

13.2.1. Aktivierung der Aminosäuren und Bildung der Aminoacyl-tRNA

Bildung von Aminoacyladenylat. Die Proteinbiosynthese beginnt im Cytosol mit der Aktivierung der proteinogenen Aminosäuren durch ATP. Die hierfür verantwortlichen Enzyme heißen *Aminoacyl-tRNA-Synthetasen*. Sie katalysieren, unter Freisetzung von Pyrophosphat, die Bildung von *Aminoacyladenylat* aus ATP und der Carboxylgruppe einer Aminosäure (☞ Abb. 13.2A). Dabei wird der Phosphatrest des 5'-AMP-Anteils des ATP an die Carboxylgruppe der Aminosäure als *Säureanhydrid* gebunden. In der *Säureanhydridbindung* des Aminoacyladenylates bleibt der hohe Energiegehalt der bei der Reaktion zwischen dem α- und dem β-Phosphat des ATP gespaltenen Pyrophosphatbindung erhalten.

Synthese von Aminoacyl-tRNA. Das *Aminoacyladenylat* wird nicht von der Aminoacyl-tRNA-Synthetase freigesetzt, sondern bleibt in ihrem aktiven Zentrum gebunden, so daß unmittelbar danach die Übertragung des *Aminoacylrestes* auf die

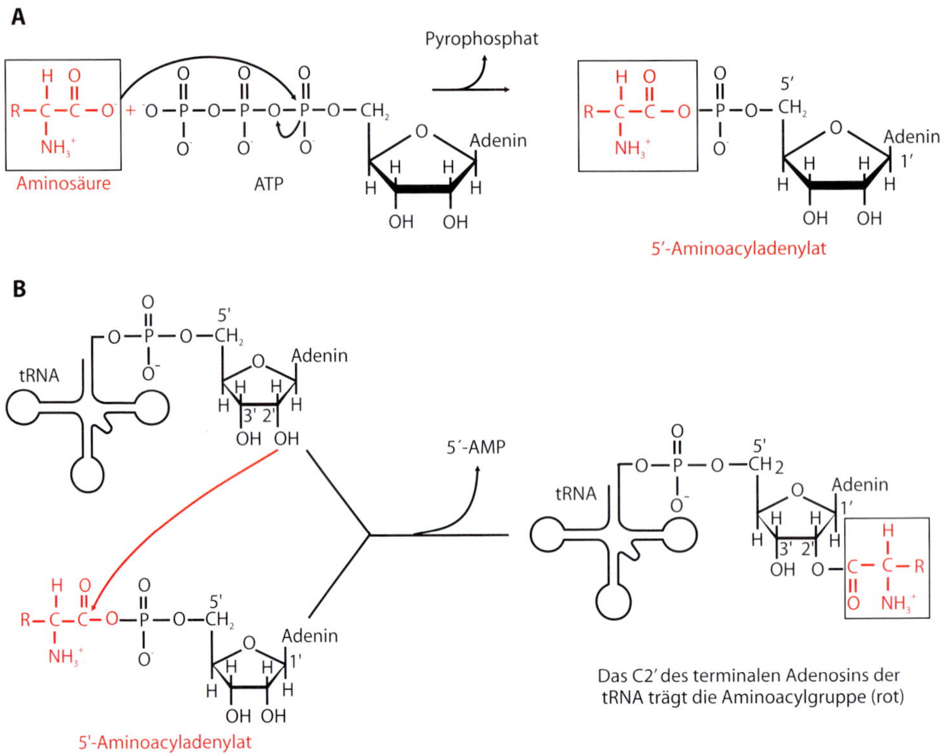

Abb. 13.2: Die zwei Schritte der Aminoacyl-tRNA-Synthetase. **A**: Aktivierung einer Aminosäure: Bildung von Aminoacyladenylat(1. Schritt); **B**: Synthese der Aminoacyl-tRNA (2. Schritt).

tRNA erfolgen kann. Dabei wird 5'-AMP freigesetzt. Zielgruppen der Aminoacylübertragung in der tRNA sind entweder die 2'-OH- oder die 3'-OH-Gruppe ihres terminalen Adenosinrestes. Zwischen diesen Reaktionspartnern bildet sich ein Ester (☞ Abb. 13.2B). Für die tRNA-Aminoacyl-Bildung gibt es zwei Klassen von *Aminoacyl-tRNA-Synthetasen*. Die *Klasse I* überträgt den Aminoacylrest auf die 2'-OH-Gruppe und die *Klasse II* auf die 3'-OH-Gruppe des terminalen Adenosins der jeweiligen tRNA. Die Summe der Aktivierungs- und Transferreaktionen ist:

Aminosäure + ATP + tRNA $\rightleftharpoons$
Aminoacyl-t-RNA + AMP + Pyrophosphat

Das $\Delta G^{\circ\prime}$ der Gesamtreaktion ist annähernd Null, d.h. die freie Enthalpie der Hydrolyse der Esterbindung in der Aminoacyl-tRNA ist etwa so groß wie die der Hydrolyse der terminalen Pyrophosphorylgruppe des ATP, die im Verlauf der Reaktion gespalten wird (☞ Kap. 14.). Durch die Hydrolyse des freigesetzten Pyrophosphates wird die Reaktion jedoch in Richtung der Aminoacyl-tRNA-Synthese getrieben.

Eine Aminoacyl-tRNA-Synthetase katalysiert zwei nacheinander ablaufende Reaktionen, 1. die Aktivierung einer Aminosäure durch ATP und 2. die Übertragung des Aminoacylrestes des in Reaktion 1 gebildeten Aminoacyladenylates auf die tRNA. Dadurch wirken die verschiedenen *tRNA-Species* als zuverlässige *Adaptormoleküle* zur Anpassung der *Aminosäuren* an die *Synthesemaschinerie* der Proteine. Die *Aminoacyl-tRNA-Synthetasen* üben zwei wichtige Funktionen im Translationsprozeß aus, nämlich die *chemische Aktivierung* der Aminosäuren und eine *Informationsübertragung*. Sie katalysieren, wie dargelegt, zwei nacheinander ablaufende Reaktionen, 1. die ATP-abhängige Aktivierung einer Aminosäure und 2. die Übertragung des Aminoacylrestes des in Reaktion 1 gebildeten Aminoacyladenylates auf die tRNA. Die durch die Aminoacyl-tRNA-Synthetasen bewirkte Informationsübertragung besteht darin, daß sie jeweils eine bestimmte Aminosäure aus 20 proteinogenen Aminosäuren auf eine bestimmte tRNA aus 20 tRNA-Familien übertragen. Die hohe Arbeitsgenauigkeit einer Aminoacyl-tRNA-Synthetase wird dadurch erreicht, daß sie spezifisch eine bestimmte Aminosäure und eine bestimmte tRNA erkennt. Ihre Informationsübertragungsfunktion wird dadurch gewährleistet, daß sie die Aminosäuren an die ribosomale Proteinsynthesemaschinerie und an die Erfordernisse des genetischen Codes anpassen. Die mit "ihrer" Aminosäure beladene tRNA bindet nach dem Prinzip der antiparallelen Basenpaarung mit Hilfe ihres Anticodons an das in der mRNA enthaltene Codon (☞ Abb. 13.3). Das weitere Schicksal der Aminosäure hängt von diesem Schritt an nicht mehr von ihr selbst ab, sondern von dem tRNA-Molekül, an das sie gebunden ist.

ben könnte. Für jede der 20 proteinogenen Aminosäuren existiert infolgedessen eine Familie von *Isoacceptor-tRNA-Species*. Jede *tRNA* einer solchen Familie wird durch die für die *jeweilige Aminosäure* spezifische *Aminoacyl-tRNA-Synthetase* aminoacyliert, d.h. jede der 20 *Aminoacyl-tRNA-Synthetasen* bindet mehr als eine Isoacceptor-tRNA-Species. Wovon hängen die spezifischen Wechselwirkungen zwischen der tRNA und der Aminoacyl-tRNA-Synthetase ab? Wenn man das erste Nucleotid am 5'-Ende der tRNA mit 1 und das terminale Adenosin mit der Nummer 76 bezeichnet (die meisten tRNA-Species enthalten 75 Nucleotide plus Adenosin), befindet sich in Position 73 die *Discriminatorbase*. tRNA-Moleküle, die mit chemisch ähnlichen Aminosäuren beladen werden, haben die gleiche *Discriminatorbase*. Die *Discriminatorbase* ist ungepaart und gehört zu den *Identitätselementen* einer tRNA (☞ Abb. 13.4). Wechselt man z.B. in der *leucinspezifischen tRNA* des Menschen die *Discriminatorbase Adenin* gegen ein *Guanin* aus, so ändert man deren Aminosäurespezifität von *Leucin* nach *Serin*. Weitere *Identitätselemente* einer tRNA befinden sich in ihrem *Acceptorstamm* (d.i. die doppelsträngige Molekülregion der tRNA, die am 3'-OH-Ende das aminoacylbindende Adenosin trägt) und in der *Anticodonschleife*.

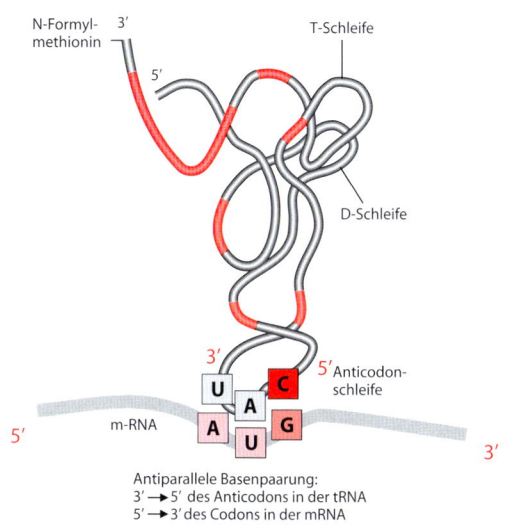

Abb. 13.3: Codon-Anticodon-Beziehungen zwischen der Initiator-tRNA und dem Initiator-Codon AUG (die roten Segmente in der N-Formylmethionyl-tRNA$_i$ bezeichnen die Nucleotide, die mit IF 2 in Wechselwirkungen treten).

Die Spezifität der Aminoacyl-tRNA-Synthetase/tRNA-Wechselwirkungen. Die Aktivierung der Aminosäuren und die Aminoacylübertragung auf die tRNA erfolgt aminosäurespezifisch, d.h. für jede proteinogene Aminosäure gibt es eine spezifische Aminoacyl-tRNA-Synthetase, z.B. für Alanin die Alanyl-tRNA-Synthetase, für Tyrosin die Tyrosyl-tRNA-Synthetase usw. Da es 61 Aminosäure-Codons, also für jede proteinogene Aminosäure mehr als *ein* Codon, gibt und *jede tRNA* ein definiertes *Anticodon* besitzt, lässt sich ableiten, daß es 61 *verschiedene tRNA-Moleküle* ge-

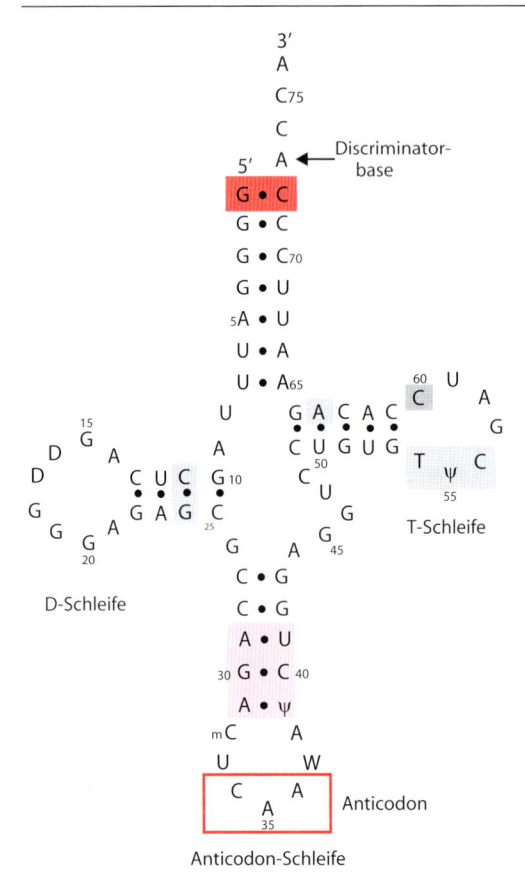

Abb. 13.4: Discriminatorbasen in der tRNA.

Wobble-Paarung. Theoretisch gibt es 61 verschiedene tRNA-Moleküle, für jedes Codon also ein tRNA-Molekül mit dem entsprechenden Anticodon. In zahlreichen Fällen aber bindet das Anticodon auf ein und derselben tRNA wahlweise an zwei oder drei für die jeweilige Aminosäure zuständige Codons, z.B. bindet die *phenylalaninspezifische Hefe-tRNA* (Anticodon: 3'-AAG-5'), außer an das Codon 5'-UUC-3', *abweichend* von der *Watson-Crick-Paarung*, auch an 5'-UUU-3':

Anticodon: 3'-AAG-5'   3'-AAG-5'

Codon: 5'-UUC-3'   5'-UUU-3'

An der dritten Anticodonstelle (d.h. an ihrem 5'-Terminus) findet man oft eine *modifizierte Base* (z.B. Methyl-G oder Hypoxanthin I). Dieses Phänomen findet in der *Wobble-Paarung* ihren Ausdruck. Danach verlaufen die *Codon-Anticodon-Beziehungen* bei den ersten beiden Basen normal (A=U und G≡C). Die dritte Base hingegen hat einen gewissen Spielraum (*schwankende Paarung*),

darf sich aber in ihrer Paarungsgeometrie nicht wesentlich von einem "normalen" Basenpaar unterscheiden. *Erlaubte Paarungen* in der *dritten Position* sind U-G und A-I. Demzufolge kann ein und dasselbe Anticodon eines tRNA-Moleküls nicht nur an ein einziges Codon, sondern an mehrere Codons binden. Das Anticodon 3'-CGI-5' der alaninspezifischen tRNA beispielsweise bindet an drei Codons: 5'-GCU-3', 5'-GCC-3' und 5'-GCA-3'. In diesen drei Codons sind die ersten beiden Basen jeweils identisch, die dritte aber ist unterschiedlich.

Die zwei Stufen der Aminoacyl-tRNA-Bildung haben unterschiedliche Genauigkeiten. Als Beispiel hierfür sei die *Isoleucyl-tRNA-Synthetase* genannt (☞ Abb. 13.5). Dieses Enzym verwechselt in der Aktivierungsreaktion *Isoleucin* mit *Valin* im Verhältnis 40:1, so daß das Enzym mit einer ziemlich hohen Fehlerquote auch Valin aktiviert. Die Synthetase bemerkt jedoch den von ihr gemachten Fehler und korrigiert ihn. Hierfür sind zwei Gründe maßgebend: 1. das versehentlich durch die Isoleucyl-tRNA-Synthetase gebildete Valyladenylat bindet 150mal schwächer an das Enzym als das Isoleucyladenylat und 2. das Valyladenylat wird sehr rasch hydrolysiert, so daß es *nicht* zur Bildung von Val-tRNA^{Ile} kommen kann. Der Valylrest des enzymgebundenen *Valyladenylates* wird demzufolge nicht auf die Isoleucyl-tRNA übertragen, sondern das *Valyladenylat* wird durch ein in der Aminoacyl-tRNA-Synthetase vorhandenes *Hydrolysezentrum* sofort wieder zu Valin und Adenylat gespalten. So wird der Fehler wieder rückgängig gemacht. Die zwei Stufen der *Aminoacyl-tRNA-Synthese* stehen unter *doppelter Kontrolle*: das *Synthesezentrum* nimmt keine Aminosäure auf, die größer als die "richtige" Aminosäure ist und das *Hydrolysezentrum* hydrolysiert jedes Aminoacyladenylat, dessen Aminoacylrest kleiner als die "richtige" Aminosäure ist. Eine *Aminoacyl-tRNA-Synthetase* funktioniert demzufolge als *Doppelsieb*: das aktive Zentrum für die Aminacyladenylatsynthese arbeitet als *grobes Sieb*, das nur Aminosäuren aktiviert, die entweder von der Größe der gewünschten Aminosäure oder kleiner als diese sind. Das aktive Zentrum der Hydrolyse hingegen ist ein *feines Sieb*, das die Aminoacyladenylate aller derjenigen Aminosäuren hydrolysiert, die kleiner als die erwünschte Aminosäure sind.

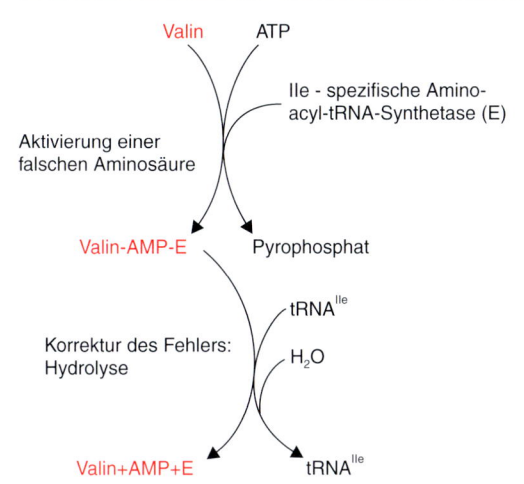

Abb. 13.5: Synthetase- und Hydrolasewirkung einer Aminoacyl-tRNA-Synthetase bei Aktivierung einer falschen Aminosäure.

13.2.2. Der ribosomale Proteinsyntheseapparat

Nach der Synthese der Aminoacyl-tRNA-Verbindung wird, wie oben ausgeführt, das weitere Schicksal des Aminoacylrestes durch die tRNA bestimmt. Die Aminoacyl-tRNA-Species werden auf die Ribosomen übertragen und dort zur Synthese einer neuen Polypeptidkette verwendet. Die ribosomale Proteinsynthese besteht aus vier Schritten: 1. *Initiation*, 2. *Elongation*, 3. *Translocation*, 4. *Termination*.

13.2.2.1. Initiation

Die Proteinbiosynthese beginnt mit der Bildung des *ribosomalen Initiations-* oder *Startkomplexes* (☞ Abb. 13.6). Dieser enthält

- die *kleine Untereinheit* eines Ribosoms (30S bei Prokaryonten, 40S bei Eukaryonten)
- *mRNA*
- *Initiationsfaktoren* (IF): in *Prokaryonten* gibt es *drei Initiationsfaktoren*, IF1, IF2 und IF3, bei *Eukaryonten* gibt es davon *zehn*, eIF1, eIF2 usw.
- die *Initiator-tRNA* mit gebundenem *N-Formylmethionin*
- GTP.

N-Formylmethionin als Initiator-Aminosäure. Die Synthese der Proteine beginnt an ihrem N-Terminus. Bei den Pro- und Eukaryonten ist die erste Aminosäure (Initiator-Aminosäure, N-terminale Aminosäure) das *N-Formylmethionin* (☞ Abb. 13.7). Für die Aktivierung von *Methionin* gibt es in Prokaryonten zwei verschiedene tRNA-Species; eine *Initiator-tRNA* (*tRNA$_i$*), die die Pro-

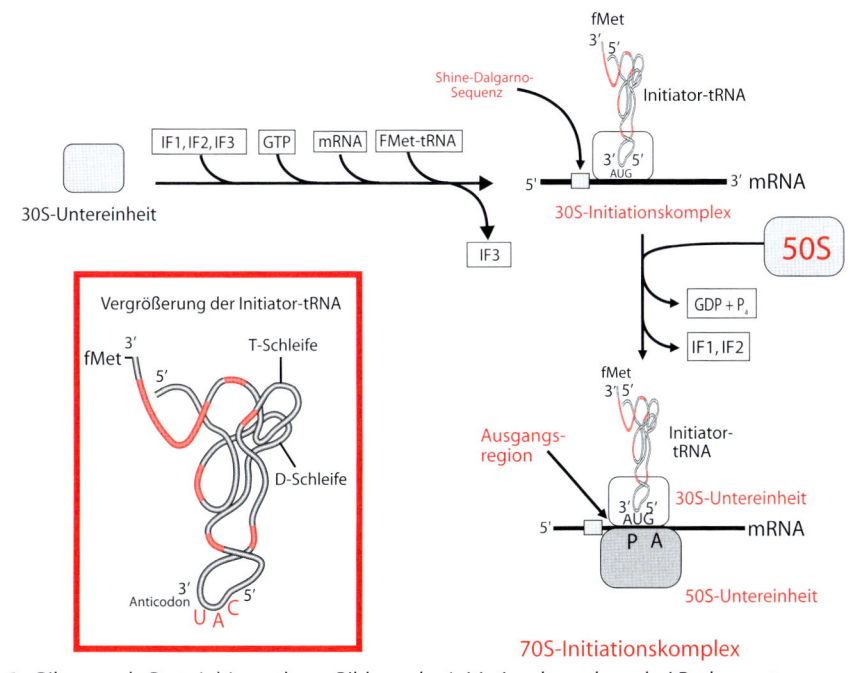

Abb. 13.6: Ribosomale Proteinbiosynthese: Bildung des Initiationskomplexes bei Prokaryonten.

teinsynthese mit dieser Aminosäure *startet*, und eine weitere, als tRNA$_m$ (m von Mitte) bezeichnete tRNA, die für die Aufnahme von Methionin in *innere Positionen* der sich in Synthese befindlichen Polypeptidkette zuständig ist. Beide tRNA-Species werden von *ein und derselben Methionyl-tRNA-Synthetase* akzeptiert, die demzufolge sowohl Methionyl-tRNA$_i$ als auch Methionyl-tRNA$_m$ bildet. Danach tritt *sehr spezifisch* die *Formylierung der Methionyl-tRNA$_i$* an der Aminogruppe des Methionylrestes ein, d.h. es wird *nur* der an die Methionyl-tRNA$_i$ gebundene Methionylrest formyliert, nicht aber Methionyl-tRNA$_m$. Formyldonor ist N^{10}-*Formyltetrahydrofolat*. In den meisten Fällen wird das N-terminale *N-Formylmethionin* während der Synthese der Polypeptidkette, also vor ihrem Abschluß ("cotranslational"), durch eine *Methioninaminopeptidase* wieder abgespalten. Nur bei einigen Prokaryontenproteinen wird das N-Formylmethionin erst posttranslational entfernt. Bei etwa 70 % der Eukaryontenproteine wird die durch Abspaltung des Methionins zum neuen N-Terminus werdende zweite Aminosäure durch eine *N-Acetyltransferase* unter Verbrauch von Acetyl-CoA acetyliert, so daß bei der Mehrheit der löslichen Eukaryontenproteine die Aminogruppe der N-terminalen Aminosäure durch eine Acetylgruppe kovalent modifiziert (*geschützt*) ist.

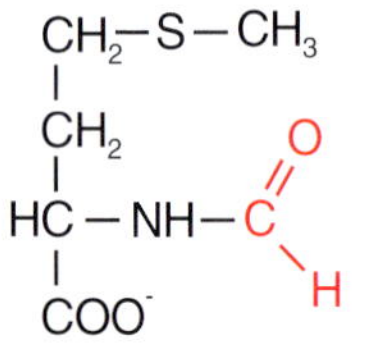

Abb. 13.7: N-Formylmethionin.

Für die Initiation der Proteinsynthese ist ein Startcodon erforderlich. Die Ableserichtung der mRNA ist von 5'→3' und das Protein wird, wie bereits erwähnt, ausgehend von seinem NH$_2$-Terminus zu seinem COOH-Ende hin synthetisiert. Das Startsignal auf der mRNA wird durch eines der beiden *Start-Codons* 5'-AUG-3' bzw. 5'-GUG-3' festgelegt. Bevorzugtes Startcodon ist AUG. An dieses wird die *N-Formylmethionyl-tRNA$_i$* durch ihr *Anticodon* (3'-UAC-5') gebunden und gelangt so an eine genau festgelegte Stelle im Startkomplex (☞ Abb. 13.3 und Abb. 13.6). Damit wird N-Formylmethionin zur Initiator-Aminosäure in der zur Synthese anstehenden Polypeptidkette. Es gibt noch weitere Wechselwirkungen, die für den Beginn der Proteinsynthese von Bedeutung sind, da sie das Startcodon AUG von einem im Inneren einer mRNA liegenden AUG-Codon, das ebenfalls Methionin codiert, zu unterscheiden gestatten. Etwa 8-10 Nucleotide stromaufwärts (d.h. hin zum 5'-Terminus der mRNA) vom Startcodon AUG entfernt, enthält jede mRNA einen *purinreichen Sequenzabschnitt*, die zu einer bestimmten *pyrimidinreichen Sequenz* am 3'-Ende der 16S-rRNA der 30S-Untereinheit der Prokaryontenribosomen (bei den Eukaryontenribosomen bindet die mRNA an die 18S-rRNA der 40S-Untereinheit) komplementär ist. Man nennt sie *Shine-Dalgarno-Sequenz*. Mit ihrer Hilfe kann sich die mRNA an die 16S- bzw. 18S-rRNA binden und sich so in die richtige Position im Initiationskomplex bringen. Dadurch wird der Ableserahmen der mRNA festgelegt.

Bildung des 30S- und des 70S-Initiationskomplexes. An die 30S-Untereinheit eines Prokaryontenribosoms binden nacheinander die drei Initiationsfaktoren, danach GTP, die mRNA und Formylmethionyl-tRNA$_i$. Gleichzeitig mit der Bindung von Formylmethionyl-tRNA$_i$ verläßt IF3 den 30S-Initiationskomplex (☞ Abb. 13.6). Danach bindet die große ribosomale Untereinheit (50S-Untereinheit bei Prokaryonten) an den 30S-Initiationskomplex. Nun wird GTP, das an IF2 gebunden ist, durch ein Protein der großen Untereinheit zu GDP und Phosphat gespalten und unmittelbar danach IF1 und IF2 freigesetzt. So entsteht der *70S-Initiationskomplex*, der der funktionsfähige ribosomale Proteinsyntheseapparat der Prokaryonten ist. Bei Eukaryonten wird der ribosomale *80S-Initiationskomplex* aus der 40S- und der 60S-Untereinheit auf analoge Art gebildet. In beiden Initiationskomplexen gibt es *drei wichtige Regionen*:

- das Peptidyl-tRNA-Bindungszentrum (*P-Zentrum*)
- das Aminoacyl-tRNA-Bindungszentrum (*A-Zentrum*)
- die Ausgangsregion

13.2.2.2. Elongation, Translocation und Termination

Die N-Formylmethionin-tRNA$_i$ ist im 70S-Initiationskomplex an das im *P-Zentrum* liegende

13.2. Komponenten und Mechanismen der Proteinsynthese

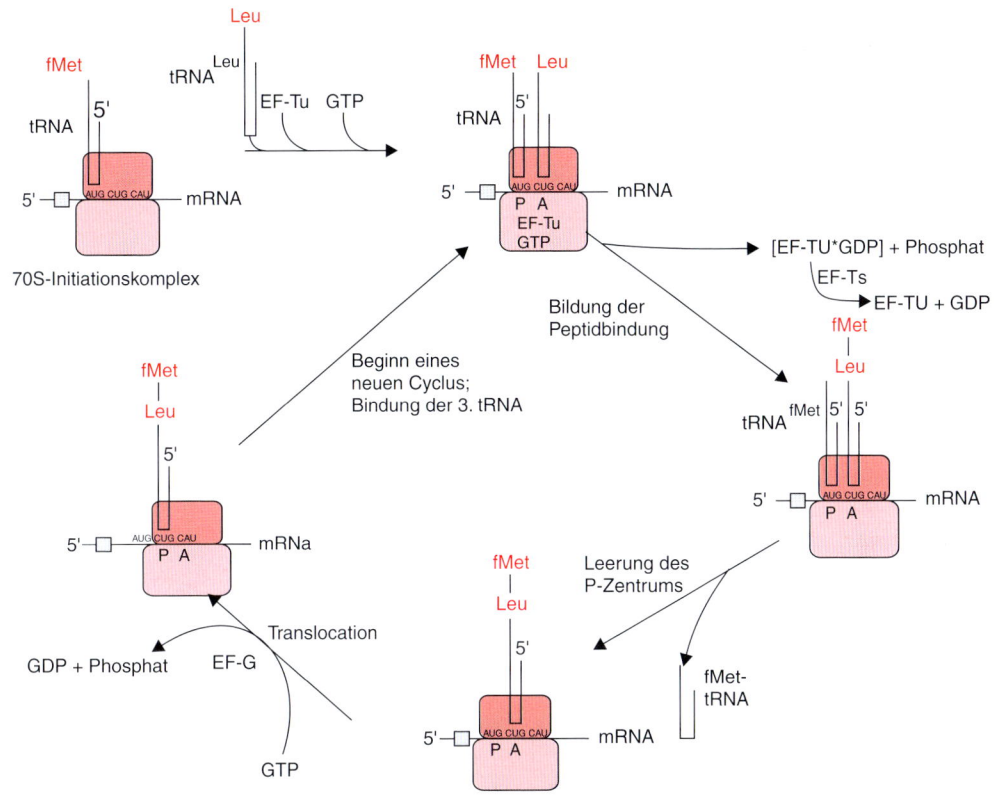

Abb. 13.8: Elongation und Translocation einer nascierenden Polypeptidkette bei Prokaryonten.

Startcodon AUG gebunden. Die *Elongation* beginnt mit der Bindung des zweiten Aminoacyl-tRNA-Moleküls an das A-Zentrum des 70S-Ribosoms (☞ Abb. 13.8). In unserem Beispiel ist es die mit Leucin besetzte tRNA^{Leu}, die mit ihrem Anticodon an das zweite Codon in der mRNA, dem CUG-Triplett, bindet. Für diesen Schritt sind der *Elongationsfaktor EF-Tu* und *GTP* erforderlich. Nach der richtigen Plazierung der Leucyl-tRNA^{Leu} durch EF-Tu wird das GTP zu GDP und Phosphat gespalten. Danach dissoziiert der *EF-Tu-GDP-Komplex* vom Ribosom ab, verliert - unter Mitwirkung des Elongationsfaktors EF-Ts - das GDP und ist nach erneuter Bindung von GTP wieder bereit, einen neuen Cyclus durch Bindung des nächsten Aminoacyl-tRNA-Moleküls zu beginnen. Im Ribosom sind mit der Besetzung des A-Zentrums die Bedingungen für die Bildung der ersten Peptidbindung zwischen dem N-Formylmethionylrest an der tRNA$_i$ und dem an die tRNA^{Leu} gebundenen Leucylrest geschaffen (☞ Abb. 13.9). Das hierfür verantwortliche Enzym ist die in der 50S-Untereinheit lokalisierte *Peptidyltransferase*. Durch sie wird der N-Formylmethionylrest von der tRNA$_i$ abgespalten. Seine *aktivierte Carboxylgruppe* reagiert mit der *Aminogruppe* der zweiten, im A-Zentrum als *Aminoacyl-tRNA* liegenden, Aminosäure und bildet eine Dipeptidyl-tRNA. Die vom Formylmethionylrest befreite tRNA$_i$ dissoziiert vom P-Zentrum ab und verläßt durch die Ausgangsregion das Ribosom.

Jetzt rückt die mRNA mit der an das zweite Codon gebundenen Dipeptidyl-tRNA vom A-Zentrum in das P-Zentrum vor, das leer gewordene Startcodon rückt dabei aus dem Ribosom heraus (☞ Abb. 13.8). Diese *Translocation*, bei der sich die mRNA um drei Nucleotide vorwärts bewegt, ist energiebedürftig und wird durch einen dritten Elongationsfaktor EF-G katalysiert, der als *Translocase* wirkt. Die hierzu nötige Energie stammt aus der Spaltung von GTP zu GDP und Phosphat. Im Zuge dieser mRNA-Bewegung rückt das dritte Codon der mRNA in das A-Zentrum ein und bindet die dritte Aminoacyl-tRNA (Beginn des zweiten Elongationscyclus). Daran schließt sich die Bildung der

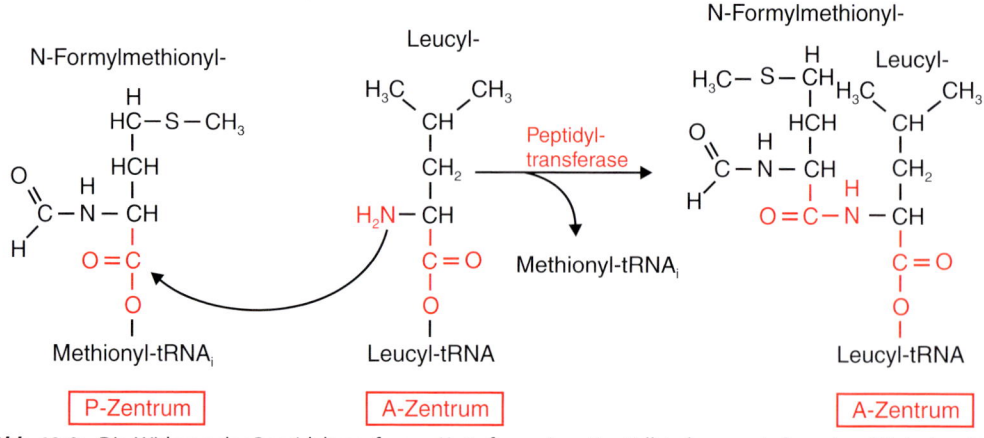

Abb. 13.9: Die Wirkung der Peptidyltransferase: Knüpfung einer Peptidbindung zwischen der aktivierten Carboxylgruppe der 1. Aminosäure (N-Formylmethionin) mit der freien Aminogruppe der 2. Aminosäure (hier Leucin).

zweiten Peptidbindung an, indem die Dipeptidylgruppe der in das P-Zentrum eingerückten Dipeptidyl-tRNA auf das dritte, im A-Zentrum liegende, Aminoacyl-tRNA-Molekül übertragen wird. Die *Peptidyltransferase* synthetisiert so eine Tripeptidyl-tRNA. Dies hat die Abgabe der zweiten tRNA aus dem P-Zentrum und das Vorrücken der Tripeptidyl-tRNA aus dem A-Zentrum in das P-Zentrum zur Folge. Daran schließen sich die nächsten Elongationscyclen an.

Die sich Schritt für Schritt verlängernde Peptidkette wird, vom ribosomalen Peptidyltransferasezentrum ausgehend, in den Tunnel der großen Untereinheit hineingeschoben und verläßt diesen auf der Rückseite dieser Untereinheit (☞ Abb. 8.8).

Das Ende der Synthese einer Polypeptidkette, die *Termination*, wird durch eines der drei Terminations- oder Stoppcodons UAA, UAG und UGA signalisiert (☞ Tab. 13.1). Die Stoppcodons werden durch zwei Klassen von Ablösungsfaktoren (release factors, RF) erkannt. Die Klasse RF I bindet an UAG und UAA und die Klasse RF II an UGA und UAA. Die Ablösungsfaktoren bewirken eine hydrolytische Abspaltung der fertiggestellten Polypeptidkette von der letzten tRNA und damit deren Freisetzung vom Ribosom. Danach verlassen auch die tRNA und die mRNA das Ribosom, welches nun in die kleine und die große Untereinheit dissoziiert, so daß ein neuer *ribosomaler Synthesecyclus* beginnen kann.

Geschwindigkeit der Proteinsynthese. Ein *Prokaryontenribosom* vermag pro Sekunde den Elongationscyclus 20mal zu durchlaufen, ein *Eukaryontenribosom* in dieser Zeit hingegen nur einmal. Ein Protein von der Größe einer Hämoglobinuntereinheit (etwa 140 Aminosäuren) würde demzufolge von einem Prokaryontenribosom in sieben Sekunden, von einem Eukaryontenribosom aber erst in 2-3 Minuten synthetisiert werden.

Durch die Existenz von Polysomen entsteht ein Fließbandsystem der Proteinbiosynthese mit hoher Effizienz. Mehrere Ribosomen bilden ein *Polysom*, das durch ein *mRNA-Molekül* zusammengehalten wird. Die gleichzeitige Translation ein und derselben mRNA durch mehrere Ribosomen steigert die Effizienz der Proteinsynthese beträchtlich. Die mRNA bewegt sich dabei durch das Polysom hindurch, wobei die Einzelribosomen ständig ihre Position in Bezug auf die mRNA wechseln und dadurch ein Ribosomencyclus an dem Polysom entsteht (☞ Abb. 13.10).

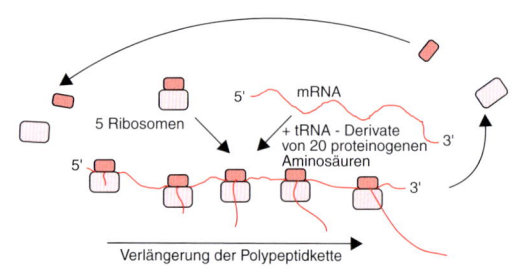

Abb. 13.10: Ribosomencyclus an einem proteinsynthetisierenden Polysom.

Abbau der mRNA. In *Bakterien* beginnt der mRNA-Abbau durch mehrere Ribonucleasen, die die 5'- und die 3'-untranslatierten Enden der mRNA spalten (vgl. mit Abb. 11.2). Die Geschwindigkeit des Abbaues dieser Regionen bestimmt die biologische Halbwertszeit der jeweiligen mRNA-Species. Die Aufspaltung des übrigbleibenden zentralen Teiles der mRNA erfolgt durch verschiedene 3'→ 5'-Exoribonucleasen (☞ Abb. 13.11A). In *Eukaryonten* wird der mRNA-Abbau durch den Abbau ihres Polyadenylatschwanzes am 3'-Ende eingeleitet. Hierfür ist eine *Nuclease* zuständig, deren Aktivität durch ein *Poly A-bindendes Protein* bestimmt wird. Nach Entfernung des Poly-A am 3'-Terminus der mRNA wird die Capstruktur (7-Methyl-GTP) am 5'-Ende durch die "*decapping endoribonuclease*" abgespalten (☞ Abb. 13.11B). Danach greifen 5'→ 3'-Exoribonucleasen am 5'-Ende der von der Capstruktur befreiten mRNA an und verkürzen diese Schritt für Schritt.

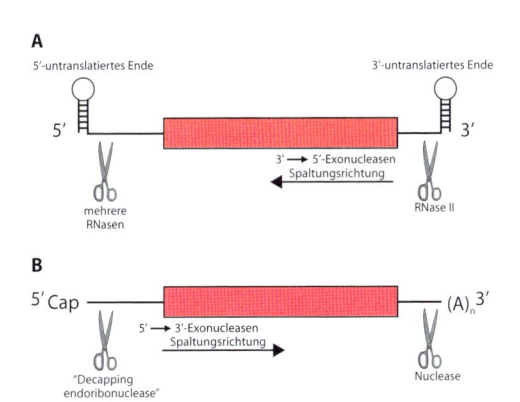

Abb. 13.11: mRNA-Abbau: **A**: bei Prokaryonten; **B**: bei Eukaryonten.

13.2.2.3. Suppressormutationen

Unter einer *Suppressormutation* versteht man die Rückkehr einer Mutation zum *Phänotyp* des Wildtyps. Man unterscheidet zwischen *intra-* und *extragenen* Suppressormutationen. Unter einer *intragenen Suppressormutation* versteht man eine zweite, *kompensierende* Mutation in einem mutierten Gen, die die *ursprüngliche codierende Sequenz* oder den *korrekten Ableserahmen* wiederherstellt. Uns interessieren im Zusammenhang mit der Proteinbiosynthese jedoch die *extragenen Suppressormutationen*. Diese werden Genen zugeordnet, die *Proteine* bzw. *RNA-Moleküle* mit *spezifischen Funktionen* im Translationsprozeß codieren, z.B. tRNA, ribosomale Proteine, Elongationsfaktoren und Aminoacyl-tRNA-Synthetasen. *Suppressormutationen* in der *tRNA* bilden unter ihnen die größte Gruppe. Sie können *nonsense-Mutationen unterdrücken*. Bei einer *nonsense-Mutation* wird ein *Aminosäurecodon* in eines der drei *Stoppcodons UAA, UAG* und *UGA* umgewandelt. Deshalb führen nonsense-Mutationen zur Synthese von *verstümmelten*, d.h. mehr oder weniger verkürzten, *Polypeptidketten*. Mutierte tRNA-Moleküle, die fähig sind, nonsense-Mutationen zu unterdrücken (zu "supprimieren") ("Nonsense-Suppressor-tRNA") besitzen ein *Anticodon* zu einem der drei *Stoppcodons* und bauen demzufolge eine Aminosäure in diese Position ein. Die Proteinsynthese bricht an diesem Codon nicht ab, sondern wird fortgesetzt, allerdings mit einer anderen Aminosäure als im Wildtyp. Welche Aminosäure eingebaut wird, richtet sich nach dem Typ der Suppressormutation. Das in einer Suppressormutante synthetisierte Protein unterscheidet sich folglich in einer einzigen Aminosäure vom Protein des Wildtyps, z.B.:

Wildtyp	5'.....GAG.....3'	mRNA
	3'.....CUC.....5'	tRNA
	.....Glu.....	Protein
Nonsense-Mutation	5'.....UAG....3'	mRNA
Suppressor-mutation	3'.....AUC....5'	tRNA
	.....Tyr.....	Protein

Anstelle von Glutamat (Wildtyp) wird in das Protein der Suppressormutante die Aminosäure Tyrosin eingebaut. Die Codons für Tyrosin sind 5'-UAU-3' (Anticodon 3'-AUA-5') und 5'-UAC-3' (Anticodon 3'-AUG-5'). Die Suppressormutation besteht demzufolge in einer Mutation des Anticodons in einer der zwei tyrosinspezifischen tRNA-Species entweder von A→ C oder von G→ C. Die dritte Base unterliegt der Wobble-Paarung. Durch diesen Typ von Suppressormutationen können mutierte tRNA-Moleküle nonsense-Mutationen kompensieren.

13.2.2.4. Bildung von Selenocystein und sein Einbau in bestimmte Enzyme

Selen ist ein unentbehrliches Spurenelement. Sein Mangel führt zu verschiedenen klinischen Symptomen, zu denen der *Kretinismus* und die *jugend-*

liche *Kardiomyopathie* gehören. Das Selen ist Bestandteil des *Selenocysteins* (☞ Abb. 3.2), das man in der *Formiatdehydrogenase, NiFeSe-Hydrogenase* und *Glycinreductase* von *Archaea* und *Prokaryonten* sowie in der *Glutathionperoxidase, Phospholipidhydroperoxidase* und *Tetraiodthyronindeiodase* des *Menschen* findet.

Die Synthese von *Selenocystein* und sein Einbau in ein Protein erfordert aktiviertes Selen in Form von *Monoselenophosphat* als *Selendonor*. Dieses dient der Synthese von *Selenocysteinyl-tRNA^{Sec}*. Die hierfür zuständige tRNA ist tRNA^{Sec} (Sec Abk. von Selenocystein). Der Vorläufer von *Selenocysteinyl-tRNA^{Sec}* ist *Seryl-tRNA^{Sec}*. Die Bildung von Selenocystein und sein Einbau in eine nascierende Polypeptidkette geht in folgenden Schritten vor sich (☞ Abb. 13.12):

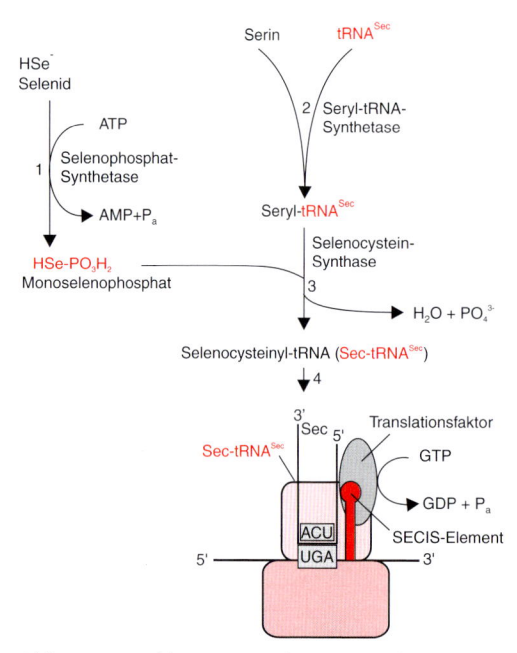

Abb. 13.12: Bildung von Selenocysteinyl-tRNA und Einbau von Selenocystein in ein Protein.

1. durch die *Selenophosphatsynthetase* wird *Monoselenophosphat* (HSe-PO$_3^{2-}$) aus Selenid und ATP synthetisiert

2. die *selenocysteinspezifische tRNA* (tRNA^{Sec}) wird durch die *Seryl-tRNA-Synthetase* mit *Serin* beladen und so *Seryl-tRNA^{Sec}* gebildet

3. durch das *Monoselenophosphat* wird die *Seryl-tRNA^{Sec}* in *Selenocysteinyl-tRNA^{Sec}* umgewandelt;

die Reaktion wird unter Freisetzung von Phosphat durch die pyridoxalphosphatabhängige *Selenocysteinsynthase* katalysiert

4. der Einbau von Selenocystein in die wachsende Polypeptidkette erfolgt durch die Bindung des Anticodons 3'-ACU-5' der Selenocysteinyl-tRNA^{Sec} an das Codon 5'-UGA-3' der mRNA, das uns bisher nur als *Stoppcodon* begegnet ist; zur Unterscheidung des *UGA-Stoppcodons* von dem *Selenocysteinyl-tRNA^{Sec}-spezifischen Codon UGA* dient eine spezifische *mRNA-Strukturdomäne* in der mRNA, die man als *SECIS-Element* bezeichnet und die eine aus der codierenden Sequenz der mRNA ausgestülpte Schleifenstruktur darstellt. Das SECIS-Element folgt bei *Bakterien* unmittelbar dem 3'-Ende von UGA, bei *Archaea* und *Eukaryonten* liegt es außerhalb des Ableserahmens in der 3'-nichttranslatierten Region. Das ribosomale Proteinsynthesesystem unterscheidet ein *UGA-Selenocystein-Codon* von einem gewöhnlichen *UGA-Stopp-Codon* durch Bindung eines spezifischen Translationsfaktors.

5. dirigiert durch diesen Translationsfaktor, der an die Haarnadelschleife des SECIS-Elementes in der mRNA bindet, wird die Selenocysteinyl-tRNA^{Sec} an das 5'-UGA-3'-Codon in der mRNA gebunden; vorher bindet der Translationsfaktor GTP und hydrolysiert dieses zu GDP und P$_a$. Die GTP-Hydrolyse ist das auslösende Signal für die Bindung der Selenocysteinyl-tRNA^{Sec} an UGA und an das ribosomale A-Zentrum

6. im Anschluß an die Bildung der Peptidbindung zwischen dem Selenocystein und der im P-Zentrum befindlichen Peptidyl-tRNA rückt - nach Leerung des P-Zentrums - das mit der Peptidyl-Selenocysteinyl- tRNA^{Sec} beladene *selenocysteinspezifische UGA-Codon* in das P-Zentrum ein; dieser Komplex zieht (bei Bakterien) die mRNA-Schleife nach, so daß die nächste Aminoacyl-tRNA an das folgende Codon gebunden und die Synthese der Polypeptidkette fortgesetzt werden kann.

13.3. Die Faltung eines Proteins im Cytosol

Die *Faltung* eines für das Cytosol bestimmten Proteins in seine native Raumstruktur beginnt bereits *cotranslational*, d.h. während der Synthese der neuen Polypeptidkette. Die Faltung erfolgt entweder *spontan* oder wird durch *Chaperone* und *Cha-*

13.3. Die Faltung eines Proteins im Cytosol

peronine unterstützt (☞ Tab. 3.2). Durch die Bindung der *Chaperone* an die wachsende Polypeptidkette wird diese von ihrer Umgebung abgeschirmt, so daß ihre falsche Faltung und ihre Assoziation mit Fremdproteinen verhindert und die Faltung in ihre native Raumstruktur ermöglicht wird. Zu den hier wirkenden *Chaperonen* gehören:

- bei *Prokaryonten* das *DnaK* und das *Cochaperon DnaJ* sowie der *Triggerfaktor*; letzterer ist ein Protein (M_r 48.000), das mit Bakterienribosomen assoziiert ist. Der Triggerfaktor hat eine *Doppelfunktion*, er ist eine *Peptidyl-Prolyl-Isomerase*, d.h. ein Faltungsenzym, und ein *Chaperon* (☞ Kap. 3.), das an die aus den Ribosomen herauswachsende Polypeptidkette bindet

- bei *Eukaryonten* das *Hsp70* und das *Cochaperon Hsp40*.

Die Chaperone DnaK/DnaJ und Hsp70/Hsp40 sind Faltungshelfer für nascierende Polypeptidketten. Die prokaryontischen Chaperone *DnaK/DnaJ* und ihre eukaryontischen Homologe *Hsp70/Hsp40* stabilisieren den *ungefalteten Zustand* eines Proteins und bewahren seine *Faltungsfähigkeit*. Solange die Polypeptidkette noch an das Ribosom gebunden ist, wird ihre Faltung dadurch verhindert, daß sich ihre N-terminale Sequenz in einer Länge von etwa 30 Aminosäureresten im Tunnel der großen Untereinheit befindet und dadurch immobilisiert ist. Sobald die Peptidkette aus dem Ribosom herauswächst, wird sie bei *Prokaryonten* an den *Triggerfaktor* und danach an die *Chaperone* DnaJ/DnaK gebunden und dadurch im ungefalteten Zustand stabilisiert (☞ Abb. 13.13A). Bei *Eukaryonten* übernimmt die Funktion des Triggerfaktors der Proteinkomplex NAC (nascent chain associated protein complex), der die nascierende Polypeptidkette an Hsp40/Hsp70 übergibt (☞ Abb. 13.13B). Die Bindung der ungefalteten Polypeptidkette an DnaK bzw. Hsp70 ist ATP-abhängig. DnaJ und Hsp40 sind *Cochaperone*, die die DnaK- bzw. die Hsp70-ATPase aktivieren. Ein weiterer Cofaktor, GrpE, katalysiert bei Prokaryonten den Austausch von DnaK-gebundenem ADP gegen ATP und erleichtert dadurch die *Freisetzung* des ungefalteten Polypeptids, das sich *danach* rasch faltet (☞ Abb. 13.14).

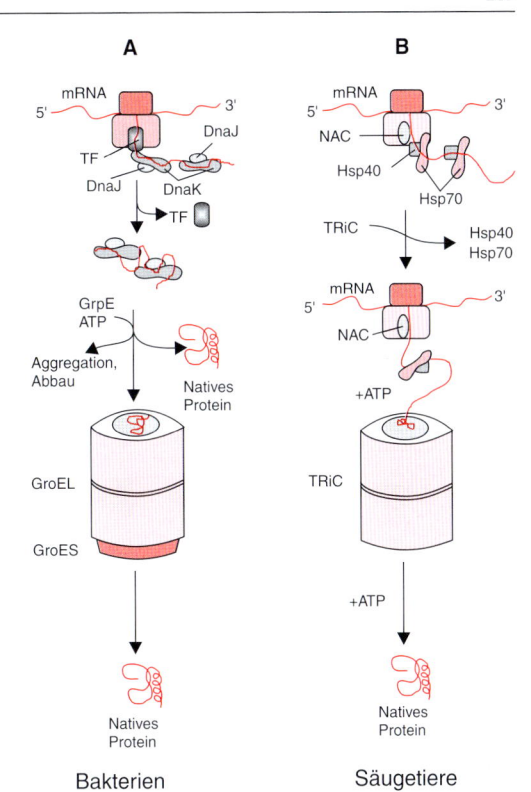

Abb. 13.13: Faltung einer nascierenden Polypeptidkette im Cytosol einer Bakerienzelle (**A**) und im Cytosol einer Säugetierzelle (**B**). Diese Wege gelten für solche Proteine, die in Abwesenheit eines Chaperons leicht aggregieren und spontan eine Mißfaltung aufweisen können. **A**: Das bakterielle DnaK/DnaJ-System entläßt ein ungefaltetes Protein, das danach entweder schnell in die native Struktur übergeht *oder* aggregiert und abgebaut wird *oder* geschützt im Faltungskäfig von GroEL/GroES landet. **B**: Die aus einem Säugetierribosom heraustretende Polypeptidkette wird nach Bindung an NAC, Hsp40 und Hsp70 in die Öffnung des TRiC-Ringes geschoben; dabei werden Hsp40 und Hsp70 schrittweise abgestreift. Danach kommt es im Faltungskäfig von TRiC zur ATP-abhängigen Faltung des Proteins; TF = Triggerfaktor; NAC = nascent-chain-associated complex (nach F.U. Hartl, Nature 381, 571-580 [1996]; mit Genehmigung des Autors und von *Nature*).

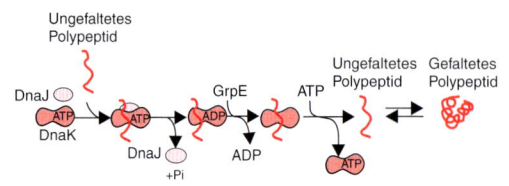

Abb. 13.14: Modell der Wirkungsweise des Chaperonsystems DnaK/DnaJ von *E. coli*; DnaJ bindet zuerst in Abwesenheit anderer Chaperone an die ungefaltete Polypeptidkette und danach an DnaK; das System stabilisiert die ungefaltete Polypeptidkette, bietet ihr Schutz vor einem strukturellen Kollaps und verhindert eine unspezifische, die Ausbeute an nativem Protein vermindernde Aggregation; die Polypeptidkette nimmt unmittelbar nach ihrer Freisetzung von dem DnaJ/DnaK-System die native Raumstruktur ein (nach W.J. Netzer und F.U. Hartl, TIBS, 23, 68-72 [1998]; mit Genehmigung der Autoren und von *TIBS*).

Die Chaperonine GroEL, GroES und TRiC sind "Faltungsbecher". Die, eine Unterklasse der Chaperone bildenden, *Chaperonine* vermitteln ATP-abhängig die Faltung *bestimmter Polypeptidketten* zur Erreichung ihres *nativen Zustandes*. Chaperonine sind große, aus mehreren Untereinheiten aufgebaute, in Prokaryonten und Eukaryonten vorkommende, *zylinderförmige Proteinassoziate* (☞ Abb. 13.15). Zu ihnen gehören bei *Prokaryonten* die Proteinkomplexe *GroEL* und *GroES* und bei *Eukaryonten* der Proteinkomplex *TRiC*. Der von dem Proteinzylinder des Chaperonins umschlossene zentrale Hohlraum dient als "Faltungsbecher" (☞ Abb. 13.16). Der Zylinder ist aus zwei aufeinandersitzenden Ringen aufgebaut. Jeder dieser Ringe enthält sieben radial angeordnete identische Proteinuntereinheiten. In diesen Hohlraum gelangt die ungefaltete Polypeptidkette. Sie faltet sich in diesem ungestört, so daß Wechselwirkungen mit anderen ungefalteten Proteinen vermieden werden, die zu ihrer unkontrollierten Aggregation führen könnten. Dieser Vorgang läuft wie folgt ab:

1. Bindung des ungefalteten Polypeptids an hydrophobe Bereiche der Innenwand von GroEL

2. Bindung von ATP und GroES, einem aus sieben Untereinheiten bestehenden Deckel, an GroEL; dadurch wird die Öffnung des Zylinders verschlossen, so daß sich in dem entstehenden Käfig die Faltung ungestört vollziehen kann

3. bei der Faltung der Polypeptidkette im Faltungsbecher wird ATP zu ADP hydrolysiert

4. ADP wird freigesetzt und ATP erneut gebunden, jedoch an einen anderen inneren Ring des GroEL-Zylinders; die ATP-Bindung bewirkt die Wiederöffnung des Zylinders durch Ablösung von GroES

5. das gefaltete Polypeptid wird als natives Protein in das Cytosol entlassen.

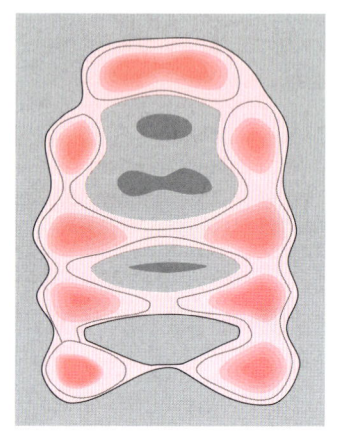

Abb. 13.15: Die asymmetrische zylinderförmige Struktur des GroEL/GroES-Komplexes (nach F.U. Hartl, Nature, 381, 571-580 [1996]; mit Genehmigung des Autors und von *Nature*).

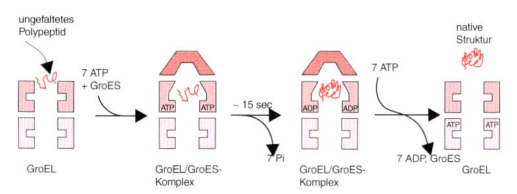

Abb. 13.16: Modell der Wirkungsweise von GroEL/GroES aus *E. coli*; der GroEL-Doppelring ist vertikal aufgeschnitten, so daß die 3-Domänenstruktur der GroEL-Untereinheiten deutlich wird; GroES stellt den Deckel auf GroEL dar (nach W.J. Netzer und F.U. Hartl, TIBS, 23, 68 [1998]; mit Genehmigung der Autoren und von *TIBS*).

Die Funktion von GroEL übernimmt im eukaryontischen Cytosol der Proteinkomplex TRiC. Das eukaryontische TRiC ist ein *entfernter Verwandter* des prokaryontischen Chaperonins GroEL. Die Funktion von TRiC bei der Faltung einer Polypeptidkette wird in Abb. 13.13B erläutert und mit der GroEL/GroES-Funktion bei Bakterien (☞ Abb. 13.13A) verglichen. In TRiC ist die GroES-Funktion integriert, denn es benötigt, im Unterschied zu GroEL, keinen GroES-ähnlichen Cofaktor. *Nahe Verwandte* von GroEL/GroES findet man in Mitochondrien, wo sie als Hsp60/Hsp10 bezeichnet werden.

Welche Proteine werden durch GroEL bzw. TriC gefaltet? Die M_r der meisten durch GroEL/GroES bzw. durch TriC gefalteten Proteine liegen im Bereich zwischen 10.000 und 55.000. Ein *einzelner Faltungscyclus* dauert bei Polypeptiden mit M_r von 20.000 etwa 15 s und bei Polypeptiden mit M_r von 50.000 etwa 150 s. Größere Proteine, die mehrere, durch flexible Peptidsegmente verbundene *Strukturdomänen* besitzen, falten sich *schrittweise* und *spontan* - Domäne für Domäne - *cotranslational* und *chaperoninunabhängig*. Da ein großer Teil der cytosolischen Proteine aus mehreren Strukturdomänen besteht, wird nur ein relativ kleiner Anteil von ihnen chaperoninabhängig gefaltet. Bei den *Mehrdomänenproteinen* reicht der Schutz ihrer *nascierenden Polypeptidkette* durch *Bindung an DnaK* bzw. *Hsp70* offenbar aus, die cotranslationale Faltung der Domäne zu gewährleisten und einen Molekülkollaps zu verhindern.

13.4. Die Steuerung der Proteinverteilung in der Zelle

Die neu synthetisierten Proteine verbleiben nur zu einem Teil im Cytosol, viele von ihnen haben andere *Bestimmungsorte*. Manche sind *Sekretproteine*, andere haben *Mitochondrien*, den *Zellkern*, *Lysosomen* oder die *Plasmamembran* als Ziele. Damit sie ihren Bestimmungsort auch tatsächlich erreichen, tragen die neusynthetisierten Proteine an ihrem N-Terminus ein *Signalpeptid* mit *Adressierungsfunktion*. Dieses Signalpeptid bezeichnet man als *Präsequenz* und Proteine, die ein Signalpeptid tragen, als *Präproteine*. Die Signalsequenz wird später durch eine als *Signalase* bezeichnete Peptidase abgespalten.

13.4.1. Adressierung von Sekret-, Lysosomen- und Membranproteinen

Ein Ribosom, das gerade ein *Sekretprotein*, ein *lysosomales* oder ein für die *Plasma-* bzw. *ER-Membran* bestimmtes Protein synthetisiert, wird vor dessen Fertigstellung an die ER-Membran dirigiert und an ihrer, dem Cytosol zugekehrten, Oberfläche "angedockt". Ausschlaggebend hierfür ist die genannte Signalsequenz am N-Terminus der nascierenden Polypeptidkette. Die Signalse-

quenzen von Sekretproteinen zeigen eine Reihe von Gruppenmerkmalen (☞ Abb. 13.17):

1. sie haben eine Länge von 13-36 Aminosäureresten

2. die N-terminalen Aminosäuren sind basisch und positiv geladen (n^+-Region)

3. im Zentrum der Signalsequenz befindet sich ein stark hydrophober Abschnitt von 10-15 Aminosäureresten (*h*-Region)

4. vor der Stelle, an der das Signalpeptid abgespalten wird, befinden sich etwa 3-7 polare (hydrophile) Aminosäuren (*c*-Region)

5. die letzte Aminosäure des Signalpeptides ist unpolar.

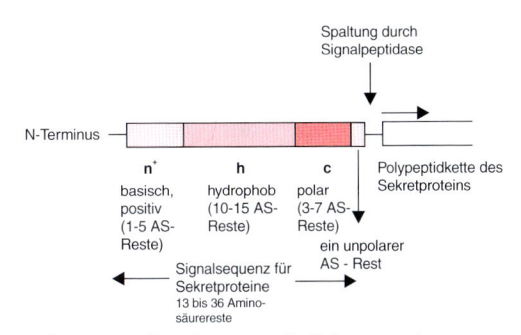

Abb. 13.17: Signalsequenz für Sekretproteine.

13.4.2. Die Signalsequenz bindet an ein Signalerkennungspartikel

Ein Ribosom, das eine wachsende Polypeptidkette trägt, gelangt zum ER, indem die Signalsequenz an ein cytosolisches Ribonucleoprotein bindet, das als *Signalerkennungspartikel* (**s**ignal **r**ecognition **p**article, SRP) bezeichnet wird. Das SRP ist ein stäbchenförmiges, komplex aufgebautes, multimeres Protein, das ein 7S-RNA-Molekül mit 300 Nucleotiden enthält und aus sechs Untereinheiten mit M_r von 72.000 (SRP 72), 68.000 (SRP 68), 54.000 (SRP 54), 19.000 (SRP 19), 14.000 (SRP 14) und 9.000 (SRP 9) besteht. In Abb. 13.18 sind die zwei Untereinheiten SRP 68 und SRP 54 gezeigt. Die Bindung des SRP-Gesamtkomplexes an die Signalsequenz erfolgt durch SRP 54. Diese hat an ihrem C-Terminus eine methioninreiche Sequenz, die das SRP 54 an die 7S-RNA bindet und die Affinität von SRP zur Signalsequenz vermittelt. Nach Bindung des SRP an die Signalsequenz wird die ribosomale Elongation der nascierenden Polypeptidkette durch Alu-ähnliche Sequenzen der 7S-RNA sowie durch SRP 14 und SRP 9 vorübergehend gestoppt bis der Komplex in Kontakt mit der ER-Membran getreten ist. Der Kontakt entsteht durch Migration des SRP-Polypeptid-Ribosom-Komplexes an die Oberfläche des ER. Dort erfolgt, vermittelt durch SRP 68 und SRP 72, die Bindung des Komplexes an einen *Receptor*, der als *Signalerkennungspartikel-Receptor* ("*SRP-Receptor*"; *SRPR*) bezeichnet wird (☞ Abb. 13.19). Nach Übergabe des Ribosom-Polypeptid-Komplexes an den SRP-Receptor und Einfädelung der nascierenden Polypeptidkette in den Translocationskanal (s.u.), die ebenfalls durch SRP vermittelt werden, kehrt das SRP in das Cytosol zurück und bindet an eine neue Signalsequenz, so daß ein *SRP-Cyclus* entsteht. Die Ablösung des SRP von der nascierenden Polypeptidkette ist *GTP-abhängig*. Nach Fertigstellung der Polypeptidkette löst sich auch das Ribosom vom ER ab und dissoziiert in seine zwei Untereinheiten, die für einen neuen Synthesecyclus zur Verfügung stehen (*Ribosomencyclus*).

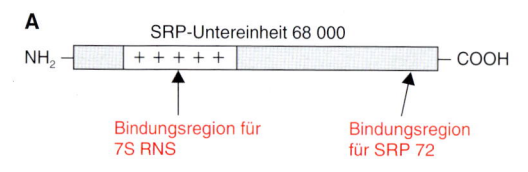

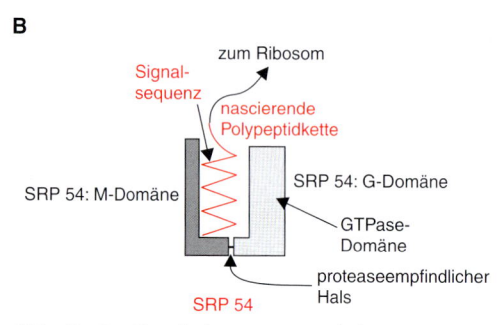

Abb. 13.18: Signalerkennungspartikel: Domänenstruktur der Untereinheiten SRP 68 und SRP 54 des Signalerkennungspartikels. **A**: Untereinheit SRP 68; **B**: Die signalpeptidbindende Untereinheit (SRP 54) besteht aus zwei Domänen, die proteolytisch getrennt werden können: SRP 54G ("große" Domäne) und SRP 54M ("kleine" Domäne). Die Signalsequenz der nascierenden Polypeptidkette ist als Zick-Zack-Struktur wiedergegeben ((nach H. Lütcke, Eur. J. Biochem. 228, 531-550 [1995]; mit Genehmigung des Autors und des Springer-Verlages).

13.4.3. Der sekretorische Weg eines Proteins

Alle neu synthetisierten Proteine, die entweder zur Abgabe aus der Zelle (Sekretion) *oder* für den Einbau in die ER- bzw. Plasmamembran *oder* für die Lysosomen vorgesehen sind, *müssen* ihren Weg durch das ER nehmen ("*sekretorischer Weg*"). Im ersten Abschnitt des sekretorischen Weges wird die aus dem Ribosom heraustretende nascierende Polypeptidkette durch die ER-Membran in das ER-Lumen hindurchgeleitet (☞ Abb. 13.19). Dafür ist eine komplexe makromolekulare Struktur in der ER-Membran - das *Translocon* - verantwortlich. Das Translocon bildet einen *Translocationskanal*, der die nascierende Polypeptidkette durch die ER-Membran hindurch transportiert. Der Kanal wird von dem in der Evolution konservierten und in die ER-Membran eingelagerten *Protein Sec61* gebildet. Gemeinsam mit dem die Polypeptidkette translocierenden Protein (*TRAM* = "*translocating-chain associated membrane protein*") übt Sec61 die Funktion des *Translocons* aus. Die drei Untereinheiten von Sec61 (Sec61α, Sec61β und Sec61γ) sind ringförmig angeordnet. Die größte Untereinheit des trimeren Kanalkomplexes (Sec61α) durchzieht mit zehn α-Helices die ER-Membran. Sie befindet sich in nächster Nachbarschaft zu der durch den Kanal wandernden nascierenden Polypeptidkette.

Im ER-Lumen wird das Signalpeptid von der nascierenden bzw. neusynthetisierten Polypeptikette durch die *Signalpeptidase* (*Signalase*) abgespalten. Bevor das neusynthetisierte Protein seinen Bestimmungsort erreicht, unterliegt es zahlreichen *Veränderungen*, von denen seine *kovalente Modifizierung*, seine *Faltung* zur *nativen Raumstruktur* und - bei oligomeren Proteinen - die Ausbildung seiner *Quartärstruktur* besonders wichtig sind.

13.4.4. Der Weg eines Proteins zur Plasmamembran als Bestimmungsort

Ein für den Einbau in die Plasma- oder ER-Membran vorgesehenes Protein wird, wie besprochen, mit seiner N-terminalen Domäne an der Spitze, cotranslational in den Translocationskanal "eingefädelt". Bereits im Kanal werden die Aminosäuresequenzen der nacheinander synthetisierten hydrophoben transmembranalen helicalen Segmente Stück für Stück gefaltet und - vom Kanal aus - in die Lipiddoppelschicht der ER-Membran ein-

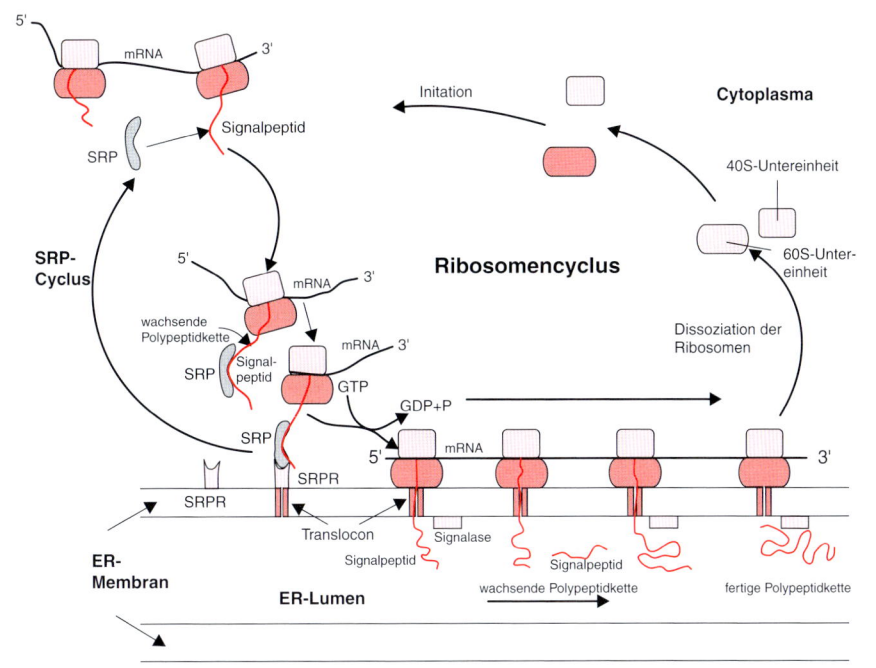

13.4. Die Steuerung der Proteinverteilung in der Zelle

Abb. 13.19: Zwei Cyclen: SRP-Cyclus und Ribosomencyclus SRP: Signal recognition particle; SRPR: SRP-Receptor.

gebaut. In Abb. 13.20 ist ein einfaches Modell zum Ablauf dieses Vorganges (Schritte 1 bis 7) dargestellt. Vor dem Eintritt der Polypeptidkette in den Kanal ist dieser geschlossen (1). Nach seiner Öffnung bildet die hydrophobe Signalsequenz unter Verlängerung der Polypeptidkette im Translocationskanal eine Schleife aus (2). Der N-Terminus der Schleife zeigt jetzt zum Cytoplasma. Dann wird die Signalsequenz abgespalten. Die darauf folgende hydrophobe, d.h. die erste in die Membran einzubauende, Domäne tritt in den Translocationskanal ein und bildet dort eine α-Helix (3). Daraufhin öffnet sich die Kanalwand kurzzeitig *lateral*, so daß die Helix aus dem Kanal austreten und sich transmembranal einordnen kann (4). Nach Schließung der seitlichen Öffnung schiebt sich die wachsende Polypeptidkette weiter in den Kanal hinein. Die Polypeptidkette hat nun eine cytoplasmatische und, nach Ausbildung eines weiteren hydrophoben helicalen Segmentes, auch eine luminal liegende Schleife (5). Danach öffnet sich die Kanalwand *erneut* lateral, so daß die zweite transmembranale Helix in die Membran gelangen kann. Danach verlängert sich die Polypeptidkette weiter. Dies geht solange vor sich, bis alle transmembranalen Segmente ihren Platz in der ER-Membran gefunden

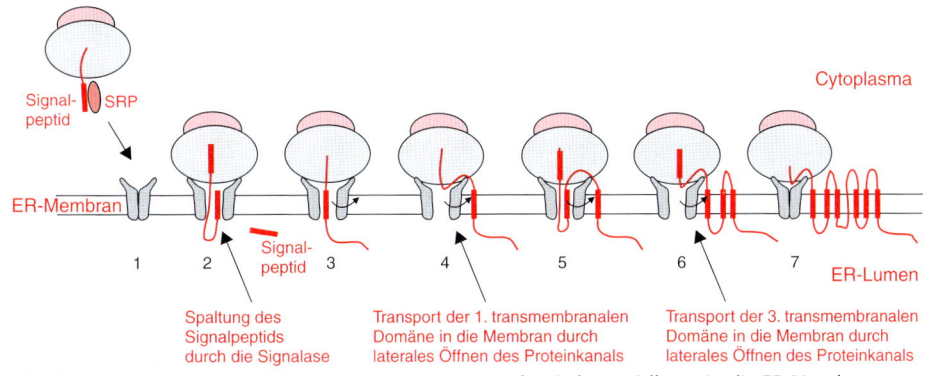

Abb. 13.20: Translocongesteuerte Insertion einer nascierenden Polypeptidkette in die ER-Membran.

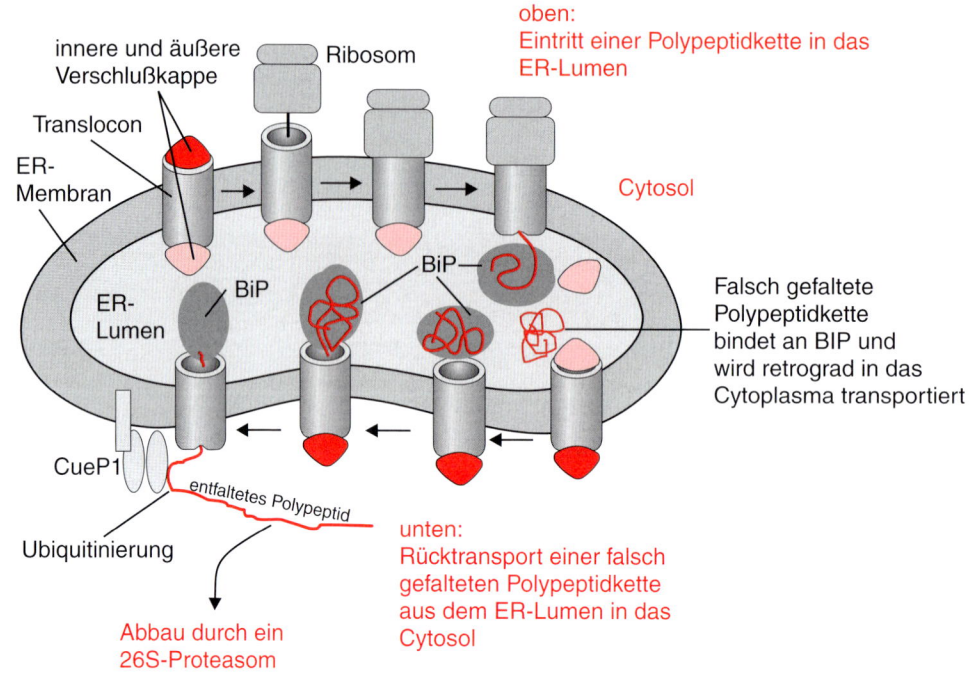

Abb. 13.21: Transport einer nascierenden Polypeptidkette in das ER-Lumen und Rücktransport einer falsch gefalteten Polypeptidkette durch alternierendes Öffnen und Schließen eines Translocons (nach H. Riezman, Science 278, 1728-1729 [1997]; mit Genehmigung des Autors und von *Science*).

haben (6 und 7). Der *Membran-Protein-Komplex* gelangt danach durch das *Zisternen-* und *Vesikelsystem* in den *Golgi-Apparat* und - falls er nicht für die ER- bzw. die Golgi-Membranen vorgesehen ist - von dort mittels *Transportvesikel* in die *Plasmamembran* (☞ Kap. 8.).

13.4.5. Kontrolle der richtigen Faltung des neusynthetisierten Proteins

Nachdem eine für den *Export aus der Zelle* (*Sekretion*) oder für die *Lysosomen* bestimmte Polypeptidkette in das ER-Lumen gelangt ist und ihre Signalsequenz durch die Signalase verloren hat, wird sie an ein *Bindungsprotein* (abgek. *BiP*) gebunden, das die Funktion eines *Chaperons* hat. Die Polypeptidkette faltet sich in ihre native Struktur und bildet, im Falle eines oligomeren Proteins, ihre Quartärstruktur aus. Der Faltungsvorgang wird durch die *Proteindisulfidisomerase* (☞ Kap. 3.) und durch weitere *Chaperone* unterstützt, doch sind Fehler in der Faltung und der Assoziation der Proteine im ER-Lumen nicht ausgeschlossen. Wenn dies eintritt, wird ein Programm zur Behebung des Fehlers gestartet. Da die falsch gefalteten Proteine infolge Abwesenheit von Proteasen im ER-Lumen nicht abgebaut werden können, müssen sie zurück (*retrograd*) in das Cytoplasma transportiert werden. Hierzu bindet das falsch gefaltete Protein erneut an BiP, woraufhin sich ein Translocon auf seiner luminalen Seite öffnet. BiP fädelt das Protein in das Translocon ein, so daß es wieder in das Cytosol gelangen kann. Auf der cytosolischen Seite des Kanals wird das fehlgefaltete Protein von dem membrangebundenen Protein Cue1p (abgek. von "factor for coupling of ubiquitin conjugation to ER degradation; p für Protein) erwartet und von diesem gebunden (☞ Abb. 13.21). Das Cue1p veranlaßt die Ubiquitinierung des zurückgekehrten Proteins und leitet so dessen proteolytischen Abbau durch ein 26S Proteasom ein.

13.4.6. Die Ausbildung der Raumstruktur eines Glycoproteins im ER

Die Chaperone des ER gehören in die Familie der durch Glucose regulierten Proteine. Es gibt zahlreiche Streßbedingungen, die für die Vorgänge im ER bedrohliche Folgen haben können, z.B. Hypoxie, pH-Erniedrigung, Glucosemangel, eine Erniedrigung der intraluminalen Ca^{2+}-Konzentration und mißgefaltete Proteine. Zum Schutz des ER antwortet die Zelle darauf mit der Synthese einer Gruppe von Proteinen, die entweder im Lumen oder in der Membran des ER lokalisiert sind und als Chaperone, Ca^{2+}-Bindungsproteine, Disulfidaustauschproteine oder als antiapoptotische Proteine wirken. Auslösend für deren Synthese ist entweder *Glucosemangel* (deshalb ihre Bezeichnung "*glucoseregulierte Proteine*" [GRP]) oder *Acidose* bzw. *Hypoxie*. Zu den GRP gehören u.a. *Calreticulin, BiP, Proteindisulfidisomerase* und die *Ca^{2+}-ATPase* des ER.

Die Wirkungsweise von Calnexin und Calreticulin. Nach der Synthese ihrer Oligosaccharidkomponente nehmen die N-glycosylierten Glycoproteine auf ihrem Sekretionsweg durch das ER ihre native Raumstruktur ein. Darin werden sie von den Chaperonen *Calnexin* und *Calreticulin* sowie von der *Proteindisulfidisomerase* unterstützt. Das zuletzt genannte Enzym gewährleistet die richtige Plazierung der gebildeten Disulfidgruppen (☞ Kap. 3.). *Calnexin* ist an die luminale Oberfläche der ER-Membran gebunden, *Calreticulin* hingegen ist ein lösliches Protein im ER-Lumen. Beide wirken gleichartig, jedoch wird das Glycoprotein, das an Calnexin bindet, infolge der Verankerung dieses Chaperons an der ER-Membran am Weitertransport im ER bis zu seiner richtigen Faltung gehindert. Beide Chaperone binden hochspezifisch an ein *Glucosemolekül*, das *terminal* an dem Oligosaccharidrest eines neusynthetisierten und noch ungefalteten Glycoproteins sitzt. Zunächst hat dieses Glycoprotein an seinem aus elf Zuckermolekülen aufgebauten Oligosaccharidrest drei Glucosemoleküle gebunden (☞ Abb. 13.22A).

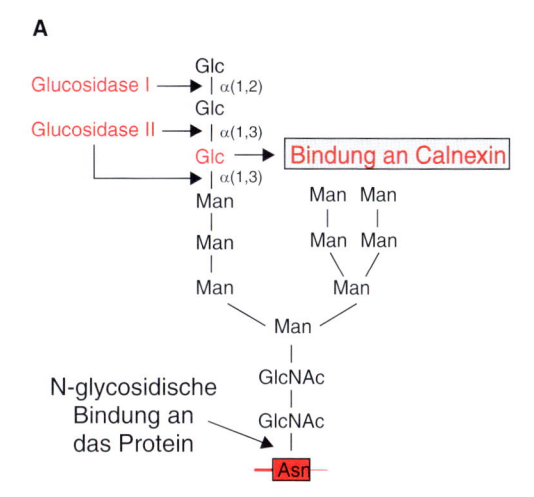

A

14-gliedriges Oligosaccharid mit drei endständigen Glucoseresten

Abb. 13.22A: Die Faltung eines neusynthetisierten Glycoproteins im ER durch das membrangebundene Calnexin als molekulares Chaperon: an ein proteingebundenes Oligosaccharid mit drei endständigen Glucoseresten binden Calnexin und Calreticulin an den innersten Glucoserest.

Vor der Bindung an das jeweilige Chaperon werden die zwei äußeren Glucosereste durch die *Glucosidasen I* und *II* abgespalten (*Trimmen* des Glycoproteins). Danach bindet das *ungefaltete Glycoprotein* über den verbleibenden Glucoserest an eines der beiden Chaperone (☞ Abb. 13.22B). In dem gebildeten Komplex erhält das Glycoprotein seine native Raumstruktur. Beide Chaperone verhindern die Aggregation und unterbinden auch den im Kap. 13.4.5. beschriebenen proteolytischen Abbau des Glycoproteins. Nach der *Faltung* des an das Chaperon gebundenen Glycoproteins verliert dieses infolge seiner Deglucosylierung, katalysiert durch die Glucosidase II, seine Affinität zum Calnexin bzw. Calreticulin, so daß es freigesetzt wird. Geht das *Glycoprotein* aus seiner Bindung mit dem Chaperon in seiner *nativen Raumstruktur* hervor, nimmt es seinen weiteren Weg im ER und gelangt in das *Golgi-Netzwerk*. Auch ein noch unvollständig oder mißgefaltetes Protein wird ebenfalls durch die Glucosidase II deglucosyliert, so daß auch dieses seine Affinität zum Chaperon verliert. Wichtig aber ist, daß ein Glycoprotein, das im ersten Bindungscyclus an das Chaperon seine native Struktur noch nicht gefunden hat, wieder reglucosyliert wird. Hierfür dient die komplex zusam-

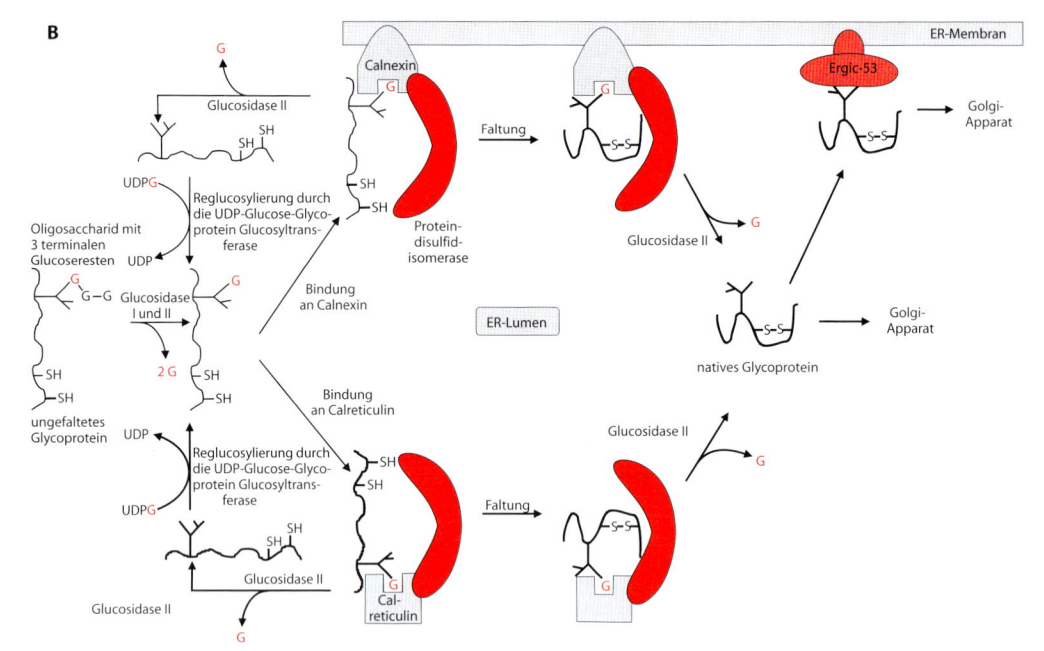

Abb. 13.22B: Die Faltung eines neusynthetisierten Glycoproteins (links im Bild) im ER durch das membrangebundene Calnexin als molekulares Chaperon; chaperonvermittelte Faltung des Glycoproteins.

mengesetzte *UDP-Glucose-Glycoprotein-Glucosyltransferase*, die als *Faltungssensor* wirkt und den Glucoserest von UDP-Glucose auf das Oligosacharid des noch nicht richtig gefalteten Glycoproteins überträgt (Formel der UDP-Glucose ☞ Kap. 4.). Dadurch gewinnt dieses erneut Affinität zu den beiden Chaperonen, so daß es wieder an eines von ihnen bindet und ein *neuer Faltungscyclus* erfolgen kann. Dieser Cyclus - 1. Bindung an das Chaperon, 2. Faltung, 3. Deglucosylierung durch die Glucosidase II, 4. Ablösung vom Chaperon, 5. wenn erforderlich Reglucosylierung und erneute Bindung an das Chaperon - kann sooft wiederholt werden, bis das Glycoprotein seine native Raumstruktur gefunden hat. Der *Faltungsvorgang* eines *Glycoproteins* unterliegt demzufolge einer *Qualitätskontrolle* und die Transportgeschwindigkeit eines Glycoproteins durch das ER hängt davon ab, wie rasch es seine native Raumstruktur findet. Der Weitertransport des nativen Glycoproteins in das Golgi-Netzwerk wird durch ein weiteres membrangebundenes kohlenhydratbindendes Protein ("ERGIC-53") unterstützt, das an die Mannosereste des Glycoproteins bindet (ERGIC ist der Transportweg vom ER zum "Golgi-Intermediary Compartment" [Golgi-Zwischenkompartment in Abb. 8.12]).

13.4.7. Posttranslationale Modifikation von Proteinen im ER

Im ER werden zahlreiche Proteine posttranslational modifiziert:

- Bildung von Glycoproteinen durch N- bzw. O-glycosidische Bindung eines Oligosaccharides an ein neusynthetisiertes Protein (☞ Kap. 16.)
- Oxidation von Cysteinresten unter Bildung von Disulfidbindungen
- Hydroxylierung von Prolyl- und Lysylresten (☞ Kap. 27.)
- Vitamin-K-abhängige Carboxylierung am γ-C-Atom von Glutamylresten (☞ Kap. 21.)
- Abspaltung der Säureamidgruppen von proteingebundenen Glutaminyl- bzw. Asparaginylresten sowie der ε-Aminogruppe von Lysylresten.

Erzeugung von ortspezifischen Signalen im ER bzw. im Golgi-Netzwerk für lysosomale Hydrolasen. Im luminalen Sekretionsweg des ER, vor allem aber nach ihrem Eintritt in das Golgi-Netzwerk, werden an *Glycoproteine* bestimmte *Adressierungssignale* angehängt, durch die die betreffenden Proteine an ihren Bestimmungsort dirigiert werden. So werden *lysosomale Enzyme* im *cis*-Golgi-

Netzwerk mit Mannose-6-phosphat an ihrem Oligosaccharidrest als "Sortiersignal" für Lysosomen versehen (☞ Abb. 13.23). Im *trans*-Golgi-Netzwerk werden die oligosaccharidgebundenen Mannose-6-phosphatreste von dem Mannose-6-phosphat-Receptor gebunden, der die lysosomalen Hydrolasen zu den clathrinbeschichteten Arealen des *trans*-Golgi-Netzwerkes dirigiert. Von diesen gelangen die Receptor-Hydrolase-Komplexe, vermittelt durch Transportvesikel, in späte Endosomen und schließlich in die Lysosomen. Im sauren Milieu dieser Organellen erfolgt die Dissoziation dieser Komplexe, wodurch die Hydrolasen freigesetzt werden und die Mannose-6-phosphat-Receptoren zum *trans*-Golgi-Netzwerk recyclisieren, um dort für neue Sortierrunden zur Verfügung zu stehen.

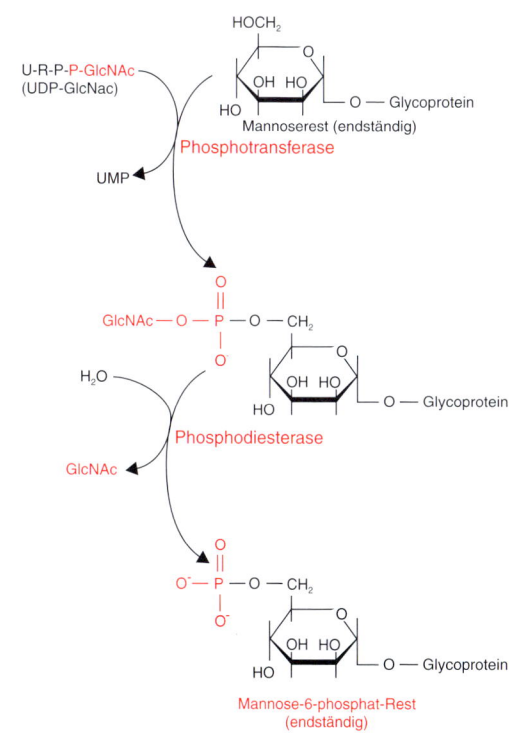

Abb. 13.23: Adressierung lysosomaler Enzyme durch einen terminalen Mannose-6-phosphatrest.

13.4.8. Sortierung der Proteine nach ihren Bestimmungsorten

Die neu synthetisierten und im ER in ihre native Raumstruktur gebrachten Proteine müssen, um in das Golgi-Netzwerk zu gelangen, sortiert und in Transportvesikel verpackt werden (☞ Kap. 8.2.4.). Diese knospen durch Abschnürung aus dem ER als *Donorkompartiment* aus und befördern ihre Proteinfracht in das *CGN* (cis-Golgi-Netzwerk) als *Acceptorkompartiment*, mit dessen Membran die Vesikelmembran fusioniert, so daß ihr Inhalt in das Innere des CGN entleert werden kann (☞ Abb. 8.12). Das CGN ist das Donorkompartiment für die Golgi-Cisternen und diese bilden das Donorkompartiment für das TGN (*trans*-Golgi-Netzwerk). Vom TGN knospen erneut Transportvesikel aus, die ihre Fracht dann an ihre jeweiligen Bestimmungsorte bringen. Die neu synthetisierten und zur Sortierung und Verteilung anstehenden Proteine treten demzufolge aus dem ER in den Golgi-Apparat auf dessen *cis*-Seite ein und werden auf seiner *trans*-Seite in Richtung ihrer verschiedenen Bestimmungsorte, z.B. zur *sekretorischen Zelloberfläche*, zur *Plasmamembran* oder in die *Lysosomen* wieder ausgeschleust.

Die Bildung eines Vesikels, sein Transport und seine Fusion mit der Zielmembran. Die Komponenten des Vesikelknospungs- und Vesikelfusionssystems sind (☞ Abb. 13.24):

- die das Vesikel umkleidenden Proteine ("**coat p**roteins, COPI und COPII); die Vesikelumkleidung besteht aus vielen Kopien der COPs, deren strukturelle Grundeinheit (das "Coatprotomer" oder "Coatomer") aus sieben verschiedenen Untereinheiten aufgebaut ist: α-COP, β-COP, β'-COP, γ-COP, δ-COP, ε-COP, ζ-COP
- für jedes *Coatomer* enthält das Vesikel mehrere Moleküle der GTPase *Arf* (☞ Tab. 8.3)
- ein *monomeres GTP-bindendes Protein* vom Typ *Rab*, das die Membranen der beiden Vesikel als Auftakt zu ihrer Fusion "zusammenbindet"
- ein *Membranfusionsprotein* (NSF), das durch N-Ethylmaleinimid blockiert wird (NSF: Abk. von **N**-**E**thylmaleinimid-**s**ensitives **F**usionsprotein)
- die *SNAP-Proteine*: diese binden NSF (SNAP Abk. von **s**oluble **N**SF-**a**ttachment **p**rotein)
- die *v-SNARE-* und die *t-SNARE-Proteine*: diese sind **SNA**P-**Re**ceptoren und erfüllen die *Sortierfunktion*, denn die *v-SNAREs* identifizieren die *Vesikel* und die *t-SNAREs*, (t von **t**arget; engl. Ziel) identifizieren die *Acceptor-* bzw. *Zielmembran*
- Ca^{2+}-Ionen und Calmodulin

- die V_0-Untereinheit der V-ATPase als protonentransportierende Komponente der V-ATPase, die aus sechs Proteolipiden besteht und mit weiteren Untereinheiten assoziiert ist (☞ Kap. 8.3.3.).

Die *Vesikelknospung* aus einem Donorkompartiment, die *Vesikelbindung* an ein Acceptorkompartiment und die *Fusion* der Membranen beider Kompartimente geht auf folgende Weise vor sich (☞ Abb. 13.24):

An die Donormembran binden eine größere Zahl von Arf-Molekülen, in Form von Arf-GTP. Danach rekrutiert Arf-GTP die COP-Coatomere aus dem Cytosol, die auf der Oberfläche der Donormembran assoziieren (1,2). Daraufhin wölbt sich die Donormembran nach außen und bildet eine *Knospe*, die vom Coatomer-Arf-GTP-Komplex umkleidet wird und sich von der Donormembran abschnürt (3). Die GTPase von *Arf* hydrolysiert danach GTP zu GDP, worauf sich das Arf-GDP von den Coatomeren ablöst (4). Dadurch wird die aus den COP-Proteinen bestehende Vesikelumkleidung instabil, so daß auch die COP-Proteine das Vesikel verlassen und dieses so zur Erfüllung seiner Funktion als *Transportvehikel* freigegeben wird (5). Das *coatomerenfreie Vesikel* bindet an die Zielmembran, indem zunächst das Rab-GTP als verbindende Brücke zwischen den beiden Membranen dient (6).

Wie in Kap. 8.3.4. ausgeführt ist, müssen bei einer Membranfusion folgende Schritte durchlaufen werden: 1. G-proteinvermittelte Assoziation der beiden Membran aneinander, 2. Andocken unter Mitwirkung des SNARE-Komplexes, 3. Fusion der beiden Membranen. Das Andocken der beiden Membranen aneinander erfolgt durch die v- und t-SNARE-abhängige Bindung des Vesikels an die Membran des Zielvesikels (7). Zur Erfüllung der Sortierfunktion der Vesikel müssen das v- und das t-SNARE genau zueinander passen. Dadurch wird der spezifische und zielgerichtete Transport sowie die Selektivität des Fusionsprozesses der Vesikelmembran mit einer *bestimmten* Zielmembran, d.h. die *Vesikelsortierung* gewährleistet. Für das Andocken der beiden Membranen aneinander und ihre Fusion ist NSF notwendig, das funktionell eine lösliche, aus drei Untereinheiten bestehende, ATPase darstellt. NSF bindet, gemeinsam mit SNAP, an den SNARE-Vesikelkomplex (8). Die Fusion des Vesikels mit der Zielmembran wird energetisch durch die NSF-katalysierte ATP-Hydrolyse gespeist. Dabei wird der v-SNARE/t-SNARE-Komplex gespalten (8,9).

Für die Fusion des gebundenen Vesikels mit der Zielmembran sind Ca^{2+}-Ionen und Calmodulin sowie die V_0-Untereinheit der V-ATPase erforderlich. Die Ca^{2+}-Ionen fließen aus dem Zielvesikel durch einen aktivierten Ca^{2+}-Kanal heraus und binden an Calmodulin (7,8). Dieser Kanal wird später durch t-SNARE verschlossen, so daß der Austritt von Ca^{2+}-Ionen aus dem Zielvesikel wieder gestoppt wird. Die Zielmoleküle des Ca^{2+}-Calmodulinkomplexes sind die V_0-Untereinheiten der V-ATPase, die sowohl in die Donor- als auch in die Acceptormembran eingebettet und für die Fusion der beiden Membranen unentbehrlich sind (8,9). Hierfür ist es erforderlich, daß sich zwei V_0-Komplexe gegenüberliegen und ein *Proteolipiddimer* bilden. Die Dimerbildung wird durch Ca^{2+}-Calmodulin gefördert (9). Es tritt eine Lockerung des Zusammenhaltes der Oligomerstruktur der V_0-Proteolipide ein, die ein Eindringen von Phospholipiden in die entstehenden Zwischenräume erlaubt und schließlich - unter Dissoziation von V_0 in kleinere Einheiten - zur Fusion der beiden Membranen führt (10).

Transportvesikel können sowohl von den COPs als auch von Clathrin umkleidet werden. Hinsichtlich der "*Käfigproteine*" läßt sich bei der großen Vielfalt der in der Zelle existierenden Transportvesikel folgende Systematisierung treffen:

- COPI umkleidet Vesikel, die sich vom ER zum CGN und bidirektional innerhalb des Golgi-Netzwerkes bewegen
- COPII ist das Käfigprotein für Vesikel vom ER zum CGN
- Clathrin in Verbindung mit dem Adaptorprotein AP-1 umkleidet Vesikel aus dem TGN mit späten Endosomen und Lysosomen als Bestimmungsorte
- Clathrin in Verbindung mit dem Adaptorprotein AP-2 ist spezifisch für Endocytosevesikel.

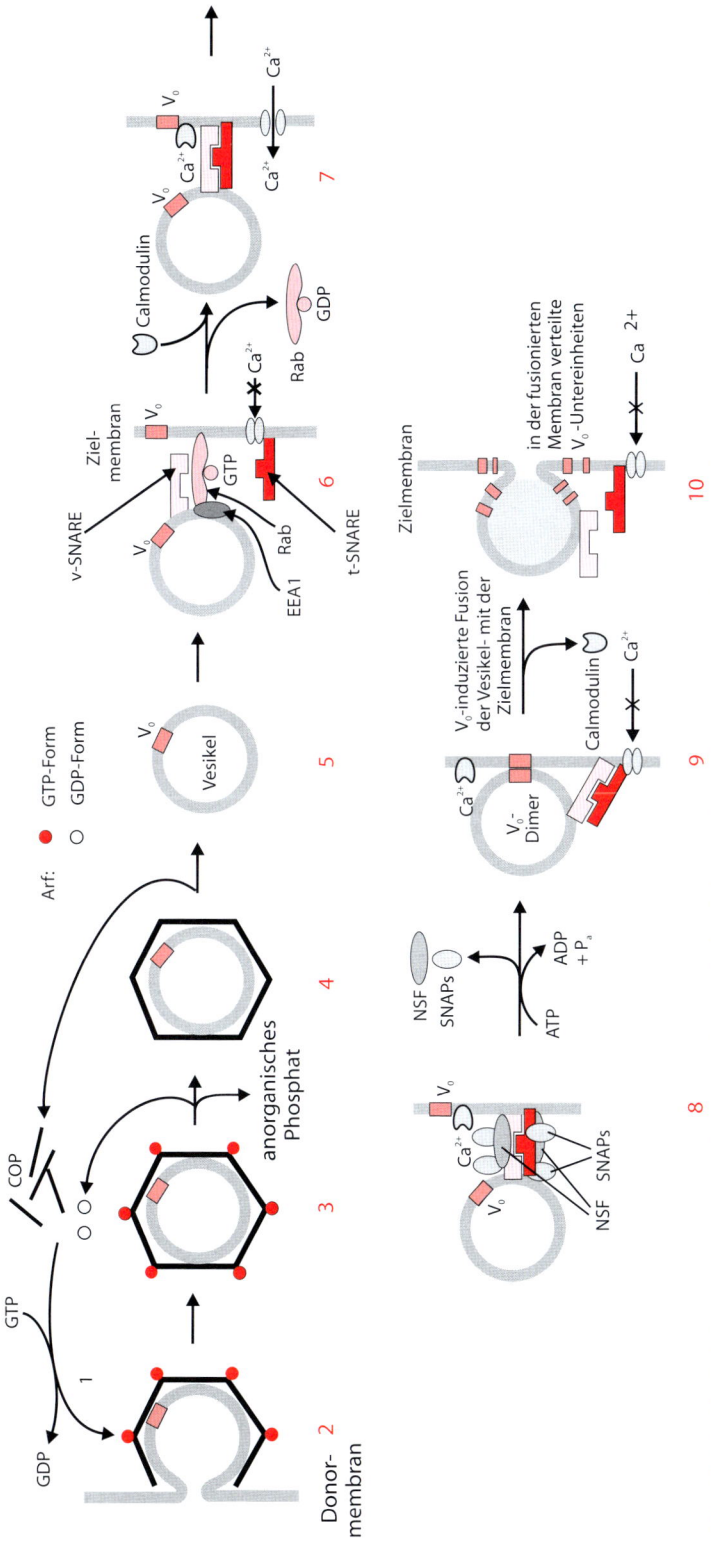

13.4. Die Steuerung der Proteinverteilung in der Zelle

Abb. 13.24: Vesikel-Knospung aus einer Donormembran (z.B. der Golgimembran), Bindung des Vesikels an seine Ziel- (Acceptor-)membran (Targeting) und Fusion der beiden Membranen (modifiziert nach J.E. Rothman, Biol. Chem. 377, 407–410 [1996]).

13.4.9. Der Eintritt von Proteinen in die Mitochondrien

Die mitochondriale Signalsequenz. Da die Mitochondrien-DNA nur sehr wenige mitochondriale Proteine codiert, müssen die meisten mitochondrialen Proteine und Enzyme aus dem Cytosol in die mitochondrialen Kompartimente (Mitochondrienmatrix, innere bzw. äußere Mitochondrienmembran oder Zwischenmembranalraum) transportiert werden. Die *N-terminale Signalsequenz* (hier auch als *Transitsequenz* bezeichnet) des neu synthetisierten Proteins bestimmt, in welchen der vier genannten Räume das Protein gelenkt wird. Sie unterscheidet sich von der Signalsequenz zum Eintritt in das endoplasmatische Reticulum und enthält viele positiv geladene Aminosäurereste (*Lysin* und *Arginin*) sowie Serin und Threonin und zahlreiche hydrophobe Aminosäuren (☞ Abb. 13.25).

Met - Leu - Arg - Thr - Ser - Ser - Leu - Phe - Thr -

Arg - Arg - Val - Gln - Pro - Ser - Leu - Phe -

Arg - Asn - Ile - Leu - Arg - Leu - Gln - Ser - Thr

Abb. 13.25: Transitsequenz von mitochondrialen Matrixproteinen.

Der mitochondriale Proteinimport. Der Transport eines *Präproteins* aus dem *Cytosol* in die *Mitochondrienmatrix* ist *chaperonabhängig* (Abb. 13.26):

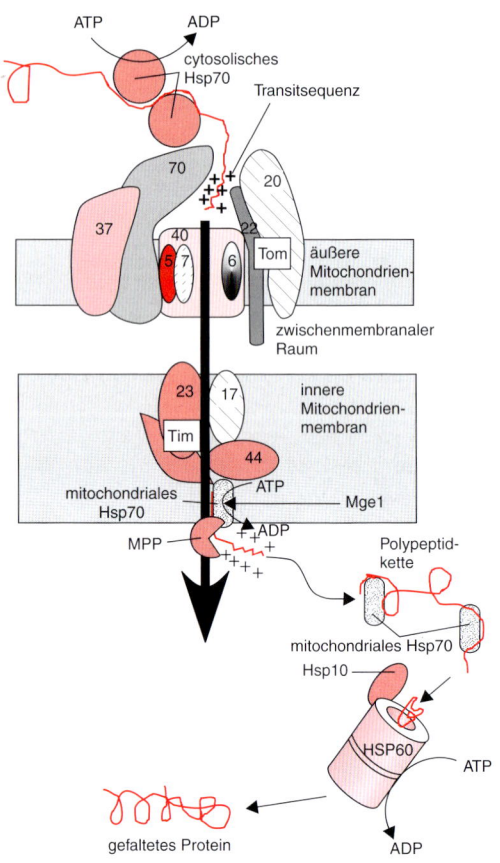

Abb. 13.26: Die Proteintransportkomplexe der inneren und äußeren Mitochondrienmembran (nach N. Pfanner et al., TIBS 21, 51-52 [1996]; mit Genehmigung der Autoren und von TIBS).

1. die Polypeptidkette penetriert die beiden mitochondrialen Membranen in entfalteter Form. Hierfür existieren in der äußeren und der inneren Membran Kanäle, die von Proteinen ausgekleidet sind. Die Stabilisierung der ausgestreckten Form der Polypeptidkette vor ihrem Eintritt in die Mitochondrien erfolgt durch *cytosolisches Hsp70*, das auch teilweise gefaltete Proteine in den entfalteten Zustand zurückversetzt und deren Aggregation verhindert; dieser Vorgang ist energiebedürftig und verbraucht ATP

2. an die mitochondriale Oberfläche wird das Präprotein durch *acht* verschiedene Proteine gebunden, die *Receptoren* der äußeren Mitochondrienmembran für die Transitsequenz bzw. Bestandteile des *Translocasekomplexes* sind. Von ihnen seien Tom70, Tom37, Tom22, Tom20 und Tom40 genannt (T ist die Abkürzung von Translocator und

om von **o**uter **m**itochondrial **m**embran; die Zahlen geben die M_r in Kilo-Dalton an). Tom 40 besitzt *Faltblattstruktur*, die eine *hydrophile Pore* bildet, unter Mitwirkung von Tom22 die Transitsequenz der mitochondrialen Präproteine bindet und diese durch die äußere mitochondriale Membran leitet

3. direkt unter dem Translocasekomplex der äußeren Mitochondrienmembran befindet sich der *Translocasekomplex* der *inneren Mitochondrienmembran*. Beide Komplexe bilden einen durchgehenden Kanal, durch den das Präprotein in die mitochondriale Matrix gelangen kann. Die Komponenten dieses Translocasekomplexes sind Tim44, Tim23 und Tim17 (*Translocatoren der inneren mitochondrialen Membran*)

4. die in das Mitochondrieninnere eintretende Polypeptidkette wird von dem *mitochondrialen Hsp70-ATP-Komplex*, in Zusammenwirkung mit *Tim44*, empfangen. Tim44 präsentiert die nacheinander eintretenden Segmente der Polypeptidkette dem Hsp70-ATP-Komplex. Durch einen *molekularen Sperrklinkenmechanismus* wird ein Zurückgleiten der Kette verhindert. Durch wiederholte Bindung an Hsp70 und ATP-abhängige Freisetzung wird die Polypeptidkette in das Mitochondrium transportiert. Das ATP wird dabei hydrolysiert

5. die Recyclisierung von Hsp70 erfordert den Nucleotidaustauschfaktor Mge1, der einen ADP/ATP-Austausch am Hsp70 katalysiert

6. im Anschluß daran wird die Transitsequenz durch die *mitochondriale Signalase*, einer membrangebundenen *Metalloprotease*, abgespalten ("MPP"; Abk. von engl. **m**itochondrial **p**rocessing **p**eptidase)

7. nun erfolgt der Transport der Polypeptidkette in den Faltungsbecher des zylinderförmigen Chaperons Hsp60, welches, ATP-abhängig und unterstützt durch das Chaperonin 10 (Hsp10), deren Faltung in ihre native globuläre Struktur und die Ausbildung der Quartärstruktur vermittelt.

13.5. Auch Proteine können gespleißt werden

Das Spleißen von Proteinen ist das Gegenstück zum RNA-Spleißen. Das Spleißen der RNA erfolgt *posttranscriptional*, das Protein-Spleißen *posttranslational*. Das *Protein-Spleißen* ist ein *Selbstspleißen*. Bei ihr wird ein in der Proteinsequenz liegendes Polypeptidsegment herausgeschnitten und die sie flankierenden Domänen werden durch Bildung einer Peptidbindung zwischen dem C-terminalen Rest der einen Domäne und dem N-terminalen Rest der anderen Domäne wieder verbunden. Basierend auf dem RNA-Spleißen wird beim Spleißen eines *Vorläuferproteins* das herausgeschnittene Segment als *Intein* (**in**ternes **P**rot**ein**fragment) bezeichnet. Die Inteine haben Längen zwischen 360 und 550 Aminosäureresten. Das gespleißte Protein setzt sich aus den zusammengefügten **ex**ternen **P**rot**ein**fragmenten zusammen, die man als *Exteine* bezeichnet. Als N-Extein bezeichnet man das Extein mit dem freien N-Terminus, als C-Extein dasjenige mit dem freien C-Terminus.

Ein Protein-Spleißen wurde u.a. bei der in der Vacuolenmembran vorkommenden H^+-Transport-ATPase, bei dem RecA-Protein von *Mycobacterium tuberculosis* und *Mycobacterium leprae* sowie bei DNA-Polymerasen von *Archaea* gefunden. Durch das Protein-Spleißen werden auf *Proteinebene genetisch mobile Elemente* eliminiert. Das Intein im Vorläufer der *H+-Transport-ATPase* ist nicht eine funktionslose Aminosäuresequenz, sondern eine *DNA-Endonuclease*, die beim Spleißen in Freiheit gesetzt wird.

Spleißmechanismus. Das Protein-Spleißen erfolgt sehr spezifisch. Beim Spleißvorgang werden autokatalytisch zwei Peptidbindungen im Vorläufermolekül gespalten und eine neue Peptidbindung zwischen dem N-Extein und dem C-Extein geknüpft. An der Spaltungsstelle zwischen dem Intein und dem C-Extein befindet sich auf der Inteinseite stets Asn. Für die Autokatalyse des Protein-Spleißens wurde folgendes Modell entwickelt (☞ Abb. 13.27):

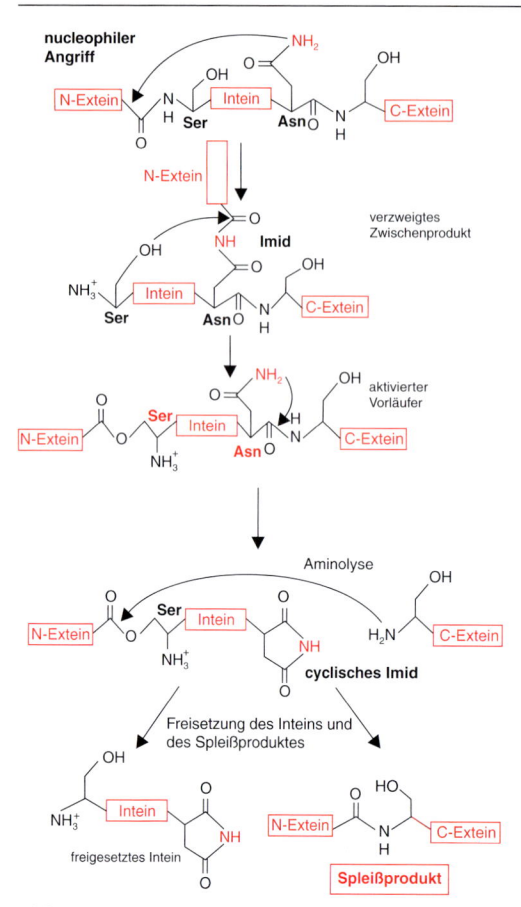

Abb. 13.27: Mechanismus der Selbstspleißung eines Proteins.

1. der Amid-N des Asn an der Intein→ C-Extein-Spaltstelle greift in nucleophiler Reaktion die Peptid-Carbonyl-Bindung der anderen Spleißstelle, der N-Extein→ Intein-Verbindung, an; dadurch wird ein verzweigtes Intermediat gebildet, in dem das N-Extein mit dem Intein-C-Extein durch eine Imidbindung verbunden ist

2. das verzweigte Zwischenprodukt wird durch die OH-Gruppe des Serylrestes an der Intein-N-Extein-Verbindung angegriffen und so ein aktiviertes Vorläufermolekül gebildet

3. das konservierte Asn im aktivierten Vorläufermolekül bildet ein *cyclisches Imid* am Intein und setzt das gespleißte Proteins durch Aminolyse frei.

13.6. Hemmstoffe der Proteinsynthese

Hemmung der Proteinsynthese durch Antibiotica. Zahlreiche *Antibiotica* entwickeln ihre antibakteriellen Wirkungen durch Blockierung der Proteinsynthese (☞ Abb. 13.28).

Abb. 13.28: Antibiotica als Hemmstoffe der Proteinsynthese.

Streptomycin hemmt die *Initiation* der *prokaryontische Proteinsynthese*, indem es die Bindung von N-Formylmethionin-tRNA$_i$ an den Initiationskomplex unterdrückt. Es bewirkt auch Fehlablesungen der mRNA, so daß falsche Aminosäuren in das neusynthetisierte Protein eingebaut werden. *Chloramphenicol* hemmt die *Peptidyltransferaseak-*

tivität in Bakterienribosomen sowie die *mitochondriale Proteinsynthese*. Die letztgenannte Wirkung kann eine *aplastische Anämie* verursachen (☞ Kap. 21.3.3.). *Erythromycin* hemmt die Translocation in Prokaryontenribosomen. *Tetracyclin* bindet an die 30S-Untereinheit und verhindert die Anlagerung von Aminoacyl-tRNA an das A-Zentrum. *Cycloheximid* blockiert die *Peptidyltransferase* von Eukaryontenribosomen, nicht jedoch von Prokaryonten oder von Mitochondrien. *Puromycin* ähnelt in seiner Struktur der endständigen Aminoacyladenosyl-Gruppe der tRNA. Es bindet an das A-Zentrum der Ribosomen und verhindert die Bindung der nächsten Aminoacyl-tRNA. Die Aminogruppe des Puromycins bildet, katalysiert durch die *Peptidyltransferase*, mit der Carboxylgruppe der sich in Synthese befindlichen Polypeptidkette eine Peptidbindung, so daß sich Peptidyl-Puromycin bildet, das sich vom Ribosom ablöst. Dadurch setzt Puromycin unvollständig synthetisierte Polypeptidketten vom ribosomalen Apparat frei.

Hemmung der Proteinsynthese durch bakterielle Toxine. Das *Toxin des Erregers* der *Diphtherie* (*Corynebacterium diphtheriae*) ist ein Protein (M_r 61.000), das aus drei Strukturdomänen aufgebaut ist, einer *katalytischen Domäne*, einer Domäne, die das Toxin in der *Plasmamembran* einer befallenen Zelle *verankert* und einer *Receptorbindungsdomäne*. Nach der Bindung des Toxins an einen normalerweise den Vorläufer eines Wachstumsfaktors bindenden Oberflächenreceptor, wird es durch receptorvermittelte Endocytose in die Zelle aufgenommen. In den Endosomen wird das Toxin proteolytisch in ein A-Fragment (M_r 21.000) und ein B-Fragment (M_r 40.000) gespalten. Das A-Fragment enthält die katalytische Domäne und das B-Fragment die Membranverankerungsdomäne. Das im sauren Milieu des Endosoms aktivierte B-Fragment erlaubt dem Fragment A aus dem Endosom in das Cytosol überzutreten. Die katalytische Domäne des Fragmentes A katalysiert dort die Übertragung der *ADP-Ribosylgruppe* des *NAD$^+$* auf den *eukaryontischen Elongationsfaktor eEF2* der Proteinsynthese. Dadurch kommt es zu einer Blockierung der Proteinsynthese und zum Tod der infizierten Zelle. Zielgruppe der ADP-Ribosylierung im Elongationsfaktor eEF2 ist ein *modifizierter Histidylrest*, der als *Diphthamid* bezeichnet wird. Der Name des in der katalytischen Domäne des A-Fragmentes lokalisierten Enzyms lautet *NAD$^+$-Diphthamid-ADP-Ribosyltransferase*. Das Enzym überträgt den ADP-Ribosrest des NAD$^+$ auf ein N-Atom des Imidazolringes des Diphthamids:

Diphthamid + NAD$^+$ ⇌
N-ADP-D-ribosyl-Diphthamid
+ Nicotinsäureamid

Das *Diphthamid* entsteht im eEF2 durch posttranslationale Modifizierung eines *Histidylrestes* (☞ Abb. 13.29). Seine Blockierung durch ADP-Ribosylierung unterbindet die Translocation der wachsenden Polypeptidkette im Ribosom. Auch andere bakterielle Toxine, wie das *Cholera-* und das *Pertussistoxin* enthalten eine *ADP-Ribosyltransferase*, die die ADP-Ribosylgruppe des NAD$^+$ auf die α-Untereinheiten von G-Proteinen überträgt (☞ Kap. 8.4.5.2.).

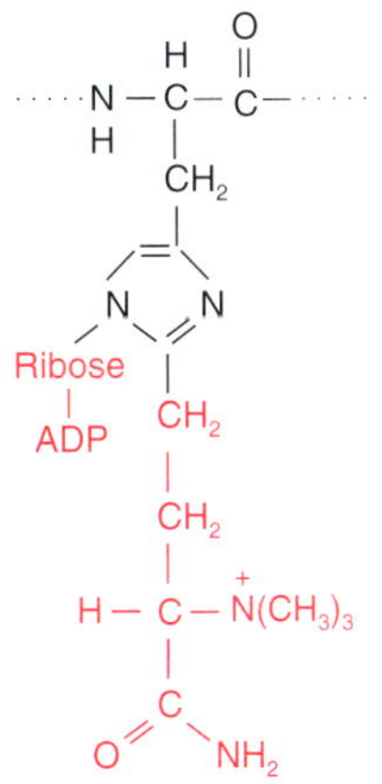

Abb. 13.29: Diphthamid: Baustein des Elongationsfaktors E2F und Zielgruppe für die ADP-Ribosylierung des E2F durch die ADP-Ribosyltransferase des A-Fragmentes des Diphtherietoxins.

Ricin und α-Sarcin als ribosomeninaktivierende Proteine. Das *Ricin* ist ein hochtoxisches Glycoprotein aus *Ricinus communis*, das aus zwei, durch eine Disulfidbrücke verbundenen, Untereinheiten aufgebaut ist (M_r der A-Kette ist 66.000 und M_r der B-Kette ist 34.000). Es ist funktionell ein Lectin, das mit seiner B-Kette an galactosehaltige Oberflächenreceptoren von Zellen bindet. Nach Spaltung der Disulfidbrücke tritt die A-Kette in die Zelle ein und bindet an die ribosomale 60S-Untereinheit. Die A-Kette besitzt eine N-Glycosidase-Aktivität, die die 28S-rRNA an ihren N-glycosidischen Bindungen zwischen den Adenin- und Ribosylresten spaltet. Dadurch kommt es zu einer Schädigung der 28S-rRNA und zu einem Stopp des Translationsprozesses. Das α-*Sarcin* ist ein *Pilzgift* mit einer *Endonucleaseaktivität,* die die 28S-rRNA der 60S-Untereinheit spaltet. Das *Shiga-Toxin,* das von dem Bacterium *Shigella dysenteriae* gebildet wird und das *Shiga-ähnliche Toxin* von *E. coli* spalten die 28S-rRNA nach Art des Ricins.

14. Einführung in den Intermediärstoffwechsel

Nach der *Biosynthese* der biologischen Makromoleküle *DNA, RNA* und *Proteine* soll in den folgenden Kapiteln der intrazelluläre Stoffwechsel *niedermolekularer Verbindungen* besprochen werden. Dieser Teil des Stoffwechsels wird als *Intermediärstoffwechsel* ("Zwischenstoffwechsel") oder einfach als *Stoffwechsel* bezeichnet.

14.1. Energieliefernde und energieverbrauchende Reaktionen

Im Vordergrund einer Stoffwechselreaktion steht die "freie Enthalpie". Wie jede chemische Reaktion wird auch jede Stoffwechselreaktion vom *2. Hauptsatz der Thermodynamik* beherrscht:

$$\Delta G = \Delta H - T\Delta S \quad (1)$$

Gl. 1 verbindet drei wichtige Zustandsgrößen eines Systems, ΔH, ΔG und ΔS. Da immer der Endzustand einer Reaktion mit ihrem Anfangszustand verglichen wird, geht es stets um Differenzen (Δ) dieser Größen. T ist die absolute Temperatur, ausgedrückt in K.

1. Die *Reaktionsenthalpie* ΔH ist die Wärmemenge, die bei einer reversiblen chemischen Reaktion je Formelumsatz bei konstantem Druck und konstanter Temperatur, d.h. unter *isotherm-isobaren* Bedingungen, freigesetzt oder aufgenommen wird (der Begriff *Enthalpie* ist abgeleitet von griech. *enthalpein* "erwärmen"). Die Reaktionsenthalpie wird auch als *Wärmetönung* bezeichnet. ΔH erhält ein negatives Vorzeichen, wenn Reaktionswärme abgegeben und ein positives, wenn Reaktionswärme aufgenommen wird.

2. Die *freie Enthalpie* ΔG liefert das Kriterium für den spontanen Ablauf einer Reaktion und für ihr Gleichgewicht bei konstantem Druck und konstanter Temperatur. Sie ist derjenige Anteil der Reaktionsenthalpie, der bei einer isotherm-isobar ablaufenden reversiblen Reaktion *günstigstenfalls* in Arbeit umgewandelt werden kann. ΔG ist das Maß für die *Triebkraft* einer chemischen Reaktion. Nur bei *negativem* ΔG kann eine Reaktion *freiwillig* (spontan) ablaufen (*exergone Reaktion*). Diese Reaktion geht unter Abgabe von freier Enthalpie vor sich. Bei *positivem* ΔG hingegen kann die Reaktion nicht spontan, sondern nur unter Arbeitsaufwand von außen ablaufen, d.h. die Reaktion ist auf die *Zufuhr* von freier Enthalpie angewiesen. Eine solche Reaktion bezeichnet man als *endergone Reaktion*. Man beachte die Vorzeichenfrage und stelle einen Vergleich mit der Geldmenge in der eigenen Geldbörse an: Geldausgabe ist vergleichbar mit Energieabgabe, beide haben ein negatives Vorzeichen; Einnahme von Geld ist vergleichbar mit Energieaufwand von außen, beide sind positiv.

3. Mit ΔS wird die *Entropieänderung* ausgedrückt. Diese kann *positiv* ($+\Delta S$) oder *negativ* ($-\Delta S$) sein. Die Entropie drückt den Grad der *Unordnung* in einem System aus. Die Entropie ist eine Energieform, die zur Arbeitsleistung unbrauchbar ist. Die Wassermoleküle im Wasserdampf haben eine höhere Unordnung als im flüssigen Wasser und die Wassermoleküle im flüssigen Wasser haben eine höhere Unordnung als im Eis. Beim Übergang von Eis zu flüssigem Wasser und von diesem zu Wasserdampf nimmt die Entropie zu, ΔS ist positiv. Der 2. Hauptsatz der Thermodynamik sagt aus, daß eine Reaktion nur dann spontan ablaufen kann, wenn die Entropie zunimmt.

Die Änderung der freien Enthalpie ΔG steht mit der Gleichgewichtskonstanten der Reaktion im Zusammenhang. Man betrachte die reversible Reaktion:

$$A + B \rightleftharpoons C + D \quad (2)$$

Die Änderung der freien Enthalpie ΔG wird durch Gl. (3) ausgedrückt:

$$\Delta G = \Delta G^{\circ\prime} + RT \ln \frac{[C][D]}{[A][B]} \quad (3)$$

In dieser Gleichung sind [A], [B], [C] und [D] die *molaren Konzentrationen* der Reaktionsteilnehmer, R ist die allgemeine Gaskonstante ($8{,}3 \times 10^{-3}$ kJ K^{-1} mol^{-1}) und T die absolute Temperatur (diese ist bei 38°C = 311 K). Mit $\Delta G^{\circ\prime}$ wird die Änderung der freien Enthalpie unter *Standardbedingungen* bezeichnet. Unter *Standardbedingungen* liegt jeder Reaktionsteilnehmer (in unserem Fall A, B, C und D) in einer Konzentration von 1,0 mol l^{-1} bei einem pH-Wert des Reaktionsmediums von 7,0 vor (auf pH 7,0 beziehen sich auch die nächsten Ausführungen, einschließlich der Ionisation der Reaktanten in den verschiedenen Reaktionsgleichungen). ΔG hängt von der chemischen Natur der Reaktionsteilnehmer, ihren Konzentrationen und vom pH-Wert der Lösung ab. Im chemischen Gleichgewicht ist ΔG = 0, d.h. das System ist dann nicht fähig, Arbeit zu leisten. Dann wird Gl. 3 zu

$$0 = \Delta G^{\circ\prime} + RT \ln \frac{[C][D]}{[A][B]} \quad (4)$$

Das Gleichgewicht zwischen den Reaktionspartnern A, B, C und D wird quantitativ durch die Gleichgewichtskonstante K'_{eq} ausgedrückt:

$$K'_{eq} = \frac{[C][D]}{[A][B]} \quad (5)$$

Die Kombination der Gleichungen 4 und 5 ergibt Gl. 6:

$$\Delta G^{\circ\prime} = -RT \ln K'_{eq} \quad (6)$$

Durch Umwandlung von ln in log erhält man Gl. 7:

$$\Delta G^{\circ\prime} = -RT\, 2.303 \log K'_{eq} \quad (7)$$

Durch Gl. 7 sind zwei wichtige Parameter einer chemischen Reaktion, die Änderung der freien Enthalpie und die Gleichgewichtskonstante, miteinander verknüpft.

Kopplung von endergonen mit exergonen Reaktionen. Die Stoffumwandlungen in einem lebenden Organismus lassen sich in zwei Gruppen einteilen:

1. *Energieliefernde (exergone) Reaktionen:* ihr ΔG ist negativ; sie gehen *spontan* vor sich, d.h. sie haben eine hohe Triebkraft

2. *Energieverbrauchende (endergone) Reaktionen:* ihr ΔG ist positiv; sie gehen *nicht spontan* vor sich, d.h. sie haben eine geringe Triebkraft.

Typisch für den Stoffwechsel aller Lebewesen ist die *Kopplung* endergoner mit exergonen Reaktionen. Dadurch werden endergone Reaktionen möglich (z.B. Biosynthesevorgänge, Leistung mechanischer Arbeit und transmembranale Ionen- und Substrattransportprozesse). In *gekoppelten Reaktionen* ist die *Gesamtänderung* der freien Enthalpie gleich der *Summe* der Änderungen der freien Enthalpie der *Einzelreaktionen*. Dies sei am Beispiel der *Hexokinasereaktion* demonstriert, die eine *Phosphorylübertragung* (*Transphosphorylierung*) von ATP als Phosphoryldonor auf Glucose als Phosphorylacceptor katalysiert (☞ Kap. 16.1.2.; Abb. 14.1). Die *Transphosphorylierung* führt zur Bildung von Glucose-6-phosphat und ist mit der Spaltung von ATP^{4-} zu ADP^{3-} gekoppelt:

Glucose + ATP^{4-} =
Glucose-6-phosphat^{2-} + ADP^{3-} + H^+

Die Reaktion lässt sich in zwei Einzelreaktionen zerlegen:

1. $ATP^{4-} + H_2O = ADP^{3-} + HPO_4^{2-} + H^+$
   ($\Delta G^{\circ\prime} = -30{,}7$ kJ mol^{-1})
   (HPO_4^{2-} = anorganisches Phosphat, oft als P_a abgekürzt)
2. Glucose + HPO_4^{2-} = Glucose-6-phosphat^{2-} + H_2O
   ($\Delta G^{\circ\prime} = +12{,}6$ kJ mol^{-1})

Teilreaktion 1 beschreibt die stark exergone Hydrolyse von ATP zu ADP und Phosphat ($\Delta G^{\circ\prime} = -30{,}7$ kJ mol^{-1}), Teilreaktion 2 beschreibt die endergone Synthese von Glucose-6-phosphat aus Glucose und Phosphat ($\Delta G^{\circ\prime} = +12{,}6$ kJ mol^{-1}), deren Ablauf ohne äußere Aufwendung von freier Enthalpie nicht möglich ist. Durch Kopplung von Reaktion 2 mit Reaktion 1 ergibt sich die Gesamtreaktion und deren $\Delta G^{\circ\prime}$:

3. Glucose + ATP^{4-} = Glucose-6-phosphat^{2-} + $ADP^{3-} + H^+$ ($\Delta G^{\circ\prime} = -18{,}1$ kJ mol^{-1})

Die *gekoppelte Reaktion*, die Bildung von Glucose-6-phosphat auf Kosten der Spaltung von ATP, hat mit $\Delta G^{\circ\prime} = -18{,}1$ kJ mol^{-1} eine starke Triebkraft. Ihr Gleichgewicht liegt auf der Seite der Bildung von Glucose-6-phosphat.

Der Wert von $\Delta G^{\circ\prime} = -30{,}7$ kJ mol^{-1} für die ATP-Hydrolyse ist wesentlich größer als der Wert der Hydrolyse des Esterphosphates im Glucose-6-phosphat von $\Delta G^{\circ\prime} = -12{,}6$ kJ mol^{-1}. Der letztgenannte Wert ergibt sich aus der obigen Angabe über das $\Delta G^{\circ\prime}$ für die endergone Synthese von Glucose-6-phosphat, denn die absoluten Werte von $\Delta G^{\circ\prime}$ für die Hydrolyse und die Bildung von Glucose-6-phosphat sind identisch, sie haben nur unterschiedliche Vorzeichen. Der Vergleich der $\Delta G^{\circ\prime}$-Werte für die ATP- und für die Glucose-6-phosphat-Hydrolyse ergibt, daß ATP mit größerer "Kraft" seine terminale Phosphorylgruppe auf

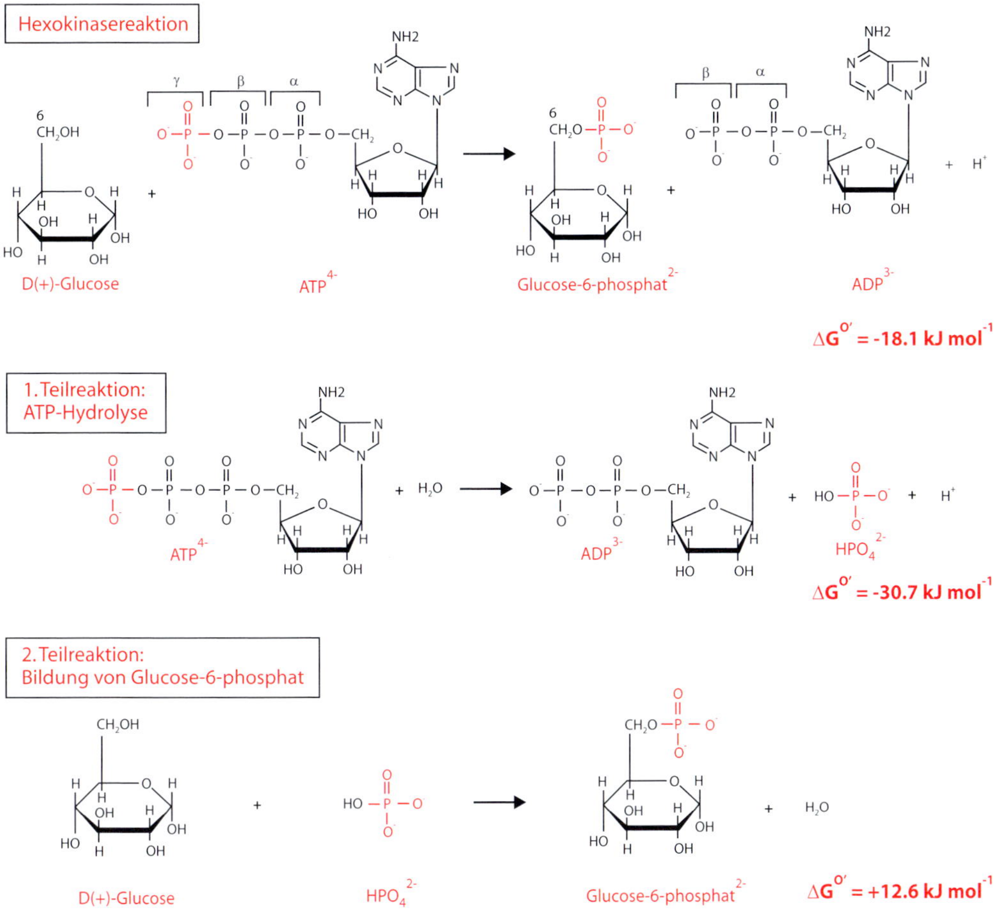

14.1. Energieliefernde und energieverbrauchende Reaktionen

Hexokinasereaktion

D(+)-Glucose + ATP^{4-} → Glucose-6-phosphat^{2-} + ADP^{3-} + H$^+$

$\Delta G^{o'} = -18{,}1$ kJ mol^{-1}

1. Teilreaktion: ATP-Hydrolyse

ATP^{4-} + H$_2$O → ADP^{3-} + HPO$_4^{2-}$ + H$^+$

$\Delta G^{o'} = -30{,}7$ kJ mol^{-1}

2. Teilreaktion: Bildung von Glucose-6-phosphat

D(+)-Glucose + HPO$_4^{2-}$ → Glucose-6-phosphat^{2-} + H$_2$O

$\Delta G^{o'} = +12{,}6$ kJ mol^{-1}

Abb. 14.1: Energetik der Hexokinasereaktion und ihrer Teilreaktionen.

Wasser als Phosphorylacceptor überträgt als das Glucose-6-phosphat. Das ATP hat ein höheres *Phosphorylgruppen-Übertragungspotential* als Glucose-6-phosphat. In Tabelle 14.1 sind außer ATP weitere Metabolite mit hohem Phosphorylgruppen-Übertragungspotential sowie einige Metabolite mit niedrigem Phosphorylgruppen-Übertragungspotential aufgeführt. Bei einigen Metaboliten liegt das Phosphorylgruppen-Übertragungspotential wesentlich höher als beim ATP, z.B. bei Phosphoenolpyruvat (Bindung von Phosphat als HCO~P-Ester an die OH-Gruppe der Enolform von Pyruvat; Formel in Abb. 16.3) und Kreatinphosphat (NH~P-Bindung; Formel in Abb. 26.7). Bindungen mit hohem Übertragungspotential, z.B. "energiereiche" Phosphatbindungen, werden durch eine Schlangenlinie symbolisiert (~P; "Squiggle P"). Infolge ihrer hohen Phosphorylgruppen-Übertragungspotentiale sind Phospho-enolpyruvat und Kreatinphosphat in gekoppelten Reaktionen in der Lage, ihre Phosphorylgruppe auf ADP als Acceptor zu übertragen und ATP zu synthetisieren (☞ Kap. 16. und Kap. 26.). Das Acetyl-Coenzym A hat mit $\Delta G^{o'} = -31{,}5$ kJ mol^{-1} ein hohes Acetylgruppen-Übertragungspotential. In ihm ist die Acetylgruppe mittels einer Thioesterbindung an das Coenzym A gebunden (☞ Kap. 17.). Es überträgt die Acetylgruppe auf eine große Zahl von Acceptoren.

Metabolit	-ΔG°' (kJ mol^{-1})
Adenosintriphosphat (Spaltung zu ADP)	30,7
Adenosindiphosphat (Spaltung zu AMP)	32,5
Pyrophosphat	33,6
Carbamoylphosphat	51,7
Kreatinphosphat	43,3
Phosphoenolpyruvat	62,2
Acetyl-Coenzym A	31,5
AMP (Spaltung zu Adenosin)	14,2
Glucose-6-phosphat	12,6
Glucose-1-phosphat	19,3
Glycerin-3-phosphat	9,2

Tab. 14.1: ΔG°'-Werte der Hydrolyse einiger Verbindungen mit großem und kleinem Gruppenübertragungspotential.

Im Zentrum der Phosphorylgruppen-Übertragungsreaktionen des Stoffwechsels steht das Adenosintriphosphat (ATP), da es in der Zelle die energieliefernden Abbauvorgänge mit den energieverbrauchenden Reaktionen verbindet. Es speichert die von den abbauenden Reaktionen abgegebene freie Enthalpie in seiner *endständigen Phosphorsäureanhydridbindung* und kann sie unter ADP-Bildung durch Phosphorylübertragung in energieverbrauchenden Prozessen nutzbar machen. Dadurch wird das ATP zur "*universellen Währung*" des Lebens.

Die beiden Phosphorsäureanhydridbindungen im ATP-Molekül (diese sind die Bindungen zwischen der letzten [γ-] *Phosphoryl-* und der vorletzten [β-] *Phosphorylgruppe* sowie zwischen der β- und der α-*Phosphorylgruppe*) werden als *energiereiche Bindungen* in dem Sinn bezeichnet, daß die bei ihrer Hydrolyse freigesetzte freie Enthalpie groß im Vergleich zu den freien Hydrolyseenthalpien von Phosphorsäureestern ist (☞ Tab. 14.1). Die meisten Phosphorylgruppen-Übertragungsreaktionen im Stoffwechsel nutzen die γ-*Phosphorylgruppe* des ATP und bilden dabei ADP. Von Bedeutung ist, daß in nahezu allen Reaktionen, in denen ATP als Phosphorylgruppendonor wirkt, nicht das ATP selbst Reaktionspartner ist, sondern der *MgATP-Komplex*. Bei pH 7 besitzt ATP vier negative Ladungen (ATP^{4-}), der Komplex des ATP mit Mg^{2+}-Ionen hingegen ist zweifach negativ geladen (MgATP^{2-}) (☞ Abb. 14.2)

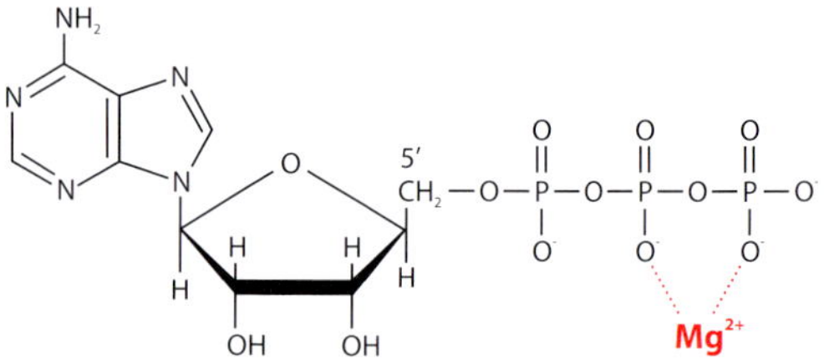

Abb. 14.2: Der MgATP^{2-}-Komplex ist ein wichtiger Phosphorylgruppendonor im Stoffwechsel.

In lebenden Zellen weichen die Metabolitkonzentrationen erheblich von den Standardbedingungen ab. In einer lebenden Zelle sind die *aktuellen Metabolitkonzentrationen* anders als unter Standardbedingungen: sie sind 1. ungleich und 2. viel niedriger als 1 mol l^{-1}. Der Unterschied zwischen Standard- und *in vivo*-Bedingungen sei am Beispiel der Hydrolyseenthalpie des ATP demonstriert. Bei Hydrolyse wird ATP, wie bereits diskutiert, unter Aufnahme von Wasser zu ADP und Phosphat gespalten (ΔG°' -30,7 kJ mol^{-1}). Bei einem intrazellulären ATP/ADP-Verhältnis von 100:1 und einer Phosphatkonzentration von 10^{-3} mol l^{-1} errechnet sich bei 38°C (311 K) unter Zugrundelegung von Gl. 3 folgender Betrag für ΔG$_{in\ vivo}$:

$$\Delta G_{in\ vivo} = -30,7 + 8,3 \times 10^{-3} \times 311 \times 2,3 \log 10^{-5}$$
$$\Delta G_{in\ vivo} = -60,4 \text{ kJ mol}^{-1}$$

In vivo ist demzufolge die Änderung der freien Enthalpie der ATP-Hydrolyse wesentlich größer ist als unter Standardbedingungen. Folglich muß *in vivo* auch für die ATP-Synthese eine höherer Betrag an freier Enthalpie, in diesem Beispiel ein ΔG$_{in\ vivo}$ = + 60,4 kJ mol^{-1}, aufgewendet werden. Ob eine Reaktion *in vivo* spontan, d.h. ohne Zufuhr von freier Enthalpie, ablaufen kann, wird von dem aktuellen ΔG$_{in\ vivo}$ bestimmt, nicht von ΔG°'.

Was ist die strukturelle Grundlage einer "energiereichen" Phosphatverbindung? Vergleichen wir die Strukturen des ATP und seiner Hydrolyseprodukte ADP und Phosphat.

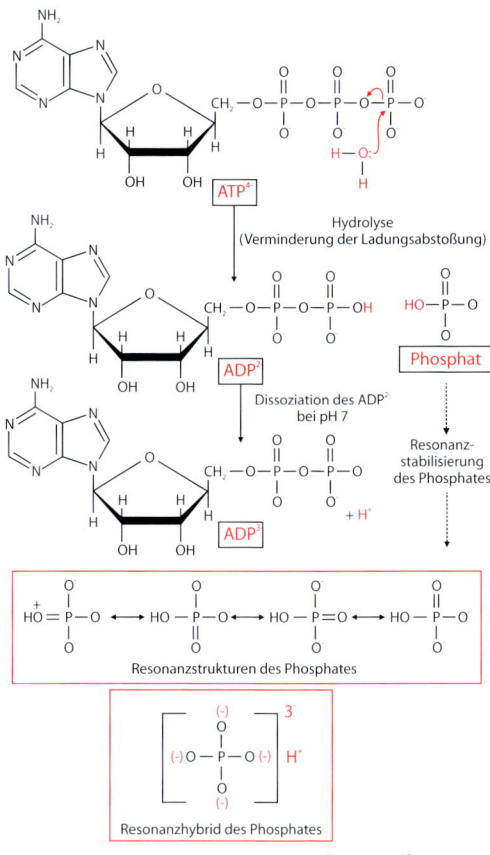

Abb. 14.3: Die Hydrolyse von ATP^{4-} zu ADP^{2-} und die Resonanzstabilisierung des dabei freigesetzten Phosphates.

1. ATP enthält drei, in Reihe angeordnete, Phosphorylgruppen, von denen zwei durch Säureanhydridbindungen verbunden sind. Bei pH 7 trägt das ATP vier negative Ladungen (☞ Abb. 14.3). Da die negativen Ladungen eng benachbart sind, stoßen sie sich gegenseitig elektrostatisch ab. Bei Hydrolyse werden infolge der Ladungstrennung die Abstoßungskräfte verringert, was zu einer Energiefreisetzung *zusätzlich* zur Hydrolyseenthalpie führt und bei Hydrolyse eines Esterphosphates *nicht* möglich ist.

2. ADP und Phosphat als Hydrolyseprodukte des ATP besitzen einen höheren Grad an Resonanzstabilisierung als das ATP. In Abb. 14.3 sind vier alternative *Resonanzstrukturen* des Phosphates gezeigt. Phosphat ist ein *Resonanzhybrid*, dessen wirkliche elektronische Struktur das *gewichtete Mittel* zwischen den Resonanzstrukturen darstellt, d.h. Phosphat hat zu *keiner Zeit* eine der in Abb. 14.3 gezeigten vier geometrischen Strukturen, sondern jede der vier P-O-Bindungen hat stets den gleichen Grad an Doppelbindungscharakter. Das Proton ist nicht einem einzelnen Sauerstoffatom zugeordnet (s. "Resonanzhybrid des Phosphates" in Abb. 14.3). Die an der Anhydridbindung beteiligten Phosphatgruppen sind ebenfalls resonanzstabilisiert, jedoch sind in ihr weniger Resonanzstrukturen möglich als beim freien Phosphat. Der geringere Grad an Resonanzstabilisierung der Anhydridbindungen im ATP leistet einen wesentlichen Beitrag an dem hohen $\Delta G°'$ der ATP-Hydrolyse. Der Unterschied in den Resonanzenergien zwischen einer Anhydridbindung und ihren Hydrolyseprodukten ist wesentlich größer als der zwischen einer Esterbindung und ihren Hydrolyseprodukten.

3. Die unterschiedlichen *Hydratationsgrade* von ATP (wenig hydratisiert) und ADP und Phosphat (beide stark hydratisiert) begünstigen die Spaltung der Säureanhydridbindungen, da dadurch die Spaltprodukte des ATP, das ADP und das Phosphat, stärker stabilisiert werden als das ATP.

4. Das bei der Hydrolyse des ATP gebildete ADP gibt bei pH 7 ein Proton an die Lösung ab; bei seiner Neutralisation wird *Neutralisationenergie* freigesetzt.

Der ATP-ADP-Cyclus koppelt energieliefernde mit energieverbrauchenden Stoffwechselvorgängen. ATP wird im Intermediärstoffwechsel aus ADP und Phosphat mittels exergoner Reaktionen gebildet ("ATP-regenerierende Prozesse") (☞ Abb. 14.4):

- durch die mitochondriale Atmungskettenphosphorylierung
- durch "Substratkettenphosphorylierung" in der Glycolyse und im Citratcyclus
- durch die Photosynthese der grünen Pflanzen
- durch den Ausgleich von Ionengradienten an biologischen Membranen.

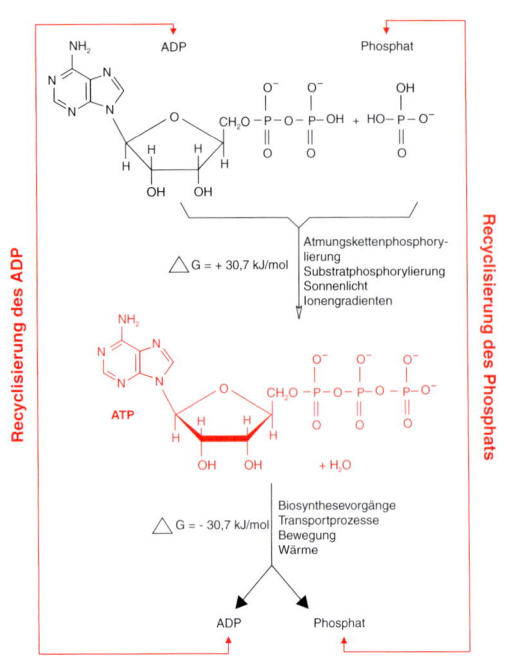

Abb. 14.4: Der ATP/ADP-Cyclus: ATP ist das Kopplungsglied zwischen den energieliefernden und energieverbrauchenden Stoffwechselreaktionen.

Die bei der Hydrolyse des ATP zu ADP und Phosphat entbundene freie Enthalpie wird für den Ablauf einer großen Zahl endergoner Vorgänge ("ATP-verbrauchende Prozesse)" genutzt:

- Biosynthesevorgänge
- Leistung mechanischer Arbeit
- Erzeugung und Aufrechterhaltung von Ungleichgewichten von Ionen und anderer Substanzen zwischen einer Zelle und dem sie umgebenden Medium
- Wärmebildung

Die bei den energieverbrauchenden Vorgängen gebildeten ATP-Spaltprodukte ADP und Phosphat recyclisieren und werden durch die ATP-regenerierenden Stoffwechselprozesse wieder zur ATP-Synthese benutzt. Dies ist der *ATP/ADP-Cyclus* in einer lebenden Zelle. Die Summe der Komponenten des ATP-ADP-AMP-Systems in einer Zelle ist konstant.

14.2. Regulation des Stoffwechsels

Man unterscheidet im Stoffwechsel drei verschiedene Regulationsebenen. Da die Umsetzungen im Stoffwechsel durch Enzyme katalysiert und reguliert werden, ist es einleuchtend, daß Enzyme im Mittelpunkt der drei Regulationsebenen des Stoffwechsels stehen:

1. *Die metabolische Ebene.* Auf dieser Ebene erfolgt die Regulation von Enzymaktivitäten durch niedermolekulare Substanzen (Substrate, Hemmstoffe, Coenzyme, positive und negative Effektoren u.a.) sowie durch reversible chemische Modifizierung der Enzymproteine, z.B. durch Phosphorylierung/Dephosphorylierung. Zielmoleküle dieser Regulationsebene sind zumeist *allosterische Enzyme*. Ihre *Aktivitätsveränderungen* erfolgen schnell, d.h. im Bereich von Bruchteilen einer Sekunde bis zu wenigen Sekunden. Charakteristisch ist, daß der *Enzymbestand* einer Zelle innerhalb eines solchen Zeitraumes konstant bleibt.

2. *Die epigenetische Ebene.* Darunter versteht man die Regulation der *Transcription* und *Translation*, also derjenigen Vorgänge, die für die Realisierung der in der DNA verschlüsselten Informationen zuständig sind. Die epigenetischen Regulationsvorgänge verlaufen langsamer als die metabolischen. Sie haben einen Zeitbedarf von Minuten bis Stunden. Man bezieht in die epigenetische Regulationsebene zusätzlich zur Neusynthese von Enzymen auch ihren Abbau durch *Proteolyse* ein. Charakteristisch für das epigenetische Regulationssystem ist, daß dieses mit *Änderungen* im *Enzymbestand* einer Zelle verbunden ist. Die regulatorischen Wirkungen der Hormone werden auf der metabolischen und der epigenetischen Ebene verwirklicht.

3. *Die genetische Ebene.* Charakteristisch hierfür sind Änderungen in der genetischen Information einer Zelle z.B. durch Mutationen, die zu Änderungen in der Struktur der Enzymproteine und damit zu neuen Eigenschaften dieser Biokatalysatoren führen. Veränderungen auf dieser Ebene verlaufen um Größenordnungen langsamer als die beiden anderen Regulationstypen. Bei Mikroorganismen sind es Tage, beim Menschen Jahrtausende.

14.2. Regulation des Stoffwechsels

Der Stoffwechsel ist in Reaktionsketten und Reaktionscyclen gegliedert. Typisch für den intermediären Stoffwechsel ist der Zusammenschluß von Einzelreaktionen zu *Stoffwechselketten* und *Stoffwechselcyclen*. Unter einer *Stoffwechselkette* versteht man eine mehrstufige Reaktionsfolge, die durch Hintereinanderschaltung mehrerer Enzymreaktionen entsteht und das Ziel hat, ein Ausgangssubstrat möglichst ökonomisch in ein *bestimmtes* Endprodukt zu verwandeln. Ein *Stoffwechselcyclus* ist ebenfalls mehrstufig. Er katalysiert die Umwandlung des Ausgangssubstrates und von einmündenden Metaboliten und kehrt zu seinem Ausgangspunkt zurück. Die Zwischenprodukte eines Stoffwechselcyclus werden rasch und immer wieder durchlaufen. Ihre Stationärkonzentrationen sind meist sehr klein. Die Stoffwechselketten- und -cyclen sind *Subsysteme* des *Intermediärstoffwechsels*. Charakteristische Beispiele sind die *Atmungskette*, der *Citratcyclus*, die *Glycolyse*, der *Harnstoffcyclus*, die β-*Oxidation der Fettsäuren* und die *Fettsäuresynthese*. Die *Subsysteme* sind in sich und untereinander *stöchiometrisch* und *regulatorisch* (*allosterisch*) vernetzt. Die Vorzüge dieser Organisationsformen gegenüber unabhängig voneinander ablaufenden Einzelreaktionen liegen in der Möglichkeit der *Kanalisierung der Zwischenprodukte* in eine bestimmte Reaktionsrichtung und in der Schaffung *hocheffektiver Kontrollmechanismen*.

Regulation einer Stoffwechselkette. Eine Stoffwechselkette wandelt ein Substrat über eine Folge von Zwischenprodukten in ein bestimmtes Endprodukt um. Dieses ist entweder ein Endprodukt des Stoffwechsels oder Ausgangssubstrat einer anderen Stoffwechselkette. Ein *Zwischenprodukt* (*Intermediat*) ist Produkt seiner *Bildungsreaktion* und Substrat der folgenden Reaktion (hier als "*Umwandlungsreaktion*" bezeichnet), kann aber auch als *allosterischer Aktivator* oder *Inhibitor* Einflüsse auf Enzyme derselben oder einer anderen Stoffwechselkette ausüben und so deren Durchflußgeschwindigkeiten erhöhen oder drosseln. Daraus resultiert die regulatorische Vernetzung der Subsysteme.

Betrachten wir eine Stoffwechselkette, in der ein Ausgangssubstrat S über verschiedene Zwischenprodukte x_1, x_2, x_3,... durch die Enzyme E_0, E_1, E_2,... mit den Geschwindigkeitskonstanten K_0, K_1, K_2,..., in das Endprodukt P umgewandelt wird:

$$S \xrightarrow[K_0]{E_0} x_1 \xrightarrow[K_1]{E_1} x_2 \xrightarrow[K_2]{E_2} x_3 \longrightarrow P$$

Eine solche Stoffwechselkette kann Stationär- und Übergangszustände annehmen. Im *Stationärzustand* besteht ein Fließgewicht (steady-state), in dem die Abbaugeschwindigkeit von S genau so groß ist wie die Geschwindigkeit der Zunahme von P. Die Konzentrationen der Zwischenprodukte sind konstant, da ihre Bildungsgeschwindigkeiten gleich ihrer Umwandlungsgeschwindigkeiten sind:

$$-\frac{d[S]}{dt} = +\frac{d[P]}{dt} \quad ; \quad \frac{d[x_1][x_2][x_3]...}{dt} = 0$$

Ein *Übergangszustand* entsteht bei einem Wechsel der äußeren Bedingungen, der die Stoffwechselkette veranlaßt, aus *einem* Stationärzustand in einen anderen überzugehen. Dies ist z.B. beim Übergang von Aerobiose zu Anaerobiose oder bei einem Substratwechsel der Fall. Im Übergangszustand besteht kein Fließgleichgewicht, d.h. die Zwischenstoffkonzentrationen sind nicht konstant.

Betrachten wir den *Stationärzustand* etwas genauer. Obwohl in diesem die Umwandlungsgeschwindigkeiten der Zwischenprodukte untereinander gleich sind, sind ihre Konzentrationen im Allgemeinen verschieden. Letztere stehen in Beziehung zu den Geschwindigkeitskonstanten ihrer Bildungs- und Umwandlungsreaktionen:

$$+\frac{d[x_3]}{dt} = -\frac{d[x_2]}{dt} = K_2 \cdot [x_2]$$

Die Geschwindigkeitskonstanten K_0, K_1, K_2,.. sind Funktionen der Zerfallskonstante des Enzym-Substrat-Komplexes k_{+2}, der Konzentration des jeweiligen Enzyms und seiner Michaelis-Menten-Konstante:

$$K = \frac{k_{+2} \cdot [E]}{K_M}$$

Für den Stationärzustand gilt:

$$-\frac{d[S]}{dt} = +\frac{d[x_1]}{dt} = +\frac{d[x_2]}{dt} = +\frac{d[x_3]}{dt} ... = +\frac{d[P]}{dt}$$

Aus den vorangegangen Überlegungen folgt:

$$K_1[x_1] = K_2[x_2]$$

Also verhalten sich

$$x_1 : x_2 = K_2 : K_1$$

Die Konzentration eines Zwischenproduktes wird demnach durch die Geschwindigkeitskonstanten seiner Bildung und seiner weiteren Umwandlung bestimmt. Eine kleine Zwischenstoffkonzentration findet man bei hoher, eine große bei niedriger Umwandlungsgeschwindigkeit.

Schrittmacherreaktion einer Stoffwechselkette. Im einfachsten Fall hängt die Geschwindigkeit des Stoffdurchsatzes durch eine Stoffwechselkette von der Durchsatzgeschwindigkeit ihres langsamsten Schrittes ab. Diese Reaktion ist geschwindigkeitsbestimmend für die gesamte Stoffwechselkette, so daß sie *Schrittmacherreaktion* genannt wird (☞ Abb. 14.5). Ihrer Definition entsprechend übertragen sich Veränderungen ihrer Durchsatzgeschwindigkeit sofort auf den Substratdurchsatz durch die gesamte Kette, deren Durchflußgeschwindigkeit sich dann entweder erhöht oder vermindert. Unter Stationärbedingungen hat die Schrittmacherreaktion eine konstante Durchflußgeschwindigkeit. Schrittmacherreaktionen werden im allgemeinen durch allosterische oder reversibel phosphorylierbare Enzyme katalysiert. Diese arbeiten *in vivo* weit unterhalb ihrer Substratsättigung, nämlich im Anfangsteil ihrer sigmoidalen "Enzymkennlinie", wo ihre Aktivitäten besonders empfindlich auf allosterische Beeinflussung und kovalente Modifizierung reagieren. Eine Steigerung des Substratdurchsatzes durch die Schrittmacherreaktion führt zu einer Senkung der Konzentration ihres Substrates und zu einer Erhöhung der Konzentration ihres Produktes. Eine Erniedrigung des Substratdurchsatzes hingegen hat einen Konzentrationsanstieg ihres Substrates (Substratstau) und eine Konzentrationserniedrigung ihres Produktes zur Folge.

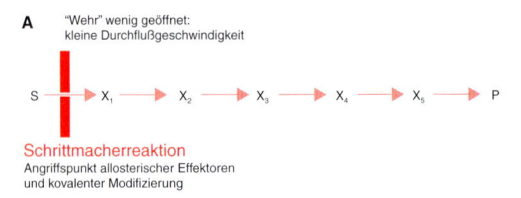

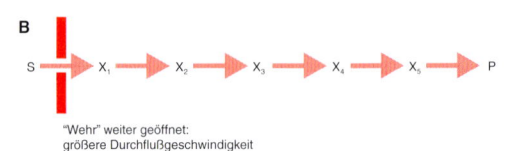

Abb. 14.5: Die Durchflußgeschwindigkeit einer Stoffwechselkette richtet sich nach der Schrittmacherreaktion.

Das Energieprofil einer Stoffwechselkette. Die Differenz der freien Enthalpie zwischen S und P wird in der Reaktionskaskade portionsweise freigesetzt. Entlang der Reaktionssequenz können dabei größere oder kleinere Enthalpiesprünge auftreten. Eine *Stoffwechselkette* läßt sich mit einem *geregelten Flußlauf* vergleichen, in welchem sich *Stau-* und *Fallstrecken* abwechseln. Oberhalb eines Wehres besteht eine Staustrecke, am Wehr eine Fallstrecke. Der Wasserfluß läßt sich durch das Öffnen und Schließen des Wehres verändern. Auch in einer Stoffwechselkette gibt es diese zwei Typen von Reaktionen, *reversible Staustrecken* und *irreversible Fallstrecken* (☞ Abb. 14.6). Die *Staustrecken* verbinden Reaktionen, die sich nahe ihres thermodynamischen Gleichgewichtes befinden, die Reaktionen an den *Fallstrecken* hingegen sind unter zellphysiologischen Bedingungen um Größenordnungen vom thermodynamischen Gleichgewicht entfernt und laufen deshalb nur in Richtung des Gesamtflusses des Substratdurchsatzes ab. Da bei den reversiblen Staustrecken die Geschwindigkeiten von Vorwärts- und Rückwärtsreaktion annähernd gleich groß sind, haben Veränderungen in den Aktivitäten der sie katalysierenden Enzyme keinen wesentlichen Einfluß auf die Geschwindigkeit des Gesamtdurchflusses. Bei den Fallstrecken jedoch führt jede Änderung ihrer Durchflußgeschwindigkeit zu einer Änderung des Gesamtdurchflusses, weil infolge ihrer Irreversibilität jede Aktivitätsänderung des zuständigen Enzyms zu einer Änderung der Vorwärtsreaktion führt. Die *Schrittmacherreaktion* einer Stoffwechselkette muß man an ihren *Fallstrecken* suchen. Eine Steigerung des Substratflusses durch die Stoffwechsel-

14.2. Regulation des Stoffwechsels

kette hat eine Vergrößerung der Differenz der freien Enthalpie an den Staustrecken und ihre Verringerung an den Fallstrecken zur Folge.

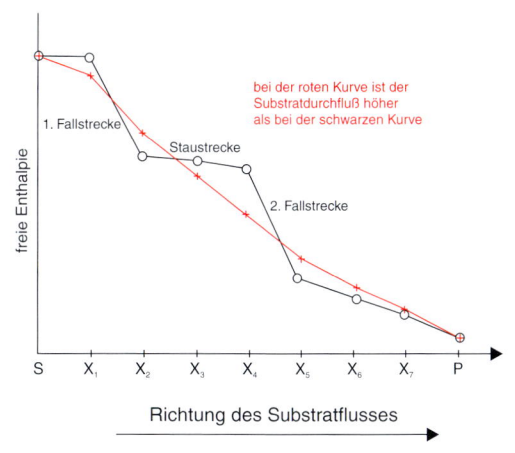

Abb. 14.6: Das Energieprofil einer Stoffwechselkette und ihre Gliederung in Stau- und Fallstrecken (S: Substrat, P: Produkt; rote Linie: höherer Substratdurchfluß).

Die Kontrolltheorie des Stoffwechsels. Bisher haben wir einige *qualitative Aspekte* der Regulation von Stoffwechselketten diskutiert. Ein tieferes Verständnis der Regulation liefert die *quantitativ begründete Kontrolltheorie des Stoffwechsels*. Diese geht von der prinzipiellen Erkenntnis aus, daß die Eigenschaften eines Systems mehr sind als die Summe der Eigenschaften seiner Teile. Die *Kontrolltheorie des Stoffwechsels* hat zwei Grundlagen:

- die kinetischen Eigenschaften der eine Stoffwechselkette aufbauenden Einzelenzyme
- das dynamische Verhalten der Stoffwechselkette.

Quantitativer Ausdruck für die Aktivitätsänderungen der Einzelenzyme, die bei Konzentrationsänderungen ihrer Substrate, Coenzyme oder allosterischen Effektoren eintreten, ist der *Elastizitätskoeffizient* ε:

$$\varepsilon = \frac{\Delta v / v}{\Delta S / S}$$

Δv ist die Änderung der Geschwindigkeit der von einem Enzym katalysierten Reaktion, die bei Änderung der Konzentration eines seiner Reaktanten oder Effektoren ΔS eintritt. Durch Δv/v und ΔS/S wird die Änderung der Reaktionsgeschwindigkeit des Enzyms in Abhängigkeit von der Änderung der Konzentrationen seiner Reaktanten bzw. Effektoren ausgedrückt. Da ein Enzym im allgemeinen von mehreren Metaboliten in seiner Aktivität beeinflußt wird, gibt es für ein Enzym in einer Stoffwechselkette mehrere Elastizitätskoeffizienten. Die ε-Werte sind entweder positiv oder negativ, je nachdem ob bei Änderung eines Metaboliten die Enzymaktivität erhöht oder erniedrigt wird.

Die Änderung der Aktivität eines Einzelenzyms verursacht in der Stoffwechselkette eine mehr oder weniger große Veränderung der Geschwindigkeit ihres Stoffdurchflusses ΔJ. Der *Fluxkontrollkoeffizient C* ist der Quotient aus der Änderung ΔJ vom ursprünglichen Durchfluß J geteilt durch die Aktivitätsänderung eines Enzyms ΔE von der ursprünglichen Aktivität des Enzyms E:

$$C = \frac{\Delta J / J}{\Delta E / E}$$

Für den Stoffdurchfluß gibt es ebenso viele Fluxkontrollkoeffizienten wie es Enzyme in dieser Stoffwechselkette gibt. Die *Kontrolltheorie* sagt aus, daß jedem Enzym in einer Stoffwechselkette ein *berechenbarer Anteil* an der Kontrolle der Durchflußgeschwindigkeit durch die Stoffwechselkette zukommt. Damit geht die *Kontrolltheorie* über die *vereinfachende Vorstellung* von der Existenz eines *Schrittmacherenzyms* hinaus, von dem allein die *Durchflußkontrolle* abhängen sollte, sondern ordnet jedem Enzym einer Stoffwechselkette einen *Beitrag* an der *Durchflußkontrolle* zu. Das bedeutet, daß die *Durchflußkontrolle* durch eine Stoffwechselkette auf mehrere der in ihr enthaltenen Enzyme *verteilt* ist. Der individuelle Fluxkontrollkoeffizient, positiv oder negativ, ist von Enzym zu Enzym verschieden. Je größer sein absoluter Wert ist, desto größer ist der Anteil des betreffenden Enzyms an der Durchflußkontrolle durch die Stoffwechselkette. In der Glycolysekette der *Erythrocyten*, der *Leber* und der *Niere* haben die *Hexokinase* bzw. *Glucokinase* und die *Phosphofructokinase* die höchsten Fluxkontrollkoeffizienten, so daß auf diese beiden Enzyme der Hauptanteil der Kontrolle des glycolytischen Stoffdurchflusses entfällt (☞ Kap. 16.). Im *Muskel* haben in dem kurzen Stoffwechselweg von der Blutglucose zum Glycogen bei *Abwesenheit von Insulin* der *Glucosetransport* und die *Hexokinasereaktion* die höchsten Fluxkontrollkoeffizienten, während der Wert des Fluxkontrollkoeffizienten für die *Glycogensynthase* nahezu Null ist. In *Gegenwart von Insulin* hingegen nimmt der Fluxkontrollkoeffizient für den Glucosetransport ab und der für die Glycogensynthase zu. Im *Citratcyclus* hat die *Citratsynthase* den höchsten Fluxkontrollkoeffizienten, gefolgt von der NAD$^+$-abhängigen Isocitratdehydrogenase und der α-Ketoglutaratdehydrogenase (☞ Kap. 15.).

Die Bedeutung des ATP-ADP-AMP-Systems für die Regulation des Stoffwechsels. Die Kontrollenzyme derjenigen Stoffwechselketten, die der *Synthese* von Biomolekülen (*ATP-verbrauchende Prozesse*) und dem *Abbau* von Energieträgern (*ATP-regenerierende Prozesse*) dienen, werden durch die Komponenten des *Adenylsäuresystems* (AMP, ADP, ATP), nämlich durch *AMP* und *ADP* einerseits und *ATP* andererseits, *gegensinnig* beeinflußt. Die der *ATP-Regeneration dienenden Prozesse* (z.B. Glycolyse, Citratcyclus und Atmungskette) werden durch AMP und ADP stimuliert und durch ATP gehemmt. Die *ATP-verbrauchenden Biosynthesevorgänge* hingegen werden durch ATP gefördert und durch AMP gehemmt. Die Suche nach einem einfachen Ausdruck zur Charakterisierung der Einflüsse von ATP, ADP und AMP auf den Stoffwechsel führte zum Konzept der *"Energieladung"* einer Zelle. Diese Größe erlaubt eine bessere Erfassung der regulatorischen Wirkungen des *Adenylatsystems* im Zellstoffwechsel als die seiner Einzelkomponenten AMP, ADP und ATP. Unter *Energieladung* (engl. *energy charge*) versteht man folgenden Ausdruck:

$$Energieladung = \frac{[ATP]+0,5[ADP]}{[ATP]+[ADP]+[AMP]}$$

Sie beruht darauf, daß in einer Zelle stets ein Gleichgewicht zwischen AMP, ADP und ATP infolge der sehr hohen Aktivität der *Adenylatkinase* herrscht und deshalb das Adenylatsystem vom regulatorischen Standpunkt aus als Einheit betrachtet werden muß:

$$ATP + AMP \rightleftharpoons 2\ ADP$$

Da zwei mol ADP energetisch einem mol ATP äquivalent sind (ADP hat eine, ATP zwei energiereiche Phosphatbindungen), stellt die Energieladung die *effektive Molfraktion* des *ATP* im *Adenylatsystem* dar und ist deshalb direkt proportional der Zahl der metabolisch verwertbaren energiereichen Phosphatgruppen. Ist das gesamte Adenylatsystem "entladen", so liegt es vollständig als AMP vor und die Energieladung ist Null. Bei vollständiger Aufladung hingegen (100 % ATP) hat sie den Wert 1. In Abb.14.7A sind die prozentualen Anteile von AMP, ADP und ATP bei verschiedenen Werten der Energieladung angegeben. Abb. 14.7B gibt die Reaktionsgeschwindigkeiten ATP-regenerierender (R) und ATP-verbrauchender Stoffwechselketten (V) in Abhängigkeit von der Energieladung wieder. Die Kontrollenzyme ATP-regenerierender Stoffwechselketten und -cyclen, wie *Phosphofructokinase* (in der Glycolyse), *Pyruvatdehydrogenase* (Einleitung des oxidativen Abbaues des Pyruvates und bestimmter Aminosäuren) sowie *Citratsynthase* und *Isocitatdehydrogenase* (im Citratcyclus) folgen der Kurve R, die Kontrollenzyme ATP-verbrauchender Stoffwechselketten hingegen der Kurve V. In einer ruhenden Zelle laufen die ATP-liefernden und die ATP-verbrauchenden Stoffwechselketten mit gleichen Geschwindigkeiten ab, d.h. sie befinden sich im Schnittpunkt der ATP-regenerierenden und ATP-verbrauchenden Stoffwechselwege im *dynamischen Gleichgewicht* (☞ Abb. 14.7B). Das System ist selbstregulierend. Eine *Erniedrigung der Energieladung* infolge hohen ATP-Verbrauchs führt automatisch zu einem Anstieg der ATP-bereitstellenden und zu einer Verlangsamung der ATP-verbrauchenden Prozesse bis das Gleichgewicht zwischen ihnen wiederhergestellt ist. Die reziproke Situation entsteht bei einem *Anstieg der Energieladung*. Dann werden die ATP-verbrauchenden Prozesse stimuliert und die ATP-regenerierenden Vorgänge gedrosselt.

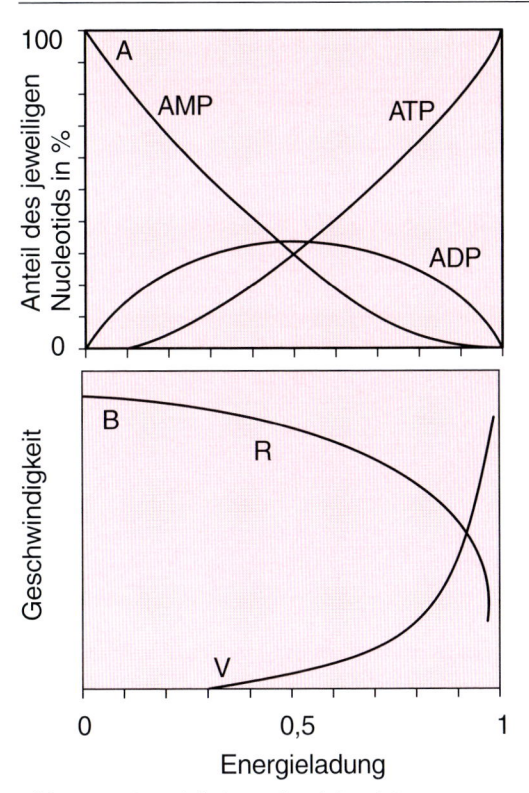

Abb. 14.7: Energieladung des Adenylsäuresystems. **A**: die prozentualen Anteile von AMP, ADP und ATP in Abhängigkeit von der Energieladung; **B**: die Reaktionsgeschwindigkeiten von Kontrollenzymen ATP-regenerierender (R) und ATP-verbrauchender Stoffwechselketten (V) in Abhängigkeit von der Energieladung.

15. Der Citratcyclus und die biologische Oxidation

Der *Citratcyclus* stellt die Endstrecke des *Abbaues* der *Glucose* sowie der *Fettsäuren* und zahlreicher *Aminosäuren* dar (☞ Abb. 15.1). Er ist in den Mitochondrien lokalisiert und eng mit der Atmungskette verbunden. Der Citratcyclus und das System der biologischen Oxidation kommen in allen atmenden Zellen vor. Sie haben die Aufgabe, die C-Skelette und den Wasserstoff der Kohlenhydrate, Fette und einer Auswahl von Aminosäuren zu Kohlendioxid und Wasser zu oxidieren und die dabei freigesetzte Energie zur ATP-Synthese zu nutzen. Der Abbau dieser Substrate läßt sich in *drei Abschnitte* gliedern:

1. Abbau auf den Wegen des *zentralen Stoffwechsels* zu Acetyl-Coenzym A

2. stufenweise *Dehydrogenierung* und *Decarboxylierung* (d.i. CO_2-Abspaltung) der Acetylgruppe des Acetyl-Coenzyms A

3. Oxidation des im Citratcyclus auf NAD^+ und FAD unter Bildung NADH und $FADH_2$ übertragenen Substratwasserstoffs in der Atmungskette zu Wasser und Verwendung der freien Oxidationsenthalpie des NADH und $FADH_2$ zur Synthese von ATP aus ADP und Phosphat (*oxidative Phosphorylierung* oder *Atmungskettenphosphorylierung*)

15.1. Der Citratcyclus

Die meisten Enzyme des Citratcyclus sind in der Mitochondrienmatrix lokalisiert, einige von ihnen sind in die Mitochondrieninnenmembran eingelagert. Der Citratcyclus wird eingeleitet durch die Übertragung der im *Acetyl-CoA* energiereich als Thioester gebundenen Acetylgruppe auf Oxalacetat. Dabei wird Citrat gebildet. Das *Acetyl-CoA* entsteht vor allem:

1. durch *oxidative Decarboxylierung* von Pyruvat, welches durch den Abbau von Glucose und einiger Aminosäuren entsteht (☞ Kap. 16. und Kap. 18.)

2. durch die β-*Oxidation der Fettsäuren* (☞ Kap. 17.).

Die cyclische Natur dieses Stoffwechselweges wird dadurch deutlich, daß das zu seiner Startreaktion benötigte Oxalacetat wieder aus dem Prozeß hervorgeht. Die Einzelschritte des Citratcyclus sind (☞ Abb. 15.2):

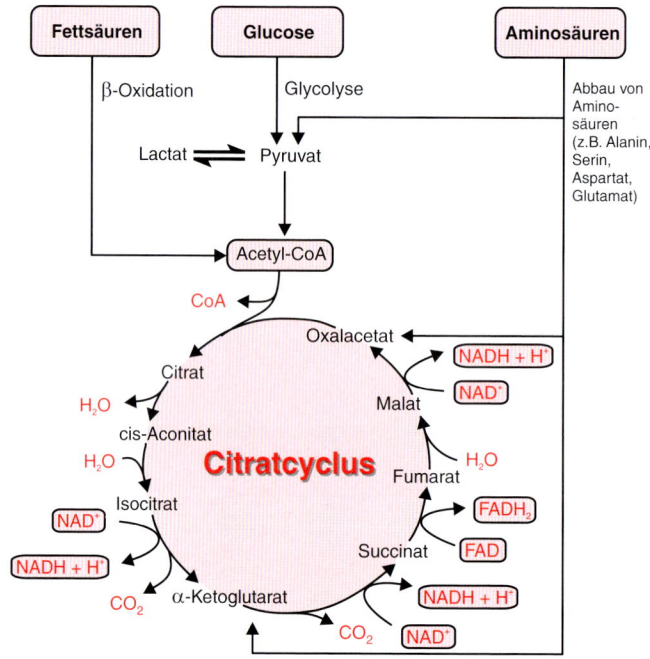

Abb. 15.1: Die Verknüpfung von Subsystemen des abbauenden Stoffwechsels mit dem Citratcyclus.

15.1. Der Citratcyclus

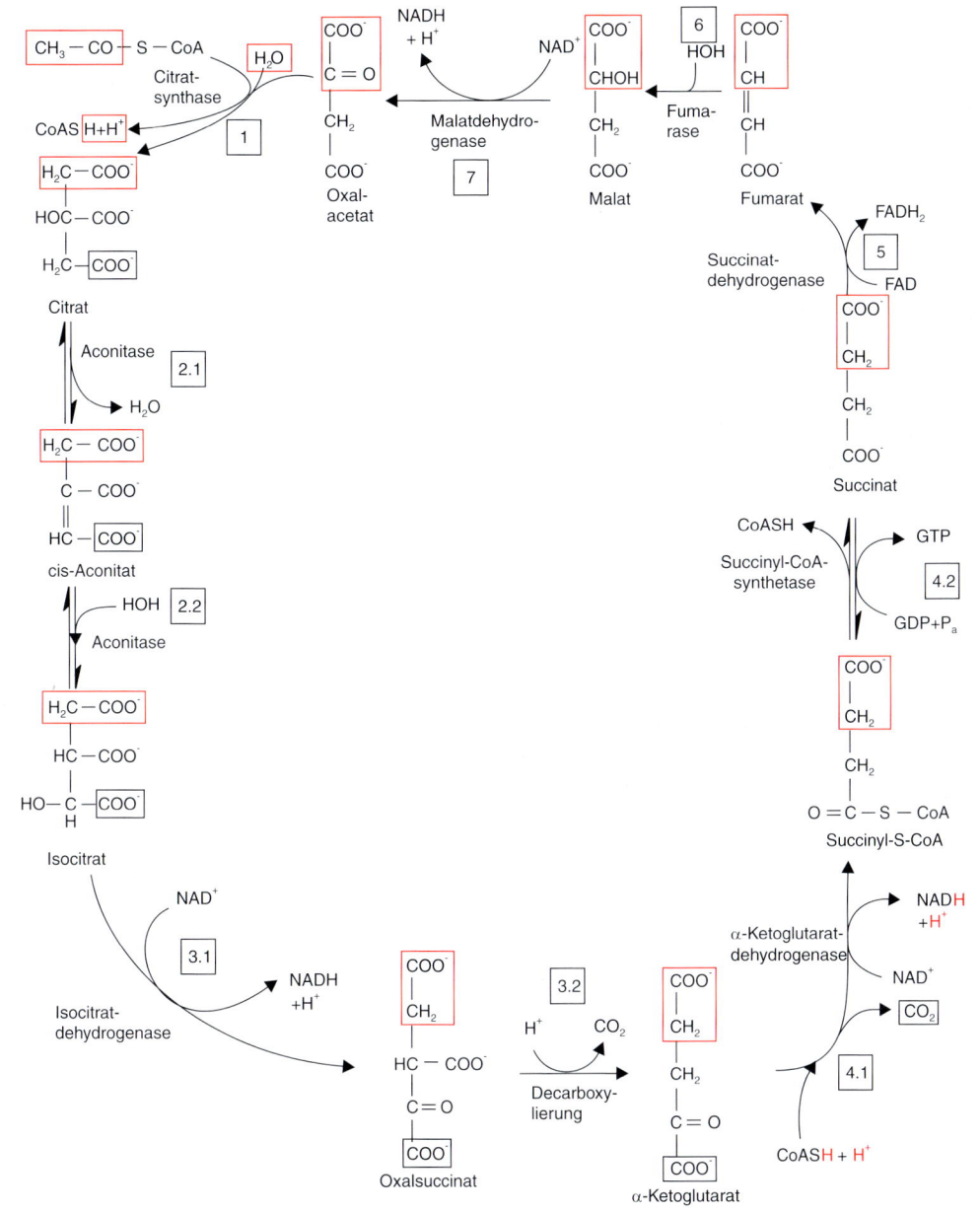

Abb. 15.2: Die Reaktionsfolge des Citratcyclus.

1. Kondensation der Acetylgruppe des Acetyl-CoA mit Oxalacetat zu *Citrat* unter Wasseraufnahme und Freisetzung von CoASH (*Startreaktion* des Citratcyclus); das verantwortliche Enzym, die *Citratsynthase*, ist das wichtigste Kontrollenzym des Citratcyclus

2. an dem Citrat greift das Enzym *Aconitase* an. Diese katalysiert:

2.1. die *Dehydratation* (Wasserabspaltung) des Citrates unter Bildung von *cis-Aconitat*
2.2. die *Hydratation* (Wasseranlagerung) an das cis-Aconitat, unter Bildung von *Isocitrat*.

Die *Aconitase* ist, wie die *Succinatdehydrogenase* (s.u.), ein Eisen-Schwefel-Protein. Es enthält vier Fe-Atome, die an vier anorganische S-Atome und an die S-Atome von vier Cysteinyl-SH-Gruppen binden. Das Enzym katalysiert die *Isomerisierung des prochiralen Citrats* (Erklärung von "prochiral" in Kap. 6.) zu dem *chiralen Isocitrat*. Dadurch erlangen die beiden CH_2COO^--Gruppen des Citrates, wie sich mit ^{14}C-markierten Metaboliten zeigen ließ, unterschiedliche Reaktivitäten. Diese kommen darin zum Ausdruck, daß die aus der Acetylgruppe stammende und in Abb. 15.2 in den roten Rechtecken befindliche CH_2COO^--Gruppe des Citrates beim Durchlaufen des Cyclus bis zum Oxalacetat unverändert bleibt. Die schwarz umrandete COO^--Gruppe des Citrates wird im α-Ketoglutarat wiedergefunden und bei dessen oxidativer Decarboxylierung zu Succinyl-CoA quantitativ als CO_2 abgespalten

3. Isocitrat wird durch die *NAD^+-abhängige Isocitratdehydrogenase* zu α-Ketoglutarat oxidativ decarboxyliert. Aus NAD^+ entsteht in Teilreaktion 3.1 $NADH + H^+$. Dabei wird als instabiles Zwischenprodukt die β-Ketosäure Oxalbernsteinsäure (ihr Anion heißt *Oxalsuccinat*) gebildet, die enzymgebunden bleibt und sofort zu α-Ketoglutarat decarboxyliert wird (Teilreaktion 3.2)

4. das α-Ketoglutarat wird durch die *NAD^+-spezifische α-Ketoglutaratdehydrogenase* oxidativ decarboxyliert (Reaktion 4.1). Dabei entsteht aus dem α-Ketoglutarat das Succinyl-CoA. Der Wirkungsmechanismus der α-Ketoglutaratdehydrogenase entspricht dem der Pyruvatdehydrogenase (☞ Kap. 16.). In der Reaktion 4.2 wird das Succinyl-CoA zu Succinat und CoASH gespalten. Unter Nutzung des hohen Übertragungspotentials der *Thioesterbindung* im Succinyl-S-CoA kommt es dabei zur Synthese einer energiereichen Phosphatbindung, allerdings nicht als ATP, sondern als GTP:

$$^-OOC\text{-}CH_2\text{-}CH_2\text{-}CO\text{-}S\text{-}CoA + GDP^{3-} + HPO_4^{2-}$$
$$\rightleftharpoons Succinat^{2-} + GTP^{4-} + CoA\text{-}SH$$

Diese Reaktion setzt sich aus zwei Teilreaktionen zusammen:

$$^-OOC\text{-}CH_2\text{-}CH_2\text{-}CO\text{-}S\text{-}CoA + H_2O$$
$$\rightarrow Succinat^{2-} + CoA\text{-}SH + H^+$$
$$GDP^{3-} + HPO_4^{2-} + H^+ \rightarrow GTP^{4-} + H_2O$$

Dieses ist ein Beispiel für eine *Substratkettenphosphorylierung*, deren Charakteristikum es ist, daß sie auf dem Niveau der Substrate in einer Stoffwechselkette und *nicht* in der Atmungskette vor sich geht. Sie ist vom Mechanismus der *Atmungskettenphosphorylierung* klar unterschieden (s.u.). Bei der Phosphorylierung von GDP zu GTP entsteht Wasser, das zur Spaltung von Succinyl-S-CoA zu Succinat und CoA-SH wieder verbraucht wird. Das gebildete GTP dient nach folgender Gleichung zur Synthese von ATP:

$$GTP + ADP \rightleftharpoons GDP + ATP$$

5. vom *Succinat* (*Succinate* sind die Salze der *Bernsteinsäure*, lat. *succinum*) werden durch die *Succinatdehydrogenase* zwei H-Atome abgespalten und dabei *Fumarat* gebildet (Fumarate sind die Salze der Fumarsäure, einer ungesättigten aliphatischen Dicarbonsäure [trans-Butendisäure]; sie ist das trans-Isomere der Maleinsäure [cis-Butendisäure]). Im Unterschied zu den anderen Dehydrogenasen des Citratcyclus überträgt die Succinatdehydrogenase den Wasserstoff jedoch *nicht auf NAD^+* sondern auf *FAD*, das fest an die Succinatdehydrogenase gebunden ist und dabei zu $FADH_2$ reduziert wird. Das Enzym ist in der inneren Mitochondrienmembran fest verankert und mit der Atmungskette eng assoziiert. Die Succinatdehydrogenase enthält mehrere Arten von Eisen-Schwefel-Zentren

6. Fumarat wird anschließend durch die *Fumarase* unter Wasseraufnahme (Hydratisierung) zu *Malat* umgewandelt

7. Die *NAD^+-abhängige Malatdehydrogenase* dehydrogeniert unter Bildung von $NADH + H^+$ Malat zu *Oxalacetat* und schließt damit den Kreisprozeß des Citratcyclus. Das Oxalacetat startet den Cyclus erneut, indem es wieder mit einem Molekül Acetyl-CoA unter Citratbildung reagiert.

Zusammenfassung des Citratcyclus.

1. Die Nettogleichung des Citratcyclus lautet:

$$CH_3CO\text{-}S\text{-}CoA + 3\ NAD^+ + FAD$$
$$+\ GDP + P_a + 3\ H_2O \rightarrow$$
$$2\ CO_2 + 3\ NADH + FADH_2$$
$$+\ GTP + 3\ H^+ + CoASH$$

2. In den Citratcyclus tritt eine Acetylgruppe (in Abb. 15.2. mit einem roten Rechteck umrandet) in Form von Acetyl-CoA ein und kondensiert mit Oxalacetat zu Citrat. Beim Übergang von Isocitrat

über Oxalsuccinat und α-Ketoglutarat zu Succinyl-CoA werden zwei Carboxylgruppen abgespalten und so zwei Moleküle CO_2 freigesetzt. Ihre zwei C-Atome stammen aus dem Oxalacetat und *nicht* aus dem Acetyl-CoA (☞ Abb. 15.2). Das aus dem Cyclus hervorgehende und einen neuen Kreisprozeß startende Oxalacetat besteht, wie aus der Kennzeichnung mit den roten Rechtecken hervorgeht, zur Hälfte seines C-Skelettes aus der eingespeisten Acetylgruppe.

3. Aus dem Citratcyclus werden bei einem Durchlauf vier Wasserstoffpaare abgespalten; drei von ihnen reduzieren auf den Ebenen von Isocitrat, α-Ketoglutarat und Malat drei Moleküle NAD^+ zu NADH, während das vom Succinat gelieferte Wasserstoffpaar FAD zu $FADH_2$ reduziert. NADH und das $FADH_2$ werden anschließend durch die Atmungskette oxidiert.

4. Durch *Substratkettenphosphorylierung* wird eine energiereiche Phosphatbindung in Form von GTP durch Spaltung der *energiereichen Thioesterbindung* im Succinyl-S-CoA gewonnen.

5. Bei der Umwandlung von *Citrat* zum *Oxalacetat* werden *drei Wassermoleküle* verbraucht, nämlich ein Molekül Wasser bei der Citratsynthese, ein Molekül Wasser beim Übergang vom Succinyl-S-CoA zu Succinat (das aus der Wasserbildung bei der GTP-Synthese aus GDP und Phosphat stammt) und ein Molekül Wasser bei der Bildung von Malat aus Fumarat.

Regulation des Citratcyclus. Im Unterschied zur Glycolyse, die sowohl anaerob als auch aerob abläuft, ist der Citratcyclus ein streng aerober Vorgang, ohne daß Sauerstoff ein *direkter Reaktionspartner* des Citratcyclus ist. Da aber *Sauerstoff* der *terminale Elektronenacceptor* für NADH und $FADH_2$ in der Atmungskette ist, ist er zur Regeneration der oxidierten Formen der beiden Wasserstoff- und Elektronenüberträger NAD^+ und FAD und damit zur Sicherung des Ablaufes des Citratcyclus unentbehrlich.

Im Citratcyclus gibt es *drei Kontrollenzyme*, die an "Fallstrecken" des Reaktionsablaufes lokalisiert sind, d.h. stark exergone Schritte katalysieren, und sich deshalb als Zielenzyme von regulatorischen Effektoren sehr eignen (☞ Kap. 14.2.). Jedes dieser Enzyme kann unter bestimmten Bedingungen zum geschwindigkeitsbestimmenden Schritt des Citratcyclus werden:

- das Enzym mit dem höchsten Fluxkontrollkoeffizienten ist die *Citratsynthase*; ATP erniedrigt allosterisch ihre Aktivität, indem es die Affinität des Enzyms zu Acetyl-CoA herabsetzt. Ein steigender intramitochondrialer ATP-Spiegel führt in diesem sehr sinnvollen Regulationsmechanismus zu einer verminderten Bindung des Acetyl-CoA an das Enzym und so zu einer erniedrigten Geschwindigkeit der Citratbildung. Die Citratsynthase wird auch durch *Acyl-CoA-Verbindungen* gehemmt, die bei Hunger und im Diabetes mellitus vermehrt in der Leber gebildet werden

- an zweiter Stelle steht die NAD^+-*abhängige Isocitratdehydrogenase,* die durch *ADP* allosterisch *aktiviert* und durch *NADH gehemmt* wird

- das dritte Kontrollenzym, die α-*Ketoglutaratdehydrogenase,* wird durch ihre Produkte *Succinyl-CoA* und *NADH* sowie durch eine hohe Energieladung gehemmt.

15.2. Die biologische Oxidation

Die im Citratcyclus durch Reduktion von NAD^+ und FAD entstehenden NADH- und $FADH_2$-Moleküle münden in die *Atmungskette* als Hauptweg der *biologischen Oxidation* ein und werden durch sie reoxidiert. Die Enzyme der *Atmungskette* sind in der *mitochondrialen Innenmembran* lokalisiert. Ihr *terminaler,* d.h. der am Ende der Kette stehende, *Elektronenacceptor* ist *Sauerstoff* und das Produkt der Wasserstoffoxidation ist *Wasser.* Die biologische Oxidation des Wasserstoffs verläuft in Stufen und die sie katalysierenden Enzyme sind in der Atmungskette zu *vier Multienzymkomplexen* zusammengeschlossen. Die *wasserstoffliefernden Substrate* sind Metabolite der Hauptabbauwege des zentralen Stoffwechsels. Zu diesen gehören der *Citratcyclus,* die β-*Oxidation der Fettsäuren,* die *Glycolyse* und die *Abbauwege* zahlreicher *Aminosäuren* (☞ Abb. 15.1). Die bei der biologischen Oxidation abgegebene freie Enthalpie (-ΔG) stammt aus der Oxidation von NADH und $FADH_2$ und wird zu einem beträchtlichen Anteil in *chemisch gebundene Energie,* nämlich in Form von *ATP,* überführt. Die Synthese von ATP durch *Phosphorylierung* von ADP ist ein endergoner Vorgang, der auf Kosten der exergon verlaufenden NADH- bzw. $FADH_2$-Oxidation vor sich geht:

$$ADP^{3-} + HPO_4^{2-} + H^+ \rightarrow ATP^{4-} + H_2O$$
$$\Delta G^{\circ\prime} = + 30,7 \text{ kJ mol}^{-1} \text{ gebildetes ATP}$$

Die in enger Kopplung mit der Atmungskette bei der Oxidation des Substratwasserstoffs erfolgende ATP-Synthese wird als *Atmungskettenphosphorylierung* oder *oxidative Phosphorylierung* bezeichnet. Von dieser ist die *Substratkettenphosphorylierung* in der Glycolyse und im Citratcyclus zu unterscheiden, die nicht, wie die Atmungskettenphosphorylierung, an ein membranales Elektronentransportsystem gekoppelt ist, sondern durch lösliche Enzyme mit chemisch identifizierbaren Zwischenprodukten katalysiert wird.

15.2.1. Die Atmungskette besteht aus Oxidoreductasen

Die *Atmungskette* und das System der *Atmungskettenphosphorylierung* bilden eng vergesellschaftete, hochorganisierte Enzymkomplexe, die in der *inneren Mitochondrienmembran* lokalisiert sind (☞ Abb. 8.5). Die Innenmembran der Mitochondrien hat darüber hinaus zwei weitere wichtige Eigenschaften, sie ist die *Permeabilitätsbarriere* für die Mitochondrien und der *Sitz* von *Transportsystemen* für niedermolekulare Metabolite und für Ionen sowie Proteine. Die *Außenmembran* der *Mitochondrien* hat ebenfalls *Proteintransportsysteme*, besitzt aber, im Unterschied zur Innenmembran, transmembranale, von Porinen ausgekleidete, Kanäle, die für nicht zu große Moleküle (M_r <5000) und für Ionen frei durchlässig sind. Dadurch hat der *mitochondriale Zwischenmembranraum* dieselbe ionale Zusammensetzung wie das *Cytosol*, unterscheidet sich aber in seiner Zusammensetzung wesentlich von der *mitochondrialen Matrix*.

Die Atmungskette ist ein System mehrerer aufeinanderfolgender Enzyme, die als Wasserstoff- bzw. Elektronenüberträger wirken (*Oxidoreductasen*) und dafür sorgen, daß die Energie des Substratwasserstoffs bei seiner Reaktion mit Sauerstoff nicht in einem Schritt, also nicht explosionsartig, wie bei der Knallgasreaktion, sondern stufenweise und kontrolliert, in Form von kleinen Energiepaketen, freigesetzt wird.

Redoxsystem	Normalpotential (Volt) (pH 7,0) $\Delta E_0'$
$H_2/2H^+$	-0,42
$NAD(P)H/NAD(P)^+$	-0,32
$FMNH_2/FMN$	-0,22
Succinat/Fumarat	0,0
$FADH_2/FAD$	0,0
Ubichinol/Ubichinon	+0,05
Cytochrom b (Fe^{2+}/Fe^{3+})	+0,08
Cytochrom c_1 (Fe^{2+}/Fe^{3+})	+0,21
Cytochrom c (Fe^{2+}/Fe^{3+})	+0,25
Cytochrom a (Fe^{2+}/Fe^{3+})	+0,29
Cytochrom a_3 (Fe^{2+}/Fe^{3+})	+0,55
$O^{2-}/\frac{1}{2}O_2$	+0,81

Tab. 15.1: Biochemisch wichtige Redoxpotentiale.

Die Reihenfolge der Enzyme in der Atmungskette richtet sich nach ihrem *Redoxpotential*, d.h. nach ihrer *Elektronenaffinität*. Der Elektronenfluß erfolgt von einem Redoxsystem mit *niedrigem Redoxpotential* zu einem Redoxsystem mit *höherem Redoxpotential* (☞ Tab. 15.1). Die Differenz in den Redoxpotentialen zwischen zwei Redoxsystemen ($\Delta E_0'$) ist ein Maß für die Triebkraft des Elektronenübergangs. Sie ist mit $\Delta G^{\circ\prime}$, der Differenz der freien Enthalpie zwischen zwei Redoxsystemen, durch folgende Gleichung verbunden:

$$-\Delta G^{\circ\prime} = \Delta E_0' \; n \; F$$

$-\Delta G^{\circ\prime}$ = Differenz der freien Enthalpie (Joule bzw. kJ mol^{-1}) unter Standardbedingungen

$\Delta E_0'$ = Potentialdifferenz (in Volt) unter Standardbedingungen

n = Zahl der bei der Reaktion übertragenen Elektronen

F = Faraday-Konstante (96.500 Coulomb).

$\Delta G^{\circ\prime}$ ist negativ, d.h. zwei miteinander gekoppelte Redoxsysteme sind fähig, nutzbringende Arbeit zu leisten. Die Potentialdifferenz $\Delta E_0'$ zwischen dem Wasserstoff (Normalpotential -0,42 Volt) und dem Sauerstoff (Normalpotential +0,81 Volt) beträgt 1,23 Volt. Daraus errechnet sich die freie Enthalpie der Wasserbildung aus der Oxidation von Wasserstoff zu Wasser unter Standardbedingungen zu:

15.2. Die biologische Oxidation

$$-\Delta G^{\circ\prime} = 1{,}23 \times 2 \times 96.500 = 237.390 \text{ Joule mol}^{-1}$$
$$= 237{,}39 \text{ kJ mol}^{-1}$$

Da die Atmungskette den Elektronentransport nicht vom Wasserstoff sondern vom NADH zum Sauerstoff katalysiert, ist die freie Enthalpie der NADH-Oxidation für uns die wichtigere Größe. Sie beträgt 218,09 kJ mol^{-1} und ergibt sich aus:

$$-\Delta G^{\circ\prime} = 1{,}13 \times 2 \times 96.500 = 218.090 \text{ Joule mol}^{-1}$$
$$= 218{,}09 \text{ kJ mol}^{-1}$$

Redoxpotential und Normalpotential

Das Bezugssystem für das Redoxpotential eines Redoxsystems ist die Normalwasserstoffelektrode in 1 molarer HCl (pH = 0) bei einem Wasserstoffpartialdruck von einem bar und einer Temperatur von 25°C. Ihr Redoxpotential ist auf $\Delta E_0' = 0$ festgelegt. Bei Kopplung von zwei Redoxsystemen bestimmen Vorzeichen und Größe ihrer Redoxpotentiale die Richtung des Elektronenflusses. In der Biochemie sind die Redoxpotentiale, wie die Standardenthalpiewerte auch (☞ Kap. 14.1.), auf pH 7,0 bezogen. Bei diesem pH-Wert ist das Redoxpotential der Wasserstoffelektrode -0,42 Volt. Pro pH-Einheit ist die Potentialdifferenz demzufolge 0,060 Volt. Als Normalpotential E_0' eines biochemischen Redoxsystems, z.B. von NAD$^+$/NADH, ist das Potential definiert, das dieses bei pH 7,0 gegen die Normalwasserstoffelektrode ausbildet, wenn das Verhältnis der oxidierten zur reduzierten Form 1 ist ([NAD$^+$]/[NADH] = 1) (☞ Tab. 15.1). Das Redoxpotential ΔE ist konzentrationsabhängig und folgt der *Nernst-Gleichung*:

$$\Delta E = \Delta E_0' + \frac{RT}{nF} \ln \frac{[\text{oxidierte Form}]}{[\text{reduzierte Form}]}$$

R = Gaskonstante (8,3 J mol^{-1})
T = absolute Temperatur in K
n = Zahl der übertragenen Elektronen
F = Faraday-Konstante (96.500 Coulomb)

15.2.1.1. NAD$^+$-abhängige Dehydrogenasen leiten die biologische Oxidation ein

Die biologische Oxidation wird durch die enzymatische Abspaltung von zwei Wasserstoffatomen von einem Substrat (*Dehydrogenierung*) und deren Übertragung auf einen Acceptor eingeleitet. Der wichtigste Wasserstoffacceptor der Atmungskette ist das NAD$^+$. Betrachten wir die Dehydrogenierung von Malat und die dabei erfolgende Reduktion von NAD$^+$ zu NADH. Dabei werden *zwei Elektronen*, die zusammen mit einem Wasserstoffion (H$^+$) ein *Hydridion* (H$^-$) bilden, auf das C-Atom 4 des Nicotinsäureamids des NAD$^+$ als Acceptor übertragen (☞ Kap. 7.8.). Das zweite Wasserstoffatom geht als Proton (H$^+$) in Lösung. Es entsteht NADH + H$^+$. Die diesen Reaktionstyp katalysierenden Enzyme nennt man *Dehydrogenasen*. Sie binden reversibel NAD$^+$ und NADH. Abb. 15.3 zeigt als Beispiel die durch die Malatdehydrogenase katalysierte Wasserstoffübertragung von Malat auf NAD$^+$, die zur Bildung von Oxalacetat und NADH + H$^+$ als Reaktionsprodukte führt. Die das NADH in die Atmungskette einspeisenden Dehydrogenasen sind löslich und in der mitochondrialen Matrix lokalisiert.

15.2.1.2. Die FMN-abhängige NADH-Ubichinon-Oxidoreductase

Das durch die mitochondrialen Dehydrogenasen gebildete NADH wird in der Atmungskette durch eine in der Innenmembran der Mitochondrien verankerte *NADH-Dehydrogenase* reoxidiert (☞ Abb. 15.3). Die *NADH-Dehydrogenase* enthält als prosthetische Gruppe Flavinmononucleotid (FMN, Formel in Abb. 4.16), das an das Enzym fest gebunden ist. Die *NADH-Dehydrogenase* katalysiert die Wasserstoffübertragung von NADH auf das FMN und liefert dabei NAD$^+$ und FMNH$_2$. Unmittelbar danach überträgt das Enzym den Wasserstoff des FMNH$_2$ unter Rückbildung von FMN auf ein mitochondriales, tief in der Innenmembran lokalisiertes Lipid, das man *Ubichinon* (oder Coenzym Q, engl. *quinone*) nennt. Die NADH-Dehydrogenase wird auch als *NADH-Ubichinon-Oxidoreductase* bezeichnet (☞ Abb. 15.3). Da beide, das NAD$^+$ und das FMN, Redoxcyclen unterliegen und aus diesen wieder unverändert hervorgehen, sind sie Coenzyme der Atmungskette. Ubichinon ist ein chinoides System, das in der Atmungskette ebenfalls zwischen seinem oxidierten (Ubichinon, Q) und seinem reduzierten Zustand (Ubichinol, QH$_2$) wechselt.

Abb. 15.3: Die Dehydrogenierung von Malat durch die NAD⁺-abhängige Malatdehydrogenase und anschließende FMN-abhängige NADH-Oxidation durch den NADH-Ubichinon-Oxidoreductase-Komplex.

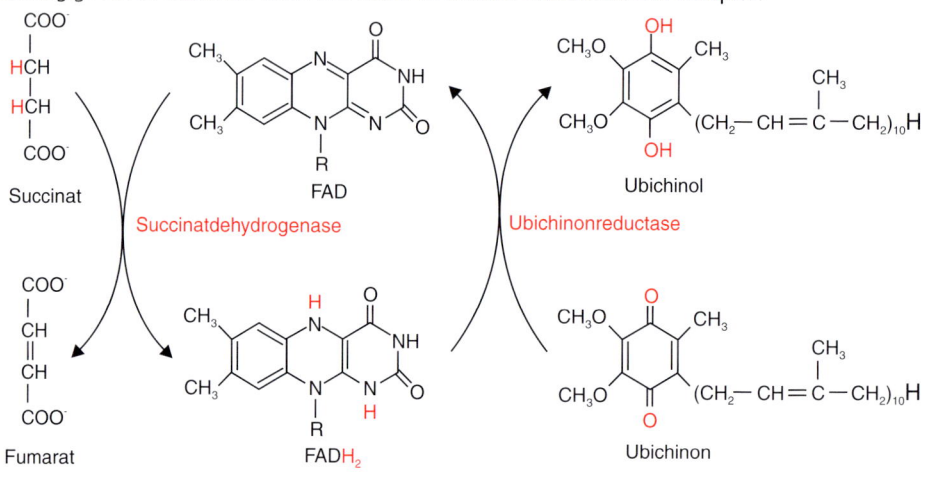

Abb. 15.4: Der Succinat-Ubichinon-Oxidoreductase-Komplex.

15.2.1.3. Succinat wird FAD-abhängig oxidiert

Succinat wird *nicht* durch eine NAD^+-abhängige Dehydrogenase, sondern durch die *FAD-abhängige Succinatdehydrogenase* oxidiert (☞ Abb. 15.4) (FAD ist die Abk. von *Flavin-adenin-dinucleotid*, Formel in Abb. 4.16). Das Dehydrogenierungsprodukt des Succinates ist, wie schon beim Citratcyclus besprochen, Fumarat. Die Succinatdehydrogenase ist, wie die NADH-Ubichinon-Oxidoreductase, eng mit der Mitochondrieninnenmembran vergesellschaftet und ist Bestandteil eines größeren Enzymkomplexes, der *Succinat-Ubichinon-Oxidoreductase*, die den Wasserstoff vom Succinat über $FADH_2$ auf das Ubichinon überträgt und dieses zu Ubichinol reduziert.

15.2.1.4. Cytochrome und Cytochrom c-Oxidase

An den wasserstoffübertragenden Teil der Atmungskette schließt sich ihr elektronenübertragender Teil an. Dieser besteht aus mehreren *Cytochromen* (b, c_1, c) und der *Cytochrom c-Oxidase*. Die Cytochrome enthalten einen Protoporphyrinring als prosthetische Gruppe, in dessen Zentrum sich komplex gebundenes Eisen in Form von Fe^{2+} bzw. Fe^{3+} befindet (☞ Kap. 20.). Man bezeichnet den Protoporphyrin-Fe^{2+}-Komplex als Häm (☞ Abb. 15.5 und Abb. 15.6). Die Porphyrinringe des

15.2. Die biologische Oxidation

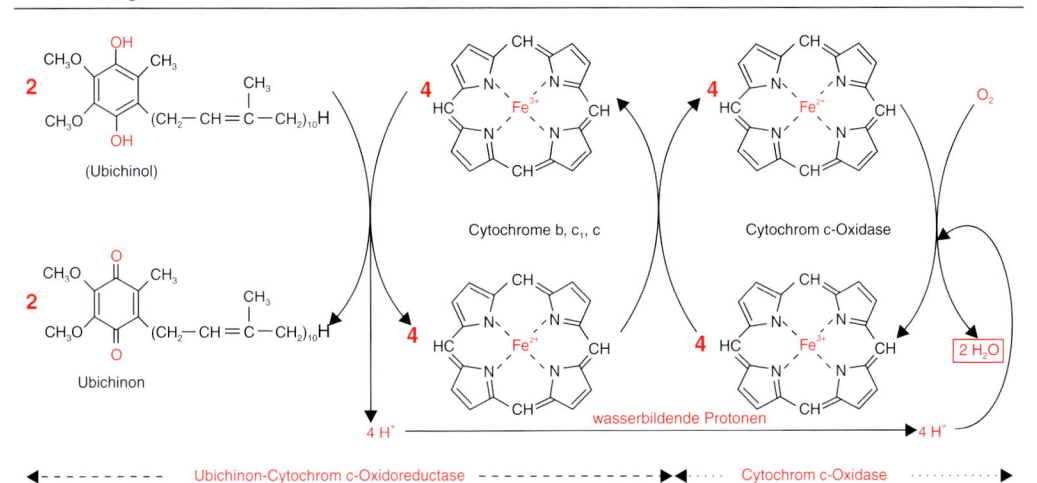

Abb. 15.5: Wasserstoff- und Elektronentransport in der Atmungskette: Oxidation von reduziertem Ubichinon (Ubichinol) durch die Ubichinon-Cytochrom c-Oxidoreductase und Übertragung der Elektronen über das Cytochromsystem auf die Cytochrom c-Oxidase; diese reduziert den Sauerstoff und bildet Wasser.

Cytochrom b, c und c_1 sind mit dem *Protoporphyrin IX* identisch, das man auch im Hämoglobin und Myoglobin findet (☞ Kap. 20.). Jedoch ist in den Cytochromen c und c_1 das Protoporphyrin IX über seine in den Positionen 2 und 4 befindlichen Vinylgruppen an zwei Cysteinreste ihres Proteinanteils (Cys 14 und Cys17) durch jeweils eine *Thioetherbindung* kovalent gebunden (☞ Abb. 15.6B). Die Cytochrom c-Oxidase enthält zwei prosthetische Gruppen, Häm a und Häm a_3, die nichtkovalent an das Enzymprotein gebunden sind und sich vom Protoporphyrin IX in den Strukturen von zwei Seitenketten unterscheiden, eine Methylgruppe ist durch eine *Formylgruppe* ersetzt und eine der zwei Vinylgruppen ist hydratisiert und hat einen *Farnesylrest*, bestehend aus 15 C-Atomen, gebunden (☞ Kap. 17.). Die Verbindung des hydratisierten Vinyls mit Farnesyl ergibt *Hydroxyethylfarnesyl* (☞ Abb. 15.6B). Durch diese lange hydrophobe Seitenkette wird das Häm fest in der Cytochrom c-Oxidase verankert, so daß eine kovalente Verbindung zwischen dem Häm und dem Enzym nicht erforderlich ist. Häm a und Häm a_3 sind chemisch identisch, funktionell aber verschieden. Die *Elektronenübertragung* von einem Cytochrom zum nächsten erfolgt durch die in ihren *Hämgruppen* komplexgebundenen *Eisenionen*, die dabei einem Wertigkeitswechsel zwischen dem Fe^{2+}- und Fe^{3+}-Zustand unterliegen (*wichtig*: die Sauerstoffbindung an das Hämoglobin ist *nicht* mit einem Wertigkeitswechsel des hämgebundenen Fe^{2+}-Ion verbunden, ☞ Kap. 21.). Vom Ubichinon ausgehend ist die Reihenfolge der Cytochrome in der Atmungskette:

$$\text{Ubichinon} \xrightarrow{2e^-} \text{2 Cytochrom b} \xrightarrow{2e^-} \text{2 Cytochrom } c_1 \xrightarrow{2e^-} \text{2 Cytochrom c} \xrightarrow{2e^-} \text{2 Cytochrom c-Oxidase} \rightarrow \tfrac{1}{2} O_2^{2-}$$

Im Gegensatz zu NAD^+, FMN, FAD und Ubichinon, die zwei Elektronen übertragen, überträgt das Fe^{2+}-Ion eines Cytochrommoleküls jeweils nur ein Elektron.

Elektronenübertragung vom Ubichinol auf Cytochrom c. Vom Ubichinol ausgehend, müssen unter Zurücklassung von zwei Wasserstoffionen, die später der Wasserbildung dienen ("wasserbildende Protonen"), in der Atmungskette pro mol oxidiertes NADH zwei Elektronen weitertransportiert werden. Hierfür sind pro Ubichinolmolekül zwei Moleküle Cytochrom b und zwei Moleküle Cytochrom c_1 erforderlich. Auf das Cytochrom c_1 folgt als Elektronenacceptor das an der Oberfläche der mitochondrialen Innenmembran zum Zwischenmembranraum gelegene Cytochrom c (☞ Abb. 15.5), von dem ebenfalls zwei Moleküle gebraucht werden. Als Bezeichnungen für diesen Enzymkomplex sind *Ubichinol-Cytochrom c-Oxidoreductase* oder *mitochondrialer Cytochrom bc_1-Komplex* im Gebrauch.

A

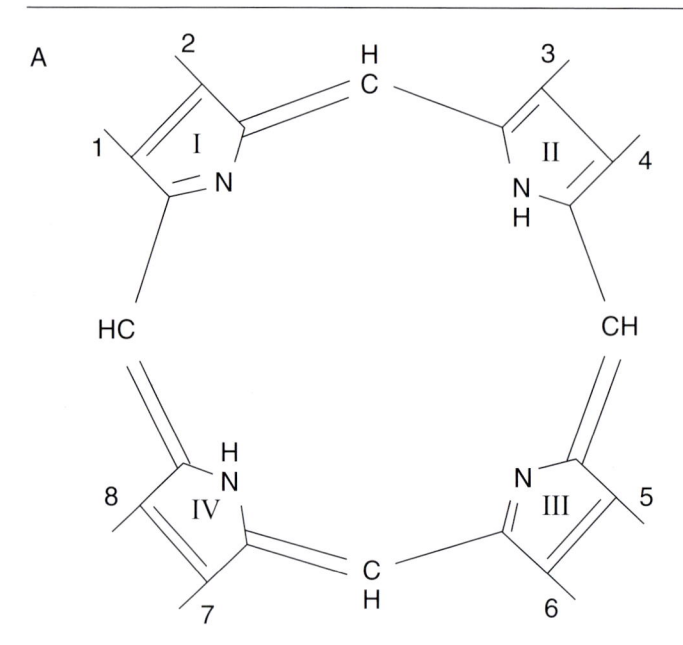

(Porphyrin ring structure with pyrrole rings I, II, III, IV and positions 1–8, methine bridges)

B Seitenketten der Porphyrine verschiedener Cytochrome und der Cytochrom c-Oxidase

Porphyrine der jeweiligen Cytochrome	1	2	3	4	5	6	7	8
Cytochrom b (Protoporphyrin IX)	CH_3	$CH=CH_2$	CH_3	$CH=CH_2$	CH_3	CH_2–CH_2–COO^-	CH_2–CH_2–COO^-	CH_3
Cytochrome c und c_1 (substituiertes Protoporphyrin IX, zwei kovalente Thioetherbindungen mit Cys-14 und Cys-17 des Proteins, R)	CH_3	CH–CH_3 | S | CH_2 | --NH–C–H | CO--	CH_3	CH–CH_3 | S | CH_2 | --NH–C–H | CO--	CH_3	CH_2–CH_2–COO^-	CH_2–CH_2–COO^-	CH_3
Cytochrom c-Oxidase (Häm a und Häm a_3)	CH_3	CHOH | CH_2 | Farnesyl*	CH_3	$CH=CH_2$	CH_3	CH_2–CH_2–COO^-	CH_2–CH_2–COO^-	–C(=O)H

Hydroxyethylfarnesyl*: (Porphyrin)–CH(OH)–CH=C–...–farnesyl chain

Abb. 15.6: Prosthetische Gruppen der Cytochrome: Protoporphyrin IX und Häm A. **A**: Struktur des Porphyrins; **B**: Seitenketten der Porphyrine der Cytochrome b, c, Häm a und a_3.

15.2. Die biologische Oxidation

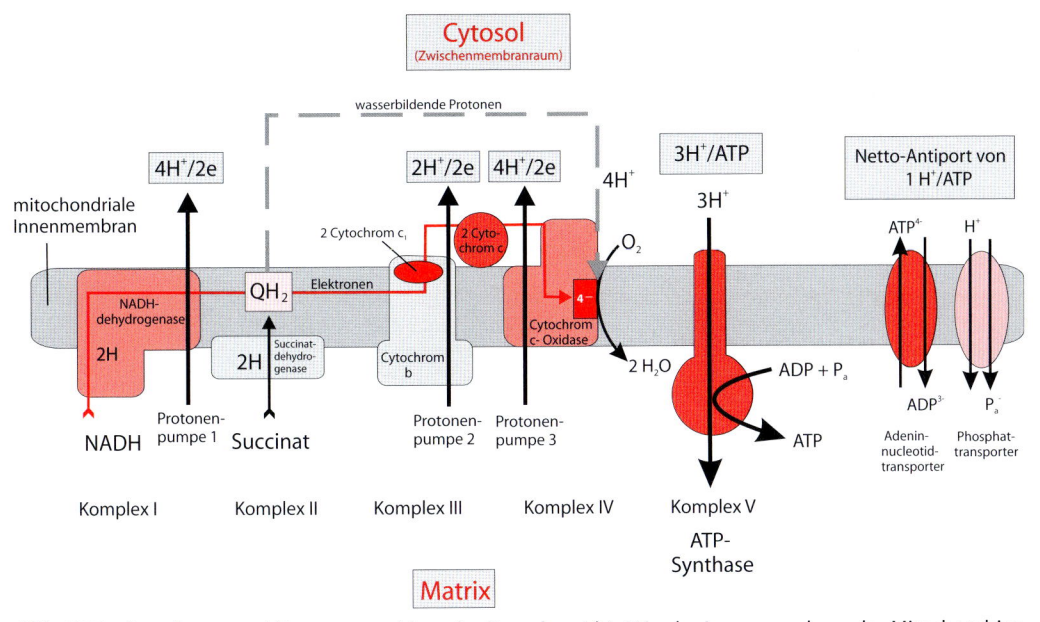

Abb. 15.7: Anordnung und Zusammenwirken der Komplexe I bis V in der Innenmembran der Mitochondrien (Abk. Q: Ubichinon [Coenzym Q]). Die quantitativen Angaben zur Stöchiometrie der drei Protonenpumpen in den Atmungskomplexen I, III und IV und die daraus zu ziehenden Schlussfolgerungen über die Zahl der durch die oxidative Phosphorylierung synthetisierten ATP-Moleküle fußen auf der kritischen Literaturanalyse und auf Messungen von P.C. Hinkle et al, Biochemistry 30, 3576–3582 (1991).

Die Oxidation von Cytochrom c durch die Cytochrom c-Oxidase. Die *Cytochrom c-Oxidase* ist das am Ende der Atmungskette stehende Enzym. Sie katalysiert die Oxidation des reduzierten Cytochrom c und überträgt die Elektronen unter *Wasserbildung* auf *Sauerstoff* als *terminalem Elektronenacceptor* der Atmungskette (☞ Abb. 15.5). Das Enzym wurde 1924/25 von *Otto Warburg*, einem der Begründer der modernen Biochemie, entdeckt und von ihm als *Atmungsferment* bezeichnet. Die Cytochrom c-Oxidase gehört zu der weitverbreiteten Familie der *Häm-Kupfer-Oxidasen*. Sie enthält neben Häm a und Häm a_3 zwei Cu-Ionen (Cu_A und Cu_B). Das Enzym ist so ausgelegt, daß sein *aktives Zentrum* durch *vier nacheinander* vom Cytochrom c ankommende Elektronen reduziert wird (☞ Abb. 15.12), so daß es in einem Reaktionscyclus *vier Elektronen* auf *ein Sauerstoffmolekül* überträgt, das dabei zu zwei O^{2-}-Ionen reduziert wird. Diese reagieren mit *vier* von der Oxidation von zwei Ubichinolmolekülen herrührenden *Protonen* und bilden *zwei Moleküle Wasser* (☞ Abb. 15.5 und Abb. 15.7):

$$O_2 + 4\,e^- \rightarrow 2\,O^{2-}$$
$$2\,O^{2-} + 4\,H^+ \rightarrow 2\,H_2O$$
$$\text{Summe: } O_2 + 4\,H^+ + 4\,e^- \rightarrow 2\,H_2O$$

Cyanid, Azid und Kohlenmonoxid sind wichtige Hemmstoffe des Elektronentransportes. Der Elektronentransport wird durch *Cyanid* (CN^-), *Azid* (N_3^-) und *Kohlenmonoxid* (CO) gehemmt. Alle *drei Inhibitoren* greifen an der *Cytochrom c-Oxidase* an. Cyanid und Azid binden mit hoher Affinität an den Fe^{3+}-Häm a_3-Komplex im aktiven Zentrum der Cytochrom c-Oxidase und verhindern so dessen Reduktion durch Cytochrom c. Kohlenmonoxid hingegen bindet an den Fe^{2+}-Häm a_3-Komplex der Cytochrom c-Oxidase und hemmt dadurch dessen Oxidation durch Sauerstoff. Die Affinität des CO zur Cytochrom c-Oxidase ist kleiner als zum Hämoglobin, so daß die schon bei sehr kleinen Partialdrucken eintretenden stark toxischen CO-Wirkungen auf einer Erniedrigung der Sauerstoffbindung an den Blutfarbstoff beruhen und nicht auf einer Hemmung des Elektronentransportes (☞ Kap. 21.).

15.2.2. Die Multienzymkomplexe der Atmungskette

Die Atmungskette liegt in der Innenmembran der Mitochondrien in Form von *vier Multienzymkomplexen* vor, ein fünfter Enzymkomplex der Innenmembran dient der Synthese von ATP (☞ Abb. 15.7).

15.2.2.1. In die Atmungskette sind Eisen-Schwefel-Proteine eingelagert

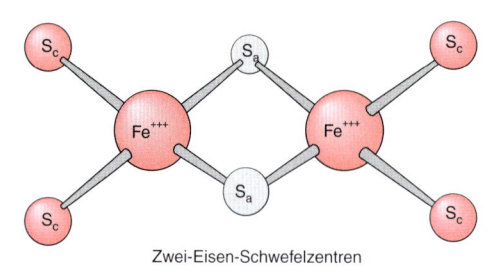

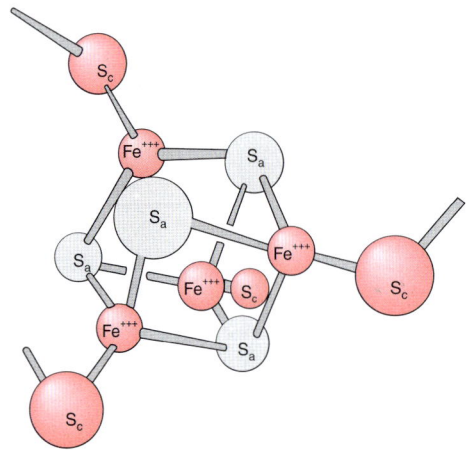

Zwei-Eisen-Schwefelzentren

Vier-Eisen-Schwefelzentren

Abb. 15.8: Struktur der Eisen-Schwefel-Zentren (S_a = anorganischer Schwefel; S_c = Schwefel von Cysteinresten).

Die Enzyme der Atmungskette sind von Proteinen umgeben, die nichthämgebundenes Eisen enthalten und als *Eisen-Schwefel-Proteine* bezeichnet werden. Sie bilden *Eisen-Schwefel-Zentren*, in denen Fe^{3+}- bzw. Fe^{2+}-Ionen entweder an anorganischen Schwefel (S_a) oder an SH-Gruppen von Cysteinresten des Proteins (S_c) gebunden sind (☞ Abb. 15.8). In den Mitochondrien findet man wenigstens sechs verschiedene Typen von Eisen-Schwefel-Proteinen. Die Eisen-Schwefel-Zentren haben Funktionen bei der Kopplung des Elektronentransports mit der Atmungskettenphosphorylierung. Aufgrund ihrer weiten Verbreitung, ihrer großen Ähnlichkeiten untereinander und ihrer elementaren Funktionen im biologischen Geschehen rechnet man die Eisen-Schwefel Proteine zu den phylogenetisch ältesten Proteinen.

15.2.2.2. Funktionen der Multienzymkomplexe

Die fünf Enzymkomplexe der inneren Mitochondrienmembran sind (☞ Abb. 15.7):

1. die *NADH-Ubichinon-Oxidoreductase* (Komplex I)

2. die *Succinat-Ubichinon-Oxidoreductase* (Komplex II)

3. die *Ubichinol-Cytochrom c-Oxidoreductase* (Cytochrom bc_1-Komplex) (Komplex III)

4. die *Cytochrom c-Oxidase* (Komplex IV)

5. der *ATP-Synthase-Komplex* (Komplex V).

Die Komplexe I, III und IV sind mit *Protonenpumpen* assoziiert, die unter Verbrauch der beim Elektronentransport abgegebenen freien Enthalpie Protonen durch die mitochondriale Innenmembran aus der mitochondrialen Matrix nach außen in den Zwischenmembranraum transportieren. Dadurch wird ein großer Teil der beim Elektronentransport durch die Atmungskette entbundenen freien Enthalpie in die Energie eines Protonengradienten an der mitochondrialen Innenmembran umgewandelt. Deshalb ist die der Matrix zugewandte *Innenseite* der Mitochondrieninnenmembran negativ und ihre Außenseite positiv geladen.

Komplex I (NADH-Ubichinon-Oxidoreductase). Dieser Komplex hat die Form eines auf dem Kopf stehenden L und ist der größte der fünf Komplexe überhaupt (M_r 850.000; ☞ Abb. 15.7). Er besteht aus mehr als 40 verschiedenen Untereinheiten und enthält ein FMN-Molekül, acht verschiedene Eisen-Schwefel-Zentren sowie kovalent gebundenes Lipid und wenigstens drei Ubichinon-Moleküle. Der Komplex I katalysiert die Wasserstoffübertragung vom NADH auf Ubichinon und bildet Ubichinol. Er enthält eine Protonenpumpe, die *pro Molekül oxidiertes NADH*, also pro übertragenes Elektronenpaar, *vier Protonen* durch die Innenmembran aus der Matrix nach außen pumpt (*Protonenpumpe 1 der Atmungskette*).

15.2. Die biologische Oxidation

Komplex II (Succinat-Ubichinon-Oxidoreductase). Durch diesen aus vier Untereinheiten bestehenden Komplex (M_r 140.000) werden FAD-abhängig zwei Wasserstoffatome vom Succinat auf Ubichinon übertragen. Komplex II enthält mehrere Eisen-Schwefel-Zentren, jedoch *keine Protonenpumpe*. Die Verankerung dieses Komplexes in der Innenmembran erfolgt durch ein Cytochrom vom b-Typ.

Komplex III (Cytochrom bc_1-Komplex). Der Komplex III (M_r 250.000) katalysiert den Elektronentransport vom Ubichinol über die Cytochrome b und c_1 zum Cytochrom c. Er ist durch zwei wichtige Funktionen gekennzeichnet, die untereinander in einem engen Zusammenhang stehen: 1. durch den bc_1-Komplex erfolgt die Umschaltung von dem *Zwei-* auf den *Ein-Elektronentransport* und 2. ist er der Sitz einer *Protonenpumpe* (*Protonenpumpe 2 der Atmungskette*). Der Cytochrom bc_1-Komplex besteht aus elf Untereinheiten und enthält vier Redoxzentren:

1. zwei zum Cytochrom b gehörende Hämgruppen (*Häm b_H* und *Häm b_L*); obwohl beide Hämgruppen chemisch identisch sind, sind ihre Redoxpotentiale verschieden, da ihre Mikroumgebungen im Cytochrom b-Protein verschieden sind (H von *high potential* und L von *low potential*)

2. eine zum Cytochrom c_1 gehörende Hämgruppe

3. das "Rieskeprotein", ein Eisen-Schwefel-Zentrum (Fe_2S_2) mit hohem Redoxpotential.

Das Cytochrom b durchzieht die Innenmembran mit acht transmembranalen Helices. Auf der äußeren Membranoberfläche ist das Cytochrom b fest mit dem Cytochrom c_1 assoziiert. Dort befindet sich auch das Rieskeprotein.

Die beiden Funktionen des bc_1-Komplexes, *Elektronenübertragung* und *Protonenpumpe*, werden durch den *Ubichinoncyclus* (auch als *Q-Cyclus* bezeichnet) verwirklicht. Das Ubichinon ist lipidöslich und ist deshalb innerhalb der Membran beweglich. Es liegt im *Ubichinoncyclus* in *vier* verschiedenen Formen vor (☞ Abb. 15.9):

1. als vollständig reduziertes Ubichinol (QH_2)

2. als Ubichinolanion (Q^{2-}) nach Dissoziation von zwei Protonen

3. als Ubichinolradikal (Ubisemichinonanion, $Q^{\cdot-}$) nach Abgabe eines Elektrons vom Ubichinolanion

4. als Ubichinon (Q) nach Abgabe des zweiten Elektrons.

Die von dem bc_1-Komplex katalysierte Reaktion läßt sich, unter Einbeziehung der gepumpten Protonen, schreiben:

Ubichinol + 2 H^+_{Matrix} + 2 Cytochrom c(Fe^{3+}) →
Ubichinon + 4 $H^+_{außen}$ + 2 Cytochrom c(Fe^{2+})

Der *Q-Cyclus* erfordert zwei ubichinol-/ubichinonbindende Zentren in der Innenmembran, eines für die *Oxidation* des durch $FMNH_2$ oder $FADH_2$ erzeugten Ubichinols nahe der äußeren Membranoberfläche (Q_o-Zentrum) und ein zweites für die *Ubichinonreduktion* nahe der inneren Membranoberfläche (Q_i-Zentrum; ☞ Abb. 15.10). Der Q-Cyclus besteht aus zwei Teilcyclen. Der erste Teilcyclus beginnt mit der Dissoziation von QH_2 zu Q^{2-} im Q_o-Zentrum. Die dabei entstehenden Protonen werden an die äußere Membranoberfläche freigesetzt. Sie sind *wasserbildende Protonen*. Danach wird Q^{2-} oxidiert. Dabei gehen die zwei Elektronen unterschiedliche Wege ("Gabelung"; Umschaltung vom *Zwei-Elektronentransport* auf den *Ein-Elektronentransport*). Ein Elektron wird unter Zurücklassung des Ubisemichinonanions ($Q^{\cdot-}$) über das Rieskeprotein und das Cytochrom c_1 auf das der äußeren Oberfläche der Innenmembran aufgelagerte Cytochrom c-Fe^{3+} unter dessen Reduktion zu Cytochrom c-Fe^{2+} übertragen. Das zweite Elektron wird vom Ubisemichinonanion $Q^{\cdot-}$, unter Zurücklassung von Q,

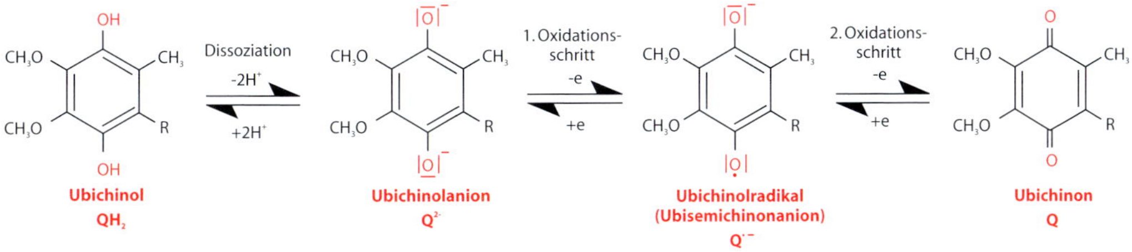

Abb. 15.9: Im Coenzym Q-Cyclus tritt das Ubichinon in vier Formen auf: 1. als vollständig reduziertes Ubichinol (QH_2), 2. als Ubichinolanion (Q^{2-}) 3. als Ubisemichinonradikal ($Q^{\cdot-}$) 4. als Ubichinon (Q).

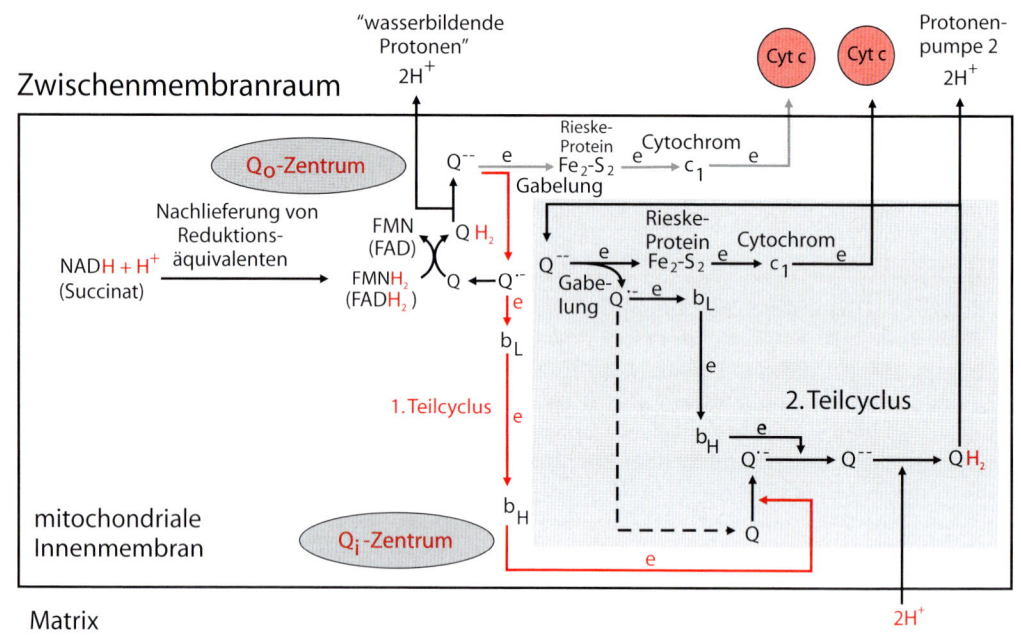

Abb. 15.10: Der Coenzym-Q-Cyclus ist aus zwei Teilcyclen aufgebaut: der 1. Teilcyclus ist durch die roten Pfeile gekennzeichnet, der 2. Teilcyclus befindet sich in dem grauen Feld.

das im Q_o-Zentrum verbleibt, auf das Häm b_L und von diesem auf das Häm b_H übertragen, das im Q_i-Zentrum ein zweites Molekül Ubichinon (Q) zum Ubisemichinonanion $Q^{·-}$ reduziert und damit den zweiten Teilcyclus einleitet. Das gebildete $Q^{·-}$ wird durch ein zweites, von einem weiteren Häm b_H stammendes, Elektron zu Q^{2-} reduziert (s.u.). Dieses nimmt aus dem Matrixraum zwei Protonen auf und geht dadurch in QH_2 über. Das QH_2 diffundiert in das Q_o-Zentrum und gibt dabei die zwei aus dem Matrixraum stammenden *Protonen* nach außen ab. Dies ist der der *Protonenpumpe 2* zugrunde liegende Vorgang. Deshalb heißen diese Protonen (im Unterschied zu den *wasserbildenden Protonen*) "gepumpte Protonen". Das im Q_o-Zentrum angekommene Q^{2-} wird im 2. Teilcyclus erneut durch Gabelung seiner zwei Elektronen oxidiert. Ein Elektron davon wird (unter Zurücklassung von Ubisemichinonanion $Q^{·-}$) auf dem Weg über das Rieskeprotein und Cytochrom c_1 zur Reduktion des zweiten Cytochrom c-Moleküls benutzt, das andere Elektron cyclisiert über Häm b_L und Häm b_H zu dem im Q_i-Zentrum liegenden $Q^{·-}$ und wandelt dieses zu Q^{2-} um. Damit sind die zwei Teilcyclen geschlossen und die zwei Aufgaben des Q-Cyclus erfüllt, nämlich 1. die Umschaltung vom Zwei- auf den Ein-Elektronentransport und 2. der Transport von zwei Protonen aus dem Matrixraum durch die Innenmembran nach außen.

Die anderen zwei Protonen, die aus dem NADH bzw. $FADH_2$ (d.h. *nicht* aus der Matrix) stammen und durch Dissoziation von QH_2 im Q_o-Zentrum nach außen freigesetzt werden, dienen der Wasserbildung. Sie haben mit der Protonenpumpe nichts zu tun.

Zusammenfassung der beiden Teilcyclen des protonentreibenden Q-Cyclus: Durch die zwei Teilcyclen werden zwei Moleküle Ubichinol zu Ubichinon oxidiert. Nur eines von diesen wird jedoch durch NADH bzw. $FADH_2$ reduziert, das andere wird durch Recyclisierung von zwei Elektronen immer wieder reduziert und so Ubichinol regeneriert. Ein Elektron davon stammt bei jedem Cyclus aus dem Substrat der Atmungskette, das zweite aus dem im zweiten Teilcyclus cyclisierenden Ubichinon/Ubichinol. Bei der Oxidation von einem Ubichinol werden netto zwei Moleküle Cytochrom c durch zwei "Redoxturnover"-Reaktionen reduziert und vier Protonen nach außen abgegeben. *Zwei Protonen* davon sind *wasserbildend* und stammen aus dem $FMNH_2$ bzw. $FADH_2$ und zwei Protonen werden aus der Matrix nach außen *gepumpt*.

Ein kleiner Anteil der in den Komplexen I und III auf Ubichinon übertragenen und von diesem wie-

15.2. Die biologische Oxidation

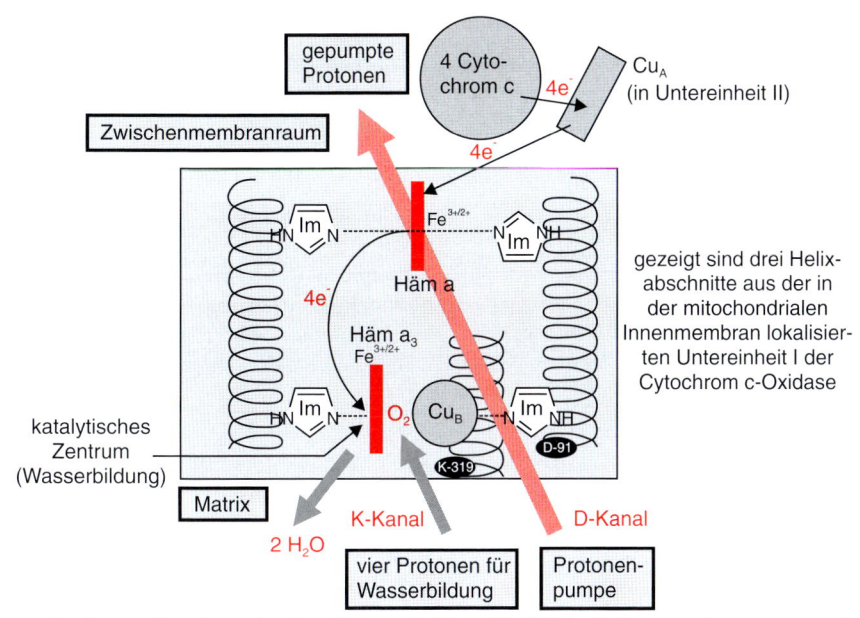

Abb. 15.11: Struktur und Funktion der Cytochrom c-Oxidase: Modell der Elektronenübertragung und der Protonenpumpe.

der abgegebenen Elektronen kann aus den Komplexen "heraussickern" und zur Bildung von Sauerstoffradikalen, zumeist in Form des Superoxidradikals $O_2^{\cdot-}$ führen (☞ Kap. 15.4.).

Komplex IV (Cytochrom c-Oxidase). Die Cytochrom c-Oxidase der Säugetiere ist aus 13 Untereinheiten aufgebaut (M_r 204.000). Ihre drei zentralen Untereinheiten I, II und III werden von der mitochondrialen DNA, die restlichen zehn kleineren Untereinheiten von der DNA des Zellkerns codiert (☞ Kap. 8.2.2.). Die prosthetischen Gruppen des Enzyms sind zwei Häm A-Moleküle (Häm a und Häm a_3) und zwei Cu-Ionen (Cu_A und Cu_B) (☞ Abb. 15.6B und Abb. 15.11). Das Cu_A-Zentrum ist in der Untereinheit II lokalisiert und liegt in deren Bindungsregion zum Cytochrom c. Die Untereinheit I enthält Häm a, Häm a_3 und Cu_B. Das Paar *Häm a_3/Cu_B* bildet das *katalytische Zentrum* der *Cytochrom c-Oxidase* für die Reduktion des Sauerstoffs zu Wasser ("Im" in Abb. 15.11 bedeutet "Imidazol"). Die Cytochrom c-Oxidase hat zwei Funktionen, sie ist eine *Oxidoreduktase* und eine *Protonenpumpe* (Protonenpumpe 3 der Atmungskette). Da die Cytochrom c-Oxidase pro Reaktionscyclus vier Elektronen auf ein Molekül Sauerstoff überträgt (☞ Abb. 15.12), schreiben wir die durch sie katalysierte Oxidoreduktionsreaktion wie folgt:

$$4 \text{ Cytochrom c}(Fe^{2+}) + O_2 \rightarrow$$
$$4 \text{ Cytochrom c}(Fe^{3+}) + 2 O^{2-}$$
$$2 O^{2-} + 4 H^+ \rightarrow 2 H_2O$$
Summe: $4 \text{ Cytochrom c}(Fe^{2+}) + 4 H^+ + O_2 \rightarrow$
$4 \text{ Cytochrom c}(Fe^{3+}) + 2 H_2O$

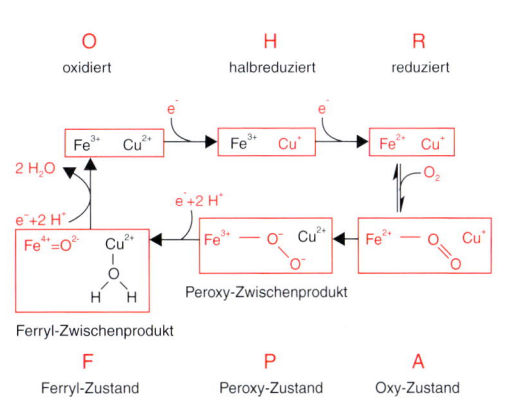

Abb. 15.12: Der Mechanismus der Cytochrom c-Oxidase-Wirkung: Reaktionscyclus der Sauerstoffreduktion.

Die Elektronenübertragung durch die Cytochrom c-Oxidase und die Bildung von Wasser: Vom Cytochrom c(Fe^{2+}) als Elektronendonor wird ein Elektron auf Cu_A übertragen und dabei das Cu^{2+}_A zu Cu^+_A reduziert. Aus Cytochrom c(Fe^{2+}) wird dabei Cytochrom c(Fe^{3+}). Vom Cu^+_A-Ion wandert das Elektron über das Fe^{3+} des Häm a zum katalytischen Zentrum (Häm a_3-Cu_B) in der Untereinheit I. Dort erfolgt die Elektronenübertragung auf den an das Häm a_3 gebundenen Sauerstoff. Für die Reduktion eines Sauerstoffmoleküls sind vier Elektronen erforderlich:

$$O_2 + 4\,e^- \rightarrow 2\,O^{2-}$$

Die beiden O^{2-}-Anionen reagieren nun mit vier aus der Oxidation von zwei Molekülen NADH stammenden und aus dem Cytochrom bc_1-Komplex hervorgehenden Protonen und bilden mit ihnen zwei Moleküle Wasser (Abb. 15.7). Im aktiven Zentrum (Häm a_3-Cu_B) läuft ein *Reaktionscyclus* ab, dessen Besprechung wir mit dem oxidierten Reaktionszentrum (Häm a_3-$Fe^{3+}\cdots Cu^{2+}$; Zustand O) beginnen (☞ Abb. 15.12):

1. ein vom Häm a-Fe^{2+} kommendes Elektron reduziert Cu_B^{2+} zu Cu_B^+ (*Zustand H*, halbreduziert); ein zweites Elektron reduziert Fe^{3+} zu Fe^{2+} und bildet den *Zustand R* (reduziert)

2. nun erfolgt die Bindung von Sauerstoff (Entstehung von *Zustand A*; Oxy-Zustand), der die zwei Elektronen von den beiden Metallionen aufnimmt und dadurch in den *Peroxy-Zustand* übergeht (*Zustand P*)

3. die Aufnahme des dritten Elektrons und die Aufnahme von zwei Protonen führt zur Spaltung des gebundenen Peroxides. Ein Sauerstoff bindet als O^{2-} an das Eisen im Fe^{4+}-Zustand (*Ferryl*) und das andere Sauerstoffion O^{2-} nimmt die zwei Protonen auf und bindet als Wasser an Cu_B^{2-} (Übergang zum *Zustand F*; Ferryl-Zustand)

4. das vierte Elektron und zwei weitere Protonen führen dann zur Freisetzung von zwei Wassermolekülen und zur Regeneration des oxidierten *Zustandes O* (Häm a_3-$Fe^{3+}\cdots Cu_B^{2+}$).

Die feste Bindung des Sauerstoffs *zwischen* Häm a_3-Fe^{2+} und Cu^+_B im *aktiven Zentrum* der Cytochrom c-Oxidase und die schrittweise Übertragung von vier Elektronen unterdrückt (verhindert aber nicht vollständig) eine Freisetzung von nur teilweise reduzierten Sauerstoffspecies in Form von hochreaktiven Sauerstoffradikalen (z.B. des Superoxidradikals $O_2^{-\cdot}$) und bannt dadurch weitgehend die Gefahr einer Mitochondrienschädigung.

Die Cytochrom c-Oxidase ist eine Protonenpumpe: Die Fähigkeit, Protonen aus der Matrix durch die innere Mitochondrienmembran in den Zwischenmembranraum zu pumpen, ist die zweite Funktion der Cytochrom c-Oxidase. Das Zentrum für die Protonenpumpe ist, wie das katalytische Zentrum ebenfalls, in der Untereinheit I der Cytochrom c-Oxidase lokalisiert (☞ Abb. 15.11). Die Energie für den Pumpmechanismus entnimmt die Cytochrom c-Oxidase aus der Differenz der Redoxpotentiale von Cytochrom c und Sauerstoff. Während bei der *Redoxreaktion* der *Cytochrom c-Oxidase vier Protonen* mit *vier Elektronen* reagieren und dabei *zwei Moleküle Wasser* gebildet werden, werden durch die *Cytochrom c-Oxidase* aus der Matrix *vier Protonen* pro übertragenes *Elektronenpaar* nach außen gepumpt (Stöchiometrie: 4 H^+ gepumpt/2e übertragen) (☞ Abb. 15.7). Die Aufnahme von Protonen in die Cytochrom c-Oxidase, sowohl der Protonen, die der Wasserbildung dienen, als auch derjenigen Protonen, die das Enzym durch die innere Mitochondrienmembran von innen nach außen pumpt, erfolgt auf der Matrixseite der Innenmembran. Für die wasserbildenden und gepumpten Protonen gibt es in der Cytochrom c-Oxidase zwei verschiedene hydrophile *Kanäle*, den *K*-(genannt nach einem in ihm lokalisierten *Lysinrest*, K-319) und den *D*-Kanal (genannt nach einem in ihm lokalisierten *Aspartatrest*, D-91) (☞ Abb. 15.11).

15.2.3. Die Bildung von ATP durch die Atmungskettenphosphorylierung

Die Änderung der freien Standardenthalpie $\Delta G°'$ der NADH-Oxidation zu Wasser und NAD^+ beträgt, wie oben berechnet, -218,1 kJ mol^{-1}:

$$NADH + H^+ + \tfrac{1}{2}O_2 \rightarrow NAD^+ + H_2O$$
$$\Delta G°' = -218{,}1 \text{ kJ mol}^{-1}$$

Der Vorgang ist stark exergon. Die Freisetzung dieses Energiebetrages erfolgt portionsweise und ist auf die vier Atmungskettenkomplexe verteilt. Die freie Enthalpie der NADH-Oxidation wird durch die *endergon* verlaufende Synthese von ATP aus ADP und Phosphat im Prozeß der *Atmungskettenphosphorylierung* (*oxidative Phosphorylierung*) verbraucht. Die Gleichung für die ATP-Synthese aus ADP und Phosphat lautet:

$$ADP^{3-} + Phosphat^{2-} + H^+ = ATP^{4-} + H_2O$$
$$\Delta G°' = +30{,}7 \text{ kJ mol}^{-1} \text{ gebildetes ATP}$$

Wie weiter unten dargelegt wird, werden durch die Atmungskettenphosphorylierung pro mol oxidiertes NADH 2,5 mol ATP gebildet:

$$NADH + H^+ + 2{,}5 \text{ ADP} + 2{,}5 \text{ Phosphat} + \tfrac{1}{2} O_2$$
$$= NAD^+ + 2{,}5 \text{ ATP} + H_2O$$

Bezogen auf die Standardenthalpien der NADH-Oxidation und der ATP-Synthese werden rechnerisch 35 % der freien Oxidationsenthalpie im gebildeten ATP gespeichert. Berücksichtigt man, daß der Energieaufwand zur Synthese von ATP in der lebenden Zelle wesentlich größer ist als +30,7 kJ mol^{-1} ist (☞ Kap. 14.1.), nämlich im Bereich von $\Delta G = 50\text{-}65$ kJ mol^{-1} liegt, kann man davon ausgehen, daß *in vivo* ein höherer Wirkungsgrad der Atmungskettenphosphorylierung als 35 % erreicht wird. Der nicht in ATP überführte Energieanteil der NADH-Oxidation kommt dem Organismus als Wärme zugute.

15.2.3.1. Die chemiosmotische Theorie der ATP-Synthese

Die *chemiosmotische Theorie der oxidativen Phosphorylierung* liefert das Verständnis für den Mechanismus der mitochondrialen ATP-Synthese. Diese besagt, daß der Elektronentransport und die ATP-Synthese durch den Protonengradienten an der Innenmembran miteinander gekoppelt sind (☞ Abb. 15.13). Die Theorie beruht auf experimentellen Fakten und sagt aus:

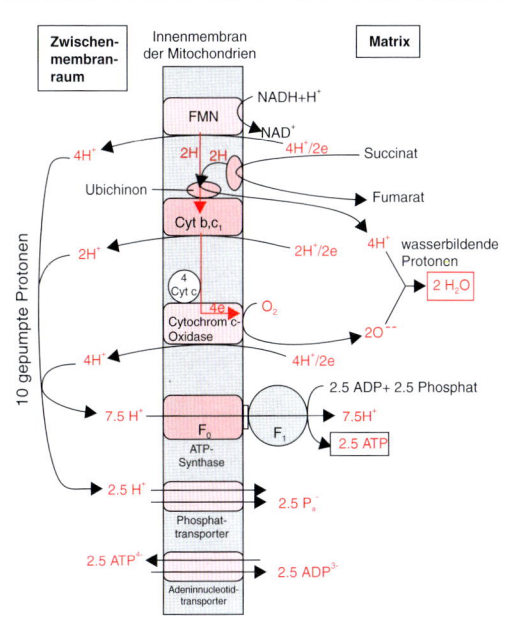

Abb. 15.13: Die chemiosmotische Theorie der Atmungskettenphosphorylierung.

1. die *Innenmembran* der *Mitochondrien* als Sitz der Atmungskettenenzyme und der Atmungskettenphosphorylierung ist für H$^+$-Ionen und andere Kationen nicht durchlässig

2. die Komplexe I, III und IV sind mit je einer Protonenpumpe ausgestattet, von denen jede H$^+$-Ionen aus der mitochondrialen Matrix durch die Innenmembran nach außen pumpt. Die Pumpmechanismen beziehen die erforderliche Energie aus den ΔE-Werten der die Atmungskettenkomplexe aufbauenden Redoxsysteme. Die Protonenpumpen verursachen an der Innenmembran die Entstehung eines *elektrochemischen Protonengradienten*, der sich in einer *pH-Differenz* zwischen der *Matrix* und dem *extramitochondrialen Raum* äußert

3. der Ausgleich des Protonengradienten (d.h. die Rückführung der Protonen durch die Innenmembran von außen nach innen) ist ein exergoner Vorgang, dessen freie Enthalpie für die endergone ATP-Synthese aus ADP und Phosphat genutzt wird (*"protonengetriebene ATP-Synthese"*); das hierfür verantwortliche Enzym ist die *protonengetriebene ATP-Synthase* des Komplexes V, die ATP auf Kosten der aus dem mitochondrialen Zwischenmembranraum in die Matrix zurückfließenden Protonen bildet.

Die *ATP-Synthase* ist in der *Innenmembran lokalisiert* und katalysiert folgende Reaktion:

$$ADP^{3-} + H_2PO_4^- + 3\,H^+_{außen} \rightarrow ATP^{4-} + H_2O + 3\,H^+_{innen}$$

Die Reaktion ist reversibel, d.h. die ATP-Synthase kann unter ATP-Hydrolyse Protonen *gegen* ihren Gradienten durch die Membran nach außen pumpen.

15.2.3.2. Stöchiometrie des Elektronentransports und der ATP-Synthese

Die Zahl der durch die Komplexe I, III und IV der Atmungskette aus der Matrix durch die Innenmembran in das Cytosol (eigentlich in den *zwischenmembranalen Raum* der Mitochondrien, doch dieser hat das gleiche elektrochemische Potential wie das Cytosol) pro Elektronenpaar gepumpten Protonen und die Stöchiometrie der ATP-Synthase sind seit langem Gegenstand intensiver experimenteller und theoretischer Arbeiten.

Der *Komplex I* pumpt pro übertragenes Elektronenpaar *vier Protonen* (4 H^+/2e), der *Komplex III* pumpt pro Elektronenpaar *zwei Protonen* (2 H^+/2e) und der *Komplex IV* pumpt pro Elektronenpaar *vier Protonen* (4 H^+/2e) durch die Innenmembran aus der Matrix nach außen. In der Summe werden zehn Protonen pro Elektronenpaar, das vom NADH auf den Sauerstoff durch die Atmungskette übertragen wird, von innen nach außen gepumpt (☞ Abb. 15.7 und Abb. 15.13). Genaue Messungen ergaben, daß die Zahl der ATP-Moleküle, die bei der Oxidation von einem Molekül NADH *oder* pro Atom verbrauchten Sauerstoff *oder* pro Molekül gebildetes Wasser synthetisiert werden, 2,5 beträgt. Experimentell wurde ermittelt, daß die Protonenpumpen in den Komplexen I und IV (Protonenpumpen 1 und 3) je ein Molekül ATP und die Protonenpumpe im Komplex III 0,5 Moleküle ATP synthetisieren. Die Zahl der gepumpten Protonen bei der Oxidation von Succinat zu Fumarat (Succinat + ½ O_2 = Fumarat + H_2O) beträgt im Vergleich zur NADH-Oxidation nur sechs, da der Succinatwasserstoff eine Stufe oberhalb des NADH in die Atmungskette einmündet und der Atmungskomplex II keine Protonenpumpe enthält (☞ Abb. 15.7). Deshalb werden bei der Oxidation von einem Molekül Succinat zu Fumarat und Wasser nur 1,5 Moleküle ATP synthetisiert. Die gebrochenen Zahlen scheinen den Gesetzen der Stöchiometrie chemischer Umsetzungen zu widersprechen. Da jedoch die mitochondriale ATP-Synthase auf Kosten des *elektrochemischen Protonengradienten* erfolgt, der *energetisch, nicht* aber *stöchiometrisch* mit dem Protonentransport gekoppelt ist, ist dieser Widerspruch leicht auflösbar.

Für die *Synthese* von *einem Molekül ATP* aus ADP und Phosphat durch die *ATP-Synthase* ist *statistisch* der Fluß von *drei Protonen* durch das Enzym von der Oberfläche der Innenmembran in die mitochondriale Matrix, also entlang des Protonengradienten, erforderlich. Da bei der NADH-Oxidation zehn Protonen pro Atom verbrauchten Sauerstoffs durch die Innenmembran gepumpt werden, könnten sich rechnerisch bei ihrem Zurückfließen in die Matrix etwa drei Moleküle ATP bilden, es sind aber, wie oben ausgeführt, nur 2,5 Moleküle ATP. Die Ursache hierfür ist, daß das in der Mitochondrienmatrix synthetisierte ATP ebenfalls protonenabhängig in das Cytoplasma transportiert werden muß, also das Mitochondrium zu verlassen hat, um dahin zu gelangen, wo es gebraucht wird. ATP, ADP und Phosphat können die Innenmembran nicht permeieren, sondern benötigen hierfür *zwei transmembranale Transportsysteme* (☞ Abb. 15.7): 1. ein Antiportsystem für ATP^{4-}_{innen} gegen $ADP^{3-}_{außen}$, das einen Auswärtstransport von ATP^{4-} und einen Einwärtstransport von ADP^{3-} bewerkstelligt ("Adeninnucleotidtransporter") und 2. ein $H_2PO_4^-/OH^-$-Antiportsystem ("Phosphattransporter"), durch das $H_2PO_4^-$ von außen nach innen und OH^- von innen nach außen transportiert wird, *oder*, was vom Standpunkt der Ladungsverteilung dasselbe ist, das den *elektroneutralen Symport* von H^+ und $H_2PO_4^-$ von außen nach innen bewirkt (☞ Abb. 15.13). Demzufolge geht der Transport von einem Molekül ADP nach innen gegen ein Molekül ATP nach außen und der Transport von $H_2PO_4^-$ von außen in die Matrix mit der *Aufnahme* eines *Protons* von außen in die Mitochondrienmatrix einher. Daraus folgt, daß der *Auswärtstransport* von 2,5 Molekülen ATP zwangsläufig zum Einwärtstransport von *2,5 Protonen* durch die Mitochondrien führt, so daß in der Summe für die Synthese und den Auswärtstransport von 2,5 Molekülen ATP, die im Cytosol gebraucht werden, zehn Protonen von außen nach innen gelangen müssen, nämlich 7,5 Protonen für die ATP-Synthese und 2,5 Protonen für den ATP-ADP/Phosphat-Austausch an der Innenmembran.

15.2.3.3. Die ATP-Synthase ist ein molekularer Motor

Die *protonengetriebene ATP-Synthase* als entscheidendes Enzym für die *mitochondriale Energiewandlung* ist wahrscheinlich der kleinste Motor der Welt. Eine kunstvolle Versuchsanordnung ergab, daß dieser Motor 250-300 U s^{-1} ausführt. Der Motor wird vom Protonenfluß angetrieben und wandelt dessen Energie in die chemische Energie des ATP um.

Die *ATP-Synthase* besteht aus *zwei Proteinkomplexen*, dem in die Mitochondrieninnenmembran eingelagerten *F_0-Komplex* und dem *F_1-Komplex*, der dem F_0-Komplex pilzförmig aufsitzt und in die Mitochondrienmatrix hineinragt (☞ Abb. 15.14). F_0 enthält den transmembranalen *Protonenkanal*, der von den F_0-Untereinheiten a und c gebildet wird und zwei Teilkanäle enthält, einen Protoneneintritts- und einen Protonenaustrittskanal. F_0 hat die Summenformel ab_2c_{12} (die Untereinheiten von F_0 werden mit kleinen lateinischen, die Untereinheiten von F_1 mit kleinen griechischen Buchstaben bezeichnet). F_1 ist die katalytische Komponente des ATP-Synthase. Sie besteht aus fünf verschiedenen Untereinheiten und hat die Summenformel $\alpha_3\beta_3\gamma\delta\epsilon$. Die dreifach vorhandenen Untereinheiten α und β bilden *drei $\alpha\beta$-Heterodimere*, in denen die α- und β-Untereinheiten abwechselnd wie die Scheiben einer Orange um eine asymmetrische Achse herum angeordnet sind. Jede β-Untereinheit enthält ein katalytisches Zentrum, das an der Schnittstelle von β zur benachbarten α-Untereinheit liegt. F_1 besitzt demzufolge drei katalytische Zentren. Der molekulare Motor der ATP-Synthase ist aus einem *Rotor* und einem *Stator* zusammengesetzt. Der Rotor besteht aus drei Teilen, nämlich der von der Untereinheit γ gebildeten asymmetrischen Achse und der Untereinheit ϵ, die die Achse stabil mit dem Ring der zwölf Untereinheiten c verbindet, so daß der Komplex $\gamma\epsilon c_{12}$ den *Rotor* bildet. Der *Stator* besteht aus dem Untereinheitenkomplex $\alpha_3\beta_3\delta$ von F_1 und den Untereinheiten ab_2 von F_0. Seine Zusammensetzung ist demzufolge $ab_2\delta\alpha_3\beta_3$. Die Untereinheiten $b_2\delta$ bilden einen Bügel zur Stabilisierung des $\alpha_3\beta_3$-Hexamers. Der Schaft des Rotors ragt aus F_0 in F_1 hinein. Die Protonen, die die Innenmembran von außen nach innen durchqueren, treten in den Eintrittskanal der Untereinheit a ein, gelangen in deren Zentrum, binden dort an die kranzförmig angeordneten Untereinheiten c, versetzen den Kranz von c infolge ihres Flusses in Rotation und werden nach dessen

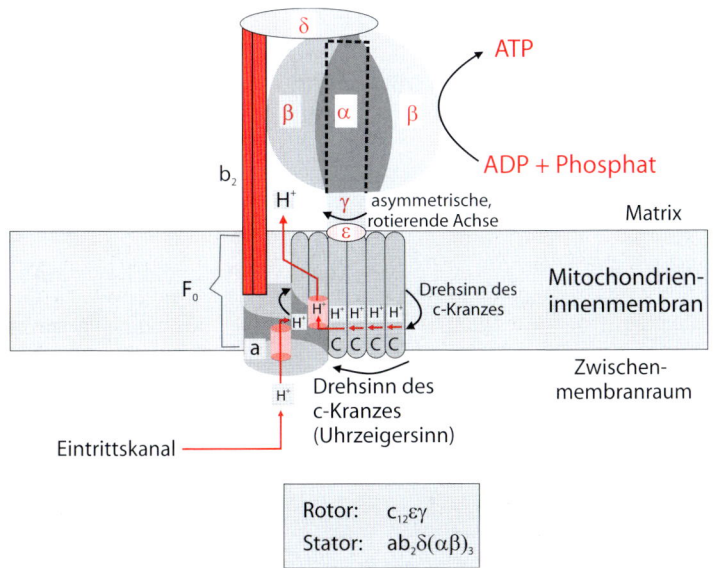

Abb. 15.14: Die Struktur der mitochondrialen ATP-Synthase mit der transmembranalen F_0-Untereinheit (Zusammensetzung: ab_2c_{12}) und der in die Mitochondrienmatrix ragenden F_1-Untereinheit (Zusammensetzung $\alpha_3\beta_3\gamma\delta\epsilon$).

Drehung um 360° durch den Ausgangskanal in die Matrix abgegeben. Die im Uhrzeigersinn erfolgende Rotation des c-Kranzes (in Abb. 15.14 kann man nur die vordere Kranzhälfte sehen) überträgt sich auf den Schaft, so dass dieser im Statorteil rotiert.

Die drei katalytischen Zentren der αβ-Heterodimeren nehmen, veranlaßt durch die Drehung der asymmetrischen Achse γ um jeweils 120°, nacheinander drei verschiedene Konformationszustände ein, die sich in ihren Bindungsaffinitäten zu ADP, P_a und ATP unterscheiden (☞ Abb. 15.15, Abb. 15.16):

- Konformation O: offene Konformation mit niedriger Substrataffinität (leerer Zustand)
- Konformation L (von loose): L bindet locker die Substrate ADP und P_a und ist inaktiv
- Konformation T (von tight, festsitzend): In T sind ADP und P_a fest gebunden; die Konformation T ist katalytisch aktiv, d.h. in ihr erfolgt die ATP-Synthese.

Zu jedem beliebigen Zeitpunkt befinden sich die drei Zentren jeweils in einem der drei genannten funktionellen Zustände. Die durch den Protonenfluß in Gang gesetzte Rotation des $\gamma \varepsilon c_{12}$-Komplexes, erzeugt durch Kraftübertragung, die durch die Achse γ vermittelt wird, schrittweise Konformationsänderungen in den drei Zentren in der Reihenfolge O → L → T:

1. bei Umwandlung von O nach L wird ADP und P_a gebunden
2. die Umwandlung von L nach T bewirkt die feste Bindung von ADP und P_a und die sich daran anschließende ATP-Synthese
3. die Umwandlung von T nach O führt zur Freisetzung von ATP und schließt den Cyclus.

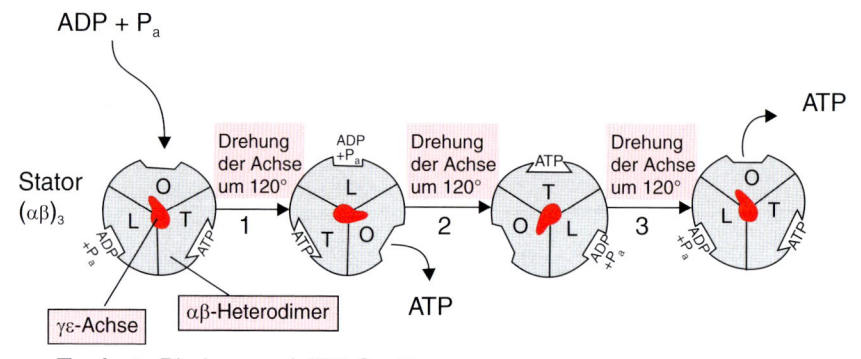

T = feste Bindung und ATP-Synthese
L = lockere Bindung von ADP und P_a
O = offen und leer

Abb. 15.15: Wechsel der drei Konformationszustände (O, L und T) des katalytischen Zentrums in den drei β-Untereinheiten (nach R.L. Cross, Nature 370, 594-595 [1994]; mit freundlicher Genehmigung des Autors und von *Nature*).

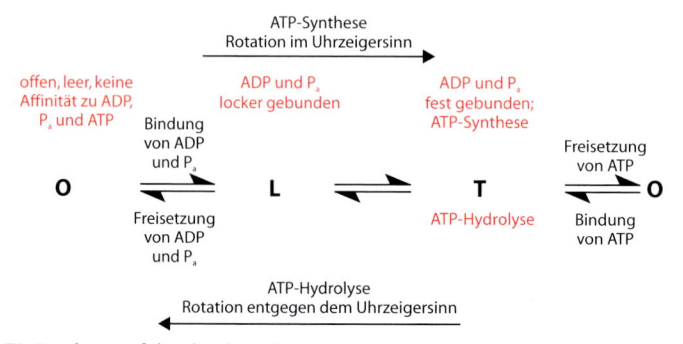

Abb. 15.16: Die ATP-Synthese erfolgt durch Drehung des Rotors $c_{12}\gamma\varepsilon$ im Uhrzeigersinn. Bei Drehung des Rotors gegen den Uhrzeigersinn wird ATP hydrolysiert (ATPase-Funktion der ATP-Synthase).

Von Bedeutung ist, daß *nicht*, wie man erwarten müßte, die Bindung von ADP und Phosphat an den T-Zustand und die in diesem stattfindende ATP-Synthese die eigentlichen energiebedürftigen Vorgänge sind, sondern die Freisetzung von ATP aus der Konformation O.

15.2.3.4. Hemmung und Entkopplung der Atmungskettenphosphorylierung

Es gibt *Hemmstoffe* und *Entkoppler* der Atmungskettenphosphorylierung. Die *Hemmstoffe* erniedrigen die Aktivität der ATP-Synthase, die *Entkoppler* koppeln den Elektronentransport und die Protonentransportmechanismen von der ATP-Synthase ab. Wichtige Hemmstoffe der ATP-Synthase sind die Antibiotica *Oligomycin* und *Aurovertin*. *Oligomycin* bindet an F_0 und schließt dessen Protonenkanal und *Aurovertin* blockiert die aktiven Zentren in F_1. Infolge der *Kopplung* von *Elektronentransport*, *Protonenpumpe* und *ATP-Synthese* bringen Hemmstoffe dieser Art auch den Elektronentransport zum Erliegen. Natürlich hemmen auch die Hemmstoffe der Atmungskette (z.B. Cyanid oder CO) die Atmungskettenphosphorylierung.

Ein wichtiger Entkoppler ist das als *Sprengstoff*, *Herbicid* und *Insekticid* bekannte *2,4-Dinitrophenol* (DNP; ☞ Abb. 15.17). DNP ist eine schwache Säure, die im sauren Außenraum der Mitochondrien undissoziiert als DNPOH vorliegt und in dieser Form in den Innenraum diffundiert. Da dort der pH-Wert infolge des Protonengradienten alkalischer als außen ist, dissoziiert 2,4-Dinitrophenol und wandert, unter Zurücklassung des Protons im Innenraum, als Anion (DNOP⁻) wieder hinaus. Da dort der pH-Wert niedriger als innen ist, nimmt es erneut ein Proton auf und diffundiert als Säure wieder nach innen. Auf diese Weise zerstört 2,4-Dinitrophenol den Protonengradienten, so daß keine ATP-Synthese erfolgen kann und die gesamte Energie der NADH-Oxidation in Wärme übergeht. Bei Anwesenheit von 2,4-Dinitrophenol geht der Elektronentransport ungeschmälert vor sich. Er kann sogar gesteigert sein, da die ATP-Synthese als geschwindigkeitsbegrenzende Reaktion wegfällt. Dies erklärt auf molekularer Basis die stark toxische Wirkung des 2,4-Dinitrophenols, die in einer hochgradigen Abmagerung, einer Steigerung des Sauerstoffverbrauches, einem gesteigerten katabolen Stoffwechsel und einer erhöhten Wärmeproduktion (*Hyperpyrexie*) besteht.

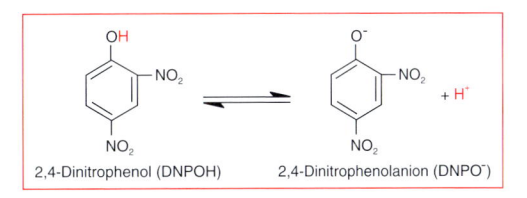

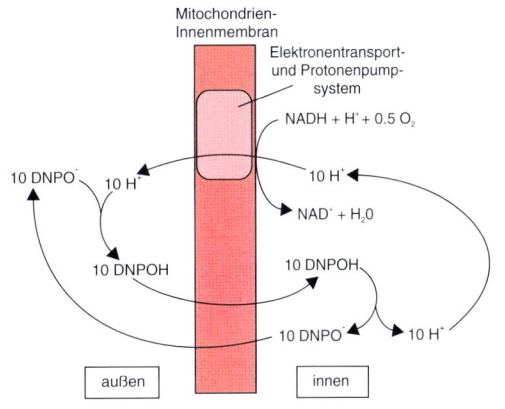

Abb. 15.17: Wirkungsweise von Entkopplern am Beispiel des 2,4 Dinitrophenols (DNPOH: undissoziiertes Dinitrophenol; DNPO⁻: dissoziiertes Dinitrophenol)

Im braunen Fettgewebe und in anderen Geweben gibt es *entkoppelnd wirkende Proteine* (uncoupling proteins, Abk. UCP), deren *biologische Funktion* in der Abkopplung der Atmungskettenphosphorylierung vom Elektronentransport besteht (☞ Kap. 17.9.).

15.3. Die Permeabilität der Mitochondrieninnenmembran

Anionentransportmechanismen sorgen für den Ein- und Austritt von ADP^{3-} und ATP^{4-} sowie von Substraten des Intermediärstoffwechsels. Die innere Mitochondrienmembran ist für zahlreiche Metabolite des intermediären Stoffwechsels, auch für ATP und ADP, impermeabel. Damit dennoch ein Substrataustausch zwischen Cytoplasma und Mitochondrienmatrix erfolgen kann, gibt es in der Innenmembran *Carrier*, d.s. *Translocatorproteine*, die als Symporter oder Antiporter die Substratanionen aus dem Cytosol in die Mitochondrien im Austausch gegen intramitochondriale Anionen transportieren. Es gibt drei verschiedene Typen solcher *Translocationsprozesse* (☞ Abb. 15.18):

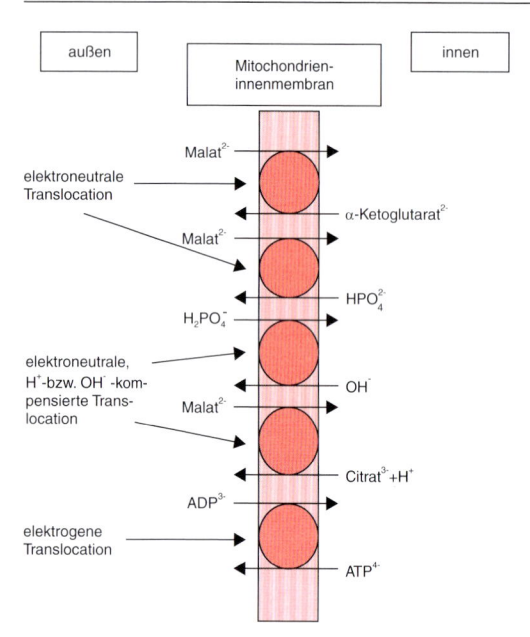

Abb. 15.18: Mitochondriale Anionentranslocationssysteme.

1. die *elektroneutrale Translocation*, z.B. von Malat^{2-} gegen α-Ketoglutarat^{2-} (α-Ketoglutarat-Carrier) oder von Malat^{2-} gegen HPO$_4^{2-}$ (Dicarboxylat-Carrier)

2. die *elektroneutrale, H$^+$ oder OH$^-$ kompensierte Translocation*, z.B. von H$_2$PO$_4^-$ gegen OH$^-$ (Phosphat-Carrier), von Glutamat$^-$ gegen OH$^-$ (Glutamat-Carrier) oder von Malat^{2-} gegen Citrat^{3-} + H$^+$ (Tricarboxylat-Carrier)

3. die *elektrogene Translocation*, z.B. von ADP^{3-} gegen ATP^{4-}; der ADP^{3-}/ATP^{4-}-Antiport (ATP^{4-} von innen nach außen und ADP^{3-} von außen nach innen) wird von dem *Adeninnucleotidtranslocator* bewerkstelligt, der das Cytoplasma mit intramitochondrial gebildetem ATP versorgt und das ADP, das im Cytoplasma durch ATP-verbrauchende Vorgänge entsteht, wieder in das Mitochondrieninnere zur ATP-Bildung zurückbefördert. Der ADP^{3-}/ATP^{4-}-Antiport ist mit einem H$_2$PO$_4^-$/OH$^-$ Antiport gekoppelt, oder, was elektrisch dasselbe ist, mit einem nach innen gerichteten H$_2$PO$_4^-$/H$^+$-Symport. Das einströmende Proton dient dazu, den ADP^{3-} + H$_2$PO$_4^-$-Transport nach innen und den ATP^{4-}-Transport nach außen anzutreiben (s.o).

Die elektrogene Translocation führt zur Ausbildung eines elektrochemischen Potentialgradienten. Elektrogen ist auch der Glutamat-Aspartat-Austausch an der mitochondrialen Innenmembran, da Glutamat durch diesen Carrier in protonisierter Form, d.h. ungeladen, transportiert wird, so daß es eine negative Ladung weniger als Aspartat trägt (☞ Abb. 15.19).

Da die Innenmembran der Mitochondrien für glycolytisch gebildetes NADH impermeabel ist, erfolgt der Transport von Reduktionsäquivalenten durch andere Redoxsysteme ("Shuttlemechanismen"). Die Innenmembran der Mitochondrien ist für NADH in beide Richtungen *undurchlässig*. Dadurch kann cytosolisch, z.B. durch die Glycolyse, gebildetes NADH *nicht* in das Mitochondrieninnere, also zum Ort seiner Oxidation durch die Atmungskette, gelangen. Zur Einschleusung von NADH aus dem Cytosol in die mitochondriale Matrix dienen Anionentranslocationssysteme, die zu *NADH-Shuttle-Mechanismen* zusammengeschlossen sind (☞ Abb. 15.19). Einer von diesen "Schleusern" ist der aus zwei Teilcyclen bestehende *Malat-Aspartat-Cyclus*: im ersten Teilcyclus wird der Wasserstoff von cytosolisch gebildetem NADH durch die cytosolische Malatdehydrogenase auf Oxalacetat übertragen und dabei Malat gebildet. Dieses tritt, vermittelt durch den α-Ketoglutarat-Translocator, im Austausch gegen α-Ketoglutarat in das Mitochondrium ein, wo es durch die *intramitochondriale* Malatdehydrogenase unter Reduktion von NAD$^+$ zu NADH wieder zu Oxalacetat oxidiert wird. Malat wirkt in diesem Teilcyclus als Schleusermolekül für zwei Wasserstoffatome durch die Mitochondrienmembran. Da die Mitochondrienmembran für Oxalacetat jedoch impermeabel ist, muß für dessen Auswärtstransport der zweite Teilcyclus als Hilfsmechanismus in Anspruch genommen werden. Dieser besteht in einer intramitochondrialen Transaminierung zwischen Oxalacetat und Glutamat unter Bildung von Aspartat und α-Ketoglutarat (☞ Kap. 18.). Aspartat wird im Austausch gegen Glutamat (Glutamat-Aspartat-Carrier, s.o.) nach draußen befördert und dient dort, wiederum durch Transaminierung, zur Rückbildung von Oxalacetat. Der Kreislauf schließt sich, indem das im ersten Teilcyclus gegen Malat ausgetauschte α-Ketoglutarat außen wieder in Glutamat umgewandelt wird.

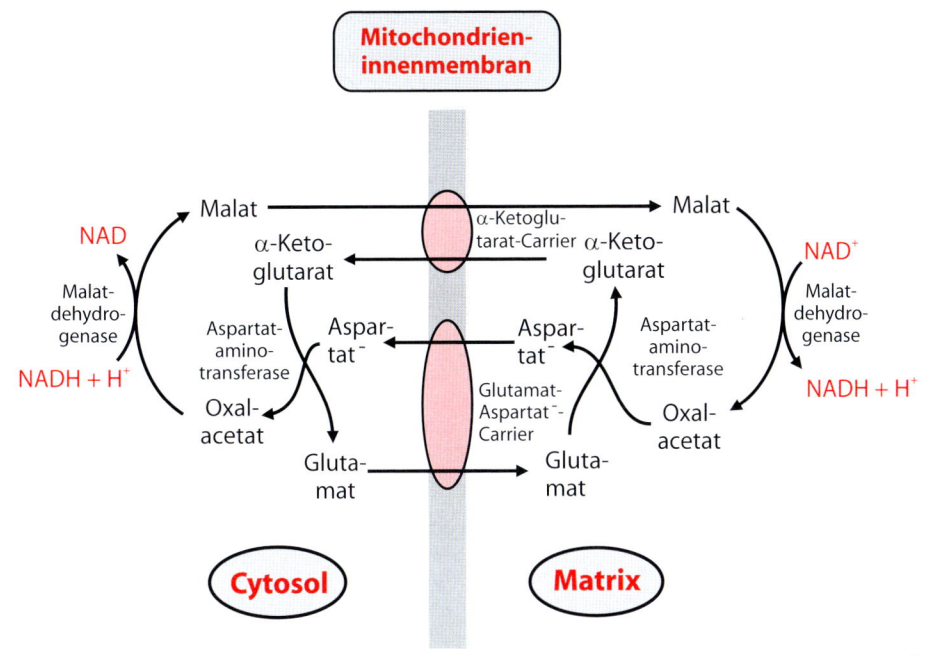

Abb. 15.19: Der Malat-Aspartat-Cyclus zur Einschleusung von Reduktionsäquivalenten aus dem Cytosol in die Mitochondrien (ASAT: Aspartataminotransferase).

15.4. Oxidasen und Oxygenasen

Der Hauptweg der biologischen Oxidation verläuft über die mitochondriale Atmungskette und ist mit der Phosphorylierung von ADP zu ATP verbunden. Es gibt in einer Zelle weitere Oxidationssysteme, die einen Anteil an der zellulären Gesamt-O_2-Aufnahme haben, aber *nicht* Bestandteile der Atmungskette sind und *kein* ATP synthetisieren. Einige von ihnen reduzieren Sauerstoff ("*Oxidasen*"), andere bauen Sauerstoff in organische Verbindungen ein ("*Oxygenasen*").

15.4.1. Oxidasen sind autoxidable Flavinenzyme

Oxidasen sind *autoxidable*, *FAD* oder *FMN*, oft auch *Schwermetallionen* enthaltende Enzyme, die *nicht* an die Atmungskette angeschlossen sind, sondern ihre Substrate, z.B. D- und L-Aminosäuren (*D- und L-Aminosäureoxidasen*), Purinderivate (*Xanthinoxidase*) und Amine (*Monoaminoxidase*) sowie NADH (*NADH-Oxidase*, ☞ Abb. 15.20) und NADPH (NADPH-Oxidase; "respiratory burst", Kap. 22.2.3.) durch *molekularen Sauerstoff* als Elektronenacceptor oxidieren. Es gibt zwei Gruppen von Oxidasen, solche, die *zwei Elektronen* und andere, die *vier Elektronen* übertragen. Die 2-elektronenübertragenden Oxidasen bilden als Reduktionsprodukt des Sauerstoffs *Wasserstoffperoxid*, die 4-elektronenübertragenden Oxidasen hingegen bilden *Wasser*. Zu den letzteren gehört die Cu-haltige *L-Ascorbatoxidase*. Das Enzym oxidiert unter Aufnahme eines O_2-Moleküls zwei Moleküle L-Ascorbat und bildet zwei Moleküle L-Dehydroascorbat und zwei Moleküle Wasser (Formel des Ascorbates in Kap. 30.7.):

2 L-Ascorbat + O_2 = 2 L-Dehydroascorbat + 2 H_2O

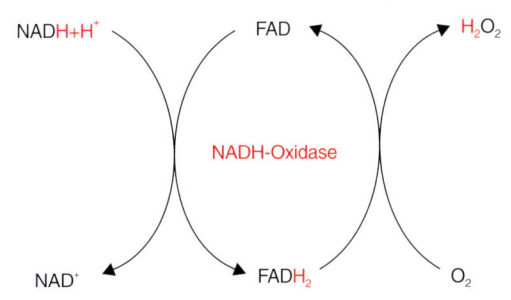

Abb. 15.20: Wasserstoffperoxidbildung durch die 2-elektronenübertragende NADH-Oxidase.

Das durch die 2-elektronenübertragenden Oxidasen gebildete Wasserstoffperoxid ist ein schweres Zellgift und muß deshalb rasch zerstört werden.

Die am Aminosäure- und Purinstoffwechsel beteiligten Oxidasen sowie die NADH- und NADPH-Oxidasen übertragen zwei Elektronen auf ein Molekül Sauerstoff und bilden das sehr toxische Wasserstoffperoxid H_2O_2 (☞ Abb. 15.20). Zu seiner Zerstörung dienen die *Katalase* und *Peroxidase*. Beide sind vorwiegend in den *Peroxisomen* lokalisierte Hämenzyme.

Katalase spaltet Wasserstoffperoxid unter Freisetzung von Sauerstoff und Bildung von Wasser:

$$2\ H_2O_2 \rightarrow 2\ H_2O + O_2$$

Peroxidasen spalten ebenfalls Wasserstoffperoxid, liefern jedoch keinen molekularen Sauerstoff, sondern oxidieren nach folgender allgemeinen Gleichung mit einem Sauerstoffatom des H_2O_2 ein zweites Substrat:

$$H_2O_2 + \text{oxidierbares Substrat} \rightarrow$$
$$2\ H_2O + \text{oxidiertes Substrat}$$

Eine wichtige Peroxidase ist die *Glutathionperoxidase*, deren oxidierbares Substrat reduziertes Glutathion ist. Das Enzym zerstört Wasserstoffperoxid und oxidiert dabei reduziertes Glutathion (☞ Abb. 15.21). Dessen Rückbildung erfolgt durch die *NADPH-abhängige Glutathionreductase*. Das hierfür benötigte NADPH wird durch die Glucose-6-phosphat-Dehydrogenase bereitgestellt (☞ Kap. 16.). Von großer Bedeutung ist auch die *Myeloperoxidase* (☞ Kap. 22.2.3.).

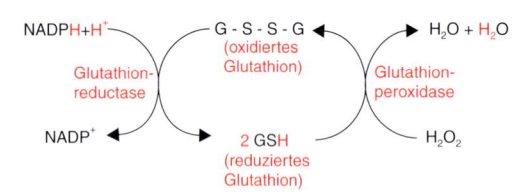

Abb. 15.21: Zerstörung von Wasserstoffperoxid durch die Glutathionperoxidase.

Bei Oxidationvorgängen können extrem reaktionsfähige und hochtoxische Sauerstoffradikale entstehen. Radikale haben ein oder mehrere, durch einen Punkt symbolisierte, ungepaarte Elektronen in ihrer äußeren Elektronenschale. Sie sind äußerst kurzlebig und extrem reaktionsfähig, da das ungepaarte Elektron das Bestreben hat, sich mit einem zweiten Elektron zu paaren. Radikale haben auf Grund ihrer großen Reaktivität eine schädigende Wirkung auf Nucleinsäuren, Proteine, Lipide und Kohlenhydrate, so daß die Zelle entweder die Radikalentstehung zu verhindern trachtet oder, falls Radikale bereits entstanden sind, an einer raschen und wirksamen Radikalzerstörung interessiert ist.

Die Cytochrom c-Oxidase haben wir als ein *wasserbildendes* Enzym kennengelernt, das einen 4-Elektronenübergang katalysiert. Oxidasen hingegen, die einen 2-Elektronenübergang bewirken, bilden *Wasserstoffperoxid*. Obwohl die Reaktionsmechanismen dieser Enzyme auf 4- bzw. 2-Elektronenübertragungen ausgelegt sind und ihre Sauerstoffreduktionszentren so "dicht" sind, daß ein "Durchsickern" von Elektronen in die *Umgebung* der Enzyme nahezu unmöglich ist, lassen sich bei Enzymen der Atmungskette, vorzugsweise solcher, die in den Atmungskettenkomplexen I, II und III vorkommen, *gelegentliche* Übertragungen einzelner Elektronen auf Sauerstoff nicht völlig ausschließen. In solchen Fällen kommt es zur Bildung äußerst reaktionsfähiger Sauerstoffradikale, z.B. des *Superoxidradikals* $O_2^{\cdot-}$ (auch als *Superoxidanion* bezeichnet):

$$O_2 + 1\ e^- \rightarrow O_2^{\cdot-}$$

In den *Erythrocyten* ist die unvermeidbare Oxidation von *Hämoglobin* zu *Methämoglobin* durch Sauerstoff mit der Bildung des Superoxidradikals verbunden (☞ Kap. 21.). Aus dem Superoxidradikal können weitere Radikale, nämlich das *Hydroperoxylradikal* ($HO_2^\cdot$) und das *Hydroxylradikal* ($OH^\cdot$), entstehen:

$$O_2^{\cdot-} + H^+ \rightarrow HO_2^\cdot$$
$$HO_2^\cdot + 1\ e^- + H^+ \rightarrow H_2O_2$$
$$H_2O_2 + O_2^{\cdot-} \rightarrow OH^\cdot + OH^- + O_2$$

Oxidativer Streß und Antioxidantien. Die Zelle besitzt Enzymsysteme, die der Beseitigung derartiger Radikale dienen, so daß im allgemeinen ein Gleichgewicht zwischen deren Bildung und Zerstörung bei niedrigen Stationärkonzentrationen existiert. Es gibt jedoch pathologische Zustände, unter denen es zu einem Überwiegen der Radikalbildung und zu einer Erhöhung ihrer Konzentration in der Zelle kommen kann. Man spricht dann von einem *oxidativen Streß*. In einem solchen Zustand kommt es zu oxidativen Veränderungen der oben genannten Biomoleküle, die zu *Membranschädigung, Lipidperoxidation, Proteinoxidation* und *Proteinspaltung* sowie zu *Mutagenese, Krebsentstehung* und *programmiertem Zelltod (Apoptose)* führen können. Bestimmte Substanzen, sog. *Antioxidantien,* wirken einem solchen Geschehen entgegen, indem sie die entstandenen Sauerstoffradikale zerstören. Zu ihnen gehören die Tocopherole (Vitamin E), Ascorbat (Vitamin C) und β-Carotin.

Enzymatische Zerstörung des Superoxidradikals. Das *Superoxidradikal wird* durch die *Superoxiddismutase* zerstört, die damit in der Zelle eine bedeutende Schutzfunktion gegen die gefährlichen Sauerstoffradikale ausübt. Das Enzym wandelt zwei Superoxidanionen unter Aufnahme von zwei Protonen in ein Molekül Wasserstoffperoxid um und setzt gleichzeitig ein Sauerstoffmolekül frei:

$$2\ O_2^- + 2\ H^+ \rightarrow H_2O_2 + O_2$$

Das aktive Zentrum der Superoxiddismutase enthält ein in der katalytischen Reaktion zwischen dem Cu^+- und dem Cu^{2+}-Zustand cyclisierendes Cu-Ion sowie ein Zn^{2+}-Ion. Das durch die Oxidasen und die Superoxiddismutase sowie durch chemische Umwandlung des Hydroperoxylradikals ($HO_2^·$) gebildete Wasserstoffperoxid wird durch die Katalase oder Peroxidase beseitigt.

$$2\ HO_2^· \rightarrow H_2O_2 + O_2$$

Klinische Folgen von Mutationen im Superoxidmutasegen: Bei der *amyotrophischen Lateralsklerose* (*Charcot-Syndrom*) wurden Mutationen im Gen der *Superoxiddismutase* gefunden. Diese schwere Krankheit ist durch eine Degeneration der Vorderhornganglienzellen im Rückenmark sowie der kaudalen motorischen Hirnnervenkerne und der Pyramidenbahn charakterisiert.

15.4.2. Die Oxygenasen bauen Sauerstoff in ihre Substrate ein

Die Quelle des durch die *Oxygenasen* in verschiedene Metabolite eingebauten Sauerstoffs ist stets molekularer Sauerstoff. Man unterscheidet zwei Gruppen von Oxygenasen:

1. die *Monooxygenasen* (auch *Hydroxylasen* genannt) katalysieren den Einbau von nur *einem* Sauerstoffatom des Sauerstoffmoleküls in ihr Substrat (z.B. die *Phenylalanin-4-Hydroxylase* und das *Cytochrom P450*)

2. die *Dioxygenasen* katalysieren den Einbau beider Atome des molekularen Sauerstoffs in ihr Substrat (z.B. die *Lipoxygenasen*).

Das Cytochrom P450 ist eine Monooxygenase. Der Name dieses Cytochroms rührt daher, daß es in seiner reduzierten Form mit CO einen Komplex bildet, der bei 450 nm einen Absorptionsgipfel (P von engl. **p**eak) hat. Es ist eine in zahlreichen Formen vorkommende *Hydroxylase*, die zur Gruppe der *Monooxygenasen* gehört. Cytochrom P450 ist das für die *Hydroxylierung* von *Steroidhormonen* (☞ Kap. 23.) und von *Arylen* (Aryle sind die einwertigen Reste aromatischer Kohlenwasserstoffe) sowie von Aliphaten zuständige Enzym. Das Cytochrom P450 spielt bei der Entgiftung und Inaktivierung von Pharmaka und anderen körperfremden Substanzen eine wesentliche Rolle. Das Enzym hydroxyliert u.a. Salicylate, Phenobarbital, Acetanilid, synthetische und natürliche Estrogene sowie Pentobarbital, Antipyrin und Tolbutamid. Von großer Bedeutung ist, daß 3-Methylcholanthren und andere Präcancerogene durch Cytochrom P450 hydroxyliert und dabei in sehr wirksame cancerogene Verbindungen umgewandelt werden (☞ Kap. 12.4.6.).

Das Cytochrom P450 ist ein Hämenzym und gehört zur Cytochrom b-Familie. Das Enzym steht am Ende einer Elektronentransportkette, die von NADPH ausgeht und Elektronen über ein *Flavinenzym* und ein *Nichthäm-Fe-S-Protein* (Adrenodoxin) zum Cytochrom P450 leitet. Sein Wirkungsmechanismus ist in Abb. 15.22 dargestellt:

1. das zu hydroxylierende Substrat wird an das Fe^{3+} des Cytochrom P450-Häms gebunden

2. von einem *NADPH-liefernden Substrat* ausgehend wird über die genannte Elektronentransportkette zunächst ein Elektron auf das Cytochrom P450 übertragen und dabei sein Fe^{3+} zu Fe^{2+} reduziert

3. nun wird O_2 an das Fe^{2+} gebunden

4. danach wird das zweite Elektron aufgenommen und dieses auf den gebundenen Sauerstoff übertragen; unter Oxidation des Fe^{2+} zu Fe^{3+} wird auch

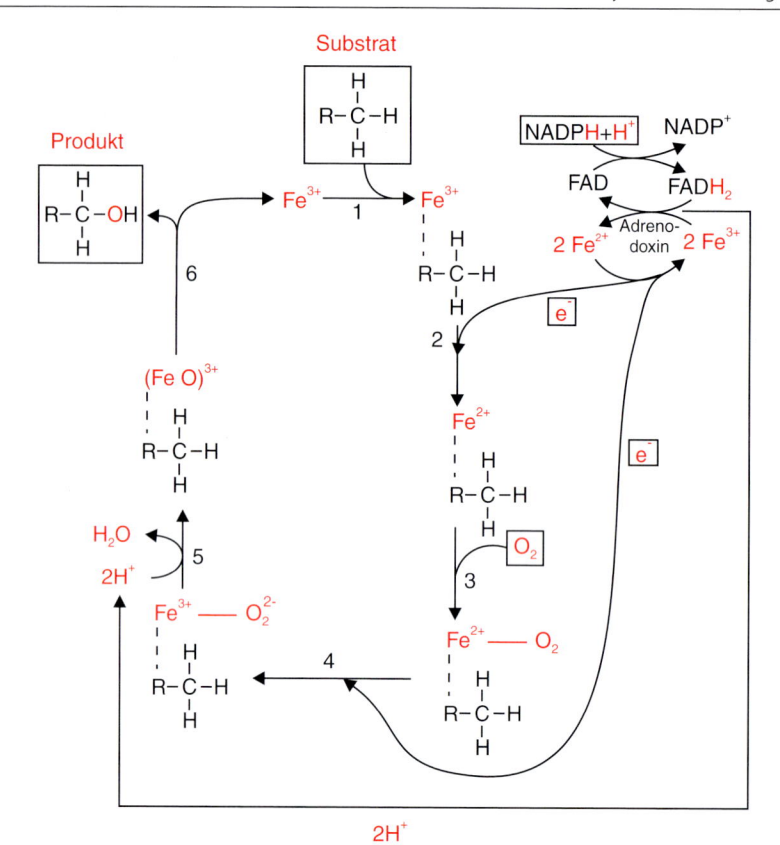

Abb. 15.22: Wirkungsmechanismus des Cytochrom P 450.

dessen Elektron auf den Sauerstoff überführt, so daß dieser zu O_2^{2-} reduziert wird

5. die zwei vom NADPH stammenden Protonen reagieren mit einem O-Atom (O^{2-}) und bilden Wasser, das andere O-Atom bildet mit dem Fe^{3+} den Substrat-$(Fe...O)^{3+}$- Komplex

6. das O-Atom im Substrat-$(Fe\cdots O)^{3+}$-Komplex wird auf das Substrat übertragen und dieses dadurch hydroxyliert; der enzymatische Reaktionscyclus schließt sich unter Abgabe des hydroxylierten Produktes und Rückbildung der Fe^{3+}-Form des Enzyms.

Da durch das Cytochrom P450 nach Reduktion des O_2 nur ein Sauerstoffatom des O_2 zur Hydroxylierung verwendet wird und das andere als O^{2-} mit zwei Protonen unter Wasserbildung reagiert, bezeichnet man das Cytochrom P450 als "*mischfunktionelle Monooxygenase*".

Die metabolische Zonierung der Leber unter Berücksichtigung des Cytochrom P450. Die Mitglieder der Cytochrom P450-Superfamilie werden durch die *CYP-Gene* codiert, die vor allem in der Leber, in einem kleineren Anteil auch in der Niere, der Lunge, dem Darm, dem Gehirn, der Placenta und den steroidhormonbildenden Drüsenzellen exprimiert werden. Die Superfamilie der *CYP-Gene* besteht aus insgesamt 79 Genfamilien, deren Urgen sich vor mehr als 2 Milliarden Jahren gebildet hat und deren Genprodukte heute noch eine Aminosäurehomologie von mehr als 40 % aufweisen. 14 Genfamilien findet man in Säugetieren. In der Leber sind die *Cytochrom P450-Isoformen* vorwiegend an das endoplasmatische Reticulum gebunden, einen Teil findet man auch in der mitochondrialen Innenmembran. Die *CYP-Gene* der Leber sind leicht durch polycyclische aromatische Kohlenwasserstoffe, Phenobarbital, synthetische Steroide u.a. Substanzen induzierbar. Diese Induktoren fördern im allgemeinen die Expression derjenigen CYP-Isoform, die den Induktor auch hydroxyliert, so daß dadurch sein eigener Abbau gefördert wird. In der Leber werden die konstitutiv synthetisierten und die durch verschiedene Stoffe

15.4. Oxidasen und Oxygenasen

induzierbaren Isoformen des Cytochrom P450 in einem bestimmten zonalen Muster unter Bevorzugung der stromabwärts liegenden perivenösen Regionen exprimiert. Eine Zonierung der Leber findet man jedoch nicht nur hinsichtlich der Verteilung der Cytochrom P450-Isoenzyme, sondern auch

- *morphologisch* in der Verteilung der Mitochondrien: die periportalen, stromaufwärts liegenden Hepatocyten enthalten weniger, aber größere Mitochondrien, als die stromabwärts liegenden Hepatocyten; das endoplasmatische Reticulum hingegen ist in den stromabwärts liegenden perivenösen Hepatocyten stärker ausgeprägt
- *funktionell* in der Verteilung des oxidativen Stoffwechsels, des Fettsäurestoffwechsels, der Gluconeogenese, der Lipogenese, der Glycolyse u.a. (☞ Tab. 15.2).

Die Expression vieler hepatischer Gene wird multifaktoriell beeinflußt:

- von den Sauerstoff- und Hormongradienten, die sich entlang der Sinusoide ausbilden
- von spezifischen Zell-Zell- und Zell-Matrix-Wechselwirkungen, so daß einige Gene positionsabhängig exprimiert werden
- von leberspezifischen Transcriptionsfaktoren.

Lipoxygenasen sind Dioxygenasen, die beide Sauerstoffatome eines O_2-Moleküls in eine ungesättigte Fettsäure einbauen. Der Mechanismus dieser Oxygenasen ist von dem des Cytochrom P450 sehr verschieden. Beim Einbau eines O_2-Moleküls in eine ungesättigte Fettsäure kommt es unter Verschiebung einer Doppelbindung zur Bildung eines Hydroperoxids der betreffenden Fettsäure. Alle *Lipoxygenasen* enthalten nichthämgebundenes Eisen. Die Verschiebung der Doppelbindung erfolgt durch stereospezifische Eliminierung eines von zwei Methylen-Wasserstoffatomen und durch Anlagerung der Hydroperoxidgruppe (-OOH) an ein bestimmtes C-Atom. Wichtige Lipoxygenasesubstrate sind die *vierfach ungesättigte Arachidonsäure* ($\Delta^{5,8,11,14}$-Eikosatetraenat, Arachidonat) und die *dreifach ungesättigte Linolensäure* ($\Delta^{9,12,15}$-Octadecatrienat, Linolenat).

In Säugetieren gibt es *vier verschiedene Typen* von *Lipoxygenasen* mit unterschiedlichen Spezifitäten, die die betreffende hochungesättigte Fettsäure an unterschiedlichen C-Atomen oxygenieren (☞ Abb 15.23):

- die *5-Lipoxygenase* dient der Leukotrienbildung; sie oxygeniert Arachidonat zu 5-Hydroperoxy-6,8,11,14-eikosatetraenat (5-HPETE), aus dem das Leukotrien A4 entsteht (☞ Kap. 17.); man findet die 5-Lipoxygenase in Leukocyten
- die *8-Lipoxygenase* wandelt Arachidonat in 8-Hydroperoxy-5,9,11,14-Eikosatetraenat (8-HPETE) um; man findet sie in Epidermiszellen
- die *12-Lipoxygenase* bildet aus Arachidonat 12-Hydroperoxy-5,8,10,14-Eikosatetraenat (12-HPETE); das Enzym kommt in Leukocyten und Thrombocyten vor
- die *15-Lipoxygenase* oxygeniert Arachidonat am C-Atom 15 und liefert 15-Hydroperoxy-5,8,11,13-Eikosatetraenat (15-HPETE); sie ist in Leukocyten und Reticulocyten enthalten.

Die *15-Lipoxygenase* hat eine wichtige Funktion beim Abbau der Mitochondrien im Verlauf des Übergangs des Reticulocyten zum Erythrocyten (Erythropoese). Das Enzym verursacht durch oxidativen Abbau der Membranlipide eine Labilisie-

Periportale Zone		Perivenöse Zone	
Allgemeiner Stoffwechsel	Biotransformation	Allgemeiner Stoffwechsel	Biotransformation
oxidativer Stoffwechsel	Gallensäurebildung	Glycolyse	Hydroxylierungsreaktionen durch Cytochrom P-450
Fettsäureoxidation	Glutathionperoxidation	Lipogenese	
Gluconeogenese	Sulfatierung		Glucuronidierung
Cholesterinbiosynthese			
Harnstoffbildung			

Tab. 15.2: In einem Acinus existiert ein Gradient hinsichtlich wichtiger Stoffwechselwege.

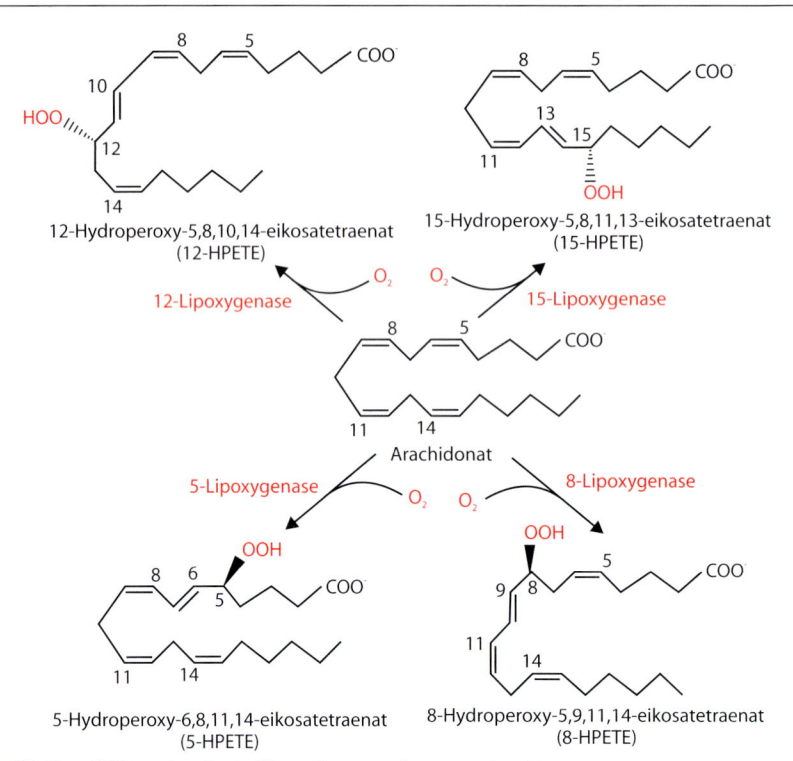

Abb. 15.23: Die Spezifitäten der vier in Säugetieren vorkommenden Lipoxygenasen.

rung der mitochondrialen Membranen und dadurch die Freisetzung von Membranproteinen. Ihr proteolytischer Abbau führt zum Untergang der Mitochondrien.

Eine weitere Gruppe von Abkömmlingen der Arachidonsäure, die durch Lipoxygenasen gebildet werden, sind die *Lipoxine*. Diese haben regulatorische Funktionen im Immunsystem, in der Hämodynamik und bei Entzündungsvorgängen. Chemisch sind die Lipoxine *Trihydroxyeikosanoide*. In Abb. 15.24 ist die Biosynthese der Lipoxine A$_4$ und B$_4$ durch die *5-Lipoxygenase* mit 5-HPETE und LTA$_4$ als Zwischenprodukte dargestellt. Das Enzym besitzt zwei Aktivitäten, die eigentliche Lipoxygenasewirkung und eine Dehydrataseaktivität, die in Leukocyten zur Bildung von LTA$_4$ führt (LTA$_4$-Synthase) (☞ Kap. 17.). Die *Lipoxinsynthase* der Thrombocyten katalysiert die Umwandlung von LTA$_4$ zu Lipoxin B$_4$ und Lipoxin A$_4$.

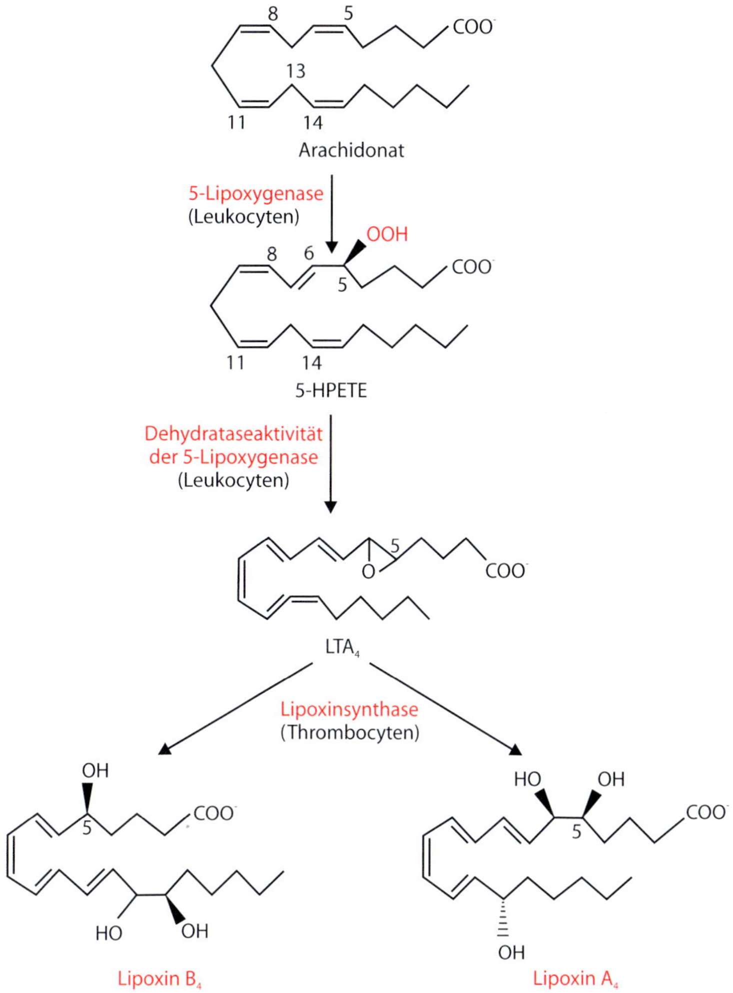

15.4. Oxidasen und Oxygenasen

Abb. 15.24: Die Biosynthese des Lipoxin B$_4$ aus Arachidonat durch die 5- und die 12-Lipoxygenase in Leucocyten und Thrombocyten.

16. Kohlenhydratstoffwechsel

Die Kohlenhydrate sind wichtige Energiequellen des Organismus. Sie sind auch Bestandteile von *Glycoproteinen*, *Glycolipiden* und *Proteoglycanen*. Im Mittelpunkt des Stoffwechsels der Kohlenhydrate steht die *Glucose*. Die Hauptwege des *Glucosestoffwechsels* sind (☞ Abb. 16.1):

- Glycolyse
- oxidativer Abbau zu CO_2 und Wasser
- Glycogensynthese und -abbau
- Gluconeogenese aus Lactat, Alanin und Glycerin
- Pentosephosphatcyclus
- Bildung von Glucose aus anderen Monosacchariden, vor allem aus Fructose und Galactose
- Umwandlung der Glucose in andere Kohlenhydrate und kohlenhydratähnliche Verbindungen (Glycosaminoglycane und Oligosaccharide der Glycoproteine).

Das C-Skelett der Glucose kann zur Fettsäuresynthese und zur Synthese bestimmter Aminosäuren verwendet werden.

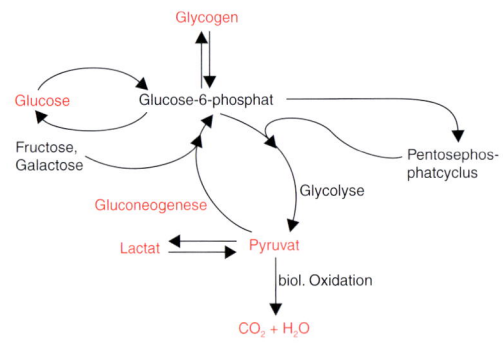

Abb. 16.1: Die Hauptwege des Kohlenhydratstoffwechsels.

16.1. Stoffwechsel der Glucose

16.1.1. Aufnahme von Glucose in die Zellen

Glucose wird in die Zellen durch transmembranale Transportproteine aufgenommen. Die Glucose gelangt in die Zellen durch membranständige glucosetransportierende Proteine. Von diesen gibt es in den Plasmamembranen der verschiedenen Zellarten zwei unterschiedliche Systeme:

- ein *passives, nichtgekoppeltes Transportsystem*, das die Glucose, ihrem Konzentrationsgradienten entsprechend, durch die Plasmamembran transportiert bis Konzentrationsgleichgewicht auf beiden Seiten der Membran herrscht. Der Transport der Glucose ist *energieunabhängig*, kann in *beide Richtungen* erfolgen und wird durch transmembranale Glucosetransportproteine vermittelt ("*erleichterter Glucosetransport*")

- ein *aktives, gekoppeltes Symportsystem*, das an einen transmembranalen Na^+-Gradienten von außen nach innen gekoppelt ist und zu einer intrazellulären *Glucoseakkumulation* führt. Wesentlich für diesen Na^+-abhängigen Glucosetransport ist, daß er die zur Glucoseakkumulation erforderliche Energie aus der elektrochemischen Energie des Na^+-Gradienten bezieht, der zwischen den beiden Seiten der Plasmamembran herrscht und durch die Na^+/K^+-ATPase aufrechterhalten wird. Dieses Glucosetransportsystem findet man im *Dünndarm* und im *renalen Tubulussystem*. Es ist für die intestinale Glucoseresorption und die renale Glucoserückresorption verantwortlich. Der Na^+-abhängige Glucosetransporter durchzieht die Plasmamembran mit 13 helicalen Segmenten und ist mit dem Na^+-unabhängigen Transportsystem für Glucose nicht verwandt, sondern bildet, gemeinsam mit den Na^+-abhängigen Transportsystemen für *Aminosäuren*, *Nucleosiden*, einigen *Vitaminen* und *Iodid*, eine eigene Familie.

Die Familie der nichtgekoppelten, Na^+-unabhängigen Glucosetransportproteine besteht aus sechs Mitgliedern. Beim Menschen weisen die *Glucosetransportproteine* sechs, durch verschiedene Gene codierte, Isoformen auf, *GLUT1* bis *GLUT5* und *GLUT7* (GLUT6 ist ein *Pseudogen*, das nicht exprimiert wird). Sie sind untereinander durch eine hohe Homologie ihrer Aminosäuresequenzen gekennzeichnet. Die Glucosetransporter zeigen eine gewebespezifische Verteilung, die die Anpassung der Zellen an spezifische Funktionen im Glucosestoffwechsel widerspiegelt. Allen von ihnen ist gemeinsam, daß sie mit *zwölf hydrophoben Helices* die Plasmamembran durchziehen und in der Membran einen Kanal bilden, durch den die Glucose in das Zellinnere gelangt (☞ Abb. 16.2).

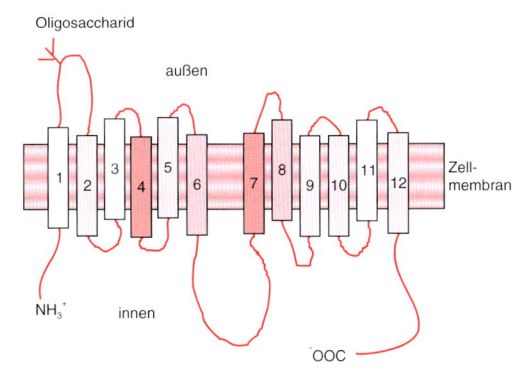

Abb. 16.2: Modell eines membranalen Glucosetransportproteins (GLUT), das mit zwölf hydrophoben Helices die Zellmembran durchzieht.

Organverteilung der Glucosetransporter. Die Glucosetransporter sind im menschlichen Organismus wie folgt verteilt:

- GLUT1 ist der *basale Glucosetransporter*, den man in Erythrocyten und den meisten anderen Zellen des Organismus, auch in der Blut-Gehirn-Schranke, findet
- GLUT2 kommt in den basolateralen Membranen der proximalen Nierentubuli und in den Geweben vor, die an die Pfortader grenzen (Leber, basolaterale Membranen der intestinalen Bürstensaumzellen und β-Zellen des Pancreas)
- GLUT3 ist zuständig für die Glucoseaufnahme der Nervenzellen aus der Cerebralflüssigkeit
- GLUT4 ist der *insulinempfindliche Glucosetransporter* des Skelett- und Herzmuskels sowie des Fettgewebes
- GLUT5 ist verantwortlich für die *intestinale Fructoseresorption*; man findet GLUT5 auch im Gehirn und in der Niere
- GLUT7 kommt in Hepatocyten und in anderen gluconeogenetischen Geweben vor.

16.1.2. Die Glycolyse bildet aus Glucose zwei Moleküle Milchsäure

Als *Glycolyse* bezeichnet man den Stoffwechselweg von der *Glucose* zur *Milchsäure*:

$$C_6H_{12}O_6 = 2\ CH_3CHOHCOO^- + 2\ H^+$$
$$D(+)\text{-Glucose} = 2\ L(+)\text{-Lactat}^- + 2\ H^+$$

Unter physiologischen Bedingungen liegt die Milchsäure infolge ihrer Dissoziation als *Lactat* vor. Die *alkoholische Gärung der Hefezellen* durchläuft, mit Ausnahme der letzten Stufe, die gleichen Zwischenprodukte wie die Glycolyse, hat aber Ethanol und Kohlendioxid als Endprodukte:

$$\text{Glucose} = 2\ \text{Ethanol} + 2\ CO_2$$

Die Glycolyse ist ein *energiebereitstellender (exergoner)*, im Cytosol lokalisierter, Stoffwechselweg, der, im Gegensatz zur Atmung, auch bei *Abwesenheit* von *Sauerstoff*, also unter *anaeroben* Bedingungen, abläuft.

Die Reaktionsfolge der Glycolyse. Der Glycolyseweg besteht aus elf Schritten, die durch elf verschiedene Enzyme katalysiert werden (☞ Abb. 16.3):

1. Phosphorylierung der D(+)-Glucose durch die Hexokinase: Unmittelbar nach ihrem Eintritt in die Zelle wird die Glucose phosphoryliert. Der *Phosphoryldonor* ist *MgATP*. Das zuständige Enzym ist die *Hexokinase*. Dieses Enzym liegt bei Säugetieren in vier Isoenzymen (Hexokinasen I-IV) vor. Sie übertragen die *terminale Phosphorylgruppe* des *MgATP* auf die OH-Gruppe des C-Atoms 6 der Glucose (*Phosphorylacceptor*) und bilden *Glucose-6-phosphat* und *MgADP*. Die in den meisten Geweben vorkommenden Hexokinasen I-III besitzen eine hohe Substrataffinität (K_M etwa 10^{-4} mol l^{-1}) zur Glucose, phosphorylieren jedoch nicht nur dieses Monosaccharid, sondern auch andere Monosaccharide (z.B. Fructose und Galactose) und werden nichtkompetitiv durch Glucose-6-phosphat gehemmt. Der in der Leber und in den β-Zellen des Pancreas vorkommende *Typ IV* der *Hexokinase* ist *glucosespezifisch* und wird als *Glucokinase* bezeichnet. In der Zelle ist die Glucosephosphorylierung irreversibel, da in ihrem Verlauf eine *energiereiche Phosphatbindung* im ATP, nämlich die Pyrophosphatbindung zwischen dem β- und dem γ-Phosphat, gespalten wird und an ihrer Stelle ein *energieärmerer Phosphatester* entsteht (☞ Kap. 14.). Dadurch liegt das Gleichgewicht der Reaktion weit auf der Seite der Produkte.

2. Isomerisierung des Glucose-6-phosphates zu Fructose-6-phosphat durch die Glucose-6-phosphat-Isomerase: Diese Reaktion ist glatt reversibel, da sich das Substrat und das Produkt der Reaktion in ihren Energieinhalten nicht wesentlich unterscheiden.

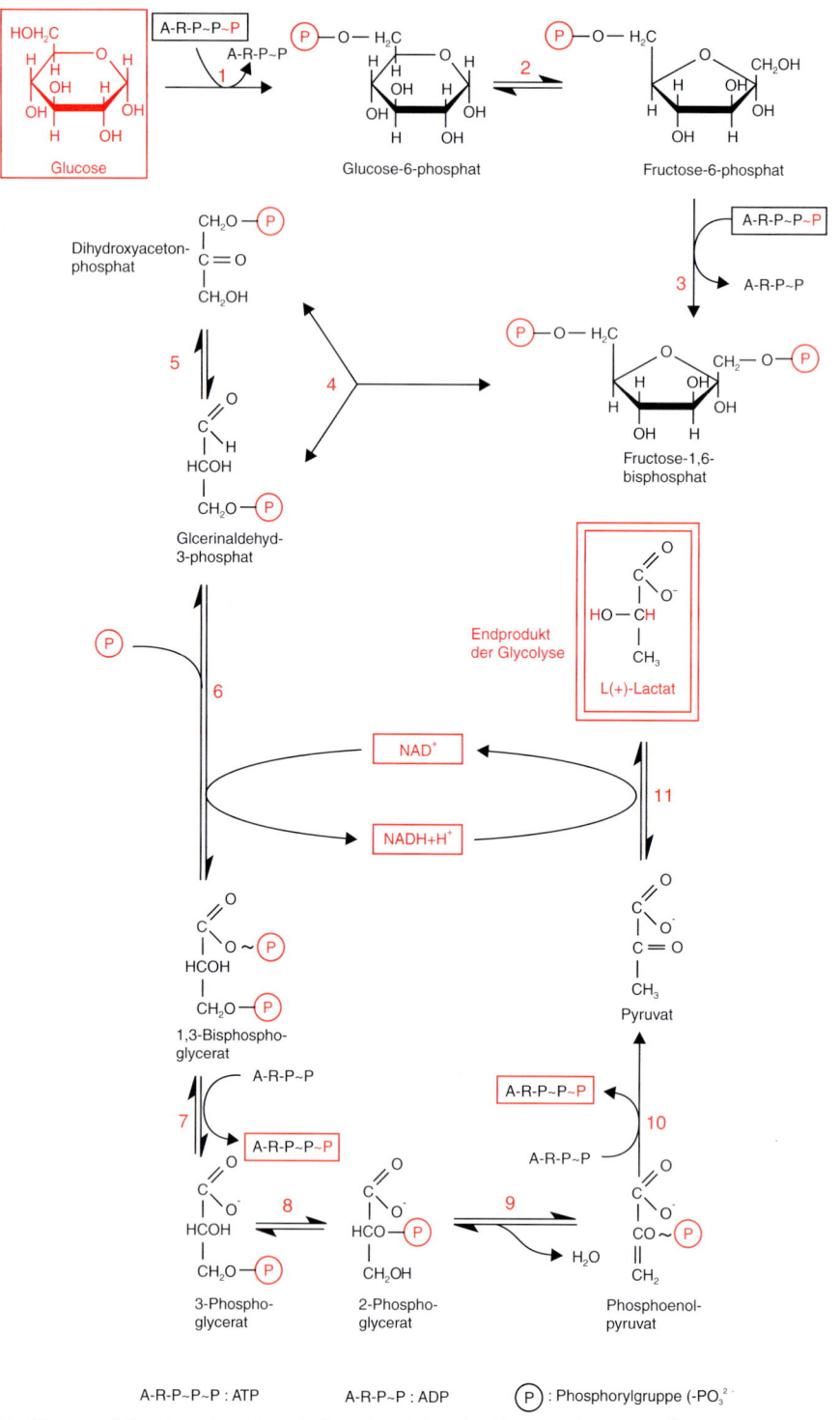

Abb. 16.3: Die aus elf Schritten bestehende Reaktionsfolge der Umwandlung von Glucose zu zwei Molekülen Lactat (Glycolyse).

> Die *Glucose-6-phosphat-Isomerase* ist nicht nur für die Glycolyse unentbehrlich, sondern genießt darüber hinaus ein allgemeineres Interesse. Sie hat nämlich zusätzlich zu ihrer Aufgabe als Glycolyseenzym noch wenigstens vier weitere Funktionen, die mit ihrer Enzymnatur überhaupt nichts zu tun haben. Sie gehört zur Gruppe der *multifunktionellen Proteine*, die man auch "*Schwarzarbeiterproteine*" nennt (engl. moonlighting proteins). Bestimmte Zellen sezernieren die Glucose-6-phosphat-Isomerase in ihre Umgebung, wo sie: 1. als *Cytokin* zur Reifung von B-Lymphocyten zu antikörperproduzierenden Plasmazellen beiträgt, 2. als *Nervenwachstumsfaktor* das Überleben embryonaler spinaler Neuronen und einiger sensorischer Nerven fördert, 3. als *Zellmotilitätsfaktor* die Fortbewegung von Zellen bewirkt und 4. als *Differenzierungs- und Reifungsfaktor* die Differenzierung myeloischer leukämischer Zellen verursacht. Weitere biochemische "Schwarzarbeiter" sind die *Thymidinphosphorylase* (☞ Kap. 19.) und die *Caspase-1* ("ICE"; ☞ Kap. 8.).

3. *Phosphorylierung des Fructose-6-phosphates unter Bildung von Fructose-1,6-bisphosphat durch die Phosphofructokinase 1 (Fructose-6-phosphat-1-Kinase)*: Diese Reaktion benötigt, wie die Hexokinasereaktion, MgATP als Phosphoryldonor, aus dem MgADP entsteht. Die Phosphofructokinasereaktion geht mit einem beträchtlichen Energiefälle einher, so daß sie unter zellphysiologischen Bedingungen, wie die Hexokinase, ebenfalls irreversibel verläuft. Die Phosphofructokinase 1 ist ein allosterisches Enzym, das unter der Kontrolle von ATP als allosterischem Inhibitor sowie von AMP und Fructose-2,6-bisphosphat als allosterischen Aktivatoren steht (☞ Kap. 16.5.2.). Ein weiterer, für die Regulation der Glycolyse im Herz- und Skelettmuskel, wichtiger allosterischer Inhibitor der Phosphofructokinase 1 ist das Citrat (☞ Abb. 26.19). Das Enzympaar Hexokinase/Phosphofructokinase 1 kontrolliert in den meisten Zellen des Organismus die Geschwindigkeit des Durchsatzes der Glucose durch die Glycolysekette.

4. *Reversible Spaltung des Fructose-1,6-bisphosphates durch die Aldolase A:* Diese Reaktion liefert durch Spaltung von Fructose-1,6-bisphosphat die beiden Triosephosphate *Dihydroxyacetonphosphat* (C-Atome 1 bis 3 der Fructose) und *Glycerinaldehyd-3-phosphat* (C-Atome 4 bis 6); die Aldolase kommt in zwei Isoenzymen vor, in der *muskelspezifischen Aldolase A* sowie in der *leber- und nierenspezifischen Aldolase B*.

5. *Einstellung des Gleichgewichtes zwischen den beiden Triosephosphaten*: Das *Dihydroxyacetonphosphat* und das *Glycerinaldehyd-3-phosphat* stehen untereinander in einem durch die *Triosephosphatisomerase* katalysierten Gleichgewicht:

$$\text{Dihydroxyacetonphosphat} \rightleftharpoons \text{Glycerinaldehyd-3-phosphat}$$

6. *Oxidation des Glycerinaldehyd-3-phosphates und Bildung von 1,3-Bisphosphoglycerat durch die NAD^+-spezifische Glycerinaldehyd-3-phosphat-Dehydrogenase*: Von den beiden Triosephosphaten wird in der Glycolysekette nur das Glycerinaldehyd-3-phosphat weiter umgesetzt. Die Triosephosphatisomerase sorgt dafür, daß auch das *Dihydroxyacetonphosphat* in der Glycolysekette weiter reagiert. Die NAD^+-spezifische Glycerinaldehyd-3-phosphat-Dehydrogenase oxidiert unter Reduktion des NAD^+ zu NADH die Aldehydgruppe des Glycerinaldehyd-3-phosphates zur Carboxylgruppe. Gleichzeitig mit der Oxidation der Aldehydgruppe erfolgt die *Aufnahme von anorganischem Phosphat* in das Molekül unter Bildung einer *energiereichen Acylphosphatbindung*. Das Produkt der Reaktion ist *1,3-Bisphosphoglycerat*. Das Acylphosphat im 1,3-Bisphosphoglycerat hat ein *hohes Phosphorylgruppen-Übertragungspotential*, das von der Oxidation der Aldehyd- zur Carboxylgruppe herrührt.

7. *Erste ATP-bildende Reaktion* der *Glycolyse*: Die in der Acylphosphatbindung des 1,3-Bisphosphoglycerates enthaltene Energie wird für die *Synthese von ATP* aus ADP genutzt. Dabei kommt es zur Übertragung der *Phosphorylgruppe* vom Acylphosphat des 1,3-Bisphosphoglycerates auf ADP unter Entstehung von ATP und Zurücklassung von *3-Phosphoglycerat*. Das zuständige Enzym hat seinen Namen von der Rückreaktion erhalten und heißt *3-Phosphoglyceratkinase*. Sie katalysiert die Bildung des *ersten ATP-Moleküls* der Glycolysekette. Zur Unterscheidung dieser ATP-Bildung von der Atmungskettenphosphorylierung, die an die Elektronentransportkette der biologischen Oxidation gekoppelt ist und einem anderen Mechanismus folgt, bezeichnet man diese ATP-Synthese als *Substratkettenphosphorylierung*

8. *Bildung von 2-Phosphoglycerat aus 3-Phosphoglycerat durch die Phosphoglyceratmutase*: Das Enzym katalysiert die Wanderung der Phosphorylgruppe vom C-Atom 3 des Phosphoglycerates zum C-Atom 2 und bildet 2-Phosphoglycerat

9. *Umwandlung des 2-Phosphoglycerates zu Phosphoenolpyruvat durch die Enolase:* Durch die *Enolase* wird vom 2-Phosphoglycerat Wasser abgespalten und dabei *Phosphoenolpyruvat* gebildet. Dabei tritt im 2-Phosphoglyceratmolekül eine Änderung der Energieverteilung ein, die zu einem *hohen Phosphorylgruppen-Übertragungspotential* der *Enolphosphatbindung* führt (☞ Tab. 14.1)

10. *Zweite ATP-bildende Reaktion der Glycolyse:* Vom Phosphoenolpyruvat wird, katalysiert durch die *Pyruvatkinase*, die Phosphorylgruppe unter Zurücklassung von Pyruvat auf ADP übertragen und dabei das *zweite Molekül ATP* gebildet (*2. Substratkettenphosphorylierung* der Glycolyse). Infolge des beträchtlichen Energiegefälles zwischen der Enolphosphatbindung im Phosphoenolpyruvat und dem ATP ist die Reaktion unter zellulären Bedingungen irreversibel

11. *Reduktion des Pyruvates durch NADH zu Lactat:* Diese reversible Reduktionsreaktion wird durch die *Lactatdehydrogenase* katalysiert (als Pyruvat wird das Anion der Brenztraubensäure bezeichnet). Das bei der Pyruvatreduktion zum Lactat (Lactat = Anion der Milchsäure) verbrauchte NADH stammt aus der durch die *Glycerinaldehyd-3-phosphat-Dehydrogenase* katalysierten Reaktion (Reaktion 6). Das NAD^+ unterliegt demzufolge in der Glycolysekette einem NAD^+/NADH-Kreislauf und wird dadurch zu einem Coenzym der Glycolyse. Die Reaktion 11 schließt die Glycolyse ab.

Durch die Glycolyse wird wesentlich weniger ATP gebildet als bei der vollständigen Oxidation der Glucose zu CO_2 und Wasser. Von großem zellphysiologischem Interesse ist ein Vergleich der ATP-Bildung durch die Glycolyse einerseits und Oxidation der Glucose durch die biologische Oxidation andererseits. Im oberen Teil der Glycolyse werden pro Molekül Glucose zwei Moleküle ATP verbraucht. Im unteren Teil der Glycolyse hingegen werden pro Glucosemolekül vier Moleküle ATP gebildet, da in der Glycolysekette ein Molekül Glucose in zwei Triosephosphatmoleküle gespalten wird und pro Molekül Triosephosphat zwei Moleküle ATP gebildet werden. Die *Bilanzgleichungen* sind in Tab. 16.1 dargestellt.

Die *freie Enthalpie* der Umwandlung der *Glucose* zu zwei Molekülen *Lactat* beträgt $\Delta G^{\circ'} = -243$ kJ mol^{-1} Glucose. Von diesem Energiebetrag werden 61,4 kJ im ATP gespeichert ($\Delta G^{\circ'} = -30,7$ kJ mol^{-1} ATP). Die übrige Energie wird in Form von Wärme frei. In Bezug auf die Synthese von ATP beträgt der energetische Nutzeffekt der Glycolyse somit 25 %.

Im Vergleich zur Glycolyse lautet die *Bilanzgleichung* der *vollständigen Oxidation* der *Glucose* durch die Atmungskette:

$$C_6H_{12}O_6 + 6\,O_2 + 32\,P_a + 32\,ADP = 6\,CO_2 + 6\,H_2O + 32\,ATP$$

Die durch die Oxidation pro Molekül Glucose gebildeten 32 Moleküle ATP setzen sich wie folgt zusammen (☞ Kap. 15.):

1. ATP-Synthese in der Glycolysekette	2 ATP
2. Oxidation von zwei Molekülen glycolytisch gebildetes NADH	5 ATP
3. NADH-Oxidation aus der oxidativen Decarboxylierung von zwei Molekülen Pyruvat	5 ATP
4. ATP-Synthese im Citratcyclus aus zwei Molekülen Acetyl-CoA	2 ATP
5. Oxidation von zwei Molekülen Succinat zu zwei Molekülen Fumarat	3 ATP
6. Oxidation von sechs im Citratcyclus gebildeten Molekülen NADH	15 ATP
Summe:	32 ATP

Im Hinblick auf die Zahl der gebildeten ATP-Moleküle ist demzufolge die Oxidation der Glucose zur CO_2 und Wasser 16mal ergiebiger als die Lactatbildung aus Glucose. $\Delta G^{\circ'}$ der Oxidation der Glucose beträgt -2889 kJ mol^{-1} Glucose. Diesem

Glucose + 2 ATP = 2 Triosephosphate + 2 ADP
2 Triosephosphate + 2 P_a + 4 ADP = 2 Lactat + 4 ATP
Bilanz: Glucose + 2 P_a + 2 ADP = 2 Lactat + 2 ATP

Tab. 16.1: Bilanzgleichung der Glykolyse (P_a = anorganisches Phosphat).

Betrag steht die Bildung von 32 mol ATP mit einem Gesamtgehalt an freier Enthalpie von 982 kJ ($30{,}7$ kJ mol^{-1} ATP x 32) gegenüber. Der *Nutzeffekt* der *ATP-Synthese* bei der Glucoseoxidation ist demzufolge 34 %.

Was versteht man unter anaerober und aerober Glycolyse? Als *Aerobiose* wird Leben bei Anwesenheit von Sauerstoff (Luft), als *Anaerobiose* Leben unter Sauerstoffabschluß (Luftabschluß) bezeichnet. Als *aerobe Glycolyse* wird die *Lactatbildung* aus Glucose in *Anwesenheit von Sauerstoff*, als *anaerobe Glycolyse* die *Lactatbildung* aus Glucose bei *Abwesenheit von Sauerstoff* bezeichnet. Anaerob wird das glycolytisch gebildete NADH zur Lactatbildung aus Pyruvat verwendet. Aerob wird in mitochondrienhaltigen normalen Zellen das glycolytisch gebildete NADH durch die Atmungskette oxidiert, so daß es dabei entweder nicht oder nur in geringem Ausmaß zur Bildung von Lactat aus Pyruvat kommt. Aerob unterliegt das Pyruvat dem oxidativen Abbau durch den Citratcyclus. Demzufolge ist die aerobe Lactatbildung (*aerobe Glycolyse*) der meisten Zellen des Organismus sehr klein, häufig sogar Null. Eine wichtige Ausnahme bilden die *Erythrocyten*, die keine Mitochondrien besitzen und damit über keine Atmungskette verfügen. Sie wandeln auch unter aeroben Verhältnissen, also bei dem pO_2 des arteriellen und venösen Blutes, die Glucose als ihr einziges energielieferndes Substrat vollständig in Lactat um.

Der Pasteur-Effekt beschreibt die Unterschiede zwischen der aeroben und anaeroben Glycolyse. Gerät eine Zelle in *Sauerstoffnot*, wird die Glucoseoxidation eingeschränkt, so daß sie ihren Energiebedarf aus der *Glycolyse* decken muß. Da diese pro Glucosemolekül aber nur 1/16 der ATP-Menge gegenüber der vollständigen Oxidation der Glucose liefert, muß die Zelle, zur Gewinnung von ausreichend ATP, wesentlich mehr Glucose verbrauchen als bei Anwesenheit von Sauerstoff. Unter *Anaerobiose* sind folglich zur Deckung des Energiebedarfs einer Zelle der Glucoseverbrauch und die Lactatbildung wesentlich größer als bei Aerobiose. Man bezeichnet dieses Phänomen als *Pasteur-Effekt*.

Krebszellen weisen im Gegensatz zu normalen Zellen eine hohe aerobe Glycolyse auf (Warburg-Effekt). Krebszellen zeigen, obwohl sie Mitochondrien enthalten und über eine intakte Atmungskettenphosphorylierung verfügen, auch aerob einen hohen Glucoseverbrauch und eine hohe aerobe Lactatbildung. Bei ihnen ist die Durchsatzrate der Glucose durch die Glycolysekette infolge einer hohen Aktivität der Glycolyseenzyme so groß, daß aerob nicht das gesamte glycolytisch gebildete NADH durch die Atmungskette oxidiert werden kann, sondern zu einem beträchtlichen Anteil zur Reduktion des glycolytisch gebildeten Pyruvats zu Lactat verwendet wird (s. auch Kap. 12.4.2.). Die so entstehende hohe aerobe Glycolyse ist eine wichtige Stoffwechseleigentümlichkeit der Krebszellen, mit der sie sich von den meisten normalen Zellen unterscheiden. Dieses Phänomen wird nach seinem Entdecker als *Warburg-Effekt* bezeichnet.

Erklärung einiger wichtiger Begriffe (Zusammenfassung):

Aerobiose	Leben bei Anwesenheit von Sauerstoff (Gegenwart von Luft)
Anaerobiose	Leben bei Abwesenheit von Sauerstoff (Luftabschluß)
Glycolyse	Bildung von Milchsäure (Lactat) aus Glucose
Glycolysekette	extramitochondrialer, im Cytosol ablaufender Stoffwechselweg, durch den Glucose über zehn Zwischenstufen in Brenztraubensäure (Pyruvat) umgewandelt wird; bei Anwesenheit von Sauerstoff wird die Brenztraubensäure und das glycolytisch gebildete NADH vorwiegend mitochondrial zu CO_2 und H_2O oxidiert, bei Abwesenheit von Sauerstoff wird sie durch das glycolytisch gebildete NADH zu Milchsäure reduziert
Anaerobe Glycolyse	Bildung von Milchsäure (Lactat) aus Glucose bei Abwesenheit von Sauerstoff
Aerobe Glycolyse	Bildung von Milchsäure (Lactat) aus Glucose bei Anwesenheit von Sauerstoff
Pasteur-Effekt	Hemmung der Glycolyse, d.h. der Milchsäurebildung, durch Sauerstoff, genauer durch die Atmung und, umgekehrt, Steigerung der Glycolyse, d.h. der Milchsäurebildung, bei Übergang von Aerobiose zu Anaerobiose; bei Aerobiose wird weniger Glucose als unter Anaerobiose verbraucht

Warburg-Effekt	hohe aerobe Glycolyse von Tumorzellen; im Unterschied zu den meisten normalen Körperzellen, weisen Tumorzellen eine sehr hohe anaerobe Glycolyse auf, die durch die Zellatmung nicht vollständig unterdrückt wird, so daß Tumorzellen auch bei ausreichender Sauerstoffversorgung beträchtliche Mengen Milchsäure bilden
Meyerhof-Quotient	Dieser beschreibt quantitativ die Wirkung von Sauerstoff auf die Glycolyse: Meyerhof-Quotient=(anaerobe Glycolyse–aerobe Glycolyse)/O_2-Aufnahme; der Meyerhof-Quotient ist bei Krebszellen infolge ihrer hohen Glycolyserate größer als bei Normalzellen
Crabtree-Effekt	Erniedrigung der Atmung einer Zelle durch Zusatz von Glucose, d.h. bei einsetzender Glycolyse. Der Crabtree-Effekt tritt bei Zellen auf, die eine hohe aerobe Glycolyse aufweisen, z.B. Tumorzellen und Leukocyten. Ohne Glucose decken die Zellen ihren ATP-Bedarf vorzugsweise durch die Oxidation endogener Fett- und Aminosäuren. Eine Zugabe von Glucose führt durch die aerobe Glycolyse zu einer zusätzlichen ATP-Synthese, so daß die ATP-Synthese durch die Atmungskettenphosphorylierung und damit die Atmung verringert wird

16.1.3. Die oxidative Decarboxylierung von Pyruvat

Der oxidative Abbau des glycolytisch gebildeten *Pyruvats* wird durch dessen *oxidative Decarboxylierung* zu *Acetyl-CoA* eingeleitet. Als *oxidative Decarboxylierung* bezeichnet man die von einem Substrat unmittelbar aufeinanderfolgende *Abspaltung* von *CO_2 und Wasserstoff*. Katalysiert wird diese Reaktion durch ein *mitochondriales Multienzymsystem*, das man als *Pyruvatdehydrogenasekomplex* (PDH-Komplex) bezeichnet. Das durch diesen Komplex gebildete Acetyl-CoA mündet in den Citratcyclus ein und wird dort, im Verein mit der Atmungskette, vollständig zu Kohlendioxid und Wasser abgebaut (Formel von Coenzym A in Abb. 4.17). In der Bilanz katalysiert der Pyruvatdehydrogenasekomplex folgende Reaktion:

$$CH_3COCOOH + NAD^+ + CoASH = CH_3CO\text{-}S\text{-}CoA + NADH + H^+ + CO_2$$

Der Enzymkomplex besteht aus *drei Einzelenzymen* (E_1, E_2 und E_3) und benötigt außer Coenzym A *vier weitere Coenzyme* (Thiamin**p**yro**p**hosphat [TPP], NAD^+, FAD und Liponat. Die oxidative Decarboxylierung des Pyruvats geht in vier Stufen vor sich (☞ Abb. 16.4):

1. Die Pyruvatdehydrogenase (E_1) decarboxyliert das Pyruvat im ersten Schritt mit TPP als Coenzym zu Hydroxyethyl-TPP

2. durch E_1 wird auch die *zweite Reaktion* katalysiert, in der die *Hydroxyethylgruppe* am TPP durch die Disulfidgruppe des Liponamids (Liponamid$_{ox}$) zur Acetylgruppe oxidiert wird. Dabei wird Liponamid$_{ox}$ zur Sulfhydrylform reduziert (Liponamid$_{red}$) und die Acetylgruppe auf dieses übertragen. Liponamid ist das Amid des *Liponates*, das als Wasserstoff- und Acetylüberträger fungiert. Es entsteht, indem Liponat an E_2 über einen Lysylrest gebunden wird. Die Energie der *Oxidation* der *Hydroxyethyl*- zur *Acetylgruppe* wird in der *Acetylthioesterbindung* des Liponamids gespeichert, so daß diese ein *hohes Gruppenübertragungspotential* besitzt

3. danach überträgt die *Dihydrolipoyltransacetylase* (E_2), unter Erhaltung der energiereichen Thioesterverbindung, die Acetylgruppe auf Coenzym A und bildet Acetyl-CoA

4. schließlich wird Liponamid$_{ox}$ durch die FAD-abhängige *Dihydrolipoyldehydrogenase* (E_3) zurückgebildet, indem FAD zu $FADH_2$ reduziert wird. Letzteres wird durch NAD^+ oxidiert und das dabei entstehende NADH durch die Atmungskette oxidiert.

Regulation der oxidativen Decarboxylierung des Pyruvats. Da in tierischen Zellen der Pyruvatdehydrogenasekomplex eng mit der inneren Mitochondrienmembran vergesellschaftet ist, muß das Pyruvat aus dem Cytosol in die mitochondriale Matrix gelangen können. Dieser Übertritt wird durch den *Pyruvattranslocator*, einem Anionen-

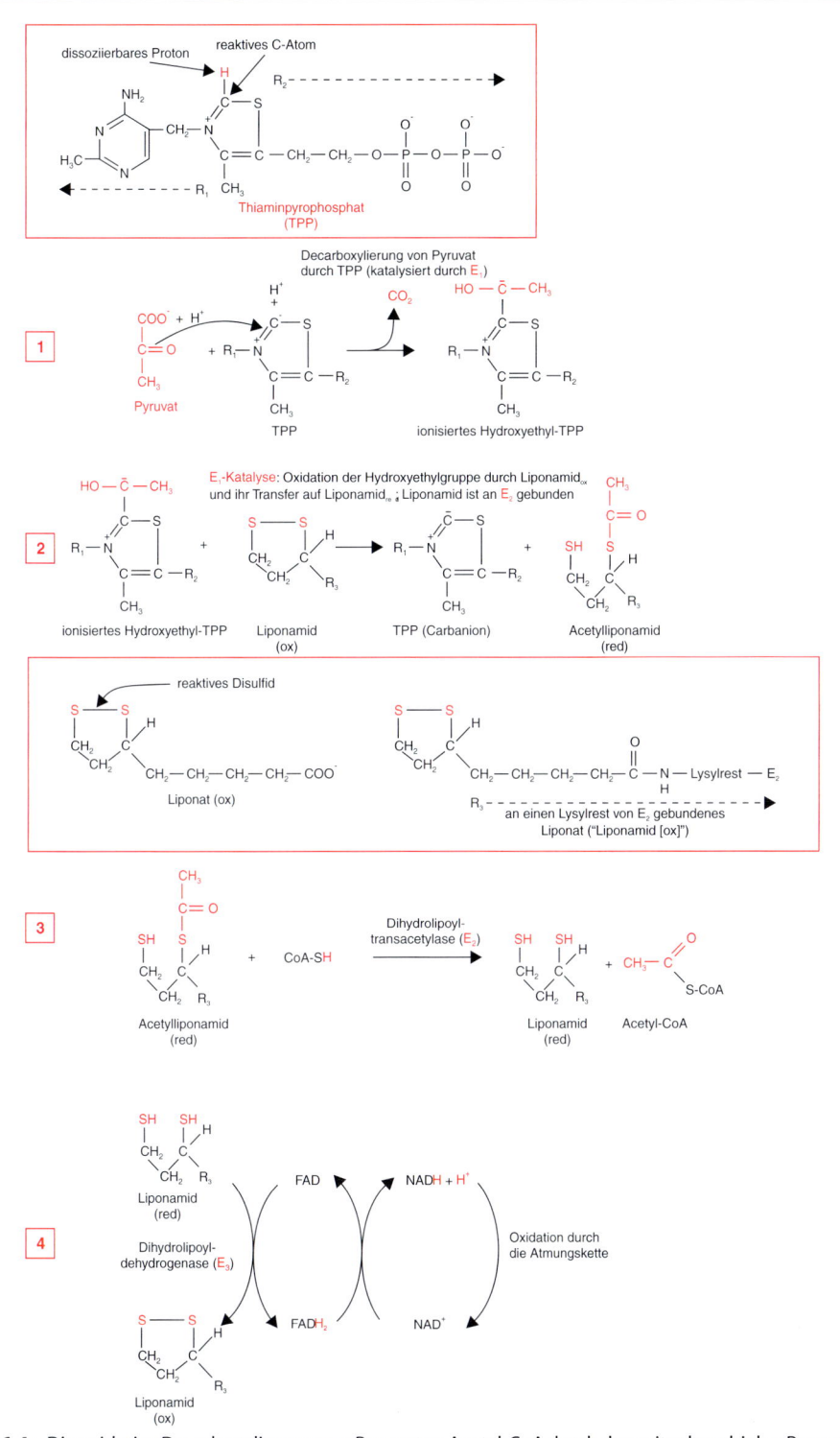

16.7. Stoffwechsel der Glycoproteine und Glycosaminoglycane

Abb. 16.4: Die oxidative Decarboxylierung von Pyruvat zu Acetyl-CoA durch den mitochondrialen Pyruvatdehydrogenasekomplex.

transportsystem in der inneren Mitochondrienmembran, vermittelt (☞ Kap. 15.3.). Die Bildung von Acetyl-CoA aus Pyruvat ist unter zellulären Bedingungen *irreversibel*, d.h. das aus Glucose gebildete Acetyl-CoA kann *nicht* wieder zu Glucose umgewandelt werden. Acetyl-CoA stellt einen Knotenpunkt im intermediären Stoffwechsel dar. Es kann zwei Hauptwege einschlagen, es kann 1. durch den Citratcyclus oxidiert werden und 2. der Synthese von Fettsäuren dienen. Der *Pyruvatdehydrogenasekomplex* unterliegt aufgrund seiner zentralen Rolle im Stoffwechsel einer vielfältigen und hocheffektiven Regulation:

- Rückkopplungshemmung durch seine Produkte Acetyl-CoA und NADH
- Kontrolle durch die Energieladung: Hemmung durch GTP und ATP und Aktivierung durch AMP
- Kontrolle durch reversible Phosphorylierung mittels einer spezifischen, durch ATP, Acetyl-CoA und NADH aktivierbaren, durch Pyruvat und ADP jedoch hemmbaren, Proteinkinase (*PDH-Kinase*) und einer Proteinphosphatase, die beide Bestandteile des Multienzymkomplexes sind. Die Phosphorylierung von drei Serylresten in E_1 durch die Proteinkinase führt zur Inaktivierung des Komplexes. Die Dephosphorylierung durch die Phosphatase führt zur Reaktivierung. Sie wird durch Insulin begünstigt (s. *Glucose-Fettsäure-Cyclus* in Kap. 26).

> Bei *Patienten*, die an der relativ seltenen *primär biliären Lebercirrhose* erkrankt sind, findet man *Autoantikörper*, die gegen das Enzym E_2 des Pyruvatdehydrogenasekomplexes gerichtet sind.

16.1.4. Der Pentosephosphatcyclus

In zahlreichen Geweben wird ein alternativer Abbauweg der Glucose beschritten, der vom Glucose-6-phosphat ausgeht und zur Bildung von CO_2 sowie von *NADPH* und *Pentosephosphat* führt. Da die gebildeten Pentosephosphate wieder in den glycolytischen Abbauweg zurückgeführt werden, bezeichnet man diesen Stoffwechselweg als *Pentosephosphatcyclus* (☞ Abb. 16.5).

Glucose-6-phosphat wird im oxidativen Abschnitt dieses Cyclus in zwei nacheinander ablaufenden $NADP^+$-abhängigen Oxidationsschritten zu Ribulose-5-phosphat umgewandelt:

1. die *Glucose-6-phosphat-Dehydrogenase* oxidiert Glucose-6-phosphat mittels $NADP^+$ zu 6-Phospho-D-glucono-δ-lacton, das durch eine *Lactonase* zu 6-Phosphogluconat hydrolysiert wird

2. durch die *6-Phosphogluconat-Dehydrogenase* wird 6-Phosphogluconat zu D-Ribulose-5-phosphat oxidativ decarboxyliert; auch dieser Schritt ist $NADP^+$-abhängig und liefert NADPH. Durch die Schritte 1 und 2 werden zwei NADPH-Moleküle pro Molekül oxidiertes Glucose-6-phosphat gebildet

3. der *nichtoxidative Abschnitt* des Pentosephosphatcyclus wird durch die Einstellung eines enzymkatalysierten Gleichgewichtes zwischen dem Ribulose-5-phosphat mit D-Ribose-5-phosphat einerseits (Enzym: *Phosphopentose-Isomerase*) und Ribulose-5-phosphat mit D-Xylulose-5-phosphat andererseits (Enzym: *Phosphopentose-Epimerase*) eingeleitet

4. danach reagieren, katalysiert durch die *Transketolase*, D-Ribose-5-phosphat und D-Xylulose-5-phosphat miteinander und bilden Sedoheptulose-7-phosphat und Glycerinaldehyd-3-phosphat; das Coenzym der Transketolase ist *Thiaminpyrophosphat*

5. Sedoheptulose-7-phosphat und Glycerinaldehyd-3-phosphat werden dann, katalysiert durch die *Transaldolase*, zu Erythrose-4-phosphat und Fructose-6-phosphat umgewandelt

6. Erythrose-4-phosphat reagiert, erneut katalysiert durch die *Transketolase*, mit einem weiteren Molekül Xylulose-5-phosphat und liefert als Produkte Fructose-6-phosphat und Glycerinaldehyd-3-phosphat.

Mit der Bildung von Fructose-6-phosphat und Glycerinaldehyd-3-phosphat ist der Anschluß an die Glycolyse wieder hergestellt und der *Pentosephosphatcyclus* geschlossen. Seine Bilanz lautet:

> 3 Glucose-6-phosphat + 6 $NADP^+$ =
> 2 Fructose-6-phosphat + Glycerinaldehyd-3-phosphat + 3 CO_2 + 6 NADPH + 6 H^+

Der Pentosephosphatcyclus hat eine zweifache Bedeutung:

- er stellt NADPH bereit, das nur in wenigen Reaktionen des Stoffwechsels entsteht, aber für Synthesereaktionen (z.B. für die Fettsäuresynthese) und für die Rückbildung von reduziertem

16.1. Stoffwechsel der Glucose

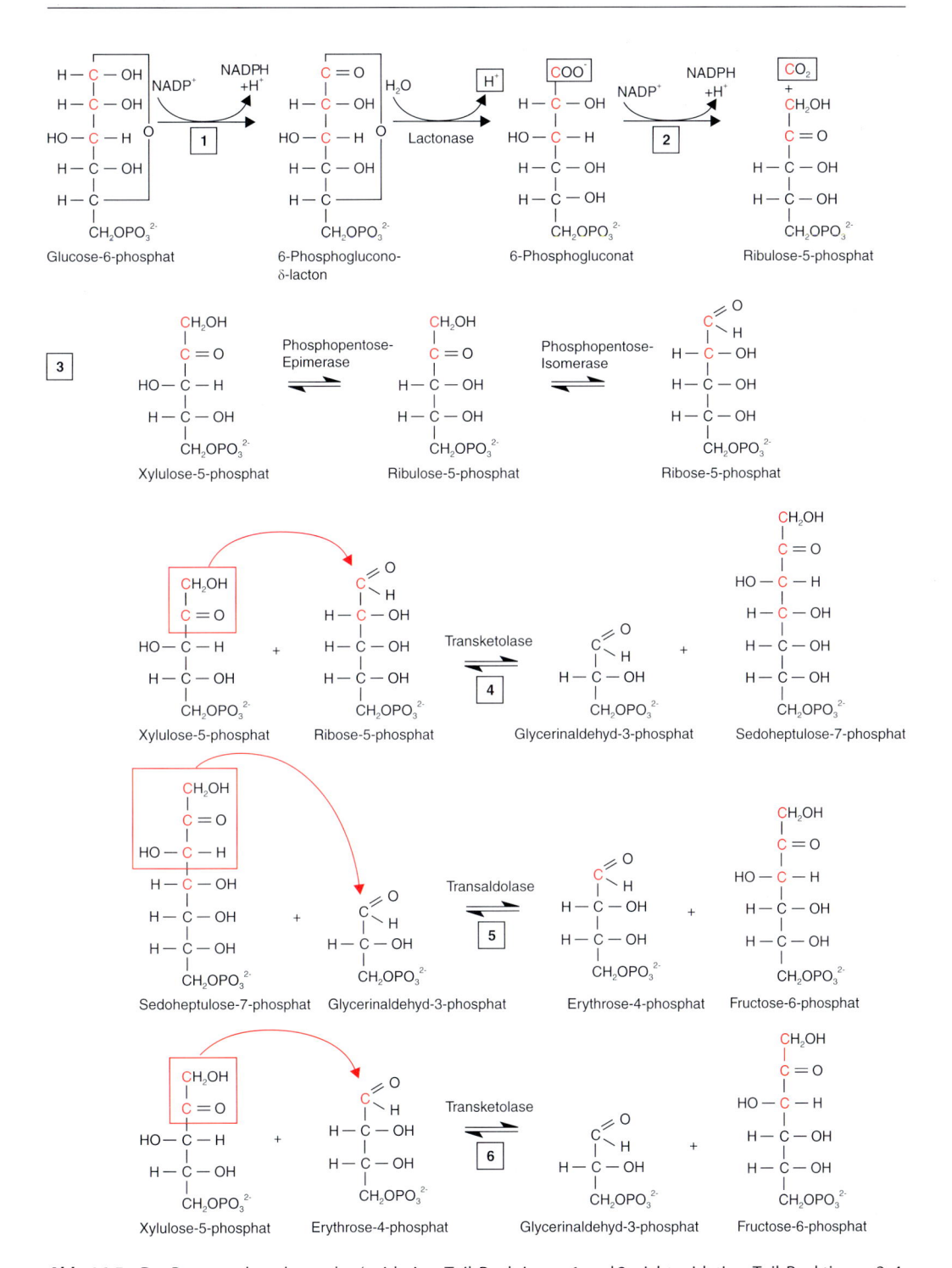

Abb. 16.5: Der Pentosephosphatcyclus (oxidativer Teil: Reaktionen 1 und 2; nichtoxidativer Teil: Reaktionen 3, 4, 5 und 6).

Glutathion unentbehrlich ist. Letzteres schützt die Zelle vor einem oxidativen Stress.
- er stellt Ribose-5-phosphat für die Synthese von Purin- und Pyrimidinnucleotiden zur Verfügung, die für die Synthese von RNA, DNA und Nucleotidcoenzymen unentbehrlich sind.

Der Pentosephosphatweg wird intensiv im Fettgewebe und in der lactierenden Milchdrüse beschritten, wo er das erforderliche NADPH für die in diesen Geweben ablaufende Fettsäuresynthese bereitstellt. Im Muskelgewebe hingegen ist er nur schwach wirksam.

16.2. Der Stoffwechsel des Glycogens

Glycogen (Struktur in Abb. 5.10) ist ein stark verzweigtes, aus Glucosemolekülen aufgebautes, *Reservepolysaccharid* ("tierische Stärke"), das vor allem in der *Leber* und der *Skelettmuskulatur* gespeichert wird. In Abhängigkeit von der Nahrungsaufnahme liegt der Glycogengehalt der Leber zwischen 1 und 100 mg pro g Organgewicht. Der maximale Glycogengehalt der Leber beträgt 100-150 g. Der Gesamtglycogengehalt der *Skelettmuskulatur* liegt bei etwa 300 g.

16.2.1. Die Glycogensynthese

Eintritt der Glucose in die Leber und Muskulatur sowie Bildung von Glucose-6-phosphat und Glucose-1-phosphat. Hauptorte der Glycogensynthese sind die Leber und die Muskulatur. Ausgangssubstrat der Glycogensynthese ist die Glucose. Der Glucoseintritt aus dem Blut in die *Leber* wird durch den *insulinunabhängigen* Glucosetransporter GLUT2 und in die *Muskulatur* durch den *insulinabhängigen* Glucosetransporter GLUT4 vermittelt. Letzterer begrenzt die Glucoseverwertung im Muskel. Im Unterschied zum GLUT4 des Muskels ist die Transportkapazität des hepatischen Glucosetransporters GLUT2 so groß, daß er die hepatische Glucoseverwertung nicht begrenzt. Nach ihrem Durchtritt durch die Plasmamembran wird die Glucose in der Leber durch die glucosespezifische und durch Insulin kontrollierte *Glucokinase* und im Muskel durch die nicht glucosespezifische und insulinunabhängige *Hexokinase* zu *Glucose-6-phosphat* phosphoryliert. Die Glucokinase ist das Kontrollenzym für die hepatische Glucoseverwertung. Auf die Glucokinase folgt die *Phosphogluco-mutase*, die das Glucose-6-phosphat in *Glucose-1-phosphat* umwandelt (☞ Abb. 16.6).

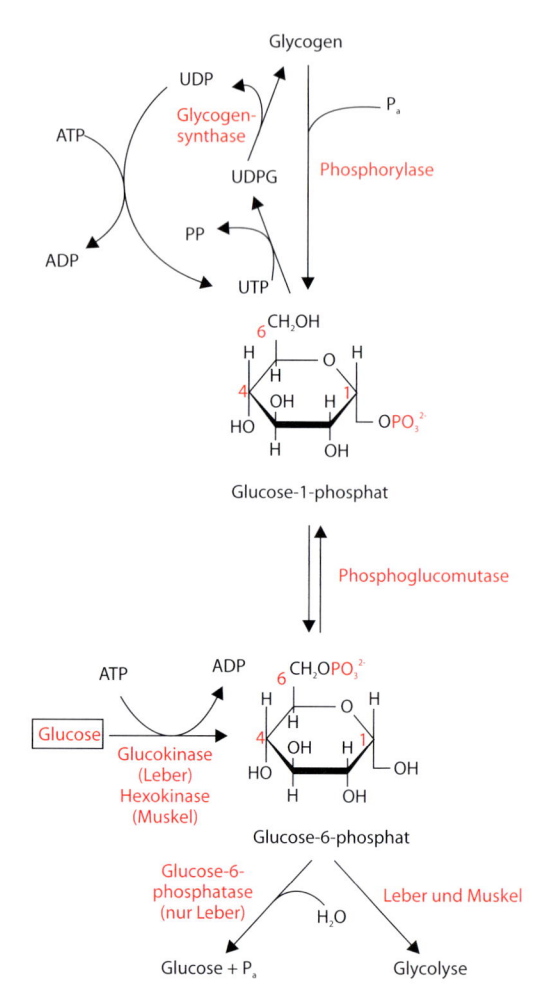

Abb. 16.6: Die Reaktionswege der Glycogensynthese und Glycogenspaltung in der Leber und im Muskel (Übersicht).

Das Glucose-1-phosphat dient zur Bildung von Uridindiphosphatglucose. Das Glucose-1-phosphat reagiert, katalysiert durch die *UDP-Glucose-Pyrophosphorylase*, mit *Uridintriphosphat* (*UTP*) und wird dabei in **Uridindiphosphatglucose** (*UDPG*) (Formel in Abb. 4.18) unter Freisetzung von Pyrophosphat umgewandelt:

16.2. Der Stoffwechsel des Glycogens

U-R-P~P~P + Glucose-1-phosphat ⇌
(UTP)
  U-R-P~P-Glucose + P~P
  (UDPG)   (Pyrophosphat)

Die Glycogensynthase verlängert ein Keimoligosaccharid durch schrittweise Anlagerung von Glucose aus UDPG. UDPG ist das glucoseliefernde Substrat der *Glycogensynthase*. Das Enzym baut Glycogen auf und kommt im menschlichen Organismus in zwei Isoenzymen vor, dem Muskel- und dem Lebertyp. Beide Isoenzyme benötigen ein *Keimoligosaccharid* (*Oligosaccharidprimer*), an dessen nichtreduzierendes Kettenende schrittweise Glucosereste gebunden werden. Bei jedem Schritt wird ein Molekül UDPG gespalten und das C-Atom 1 seines Glucoserestes auf das C-Atom 4 des endständigen Glucosemoleküls des Keimoligosaccharids unter Bildung einer α-1,4-glycosidischen Bindung übertragen. So wird das Keimoligosaccharid um jeweils eine Glucoseeinheit verlängert (☞ Abb. 16.7). Das bei der Reaktion entstehende UDP wird durch ATP wieder zu UTP phosphoryliert, das mit Glucose-1-phosphat erneut UDPG bildet (☞ Abb. 16.6).

Entstehung der Verzweigungen im Glycogenmolekül. Nachdem ein Zweig des Glycogenmoleküls durch die Wirkung der Glycogensynthase eine Länge von etwa 10 bis 14 Glucosylresten erreicht hat, wird von ihm ein aus wenigstens sechs Glucosylresten bestehendes Oligosaccharid abgespalten und unter Entstehung einer neuen Verzweigung durch Bildung einer 1,6-glycosidischen Bindung entweder "nach hinten" oder auf einen anderen Zweig des Glycogenmoleküls übertragen. Das hierfür zuständige Enzym, die *Amylo-1,4→1,6-Transglycosidase*, die auch als "verzweigend wirkendes Enzym" oder "branching enzyme" bezeichnet wird, spaltet eine α-1,4-glycosidische und knüpft eine α-1,6-glycosidische Bindung (☞ Abb. 16.8).

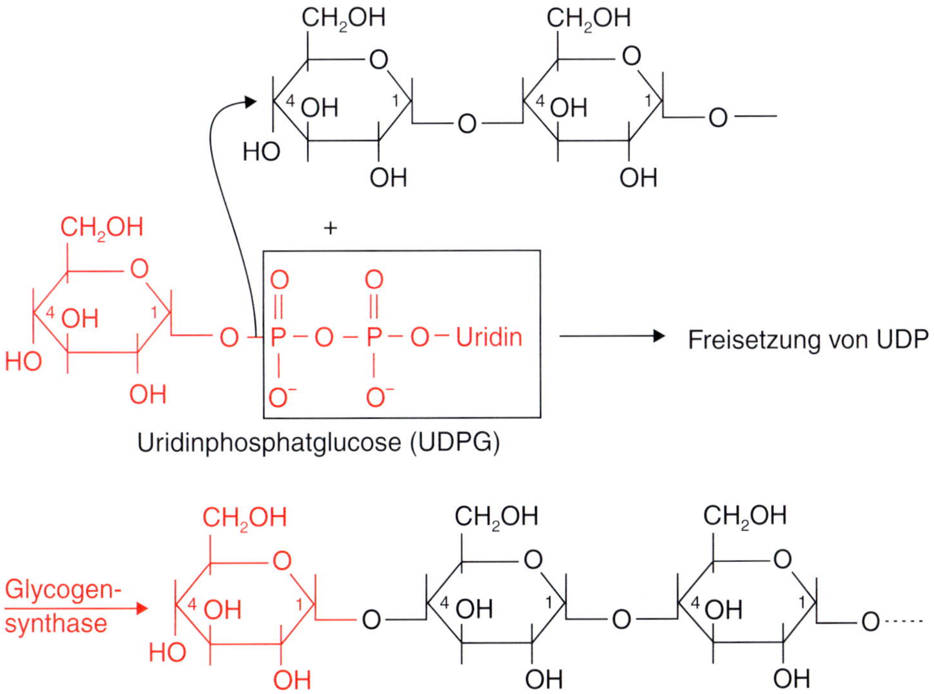

Abb. 16.7: Die Verlängerung eines Glycogenzweiges durch die Glycogensynthase.

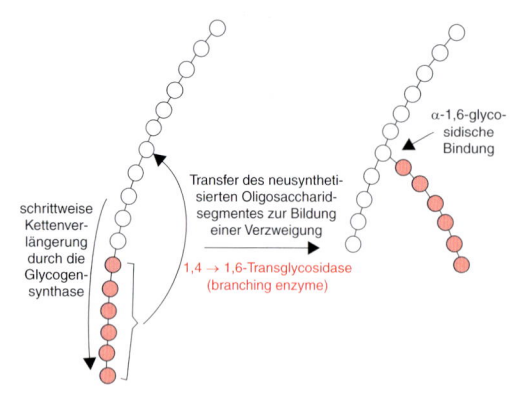

Abb. 16.8: Die Entstehung einer Verzweigung im Glycogen durch die 1,4→1,6-Transglycosidase ("branching enzyme").

Synthese des Keimpolysaccharids durch das Glycogenin. Die Synthese des für die Wirkung der Glycogensynthase erforderlichen Keimoligosaccharids verläuft über mehrere Stufen (☞ Abb. 16.9):

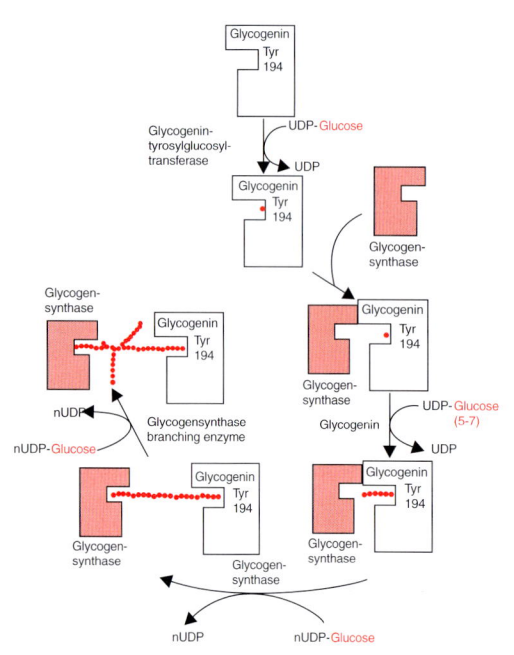

Abb. 16.9: Wirkungsweise des Glycogenins (nach C. Smythe und P. Cohen, Eur. J. Biochem. 200, 625-631 [1991]).

1. das Enzym *Glycogenin* bindet autokatalytisch ein von der UDPG stammendes Glucosemolekül über dessen C-Atom 1 an den Tyrosylrest Tyr-194 seines Moleküls. Diese Reaktion wird durch die dem Glycogenin innewohnende *Glycogenin-Tyrosyl-Glucosyltransferaseaktivität* katalysiert

2. danach bindet Glycogenin die Glycogensynthase und bildet mit ihr einen 1:1-Komplex

3. Glycogenin katalysiert nun schrittweise die α-1,4-glycosidische Bindung von sieben weiteren Glucosylresten an den ersten Glucosylrest und bildet so das Keimoligosaccharid

4. dieses wird nun durch die mit dem Glycogenin assoziierte Glycogensynthase verlängert und durch das hinzutretende "branching enzyme" verzweigt; im Verlauf der Vergrößerung des Glycogenmoleküls löst sich die Glycogensynthase vom Glycogenin ab, das Glycogenin aber bleibt mit dem Glycogen verbunden.

16.2.2. Der Glycogenabbau

Für den Glycogenabbau ist die Glycogenphosphorylase zuständig. Der Abbau des Glycogens, auch als *Glycogenolyse* oder *Glycogenmobilisierung* bezeichnet, ist *nicht* die Umkehr der Glycogensynthese. Das für den Glycogenabbau verantwortliche Enzym ist die aus zwei identischen Untereinheiten bestehende *Glycogenphosphorylase*, von der der Mensch *drei Isoenzyme* besitzt, den *Muskel-*, *Gehirn-* und *Lebertyp*. Sie werden durch verschiedene Gene codiert. Die Glycogenphosphorylasen spalten am nichtreduzierenden Ende eines Glycogenzweiges die α-1,4-glycosidische Bindung zwischen dem letzten und dem vorletzten Glucosemolekül unter Aufnahme von anorganischem Phosphat auf und liefern als Produkte *Glucose-1-phosphat* und das um eine Glucoseeinheit verkürzte Glycogenmolekül (☞ Abb. 16.10). Die *Besonderheit* der Wirkung der *Glycogenphosphorylase* liegt darin, daß sie die glycosidischen Bindungen im Glycogenmolekül *nicht* hydrolytisch (d.h. *nicht* unter Aufnahme von Wasser, da dann freie Glucose entstehen würde) sondern *phosphorolytisch* spaltet, so daß als Spaltprodukt das Glucose-1-phosphat entsteht. Dieses wird durch die *Phosphoglucomutase* in Glucose-6-phosphat umgewandelt und damit der Anschluß an den Glucosestoffwechsel hergestellt (☞ Abb. 16.6).

Das Glycogen kann auch durch die α-1,4-Glucosidase abgebaut werden. Das Glycogen wird im Muskel und in der Leber in geringem Ausmaß auch hydrolytisch durch die α-1,4-Glucosidase unter Freisetzung von Glucose gespalten. Dieser

16.2. Der Stoffwechsel des Glycogens

Abb. 16.10: Die Verkürzung eines Glycogenzweiges durch die Glycogenphosphorylase.

Vorgang erfolgt, entsprechend der Lokalisation des Enzyms, in den Lysosomen nach *Autophagie* des Glycogens.

Aufspaltung der Verzweigungen im Glycogenmolekül. Die Glycogenphosphorylase ist nicht in der Lage, die Verzweigungsstellen im Glycogenmolekül, also die α-1,6-glycosidischen Bindungen, zu spalten, sondern macht vier Glucosylreste vor einer Verzweigung halt. Zur Aufspaltung der Verzweigungsstellen sind zwei weitere Enzymaktivitäten nötig, die auf einer einzigen, mit zwei aktiven Zentren ausgestatteten, Polypeptidkette lokalisiert sind:

1. die α(1,4)→α(1,4)-*Glucantransferase* legt die Verzweigungsstelle frei, indem sie den vor der Verzweigungsstelle sitzenden Maltotrioserest abspaltet, ihn auf einen anderen Zweig des Glycogenmoleküls überträgt und diesen dadurch verlängert

2. die freigelegte α-1,6-glycosidische Bindung (Verzweigungsstelle) wird hydrolytisch durch die Amylo-α-1,6-Glucosidase ("debranching enzyme") gespalten und dabei Glucose freigesetzt (☞ Abb. 16.11).

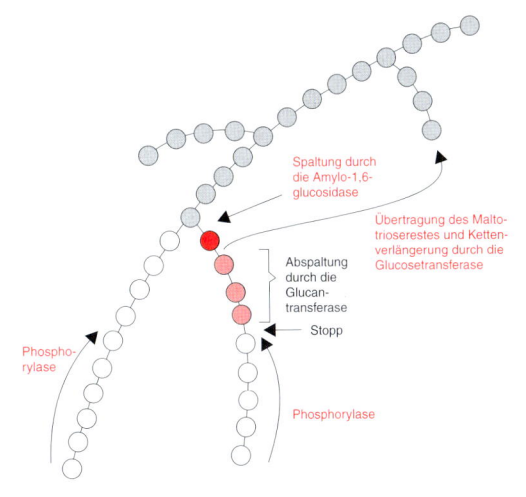

Abb. 16.11: Das Zusammenwirken von Glycogenphosphorylase, Glucantransferase und Amylo-1,6-glucosidase beim Glycogenabbau.

Spaltung von Glucose-6-phosphat in der Leber. Im ER der Leber ist das *Glucose-6-phosphatase-System* lokalisiert, welches hydrolytisch das aus dem Glucose-1-phosphat durch die Phosphoglucomutase entstandene Glucose-6-phosphat in Glucose und anorganisches Phosphat (P_a) spaltet (☞ Abb. 16.6). Das *Enzymsystem* besteht aus zwei hydrophoben Proteinen, die in die ER-Membran eingebettet sind (☞ Abb. 16.12). Die eine Komponente ist die katalytische Untereinheit, deren aktives Zentrum dem Lumen des endoplasmatischen Reticulums zugekehrt ist, die andere fungiert als *Glucose-6-phosphat-Translocase*, die das Glucose-6-phosphat aus dem Cytosol durch die ER-Membran in das ER-Lumen transportiert, wo es durch die katalytische Untereinheit gespalten wird. Der Auswärtstransport von Glucose und Phosphat aus dem ER-Lumen in das Cytosol wird ebenfalls durch Transportproteine in der ER-Membran vermittelt. Glucose tritt danach GLUT2-abhängig rasch aus der Leber in das Blut über, das diesen Energielieferanten auf die anderen Organe und Gewebe des Organismus verteilt. Die Muskulatur besitzt die Glucose-6-phosphatase nicht, setzt demzufolge Glucose nicht frei, sondern verwendet das durch den Glycogenabbau entstehende Glucose-6-phosphat selbst und gewinnt durch dessen glycolytischen und oxidativen Abbau die für die Muskelarbeit erforderliche Energie.

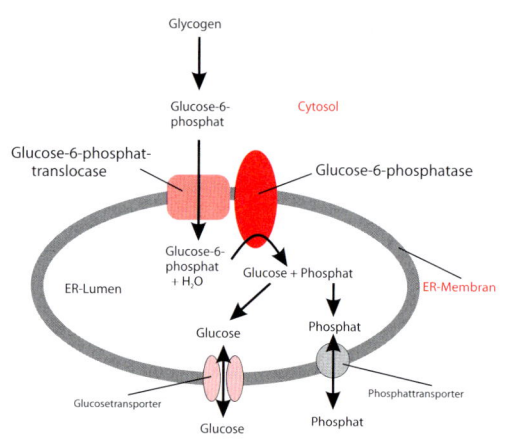

Abb. 16.12: Das Glucose-6-phosphatase-System besteht aus zwei Komponenten, der Glucose-6-phosphatase und der Glucose-6-phosphattranslocase.

16.2.3. Regulation des Glycogenstoffwechsels in Leber und Muskel

In der Leber und im Muskel ist die *Glycogensynthase* geschwindigkeitsbestimmend für die Glycogensynthese und die *Glycogenphosphorylase* geschwindigkeitsbestimmend für den Glycogenabbau, d.h. für die "Glycogenmobilisierung"). Beide Enzyme unterliegen, leber- und muskelspezifisch, *allosterischen*, *hormonalen* und *nervalen* Regulationsmechanismen. In der *Leber* sind Glucose und Glucose-6-phosphat nicht nur Substrate oder Produkte der Glycogensynthese und des Glycogenabbaues sondern sind auch allosterische Regulatoren. Hormone, die die *hepatische* Glycogensynthese fördern, sind *Insulin* und *Cortisol*, Hormone, die die hepatische Glycogenolyse steigern sind *Glucagon*, *Adrenalin* und die *Eikosanoide*. Zu den *nervalen Einflüssen* gehören die fördernde Wirkung des *Parasympathicus* (*N. vagus*) auf die *hepatische Glycogenbildung* und die *Erhöhung* der *Glycogenolyse* durch *Noradrenalin*. Im *Muskel* hingegen ist *Glucagon ohne Wirkung* auf den Glycogenstoffwechsel. In diesem Gewebe steht die glycogenmobilisierende Wirkung des *Adrenalins* und die fördernde Wirkung des *Insulins* auf die Glycogensynthese im Vordergrund.

Die Glycogensynthase und Glycogenphosphorylase unterliegen in der Leber und im Muskel einem Phosphorylierungs-Dephosphorylierungscyclus. Die Glycogensynthase und Glycogenphosphorylase liegen in der Leber und in der Muskulatur in zwei reversibel *ineinander umwandelbaren* ("*interkonvertierbaren*") *Formen*, einer phosphorylierten und einer nichtphosphorylierten Form, vor. Ihre Phosphorylierung erfolgt durch *spezifische Proteinkinasen*, ihre Dephosphorylierung durch *spezifische Proteinphosphatasen*. Die phosphorylierten und nichtphosphorylierten Formen der Glycogensynthase und der Glycogenphosphorylase unterscheiden sich reziprok in ihren enzymatischen Aktivitäten:

- die Glycogensynthase ist im *nichtphosphorylierten* Zustand *aktiv* (*Glycogensynthase a*) und im *phosphorylierten inaktiv* (*Glycogensynthase b*) (☞ Abb. 16.13)
- die Glycogenphosphorylase hingegen ist *nichtphosphoryliert inaktiv* (*Phosphorylase b*) und *phosphoryliert aktiv* (*Phosphorylase a*) (Abb. 16.14).

16.2. Der Stoffwechsel des Glycogens

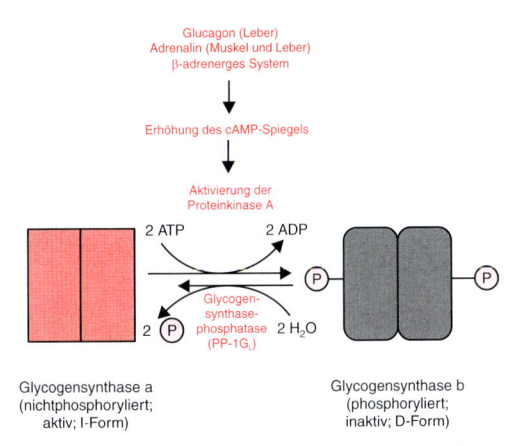

Abb. 16.13: Die Regulation der Glycogensynthase durch Phosphorylierung/Dephosphorylierung (obwohl in vivo maximal sechs Phosphorylgruppen pro Untereinheit gebunden werden können, ist hier die Bindung von nur jeweils einer Phosphorylgruppe gezeigt).

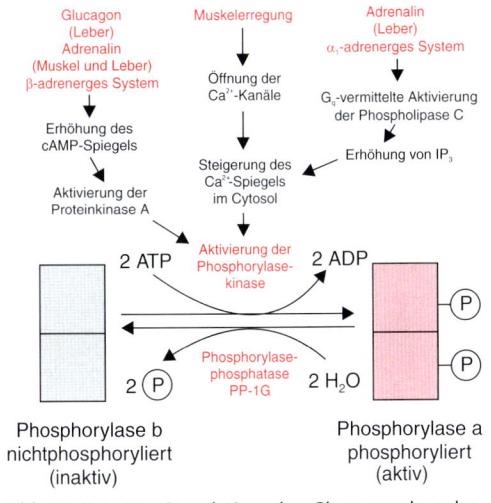

Abb. 16.14: Die Regulation der Glycogenphosphorylase durch Phosphorylierung/Dephosphorylierung.

Die aktiven und inaktiven Formen der Glycogensynthase und Glycogenphosphorylase stehen in der Leber und im Muskel unter reziproker hormonaler Kontrolle. In der Leber *fördert* das Glucagon, vermittelt durch seinen second messenger cAMP, die *Glycogenolyse* und *hemmt* die *Glycogensynthese* (vgl. mit Kap. 8.4.). Adrenalin stimuliert in der Leber, vermittelt durch das β- und das α₁-adrenerge System, ebenfalls die Glycogenolyse. Die second messengers des Adrenalins in der Leber sind cAMP und Ca^{2+}-Ionen. In der Muskulatur stehen Adrenalin und die nervale Muskelerregung im Mittelpunkt der Regulation der Glycogenmobilisierung, während Glucagon *ohne* Wirkung auf die muskuläre Glycogenolyse ist. Die Adrenalinwirkungen im Muskel werden sowohl durch cAMP als auch durch Ca^{2+}-Ionen vermittelt.

Der *hepatische Glucagonreceptor* ist über ein G_s-Protein an die Adenylatcyclase gekoppelt. Nach Bindung von Glucagon an seinen Receptor steigt intrazellulär das cAMP an und aktiviert die Proteinkinase A. Dieses Enzym hat zwei Wirkungen im Glycogenstoffwechsel, es *inaktiviert* durch Phosphorylierung die *Glycogensynthase* und *aktiviert* durch Phosphorylierung die *Glycogenphosphorylasekinase*, die ihrerseits durch Phosphorylierung die *Glycogenphosphorylase aktiviert*. Auch nach Bindung des Adrenalins an seinen β-Receptor wird das cAMP in den Hepatocyten erhöht, so daß auch dieses eine Blockierung der Glycogensynthese und eine Steigerung der Glycogenolyse bewirkt.

Reversible Phosphorylierung und Dephosphorylierung der Glycogensynthase. Die durch cAMP aktivierte Proteinkinase A phosphoryliert die Glycogensynthase a *in vivo* an maximal sechs Serinresten pro Untereinheit, die nahe ihrer N- und C-Termini liegen. Dadurch wandelt sie das Enzym in seine *inaktive* b-Form um (☞ Abb. 16.13). Auch andere Proteinkinasen, z.B. die Glycogensynthasekinase-3 (GSK-3) und die Proteinkinase C sind in der Lage, die Glycogensynthase unter Inaktivierung zu phosphorylieren. An der phosphorylierten, inaktiven Glycogensynthase b greift die *Glycogensynthasephosphatase* an und überführt sie durch hydrolytische Abspaltung der Phosphatreste in die aktive Glycogensynthase a. Die Glycogensynthasephosphatase ist mit Glycogen assoziiert und wird mit PP-1G abgekürzt. Das heterodimere Enzym besteht aus einer *katalytischen Untereinheit* und einer *glycogenbindenden regulatorischen Untereinheit G*. Die leberspezifische glycogenassoziierte Proteinphosphatase wird mit $PP-1G_L$, die muskelspezifische mit $PP-1G_M$ abgekürzt (☞ Abb. 16.13 und Abb. 16.17). Der PP-1G-Typ ist *nicht* spezifisch für die Glycogensynthase b sondern dephosphoryliert auch andere, mit Glycogen assoziierte, phosphorylierte Proteine, z.B. die Phosphorylase a und die Phosphorylasekinase a. Eine weitere, jedoch *nicht* mit Glycogen assoziierte Proteinphosphatase ist die PP-2A.

Das Gleichgewicht zwischen den Glycogensynthasen a und b wird von der Aktivität der Proteinkinase A bestimmt, deren Aktivität vom intrazellulären Spiegel des cAMP abhängt. Ein hoher Spiegel an cAMP führt zur Blockierung der Glycogensynthese. Alle Faktoren, die den hepatischen cAMP-Spiegel erhöhen, erniedrigen die Glycogensynthese, und alle Faktoren, die den cAMP-Spiegel senken, steigern sie.

Glucose-6-phosphat ist ein zweifach wirkender allosterischer Aktivator der Glycogensynthase b. Ein Anstieg des *Glucose-6-phosphates* in der Leber bewirkt eine Aktivierung der phosphorylierten (inaktiven) b-Form der Glycogensynthase, die deshalb auch als *D-Form* (*glucose-6-phosphate-dependent form*) bezeichnet wird. Die aktive a-Form hingegen wird durch Glucose-6-phosphat nicht beeinflußt (*I-Form*; *glucose-6-phosphate-independent form*) (☞ Abb. 16.13). Glucose-6-phosphat hat noch eine weitere regulatorische Wirkung, die ebenfalls zu einer Steigerung der Glygensynthese führt. Es fördert auch die Dephosphorylierung der hepatischen Glycogensynthase b, indem es die PP-1G_L aktiviert. Diese beiden regulatorischen Wirkungen des Glucose-6-phosphates sind wesentlich an der durch Glucose verursachten Steigerung der hepatischen Glycogensynthese beteiligt (s.u.).

Die Regulation des hepatischen und muskulären Glycogenabbaues durch cAMP. Die Phosphorylierung und damit die Aktivierung der Glycogenphosphorylase erfolgt, im Unterschied zur Glycogensynthase, nicht direkt durch die Proteinkinase A sondern durch die unter der Kontrolle der Proteinkinase A stehenden *Phosphorylasekinase*. Dieses Enzym ist aus vier verschiedenen Typen von Untereinheiten aufgebaut und liegt in einer phosphorylierten (aktiven) und einer nichtphosphorylierten (inaktiven) Form vor (☞ Abb. 16.15). Ihre Phosphorylierung erfolgt durch die Proteinkinase A, ihre Dephosphorylierung durch die Proteinphosphatasen PP-1G und PP-2A. Die Summenformel der Phosphorylasekinase ist $(\alpha\beta\gamma\delta)_4$. Die katalytischen Zentren des Enzyms befinden sich auf den γ-Untereinheiten. Die δ-*Untereinheit* ist identisch mit dem Ca^{2+}-bindenden Protein *Calmodulin* und verleiht der Phosphorylasekinase ihre Aktivierbarkeit durch Ca^{2+}-Ionen. Im Unterschied zu den meisten anderen calmodulinabhängigen Enzymen bleibt die δ-Untereinheit bei Abwesenheit von Ca^{2+}-Ionen an das Enzym gebunden. Die Bindung von Ca^{2+}-Ionen an die δ-Untereinheit führt *allein*, d.h. ohne die Notwendigkeit der Phosphorylierung der α- und β-Untereinheiten, zur Aktivierung der Phosphorylasekinase. Das Enzym steht demnach unter zweifacher Kontrolle, 1. durch Phosphorylierung und 2. durch Bindung von Ca^{2+}-Ionen. Die Aktivierung der Phosphorylasekinase durch Ca^{2+}-Ionen ist für die Steigerung der hepatischen und muskulären Glycogenolyse durch Adrenalin sowie bei Muskelerregung bedeutungsvoll. Im Muskel *erhöht* Adrenalin durch Öffnung cAMP-abhängiger Ca^{2+}-Kanäle die Ca^{2+}-Konzentration im Cytosol (☞ Kap. 26.3.), so daß es zur Aktivierung der Phosphorylasekinase kommt. In der Leber bewirkt die Bindung von Adrenalin an die α_1-Receptoren, deren Zahl auf der Oberfläche der Leberzellen vom Alter und Geschlecht abhängt, durch Aktivierung des G_q-Proteins eine Aktivitätssteigerung der Phospholipase C, die zu einer IP_3-Bildung führt, das die Freisetzung von Ca^{2+}-Ionen aus dem ER in das Cytosol fördert.

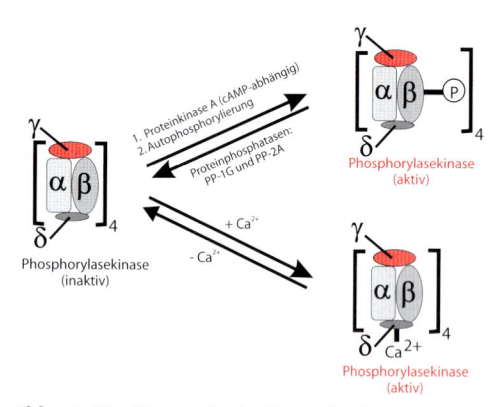

Abb. 16.15: Die zweifache Kontrolle der Phosphorylasekinase durch Phosphorylierung/Dephosphorylierung sowie durch Bindung von Ca^{2+}-Ionen an ihre δ-Untereinheit.

Alle *drei Isoenzyme* der *Glycogenphosphorylase* werden durch die *Phosphorylasekinase* an den Serin-14-Resten ihrer zwei Untereinheiten phosphoryliert und so aus den inaktiven b-Formen in die aktiven a-Formen übergeführt. Im Unterschied zur Glycogensynthase, deren Regulation auf einer multiplen Phosphorylierung beruht, erfolgt die Aktivierung der Phosphorylase durch Phosphorylierung einer einzigen Aminosäure. Die Dephosphorylierung und damit die Inaktivierung der Glycogenphosphorylasen erfolgt durch die Gruppe der glycogenassoziierten Proteinphosphatasen

PP-1G. Das nach der Aktivierung der Phosphorylase gebildete *Glucose-1-phosphat* wird durch die *Phosphoglucomutase* in das *Glucose-6-phosphat* umgewandelt, das in der Leber (nicht im Muskel!) durch die *Glucose-6-phosphatase* zu Glucose und anorganischem Phosphat gespalten wird (☞ Abb. 16.6). Die freigesetzte Glucose tritt, wie oben ausgeführt, GLUT2-vermittelt aus der Leber in das Blut über und gelangt so in die peripheren Gewebe.

Allosterische Steigerung der hepatischen Glycogensynthese durch Glucose. Glucose muß als der primäre Effektor der *hepatischen Glycogensynthese* angesehen werden, denn sie ist nicht nur das *Substrat* für die *Glycogenbildung* sondern *blockiert* auf *allosterischem Wege* auch die *Glycogenolyse* und *stimuliert*, ebenfalls allosterisch, die *Glycogensynthese*. Eine Erhöhung des Blutglucosespiegels führt bereits *ohne* die Mitwirkung von *Hormonen* zu einer Steigerung der hepatischen Glycogensynthese und zur Unterbindung des Glycogenabbaues. Dies wird als *Autoregulation* des *hepatischen Glycogenstoffwechsels* bezeichnet. Die fördernde Wirkung der Glucose auf die hepatische Glycogensynthese beruht auf der allosterischen Beeinflussung der *Phosphorylase a* (☞ Abb. 16.16).

1. Die *Phosphorylase a* bindet die leberspezifische *Proteinphosphatase PP-1G$_L$* und unterdrückt deren Aktivität (☞ Abb. 16.16B). Dadurch kann die PP-1G$_L$ die phosphorylierte, inaktive Glycogensynthase nicht dephosphorylieren, so daß bei Abwesenheit von Glucose die Glycogensynthase in ihrem inaktiven Zustand gehalten wird. Glucose wird allosterisch an die hepatische *Phosphorylase a* gebunden und bewirkt durch eine Konformationsänderung deren Hemmung (☞ Abb. 16.16A). Dadurch steigt die Empfindlichkeit der Phosphorylase a gegen die *Proteinphosphatase PP-1G$_L$* an, die sie dephosphoryliert und inaktiviert und dadurch die hepatische Glycogenolyse blockiert. Nach Umwandlung der Phosphorylase a in die inaktive Phosphorylase b wird die PP-1G$_L$ aus der Bindung an die Phosphorylase entlassen (☞ Abb. 16.16B).

2. Die *freigesetzte PP-1G$_L$* wird durch *Glucose-6-phosphat*, das aus der Glucose unter den gegebenen Bedingungen gebildet wird, *allosterisch aktiviert*, und wandelt durch Dephosphorylierung die inaktive Glycogensynthase b in die aktive a-Form um, was zur *Steigerung der Glycogensynthese* führt.

Aktivierung der Glycogensynthase durch glucogene Aminosäuren. *Glucogene Aminosäuren* (Glutamin, Alanin, Asparagin und Prolin) *fördern* die *hepatische Glycogensynthese*, indem sie die Glycogensynthase aktivieren. Diese Wirkung ist unabhängig von ihrer Rolle als Gluconeogenesesubstrate. Sie hat ihre Ursache in einer durch die genannten Aminosäuren verursachten Aktivierung der PP-1G$_L$.

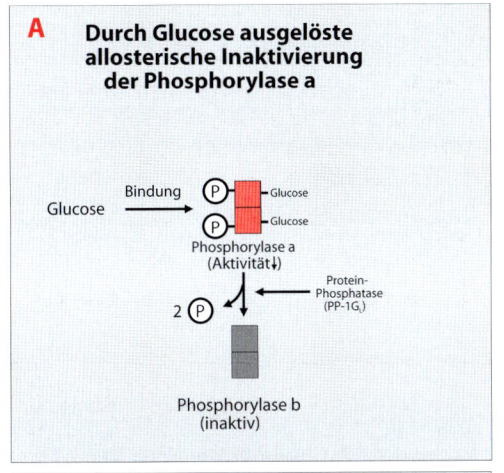

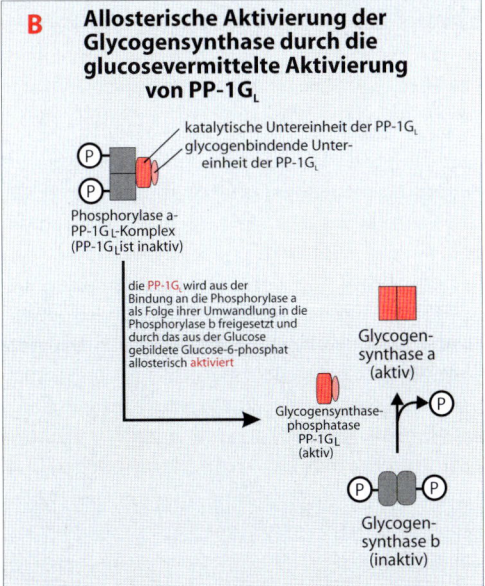

Abb. 16.16: Die allosterische Inaktivierung der Phosphorylase a durch Glucose (A) sowie die Aktivierung der hepatischen Glycogensynthase nach der glucosevermittelten Freisetzung der Proteinphosphatase PP-1G$_L$ und ihrer Aktivierung durch Glucose-6-phosphat(B).

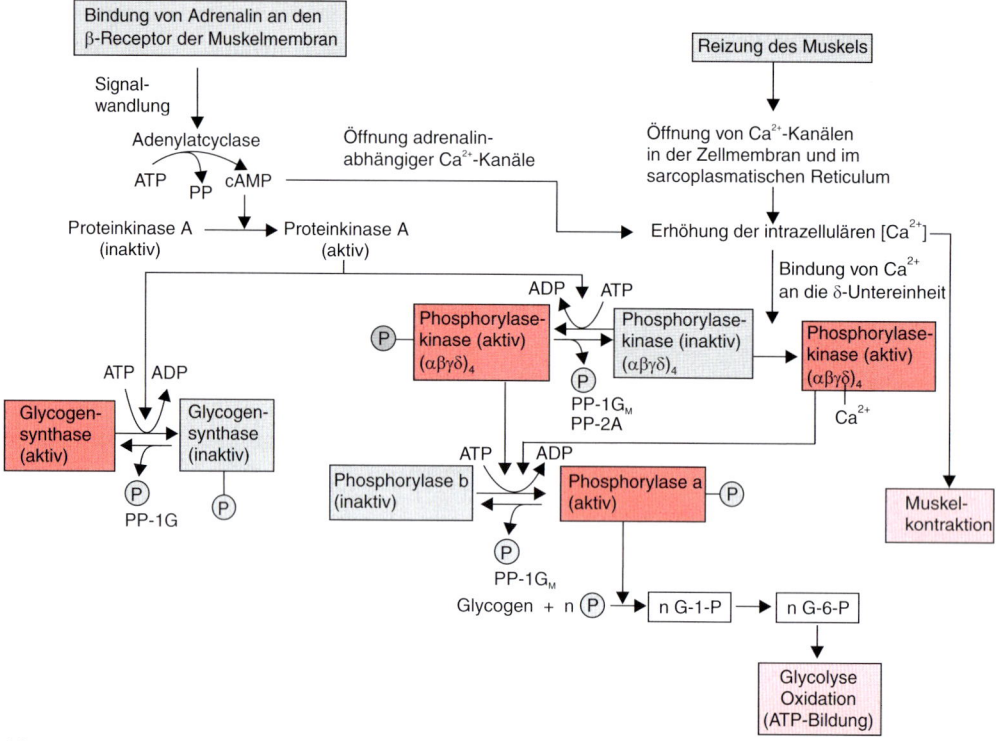

Abb. 16.17: Die Regulation des Glycogenstoffwechsels im Muskel durch Adrenalin und bei Kontraktion.

Phosphorylase a spielt eine zentrale Rolle im hepatischen Glycogenstoffwechsel. Die *Glycogenphosphorylase a* beherrscht, wie aus dem vorhergehenden Abschnitt hervorgeht, den *hepatischen Glycogenstoffwechsel*. Sie katalysiert 1. den geschwindigkeitsbegrenzenden Schritt des Glycogenabbaues und beeinflußt, 2. durch Kontrolle der PP-1G$_L$, die Glycogensynthese. Die Aktivierung der Glycogenphosphorylase führt zu einer Erhöhung des intrahepatischen Glucose-6-phosphatspiegels und bewirkt, infolge der dadurch eintretenden Erhöhung der aktuellen Aktivität der Glucose-6-phosphatase, eine vermehrte Glucosefreisetzung.

Die Regulation des Glycogenstoffwechsels in der Muskulatur. Der cAMP-Spiegel wird im Muskel, im Unterschied zur Leber, nicht durch Glucagon, sondern durch *Adrenalin* kontrolliert, dessen Wirkungen durch das β-adrenerge Signalsystem vermittelt werden (☞ Abb. 16.17). Adrenalin wird bei Muskelarbeit aus dem Nebennierenmark verstärkt ausgeschüttet und ist das Signal für eine Verstärkung der Glycogenolyse. Diese führt zu einer Erhöhung des Glucosedurchsatzes durch die Glycolysekette und zu einer erhöhten Bereitstellung des für die Muskelarbeit benötigten ATP. Im ruhenden Muskel liegt fast die gesamte Phosphorylase in der inaktiven b-Form vor.

Adrenalin bewirkt im Skelett- und im Herzmuskel weiterhin, ebenfalls vermittelt durch das cAMP, eine Öffnung von Ca^{2+}-Kanälen des ER und dadurch einen erhöhten Ca^{2+}-Einstrom in das Cytosol. Die Erhöhung der Ca^{2+}-Konzentration bewirkt eine Aktivierung der Phosphorylasekinase, die durch Aktivierung der Phosphorylase zu einer gesteigerten Glycogenolyse führt. Bei der Muskelerregung kommt es zu einem Einstrom von Ca^{2+}-Ionen in die Muskelfaser und zu einer Erhöhung der intrazellulären Ca^{2+}-Konzentration. Dadurch wird die Muskelkontraktion ausgelöst und, unabhängig vom cAMP, die Glycogenolyse gesteigert.

Neben den Wirkungen von cAMP und Ca^{2+}-Ionen gibt es im Muskel noch eine *dritte Möglichkeit* der Beeinflussung der Aktivität der Glycogenphosphorylase. Die inaktive Muskelphosphorylase b, nicht aber die Leberphosphorylase b, bindet 5'-AMP und wird dadurch - ohne Phosphorylierung - auf allosterische Weise aktiviert. Dies hat Bedeutung für die *Muskelkontraktion*, bei der es in der Muskelfaser infolge des Verbrauchs von ATP zu einer Steigerung von 5'-AMP kommt, das über die allosterische Aktivierung der Phosphorylase die Glycogenolyse in Gang hält und dadurch eine kontinuierliche Energiebereitstellung gewährleistet. Die *Glycogenolyse* des *Muskels* unterliegt demzufolge einer *hormonalen* (durch Adrenalin), einer *nervalen* (durch den Erregungszustand) und einer *metabolischen Kontrolle* (durch 5'-AMP).

16.2.4. Glycogenspeicherkrankheiten (Glycogenosen)

Im Glycogenstoffwechsel gibt es zahlreiche vererbbare Erkrankungen, die sich in pathologischen Ablagerungen von Glycogen in verschiedenen Organen und Geweben äußern und auf einen genetischen Defekt in jeweils einem bestimmten, am Glycogenabbau beteiligten Enzym, zurückführbar sind. Klinisch sind sie, in Abhängigkeit von dem betroffenen Organ und dem fehlenden Enzym, durch eine *vergrößerte Leber, Lebercirrhose, Ascites* (Flüssigkeitsansammlung in der Bauchhöhle), *Hypoglycämie, Hyperlipidämie, Ketonkörperbildung, Muskelschwäche, vergrößertes Herz, Krämpfe* u.a. gekennzeichnet. Man kennt verschiedene Typen von *Glycogenspeicherkrankheiten* und *eine Glycogenmangelkrankheit*:

Typ I (von Gierke-Erkrankung). Der Basisdefekt dieser autosomal recessiv vererbbaren Erkrankung liegt im Glucose-6-phosphatase-System. Man hat zwei Formen zu unterscheiden, einen genetischen Defekt im Gen der Glucose-6-phosphatase von Leber und Niere (*Typ Ia*) und einen genetischen Defekt in der Glucose-6-phosphat-Translocase (*Typ I non a*; früher als Typ 1b bzw. Ic bezeichnet) (☞ Abb. 16.12). Bei Typ I non A zeigt die Glucose-6-phosphatase eine normale Aktivität. Die Symptome beider Erkrankungen sind Hypoglycämie infolge mangelhafter Glucosefreisetzung aus der Leber, stark vergrößerte Leber, Ablagerungen großer Mengen Glycogen mit normaler Struktur in der Leber, Vergrößerung des Fettgewebes, Erhöhung des Harnsäurespiegels im Blut, Wachstumshemmung

Typ II (Pompe-Erkrankung). Autosomal recessiv vererbbarer Defekt im Gen der *lysosomalen α-1,4-Glucosidase*; Prototyp der *lysosomalen Speicherkrankheiten*; Ablagerungen von Glycogen mit normaler Struktur in den Lysosomenmembranen von Herz, Muskel, Leber, ZNS und Leukocyten; Kardiomyopathie mit starker Hypertrophie des Herzens, muskuläre Hypotonie

Typ III (Forbes-Cori-Erkrankung). Defekt im Gen der *Amylo-α-1,6-glucosidase*; Ablagerungen von Glycogen mit veränderter Struktur (äußere Kettenabschnitte sind kürzer als normal) in Leber und Leukocyten; Hepatomegalie und Hypoglycämie; klinischer Verlauf ähnlich wie Typ I, jedoch weniger schwer

Typ IV (Andersen-Erkrankung). Defekt im Gen der *1,4→1,6-Transglucosidase* ("*branching enzyme*"); Ablagerungen von Glycogen mit langen, unverzweigten Ketten in Leber und Muskel; schwere Verlaufsform; Lebercirrhose bereits im frühen Kindesalter, Leberversagen

Typ V (McArdle-Erkrankung). Mangel an *Muskelphosphorylase;* Ablagerung von Glycogen mit normaler Struktur im Muskel, Muskelschwäche

Typ VI (Hers-Erkrankung). Mangel an *Leberphosphorylase;* Ablagerung von Glycogen mit normaler Struktur in der Leber, Lebervergrößerung, Hypoglycämie, milde Ketose, Wachstumsverzögerung

Typ VII (Tarui-Erkrankung). Defekt im Gen der Muskel-Phosphofructokinase 1; klinisches Bild entspricht Typ V

Typ VIII (Huijing-Erkrankung). X-chromosomal vererbbarer Mangel der Phosphorylasekinase der Leber; mildeste Form der Glycogenosen des Menschen; Lebervergrößerung, Wachstumsverzögerung, Hypercholesterinämie und Hypertriglyceridämie; mit zunehmendem Lebensalter verschwinden die biochemischen Veränderungen und klinischen Symptome

Typ 0 (Null). *Glycogenmangelkrankheit;* Defekt im Gen der leberspezifischen Glycogensynthase; Fasten erzeugt schwere Hypoglycämie und Ketose, die durch häufige proteinreiche Mahlzeiten und Aufnahme von Maisstärke korrigiert werden können.

Fanconi-Bickel-Syndrom. Diese seltene autosomal recessiv vererbbare Erkrankung ist durch eine hepatorenale Glycogenakkumulation, Hepatomegalie, Hyperglycämie nach Nahrungsaufnahme und Hypoglycämie beim Fasten, Dysfunktion des proximalen Tubulussystems der Niere und verminderte Verwertung von Glucose und Galactose gekennzeichnet. Der Erkrankung liegt ein Defekt im Gen des Glucosetransporters GLUT2 zugrunde, das beim Gesunden in der Leber, dem Pancreas, der Dünndarmschleimhaut und der Niere exprimiert wird. Die Glycogenakkumulation in der Leber und Niere ist das Ergebnis einer durch die Hypoglycämie gesteigerten Gluconeogenese. Da die gluconeogenetisch gebildete Glucose infolge des Fehlens von GLUT2 die Leberzellen nicht verlassen kann, verursacht sie eine gesteigerte Glycogenbildung.

16.3. Stoffwechsel der D-Fructose

Bildung von Fructose-1-phosphat durch die Fructokinase. Die Verwertung der *Fructose* in der Leber wird durch ihre Phosphorylierung eingeleitet. Zuständig hierfür ist die *Fructokinase* (☞ Abb. 16.18). Diese phosphoryliert die Fructose unter ATP-Verbrauch und Bildung von ADP zu *Fructose-1-phosphat* (beachte den Unterschied zur Hexokinase und Glucokinase; diese phosphorylieren ihr Substrat, die Glucose, an der OH-Gruppe ihres *C-6-Atoms*). Im Unterschied zur Glucokinase wird die Fructokinase weder durch Insulin noch durch Nahrungsaufnahme beeinflußt. So kommt es, daß die diabetische Leber die Fructose, im Gegensatz zur Glucose, mit normaler Geschwindigkeit verwerten kann.

Abbau des Fructose-1-phosphates. Fructose-1-phosphat wird durch das Aldolase-Isoenzym *Aldolase B* in Dihydroxyacetonphosphat und D-Glycerinaldehyd gespalten. Die *Aldolase B* ist *leber- und nierenspezifisch*. Sie spaltet Fructose-1-phos-

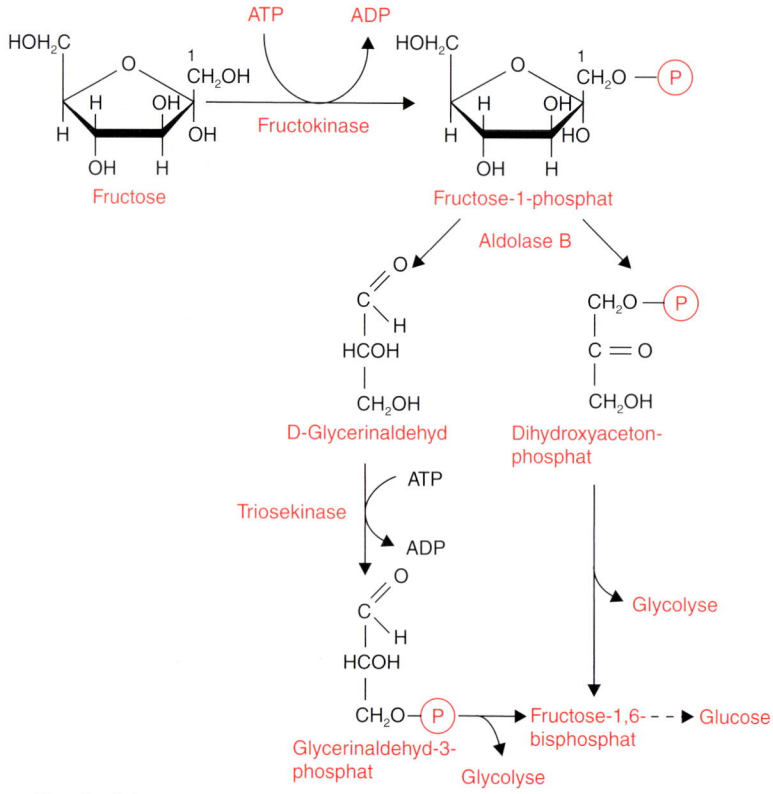

Abb. 16.18: Stoffwechsel der Fructose.

phat und Fructose-1,6-bisphosphat mit gleichen Geschwindigkeiten. Im Unterschied dazu spaltet die muskelspezifische, als Glycolyseenzym fungierende, *Aldolase A* das Fructose-1,6-bisphosphat 50-100 mal rascher als Fructose-1-phosphat. Während das aus dem Fructose-1-phosphat gebildete *Dihydroxyacetonphosphat* ein normales Zwischenprodukt der Glycolyse ist, muß der *D-Glycerinaldehyd* noch in die Glycolyse eingeschleust werden (☞ Abb. 16.18). Hierzu wird er durch die *Triosekinase* zu *Glycerinaldehyd-3-phosphat* phosphoryliert.

Beziehungen zwischen dem Fructose- und Glucosestoffwechsel. Glycerinaldehyd-3-phosphat und Dihydroxyacetonphosphat werden entweder durch die Glycolyse abgebaut oder in entgegengesetzter Richtung durch die Aldolase zu Fructose-1,6-bisphosphat und dann weiter zu Glucose umgewandelt. Die Bildung von Glucose und Glycogen aus Fructose erfolgt vorwiegend in der Leber. Der Fructoseabbau in der Leber verläuft schneller als der der Glucose, da die Glucokinase und die Phosphofructokinase 1 umgangen werden, die die allosterisch gesteuerten Kontrollenzyme des Glucoseabbaues sind.

Folgen einer Fructosebelastung. Eine starke *Fructosebelastung* kann eine ernsthafte Beeinträchtigung des Leberstoffwechsels nach sich ziehen. Es kommt dabei zu einem beträchtlichen ATP-Abbau und zu einem Auftreten von *Inosinmonophosphat* (IMP). Der ATP-Abbau ist die Folge der raschen Fructosephosphorylierung und die IMP-Bildung erfolgt aus dem entstehenden ADP, welches durch die Adenylatkinase zu 50 % in AMP umgewandelt und dann weiter zu IMP desaminiert wird. Das IMP ist ein Hemmstoff der Aldolase B und erzeugt einen Anstieg des Fructose-1-phosphates. Letzteres hemmt die Fructose-1,6-bisphosphatase und andere Enzyme des Kohlenhydratstoffwechsels, so daß der hepatische Glucosestoffwechsel, insbesondere die Gluconeogenese, beeinträchtigt wird.

Ein genetisch bedingter Mangel an Aldolase B führt zur Fructoseunverträglichkeit (Fructoseintoleranz). Kinder, die an einer *Fructoseintoleranz* leiden, werden in der Entwöhnungsperiode schwer krank, wenn ihre Nahrung Fructose oder Saccharose enthält. Sie leiden an Erbrechen und an sich wiederholenden hypoglycämischen Schüben. In der Leber kommt es zu einem Anstau von Fructose-1-phosphat, da dieses infolge des Aldolase B-Mangels nicht weiter verwertet werden kann. Folgen sind die besprochene Hemmung der Fructose-1,6-bisphosphatase, die zu einer verminderten Gluconeogenese führt und die Ursache der Hypoglycämie ist. Im Vergleich dazu führt ein Mangel an der *hepatischen Fructokinase* zu einer gutartigen, klinisch asymptomatisch verlaufenden Erkrankung. Als Folge dieses Defektes beobachtet man eine Fructoseausscheidung im Urin (*Fructosurie*).

Der Fructosestoffwechsel in extrahepatischen Geweben. Auch *extrahepatische Gewebe* nehmen am *Fructosestoffwechsel* teil. So kann die verbreitet vorkommende unspezifische Hexokinase die Fructose unter Bildung von Fructose-6-phosphat phosphorylieren und sie dadurch direkt in den Glycolyseweg einschleusen. Infolge des im allgemeinen niedrigen Fructosespiegels im Blut und der relativ niedrigen Affinität der Hexokinase zur Fructose ist der Anteil dieses Weges an der Fructoseverwertung jedoch gering.

Durch den Polyolweg kann Glucose in Fructose umgewandelt werden. Von Interesse ist, daß die Fructosekonzentration in der Samenflüssigkeit und auch im fetalen Blut ziemlich hoch ist. Die Bildung der Fructose im Sperma erfolgt in den Samenblasen aus Glucose unter Beschreitung des *Polyolweges*. Dabei wird Glucose NADPH-abhängig durch die Aldosereductase zu Sorbitol reduziert, das danach durch die NAD^+-abhängige Sorbitoldehydrogenase zu Fructose oxidiert wird (☞ Abb. 16.19). In den Samenblasen wird die Biosynthese dieser beiden Enzyme durch Testosteron kontrolliert. Die Bestimmung der Fructosekonzentration in der Samenflüssigkeit erlaubt aus diesem Grund Rückschlüsse auf den Umfang der Testosteronproduktion im Hoden.

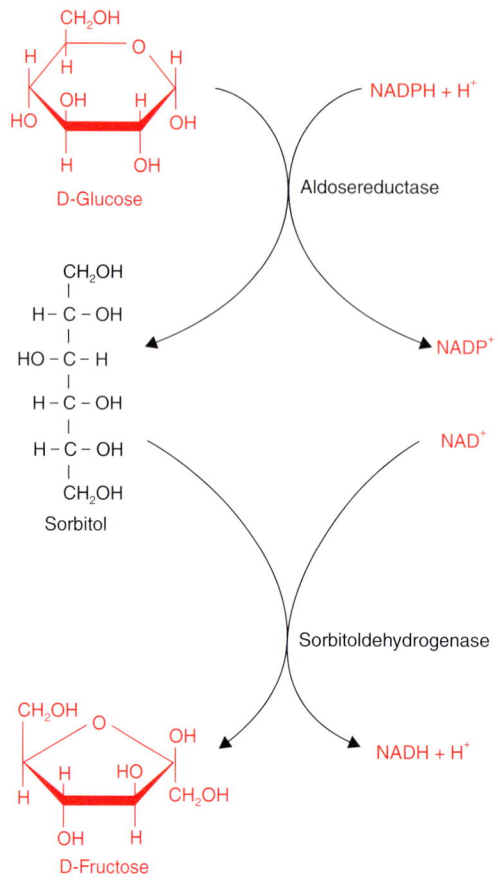

Abb. 16.19: Polyolweg.

Der Polyolweg ist für die Spätfolgen des Diabetes mellitus von beträchtlicher Bedeutung. Die Enzyme des Polyolweges findet man vor allem in *insulinunabhängigen* Geweben, z.B. in der Augenlinse. Da die Aldosereductase einen hohen K_M-Wert für Glucose besitzt, wird der *Polyolweg* bei *Hyperglycämie* verstärkt beschritten, so daß es bei *Diabetes mellitus* in der Augenlinse zu einer Steigerung der Fructosebildung und dadurch zu einer Erhöhung des osmotischen Druckes kommt. Der dadurch verursachte Wassereinstrom hat eine Schwellung der Linse mit Linsentrübung zur Folge (*diabetischer Katarakt*). Da die Enzyme des Polyolweges auch in den peripheren Nerven, den Nierenpapillen, den Schwannschen Zellen und den Kapillaren der Retina vorkommen, führt die vermehrte Fructosebildung bei Hyperglycämie durch verstärkte Beschreitung des Polyolweges, in diesen Geweben, ähnlich wie bei der Kataraktbildung, zur Entstehung anderer Spätfolgen des Diabetes mellitus, wie die *diabetische Neuropathie*, die *diabetische Angiopathie* und die *diabetische Nephropathie*.

16.4. Stoffwechsel der D-Galactose

D-Galactose wird in Form von Milchzucker (Lactose; β-D-Galactosido-D-Glucose, Formel in Kap. 5) mit der Nahrung aufgenommen. *Lactose* wird durch die *β-Galactosidase* des Dünndarms in D-Galactose und D-Glucose gespalten, woraufhin die beiden Monosaccharide resorbiert werden. Die Galactose wird in der Leber rasch in Glucose umgewandelt. Dies ist die Grundlage des *Galactosetoleranztestes* zur Prüfung der *Leberfunktion*.

Umwandlung von Galactose in Glucose. Die Umwandlung der *D-Galactose* in *D-Glucose* geht in folgenden Schritten vor sich (☞ Abb. 16.20):

1. Phosphorylierung der Galactose in der Leber durch die *Galactokinase* unter ATP-Verbrauch und Bildung von *Galactose-1-phosphat*

2. Reaktion des Galactose-1-phosphates mit Uridindiphosphatglucose (UDPG) unter Bildung von *Uridindiphosphatgalactose* (*UDP-Galactose*) und Glucose-1-phosphat; der am UDP erfolgende Monosaccharidaustausch ist reversibel und wird durch die *Galactose-1-phosphat-Uridyltransferase* katalysiert

16.4. Stoffwechsel der D-Galactose

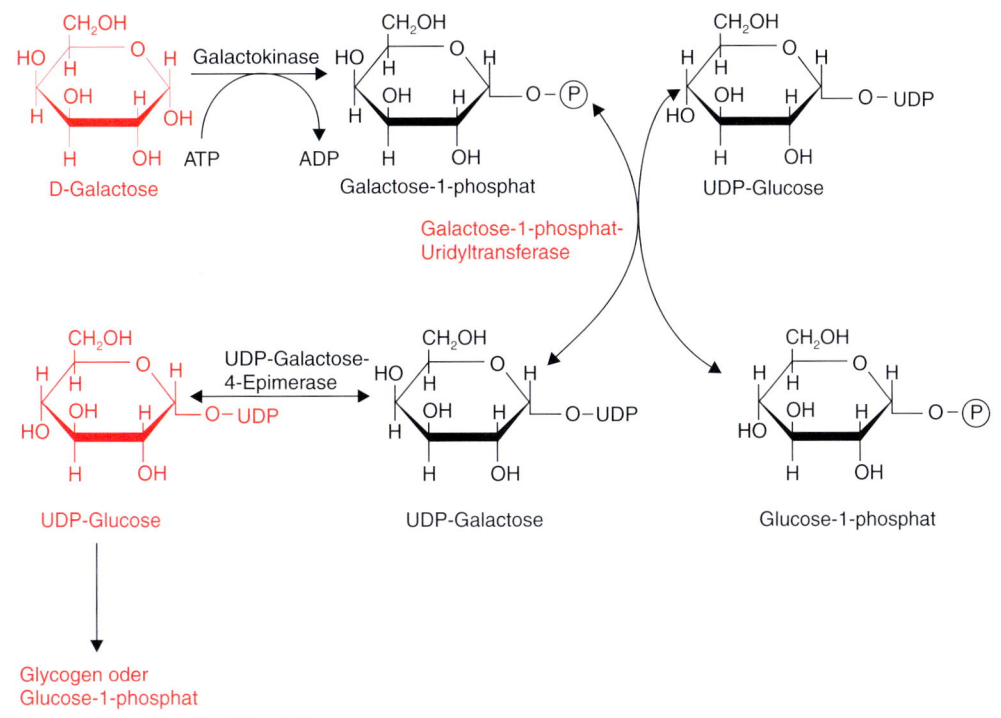

Abb. 16.20: Stoffwechsel der Galactose.

3. Umwandlung der UDP-Galactose in UDP-Glucose durch die *UDP-Galactose-4-Epimerase*

Im Ergebnis dieser Reaktionskette kommt es unter ATP-Verbrauch zu einer Umwandlung von Galactose in UDP-Glucose, die entweder der Synthese von Glycogen dient oder durch die UDP-Glucose-Pyrophosphorylase zu Glucose-1-phosphat umgewandelt wird.

Umwandlung von Glucose in Galactose. Die UDP-Galactose-4-Epimerase ist reversibel, so daß durch ihre Umkehrung UDP-Galactose aus UDP-Glucose gebildet werden kann. UDP-Galactose ist als Substrat für die Biosynthese von galactosehaltigen Glycolipiden und Glycoproteinen von großer Bedeutung und ist auch für die Bildung von Lactose in der Milchdrüse unentbehrlich.

Die Synthese von Lactose. Die Synthese von Lactose erfolgt in der lactierenden Milchdrüse durch die *Lactosesynthase*:

UDP-Galactose + Glucose → Lactose + UDP

Das Enzym besteht aus zwei verschiedenen Untereinheiten, der *Galactosyltransferase* (Untereinheit A) und dem Milchprotein α-*Lactalbumin* (Untereinheit B). Die α-lactalbuminfreie *Galactosyltransferase* dient in den meisten Geweben der Biosynthese der Oligosaccharidkomponente von Glycoproteinen, indem sie die Übertragung der Galactosylgruppe von der UDP-Galactose auf ein endständiges N-Acetylglucosaminmolekül im nascierenden Oligosaccharidmolekül katalysiert. Ohne α-Lactalbumin ist die *Galactosyltransferase* aber unfähig, Galactose von der UDP-Galactose auf Glucose zu übertragen und Lactose zu synthetisieren. Nach der Geburt wird in den Milchdrüsen das α-*Lactalbumin* synthetisiert, das mit der *Galactosyltransferase assoziiert* und dieser auf allosterische Weise die Fähigkeit verleiht, mit Glucose als Acceptor Lactose zu synthetisieren.

Ein Defekt im Gen der Galactose-1-phosphat-Uridyltransferase führt zur Galactosämie. Die Galactosämie ist eine autosomal recessiv vererbbare Erkrankung des Galactosestoffwechsels. Durch den Mangel an der *Galactose-1-phosphat-Uridyltransferase* besteht bei einem erkrankten Säugling bei Aufnahme von Lactose durch die Muttermilch ein *Block* in der *Galactoseverwertung*, die zu einer Anhäufung von Galactose im Blut und von Galactose-1-phosphat in der Leber, den Erythrocyten und anderen Zellen führt. Die Patienten scheiden Galactose im Harn aus. Das intrazellulär ansteigende *Galactose-1-phosphat* hemmt die Glucose-6-phosphatase, Phosphoglucomutase und einige andere Enzyme des Glucosestoffwechsels. Dies hat schwere Störungen des Kohlenhydratstoffwechsels zur Folge. Aufnahme von Milch führt bei den Kranken zu Durchfall und Erbrechen. Die Leber der Patienten ist vergrößert und so geschädigt, daß ein Ikterus auftreten kann. Säuglinge und Kleinkinder bleiben in ihrer geistigen Entwicklung stark zurück. Die Galactose kann in verschiedenen Geweben durch eine NADPH-spezifische Aldosereduktase zu *Galactitol* reduziert werden, das renal ausgeschieden wird, sich aber auch in bestimmten Geweben, z.B. der Augenlinse, anreichert, da es aus diesen nur schwer herausdiffundieren kann (☞ Abb. 16.21). Dies führt zur Erhöhung des osmotischen Druckes in der Linse, die einen vermehrten Wassereinstrom und eine Quellung der Linsenfasern mit *Kataraktbildung* zur Folge hat (vgl. mit der Entstehung des diabetischen Kataraktes, Kap. 16.3.).

Infolge des NADPH-Verbrauches bei der *Galactitolbildung* kommt es in den Linsenfasern zu einer Senkung des NADPH-Spiegels und dadurch, infolge Aktivitätsabnahme der *Glutathionreductase*, zu einer Verminderung des reduzierten Glutathions. Das komplementär dazu ansteigende oxidierte Glutathion bildet mit den SH-Gruppen der Crystalline (s.u.) schwer lösliche gemischte Disulfide, die wesentlich zur Kataraktbildung beitragen. Da auch bei *Diabetes mellitus* infolge der NADPH-abhängigen Umwandlung der Glucose in Fructose der NADPH-Spiegel in der Augenlinse sinkt, leisten auch bei dieser Erkrankung die entstehenden gemischten Disulfide der Crystalline einen Beitrag zur Kataraktbildung. Eine möglichst *frühzeitige spezifische Diagnose* des Enzymdefektes bei Neugeborenen ist für eine gezielte Vorbeugung der Erkrankung durch eine galactose-(lactose-) freie Diät unbedingt erforderlich. Durch sie kann ein deutlicher Rückgang der klinischen Symptome erreicht werden und sich auch, bei sehr früher Erkennung, die geistige Entwicklung des Kindes verbessern. Die *Diagnostik* der *Galactosämie* besteht, neben einem Nachweis der Galactose im Harn und ihrer Bestimmung im Blut, in der Bestimmung von Galactose-1-phosphat und in der Messung der defekten *Galactose-1-phosphat-Uridyltransferase* in den Erythrocyten des Patienten.

Ein weiterer genetischer Defekt im Galactosestoffwechsel ist der *Mangel* an *Galactokinase*. Auch hier wird Galactose im Harn ausgeschieden und Galactitol gebildet. Klinische Symptome sind Kataraktbildung, Leberschäden und geistige Retardation.

Der Guthrie-Test ist ein mikrobiologischer Screeningtest (Suchtest) zur Früherkennung von genetischen Defekten im Aminosäure- und Kohlenhydratstoffwechsel. In Deutschland wird von den Fachgesellschaften empfohlen, alle Neugeborenen einem *Screeningstest* zu unterwerfen, durch den bestimmte, genetisch bedingte, Stoffwechselerkrankungen (z.B. Galactosämie, Phenylketonurie, Ahorn-Sirupkrankheit, Homocysteinurie und Hypothyreose) erfaßt werden können. Durch den *Guthrie-Test* lassen sich z.B. bei Vorliegen einer Galactosämie ein erhöhter Galactosespiegel im Blut nachweisen. Das Verfahren beruht auf einem Konkurrenzprinzip. Im Test auf Galactosämie wird zunächst das Wachstum von *Bacillus subtilis* auf einer Agarplatte durch einen dem Nährboden zugesetzten *Antimetaboliten* der Galactose gehemmt. *Antimetaboliten* sind dem jeweiligen Substrat ähnlich, werden aber von den Bakterien nicht verwertet, sondern verdrängen das natürliche Substrat von den aktiven Zentren der abbauenden Enzyme, so daß durch sie eine Wachstumshemmung eintritt. Die Galactose, die bei einer Galactosämie in erhöhter Konzentration vorliegt, überwindet, ihrer Konzentration entsprechend, die durch den Antimetaboliten verursachte Wachstumshemmung, was man an der Größe des Wachstumshofes erkennt. Jede Stoffwechselstörung erfordert einen spezifischen Testansatz. Infolge des halbquantitativen Charakters des Guthrie-Testes muß die Diagnose stets durch eine präzise Bestimmung des betreffenden Metaboliten bzw. defekten Enzyms gesichert werden.

Crystalline sind die Hauptproteine der Augenlinse. Die wichtigste Proteinfamilie der Augenlinse sind die Crystalline. Zu einem kleinen Anteil gibt es auch wasserunlösliche Linsenproteine, die *Albuminoide*. Die Crystalline haben einen hohen Brechungsindex und sind in der Augenlinse sehr dicht gepackt. Dadurch verleihen sie der Augenlinse ihre Durchsichtigkeit. Nach ihrer Molekülgröße unterscheidet man α-, β- und γ-Crystalline. Es gibt mindestens 15 verschiedene Crystallingene, deren Transcriptionsprodukte einem alternativen Spleißen unterliegen. Veränderungen der Crystalline in ihrer Anordnung, ihrer Packungsdichte, ihrem Quellungsgrad sowie durch partielle Proteolyse und kovalente Modifizierung (z.B. Bildung gemischter Disulfide mit Glutathion bei Galactosämie und Diabetes mellitus) führen zur Trübung der Augenlinse (Grauer Star, Katarakt). Von Bedeutung ist ihr sehr niedriger biologischer Umsatz. Im Ochsenauge werden *in vivo* monatlich nur 3 % des Crystallinproteins umgesetzt.

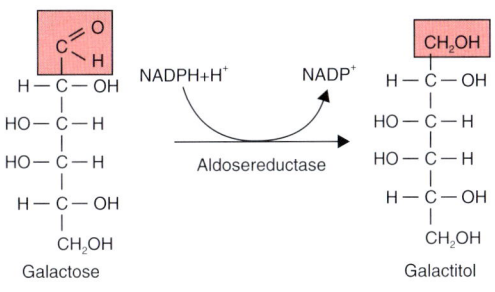

Abb. 16.21: Bildung von Galactitol aus Galactose durch die Aldosereduktase.

16.5. Gluconeogenese

Unter *Gluconeogenese* versteht man die Neubildung von Glucose aus Nichtkohlenhydraten. Ihr Hauptort ist die *Leber*. Bei *Acidose* erlangt auch die *Niere* die Fähigkeit zur Gluconeogenese. Die Gluconeubildung ist von großer physiologischer Bedeutung, da sie wesentlich zur *Homöostase* des *Blutglucosespiegels* beiträgt und die glucoseverbrauchenden Gewebe mit diesem wichtigen energieliefernden Substrat bei mangelhafter Glucosezufuhr versorgt. Infolge der unter zellphysiologischen Bedingungen bestehenden *Irreversibilität* der *Pyruvatkinase-*, *Phosphofructokinase-* und *Hexokinasereaktionen* ist die Gluconeogenese nicht einfach die Umkehrung der Glycolyse. Vielmehr gibt es in beiden Stoffwechselwegen *Einbahnstraßen* und *gemeinsam* genutzte *Wegabschnitte*.

16.5.1. Die Substrate der Gluconeogenese

Gluconeogenese aus Lactat und Alanin. Lactat und Alanin werden in der Leber zunächst in Pyruvat umgewandelt, indem am Lactat die *Lactatdehydrogenase* und NAD$^+$ und am Alanin die *Alaninaminotransferase* (Glutamat-Pyruvat-Transaminase) angreifen (☞ Abb. 16.22). Pyruvat wird dann (unter Umgehung der irreversibel arbeitenden Pyruvatkinase) durch die ATP- und biotinabhängige *Pyruvatcarboxylase* unter Aufnahme von Kohlendioxid zu *Oxalacetat* umgewandelt. Das Enzym ist nur bei Anwesenheit von *Acetyl-CoA* als positiver allosterischer Effektor aktiv. Das von der Pyruvatcarboxylase gebildete Oxalacetat geht unter Verbrauch von GTP und Abspaltung von Kohlendioxid in *Phosphenolpyruvat* über. Verantwortlich hierfür ist die *Phosphoenolpyruvatcarboxykinase*. Die Pyruvatcarboxylase und Phosphoenolpyruvatcarboxykinase bilden die *1. Einbahnstraße der Gluconeogenese*. Dann benutzt die Gluconeogenese bis zum Fructose-1,6-bisphosphat die reversiblen Schritte der Glycolyse. Die irreversible Phosphofructokinasereaktion wird umgangen, indem am Fructose-1,6-bisphosphat das Enzym *Fructose-1,6-bisphosphatase* (FBPase-1) hydrolytisch angreift und dieses zu Fructose-6-phosphat dephosphoryliert (*2. Einbahnstraße der Gluconeogenese*). Die *3. Einbahnstraße* umgeht die Hexobzw. Glucokinasereaktion und wird durch die *Glucose-6-phosphatase* katalysiert, die Glucose-6-phosphat zu Glucose und Phosphat hydrolytisch spaltet.

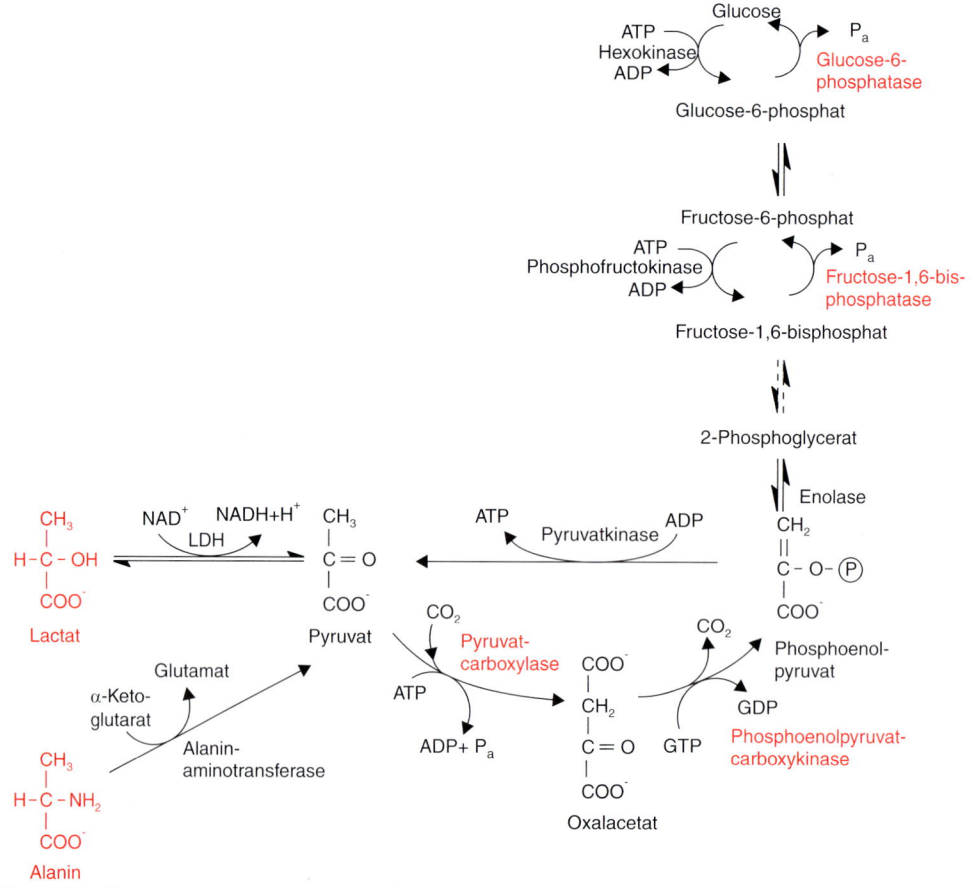

Abb. 16.22: Gluconeogenese aus Lactat und Alanin.

16.5. Gluconeogenese

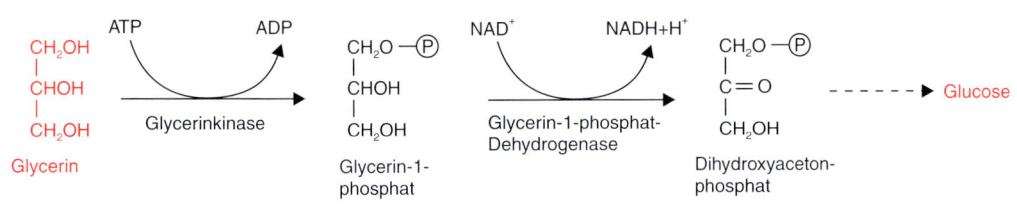

Abb. 16.23: Gluconeogenese aus Glycerin.

Gluconeogenese aus Glycerin. Das durch die Triglyceridhydrolyse mittels Lipase im Fettgewebe freigesetzte *Glycerin* wird auf dem Blutweg in die Leber gebracht und dort ATP-abhängig durch die *Glycerinkinase* zu Glycerin-1-phosphat phosphoryliert. Dieses wird danach durch die NAD$^+$-abhängige *Glycerin-1-phosphat-Dehydrogenase* zu Dihydroxyacetonphosphat oxidiert und so der Anschluß an den Glucosestoffwechsel hergestellt (☞ Abb. 16.23).

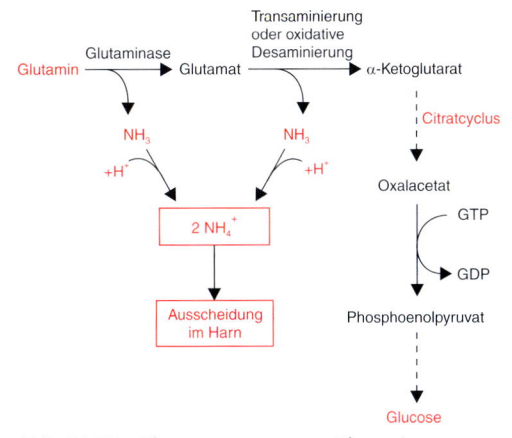

Gluconeogenese aus Glutamin. Glutamin wird in der Niere durch die *Glutaminase* unter NH$_3$-Abspaltung in Glutamat und dann durch eine *Transaminase* bzw. durch die *Glutamatdehydrogenase* zu α-Ketoglutarat umgewandelt. Dieses wird unter Benutzung einer Teilstrecke des Citratcyclus in Oxalacetat übergeführt (☞ Abb. 16.24), das - katalysiert durch die *Phosphoenolpyruvatcarboxykinase* - in Phosphenolpyruvat übergeht und dann den in Abb. 16.22 beschriebenen Weg zur Glucose nimmt. Die *Extraktionsfähigkeit* der *Niere* für *Glutamin* ist im Zustand einer *metabolischen Acidose* (z.B. bei einer Hunger- oder diabetischen Acidose) besonders groß. Dann dient die Ammoniakfreisetzung aus dem Glutamin der Verteidigung des Organismus gegen die Acidose und die Gluconeogenese aus Glutamin der Bereitstellung von Glucose. Bei Acidose steigt der Gehalt der Niere an der *Phosphoenolpyruvatcarboxykinase* beträchtlich an. Die Ursache ist eine durch die Acidose und andere Faktoren ausgelöste Steigerung der Expression des Enzymgens (☞ Kap. 11.4.4.4.).

Abb. 16.24: Gluconeogenese aus Glutamin.

16.5.2. Intrazelluläre Lokalisation und Regulation der Gluconeogenese

An der Gluconeogenese aus Lactat und Alanin wirken Mitochondrien und Cytosol zusammen. Die *Pyruvatcarboxylase* kommt in der Leber des Menschen ausschließlich *intramitochondrial* vor, die *Phosphoenolpyruvatcarboxykinase* (PEPCK) hingegen ist überwiegend im *Cytosol* anzutreffen. Die übrigen Schritte der Gluconeogenese verlaufen vollständig im *Cytosol* (☞ Abb. 16.25). Im Cytosol wird zunächst Lactat oder Alanin in Pyruvat umgewandelt, das danach durch den *Pyruvattranslocator* der Mitochondrieninnenmembran im Austausch gegen OH$^-$-Ionen in die Mitochondrienmatrix transportiert wird (☞ Kap. 15.3.). Dort wandelt die *Pyruvatcarboxylase* das Pyruvat in Oxalacetat um. Letzteres muß wieder in das Cytosol gelangen, wo es durch die *Phosphoenolpyruvatcarboxykinase* weiter umgesetzt wird. Da aber Oxalacetat die Mitochondrieninnenmembran nicht passieren kann, bedarf es zu seinem Auswärtstransport eines Hilfsmechanismus. Dieser besteht darin, daß Oxalacetat intramitochondrial durch Transaminierung mit Glutamat als Aminogruppendonor in Aspartat umgewandelt und dieses daraufhin durch den elektrogenen *Glutamat-Aspartat-Carrier* der inneren Membran der Mito-

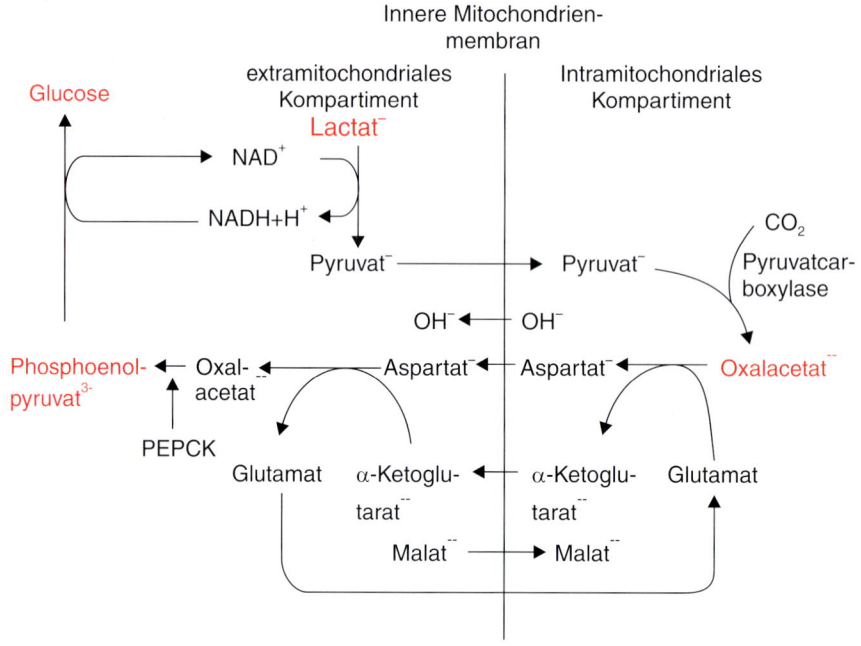

Abb. 16.25: Intrazelluläre Lokalisation der Gluconeogenese aus Lactat.

chondrien in das Cytosol befördert wird (☞ Abb. 15.19). Das aus dem Glutamat entstehende α-Ketoglutarat wird durch den *Malat-α-Ketoglutarat-Carrier*, also im Austausch gegen Malat, ebenfalls in das Cytosol gebracht. Im Cytosol laufen dann diese Reaktionen in umgekehrter Richtung ab, so daß es dort wieder zur Bildung von Oxalacetat und Glutamat kommt. Letzteres geht im Austausch gegen Aspartat wieder in die Mitochondrien zurück. Abb. 16.25 zeigt auch den NAD$^+$/NADH-Cyclus, der bei Lactat als Gluconeogenesesubstrat im Cytosol abläuft.

Die Gluconeogenese unterliegt zahlreichen Regulations- und Kontrollmechanismen. Auch normal ernährte Menschen weisen Gluconeogenese auf, deren wesentlichstes Substrat das durch die Erythrocyten, die Nierenmedulla und die Retina (etwa 40 g pro Tag) sowie das vom arbeitenden Muskel (etwa 80 g pro Tag) produzierte Lactat ist. Hinzu kommen das durch Triglyceridhydrolyse im Fettgewebe freigesetzte Glycerin und eine kleine Menge Aminosäuren, die durch die Muskelproteolyse gebildet werden. Im Fastenzustand, bei Nahrungsmangel, im Diabetes mellitus und in anderen Zuständen können wesentlich größere Substratmengen in den peripheren Geweben freigesetzt werden, die in die gluconeogenetischen Reaktionswege einmünden.

Von besonderer Bedeutung für die *Regulation der Gluconeogenese* sind *metabolische* und *epigenetische* Mechanismen. Die Enzyme der Gluconeogenese werden allosterisch und durch kovalente Modifizierung in ihrer Aktivität (kurzzeitige "Feinkontrolle", *metabolische Ebene*, ☞ Kap. 14.) sowie in ihrem Bestand in der Zelle durch Veränderung der Genexpression reguliert (einen längeren Zeitraum erfordernde "Grobkontrolle", *epigenetische Ebene*).

Die Pyruvatcarboxylase ist das wichtigste Kontrollenzym der Gluconeogenese aus Lactat und Alanin. Eine Aktivitätsänderung der Pyruvatcarboxylase als eines der Kontrollenzyme der Gluconeogenese aus Lactat und Alanin führt kurzfristig zu einer Veränderung der Geschwindigkeit der Gluconeogenese. Die Pyruvatcarboxylase steht, wie bereits erwähnt, unter der allosterischen Kontrolle von Acetyl-CoA als eines äußerst wirksamen positiven Effektors. Eine Erhöhung des Acetyl-CoA bei gesteigerter hepatischer Fettsäureoxidation führt rasch zu einer Aktivierung des Enzyms und damit zum schnellen Ingangkommen der Gluconeogenese. Da eine erhöhte Fettsäureoxidation in der Leber zur Bildung von Ketonkörpern führt, sind *Ketogenese* und *Gluconeogenese* über das *Acetyl-CoA* und die *Pyruvatcarboxylase* untereinander regulatorisch verknüpft.

Die Koordinierung der Glycolyse und der Gluconeogenese in der Leber erfolgt durch drei Substratcyclen. Durch die entgegengesetzt arbeitenden Enzyme an den drei Einbahnstraßen der Glycolyse und Gluconeogenese entstehen *drei Substratcyclen* (☞ Abb. 16.22):

- der *Glucose/Glucose-6-phosphat-Cyclus*
- der *Fructose-6-phosphat/Fructose-1,6-bisphosphat-Cyclus*
- der *Phosphoenolpyruvat/Pyruvat-Cyclus*.

Diese Cyclen sind ATP-verbrauchend und müssen, um nicht nutzlos und energieverschwendend zu sein (engl. *futile cycles*; nutzlose Kreisläufe), einer effektiv arbeitenden Kontrolle unterliegen. Deshalb müssen an diesen Cyclen wirksame Regulationsmechanismen zur Koordinierung von Glycolyse und Guconeogenese ansetzen.

Epigenetische Kontrolle der drei Substratcyclen ("Grobkontrolle"). Die drei Cyclen unterliegen hormonalen und ernährungsbedingten Kontrollmechanismen:

1. Cortisol und Nahrungsmangel *fördern* die Biosynthese der *vier Kontrollenzyme* der Gluconeogenese (Pyruvatcarboxylase, Phosphoenolpyruvatcarboxykinase, Fructose-1,6-bisphosphatase, Glucose-6-phosphatase) und *unterdrücken* die Biosynthese der *drei Kontrollenzyme* der Glycolyse (Glucokinase, Phosphofructokinase 1, Pyruvatkinase)

2. Insulin und Nahrungszufuhr haben im Vergleich zu Punkt 1 reziproke Wirkungen auf die sieben Enzyme. Sie unterdrücken die Biosynthese der vier Kontrollenzyme der Gluconeogenese und fördern die Biosynthese der drei Kontrollenzyme der Glycolyse.

Die Realisierung dieser Wirkungen bedarf einer gewissen Zeit (etwa 3-4 Stunden), da sie an Veränderungen im Enzymbestand der Leber gebunden sind und die Vorgänge der mRNA- und Proteinsynthese sowie der Proteolyse relativ langsam ablaufen.

Metabolische Kontrolle der Substratcyclen durch cAMP und Fructose-2,6-bisphosphat. Die Fructose-6-phosphat-/Fructose-1,6-bisphosphat- und Phosphoenolpyruvat-/Pyruvat-Cyclen unterliegen zusätzlich zur epigenetischen Kontrolle einer innerhalb von wenigen Sekunden auslösbaren und konzertiert ansetzenden *Feinkontrolle* auf der Ebene der metabolischen Regulation, die dazu führt, daß unter bestimmten Stoffwechselbedingungen die Umwandlung der Substrate jeweils nur in einer Flußrichtung, *entweder* glycolytisch *oder* gluconeogenetisch, erfolgt. Die entscheidenden Effektoren für die Kontrolle dieser beiden Cyclen sind *Fructose-2,6-bisphosphat* und *cAMP*. Sie haben antagonistische Wirkungen. Das *Fructose-2,6-bisphosphat* ist der bei *Hyperglycämie* und bei Anwesenheit von *Insulin* aus der Glucose gebildete Signalmetabolit, der die *Glycolyse fördert* und die *Gluconeogenese unterdrückt*. Das *cAMP* ist der bei *Hypoglycämie* durch *Glucagon* in Szene gesetzte Effektor, der die *Gluconeogenese verstärkt* und die *Glycolyse unterbindet.*

Wie wird der hepatische Fructose-2,6-bisphosphatspiegel reguliert und wie koordiniert dieser Metabolit die Glycolyse und Gluconeogenese? Das Fructose-2,6-bisphosphat wird durch die Fructose-6-phosphat-2-Kinase (Phosphofructokinase 2, PFK-2) aus Fructose-6-phosphat und ATP gebildet und durch die Fructose-2,6-bisphosphatase (FBPase-2) wieder gespalten (☞ Abb. 16.26). Beide Enzymaktivitäten sind in der Leber auf ein und derselben Polypeptidkette lokalisiert und werden durch Glucagon reziprok reguliert. Das bei Hypoglycämie aus dem Pancreas freigesetzte Glucagon bewirkt - über eine Steigerung des hepatischen cAMP-Spiegels - eine Phosphorylierung des bifunktionellen Phosphofructokinase 2/Fructose-2,6-bisphosphatase-Enzymproteins durch die Proteinkinase A. Dadurch wird die PFK-2-Aktivität des bifunktionellen Enzyms inaktiviert, d.h. es wird kein Fructose-2,6-bisphosphat gebildet, und seine FBPase 2-Aktivität aktiviert, d.h. das vorhandene Fructose-2,6-bisphosphat wird abgebaut. Das Ergebnis dieser cAMP-abhängigen Phosphorylierung ist eine Abnahme des Fructose-2,6-bisphosphatspiegels in der Leber. Bei Hyperglycämie und bei Anwesenheit von Insulin sind der cAMP-Spiegel und die Proteinkinase A-Aktivität niedrig, so daß das PFK-2/FBPase-2-Protein dephosphoryliert vorliegt. Dann ist die Aktivität der PFK-2 hoch und die der FBPase-2 niedrig, so daß der hepatische Fructose-2,6-bisphosphatspiegel ansteigt. *Fructose-2,6-*

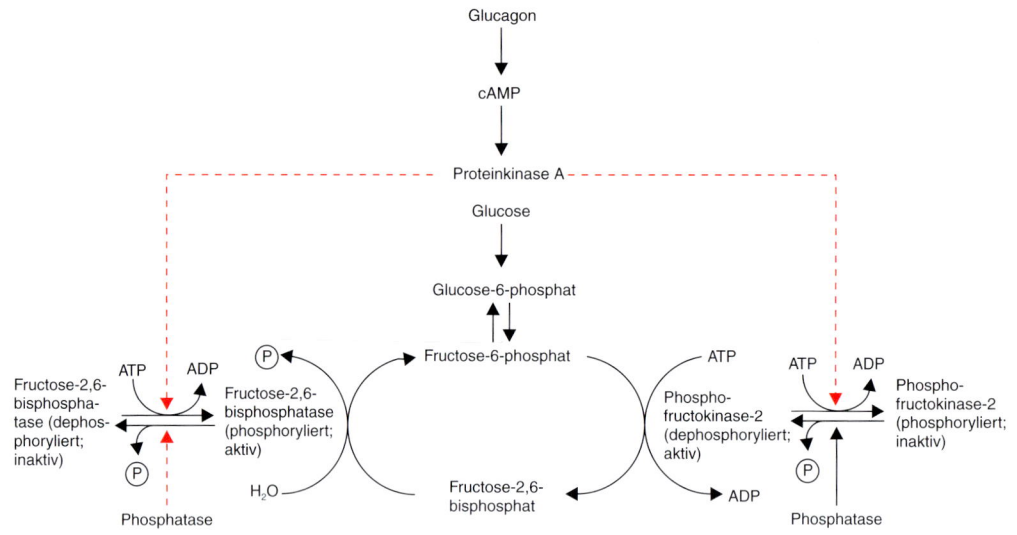

Abb. 16.26: Regulation der Fructose-2,6-bisphosphatbildung in der Leber.

bisphosphat kontrolliert sehr effektiv den *Fructose-6-phosphat/Fructose-1,6-bisphosphat-Cyclus*. Es *aktiviert* allosterisch die *Fructose-6-phosphat-1-Kinase* (PFK-1) und stimuliert so die Glycolyse, während es die *Fructose-1,6-bisphosphatase* (FBPase-1) *hemmt* und dadurch die Gluconeogenese unterdrückt. Bei Abwesenheit von Fructose-2,6-bisphosphat (Glucosemangel, Hypoglycämie, Wirkung von Glucagon) hingegen wird die Gluconeogenese begünstigt und die Glycolyse gehemmt (☞ Abb. 16.27A und B).

Die cAMP-abhängige Proteinkinase A kontrolliert auch den Phosphoenolpyruvat/Pyruvat-Cyclus. Bei einem hohen cAMP-Spiegel kontrolliert die cAMP-abhängige Proteinkinase A auch den Phosphoenolpyruvat/Pyruvat-Cyclus, indem sie die Pyruvatkinase phosphoryliert und dadurch inaktiviert. Auf diese Weise unterbindet cAMP die Umwandlung von Phosphoenolpyruvat zum Pyruvat und begünstigt den Substratfluß vom Pyruvat über die Pyruvatcarboxylase und Phosphenolpyruvatcarboxykinase zur Glucose.

Die Glucose-Lactat- und Glucose-Alanin-Cyclen sind für den Metabolitfluß zwischen der Leber und peripheren Geweben von großer Bedeutung. Zwischen der *Leber* und der *Muskulatur* existieren zwei physiologisch wichtige *Substratcyclen*, die auf der Fähigkeit der Leber zur Gluconeogenese beruhen und für die *Homöostase des Blutglucosespiegels* unter verschiedenen Bedingungen (Muskelarbeit, Hypoxie, Ausschüttung von Adrenalin, Fasten)

bedeutungsvoll sind. Es sind dies 1. der *Glucose-Lactat-Cyclus* (*Cori-Cyclus*) und 2. der *Glucose-Alanin-Cyclus* (☞ Abb. 16.28). Der erstgenannte Cyclus wird dadurch in Gang gesetzt, daß die Muskulatur bei *Sauerstoffmangel* oder unter der Wirkung von *Adrenalin* infolge verstärkter *Glycolyse* und *Glycogenolyse* vermehrt *Lactat* freisetzt, das auf dem Blutweg zur Leber gelangt und dort der *Neubildung von Glucose* dient. Der *Glucose-Alanin-Cyclus* hingegen tritt bei *Nahrungsmangel* und *längerem Fasten* sowie bei *Muskelarbeit* in Aktion. Unter diesen Bedingungen steigt die *Proteolyse* im Muskel an und führt zur Abgabe von Aminosäuren, vor allem von *Alanin*. Diese Aminosäure gelangt auf dem Blutweg in die Leber und ist dort ebenfalls Substrat für die Gluconeogenese. Die in der Leber aus Lactat und Alanin gebildete Glucose wird von dieser wieder abgegeben und von den peripheren Organen verwertet. Die *hepatisch* gebildete *Glucose* ist nicht nur Energielieferant für die *Muskelzelle*, sondern dient auch der *Substratversorgung* des *Gehirns* und der *Erythrocyten*.

16.6. Rolle der Leber bei der Homöostase des Blutglucosespiegels

Die Leber sichert die Homöostase des Blutglucosespiegels. Sie verwandelt die diskontinuierliche Zufuhr von Kohlenhydraten durch die Nahrung in einen geregelten und kontinuierlichen Strom von Glucose und gewährleistet dadurch die laufende

16.6. Rolle der Leber bei der Homöostase des Blutglucosespiegels

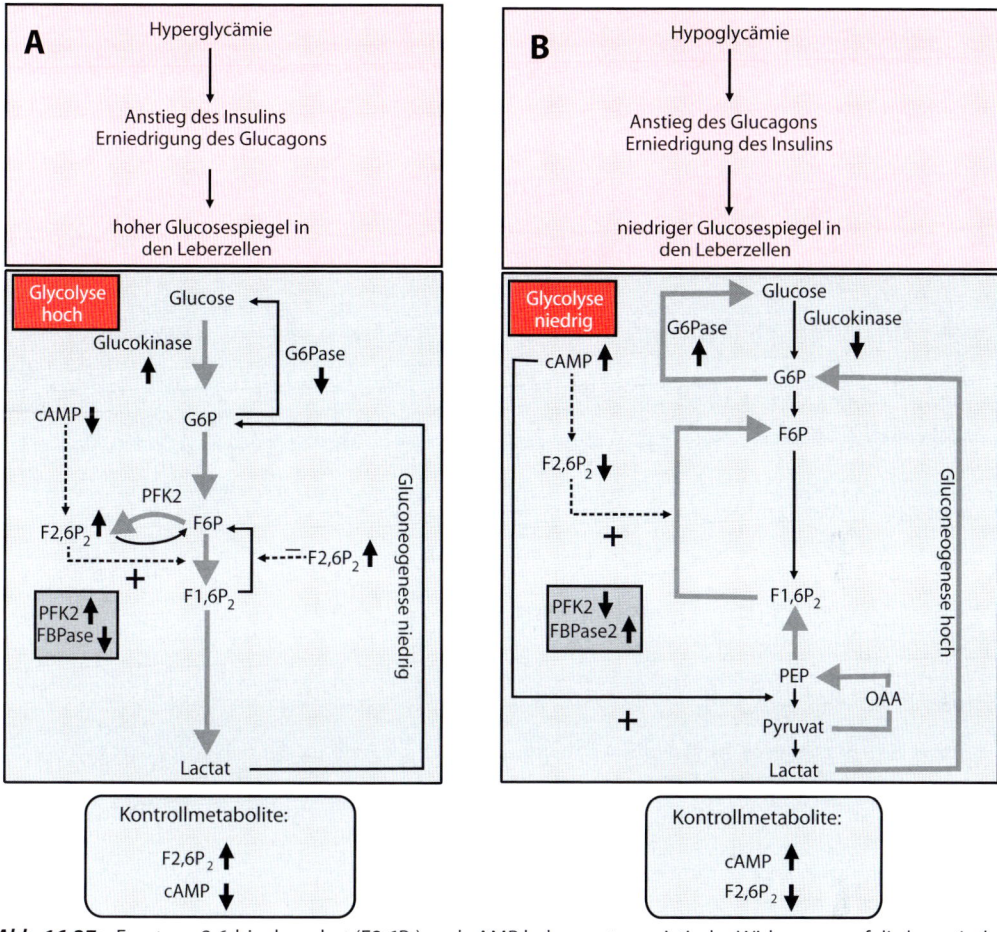

Abb. 16.27: Fructose-2,6-bisphosphat (F2,6P$_2$) und cAMP haben antagonistische Wirkungen auf die hepatische Glycolyse und Gluconeogenese. **A**: Bei Hyperglycämie wird der F2,6P$_2$-Spiegel erhöht und der cAMP-Spiegel gesenkt. F2,6P$_2$ bewirkt eine Erhöhung der Glycolyse- und eine Erniedrigung der Gluconeogeneserate. **B**: Eine Hypoglycämie bewirkt über eine verstärkte Glucagonausschüttung eine cAMP-Erhöhung in der Leber, die durch Phosphorylierung der Fructose-6-phosphat-2-kinase-(PFK2)/Fructose-2,6-bisphosphatase(FBPase2) zu einer Erniedrigung des F2,6P$_2$ führt. Dies verursacht eine Erniedrigung der Glycolyserate und eine Steigerung der Gluconeogenesegeschwindigkeit (Abkürzungen: G6P: Glucose-6-phosphat, F6P: Fructose-6-phosphat, F1,6P$_2$: Fructose-1,6-bisphosphat, OAA: Oxalacetat, PEP: Phosphoenolpyruvat, G6Pase: Glucose-6-phosphatase).

Versorgung der peripheren Gewebe mit diesem energieliefernden Substrat.

Koordinierung der hepatischen Glucoseaufnahme und -abgabe. Die Leber nimmt Glucose aus dem Blut auf und gibt diese bei Bedarf wieder ab. Die homöostatische Kontrolle des Blutzuckerspiegels durch die Leber ist der Temperaturkontrolle durch einen Thermostaten vergleichbar. Das Organ hat die Fähigkeit zur *Autoregulation des Blutglucosespiegels*. Sie wird ihren homöostatischen Kontrollfunktionen gerecht, indem sie die Geschwindigkeiten der Glucosephosphorylierung und Glycogensynthese sowie der Glucoseabgabe dem Blutglucosespiegel anpaßt und so für die Homöostase des Blutzuckerspiegels sorgt.

Kontrolle der Glucoseaufnahme durch die Leber. Die im Darm resorbierte Glucose gelangt via Pfortader in die Leber und tritt - vermittelt durch den Glucosetransporter GLUT2 - rasch in die Leberzellen ein, wo sie durch die Glucokinase phosphoryliert wird. Das Enzym hat gegenüber der Hexokinase die Besonderheiten, daß seine Michaelis-

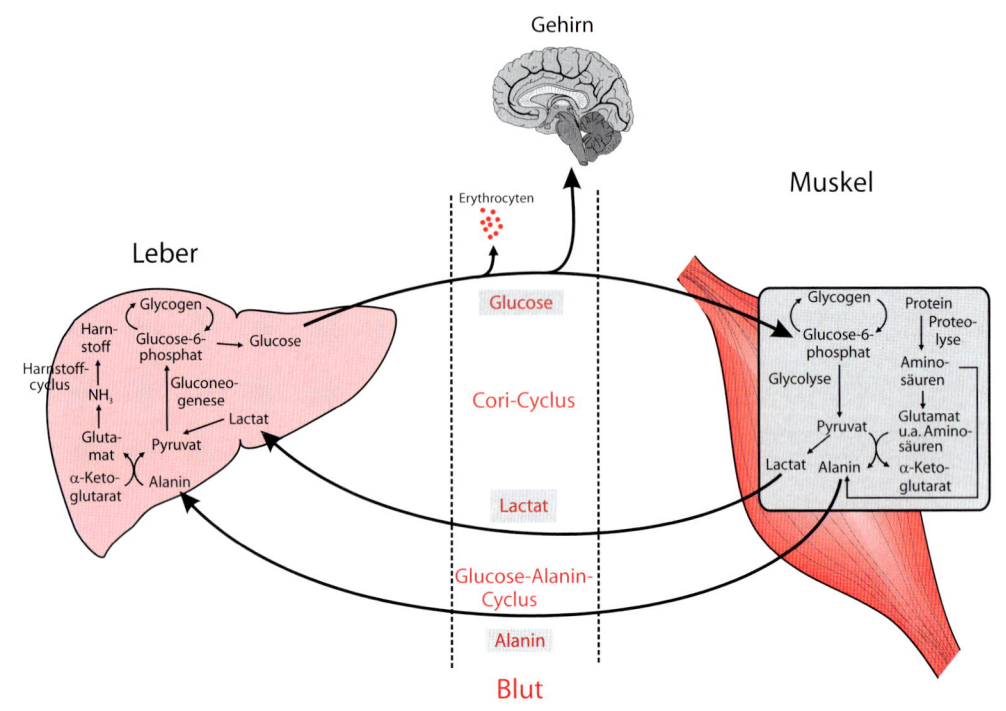

Abb. 16.28: Der Glucose-Lactat-(Cori-) und der Glucose-Alanin-Cyclus zwischen Leber und Muskel.

Konstante für Glucose groß ist (10 mmol l^{-1}) und es durch Glucose-6-phosphat nicht hemmbar ist. Da die Substrat-Geschwindigkeitskurve dieses Enzyms für Glucose im Bereich der normalen Blutglucosekonzentration liegt (5 mmol l^{-1}), führt ein erhöhter Blutglucosespiegel auf Grund der Michaelis-Menten-Kinetik zu einer gesteigerten Phosphorylierungsgeschwindigkeit der Glucose in der Leberzelle. Das gebildete Glucose-6-phosphat wird entweder in der Leber in Glycogen umgewandelt oder, zu einem geringeren Anteil, durch die Glycolyse abgebaut oder durch die Glucose-6-phosphatase wieder gespalten.

Hepatischer Schwellenwert für Glucose. Als *hepatischer Schwellenwert* für Glucose ist diejenige Blutglucosekonzentration definiert, bei der die Leber von einem *glucoseproduzierenden Organ* zu einem *glucoseaufnehmenden Organ* wird. Im *postabsorptiven Zustand* liegt der hepatische Schwellenwert bei 6 mmol Glucose l^{-1} Blut. Bei höheren Blutglucosekonzentrationen nimmt die Leber Glucose auf, bei niedrigeren gibt sie Glucose ab. Ob die Leber Glucose aufnimmt oder Glucose abgibt, hängt von den aktuellen Aktivitäten der Glucokinase und Glucose-6-phosphatase und ihrem Verhältnis zueinander ab. Deshalb ist der Schwellenwert keine konstante Größe.

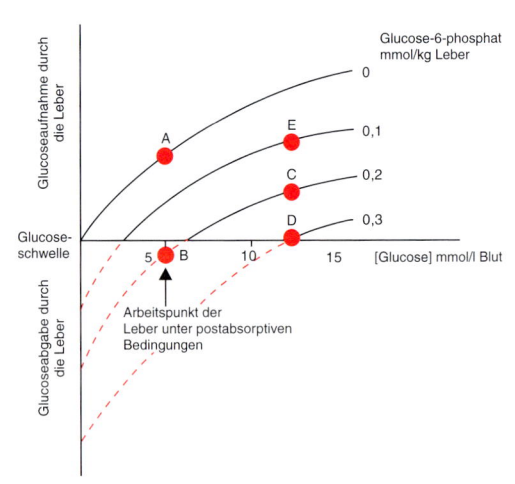

Abb. 16.29: Hepatischer Schwellenwert für Glucose unter verschiedenen Bedingungen.

Abb. 16.29 zeigt die Abhängigkeit des hepatischen Schwellenwertes für Glucose vom intrazellulären Glucose-6-phosphatspiegel. Die Kurve 0 zeigt die Geschwindigkeit der Glucosephosphorylierung durch die Glucokinase bei *Abwesenheit* von *Gluco-*

se-6-phosphat. Sie entspricht der *Michaelis-Menten-Kurve* der *Glucokinase*. Mit Erhöhung des intrazellulären Glucose-6-phosphatspiegels als Folge gesteigerter Anlieferung durch die Gluconeogenese oder Glycogenolyse nimmt im Glucose/Glucose-6-phosphat-Cyclus die Geschwindigkeit der der Glucokinase entgegenwirkenden Glucose-6-phosphatase zu. Die übrigen Kurven der Abb. 16.29 erhält man, wenn man die Aktivität der Glucose-6-phosphatase bei 0,1 mmol Glucose-6-phosphat kg^{-1}, 0,2 mmol kg^{-1} und 0,3 mmol kg^{-1} Leber von der Glucokinaseaktivität abzieht. Im postabsorptiven Zustand phosphoryliert die Glucokinase, ohne Berücksichtigung der Glucose-6-phosphatase-Aktivität, die Glucose bei der dann vorliegenden Glucosekonzentration von 5 mmol l^{-1} Blut mit einer Geschwindigkeit, die durch Punkt A charakterisiert ist. Infolge der dann in der Leber herrschenden Glucose-6-phosphat-Konzentration von 0,2 mmol l^{-1} liegt die Glucose-6-phosphatase-Aktivität etwas über der Aktivität der Glucokinase. Der *wirkliche Arbeitspunkt* der Leber liegt unter diesen Bedingungen deshalb nicht bei A, sondern bei B. Unter *postabsorptiven Bedingungen* setzt die Leber demzufolge Glucose frei, d.h. sie ist ein *glucoseproduzierendes* Organ. Ihr Schwellenwert liegt unter diesen Bedingungen bei 6 mmol Glucose l^{-1} Blut. Bei Erhöhung der Blutglucose (z. B. nach einer kohlenhydratreichen Mahlzeit) und unverändertem Glucose-6-phosphat, gelangt man zu Punkt C, an dem die Leber Glucose aufnimmt. Dies hat einen vorübergehenden Anstieg des Glucose-6-phosphates zur Folge, so daß die Leber zeitweilig bei Punkt D arbeitet, an dem keine Glucoseaufnahme erfolgt. Ihr Schwellenwert liegt dann bei etwa 12 mmol Glucose l^{-1} Blut. Infolge einer danach einsetzenden gesteigerten Glycogensynthese (Aktivierung der Glycogensynthase durch Glucose-6-phosphat) sinkt aber bei Hyperglycämie in der normalen Leber der Glucose-6-phosphatspiegel wieder ab, so daß der wirkliche Arbeitspunkt der Leber jetzt bei Punkt E liegt, an dem Glucose mit beträchtlicher Geschwindigkeit aufgenommen wird. Bei *Hypoglycämie*, wie sie beim Fasten beobachtet wird, ist die Leber ein *glucoseabgebendes* Organ. Dann steigt stationär der intrazelluläre Spiegel von Glucose-6-phosphat an, da dieses durch die Glycogenolyse und Gluconeogenese verstärkt angeliefert wird. Dies hat eine erhöhte Freisetzung von Glucose aus der Leber infolge der ansteigenden Glucose-6-phosphatase-Aktivität zur Folge.

16.7. Stoffwechsel der Glycoproteine und Glycosaminoglycane

16.7.1. Die Bildung der Bausteine

Die *Oligosaccharide* der *Glycoproteine* enthalten Mannose, Galactose und Fucose sowie N-Acetylgalactosamin, N-Acetylglucosamin und N-Acetylneuraminat (Sialinat) (Formeln in Kap. 5.). Zunächst verfolgen wir, ausgehend vom Fructose-6-phosphat, die im Cytosol ablaufende Biosynthese von N-Acetylglucosamin, N-Acetylgalactosamin und Sialinat (☞ Abb. 16.30):

1. vom Glutamin wird, katalysiert von der isomerisierend wirkenden *Glutamin-Fructose-6-phosphat-Transaminase*, die Amidgruppe auf Fructose-6-phosphat unter Bildung von Glucosamin-6-phosphat und Glutamat übertragen

2. Glucosamin-6-phosphat reagiert mit Acetyl-CoA und liefert N-Acetylglucosamin-6-phosphat

3. dieses wird in das N-Acetylglucosamin-1-phosphat umgewandelt, welches durch UTP in UDP-N-Acetylglucosamin übergeführt wird

4. durch Epimerisierung entsteht aus dem UDP-N-Acetylglucosamin das UDP-N-Acetylgalactosamin; beide UDP-Derivate werden zum Aufbau der Heteroglycane der Glycoproteine und der Glycosaminoglycane verwendet.

5. zur Synthese von N-Acetylneuraminat (Sialinat) wird N-Acetylglucosamin-6-phosphat zu N-Acetylmannosamin-6-phosphat isomerisiert

6. Acetylmannosamin-6-phosphat reagiert mit Phosphoenolpyruvat und bildet *N-Acetylneuraminat-9-phosphat*, welches nach Dephosphorylierung unter CTP-Verbrauch zu *CMP-N-Acetylneuraminat* umgewandelt wird und so in die *Glycoproteinsynthese* einmündet.

Die Substrate für die Oligosaccharidsynthese der Glycoproteine sind meist die UDP-Derivate der jeweiligen Bausteine. Ausnahmen sind Mannose und Fucose, die als GDP-Derivate verwertet werden und Sialinat, das als CMP-Derivat vorliegen muß. Die GDP-Fucose entsteht aus der GDP-Mannose durch Dehydrogenierung, Isomerisierung und Reduktion.

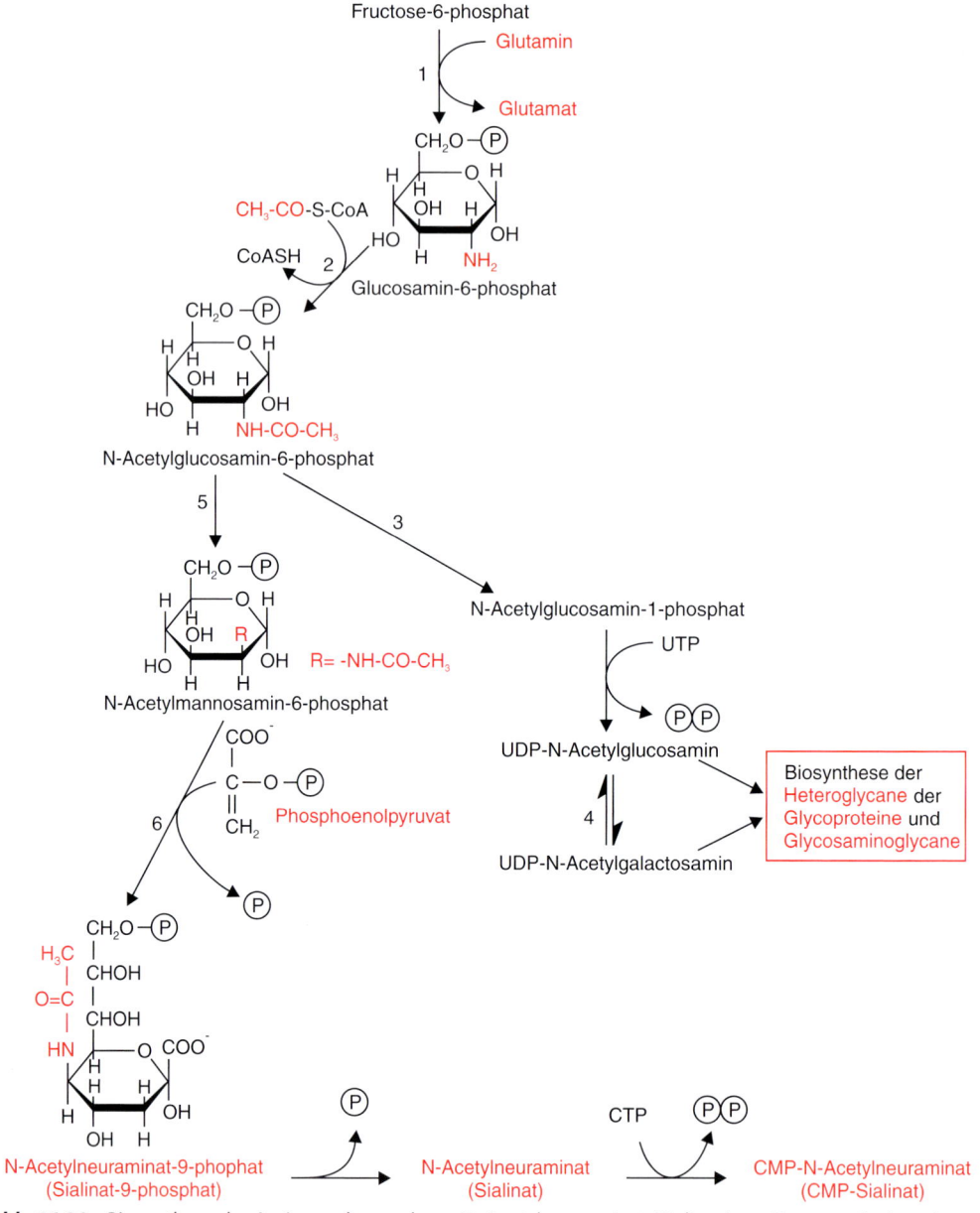

Abb. 16.30: Biosynthese der Aminozucker und von N-Acetylneuraminat (Sialinat) aus Fructose-6-phosphat.

16.7.2. Die Biosynthese der Oligosaccharide der Glycoproteine

Zahlreiche Sekretproteine, sehr viele Proteine des Blutplasmas und der Plasmamembran sowie die lysosomalen Enzyme sind Glycoproteine, deren Oligosaccharidanteile entweder *N-glycosidisch* oder *O-glycosidisch* an das Protein gebunden sind (☞ Kap. 5.). Wir verfolgen die Synthese der N-glycosidisch gebundenen Oligosaccharide. Zuerst wird im Lumen des rauhen ER (RER) die *Stammregion* des Oligosacchrids, bestehend aus 14 Monosaccharidresten, synthetisiert, die nach ihrer Fertigstellung *en bloc* auf einen Asparaginrest des Proteins unter Bildung einer N-glycosidischen Bindung übertragen wird. Danach wird die an das Protein gebundene Stammregion durch Verkürzung modifiziert und durch Bindung weiterer

16.7. Stoffwechsel der Glycoproteine und Glycosaminoglycane

Bausteine und Bildung neuer Verzweigungen vergrößert.

Für die Bildung der Stammregion ist Dolicholphosphat als Trägerlipid unentbehrlich. Das aus 14-18 Isopreneinheiten aufgebaute, lipophile Dolicholphosphat (Formel von Dolichol in Kap. 6.6.) ist in der RER-Membran verankert. Seine terminale Phosphorylgruppe ragt zunächst in das Cytosol hinein. Die Oligosaccharidsynthese beginnt damit, daß unter Verbrauch von UDP-N-Acetylglucosamin und Freisetzung von UMP ein Molekül N-Acetylglucosamin-1-phosphat an den Phosphorylrest des Dolichols unter Entstehung einer Pyrophosphatbrücke gebunden wird (☞ Abb. 16.31). Danach wird unter Verbrauch eines weiteren Moleküls UDP-N-Acetylglucosamin und Freisetzung von UDP das zweite Molekül N-Acetylglucosamin β-1,4-glycosidisch gebunden. Es schließt sich die Bindung von fünf Mannoseresten an. Dabei werden fünf GDP-Mannosemoleküle verbraucht und die gleiche Zahl GDP-Moleküle freigesetzt. Das erste Mannosemolekül wird β-1,4-glycosidisch, das zweite α-1,3-glycosidisch, das dritte, unter Bildung einer Verzweigung α-1,6-glycosidisch und danach zwei Mannosereste unter Verlängerung eines Zweiges α-1,2-glycosidisch gebunden. Danach dreht sich das initial gebildete Dolichol-Oligosaccharid in der RER-Membran, so daß der aus sieben Monosaccharideinheiten bestehende Oligosaccharidrest nun zur luminalen Seite des RER zeigt. Jetzt werden, unter Verlängerung der zwei Äste und Bildung einer neuen Verzweigung vier weitere Mannose- und drei Glucosereste gebunden, die jedoch diesmal nicht von ihren GDP- oder UDP-Derivaten, sondern von Dolicholphosphat-Mannose und Dolicholphosphat-Glucose geliefert werden. Diese Dolicholphosphatderivate werden vorher auch auf der cytosolischen Seite der RER-Membran gebildet und gelangen, ebenfalls durch Drehung des Dolicholmoleküls, auf die luminale Seite, wo ihre Monosaccharidreste nacheinander auf das Dolicholpyrophosphoryl-Oligosaccharid übertragen werden. Das an das Dolicholphosphat gebundene, aus 14 Monosaccharidresten bestehende, Oligosaccharid wird nun durch eine Glycosyltransferase auf einen Asparaginylrest des neu synthetisierten bzw. noch in Synthese begriffenen Proteins unter Bildung einer N-glycosidischen Bindung übertragen. Durch die Lokalisierung der Oligosaccharidübertragung im Lumen des RER wird gewährleistet, daß cytosolische Proteine nicht glycosyliert werden. Das zurückbleibende Dolicholpyrophosphat wird durch eine Phosphatase wieder zu Dolicholphosphat gespalten und steht dann einem neuen Reaktionscyclus zur Verfügung. Von Interesse ist, daß zwei Antibiotica die Oligosaccharidbiosynthese der Glycoproteine hemmen, *Tunicamycin* und *Bacitracin*. *Tunicamycin* ist ein hydrophobes Analogon von UDP-N-Acetylglucosamin und hemmt die ersten Schritte im Syntheseweg der Stammregion des Oligosaccharides, nämlich die Übertragung der zwei N-Acetylglucosaminmoleküle auf das Dolichol, *Bacitracin* hingegen hemmt die Phosphatase, die vom Dolicholpyrophosphat anorganisches Phosphat abspaltet (☞ Abb. 16.31).

Fertigstellung des Oligosaccharides durch Verkürzung und erneute Verlängerung der Zweige der Stammregion. Durch RER-spezifische Glucosidasen und Mannosidasen wird die an das Protein gebundene Stammregion beim Transport durch die verschiedenen luminalen Kompartimente des RER und des Golgi-Apparates verkürzt. Die Abspaltung der Glucosereste von dem initial gebildeten Oligosaccharid steht in einem engen funktionellen Zusammenhang mit der Faltung des Glycoproteins in seine native Raumstruktur und deren Kontrolle durch die Chaperone Calnexin und Calreticulin (☞ Abb. 13.22). Im *mittleren Golgi-Apparat* sind zahlreiche weitere *Glycosyltransferasen* lokalisiert, die N-Acetylglucosamin und N-Acetylgalactosamin sowie Galactose, Fucose und Sialinat, auch unter Schaffung zusätzlicher Verzweigungen, an die verkürzten Zweige des Stammregion binden und so die große strukturelle Vielfalt der in den Glycoproteinen vorkommenden Oligosaccharide herstellen.

Im Membransystem des Golgi-Apparates existieren Transportsysteme für die Nucleosiddiphosphatzucker sowie für Nucleotidsulfat (PAPS) und ATP. Für die im ER und im Golgi-Apparat ablaufende Oligosaccharidsynthese wird eine beträchtliche Zahl von UDP- und GDP-Monosaccharidverbindungen als *Substrate* der *Glycosyltransferasen* gebraucht. Diese müssen aus dem Cytosol, wo sie gebildet werden, in das ER- und das Golgi-Lumen transportiert werden. Das geschieht durch spezifische membranale Transportsysteme (☞ Abb. 16.32):

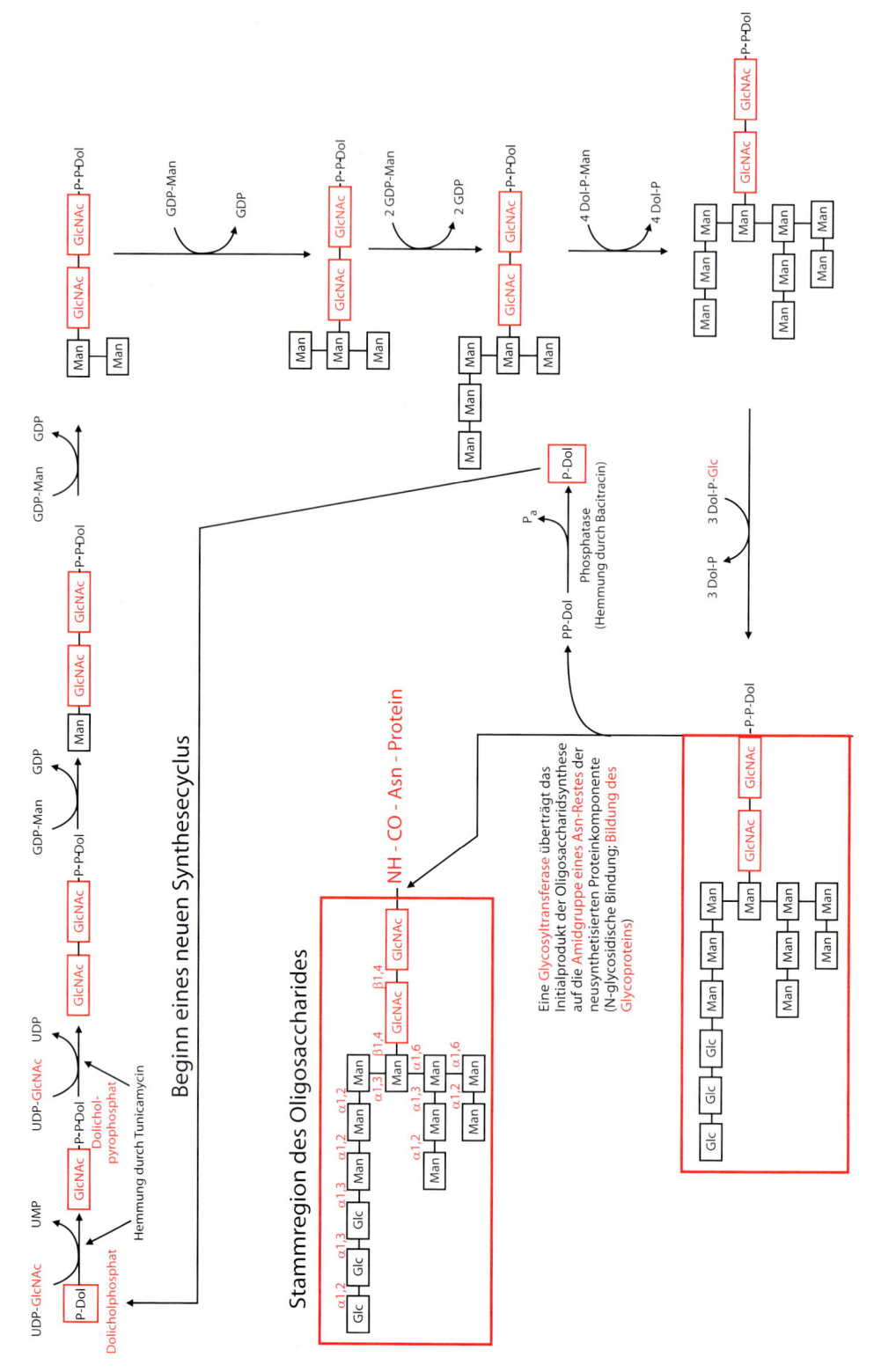

Abb. 16.31: Biosynthese der Stammregion des Oligosaccharides eines Glycoproteins.

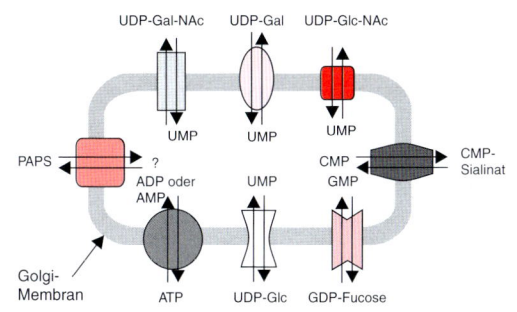

Abb. 16.32: Antiportsysteme von Nucleotidzuckern, Nucleotidsulfat und ATP in den Membranen des Golgi-Apparates und des ER.

1. der Transport ist organellspezifisch, denn einige der zu transportierenden Nucleotide werden nur in das ER, andere nur in den Golgi-Apparat und wieder andere in beide Kompartimente transportiert

2. der Transport führt zur Akkumulation der Nucleotidsubstrate im Golgi-Lumen und erfolgt durch *Antiportsysteme*, durch die die Nucleotidsubstrate mit den korrespondierenden *Nucleosidmonophosphaten* ausgetauscht werden.

16.7.3. Synthese und Abbau der Glycosaminoglycane

Die aus einem Glycosaminoglycan und einem Gerüstprotein bestehenden Proteoglycane (☞ Kap. 5.) werden in Fibroblasten und vielen anderen Zellarten synthetisiert. Die Proteoglycane sind wesentliche Komponenten des Bindegewebes sowie der Knochen und des Knorpels. Proteoglycane kommen auch auf der Oberfläche von Zellen vor und haben dort wichtige Funktionen (☞ Kap. 27.). Ihre Synthese erfolgt im RER. Nach der Synthese des Gerüstproteins erfolgt im RER-Lumen die Synthese des Glycosaminoglycans und danach wird das Proteoglycan von der Zelle sezerniert. Die Synthese eines Proteoglycans verläuft in den meisten Zelltypen schnell. Ihre Dauer beträgt etwa zehn Minuten. Die zum Aufbau des Glycosaminoglycans benötigten Substrate sind die UDP-Derivate von Xylose, Galactose, N-Acetylglucosamin, N-Acetylgalactosamin und Glucuronat. Sulfatdonor ist das 3´-**P**hospho-**a**denosyl-**p**hosphoryl-**s**ulfat (PAPS, ☞ Kap. 18.). Die im Cytosol synthetisierten UDP-Zucker werden, wie im vorhergehenden Kapitel beschrieben, durch spezifische Transportsysteme in die Lumina des RER und des Golgi-Apparates transportiert (☞ Abb. 16.32.).

Von Bedeutung ist, daß die im Dermatansulfat, Heparin und Heparansulfat enthaltene *L-Iduronsäure (L-Iduronat)* nicht bei der Biosynthese des jeweiligen Glycoaminoglycans eingebaut wird, sondern im fertig synthetisierten Glycosaminoglycan durch Epimerisierung der Carboxylgruppe am Kohlenstoffatom 5 aus D-Glucuronatresten entsteht. So wird Chondroitin-4-sulfat in Dermatansulfat umgewandelt. Die Sulfatierung verschiedener Glycosaminoglycane (z.B. von Chondroitinsulfat, Heparin, Heparansulfat und Dermatansulfat) erfolgt im Verlauf der Synthese der jeweiligen Glycosaminoglycankette (Formeln in Abb. 5.11).

Bildung von UDP-Glucuronat. Dieses Substrat der Glycosaminoglycansynthese wird im Cytosol aus Glucose-1-phosphat gebildet, welches zunächst, wie bei der Synthese von Glycogen, durch Reaktion mit UTP zu UDP-Glucose umgewandelt wird (☞ Abb. 16.33). Die UDP-Glucose wird dann, katalysiert durch die *UDPG-Dehydrogenase*, zu UDP-Glucuronat oxidiert. Dabei werden zwei Moleküle NAD^+ zu NADH reduziert. UDP-Glucuronat dient nicht nur der Glycosaminoglycansynthese sondern auch der Konjugation von Bilirubin und anderer ausscheidungspflichtiger Stoffwechselprodukte, z.B. von Steroidhormonen und Arzneimitteln.

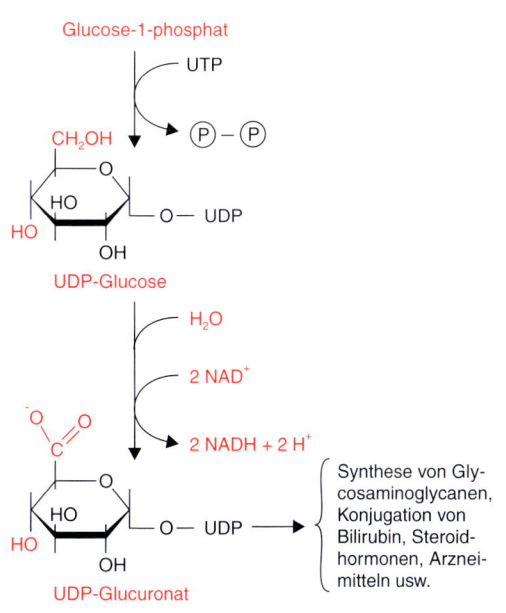

Abb. 16.33: Biosynthese von UDP-Glucuronat aus Glucose-1-phosphat.

Biosynthese der Glycosaminoglycane. Die Glycosaminoglycane werden in einer mehrstufigen Reaktionsspirale synthetisiert. Als Beispiel diene die Synthese von Chondroitinsulfat (☞ Abb. 16.34):

1. Biosynthese des Gerüstproteins

2. β1-glycosidische Bindung eines Xyloserestes (UDP-Xylose als Donor) an die Hydroxylgruppe eines Serinrestes des Gerüstproteins, katalysiert durch die *Xylosyltransferase*

3. an das C-Atom 4 des Xyloserestes wird β1-glycosidisch der erste Galactoserest gebunden; danach erfolgt an dessen C-Atom 3 die β1-glycosidische Bindung eines zweiten Galactoserestes; als Donor für beide Galactosemoleküle fungiert UDP-Galactose; verantwortlich ist die *β-Galactosyltransferase*

4. an das C-Atom 3 des zweiten Galactosemoleküls wird β1-glycosidisch Glucuronat, katalysiert durch eine *Glucuronyltransferase*, gebunden; Glucuronatdonor ist UDP-Glucuronat

5. eine *β-N-Acetylgalactosaminyltransferase* überträgt den N-Acetylgalactosaminylrest von UDP-N-Acetylgalactosamin auf das Glucuronat der wachsenden Glycosaminoglycankette und knüpft eine β-1,4-glycosidische Bindung

6. auf das terminale N-Acetylgalactosamin wird durch die *Glucuronyltransferase* ein weiteres Glucuronatmolekül von UDP-Glucuronat übertragen und dabei eine β-1,3-glycosidische Bindung zwischen dem Glucuronat und dem N-Acetylgalactosaminylrest gebildet; die β-1,3-glycosidisch untereinander verbundenen Glucuronat- und N-Acetylgalactosaminmoleküle repräsentieren die sich in dem Glycosaminoglycan wiederholenden Disaccharideinheiten

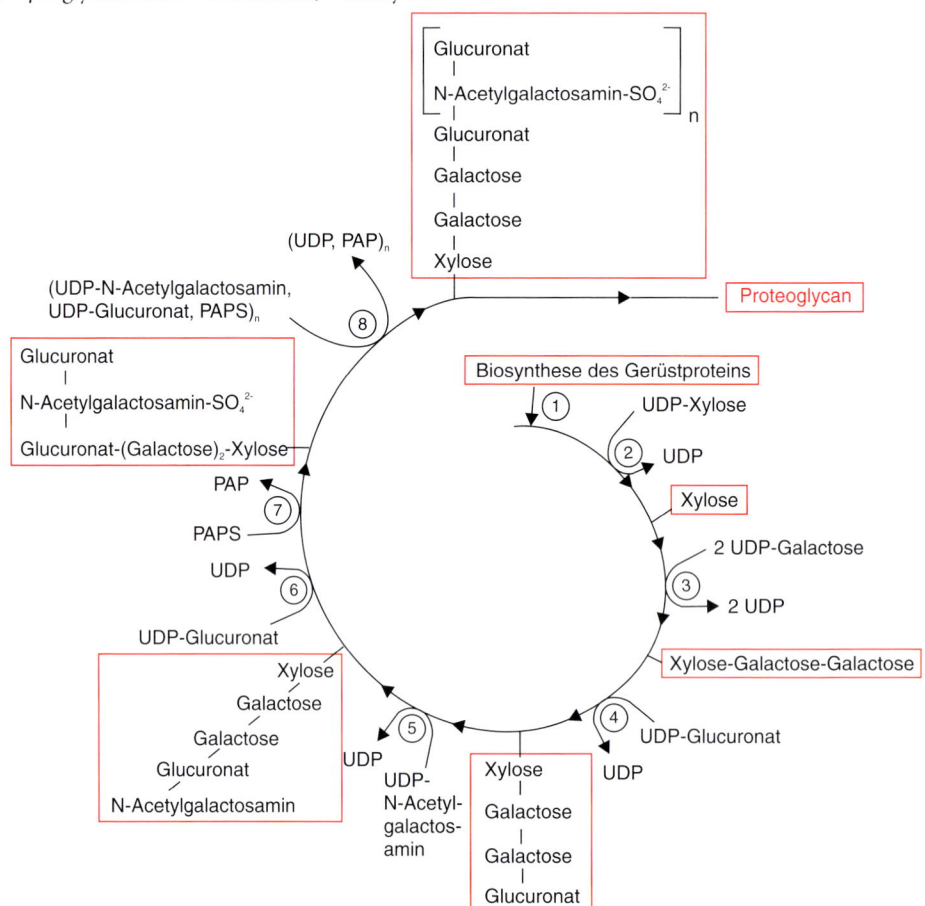

Abb. 16.34: Biosynthese eines Proteoglycans.

7. gleichzeitig mit der Verlängerung der wachsenden Glycosaminoglycankette werden durch eine *Sulfotransferase* Sulfatreste entweder in 4- oder in 6-Stellung der N-Acetylglucosaminreste gebunden. Sulfatdonor ist das energiereiche Phosphoadenosyl-Phosphoryl-Sulfat (PAPS)

8. die Ankopplung von Glucuronat und N-Acetylgalactosamin wird, zusammen mit der Sulfatierung des N-Acetylgalactosamins, alternierend fortgesetzt, so daß schrittweise das typische, aus disaccharidähnlichen Grundeinheiten bestehende, Polymer des Glycosaminoglycans entsteht.

Im Ergebnis weist das neu synthetisierte Glycosaminoglycan, wie das Beispiel Chondroitin-4-sulfat lehrt, folgende Charakteristika auf:

- die Polysaccharidkette des Glycosaminoglycans ist aus sich wiederholenden Disaccharideinheiten aufgebaut, die aus β-Glucuronat(1→ 3)-β-N-Acetylgalactosamin-4-sulfat aufgebaut und untereinander β-1,4-glycosidisch verbunden sind
- die Polysaccharidketten sind an spezifische Serinreste des Gerüstproteins O-glycosidisch über das Tetrasaccharid Xylose-(Galactose)$_2$-Glucuronat gebunden; daraus ergibt sich die folgende Sequenz:

(Glucuronat-β-1→3-N-Acetylglucosamin-4-Sulfat)$_n$-β-1→4-Glucuronat-β-1→
3-Galactose-β-1→3-Galactose-1-β-1→
4-Xylose-β-1→O-Seryl-Protein

Abbau der Glycosaminoglycane. Die Umsatzgeschwindigkeit der Glycosaminoglycane ist sehr unterschiedlich. Die biologische Halbwertszeit des Hyaluronats in der Haut beträgt fünf Tage und die des Chondroitinsulfates im Knorpel 30 Tage. Am sequentiell erfolgenden Abbau der Proteoglycane sind eine größere Zahl von hydrolytisch wirkenden Enzymen lysosomalen Ursprungs beteiligt (☞ Abb. 16.35): *Proteasen* (Abbau des Gerüstproteins), *Glycosidasen* (z.B. β-Galactosidase und Seryl-O-Xylosid-β-Glycosidase), *β-N-Acetylgalactosaminidase, β-N-Acetylglucosaminidase, β-Glucuronidase, α-L-Iduronidase, Deacetylasen* (Abspaltung der Acetylgruppe) und *Sulfatasen* (Abspaltung der Sulfatreste).

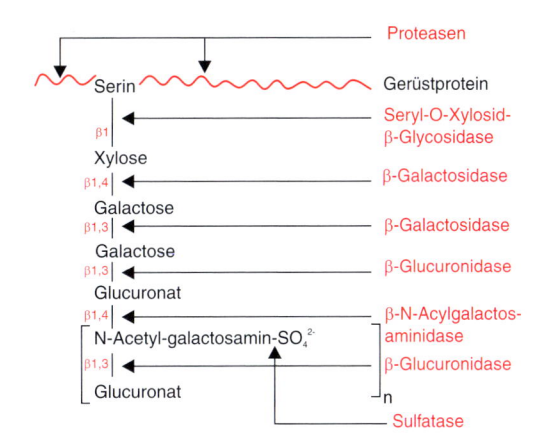

Abb. 16.35: Übersicht über die für den Abbau eines Proteoglycans zuständigen Enzyme.

Erbliche Defekte im Stoffwechsel der Glycosaminoglycane. Bei zahlreichen genetisch bedingten Enzymdefekten im lysosomalen Abbau der Glycosaminoglycane kommt es einer zu massiven Speicherung und Ausscheidung von *Proteoglycanoligosacchariden*. Die meist durch einen schweren Verlauf gekennzeichneten Erkrankungen bezeichnet man als *Mucopolysaccharidosen*. Ihre Erkrankungshäufigkeit liegt bei 1 auf 30.000 Geburten. Betroffen sind Enzyme, die vor allem für den Abbau von Dermatansulfat und Heparansulfat verantwortlich sind. Folgen sind Ansammlungen dieser Glycosaminoglycane bzw. partieller Abbauprodukte von ihnen in den Zellen des Knorpels, der Sehnen, der Fascien, des Periosts, der Blutgefäße, der Cornea sowie in Leber- und Milzzellen. Einige dieser Erkrankungen sind (konsultiere dazu die Abb. 16.35 und die Formeln in Abb. 5.11):

HURLER-Syndrom (Mucopolysaccharidose I). Autosomal-recessiver Erbgang; Defekt in der α-L-Iduronidase, die im Gesunden α-L-Iduronidbindungen in desulfatiertem Dermatan spaltet; es kommt zur Speicherung von *Heparansulfat* und *Dermatansulfat* in verschiedenen Geweben und deren Ausscheidung im Harn. Die wichtigsten Symptome sind *Zwergwuchs, Gargoylismus* ("Wasserspeiergesicht"), *starkes geistiges Zurückbleiben, Corneatrübung.*

HUNTER-Syndrom (Mucopolysaccharidose II). X-chromosomaler Erbgang; Defekt in der *Iduronatsulfatase;* das Enzym spaltet im Gesunden Sulfatreste vom L-Iduronat-2-sulfat des Dermatansulfates, Heparansulfates und Heparins ab; Speicherung von *Dermatansulfat* und *Heparansulfat;* ähnliche Symptome wie I, jedoch schwächer ausgeprägt.

SANFILIPPO-Syndrom (Mucopolysaccharidose III, vier Typen). Autosomal-recessiver Erbgang; *Typ A:* Defekt in der *Heparansulfamidase,* die normalerweise Sulfat von N-Sulfoglucosamin abspaltet; *Typ B:* Defekt in der *N-Acetyl-α-Glucosaminidase,* die beim Gesunden terminale N-Acetyl-glucosaminreste abspaltet; *Typ C:* Defekt in der *Acetyl-CoA-α-glucosamin-N-Acetyltransferase;* diese acetyliert beim Gesunden Glucosamineinheiten des Heparansulfates und Heparins, deren Sulfatreste vorher durch die o.g. Heparansulfamidase entfernt wurden; dies ist die Voraussetzung für die anschließende Abspaltung von N-Acetyl-α-glucosamin beim Abbau von Heparan durch die N-Acetyl-α-Glucosaminidase; *Typ D:* Defekt in der *N-Acetylglucosamin-6-sulfatase,* die normalerweise Sulfatreste vom C-Atom 6 der Glucosaminreste von Heparansulfat hydrolytisch abspaltet. Speicherung von *Heparansulfat;* diese Erkrankung ist mit einer schweren geistigen Retardierung verbunden. Die physischen Defekte sind relativ mild.

MAROTEAUX-LAMY-Syndrom (Mucopolysaccharidose VI). Enzymdefekt in der *N-Acetylgalactosamin-4-sulfatase;* das Enzym spaltet im Gesunden Sulfat von N-Acetyl-D-Galactosamin 4-sulfat-Einheiten im Dermatansulfat und Chondroitinsulfat ab; Speicherung von *Dermatansulfat* und *Chondroitin-4-sulfat.* Die wichtigsten Symptome sind *Deformationen des Skelettes* und *Veränderungen der Cornea.* Die Patienten zeigen eine *normale geistige Entwicklung.*

I-Zellen-Krankheit (Mucolipidose II). Bei dieser Erkrankung liegen lysosomale Einschlüsse großer Mengen von Glycosaminoglycanen und Glycolipiden in Fibroblasten vor (I Abk. von inclusion bodies, zelluläre Einschlußkörper). Ursache ist ein multipler Enzymmangel in den Lysosomen, den Orten des Abbaues der genannten Substanzen, der zu einer schweren geistigen Retardierung sowie zu Wachstumsstillstand und zu Skelettdeformationen führt. Die Erkrankung führt etwa im 4. Lebensjahr zum Tode. Betroffen sind mindestens acht Enzyme. Im Unterschied zu den bisher besprochenen Fällen liegen der I-Zellenkrankheit jedoch *keine Defekte* in der *Biosynthese dieser Enzyme* zugrunde. Man erkennt dies daran, daß sie in großer Aktivität im Blut vorhanden sind und von den betroffenen Kranken im Harn ausgeschieden werden. Bei der I-Zellen-Krankheit gelangen diese Enzyme, infolge eines Defektes in ihrem Adressierungssystem als Basisdefekt, nicht zu ihrem Bestimmungsort, den Lysosomen. Wie in Kap. 13.4.7. ausgeführt, ist Mannose-6-phosphat der Marker für den Enzymtransport in die Lysosomen. Bei den Patienten besteht ein genetischer Defekt in der *Phosphotransferase,* so daß mehrere Enzyme des Glycosaminoglycan- und Glycolipidabbaues nicht mit dem Adressierungssignal Mannose-6-phosphat versehen werden und deshalb nicht in die Lysosomen gelangen können. Die Folge ist die drastische Anhäufung von Glycosaminoglycanen und Glycolipiden in diesen Organellen.

17. Stoffwechsel der Lipide

17.1. Enzymatische Spaltung der Triglyceride

In den *Triglyceriden* (*Triacylglycerine*) sind alle drei Hydroxylgruppen des *Glycerins* (*Glycerol*) mit Fettsäuren verestert. *Triglyceride* stellen die *Hauptlipidfraktion* des *Fettgewebes* dar, sind aber auch in der Leber, im Muskel und in anderen Geweben anzutreffen. In diesen Geweben findet man auch *Mono-* und *Diglyceride* (Mono- und Diacylglycerine), in denen nur eine bzw. zwei Hydroxylgruppen des Glycerins mit Fettsäuren verestert sind. Die Spaltung dieser Lipide erfolgt durch die *Lipasen*. Die *Triacylglycerinlipase* spaltet hydrolytisch Triacylglycerin in Diacylglycerin und Fettsäure, die *Diacylglycerinlipase* hydrolysiert Diacylglycerin zu Monoacylglycerin und Fettsäure und die *Monoacylglycerinlipase* spaltet Monoacylglycerin hydrolytisch zu Glycerin und Fettsäure (☞ Abb. 17.1). Die *Pancreaslipase* hydrolysiert im *Triacylglycerin* bevorzugt die beiden äußeren Esterbindungen und liefert als Spaltprodukte *2-Monoacylglycerin* und *zwei Moleküle Fettsäure*. Die Lipasen des Menschen werden in verschiedene Gruppen untergliedert:

1. die im Sekret des Pancreas vorkommende *klassische Pancreaslipase* ist ein Verdauungsenzym, das im Dünndarm die Spaltung der durch die Nahrung aufgenommenen Tri- und Diglyceride bewirkt (☞ Kap. 29.)

2. die *hepatischen Lipasen*, von denen eine in den Lysosomen der *Parenchymzellen* und eine andere in den Plasmamembranen der *Kupfferschen Sternzellen* vorkommt. Das letztgenannte Enzym spaltet auch Cholesterinester

3. die im *Blutgefäßsystem* und auf der *Oberfläche* von *Fettzellen* vorkommende *Lipoproteinlipase* spaltet die Tri- und Diglyceride der Lipoproteine

4. die in *Fettgewebszellen* vorkommende, durch Hormone kontrollierte (*hormonempfindliche*), Fettgewebslipase.

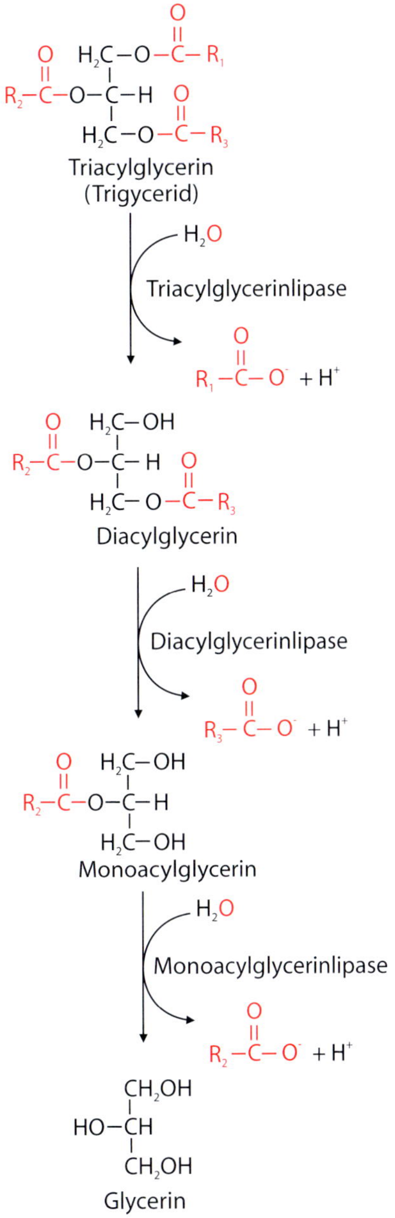

Abb. 17.1: Spaltung eines Triglycerids durch verschiedene Lipasen.

17.2. Abbau der Fettsäuren

Die Reaktionsspirale der β-Oxidation geradzahliger Fettsäuren liefert als Spaltprodukt Acetyl-CoA. Die durch die Triglyceridhydrolyse freigesetzten Fettsäuren werden durch β-*Oxidation* abgebaut. Dabei wird das β-C-Atom der Fettsäure schrittweise oxidiert, was zur Abspaltung eines C_2-Fragmentes in Form einer *Acetylgruppe* und dadurch zu einer Verkürzung der Fettsäure um zwei C-Atome führt. Die verkürzte Fettsäure wird erneut der β-Oxidation unterworfen und dabei wieder um eine Acetylgruppe verkürzt. Dieser Vorgang setzt sich fort bis die gesamte Fettsäure in Acetylgruppen aufgespalten ist. Da die schrittweise erfolgende Abspaltung von Acetylgruppen spiralförmig erfolgt, spricht man bei der β-Oxidation von der *Fettsäurespirale*. Die β-Oxidation ist abhängig von Coenzym A (Coenzym A-SH; Abk. "CoA"; Formel in Abb. 4.17), das dabei eine *zweifache Rolle* spielt, indem es 1. unter Bildung eines *energiereichen Thioesters* zwischen seiner Wirkgruppe, der *SH-Gruppe* seines *Cysteaminanteils*, und der *Acylgruppe* zur Aktivierung der Fettsäure führt (Bildung von *Acyl-Coenzym A*, "*Acyl-CoA*") und 2. die durch die β-Oxidation gebildete Acetylgruppe ebenfalls als Thioester mit dem Coenzym A, als *Acetyl-CoA*, freigesetzt wird. Acetyl-Coenzym A bezeichnet man auch als "*aktive Essigsäure*". Die Einzelschritte der β-Oxidation sind (☞ Abb. 17.2):

1. die Fettsäure wird ATP- und CoASH-abhängig durch die *Fettsäurethiokinase* unter Bildung von *Acyl-CoA* und Freisetzung von AMP und Pyrophosphat aktiviert; als Zwischenprodukt wird *Acyladenylat* gebildet (nicht gezeigt)

2. das Acyl-CoA wird durch eine *FAD-abhängige Acyl-CoA-Dehydrogenase* unter Bildung eines α,β-ungesättigten *Acyl-CoA-Derivates* und $FADH_2$ oxidiert (Entstehung von Δ^2-*trans*-Enoyl-CoA)

3. an das Δ^2-*trans*-Enoyl-CoA wird Wasser angelagert (Hydratisierung) und *L-β-Hydroxyacyl-CoA* (L-3-Hydroxyacyl-CoA) gebildet, katalysiert durch die *Enoylhydratase*

4. *L-β-Hydroxyacyl-CoA* wird durch die *NAD^+-abhängige* β-*Hydroxyacyl-CoA-Dehydrogenase* oxi-

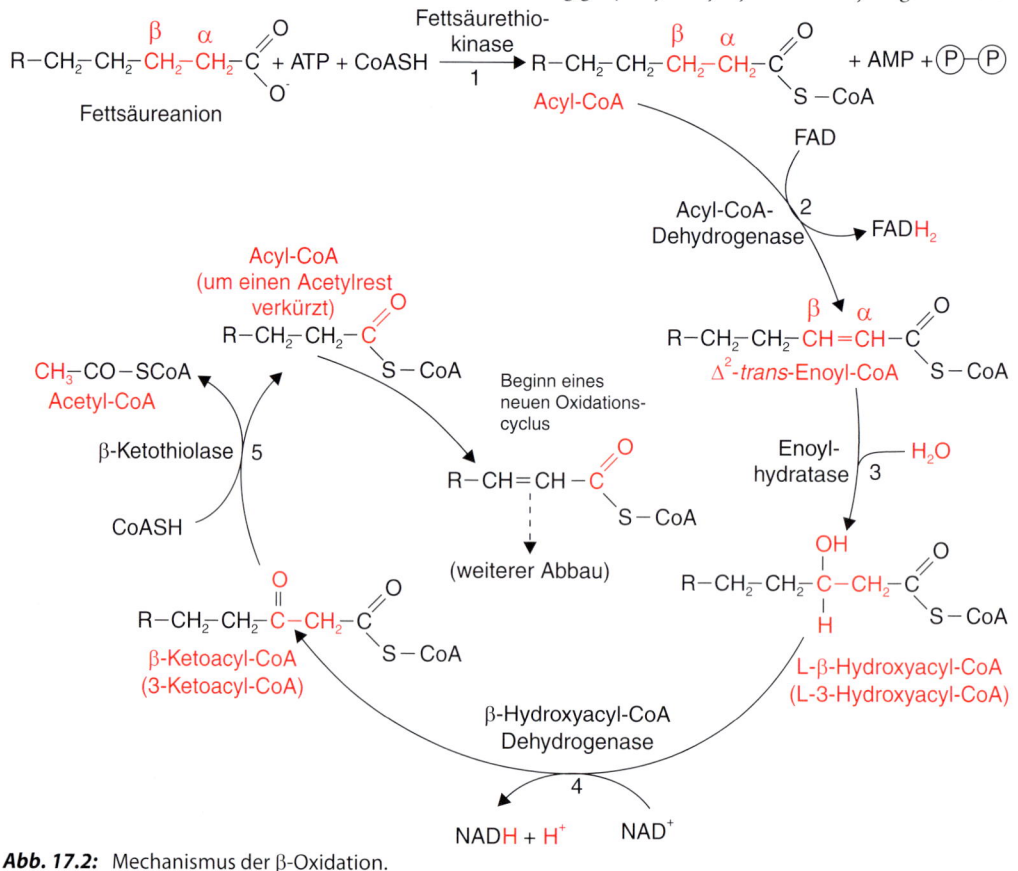

Abb. 17.2: Mechanismus der β-Oxidation.

diert; dabei werden β-*Ketoacyl-CoA* (3-Ketoacyl-CoA) und *NADH* gebildet

5. das β-*Ketoacyl-CoA* wird zwischen dem α- und dem β-C-Atom unter Aufnahme eines weiteren CoASH-Moleküls thiolytisch gespalten; dabei wird *Acetyl-CoA* abgespalten und das hinzugekommene CoASH an die um zwei C-Atome verkürzte Fettsäure gebunden. Das Enzym heißt β-*Ketothiolase*. Das Produkt dieser Reaktion unterliegt erneut der β-Oxidation.

Eine geradzahlige Fettsäure wird nach mehrmaligem Durchlaufen durch die *Fettsäurespirale* in mehrere Acetyl-CoA-Moleküle oxidativ gespalten und dadurch für den Endabbau im Citratcyclus vorbereitet (☞ Kap. 15.). So liefert die β-Oxidation von Palmitinsäure ($C_{15}H_{31}COOH$) acht Moleküle CH_3CO-S-CoA.

Der oxidative Abbau ungeradzahliger Fettsäuren führt zu Propionyl-CoA. Die β-Oxidation der nur in geringen Mengen biologisch auftretenden *ungeradzahligen Fettsäuren*, aber auch der Abbau der C-Skelette von *Isoleucin, Valin* und *Methionin* liefert neben Acetyl-CoA auch *Propionyl-CoA*. Dessen weiteres metabolisches Schicksal hängt von zwei *wasserlöslichen Vitaminen*, dem *Biotin* und dem *Vitamin B_{12}*, ab. *Biotin* ist das *Coenzym* des CO_2-Stoffwechsels und *Vitamin B_{12}* ist unentbehrlich für die Isomerisierung von *L-Methylmalonyl-CoA* zu *Succinyl-CoA*. Die Umsetzung von *Propionyl-CoA* zu *Succinyl-CoA* erfolgt in mehreren Schritten:

- das an die ε-Aminogruppe eines Lysylrestes der *Propionyl-CoA-carboxylase* gebundene Biotin bindet CO_2 und bildet so *Carboxyl-Biotin* ("aktives CO_2"; ☞ Abb. 17.3)
- vom Carboxyl-Biotin wird das CO_2 auf *Propionyl-CoA* durch die ATP-abhängige *Propionyl-CoA-carboxylase* übertragen und dabei *D-Methylmalonyl-CoA* gebildet (☞ Abb. 17.4)
- das D-Methylmalonyl-CoA wird durch die *Methylmalonyl-CoA-epimerase* in *L-Methylmalonyl-CoA* umgewandelt
- *L-Methylmalonyl-CoA* wird durch die Coenzym B_{12}-abhängige *Methylmalonyl-CoA-mutase* zu Succinyl-CoA isomerisiert und damit der Anschluß zum Citratcyclus hergestellt (der Feinmechanismus dieses Enzyms ist in Kap. 30. besprochen).

Abb. 17.3: Enzymgebundenes Carboxyl-Biotin ("aktives CO_2").

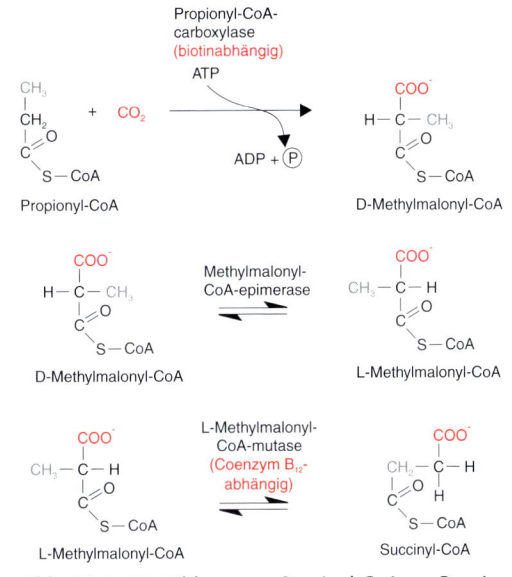

Abb. 17.4: Die Bildung von Succinyl-CoA aus Propionyl-CoA.

Die β-Oxidation ist in den Mitochondrien lokalisiert. Die *Aktivierung der Fettsäuren*, also die Acyl-CoA-Bildung, erfolgt an der *äußeren Mitochondrienmembran*, die β-Oxidation jedoch geht in der mitochondrialen Matrix vor sich. Da die innere Mitochondrienmembran für Acyl-CoA-Verbindungen undurchlässig ist, bedarf es für deren Transport in das Mitochondrieninnere eines *Translocationsmechanismus*. Dieser ist *L-Carnitin*-abhängig (☞ Abb. 17.5A und B). Carnitin ist chemisch *L-β-Hydroxy-γ-Trimethylaminobuttersäure*. Es wird in der Leber und der Niere aus L-Lysin mit Hilfe von *S-Adenosylmethionin* als *Methyldonor* gebildet, gelangt aber auch bei Aufnahme von Muskelfleisch durch die Nahrung in den Organismus. Im Raum zwischen der äußeren und der inneren Mitochondrienmembran wird, katalysiert von der auf der *äußeren Oberfläche* der *Mitochondrieninnenmembran* lokalisierten *Carnitin-Acyltransferase I (Carnitin-Palmitoyltransferase I)*, die Acyl-

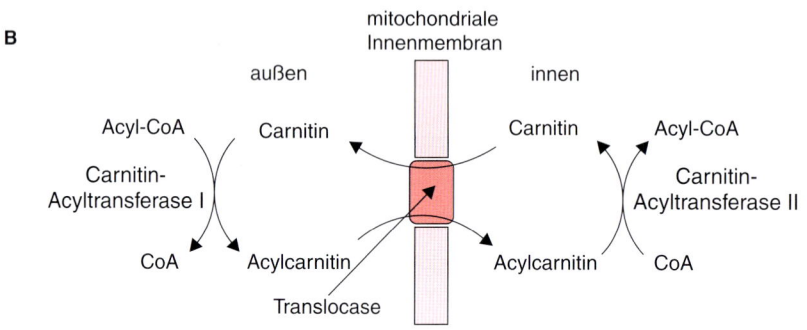

Abb. 17.5: Transport einer aktivierten Fettsäure in das Innere eines Mitochondriums durch Carnitin. **A**: Reaktion der Carnitin-Acyltransferase. **B**: Transport von Acylcarnitin durch die innere Mitochondrienmembran und Demonstration der zwei entgegengesetzt gerichteten Transacylierungen.

gruppe (z.B. die Palmitoylgruppe) vom Acyl-CoA (Palmitoyl-CoA) auf die OH-Gruppe am β-C-Atom des Carnitins übertragen und so Acylcarnitin (*Palmitoylcarnitin*) gebildet. Eine in der Innenmembran der Mitochondrien lokalisierte *Carnitin-Acylcarnitin-Translocase* katalysiert dann den Einwärtstransport des Palmitoylcarnitins in die Mitochondrienmatrix, wo die *Carnitin-Acyltransferase II (Carnitin-Palmitoyltransferase II)* die Palmitoylgruppe zurück auf CoA überträgt, so daß die β-Oxidation beginnen kann. Das freie Carnitin gelangt im Austausch gegen Acylcarnitin, vermittelt durch die *Carnitin-Acylcarnitin-Translocase*, wieder zurück in den intermembranalen Raum.

> **Beim Menschen gibt es vererbbare Defekte in den Transportsystemen des Carnitins.**
>
> 1. Es gibt zwei Formen eines *Carnitinmangels*, eine *systemisch-primäre* und eine *myopathische* Form. Die *systemisch-primäre Form* ist auf einen genetischen Defekt in dem Na^+-abhängigen *Carnitintransportprotein* zurückzuführen, das man bei Gesunden in den Plasmamembranen verschiedener Gewebe findet und das das L-Carnitin unter Nutzung des elektrochemischen Na^+-Gradienten gegen sein Konzentrationsgefälle von extrazellulär nach intrazellulär transportiert und dort akkumuliert. In der Niere verursacht der Defekt eine mangelhafte tubuläre Rückresorption des L-Carnitins, was zu einem Carnitinmangel führt. Bei der systemisch-primären Form des Carnitinmangels findet man niedrige Plasmaspiegel an L-Carnitin, eine erhöhte Carnitinausscheidung und eine Hypoglycämie. Letztere wird durch einen erhöhten Glucoseverbrauch in der Muskulatur infolge mangelhafter Fettsäureoxidation verursacht. Zufuhr von L-Carnitin *per os* als therapeutische Maßnahme führt zu einer Besserung des Zustandes.

Die mit einer Fettspeicherung im Muskel verbundene *myopathische Form* des Carnitinmangels hat andere Ursachen. Bei einem Teil der Patienten besteht ein spezifischer Transportdefekt für L-Carnitin durch die Muskelmembran. Diese Form reagiert auf oral zugeführtes L-Carnitin. Bei einer anderen Form der *Carnitinmangel-Myopathie* ist der Carnitintransport in die Muskulatur normal und die Patienten reagieren nicht auf zugeführtes Carnitin.

2. Der häufigste genetische Defekt im Lipidstoffwechsel des Skelettmuskels betrifft die *Carnitin-Palmitoyltransferase II*. Dieser geht mit Muskelschmerzen, erhöhten Aktivitäten von muskelspezifischen Enzymen im Blutplasma und Myoglobinurie (vor allem beim Fasten, bei längerer körperlicher Anstrengung und im Kältestress) einher. Beim Menschen wurden auch Mutationen im *Carnitin-Palmitoyltransferase I-Gen* gefunden.

3. Die *Carnitin-Acylcarnitin-Translocase* ist eines von zehn untereinander eng verwandten Transportproteinen der mitochondrialen Innenmembran. Beim Menschen wurden Mutationen im Gen dieses Translocaseproteins identifiziert. Sie äußern sich in Muskelkrämpfen, die besonders dann auftreten, wenn die Fettsäureoxidation der vorherrschende energieliefernde Prozeß ist, z.B. nach Aufnahme einer fettreichen Nahrung, nach energiebeanspruchender körperlicher Bewegung oder bei Nahrungskarenz. Bei Neugeborenen beobachtet man eine Bradycardie und eine periodische Apnoe.

Energetische Aspekte der β-Oxidation. Die Oxidation eines Moleküls Stearyl-CoA (18 C-Atome) durch die Fettsäurespirale verläuft nach folgender Gleichung:

$$CH_3\text{-}(CH_2)_{16}\text{-}CO\text{-}S\text{-}CoA + 8\ FAD$$
$$+ 8\ NAD^+ + 8\ CoASH + 8\ H_2O \rightarrow$$
$$9\ Acetyl\text{-}S\text{-}CoA + 8\ FADH_2 + 8\ NADH + 8\ H^+$$

In jedem Durchgang durch die Fettsäurespirale entstehen je ein Molekül FADH$_2$ und NADH. Die zwei reduzierten Coenzyme werden durch die Atmungskette oxidiert. Bei der Oxidation von einem Molekül FADH$_2$ werden 1,5 Moleküle ATP und von einem Molekül NADH 2,5 Moleküle ATP, insgesamt also vier Moleküle ATP pro freigesetztes Acetyl-CoA, gebildet (☞ Kap. 15.). Die acht Durchgänge durch die Fettsäurespirale, die für die β-Oxidation von Stearyl-CoA nötig sind, liefern folglich 32 Moleküle ATP. Die neun dabei aus dem Stearyl-CoA gebildeten Acetyl-CoA-Moleküle liefern bei ihrer Oxidation im Citratcyclus und in der Atmungskette insgesamt 90 ATP-Moleküle (die Oxidation eines Acetyl-CoA-Moleküls liefert zehn Moleküle ATP, ☞ Kap. 15.). Die *vollständige Oxidation* eines Moleküls *Stearyl-CoA* liefert demzufolge *122 Moleküle ATP*. Zur Berechnung der Zahl der ATP-Moleküle, die bei der Oxidation von einem Molekül Stearat netto gebildet werden, muß man berücksichtigen, daß bei der Stearataktivierung ein Molekül ATP zu AMP und Pyrophosphat gespalten wird, zur Rephosphorylierung von AMP aber zwei Moleküle ATP erforderlich sind. In der Bilanz führt die vollständige Oxidation von einem Molekül Stearat zur Synthese von 120 Molekülen ATP. Das ΔG°' der Oxidation von Stearat beträgt -10718 kJ mol^{-1}. Davon werden 30,7 kJ (dies ist ΔG°' der letzten Pyrophosphatbindung im ATP) x 120 = 3684 kJ im ATP gespeichert. Der energetische Wirkungsgrad der biologischen Fettsäureoxidation beträgt demzufolge 34 %.

Die Bedeutung der Peroxisomen für den Lipidstoffwechsel. *Peroxisomen* enthalten ein β-Oxidationssystem für *langkettige* und *verzweigte Fettsäuren* sowie für Fettsäuren mit *zwei Carboxylgruppen* und für *Eikosanoide*. Peroxisomen sind auch in der Lage, *Etherphospholipide* zu synthetisieren. Weiterhin sind Peroxisomen verantwortlich für die β-Oxidation der Seitenkette der Abkömmlinge des Cholesterins bei der Gallensäuresynthese. Geschwindigkeitsbestimmend für die peroxisomale Fettsäureoxidation ist die FAD-abhängige *Acyl-CoA-Oxidase*, die Acyl-CoA unter *Sauerstoffaufnahme* zu Δ^2-*trans*-Enoyl-CoA oxidiert und dabei, abweichend von der FAD-abhängigen mitochondrialen *Acyl-CoA-Dehydrogenase*, H$_2$O$_2$ bildet. Letzteres wird durch die peroxisomale Katalase zu Wasser und Sauerstoff gespalten.

17.3. Stoffwechsel der Ketonkörper

Unter Ketonkörpern versteht man eine pathobiochemisch wichtige Gruppe von Stoffwechselprodukten, die aus *Acetoacetat*, β-*Hydroxybutyrat* (da dieses metabolisch eng mit dem *Acetoacetat* zusammenhängt, zählt man es auch zu den Ketonkörpern, obwohl es keine Ketogruppe enthält) und *Aceton* besteht (☞ Abb. 17.6.). Von diesen drei Substanzen entsteht zuerst *Acetoacetat*, welches danach in die beiden anderen Metabolite umgewandelt wird. Im *gesunden Menschen* ist die *Bildungsgeschwindigkeit* der *Ketonkörper sehr klein* und ihr *Blutspiegel niedrig*. Unter pathologischen Bedingungen aber (z.B. bei *Diabetes mellitus* und *Nahrungskarenz*) steigt ihre Synthesegeschwindigkeit und dadurch auch ihr Blutspiegel an. Die Folge davon kann eine *lebensbedrohliche pH-Erniedrigung* im Blut sein (*Acidose*), da Acetoacetat und β-Hydroxybutyrat als Anionen im Blut eine Verminderung der HCO_3^--Konzentration bewirken. Es kommt zur Bildung eines sauren Harns und zur Ausscheidung von Aceton durch die Lunge und die Haut (apfelartiger Geruch der Ausatmungsluft und des Schweißes eines unbehandelten Diabetikers). Die Ketonkörper entwickeln bei hohen Konzentrationen, wie sie z.B. bei einem unbehandelten Diabetes mellitus erreicht werden können, schwere toxische Wirkungen auf das Zentralnervensystem und führen dadurch und durch die Acidose zu tiefer Bewußtlosigkeit (*diabetisches Koma*).

Abb. 17.6: Die drei Ketonkörper: Acetoacetat, Aceton und β-Hydroxybutyrat.

Die Synthese von Acetoacetat erfolgt aus Acetyl-CoA. Die Ketonkörpersynthese (*Ketogenese*) geht stufenweise in den Mitochondrien der Leberzellen vor sich (☞ Abb. 17.7.):

- Zusammenlagerung von *zwei Molekülen Acetyl-CoA* zu *Acetoacetyl-CoA* und Freisetzung von *CoASH*; das verantwortliche Enzym ist die *Acetoacetyl-CoA-Thiolase*

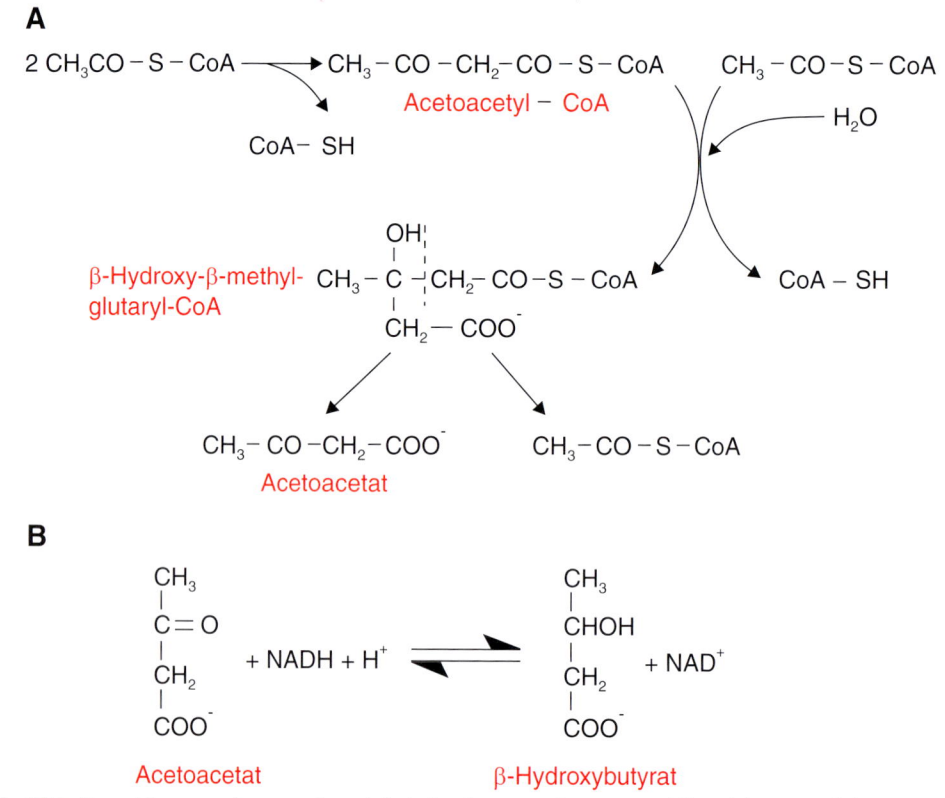

Abb. 17.7: Ketonkörpersynthese aus Acetyl-CoA: Synthese von Acetoacetat (A) und dessen Reduktion zu β-Hydroxybutyrat (B).

- Acetoacetyl-CoA reagiert mit einem weiteren Molekül Acetyl-CoA und bildet - unter erneuter Freisetzung eines Moleküls CoASH - β-*Hydroxy-β-methylglutaryl-CoA*; das hierfür zuständige Enzym kontrolliert die Geschwindigkeit der Ketogenese und heißt β-*Hydroxy-β-methylglutaryl-CoA-Synthase* (*HMG-CoA-Synthase*). In der Zelle kommt die HMG-CoA-Synthase in zwei verschiedenen Isoenzymen vor, die durch unterschiedliche Gene codiert werden, 1. der *mitochondrialen*, an der Ketogenese beteiligten Form und 2. der *cytosolischen* Form, die für die Biosynthese des Cholesterins erforderlich ist.
- das aus sechs Kohlenstoffatomen bestehende β-*Hydroxy-β-methylglutaryl-CoA* wird durch die β-*HMG-CoA-Lyase* zu *Acetoacetat* und *Acetyl-CoA* gespalten
- Acetoacetat wird unter Verbrauch von NADH durch die mitochondriale β-*Hydroxybutyratdehydrogenase* zu β-*Hydroxybutyrat* reduziert. Das leichtflüchtige Aceton hingegen entsteht durch spontane Decarboxylierung von Acetoacetat.

Der Abbau der Ketonkörper erfolgt vorwiegend im Muskel. Acetoacetat und β-Hydroxybutyrat können im Stoffwechsel unter Energiegewinnung wiederverwertet werden. Orte hierfür sind vor allem die Skelettmuskulatur und das Herz, nach einer längeren Zeit der Anpassung auch das Zentralnervensystem. Der Abbau erfolgt alternativ durch folgende Reaktionen:

1. Acetoacetat + Succinyl-S-CoA
→ Acetoacetyl-S-CoA + Succinat

2. Acetoacetat + CoASH + ATP
→ Acetoacetyl-S-CoA + AMP + PP
(PP: Pyrophosphat)

Das gebildete Acetoacetyl-CoA wird dann thiolytisch zu zwei Molekülen Acetyl-CoA gespalten:

Acetoacetyl-S-CoA + CoASH
→ 2 Acetyl-S-CoA

Das Acetyl-CoA wird anschließend im Citratcyclus abgebaut und in der Atmungskette oxidiert.

Im Diabetes mellitus und bei Nahrungskarenz kann es zu einer oft massiv gesteigerten Ketonkörperbildung kommen. Im Zustand des Hungerns besteht ein Mangel an Glucose und im Diabetes mellitus kann die im Überschuß vorhandene Glucose nicht verwertet werden. In beiden Fällen führt dies infolge einer glucagon- und cortisolverursachten Aktivierung der *hormonkontrollierten Fettgewebslipase* zu einer stark gesteigerten *Fettsäurefreisetzung* aus dem *Fettgewebe* in das Blut. Quelle der Fettsäuren sind die *Triglyceride* des Fettgewebes. Die Fettsäuren gelangen in die *Leber*, werden dort durch CoASH aktiviert und unterliegen der β-Oxidation. Die dadurch eintretende *massive Acetyl-CoA-Bildung* ist so groß, daß die Kapazität des Citratcyclus nicht ausreicht, die anflutenden Acetyl-CoA-Moleküle aufzunehmen und abzubauen. Außerdem kommt es in der Leber zu einer Steigerung von *Acyl-CoA-Derivaten*, die allosterisch die *Citratsynthase*, das wichtigste Kontrollenzym des Citratcyclus, hemmen. Dadurch wird die Abbaukapazität des Citratcyclus zusätzlich beeinträchtigt. Die Ketonkörperbildung stellt ein Ventil für die Leber dar, mit dem anflutenden Acetyl-CoA fertig zu werden (☞ Abb. 17.10).

17.4. Fettsäuresynthese und Bildung von Triglyceriden

17.4.1. Fettsäuresynthese

Es gibt wichtige Unterschiede zwischen der Synthese und dem Abbau der Fettsäuren. Die Biosynthese der Fettsäuren ist *nicht* die Umkehrung ihres Abbaues, sondern verläuft 1. örtlich getrennt von diesem und unterscheidet sich 2. von diesem auch in ihrem Mechanismus:

1. die β-*Oxidation* erfolgt in der *mitochondrialen Matrix*, die *Synthese der Fettsäuren* hingegen geht im *Cytosol* vor sich

2. die β-*Oxidation* ist NAD^+-*abhängig*, die *Fettäuresynthese* benötigt *NADPH*

3. als *Acetyldonor* wirkt bei der Synthese von Fettsäuren *Malonyl-CoA*, das bei dem Fettsäureabbau überhaupt nicht auftritt

4. die Zwischenprodukte der Fettsäuresynthese sind über eine bestimmte Synthesestrecke nicht mit CoASH, sondern mit der SH-Gruppe des *Acyl-Carrier-Proteins* (*ACPSH*) in Form eines Thioesters verbunden

5. die Fettsäuresynthese wird von einem *Multienzymkomplex* katalysiert, den man als *Fettsäuresynthasekomplex* bezeichnet; die β-Oxidation wird durch Einzelenzyme katalysiert.

Die Bildung von Malonyl-CoA erfolgt durch Carboxylierung von Acetyl-CoA. In einer die Fettsäuresynthese vorbereitenden Reaktion wird *Malonyl-CoA* aus *Acetyl-CoA* und HCO_3^- gebildet (☞ Abb. 17.8). Das hierfür zuständige Enzym ist die (nicht zum *Fettsäuresynthasekomplex* gehörende) *biotinabhängige Acetyl-CoA-Carboxylase*, die eine ähnliche Reaktion wie die besprochene Propionyl-CoA-Carboxylase katalysiert. Das Biotin wird unter Verbrauch von ATP carboxyliert:

$$\text{Biotin-Enzym} + ATP + HCO_3^- \rightarrow$$
$$\text{Carboxyl-Biotin-Enzym} + ADP + P_a$$

Das aktivierte CO_2 wird dann vom *Carboxyl-Biotin-Enzym-Komplex* unter Entstehung von *Malonyl-CoA* auf *Acetyl-CoA* übertragen:

(Acetyl-CoA)
$$CH_3CO\text{-S-CoA} + \text{Carboxyl-Biotin-Enzym} \rightarrow$$
$$^-OOC\text{-}CH_2\text{-CO-S-CoA} + \text{Biotin-Enzym}$$
(Malonyl-CoA)

Zusammensetzung des Fettsäuresynthasekomplexes und Mechanismus der Fettsäuresynthese. Der *Fettsäuresynthasekomplex* besteht aus *zwei identischen Untereinheiten*. Jede dieser Untereinheiten (M_r 260.000) enthält *drei Strukturdomänen*, auf die jeweils *sieben Enzymaktivitäten* und das *Acyl-Carrier-Protein* verteilt sind. Für die vom Fettsäuresynthasekomplex katalysierte Synthese von *Palmitat* ($CH_3(CH_2)_{14}COO^-$) gilt folgende Stöchiometrie:

$$\text{Acetyl-S-CoA} + 7 \text{ Malonyl-S-CoA}$$
$$+ 14 \text{ NADPH} + 20 H^+ \rightarrow$$
$$\text{Palmitat} + 7 CO_2 + 14 NADP^+$$
$$+ 8 \text{ CoASH} + 6 H_2O$$

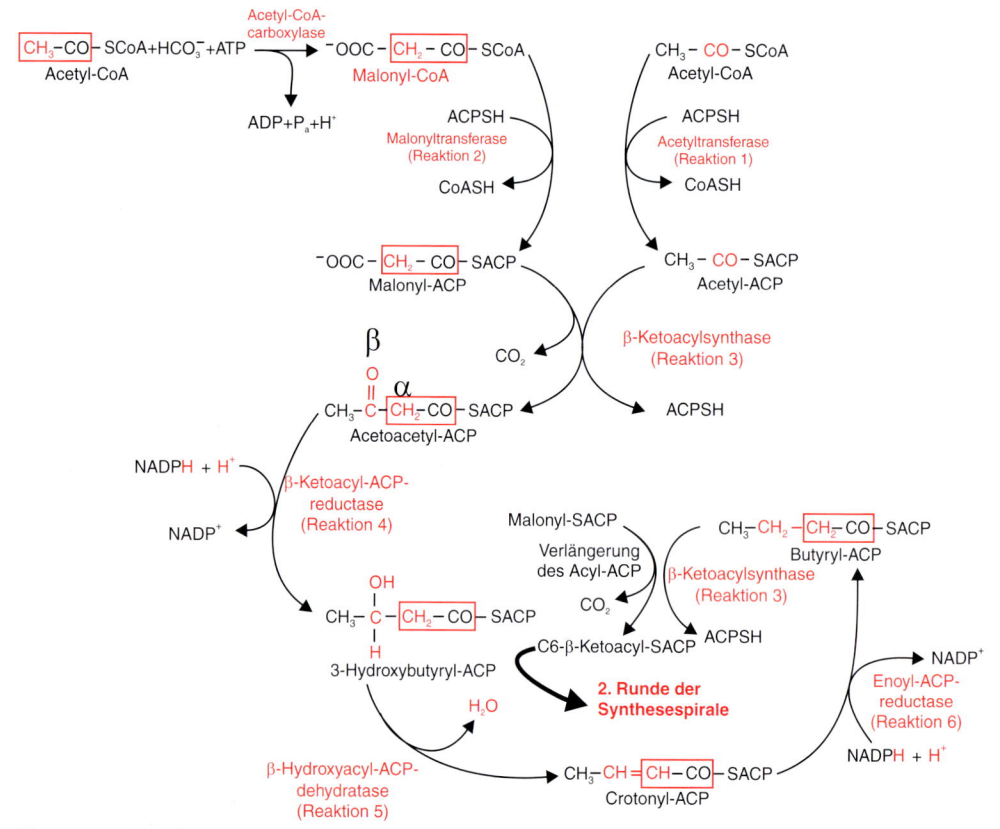

Abb. 17.8: Die Reaktionsschritte der Fettsäuresynthese.

17.4. Fettsäuresynthese und Bildung von Triglyceriden

Man sieht, daß zusätzlich zu einem Molekül Acetyl-CoA sieben Moleküle Malonyl-CoA gebraucht werden, die allerdings im Verlauf der Acylsynthese wieder decarboxyliert werden, so daß der Fettsäuresynthasekomplex diese als C_2-Einheiten behandelt. Die *Fettsäuresynthese* beginnt mit dem Eintritt von *Acetyl-CoA* und *Malonyl-CoA* in den *Fettsäuresynthasekomplex* (☞ Abb. 17.8). In der Domäne 1 der Fettsäuresynthase werden diese beiden Substrate, katalysiert durch die *Acetyltransacetylase* (*Reaktion 1*) und die *Malonyltransacetylase* (*Reaktion 2*) mit dem *ACPSH* verbunden. Dann tritt die β-*Ketoacylsynthase* in Aktion und bildet unter CO_2-Abspaltung und Freisetzung eines ACPSH-Moleküls Acetoacetyl-S-ACP (*Reaktion 3*). Durch die Domäne 2 wird Acetoacetyl-S-ACP unter Verbrauch von zwei Molekülen NADPH stufenweise reduziert und dehydratisiert (*Reaktionen 4, 5 und 6*). Mit der Bildung von Butyryl-S-ACP beginnt die nächste Runde der Synthese, indem dieses mit dem Acetylrest eines weiteren Malonyl-CoA (nach dessen Decarboxylierung) kondensiert. Im Verlauf von weiteren sechs Runden der Fettsäuresynthasespirale entsteht *Palmitoyl-ACP*. Dieses wird in der Domäne 3 des Multienzymkomplexes durch die Thioesterase (TE) hydrolysiert. Dadurch wird Palmitat freigesetzt:

> (Palmitoyl-ACP)
> $CH_3-(CH_2)_{14}-CO-S-ACP + H_2O \xrightarrow{TE}$
> $CH_3-(CH_2)_{14}-COO^- + ACPSH$
> (Palmitat)

Der Fettsäuresynthasekomplex vermag maximal acht Acetylreste zusammenzufügen und Palmitat zu bilden. Für *Kettenverlängerungen* und für die Einführung einer *Doppelbindung* in das Fettsäuremolekül (z.B. für die Bildung von *Ölsäure*) sind zusätzliche Enzymsysteme erforderlich.

Verlängerung der Fettsäuren und Einführung einer Doppelbindung. Die Umwandlung von Palmitat zu Stearat (Verlängerung der Kette um zwei CH_2-Gruppen) bedarf eines weiteren Enzymsystems. Stearyl-CoA ($CH_3-(CH_2)_{16}-CO-S-CoA$) entsteht durch ein an das ER gebundenes Enzym, das an Palmitoyl-CoA einen C_2-Rest anhängt. Donor dieses C_2-Restes ist Malonyl-CoA, das bei dieser Reaktion decarboxyliert wird:

> (Palmitoyl-CoA)
> $CH_3-(CH_2)_{14}-CO-S-CoA + Malonyl-S-CoA =$
> $CH_3-(CH_2)_{16}-CO-S-CoA + CO_2 + CoASH$
> (Stearyl-CoA)

Das ER ist durch eine *Oxygenase* ("*Desaturase*") außerdem dazu befähigt, unter Wasserstoffabspaltung eine Doppelbindung in langkettige Fettsäuren einzufügen, z.B. Stearyl-CoA in Oleyl-CoA (Δ^9-Octadecenyl-CoA) umzuwandeln:

> Stearyl-CoA + NADPH + H^+ + $O_2 \rightarrow$
> Oleyl-CoA + $NADP^+$ + $2 H_2O$

Säugetiergewebe sind nicht befähigt, Doppelbindungen an Kohlenstoffatomen oberhalb von C-9 in die jeweilige Fettsäure einzuführen, d.h. sie sind *nicht* in der Lage, Linolsäure ($\Delta^{9,12}$-Octadecadiensäure) und Linolensäure ($\Delta^{9,12,15}$-Octadecatriensäure) aus Ölsäure zu bilden. Da diese höher ungesättigten Fettsäuren grundlegende biochemische und physiologische Funktionen haben, müssen sie mit der Nahrung zugeführt werden, d.h. sie gehören zu den essentiellen Fettsäuren.

An das ER ist auch eine *Hydroxylase* gebunden, die, zusammen mit einem weiteren, nicht an das ER gebundenen Enzyms, die ω-CH_3-*Gruppe* von Fettsäuren in einer Zweischrittreaktion zu einer Carboxylgruppe oxidieren und so aus einer *Monocarboxylsäure* eine *Dicarboxylsäure* bilden kann. Bevorzugt werden Fettsäuren mit acht bis zwölf C-Atomen. Zuerst wird deren ω-CH_3-Gruppe durch die NADPH- und O_2-abhängige Hydroxylase des ER zu einer ω-CH_2OH-Gruppe hydroxyliert, dann wird diese NAD^+-abhängig durch das zweite Enzym zur Carboxylgruppe oxidiert.

Herkunft von Acetyl-CoA und NADPH für die Fettsäuresynthese. Fettsäuren werden vorwiegend bei einem vermehrten Angebot an Glucose synthetisiert, z.B. nach einer kohlenhydratreichen Mahlzeit. Ihr Syntheseort ist die Leber. Die Glucose wird im Cytosol der Leberzellen zu Pyruvat abgebaut, welches dann in den Mitochondrien durch oxidative Decarboxylierung zu Acetyl-CoA umgewandelt wird. Das intramitochondrial gebildete Acetyl-CoA steht der Fettsäuresynthese jedoch nicht unmittelbar zur Verfügung, da diese im Cytosol stattfindet, die Mitochondrienmembran aber für Acetyl-CoA nicht durchlässig ist. Wie gelangt das Acetyl-CoA in das Cytosol? Als "*Acetylträger*" fungiert intramitochondriales *Citrat*, das in der Mitochondrienmatrix durch die Citratsynthase aus Acetyl-CoA und Oxalacetat entsteht und durch die innere Mitochondrienmembran hindurchtreten und so in das Cytosol gelangen kann (☞ Abb. 15.18). Dort wird das Citrat durch die *ATP-abhängige Citratlyase* wieder zu Acetyl-CoA und Oxalacetat gespalten und so das für die Fettsäuresynthese erforderliche Acetyl-CoA zurückgebildet:

> Citrat + ATP + CoASH + H_2O →
> Acetyl-S-CoA + Oxalacetat + ADP + P_a

Oxalacetat wird im Cytosol unter Verbrauch von NADH durch die NAD^+-abhängige, cytosolische *Malatdehydrogenase* (1.) zu Malat reduziert, das danach durch $NADP^+$-abhängige oxidative Decarboxylierung, katalysiert durch das $NADP^+$-abhängige "*Malatenzym*" (2.), in Pyruvat umgewandelt wird. Dieses tritt wieder in die Mitochondrien ein:

> 1. Oxalacetat + NADH + H^+ = Malat + NAD^+

> 2. Malat + $NADP^+$ =
> Pyruvat + CO_2 + NADPH + H^+

Dabei wird pro Acetyl-CoA, das mittels Citrat als Carriermolekül aus den Mitochondrien in das Cytosol gelangt, durch Oxidation eines NADH-Moleküls ein Molekül NADPH gebildet. Die acht Acetyl-CoA-Moleküle, die für die Synthese von einem Molekül Palmitat gebraucht werden, liefern demzufolge acht Moleküle Oxalacetat. Bei deren Umwandlung zu Pyruvat werden unter Verbrauch von acht NADH-Molekülen acht Moleküle NADPH gebildet. Diese stehen für die Fettsäuresynthese direkt zur Verfügung. Bei der Synthese von einem Palmitatmolekül werden aber 14 Moleküle NADPH gebraucht, so daß sechs NADPH-Moleküle aus einer anderen Quelle stammen müssen. Sie werden durch Oxidation des Glucose-6-phosphates, also aus dem oberen Teil des Pentosephosphatweges, geliefert (☞ Kap. 16.). Dieser ebenfalls im Cytosol lokalisierte Stoffwechselweg wird bei der Fettsäuresynthese verstärkt beschritten, so daß er in der Lage ist, ausreichend NADPH bereitzustellen.

17.4.2. Biosynthese der Triglyceride

Ausgangssubstrate für die Triglyceridsynthese sind Glycerin-3-phosphat und Acyl-CoA (☞ Abb. 17.9). Glycerin-3-phosphat entsteht entweder durch Reduktion von Dihydroxyacetonphosphat mittels NADH (Enzym: *Glycerin-3-phosphat-Dehydrogenase*) oder durch ATP-abhängige Phosphorylierung von Glycerin (Enzym: *Glycerinkinase*). Hauptorte der Triglyceridsynthese sind die Leber und das Fettgewebe. Die die Triglyceridsynthese katalysierenden Enzyme sind zu einem Multienzymsystem, dem *Triacylglyceridsynthasekomplex*, zusammengeschlossen. Dieser ist mit der *Membran* des *endoplasmatischen Reticulums* vergesellschaftet. Die *Triglyceridsynthese* besteht aus folgenden Schritten:

- Glycerin-3-phosphat reagiert stufenweise mit zwei Molekülen Acyl-CoA und geht dabei – via *Lysophosphatidat* - in Diacylglycerin-3-phosphat (*Phosphatidat*, dieses ist das Salz der *Phosphatidsäure*) über. Das diese Reaktionen katalysierende Enzym heißt *Glycerin-3-phosphat-acyltransferase*. Der mit dem C-Atom 2 des Glycerinrestes veresterte Acylrest ist meist *ungesättigt* (Erklärung der sn-Bezeichnung in Kap. 6.)

- vom Phosphatidat wird durch eine Phosphatase (*Phosphatidatphosphohydrolase*) das Phosphat hydrolytisch abgespalten und Diacylglycerin (DAG; Diglycerid) gebildet. Die Phosphatidatphosphohydrolase gehört zu einer Gruppe von Phosphohydrolasen, die nicht nur Phosphatidat, sondern auch andere Lipidphosphate hydrolytisch spalten. Man bezeichnet sie deshalb als *Lipidphosphatphosphohydrolasen*

- Diacylglycerin reagiert, katalysiert durch die *Diacylglycerinacyltransferase*, mit einem dritten Molekül Acyl-CoA unter Bildung von *Triacylglycerin* (*Triglycerid*).

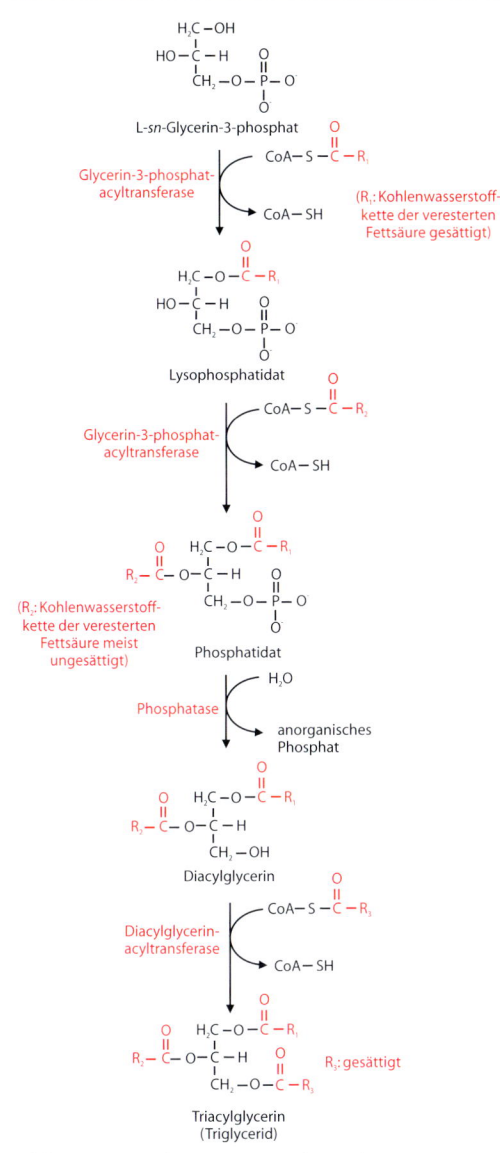

Abb. 17.9: Synthese eines Triglycerids.

17.5. Beziehungen zwischen Kohlenhydrat- und Lipidstoffwechsel

Nach Aufnahme einer kohlenhydratreichen Nahrung kommt es in der Leber zur Synthese von Fettsäuren und von Triglyceriden. Die Fettsäuren werden durch Bindung an Albumin und die Triglyceride durch eine bestimmte Klasse von Lipoproteinen, den *VLDL* ("*Very-Low-Density-Lipoproteins*"), auf dem Blutweg aus der Leber in das Fettgewebe und in andere Gewebe transportiert. Diese Vorgänge stehen unter der Kontrolle von *Insulin*, welches unter diesen Bedingungen (*Anstieg des Blutglucosespiegels*) vermehrt aus den β-Zellen des Pancreas sezerniert wird und in der Leber nicht nur die *Glycogensynthese* sondern auch die *Fettsäure-* und *Triglyceridsynthese* stimuliert.

Die *Kontrollreaktion* der *Fettsäuresynthese* ist die *Carboxylierung* von *Acetyl-CoA* zu *Malonyl-CoA* (☞ Abb. 17.10). Das diese Reaktion katalysierende Enzym, die *Acetyl-CoA-Carboxylase*, wird durch *Citrat* und *Isocitrat* allosterisch aktiviert. Da Citrat und Isocitrat bei vermehrtem Glucoseverbrauch ansteigen, kommt es unter dieser Bedingung zu einer Steigerung der Fettsäuresynthese. Ein erhöhter Glucoseverbrauch führt aus zwei weiteren Gründen ebenfalls zu einer Erhöhung der Fettsäuresynthese:

1. infolge erhöhter Anlieferung von Acetyl-CoA
2. infolge vermehrter Bereitstellung von Glycerin-3-phosphat.

Ein Mangel an ATP, etwa infolge einer beeinträchtigten Glucoseverwertung oder erhöhten Arbeitsleistung, verursacht infolge des reziprok dazu erfolgenden AMP-Anstieges eine Aktivierung der AMP-abhängigen Proteinkinase, die die Acetyl-CoA-Carboxylase phosphoryliert und dadurch inaktiviert. Dieser Effekt leistet einen bedeutenden Beitrag an der Unterbindung der Fettsäuresynthese bei Glucosemangel und bei verstärkter muskulärer Arbeitsleistung. Die AMP-abhängige Proteinkinase darf man *nicht* mit der *cAMP-abhängigen* Proteinkinase A verwechseln (☞ Abb. 17.23).

Bei mangelhafter Zufuhr von Kohlenhydrat (*Fasten*) oder bei Diabetes mellitus (*Insulinmangel*) ist der Glucoseabbau vermindert und dadurch die Acetyl-CoA- und Glycerin-3-phosphat-Bildung erniedrigt sowie der Citratspiegel gesenkt. Diese Veränderungen tragen zur Verminderung der Fettsäure- und Triglyceridsynthese wesentlich bei. In dieser Stoffwechselsituation herrscht der Triglyceridabbau im Fettgewebe und der Fettsäureabbau in der Leber vor. Diese Prozesse werden durch die Antagonisten des Insulins (*Glucagon, Cortisol*) gefördert, deren Wirkungen infolge des dann bestehenden Insulinmangels die Oberhand gewinnen. Der verstärkte Triglyceridabbau im Fettgewebe führt zu einer erhöhten Freisetzung von unver-

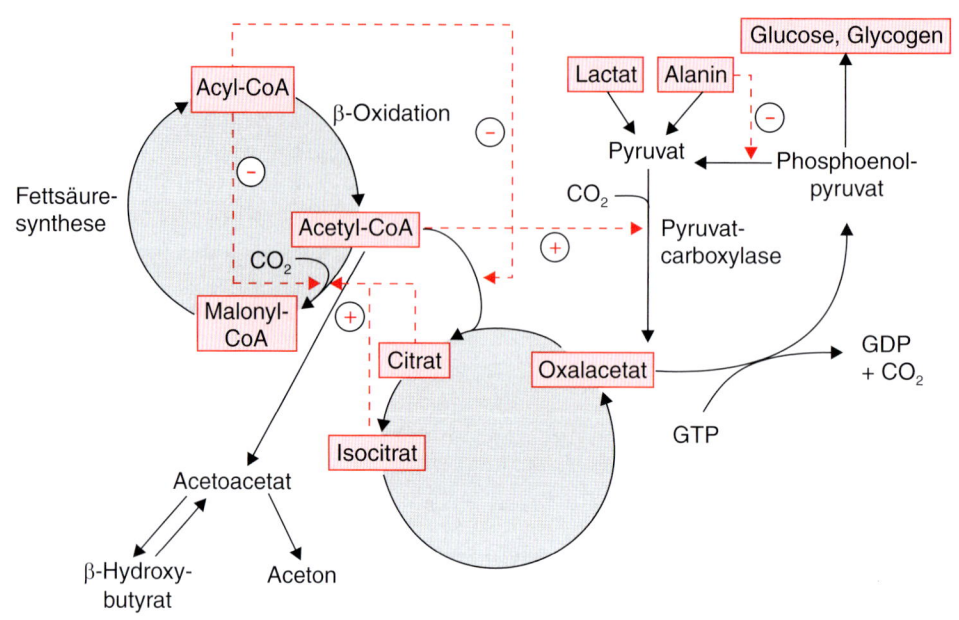

Abb. 17.10: Stöchiometrische und allosterische Beziehungen zwischen dem Kohlenhydrat- und dem Fettstoffwechsel (die ausgezogenen Linien stellen die Stoffwechselwege, die gestrichelten Linien die allosterischen Beeinflussungen dar).

esterten Fettsäuren in die Blutbahn und zu einer gesteigerten β-Oxidation in der Leber, die ein vermehrtes Angebot von Acetyl-CoA verursacht und zu einer *Steigerung der Ketonkörperbildung* führt. Infolge der *allosterischen Aktivierung* der *Pyruvatcarboxylase* durch *Acetyl-CoA* ist die *Gluconeogenese* vom *Fettsäureabbau* und von der *Ketonkörperbildung* abhängig. Die *Pyruvatcarboxylase* ist das Kontrollenzym der *Gluconeogenese* aus Alanin und Lactat. Bei Abwesenheit oder bei niedrigem zellulären Spiegel von Acetyl-CoA ist das Enzym inaktiv. Ein intrazellulärer Anstieg von Acetyl-CoA, wie er bei erhöhter β-Oxidation eintritt, aktiviert das Enzym und fördert die Gluconeogenese. Daraus folgt, daß *Gluconeogenese* und *Ketogenese* untereinander eng korreliert sind.

17.6. Stoffwechsel der Phospho- und Glycolipide

17.6.1. Biosynthese der Phospho- und Glycolipide

Die Biosynthesewege dieser Gruppe von Lipiden (chemische Strukturen in Kap. 6.2.) beginnen mit der Bildung von Phosphatidat. Dieses wird jedoch in anderer Weise als bei der Triglyceridsynthese weiter umgesetzt. Die in den Phospholipiden enthaltenen Alkohole (Ethanolamin [Colamin], Cholin, *myo*-Inositol, Serin, Threonin) müssen einen Aktivierungsprozeß durchlaufen, der für Ethanolamin (Baustein der Ethanolaminphosphatide [Kephaline]) und Cholin (Baustein der Cholinphosphatide [Lecithine]) anders verläuft als für das *myo*-Inositol (Baustein der Inositolphosphatide) und für Serin bzw. Threonin (Bausteine der Serin- bzw. Threoninphosphatide).

Biosynthese der cholin- und ethanolaminenthaltenden Glycerinphospholipide. Cholin- und Ethanolaminphosphatide werden in mehreren Schritten synthetisiert, die in Abb. 17.11 für die Synthese eines *Cholinphosphatids* gezeigt sind (Namen der Enzyme in Abb. 17.13):

17.6. Stoffwechsel der Phospho- und Glycolipide

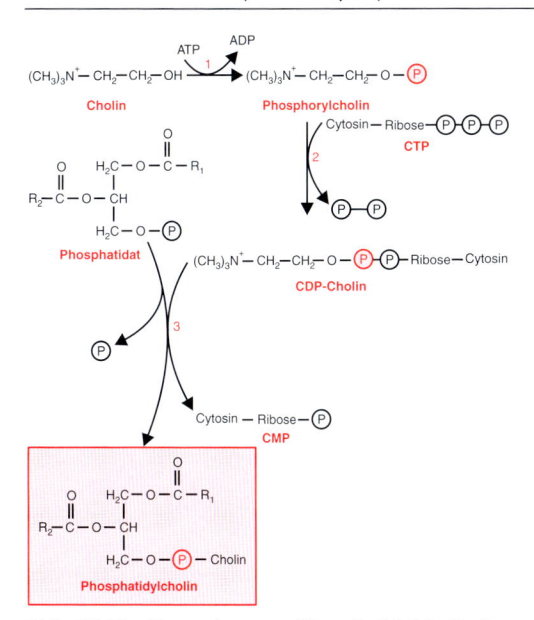

Abb. 17.11: Biosynthese von Phosphatidylcholin (Lecithin).

1. Cholin wird durch Phosphorylierung unter Bildung von *Phosphorylcholin* (*Cholinphosphat*) mit ATP als Phosphatdonor aktiviert

2. das *Phosphorylcholin* wird mit *Cytidintriphosphat* (CTP) zu *Cytidyldiphosphatcholin* (*CDP-Cholin*) umgesetzt und dabei Pyrophosphat abgespalten

3. das andere Substrat der Phospholipidsynthese, das Phosphatidat, wird durch eine Phosphatase dephosphoryliert und so *Diacylglycerol* gebildet; dieses reagiert mit *CDP-Cholin* unter Freisetzung von CMP und Bildung des *Cholinphosphatids* (*Lecithin*).

Die ebenfalls auf diesem Weg synthetisierten *Ethanolaminphosphatide* können in der menschlichen Leber, katalysiert durch die *Phosphatidylethanolamin-N-Methyltransferase* (PEMT), durch dreifache Methylierung ihres Ethanolaminrestes *direkt* in *Cholinphosphatide* übergehen. Methyldonor ist *S-Adenosylmethionin* (☞ Abb. 17.13).

Biosynthese der Inositol- und Serinphospholipide. Die Synthese der *Inositol-* und *Serinphospholipide* verläuft anders als die der *Cholin-* und *Ethanolaminphosphatide* (☞ Abb. 17.12):

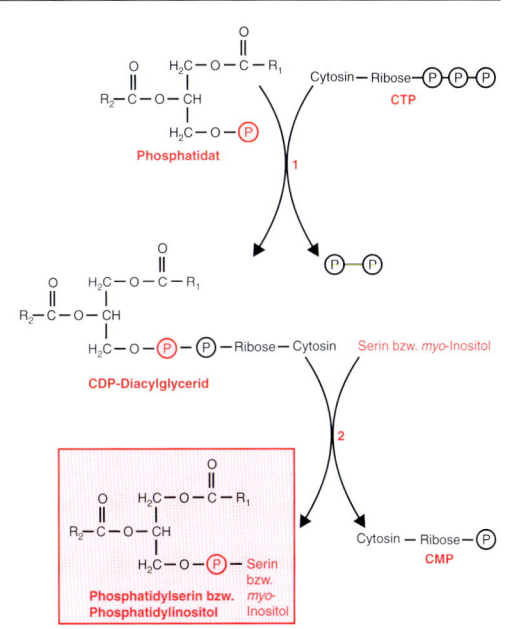

Abb. 17.12: Biosynthese eines Serin- bzw. Inositolphosphatids.

1. das Ausgangssubstrat Phosphatidat reagiert mit CTP und bildet *CDP-Diacylglycerin* (*CDP-Diglycerid*) und Pyrophosphat

2. dann reagiert das *CDP-Diacylglcerin* mit *Serin* bzw. *myo-Inositol*, wobei das jeweilige *Phosphatid* (*Phosphatidylserin* bzw. *Phosphatidylinositol* [Inositolphosphatid]) unter Freisetzung von CMP entsteht.

In der Säugerleber gibt es weitere Bildungswege von Phospholipiden, z.B. den Austausch von Cholin am Phosphatidylcholin gegen Serin (katalysiert durch das Enzym PSS1) bzw. den Austausch von Ethanolamin am Phosphatidylethanolamin gegen Serin (katalysiert durch PSS2, ☞ Abb. 17.13).

Die Inositolphospholipide bilden eine große Familie, deren Vertreter durch Phosphorylierung/Dephosphorylierung ineinander übergehen. Die Inositolphospholipide sind unentbehrliche Komponenten zentraler Signalwandlungsbahnen und haben als solche fundamentale Funktionen in zahlreichen intrazellulären Regulations- und Kontrollprozessen. Die Mitglieder der Inositolphospholipidfamilie unterscheiden sich in der Zahl und der Position von Phosphatgruppen an ihrem Inositolanteil. Alle inositolhaltigen Lipide leiten sich vom *Phosphatidylinositol* durch schrittweise Phosphorylierung der *myo-Inositolkompo-*

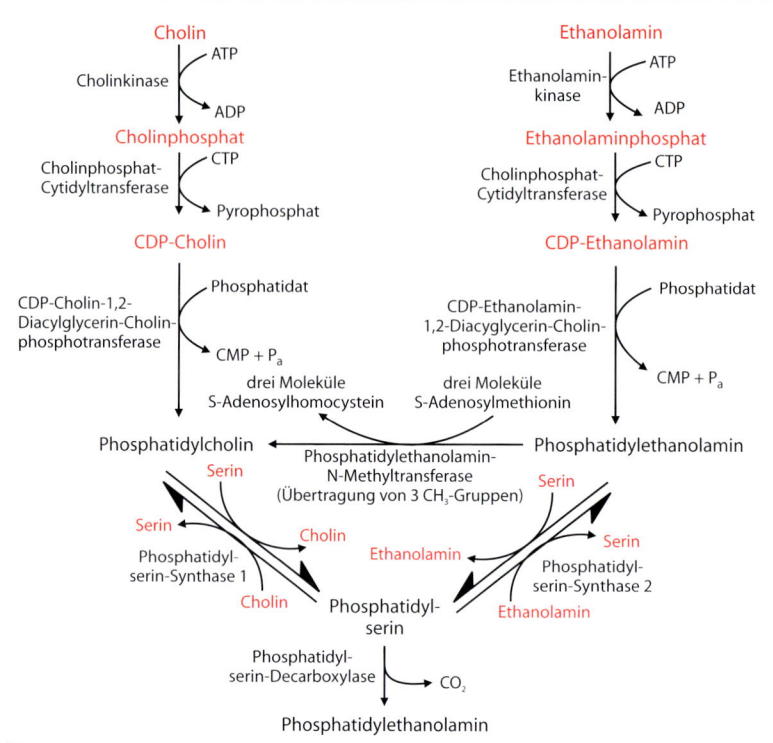

Abb. 17.13: Übersicht über die Biosynthesewege von Phosphatidylcholin und Phosphatidylethanolamin beim Menschen. Die Phosphatidyl-serin-Synthase 1 reagiert *nur* mit Phosphatidylcholin, *nicht* mit Phosphatidylethanolamin und die Phosphatidyl-serin-Synthase 2 reagiert *nur* mit Phosphatidylethanolamin, *nicht* mit Phosphatidylcholin (nach J.E. Vance. TIBS 23, 423-428 [1998]).

nente ab (☞ Abb. 17.14, Abb. 17.15). Von besonderer Bedeutung ist die *Phosphatidylinositol-3-Kinase*, die Phosphatidylinositol und Phosphatidylinositolphosphate jeweils an ihrem C-Atom 3 unter ATP-Verbrauch phosphoryliert. Die Phosphorylierung der C-Atome 4 und 5 durch andere Phosphatidylinositolkinasen liefert weitere Phosphatidylinositolphosphate. Durch die Wirkungen von Phosphatasen mit unterschiedlichen Spezifitäten entsteht ein ganzes Netzwerk von ineinander umwandelbaren Formen dieser Phospholipide. Funktionen der Phosphatidylinositolphosphate in der Zelle sind:

1. sie sind Bestandteile der Phospholipiddoppelschicht von zellulären Membranen

2. sie sind Muttersubstanzen von second messengers: Phosphatidylinositol-4,5-bisphosphat liefert bei seiner Spaltung durch die Phospholipase C Inositol-1,4,5-trisphosphat (IP$_3$) und Diacylglycerin (DAG) (Kap. 8); ungespaltenes Phosphatidylinositol-4,5-bisphosphat ist an bestimmten zellulären Vorgängen beteiligt, z.B. an der *Exocytose*, am Umbau des *Cytoskeletts* und am *intrazellulären Vesikeltransport*. Die Synthese von Phosphatidylinositol-4,5-bisphosphat erfolgt vorwiegend durch Phosphorylierung von Phosphatidylinositol-4-bisphosphat

3. sie spielen eine Schlüsselrolle bei der sehr häufig vorkommenden Fusion biologischer Membranen, indem sie mit Membranbestandteilen verschiedener Zellkompartimenten assoziieren und Proteinmembrankomponenten aktivieren

4. Phosphatidylinositol-3,5-bisphosphat spielt eine Rolle bei der intrazellulären Vesikelwanderung und steuert die Antwort einer Zelle auf einen osmotischen Schock

5. Phosphatidylinositol-3,4,5-trisphosphat aktiviert die Proteinkinase B. Diese ist eine Komponente in der Signalwandlungsbahn von *Insulin*, *Wachstumsfaktoren* und *Cytokinen*. Phosphatidylinositol-3,4,5-trisphosphat fördert demzufolge die zelluläre Aufnahme von Glucose, die Glycolyse und Glycogensynthese sowie die Zellproliferation. Es hemmt ferner die Apoptose und beeinflußt die

17.6. Stoffwechsel der Phospho- und Glycolipide

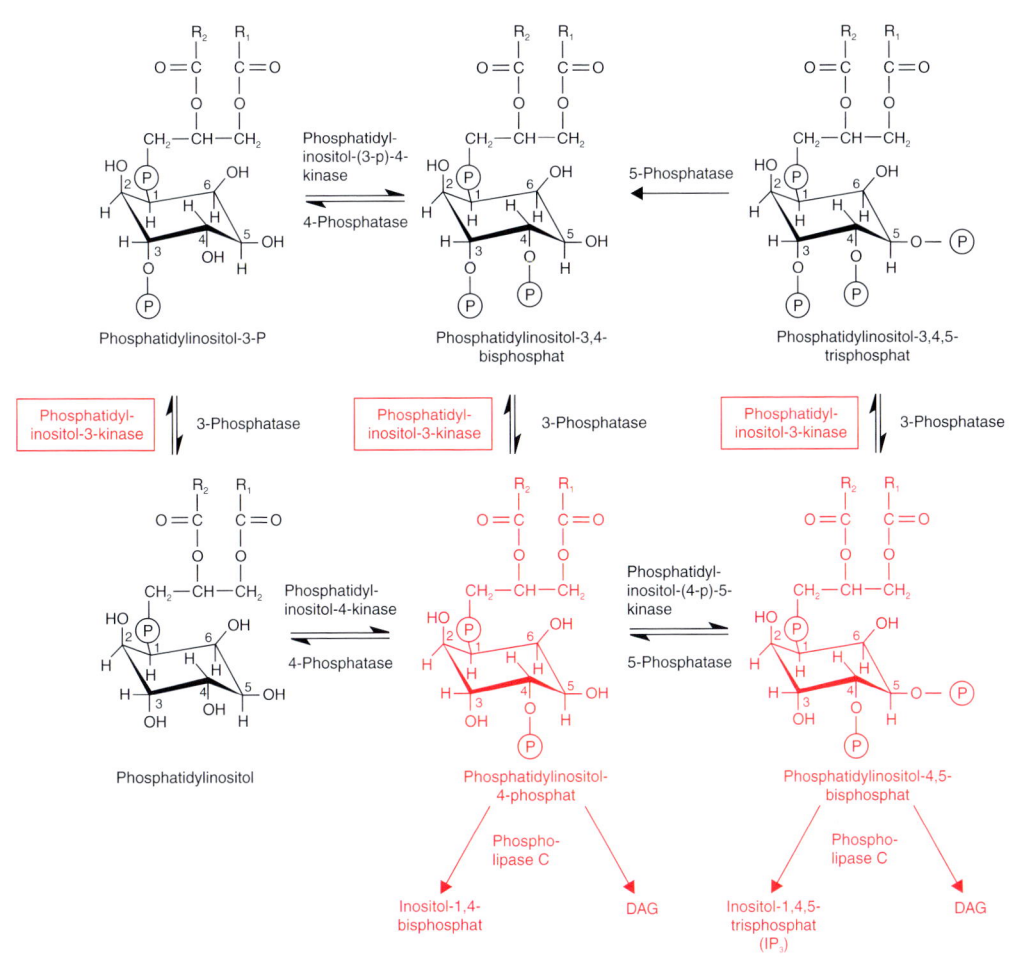

Abb. 17.14: Übersicht über die Phosphorylierungs- und Dephosphorylierungsreaktionen bei den Inositolphosphatiden.

Zelldifferenzierung, die Exocytose und Endocytose.

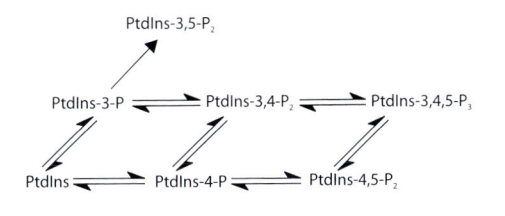

Abb. 17.15: Die Synthesewege der Inositolphospholipide haben Phosphatidylinositol als gemeinsames Ausgangsprodukt.

Biosynthese der Sphingomyeline. Die Sphingomyeline gehören auch zu den Phospholipiden, enthalten aber kein Glycerin, sondern den ungesättigten, stickstoffhaltigen, 2-wertigen Alkohol *Sphingosin* (☞ Kap. 6.3.). In allen Sphingolipiden ist die Aminogruppe des Sphingosins unter *Ceramidbildung* acyliert. Die Biosynthese der Sphingomyeline vollzieht sich in mehreren aufeinander folgenden Schritten (☞ Abb. 17.16):

1. Biosynthese von *Sphingosin* aus Palmitoyl-CoA und Serin mit β-Dehydrosphinganin und Dihydrosphingosin (Sphinganin) als Zwischenprodukten

2. Reaktion von Sphingosin mit einem langkettigen Acyl-CoA-Derivat zur Bildung von *Ceramid* (N-Acylsphingosin)

3. Entstehung von *Sphingomyelin* indem die terminale Hydroxylgruppe des Sphingosinrestes im Ceramid durch *Phosphorylcholin* substituiert wird;

der Donor für das Phosphorylcholin ist das *Phosphatidylcholin*, so daß Diacylglycerin frei wird.

Biosynthese der Glycolipide (Cerebroside und Ganglioside). *Cerebroside* bestehen aus *Sphingosin*, *Fettsäure* und einem *Monosaccharid* (Glucose oder Galactose). Sie enthalten, im Unterschied zu den Sphingomyelinen, *kein Phosphat*. Bei ihrer Synthese reagiert Ceramid mit UDP-Glucose unter Bildung von *Glucocerebrosid* bzw. mit UDP-Galactose unter Bildung von *Galactocerebrosid* (☞ Abb. 17.16).

Die *Ganglioside* sind ebenfalls *Glycolipide*, die aus *Ceramid* und einem *Oligosaccharid* bestehen. Ihre Biosynthese geht auch vom Ceramid aus, an das schrittweise Glucose, Galactose, N-Acetylneuraminat (Sialinat) und N-Acetylgalactosamin angehängt werden (☞ Abb. 17.16, Abb 17.17). Substrate hierfür sind jeweils die UDP-Derivate der entsprechenden Monosaccharide und CMP-N-Acetylneuraminat. Letzteres entsteht aus CTP und Sialinat (☞ Abb. 16.30). Während die Biosynthese des Ceramids im endoplasmatischen Reticulum vor sich geht, erfolgt die Anheftung der Oligosaccharidkopfgruppe an das Ceramid zur Synthese der Ganglioside im Golgiapparat.

17.6.2. Abbau der Phospho- und Glycolipide

Abbau der Phosphoglyceride. Die Phosphoglyceride werden durch *Phospholipasen* gespalten. Diese unterscheiden sich untereinander in ihren Angriffsorten im Phosphoglyceridmolekül (☞ Abb. 17.18). Phospholipasen sind in der Natur weit verbreitet und haben sehr verschiedene Funktionen. Einige von ihnen sind Komponenten von *Signalwandlungssystemen* (☞ Kap. 8.), andere sind Glieder von *Enzymkaskaden*, die zu hochspezifisch wirkenden Produkten, z.B. zu *Prostaglandinen* und *Leukotrienen*, führen.

Phospholipase A_1: Dieses Enzym hat eine hohe Aktivität in der Leber und im Pancreas; es hydrolysiert die Esterbindung zwischen der gesättigten Fettsäure und dem C-Atom 1 des Glycerinanteils des Phospholipids.

Phospholipase A_2: Das Enzym hydrolysiert in einem Phospholipid die Esterbindung zwischen dem C-Atom 2 des Glycerins und der ungesättigten Fettsäure. Es entsteht dabei ein *Lysophospholipid*, aus Lecithin beispielsweise das *Lysolecithin* (☞ Formel in Kap. 6.). Aus Membranphospholipiden setzt das Enzym die vierfach ungesättigte *Arachidonsäure* frei, aus der die *Eikosanoide* (Prostaglan-

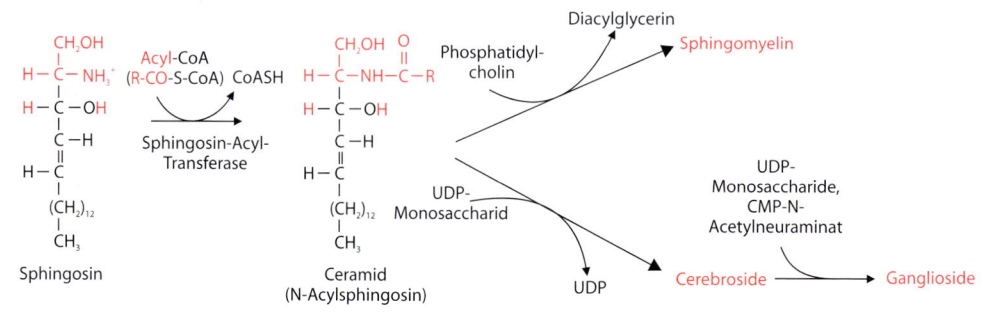

Abb. 17.16: Biosynthese von Sphingomyelin sowie der Cerebroside und Ganglioside.

17.6. Stoffwechsel der Phospho- und Glycolipide

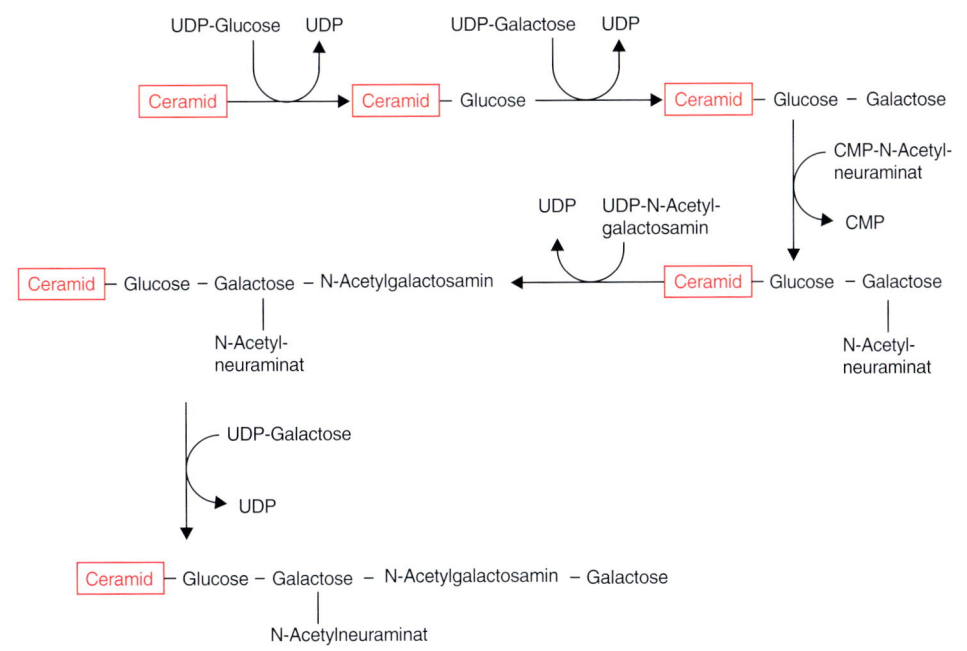

Abb. 17.17: Biosynthese eines Gangliosids aus Ceramid durch schrittweise Bindung von Monosacchariden und Sialinat.

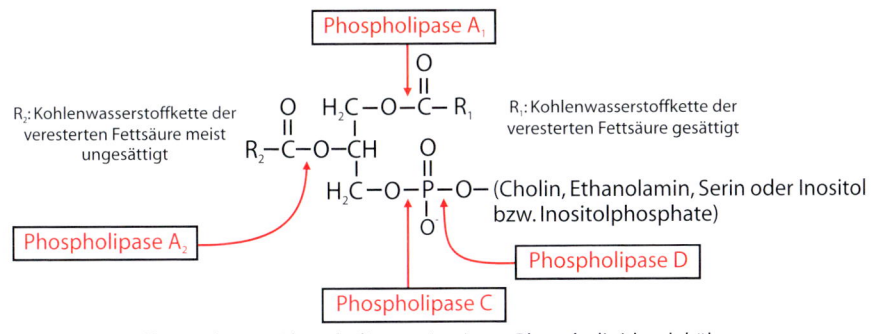

Abb. 17.18: Die Angriffsorte der vier Phospholipasen in einem Phospholipidmolekül.

dine und Leukotriene) hervorgehen. Die Phospholipase A_2 ist weit verbreitet. Man findet sie im Pancreassaft, in zahlreichen Zellen und Geweben (Makrophagen, Thrombocyten, Mastzellen, Gehirn, Leber, Myocard u.a.), als Sekretionsprodukt von Makrophagen im Blutplasma sowie im Schlangen- und Bienengift. Es gibt zwei Typen der Phospholipase A_2:

- einen "kleinen" (small), Ca^{2+}-abhängigen Typ (sPLA$_2$) mit wenigstens neun verschiedenen Subtypen (M_r 14.000); ihr aktives Zentrum ist aus den Aminosäureresten His-Asp aufgebaut. Prototypen hierfür sind die Phospholipase A_2 der Bienen- und Schlangengifte sowie des Pancreassaftes (Verdauungsenzym) und der Blutplättchen. Letztere ist für Entzündungsreaktionen von Bedeutung

- einen "großen", Ca^{2+}-unabhängigen (independent) Typ (iPLA$_2$) mit wenigstens sieben Vertretern (M_r 28.000 bis 85.000). Das aktive Zentrum dieses Typs entspricht dem einer Serinesterase. Hierher gehören die Mehrheit der in Signalwandlungsbahnen und Enzymkaskaden tätigen intrazellulären Phospholipasen A_2, z.B. diejenige, die durch die MAP-Kinase phosphoryliert und aktiviert wird sowie diejenige, die Arachidonat aus Membranphospholipiden freisetzt und so die Synthese der Eikosanoide einleitet (☞ Kap. 17.13.).

Phospholipase C: Dieses Enzym bildet eine aus zehn Vertretern bestehenden Isoenzymfamilie (Phospholipase Cβ [vier Isoenzyme], Phospholipase Cγ [zwei Isoenzyme), Phospholipase Cδ [vier Isoenzyme]). Alle Phospholipasen C benötigen Ca^{2+}-Ionen für ihre Aktivität. Einige Isoenzyme der Phospholipase C spalten hydrolytisch die in Plasmamembranen lokalisierten Phosphatidylinositolphosphate (☞ Abb. 17.14). Aus Phosphatidylinositol-4,5-bisphosphat entstehen dabei die *second messengers* 1,2-Diacylglycerin (DAG) und Inositol-1,4,5-trisphosphat (IP_3). Die Cβ-Isoenzyme werden durch G_q-Proteine ($Gα_qGTP$) aktiviert (☞ Kap. 8.).

Phospholipase D: Diese spaltet hydrolytisch *Phosphatidylinositolphosphate* in *Phosphatidat* und *Inositolphosphat*. Das Phosphatidat kann danach zu DAG dephosphoryliert und das Inositolphosphat zu IP_3 phosphoryliert werden. Die Phospholipase D hat Funktionen in G-Protein- und in Receptortyrosinkinase-gekoppelten Signalwandlungsbahnen.

Abbau der Sphingomyeline. Der erste Schritt des Sphingomyelinabbaues erfolgt durch die *Sphingomyelinphosphodiesterase* (*Sphingomyelinase*, einer Phospholipase vom C-Typ) und besteht in der hydrolytischen Abspaltung von Phosphorylcholin unter Bildung von Ceramid (☞ Abb. 17.19). Dieses wird danach durch die *Acylsphingosindesacylase* weiter zu *Sphingosin* und *Fettsäure* gespalten. Der sich anschließende Sphingosinabbau führt zu Palmitat, das der β-Oxidation unterliegt.

Abbau der Cerebroside. Der Monosaccharidrest der *Cerebroside* wird auf hydrolytischem Wege abgespalten. *Galactocerebrosid* wird durch die *Galactocerebrosid-β-Galactosidase* und *Glucocerebrosid* durch die *Glucocerebrosid-β-Glucosidase* gespalten (☞ Abb. 17.19).

Abbau der Ganglioside. Der Abbau eines *Gangliosides* vom Typ G_{M1} (Nomenklatur der Ganglioside in Kap. 6.3.) wird unter Abspaltung des terminalen β-1,3 gebundenen Galactoserestes durch eine β-Galactosidase eingeleitet (☞ Abb. 17.19). Von dem entstehenden Gangliosid G_{M2} wird durch die in einer sauren, hitzelabilen und einer basischen, hitzestabilen Form auftretende β-*N*-Acetylhexosaminidase (Form A und Form B) das β-1,4-glycosidisch gebundene N-Acetylgalactosamin abgespalten. Dabei entsteht das Gangliosid G_{M3}.

Letzteres wird schrittweise durch die *Neuraminidase* (*Sialidase*; Entstehung von *Ceramidlactosid*), *Ceramidlactosid-β-Galactosidase* (Entstehung von Glucocerebrosid) und *Glucocerebrosid-β-Glucosidase* zu Ceramid gespalten, das dann zu Sphingosin und Fettsäure abgebaut wird (☞ Abb. 17.19).

Die Existenz der zwei Formen A und B der β-*N*-Acetylhexosaminidase ist von beträchtlichem pathobiochemischen Interesse (s.u.). Beide Formen sind aus zwei Untereinheiten aufgebaut. Die β-*N*-Acetylhexosaminidase A besteht aus den Untereinheiten α und β (Summenformel des Enzyms αβ) und die β-*N*-Acetylhexosaminidase B aus zwei β-Untereinheiten (Summenformel $β_2$). Für die Wirkungen der beiden β-*N*-Acetylhexosaminidasen auf ein G_{M2}-Gangliosid, also für die Bildung des Gangliosides G_{M3}, ist die Anwesenheit eines hitzestabilen Aktivatorproteins erforderlich, das man als G_{M2}-Aktivatorprotein bezeichnet. Sein Gen ist auf Chromosom 5 lokalisiert. Neben dem G_{M2}-Aktivatorprotein wurden vier weitere Aktivatorproteine als notwendig für andere Abbauschritte der Ganglioside und verwandter Verbindungen erkannt. Sie werden als *Sphingolipid-Aktivatorproteine* (SAP-A bis SAP-D) bezeichnet. Alle vier Aktivatorproteine werden von einem einzigen Gen codiert, von dem die Bildung eines SAP-Vorläuferproteins ausgeht, welches nach seiner Synthese proteolytisch in die vier Aktivatorproteine gespalten wird (vgl. mit der Aufbereitung des Proopiomelanocortins (POMC) in Kap. 23.).

Struktur und Abbau von Globosid (Cytolipin K) und Glycolipid G_{A2}. Beide sind neutrale Glycolipide. *Globosid* ist aus Ceramid, Glucose, zwei Galactoseresten und N-Acetylgalactosamin aufgebaut (☞ Abb. 17.19). Es enthält kein Sialinat oder Neuraminat und wird stufenweise zu Glucocerebrosid durch die β-*N*-Acetylhexosaminidase A, die *Ceramidtrihexosidase* und die *Ceramidlactosid-β-Galactosidase* abgebaut (☞ Abb. 17.19). Das Glucocerebrosid wird dann durch die Glucocerebrosid-β-Glucosidase zu Ceramid und Glucose gespalten. Das *Glycolipid G_{A2}* besteht aus Ceramid, β-glycosidisch gebundener Glucose und einem Galactoserest, an den β-1,4-glycosidisch N-Acetylgalactosamin gebunden ist. Der Abbau des Glycolipids G_{A2} wird durch die β-*N*-Acetylhexosaminidasen A und B eingeleitet.

Abbau der Sulfatide. Die *Sulfatide* leiten sich vom Galactocerebrosid ab, das am C-Atom 3 seines Ga-

17.6. Stoffwechsel der Phospho- und Glycolipide

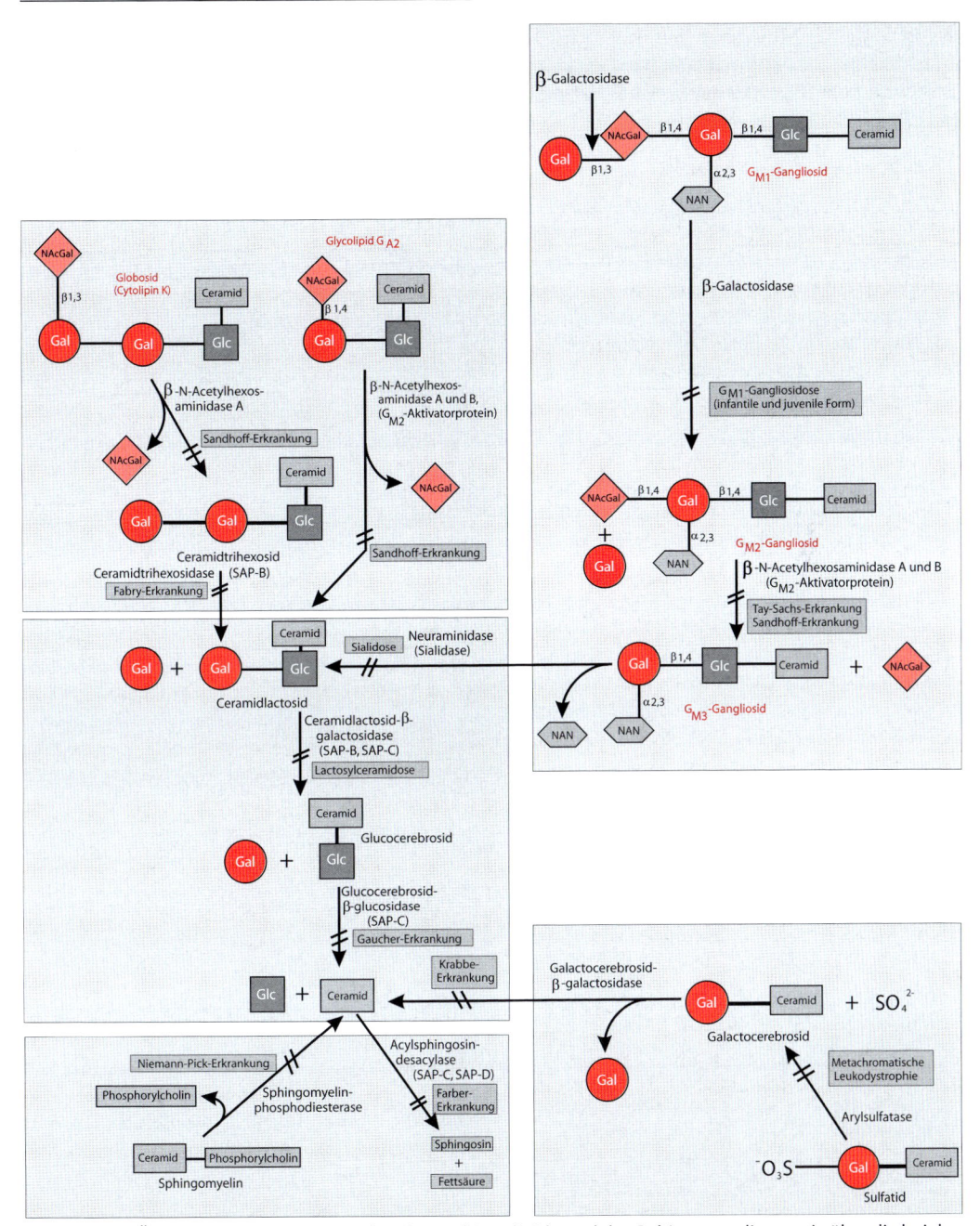

Abb. 17.19: Übersicht über den Abbau der Glycosphingolipide und des Sphingomyelins sowie über die bei den Sphingolipidosen auftretenden genetisch bedingten Enzymdefekte (NAN: N-Acetylneuraminat [Sialinat], Glc: Glucose, Gal: Galactose, NAcGal: N-Acetylgalactosamin).

lactoserestes mit Schwefelsäure verestert ist. Der Sulfatidabbau erfolgt durch eine *Arylsulfatase*, die das Sulfat unter Zurücklassung von Galactocerebrosid hydrolytisch abspaltet (☞ Abb. 17.19).

17.6.3. Sphingolipidosen

Es gibt eine Gruppe *autosomal-recessiv vererbbarer Erkrankungen*, die durch *Glycolipidablagerungen* vor allem im ZNS, in der Leber, der Milz und den Nieren gekennzeichnet sind. Die Patienten weisen schwere körperliche und geistige Schäden auf und sterben oft bereits im Kindes- oder Jugendalter. Bei diesen Erkrankungen ist infolge spezifischer Enzymdefekte im lysosomalen Abbau von *Sphingolipiden* das Fließgleichgewicht zwischen ihrer Synthese und ihrem Abbau gestört, so daß es zu Glycolipidablagerungen in den genannten Geweben kommt (☞ Tab. 17.1). Die *Tay-Sachs-* und die *Sandhoff-Krankheit* sind auf einen vererbbaren Mangel an *β-N-Acetylhexosaminidase* zurückzuführen, jedoch unterscheiden sich beide Erkrankungen darin, daß bei der *Tay-Sachs-Krankheit* die *α-Untereinheit* des Enzyms, bei der *Sandhoff-Erkrankung* aber seine *β-Untereinheit* durch Mutation defekt ist. Aufgrund der unterschiedlichen Verteilung der beiden Untereinheiten auf die beiden Enzymformen A und B (s.o.) ist bei der *Tay-Sachs-Erkrankung* die *β-N-Acetylhexosaminidase A*, bei der *Sandhoff-Erkrankung* jedoch sowohl die *A* als auch die *B-Form* der *β-N-Acetylhexosaminidase* betroffen. Heterozygote Tay-Sachs-Patienten, die nur 10-15 % der Aktivität der *β-N-Acetyl-hexosaminidase A* von gesunden Menschen aufweisen, zeigen keine klinischen Symptome. Erst wenn die Aktivität dieses Enzyms unter diesen Wert fällt, treten klinische Symptome auf. In sehr seltenen Fällen hat man bei Patienten, die die typischen Symptome der *Tay-Sachs-Krankheit* zeigen, nicht einen Mangel an β-N-Acetylhexosaminidase A, sondern ein Fehlen des G_{M2}-*Aktivatorproteins* festgestellt. Dieser Defekt führt ebenfalls zu der für die Tay-Sachs-Krankheit typischen Anhäufung des G_{M2}-Gangliosids. Die Tab. 17.1 enthält eine Übersicht über die in Abb. 17.19 aufgeführten Sphingolipidosen und gibt Auskunft über das gespeicherte Lipid und das jeweils defekte Enzym.

Name der Krankheit	im neuro-visceralen System gespeichertes Lipid	Enzymdefekt
G_{M1}-Gangliosidose	G_{M1}-Gangliosid	β-Galactosidase
Tay-Sachs	G_{M2}-Gangliosid	β-N-Acetylhexosaminidase A (Mutation in α-Untereinheit *oder* im G_{M2}-Aktivatorprotein)
Sandhoff	G_{M2}-Gangliosid, G_{A2}-Glycolipid, Globosid	β-N-Acetylhexosaminidase A und B (Mutation in der β-Untereinheit)
Fabry	Ceramidtrihexosid	Ceramidtrihexosidase
Lactosylceramidose	Ceramidlactosid	Ceramidlactosid-β-galactosidase
Sialidose	G_{M3}-Gangliosid	Neuraminidase (Sialidase)
Farber-Erkrankung	Ceramid	Acylsphingosin-desacylase
Krabbe	Galactocerebrosid	Galactocerebrosid-β-galactosidase
Gaucher	Glucocerebrosid	Glucocerebrosid-β-glucosidase
Niemann-Pick	Sphingomyelin	Sphingomyelin-phosphodiesterase
Metachromatische Leukodystrophie	Sulfatid	Arylsulfatase

Tab. 17.1: Lipidspeicherkrankheiten (Sphingolipidosen).

17.7. Stoffwechsel der Steroide

Im Mittelpunkt des Steroidstoffwechsels steht das *Cholesterin* (*Cholesterol*) (Struktur in Kap. 6.). Beim Menschen wird das Cholesterin aus zwei Quellen gespeist:

- *Eigensynthese* in der Leber, der Nebennierenrinde, der Haut, dem Darm und den Geschlechtsdrüsen; sie beträgt pro Tag etwa 1 g Cholesterin

- Zufuhr durch die Nahrung, die bei gesunder Ernährungsweise täglich etwa 0,2 - 0,3 g Cholesterin ausmacht.

Cholesterin ist Bestandteil biologischer Membranen und Muttersubstanz zahlreicher, physiologisch wichtiger Verbindungen. Aus ihm werden die *Steroidhormone* (Sexualhormone sowie die glucocorticoiden und mineralocorticoiden Hormone), das *Vitamin D* und die *Gallensäuren* gebildet. Das Cholesterin besitzt ein beträchtliches klinisches Interesse, da es ein wichtiger *Risikofaktor* für die Entstehung von *Herz-Kreislauf-Erkrankungen* ist.

17.7.1. Biosynthese des Cholesterins

Die *Cholesterinbiosynthese* geht vom *Acetyl-CoA* aus (☞ Abb. 17.20 bis Abb. 17.22):

1. Acetyl-CoA wird über *Acetoacetyl-CoA* und *β-Hydroxy-β-methylglutaryl-CoA* (*HMG-CoA*) zu *Mevalonat* umgewandelt. Diese Reaktionsfolge wird bis zum HMG-CoA auch bei der Bildung von Acetoacetat (Ketogenese) durchlaufen, jedoch geht die Ketogenese *intramitochondrial* vor sich, die HMG-CoA-Synthese und die Mevalonatbildung sowie die weiteren Schritte der Cholesterinsynthese hingegen erfolgen im Cytoplasma unter Beteiligung des ER. Zur Reduktion von HMG-CoA zu Mevalonat ist *NADPH* erforderlich. Das diese Reaktion katalysierende Enzym heißt *β-Hydroxy-β-methylglutaryl-CoA-Reductase* oder, abgekürzt, *HMG-CoA-Reductase*. Das Enzym ist integraler Bestandteil des ER. Die HMG-CoA-Reductase ist als *Kontrollenzym* der Cholesterinbiosynthese Zielmolekül einer Vielzahl von Regulatoren (s.u.).

2. auf das *Mevalonat* werden nacheinander unter Verbrauch von zwei Molekülen ATP zwei Phosphorylreste übertragen und dabei *Mevalonat-5-pyrophosphat* gebildet

3. Mevalonat-5-pyrophosphat wird ATP-abhängig unter Abspaltung von CO_2 und H_2O in *Isopentenylpyrophosphat* (*"aktives Isopren"*) umgewandelt

4. *Isopentenylpyrophosphat* wird zu *3,3-Dimethylallylpyrophosphat* isomerisiert, welches sich mit einem Molekül *Isopentenylpyrophosphat* zu *Geranylpyrophosphat* zusammenlagert; unter Aufnahme eines weiteren Moleküls Isopentenylpyrophosphat entsteht *Farnesylpyrophosphat*

5. zwei Moleküle *Farnesylpyrophosphat* kondensieren Kopf an Kopf unter Freisetzung von zwei Molekülen Pyrophosphat (PP) zu *Squalen* (30 C-Atome)

6. *Squalen* wird dann durch Ringschluß - mit *Squalenepoxid* als Zwischenprodukt - unter Verbrauch von NADPH und Sauerstoff in *Lanosterin* umgewandelt. Dabei wird das C-Atom 3 des Lanosterins durch ein im ER lokalisiertes *Hydroxylasesystem* hydroxyliert

7. durch Entfernung von drei Methylgruppen, NADPH-abhängige Reduktion der Doppelbindung in der Seitenkette und Wanderung der Doppelbindung im Ring B wird das Lanosterin (30 C-Atome) in *Cholesterin* (27 C-Atome) umgewandelt.

17.7.2. Regulation der Cholesterinsynthese

80 % des vom Organismus synthetisierten Cholesterins werden in der Leber gebildet. Die Geschwindigkeit der *Cholesterinbiosynthese* steht unter der *Rückkopplungskontrolle* durch *Gallensäuren* und *Cholesterin*. Zielenzym der verschiedenen Kontrollmechanismen der Cholesterinbiosynthese ist die *HMG-CoA-Reductase*. Bei *vermehrter Cholesterinaufnahme* durch die Nahrung beobachtet man eine *Erniedrigung* der Aktivität der *HMG-CoA-Reductase* und eine *Verminderung* der *Cholesterinbiosynthese*. Streßbedingungen steigern die Enzymaktivität und erhöhen die Cholesterinsynthese. Hunger und Diabetes mellitus führen zu einer Erniedrigung des zellulären Bestandes an diesem Enzym. Die *Kontrollmechanismen* greifen auf folgenden Ebenen an:

1. Modulierung der Aktivität der *HMG-CoA-Reductase* (Regulation auf *molekularer Ebene*)

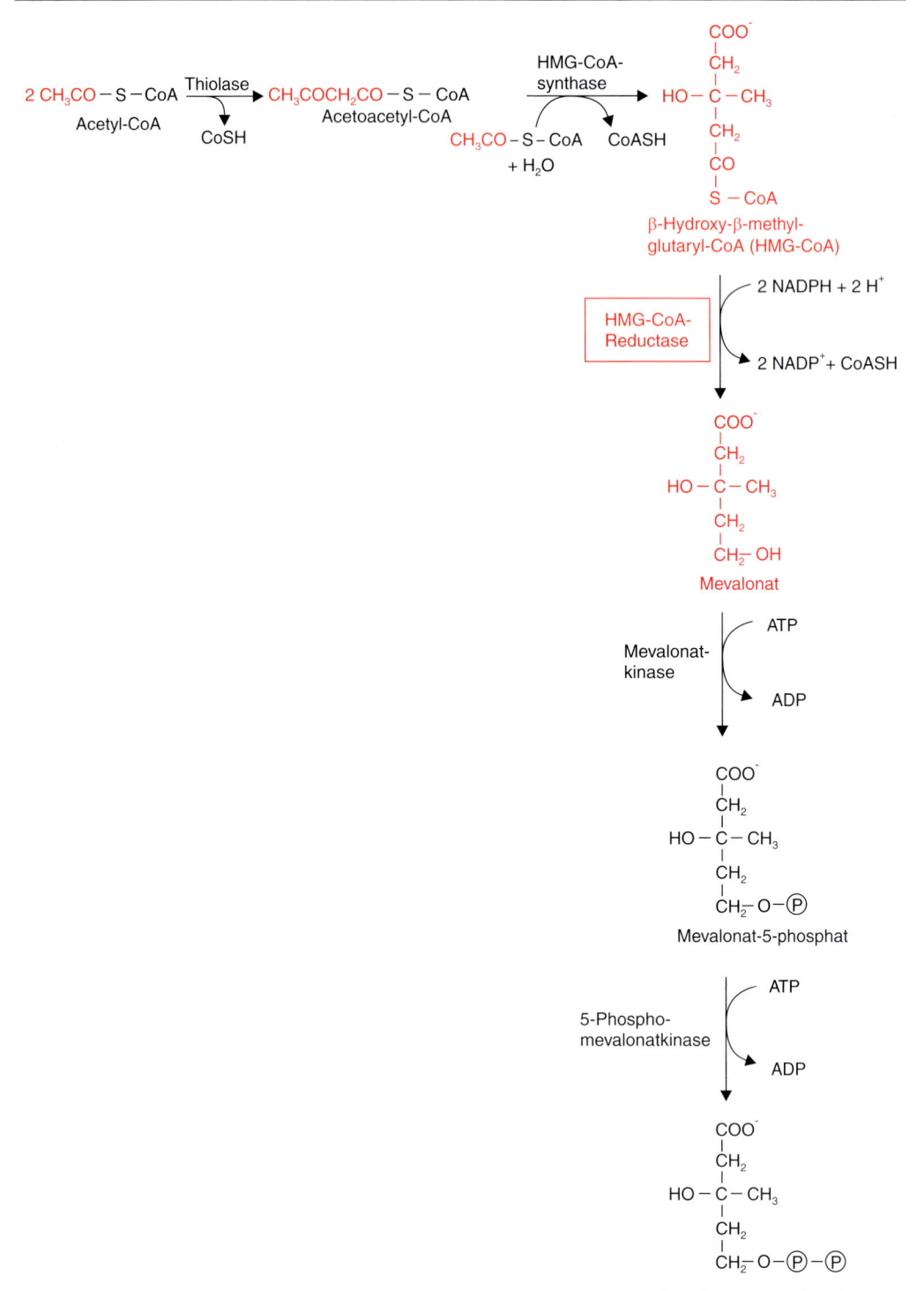

Abb. 17.20: Biosynthese von Cholesterin I: Vom Acetyl-CoA zum Mevalonat-5-pyrophosphat.

17.7. Stoffwechsel der Steroide

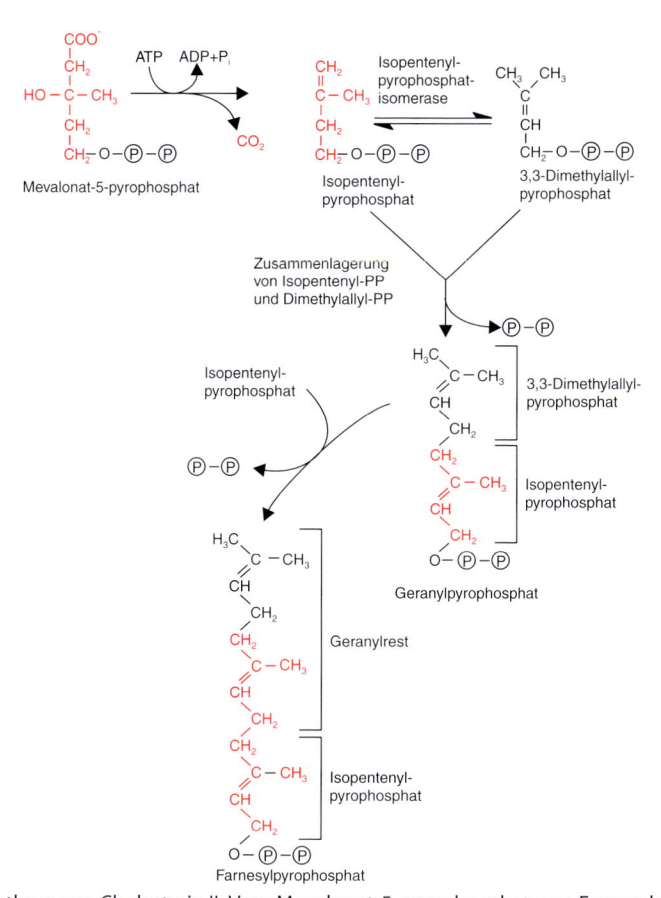

Abb. 17.21: Biosynthese von Cholesterin II: Vom Mevalonat-5-pyrophosphat zum Farnesylpyrophosphat.

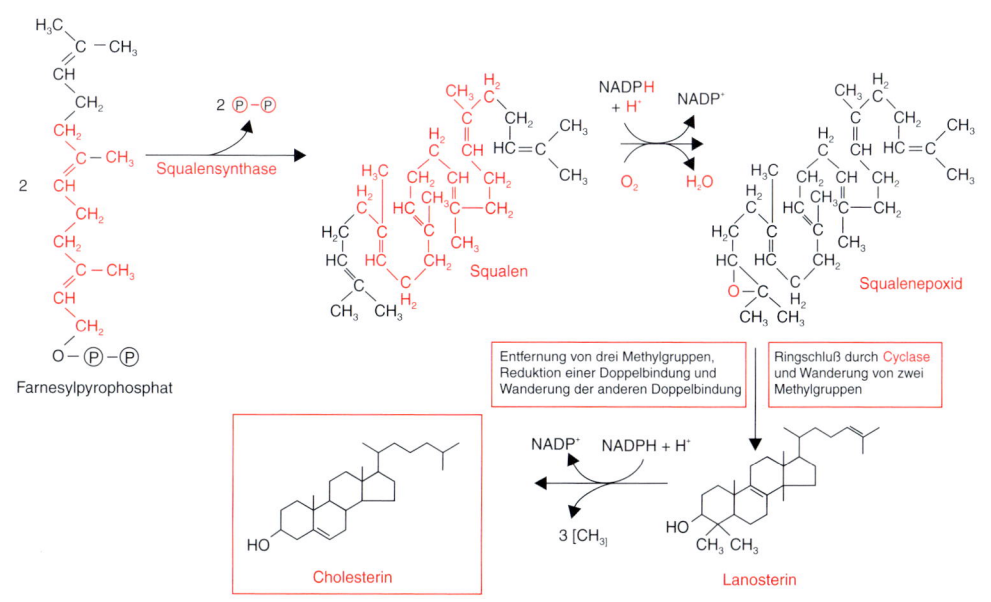

Abb. 17.22: Biosynthese von Cholesterin III: Vom Farnesylpyrophosphat zum Cholesterin.

2. Veränderung der Expressionsrate des *HMG-CoA-Reductasegens* und dadurch des zellulären Bestandes an diesem Enzym (Regulation auf *epigenetischer Ebene*)

3. Veränderung der proteolytischen Abbaurate der *HMG-CoA-Reductase*.

Durch die Mechanismen 2 und 3 kann sich der Bestand einer Zelle an der HMG-CoA-Reductase um mehr als zwei Größenordnungen ändern.

1. **Regulation der Aktivität der HMG-CoA-Reductase.**

- Gallensäuren und Cholesterin hemmen die Cholesterinbiosynthese durch *Rückkopplungshemmung* der HMG-CoA-Reductase. Die Hemmwirkung des Cholesterins auf seine Biosynthesekette ist durch seine Unlöslichkeit im wässrigen Milieu des Cytosols begrenzt

- Die HMG-CoA-Reductase unterliegt einer *reversiblen Phosphorylierung*. Die hierfür zuständige Proteinkinase wird durch AMP (*nicht* cAMP) aktiviert und ist folglich eine *AMP-abhängige* Proteinkinase. Die Phosphorylierung führt zur Inaktivierung, die Dephosphorylierung durch eine Proteinphosphatase zur Reaktivierung der HMG-CoA-Reductase. Der Phosphorylierungszustand der HMG-CoA-Reductase zeigt einen Tagesrhythmus und folgt den Änderungen im Insulin/Glucagon-Quotienten. Insulin begünstigt den Dephosphorylierungsprozeß und erhöht dadurch den Anteil der aktiven Form des Enzyms, Glucagon hat den gegenteiligen Effekt. Die AMP-abhängige Proteinkinase hat eine Schlüsselrolle in der Regulation des Energiestoffwechsels. Sie wird bei ATP-Mangel aktiviert, da dann reziprok der intrazelluläre AMP-Spiegel ansteigt. Das Enzym schaltet ATP-produzierende Stoffwechselwege an und hemmt ATP-verbrauchende Wege. Abb. 17.23 gibt eine Übersicht über die verschiedenen Stoffwechselwirkungen der AMP-aktivierbaren Proteinkinase.

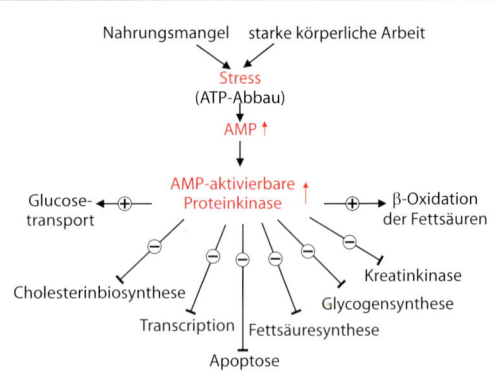

Abb. 17.23: Regulatorische Wirkungen der AMP-aktivierbaren Proteinkinase.

2. **Veränderungen in der Expressionsrate des HMG-CoA-Reductasegens.** Am 5'-Ende des Strukturgens der HMG-CoA-Reductase gibt es eine kurze, aus etwa 30 Basenpaaren bestehende DNA-Sequenz, die man als *Sterin-Regulationselement* bezeichnet. Die Besetzung dieser DNA-Sequenz durch bestimmte *Transcriptionsfaktoren* führt zu einer *Steigerung* der *Transcriptionsrate* des *HMG-CoA-Reductasegens* und dadurch zu einer *Erhöhung* der *Synthesegeschwindigkeit* der HMG-CoA-Reductase. *Cholesterin* ist der wichtigste *Endproduktrepressor* des HMG-CoA-Reductasegens. Eine Besonderheit des Cholesterins als Regulatormolekül ist seine Unlöslichkeit im wässrigen Milieu des Cytosols. Dies führt dazu, daß Cholesterin nahezu ausschließlich im Lipidmilieu der Membranen einer Zelle lokalisiert ist. Wie "mißt" eine Zelle den Spiegel an dem in eine zelluläre Membran eingebetteten Cholesterin und wie wird diese Information zur Regulation der Transcription in den Zellkern übertragen? Die Antwort auf diese Frage gibt eine Familie membrangebundener Proteine, die als Transcriptionsfaktoren an das genannte *Sterin-Regulationselement* binden und "sterol **r**egulatory **e**lement **b**inding **p**roteins" (abgek. SREBP) genannt werden. Die *SREBP* sind in der Membran des endoplasmatischen Reticulums lokalisiert und stellen *Vorläufermoleküle* von *Transcriptionsfaktoren* dar, die die Expression von Genen kontrollieren, deren Genprodukte Enzyme oder regulatorische Proteine der Cholesterinbiosynthese sind. Sterine, vor allem Cholesterin, regulieren in der Leber die proteolytische Spaltung der membrangebundenen SREBP und damit die Freisetzung der von den SREBP abstammenden Transcriptionsfaktoren. Die Mitglieder der SREBP-

Familie sind aus drei Domänen aufgebaut (☞ Abb. 17.24):

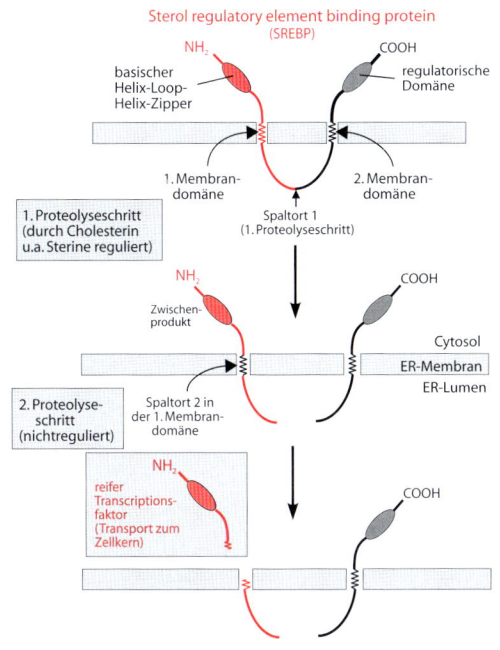

Abb. 17.24: Das membrangebundene SREBP (sterol regulatory element binding protein) ist der Fühler zur Messung des Cholesterinspiegels in zellulären Membranen. (nach M.S. Brown und J.L. Goldstein, Cell 89, 331-340 [1997]).

- einer N-terminalen Domäne (480 Aminosäuren), die den Transcriptionsfaktor repräsentiert und einen basischen Helix-Loop-Helix-Leucin-Zipper enthält (☞ Kap. 11.)
- einer mittleren Domäne (80 Aminosäuren) mit zwei transmembranalen Segmenten
- einer C-terminalen Domäne (590 Aminosäuren) mit regulatorischen Aufgaben.

Die Freisetzung der *Domäne des Transcriptionsfaktors* von SREBP erfolgt in zwei Proteolyseschritten:

1. die proteolytische Spaltung beginnt in der Mitte der luminalen Schleife (Spaltort 1 in Abb. 17.24), so daß die beiden transmembranalen Domänen voneinander getrennt werden. Beide Hälften des Proteinmoleküls bleiben in der Membran verankert. Dieser *Spaltungsschritt* wird durch *Cholesterin* und andere Sterine streng *kontrolliert*. Die Spaltungsgeschwindigkeit ist bei Cholesterinmangel hoch, bei Überladung der Zelle mit Cholesterin ist sie extrem niedrig

2. eine zweite Protease spaltet danach die N-terminale Domäne an Spaltort 2 ab, der in der ersten Transmembrandomäne lokalisiert ist. Der Proteolyseschritt 2 wird durch *Cholesterin nicht kontrolliert*. Da dieser Schritt aber nur nach vorheriger Spaltung an Ort 1 abläuft, geht er nur in Cholesterinmangelzellen vor sich.

Beide Proteasen haben ungewöhnliche Eigenschaften: die Protease 1 spaltet SREBP im Lumen des ER und die Protease 2 spaltet SREBP innerhalb der transmembranalen Domäne. Der in das Cytosol bei Cholesterinmangel freigesetzte Transcriptionsfaktor gelangt schnell in den Zellkern und bindet dort mittels seines basischen Helix-Loop-Helix-Leucin-Zippers an das *Sterin-Regulationselement*. Diese DNA-Sequenz ist Bestandteil der Promotoren der Gene von Enzymen der Cholesterinsynthese und auch der Fettsäuresynthese. Die Bindung des freigesetzten Transcriptionsfaktors an dieses Regulationselement führt zur Erhöhung der Transcription der Gene von Enzymen der Cholesterin- und Fettsäuresynthese, z.B. der HMG-CoA-Reductase, HMG-CoA-Synthase, Acetyl-CoA-Carboxylase, Fettäuresynthase und Lipoproteinlipase und damit zur Steigerung der Biosynthese dieser Lipide.

Nicht nur die Genexpression sondern auch die *Translation* der mRNA der HMG-CoA-Reductase unterliegt einer *Kontrolle*. Diese wird von Abkömmlingen des Mevalonats in der Biosynthesekette des Cholesterins ausgeübt, die selbst noch nicht die Gonanstruktur erreicht haben.

3. Veränderungen der Abbaurate des Enzymproteins der HMG-CoA-Reductase. Als Komponente des Membransystems des endoplasmatischen Reticulums hat die *HMG-CoA-Reductase* eine *Zweidomänenstruktur*. Die in das Cytosol gerichtete Domäne trägt das *aktive Zentrum*, die *Membrandomäne* jedoch enthält *Bindungsstellen* für *Cholesterin* und *Mevalonat*. Eine hohe intrazelluläre Konzentration von Cholesterin und Mevalonat führt zu einem erhöhten proteolytischen Abbau des Enzymproteins.

Klinisch eingesetzte bzw. in der Erprobung befindliche synthetische Inhibitoren der HMG-CoA-Reductase. Es wurden zahlreiche synthetische Inhibitoren der HMG-CoA-Reductase entwickelt, die strukturelle Ähnlichkeiten mit HMG, dem Substrat der HMG-CoA-Reductase, aufweisen. Sie bestehen aus zwei Molekülteilen, dem HMG-analogen Teil und einem relativ starren hydrophoben Strukturanteil. Man bezeichnet sie als *Statine*. Diese Verbindungen (*Lovastatin, Pravastatin, Fluvastatin* u.a.) sind sehr wirksame Inhibitoren der HMG-CoA-Reductase mit Hemmkonstanten im nanomolaren Konzentrationsbereich, die den Blutplasmaspiegel des Cholesterins erniedrigen und klinisch erfolgreich zur Behandlung verschiedener Formen der Hypercholesterinämie eingesetzt werden.

17.7.3. Bildung und Ausscheidung der Gallensäuren

Ein beträchtlicher Teil des Cholesterins wird in der Leber in *Gallensäuren* umgewandelt. Diese haben eine große Bedeutung für die Fettverdauung und Fettresorption sowie für die Homöostase des Cholesterins. Gallensäuren haben 24 C-Atome, enthalten demzufolge drei C-Atome weniger als das Cholesterin. Diese werden bei ihrer Bildung vom Cholesterin in den Peroxisomen abgespalten. Die wichtigsten Gallensäuren der menschlichen Gallenflüssigkeit sind die *Cholsäure* und die *Chenodesoxycholsäure*. Ihre Salze heißen *Cholate* bzw. *Chenodesoxycholate* (☞ Abb. 17.25). Zur Bildung von Cholat und Desoxycholat wird das Cholesterin zunächst an seinem C-Atom 7 durch die *7α-Cholesterinhydroxylase* hydroxyliert. Dieses Enzym ist von besonderer physiologischer Bedeutung, da es den geschwindigkeitsbestimmenden Schritt der Gallensäurebildung katalysiert. Danach teilt sich der Weg zur Bildung von Cholat und von Chenodesoxycholat. Cholat und Desoxycholat werden nach Aktivierung durch ATP und CoASH mit Glycin und Taurin konjugiert. Die Konjugationsprodukte heißen *Glyco-* und *Taurocholate* bzw. *Glyco-* und *Taurochenodesoxycholate*.

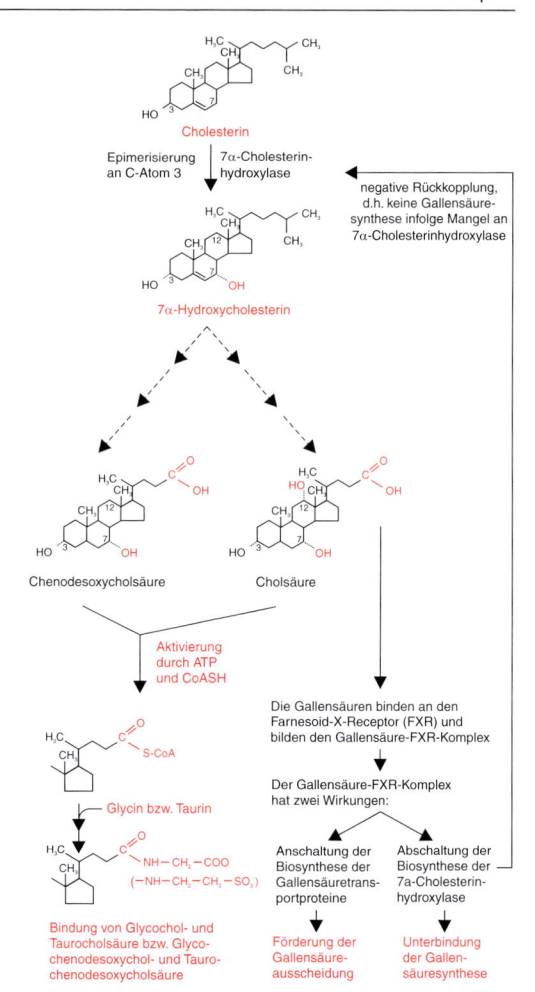

Abb. 17.25: Die Bildung von Gallensäuren aus Cholesterin und die regulatorische Rolle des Farnesoid-X-Receptors.

In den Zellkernen der Leberzellen findet man einen *gallensäurebindenden Receptor*, den man als *Farnesoid-X-Receptor* (FXR) bezeichnet (☞ Abb. 17.25). Dieser spielt eine interessante Rolle in der Regulation der Biosynthese und der Ausscheidung der Gallensäuren. Sein Name ist von den *Farnesoiden* als Zwischenprodukte der Cholesterinbiosynthese abgeleitet, z.B. Farnesylpyrophosphat (☞ Abb. 17.22). Wenn FXR Gallensäure gebunden hat, schaltet er die Expression des Gens der *7α-Cholesterinhydroxylase* ab, so daß die Umwandlung von Cholesterin in Gallensäure unterbunden wird. Gleichzeitig steigert der FXR-Gallensäure-Komplex in der Leber die Biosynthese von membrangebundenen Gallensäuretransportproteinen

17.7. Stoffwechsel der Steroide

durch Stimulierung der Transcription ihrer Gene. Die beiden Wirkungen des ligandierten FXR haben zur Folge, daß 1. die Gallensäuren vermehrt ausgeschieden werden und 2. der Cholesterinspiegel im Blut ansteigt.

Die hepatischen Membrantransportsysteme für Gallensäuren, Bilirubin und anderer Gallenbestandteile. Die Leber hat die Aufgabe, die Galle zu bilden und in den Dünndarm zu sezernieren. Bestandteile der Gallenflüssigkeit sind *Bilirubindiglucuronid* und *Biliverdin* sowie *Gallensäuren, Cholesterin, Phospholipide, Hormonkonjugate, Pharmaka, Enzyme (alkalische Phosphatase)* und *Schwermetallionen* (Cu^{2+}). Insulin fördert die Gallenbildung und Glucagon hemmt sie. Beim Menschen ist der *Hauptgallenfarbstoff* das *Bilirubindiglucuronid* (☞ Kap. 20.).

Die Ausscheidung dieser Substanzen durch die Galle hängt von *hepatobiliären Transportsystemen* ab, die in den an das Blut angrenzenden *basolateralen (sinusoidalen)* und den an die Gallenkanälchen grenzenden *apikalen Membranen* der Leberzellen lokalisiert sind. Diese Transportsysteme gehören in die Superfamilie der *ATP-Bindungskasetten-Transportproteine* (ABC-Proteine; ☞ Kap. 8.3.7.2.). Die für den Transport von gelösten Plasmabestandteilen in die Leberzellen verantwortlichen *basolateralen Transportproteine* sind (☞ Abb. 17.26):

- das Na^+-*Taurocholat cotransportierende Polypeptid* (NTCP-1) transportiert Gallensäureanionen und Na^+-Ionen aus dem Blutplasma in die Leberzellen

- die zahlreichen Mitglieder der Familie der *organischen anionentransportierenden Polypeptide-A, -B* und *-C (OATP-A, -B, -C)* bewirken den Na^+-unabhängigen Transport von zahlreichen endogenen und exogenen (xenobiotischen), voluminösen, amphipathischen, organischen Verbindungen aus dem Blutplasma in die Leberzellen (z.B. Gallensäureanionen, konjugiertes Bilirubin, Thyroidhormone, sulfatierte bzw. glucuronidierte Steroidhormone sowie Herzglycoside, Prostaglandine und Leukotriene)

- der *organische Kationentransporter* (OCT1, C von Cation) ist für die Aufnahme von kleinen organischen Kationen aus dem Blut in die Leberzellen verantwortlich.

Die in der *apikalen Plasmamembran* der Leberzellen lokalisierten ABC-Transportproteine gehören zu den "**m**ulti**d**rug **r**esistance proteins" (MDR-

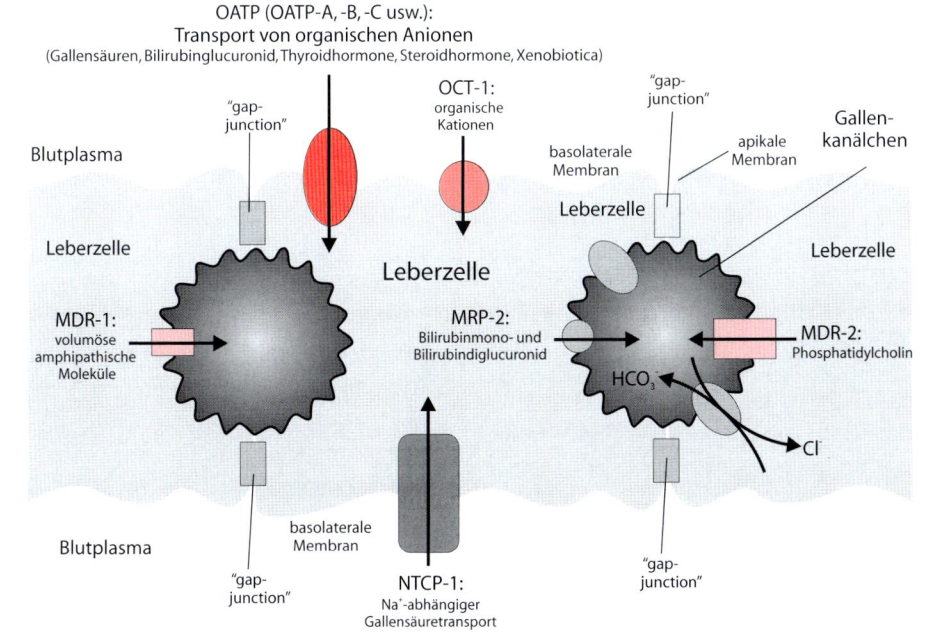

Abb. 17.26: Transport von Gallensäuren, Bilirubin, Hormonen und Xenobiotica aus dem Blut in die Hepatocyten und deren Sekretion in die Gallenkanälchen zur Gallenbildung durch ABC-Proteine der apikalen und basolateralen Membranen von Leberzellen (hepatobiliärer Transport).

Proteine) und "**m**ultidrug **r**esistance associated **p**roteins" (MRP). Sie bewirken die Sekretion (Exkretion) von Gallenbestandteilen aus den Leberzellen in die Gallenkanälchen. MDR-1 transportiert voluminöse amphipathische Verbindungen und MDR-2 sowie MRP-2 transportieren Phosphatidylcholin, Glutathion, glucuronidiertes Bilirubin sowie glucuronidierte und sulfatierte Steroidhormone. Über die genannten Substanzen hinaus werden durch die *basolateralen* und *apikalen Transportproteine* zahlreiche weitere, entweder aus dem Stoffwechsel des Organismus stammende oder von außen aufgenommene, Substanzen (*Xenobiotica*) in die Leberzellen transportiert und von diesen in die Gallenflüssigkeit sezerniert. Außer ABC-Proteinen befinden sich in der apikalen Membran auch *Transportsysteme* für *Aminosäuren*, *Purine* und *Pyrimidine*, die deren Rückresorption bewirken, sowie *Antiportsysteme* für HCO_3^-/Cl^- und SO_4^{2-}/OH^-. Man findet in dieser Membran auch Enzyme, z.B. die γ-Glutamyltranspeptidase, einige Peptidasen und eine Ca^{2+}-ATPase.

Die Gallenflüssigkeit und der enterohepatische Kreislauf der Gallensäuren. Die Leber sezerniert pro Tag etwa zwei bis drei Liter Gallenflüssigkeit (Lebergalle), deren Volumen und Zusammensetzung in den Gallenkanälen und der Gallenblase durch Rückresorptions- und Sekretionsvorgänge verändert werden. Das Volumen der täglich sezernierten Blasengalle beträgt etwa 500 ml. Den größten Anteil an der Festsubstanz der Gallenflüssigkeit haben die Gallensäuren (1,9 g/100 ml Lebergalle bzw. 9 g/100 ml Blasengalle). Durch die Blasengalle werden täglich etwa 50 g Gallensäuren in das Darmlumen ausgeschieden. Tatsächlich werden pro Tag aber nur etwa 200-500 mg Gallensäuren aus dem Cholesterin gebildet und diese Größe ist mit der täglich im Stuhl ausgeschiedenen Gallensäuremenge identisch. Ein Vielfaches dieser Menge befindet sich in der Gallenflüssigkeit und im Duodenalinhalt. Dieser Sachverhalt findet seine Erklärung im *enterohepatischen Kreislauf der Gallensäuren*. Der größte Teil der in das Duodenallumen ausgeschiedenen Gallensäuren wird nämlich im Ileum durch das Na^+-abhängige Transportsystem NTCP-2 (*Na^+-Taurocholat cotransportierende Polypeptid-2*) rückresorbiert und durch die Pfortader zur Leber zurücktransportiert, wo sie durch den Transporter NTCP-1 quantitativ extrahiert und durch die besprochenen Transporter der apikalen Leberzellmembranen erneut in die Galle sezerniert werden.

> Es sind Patienten mit einer primären *Gallensäure-Malabsorption* beschrieben worden, bei denen in einem der beiden allelen NTCP-2-Gene eine Missense-Mutation und eine Mutation an der Spleißstelle des Exons 3 vorliegen. Im anderen Allel des NTCP-2-Gens wurden zwei Missense-Mutationen gefunden. Die Patienten weisen erniedrigte Plasma-Cholesterinspiegel sowie eine *kongenitale Diarrhoe* und *Steatorrhoe* (Fettdurchfall) auf. Der enterohepatische Kreislauf der Gallensäuren ist infolge des Ausfalls der Rückresorption der Gallensäuren unterbrochen, so daß die Gallensäureausscheidung ansteigt.

Die Geschwindigkeit des enterohepatischen Kreislaufes ist beim Gesunden beträchtlich. Die Gesamtmenge an Gallensäuren des menschlichen Organismus (etwa 4 g) durchlaufen ihn täglich 8-10mal. Da der Organismus das Gonangerüst nicht aufspalten kann und die Gallensäuren dessen einzige Abbau- und Ausscheidungsprodukte darstellen (abgesehen von der Ausscheidung der zwar bedeutungsvollen, mengenmäßig demgegenüber aber viel weniger ins Gewicht fallenden inaktivierten Steroidhormone) ist die *Galle der einzige Weg*, auf dem die Produkte des Cholesterinstoffwechsels ausgeschieden werden. Die Menge der in den Faeces ausgeschiedenen Gallensäuren ist deshalb ein zuverlässiges Maß der Cholesterinsynthese.

Gallensäuren haben drei Hauptfunktionen:

- als Detergenzien sind sie an der Emulgierung der Nahrungsfette beteiligt und fördern so die Fettverdauung

- sie sind Regulatoren der Cholesterinbiosynthese

- sie wirken in der Gallenflüssigkeit als Lösungsvermittler für Cholesterin, auch wenn dieses nur etwa 0,3 % der Blasengalle ausmacht. Bei dieser Konzentration ist das Cholesterin in wäßrigen Lösungen unlöslich.

In der Blasengalle wird demzufolge ein Ausfallen des Cholesterins durch die Gallensäuren, zusammen mit dem ebenfalls in der Gallenflüssigkeit anwesenden Phosphatidylcholin (Lecithin), verhindert, indem diese drei Komponenten ein *micellares System* bilden. Die maximale Löslichkeit von *Cho-*

lesterin hängt von den Konzentrationen der anderen zwei Komponenten, der *gallensauren Salze* und des *Lecithins*, ab (☞ Abb. 17.27). Zur Veranschaulichung dient ein empirisch aufgestelltes Dreieck, das die Löslichkeit von Cholesterin bei unterschiedlichen Mischungsverhältnissen der drei micellbildenden Komponenten wiedergibt. Jede Seite des Dreiecks bezeichnet den prozentualen Anteil einer Komponente des Systems (diese geben hier nicht ihre wahren Konzentrationen in der Gallenflüssigkeit, sondern ihre relativen Anteile in dem 3-Komponentensystem wieder). Die rote Fläche im Dreieck gibt die Mischungsverhältnisse an, die zu stabilen micellaren Lösungen des Cholesterins führen. Oberhalb ihrer Begrenzungslinie werden die Lösungen instabil und Cholesterin fällt aus, d.h. solche Zusammensetzungen erlauben von vornherein nicht eine micellare Lösung des Cholesterins. 85 % der so entstehenden Gallensteine sind cholesterinreich und 50 % davon enthalten ausschließlich Cholesterin. Bei Cholesterinsteinen ist die im enterohepatischen Kreislauf zirkulierende Gallensäuremenge erniedrigt, auch findet man oft eine Verminderung der Phosphatidylcholinkonzentration.

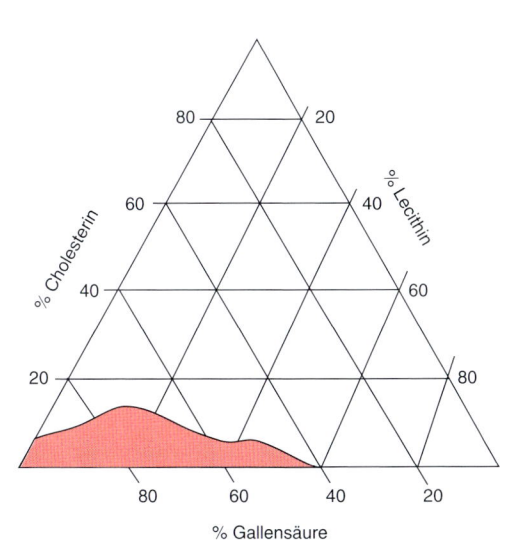

Abb. 17.27: Stabilität eines micellaren Systems bestehend aus Cholesterin, Lecithin und Gallensäuren; oberhalb des roten Feldes fällt Cholesterin aus.

17.8. Der Lipidstoffwechsel der Leber

Der Lipidstoffwechsel der Leber ist gekennzeichnet durch

- die Synthese von Fettsäuren und Triglyceriden aus Glucose, Lactat und Alanin
- den Abbau von Triglyceriden und Fettsäuren (β-Oxidation) und, unter bestimmten Stoffwechselbedingungen, die Bildung von Ketonkörpern
- die Synthese und Sekretion sowie den Abbau von Lipoproteinen
- die Synthese von Cholesterin und dessen Abgabe an andere Gewebe zur Synthese von Steroidhormonen und Vitamin D
- die Bildung von Gallensäuren und deren Ausscheidung durch die Galle

Die Regulation der hepatischen Fettsäuresynthese. In der Leber sind der Lipid- und Kohlenhydratstoffwechsel eng miteinander gekoppelt. Die wichtigste Quelle für die hepatische Fettsäuresynthese ist die Glucose, gefolgt von Alanin und Lactat. Bei einem *hohen Glucoseangebot* nach einer kohlenhydratreichen Mahlzeit wird ein großer Teil davon in der Leber zur *Fettsäuresynthese* verwendet, der Rest vorwiegend zu Glycogen aufgebaut. *Insulin* fördert sowohl die Synthese der Fettsäuren und der Triglyceride als auch die des Glycogens. Es gibt eine *umgekehrte Proportionalität* zwischen der *Geschwindigkeit der hepatischen Fettsäuresynthese* und der *Konzentration der freien Fettsäuren* im Blutplasma. Im *Hunger* und im *Diabetes mellitus* sowie nach reichlicher Zufuhr von Fett, wo es neben einem Triglyceridanstieg auch zu einem Anstieg der unveresterten Fettsäuren im Plasma kommt, ist die *hepatische Fettsäuresynthese* klein. Nach einer *kohlenhydratreichen Mahlzeit* hingegen ist der *Fettsäurespiegel* im Blutplasma *niedrig* und die *hepatische Fettsäuresynthese groß*. Der unter diesen Bedingungen erhöhte Insulinspiegel hemmt den Fettsäureabbau, steigert die Fettsäuresynthese, begünstigt die Veresterung der neu gebildeten Fettsäuren mit Glycerin und fördert die VLDL-Sekretion (☞ Abb. 17.28).

Regulation des hepatischen Fettsäureabbaues und der Ketonkörperbildung. Bei einem Anstieg der Konzentration der unveresterten Fettsäuren im Blutplasma, z.B. als Folge einer erhöhten Glucagonausschüttung und einer dadurch ausgelösten erhöhten Lipolyse im Fettgewebe, nimmt die Leber verstärkt Fettsäuren auf. Die Intensität der hepatischen β-Oxidation und die Bildung von Ketonkörpern hängt von der Menge der angebotenen Fettsäuren, d.h. von der Fettsäurekonzentration im Blutplasma, ab. *Insulin hemmt und Glucagon steigert die hepatische Fettsäureoxidation und Ketonkörperbildung.* Als geschwindigkeitsbestimmend für die β-Oxidation wurde die mitochondriale *Carnitin-Acyltransferase I* erkannt. Bei verstärkter Ketonkörperbildung (*Hunger, Diabetes mellitus*) ist die Aktivität der Carnitin-Acyltransferase I und der Carnitingehalt der Leberzellen erhöht. Malonyl-CoA als Zwischenprodukt der Fettsäuresynthese ist ein allosterischer Inhibitor dieses Enzyms. Da Glucose und Insulin infolge Aktivierung der Acetyl-CoA-Carboxylase den Malonyl-CoA-Spiegel in der Leber erhöhen, üben sie über diesen Mechanismus eine Hemmwirkung auf die β-Oxidation aus. Glucagon hingegen inaktiviert die Acetyl-CoA-Carboxylase und erniedrigt den hepatischen Spiegel an Malonyl-CoA, so daß dessen Hemmwirkung auf den Acyldurchtritt durch die Mitochondrieninnenmembran aufgehoben wird.

Die hepatische Triglycerid- und VLDL-Bildung sowie Triglyceridspaltung. Nach einer kohlenhydratreichen Mahlzeit synthetisiert die Leber Fettsäuren aus Glucose, wandelt sie in Triglyceride um und sezerniert diese in Form von VLDL (☞ Abb. 17.28). Im Hunger ist die Triglyceridbildung erniedrigt und gleichzeitig die Triglyceridhydrolyse erhöht. Auch in der diabetischen Leber ist die Triglyceridsynthese erniedrigt. Sowohl im Hunger als auch im Diabetes mellitus werden die aus dem Fettgewebe in der Leber ankommenden freien Fettsäuren in Richtung β-Oxidation und Ketonkörperbildung gelenkt. In beiden Situationen ist die hepatische VLDL-Sekretion gesenkt. Zufuhr von Insulin korrigiert diese Störungen. Glucagon erniedrigt die hepatische Triglyceridsynthese und senkt die VLDL-Sekretion. Die VLDL-Sekretion setzt die Synthese der entsprechenden Apoproteine voraus. Während die Triglyceride und die anderen Lipide im glatten ER synthetisiert werden, erfolgt die Bildung der Apoproteine an den Ribosomen des RER. Im *Golgi-Apparat* der Leberzellen werden dann die *VLDL* aus ihren Bestandteilen, den *Lipiden* und den *Apoproteinen*, die zuvor noch glycosyliert werden müssen, zusammengesetzt und dann als das fertige VLDL sezerniert (☞ Abb. 17.28). Ein Teil der in der Leber synthetisierten Triglyceride werden nicht in Form der VLDL sezerniert, sondern verbleiben in der Leber und bilden in ihr einen gewissen *Triglyceridvorrat*. Diese Triglyceride werden bei Bedarf durch Lipolyse in Glycerin und Fettsäuren gespalten. Das Glycerin dient dann zur Gluconeogenese, die Fettsäuren werden oxidiert.

Die Leber enthält *zwei Lipasen*, eine *lysosomale Lipase* der Parenchymzellen mit einem pH-Optimum von 4-5 und eine Lipase mit einem pH-Optimum im alkalischen Gebiet, die an die *Plasmamembran* der *Kupfferschen Sternzellen* gebunden und durch Heparin ablösbar ist. Die lysosomale Triglyceridlipase ist für die Spaltung der endogen synthetisierten und der durch Endocytose von Lipoproteinkomplexen in die Leberzellen aufgenommenen Triglyceride verantwortlich. Die endogen in der Leberzelle gebildeten Triglyceride müssen vor ihrer Spaltung durch *Autophagocytose* von den Lysosomen aufgenommen werden. Die in den Endocytosebläschen enthaltenen Triglyceride gelangen durch Verschmelzung der Endosomen in die Lysosomen (Bildung von *Phagolysosomen* oder *Lipolysosomen*), wo sie durch die *lysosomale Lipase* hydrolysiert werden. Bei einem *Mangel* an der *lysosomalen Leberlipase* (*Wolmansche Erkrankung*) stellt man eine fortschreitende intralysosomale Ansammlung von Triglyceriden fest.

Die Leber hat die Fähigkeit zur Verwertung der in den HDL enthaltenen Cholesterinestern. Ihre Spaltung erfolgt an der *Oberfläche* der *Kupfferschen Sternzellen* und wird durch die dort sitzende *Lipase* katalysiert. Man schreibt dem Enzym deshalb eine Rolle bei der hepatischen Aufnahme von Cholesterin aus den HDL zu.

17.14. Biotransformation

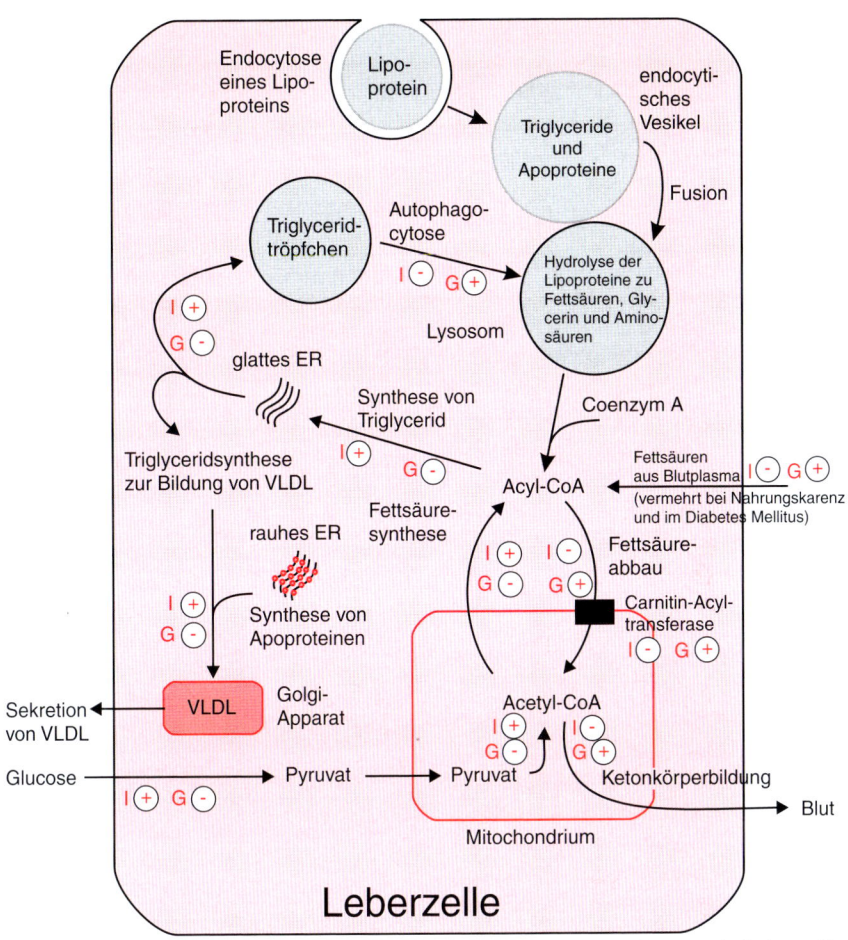

Abb. 17.28: Der hepatische Lipidstoffwechsel (G: Glucagon; I: Insulin; + und – geben an, ob die betreffenden Vorgänge durch die Wirkungen des jeweiligen Hormons aktiviert oder gehemmt werden).

Entstehung einer Fettleber. In der gesunden Leber kommt es zwar zu einer geringen Speicherung, nicht aber zu einem Anstau von Triglyceriden, da diese von ihr ebenso rasch abgegeben wie synthetisiert werden. Eine *Triglyceridspeicherung* in der Leber kann folgende Ursachen haben:

1. ein *erhöhter Plasmaspiegel* an *freien Fettsäuren* infolge
- einer verstärkten Lipolyse im Fettgewebe
- eines erhöhten Abbaues von Lipoprotein-Triglyceriden
- eines stärkeren Abbaues der Chylomikronen-Triglyceride in extrahepatischen Geweben, der zu einem verstärkten Einstrom der Fettsäuren in die Leber und zu deren Wiederveresterung führen kann

2. eine *Störung* der *Lipoproteinbiosynthese* infolge
- einer Synthesestörung der Apoproteine
- einer Hemmung der Lipidkonjugation mit Apoproteinen
- einer Hemmung der Biosynthese von Phosphatiden, die obligate Bestandteile von Lipoproteinen sind.

Die bei *Cholin-* oder *Methioninmangel* auftretende *Fettleber* ist auf eine Verminderung der Biosynthese von *Cholinphosphatiden* zurückzuführen. Dies hat eine mangelhafte VLDL-Bildung zur Folge. Die eigentliche Ursache hierfür ist der Mangel an Methylgruppen, die für die *Cholinphosphatidsynthese* unentbehrlich sind. Da der wichtigste Methyldonor das Methionin ist (☞ Abb. 17.13) und die Methylgruppe auch aus anderen Aminosäuren im Rahmen des C_1-Körperstoffwechsels (☞ Kap. 18.) gebildet werden kann, begünstigt eine proteinarme Ernährung die Entstehung einer Fettleber. Man bezeichnet Verbindungen, die der Entstehung einer Fettleber entgegenwirken, als *lipotrope Substanzen*. Weitere Ursachen der Entstehung einer Fettleber sind Vergiftungen mit organischen Lösungsmitteln (Tetrachlorkohlenstoff, Chloroform), Phosphor, Blei, Arsen sowie ein Mangel an essentiellen Fettsäuren und Vitaminen (E, B_6, Pantothensäure).

Alkoholmißbrauch. Dieser ist die häufigste Ursache für die Entstehung einer *Hyperlipoproteinämie* sowie einer *Fettleber* und deren Folgen (*Leberzirrhose*). Es kommt dabei zu einem Anstieg auch der unveresterten Fettsäuren im Blutplasma. In der Leber ist die Fettsäuresynthese gesteigert und der Fettsäureabbau sowie der Ablauf des Citratcyclus unterdrückt. Die Steigerung der Fettsäure- und Triglyceridsynthese ist auf die bei der Alkoholoxidation eintretende Erhöhung des $NADH/NAD^+$-Quotienten, die die Bildung von Glycerin-3-phosphat und damit die Triglyceridsynthese begünstigt, sowie auf den erhöhten Anfall von Acetat, das aus dem Alkohol oxidativ entsteht und als Substrat für die Fettsäuresynthese dient, zurückzuführen. Eine weitere Ursache für den Anstau von Acetat ist die durch den erhöhten $NADH/NAD^+$-Quotienten begünstigte Malatbildung, die einen Mangel an Oxalacetat erzeugt und dadurch den Ablauf des Citratcyclus beeinträchtigt.

17.9. Der Stoffwechsel des Fettgewebes

Stoffwechselleistungen des Fettgewebes. Das Fettgewebe ist sehr stoffwechselaktiv. Es ist zur Synthese und Spaltung von Triglyceriden sowie zur Fettsäuresynthese und zur β-Oxidation befähigt. Es kann auch Glucose oxidieren und Glycogen bilden. Glucose kann im Fettgewebe in Fettsäuren umgewandelt werden, die dann der Triglyceridsynthese dienen. Die Triglyceride befinden sich in den Fettzellen in einer einzigen Fettvakuole, in der sie einem ständigen Umbau durch Lipolyse und Rückveresterung der Fettsäuren mit Glycerin unterliegen. Die Bedeutung des Fettgewebes für den Gesamtstoffwechsel des Organismus beruht auf seiner Fähigkeit zur Speicherung von überschüssig zugeführten Nahrungsstoffen in Form von Triglyceriden und in der bedarfsgerechten Bereitstellung von Fettsäuren aus den Triglyceriden zur Energiegewinnung. Das Fettgewebe ist *Energiespeicher* in *Überflußperioden* und *Quelle* schnell verfügbarer *energetischer Reserven* in *Mangelsituationen*. Die *Triglyceridspaltung* und *Triglyceridsynthese* werden durch *Ernährungsbedingungen* und *hormonale Einflüsse* unabhängig voneinander beeinflußt. Das Fettgewebe ist die wichtigste Quelle der unveresterten Fettsäuren des Blutplasmas und spielt deshalb für die Substratversorgung der Skelett- und

17.9. Der Stoffwechsel des Fettgewebes

Herzmuskulatur sowie der Leber und Niere eine herausragende Rolle. Das für die Triglyceridsynthese notwendige Glycerin-3-phosphat stammt vorwiegend aus dem Glucoseabbau. Eine gestörte Glucoseverwertung (z.B. bei Mangel an Insulin) liefert im Fettgewebe die Bedingungen für eine erniedrigte Triglyceridsynthese und für ein Überwiegen der Triglyceridspaltung. Eine Steigerung der Glucoseverwertung, z.B. nach Glucosezufuhr und bei erhöhtem Insulinspiegel, bewirkt umgekehrt eine Verminderung der Fettsäurefreisetzung aus dem Fettgewebe und eine Erhöhung der Triglyceridsynthese.

Die hormonsensitive Triglyceridlipase des Fettgewebes. Die Spaltung der Triglyceride im Fettgewebe erfolgt durch die *hormonsensitive Triglyceridlipase*. Die Aktivität dieses Enzyms wird, wie der Name sagt, durch verschiedene Hormone beeinflußt, von denen *Glucagon, Cortisol, Adrenalin* und *Insulin* von besonderer Bedeutung sind. Die *Fettgewebslipase* liegt in *zwei ineinander umwandelbaren Formen* vor, einer *inaktiven, dephosphorylierten* und einer *aktiven, phosphorylierten Form* (☞ Abb. 17.29). Die Phosphorylierung des Enzyms erfolgt durch die *cAMP-abhängige Proteinkinase*, die Dephosphorylierung durch eine *Proteinphosphatase*. *Glucagon* und *Adrenalin* aktivieren die Proteinkinase über eine intrazelluläre cAMP-Erhöhung, worauf die Lipase phosphoryliert und aktiviert wird. Das Ergebnis ist eine gesteigerte Lipolyse. *Insulin* erniedrigt den durch Glucagon oder Adrenalin erhöhten cAMP-Spiegel und begünstigt dadurch die Dephosphorylierung und Inaktivierung der Lipase. *Cortisol* hat eine *permissive Wirkung* auf die hormonale Kontrolle der Fettgewebslipase. Das bedeutet, daß bei Abwesenheit von Cortisol die Wirkungen von Glucagon und Adrenalin stark eingeschränkt sind. Die antilipolytische Wirkung des Insulins ist davon nicht betroffen. *Cortisol* und *Somatotropin* stimulieren die *Biosynthese* der Lipase.

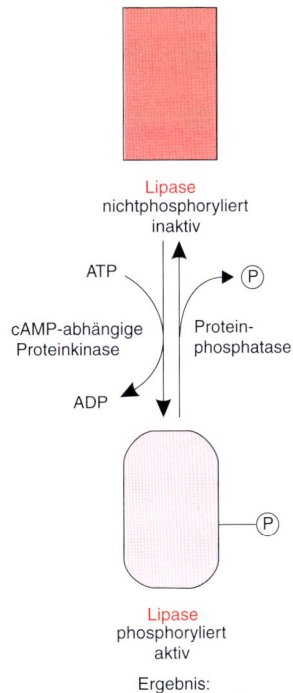

Abb. 17.29: Regulation der hormonsensitiven Triglyceridlipase des Fettgewebes.

Die Verwertung von Triglyceriden des Blutplasmas durch das Fettgewebe. Das Fettgewebe ist zur Verwertung der in den *VLDL* und *Chylomikronen* enthaltenen Triglyceride des Blutplasmas befähigt, jedoch ist dazu deren vorhergehende Spaltung durch die an die Oberfläche der Gefäßwand und der Fettzellen gebundene *insulinempfindliche Lipoproteinlipase* erforderlich. Die dabei freigesetzten Fettsäuren treten in die Fettzellen ein, während Glycerin an das Blutplasma zurückgegeben und in der Leber entweder erneut der Triglyceridsynthese oder der Gluconeogenese dient.

Die Bildung von Hormonen und anderer Faktoren durch das Fettgewebe. Das Fettgewebe sezerniert, in Abhängigkeit von spezifischen extrazellulären Stimuli oder bei Änderungen des metabolischen Zustandes des Organismus, mehrere *Proteohormone*. Ihre Funktionen erstrecken sich auf die Kontrolle der *Nahrungsaufnahme,* des *Fettstoffwechsels,* der *Energiebilanz* und der *Insulinempfindlichkeit.* Da diese Hormone strukturell den Cytokinen ähnlich sind, faßt man sie als *Adipokine* zusammen. Es sind dies das *Leptin* (☞ Kap. 23. und

Kap. 31.), *Resistin* (☞ Kap. 23.) und *Adiponectin* (☞ Kap. 23.). Das Fettgewebe sezerniert auch den *Tumornekrosefaktor α* (TNFα) (☞ Kap. 22.). Darüber hinaus leistet es einen Beitrag zur *Hämostase*, indem es den *Plasminogenaktivator Inhibitor Typ 1* (PAI-1) sezerniert. Das Fettgewebe trägt auch zur Gewährleistung des *vaskulären Tonus* durch Sekretion von *Angiotensinogen* bei. Schließlich synthetisiert und sezerniert das Fettgewebe auch die Serinprotease *Adipsin*, die mit dem *Komplementfaktor D* identisch ist.

Thermogenese durch das braune Fettgewebe. Säuger besitzen ein *braunes Fettgewebe*, das 1. auf Wärmebildung (*Thermogenese*) in der postnatalen Phase, 2. auf *Kälteakklimatisierung* und 3. - bei winterschlafenden Tieren - auf das Erwachen aus dem *Winterschlaf* spezialisiert ist. Das *braune Fettgewebe* ist durch seine *reiche Versorgung mit Blutkapillaren*, die *Innervation* der einzelnen Zellen mit sympathischen Nervenfasern und eine besonders *große Zahl* von *Mitochondrien* ausgezeichnet. Sein *hoher Cytochromgehalt* vermittelt ihm die *gelbbraune Färbung*. Im Unterschied zu den univakuolären Fettzellen des weißen Fettgewebes sind die braunen Fettzellen *multivakuolär*. Der erwachsene Mensch enthält nur wenig braunes Fettgewebe, menschliche Neugeborene und Säuglinge jedoch etwas mehr. Bei einem *Kältestreß* kommt es im braunen Fettgewebe rasch, infolge Freisetzung von *Noradrenalin* aus den die Fettgewebszellen innervierenden Nervenendigungen und der dadurch erfolgenden Aktivierung der Triglyceridlipase, zur Triglyceridhydrolyse und zur Oxidation der Fettsäuren zu CO_2 und Wasser. Das braune Fettgewebe bildet dabei nur sehr wenig ATP, da es den größten Teil der freiwerdenden Oxidationsenergie der Fettsäuren zur Wärmebildung nutzt. Wie in den Mitochondrien anderer Zellen pumpen auch im braunen Fettgewebe die Atmungskettenkomplexe I, III und IV der Mitochondrien im Verlauf der biologischen Oxidation Protonen durch die innere Mitochondrienmembran nach außen und erzeugen so den in Kap. 15.2.3 besprochenen transmembranalen elektrochemischen *Protonengradienten*. Dieser wird aber im braunen Fettgewebe nicht zur ATP-Synthese genutzt, sondern die Protonen werden durch ein in der Innenmembran der Mitochondrien lokalisiertes und als *Thermogenin* bezeichnetes *Entkopplungsprotein* (UCP1, Abk. von engl. uncoupling protein 1) an die ATP-Synthase "vorbei" in das Mitochondrieninnere zurückgeleitet, so daß ein "Kurzschluß" entsteht und die *Energie* des *Protonengradienten nicht* in chemische Energie des *ATP*, sondern in *Wärme* umgewandelt wird. Das UCP1 koppelt durch diesen Mechanismus die ATP-Synthese vom Elektronenfluß ab (deshalb "Entkopplungsprotein"). Das *UCP1* wird durch *Fettsäuren aktiviert*, so daß unter den Bedingungen der durch Noradrenalin ausgelösten Steigerung der Lipolyse maximale Wärmebildung erreicht wird. Purinnnucleotide hemmen UCP1 (☞ Abb. 17.30). Auch in anderen Geweben des Menschen hat man *Entkopplungsproteine* identifiziert, die sich in ihrer Aminosäurezusammensetzung und in einigen funktionellen Eigenschaften vom UCP1 unterscheiden. Das *UCP2* ist im Organismus weitverbreitet, es kommt u.a. im Gehirn, der Darmmucosa, im weißen Fettgewebe, im Herzmuskel sowie in der Lunge und der Milz vor, während *UCP3* vor allem in der *Skelettmuskulatur* vertreten ist.

17.10. Die Lipoproteine des Blutplasmas

Die *Lipoproteine* des Blutplasmas spielen eine zentrale Rolle in der Verteilung der Lipide zwischen den Organen und Geweben. Sie transportieren

- die mit der Nahrung aufgenommenen Lipide aus der Darmschleimhaut in die Leber, das Fettgewebe und andere Organe

- Lipide aus der Leber in das Fettgewebe und andere periphere Gewebe

- Lipide aus der Peripherie zurück in die Leber

Die *Lipoproteine* des Blutplasmas werden durch ihre *Zusammensetzung* und ihre *Dichte* sowie durch ihre *elektrophoretische Beweglichkeit* klassifiziert. Da Lipide eine wesentlich niedrigere Dichte (0,9 g ml^{-1}) haben als Proteine (1,35 g ml^{-1}), hängt die Dichte eines Lipoproteinmoleküls vom Verhältnis Lipid zu Protein ab. Das Blutplasma hat eine Dichte von 1,063 g ml^{-1}. Die Lipoproteine, deren Dichten niedriger als die des Plasmas sind, bewegen sich in der Ultrazentrifuge hin zur Oberfläche, d. h. sie *flotieren*, diejenigen Lipoproteine, deren Dichte höher ist als die des Plasmas, *sedimentieren*.

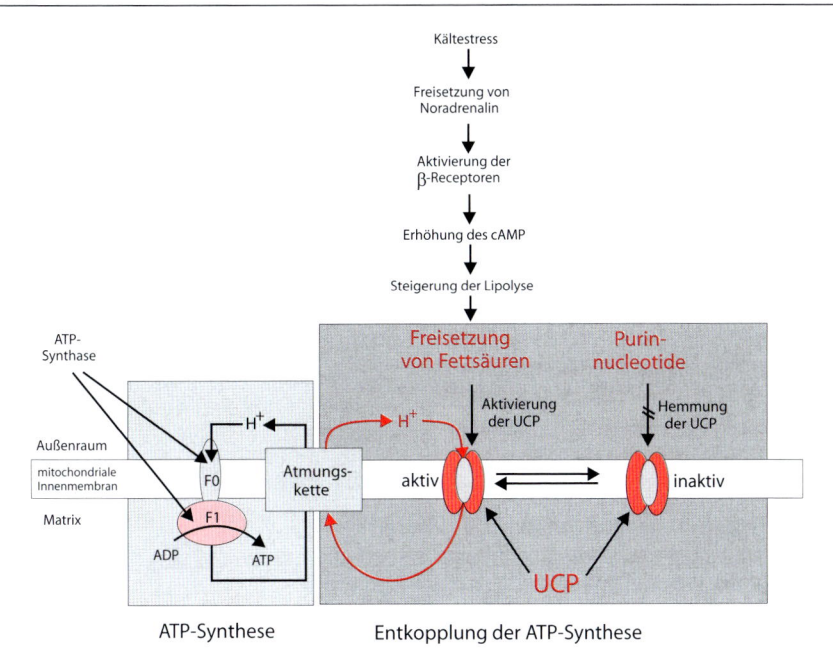

Abb. 17.30: Der Wirkungsmechanismus der Entkopplungsproteine (nach D. Ricquier, Science 280, 1369-1370 [1998]).

17.10.1. Einteilung der Lipoproteine nach ihrer Zusammensetzung

Man teilt die Lipoproteine des menschlichen Blutplasmas in vier Klassen ein, die in der aufgeführten Reihenfolge in ihrem Durchmesser ab- und in ihrer Dichte zunehmen (☞ Abb. 17.31; Tab. 17.2):

1. *Chylomikronen*: größte Lipoproteine mit kleinster Dichte

2. *Lipoproteine mit sehr niedriger Dichte (Very-Low-Density-Lipoproteins, VLDL)*

3. *Lipoproteine mit niedriger Dichte (Low-Density-Lipoproteins, LDL)*

4. *Lipoproteine mit hoher Dichte (High-Density-Lipoproteins, HDL)*: kleinste Lipoproteine mit größter Dichte; da die Dichte der HDL höher ist als die des Blutplasmas, sedimentieren sie in der Ultrazentrifuge. Die Dichte der Chylomikronen, VLDL und LDL ist niedriger als die des Blutplasmas, deshalb flotieren sie bei Ultrazentrifugation.

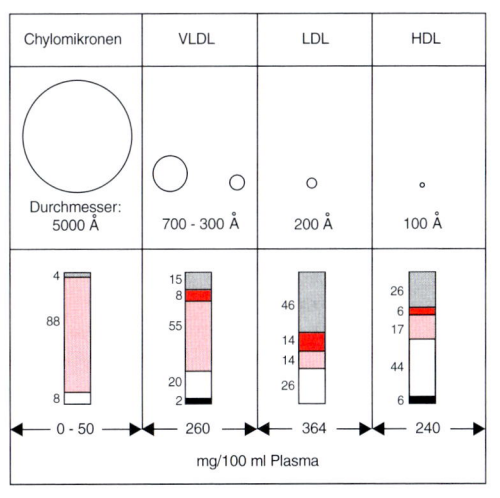

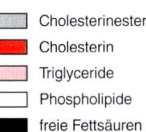

Abb. 17.31: Durchmesser, Zusammensetzung und Mengenverteilung der Lipoproteine des Blutplasmas. Die Zahlen an den Säulen geben den %-Gehalt am jeweiligen Lipid an.

Apolipoproteine. Als *Apolipoproteine* oder *Apoproteine* (Abk. Apo) bezeichnet man die in den Lipoproteinen enthaltenen Proteine. Die Apolipoproteine sind Glycoproteine. Es gibt *zwei Typen* von *Apoproteinen*, solche, die ein *integraler Teil* derjenigen Lipoproteine sind, mit denen sie sezerniert werden und solche, die *locker* mit den Lipiden assoziiert sind und deshalb zwischen den verschiedenen Lipoproteinen austauschen. Zu den nicht austauschenden Apoproteinen gehören Apo B-100 und Apo B-48. Man teilt die Apoproteine in die Familien Apo A, Apo B, Apo C und Apo E ein. Im menschlichen Blutplasma sind 12 verschiedene Apoproteine (Apo A-I, Apo A-II usw.) nachgewiesen worden. Ihre Syntheseorte und Funktionen sind in Tab. 17.3 aufgeführt.

Zusammensetzung und Aufbau der Lipoproteine. In den Lipoproteinen findet man folgende Lipide in einer spezifischen Verteilung (☞ Abb. 17.31): *Triglyceride, Cholesterinester, Cholesterin, Phospholipide* und (zu kleinen Anteilen) *unveresterte Fettsäuren*. Letztere sind im Blutplasma hauptsächlich an Albumin gebunden.

Chylomikronen	VLDL
• Triglyceride	• Triglyceride
• Phospholipide	• Phospholipide
• Cholesterinester	• Cholesterin
• Apo A-I, -II und -IV	• Cholesterinester
• Apo B-48	• wenig freie Fettsäuren
• Apo C-I, -II und -III	• Apo B-100
• Apo E	• Apo C-I, -II und -III
	• Apo E
LDL	HDL
• Cholesterinester	• Phospholipide
• Cholesterin	• Cholesterinester
• Phospholipide	• Cholesterin
• Triglyceride	• Triglyceride
• Apo B-100	• wenig freie Fettsäuren
	• Apo A-I, -II und -III
	• Apo C-I, -II und -III
	• Apo E

Tab. 17.2: Die Zusammensetzung der Lipoproteinklassen.

In den *VLDL* und den *Chylomikronen* bilden die Triglyceride und Cholesterinester einen zentralen Kern, der von Apoproteinen, unverestertem Cholesterin und von Phospholipiden umhüllt wird (☞ Abb. 17.32). Die *LDL-Partikel* sind mehrschichtig aufgebaut. Ein zentraler Kern von Cholesterinestern ist von einer Phospholipidschicht umgeben, an die sich nach außen eine Schicht von unverestertem Cholesterin anschließt. Die LDL-Partikel sind von einem einzigen, großen Apo B-100-Molekül umwunden (Apo B-100; ☞ Kap. 11.6.). Das Innere der *HDL* besteht vorwiegend aus Cholesterinestern. Nach außen schließen sich Phospholipide und unverestertes Cholesterin an, zwischen denen Apo E, Apo A-I und Apo A-II eingelagert sind.

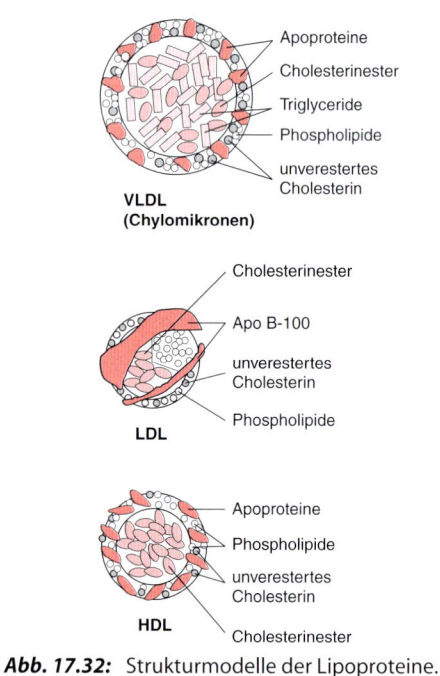

Abb. 17.32: Strukturmodelle der Lipoproteine.

17.10.2. Die Biosynthese der Lipoproteine

Biosynthese der Chylomikronen. Der Bildungsort der Chylomikronen ist der *Golgi-Apparat* der *Mucosazellen* des *Jejunums*. Die im Darmlumen aus den Triglyceriden durch Lipasewirkung freigesetzten Fettsäuren und Glycerin sowie das aus den Cholesterinestern freigesetzte Cholesterin und die Spaltprodukte der Phospholipide werden nach ihrer Resorption in den Mucosazellen sofort wieder verestert (☞ Kap. 30.). Die gebildeten Triglyceride, Cholesterinester und Phospholipide assoziieren

17.10. Die Lipoproteine des Blutplasmas

Apoprotein	Syntheseort	Lipoprotein	Funktion
A-I	Dünndarmmucosa, Leber	HDL, Chylomikronen	LCAT-Aktivierung, Ligand für HDL-Receptor
A-II	Dünndarmmucosa, Leber	HDL, Chylomikronen	HDL-Stabilisierung
A-IV	Dünndarmmucosa, Leber	HDL, Chylomikronen	für Abbau der VLDL und Chylomikronen erforderlich; nötig für die Aktivierung der LPL durch Apo C-II
B-100	Leber	VLDL, IDL, LDL	Bindung an den LDL-Receptor
B-48	Dünndarmmucosa	Chylomikronen	für die Sekretion der Chylomikronen aus der Darmmucosa erforderlich; *keine* Bindung an den LDL-Receptor
C-I	Leber, Dünndarmmucosa	HDL, VLDL, IDL, Chylomikronen	LCAT- und LPL-Aktivierung
C-II	Leber, Dünndarmmucosa	Chylomikronen, VLDL, IDL, HDL	Cofaktor für LPL
C-III	Leber, Dünndarmmucosa	Chylomikronen, VLDL, IDL, HDL	Hemmung der receptorvermittelten Aufnahme von Apo B-haltigen Lipoproteinen
E	Leber u.a. Gewebe	Chylomikronen, VLDL, HDL	spezifischer Ligand für die hepatische Aufnahme von HDL und von Chylomikronenremnants

Tab. 17.3: Syntheseorte, Vorkommen und Funktionen ausgewählter Apoproteine.

danach mit dem in den Mucosazellen synthetisierten Apo B-48 und anderen Apoproteinen zu *Chylomikronen*. Diese werden in den Sekretgranula gespeichert und durch Exocytose basolateral in den Extrazellulärraum abgegeben. Sie sammeln sich in den intestinalen Lymphgängen und gelangen von dort über den *Ductus thoracicus* in den Blutkreislauf.

Biosynthese der VLDL. Der Bildungsort der VLDL ist die *Leber*. Die in ihr vorwiegend aus Glucose synthetisierten Lipide assoziieren mit dem *leberspezifischen Apo B-100* und werden als VLDL sezerniert (☞ Abb. 17.28).

Bildung der LDL. Die LDL entstehen im zirkulierenden Blut aus den Abbauprodukten der VLDL, den *VLDL-Remnants*, die auch als IDL (*Intermediate-density lipoproteins*) bezeichnet werden (☞ Abb. 17.33). Ein LDL-Partikel enthält durchschnittlich 700 Moleküle Phospholipid, 600 Moleküle freies Cholesterin, 1600 Moleküle Cholesterinester, 185 Moleküle Triglycerid sowie ein einziges Molekül ApoB-100.

Bildung der HDL. Die HDL werden als nascierende HDL vorwiegend in der Leber, in geringerem Maße auch in der Darmmucosa gebildet. Unmittelbar nach ihrer Sekretion aus der Leber enthalten die nascierenden HDL die Apoproteine E und C-II sowie Phospholipide und unverestertes Cholesterin, jedoch keine Cholesterinester (☞ Abb. 17.34). Die HDL geben Apo E- und Apo C-II an Chylomikronen und VLDL ab, wo Apo C-II als Aktivator der Lipoproteinlipase und Apo E als Ligand für die receptorvermittelte hepatische Aufnahme von Chylomikronenremnants wirken. Die Veresterung des Cholesterins geht in den HDL erst im zirkulierenden Blut vor sich. Der dieser Reaktion zugrunde liegende Acyltransfer wird durch die aus der Leber stammende *Lecithin-Cholesterin-Acyltransferase* (*LCAT*) katalysiert, die von den HDL aus dem Blutplasma aufgenommen wird:

$$\text{Lecithin} + \text{Cholesterin} \xrightarrow{\text{LCAT}} \text{Lysolecithin} + \text{Cholesterinester}$$

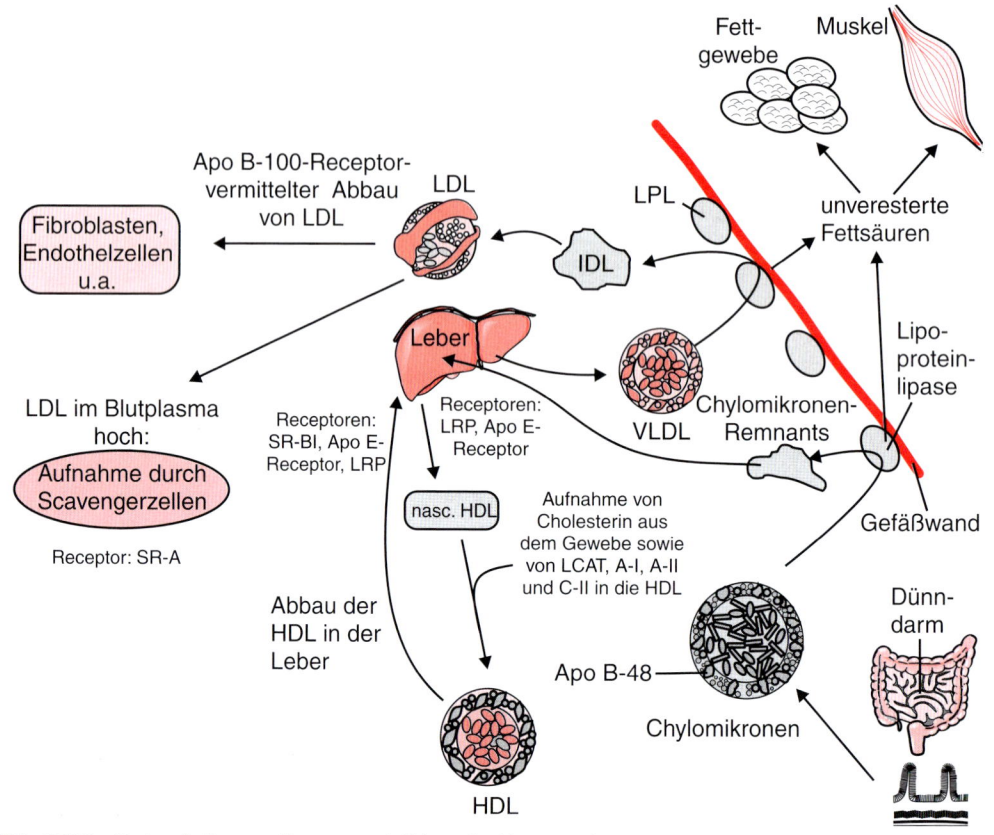

Abb. 17.33: Herkunft, Umwandlungen und Abbau der Lipoproteine.

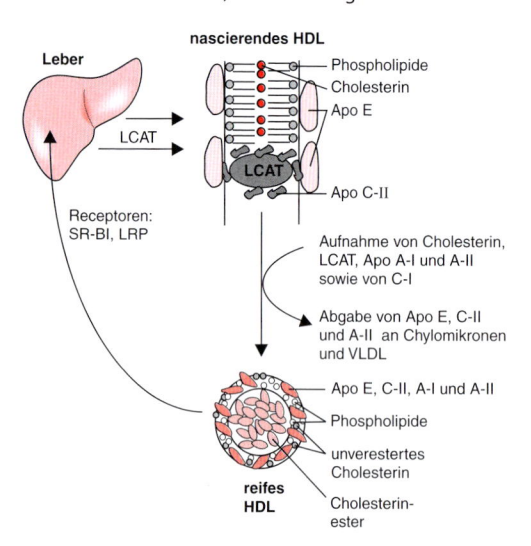

Abb. 17.34: Bildung und Abbau von HDL (das Größenverhältnis des nascierenden HDL zum reifen HDL ist willkürlich gewählt).

17.10.3. Die Funktionen der Chylomikronen, VLDL, LDL und HDL

Die *Chylomikronen* transportieren Triglyceride und andere Lipide vom Darm in die Leber und andere Gewebe und die *VLDL* transportieren endogen synthetisierte Triglyceride, die nach einer kohlenhydratreichen Mahlzeit in der Leber gebildet werden, in die Peripherie (☞ Abb. 17.33).

Die *LDL* transportieren *Cholesterin* und *Triglyceride*. Sie *verteilen* das *Cholesterin* hepatischen und exogenen Ursprungs auf die *extrahepatischen (peripheren) Gewebe*. Im Gegensatz dazu haben die *HDL* eine "*Clearancefunktion für Cholesterin*". Sie transportieren *Cholesterin* und *Cholesterinester* aus den *peripheren Geweben* und aus dem *Blut* in die *Leber* und in die *steroidhormonsynthetisierenden endokrinen Drüsen*. Die Leber scheidet das Cholesterin, großenteils nach seiner Umwandlung in Gallensäuren, durch die Galle aus.

17.10.4. Der Abbau der Lipoproteine

Die Plasmalipoproteine befinden sich in einem *dynamischen Zustand*, d. h. sie werden kontinuierlich abgebaut und durch Neusynthese wieder ersetzt. Zwischen den Lipoproteinen gibt es, wie bereits erwähnt, im strömenden Blut hinsichtlich ihrer Lipide und den meisten Apoproteinen (Ausnahmen sind Apo B-100 und Apo B-48) einen ständigen Austausch. Am *Abbau der Lipoproteine* sind folgende Enzyme beteiligt:

- *Lecithin-Cholesterin-Acyltransferase* (*LCAT*): dieses in der Leber gebildete Enzym katalysiert die Übertragung des Fettsäurerestes vom C-Atom 2 der Glycerinphospholipide auf Cholesterin (s.o.). Dadurch bewirkt es die Bildung von *Cholesterinestern* und von *Lysolecithin*. Bevorzugte Substrate der LCAT sind das Lecithin und das Cholesterin der HDL. Das Enzym wird durch Apo A-I und Apo C-I aktiviert. LCAT fördert die Überführung von Cholesterin aus den peripheren Geweben in die Leber.
Ein vererbbarer *LCAT-Mangel* (*Norum-Erkrankung*) ist durch eine Erhöhung des Plasmaspiegels an unverestertem Cholesterin, drastischen Veränderungen im Cholesterin/Lecithin-Verhältnis im Blutplasma sowie durch das Auftreten von Schaumzellen und Cholesterinablagerungen in der Cornea gekennzeichnet

- *Lipoproteinlipase* (*LPL*): diese ist verantwortlich für die Entfernung von Triglyceriden aus dem strömenden Blut. Sie spaltet die Triglyceride der Chylomikronen und VLDL zu Di- und Monoglyceriden. Cofaktor der LPL ist das Apo C-II. Wirkungsort des Enzyms ist die luminale Oberfläche des Gefäßendothels. Ihre Aktivität ist normalerweise im Blutplasma niedrig. Eine intravenöse Zufuhr von *Heparin* verursacht eine *Aktivitätssteigerung* der *LPL*. Diese wird als *postheparinlipolytische Aktivität* des Blutplasmas bezeichnet. Heparin löst die LPL von der Endotheloberfläche ab, so daß sie - unter Aktivierung - in das Gefäßlumen freigesetzt wird. Bei einer *Hyperlipidämie* führt eine Heparinzufuhr rasch zu einer Klärung des milchigen Plasmas, da die Triglyceride gespalten und aus der Zirkulation entfernt werden

- *Leberlipase*: Dieses Enzym spaltet die Triglyceride der in die Leber gelangenden und dort zum Abbau vorgesehenen Lipoproteine, z.B. die der *Chylomikronenremnants*.

Abbau der Chylomikronen und der VLDL. Der Abbau dieser beiden Lipoproteine erfordert ein Zusammenwirken von *LPL*, *LCAT* und der *Leberlipase*. Unmittelbar nach ihrem Eintritt in das Blutplasma geben die Chylomikronen und VLDL *Phospholipide* sowie den LCAT-Aktivator *Apo A-I* und den HDL-Stabilisator *Apo A-II* an HDL ab und nehmen von diesen *Apo E* und den aktivierenden Cofaktor der LPL, das *Apo C-II*, auf. Durch diese Veränderungen erlangen die beiden Lipoproteine die Fähigkeit, sich an *Apo E-bindende Rezeptoren* der endothelialen Oberflächen nichthepatischer Gewebe zu binden, wo ihre *Triglyceride* durch die *LPL* gespalten werden. Dabei tritt eine Schrumpfung der Chylomikronen und VLDL ein, die durch die Abgabe von Cholesterin, Phospholipid und die Rückübertragung von Apo C-II an HDL verstärkt wird. Die übrigbleibenden Reste der Chylomikronen und VLDL bezeichnet man als "Remnants" ("Überbleibsel"). Die *Chylomikronenremnants* werden an den *Apo E-Receptor* und an den *LRP-Receptor* auf der Oberfläche der Leberparenchymzellen gebunden und internalisiert (☞ Abb. 17.33). In den HDL wird das von den VLDL und den Chylomikronen stammende Cholesterin durch die LCAT verestert und die entstehenden Cholesterinester werden dann, vermittelt durch das *Cholesterinestertransferprotein (CETP)*, zurück auf die VLDL- und Chylomikronen-Remnants übertragen. Die *VLDL-Remnants* (IDL, s.o.) werden im strömenden Blut durch CETP-vermittelte Cholesterinesterübertragung und durch weiteren Triglyceridabbau in die *LDL* übergeführt. Dabei behalten sie das Apoprotein B-100, geben aber die anderen Apoproteine ab.

Der receptorvermittelte Abbau der LDL. Der Abbau der LDL hängt eng mit dem Stoffwechsel des Cholesterins zusammen, das in veresterter und in unveresterter Form den größten Teil der Lipide in den LDL ausmacht. In *extrahepatischen Geweben* gibt es einen spezifischen, durch *Rückkopplungskontrolle* regulierten, LDL-Abbauweg, der in folgenden Stufen abläuft (☞ Abb. 17.35):

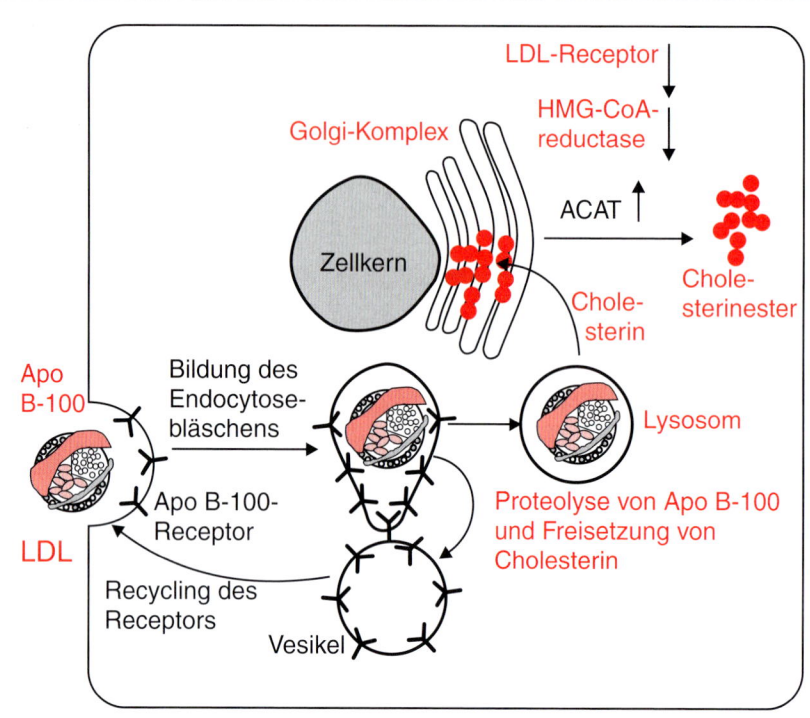

Abb. 17.35: Der durch den Apo B-100-Receptor-vermittelte Abbau der LDL (nach M. Brown und J. Goldstein).

1. Bindung von LDL an den hochaffinen *Apo B-100-Receptor* der Zelloberfläche (das Apo B-48 wird durch diesen Receptor *nicht* gebunden)

2. Endocytose des LDL-Receptor-Komplexes

3. die den LDL-Receptor-Komplex enthaltenden Endocytosevesikel vereinigen sich mit Lysosomen, in denen das Apo B-100 abgebaut und die Cholesterinester gespalten werden

4. der LDL-Receptor kehrt an die Zelloberfläche zurück ("Receptorrecycling")

5. das in das Cytosol freigesetzte Cholesterin wird danach entweder in die zellulären Membranen eingebaut oder für enzymatische Umwandlungen (z.B. zur Hormonsynthese) benutzt. Durch die *Acyl-CoA-Cholesterin-Acyl-Transferase* (*ACAT*) wird der Acylrest von Acyl-CoA auf Cholesterin übertragen und Cholesterinester gebildet:

$$\text{Acyl-S-CoA + Cholesterin} \xrightarrow{ACAT} \text{Cholesterinester + CoA-SH}$$

Selbstregulation des receptorvermittelten LDL-Abbaues. Der durch den Apo-B-Receptor vermittelte intrazelluläre Anstieg von Cholesterin führt zur Beeinflussung von drei wichtigen Prozessen im Cholesterinstoffwechsel der Apo B-100-receptorkompetenten Zellen (☞ Abb. 17.35):

- Repression des LDL-Receptorgens, so daß weniger LDL und damit weniger Cholesterin in die Zelle aufgenommen werden (negative Rückkopplung).

- Hemmung der Aktivität und der Synthese der HMG-CoA-Reductase als Kontrollenzym der Cholesterinbiosynthese (negative Rückkopplung)

- Aktivierung der ACAT, die zu einer kontrollierten Speicherung von Cholesterinestern führt

Lipoprotein	Ligand	Receptor	Vorkommen
LDL	Apo B-100	Apo B-100-Receptor	extrahepatisch
LDL		Scavengerreceptor SR-A	monocytäres, phagocytisches System, Endothel- und glatte Muskelzellen
VLDL	Apo E	VLDL-Receptor	extrahepatisch
Chylomikronen-remnants	Apo E	Apo E-Receptor, LRP	Leber u.a. Gewebe
HDL	Cholesterinester	Scavengerreceptor SR-BI	Leber, NNR, Gonaden, Makrophagen
HDL	Apo E	LRP, Apo E-Receptor	Leber

Tab. 17.4: Die Receptoren der Lipoproteine.

Die Rolle des rückkopplungsunempfindlichen Scavengerreceptors SR-A im LDL-Abbau. Beim *Gesunden* macht der durch den *Apo B-100-Receptor* vermittelte Abbau der LDL etwa zwei Drittel des Gesamt-LDL-Abbaues aus. Der Abbau der übrigen LDL erfolgt durch *Scavengerzellen* (Zellen mit "*Abräumfunktion*") mittels *unspezifischer Endocytose*. Hierfür sind Receptoren auf der Oberfläche der Scavengerzellen zuständig, die man als *Scavengerreceptoren* bezeichnet. Man unterscheidet zwei Gruppen von Scavengerreceptoren, SR-A und SR-B. SR-A bindet vorwiegend LDL, SR-B (SR-BI) vorwiegend HDL (☞ Tab. 17.4). Die durch SR-A erfolgende Bindung von LDL und ihr nachfolgender Abbau erfolgt vorwiegend durch das *monocytäre phagocytische System* sowie durch *Endothelzellen* und die *glatte Gefäßmuskulatur*. Im Gegensatz zu dem Apo B-100-receptorvermittelten LDL-Abbauweg ist die *Cholesterinaufnahme* durch die *Scavengerzellen nicht rückkopplungskontrolliert*.

Der *LDL-Abbau* auf dem *rückkopplungskontrollierten Weg* erfolgt nach den *physiologischen Bedürfnissen* der Zellen unabhängig von der LDL-Konzentration im Blutplasma, die Intensität der *nichtkontrollierten LDL-Aufnahme* durch den *Scavengerweg* hingegen ist vom *LDL-Plasmaspiegel abhängig*. Je höher der LDL-Plasmaspiegel ist, desto stärker wird der Scavengerweg beschritten. Die Scavengerzellen können so unkontrolliert massive Mengen an Cholesterinestern akkumulieren. Der *Scavengerreceptor* der *Makrophagen* und *Endothelzellen* spielt eine wichtige Rolle bei der pathologischen Ablagerung von Cholesterin und Cholesterinestern in der Arterienwand und dadurch in der Pathogenese der Arteriosklerose.

Der Stoffwechsel der HDL und ihre Rolle im Cholesterinstoffwechsel. Die HDL werden, wie besprochen, von ihren Bildungsorten (Leber und Darm) nicht in fertiger Kugelform, sondern als "nascierende HDL" sezerniert. Diese sind scheibenförmig und bestehen aus Cholesterin, Phospholipiden, Apo E und Apo C-II (☞ Abb. 17.34). An der "Reifung" der nascierenden HDL zur Kugelform sind ein in den Plasmamembranen lokalisiertes *Cholesterintransportprotein* ("*Cholesterin-Efflux-Regulatorprotein*") und die *LCAT* beteiligt. Das *Cholesterintransportprotein* gehört in die Gruppe der ABC-Proteine (☞ Kap. 8.3.7.2.) und wird als *ABC-Transporter1* (*ABC1*) bezeichnet. Er transportiert Cholesterin aus den Zellen nach außen und übergibt es an HDL. Fehlt das ABC1 infolge eines genetischen Defektes, kommt es zur Anhäufung von Cholesterin in den Zellen der extrahepatischen Gewebe und zu einer mangelhaften Reifung der nascierenden HDL. Der Defekt in dem ABC1-Gen zieht demzufolge eine Erniedrigung des Cholesterintransportes in die Leber und damit eine Erniedrigung der Ausscheidung des Cholesterins nach sich.

Die reifen HDL werden mit ihrem hohen Gehalt an Cholesterinestern aus dem Blutplasma 1. durch den hepatischen *Scavengerreceptor SR-BI* und, 2. vermittelt durch ihr Apo E, durch den *Apo E-bindenden LRP-Receptor* der Leber eliminiert, danach durch Endocytose internalisiert und schließlich im Leberparenchym abgebaut. Das Cholesterin wird großenteils in Gallensäuren umgewandelt und gemeinsam mit diesen durch die Galle ausgeschieden. Den *Scavengerreceptor SR-BI* findet man auch in der *Nebennierenrinde* und den *Gonaden*, die durch seine Vermittlung aus den HDL Cholesterin zur Synthese von Steroidhormonen aufnehmen.

17.10.5. Die Großfamilie der Lipoprotein-Receptoren

Der das Apo B-100 bindende **LDL-R**eceptor (LDLR) bildet zusammen mit anderen Receptorproteinen auf Zelloberflächen eine *Großfamilie endocytischer Receptoren*, die die Aufnahme von Makromolekülen vermitteln. Zu dieser Receptor-Großfamilie gehören außer LDLR (☞ Abb. 17.36):

- der *VLDL-Receptor*

- der die HDL, die Chylomikronenremnants und andere Apo E-haltige Lipoproteine bindende *Apo E-Receptor*

- das multifunktionelle *LDLR-related protein (LRP)*, das außer Apo E-haltigen Lipoproteinen eine große Zahl anderer Liganden bindet und dadurch deren endocytische Aufnahme in Hepatocyten, Makrophagen und andere Zellen vermittelt. Das LRP wird zunächst in Form einer einzelnen Polypeptidkette synthetisiert. Im Golgiapparat wird dieses LRP-Vorläufermolekül proteolytisch in zwei Ketten gespalten, einer längeren α- und einer kürzeren β-Kette. Letztere verankert LRP durch ihre transmembrale Domäne in der Zellmembran. Die für die Aufbereitung des LRP-Vorläufers zuständige Protease wird als *Furin* bezeichnet. Das *Furin* setzt nicht nur *LRP*, sondern auch den *Komplementfaktor C3* und den *von Willebrandfaktor* (☞ Kap. 21.) aus ihren Vorläufermolekülen frei.

- das *Megalin*, das in den proximalen Nierentubuli und im Bürstensaum von Enterocyten stark exprimiert wird. Liganden des Megalins sind Proteine, die den Glomerulumfilter passieren und durch Vermittlung dieses Receptors tubulär rückresorbiert werden, z.B. Albumin, Plasminogen, das Vitamin-D- und das Vitamin A-Bindungsprotein, Transthyretin, Parathormon, Insulin, Prolactin und das $β_2$-Mikroglobulin. Bedeutungsvoll sind die Funktionen des Megalins in der Vitamin B_{12}-Homöostase, da es 1. die durch Endocytose erfolgende Resorption des Vitamin-B_{12}-Intrinsic factor (Transcorrin)-Komplexes in die Bürstensaumzellen des Dünndarms vermittelt und 2. an der tubulären Rückresorption des renal filtrierten Vitamin-B_{12}-Transcobalamin II-Komplexes und am Aufbau einer renalen Vitamin B_{12}-Reserve mitwirkt.

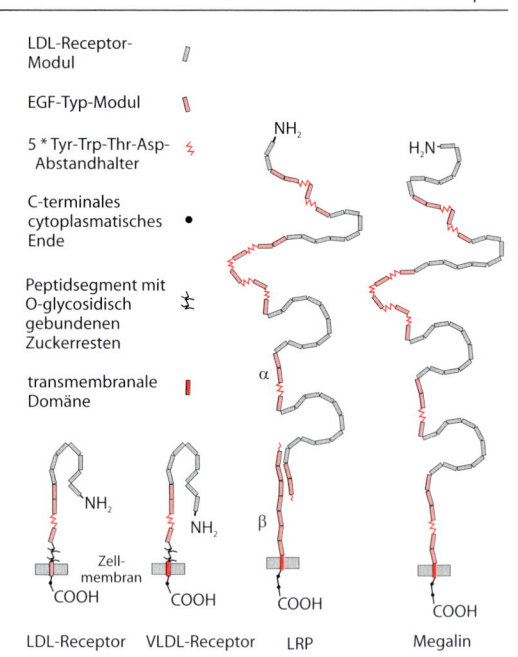

Abb. 17.36: Die Großfamilie der LDL-Receptoren (nach J. Gliemann, Biol. Chem. 379, 951-964 [1998]).

Aufbau des LDLR und seiner Verwandten. Die Receptoren der LDLR-Familie sind 1. aus einer wechselnden Anzahl N-terminaler und extrazellulär orientierter Strukturdomänen aufgebaut, durchziehen 2. mit einer einzigen Helix die Plasmamembran und besitzen 3. ein relativ kurzes, intrazellulär liegendes, C-terminales Segment (☞ Abb. 17.36). Ihr extrazellulärer Abschnitt besteht aus einer unterschiedlichen Zahl sich wiederholender Strukturmotive:

1. einer *ligandenbindenden Domäne* als typisches Strukturmotiv der Receptorfamilie, die aus sich wiederholenden und tandemförmig angeordneten Strukturmodulen ("Repeats") besteht

2. mehrfach vorhandene Strukturmotive, die man auch in anderen Proteinen, z.B. im *Vorläufermolekül* des *epidermalen Wachstumsfaktors* (EGF), findet

3. *Spacerdomänen* ("Abstandhalter"), die fünfmal die Sequenz Tyr-Trp-Thr-Asp aufweisen

4. O-glycosidisch gebundene Oligosaccharide.

Die Fähigkeit der *Lipoproteinreceptoren*, eine große Zahl untereinander nicht verwandter Liganden und Ligandenkomplexe zu binden (☞ Tab. 17.5), geht darauf zurück, daß sie eine Vielzahl von *Bindungsmodulen* enthalten und diese sehr vielfältig

Receptor	Liganden	Lipoprotein	Expressionsorte des Receptors im Organismus
LDL-Receptor (LDLR)	Apo B-100	LDL	zahlreiche Gewebe
VLDL-Receptor (multifunktionell)	Apo E, Thrombospondin, Lipoproteinlipase	Apo E-haltige LP	Muskel, Gehirn, Fettgewebe, Endothel, glatte Gefäßmuskulatur (*nicht Leber*)
Apo E-Receptor	Apo E	Apo E-haltige LP	Gehirn, Hoden, Placenta
LRP (multifunktionell)	Apo E, α_2-Makroglobulin-Proteasekomplexe, PAI-Komplexe, LPL	Apo E-haltige LP	Hepatocyten, Makrophagen, Trophoblastzellen, ZNS-Neuronen, glatte Muskelzellen, Fibroblasten
Megalin (LRP-2)	Plasminogen, Albumin, Transcobalamin-Vitamin B_{12}- sowie Cubilin-Intrinsic-Faktor-Vitamin B_{12}-Komplexe, Apo E und andere Liganden		proximale Nierentubuli, Dünndarmmucosa, Pneumocyten, Thyreoidzellen, Neurone u.a.

Tab. 17.5: Die Receptoren der LDL-Receptor-Familie und ihre Liganden. LP = Lipoproteine.

kombiniert sind. Die Anzahl verschiedenartiger Liganden, die von einem Receptor dieser Familie gebunden werden können, ist desto größer, je mehr ligandenbindende Module im Receptormolekül vorhanden sind.

Zusammenhänge zwischen der Struktur und Funktion des rückkopplungskontrollierten LDL-Receptors. Der *Endocytosecyclus* eines einzelnen *LDL-Receptors* dauert etwa 10 Minuten. Innerhalb dieser Zeit wird 1. der gebildete LDL-Receptorkomplex in ein Endocytosevesikel eingeschlossen, in dem 2. nach der Fusion mit einem Lysosom die Hydrolyse des LDL-Partikels und die Freisetzung des Receptors erfolgt und der dann 3. zur Oberfläche zurückkehrt. Der LDL-Receptor taucht in seinem Leben mehr als hundertmal aller 10 Minuten in das saure lysosomale Milieu von pH 5,5 ein, gibt dort den Liganden ab, kehrt zur Zelloberfläche zurück und bindet bei pH 7,4 ein neues LDL-Partikel. Diese wechselnden Umgebungsbedingungen erfordern eine Langzeitstabilität des LDL-Receptors, die durch die "Ligandenbindungsrepeats" bestimmt wird. Jede der sieben Ligandenbindungsdomänen des LDL-Receptors (graue Rechtecke in Abb. 17.36) besteht aus 40 Aminosäuren, unter denen sich sechs Cysteinreste, die drei Disulfidbrücken bilden, befinden. Letztere sind für die Stabilität der "Ligandenbindungsrepeats" des Receptors unentbehrlich. Von besonderer Bedeutung für die Bindung des Apo B-100 ist offenbar das *5. Repeat*. In diesem Repeat ist ein Ca^{2+}-Ion an vier saure Aminosäuren und zwei Carbonyl-Sauerstoffatome gebunden, die einen Käfig bilden (☞ Abb. 17.37). Bei der *familiären Hypercholesterinämie* wurden Mutationen in diesen käfigbildenden Aminosäurenpositionen gefunden, die zu einer *Instabilität des LDL-Receptors* und damit zur Zerstörung seiner Funktion führen, so daß die kontrollierte Verwertung des Cholesterins gestört ist und als Folge eine Hypercholesterinämie entsteht.

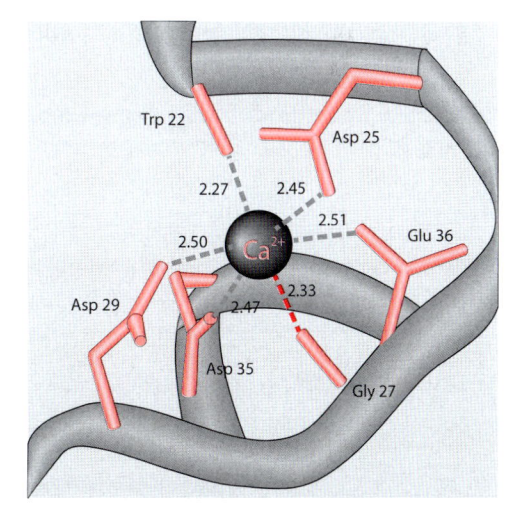

Abb. 17.37: Raumstruktur der Ca^{2+}-bindenden Domäne im 5. ligandenbindenden Repeat des LDL-Receptors (nach D. Fass et al, Nature 388, 691-693 [1997]); mit freundlicher Genehmigung von *Nature*).

17.11. Klinische Aspekte der Lipoproteine

Es gibt zahlreiche Erkrankungen, die entweder Ursachen von Veränderungen des Lipoproteinmusters des Blutplasmas darstellen oder von Veränderungen des Lipoproteinmusters begleitet sind. Man unterscheidet *primäre* (d.h. erbliche) von *sekundären* (d.h. durch andere Grundkrankheiten entstandene) *Hyper-* und *Hypolipoproteinämien*. Diese Erkrankungen sind mit spezifischen Veränderungen der Spiegel verschiedener *Lipidfraktionen* im Blutplasma begleitet, so daß man auch von *Hyper-* bzw. *Hypolipidämien* spricht. Bei diesen sind die *Triglyceride*, das *Cholesterin* und die *Cholesterinester* sowie die *Phospholipide*, in Abhängigkeit von den Veränderungen der jeweiligen Lipoproteine, erhöht oder erniedrigt. Die vier besprochenen Lipoproteinklassen lassen sich elektrophoretisch auftrennen, so daß mit Hilfe dieser Methode Veränderungen ihrer Spiegel im Blutplasma und in ihren Verhältnissen zueinander leicht nachgewiesen werden können. Die *HDL* wandern mit den α_1-Globulinen und werden deshalb als α-*Lipoproteine* bezeichnet. Die *LDL* wandern mit den β-Globulinen und heißen aus diesem Grunde β-*Lipoproteine*. Die *VLDL* wandern mit den α_2-Globulinen vor den β-Lipoproteinen und werden deshalb *Prä-β-Lipoproteine* genannt. Die Chylomikronen, die nur nach einer fettreichen Mahlzeit im Blutplasma zu finden sind, zeigen keine elektrophoretische Beweglichkeit, sondern bleiben am Startpunkt der Elektrophorese liegen. Man unterscheidet fünf Typen von *Hyperlipoproteinämien* (☞ Abb. 17.38) und verschiedene Formen von *Hypolipoproteinämien*.

Hyperlipoproteinämien.

1. Bei der *Hyperlipoproteinämie Typ I* sind 12 Stunden nach der Aufnahme einer fetthaltigen Nahrung noch immer *Chylomikronen* im Blutserum nachweisbar. Das Serum ist *lipämisch* trüb und bildet beim Stehen eine Fettschicht an seiner Oberfläche. Es sind zwei verschiedene genetische Ursachen dieser Erkrankung bekannt: 1. ein Mangel an *Lipoproteinlipase* und 2. ein Mangel an *Apo C-II* als *aktivierendem Cofaktor* der *Lipoproteinlipase*. Beide Defekte führen zu einer mangelhaften Spaltung der Triglyceride in den Chylomikronen und dadurch zu einer Abbaustörung dieser Klasse von Lipoproteinen. Die Triglyceride sind im Plasma der Patienten erhöht, können eine Pancreatitis verursachen und werden in der Haut unter Bildung eruptiver Xanthome abgelagert.

2. Die *Hyperlipoproteinämie Typ II* ist durch *erhöhte LDL-Spiegel* (β-Lipoproteine) im Blutplasma und, Hand in Hand damit, durch Steigerungen der *Cholesterinkonzentration* charakterisiert (Typ IIa). Die Erkrankung ist in den meisten Fällen auf autosomal-dominant vererbte Defekte in der Synthese, der Aufbereitung oder der Funktion des LDL-Receptors zurückzuführen (*familiäre Hypercholesterinämie*). Heterozygote haben erhöhte, Homozygote stark erhöhte LDL-Spiegel im Blutplasma. Die Patienten weisen, bereits im Alter unter 20 Jahren, ein hohes Risiko für *Arteriosklerose* und *Herzinfarkt* auf. Typ IIb zeigt, im Unterschied zu Typ IIa, auch eine mäßige Triglyceriderhöhung infolge einer VLDL-Vermehrung

3. Bei der *Hyperlipoproteinämie Typ III* ist die β-Bande im Lipoproteinspektrum infolge einer Vermehrung von abnormem VLDL stark verbreitert. Die Triglycerid- und Cholesterinspiegel im Serum sind erhöht und in der Haut des Erkrankten kommt es zu Ablagerungen von Cholesterin. Es

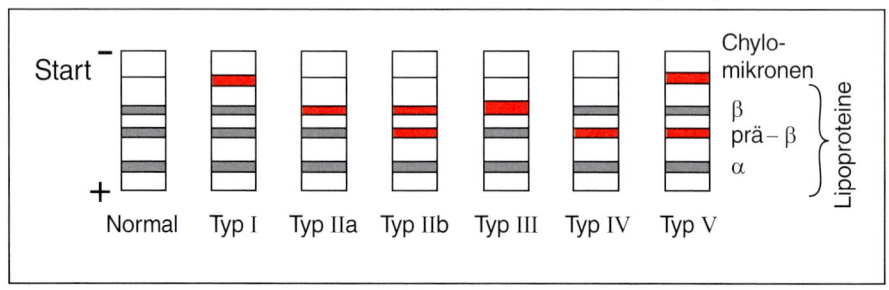

Abb. 17.38: Veränderungen des Lipoproteinmusters des Blutplasmas bei verschiedenen Erkrankungen (Hyperlipoproteinämien).

besteht ein hohes *Arterioskleroserisiko*. Die breite β-Bande ist Ausdruck einer mangelhaften Eliminierung von VLDL- und Chylomikronenremnants durch die Leber. Die genetische Ursache dieser Erkrankung liegt in Veränderungen der Apo E-Expression. Apo E zeigt einen *genetischen Polymorphismus*, der zum Auftreten von drei Isoformen (Apo E2, 3 und 4) führt, die durch drei allele Gene codiert werden. Die meisten Patienten sind homozygot im Hinblick auf die Expression der Isoform Apo E2, die an die genannten Lipoproteinremnants nur schwach bindet und und dadurch deren stark verminderte Clearance aus dem Blutplasma durch die Leber verursacht.

4. Die *Hyperlipoproteinämie Typ IV* ist die verbreitetste Form einer Lipoproteinämie. Sie ist durch eine Vermehrung der *Prä-β-Lipoproteine* (VLDL) und dadurch vor allem durch eine Erhöhung der Triglyceride (bei normalem Cholesterinspiegel) im Blutplasma gekennzeichnet (*familiäre Hypertriglyceridämie*). Eine kohlenhydratreiche Mahlzeit führt zu einer milchigen Trübung des Serums als Folge der VLDL-Zunahme (deshalb auch der Name "kohlenhydratinduzierte Hyperlipämie"). Der zugrundeliegende genetische Defekt ist unbekannt. Die Erkrankung wird begünstigt durch *Adipositas, Diabetes mellitus Typ II, Gicht und Alkoholismus*.

5. Im Serum von Patienten mit *Hyperlipoproteinämie Typ V* sind die Chylomikronen und die VLDL erhöht. Gleichzeitig sind die LDL und HDL erniedrigt. Zahlreiche Bedingungen können zum Phänotyp dieser Erkrankung führen, z.B. ein insulinabhängiger Diabetes mellitus, contraceptive Steroide und Alkoholmißbrauch.

Erkrankung	Hyperlipoproteinämie
Diabetes mellitus	II, IV, V
Hyperthyreose	II, IV, V
Alkoholismus	IV, V
Plasmocytom	II, IV
Glycogenosen	IV, V
Gicht	IV

Tab. 17.6: Zuordnung der Hyperlipidämie-Typen I-V zu bestimmten Grundkrankheiten.

Hypolipoproteinämien.

1. Eine *A-β-Lipoproteinämie* ("A" bedeutet *Abwesenheit*) kann entweder durch einen Defekt im Apo B-Gen oder durch eine Mutation im Gen des an das ER gebundene *Triglyceridtransferprotein* entstehen. Beide Defekte führen, wenn auch aus unterschiedlichen Gründen, zu einem Mangel an den triglyceridreichen und Apo B enthaltenden VLDL und LDL. Das *Triglyceridtransferprotein* des ER vermittelt den Transport von Triglyceriden, Cholesterinestern und Phospholipiden zwischen verschiedenen zellulären Membranen, z.B. der ER-Membran, wo die Triglyceride synthetisiert werden, und dem Golgi-Apparat, wo die VLDL zusammengesetzt und von dem aus sie sezerniert werden (☞ Kap. 17.8.). Ein genetischer Defekt in diesem Protein hat demzufolge eine mangelhafte hepatische Bildung und Sekretion der VLDL zur Folge. Nach einer fettreichen Mahlzeit werden auch keine Chylomikronen gebildet. Dies zeigt, daß auch deren Bildung und Sekretion gestört ist. Die normale *postprandiale Hyperlipidämie* (d.h. die nach einer Nahrungsaufnahme, insbesondere von Kohlenhydraten, entstehende Hyperlipidämie) tritt nicht auf. Infolge des Triglyceridtransportdefektes kommt es zu Fettablagerungen in den Geweben und Organen, die zu einer Triglyceridsynthese befähigt sind (vor allem Leber, Darmmucosa und Fettgewebe).

2. Bei der *Hypo-* bzw. *A-α-Lipoproteinämie* ist im Serum das HDL und damit der Cholesterinspiegel extrem erniedrigt. Es gibt zwei Formen der HDL-Mangelkrankheit, 1. die *autosomal recessive Tangier-Erkrankung* (HDL-Mangel Typ I, die Erkrankung wurde erstmals bei zwei Geschwistern auf der *Tangier-Insel* in der *Chesapeake Bay* von *Virginia* (USA) beschrieben) und 2. die häufigere, dominant vererbte, *familiäre Form des HDL-Mangels* (HDL-Mangel Typ II). Beide Formen sind auf Mutationen im Gen des *ABC-Transporter1* auf Chromosom 9 (Locus 9q22-q31) zurückzuführen (☞ Kap. 17.10.4.). Dieses Protein ist beim Gesunden in den Plasmamembranen lokalisiert und transportiert Cholesterin aus den Zellen durch die Plasmamembran nach außen, wo es das Cholesterin auf die HDL überträgt. Deshalb bezeichnet man dieses Protein als *Cholesterin-Efflux-Regulatorprotein*. Es ist bei beiden Formen der Erkrankung defekt, so daß sich Cholesterin in den Zellen einerseits anhäuft und andererseits die Rei-

fung von HDL im Blutplasma beeinträchtigt ist. Folgen sind eine Erniedrigung des Cholesterintransportes in die Leber und eine Erniedrigung der Ausscheidung des Cholesterins. Dies sind die Ursachen des hohen Risikos für die Entstehung der koronaren Herzkrankheit.

17.12. Pathobiochemie der Arteriosklerose

Die *Arteriosklerose* ist eine die Arterien betreffende Gefäßkrankheit, bei der es zu herdförmigen Verdickungen (Atheromen) der Arterieninnenwand und damit zu Einengungen des Gefäßlumens kommt. In fortgeschrittenen Stadien findet man in der Gefäßwand Calciumeinlagerungen und Nekrosen. Die Gefäßwandveränderungen geben Anlaß zur Bildung von Thromben und Gefäßverschlüssen. Schwerwiegende Folgen sind *Herzinfarkt* und *Schlaganfall*. Hinsichtlich der Entstehung dieser Erkrankung wirken *Lipidstoffwechsel*, *Gefäßwand*, *Blutdruck* und *Gerinnungssystem* zusammen. Es wurde eine weitere, vom *Lipidstoffwechsel* weitgehende unabhängige, Form der Arteriosklerose identifiziert, die bei einer mäßigen Erhöhung des *Plasmahomocysteinspiegels* entsteht, so daß wir in diesem Kapitel die Pathogenese von *zwei Formen der Arteriosklerose* besprechen werden:

1. die Form, die durch die Risikofaktoren *Cholesterin*, *Hypertonie* und *Nicotin* sowie

2. die Form, die durch den Risikofaktor *Hyperhomocysteinämie* verursacht wird.

17.12.1. Die Risikofaktoren Cholesterin, Hypertonie und Nicotin

Die Entstehung dieser Form der Arteriosklerose wird durch einen erhöhten Lipidspiegel im Blutplasma, vor allem durch eine Erhöhung des *Cholesterins* und der *Triglyceride*, begünstigt. Bei prädisponierten Personen sind die LDL erhöht. In den atheromatösen (lipidösen) Plaques der Gefäßintima lassen sich massive Ablagerungen von Cholesterin, vor allem von Cholesterinestern, nachweisen. Das abgelagerte Cholesterin stammt vorwiegend aus dem Cholesterin des Blutplasmas. Es besteht eine *enge Korrelation* zwischen dem *Cholesterinspiegel im Blutplasma*, dem Entstehen einer *Arteriosklerose* und dem Eintritt eines *Herzinfarktes*. Der Plasmaspiegel an Cholesterin hängt von der Menge des mit der Nahrung aufgenommenen Cholesterins, der endogenen Synthese des Cholesterins sowie seiner Ausscheidung durch die Galle (als Cholesterin und Gallensäuren) und dem enterohepatischen Kreislauf dieser beiden Substanzen ab. Wie besprochen, ist der Cholesterinspiegel beim Gesunden durch ein System von *Rückkopplungsmechanismen* reguliert. Bei vermehrter Aufnahme von Cholesterin mit der Nahrung oder bei Störungen dieser Rückkopplungsbeziehungen kann eine *Hypercholesterinämie* auftreten und ein Übertritt dieses Lipids in die Gefäßwand bei bereits vorhandenen *Läsionen des Endothels* und *verändertem Molekularsieb der Proteoglycane* der Gefäßwand erfolgen. Die Risikofaktoren dieser Form der Arteriosklerose (*Nicotin, Hypertonie, Hyperlipidämie*) stören die normale Intimaregeneration und begünstigen die Proliferation der Muskel- und Bindegewebszellen sowie die Einlagerung von Cholesterin und des aus den LDL stammenden Apo B-100 in die Gefäßwand. Dies hat dann die klinische Manifestation der Arteriosklerose zur Folge.

Pathogenese der Arteriosklerose. Abb. 17.39 zeigt die morphologischen Veränderungen, die man bei der Entstehung einer Arteriosklerose an der Gefäßwand beobachtet. Primär ist bei der Arteriosklerose die Zellschicht der *Gefäßintima* (Endothelschicht) betroffen, sekundär wird auch die Media erfaßt. An der Entstehung der arteriosklerotischen Veränderungen bei einer chronischen Gefäßwandverletzung sind zahlreiche Cytokine, Wachstumsfaktoren und andere Mediatoren des Zellwachstums und der Zellproliferation beteiligt, die das dabei stattfindende komplizierte Wechselspiel zwischen Endothelzellen, glatten Muskelzellen, Makrophagen und Blutplättchen vermitteln:

1. an der *Intima* können verschiedene Faktoren (Nicotin, Hypertonie, chronische Hypercholesterinämie) Schädigungen (Endothelläsionen) verursachen, die zu einer Freilegung von subendothelialem Bindegewebe führen

2. dies hat innerhalb kurzer Zeit eine Adhäsion von Thrombocyten an das freiliegende *subendotheliale Bindegewebe* zur Folge. Die Thrombocyten geben PDGF (den plättchenabhängigen [derived] Wachstums(growth)faktor) sowie ADP, Thromboxan A_2 und andere Prostaglandine ab

3. wenige Tage später wandern glatte Muskelzellen aus der *Media* in die *lädierten Intimabezirke* ein, die

17.12. Pathobiochemie der Arteriosklerose

① Normale Gefäßwand
- Endothel
- Basalmembran
- Intima
- Media
- Adventitia

② 1. Schritt
Schädigung des Endothels (Nicotin, Hypertonie, Hypercholesterinämie) Freilegung von subendothelialem Bindegewebe

③ 2. Schritt
Anlagerung von Thrombocyten Aggregation; Abgabe von Wachstumsfaktoren, ADP, Thromboxan A_2 und Prostaglandinen

④ 3. Schritt
Einwanderung glatter Muskelzellen in die Läsion und deren Vermehrung; Einwanderung von Fibroblasten; Bildung von Kollagen, elastischen Fasern und Proteoglycanen; subendotheliales Ödem

⑤ 4. Schritt
Bei chronischer Schädigung: Verstärkung der Schritte ② und ③ Einwanderung von LDL; Einlagerung von Cholesterin; Plaquebildung; klinische Manifestation

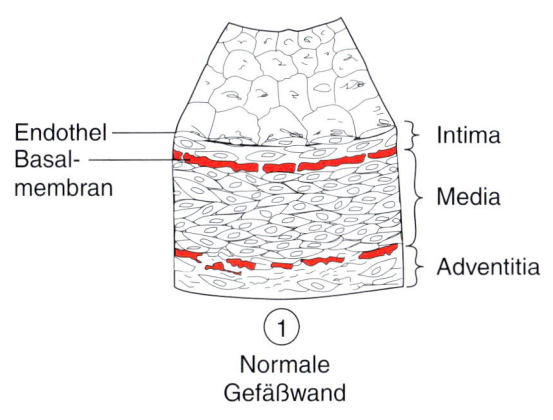

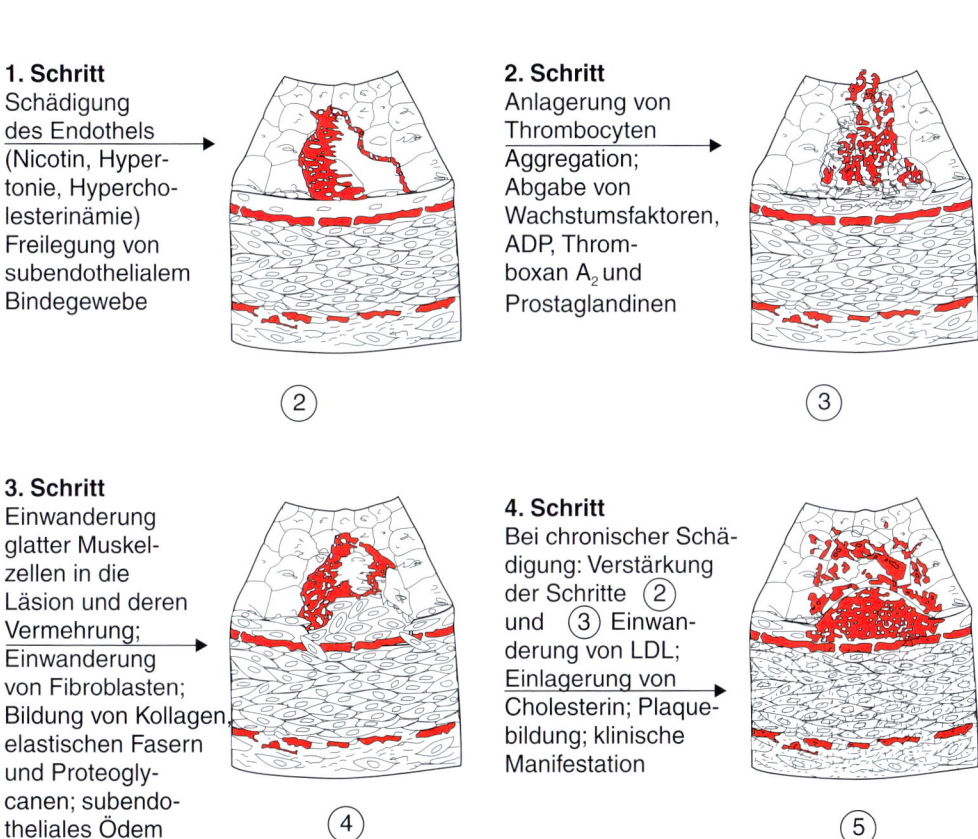

Abb. 17.39: Entstehung der Arteriosklerose (nach R. Ross und J.A. Glomset).

dort, stimuliert durch PDGF, proliferieren und innerhalb von ein bis drei Monaten eine mehrschichtige Zelllage bilden. Dabei umgeben sich die glatten Muskelzellen mit selbstgebildeten extrazellulären Matrixproteinen, z.B. mit Kollagen, Elastin und Proteoglycanen. Eine weitere Quelle von neusynthetisierten Kollagenfibrillen, elastischen Fasern und Glycosaminoglycanen sind einwandernde Fibroblasten (vorwiegend aus der *Adventitia* stammend), die gemeinsam mit den Produkten der glatten Muskelzellen die Ausbildung von *fibrösen Plaques* bewirken. In der Folge entsteht ein *subendotheliales Ödem*, in das Lipoproteine des Blutplasmas, vorwiegend LDL, eindringen. Die von den Thrombocyten abgegebenen Substanzen, vor allem das Thromboxan A$_2$, verstärken deren Aggregation und Adhäsion an die Gefäßwand. Die Synthese von Thromboxan wird durch Cholesterin stimuliert. Bei einer einmaligen Endothelschädigung, z.B. bei ihrer Schädigung durch einen Ballonkatheter, besteht volle Reversibilität. Man beobachtet dann ein Ausbreiten von Endothelzellen aus der Peripherie in das Läsionsgebiet und innerhalb kurzer Zeit eine vollständige Regeneration der normalen Endothelarchitektur. Dabei wandern die glatten Muskelzellen in die Media zurück, so daß an dieser Stelle die Intima wieder dünner wird

4. bei *chronischer Schädigung* der Intima durch die genannten Noxen hingegen kommt es zur fortdauernden Proliferation der glatten Muskelzellen und zur Akkumulation von Bindegewebe und von Lipiden.

Der Apo B-Receptor-vermittelte LDL-Abbau schützt vor Arteriosklerose. Der durch den Apo B-Receptor vermittelte LDL-Abbau schützt aus drei Gründen vor der Gefäßwandschädigung und damit vor der Entstehung einer Arteriosklerose (☞ Abb. 17.35):

1. infolge negativer Rückkopplung wird in den Zellen eine Anhäufung von Cholesterin verhindert

2. infolge der hohen Bindungsaffinität des Receptors für Apo B-100 kann dieser Weg auch bei niedrigen Cholesterinkonzentrationen die zellulären Bedürfnisse an Cholesterin decken

3. durch diesen Weg wird der LDL-Spiegel des Blutplasmas auf einem hinreichend niedrigen Niveau gehalten, das unterhalb derjenigen Schwelle liegt, die zur Arteriosklerose führt.

Die pathogenetische Bedeutung der LDL-Oxidation. Die LDL sind extrem empfindlich gegen oxidative Schädigung und es gibt gesicherte Hinweise darauf, daß die *LDL-Oxidation* eine wichtige Rolle bei der Entstehung der Arteriosklerose spielt. Offenbar entwickeln sich die arteriosklerotischen Veränderungen an den Gefäßwänden nicht in erster Linie durch natives LDL, sondern durch oxidiertes LDL. Zahlreiche Zellarten (Monocyten, Endothelzellen, glatte Muskelzellen, Makrophagen, Fibroblasten und Neutrophile) sind in der Lage, LDL zu oxidieren. Die Ursache ist die *Schädigung* ihres *mitochondrialen Stoffwechsels* infolge der rückkopplungsunempfindlichen, durch den *Scavengerreceptor SR-A* vermittelten, Aufnahme großer LDL-Mengen, die zur Bildung von *Schaumzellen* führen. Durch die geschädigten Mitochondrien werden hochreaktive Sauerstoffradikale erzeugt, die die LDL oxidativ angreifen. Unter dem Begriff "*oxidiertes LDL*" faßt man ein *breites Spektrum* unterschiedlich *oxidierter LDL-Species* mit großer molekularer Heterogenität zusammen. An dem Oxidationsprozeß sind die NADPH-Oxidase, 15-Lipoxygenase, Myeloperoxidase, das mitochondriale Elektronentransportsystem und andere Enzyme beteiligt. Folgende Bestandteile der LDL können von der Oxidation betroffen sein:

- die mehrfach ungesättigten Fettsäuren der Phospholipide, Triglyceride und Cholesterinester infolge radikalvermittelter Kettenreaktionen mit nachfolgender Spaltung der Oxidationsprodukte und Bildung von äußerst reaktionsfähigen Aldehyden und Ketonen

- Cholesterin infolge Bildung von 25-Hydroxycholesterin und Cholestantriol

- Apo B-100.

Die Oxidationsvorgänge können durch Antioxidantien, vor allem durch Vitamin E, verhindert werden. Vitamin E hat klinisch eine deutlich protektive Wirkung auf den Fortgang einer arteriosklerotischen Schädigung.

Die protektive Rolle der HDL. Die HDL gehören zu den Lipoproteinen, die in ihrer Lipidfraktion beträchtliche Anteile an Cholesterin und Cholesterinestern enthalten. Ihre Funktion ist jedoch eine andere als die der LDL. Die LDL haben eine Verteilungsfunktion für Cholesterin (hepatischen bzw. exogenen Ursprungs) auf die extrahepatischen (peripheren) Gewebe, die HDL hingegen entfernen Cholesterin aus dem Blutplasma und aus peripheren Geweben, auch aus cholesterinbeladenen Zellen der arteriosklerotischen Plaques, und transportieren es zur Leber und zu den steroidhormonsynthetisierenden Geweben (NNR und Gonaden). In der Leber erfolgt die Umwandlung eines Teils des Cholesterins in Gallensäuren und deren Ausscheidung. Diese Funktionen verdeutlichen, warum die HDL vor der Entstehung einer Arteriosklerose schützen.

17.12.2. Homocystein und Gefäßkrankheit

Eine *Hyperhomocysteinämie* ist ein vom Cholesterin unabhängiger Risikofaktor für die Entstehung einer Arteriosklerose. Kinder mit einer *Homocystinurie*, die durch einen vererbbaren Defekt in der *Cystathionin-Synthase* (☞ Tab. 18.6) verursacht ist, leiden an Arteriosklerose und Thrombose mit Schlaganfall, Herzinfarkt oder Lungenembolie als häufigen Folgen. Eine seltenere Form der Homocystinurie, die auf einem vererbbaren Mangel an der *Homocysteinmethyltransferase* beruht, ist ebenfalls mit Gefäßschäden und früh auftretender allgemeiner Arteriosklerose verbunden. Da diese beiden Formen der Homocystinurie bei unterschiedlichen Plasmaspiegeln an Methionin und Cystathionin eine *Hyperhomocysteinämie* gemeinsam haben, führt man die vaskuläre Schädigung der Arterienwandzellen auf die letztgenannte Aminosäure zurück. Gleiches gilt für einen vererbbaren Defekt in der *Methylen-THF-Reductase*, die auch zu einer Hyperhomocysteinämie und zu Arteriosklerose führt. Alle diese Beobachtungen legen eine pathogene Wirkung des Homocysteins bei der Entstehung einer Gefäßerkrankung nahe. Die drei an der Entstehung einer *Hyperhomocysteinämie* und *Homocystinurie* beteiligten Enzyme (*Cystathionin-Synthase*, *Homocysteinmethyltransferase*, *Methylen-THF-Reductase*) benötigen drei verschiedene Coenzyme, nämlich *Pyridoxalphosphat*, *Tetrahydrofolat* und *Cobalamincoenzym*. Das Cobalamincoenzym und das Tetrahydrofolat aktivieren die Remethylierung von Homocystein zu Methionin und das Pyridoxalphosphat ist das Coenzym des irreversiblen Schwefeltransfers vom Homocystein auf Cystein (☞ Abb. 18.33). Da Homocystein im Stoffwechsel *nur* aus Methionin entsteht, benötigen Personen mit einer hohen Methioninaufnahme (hoher Anteil tierischer Proteine in der Nahrung) zur Vermeidung einer Hyperhomocysteinämie und von Gefäßschäden eine angemessen hohe Aufnahme der drei genannten Vitamine. Ein hoher Methioningehalt der Nah-

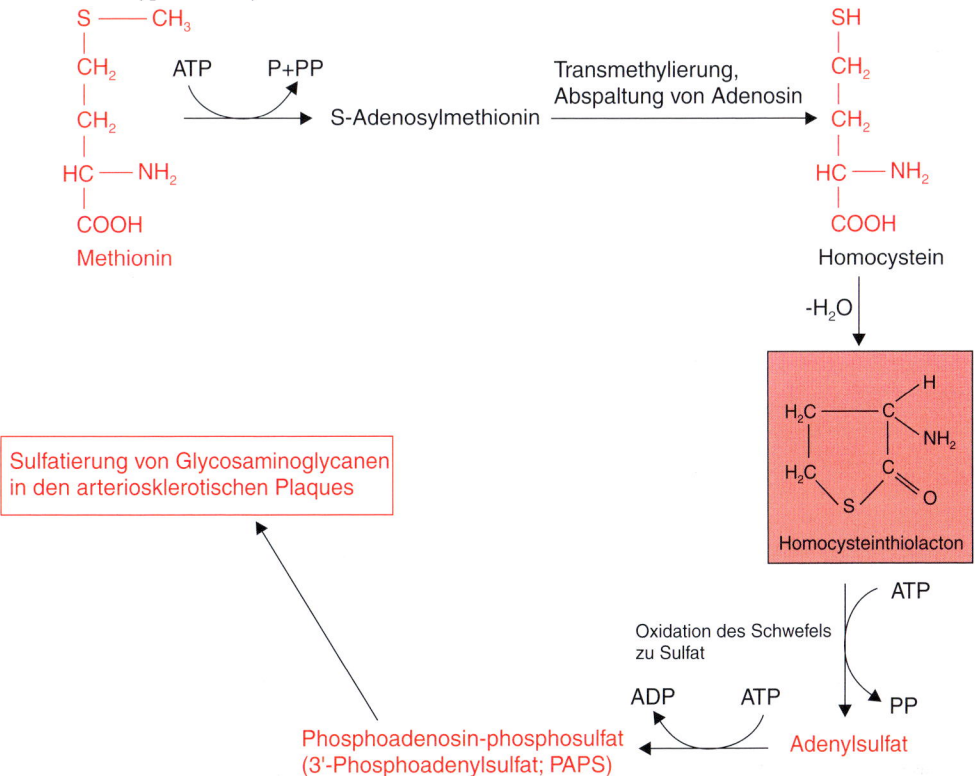

Abb. 17.40: Zusammenhang zwischen dem Stoffwechsel des Homocysteins und der Entstehung einer Arteriosklerose (Sulfatierung von Glycosaminoglycanen).

rung kann zu einem Risikofaktor der Gefäßkrankheit werden.

Bei der durch eine Hyperhomocysteinämie verursachten Arteriosklerose liegen die Plasmaspiegel der Lipoproteine und des Cholesterins oft im Normalbereich. Kinder mit einer *Homocystinurie* und *Hyperhomocysteinämie*, die an Arteriosklerose leiden, haben oft einen normalen Cholesterinspiegel und ein normales Lipoproteinspektrum im Blutplasma. Jedoch gibt es Hinweise darauf, daß metabolische Wechselwirkungen zwischen *Homocystein, Lipoproteinen* und *Cholesterin*, die zu oxidativen Veränderungen am Cholesterin und den anderen Komponenten der Lipoproteine führen, für die Entstehung arteriosklerotischer Plaques eine wesentliche Rolle spielen. Als Folge diätetischer, genetischer, toxischer oder hormonaler Faktoren kommt es zu einer verminderten Remethylierung oder Transsulfurierung von Homocystein und dadurch zu einer Erhöhung seines Plasmaspiegels. Homocystein kann durch Wasserabspaltung leicht in das hochreaktive *Homocysteinthiolacton* übergehen (☞ Abb. 17.40). Das Schwefelatom des Homocysteinlactons wird zu Sulfat oxidiert und aus diesem das "aktives Sulfat" (PAPS) gebildet (☞ Kap. 18.6.4.). PAPS bewirkt eine Sulfatierung der Glycosaminoglycane in den arteriosklerotischen Plaques. Das Homocysteinthiolacton reagiert mit LDL und verursacht die Bildung von LDL-Aggregaten, die von Makrophagen unter Bildung von Schaumzellen aufgenommen werden und eine Vergrößerung der arteriosklerotischen Plaques verursachen. Die dabei eintretende Schädigung der Mitochondrien der Arterienwandzellen führt zur Entstehung von Sauerstoffradikalen, die zur Bildung hochwirksamer atherogener Oxidationsprodukte des Cholesterins Anlaß geben und so die Arterioskleroseentwicklung verstärken (☞ Abb. 17.41). Pathogenetisch bedeutsam für die *thrombogene Wirkung* von *Homocystein* ist weiterhin, daß es die *Thromboxanbildung* fördert, den *Faktor XII* aktiviert, die *Aggregation* der *Blutplättchen* steigert und die Wirkungen des *Protein C* hemmt.

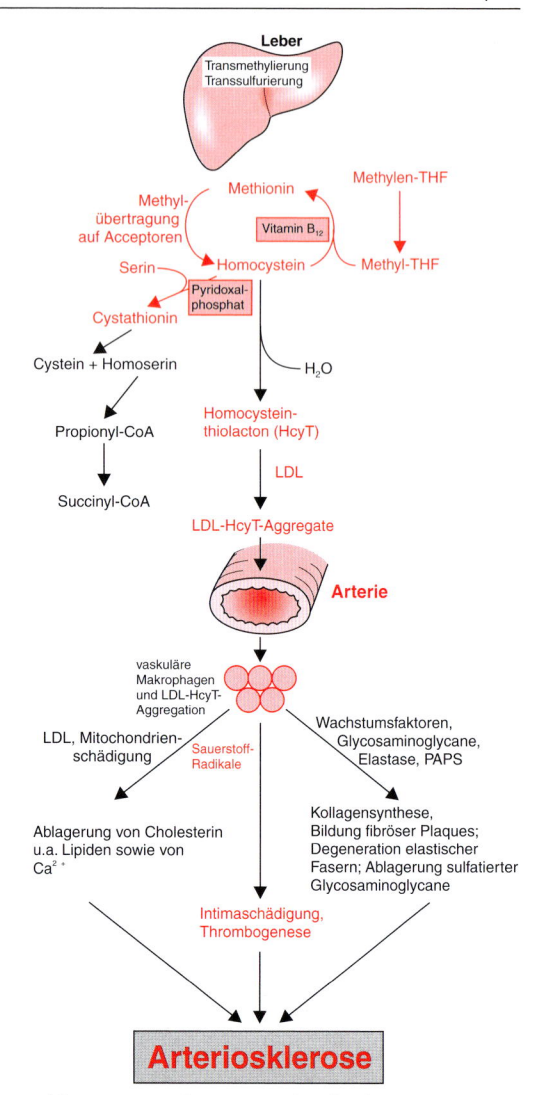

Abb. 17.41: Pathogenese der durch eine Homocysteinämie verursachten Arteriosklerose.

17.13. Die Eikosanoide: Prostaglandine und Leukotriene

Die zu den Gewebshormonen gehörenden Prostaglandine und Leukotriene leiten sich von *mehrfach ungesättigten Fettsäuren* mit 20 Kohlenstoffatomen ab. Ihre Muttersubstanzen sind die *Arachidonsäure* und die *Eikosapentaensäure* (*eikosa* griech. zwanzig). Beide Fettsäuren und auch ihre Vorläufer, die Linol- und Linolensäure, sind essentiell und müssen durch die Nahrung zugeführt werden.

17.13.1. Prostaglandine

17.13.1.1. Struktur, Nomenklatur und Muttersubstanzen der Prostaglandine

Die *Prostaglandine* sind biologisch hochaktive und im Organismus weit verbreitete Gewebshormone mit einem großen Wirkungsspektrum. Zu einem Anstieg der Prostaglandine im Blut und in anderen Körperflüssigkeiten führen Gewebeschäden, bestimmte Hormone, Kinine, Nervenerregung, Kälte und zahlreiche Pharmaka. Die Prostaglandine sind an einer großen Zahl normaler und pathologischer Prozesse beteiligt, z.B. am Entzündungsgeschehen, an der Regulation der Neurotransmission, der Regulation der Körpertemperatur, der Blutdruckregulation, dem Geburtsvorgang, der Auslösung und Empfindung von Schmerz sowie der Blutstillung. Die Prostaglandine sind schon in äußerst geringen Konzentrationen wirksam und sind sehr kurzlebig. Sie entfalten ihre Wirkungen in unmittelbarer Nähe ihres Bildungsortes.

Chemie der Prostaglandine. Prostaglandine sind mehrfach ungesättigte Fettsäuren mit 20 C-Atomen, deren *chemischer Grundkörper* die in der belebten Natur nicht vorkommende *Prostansäure* ist. Diese besteht aus einem *Cyclopentanring*, der zwei Kohlenstoffketten, eine Kette mit sieben (diese enthält endständig die Carboxylgruppe) und eine Kette mit acht C-Atomen trägt. Von der Prostansäure leiten sich die Prostaglandine durch unterschiedliche Substitutionen (Sauerstoff und Hydroxylgruppen) an verschiedenen C-Atomen sowie durch die Einführung von Doppelbindungen ab (☞ Abb. 17.42). Für ihre biologische Wirkungsweise sind die Sauerstoffunktionen am Cyclopentanring bedeutungsvoll.

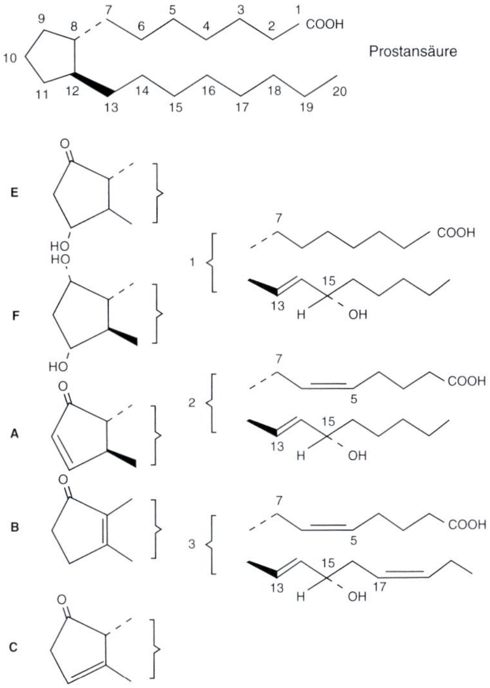

Abb. 17.42: Prostansäure und die Struktur der Prostaglandine.

Nomenklatur der Prostaglandine. Nach der Zahl und der Anordnung der Doppelbindungen im Cyclopentanring ordnet man die Prostaglandine (abgekürzt PG) verschiedenen Serien zu, die durch Großbuchstaben gekennzeichnet werden: *PGA, PGB, PGC, PGD, PGE, PGG, PGH und PGI*. Die Serien *D, E, F* und *I* sind für das physiologische Geschehen von besonderer Bedeutung. Indices (1, 2, 3 usw.) geben die Zahl der Doppelbindungen in den Seitenketten an (☞ Abb. 17.42). Alle Gruppen, die auf der gleichen Seite wie die Seitenkette mit der Säurefunktion in bezug auf die Ebene des Fünfrings stehen, werden mit einem durchbrochenen Bindungsstrich symbolisiert. Die Bezeichnungen α und β beziehen sich auf die Stellung der Hydroxygruppe am C-Atom 9 im Cyclopentanring. Bei α steht sie unter, bei β über der Ringebene.

Ungesättigte Fettsäuren als Ausgangssubstanzen der Prostaglandine. Die Prostaglandine und die Leukotriene werden aus mehrfach ungesättigten Fettsäuren synthetisiert, von denen die *vierfach ungesättigte Arachidonsäure* ($\Delta^{5,8,11,14}$-*Eikosatetraensäure*) die wichtigste ist (Formeln in Abb. 6.1). Auch die $\Delta^{5,8,11,14,17}$-*Eikosapentaensäure* und die *Dihomo-γ-Linolensäure* ($\Delta^{8,11,14}$-*Eikosatriensäure*

[Muttersubstanz der PG$_1$-Serie]) sind für die Synthese bestimmter Prostaglandine von Bedeutung.

Einteilung der mehrfach ungesättigten Fettsäuren. Man muß drei metabolisch nicht ineinander umwandelbare Gruppen von ungesättigten Fettsäuren unterscheiden:

- ω-9-Fettsäuren; Grundform: Ölsäure (Oleat; C18:1 ω-9; eine Doppelbindung)
- ω-6-Fettsäuren; Grundform: Linolsäure (Linolat; C18:2 ω-6; zwei Doppelbindungen)
- ω-3-Fettsäuren; Grundform: Linolensäure (Linolenat); C18:3 ω-3; drei Doppelbindungen).

Diese Einteilung richtet sich danach, an welchem Kohlenstoffatom sich die *erste Doppelbindung*, vom ω-C-Atom an gerechnet, befindet (mit ω wird das C-Atom der endständigen CH$_3$-Gruppe der Fettsäure bezeichnet). Diese drei Familien sind metabolisch selbständig, denn im menschlichen Organismus werden weder ihre Grundformen noch die aus ihnen gebildeten höher ungesättigten Fettsäuren ineinander umgewandelt. Die Ölsäure ist für die Synthese von Prostaglandinen ohne Bedeutung. *Linolat* ist die *Muttersubstanz* der *Arachidonsäure*. Diese hat 20 C-Atome und 4-Doppelbindungen (Name ihres Anions ist Arachidonat; C20:4 ω-6). *Linolenat* ist die Muttersubstanz von *Eikosapentaenat* (C20:5 ω-3). Aus Arachidonat werden die Mitglieder der PG$_2$-Serie gebildet, zu der physiologisch wichtige Prostaglandine gehören (z.B. Thromboxan A$_2$ und Prostacyclin). Vom Linolenat bzw. Eikosapentaenat leitet sich die PG$_3$-Serie ab. *Arachidonat* und *Eikosapentaenat* sind Bestandteile der Membranphospholipide.

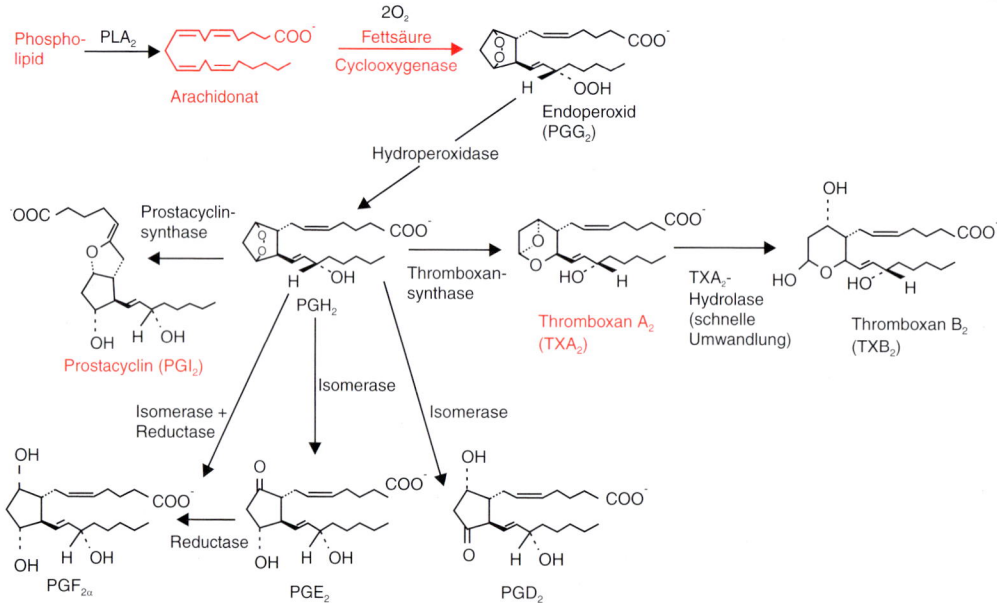

17.13.1.2. Biosynthese der Prostaglandine aus Arachidonat

Die Bereitstellung von Arachidonat für die Prostaglandinsynthese erfolgt durch enzymatische Spaltung der Phospholipide der Plasmamembran. Dies geschieht durch die *Phospholipase A$_2$*, die das in *sn*-2-Position des Glycerinanteils der Phospholipide sitzende *Arachidonat* hydrolytisch abspaltet (☞ Kap. 17.6.2.). Die vom Arachidonat ausgehende Prostaglandinsynthese wird von einem an das glatte ER gebundenen Multienzymkomplex, der *Prostaglandinsynthase*, katalysiert (☞ Abb. 17.43). Dieser Enzymkomplex besitzt drei verschiedene Enzymaktivitäten:

1. eine als *Dioxygenase* wirkende und gebundenes Häm enthaltende *Fettsäure-Cyclooxygenase (COX)*. Die Reaktion ist geschwindigkeitsbestimmend für den Gesamtprozeß der Prostaglandinsynthese. Die COX wandelt das Arachidonat unter Verbrauch von zwei Molekülen Sauerstoff in ein *cyclisches Endoperoxid* (PGG$_2$) um, das an seinem C-Atom 15 eine Hydroperoxidgruppe trägt

Abb. 17.43: Biosynthese der Prostaglandine aus Arachidonat.

(PGG$_2$). Die Cyclooxygenase tritt in zwei Isoenzymen auf, in der *konstitutiv exprimierten COX-1* und der *induzierbaren COX-2*.

Die COX-1 wird in den meisten Geweben exprimiert und liefert einen beträchtlichen Teil der für viele physiologische Vorgänge als Regulatoren und Mediatoren benötigten Prostaglandine. Sie ist unentbehrlich für die Gewährleistung der Funktionen des Gastrointestinaltraktes und der Nieren sowie der Thrombocyten. Die COX-2 demgegenüber wird in Entzündungsherden durch polymorphkernige Neutrophile sowie durch Monocyten und Makrophagen verstärkt exprimiert und spielt bei der Schmerzentstehung eine Rolle. Auch aktivierte mesenchymale Zellen (Fibroblasten und Chondrocyten) exprimieren die COX-2, so daß deren Mitwirkung bei der Entstehung von arthritischen Erkrankungen als gesichert gilt. Die COX-2 liefert vor allem die als *Entzündungsmediatoren* wirkenden Prostaglandine. Sie ist das Hauptzielenzym für die medikamentöse Behandlung entzündlicher Erkrankungen. Wie in Kap. 22 ausgeführt wird, beruhen die entzündungshemmenden Wirkungen der Acetylsalicylates (Aspirin) auf einer kovalenten Inaktivierung von COX-1 und COX-2. Die Blockierung der COX-1 bei längerer Aspirinapplikation ist die Ursache der gastrointestinalen und renalen Toxizität dieses Arzneimittels.

2. eine *Hydroperoxidase*; das Enzym reduziert im PGG$_2$ die 15-Hydroperoxidgruppe unter Aufnahme von zwei Elektronen zu einer OH-Gruppe und bildet PGH$_2$; die Reaktion ist tryptophanabhängig, dessen Indolanteil möglicherweise als Reduktionsmittel dient.

3. an dem Endoperoxid des PGH$_2$ greifen *Endoperoxid-Isomerasen* an, die PGE$_2$, PGD$_2$ und PGF$_{2\alpha}$ liefern (zur Bildung des letztgenannten Prostaglandins, die auch aus dem PGE$_2$ erfolgen kann, ist außerdem eine Reductase erforderlich) (☞ Abb. 17.43).

Alternativ zur Endoperoxid-Isomerase werden in Blutplättchen aus dem PGH$_2$ durch die *Thromboxansynthase* das Thromboxan A$_2$, das spontan rasch in das inaktive Thromboxan B$_2$ übergeht sowie in der Lunge und in den peripheren Gefäßendothelien, katalysiert durch die *Prostacyclinsynthase*, das Prostacyclin (PGI$_2$) gebildet.

17.13.1.3. Wirkungen der Prostaglandine

Die Wirkungen der Prostaglandine werden auf molekularer Ebene durch G-Protein-gekoppelte Receptoren vermittelt, die in ihren Zielzellen entweder zu einem Anstieg von cAMP (G$_s$-Protein-gekoppelte Receptoren, z.B. für PGD$_2$ und Prostacyclin) oder zu einem Abfall von cAMP (G$_i$-Protein-gekoppelte Receptoren, z.B. für einen Subtyp von PGE$_2$) oder zu einer Zunahme von IP$_3$ (G$_q$-Protein-gekoppelte Receptoren, z.B. für PGF$_{2\alpha}$) führen.

1. Prostaglandine wirken hemmend auf die
- Magensaftsekretion (PGE$_2$)
- Lipolyse im Fettgewebe (PGE$_2$)
- Plättchenaggregation und –adhäsion (Prostacyclin)

2. Prostaglandine wirken fördernd auf die
- Nierendurchblutung und Reninsekretion (PGA$_1$)
- Plättchenaggregation und -adhäsion (Thromboxan A$_2$)
- Kontraktion der glatten Muskulatur des Gastrointestinaltraktes (PGE$_2$ und PGF$_{2\alpha}$)

3. Auf die Blutgefäße wirken Prostaglandine
- blutdrucksenkend (Prostacyclin, PGA$_1$)
- blutdrucksteigernd (Thromboxan A$_2$)
- Erhöhung der Kapillarpermeabilität
- Erhöhung des Augendruckes

4. Muskuläre Wirkungen der Prostaglandine
- Vasokonstriktion (Thromboxan A$_2$, PGF$_{2\alpha}$)
- Vasodilatation (Prostacyclin)
- Konstriktion (PGF$_{2\alpha}$) der Bronchialmuskulatur
- Konstriktion der Darmmuskulatur (PGE$_2$ und PGF$_{2\alpha}$)
- Kontraktion des Uterus und Mitwirkung beim Geburtsvorgang (PGE$_2$ und PGF$_{2\alpha}$)

5. Wirkung von Prostaglandinen auf Entzündungsvorgänge
- PGE, PGF und PGD werden bei Entzündungen verstärkt freigesetzt und beeinflussen die Mikrozirkulation, hemmen die Plättchenaggregation und lösen Schmerz und Fieber aus; PGE$_2$ verursacht eine Erythembildung, wirkt ödemverstärkend und potenziert die schmerzverursachenden Eigenschaften von Bradykinin und Hista-

min. Zur Realisierung seiner vielfältigen Wirkungen kann PGE$_2$ im Gehirn an vier verschiedene Receptoren binden, die man als EP$_1$, EP$_2$, EP$_3$ und EP$_4$ bezeichnet. Durch Bindung von PGE$_2$ an den Receptor EP$_3$ kommt es zur Fieberentstehung

6. Wirkungen der Prostaglandine auf das Fortpflanzungsgeschehen

- Prostaglandinwirkungen können in nahezu jeder Phase des Fortpflanzungsgeschehens nachgewiesen werden. Sie beeinflussen die Folliberin/Luliberin-Freisetzung, die Estradiolbildung im Ovar, die Ovulation, die Luteolyse und die Auslösung der Menstruation. Der Spermien- und Eitransport werden durch Prostaglandine gesteigert. Prostaglandine sind an der Wehenauslösung beteiligt und regulieren die Durchblutung der Placenta, der Nabelschnur und des Fetus.

7. Einige Prostaglandine sind bedeutsam für die Entstehung einer Arteriosklerose und Thrombose:

- Thromboxan A$_2$ (TXA$_2$) wird in den Blutplättchen, teilweise auch in Leukocyten synthetisiert; Prostacyclin (PGI$_2$) wird vorwiegend in der arteriellen und venösen Gefäßwand sowie in der Lunge, der Magenwand und im Uterus gebildet. Prostacyclin wird ständig von den Endothelzellen der Lunge synthetisiert und von dort an das arterielle Blut abgegeben. *Prostacyclin* ist demzufolge ein *zirkulierendes Hormon*. Thromboxan A$_2$ und Prostacyclin wirken antagonistisch auf Thrombocyten und die Gefäßwand (☞ Kap. 21.).

17.13.1.4. Prostaglandine und das Colon-Rectum-Carcinom

Es gibt starke Hinweise darauf, daß an der Entstehung und dem Wachstum bestimmter Formen des Colon-Rectum-Carcinoms Prostaglandine wesentlich beteiligt sind. Die Prostaglandine fördern die colorectale Tumorgenese und das Tumorwachstum durch

- eine Verschiebung der Relation Zellproliferation-Apoptose zugunsten der Zellproliferation
- durch ihre positiven Wirkungen auf die Angiogenese infolge der durch sie auf parakrinem Wege erfolgenden Stimulierung endothelialer Zellen; die Bildung neuer Blutgefäße ist eine wichtige Voraussetzung für die Entwicklung eines Tumors

Diese tumorfördernden Prostaglandinwirkungen können durch Hemmung der beiden Isoenzyme COX-1 und COX-2, die die erste und geschwindigkeitsbestimmende Reaktion der Prostaglandinsynthese katalysieren, unterdrückt werden. Vieles spricht dafür, daß vor allem die COX-2, weniger die COX-1, an der Entstehung von Coloncarcinomen beteiligt ist. Die COX-2 wird verstärkt in adenomatösen Polypen des Colons und in malignen Tumoren des Colons exprimiert.

17.13.1.5. Abbau der Prostaglandine

Die biologische Halbwertszeit der Prostaglandine liegt im Sekunden- und Minutenbereich. Demzufolge werden sie nach ihrer Synthese und der Entfaltung ihrer Wirkungen sehr rasch inaktiviert (☞ Abb. 17.44). Die Inaktivierung von PGE$_2$ wird durch die *15-Hydroxyprostaglandin-Dehydrogenase* unter Entstehung eines nahezu inaktiven Ketons eingeleitet. Der nächste Schritt führt zu dessen völliger Inaktivierung und besteht in einer Reduktion der Doppelbindung zwischen den C-Atomen 13 und 14 durch die *Prostaglandin-Δ^{13}-Reductase*. Die weiteren Schritte stellen dann β- und ω-Oxidationen dar und führen zu einer größeren Zahl von Abbauprodukten, die im Harn ausgeschieden werden.

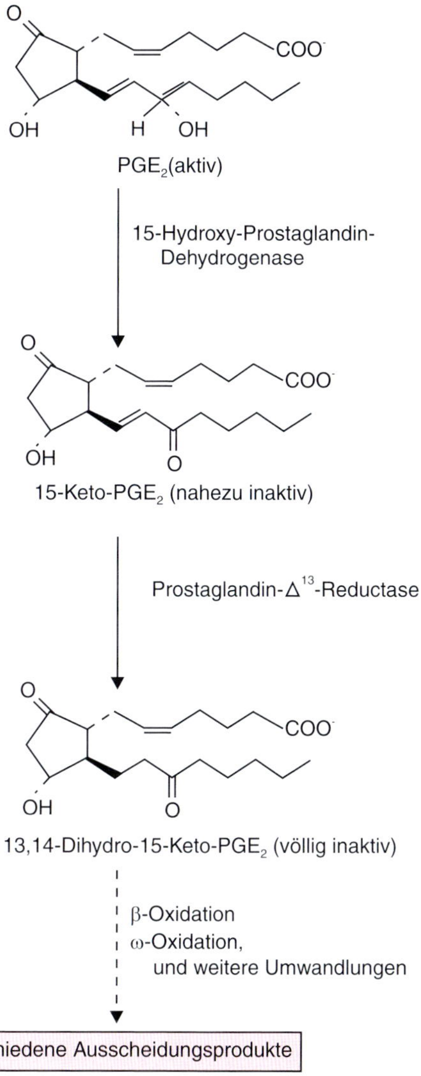

17.13. Die Eikosanoide: Prostaglandine und Leukotriene

PGE$_2$(aktiv)

↓ 15-Hydroxy-Prostaglandin-Dehydrogenase

15-Keto-PGE$_2$ (nahezu inaktiv)

↓ Prostaglandin-Δ^{13}-Reductase

13,14-Dihydro-15-Keto-PGE$_2$ (völlig inaktiv)

↓ β-Oxidation
ω-Oxidation,
und weitere Umwandlungen

verschiedene Ausscheidungsprodukte

Abb. 17.44: Die ersten Schritte des Prostaglandinabbaues.

17.13.2. Leukotriene

Die Leukotriene werden ebenfalls aus Arachidonat gebildet. Ihre Bildungsorte sind vor allem Leukocyten. Sie enthalten das ungesättigte Strukturelement eines Triens (d.h. drei konjugierte Doppelbindungen) und haben deshalb die Bezeichnung Leukotriene erhalten.

Biosynthese der Leukotriene. Arachidonat wird - wie bei der Synthese der Prostaglandine besprochen - durch die *Phospholipase A$_2$* aus Membranphospholipiden freigesetzt. Zum *Unterschied zur Prostaglandinsynthese*, die durch die COX eingeleitet wird, beginnt die Leukotriensynthese aus dem Arachidonat mit der *Arachidonat-5-Lipoxygenase* (LOX) (☞ Abb. 17.45; s.a. Kap. 15.). Dieses Enzym ist "zweiköpfig". Es oxidiert Arachidonat zu dem 5-Hydroperoxy-6,8,11,14-eikosatetraenat (5-HPETE), einem stark wirksamen chemotaktischen Faktor, und spaltet, katalysiert von der ihm ebenfalls innewohnenden *LTA$_4$-Synthaseaktivität*, Wasser von 5-HPETE ab. Dadurch entsteht das instabile Epoxid Leukotrien A$_4$ (LTA$_4$). Der Index 4 gibt die Zahl der *insgesamt* im Molekül vorhandenen Doppelbindungen an. LTA$_4$ wird durch die *Glutathiontransferase* mit einem Molekül Glutathion konjugiert, das dadurch in das stabile LTC$_4$ übergeht. Dabei wird das Glutathion über das Schwefelatom seines Cysteinylrestes an das C-Atom 6 des LTC$_4$ gebunden. Das Leukotrien D$_4$ (LTD$_4$) entsteht aus dem LTC$_4$ durch die *γ-Glutamyltransferase*, die den γ-Glutamylrest des LTC$_4$ unter Glutathionbildung auf freies Cysteinylglycin überträgt. Das LTD$_4$ trägt demzufolge nur noch einen Cysteinylglycylrest anstelle von Glutathion. Eine *Cysteinylglycin-Dipeptidase* spaltet danach hydrolytisch Glycin vom LTD$_4$ ab und bildet daraus das LTE$_4$, das nur noch den Cysteinylrest gebunden hat.

Aus dem LTA$_4$ kann, alternativ zu LTC$_4$, das Leukotrien B$_4$ (LTB$_4$) entstehen. Seine Bildung wird durch die *Leukotrien-A$_4$-epoxid-Hydrolase* katalysiert. Das LTB$_4$ wirkt auf polymorphkernige Leukocyten stark chemotaktisch und aggregierend. Es dient der Herbeischaffung von Immunzellen und der Auslösung einer Entzündungsreaktion. Weiterhin erhöht es die Gefäßpermeabilität und erleichtert die Infiltration der genannten Zellen in das Gewebe. Es ist in der Lage, die Phagocytose zu aktivieren. Bei vielen Entzündungszuständen bestimmt das LTB$_4$ sowohl das Ausmaß als auch die Dauer des Entzündungsprozesses. Der Abbau von LTB$_4$, die durch mikrosomale ω-Hydroxylierung und nachfolgende ω-Oxidation sowie durch peroxisomale β-Oxidation erfolgt, bringt die Entzündung zum Abklingen.

Biologische Wirkungen der cysteinhaltigen Leukotriene. Man faßt die Leukotriene LTC$_4$, LTCD$_4$ und LTE$_4$ als *Cysteinylleukotriene* zusammen. Früher wurde dieses Gemisch von Leukotrienen, seiner Wirkung entsprechend, als "Slow-reacting substance of anaphylaxis" (SRSA) bezeichnet. Die-

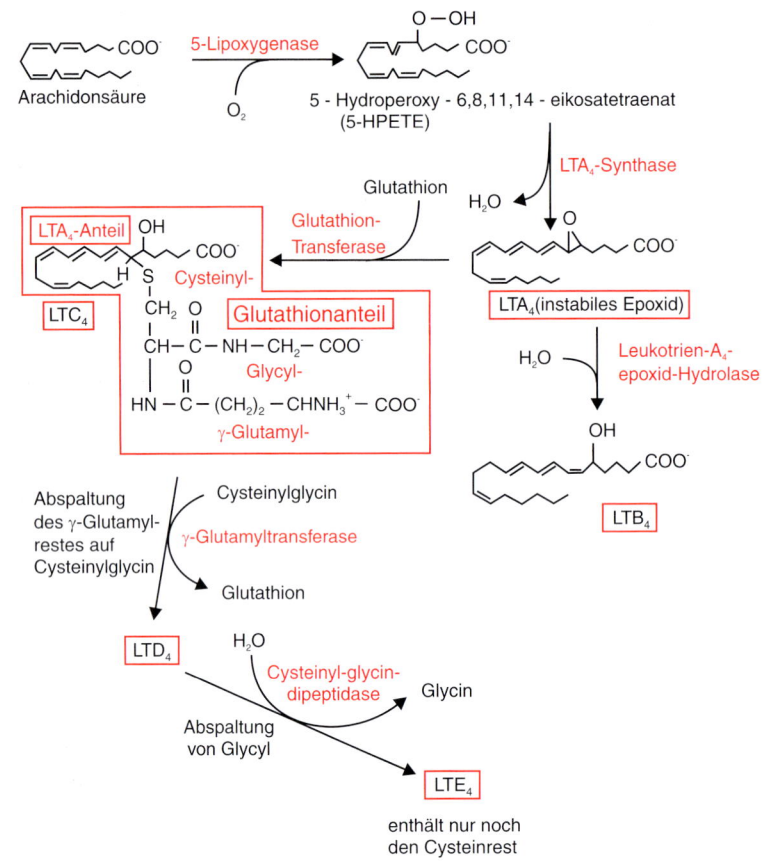

Abb. 17.45: Die Biosynthese der Leukotriene aus Arachidonat wird durch die 5-Lipoxygenase eingeleitet (LT: Leukotriene).

se Gruppe von Leukotrienen wird in aktivierten Granulocyten synthetisiert. Deren Aktivierung erfolgt durch das IgE als dem wichtigsten überempfindlichkeitverursachenden Immunglobulin des Menschen. Das IgE wird an den hochaffinen Rezeptor FcεRI auf der Granulocytenoberfläche gebunden. Die IgE-Bindung bewirkt die durch die Phospholipase A_2 katalysierte Freisetzung von Arachidonat aus den Membranphospholipiden als Voraussetzung zur Synthese und nachfolgenden Sekretion der Leukotriene in die Umgebung der Granulocyten. Zielzellen der cysteinhaltigen Leukotriene sind Lungenmakrophagen (eine Subpopulation der Blutmonocyten), die glatten Muskelzellen der Atemwege sowie Mastzellen und Eosinophile. Die genannten Zielzellen binden die Leukotriene an zwei verschiedene G-Protein-gekoppelte Receptoren auf ihrer Oberfläche, die als Cysteinylleukotrien-Receptoren 1 und 2 (CysLT1 und 2) bezeichnet werden. Sie vermitteln in den genannten Zielzellen die *anaphylaktischen Wirkungen* (☞ Kap. 22.) der cysteinhaltigen Leukotriene.

Zusammengefaßt haben die Leukotriene folgende Wirkungen:

- sie verursachen Überempfindlichkeitsreaktionen

- sie haben eine histaminähnliche Wirkung, sind jedoch etwa 5000mal wirksamer als Histamin und gehören zu den wirksamsten Entzündungsmediatoren (☞ Kap. 22.)

- sie bringen bereits in sehr kleinen Konzentrationen die glatte Muskulatur, vor allem die Bronchialmuskulatur, zur Kontraktion (*Bronchokonstriktion*)

- sie haben Bedeutung für die Pathogenese des Bronchialasthmas

17.13. Die Eikosanoide: Prostaglandine und Leukotriene

- sie steigern die Kapillarpermeabilität und fördern die Entstehung von Ödemen
- sie beeinflussen den Herz-Lungen-Kreislauf und die Mikrozirkulation
- sie verursachen eine Adhärenzsteigerung der Leukocyten an die Blutgefäßwand und wirken chemotaktisch auf Makrophagen und neutrophile Granulocyten.

Ungesättigte Fettsäuren und Leukotriene sind Liganden für eine Gruppe von Receptoren im Zellkern. Die Prostaglandine und Leukotriene haben neben den G-Protein-gekoppelten Receptoren auf der Oberfläche ihrer Zielzellen auch Receptoren in den Kernen verschiedener Zellen, vor allem von Hepatocyten und Adipocyten. Diese nucleären Receptoren bezeichnet man als **P**eroxisomen-**P**roliferator-**a**ktivierte **R**eceptoren (PPAR). Ihr Name entstand als man Receptoren für bestimmte Pharmaka entdeckte, die in der Lage sind, Peroxisomen zur Proliferation anzuregen (☞ Kap. 8.). Zu diesen Pharmaka gehören das hypolipidämisch wirkende Clofibrat und die bei Adipositas blutzuckersenkend wirkenden Thiazolidindione (Rosiglitazon). Später fand man, daß auch Eikosanoide und mehrfach ungesättigte Fettsäuren (z.B. Linolensäure) an die PPAR binden. Die PPAR kommen in drei Isotypen vor, nämlich als PPARα, PPARβ (auch als PPARδ bezeichnet) und PPARγ. Ihre molekularen Wirkungsmechanismen gleichen den im Zellkern lokalisierten Hormonreceptoren (☞ Kap. 11.). Die PPAR sind ligandenabhängige Transcriptionsfaktoren, die mit dem Receptor für 9-cis-Retinoat (RXR) zu einem funktionellen Dimer assoziieren, an eine spezifische Sequenz in der Promotorregion ihrer Zielgene binden und diese dadurch zur Transcription aktivieren. Als natürliche Liganden der PPAR fungieren mehrfach ungesättigte Fettsäuren (z.B. Linolenat) und Leukotriene (z.B. LTB_4). Die Zielgene von PPARα codieren Enzyme und funktionelle Proteine des Fettsäurekatabolismus, die für die zelluläre Fettsäureaufnahme, die Fettsäurebindung innerhalb von Zellen, die β-Oxidation in den Peroxisomen und Mitochondrien, die ω-Hydroxylierung der Fettsäuren in den ER-Membranen und für die HDL-Bildung zuständig sind (☞ Abb. 17.46). PPARγ ist für der Adipocytendifferenzierung von Bedeutung. Seine Zielgene kontrollieren die Fettspeicherung im Fettgewebe sowie die Synthese des Fettgewebshormons Adiponectin und der Lipoproteinlipase. Dadurch steigert PPARγ die Hydrolyse der im Blutplasma zirkulierenden Triglyceride und die nachfolgende Aufnahme der dabei freigesetzten Fettsäuren in die

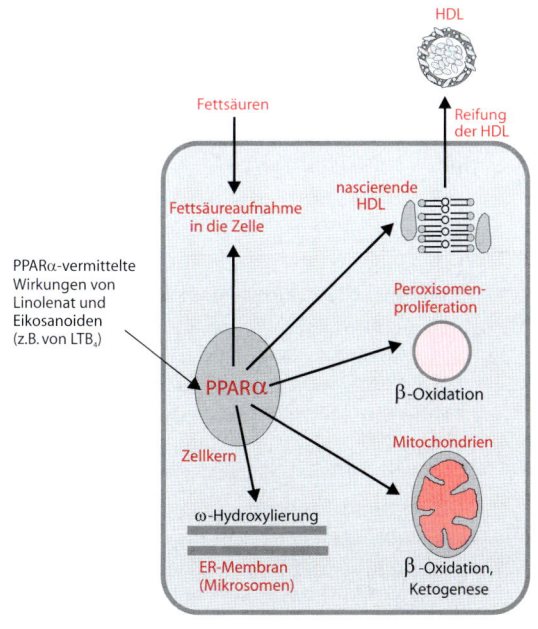

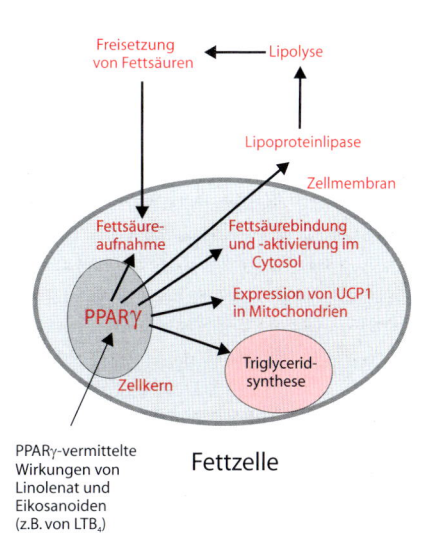

Abb. 17.46: Die Wirkungen von PPARα und PPARγ in der Zelle.

Fettzellen. PPARγ steigert in den Zellen des braunen Fettgewebes weiterhin die Expression des entkoppelnd wirkenden UCP1 und erhöht dadurch die Fettsäureoxidation. Über PPARβ weiß man noch wenig. Offenbar spielt dieser Receptor eine Rolle im Cholesterineffux aus Zellen, bei der Entstehung des Coloncarcinoms, bei der Embryoimplantation sowie bei der Adipocytenproliferation und -differenzierung. Die Produkte der von PPARβ kontrollierten Gene regulieren die Expression der PPARα- und PPARγ-abhängigen Gene.

17.14. Biotransformation

Als *Biotransformation* werden die Prozesse der enzymatischen Entgiftung und Inaktivierung von Stoffen zusammengefaßt, die für den Organismus schädlich oder nicht weiter verwertbar sind und ausgeschieden werden müssen. Hauptort der Biotransformationsvorgänge ist die *Leber*. Ausscheidungswege der Transformationsprodukte sind die *Nieren* bzw. die *Gallenflüssigkeit*. Viele Vorgänge der Biotransformation verfolgen das Ziel, apolare und lipophile, d.h. in wäßrigen Flüssigkeiten schwer lösliche und demzufolge schwer ausscheidbare Stoffe in polare, wasserlösliche Verbindungen zu überführen, die über die genannten Wege leicht ausgeschieden werden können. Einige Entgiftungsvorgänge beruhen auf Oxidations-Reduktionsreaktionen. Zahlreiche Arzneistoffe (z.B. β-Receptorblocker, zentral wirkende Analgetica, Neuroleptica und Calciumantagonisten) werden bereits bei der ersten Passage durch die Leber enzymatisch inaktiviert oder an bestimmte zelluläre Strukturen gebunden, so daß sie nicht in den großen Kreislauf gelangen. Man bezeichnet dieses Phänomen als *First-pass-effect*.

Die hepatische Biotransformation eines Fremdstoffes kann diesem in manchen, aber sehr wichtigen, Fällen auch eine *höhere Toxizität* verleihen, z.B. können Präcancerogene dadurch in Cancerogene umgewandelt werden, z.B. 3-Methylcholanthren und 3,4-Benzpyren (☞ Kap. 12.). Eine derartige *Giftung* tritt auch ein bei der Umwandlung von Tetrachlorkohlenstoff CCl_4 in das CCl_3-Radikal oder bei der Umwandlung von Parathion (E605; Letaldosis 2 g) zu Paraoxon (E600; LD_{50} etwa 100 mg).

Folgende Stoffe unterliegen einer Biotransformation bzw. einer Entgiftung:

- bestimmte Stoffwechselprodukte, die im Organismus keinem weiteren Abbau unterliegen (z.B. Bilirubin)

- Produkte des intestinalen bakteriellen Stoffwechsels (z.B. Fäulnisprodukte), die resorbiert werden und wieder ausgeschieden werden müssen (z.B. Indikan)

- Hormone und deren Stoffwechselprodukte, die inaktiviert und ausscheidungsfähig gemacht werden müssen (*Steroidhormone*)

- Pharmaka und andere nicht oder nur schwer abbaubare bzw. giftige Stoffe aus der Umwelt (*Xenobiotica*), die vom Organismus aufgenommen werden, mehr oder weniger toxisch sind, und infolge ihrer Lipidlöslichkeit im Organismus verharren würden, wenn sie nicht ausscheidungsfähig gemacht werden

- H_2O_2 und organische Peroxide: Die Entgiftung dieser Substanzen hängt von dem Tripeptid Glutathion ab, das in den Zellen in hoher Konzentration (~ 5 mM) vorkommt und als Sulfhydrylpuffer dient (Formel in Abb. 3.8). Zwischen seiner reduzierten (Abk. G-SH) und oxidierten Form, in der zwei Glutathionmoleküle durch eine Disulfidbindung verbunden sind (G-S-S-G), herrscht ein Kreislauf. H_2O_2 und organische Peroxide oxidieren, katalysiert durch die selenhaltige *Glutathionperoxidase*, zwei Moleküle G-SH zu G-S-S-G und werden dabei zu Wasser und Hydroxyverbindungen reduziert:

$2\ G\text{-}SH + R\text{-}O\text{-}OH \rightarrow G\text{-}S\text{-}S\text{-}G + ROH + H_2O$

Das oxidierte Glutathion wird danach - unter Schließung des Kreislaufes - durch die NADPH-abhängige Glutathionreductase wieder zu G-SH reduziert (☞ Kap. 15. und Kap. 21.).

In zahlreichen Stoffwechselreaktionen werden hochreaktive Sauerstoffradikale (z.B. das Superoxidradikal, Hydroperoxylradikal und Hydroxylradikal) gebildet, die äußerst schnell tiefgreifende Schädigungen in der DNA, in Proteinen, Lipiden und Kohlenhydraten hervorrufen und zu einer Mutagenese, zur Entstehung von Krebszellen und zu Membranschäden führen können. Einen Schutz vor diesen zerstörerischen Wirkungen bieten die *Superoxiddismutase* sowie die *Katalase* und *Peroxidase*, die diese Radikale unschädlich machen (☞ Kap. 15.).

Die Vorgänge der Detoxifikation lassen sich in zwei, nacheinander ablaufende, *Phasen* einteilen. In der *ersten Phase* werden die Verbindungen durch *Oxidation, Reduktion* oder *Substitution* mittels verschiedener Gruppen reaktionsfähig gemacht. In der *zweiten Phase* werden die so veränderten Substanzen in *wasserlösliche Produkte* umgewandelt. Dies geschieht durch *Konjugation* mit *polaren Verbindungen*, z.B. mit Sulfat, Glucuronat und Aminosäuren bzw. Aminosäureabkömmlingen.

1. Phase: Veränderungen am Grundmolekül der betreffenden Substanz

- *Hydroxylierung:* davon betroffen sind Steroidhormone, Barbiturate und viele andere Pharmaka und Fremdstoffe. Wichtigste Enzyme hierfür sind die zahlreichen Mitglieder der an das ER gebundenen *Cytochrom P450-Familie (mischfunktionelle Monooxygenasen;* ☞ Kap. 15.). Diese Enzymfamilie wird durch etwa 200 Enzymgene codiert, von denen zahlreiche in ihrer Expression durch *Xenobiotica*, z.B. durch Barbiturate und 3-Methylcholanthren, gesteigert werden. Die *unspezifische Monooxygenase* der *Cytochrom P450-Familie* wirkt auf ein breites Spektrum verschiedener *Pharmaka* und anderer *Xenobiotica*:
- Hydroxylierung von gesättigten und ungesättigten aliphatischen Kohlenwasserstoffen sowie von Aromaten
- Epoxidations-, N-Oxidations- und Sulfoxidationsreaktionen
- N-, S- und O-Dealkylierungsreaktionenen
- Desulfurierung, Desaminierung und Reduktion von Azo-, Nitro- und N-Oxidgruppen.

Weitere Biotransformationsmöglichkeiten der ersten Phase sind:

- *Oxidation* von D-Aminosäuren, Indol, Catechol u.a. Phenolen durch Oxidasen und Dioxygenasen
- *Reduktion* von Steroiden, Nitroverbindungen, Ketone, Aldehyde, Azofarbstoffen, Biliverdin, Bilirubin u.a.

2. Phase: Konjugation

- Bildung von Glucuroniden bei Steroidhormonen, Bilirubin, Salicylsäure und Benzoesäure
- Bildung von Schwefelsäureestern bei Phenolen, Alkoholen, Indoxyl und Steroidhormonen
- Konjugation mit Glycin und Taurin (Bildung von Hippurat aus Benzoat sowie von Glycin- bzw. Taurinkonjugaten der Gallensäuren)
- Acetylierung von Aminen, z.B. der Sulfonamide, p-Nitroanilin und p-Aminobenzoesäure
- Methylierung, z.B. von Nicotinsäure bzw. Nicotinsäureamid zu N-Methylnicotinsäure (Trigonellin) oder N-Methylnicotinsäureamid (Trigonellinamid)
- bestimmte, als Insektizide eingesetzte Cholinesterasehemmer, die als Grundkörper Organophosphate (z.B. Paraoxon, Chlorpyrofos und Parathion) haben, werden durch die *Paraoxonase* hydrolysiert und dadurch entgiftet. Das Enzym kommt beim Menschen in zwei verschiedenen Formen vor, einer *Arylesterase*, die Phenylester hydrolysiert und einer *Aryldialkylphosphatase*, die die o.g. Organophosphate spaltet. Sie ist im Blutplasma mit den HDL assoziiert. Man nimmt an, daß die *Paraoxonase* auch eine Schutzfunktion gegen die *koronare Herzkrankheit* ausübt, indem sie Esterbindungen in oxidierten Lipiden hydrolysiert und so an deren Abbau mitwirkt.

Abbau von Ethanol. Der Alkoholabbau erfolgt nach einer Reaktion 0. Ordnung (d.h. unabhängig von seiner Anfangskonzentration) und beträgt 0,1 g kg^{-1} Körpergewicht h^{-1}. Hauptabbauort ist die Leber. Bei der Aufnahme niedriger bis mäßiger Dosen von Ethanol werden 90 % von diesem durch die *NAD$^+$-abhängige Alkoholdehydrogenase* der Leber zu Acetaldehyd oxidiert. Die Aufnahme hoher Dosen von Ethanol führt zur Induktion von Cytochrom P 450. Dieses Enzym wird auch durch andere Verbindungen, darunter Barbiturate, in seiner Expression gesteigert. Es hat eine niedrige Affinität zu Ethanol und bildet aus diesem ebenfalls Acetaldehyd. Die Bildung von Acetaldehyd ist der geschwindigkeitsbestimmende Schritt der Alkoholverwertung. Acetaldehyd wird in der Leber durch die *NAD$^+$-abhängige Aldehyddehydrogenase* oder die *Aldehydoxidase* weiter zu Acetat oxidiert. Acetat wird zu Acetyl-CoA aktiviert und dieses wird entweder zu CO_2 und Wasser oxidiert oder zur Fettsäuresynthese benutzt. Folgen des Alkoholmißbrauchs sind Fettleber und Leberzirrhose.

Abbau von Methanol. Die toxischen Wirkungen des Methanols beruhen auf seiner Oxidation zu Formaldehyd (katalysiert durch ein Isoenzym der

Alkoholdehydrogenase) und Ameisensäure (katalysiert durch eine Aldehyddehydrogenase). Sowohl Formaldehyd als auch Ameisensäure führen zu Erblindung infolge einer schweren Schädigung des Sehnerven und des ZNS. Die Ameisensäure verursacht eine metabolische Acidose.

18. Stoffwechsel der Proteine und Aminosäuren

18.1. Der Proteinumsatz des Menschen

Das Stickstoffgleichgewicht. Ein gesunder Erwachsener weist eine *ausgeglichene Stickstoffbilanz* auf, d.h. er befindet sich im *Stickstoffgleichgewicht*. In diesem Zustand entspricht seine Stickstoffausscheidung seiner Stickstoffaufnahme. Da Eiweiß aufgrund seiner Aminosäurezusammensetzung etwa 16 % Stickstoff enthält, steht der empfohlenen täglichen Aufnahme von 80 g Eiweiß die renale Ausscheidung von 13 g Stickstoff im Harn in Form von stickstoffhaltigen Ausscheidungsprodukten gegenüber. Davon entfallen auf Harnstoff 75-80 %, Kreatinin 5 %, NH_4^+ 5-10 %, Harnsäure 5 % und Aminosäuren sowie auf weitere N-haltige Verbindungen etwa 3-5 % (☞ Abb. 18.1). Wird mehr Stickstoff in Form von N-haltigen Nahrungsstoffen aufgenommen als ausgeschieden, ist die N-Bilanz *positiv*, überschreitet die N-Ausscheidung hingegen die N-Aufnahme ist die N-Bilanz *negativ*. Eine *positive* N-Bilanz besteht im *Wachstum* und in der *Schwangerschaft*, eine *negative* N-Bilanz bei *mangelhafter Nahrungszufuhr* und bei zahlreichen *Krankheiten*, z.B. bei Krebserkrankungen und nach Operationen.

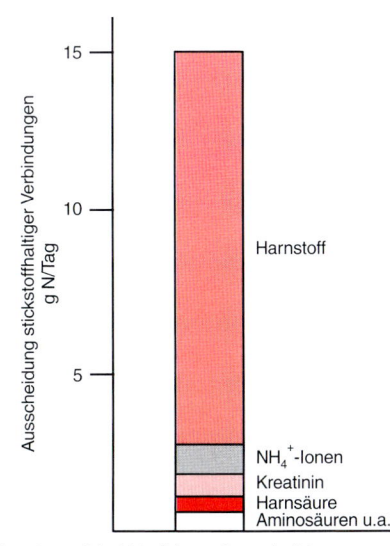

Abb. 18.1: Die N-haltigen Ausscheidungsprodukte.

Stickstoffminima. Wenn ein gesunder Mensch (70 kg Körpergewicht) über einen längeren Zeitraum überhaupt keine Nahrung aufnimmt (*Nahrungskarenz*), sinkt die Höhe seiner täglichen Stickstoffausscheidung durch den Harn auf etwa 5-6 g ("*Hungerminimum*"). Dies entspricht einem täglichen Eiweißabbau von etwa 25-30 g. Nimmt derselbe Mensch Kohlenhydrat und Fett in einer ausreichenden, seinen Energiebedarf deckenden, Menge, jedoch kein Eiweiß, auf, so sinkt die Menge des von ihm ausgeschiedenen Stickstoffs weiter ab und erreicht einen Wert von etwa 2,5-3 g, was einem täglichen Eiweißabbau von 15-20 g entspricht. Kohlenhydrate und Fette erniedrigen demzufolge den Proteinabbau in unserem Organismus, d.h. sie wirken *eiweißsparend*. Dieses N-Minimum bezeichnet man als "*endogenes Minimum*". Im Zustand absoluten Hungers hingegen, wenn weder Kohlenhydrate noch Fette noch Eiweiße aufgenommen werden, ist der Eiweißabbau größer als bei eiweißfreier Kost, jedoch ausreichender Zufuhr von Kohlenhydrat und Fett, da im Hunger auch Eiweiß als Energiequelle dient (☞ Abb. 18.2).

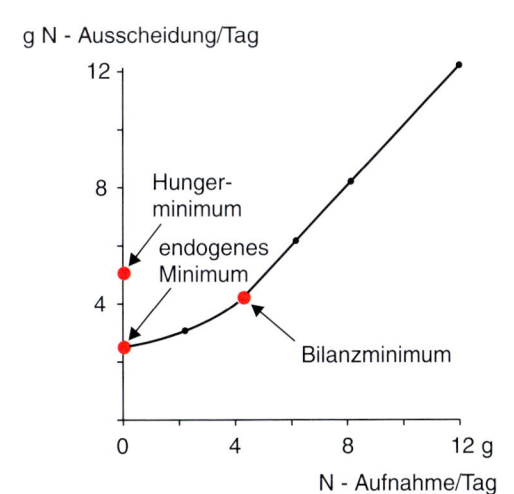

Abb. 18.2: Hungerminimum, endogenes Minimum, Bilanzminimum und ausgeglichene N-Bilanz.

Setzt man der Nahrung eines Menschen, der sich im *endogenen Minimum* befindet (also bei eiweißfreier Nahrung, jedoch kalorisch ausreichender Kohlenhydrat- und Fettzufuhr), steigende Proteinmengen zu, so erhöht sich die N-Ausscheidung im Harn. Zunächst verläuft die Kurve infolge einer stattfindenden *Stickstoffretention* (Zurückhaltung neu synthetisierter N-haltiger Verbindungen, z.B. als Eiweiß, im Körper) abgeflacht, bis man zu einem Punkt minimaler Proteinzufuhr gelangt, an dem gerade Stickstoffgleichgewicht besteht. Diesen Punkt bezeichnet man als "*Bilanzminimum*". Oberhalb des Bilanzminimums kann bei jeder Proteinzufuhr ein N-Gleichgewicht eingestellt werden.

18.2. Abbau der Proteine durch Proteasen

Der enzymatische Abbau der Proteine und Polypeptide erfolgt durch *Proteasen*. Diese katalysieren die hydrolytische Spaltung von Peptidbindungen. Das Gleichgewicht dieser Reaktionen liegt auf der Seite der Peptidhydrolyse (☞ Abb. 18.3).

Abb. 18.3: Hydrolytische Spaltung einer Peptidbindung im Inneren eines Proteinsubstrates durch eine Proteinase.

18.2.1. Einteilungsprinzipien der Proteasen

Einteilung nach dem Angriffsort im Proteinsubstrat. Nach den Angriffsorten in ihren Proteinsubstraten unterteilt man die Proteasen in zwei Gruppen:

1. *Endopeptidasen* (auch als *Proteinasen* bezeichnet): diese spalten Peptidbindungen *im Innern* eines Proteins. Die meisten Endopeptidasen weisen Spezifitäten im Hinblick auf die *Aminosäurereste* an den gespaltenen Peptidbindungen auf.

2. *Exopeptidasen* spalten C- oder N-terminal die endständigen Aminosäuren einzeln und nacheinander von einer Poly- oder Oligopeptidkette ab. Die C-terminale Aminosäure wird von den *Car-boxypeptidasen*, die N-terminale Aminosäure von den *Aminopeptidasen* abgespalten.

Als *Peptidasen* werden Enzyme bezeichnet, die kurzkettige Peptide spalten. Nach der Größe der von ihnen gespaltenen Peptide bezeichnet man sie als *Di-*, *Tri-* oder *Oligopeptidasen*. Eine interessante Gruppe von Peptidasen sind die *Di-* und *Tripeptidylaminopeptidasen*, von denen es membrangebundene und cytosolische Formen gibt. Diese "zählen" bei Oligopeptiden (die durch Endopeptidasen aus Proteinen entstehen können) oder Polypeptiden von deren N-Terminus zwei bzw. drei Aminosäurereste ab und setzen dabei Di- oder Tripeptide frei, die danach durch *Aminotri-* bzw. *Carboxytripeptidasen* und *Dipeptidasen* zu Aminosäuren aufgespalten werden. Wie die Abb. 18.4 zeigt, wird durch das Zusammenwirken der genannten Enzyme ein Protein vollständig zu seinen Bausteinen, den Aminosäuren, abgebaut.

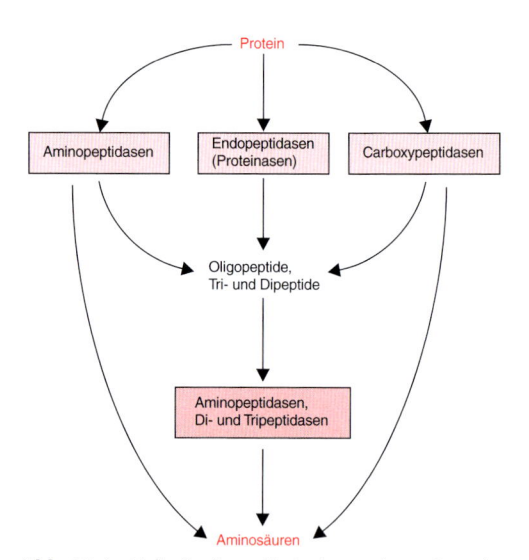

Abb. 18.4: Vollständige Hydrolyse eines Proteins durch das Zusammenwirken von Endo- und Exopeptidasen.

Einteilung nach den Orten ihrer Wirkung. Man hat zwischen *extrazellulären* (z.B. Verdauungsproteasen, Proteasen des Blutgerinnungs- und Komplementsystems) und *intrazellulären Proteasen* (lysosomale, cytosolische und mitochondriale Proteasen) zu unterscheiden.

Einteilung nach dem Katalysemechanismus. Nach ihrem Katalysemechanismus lassen sich vier

18.2. Abbau der Proteine durch Proteasen

verschiedene Gruppen von Proteasen unterscheiden:

1. *Serinproteasen*: diese enthalten in ihrem aktiven Zentrum einen Serylrest, der für die Katalyse unentbehrlich ist (Trypsin, Chymotrypsin, Elastase, Thrombin u.a.)

2. *Cysteinendopeptidasen (Thiolproteasen)*: diese haben in ihrem aktiven Zentrum einen Cysteinylrest (z.B. die Kathepsine B, H und L sowie die Caspasen)

3. *Metalloproteasen*: deren Aktivität ist an die Gegenwart bestimmter Metallionen gebunden (z.B. Zn^{2+}, Mn^{2+}, Ca^{2+}); hierher gehören einige Endopeptidasen, zahlreiche Exopeptidasen sowie Di- und Tripeptidasen

4. *Aspartatproteasen*: da diese in ihrem aktiven Zentrum einen *Aspartylrest* enthalten, werden sie auch als *Carboxylproteasen* oder *saure Proteasen* bezeichnet (Pepsin und Renin sowie die Kathepsine D und E).

18.2.2. Inaktive Vorstufen von Proteasen

Zahlreiche Proteasen werden in Form von inaktiven Vorläuferproteinen (*Proenzyme* oder *Zymogene*) synthetisiert und von den sie bildenden Zellen auch in inaktiver Form sezerniert. Die Vorstufen sind durch die Endsilbe -*ogen* gekennzeichnet, z.B. *Pepsinogen, Trypsinogen, Chymotrypsinogen*. Im Falle der Verdauungsproteasen ist die Bildung von inaktiven Vorstufen, die erst nach ihrer Sekretion z.B. im Magen (Pepsinogen) oder im Dünndarm (aus dem Pancreas stammende Proenzyme) aktiviert werden, ein Schutz vor Selbstverdauung der sie synthetisierenden Zellen. Die *Aktivierung* der *Zymogene* erfolgt durch *limitierte Proteolyse*, d.h. durch Abspaltung eines oder mehrerer Peptide von der Polypeptidkette des jeweiligen Zymogens (☞ Tab. 18.1). Wenn die Aktivierung seines Vorläufermoleküls durch das betreffende Enzym selbst vollzogen wird (z.B. die Aktivierung von Trypsinogen durch Trypsin oder von Pepsinogen durch Pepsin) spricht man von *Selbst-* oder *Autoaktivierung*.

Aktivierung von Pepsinogen. *Pepsinogen* ist die inaktive Vorstufe der Magenprotease *Pepsin*; es wird in den *Hauptzellen* der Magenschleimhaut gebildet und in das Magenlumen sezerniert. Dort wird es durch *Autokatalyse* aktiviert (☞ Abb. 18.5). Die Selbstaktivierung erfordert ein saures Milieu und besteht beim *Humanpepsinogen* in der Hydrolyse der Peptidbindung zwischen den Aminosäureresten 47 und 48. Dadurch wird das N-terminale Peptidsegment mit 47 Aminosäureresten (*Propeptid* oder *Prosegment*) abgespalten. Im Pepsinogen bedeckt das Propeptid das aktive Zentrum, so daß dieses für das Proteinsubstrat nicht zugänglich ist. Nach der Hydrolyse der genannten Peptidbindung bleibt das Propeptid oberhalb von pH 5,4 nichtkovalent an das Pepsin gebunden und unterbindet dadurch noch immer dessen Enzymwirkung, unterhalb von pH 5,4 aber dissoziert es unter Freigabe des aktiven Zentrums und Spaltung in kleinere Peptide vom Pepsin ab, woraufhin das Pepsin seine enzymatische Wirkung entfalten kann. Pepsin ist eine *saure Protease (Aspartatprotease)* mit einem pH-Optimum von 1,5-2,0. In ihren Proteinsubstraten greift es spezifisch Peptidbindungen an, an denen die NH_2-Gruppen von hydrophoben Aminosäureresten (Phe, Tyr, Trp) beteiligt sind.

Zymogen	M_r	AS	aktive Protease	M_r	AS
Humanpepsinogen	42.500	373	Pepsin	34.500	326
Trypsinogen	24.000	229	Trypsin	23.400	223
Chymotrypsinogen	25.400	245	Chymotrypsin	24.500	241 (3 Ketten)
Procarboxypeptidase A	90.000	850	Carboxypeptidase A	34.600	307
Prothrombin	72.000	579	Thrombin	34.000	259 (B-Kette) 49 (A-Kette)

Tab. 18.1: Aktivierung von Proteasezymogenen durch limitierte Proteolyse; AS = Zahl der Aminosäuren in der inaktiven bzw. aktiven Form der betreffenden Protease.

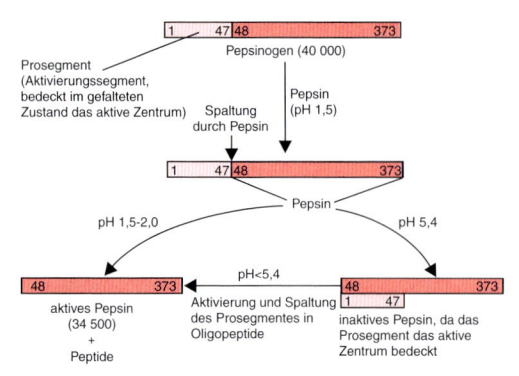

Abb. 18.5: Aktivierung von Pepsinogen.

Aktivierung von Trypsinogen und Chymotrypsinogen. *Trypsinogen* und *Chymotrypsinogen* werden, zusammen mit anderen Proteasezymogenen, in den Acinuszellen des Pancreas gebildet und aus diesen in das Duodenum sezerniert, wo ihre Aktivierung erfolgt. Die Aktivierung des Trypsinogens wird durch ein intestinales Enzym, die *Enteropeptidase*, die vom *Trypsinogen* (229 Aminosäuren) N-terminal ein *Hexapeptid* proteolytisch abspaltet, eingeleitet und durch Autoaktivierung fortgesetzt. Das *aktive Trypsin* enthält 223 Aminosäuren (☞ Abb. 18.6). Es spaltet im Innern seiner Proteinsubstrate Peptidbindungen an der CO-Gruppe von Arginyl- und Lysylresten.

Die Aktivierung des *Chymotrypsinogens* (245 Aminosäuren) wird durch Trypsin eingeleitet und dann durch Chymotrypsin fortgesetzt (☞ Abb. 18.7). Das Trypsin spaltet im ersten Schritt im Chymotrypsinogen die Peptidbindung zwischen Arg15 und Ile16 auf und liefert voll aktives π-*Chymotrypsin*. Dieses spaltet von anderen π-Chymotrypsinmolekülen zwei Dipeptide (Ser14-Arg15 und Thr147-Asn148) ab und liefert α-*Chymotrypsin*, das aus *drei Ketten*, der *A-Kette* mit 13 Aminosäuren, der *B-Kette* mit 131 Aminosäuren und der *C-Kette* mit 97 Aminosäuren, besteht, die untereinander durch zwei *Disulfidbrücken* verbunden sind (☞ Abb. 7.5). Chymotrypsin hydrolysiert im Innern seiner Proteinsubstrate Peptidbindungen an der CO-Gruppe von aromatischen und hydrophoben Aminosäureresten (Phe, Tyr, Trp).

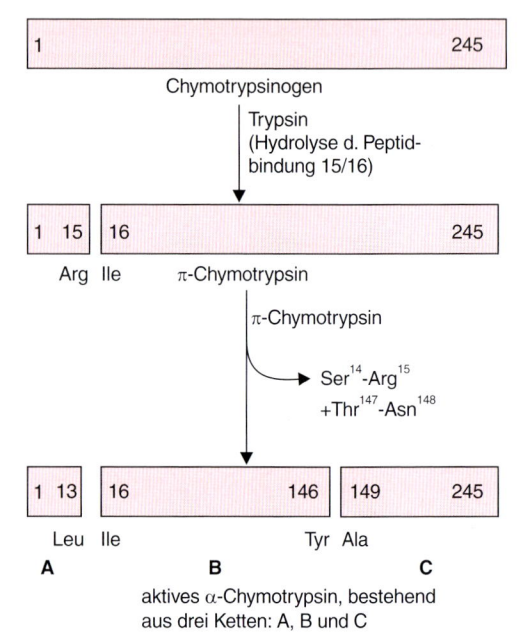

Abb. 18.7: Aktivierung von Chymotrypsinogen.

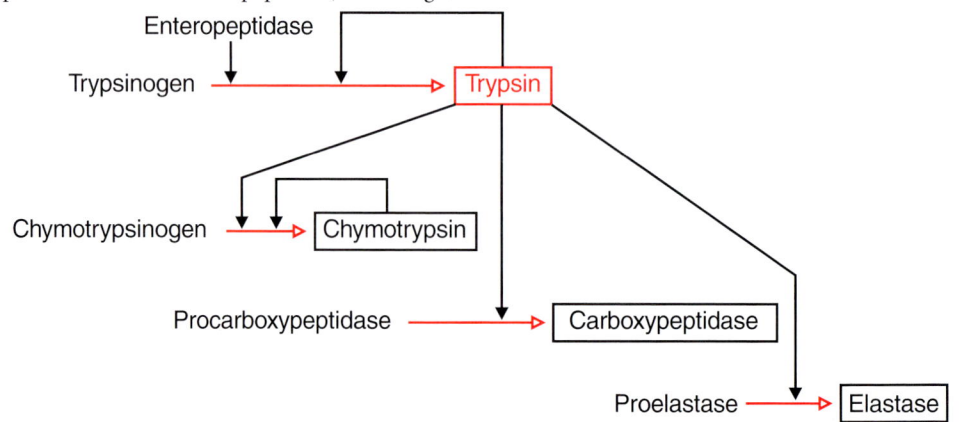

Abb. 18.6: Aktivierung der Pancreaszymogene durch Enteropeptidase und Trypsin.

18.2.3. Natürliche Inhibitoren von Proteinasen

Es gibt eine große Zahl reversibel und quasi-irreversibel wirkender Inhibitoren von extra- und intrazellulären Proteinasen, die selbst Peptid- oder Proteinnatur besitzen und deshalb als *Inhibitorpeptide* bzw. *Inhibitorproteine* bezeichnet werden. Inhibitoren von Serinproteinasen werden als *Serpine* zusammengefaßt (*"Serin-Proteinase-Inhibitoren"*). Von besonderer Bedeutung ist der *Pancreas-Trypsin-Inhibitor* (M_r 6.000), der an das aktive Zentrum von Trypsin bindet und dadurch die proteolytische Wirkung von Trypsin blockiert. Er ist in seiner Struktur einem Trypsinsubstrat so ähnlich, daß er hervorragend in das *Substratbindungszentrum* hineinpaßt. Dabei bindet er fest an das Trypsin, so daß er selbst durch hohe Konzentrationen von Denaturantien nicht wieder vom Trypsin ablösbar ist. Der Inhibitor bindet, ähnlich wie ein natürliches Substrat, mit der Seitenkette seines Lys15 an Asp189 im *Substratbindungszentrum* des Trypsins (☞ Abb. 7.9), wird aber, im Gegensatz zu einem natürlichen Substrat, nur äußerst langsam gespalten (die biologische Halbwertszeit des Trypsin-Inhibitor-Komplexes beträgt mehrere Monate). Die Wechselwirkungen des Pancreas-Trypsin-Inhibitors mit dem Trypsin dienen als Modell für die gezielte Entwicklung von Proteinaseinhibitoren "nach Maß" zur Unterbindung von Vorgängen, an deren Pathogenese oder Manifestation proteolytische Enzyme beteiligt sind, z.B. die Hemmung der Proteinase Renin bei renal bedingtem Bluthochdruck oder die Hemmung der HIV-Protease zur Blockierung der intrazellulären Vermehrung des AIDS-Virus.

Proteaseinhibitoren des Blutplasmas. Im Blutplasma kommen zahlreiche *Serpine* vor, die zu den α-Globulinen gehören. Dazu zählen der $α_1$-Proteinaseinhibitor ($α_1$-Antitrypsin) sowie $α_1$-Antichymotrypsin, $α_2$-Antiplasmin und Antithrombin III. Ein *nicht* zu den Serpinen gehörender *Proteaseinhibitor* ist das $α_2$-Makroglobulin (Wirkungsmechanismus in Kap. 21.5.2.). Neben ihren Schutzfunktionen gegen Infektionen, Entzündungen und Selbstverdauung spielen diese Inhibitoren eine regulatorische Rolle in den Blutgerinnungs-, Fibrinolyse- und Komplementkaskaden. Im Blutplasma repräsentieren sie etwa 10 % des Gesamtproteins. Der größte Anteil der inhibitorischen Kapazität entfällt auf das $α_1$-Antitrypsin (☞ Kap. 21.). Die *Proteinase-Inhibitor-Komplexe* werden als solche aus dem Blut durch die Leber entfernt.

Wirkungsweise der Serpine. Das gemeinsame Merkmal der Serpine ist ihre Wirkung als "Suicid-Hemmer" von Proteinasen. Dabei werden zur Bildung des stabilen, enzymatisch inaktiven Proteinase-Serpin-Komplexes folgende Schritte durchlaufen:

1. spezifische Bindung des Serpins an die Proteinase

2. *Konformationsänderung:* Freilegung des reaktiven Zentrums des Serpins, wodurch seine spaltbare Peptidbindung dem aktiven Zentrum der jeweiligen Proteinase präsentiert wird

3. Spaltung dieser Peptidbindung durch die Proteinase

4. Bildung des stabilen Proteinase-Serpin-Komplexes indem das Serpin in die Raumstruktur der Proteinase integriert wird.

$α_1$-Antitrypsin ($α_1$-Proteinaseinhibitor). Bei der Bildung des *$α_1$-Antitrypsin-Proteinase-Komplexes* ($α_1$-Antitrypsin ist vor allem gegen die *Elastase*, einem Sekretionsprodukt der Neutrophilen, gerichtet), wird eine Peptidbindung des $α_1$-Antitrypsins, an der entweder ein Lysin- oder ein Arginin-Rest beteiligt ist, gespalten und ein *stabiles*, nicht dissoziierendes, *Acyl-Enzym-Intermediat* gebildet. Dadurch bindet die betreffende Proteinase das $α_1$-Antitrypsin irreversibel an ihr aktives Zentrum und wird so inaktiviert.

> Ein aus Rinderlunge isolierter Serinproteaseinhibitor, das *Aprotinin* (Trasylol) inaktiviert Trypsin, Chymotrypsin, Kallikrein, Plasmin und andere Proteinasen. Aprotinin besteht aus 58 Aminosäuren und wird klinisch zur Behandlung der Pancreatitis (Schutz vor Selbstverdauung) und als Antifibrinolyticum eingesetzt.

Klinische Bedeutung dieser Inhibitoren: Die große Bedeutung dieser Inhibitoren wird an den Störungen deutlich, die bei ihrem Mangel auftreten. Besonderes Interesse verdient das α_1-Antitrypsin (M_r 54.000) des Blutplasmas. Da dieser Inhibitor die Elastase, Trypsin, Chymotrypsin und Plasmin hemmt, schützt er den Organismus vor Serinproteinasen, die infolge von Gewebeschäden in das Blut freigesetzt werden. Das Fehlen von α_1-Antitrypsin führt zu ungebremsten *Elastasewirkungen*:

- *Lungenemphysem*; dies ist eine Lungenblähung, die durch Abbau des ungeschützten elastischen Bindegewebes der Lunge durch eine aus Leukocyten freigesetzte Elastase entsteht

- *neonatale Hepatitis*; diese kann zu einer juvenilen Lebercirrhose führen. Ihren Ursprung hat die neonatale Hepatitis offenbar in einer erhöhten, durch Proteasen verursachten, Permeabilität der Zellen und Gefäßwände für Makromoleküle, die einen Übertritt von Verdauungsenzymen in das Pfortadersystem und aus diesem in die Leber zuläßt und in dieser zu Entzündungserscheinungen und zu cirrhotischen Veränderungen führt.

Der α_1-Antitrypsin-Mangel ist genetisch bedingt und tritt bei Europäern und US-Amerikanern mit einer Häufigkeit von 1:750 auf. Damit ist er der am stärksten verbreitete genetische Defekt in Europa und unter der aus Europa stammenden Bevölkerung der USA. Das mutierte Gen des α_1-Antitrypsins führt gegenüber dem gesunden Gen zu dem evolutionären Vorteil einer höheren Fertilität infolge einer niedrigeren Viskosität des Cervicalschleimes im Zeitraum vor der Ovulation, die auf die unkontrollierte proteolytische Spaltung von Glycoproteinen zurückführbar ist.

18.2.4. Intrazellulärer Abbau von Proteinen

18.2.4.1. Biologische Halbwertszeiten der Proteine

Die intrazelluläre Proteolyse ist von grundlegender biologischer Bedeutung und hat vielfältige Funktionen (☞ Tab. 18.2).

1. Abbau falsch translatierter Proteine oder fehlerhafter Proteine, die auf defekte mRNA-Spezies zurückgehen
2. Abbau irreversibel falsch modifizierter Proteine (z.B. infolge Oxidation oder Desamidierung), die nicht in ihre native Struktur zurückfinden
3. Abbau überschüssiger Untereinheiten oligomerer Proteine
4. Abbau überflüssig gewordener Proteine nach Änderung der zellulären Umwelt
5. Abbau von Signalsequenzen von Proteinen
6. Heraussschneiden aktiver Polypeptide aus Vorläufermolekülen
7. Selektiver Abbau von Hormonen und Proteinen in Endosomen
8. Freisetzung von Aminosäuren aus Proteinen als Energiequelle
9. Präsentierung von Antigenpeptiden auf der Oberfläche von Zellen
10. Regulation des Zellcyclus
11. Auslösung der Apoptose durch Proteasen

Tab. 18.2: Die Aufgaben der intrazellulären Proteolyse (nach P. Bohley).

Die *Umsatzgeschwindigkeit* der verschiedenen Proteine, ausgedrückt in ihren *biologischen Halbwertszeiten*, ist in Eukaryontenzellen sehr unterschiedlich. Sie umfaßt Zeiträume von wenigen Minuten bis zu mehreren Wochen (☞ Tab. 18.3).

1. Proteine mit sehr hohem Umsatz (biologische Halbwertszeit <30 min)
- Proteine, die einer Aufbereitung unterliegen (Entfernung von Signalsequenzen, Spleißen usw.)
- Produkte von Protoonkogenen und Onkogenen
- Tumorsuppressorproteine (p53, Rb)
- Cycline
2. Proteine mit hohem Umsatz (biologische Halbwertszeit zwischen einer Stunde und 24 Stunden)
- RNA-Polymerase I
- Glucokinase
- Insulinreceptor
- Ubiquitin
3. Proteine mit kleinem Umsatz (biologische Halbwertszeit zwischen einem Tag und fünf Tagen)
- Proteindisulfidisomerase
- Tubuline und Actin
4. Proteine mit sehr kleinem Umsatz (biologische Halbwertszeit > fünf Tage)
- Hämoglobin
- Troponin, Tropomyosin und Myosin
- Histone

Tab. 18.3: Biologische Halbwertszeiten ausgewählter Proteine (nach P. Bohley).

18.2.4.2. Abhängigkeit des Proteinumsatzes von der Eiweißstruktur

Es gibt mannigfaltige Beziehungen zwischen bestimmten chemischen und physikochemischen Eigenschaften der Proteine und ihren Umsatzraten, ohne daß daraus allgemeingültige Regeln ableitbar wären.

Oberflächenhydrophobizität. Eine Erhöhung der Hydrophobizität der Oberfläche eines Proteins vermindert dessen metabolische Stabilität und macht es für intrazelluläre Proteasen stärker angreifbar. Die Ursache ist, daß viele intrazelluläre Proteasen solche Peptidbindungen bevorzugt angreifen, an denen entweder hydrophobe Aminosäuren beteiligt sind oder sich in ihrer Nähe befinden.

PEST-Hypothese. Ein Vergleich der Aminosäuresequenzen zahlreicher Proteine untereinander zeigt, daß Proteine mit einer oder mehreren *PEST-Regionen* (das sind Sequenzen, die reich an *Prolin* (P), *Glutamat* (E), *Serin* (S) und *Threonin* (T) sind) besonders kurze biologische Halbwertszeiten haben. Etwa 90 % der daraufhin untersuchten kurzlebigen intrazellulären Eiweiße besitzen PEST-Regionen. Es gibt aber auch Beispiele, die gegen die Allgemeingültigkeit der PEST-Hypothese sprechen. Manche Proteine zeigen kurze biologische Halbwertszeiten, ohne daß sie eine PEST-Region aufweisen, andere Proteine wiederum mit PEST-Regionen besitzen lange biologische Halbwertszeiten.

N-Terminus-Regel. Von Einfluß auf die biologische Halbwertszeit eines Proteins bei Mikroorganismen ist eine bestimmte N-terminale Aminosäure oder Aminosäuresequenz. Proteine mit N-terminalen Arginyl-, Lysyl-, Leucyl- oder Tyrosylresten sind sehr kurzlebig (biologische Halbwertszeit etwa 2-10 Minuten), während solche mit endständigen Methionyl-, Seryl-, Threonyl- oder Valylresten eine biologische Halbwertszeit von 20 Stunden und mehr aufweisen.

18.2.4.3. Orte des intrazellulären Proteinabbaues

Der intrazelluläre Proteinabbau kann in allen Zellorganellen, wenn auch mit sehr unterschiedlichen Geschwindigkeiten, stattfinden. Von besonderer Bedeutung sind proteolytische Vorgänge in den *Lysosomen* und im *Cytosol*. Der Proteinabbau im Cytosol wird als *nichtlysosomaler Proteinabbau* bezeichnet. Dieser gliedert sich in einen *ubiquitinabhängigen* und einen *ubiquitinunabhängigen* Weg. Proteine mit *kurzen biologischen Halbwertszeiten* werden vorwiegend *nichtlysosomal*, solche mit *langen biologischen Halbwertszeiten* im allgemeinen *lysosomal* abgebaut. Der erhöhte Proteinabbau im Hungerzustand und in einer Fastenperiode geht vorwiegend auf lysosomalem Wege vor sich.

18.2.4.4. Lysosomaler Proteinabbau

Die Aufnahme von Proteinen aus dem Cytosol in die Lysosomen zum Zweck ihres Abbaues ist ein komplexer Vorgang, an dem mehrere Mechanismen beteiligt sind:

1. *Mikroautophagie*: in Vesikeln eingeschlossene cytosolische Proteine werden in die Lysosomen

aufgenommen ("internalisiert"); dieser Modus erfolgt vorwiegend in gut ernährten Zellen

2. *Makroautophagie*: hier tritt eine Fusion der Lysosomen mit Autophagievacuolen ein, die sich aus den Membranen des glatten endoplasmatischen Reticulums bilden und cytoplasmatische Proteine einschließen; dieser Weg wird im Hungerzustand bevorzugt

3. Bei langem Nahrungsentzug kommt es zu einer direkten Aufnahme bestimmter Proteine aus dem Cytosol in die Lysosomen; dieser Mechanismus hängt von der Aminosäuresequenz *KFERQ* (*Lys-Phe-Glu-Arg-Gln*) in den aufgenommenen Proteinen ab. Proteine, die diese Sequenz enthalten, werden vor ihrer Aufnahme an ein bestimmtes, in der lysosomalen Membran lokalisiertes, *Peptid-Erkennungs-(Recognition-)Protein* (*PRP73*) gebunden. Erst danach gelangen sie in das Lysosom. PRP73 gehört in die Familie der *Stressproteine (Hitzeschockproteine; Hsp 70)*. Sein intrazellulärer Gehalt steigt beim Fasten an.

Nach Aufnahme eines Proteins in die Lysosomen kommt es in dem sauren lysosomalen Milieu an ihm zu Konformationsänderungen und zum Verlust seiner Quartärstruktur durch Dissoziation in seine Monomeren. Dies führt zu einer Erhöhung seiner Oberflächenhydrophobizität, die seinen proteolytischen Abbau begünstigt. In den Lysosomen werden auch die in den Plasmamembranen lokalisierten Proteine abgebaut. Sie werden durch Endocytose internalisiert und gelangen so in diese Organellen.

Lysosomale Proteasen. Die intralysosomalen Proteasen sind Endo- und Exopeptidasen und werden als Kathepsine bezeichnet (☞ Tab. 18.4). Der lysosomale Proteinabbau wird von den *Kathepsinen D* und *L* eingeleitet und durch die *Kathepsine A, B,* und *C* sowie durch die einzige *lysosomale Aminopeptidase (Kathepsin H)* fortgesetzt. Die aktivste lysosomale Proteinase ist das *Kathepsin L*.

18.2.4.5. Der nichtlysosomale Abbau von Proteinen durch Proteasomen

In eukaryontischen Zellen gibt es außerhalb der Lysosomen mehrere Proteolysesysteme. Von herausragender Bedeutung sind die *Proteasomen*. Diese sind große, *multikatalytische Proteasekomplexe*, die aus vielen Proteaseuntereinheiten bestehen und selektiv intrazelluläre Proteine abbauen. Man unterscheidet zwei verschiedene Typen von Proteasomen, die *20S-* und *26S-Proteasomen*. Beide Proteasekomplexe befinden sich untereinander in einem dynamischen Gleichgewicht. Die 20S-Proteasomen (M_r 700.000) haben eine zylindrische Struktur und sind aus 28 Untereinheiten aufgebaut, die in vier ringförmigen Lagen mit je sieben Polypeptidketten übereinander gestapelt sind. In der Hauptachse des Zylinders liegen die beiden Ein- und Ausführungsgänge der Hohlräume. Die obere und die untere Lage werden jeweils aus sieben α-Untereinheiten und die beiden mittleren Lagen aus jeweils sieben β-Untereinheiten aufgebaut. (☞ Abb. 18.8, Abb. 18.9). Im Innern des Zylinders befindet sich ein zentraler Kanal mit drei großen Hohlräumen, in die die aktiven Zentren der Proteaseuntereinheiten hineinragen. Der Eintritt eines Proteinsubstrates in das Proteasom und der Austritt der proteolytischen Spaltprodukte werden durch die α-Untereinheiten überwacht. Sie lassen nur entfaltete Proteinsubstrate in das Proteasomeninnere eintreten. Die β-Untereinhei-

Name	Exo- oder Endopeptidase	Klassifikation	M_r
Kathepsin A	Carboxypeptidase	Serinprotease	100.000
Kathepsin B	Endopeptidase	Thiolprotease	29.000
Kathepsin B_2	Carboxypeptidase	Thiolprotease	51.000
Kathepsin C	Dipeptidylpeptidase	Metallprotease	200.000
Kathepsin D	Endopeptidase	Aspartatprotease	42.000
Kathepsin E	Endopeptidase	Aspartatprotease	100.000
Kathepsin G	Endopeptidase	Serinprotease	30.000
Kathepsin H	Aminopeptidase	Thiolprotease	28.000
Kathepsin L	Endopeptidase	Thiolprotease	28.000
Kathepsin S	Endopeptidase	Thiolprotease	24.000

Tab. 18.4: Enzyme des lysosomalen proteolytischen Systems.

ten tragen die katalytischen Zentren des Proteasoms. Proteasomen haben eine *breitgefächerte Substratspezifität*. Sie spalten in ihren Proteinsubstraten Peptidbindungen an den CO-Gruppen von basischen, hydrophoben und sauren Aminosäuren. Ihre engen, flaschenhalsähnlichen Öffnungen kontrollieren die Zugänglichkeit der aktiven Zentren des Proteasoms für die zum Abbau bestimmten Proteine. Größere und nicht entfaltete Proteinsubstrate können durch die Öffnungen nicht hindurchtreten und gelangen folglich nicht in das Innere eines Proteasoms. Die 20S-Proteasomen bauen selektiv denaturierte und oxidierte Proteine ab und wirken, im Unterschied zu den 26S-Proteasomen, unabhängig von ATP.

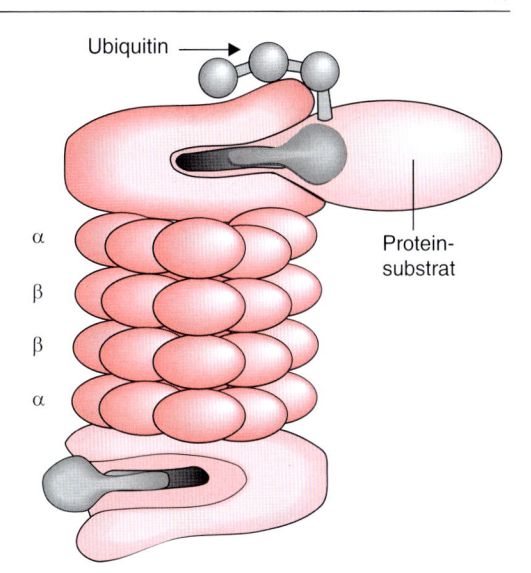

Abb. 18.9: Modell eines 26S-Proteasoms mit einem gebundenen und sich im Abbau befindlichen ubiquitinierten Proteinsubstrates (mit freundlicher Genehmigung von W. Hilt und D.H. Wolf, TIBS 21, 96-102 (1996).

Die *26S-Proteasomen* bauen selektiv Ubiquitin-Protein-Komplexe ab und benötigen dazu ATP. Die *26S-Proteasomen* (M_r 1.700.000) enthalten als Wirkzentrum ein 20S-Proteasom, das an den beiden Enden des Zylinders "*Kappen*" trägt, von denen jede aus 15 verschiedenen Untereinheiten (M_r 25.000 bis 110.000) besteht (☞ Abb. 18.9). Diese Kappen binden an die 20S-Proteasomen in einer ATP-abhängigen Reaktion und haben die Funktion, das abzubauende Protein der Ubiquitin-Protein-Komplexen zu binden, zu entfalten und in das Innere des Proteasoms einzuschleusen. Einige Untereinheiten dieser Kappen haben ATPase-Funktionen, andere jedoch nicht. Die letzteren erkennen und binden die Ubiquitin-Protein-Komplexe, während die Untereinheiten mit ATPase-Funktion die Proteinsubstrate nach Abspaltung des Ubiquitins entfalten und diese dann durch die Öffnung in den Hohlraum des 20S-Proteasoms transportieren, wo ihr proteolytischer Abbau vor sich geht.

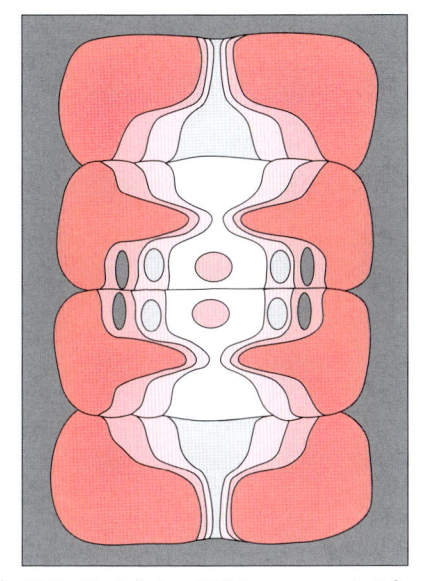

Abb. 18.8: Modell eines 20S-Proteasoms (mit freundlicher Genehmigung von W. Hilt und D.H. Wolf, TIBS 21, 96-102 (1996).

18.2.4.6. Der ubiquitinabhängige Weg der intrazellulären Proteolyse

Proteinsubstrate werden für ihren Abbau durch Ubiquitin markiert. *Ubiquitin* ist ein kleines, aus 76 Aminosäuren bestehendes, in der Evolution stark konserviertes, ubiquitär vorkommendes Protein (M_r von 8.500). Es bindet, vermittelt durch seinen C-terminalen Glycinrest, an freie Aminogruppen von Proteinen. Dadurch werden die Proteine für den Abbau durch die 26S-Proteasomen markiert, so daß sie von deren "*Kappenproteinen*" erkannt und für den Abbau vorbereitet werden.

Die Ubiquitinierung eines Proteinsubstrates und sein nachfolgender Abbau. Der ubiquitinabhängige Weg besteht aus mehreren Schritten (☞ Abb. 18.10):

1. die *ATP-abhängige Aktivierung* des Ubiquitins durch das *ubiquitinaktivierende Enzym* E_1 erfolgt durch Bildung eines *Thioesters* zwischen dem C-terminalen Glycin des Ubiquitins und einem Cysteinrest von E_1

2. danach erfolgt die Übertragung des aktivierten Ubiquitins auf einen Cysteinrest des *ubiquitinkonjugierenden Proteins* E_2 (*Ubiquitinträgerprotein*)

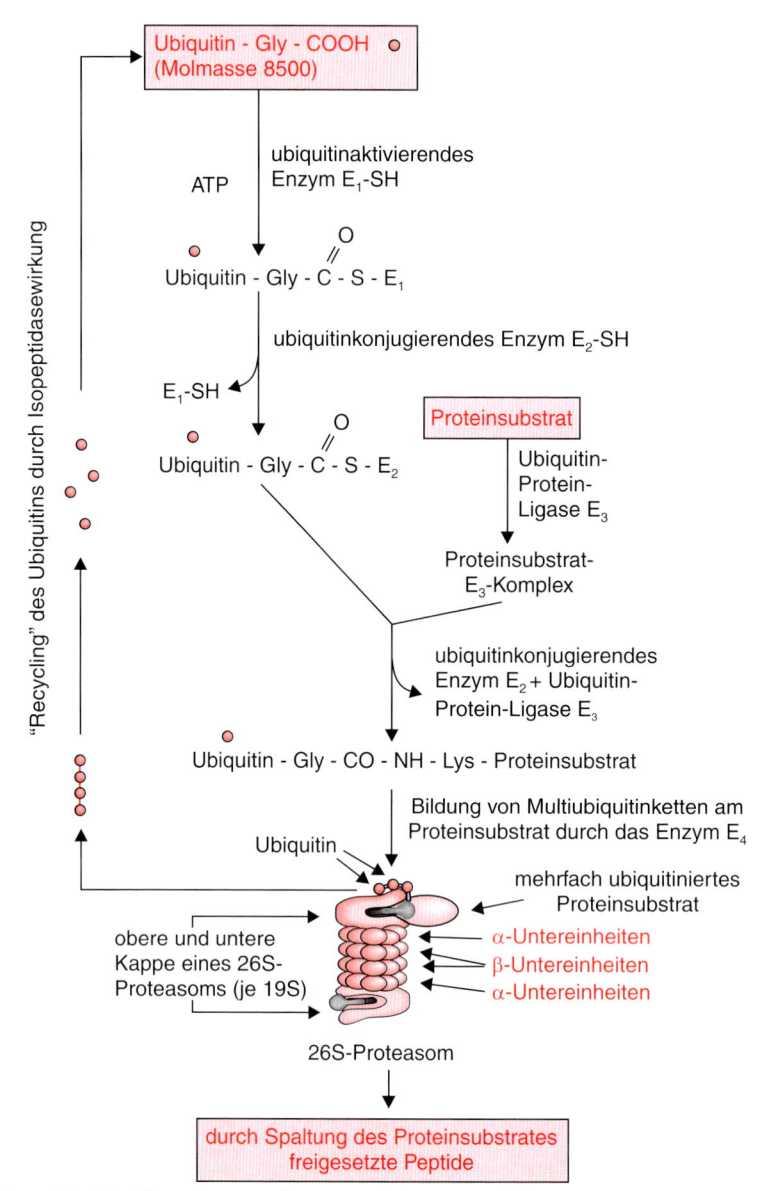

Abb. 18.10: Der ubiquitinabhängige Weg des intrazellulären Eiweißabbaues (mit freundlicher Genehmigung von R.K. Plemper und D.H. Wolf, TIBS 24, 266-270 (1999).

3. es folgt die Übertragung des Ubiquitins von E_2 auf das zu spaltende Proteinsubstrat, das vorher an die Ubiquitin-Protein-Ligase E_3 gebunden und dadurch aktiviert wurde. Die Ubiquitinbindung an das Proteinsubstrat erfolgt durch Isopeptidbindungen zwischen dem C-terminalen Glycin des Ubiquitins und den ε-Aminogruppen von Lysinresten im abzubauenden Protein

4. in Vorbereitung des Abbaues des Proteinsubstrates durch den 26S-Proteasom-Komplex werden an das ubiquitinierte Proteinsubstrat durch das Enzym E_4 weitere Ubiquitinmoleküle kettenförmig angehängt; so daß eine *Multiubiquitin-Proteinsubstrat-Verbindung* entsteht

5. das multiubiquitinierte Proteinsubstrat wird durch die Untereinheiten der oberen Proteasomenkappe ATP-abhängig entfaltet und durch die α-Untereinheiten des 26-Proteasoms in das Innere des Proteasomenzylinders "eingefädelt". Dort wird es durch die proteolytisch aktiven β-Untereinheiten zu niedermolekularen Peptiden gespalten, die durch die untere Kanalöffnung das Proteasom wieder verlassen. Die bereits am Eingang des Proteasoms durch eine *Isopeptidase* freigesetzten Ubiquitinketten unterliegen einem Recycling. Nach ihrer Aufspaltung in einzelne Ubiquitinmoleküle, die ebenfalls durch *Isopeptidasen* erfolgt, stehen sie für einen neuen Ubiquitinierungscyclus wieder zur Verfügung.

18.2.4.7. Ubiquitinunabhängiger nicht-lysosomaler Proteinabbau

Im Cytosol eukaryontischer Zellen hat man mehr als 30 verschiedene protein- und peptidabbauende Enzyme gefunden, die ubiquitinunabhängig wirken. Solche Proteolysevorgänge sind weniger am allgemeinen Proteinabbau beteiligt, sondern sind auf bestimmte Proteine spezialisiert, die der Zellproliferation, der immunologischen Erkennung oder der Membranintegrität dienen. Auch die posttranslationale proteolytische Aufbereitung neusynthetisierter Proteine durch die *Signalasen* erfolgt ohne die Mitwirkung von Ubiquitin.

Die Calpaine. Die Calpaine sind Ca^{2+}-abhängige, neutrale SH-Proteasen die im Cytosol vieler Zellen vorkommen. Sie werden in ihrer Aktivität durch einen cytosolischen Inhibitor, dem *Calpastatin*, kontrolliert. Die Calpaine greifen selektiv nur bestimmte Gruppen von Proteinen an. Beim Menschen wurden wenigstens zwei Calpainisoenzyme, μ- (durch μmolare Ca^{2+}-Konzentrationen aktivierbar) und m-Calpain (durch mmolare Ca^{2+}-Konzentrationen aktivierbar) nachgewiesen. Da beide Isoenzyme ubiquitär sind und konstitutiv exprimiert werden, ist ableitbar, daß sie wichtige zelluläre Funktionen ausüben müssen. Als gemeinsames Strukturmerkmal haben sie jeweils eine Cystein-Proteinase-Domäne, die mit einer Calmodulin-Ca^{2+}-Bindungsdomäne verbunden ist. Man nimmt an, daß beide Isoenzyme in unterschiedliche Ca^{2+}-vermittelte intrazelluläre Signalwandlungsbahnen einbezogen sind.

Neben den genannten Hauptformen des Calpains gibt es einige gewebespezifische Calpaine, z.B. skelettmuskel- und magenspezifische Formen. Im Gehirn spielt Calpain bei Ischämie eine Rolle, indem es einen Abbau von Cytoskelettproteinen, insbesondere des Cytoskelettproteins *Fodrin*, das ein besonders gutes Substrat für Calpain ist, bewirkt. Möglicherweise ist das Calpain als cytoskelettabbauende Protease auch an der *Apoptose* sowie an der proteolytischen Spaltung von β-*Amyloid* und von *Integrinen* (d.s. Adhäsionsreceptoren, ☞ Kap. 27.) beteiligt. Es wird bei *M. Alzheimer* überexprimiert. Von besonderem Interesse sind Befunde über die Mitwirkung von Calpain an der Entstehung verschiedener Formen der *Muskeldystrophie*.

Der Abbau der mitochondrialen Innenmembran erfolgt durch ATP-abhängige Proteasen. In die mitochondriale Innenmembran sind Proteasen eingebettet, die durch ATP aktiviert werden. Sie bilden zwei Proteasekomplexe, die aus identischen oder nahe verwandten Proteaseuntereinheiten (M_r 70.000-80.000) bestehen. Der eine Proteasekomplex ragt mit seinen aktiven Zentren in den mitochondrialen Matrixraum hinein, der andere in den zwischenmembranalen Raum. Die ATP-abhängigen mitochondrialen Proteasen haben über ihre enzymatische Funktion hinausgehend auch chaperonähnliche Funktionen. Sie "fühlen" den Faltungszustand der hydrophilen Domänen von Membranproteinen und bauen nur ungefaltete Proteine ab. Die Bedeutung der ATP-abhängigen Proteasen der mitochondrialen Innenmembran wird dadurch unterstrichen, daß ihre Inaktivierung beim Menschen zu einer *Neurodegeneration* führt. Mutationen im Gen der ATP-abhängigen Protease *Paraplegin* verursachen die Entstehung einer autosomal recessiv vererbbaren Form der *spastischen Paraplegie* (Lähmung). Die Patienten leiden an fortschreitender Spastik der Beine infolge einer axonalen Degeneration der Neurone des corticospinalen Traktes, der die längsten Axone des ZNS hat.

18.3. Aufnahme der Aminosäuren in die Zellen

Der Durchtritt der Aminosäuren durch die Plasmamembran wird durch eine Vielzahl von Transportproteinen vermittelt, die in den verschiedenen Zellen und Geweben unterschiedlich exprimiert werden. Für die Aminosäuretransportsysteme gelten folgende Gesetzmäßigkeiten:

1. der Aminosäuretransport durch die Plasmamembran erfolgt *stereospezifisch*

2. die Aminosäuretransportsysteme haben eine relativ niedrige Substratspezifität, d.h. es werden oft mehrere strukturell verwandte L-Aminosäuren durch ein und dasselbe Transportsystem in die Zellen transportiert. Zwischen den verschiedenen Transportsystemen gibt es Überlappungen hinsichtlich ihrer Aminosäurespezifität

3. die Aminosäuretransportsysteme werden in zwei Kategorien unterteilt

- *Uniportsysteme (energieunabhängig)*: der jeweilige Aminosäuretransporter ermöglicht eine erleichterte Diffusion, die dem Konzentrationsgradienten der betreffenden Aminosäure folgt und die Einstellung eines *Konzentrationsgleichgewichtes* der Aminosäure auf beiden Seiten der Membran beschleunigt

- *elektrogene Systeme*: bei ihnen treibt ein elektrochemischer Gradient von Na^+-Ionen den Aminosäuretransport an und führt zu einer intrazellulären *Aminosäureakkumulation* (☞ Abb. 18.11).

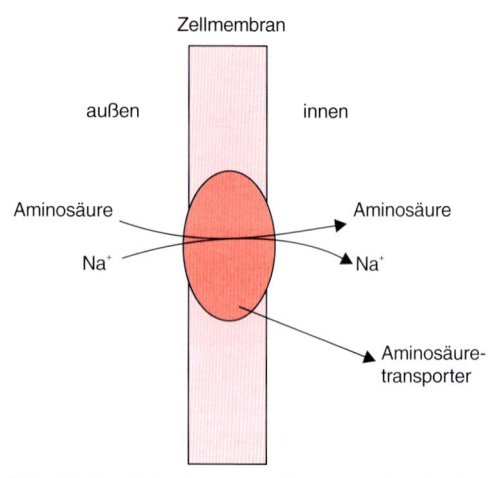

Abb. 18.11: Na^+-abhängiger Transport einer Aminosäure durch die Plasmamembran.

Der Na^+-gekoppelte Aminosäuretransport ist dem aktiven Glucosetransport ähnlich, wie er in der Darmschleimhaut und in den Nierentubuli zu finden ist. In beiden Fällen ist der Transport mit einem Na^+-Gradienten gekoppelt, der die Voraussetzung für den Transport dieser Stoffwechselsubstrate gegen ein Konzentrationsgefälle ist. Die *Na^+-abhängigen Transportproteine* für Aminosäuren durchziehen die Plasmamembran mit 13 Helices.

1. **Na$^+$-abhängige L-Aminosäuretransportsysteme:**

- *Transportsystem A:* neutrale, aliphatische Aminosäuren mit kurzen und unverzweigten Seitenketten (Alanin, Serin, Glutamin)
- *Transportsystem ASC:* Alanin, Serin, Cystein, Threonin
- *Transportsystem N:* Glutamin, Histidin, Asparagin
- *Transportsystem B:* breite Spezifität für neutrale Aminosäuren
- *Transportsystem rBat-B$^{0,+}$:* heterodimeres Transportsystem (☞ Kap. 18.7.2.) für basische Aminosäuren (Arginin, Lysin, Ornithin), Cystin
- *Transportsystem X$_{AG}$-:* Glutamat, Aspartat
- *Prolin-Transportsystem:* Prolin, Hydroxyprolin, Glycin
- *Glycin-Transporter:* Glycin
- *Excitatorisches Transportsystem (EAAT):* Glutamat, Aspartat (beide Aminosäuren sind Neurotransmitter an erregenden Synapsen; dieses Transportsystem dient der Wiederaufnahme der beiden Aminosäuren nach Freisetzung in den Synapsenspalt)

2. **Na$^+$-unabhängige L-Aminosäuretransportsysteme:**

- *Transportsystem APC:* kationische Aminosäuren, Polyamine, Cholin
- *Transportsystem y$^+$ (CAT):* zweibasische (kationische) Aminosäuren (Lysin, Arginin, Ornithin); Untergruppe von APC
- *Transportsystem LAT:* große (large, AT = Aminosäuretransporter), neutrale, verzweigtkettige und aromatische Aminosäuren mit voluminöser Seitenkette
- *Transportsystem X$_c$-:* Glutamat, Cystein

Tab. 18.5: Übersicht über einige Aminosäuretransportsysteme von Plasmamembranen.

Aminosäuretransportsysteme. In Tabelle 18.5 ist aus der großen Vielfalt der zellulären Aminosäuretransportsysteme eine Auswahl getroffen. Die meisten Zellen exprimieren die Transportsysteme A, ASC, y$^+$ und LAT. Das Transportsystem N ist leberspezifisch, ein ähnliches Transportsystem N^M existiert in der Muskulatur. In der Dünndarmmucosa, wo die *intestinale Aminosäureresorption* stattfindet, und im Bürstensaum der proximalen renalen Tubulusepithelien, wo die *renale Aminosäurerückresorption* vor sich geht, werden zusätzlich zu den vier genannten Systemen das Transportsystem rBat-B$^{0,+}$ und das Transportsystem für Prolin exprimiert.

Membranorientierung eines Aminosäuretransporters. Der erste in seiner Struktur und Membranorientierung aufgeklärte Aminosäuretransporter der Säugetiere war der CAT1-Transporter des Na$^+$-unabhängigen System y$^+$ (auch als CAT-Familie bezeichnet, da es kationische Aminosäuren transportiert). Dieses Transportprotein wird zusammen mit seinen y$^+$-Verwandten in die Großfamilie der *APC-Transportsysteme* eingeordnet (☞ Tab. 18.5). CAT1 besitzt zahlreiche hydrophobe Domänen und durchzieht mit 14 Helices die Plasmamembran (☞ Abb. 18.12).

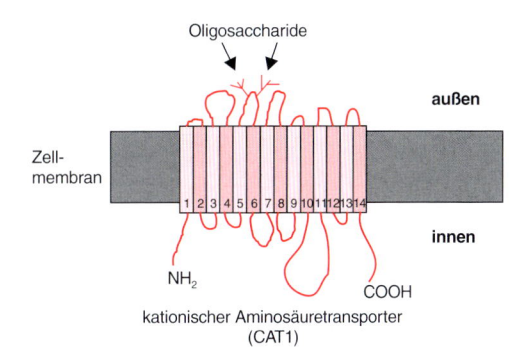

Abb. 18.12: Einbau eines Aminosäuretransporters in die Plasmamembran.

18.4. Dynamischer Zustand der Aminosäuren - Aminosäurepool

Der *Aminosäurepool* ("*Sammelbecken des Aminosäurestoffwechsels*") ist Bestandteil der "*labilen Mischphase*" einer Zelle (*metabolic pool*). Die labile Mischphase enthält niedermolekulare Metabolite, von denen viele an *Knotenpunkten* des Stoffwechsels sitzen und *hohe Umsatzgeschwindigkeiten*, d.h. *niedrige biologische Halbwertszeiten*, aufweisen. Hierzu gehören Acetyl-CoA, α-Ketoglutarat, Pyruvat, Glutamat, Aspartat, Glucose-6-phosphat und andere Metabolite des *zentralen Stoffwechsels*. In der labilen Mischphase sind alle jene Zwischenprodukte des abbauenden Zellstoffwechsels (*katabole Prozesse*) vereinigt, die gleichzeitig Ausgangspunkte von Syntheseprozessen (*anabole Prozesse*) sind. Die Konzentration dieser Metabolite ist von regulatorischer Bedeutung für den *Anabolismus* (Aufbau von Körpersubstanz) und den *Katabolismus* (Abbau von Körpersubstanz). Der *Aminosäurepool* einer Zelle wird aus folgenden vier Quellen gespeist:

- der extrazellulären Flüssigkeit
- der Umwandlung von Aminosäuren ineinander
- dem Proteinabbau
- Aminosäuren, die über andere Stoffwechselwege synthetisiert werden.

Dem Aminosäurepool der Zelle werden durch folgende Vorgänge ständig Aminosäuren entzogen:

- Proteinbiosynthese
- Harnstoffsynthese
- Synthese von Purinen, Pyrimidinen sowie von Kreatin, Peptiden und Porphyrinen
- Gluconeogenese.

18.5. Allgemeiner Stoffwechsel der Aminosäuren

18.5.1. Stoffwechsel der Aminogruppe von Aminosäuren

Im Zentrum des Stoffwechsels der Aminogruppe von Aminosäuren stehen *Glutamat* und *Glutamin*:

- die α-Aminogruppen der meisten Aminosäuren stammen aus dem Glutamat, da dieses im Mittelpunkt der *Transaminierungsprozesse* steht
- die Säureamidgruppe des Glutamins dient der Biosynthese einer großen Zahl wichtiger Verbindungen (Histidin und Tryptophan sowie Purin- und Pyrimidinnucleotide)
- ihre Aminogruppen und die Amidgruppe des Glutamins können in Form von NH_3 abgespalten werden und dienen - infolge der Fähigkeit von NH_3, Protonen zu binden - der Verteidigung des Organismus gegen eine Übersäuerung (Acidose).
- der Hauptweg der Aufnahme von NH_4^+-Ionen in die Aminogruppe von Aminosäuren geht über α-Ketoglutarat zum Glutamat

Die durch die Glutamatdehydrogenase katalysierte Reaktion ist reversibel. Glutamat wird durch *reduktive Aminierung* aus α-Ketoglutarat, einem Zwischenprodukt des Citratcyclus, unter Aufnahme von NH_4^+-Ionen und unter Verbrauch von reduziertem Pyridinnucleotid gebildet. Das hierfür verantwortliche Enzym ist die *Glutamatdehydrogenase*. Sie kann wahlweise NAD^+ oder $NADP^+$ als Wasserstoffacceptor bzw. NADH oder NADPH als Wasserstoffdonor benutzen (☞ Abb. 18.13). Die *reduktive Aminierung* von α-Ketoglutarat ist jedoch vorwiegend NADPH-, die Rückreaktion, also die *oxidative Desaminierung* des Glutamates, ist vorwiegend NAD^+-abhängig. Die letztgenannte Reaktion dient der Bereitstellung von Ammoniak für die Harnstoffsynthese und damit für den Endabbau der NH_2-Gruppe der Aminosäuren. Glutamat übertrifft hinsichtlich des Ausmaßes seiner oxidativen Desaminierung alle anderen Aminosäuren.

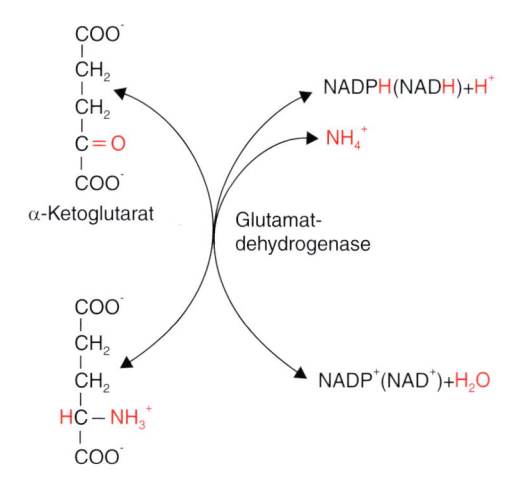

Abb. 18.13: Reversibilität der durch die Glutamatdehydrogenase katalysierten Reaktion.

Die metabolischen Beziehungen zwischen Glutamat und Glutamin werden von der Glutaminsynthetase und der Glutaminase bestimmt. Glutamin wird aus Glutamat und NH_4^+-Ionen, unter Amidierung der γ-Carboxylgruppe und unter Verbrauch von ATP, gebildet (☞ Abb. 18.14).

Abb. 18.14: Wirkung der Glutaminsynthetase.

18.5. Allgemeiner Stoffwechsel der Aminosäuren

Diese Reaktion ist in der Leber und in einigen extrahepatischen Geweben lokalisiert und wird durch die *Glutaminsynthetase* katalysiert. In der Niere wird bei Acidose das Glutamin unter Freisetzung von einem Molekül Ammoniak durch die *Glutaminase* wieder zu Glutamat gespalten (☞ Abb. 18.15). Das Ammoniak geht unter Bindung eines Protons in das NH_4^+-Ion über. Diese Reaktion gehört zu den Verteidigungsmaßnahmen des Organismus gegen eine Acidose (☞ Kap. 24.). Das renal entstandene Glutamat kann folgende Wege einschlagen:

- Glutamat kehrt auf dem Blutweg zur Leber zurück und wird dort erneut in Glutamin umgewandelt; dieses fließt wieder zur Niere, so daß ein *Glutamin-Glutamat-Kreislauf* zwischen Niere und Leber entsteht
- Glutamat wird in der Niere durch die *Glutamatdehydrogenase* unter Abspaltung von Ammoniak zu α-Ketoglutarat umgewandelt (☞ Abb. 18.15). Dieses Ammoniak bindet ein Proton unter NH_4^+-Bildung und macht dieses dadurch für die Nierenausscheidungsfähig. Auch diese Reaktion dient der *Verteidigung* gegen eine *Acidose*. Das gebildete α-Ketoglutarat ist Substrat der renalen *Gluconeogenese* (☞ Kap. 16.)
- Glutamat geht eine Transaminierungreaktion ein und bildet α-Ketoglutarat (☞ Abb. 18.16).

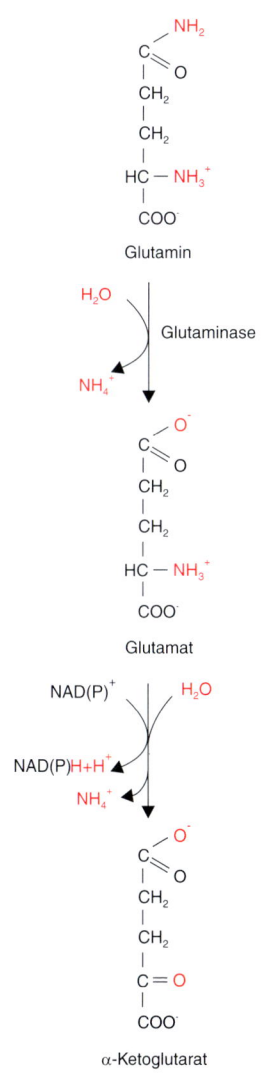

Abb. 18.15: Die Umwandlung von Glutamin in α-Ketoglutarat durch die Glutaminase und die Glutamatdehydrogenase.

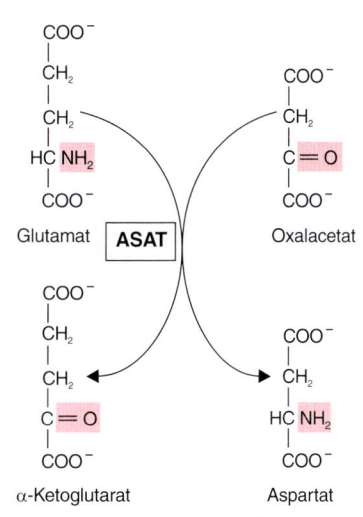

Abb. 18.16: Transaminierung (ASAT: Aspartataminotransferase).

Transaminierung und Aminotransferasen. Unter Transaminierung versteht man die Übertragung der Aminogruppe einer Aminosäure auf eine α-Ketosäure, ohne daß dabei freies Ammoniak auftritt. Transaminierungsreaktionen werden durch *Aminotransferasen* (*Transaminasen*) katalysiert (☞ Abb. 18.16). Aus der α-Aminosäure entsteht dabei eine α-Ketosäure und aus der α-Ketosäure eine α-Aminosäure. Die Transaminierung ist der Hauptweg der Umwandlung von α-Ketosäuren in Aminosäuren. Deshalb ist sie für den Stoffwechsel der Aminosäuren sehr wichtig. Im Zentrum aller Transaminierungsreaktionen steht das *Glutamat*. Die prosthetische Gruppe der Aminotransferasen ist das sich vom Pyridoxin (Vitamin B$_6$) ableitende *Pyridoxalphosphat* (☞ Abb. 18.17).

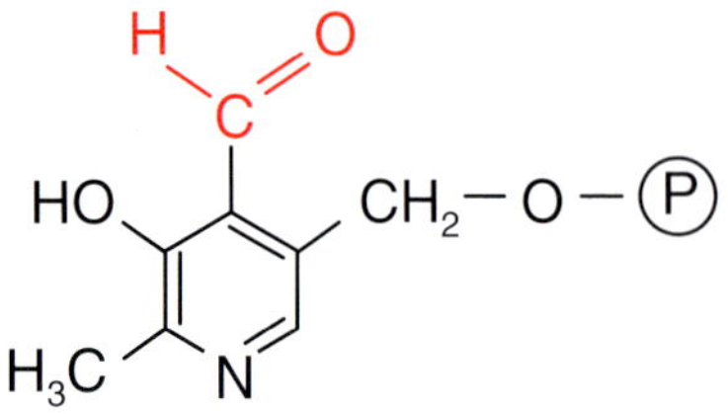

Abb. 18.17: Pyridoxalphosphat.

Die Transaminierung läßt sich in zwei Teilreaktionen zerlegen:

1. bei der Reaktion des Enzyms mit der Aminosäure (1) wird das an das Enzym E gebundene *Pyridoxalphosphat* (PLP) in *Pyridoxaminphosphat* (PMP) und die Aminosäure (1) in die α-Ketosäure (1) überführt

2. die Reaktion des Enzym-PMP-Komplexes mit der α-Ketosäure (2) liefert unter Rückbildung von PLP die Aminosäure (2):

Aminosäure (1) + E-PLP ⇌ α-Ketosäure (1) + E-PMP
α-Ketosäure (2) + E-PMP ⇌ Aminosäure (2) + E-PLP
Summe: Aminosäure (1) + α-Ketosäure (2) ⇌ α-Ketosäure (1) + Aminosäure (2)

Der menschliche Organismus verfügt über eine große Zahl verschiedener, substratspezifischer Aminotransferasen. Die meisten Aminosäuren, mit Ausnahme von *Lysin* und *Threonin* sowie der α-Aminogruppe des *Arginins*, nehmen an Transaminierungsreaktionen teil. Jedoch haben die Aminotransferasen in den verschiedenen Zellen und Geweben nicht die gleichen Aktivitäten. Besonders hohe Aktivitäten weisen die *Aspartataminotransferase* (*Glutamat-Oxalacetat-Transaminase*) und die *Alaninaminotransferase* (*Glutamat-Pyruvat-Transaminase*) auf.

Diagnostische Bedeutung der Aminotransferasen. Hohe Aktivitäten der *Aspartataminotransferase* (ASAT; *Glutamat-Oxalacetat-Transaminase*, GOT) findet man in der Leber sowie im Herz- und Skelettmuskel. Die *Alaninaminotransferase* (ALAT; *Glutamat-Pyruvat-Transaminase*, GPT) weist in der Leber, nicht jedoch im Muskel, eine hohe Aktivität auf. Bei Leber- und Muskelschäden treten die Enzyme infolge Zellzerstörung leicht in das Blutplasma über, wo sie mit Hilfe des *gekoppelten optischen Testes* gemessen werden können (☞ Kap. 7.). Da die ALAT ein typisches Leberenzym ist und im Skelett- und Herzmuskel nur etwa 5 % von der in der Leber gefundenen Aktivität aufweist, steigt dieses Enzym bei Leberschäden im Blutplasma stark an. Die ASAT dagegen ist im Blutplasma sowohl bei Leber- als auch bei Herz- oder Skelettmuskelschäden erhöht. Bei Vorliegen eines *Myocardinfarktes* ist ASAT stets erhöht. Sie durchläuft ein Aktivitätsmaximum etwa 16 bis 48 Stunden nach Infarkteintritt. Auch bei *akuter Virushepatitis* tritt ein starker *ASAT-Anstieg*, noch vor Ausbruch des Ikterus, ein. Bei einem typischen Verlauf einer Virushepatitis ist im Blutplasma die Aktivität der ALAT jedoch höher als die der ASAT. Das Verhältnis der Aktivitäten von ASAT/ALAT ist dann kleiner als 0,7. Der Quotient ASAT/ALAT wird als *De-Ritis-Quotient* bezeichnet.

Oxidative Desaminierung von L- und D-Aminosäuren durch stereospezifisch wirkende Aminosäureoxidasen. Es gibt in der Leber und der Niere *FAD- bzw. FMN-abhängige Aminosäureoxidasen*, die irreversible Reaktionen katalysieren und *entweder* spezifisch auf L- *oder* D-Aminosäuren eingestellt sind. Die D-Aminosäureoxidasen benötigen FAD, die L-Aminosäureoxidasen FMN als Wasserstoffüberträger. Beide Enzyme liefern Ammoniak und übertragen den abgespaltenen Wasserstoff auf molekularen Sauerstoff unter Bildung von Wasserstoffperoxid (☞ Abb. 18.18). Die Aktivitäten der D-Aminosäureoxidasen in den genannten Geweben sind sehr hoch. Dadurch wird beim Auftreten von D-Aminosäuren im Organismus ihr rascher Abbau gewährleistet.

18.5. Allgemeiner Stoffwechsel der Aminosäuren

$$R-CH(NH_3^+)-COO^- + FAD(FMN) \longrightarrow R-C(=NH)-COO^- + FADH_2(FMNH_2) + H^+$$

$$R-C(=NH)-COO^- + H_2O + H^+ \longrightarrow R-C(=O)-COO^- + NH_4^+$$

$$FADH_2(FMNH_2) + O_2 \longrightarrow FAD(FMN) + H_2O_2$$

L- (bzw. D-) Aminosäure + H_2O + O_2 ⟶ α-Ketosäure + NH_4^+ + H_2O_2

Abb. 18.18: Die durch eine Aminosäureoxidase katalysierte Reaktion.

Nichtoxidative Desaminierung von Aminosäuren. Von der *oxidativen Desaminierung* muß man die *nichtoxidative Ammoniakfreisetzung* aus Aminosäuren unterscheiden. Diese findet man bei Serin, Threonin, Cystein, Methionin und Histidin. Die entsprechenden Enzyme sind *Dehydratasen* (wasserabspaltende Enzyme). Sie benötigen, wie die Aminotransferasen, *Pyridoxalphosphat* als prosthetische Gruppe. Die Desaminierung verläuft entweder über eine αβ- oder über eine βγ-ungesättigte Aminosäure zu einer Iminosäure, die dann spontan hydrolysiert (☞ Abb. 18.19).

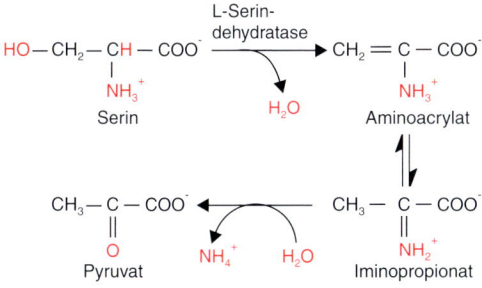

Abb. 18.19: Nichtoxidative Desaminierung einer Aminosäure (Wirkung der Serindehydratase).

18.5.2. Die Biosynthese des Harnstoffs durch den Harnstoffcyclus

Die Harnstoffsynthese erfolgt im *Harnstoffcyclus*. Dieser dient der Entsorgung der giftigen NH_4^+-Ionen, die beim Aminosäure- und Purinabbau anfallen (☞ Abb. 18.20). Im Zulieferweg der NH_4^+-Ionen zum Harnstoffcyclus liegt Glutamat als Zwischenprodukt, dessen Aminogruppe dadurch zur Hauptquelle der in die Harnstoffsynthese einmündenden NH_4^+-Ionen wird. Die Harnstoffsynthese findet in der *Leber* statt (☞ Abb. 18.21A,B). Da *Ornithin* das *Trägermolekül* für das aus dem CO_2 stammende C-Atom des Harnstoffs und für seine beiden N-Atome ist, von denen eines aus dem NH_4^+-Ion und das andere aus Aspartat kommt, wird der Harnstoffcyclus auch als *Ornithincyclus* bezeichnet. Harnstoff ist leicht löslich. Er gelangt aus der Leber auf dem Blutweg in die Nieren, die ihn ausscheiden. Die Biosynthese des Harnstoffs verläuft in vier Stufen:

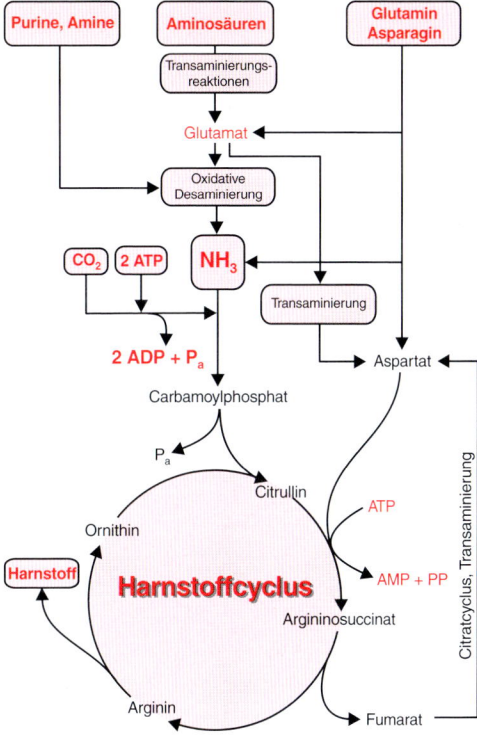

Abb. 18.20: Die zur Harnstoffsynthese führenden Wege der NH_2-Gruppe.

1. Stufe: In einer Vorreaktion zum Ornithincyclus wird Carbamoylphosphat gebildet. Das *Carbamoylphosphat* (Phosphorsäureanhydrid der Carbaminsäure) wird mitochondrial durch die *Carbamoylphosphat-Synthetase I* in drei Schritten aus HCO_3^- und NH_4^+ unter Verbrauch von *zwei Molekülen ATP* gebildet (☞ Abb. 18.21A). Wichtiger Aktivator dieses Enzyms ist das in den Mitochondrien durch die *N-Acetylglutamat-Synthase* gebildete *N-Acetylglutamat*:

Glutamat + Acetyl-CoA → N-Acetylglutamat + CoA

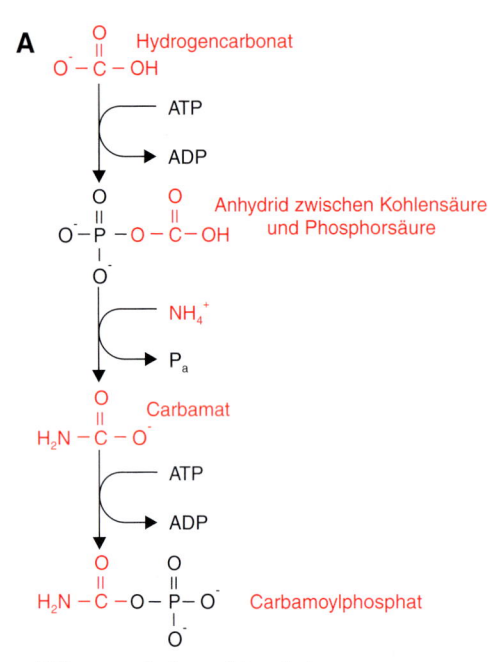

A Bildung von Carbamoylphosphat aus Hydrogencarbonat und NH_4^+ unter Verbrauch von zwei Molekülen ATP

Abb. 18.21a: Biosynthese des Harnstoffs. A: Bildung von Carbamoylphosphat.

2. Stufe: Der Ornithincyclus beginnt mit der Bildung von Citrullin aus Ornithin und Carbamoylphosphat. Durch die *Ornithintranscarbamoylase* (*Ornithin-Carbamoyl-Transferase*) wird die *Carbamoylgruppe* des Carbamoylphosphates auf die Aminogruppe des δ-C-Atoms des *Ornithins* übertragen und dabei *Citrullin* gebildet (☞ Abb. 18.21B).

3. Stufe: Bildung von Arginin aus Citrullin. Diese Reaktion besteht aus zwei Teilschritten. Im ersten Teilschritt wird in einer ATP-abhängigen Reaktion, katalysiert durch die *Argininosuccinat-Synthetase*, *Citrullin* mit *Aspartat* zu *Argininosuccinat* kondensiert. ATP wird dabei zu AMP und Pyrophosphat gespalten. Das *Argininosuccinat* wird im 2. Teilschritt durch die *Argininosuccinase* nichthydrolytisch zu Fumarat und Arginin gespalten. Die beiden Schritte dienen der Aufnahme des zweiten zur Harnstoffsynthese benötigten Stickstoffatoms. Dabei bleibt das Kohlenstoffskelett des Aspartats in Form von Fumarat erhalten, aus dem danach über den Citratcyclus Oxalacetat gebildet wird. Letzteres geht dann durch Transaminierung mit Glutamat erneut in Aspartat über. Das Aspartat ist demzufolge das Vehikel des 2. Stickstoffmoleküls, das in das Citrullin zur Argininsynthese eingebaut wird. Auch hier dient Glutamat als NH_2-Lieferant

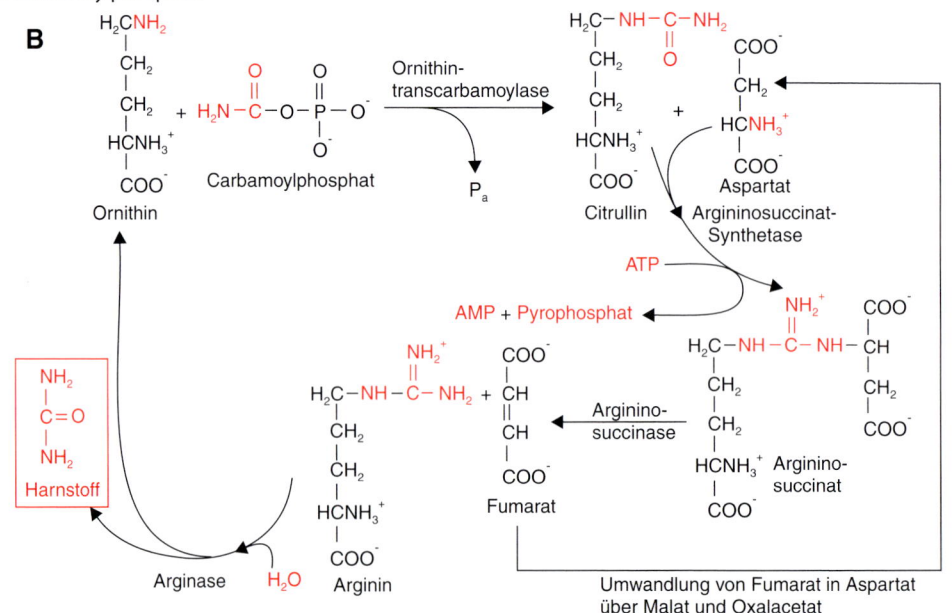

Abb. 18.21b: Biosynthese des Harnstoffs. B: Harnstoff-(Ornithin-)Cyclus.

18.5. Allgemeiner Stoffwechsel der Aminosäuren

4. Stufe: Harnstoffbildung aus Arginin. Die Guanidinogruppe des Arginins wird unter Freisetzung von Harnstoff durch die hydrolytisch wirkende *Arginase* gespalten, so daß dabei Ornithin zurückgebildet wird und dem Cyclus als Carbamoylacceptor erneut zur Verfügung steht.

Stöchiometrie der Harnstoffbiosynthese.

$$CO_2 + NH_4^+ + 3\,ATP + Aspartat + 2\,H_2O = NH_2\text{-}CO\text{-}NH_2 + 2\,ADP + 2\,Pa + AMP + PP + Fumarat$$

Zur Bildung eines Harnstoffmoleküls werden drei Moleküle ATP verbraucht. Da aber ein ATP davon in AMP und Pyrophosphat gespalten und letzteres danach rasch hydrolysiert wird, müssen insgesamt vier energiereiche Phosphatverbindungen zur Bildung von einem Molekül Harnstoff aufgewendet werden. Durch den *Aspartat-Fumarat-Oxalacetat-Cyclus* (3. Stufe der Harnstoffbildung) wird der *Harnstoffcyclus* mit dem *Citratcyclus* verbunden.

Intrazelluläre Lokalisation des Harnstoffcyclus. Der Ort der Harnstoffsynthese ist die *Leber*. In dieser sind die Enzyme der Harnstoffsynthese auf die *Mitochondrien* und das *Cytosol* der Leberzellen verteilt. Die NH_4^+-Freisetzung aus Glutamat und die beiden ersten Schritte der Harnstoffbildung (die *Carbamoylphosphat-* und *Citrullinsynthese*) gehen *intramitochondrial* vor sich, während die Schritte 3 und 4 (*Argininsynthese* und *Harnstoffbildung*) im *Cytosol* ablaufen. Citrullin muß demzufolge aus den Mitochondrien in das Cytosol transportiert werden. Dies erfolgt durch ein Transportprotein der mitochondrialen Innenmembran im Austausch gegen Ornithin, das dabei aus dem Cytosol in das Mitochondrieninnere übertritt (☞ Abb. 18.22).

Täglich werden etwa 30 g Harnstoff gebildet. Ein gesunder Erwachsener, der ausreichend Protein aufnimmt (etwa 80 g pro Tag) und sich im Stickstoffgleichgewicht befindet, synthetisiert täglich etwa 30 g Harnstoff. Die Harnstoffbildung und

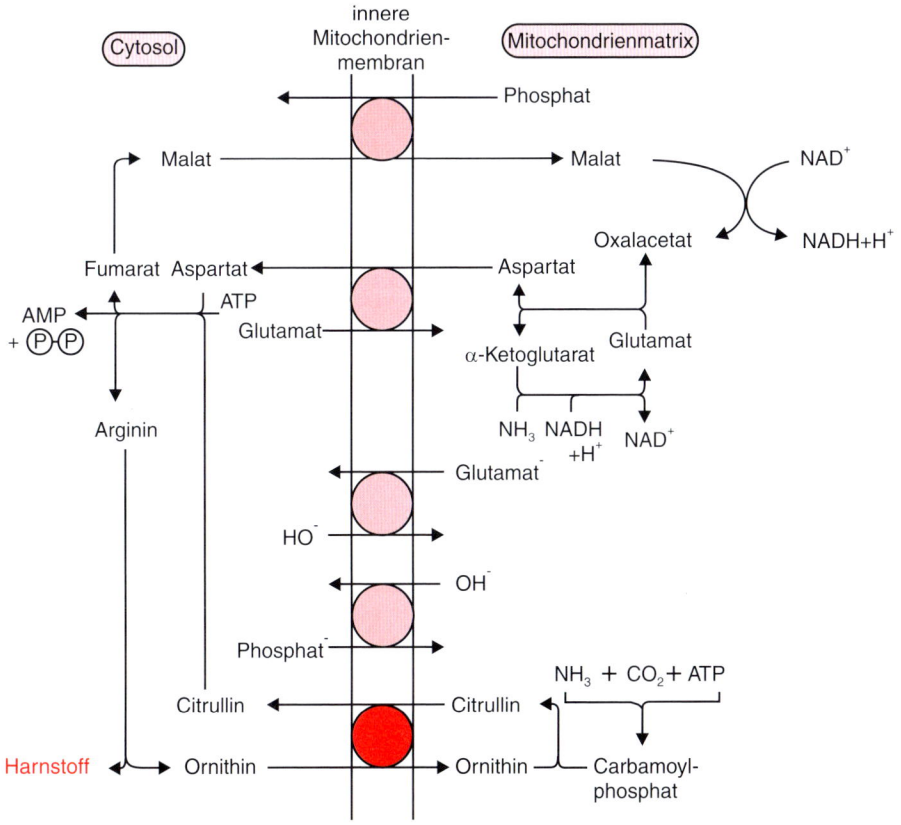

Abb. 18.22: Intrazelluläre Lokalisation des Harnstoffcyclus; es sind die Transportprozesse der Cyclusmetaboliten und die Hilfsmechanismen gezeigt.

-ausscheidung nehmen bei erhöhtem Protein- und Aminosäureabbau, z.B. bei Fieber, Nebennierenrindenüberfunktion und im Diabetes mellitus zu, bei mangelhafter Eiweißzufuhr und im Hunger jedoch ab.

18.5.3. Stoffwechsel des Kohlenstoffgerüstes der Aminosäuren

Nach Abspaltung ihrer α-Aminogruppe durch Transaminierung oder Desaminierung entstehen aus den Aminosäuren α-Ketosäuren. Diese werden zu Bestandteilen der *labilen Mischphase* und fallen entweder dem oxidativen Abbau zu CO_2 und Wasser anheim oder finden für Biosyntheseprozesse Verwendung.

Glucogene und ketogene Aminosäuren. Einige Aminosäuren, die sog. *glucoplastischen* bzw. *glucogenen* Aminosäuren, münden in die *Gluconeogenese* ein und führen zur Synthese von Glucose und zu einer Vermehrung des Leberglycogens. Der Abbau anderer Aminosäuren führt zur Bildung von Acetoacetat. Diese werden als *ketoplastische* bzw. *ketogene* Aminosäuren bezeichnet. *Glucogene Aminosäuren* sind *Alanin, Arginin, Aspartat, Asparagin, Cystein, Glutamat, Glutamin, Glycin, Histidin, Methionin, Serin, Prolin* und *Valin*. Ketogene Aminosäuren sind *Leucin* und *Lysin*. Glucogen *und* ketogen wirken *Isoleucin, Phenylalanin, Threonin, Tryptophan* und *Tyrosin*.

Decarboxylierung von Aminosäuren. Die Abspaltung der Carboxylgruppe von den α-Aminosäuren durch die *Aminosäuredecarboxylasen* liefert eine Reihe physiologisch bedeutsamer Produkte. Es entstehen dabei *primäre Amine* (☞ Abb. 18.23). Zu diesen zählen zahlreiche pharmakologisch hochwirksame Substanzen sowie Vorstufen von Hormonen und Bestandteile von Coenzymen. Deshalb werden diese Substanzen auch als "*biogene Amine*" bezeichnet:

- das aus dem *Histidin* durch Decarboxylierung entstehende *Histamin* bewirkt eine Erweiterung und Permeabilitätserhöhung der Blutgefäße und spielt eine Rolle als Mediator von allergischen Reaktionen
- aus dem *Tryptophan* entsteht durch Decarboxylierung das *Tryptamin* bzw. durch Hydroxylierung und Decarboxylierung das *5-Hydroxytryptamin* (*Serotonin*). Die letztgenannte Substanz spielt eine Rolle als Neurotransmitter bei der Erregungsübertragung im Zentralnervensystem. Weiterhin steigert Serotonin die Darmmotilität und unterstützt - nach Sekretion aus den Thrombocyten - durch seine gefäßverengende Wirkung die Blutstillung
- das aus dem *Cystein* entstehende *Cysteamin* ist Bestandteil des *Coenzyms A*
- bei der Synthese von *Adrenalin* und *Noradrenalin* aus *Tyrosin* wird das Zwischenprodukt *Dopa* zu *Dopamin* decarboxyliert.

Decarboxylierungsvorgänge von Aminosäuren finden auch im Darm, ausgelöst von der intestinalen Bakterienflora, statt. Aus *Lysin* entsteht das *Cadaverin*, aus *Tyrosin* das *Tyramin* und aus *Ornithin* das *Putrescin*.

Oxidation der biogenen Amine. Die durch Decarboxylierung der Aminosäuren entstandenen primären Amine unterliegen weiteren Abbaureaktionen. Wichtig davon ist ihre *oxidative Desaminierung* durch die **Monoaminoxidasen** (MAO) zu *Aldehyden* und deren weitere *Oxidation* zu *Säuren* durch *Aldehyddehydrogenasen* (☞ Abb. 18.24). Die MAO-Funktionen sind vielfältig. Sie dienen 1. der Inaktivierung und Entgiftung der primären Amine und wirken 2. beim Aufbau von Konzentrationsgradienten mit, die für die Neurotransmission von Bedeutung sind. Inhibitoren der MAO finden in der Therapie verschiedener neurologischer, psychiatrischer und allergischer Erkrankungen Anwendung.

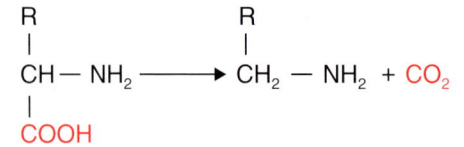

$$\begin{array}{c} R \\ | \\ CH-NH_2 \\ | \\ COOH \end{array} \longrightarrow \begin{array}{c} R \\ | \\ CH_2-NH_2 \end{array} + CO_2$$

Abb. 18.23: Bildung eines primären Amins durch Decarboxylierung einer Aminosäure.

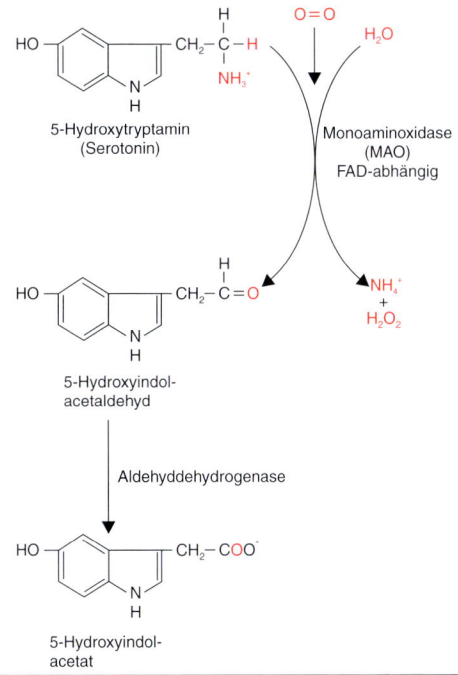

18.5. Allgemeiner Stoffwechsel der Aminosäuren

Abb. 18.24: Wirkungsweise der Monoaminoxidase (MAO) am Beispiel der Oxidation von Serotonin zu 5-Hydroxyindolacetaldehyd und dessen Oxidation durch die Aldehyddehydrogenase zu 5-Hydroxyindolacetat.

Essentielle und nichtessentielle Aminosäuren. Der menschliche Organismus ist *nicht* in der Lage, einen großen Teil der für ihn wichtigen Aminosäuren selbst zu synthetisieren. Da er diejenigen Aminosäuren, die er nicht selbst synthetisieren kann, mit der Nahrung aufnehmen muß, werden diese als *unentbehrliche* oder *essentielle Aminosäuren* bezeichnet. Diejenigen Aminosäuren, die er selbst synthetisieren kann und deshalb nicht mit der Nahrung zuzuführen braucht, heißen *entbehrliche* oder *nichtessentielle Aminosäuren*.

Essentielle Aminosäuren für den Menschen sind *Arginin, Cystein, Histidin, Isoleucin, Leucin, Lysin, Methionin, Phenylalanin, Tyrosin, Threonin, Tryptophan* und *Valin*. Da im Stoffwechsel *Tyrosin* aus dem essentiellen *Phenylalanin* und *Cystein* aus dem essentiellen *Methionin* entstehen können, rechnet man *Tyrosin* und *Cystein* auch zu den essentiellen Aminosäuren und bezeichnet sie als *bedingt essentielle Aminosäuren*. *Arginin* hat als Muttersubstanz des Harnstoffs "katalytische Funktion", da es beim Ablauf des Harnstoffcyclus immer wieder gebildet wird. Seine Synthese reicht aber nicht aus, die Erfordernisse des Wachstums zu garantieren. Der tägliche Mindestbedarf des Menschen an jeder einzelnen dieser essentiellen Aminosäuren liegt im Gramm-Bereich (☞ Tab. 31.3). Nichtessentielle Aminosäuren sind *Alanin, Aspartat, Asparagin, Glutamat, Glutamin, Glycin, Prolin* und *Serin*.

Die essentiellen Aminosäuren gelangen vorwiegend durch die Nahrungsproteine tierischen Ursprungs in unseren Körper. Die Zurückverfolgung der Nahrungskette des Menschen führt über die Tiere und Pflanzen zu den Bakterien, die auf Grund der Vielfalt ihres Stoffwechsels die Hauptlieferanten dieser Aminosäuren sind.

Mikrobielle Biosynthesewege der C-Skelette der essentiellen Aminosäuren. Aufgrund von Gemeinsamkeiten in ihren mikrobiellen Biosynthesewegen lassen sich die essentiellen Aminosäuren in drei Familien einteilen (☞ Abb. 18.25):

1. die *Aspartatfamilie* besteht aus Lysin, Methionin, Threonin und Isoleucin

2. die *Pyruvatfamilie* ist aus Valin und Leucin zusammengesetzt

3. die Familie der *aromatischen Aminosäuren* wird von Phenylalanin, Tyrosin und Tryptophan gebildet.

Histidin besitzt einen eigenen Syntheseweg.

Grundlagen des Aminosäurestoffwechsels des Menschen. Die C-Skelette der im menschlichen Organismus synthetisierten Aminosäuren (also der *nichtessentiellen Aminosäuren*) stammen aus den Zwischenprodukten des allgemeinen Stoffwechsels. Die Aminogruppen werden auf die jeweiligen α-Ketosäuren durch *Transaminierung* mit Glutamat als Aminogruppendonor übertragen. Bei ihrem *Abbau* fließen die C-Skelette dieser und einiger essentieller Aminosäuren in den allgemeinen Stoffwechsel zurück. Dabei lassen sich die folgenden fünf Familien bilden:

- die Mitglieder der *C3-Familie* werden zu *Pyruvat* abgebaut: Alanin, Serin und Cystein

- die Mitglieder der *C4-Familie* liefern bei ihrem Abbau *Oxalacetat*: Aspartat und Asparagin

1. Aspartatfamilie:

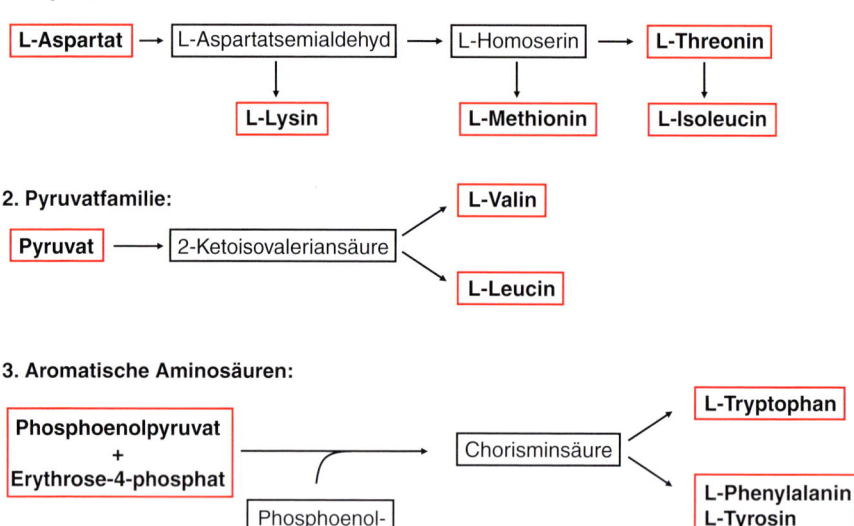

L-Aspartat → L-Aspartatsemialdehyd → L-Homoserin → L-Threonin
                    ↓   ↓   ↓
                 L-Lysin   L-Methionin   L-Isoleucin

2. Pyruvatfamilie:

Pyruvat → 2-Ketoisovaleriansäure → L-Valin
                                 → L-Leucin

3. Aromatische Aminosäuren:

Phosphoenolpyruvat + Erythrose-4-phosphat → Chorisminsäure → L-Tryptophan
                                        ↑   → L-Phenylalanin
                                Phosphoenolpyruvat   L-Tyrosin

4. Histidin:

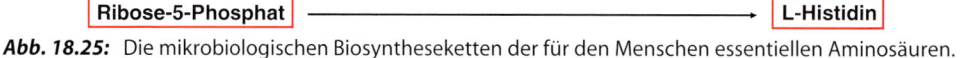

Ribose-5-Phosphat ─────────────────→ L-Histidin

Abb. 18.25: Die mikrobiologischen Biosyntheseketten der für den Menschen essentiellen Aminosäuren.

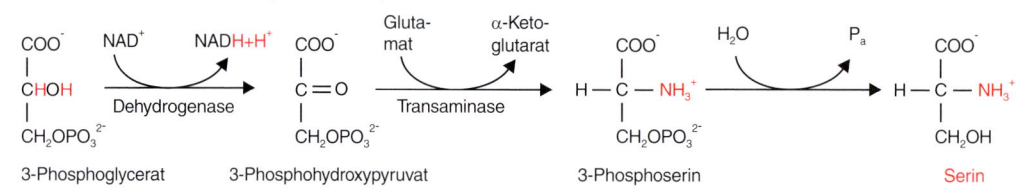

$$\underset{\text{3-Phosphoglycerat}}{\begin{array}{c}COO^-\\|\\CHOH\\|\\CH_2OPO_3^{2-}\end{array}} \xrightarrow[\text{Dehydrogenase}]{NAD^+ \quad NADH+H^+} \underset{\text{3-Phosphohydroxypyruvat}}{\begin{array}{c}COO^-\\|\\C=O\\|\\CH_2OPO_3^{2-}\end{array}} \xrightarrow[\text{Transaminase}]{\text{Gluta-} \quad \alpha\text{-Keto-}\atop \text{mat} \quad \text{glutarat}} \underset{\text{3-Phosphoserin}}{\begin{array}{c}COO^-\\|\\H-C-NH_3^+\\|\\CH_2OPO_3^{2-}\end{array}} \xrightarrow{H_2O \quad P_a} \underset{\text{Serin}}{\begin{array}{c}COO^-\\|\\H-C-NH_3^+\\|\\CH_2OH\end{array}}$$

Abb. 18.26: Bildung von Serin aus 3-Phosphoglycerat.

- der Abbau der Mitglieder der *C5-Familie* führt zu α-*Ketoglutarat*: Glutamat, Glutamin, Arginin, Histidin und Prolin
- die Mitglieder der *Succinyl-CoA-Familie* liefern *Succinyl-CoA*: Methionin, Isoleucin, Valin
- die Mitglieder der *Acetoacetatfamilie* sind *ketogen* und werden entweder direkt oder über *Acetyl-CoA* zu *Acetoacetat* abgebaut: Leucin, Phenylalanin, Tyrosin, Tryptophan, Lysin, teilweise auch Isoleucin.

18.6. Stoffwechsel der Aminosäuren beim Menschen

18.6.1. Stoffwechsel von Serin und Glycin

Serin wird aus 3-Phosphoglycerat, einem Zwischenprodukt der Glycolyse, über 3-Phosphohydroxypyruvat und 3-Phosphoserin gebildet (☞ Abb. 18.26). Sein Abbau wird durch die pyridoxalphosphatabhängige *L-Serindehydratase* eingeleitet, die unter Abspaltung von Wasser und von NH_4^+-Ionen Pyruvat bildet (☞ Abb. 18.19). Der Abbau des *Glycins* geht über Glyoxylat zu Oxalat bzw. Formiat. Glycin wird außer für die Proteinsynthese für die Biosynthese des *Porphyrinskeletts*, der *Purinnucleotide* und des *Kreatins* sowie zur *Kopplung an Gallensäuren* verwendet.

Tetrahydrofolatabhängige Umwandlung von Serin in Glycin. Serin wird durch die *Serinhydroxylmethyltransferase* in reversibler Reaktion in Glycin umgewandelt. Diese Reaktion ist abhängig von *Tetrahydrofolat*, das als Acceptor der bei der Spaltung von Serin zu Glycin anfallenden *Hydroxymethylgruppe*, einer Einkohlenstoffverbindung (C_1-Verbindung), dient (☞ Abb. 18.27).

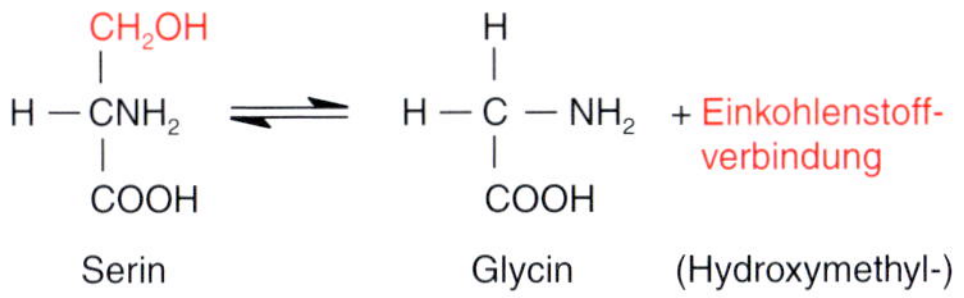

18.6. Stoffwechsel der Aminosäuren beim Menschen

Serin ⇌ Glycin + Einkohlenstoffverbindung (Hydroxymethyl-)

Abb. 18.27: Umwandlung von Serin in Glycin durch die Serinhydroxymethyltransferase.

18.6.2. Tetrahydrofolat als Coenzym des C_1-Gruppenstoffwechsels

Zu den C_1-Verbindungen gehören:

- Formiat (-COOH)
- Formimino (-CH=HN).
- Formyl (-CHO)
- Hydroxymethyl (-CH$_2$OH)
- Methenyl (-CH=)
- Methyl (-CH$_3$)
- Methylen (-CH$_2$-)

Es ist sinnvoll, den Stoffwechsel dieser Gruppen gemeinsam zu betrachten, da sie durch Bindung an die *Folsäure*, einem Vitamin der B-Gruppe, ineinander umgewandelt werden können. Die Salze der Folsäure heißen *Folate*. Da *Kohlendioxid* keine metabolischen Beziehungen zur Folsäure hat, gehört es nicht in diese Gruppe von C_1-Verbindungen. Die *Coenzyme* des CO_2-Stoffwechsels sind *Biotin* (für Carboxylierungen) und *Thiaminpyrophosphat* (für Decarboxylierungen).

Struktur und Wirkungsweise von Folat. Folat besteht aus drei Bausteinen: *Methylpterin*, *p-Aminobenzoat* und *Glutamat* (☞ Abb. 18.28). Die Verbindung zwischen *Methylpterin* und *p-Aminobenzoat* wird als *Pteroinat* bezeichnet. Folat ist die Grundform der *Folatderivate*, die sich in der chemischen Natur der Substituenten sowie ihren Substitutionsorten am Folatmolekül voneinander unterscheiden. Die *biologisch aktive Form* des Folates ist das *5,6,7,8-Tetrahydrofolat* (THF). Es entsteht aus dem Folat durch stufenweise *Reduktion* unter Verbrauch von zwei Molekülen NADPH mit *7,8-Dihydrofolat* als Zwischenprodukt (☞ Abb. 18.29).

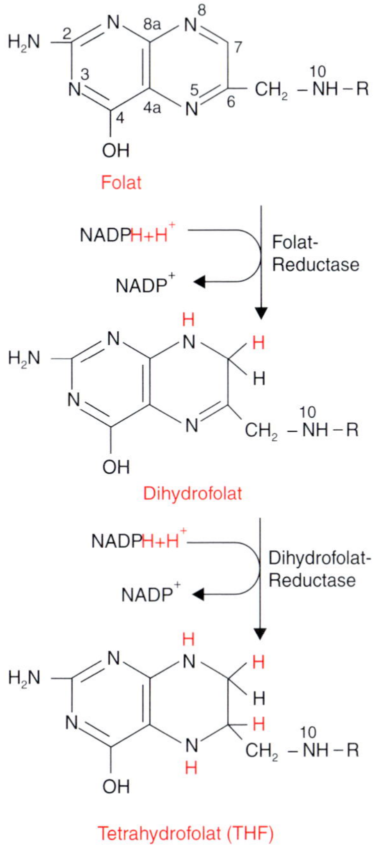

Abb. 18.29: Zweistufige Reduktion von Folat zu Tetrahydrofolat.

Bindungsstellen für C_1-Gruppen am THF und Prinzipien ihrer enzymatischen Umwandlungen. Eine C_1-Gruppe wird, je nach ihrer chemischen

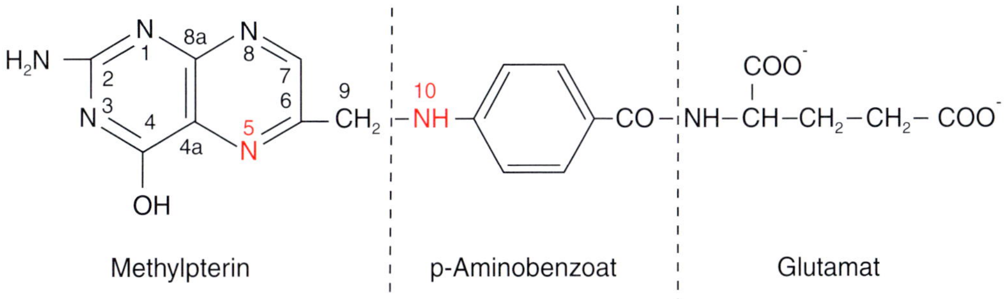

Abb. 18.28: Struktur des Folats.

Natur, *entweder* an das N-Atom 5 (N^5) *oder* das N-Atom 10 (N^{10}) *oder* an N^5 *und* N^{10} gebunden. Die Umwandlungen der verschiedenen C_1-Verbindungen ineinander erfolgen am THF durch *Dehydrogenase-, Isomerase-* und *Hydrolasereaktionen*. Die reversible Übertragung der C_1-Verbindungen vom Folat auf Acceptormoleküle wird durch *Transferasen* katalysiert (☞ Abb. 18.30).

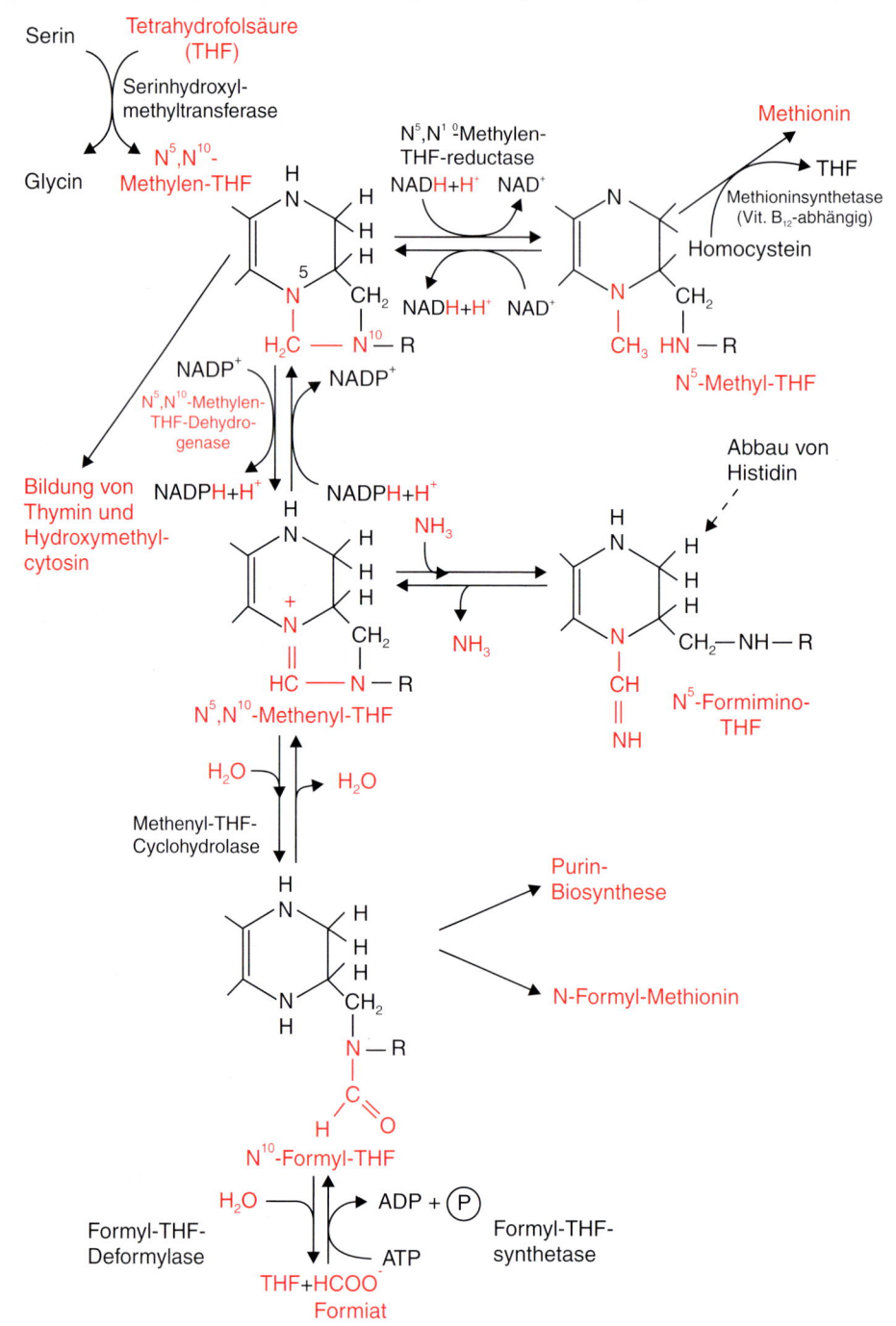

Abb. 18.30: Die Reaktionen der Einkohlenstoffreste am Tetrahydrofolat.

18.6. Stoffwechsel der Aminosäuren beim Menschen

Umwandlungen der C_1-Verbindungen am THF-Molekül.

Bildung von N^5,N^{10}-Methylen-THF: N^5,N^{10}-Methylen-THF wird bei der Umwandlung von Serin in Glycin gebildet, indem der vom Serin abgespaltene Hydroxylmethylrest (katalysiert durch die *Serinhydroxymethyltransferase*) auf THF übertragen wird. Unter Wasseraustritt wird die Hydroxylmethylgruppe als Methylengruppe an N^5 und N^{10} von THF gebunden, wobei sich N^5,N^{10}-Methylen-THF bildet (☞ Abb. 18.30).

Reaktionen des N^5,N^{10}-Methylen-THF: Am N^5,N^{10}-Methylen-THF greifen zwei Enzyme an:

- durch Reduktion dieses THF-Derivates mittels NADH, katalysiert durch die *N^5,N^{10}-Methylen-THF-Reductase*, entsteht N^5-Methyl-THF; dieses ist Ausgangspunkt für die *Methioninsynthese*
- durch Oxidation mittels $NADP^+$ entsteht, katalysiert durch die *Methylen-THF-Dehydrogenase*, aus N^5,N^{10}-Methylen-THF das N^5,N^{10}-Methenyl-THF.

Reaktionen des N^5,N^{10}-Methenyl-THF:

- unter Aufnahme von Wasser entsteht aus N^5,N^{10}-Methenyl-THF das N^{10}-Formyl-THF (katalysiert durch die *Methenyl-THF-Cyclohydrolase*); das N^{10}-Formyl-THF wird hydrolytisch in THF und Formiat gespalten; es kann auch aus freiem Formiat und THF unter ATP-Verbrauch entstehen
- unter Aufnahme von Ammoniak wird aus N^5,N^{10}-Methenyl-THF das N^5-Formimino-THF gebildet; N^5-Formimino-THF entsteht auch beim Histidinabbau und kann unter Abspaltung von NH_3 reversibel in N^5,N^{10}-Methenyl-THF zurückverwandelt werden.

Bedeutung von THF-Derivaten für die Biosynthese wichtiger Metaboliten.

1. N^{10}-Formyl-THF liefert den Kohlenstoff für die Synthese folgender Metaboliten (☞ Abb. 18.31):

- die Kohlenstoffatome 2 und 8 der Purine Adenin und Guanin
- die Formylgruppe zur Bildung von N-Formyl-Methionin, mit dem die Proteinsynthese gestartet wird (nicht gezeigt)

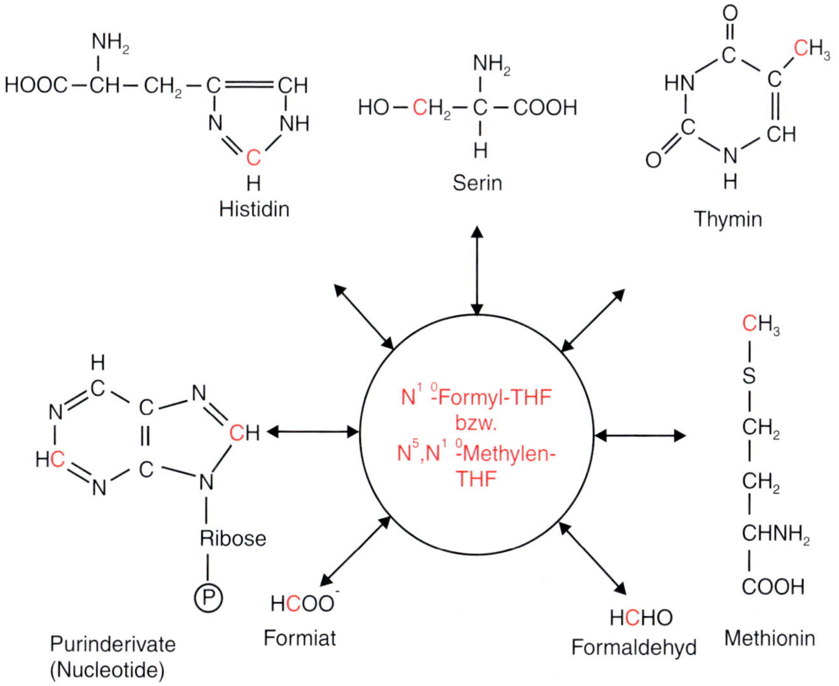

Abb. 18.31: Vom N^5,N^{10}-Methylen-THF ausgehende Synthesewege.

2. N^5,N^{10}-Methylen-THF steuert zur Synthese von Thymin die Methylgruppe und zur Synthese von Hydroxymethylcytosin die Hydroxymethylgruppe bei. Das N^5,N^{10}-Methylen-THF liefert auch die C_1-Gruppe für die Synthese von Glycin aus Kohlendioxid und NH_3:

$$CO_2 + NH_3 + N^5,N^{10}\text{-Methylen-THF} + NADH + H^+ \rightarrow Glycin + THF + NAD^+$$

3. N^5-Methyl-THF ist der Methyldonor für die Synthese von Methionin, von dem die Methylgruppe auf zahlreiche Acceptoren übertragen wird (☞ Abb. 18.30).

18.6.3. Stoffwechsel des Methionins

Methionin ist eine *essentielle Aminosäure* und als *Methyldonor* von allgemeiner Bedeutung für den Intermediärstoffwechsel. Seine Methylgruppe dient zur Biosynthese einer großen Zahl von Verbindungen, z.B. von Lecithin (aus Kephalin), Adrenalin, Kreatin und der methylierten Basen der RNA und DNA. Die Methylübertragung wird *Transmethylierung* genannt.

Die aktivierte Form des Methionins ist S-Adenosylmethionin. Die Transmethylierung beginnt mit der Aktivierung des Methionins durch ATP zu *S-Adenosyl-L-Methionin*. Dabei wird

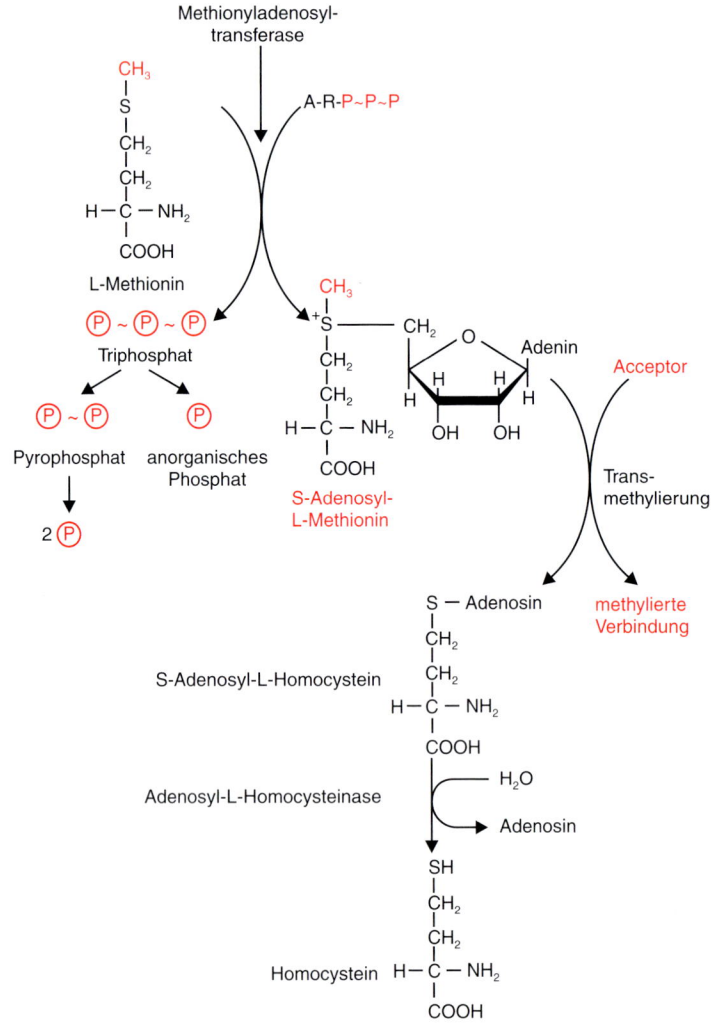

Abb. 18.32: Transmethylierung: Aktivierung von L-Methionin zu S-Adenosyl-L-Methionin als Methyldonor und Bildung von Homocystein.

durch die *Methionyladenosyltransferase* der Adenosylrest des ATP unter Abspaltung von *Triphosphat* (vgl. mit Kap. 30.6.5.) auf das Methionin übertragen, wodurch die Methylgruppe ein höheres Gruppenübertragungspotential erhält ("*Aktivierung der Methylgruppe*"). Deshalb kann sie leicht auf einen Acceptor übertragen werden. Das *Triphosphat* wird sofort in Orthophosphat und Pyrophosphat gespalten. Letzteres wird danach durch eine Pyrophosphatase ebenfalls zu zwei Molekülen Orthophosphat hydrolysiert. Diese Spaltungen treiben die Reaktion in Richtung der Bildung von S-Adenosylmethionin. Durch die Übertragung der Methylgruppe auf einen Methylacceptor (*Transmethylierung*, katalysiert durch *Methyltransferasen*) geht das *S-Adenosylmethionin* in *S-Adenosyl-L-Homocystein* über, was danach hydrolytisch in Homocystein und Adenosin gespalten wird (Enzym: *Adenosyl-Homocysteinase*) (☞ Abb. 18.32). *Homocystein* wird entweder zu *Methionin* remethyliert oder *abgebaut*.

Remethylierung des Homocysteins. Die Remethylierung des Homocysteins wird durch die *Vitamin B$_{12}$-abhängige Methionin-Synthase* (*Homocystein-Methyltransferase*) katalysiert (☞ Kap. 30.6.5.). Methyldonor ist N^5-Methyl-THF (☞ Abb. 18.30):

> Homocystein + N^5-Methyl-THF
> → Methionin + THF

Abbau des Homocysteins und Bildung von Cystein. Beim Abbau des Homocysteins wird dessen SH-Gruppe auf Serin übertragen (☞ Abb. 18.33). Hierzu reagiert Homocystein, katalysiert durch die pyridoxalphosphatabhängige *Cystathionin-Synthase*, mit Serin und bildet *Cystathionin*. Dieses wird danach durch die *Cystathionase* hydrolytisch zu L-Cystein und L-Homoserin gespalten. Das Kohlenstoffskelett des gebildeten *Cysteins* stammt dabei vom *Serin* und das Kohlenstoffskelett des entstandenen *Homoserins* aus dem *Homocystein*. Da Cystein aus dem essentiellen Methionin gebildet wird und ein Mangel an Methionin in der Nahrung auch zu einer Beeinträchtigung der Versorgung des Organismus mit Cystein führt, ist *Cystein* eine *bedingt essentielle Aminosäure*.

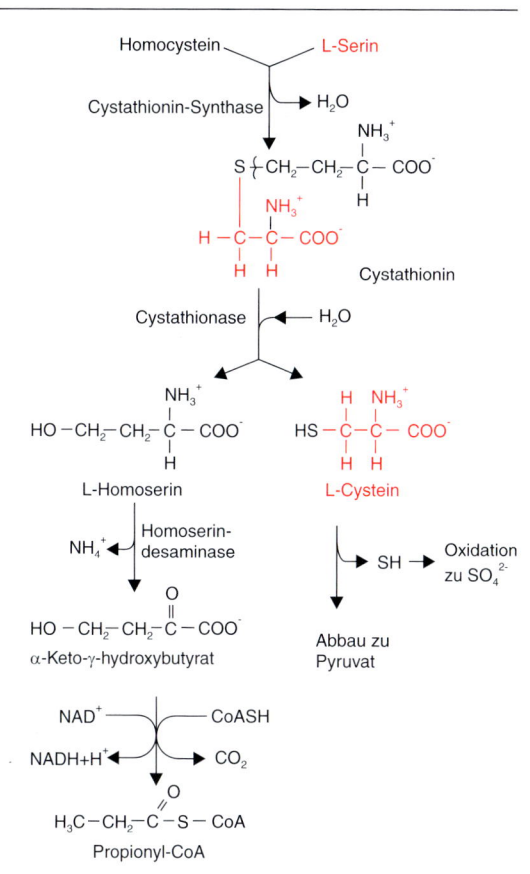

Abb. 18.33: Abbau von Homocystein und Bildung von Cystein.

Das Homoserin wird zu Propionyl-CoA abgebaut (über die Bedeutung von *Homocystein* für die Entstehung einer *Arteriosklerose* ☞ Kap. 17.). Propionyl-CoA entsteht beim Abbau von Methionin, Valin und Isoleucin sowie beim Abbau ungeradzahliger Fettsäuren. Es wird in einer ATP-abhängigen Reaktion durch das Biotinenzym Propionyl-CoA-Carboxylase unter Aufnahme von CO$_2$ in Methylmalonyl-CoA umgewandelt, welches danach durch die Vitamin B$_{12}$-abhängige *L-Methylmalonyl-CoA-Mutase* zu Succinyl-CoA isomerisiert wird (☞ Abb. 17.4; Mechanismus der Reaktion in Kap. 30.6.5.). Im menschlichen Organismus gibt es nur *zwei Enzyme*, die Vitamin B$_{12}$ als Coenzym haben, die *L-Methylmalonyl-CoA-Mutase* und die *Homocystein-Methyltransferase* (*Methionin-Synthase*).

Genetische Defekte im Stoffwechsel von Methylmalonyl-CoA. Es gibt mehrere vererbbare Defekte im Stoffwechsel des *Methylmalonyl-CoA*, bei denen es zu beträchtlichen Ausscheidungen von *Methylmalonat* im Harn kommt (etwa 1 g täglich gegenüber einer normalen Ausscheidung von 3-5 mg). Oft treten diese Erkrankungen schon im Säuglingsalter auf. Sie geben sich in schweren Formen einer *Acidose* infolge der *Überproduktion von Methylmalonsäure* zu erkennen, bei der der pH-Wert des Blutes bis auf 7.0 absinken kann. Eine solche *Methylmalonylacidurie* kann verschiedene Ursachen haben, von denen zwei genannt sein sollen:

- Defekt in der Synthese des *Vitamin B$_{12}$-Coenzyms*: bei diesen Patienten besteht ein genetischer Defekt in dem Enzym (einer *Transferase*), die die Synthese des Vitamin B$_{12}$-Coenzyms aus Vitamin B$_{12s}$(Co$^+$) und ATP katalysiert (☞ Abb. 30.19; Kap. 30.6.5.). Der Zustand dieser Patienten wird durch intramuskuläre Zufuhr großer Mengen von Vitamin B$_{12}$ verbessert. Dabei tritt eine Normalisierung des pH-Wertes und eine Verminderung der Methylmalonatausscheidung ein
- Defekt im Gen der *L-Methylmalonyl-CoA-Mutase*: diese Patienten sprechen auf eine Zufuhr von Vitamin B$_{12}$ nicht an.

18.6.4. Stoffwechsel des Cysteins und Cystins

Diese beiden Aminosäuren können durch *Dehydrogenierung* und *Reoxidation* ineinander übergehen.

$$2 \text{ Cystein} \underset{+2 \text{ H}}{\overset{-2 \text{ H}}{\rightleftharpoons}} \text{Cystin}$$

Cystin besteht aus *zwei Cysteinresten* und entsteht durch *Dehydrogenierung* von *Cystein*. Die Bildung des Cysteins im menschlichen Organismus geht vom *Methionin* aus und hat Homocystein und Cystathionin als Zwischenprodukte (☞ Abb. 18.32 und Abb. 18.33). Der *Cysteinabbau* mündet über Pyruvat in die allgemeinen Abbauwege ein. Die SH-Gruppe wird dabei zu Sulfat oxidiert, was entweder im Harn ausgeschieden wird oder für Sulfatierungen bei der Biosynthese der Glycosaminoglycane bzw. bei der Entgiftung und Inaktivierung von Phenolen, Indol und Steroidhormonen als Sulfatatacceptoren Verwendung findet.

Die *Sulfatierungsreaktionen* erfordern die vorhergehende *Aktivierung* des *Sulfates*. Diese geht in einer zweistufigen Reaktion unter Verbrauch je eines Moleküls ATP vor sich:

1. Bildung von *Adenylsulfat* aus ATP und Sulfat

2. Bildung von *3'-Phosphoadenylsulfat* (*Phosphoadenosyl-phosphoryl-sulfat*, PAPS) unter Verbrauch eines zweiten ATP-Moleküls; PAPS dient als Sulfatdonor bei Sulfatübertragungsreaktionen. Es ist das "aktive Sulfat" des intermediären Stoffwechsels (☞ Abb. 18.34).

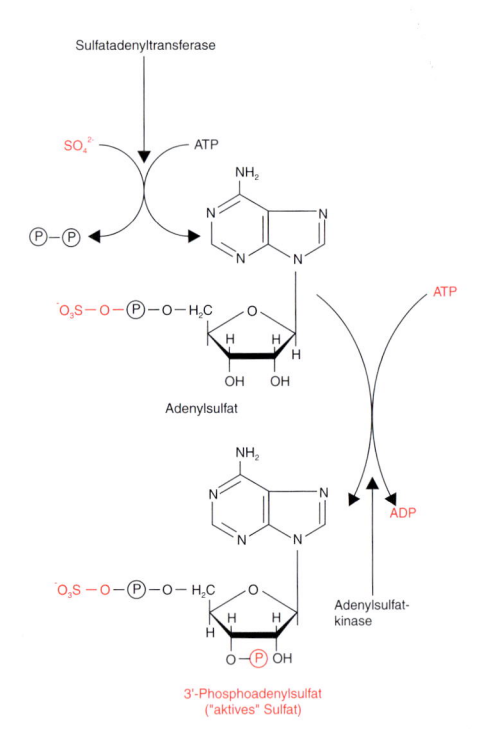

Abb. 18.34: Bildung von "aktivem Sulfat" aus Sulfat und ATP.

18.6.5. Stoffwechsel von Phenylalanin und Tyrosin

Für diese beiden Aminosäuren sind folgende metabolische Beziehungen von Bedeutung:

1. *Tyrosin* kann aus *Phenylalanin* entstehen (deshalb ist Tyrosin *bedingt essentiell*)

2. vom Tyrosin geht die Synthese der Hormone *Adrenalin* und *Thyroxin* aus

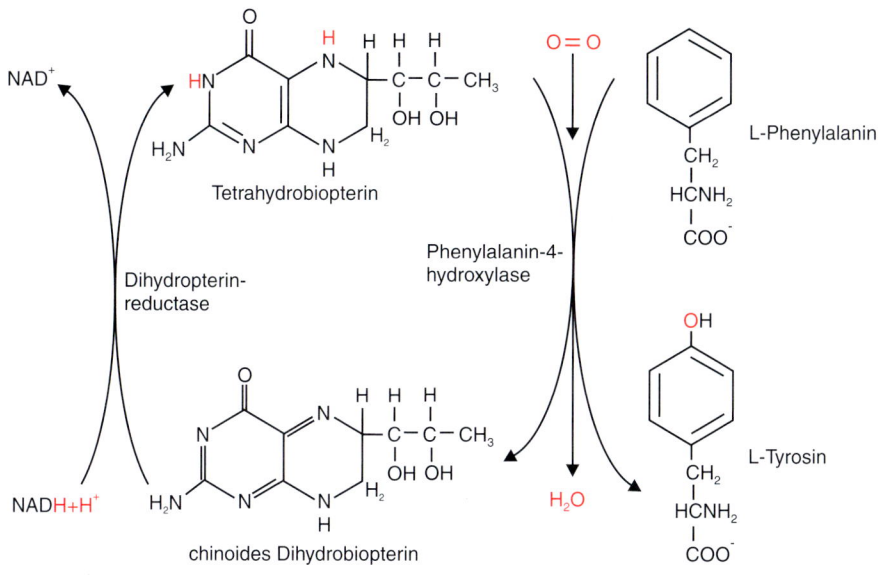

18.6. Stoffwechsel der Aminosäuren beim Menschen

Abb. 18.35: Wirkungsweise der Phenylalanin-4-hydroxylase mit NADH als Reduktionsmittel und Tetrahydrobiopterin als Wasserstoffüberträger; das aufgenommene Sauerstoffmolekül dient zur Hydroxylierung von Phenylalanin und zur Wasserbildung.

3. Tyrosin ist die Muttersubstanz der *Neurotransmitter Noradrenalin* und *Dopamin.*

4. vom Tyrosin nimmt die Synthese der *Hautpigmente* ihren Ausgang

Bildung von Tyrosin aus Phenylalanin. Der Säugetierorganismus ist nicht in der Lage, Phenylalanin zu synthetisieren, wohl aber kann er *Phenylalanin* zu *Tyrosin* hydroxylieren. Dies erfolgt durch die *Phenylalanin-4-hydroxylase* (Phenylalanin-4-monooxygenase) unter Aufnahme von molekularem Sauerstoff und Verbrauch von NADH. Das Enzym gehört zu den Oxygenasen, d.h. zu der Enzymgruppe, die ein O-Atom des Sauerstoffmoleküls in ihr Substrat einbauen, das andere aber mit Wasserstoff zu Wasser umsetzen. Als Wasserstoffüberträger fungiert bei der Hydroxylierung von Phenylalanin das *Tetrahydrobiopterin,* das, ähnlich wie Folat, ein Derivat des Pterins ist und bei der Reaktion zu *chinoidem Dihydrobiopterin* unter Wasserbildung dehydrogeniert wird (☞ Abb. 18.35). Das chinoide Dihydrobiopterin wird durch die NADH-abhängige *Dihydrobiopterinreduktase* wieder zu *Tetrahydrobiopterin* reduziert, das dann für die Hydroxylierung des nächsten Phenylalaninmoleküls zur Verfügung steht. Die *Phenylalanin-4-hydroxylase* und die NADH-abhängige *Dihydrobiopterinreduktase* katalysieren folgende Nettoreaktion:

$$\text{Phenylalanin} + \text{NADH} + \text{H}^+ + \text{O}_2$$
$$\rightarrow \text{Tyrosin} + \text{NAD}^+ + \text{H}_2\text{O}$$

Abbau des Tyrosins. Der Tyrosinabbau wird durch Transaminierung entweder mit α-Ketoglutarat oder Pyruvat als NH_2-Acceptoren eingeleitet (☞ Abb. 18.36). Das hierfür verantwortliche Enzym ist die *Tyrosinaminotransferase* (TAT). Das so gebildete p-Hydroxyphenylpyruvat wird in einer komplexen Reaktion durch die *p-Hydroxyphenylpyruvat-Hydroxylase,* die eine *Dioxygenase* ist, zu *Homogentisat* decarboxyliert und hydroxyliert. Dabei werden beide Sauerstoffatome des O_2-Moleküles in das Substrat eingebaut, eines dient zur weiteren Hydroxylierung, das andere gelangt in die Carboxylgruppe. Durch die *Homogentisat-1,2-dioxidase* entsteht Maleylacetoacetat, das in Fumarylacetoacetat übergeht. Durch die *Fumarylacetoacetathydrolase* werden schließlich *Fumarat* und *Acetoacetat* gebildet und dadurch der Anschluß an den allgemeinen Stoffwechsel hergestellt.

Melaninbildung und Biosynthese von Dopa, Dopamin, Noradrenalin und Adrenalin. Die Melaninbildung und die Biosynthese von Neurotransmittern und Hormonen aus dem Tyrosin werden eingeleitet durch die Hydroxylierung von Tyrosin zu *Dioxyphenylalanin (Dopa),* katalysiert von der *Tyrosin-3-hydroxylase (Tyrosinase).* Auch an dieser

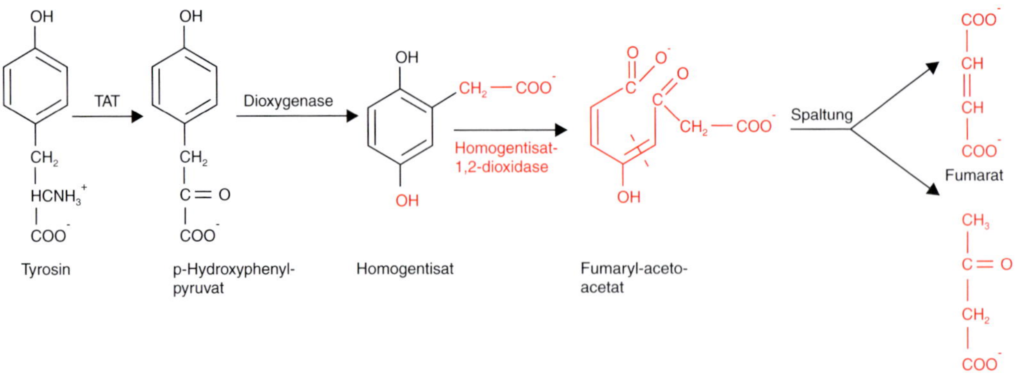

Abb. 18.36: Abbau von Tyrosin.

Reaktion ist *Tetrahydrobiopterin*, wie bei der Phenylalanin-4-hydroxylase, als Wasserstoffüberträger beteiligt. Vom Dopa können zwei verschiedene Stoffwechselwege ausgehen (☞ Abb. 18.37):

1. im Nebenierenmark sowie in den dopaminergen und noradrenergen Neuronen wird *Dopa* zu *Dopamin* decarboxyliert; dieses ist der Neurotransmitter der dopaminergen Neurone in den Basalganglien und im limbischen System. Aus Dopamin entsteht dann, katalysiert durch die *Dopamin-β-hydroxylase*, der für das sympathische Nervensystem wichtige Neurotransmitter *Noradrenalin*, welches im Nebenierenmark auch Ausgangsubstanz für die Synthese des Hormons *Adrenalin* ist. Die Bildung von Adrenalin aus Noradrenalin erfolgt durch Methylierung und wird durch die *S-adenosylmethioninabhängige Phenylethanolamin-N-methyltransferase* katalysiert.

2. in den Melanocyten der Oberhaut dient Dopa zur Synthese von braun bis schwarz gefärbten Pigmenten, die als *Melanine* bezeichnet werden. Sie entstehen als hochmolekulare Produkte durch die Wirkung von Oxidasen auf Dopa und andere Tyrosinabkömmlinge.

Genetische Defekte im Stoffwechsel von Phenylalanin und Tyrosin.
Phenylketonurie: Ein Defekt im Gen der Phenylalanin-4-hydroxylase ist Anlaß zur Entstehung des Krankheitsbildes der *Phenylketonurie* (PKU). Die Erkrankung wird autosomal-recessiv vererbt und hat eine Häufigkeit von 1 auf 10 000 Neugeborene. Der Defekt besteht entweder in einer Intronmutation im Gen der Phenylalanin-4-hydroxylase oder, in den meisten Fällen, in einer Mutation in den codierenden Regionen des Gens. Es wurde nachgewiesen, daß die Intronmutation in dem Gen zu einem falschen Spleißen des Primärtranscriptes führt, so daß in der reifen mRNA ein Exon nicht vorhanden ist und deshalb ein falsches und inaktives Protein synthetisiert wird. Da beim Fehlen der Phenylalanin-4-hydroxylase Phenylalanin nicht über Tyrosin abgebaut werden kann, staut es sich an, so daß es zu einer *Hyperphenylalaninämie* kommt. Zusätzlich wird Phenylalanin metabolisch verändert. Es entstehen aus ihm toxische Produkte wie *Phenylpyruvat* (daher der Name der Erkrankung: *Phenylketonurie*) sowie *Phenyllactat* und *Phenylacetat*, die über die Nieren ausgeschieden werden, aber auch zu schweren Schädigungen des Gehirns führen. Die Erkrankung ist weiterhin durch ein Zurückbleiben der körperlichen Entwicklung des Kindes und durch Pigmentmangel gekennzeichnet. Bei frühzeitiger Diagnose und phenylalaninarmer Diät können die genannten Schäden verhindert und eine normale Entwicklung des Kindes erreicht werden (☞ Guthrie-Test, Kap. 16.).

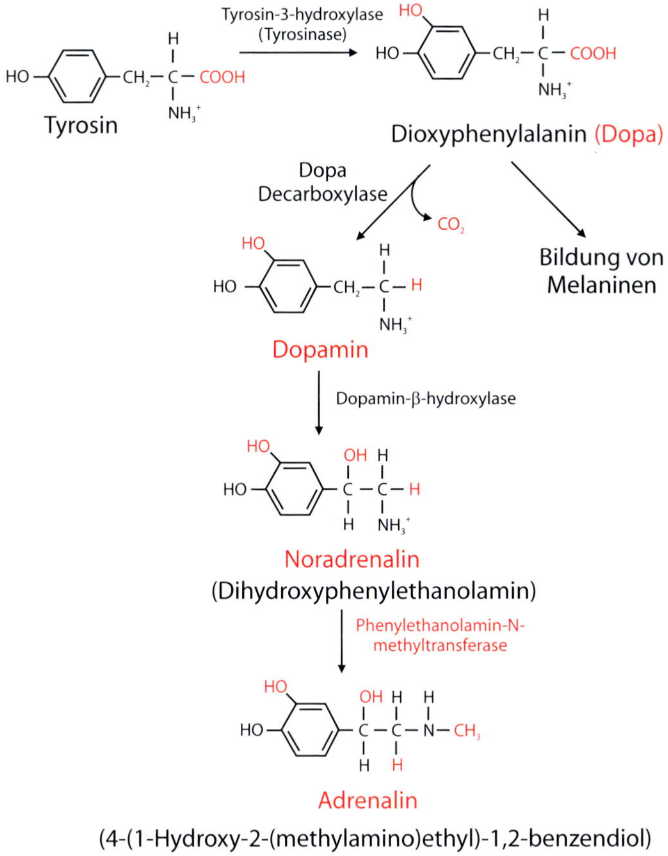

18.6. Stoffwechsel der Aminosäuren beim Menschen

Abb. 18.37: Synthese von Noradrenalin, Adrenalin und Melanin aus Tyrosin mit Dopa und Dopamin als Zwischenprodukten.

Alkaptonurie: Ein genetisch verursachter Mangel an der *Homogentisat-1,2-dioxidase* führt zur *Alkaptonurie*, einem Krankheitsbild, das ebenfalls schon im Säuglingsalter manifest wird. Das ausgeschiedene Homogentisat verursacht bei Säuglingen und bei Kleinkindern infolge seiner Oxidation eine Schwarzfärbung des Harns und der Windeln. Beim Erwachsenen wird Homogentisat in den Gelenken abgelagert und kann zu Arthritis mit gichtartigen Schmerzanfällen führen.

18.6.6. Stoffwechsel des Tryptophans

Abbau des Tryptophans. Dieser verläuft in folgenden Stufen (☞ Abb. 18.38):

- Spaltung des *Pyrrolringes* des Tryptophans durch ein Hämenzym, die *Tryptophanpyrrolase* (*Tryptophan-2,3-Dioxygenase*) und Bildung von *N-Formylkynurenin*

- von dem *N-Formylkynurenin* wird durch eine *Formylase* Formiat abgespalten und *Kynurenin* gebildet; das freigesetzte Formiat wird in einer ATP-abhängigen Reaktion auf Tetrahydrofolat übertragen

- *Kynurenin* wird durch eine NADPH- und O_2-abhängige *Oxygenase* (*Kynureninmonooxygenase*) zu *3-Hydroxykynurenin* hydroxyliert

- *3-Hydroxykynurenin* wird danach durch die *Kynureninase* zu *3-Hydroxyanthranilat* und *Alanin* gespalten; die Kynureninase ist pyridoxalphosphatabhängig

- *3-Hydroxyanthranilat* wird durch eine *Dioxygenase* zu *Acroleyl-β-aminofumarat* oxidiert

- letzteres wird über α-Aminomuconat-δ-semialdehyd in *Oxalcrotonat* übergeführt

- aus dem *Oxalcrotonat* bildet sich dann durch Reduktion das *α-Ketoadipinat*, welches weiter zu *Acetoacetat* und CO_2 abgebaut wird.

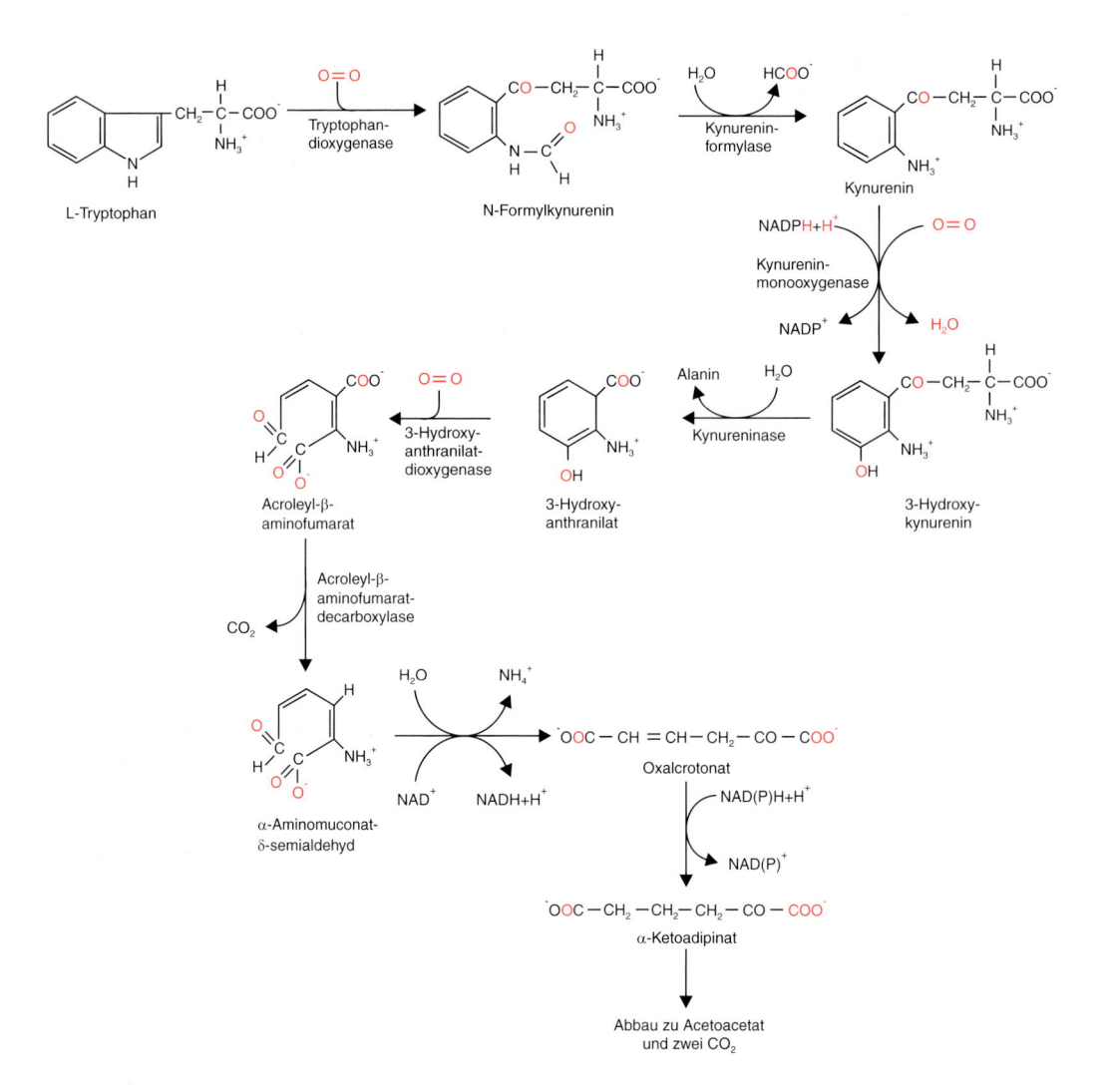

Abb. 18.38: Abbau von Tryptophan.

Stoffwechsel von Kynurenin und 3-Hydroxykynurenin bei Mangel an Pyridoxalphosphat.

Bei Mangel an Pyridoxalphosphat (dessen Muttersubstanz, das *Pyridoxin*, ist das Vitamin B$_6$, ☞ Kap. 30.) kommt es zu einer starken Aktivitätsminderung der pyridoxalphosphatabhängigen *Kynureninase* und infolge Blockierung ihres weiteren Abbaues zu einem *Anstau* von 3-Hydroxykynurenin und Kynurenin (☞ Abb. 18.38). Als Folge ihres Anstaues geht der weitere Abbau beider Metabolite auf einem anderen Weg vor sich.

Eingeleitet wird dieser Alternativweg durch die am normalen Abbau des Tryptophans nicht beteiligte *Kynureninaminotransferase*. Dieses Enzym überträgt die Aminogruppe beider Metabolite unter Glutamatbildung auf α-Ketoglutarat. Die dabei entstehenden ketogruppenhaltigen Zwischenprodukte von *3-Hydroxykynurenin* und *Kynurenin* cyclisieren spontan zu *Xanthurenat* und *Kynurenat* (☞ Abb. 18.39). Dieser Weg enthält jedoch mit der *Kynureninaminotransferase* ebenfalls ein pyridoxalphosphatabhängiges Enzym.

Infolge der niedrigen Affinität der *Kynureninaminotransferase* des Menschen für *3-Hydroxykynurenin* und *Kynurenin* (beide haben K$_M$-Werte von etwa 10 mmol l^{-1}) führt ihr Anstau zu ihrer zunehmenden Verwertung durch dieses, infolge des Pyridoxalphosphatmangels in seiner Aktivität jedoch ebenfalls verminderten, Enzyms. Da die im Hauptweg des Tryptophanabbaues liegende *Kynureninase* eine etwa 200mal höhere Affinität zu 3-Hydroxykynurenin (K$_M$=0.05 mmol l^{-1}) hat, ist sie bei drastisch erniedrigter Aktivität bereits unter normalen Stoffwechselbedingungen mit *3-Hydroxykynurenin* gesättigt, so dass die *3-Hydroxykynureninerhöhung* auf seine Verwertung im normalen Abbauweg des Tryptophans ohne Einfluß ist. Die *Kynureninaseaktivität* kann folglich bei Erhöhung der Konzentration ihres Substrates, im Unterschied zur *Kynureninaminotransferase* im Alternativweg, nicht gesteigert werden. Auf der Bestimmung von Xanthurenat im Harn nach einer Tryptophanbelastung beruht ein klinischer Funktionstest zum Nachweis einer *Vitamin B$_6$-Hypovitaminose*.

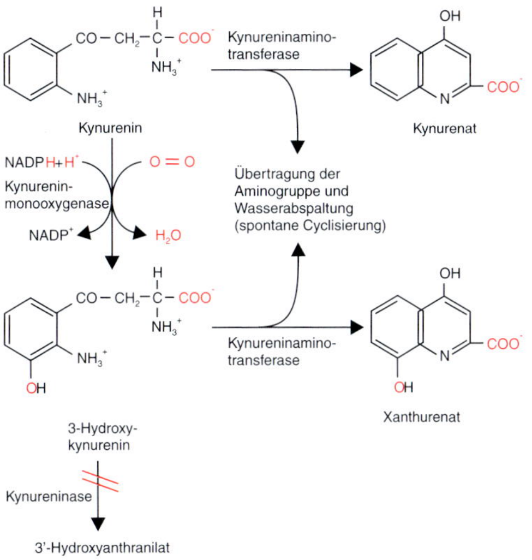

Abb. 18.39: Pyridoxalphosphatmangel: Bildung von Kynurenat aus Kynurenin und von Xanthurenat aus 3-Hydroxykynurenin.

Bildung von Nicotinsäure aus Tryptophan. Es ist physiologisch bedeutungsvoll, daß aus *Tryptophan* auch *Nicotinsäure* gebildet werden kann, das ein Vitamin der B-Reihe und als Säureamid in den Pyridinnucleotiden NAD$^+$ und NADP$^+$ enthalten ist. Bei optimaler Tryptophanaufnahme mit der Nahrung reicht dieser Stoffwechselweg aus, um den Bedarf des Organismus an Nicotinsäure zu decken. *Mangelzustände* an diesem Vitamin gehen meist auf eine unzureichende Zufuhr von Tryptophan, in Verbindung mit einer mangelhaften Versorgung mit *Nicotinsäure* bzw. *Nicotinsäureamid* (*Niacin*) zurück.

Decarboxylierung von Tryptophan und weitere Umwandlungen. Durch *Decarboxylierung*, *Transaminierung* und *Hydroxylierung* entstehen aus dem Tryptophan Produkte, wie *Tryptamin*, *Indolpyruvat* und *5-Hydroxytryptamin* (*Serotonin*, Formel in Abb. 18.24), die eine beträchtliche biologische Bedeutung als Gewebehormone oder Neurotransmitter besitzen.

Abbau von Tryptophan durch die Darmflora. Durch die Darmflora wird Tryptophan zu *Indol* und *Skatol* (*Methylindol*) abgebaut. Diese werden, zusammen mit bakteriellen Abbauprodukten anderer Aminosäuren (Amine), teilweise resorbiert und gelangen über die Pfortader in die Leber. Indol wird dort zu *Indoxyl* oxidiert und durch *PAPS* (☞ Abb. 18.34) als Sulfatdonor zu *Indoxylsulfat* (*Indi-*

kan) umgewandelt. Dieses wird durch die Nieren ausgeschieden (☞ Abb. 18.40). Indikan kann auf einfache Weise im Harn oder im Serum nachgewiesen werden, indem es zu dem blauen Farbstoff Indigo oxidiert wird. Eine Erhöhung des Indikans im Serum oder seine Ausscheidung im Harn ist ein Zeichen für einen gesteigerten intestinalen, durch *E. coli* verursachten, anaeroben Abbau von Tryptophan.

Abb. 18.40: Bildung von Indikan aus Tryptophan.

18.6.7. Abbau von Arginin, Ornithin und Prolin

Arginin ist die Muttersubstanz des *Harnstoffs*, des *Stickoxidradikals NO·* (endothelrelaxierender Faktor) und des *Kreatins*.

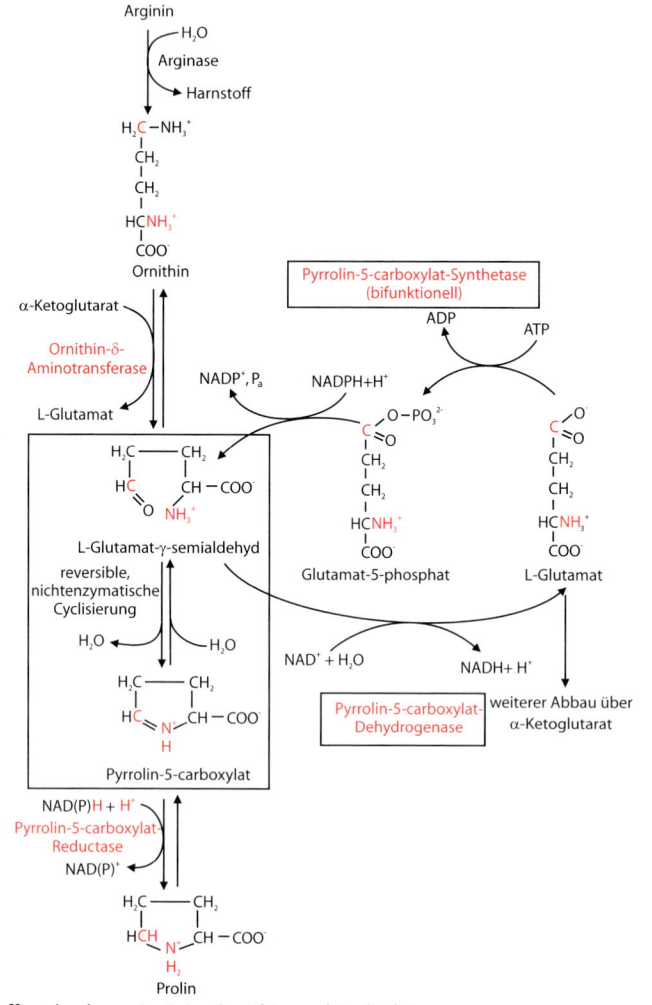

Abb. 18.41: Der Stoffwechsel von Arginin, Ornithin und Prolin hängen eng zusammen.

Umwandlung von Arginin in Ornithin und Prolin. Als eine Reaktion des *Argininabbaues* kann dessen Spaltung durch die *Arginase* zu Ornithin und *Harnstoff* angesehen werden (☞ Abb. 18.41). Der Abbau des *Ornithins* (soweit dieses nicht wieder in den Harnstoffcyclus einmündet) erfolgt durch Transaminierung seiner δ-Aminogruppe mit α-Ketoglutarat als NH$_2$-Acceptor. Katalysiert durch die *Ornithin-δ-Aminotransferase* werden dabei *L-Glutamat-γ-semialdehyd* und (aus dem α-Ketoglutarat) *L-Glutamat* gebildet. Ein genetischer Defekt an der *Ornithin-δ-Aminotransferase* führt zum Krankheitsbild der *Ornithinämie* (☞ Tab. 18.6). Der *L-Glutamat-γ-semialdehyd* steht durch eine schnelle, nichtenzymatische Cyclisierung mit *Pyrrolin-5-carboxylat* im Gleichgewicht. Alternativ dazu oxidiert eine am *L-Glutamat-γ-semialdehyd* angreifende NAD$^+$-abhängige und in der mitochondrialen Matrix lokalisierte Dehydrogenase den *Glutamat-γ-semialdehyd* zu *L-Glutamat*. Infolge der nichtenzymatischen Gleichgewichtseinstellung zwischen dem Semialdehyd und dem Pyrrolin-5-carboxylat, führt dieses Enzym den Namen *Pyrrolin-5-carboxylat-Dehydrogenase*. Am *Pyrrolin-5-carboxylat* selbst greift die *Pyrrolin-5-carboxylat-Reductase* an, die mit NAD(P)H als Wasserstoffdonor *Prolin* bildet. Durch diese Reaktionen werden Arginin und Ornithin entweder zu Glutamat oder zu Prolin umgewandelt. Das gebildete Glutamat kann zur Synthese von Ornithin bzw. Prolin dienen. Hierzu wird Glutamat durch die ATP- und NAD(P)H-verbrauchende *Pyrrolin-5-carboxylat-Synthetase* (auch als Glutamat-γ-semialdehyd-Synthetase bezeichnet) zu L-Glutamat-γ-semialdehyd umgewandelt (☞ Abb. 18.41). Dieses Enzym besitzt *zwei Funktionen*, es enthält eine *Glutamat-5-kinase-Domäne* (Bildung des gemischten Anhydrids Glutamat-5-phosphat als Zwischenprodukt) und eine Glutamat-5-phosphat-Reductase-Domäne. Letztere dephosphoryliert das Glutamat-5-phosphat und reduziert dieses zu L-Glutamat-γ-semialdehyd. Aus diesem können dann Ornithin oder Prolin entstehen. Für dieses Enzym ist beim Menschen ein genetischer Defekt beschrieben worden (☞ Tab. 18.6).

Synthese von Kreatin aus Arginin. Die Bildung von Kreatin aus Arginin geht nach Abb. 18.42 vor sich:

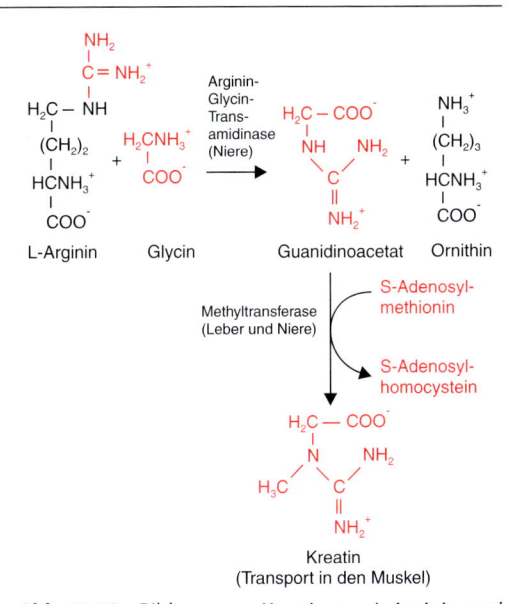

Abb. 18.42: Bildung von Kreatin aus L-Arginin und Glycin.

- durch die *Arginin-Glycin-Transamidinase* wird in der Niere zuerst die Amidingruppe des Arginins auf Glycin übertragen und dabei *Guanidinoacetat* und *Ornithin* gebildet
- in der Leber (und Niere) wird dann das Guanidinoacetat durch eine *Methyltransferase* methyliert und dabei *Kreatin* (*Methylguanidinoacetat*) gebildet. Methyldonor ist *S-Adenosylmethionin*.

Kreatin wird von den Geweben, in denen es synthetisiert wird, an das Blut abgegeben und vom Muskel aufgenommen. Dort ist Kreatin die Muttersubstanz von *Kreatinphosphat*, das aus diesem unter Verbrauch von ATP entsteht. Kreatinphosphat dient der Resynthese von ATP aus ADP und ist deshalb eine *Energiereserve* für die Muskelkontraktion. Ausscheidungsprodukt des Kreatins ist *Kreatinin*, das aus dem Kreatinphosphat durch Phosphatabspaltung entsteht und über die Nieren in den Harn gelangt (☞ Kap. 26.).

Bildung von Spermidin und Spermin aus Ornithin. *Ornithin* ist Ausgangsprodukt der Biosynthese von *Polyaminen*, nämlich von *Spermidin* und *Spermin* (☞ Abb. 18.43):

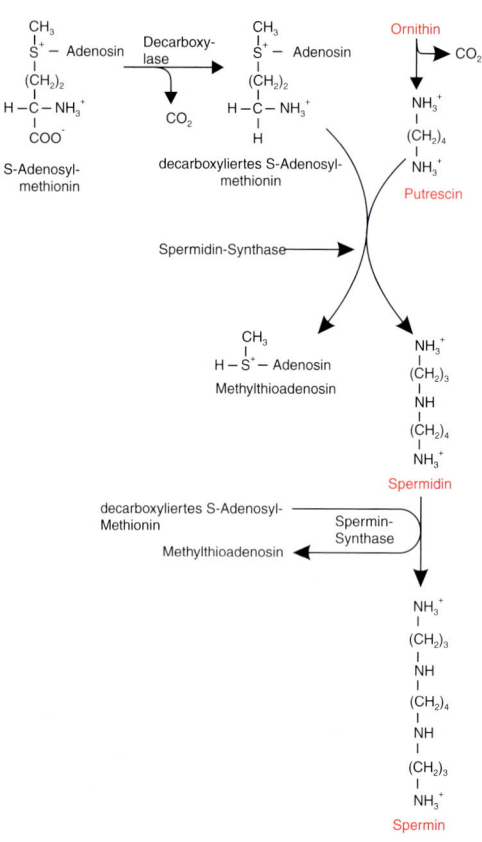

Abb. 18.43: Biosynthese der Polyamine Spermin und Spermidin aus S-Adenosylmethionin.

1. Ornithin wird durch die Ornithindecarboxylase zu *Putrescin* decarboxyliert

2. katalysiert durch die *Spermidin-* und *Spermin-Synthasen* wird Putrescin schrittweise zu Spermidin und Spermin umgewandelt, indem es zuerst einen Propylaminrest bindet (*Bildung von Spermidin*) und dann, am anderen Ende seines Moleküls, einen zweiten Propylaminrest anlagert (*Bildung von Spermin*). Die zwei Propylaminreste stammen aus zwei Molekülen *decarboxyliertem S-Adenosylmethionin*.

Beide Polyamine bilden mit den sauren Phosphatgruppen der DNA Assoziate und stabilisieren dadurch deren Struktur. Spermin ist reichlich in der Samenflüssigkeit enthalten.

Bildung von Stickoxid (NO) aus Arginin durch die NO-Synthase. NO tritt in Form eines hochreaktiven Radikals (NO-Radikal, NO·) auf. Dieses hat eine wichtige Funktion als transzellulärer *Signalmetabolit*. Es wird in Nerven-, Endothel- und Muskelzellen sowie in Makrophagen durch die *NADPH-abhängige NO-Synthase* aus L-Arginin gebildet (☞ Abb. 18.44). Die *NO-Synthase* ist mit einer *Reductase* assoziiert und enthält *Häm* sowie *Tetrahydrobiopterin*, dessen Funktion bei der NO-Synthese ähnlich der in der *Phenylalanin-4-hydroxylasereaktion* ist, indem es die NADPH-abhängige Sauerstoffaktivierung an die NO-Synthese koppelt. Die NO-Bildung verläuft in zwei *Monooxygenaseschritten*. Im 1. Schritt wird (katalysiert durch die *Arginin-N-ω-hydroxylase* der *NO-Synthase*) tetrahydrobiopterinabhängig ein Molekül NADPH und ein Molekül Sauerstoff verbraucht. Der NADPH-Wasserstoff dient zur Re-

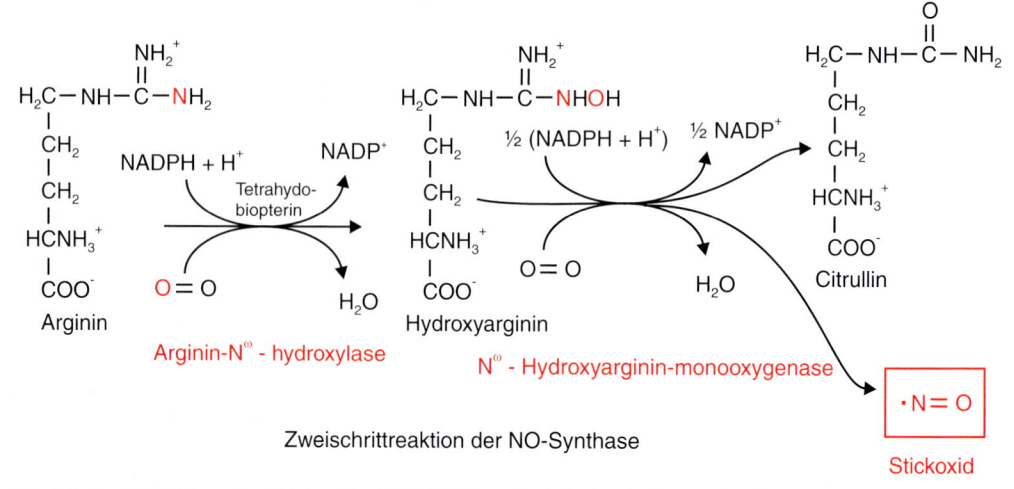

Abb. 18.44: Die Bildung des Stickoxidradikals (NO·) aus Arginin durch die NO-Synthase.

duktion *eines Sauerstoffatoms* zu Wasser. Das *zweite Sauerstoffatom* wird zur Bildung von *N-ω-Hydroxy-L-Arginin* benutzt. Im 2. Schritt der NO-Synthasereaktion wird unter Bildung von Citrullin und NO· das *N-ω-Hydroxy-L-Arginin* oxidiert. Dabei wird ein zweites Molekül Sauerstoff verbraucht und erneut Wasser gebildet. Dieser Schritt wird durch die *N-ω-Hydroxy-L-Arginin-monooxygenaseaktivität* der *NO-Synthase* katalysiert. Der Stickstoff des NO-Radikals stammt aus der Guanidinogruppe des Arginins und sein Sauerstoff aus dem im 1. Teilschritt der NO-Synthasereaktion aufgenommenen Sauerstoffmolekül.

Die NO-Synthase kommt in *drei Isoenzymen* vor:

- der Gehirn-NO-Synthase (*nNO-Synthase*; n von neuronal) (☞ Kap. 25.)
- der endothelialen NO-Synthase (*eNO-Synthase*)
- der induzierbaren NO-Synthase (*iNO-Synthase*).

Die *eNO-Synthase* ist von Bedeutung für die *kardiovaskuläre Homöostase*. Sie ist für die Aufrechterhaltung des *systemischen Blutdruckes*, für den *Umbau des Gefäßsystems* (*vaskuläres Remodeling*) und für die *Neubildung von Blutgefäßen* verantwortlich. Der wichtigste physiologische Stimulus für die kontinuierliche NO-Synthese in Endothelzellen sind *Scherkräfte*, denen die *Endothelzellen* durch die Blutströmung ausgesetzt sind. Darüber hinaus steht die eNO-Synthase auch unter der Kontrolle von wachstumsfaktorabhängigen G-Protein-gekoppelten Signalbahnen. Beide Systeme, sowohl die Scherkräfte als auch die von den heterotrimeren G-Proteinen eingeleiteten Signalbahnen verursachen eine Aktivierung der *Proteinkinase B*, die die eNO-Synthase phosphoryliert und dadurch aktiviert. Die *iNO-Synthase* findet man in *Makrophagen* und *neutrophilen Granulocyten*, in denen das Enzym durch Cytokine induziert und NO· in größeren Mengen produziert wird (über die Funktionen des NO· ☞ Kap. 22. und Kap. 25.).

18.6.8. Stoffwechsel weiterer Aminosäuren

Abbau von Threonin. Threonin ist eine essentielle Aminosäure. Sein Abbau ist auf zwei Wegen möglich (☞ Abb. 18.45):

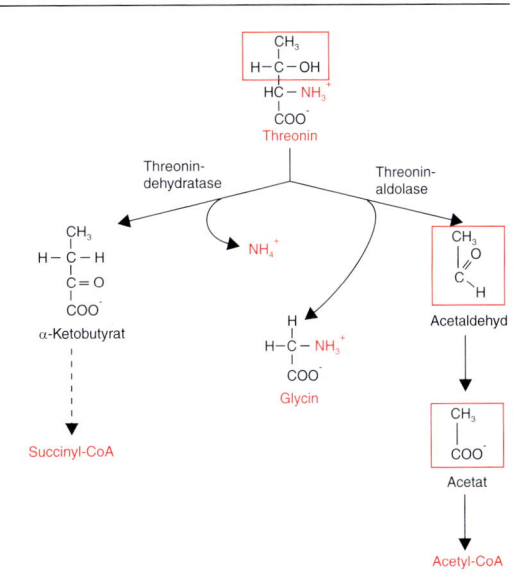

Abb. 18.45: Abbau von Threonin zu Acetyl-CoA und Succinyl-CoA.

- durch die *pyridoxalphosphatabhängige Threoninaldolase* zu Glycin und Acetaldehyd; Glycin wird in Serin umgewandelt und dieses über Pyruvat zu Acetyl-CoA abgebaut; auch Acetaldehyd wird, nach FAD-abhängiger Oxidation zu Acetat, in Acetyl-CoA übergeführt
- durch die ebenfalls *pyridoxalphosphatabhängige Threonindehydratase* (vgl. mit Abb. 18.19) unter Abspaltung von NH_4^+ zu α-Ketobutyrat, das dann über Propionyl-CoA und Succinyl-CoA in den Citratcyclus einmündet.

Abbau verzweigtkettiger Aminosäuren (Leucin, Valin und Isoleucin). Der Abbau der verzweigtkettigen Aminosäuren beginnt in der Muskulatur und wird in der Leber fortgesetzt. Als Beispiel soll uns der Abbau des *ketogenen Leucins* dienen. Dieser gliedert sich in folgende Schritte (☞ Abb. 18.46):

1. Transaminierung des Leucins im Muskel mit α-Ketoglutarat als NH_2-Acceptor und Bildung von *α-Ketoisocapronat*; es gibt eine valinspezifische und eine leucin/isoleucinspezifische *Aminotransferase* (☞ Tab. 18.6)

2. Transport von α-Ketoisocapronat in die Leber, wo seine oxidative Decarboxylierung zu *Isovaleryl-CoA* erfolgt; das hierfür zuständige Enzymsystem, der *Verzweigtketten-α-Ketosäuredehydrogenase-Komplex* ("Verzweigtketten-Ketosäuredecarboxylase"), acceptiert auch die α-Ketosäuren von Valin und Isoleucin; das Enzymsystem ist dem *Py-*

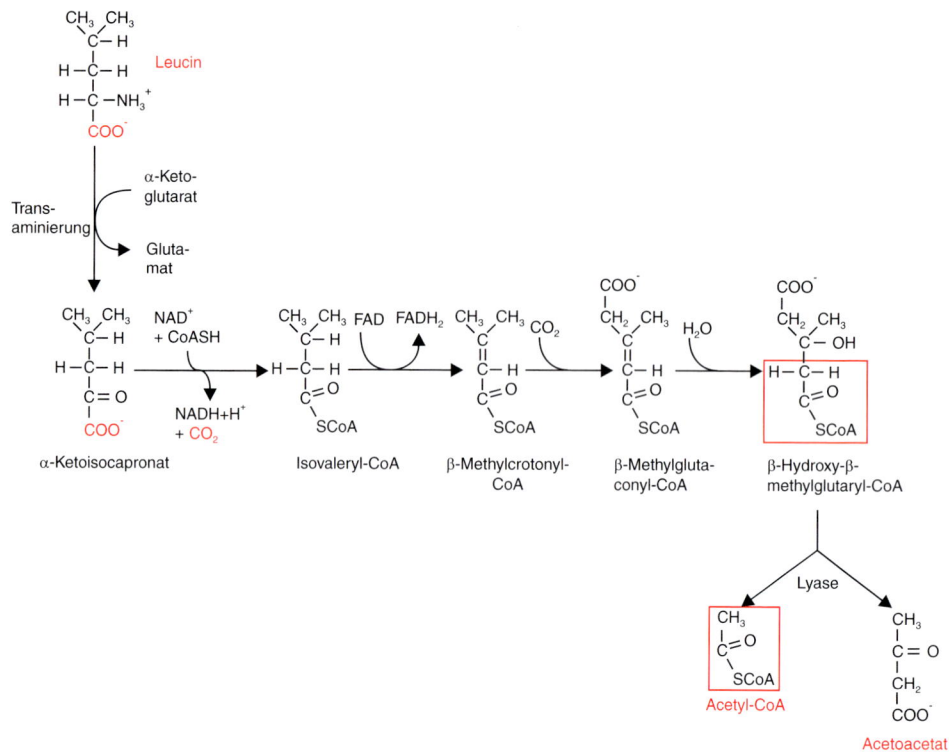

Abb. 18.46: Abbau von Leucin zu Acetessigsäure und Acetyl-CoA als Beispiel des Abbaues einer verzweigtkettigen Aminosäure.

ruvat- und α-Ketoglutaratdehydrogenasekomplex homolog

3. FAD-abhängige Oxidation von Isovaleryl-CoA zu β-*Methylcrotonyl-CoA*, katalysiert durch die *Isovaleryl-CoA-Dehydrogenase*

4. Biotin- und ATP-abhängige Carboxylierung von β-Methylcrotonyl-CoA zu β-*Methylglutaconyl-CoA*

5. Wasseranlagerung und Bildung von β-*Hydroxy-β-methylglutaryl-CoA* (β-HMG-CoA)

6. Spaltung von β-HMG-CoA zu *Acetoacetat* und *Acetyl-CoA*.

Leucin wird auch in der lactierenden Milchdrüse umgesetzt, wo es der Fettsäuresynthese dient.

Abbau von Lysin. Lysin ist eine *essentielle Aminosäure*. Da es an Transaminierungsreaktionen *nicht* teilnimmt, wird bei seinem Abbau, im Unterschied zu anderen Aminosäuren, die initiale Transaminierung umgangen. Der mehrstufige Lysinabbau führt zu Acetoacetat und CO_2:

1. Lysin reagiert, katalysiert durch die NADH-abhängige *Lysin-α-Ketoglutarat-Reductase*, mit α-Ketoglutarat und bildet *Saccharopin* (☞ Abb. 18.47)

2. Saccharopin wird durch die NAD^+-abhängige *Saccharopindehydrogenase* zu *L-α-Aminoadipinatsemialdehyd* und Glutamat gespalten; dabei geht die ε-Aminogruppe des Lysins auf das in Reaktion 1 mit dem Lysin verbundene α-Ketoglutarat über, das als L-Glutamat freigesetzt wird. Die Saccharopinbildung stellt demzufolge einen Umgehungsweg zur direkten Transaminierung des Lysins dar. Die Reaktionen 1 und 2 werden von einem bifunktionellen, auch als *L-α-Aminoadipinatsemialdehyd-Synthase* bezeichneten, Enzym katalysiert, das durch ein einziges Gen codiert wird. Die beiden Enzymaktivitäten sind nach limitierter Proteolyse des bifunktionellen Enzymproteins voneinander trennbar. Genetische Defekte im Lysinabbau machen diese Beziehungen deutlich (☞ Tab. 18.6). Bei der *Hyperlysinämie* (*Lysinintoleranz*) ist entweder ein Defekt in beiden Enzymaktivitäten oder

nur in der Lysin-α-Ketoglutarat-Reductase nachweisbar, bei der *Saccharopinämie* hingegen ist die Lysin-α-Ketoglutarat-Reductase nicht wesentlich beeinträchtigt, die Reaktion 2 jedoch ist infolge eines Gendefektes in der Saccharopin-Dehydrogenase-Domäne des bifunktionellen Enzyms ausgeschaltet. Es wurde eine weitere Form einer *Hyperlysinämie* gefunden, bei der sowohl die *Lysin-α-Ketoglutarat-Reductase* als auch die *Saccharopin-Dehydrogenase* normal waren, sich aber der *Lysintransport* aus dem Cytosol in die Mitochondrien, in denen der oxidative Abbau des Lysins erfolgt, als defekt erwies (☞ Tab. 18.7)

3. L-α-Aminoadipinatsemialdehyd wird, katalysiert durch die L-α-Aminoadipinatsemialdehyd-Dehydrogenase, NAD^+- bzw. $NADP^+$-abhängig zu *L-α-Aminoadipinat* oxidiert

4. die *L-α-Aminoadipinat-Aminotransferase* wandelt mit α-Ketoglutarat als NH_2-Acceptor das L-α-Aminoadipinat zu *α-Ketoadipinat* um, das danach in weiteren Schritten (Decarboxylierung, Oxidation) zu zwei Molekülen CO_2 und Acetoacetat umgesetzt wird.

Abbau von Histidin. Der Hauptweg des *Histidinabbaues* führt zu Glutamat bzw. α-Ketoglutarat, die in den allgemeinen Stoffwechsel eingehen:

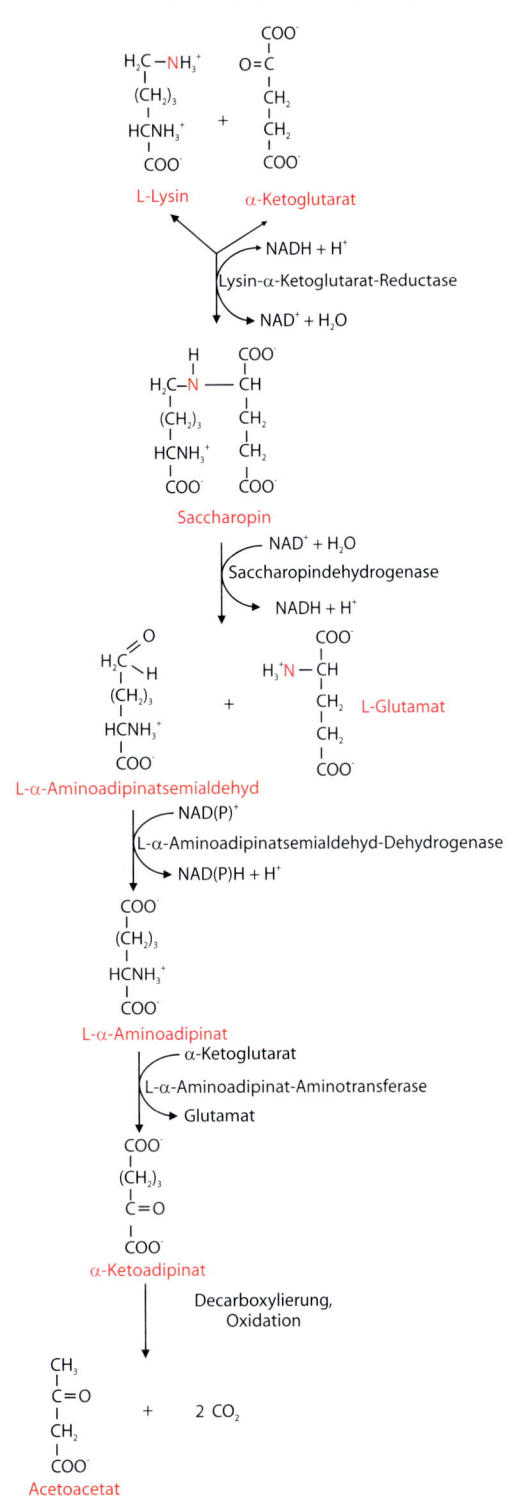

Abb. 18.47: Abbau von Lysin.

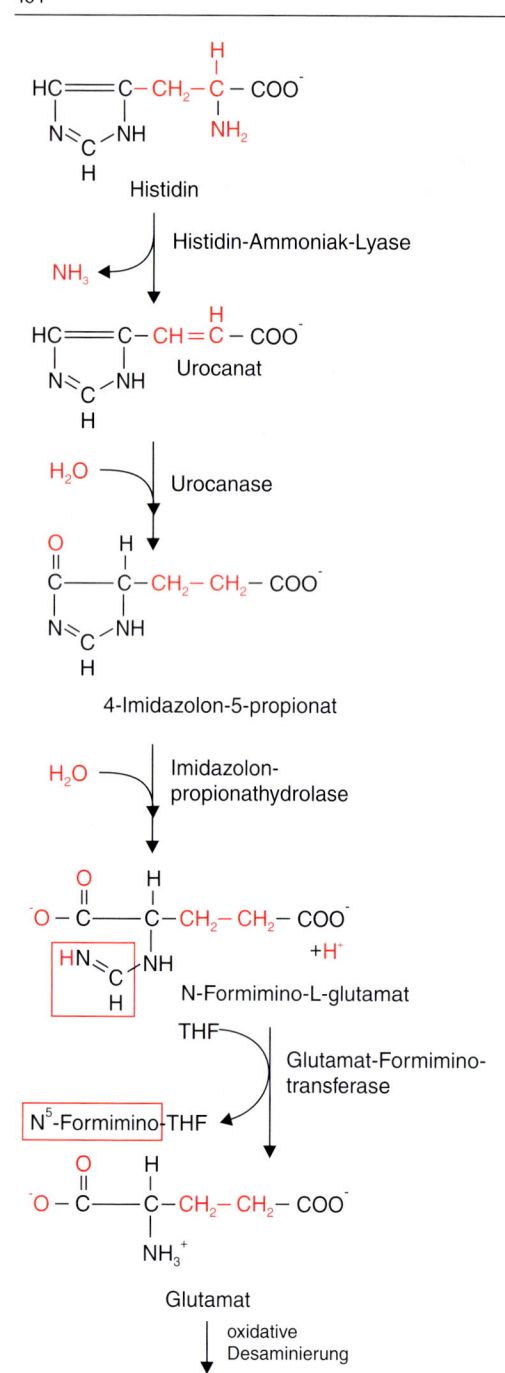

Abb. 18.48: Abbau von Histidin.

1. Histidin wird durch die Histidin-Ammoniak-Lyase (*Histidase*) unter Abspaltung von Ammoniak in Urocanat übergeführt (☞ Abb. 18.48)

2. Urocanat wird durch die *Urocanase* unter Anlagerung von Wasser zu 4-Imidazolon-5-propionat umgewandelt

3. 4-Imidazolon-5-propionat wird danach unter Katalyse der *Imidazolonpropionathydrolase* zu N-Formimino-L-glutamat hydrolytisch aufgespalten

4. N-Formimino-L-glutamat gibt dann unter Bildung von *Glutamat* und, katalysiert durch die *Glutamat-Formiminotransferase*, seine Formiminogruppe an Tetrahydrofolat ab, das dadurch in das N^5-Formimino-THF übergeht. Das N^5-Formimino-THF bildet unter Abspaltung von Ammoniak N^5, N^{10}-Methenyl-THF, das danach weiteren Veränderungen unterliegt (☞ Abb. 18.30)

5. Glutamat wird durch die Glutamatdehydrogenase zu α-Ketoglutarat oxidativ desaminiert.

> Bei einem *Folatmangel* beobachtet man eine Ausscheidung von *N-Formimino-L-glutamat*. Darauf hat man einen klinischen Test zur Diagnostik eines Folsäuremangels aufgebaut. Er besteht darin, daß man nach einer *Histidingabe* die im Harn ausgeschiedene Menge an N-Formimino-L-glutamat mißt (*Histidinbelastungstest*).

Bildung von Histamin aus Histidin. Ein weiterer Stoffwechselweg vom Histidin führt durch eine pyridoxalphosphatabhängige Decarboxylierung zum *Histamin* (☞ Abb. 23.68). Dieses biogene Amin kommt in Mastzellen vor. Es bewirkt über seine *H_1-Receptoren* eine *Kontraktion der glatten Muskulatur* des Atmungs- und Magendarm-Traktes, außerdem die Freisetzung des NO·-Radikals aus den Endothelzellen der Gefäßwände. Histamin aktiviert auch (über seine *H_2-Receptoren*) die *Adenylatcyclase* und die *H^+/K^+-ATPase* der Belegzellen der Magenschleimhaut und steigert so die Freisetzung der Salzsäure aus diesen Zellen. Histamin wird über Imidazolacetaldehyd zu Imidazolacetat abgebaut (das Prinzip dieser Reaktion ist in Abb. 18.24 am Serotonin dargestellt).

18.7. Aminoacidopathien

Unter *Aminoacidopathien* werden *erworbene und vererbbare Störungen* im *Aminosäurestoffwechsel* und im *zellulären Aminosäuretransport* verstanden.

Aminosäureausscheidung beim Gesunden. Beim Gesunden ist die Aminosäureausscheidung durch den Harn gering. Täglich werden von einem Erwachsenen etwa 6 mmol (600 mg) Aminosäuren durch die Nieren ausgeschieden. Der größte Anteil der im *Primärharn* enthaltenen Aminosäuren wird im proximalen Tubulussystem der Niere durch verschiedene transmembranale *Transportsysteme* rückresorbiert (☞ Tab. 18.5). Überschreitet die Aminosäureausscheidung die Norm spricht man von einer *Aminoacidurie*. Eine Ausscheidung von mehr als einem Gramm Aminosäuren pro Tag nennt man *Hyperaminoacidurie*.

Erworbene Schäden im Aminosäurestoffwechsel. Die *erworbenen Aminoacidopathien*, die in einer erhöhten und generalisierten, d.h. meist alle Aminosäuren betreffenden, Aminosäureausscheidung bestehen, können durch *nephrotoxische* Wirkungen von *Schwermetallionen* (Wismut, Quecksilber, Cadmium, Blei, Uran) oder *Chemikalien* bzw. *Pharmaka* und ihren Abbauprodukten (Nitrobenzol, Lysol, Tetracyclinabbauprodukte, Salicylsäure, Maleinsäure, Oxalsäure, Phosphor) hervorgerufen werden oder im Gefolge von anderen Krankheiten entstehen, z.B. Skorbut, Vitamin D-bedingte Rachitis, Vitamin B_{12}-Mangel, nephrotisches Syndrom, Galactosämie, Wilsonsche Erkrankung, Osteogenesis imperfecta u.a.

Erbliche Schäden im Aminosäurestoffwechsel. Die erblichen Defekte im Aminosäurestoffwechsel erstrecken sich entweder auf den *Abbau* einzelner Aminosäuren im Stoffwechsel oder auf ihren *Transport* durch die Plasmamembran. Störungen im *Aminosäureabbau* führen oft zu einer Erhöhung ihrer Konzentration im Blut (*Aminoacidämie*) und als deren Folge zu ihrer Ausscheidung im Harn. Defekte in renalen *Aminosäuretransportsystemen* führen zu einer mangelhaften Rückresorption bestimmter Aminosäure im proximalen Tubulussystem der Nieren und deshalb zur Steigerung ihrer Ausscheidung im Harn, trotz normaler Konzentration der betreffenden Aminosäuren im Blutplasma. Folgen sind Mangelerscheinungen an den jeweiligen Aminosäuren.

18.7.1. Enzymdefekte im Aminosäurestoffwechsel

Beim Menschen gibt es zahlreiche angeborene Störungen im Aminosäurestoffwechsel, die durch spezifische Enzymdefekte zustande kommen. Ihre Folgen sind Störungen im Abbau der betreffenden Aminosäure, was zur Erhöhung ihrer Plasmakonzentration und zu ihrer Ausscheidung durch die Nieren führt. Je nach der Lage des Enzymdefektes im Abbauweg einer Aminosäure kann es auch zur Anhäufung bestimmter Zwischenprodukte ihres Abbaues im Blut und zu deren Ausscheidung im Harn kommen. Häufig werden auch Nebenwege des Abbaues beschritten, so daß unter derartigen pathologischen Bedingungen ungewöhnliche Stoffwechselprodukte entstehen und ausgeschieden werden, die man beim Gesunden nicht findet. Die unbehandelten Enzymdefekte führen oft infolge toxischer Wirkungen der sich anhäufenden Metabolite zu mangelhafter körperlicher und geistiger Entwicklung. Bei rechtzeitiger Erkennung und gezielter, auf einer bestimmten Diät beruhenden, Therapie, kann in vielen Fällen ein normales Gedeihen der betroffenen Kinder erreicht werden. Manche Aminoacidopathien nehmen einen äußerst schweren Verlauf und führen rasch zum Tod des Patienten. Hierher gehören die *Ornithinämie, Argininämie* und die *Citrullinämie*, da Defekte in den Genen von Enzymen des Harnstoffcyclus sehr oft von einer äußerst ernsten *Hyperammonämie* begleitet sind, von der stark toxische Wirkungen auf das Gehirn ausgehen. In Tab. 18.6 ist eine Auswahl von genetisch bedingten Enzymdefekten im Aminosäurestoffwechsel enthalten.

betroffene Aminosäure	Name der Krankheit	fehlendes Enzym	im Blutplasma vermehrt gefundene Metabolite bzw. Ausscheidungsprodukte
Phenylalanin	Phenylketonurie	Phenylalanin-4-hydroxylase	Phenylalanin, Phenylpyruvat, Phenyllactat, Phenylacetat
Tyrosin	Alkaptonurie	Homogentisat-1,2-dioxidase	Homogentisat
Tyrosin	Tyrosinämie	Tyrosinaminotransferase	Tyrosin
Tyrosin (Tyrosinase-)	Albinismus (Typ I)	Tyrosinase	mangelhafte Bildung von Melanin
Valin	Hypervalinämie	valinspezifische Aminotransferase	Valin
Leucin/Isoleucin	Hyperleucin-/Isoleucinämie	leucin-/isoleucinspezifische Aminotransferase	Leucin, Isoleucin
verzweigte Aminosäuren (Val,Leu,Ile)	Ahornsirupkrankheit, Verzweigtkettenketoacidurie	Verzweigtketten-α-Ketosäuredehydrogenase für Val, Leu, Ile	α-Keto- und α-Hydroxysäuren dieser drei Aminosäuren
Methionin	Homocystinurie	Cystathionin-Synthase	Homocystin
Cystathionin	Cystathioninurie	Cystathionase	Cystathionin
Histidin	Histidinämie	Histidin-Ammoniak-Lyase (Histidase)	Histidin
Histidin	Urocanasemangel	Urocanase	Urocanat
Ornithin	Carbamoylphosphat-Synthetase I-Mangel	Carbamoylphosphat-Synthetase I (mitochondrial)	Hyperammonämie
Ornithin	N-Acetylglutamat-Synthase-Mangel	N-Acetylglutamat-Synthase (mitochondrial)	Hyperammonämie
Ornithin	Ornithintranscarbamoylase-Mangel	Ornithintranscarbamoylase (mitochondrial)	Hyperammonämie
Ornithin	Ornithinämie	Ornithin-δ-Aminotransferase	Ornithin
Citrullin	Citrullinämie	Argininosuccinat-Synthetase	Citrullin, Hyperammonämie
Arginin	Argininämie	Arginase	Arginin
Lysin	Hyperlysinämie, Lysinintoleranz	entweder beide Aktivitäten der L-α-Aminoadipat-Semialdehyd-Synthase oder nur die Lysin-α-Ketoglutarat-Reductase	Lysin, mitunter auch Saccharopin
Saccharopin	Saccharopinämie	Saccharopin-Dehydrogenase	Saccharopin, Lysin, Histidin, Citrullin
Prolin	Hyperprolinämie I	Prolinoxidase	Prolin, Hydroxyprolin, Glycin
Prolin	Hyperprolinämie II	Pyrrolin-5-carboxylat-Dehydrogenase	Pyrrolin-5-carboxylat, Prolin
Prolin, Citrullin, Ornithin	Pyrrolin-5-carboxylat-Synthetase-Mangel	Pyrrolin-5-carboxylat-Synthetase	Hyperammonämie, erniedrigte Plasmaspiegel von Prolin, Ornithin, Citrullin, Arginin

Tab. 18.6: Angeborene Enzymdefekte im Aminosäurestoffwechsel.

Erkrankung	Ausscheidung von	Defekt im Transportsystem
Cystinurie	Cys, Lys, Arg, Ornithin	rBat-B$^{0,+}$
Iminoglycinurie; tritt auch bei dem renotulären Fanconi-Syndrom auf	Pro, Hydroxyprolin, Gly	Prolin-System
HARTNUP-Syndrom	Leu, Ile, Val, Ala, Ser, Thr, Asp, Glu, Phe, Tyr, Trp	multifaktorieller Defekt
Dicarboxyaminoacidurie	Glu, Asp	X_{AG}^--System
Histidinurie	Histidin	?
Lysinurische Protein-Intoleranz	Lys, Arg, Ornithin	y$^+$
Cystinose	Cystin	Lysosomale Speicherkrankheit von Cystin; Efflux von Cystin aus Lysosomen defekt; Ursache des renotubulären Fanconi-Syndroms
Tyrosin (Tyrosinase+)	Albinismus (Typ II), mangelhafte Bildung von Melanin	Transportdefekt für Tyrosin durch die Melanosomenmembran infolge eines Defektes im Tyrosintransporter
Hyperlysinämie	Lysin	Transportdefekt für Lysin in der Mitochondrienmembran

Tab. 18.7: Auswahl genetisch bedingter Aminoacidurien.

18.7.2. Defekte im Membrantransport von Aminosäuren

Ein *genetischer Defekt* in einem der zahlreichen *Membrantransportsysteme* der Aminosäuren (☞ Tab. 18.5) verursacht eine Störung im zellulären Transport dieser Aminosäure bzw. dieser Gruppe von Aminosäuren. In der *Darmmucosa* und im *proximalen Tubulusepithel* der *Nieren* gibt der Defekt Anlaß zu einer mangelhaften intestinalen Resorption und verminderten bzw. völlig fehlenden tubulären Rückresorption der betroffenen Aminosäure(n). Folge ist dann ihre Ausscheidung im Harn.

Bei der *Cystinurie* besteht ein autosomal recessiv vererbbarer Defekt im renalen Rückresorptionssystem von Cystin und den basischen Aminosäuren Lysin, Arginin und Ornithin. Infolge der geringen Löslichkeit von Cystin führt dieser Defekt zur Bildung von cystinhaltigen Blasen- und Nierensteinen. Es gibt drei Formen der *Cystinurie*, die *Cystinurie I, II* und *III*, die durch Mutationen in zwei verschiedenen Genen hervorgerufen werden. Bei der *Cystinurie I* ist das Gen (das sog. SLC3A1-Gen; lokalisiert auf Chromosom 2p16.3) des *Aminosäuretransportproteins rBat* betroffen (☞ Tab. 18.7). Bei homozygoten Cystinurie I-Patienten kommt es zu einer Ausscheidung beträchtlicher Mengen der genannten Aminosäuren. Bei den *Formen II* und *III* der *Cystinurie* findet man Mutationen im SLC7A9-Gen, das auf Chromosom 19q13.1 lokalisiert ist und die Untereinheit $B^{0,+}$ von rBat codiert, die zusammen mit rBat ein heterodimeres Transportprotein bildet. rBat und $B^{0,+}$ werden in der Niere, der Leber, dem Dünndarm und der Placenta exprimiert. Das *normale $B^{0,+}$* allein ist unfähig, Aminosäuren transmembranal zu transportieren sondern braucht dazu rBat. Die beiden Untereinheiten sind durch eine Disulfidbrücke untereinander verbunden.

Von der Cystinurie ist die autosomal recessiv vererbbare *Cystinose* klar abgegrenzt. Die Cystinose ist eine lysosomale Speicherkrankheit von Cystin, die durch einen *lysosomalen Transportdefekt* von *Cystin* entsteht. Das Gen codiert ein Protein der Lysosomenmembran, das für den Cystintransport aus den Lysosomen in das Cytosol verantwortlich und durch ATP stimulierbar ist. Die Akkumulation und die *Auskristallisation* des *schwerlöslichen Cystins* führt zur *Zerstörung aller Gewebe* des Körpers. Die Zerstörung der Tubulusepithelien verursacht eine Tubulopathie mit Glucosurie, Proteinurie und Aminoacidurie. Der der Cystinose zugrundeliegende genetische Defekt verursacht die verbreitetste Form des *renotubulären Fanconi-Syndroms*.

Die *Hartnup-Krankheit* ist durch einen pellagraähnlichen, lichtempfindlichen Hautausschlag und eine Beeinträchtigung der Bewegungsabläufe sowie eine *emotionale Instabilität* und *Aminoacidurie* gekennzeichnet. Der Defekt kann sowohl den intestinalen als auch den renalen Transport von neutralen Aminosäuren oder auch nur eines der beiden Systeme betreffen. Letzteres weist auf die genetische Heterogenität der Erkrankung hin. Offenbar ist die Erkrankung polygenen Ursprungs.

18.8. Aminosäure- und Proteinstoffwechsel der Leber

Der hepatische Aminosäurestoffwechsel. Die Leber spielt im Aminosäurestoffwechsel des Organismus eine zentrale Rolle. Nach der Verdauung der Nahrungsproteine und der Resorption der Aminosäuren gelangen diese über die Pfortader in die Leber. Im Pfortaderblut ist die Aminosäurekonzentration nach einer proteinreichen Mahlzeit hoch, der größte Teil von ihnen (etwa 80 %) wird von der Leber aufgenommen. Der Rest (vor allem die verzweigtkettigen Aminosäuren) passiert die Leber und wird hauptsächlich von der Muskulatur aufgenommen. Die Charakteristika des *hepatischen Aminosäure-* und *Eiweißstoffwechsels* sind:

1. Synthese von Leber- und Blutplasmaproteinen

2. oxidative Desaminierung und Transaminierung

3. spezifische enzymatische Umwandlungen von Aminosäuren

4. β-Oxidation ihres Kohlenstoffskelettes und Umwandlung in Fettsäuren bzw. Abbau zu Ketonkörpern (ketogene Aminosäuren)

5. Umwandlung von Aminosäuren in Glucose und Glycogen (glucogene Aminosäuren, vor allem Alanin)

6. Bildung von Harnstoff

7. Nutzung eines Teils des durch oxidative Desaminierung und Dehydratisierung von Aminosäuren freigesetzten NH_4^+ zur Bildung von Glutamat und Glutamin.

Die Verteilung der Aminosäuren auf die einzelnen Wege hängt vom Alter, dem Ernährungszustand, dem Proteingehalt der Nahrung, der Zufuhr von Energieträgern (Kohlenhydrate, Fette), dem Hormonmilieu und anderen Faktoren ab (☞ Abb. 18.49).

Einflüsse auf die Bildung von Harnstoff. Das Ausmaß der Harnstoffbildung hängt von der täglich aufgenommenen Eiweißmenge und dem hormonalen Milieu des Organismus ab. Eine große Eiweißaufnahme führt innerhalb von wenigen Tagen zu einer Steigerung des Gehaltes der Leber an allen Enzymen des Ornithincyclus. *Geschwindigkeitsbestimmend* für die *Harnstoffsynthese* ist die *Bereitstellung* von *Ornithin*. Die Ornithinbildung wird bei proteinreicher Nahrung infolge gesteigerter Zufuhr von Arginin erhöht. Die *Ornithintranscarbamoylase* ist in der normalen Leber mit Ornithin nicht gesättigt, so daß Erhöhungen in der Ornithinanlieferung in erhöhten Durchsatzgeschwindigkeiten des Ornithins durch den Harnstoffcyclus resultieren.

Der hepatische Eiweißstoffwechsel. Die Leber weist einen intensiven Eiweißstoffwechsel auf. Zusätzlich zu den eigenen, für die Funktionen der Leber notwendigen Eiweißen, synthetisiert sie den größten Teil der Plasmaproteine: Albumin (täglich 12 g), Fibrinogen (täglich 2 g), Prothrombin und die anderen Blutgerinnungsfaktoren sowie Coeruloplasmin, Transferrin und weitere α- und β-Globuline. Die *Immunglobuline* (γ-Globuline) werden *nicht* in der Leber, sondern in den aus den *B-Lymphocyten* entstehenden *Plasmazellen* synthetisiert.

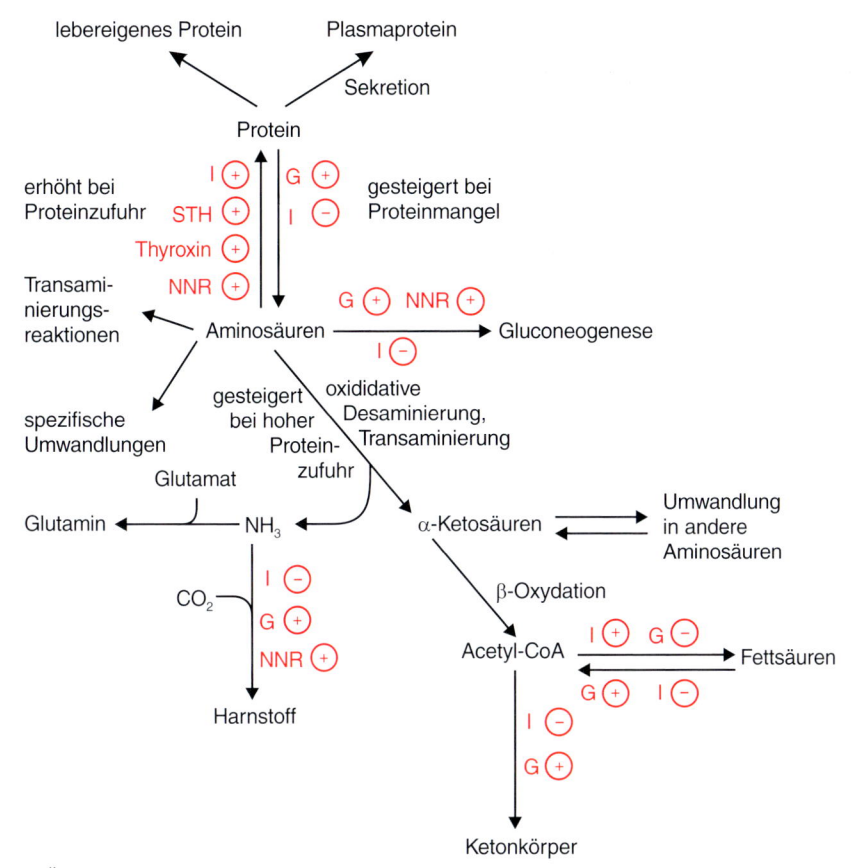

Abb. 18.49: Übersicht über den Aminosäurestoffwechsel der Leber (STH: Wachstumshormon, NNR: Glucocorticoide, I: Insulin, G: Glucagon; + bedeutet Förderung und - Hemmung des jeweiligen Prozesses durch das Hormon).

Hormonale Einflüsse auf den hepatischen Eiweißstoffwechsel. Ein *Insulinmangel* verursacht eine drastische Erniedrigung der Albuminsynthese und der Albuminsekretion. Insulinzufuhr behebt diese Schäden verhältnismäßig schnell. Bei Insulinmangel ist die Bildung der Albumin-mRNA erniedrigt, so daß die Albuminsynthese in der diabetischen Leber wesentlich langsamer als in der normalen Leber verläuft. *Hypophysektomie* und *Thyreoidektomie* führen ebenfalls zu deutlichen Erniedrigungen der hepatischen Proteinsynthese, die durch Somatotropin- bzw. Thyroxin-Zufuhr zu beheben ist. Glucagon steigert den hepatischen Eiweißabbau.

18.9. Aminosäure- und Proteinstoffwechsel des Muskels

Der Aminosäurestoffwechsel des Muskels ist durch vier Besonderheiten gekennzeichnet.

1. Der Skelett- und Herzmuskel sind die bevorzugten Orte für die Transaminierung der verzweigtkettigen Aminosäuren Valin, Leucin und Isoleucin. Nach deren Transaminierung mit α-Ketoglutarat gibt der Muskel die aus diesen drei Aminosäuren entstehenden α-Ketosäuren rasch ab. Sie gelangen in die Leber, in der sie mitochondrial oxidiert werden

2. Die drei genannten verzweigtkettigen Aminosäuren haben regulatorische Bedeutung für den Eiweiß- und Glucosestoffwechsel des Muskels: sie stimulieren - vor allem im diabetischen Muskel - die Proteinsynthese und hemmen den Proteinabbau; außerdem hemmen sie (vor allem das Leucin) die Glucoseverwertung des Muskels und fördern die Abgabe von Lactat und Pyruvat, die der hepatischen Gluconeogenese dienen. *Leucin* fördert überdies den *Glucose-Alanin-Cyclus* (☞ Abb. 16.28).

3. Der Muskel synthetisiert Glutamin aus Glutamat und NH₃ (dieses entsteht durch oxidative Desaminierung von 5'-AMP und von Aminosäuren) und gibt das Glutamin an das Blut ab. Obwohl die *Glutaminsynthetase*, auf die Gewichtseinheit bezogen, im Muskel eine geringere Aktivität als in der Leber hat, ist die Menge gebildeten Glutamins im Muskel infolge seiner größeren Masse höher als in der Leber. Das an das Blut abgegebene Glutamin wird vorwiegend von der Dünndarmschleimhaut zur Energiegewinnung verwertet. Die von den Mucosazellen abgegebenen Produkte (NH₃, Alanin, Citrullin und Prolin) gelangen durch die Pfortader in die Leber und werden von ihr zur Bildung von Harnstoff und Glucose verwertet. Bei Acidose extrahieren auch die Nieren Glutamin aus dem Kreislauf und verwenden dessen Kohlenstoffkette zur Gluconeogenese und seine NH₂-Gruppen zur Ausscheidung von NH_4^+-Ionen als Verteidigungsmaßnahme gegen die Acidose

4. Im postabsorptiven Zustand und bei mehrtägiger Nahrungskarenz sowie bei Arbeitsleistung steigt die *muskuläre Proteolyse* an. Dies führt zur Abgabe von Aminosäuren aus den Muskelzellen. Mehr als die Hälfte des abgegebenen α-Aminostickstoffs entfällt dabei auf das *Alanin*. Der Anteil des *Alanins* an der von der Muskelzelle unter diesen Bedingungen freigesetzten Aminosäuremischung ist wesentlich höher als der Alaningehalt der Muskelproteine. Daraus folgt, daß Alanin in der Muskelzelle auch aus anderen Quellen entstehen muß. Hierfür kommen vorwiegend Glutamat, Aspartat und Leucin sowie Pyruvat in Betracht (☞ Abb. 18.50). Das bei Desaminierung von 5'-AMP zu 5'-IMP freiwerdende Ammoniak gelangt über Glutamat in das Pyruvat, welches dabei in Alanin übergeht und in die Leber transportiert wird. Die Desaminierung von 5'-AMP und die Pyruvatbildung, dadurch auch die Synthese von Alanin, sind im arbeitenden Muskel gesteigert. *Alanin* ist die *Vehikelsubstanz* für die Aminogruppen und die Kohlenstoffskelette der meisten durch Proteolyse im Muskel freigesetzten Aminosäuren in die Leber. Letztere hat die Fähigkeit, bestimmte Aminosäuren, darunter auch Alanin, aus dem Blut bevorzugt zu extrahieren. Das *Alanin* ist ein wichtiges Substrat für die *hepatische Gluconeogenese*. Seine Aminogruppe mündet in die Harnstoffbildung ein.

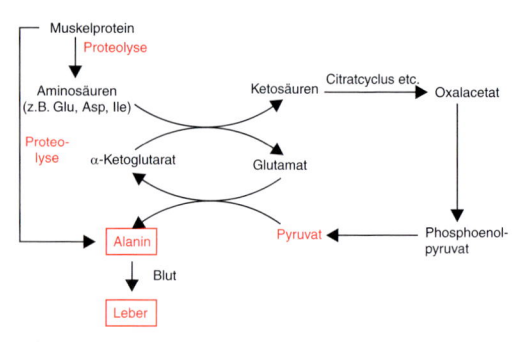

Abb. 18.50: Bildung von Alanin im Muskel.

Die Proteine des Muskels unterliegen einem permanenten, durch Hormone kontrollierten, Umsatz. Die proteolytischen Systeme des Muskels bauen ständig Proteine zu Aminosäuren ab, die wiederum zur Proteinresynthese benutzt werden. Darüber hinaus nimmt der Muskel aus dem Blut kontinuierlich Aminosäuren zur Synthese von Muskelproteinen auf. *Insulin* fördert die Proteinsynthese im Muskel. Durch Unterdrückung der Autophagie hemmt es außerdem den Proteinabbau im Skelett- und Herzmuskel. Im *Hungerzustand* und im *Diabetes mellitus* ist die *Proteinsynthese* im Muskel, insbesondere die der *myofibrillären Proteine, vermindert* und der *Proteinabbau erhöht*. Im Herzmuskel und im Skelettmuskel kommt es bei Insulinmangel zu einem *dramatischen Ribosomenabbau*. Zufuhr von Insulin stoppt diesen Prozeß sofort und führt zu einer Erhöhung der Synthese ribosomaler und anderer Proteine. Die Wirkungen des *Cortisols* auf den Skelett- und Herzmuskel sind denen vergleichbar, die bei *Insulinmangel* beobachtet werden. Hinzu kommt, daß Cortisol eine Insulinresistenz im Muskel hervorruft. *Cortisol hemmt* die *Proteinsynthese* und *fördert* den muskulären *Proteinkatabolismus*. Die freigesetzten Aminosäuren dienen als Substrate für die hepatische (*Alanin*) und die renale Gluconeogenese (*Glutamin*). *Somatotropin* (Wachstumshormon) *fördert* die *Proteinsynthese* im Muskel.

19. Stoffwechsel der Nucleinsäuren und Nucleotide

19.1. Synthese der Purin- und Pyrimidinnucleotide

19.1.1. Synthese der Purinnucleotide

Der Mensch ist in der Lage, die Purin- und Pyrimidinbasen selbst in ausreichenden Mengen zu synthetisieren. Die vier Stickstoffatome des *Puringerüstes* stammen aus Aspartat, Glycin und Glutamin, seine *fünf Kohlenstoffatome* aus Glycin, Formiat und HCO_3^- (☞ Abb. 19.1). Die heterocyclischen Systeme der *Purine* und *Pyrimidine* werden *nicht* in *freier Form*, sondern als *Nucleotide* synthetisiert.

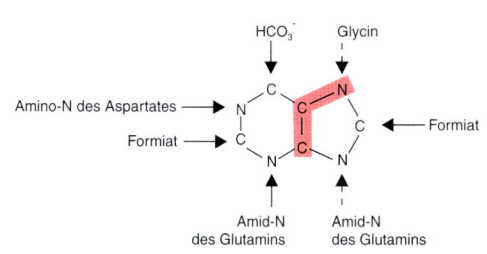

Abb. 19.1: Herkunft der Ringatome des Puringerüstes.

Abb. 19.2: Bildung von 5-Phosphoribosyl-1-pyrophosphat (PRPP) aus Ribose-5-phosphat und ATP.

Die Biosynthese von 5'-IMP. Der Syntheseweg des IMP geht vom *5-Phosphoribosyl-1-pyrophosphat* (PRPP) aus, das, katalysiert durch die *5-Phosphoribosyl-1-pyrophosphat-Synthetase* (PRPP-Synthetase), aus Ribose-5-phosphat und ATP unter Freisetzung von AMP entsteht (☞ Abb. 19.2). Dabei wird der Pyrophosphatrest des ATP auf das C1-Atom von Ribose-5-phosphat übertragen. PRPP ist nicht nur für die Purinnucleotidsynthese, sondern auch für die Synthese der Pyrimidinnucleotide und für eine Reihe weiterer Reaktionen im Purin- und Pyrimidinstoffwechsel erforderlich. In der Synthesekette des 5'-IMP folgen *zehn Reaktionsschritte* (☞ Abb. 19.3 und Abb. 19.4):

1. auf das PRPP wird der Amido-Stickstoff des Glutamins unter Bildung von *5-Phosphoribosylamin* übertragen. Das zuständige Enzym ist die *Glutamin-PRPP-Amidotransferase*, die als erstes Enzym der Biosynthesekette der Purinnucleotide die Geschwindigkeitskontrolle über den Gesamtprozeß ausübt

2. mit Hilfe von ATP wird auf die Aminogruppe des Phosphoribosylamins Glycin übertragen und dabei *Glycinamidribonucleotid* gebildet

3. an die Aminogruppe des Glycinamidribonucleotids wird ein Formylrest angehängt, der vom N^{10}-Formyl-Tetrahydrofolat (N^{10}-Formyl-THF) als Formyldonor stammt (Bildung von *Formylglycinamidribonucleotid*)

4. es folgt wieder eine Reaktion mit Glutamin, dessen Säureamidgruppe unter ATP-Verbrauch auf das Formylglycinamidribonucleotid übertragen wird; dabei entsteht *Formylglycinamidinribonucleotid*

5. in einer ATP-verbrauchenden Reaktion kommt es zum Ringschluß, wobei *5-Aminoimidazolribonucleotid* gebildet wird

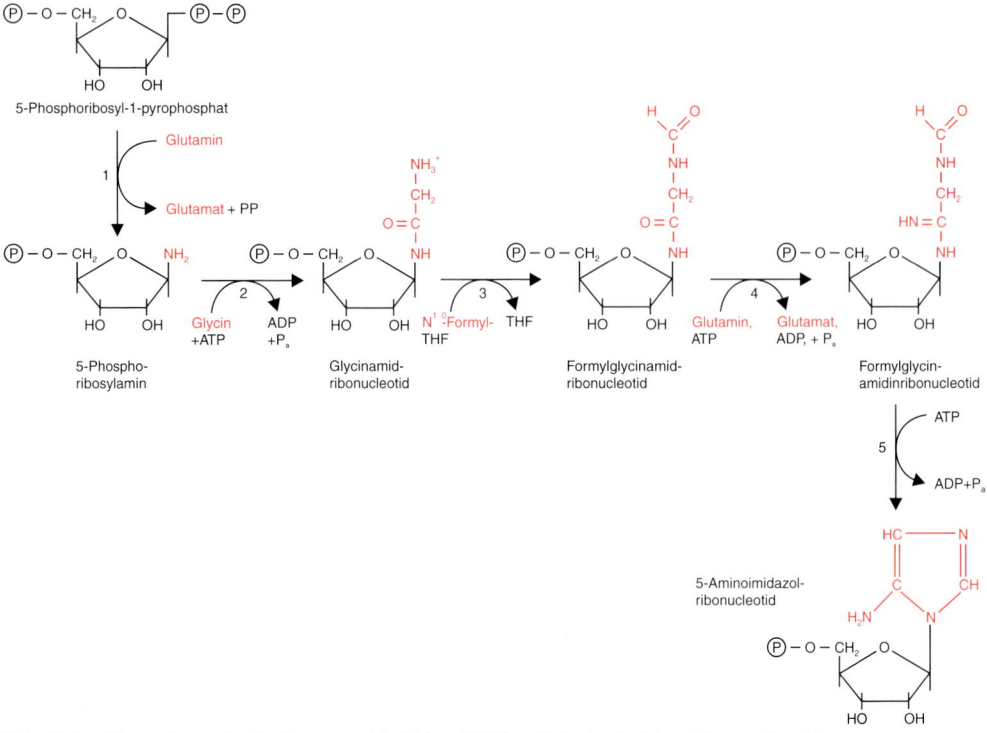

Abb. 19.3: Biosynthese der Purinnucleotide I: Vom PRPP zu 5-Aminoimidazolribonucleotid.

6. der Imidazolring wird carboxyliert und dabei *5-Aminoimidazol-4-carboxylatribonucleotid* gebildet (☞ Abb. 19.4)

7. unter ATP-Verbrauch wird Aspartat an die in Schritt 6 entstandene Carboxylgruppe säureamidartig gebunden und *5-Aminoimidazol-4-N-succinocarboxamidribonucleotid* gebildet

8. unter Abspaltung von Fumarat entsteht daraus *5-Aminoimidazol-4-carboxamidribonucleotid*

9. auf die 5-Aminogruppe wird der Formylrest von N^{10}-Formyl-THF übertragen; es entsteht *5-Formamidoimidazol-4-carboxamidribonucleotid*

10. unter Wasserabspaltung wird der Purinring geschlossen und 5'-IMP gebildet.

Synthese von 5'-AMP und 5'-GMP aus 5'-IMP. 5'-IMP ist Ausgangssubstrat für die Synthese von AMP und GMP (☞ Abb. 19.5):

1. *Synthese von Adenosin-5'-monophosphat (5'-AMP):*

- in einer GTP-abhängigen Reaktion entsteht durch Anlagerung von Aspartat an IMP das Adenylosuccinat

- unter Abspaltung von Fumarat entsteht daraus *Adenosin-5'-monophosphat* (5'-AMP).

2. *Synthese von Guanosin-5'-monophosphat (5'-GMP):*

- durch die NAD^+-abhängige IMP-Dehydrogenase entsteht aus 5'-IMP das *Xanthosin-5'-phosphat*; das Enzym dehydrogeniert die hydratisierte Form des 5'-IMP

- aus diesem wird unter Verbrauch von Glutamin und ATP *Guanosin-5'-monophosphat* (5'-GMP) gebildet.

Regulation der Purinnucleotidsynthese. Die Geschwindigkeit der Purinsynthese unterliegt einer Selbstregulation, die auf *negativer Rückkopplung* und *stöchiometrischer Kopplung* beruht:

1. IMP, AMP und GMP sowie ADP und GDP hemmen die Synthese von PRPP aus ATP und Ribose-5-phosphat durch *allosterische Hemmung* der *PRPP-Synthetase*; dies ist eine *Rückkopplungskontrolle* zur einleitenden Reaktion der Biosynthesekette der Purinnucleotide

19.1. Synthese der Purin- und Pyrimidinnucleotide

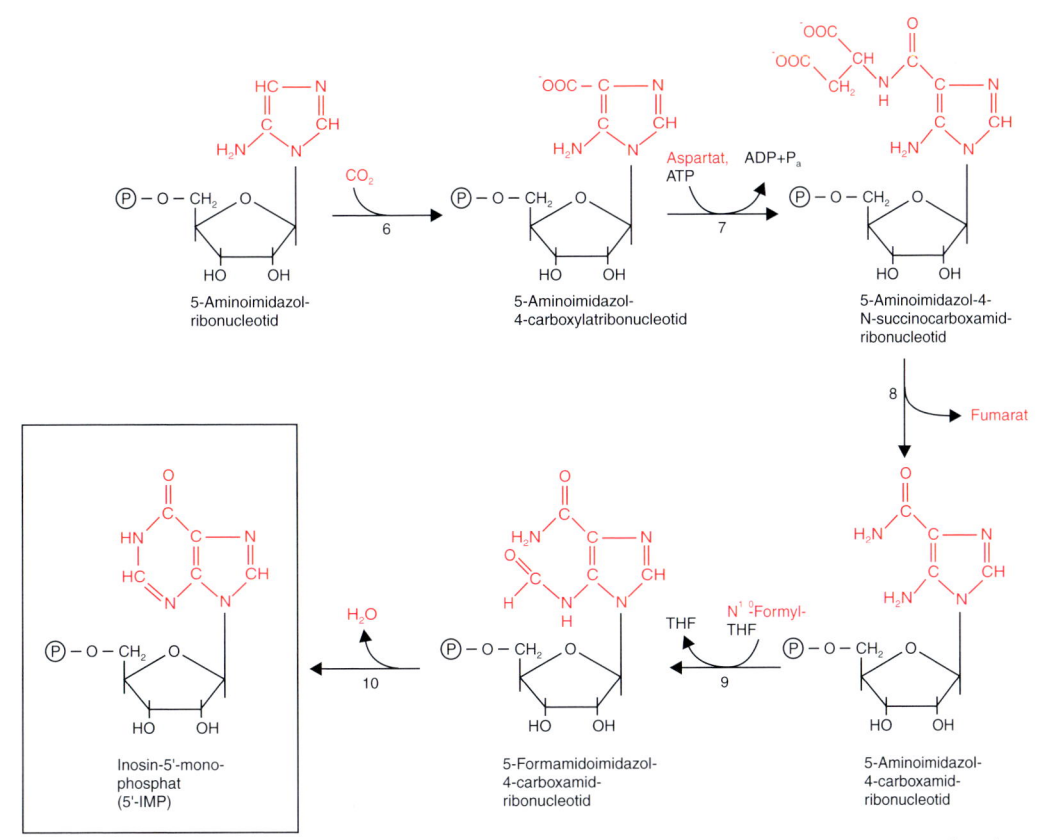

Abb. 19.4: Biosynthese der Purinnucleotide II: Vom 5-Aminoimidazolribonucleotid zu Inosin-5´-monophosphat.

2. *GMP* hemmt die *IMP-Dehydrogenase*, die die Bildung seines Vorläufers Xanthosinphosphat aus IMP katalysiert; da dadurch der vom IMP zum AMP führende Weg nicht beeinflußt wird, resultiert eine differentielle Regulation der *GMP-Biosynthese* (☞ Abb. 19.5)

3. alternativ dazu hemmt *AMP* die Bildung seines Vorläufers, des Adenylosuccinats, durch Hemmung der *Adenylosuccinatsynthetase*; dabei wird die Bildung von GMP nicht beeinflußt (☞ Abb. 19.5)

4. zur Synthese von AMP aus IMP ist ein Molekül GTP und, alternativ dazu, zur Synthese von GMP aus IMP, ein Molekül ATP erforderlich; dadurch entsteht eine *stöchiometrische Kopplung*, die zu einer aufeinander abgestimmten Synthese von AMP und GMP beiträgt.

Es gibt einen Defekt in der Rückkopplungsempfindlichkeit der allosterischen PRPP-Synthetase. Es wurde eine *genetisch bedingte Erkrankung* gefunden, die durch *Purinüberproduktion*, *Gicht* und *Harnsäuresteinbildung* gekennzeichnet ist. Bei den betroffenen Patienten ist die *PRPP-Synthetase rückkopplungsresistent* und weist deshalb eine *Hyperaktivität* auf. Während die PRPP-Synthetase gesunder Menschen durch ADP und GDP gehemmt wird, sind diese Nucleotide auf das Enzym der betreffenden Kranken wirkungslos. Deshalb kommt es bei ihnen zu einer vermehrten Produktion von PRPP. Da normalerweise der intrazelluläre PRPP-Spiegel unterhalb der Michaelis-Konstante der Glutamin-PRPP-Amidotransferase für PRPP liegt, führt die Überproduktion dieses Metaboliten zu einer Aktivitätssteigerung des Enzyms und damit zu einer Steigerung der Purinsynthesegeschwindigkeit.

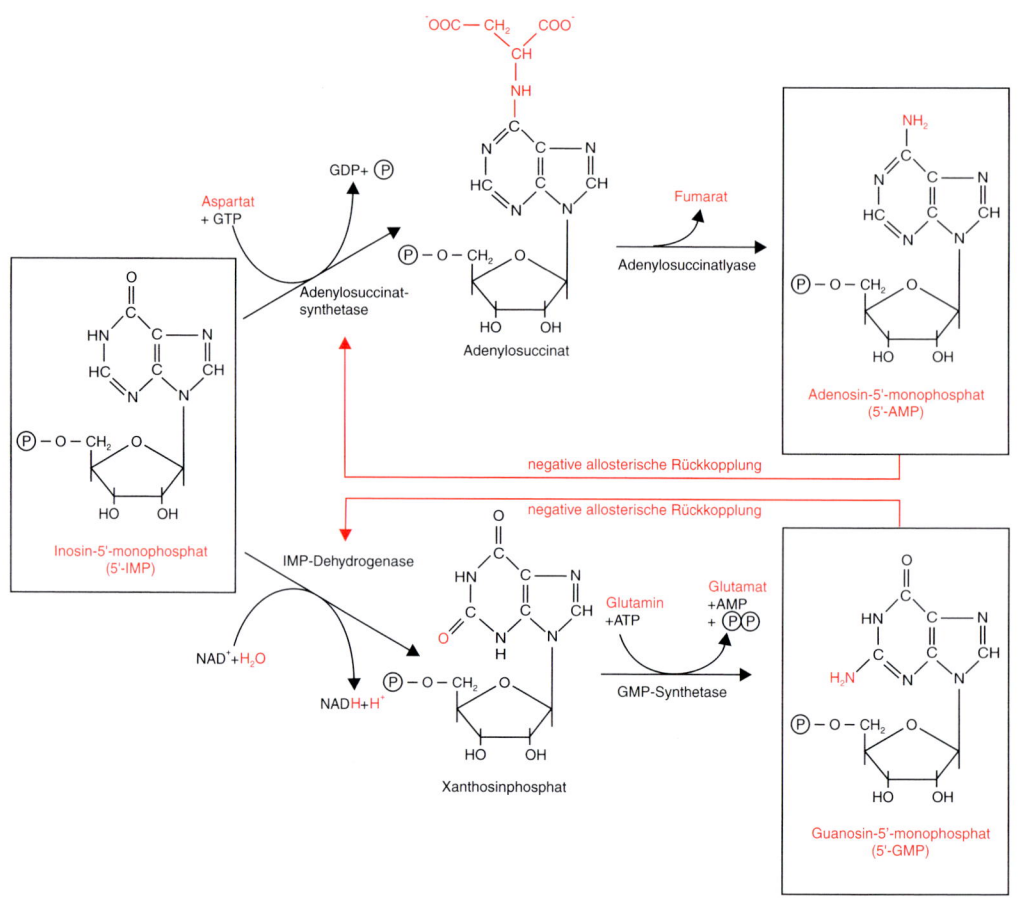

Abb. 19.5: Biosynthese der Purinnucleotide III: Vom Inosin-5´-monophosphat zu Adenosin-5´-monophosphat und Guanosin-5´-monophosphat.

19.1.2. Synthese der Pyrimidinnucleotide

Synthese von Uridin-5'-monophosphat (5'-UMP). Ausgangssubstrat der Biosynthese der Pyrimidinnucleotide ist das *Carbamoylphosphat*, ein Metabolit, der uns schon von der Citrullinsynthese her bekannt ist. Die für die Citrullinsynthese im Harnstoffcyclus verantwortliche *Carbamoylphosphat-Synthetase I* ist ein mitochondriales Enzym der Leber und verbraucht NH_3 als Stickstoffquelle, während die für die Pyrimidinsynthese zuständige *Carbamoylphosphat-Synthetase II* im Cytosol aller Zellen vorkommt und Glutamin als N-Donor benötigt. Die Pyrimidinsynthese gliedert sich in folgende Schritte (☞ Abb. 19.6):

1. *Synthese von Carbamoylphosphat*: diese erfolgt unter Verbrauch von zwei Molekülen ATP aus HCO_3^- und der Amidgruppe des Glutamins

2. *Synthese von Carbamoylaspartat*: Carbamoylphosphat reagiert mit Aspartat unter Bildung von *Carbamoylaspartat*. Das Enzym heißt *Aspartattranscarbamoylase* (☞ auch Abb. 7.16)

3. *Ringschluß zu Dihydroorotat:* unter Wasserabspaltung entsteht, katalysiert durch die *Dihydroorotase*, das *Dihydroorotat*

4. das Dihydroorotat wird durch die NAD^+-abhängige *Dihydroorotatdehydrogenase* zu *Orotat* dehydrogeniert

5. aus Orotat wird, katalysiert durch die *Orotat-Phosphoribosyltransferase* und unter Verbrauch von PRPP, *Orotidin-5'-phosphat* gebildet

6. letzteres geht, katalysiert durch die *Orotidylatdecarboxylase*, in Uridin-5'-phosphat (5'-UMP) über.

19.1. Synthese der Purin- und Pyrimidinnucleotide

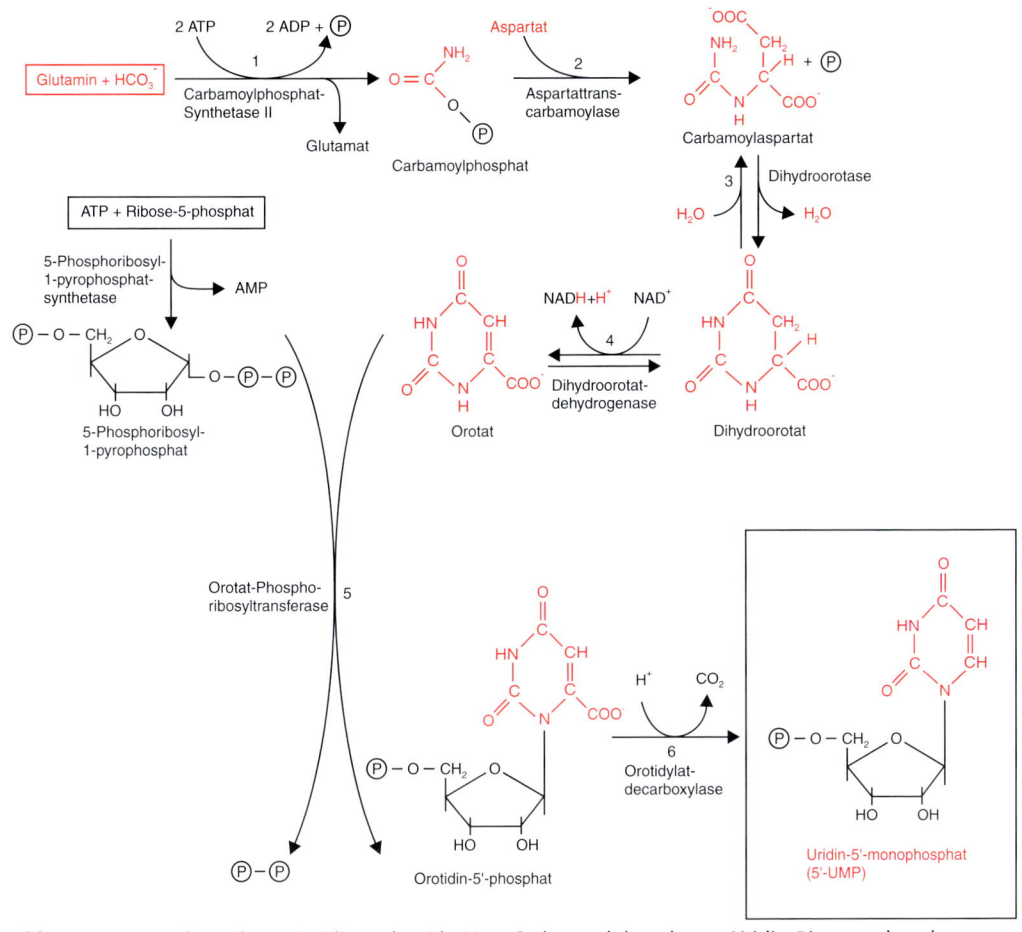

Abb. 19.6: Biosynthese der Pyrimidinnucleotide: Vom Carbamoylphosphat zu Uridin-5´-monophosphat.

In Säugetiergeweben sind die drei Enzyme *Carbamoylphosphatsynthetase II*, *Aspartattranscarbamoylase* und die *Dihydroorotase* auf einer *einzigen Polypeptidkette* lokalisiert. Sie stellen demzufolge ein multifunktionelles Enzym dar (*3-Domänenenzym*). Auch die *Orotat-Phosphoribosyltransferase* und die *Orotidylatdecarboxylase* sind zu einer einzigen Polypeptidkette vereinigt (*2-Domänenenzym*).

Regulation der Pyrimidinnucleotidsynthese. Die für die Citrullinsynthese erforderliche intra- und die für die Pyrimidinsynthese notwendige extramitochondriale Synthese von Carbamoylphosphat verlaufen unabhängig voneinander, da Carbamoylphosphat nicht in der Lage ist, die innere Mitochondrienmembran zu durchdringen. Bei *Säugetieren* wird die *Carbamoylphosphat-Synthetase II* als erstes Enzym des Pyrimidinnucleotidsyntheseweges allosterisch durch UTP, dem Endprodukt der Synthesekette, gehemmt (☞ Abb. 19.7). Bei *E. coli* ist das CTP allosterischer Endproduktinhibitor der Aspartattranscarbamoylase (☞ Abb. 7.16).

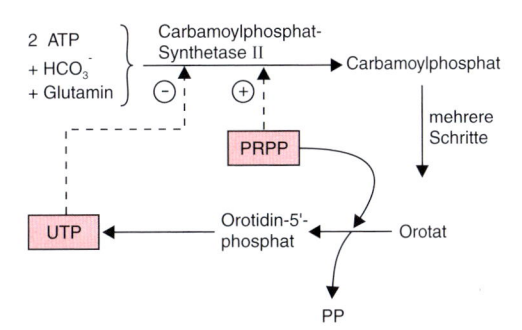

Abb. 19.7: Positive und negative allosterische Rückkopplungen in der Biosynthesekette von UTP aus ATP, HCO_3^- und Glutamin (Säugetiere).

Reaktion	Bedeutung im Stoffwechsel	Auffindung im Text
Bildung von 5'-Phosphoribosylamin	Purinnucleotidsynthese	Kap. 19.1.1.
Bildung von Nucleotiden	Synthese von Nucleotiden und Nucleotidcoenzymen	Kap. 19.1.3.
Bildung von Orotidin-5'-phosphat	Synthese von Pyrimidinnucleotiden	Kap. 19.1.2.
HGPRT und APRT	Bergungsstoffwechsel	Kap. 19.4.

Tab. 19.1: PRPP-verbrauchende Stoffwechselwege.

Dadurch erfolgt eine Selbstregulation der Pyrimidinsynthese, so daß eine Anhäufung des Endproduktes verhindert wird. Andererseits ist PRPP, das für die Umwandlung von Orotat in Orotidin-5'-phosphat erforderlich ist, ein *allosterischer Aktivator* der *Carbamoylphosphat-Synthetase II*, so daß dieses Enzym unter doppelter Kontrolle steht, nämlich 1. Hemmung durch UTP und 2. Aktivierung durch PRPP. Die Aktivierung des Enzyms durch PRPP ist sinnvoll, da dadurch die Purin- und Pyrimidinnucleotidsynthese, die beide PRPP-abhängig sind, koordiniert werden. Wird die Purinnucleotidsynthese bei Bedarf von Purinnucleotiden gesteigert, so bewirkt das dafür erforderliche PRPP auf allosterischem Wege auch eine Stimulierung der Pyrimidinnucleotidsynthese. Diese Abstimmung ist eine wichtige Voraussetzung für die geordnete Biosynthese der Nucleinsäuren, da dadurch das Verhältnis der Purin- zu den Pyrimidinnucleotiden kontrolliert wird. PRPP ist ein zentraler Metabolit im Intermediärstoffwechsel, der auch für andere Reaktionen gebraucht wird (☞ Tab. 19.1).

19.1.3. Aus Nucleosidmonophosphaten entstehen weitere Metabolite

Phosphorylierung der gebildeten Nucleosidmonophosphate durch ATP. UMP und andere Nucleosidmonophosphate werden zur Vorbereitung weiterer Umwandlungen auf Nucleotidebene sowie zur Produktion von Substraten der DNA- und RNA-Polymerasen durch *Nucleosidmonophosphat-* und *Nucleosiddiphosphatkinasen* unter ATP-Verbrauch zu den jeweiligen Di- bzw. Triphosphaten phosphoryliert, z.B.

$$UMP + ATP \rightleftharpoons UDP + ADP$$

$$UDP + ATP \rightleftharpoons UTP + ADP$$

Die Komponenten des *Adenylsäuresystems* (AMP, ADP und ATP) stehen durch die sehr aktive *Adenylatkinase* untereinander im Gleichgewicht (☞ Kap. 14.):

$$AMP + ATP \rightleftharpoons 2\ ADP$$

Bildung von CTP aus 5'-UMP. Zunächst wird 5'-UMP unter Verbrauch von zwei Molekülen ATP in UTP umgewandelt (☞ Abb. 19.8). Aus UTP entsteht, katalysiert durch die Cytidin-5'-triphosphat-Synthetase, CTP. Als Lieferant der Aminogruppe am C-Atom 6 dient die Säureamidgruppe des Glutamins.

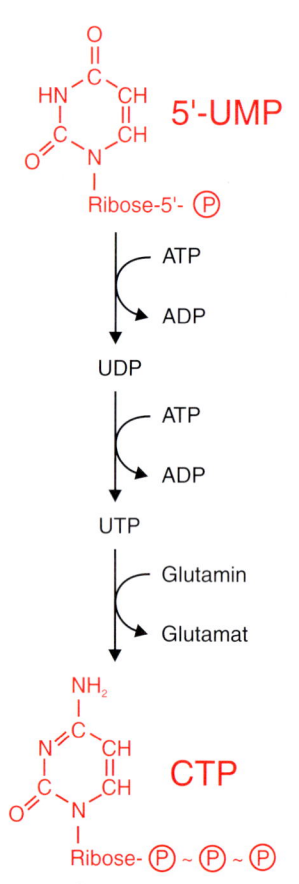

Abb. 19.8: Biosynthese von CTP aus 5'-UMP.

19.1. Synthese der Purin- und Pyrimidinnucleotide

Abb. 19.9: Biosynthese von NAD⁺.

Synthese von NAD⁺. Die Synthese von NAD^+ (bzw. $NADP^+$) geht von der Nicotinsäure und PRPP aus (☞ Abb. 19.9). An diese Reaktion schließt sich die Bildung von *Nicotinsäure-adenindinucleotid* an. Die Nicotinsäure erhält die Amidgruppe zur Bildung von NAD^+ erst in der dritten Stufe der NAD^+-Synthese. Amid-Donor ist Glutamin. Mit Hilfe der NAD^+-Kinase entsteht, unter Verbrauch von ATP, aus dem NAD^+ das $NADP^+$.

Bildung der Desoxyribonucleotide. *Desoxyribonucleotide* werden auf der Stufe der *Ribonucleosiddiphosphate* durch Reduktion gebildet. Die Reduktion erfolgt am C-Atom 2' der Ribose eines Ribonucleosiddiphosphates unter Bildung des jeweiligen *2'-Desoxyribonucleosiddiphosphates* (☞ Abb. 19.10).

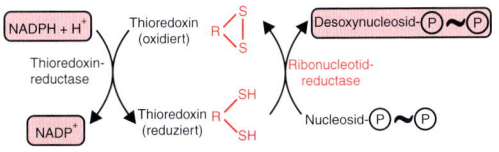

Abb. 19.10: NADPH-abhängige Reduktion eines Ribonucleosiddiphosphates zu 2´-Desoxyribonucleosiddiphosphat durch die Ribonucleotidreductase. Die Reaktion wird durch Thioredoxin vermittelt.

Die diese Reaktion katalysierenden Enzyme werden *Ribonucleotidreductasen* genannt. Sie lassen sich in *vier Klassen*, je nach der Natur ihres Metallcofaktors (Fe^{3+}, Adenosyl-Cobalamin, Mangan-Ionen, Fe-S-Cluster) untergliedern. Wir betrachten die zur Klasse I gehörenden *Ribonucleotidreductasen* der *Säugetiere* und von *E. coli*. Das Enzym besteht aus zwei nichtidentischen Untereinheiten, R1 und R2, die jeweils paarweise vertreten sind. Die Summenformel des Enzyms ist demzufolge $(R1R2)_2$. R1 ist die katalytische Untereinheit. Sie enthält die Substratbindungsstelle und zwei Paare, für die Reaktion unentbehrliche, Sulfhydrylgruppen. Diese liegen bei Reaktionsbeginn in Form von zwei Disulfidgruppen vor (☞ Abb. 19.11A). R2 ist die kleinere Untereinheit. Sie enthält Fe^{3+} als Metallcofaktor, das an ein Tyrosylradikal gebunden ist. Der *Tyrosylradikal-Fe^{3+}-Komplex* löst eine Radikalkettenreaktion aus, die über eine relativ lange Distanz entlang der Polypeptidkette der Untereinheit R2 zur Untereinheit R1 läuft und auf dieser zur Bildung eines kurzlebigen Schwefelradikals (*Thiylradikal, Cys˙*) führt.

Die Reduktion der Ribonucleosiddiphosphate geht unter Verbrauch von NADPH vor sich. Als Elektronenüberträger fungiert ein niedermolekulares Eiweiß (M_r 12.000), das *Thioredoxin* (☞ Abb.

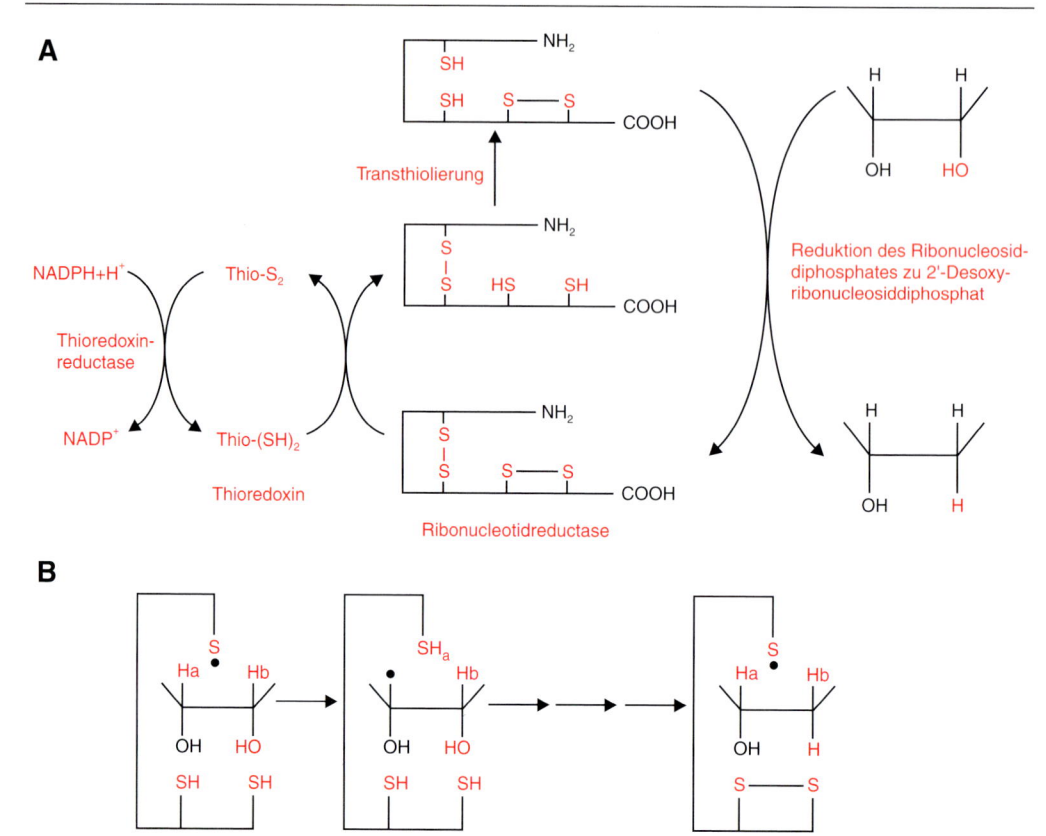

Abb. 19.11: Mechanismus der Reduktion von Ribonucleosiddiphosphat zu 2´-Desoxyribonucleosiddiphosphat. A: Reduktions-Oxidationsreaktionen am Thioredoxin und an der Ribonucleotidreductase. B: Radikalmechanismus der Ribonucleosiddiphosphat-Reduktion mit dem Thiylradikal (mit freundlicher Genehmigung von P. Reichard, TIBS, 22, 81-85 (1997).

19.10). Die Elektronenübertragung vom NADPH auf das Thioredoxin wird durch die FAD-abhängige *Thioredoxinreductase* katalysiert. Vom reduzierten Thioredoxin übernimmt die *Ribonucleotidreductase* die Elektronen und reduziert in einer Mehrschrittreaktion die Ribosylgruppe im Ribonucleosiddiphosphat zur 2'-Desoxyribosylgruppe (☞ Abb. 19.11A und B). Von den zwei Disulfidgruppen auf der Untereinheit R1 wird eine durch das reduzierte Thioredoxin reduziert. Die zwei entstehenden Cysteinylgruppen reduzieren dann die zweite Disulfidgruppe und werden dabei selbst wieder oxidiert (Transthiolierung; ☞ Abb. 19.11A). Danach werden die Elektronen auf das Ribonucleosiddiphosphat übertragen und dessen 2'-Ribosylgruppe zu 2'-Desoxyribosyl reduziert. Die Elektronenübertragung erfolgt durch einen *Radikalmechanismus* (☞ Abb. 19.11B). Ein durch das *Tyrosylradikal* (s.o.) gebildetes Schwefelradikal (S·, *Thiylradikal*) entzieht dem 3'-C-Atom der Ribose ein H-Atom (Ha) und hinterläßt ein 3'-Ribosylradikal ("aktiviertes Substrat"), das von den zwei SH-Gruppen der Ribonucleotidreductase zu 2'-Desoxyribosyl (unter Freisetzung von Wasser) reduziert wird (zur Unterscheidung sind die beiden H-Atome am C-3' und am C-2' mit Ha und Hb bezeichnet).

Durch die Ribonucleotidreductase wird ADP zu 2'-Desoxy-ADP (dADP), GDP zu 2'-Desoxy-GDP (dGDP), UDP zu 2'-Desoxy-UDP (dUDP) und CDP zu 2'-Desoxy-CDP (dCDP) reduziert. Die entstehenden *Desoxyribonucleosiddiphosphate* werden - analog zu den Ribonucleosiddiphosphaten - durch ATP zu den jeweiligen *Desoxyribonucleosidtriphosphaten* umgewandelt, die die *Substrate der DNA-Polymerasen* sind, z.B.

$$dGDP + ATP \rightleftharpoons dGTP + ADP$$

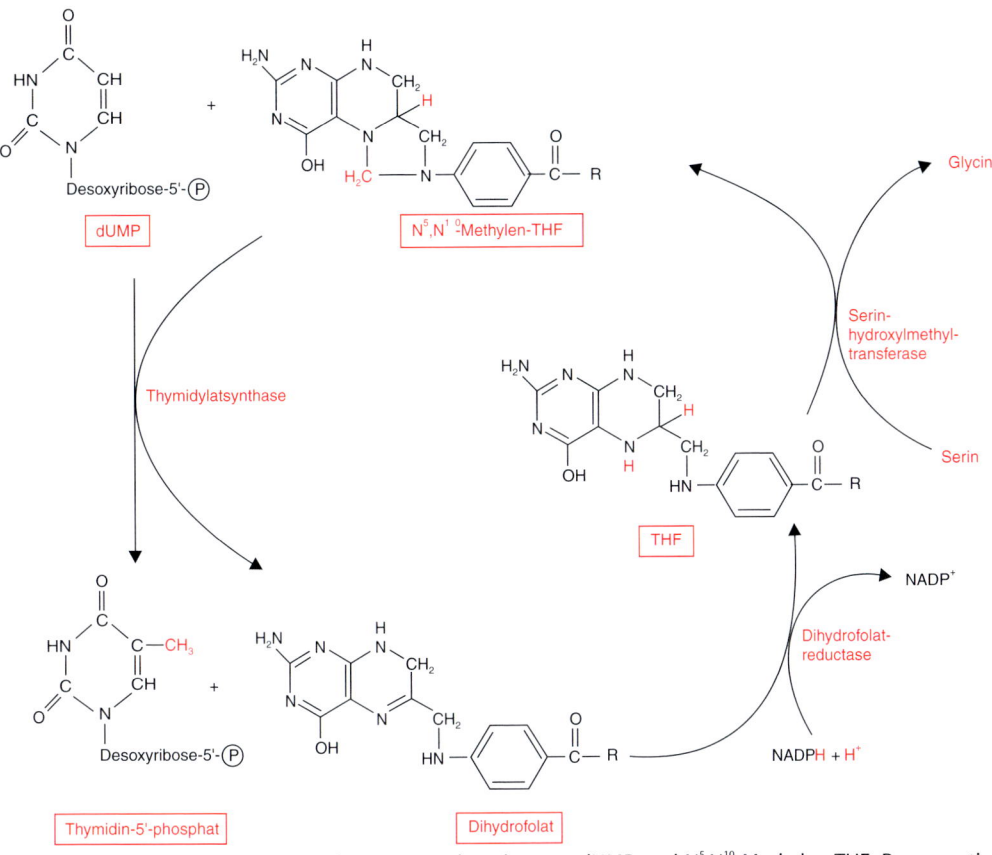

Abb. 19.12: Biosynthese von Thymidin-5′-monophosphat aus dUMP und N^5,N^{10}-Methylen-THF; Regeneration von N^5,N^{10}-Methylen-THF aus Dihydrofolat durch NADPH und Serin.

Die Synthese der Desoxyribonucleotide steht unter strenger *negativer Rückkopplungskontrolle* durch dATP, dGTP und dTTP, wodurch deren Bildung einer *Selbstregulation* unterliegt.

Synthese von Thyminnucleotiden. Thymidin-5′-monophosphat wird aus dUMP gebildet, das durch Phosphatabspaltung aus dem in der vorstehend besprochenen Reaktion hervorgegangenen dUDP entsteht. Für die Reaktion wird N^5,N^{10}-Methylen-THF als Methyldonor gebraucht (☞ Abb. 19.12). Das Enzym ist die *Thymidylatsynthase* und das dabei entstehende *Dihydrofolat* wird durch die *Dihydrofolatreductase* wieder zu THF reduziert, welches durch Serin, katalysiert durch die *Serinhydroxymethyltransferase*, wieder zu N^5,N^{10}-Methylen-THF regeneriert wird.

19.2. Enzymatische Spaltung der Nucleinsäuren

Exo- und Endonucleasen. Der Abbau der Nucleinsäuren zu Oligo- und Mononucleotiden erfolgt durch DNA- und RNA-spezifische Endo- und Exonucleasen. Unter den DNA-spaltenden Enzymen gibt es solche, die vorzugsweise einzelsträngige und andere, die vorwiegend doppelsträngige DNA spalten. *Endonucleasen* greifen Phosphodiesterbindungen im Innern der Polynucleotidketten von RNA bzw. DNA an und liefern Spaltprodukte unterschiedlicher Größe. In *Prokaryonten* gibt es *Endonucleasen*, die *sequenzspezifisch* ihr Substrat, die DNA, in Fragmente zerlegen (*Restriktionsendonucleasen*, ☞ Kap. 10.). *Exonucleasen* spalten schrittweise Mononucleotide von den Enden der Nucleinsäuren ab. Sie sind entweder 5′→3′- oder 3′→5′-Exonucleasen (☞ Kap. 9.).

Desoxyribonucleasen (DNasen). DNasen sind Endonucleasen, die DNA im Innern durch Hydrolyse der *Phosphodiesterbindungen* zwischen benachbarten Desoxynucleotiden spalten und als Spaltprodukte Oligonucleotide mit einer Kettenlänge von durchschnittlich vier bis sechs Nucleotiden liefern. Die Pancreas-DNase (DNase I) ist das Verdauungsenzym für die in der Nahrung enthaltene DNA. Sie greift Phosphodiesterbindungen im Innern der DNA an ihrer 3'-C-Seite an, so daß als Spaltprodukte 5'-Phospho-Desoxynucleotide bzw. 5'-Phospho-Oligodesoxynucleotide entstehen (☞ Abb. 19.13). Die DNasen aus Thymus und Milz (DNase II) spalten die Phosphodiesterbindungen am C-5' und liefern Oligo-Desoxynucleotide, die, im Unterschied zur DNase I, eine Phosphatgruppe an ihrem 3'-Terminus tragen.

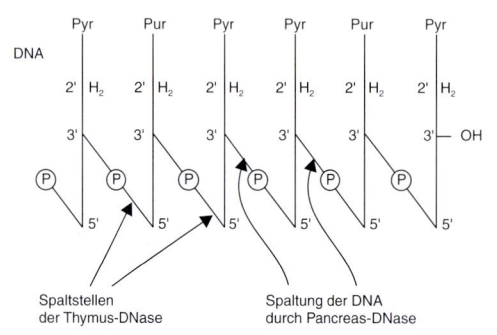

Abb. 19.13: Die Spaltung der DNA durch zwei verschiedene DNasen (Pur=Purin, Pyr=Pyrimidin).

Ribonucleasen (RNasen). Die in das Duodenum sezernierte und ebenfalls als Verdauungsenzym wirkende Pancreas-RNase spaltet in der RNA spezifisch Phosphodiesterbindungen zwischen dem C-3' von *Pyrimidinnucleotiden* und C-5' der benachbarten Nucleotide so auf, daß als Spaltprodukte Pyrimidinribonucleosid-3'-phosphate und 5'-OH-Purinnucleotide entstehen (☞ Abb. 19.14). Das Nucleotid auf der 3'-Phosphat-Seite der Phosphodiesterbindung ist aus sterischen Gründen stets ein Pyrimidinnucleotid, da die voluminösere Purinbase nicht genügend Platz im aktiven Zentrum der Pancreas-RNase findet. Die durch die Pancreas-RNase katalysierte RNA-Spaltung geht in zwei Schritten vor sich (☞ Abb. 19.15). Im ersten Schritt, der schnell, reversibel und nicht-hydrolytisch erfolgt, wird die Phosphodiesterbindung zwischen einem Pyrimidinnucleotid und dem ihm benachbarten Purin- oder Pyrimidinnucleosid durch *Umesterung* so gespalten, daß ein 2',3'-Pyrimidinnucleosid-Cyclophosphat als Zwischenprodukt entsteht und das ursprünglich vorletzte Nucleotid nun eine freie 5'-OH-Gruppe hat. Hieran schließt sich der langsam und praktisch irreversibel erfolgende zweite Schritt an, in dem die RNase das 2',3'-Pyrimidinnucleosid-Cyclophosphat zum Pyrimidinnucleosid-3'-phosphat (3'-Pyrimidinnucleotid) *hydrolysiert*.

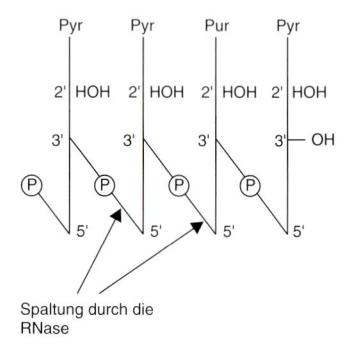

Abb. 19.14: Die Spaltung der RNA durch die Pancreas-RNase (Pur=Purin, Pyr=Pyrimidin).

19.3. Abbau der Nucleotide und Nucleoside

Nucleotidabbau durch Phosphatabspaltung. Für den Abbau der 5'-Nucleosidtriphosphate (ATP, GTP usw.) existieren spezifische Enzyme (*ATPasen*, *GTPasen* usw.), die von den Nucleosidtriphosphaten deren *terminale Phosphatgruppen* abspalten und *Nucleosiddiphosphate* bilden. Diese werden durch *Nucleosiddiphosphatasen* weiter zu den *Nucleosid-5'-monophosphaten* und *Phosphat* (P_a) gespalten.

Die Phosphatgruppen der Nucleosid-5'-monophosphate werden durch *Nucleotidasen* (*Phosphomonoesterasen*) hydrolytisch abgespalten. Aus dem 5'-AMP entsteht so, katalysiert durch die 5'-Nucleotidase, unter Phosphatfreisetzung das *Adenosin* (☞ Abb. 19.16).

19.3. Abbau der Nucleotide und Nucleoside

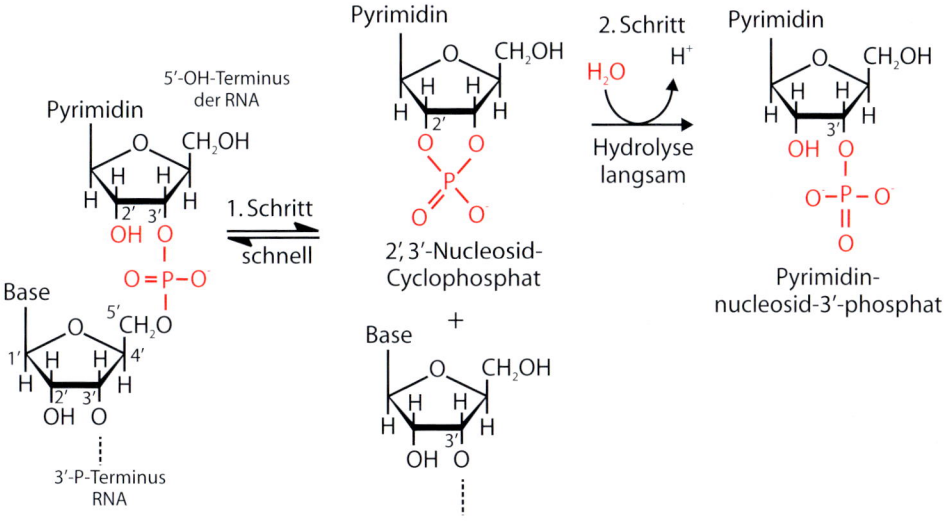

Abb. 19.15: Der 2-Schritt-Mechanismus der RNA-Spaltung durch die RNase mit 2',3'-Pyrimidinnucleosid-Cyclophosphat als Zwischenprodukt.

Die Adenylatdesaminase desaminiert 5'-AMP zu 5'-IMP: Diese Hydrolase wandelt 5'-AMP unter *Desaminierung* in 5'-IMP um (☞ Abb. 19.17). Das 5'-IMP wird hydrolytisch durch eine *5'-Nucleotidase* zu *Inosin* (Hypoxanthin-Ribosid) dephosphoryliert, das dann durch eine *Nucleosidase* hydrolytisch weiter zu Hypoxanthin und Ribose gespalten werden kann.

Abb. 19.16: Hydrolyse eines Nucleotids (5'-AMP) durch die 5'-Nucleotidase zu einem Nucleosid (Adenosin) unter Freisetzung von anorganischem Phosphat (P_a).

Abbau der Nucleoside: Hierfür gibt es mehrere Möglichkeiten:

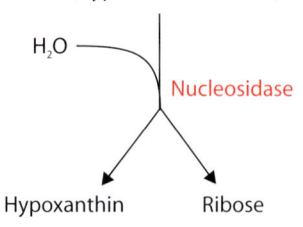

Abb. 19.17: Die Wirkung der Adenylatdesaminase auf 5'-AMP und der weitere Abbau des dabei gebildeten 5'-IMP durch die 5'-Nucleotidase und Nucleosidase zu Hypoxanthin und Ribose.

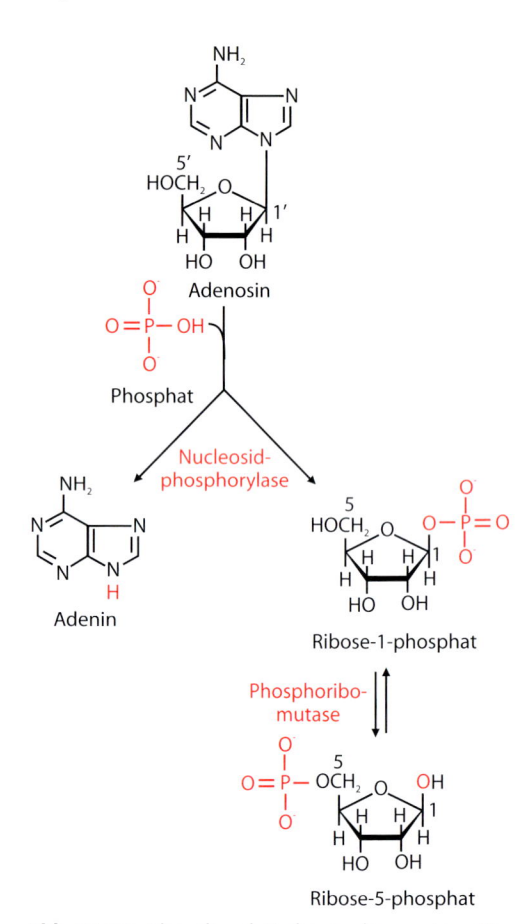

Abb. 19.18: Phosphorolytische Spaltung eines Nucleosids (Adenosin) und Bildung von Ribose-5-phosphat.

1. *phosphorolytische Spaltung* eines *Nucleosides* (z.B. des Adenosins) oder *Desoxynucleosides* durch eine *Nucleosidphosphorylase* unter Bildung der freien Purin- oder Pyrimidinbase und Ribose-1-phosphat bzw. Desoxyribose-1-phosphat (☞ Abb. 19.18). Ribose-1-phosphat kann dann durch die *Phosphoribomutase* zu *Ribose-5-phosphat* umgewandelt und so zum Ausgangssubstrat für die Synthese von *5-Phosphoribosyl-1-pyrophosphat* (PRPP; ☞ Abb. 19.2) und von anderen Metaboliten werden. Eine interessante Desoxynucleosidphosphorylase ist die *Thymidinphosphorylase*. Diese gehört in die Gruppe der "*Schwarzarbeiterproteine*". Über ihre intrazelluläre enzymatische Funktion hinausgehend, wird die Thymidinphos-

19.3. Abbau der Nucleotide und Nucleoside

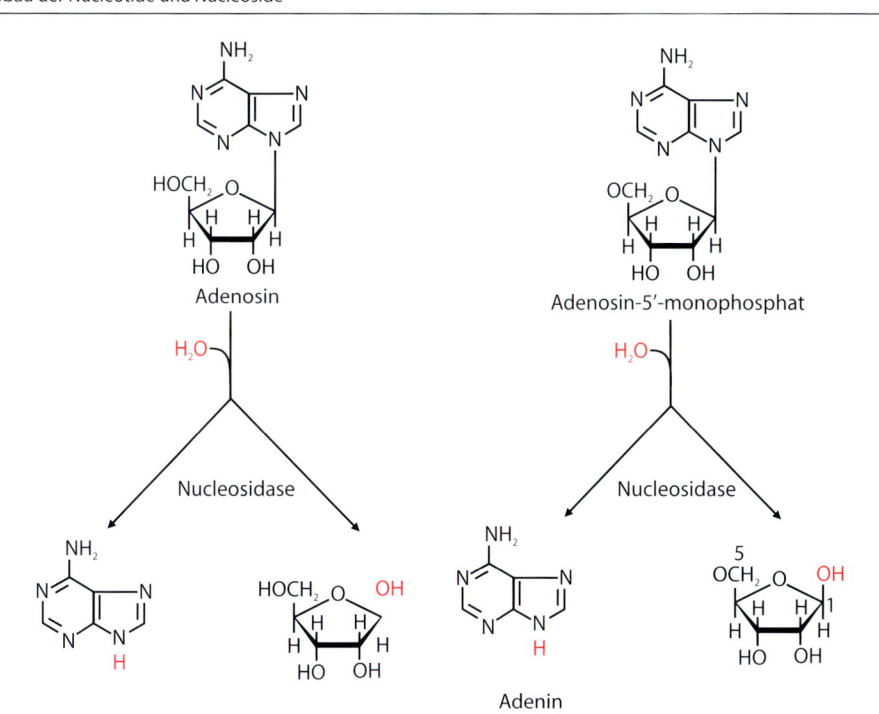

Abb. 19.19: Nucleosidasen spalten hydrolytisch ein Nucleosid (z.B. Adenosin zu Adenin und Ribose) (A) bzw. ein Nucleotid (z.B. 5'-AMP zu Adenin und Ribose-5-phosphat) (B).

phorylase von Blutplättchen sezerniert und wirkt extrazellulär. Sie ist nämlich *identisch* mit dem von Blutplättchen abstammenden Wachstumsfaktor (*platelet-derived growth factor* [PDGF]), der endotheliale Zellen zu Wachstum und Chemotaxis anregt.

2. *hydrolytische Spaltung* eines Nucleosids durch eine *Nucleosidase* unter Freisetzung der jeweiligen Purin- oder Pyrimidinbase und von Ribose (☞ Abb. 19.19A) oder hydrolytische Spaltung eines Nucleotids in eine Base und Ribose-5-phosphat (☞ Abb. 19.19B).

3. durch *Desaminierung* der Base eines Nucleosids; aus Adenosin wird durch die *Adenosindesaminase* Inosin gebildet (☞ Abb. 19.20).

Abb. 19.20: Die Adenosindesaminase spaltet vom Adenosin unter NH_3-Freisetzung die NH_2-Gruppe ab und bildet Inosin.

Abspaltung der Aminogruppe von Purinen und Pyrimidinen. Die Aminogruppe des *Adenins*, *Guanins* und *Cytosins* kann durch *Desaminasen* nicht nur auf der Stufe der Nucleotide (☞ Abb. 19.17) und Nucleoside (☞ Abb. 19.20) sondern auch der Ebene der freien Basen hydrolytisch abgespalten werden.

Abbau von NAD^+ und $NADP^+$. Die *Nicotinsäureamidnucleotide* NAD^+ und $NADP^+$ werden durch *Pyrophosphatasen* und *Nucleosidasen* hydrolytisch abgebaut. Die NAD^+-Pyrophosphatase liefert Nicotinsäureamidmononucleotid (NMN) und 5'-AMP. Von diesen spalten spezifische Nucleosidasen Nicotinsäureamid bzw. Adenin ab (☞ Abb. 19.21).

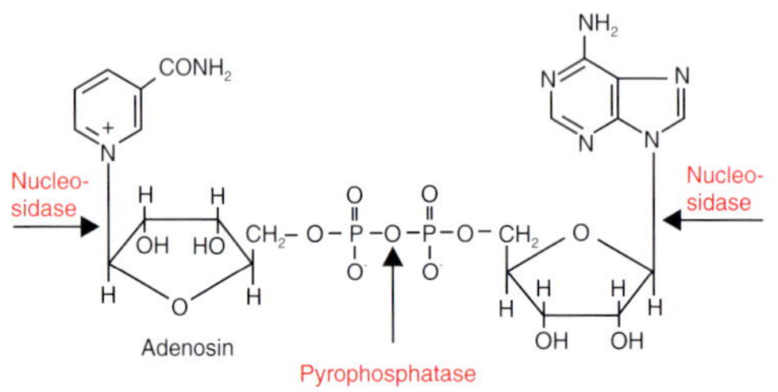

Abb. 19.21: Abbau von NAD^+ durch eine Pyrophosphatase und zwei Nucleosidasen.

Es gibt drei genetisch verursachte Defekte im Abbau der Purinnucleoside, die zu schweren Formen der Immunschwäche führen. Betroffen sind 1. die das Adenosin und Desoxyadenosin desaminierende *Adenosindesaminase* (ADA, Adenosinaminohydrolase) (☞ Abb. 19.20) und 2. die *Purinnucleosidphosphorylase* (PNP) (☞ Abb. 19.18). Die Substrate der PNP sind Inosin, Guanosin, Desoxyinosin und Desoxyguanosin.

---

1. Das ADA-Gen ist auf Chromosom 20 lokalisiert (Locus 20q13.11). Es weist einen Polymorphismus auf, der zu drei Phänotypen, ADA-1, ADA-2 und ADA-3, führt. Ein seltener, recessiv vererbbarer Mangel an ADA führt beim Menschen zu einer schweren *Immunschwäche*, die durch Dysfunktion der T- und der B-Lymphocyten zustande kommt. Folgen davon sind eine mangelhafte Ausbildung der zellulären Immunität und eine verminderte Synthese von Immunglobulinen. Die Erkrankung ist durch eine starke Erhöhung von *Adenosin, dAdenosin, dATP* und *S-Adenosyl-Homocystein* gekennzeichnet. Durch den erhöhten Adenosinspiegel wird in den Zellen die DNA-Methylierung gehemmt. Der gesteigerte intrazelluläre Spiegel an dATP führt zu einem Mangel an anderen Desoxynucleosidtriphosphaten, da das dATP ein starker allosterischer Inhibitor der Ribonucleotidreductase ist. Dies führt zu einer mangelhaften DNA-Synthese und zum Zelltod. Der Anstieg von *S-Adenosyl-Homocystein* ist auf die durch den intrazellulären Desoxyadenosinanstieg hervorgerufene Inaktivierung der *S-Adenosyl-Homocysteinase* zurückzuführen (☞ Kap. 18.6.3.; Abb. 18.32). Dadurch kommt es infolge Erniedrigung von S-Adenosylmethionin zur Beeinträchtigung der DNA-Methylierung. Der *Adenosindesaminasemangel* gehört zu den ersten Einzelgenerkrankungen, an denen eine Gentherapie durchgeführt wurde.

2. Die Immunschwäche bei *PNP-Mangel* ist vor allem auf eine Beeinträchtigung der Funktionen der T-Lymphocyten zurückzuführen, in denen der Mangel an diesem Enzym zu einer Akkumulation an dGTP und dadurch zu einer Hemmung der Ribonucleotidreductase führt. Dies verursacht eine Blockierung der DNA-Synthese, wodurch die für die Auslösung einer Immunantwort erforderliche Proliferation der T-Zellen verhindert wird. Das PNP-Gen ist auf Chromosom 14q13.1 lokalisiert.

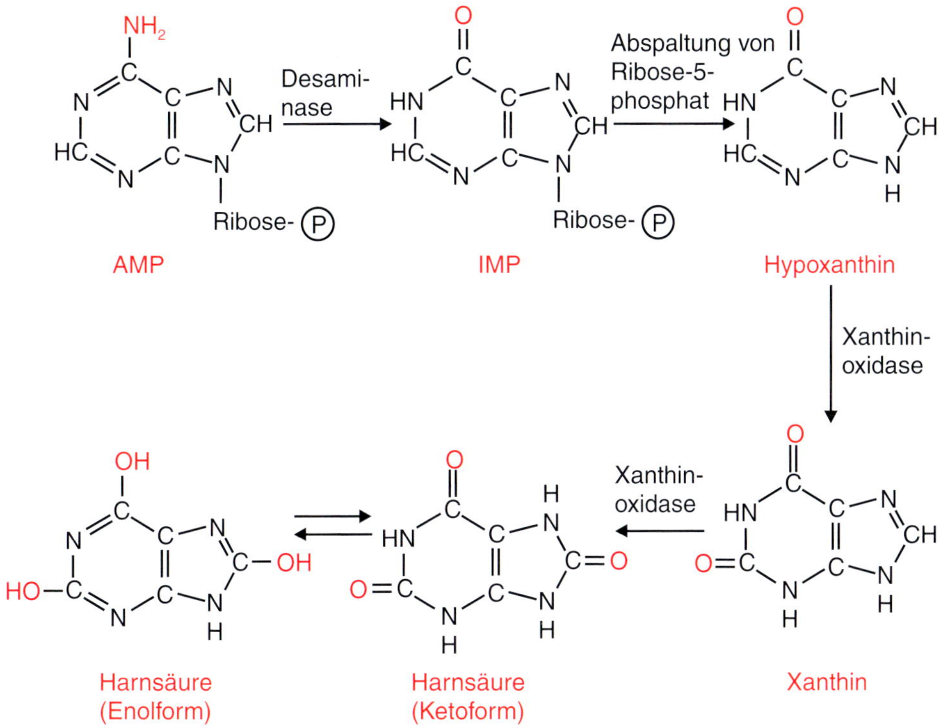

Abb. 19.22: Abbau von 5'-AMP zu Harnsäure.

3. Das schon im frühen Kleinkindalter tödlich verlaufende *schwere kombinierte Immunschwächesyndrom* (severe combined immunodeficiency syndrome, *SCID*) beruht auf kombinierten genetischen Defekten der ADA und der PNP sowie eines DNA-bindenden Proteins, das für die HLA-Genexpression erforderlich ist. Diese Defekte geben Anlaß zu einer schweren T- und B-Zellen-Lymphocytopenie (starke Verminderung der Zahl der T- und B-Zellen im peripheren Blut) sowie zu einer verminderten Produktion von IL-2 (☞ Kap. 22).

Schwefelzentren enthält. Oxidationsmittel für die Oxidation von Hypoxanthin zu Xanthin und von Xanthin zu Harnsäure ist molekularer Sauerstoff, der in den beiden Schritten zu zwei Molekülen H_2O_2 reduziert wird. Das H_2O_2 wird durch *Katalase* zu *Wasser* und *Sauerstoff* abgebaut. *Harnsäure* ist beim Menschen und den Menschenaffen das *Endprodukt* des *Purinabbaues*. Sie wird in Form ihrer Salze (*Urate*) durch die Nieren ausgeschieden.

19.4. Stoffwechsel der freien Purin- und Pyrimidinbasen

Harnsäure als Endprodukt des Purinabbaues. 5'-AMP wird durch die *Adenylatdesaminase* zu 5'-IMP desaminiert und das 5'-IMP danach zu Inosin dephosphoryliert. Unter Abspaltung von Ribose durch eine Nucleosidase entsteht aus dem Inosin die freie Base *Hypoxanthin*. Dieses wird durch die *Xanthinoxidase* zu Xanthin und danach zu *Harnsäure* oxidiert (☞ Abb. 19.22). Die *Xanthinoxidase* ist ein *Flavinenzym*, das *Molybdän* und *vier Eisen-*

Gicht: Bei der Gicht ist der *Uratspiegel* im Serum erhöht. Dadurch kommt es zu einer *Auskristallisation* des *schwerlöslichen Urates* und zur *Ablagerung* von *Uratkristallen* vor allem in den Gelenken und den Nieren. In den Gelenken kommt es zur Entstehung von *Gichtknoten (Tophi)* und in den Nieren zur Bildung von Uratsteinen. Die Uratkristalle sind die Ursache für den typischen Schmerz, der bei den Gichtanfällen auftritt. Die Uratablagerungen führen zu Entzündungen, Fieberschüben und Arthritis. Betroffen sind vor allem die Zeh-, Sprung-, Knie-, Finger- und Handgelenke. Die genaue Ursache der Gicht ist nicht bekannt. Sicher spielen bei ihrem Zustandekommen eine *genetische Disposition*, aber auch eine *falsche Ernährung* (purinreiche Nahrung, Alkoholismus, Übergewicht) eine Rolle. Die Behandlung der Gicht und verwandter Erkrankungen erfolgt *diätetisch* (Meidung purinreicher Nahrungsmittel, wie Leber und andere Innereien) in Verbindung mit *Allopurinol*, einem sehr wirksamen Arzneimittel gegen die vermehrte Harnsäurebildung. *Allopurinol* ist eine *strukturanaloge Verbindung* des *Hypoxanthins* (Austausch von Stickstoff und Kohlenstoff in den Positionen 7 und 8 des Purinringes). Es hat eine *Doppelfunktion*, indem es zunächst *Substrat* und dann *Inhibitor* der *Xanthinoxidase* ist (☞ Abb. 19.23). Die Xanthinoxidase hydroxyliert nämlich Allopurinol zu *Alloxanthin*, das fest an das aktive Zentrum des Enzyms gebunden bleibt. In diesem Falle werden Xanthin und Hypoxanthin von der Xanthinoxidase verdrängt und können dadurch nicht zu Harnsäure oxidiert werden. Deshalb sind die Endprodukte des Purinabbaues nicht Harnsäure, sondern vorwiegend *Xanthin* und *Hypoxanthin*. Diese akkumulieren nicht im Organismus, da sie 1. beide besser löslich und dadurch leichter ausscheidbar als Harnsäure sind und 2. da sie im Rahmen ihres *Bergungsstoffwechsels* (s.u.) wiederverwertet werden und in AMP und GMP umgewandelt werden können, so daß sie für die Nucleinsäuresynthese wieder verfügbar werden.

Arzneimittel wie das *Allopurinol*, die die Harnsäurebildung hemmen, werden als *Uricostatica* bezeichnet. Im Unterschied dazu führen Arzneimittel, z.B. das *Probenecid*, die die Harnsäureausscheidung beschleunigen, den Namen *Uricosurica*. Das ebenfalls gegen die Gicht wirksame Probenecid erhöht die Harnsäureausscheidung, indem es die Rückresorption der Harnsäure im proximalen Tubulus der Niere durch kompetitive Hemmung des hierfür zuständigen Antiporters für Dicarboxylat und organische Säuren unterbindet.

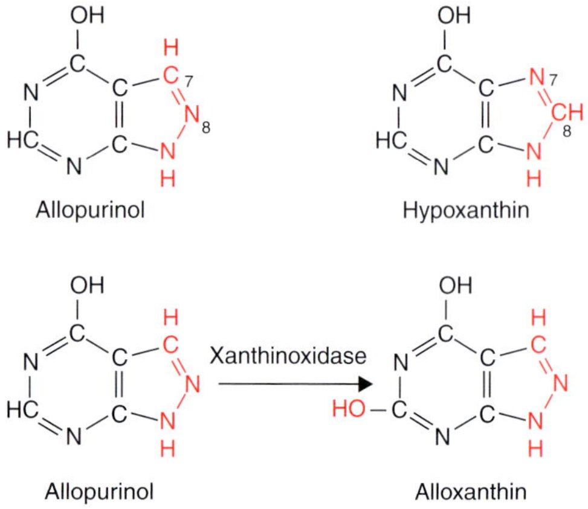

Abb. 19.23: Der Vergleich der Strukturen von Hypoxanthin und Allopurinol sowie die durch die Xanthinoxidase katalysierte Oxidation von Allopurinol zu Alloxanthin.

Wiederverwertung von freien Purinbasen (Bergungsstoffwechsel). Eine besondere Rolle spielt die *Wiederverwertung ("Bergung") freier Purinbasen*, nämlich von Adenin, Guanin und Hypoxanthin. Für diese Purinbasen gibt es zwei *Phosphoribosyltransferasen*, die unter Verbrauch von *5-Phosphoribosyl-1-pyrophosphat* (PRPP) deren Umwandlung in die jeweiligen Nucleotide katalysieren:

Purin + PRPP ⇌
Purin-Ribose-5'-Phosphat + Pyrophosphat

Die *Adenin-Phosphoribosyltransferase* (APRT) bewirkt die Wiederverwertung von freiem *Adenin*, die *Hypoxanthin-Guanin-Phosphoribosyltransferase* (HGPRT) die Wiederverwertung von freiem *Hypoxanthin* und *Guanin*. Diese Enzyme haben eine *Bergungsfunktion für Purine* und sind von ökonomischer Bedeutung für den Zellstoffwech-

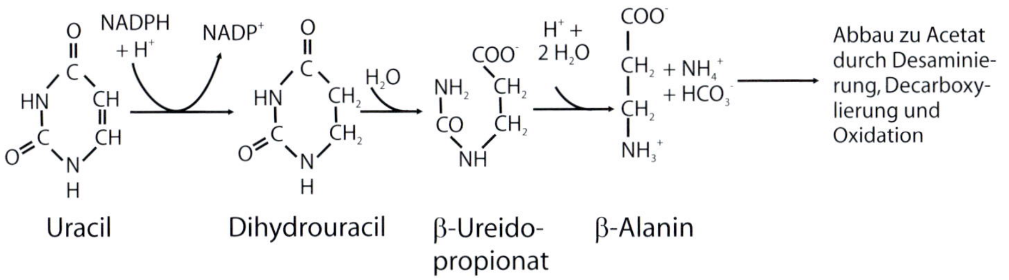

Abb. 19.24: Abbau von Uracil zu β-Alanin und Acetat.

sel, da sie im Sinne eines *echten Recycling* eine Einsparung von Purinbasen bewirken, so daß deren aufwendige *de novo*-Synthese eingespart wird.

> **Das Lesch-Nyhan-Syndrom.** Beim Menschen gibt es einen X-chromosomal vererbbaren Enzymdefekt der HGPRT, der zur Herausbildung des *Lesch-Nyhan-Syndroms* führt. Dieses besteht in Symptomen, die der *Gicht* sehr ähnlich sind: Harnsäuresteine, Nephropathien, Gichtknoten und akute Arthritis. In den Erythrocyten und in anderen Geweben der Patienten ist die Aktivität der HGPRT nahezu Null. Die Symptome dieser Erkrankung werden durch die oben gemachten Darlegungen über die Funktion des fehlenden Enzyms verständlich. Infolge der nicht stattfindenden Wiederverwendung der durch den Stoffwechsel freigesetzten Purine kommt es zu deren massiver Oxidation zu Harnsäure, deren Spiegel in den Körperflüssigkeiten ansteigt und die sich infolge ihrer geringen Löslichkeit im Organismus ablagert und zu Harnsteinbildungen führt. Weitere wichtige Symptome dieser Erkrankung sind geistige Behinderung und der zwanghafte Drang der Patienten zur körperlichen Selbstverstümmelung und zur Aggressivität gegen andere Personen.

Pyrimidinabbau. Der Abbau der freien Pyrimidinbasen erfolgt beim Menschen und bei anderen Säugetieren zunächst reduktiv (☞ Abb. 19.24).

Das *Uracil* wird über Dihydrouracil und β-Ureidopropionat in β-Alanin umgewandelt, das schließlich durch Desaminierung, Decarboxylierung und Oxidation zu *Acetat* abgebaut wird. Das dabei freigesetzte NH_4^+ mündet in die Harnstoffbildung ein. Der Abbau von *Thymin* führt über Dihydrothymin und β-Ureidoisobutyrat zu β-Aminoisobutyrat. Letzteres wird durch weitere Reaktionen zu Propionat abgebaut (☞ Abb. 19.25).

19.5. Umwandlungen auf Nucleosid- und Nucleotidebene

Die Bausteine der Nucleinsäuren sind die Purinnucleosid- und Pyrimidinnucleosidmonophosphate (bei der RNA) bzw. die jeweiligen Desoxyribonucleosidmonophosphate (bei der DNA). Für die Synthese der Nucleinsäuren durch die DNA- und RNA-Polymerasen werden sie in Form ihrer Nucleosid- bzw. Desoxyribonucleosidtriphosphate benötigt. Deren Konzentration in einer Zelle ist, mit Ausnahme von ATP, sehr klein. Ihr Umsätze aber, d.h. die Geschwindigkeiten ihrer Verwertung zur Nucleinsäuresynthese und ihrer Bildung bzw. Regeneration aus den Spaltprodukten des Nucleinsäureabbaues und aus den Komponenten des intrazellulären Nucleosid- und Nucleotidpools, sind sehr groß. Ein Mangel an Nucleotiden und Desoxyribonucleotiden würde den Tod der Zelle, ein Überschuß könnte Mutationen durch Fehlpaarung der Nucleinsäurebasen zur Folge haben. Des-

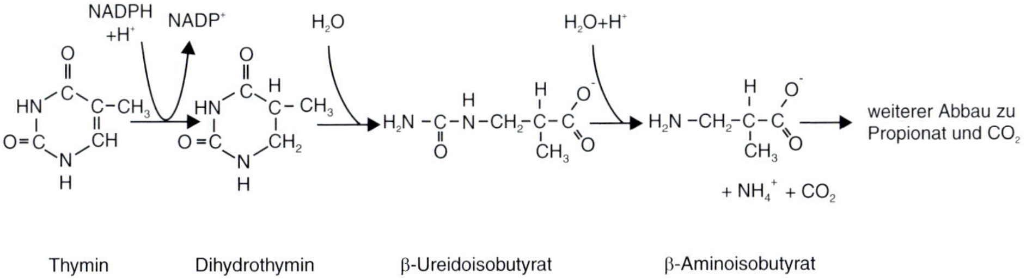

Abb. 19.25: Abbau von Thymin.

halb spielen die besprochenen Regulationsvorgänge bei der Neusynthese von Nucleotiden und im Bergungsstoffwechsel der Purine und Pyrimidine eine große Rolle. Die entsprechenden Stoffwechselbahnen sind in Abb. 19.26 für die Purinverbindungen und in Abb. 19.27 für die Pyrimidinverbindungen dargestellt. Die *freien Basen* sowie die *Nucleoside, Nucleosidmonophosphate* und die *Di- und Triphosphate* bilden jeweils eine Ebene. Die Umwandlungen auf der gleichen Ebene oder von einer Ebene zur anderen sind durch Pfeile angegeben. Der Biosyntheseweg der Purinnucleotide mündet beim IMP ein (aus dem dann AMP, GMP und deren Abkömmlinge gebildet werden), während der Biosyntheseweg der Pyrimidinnucleotide primär zum UMP führt, aus dem alle anderen Pyrimidinnucleotide gebildet werden. Die beim Nucleotidabbau freigesetzten Purinbasen werden zum großen Teil durch den Bergungsstoffwechsel auf die Nucleotidebene "angehoben". Nur ein kleiner Teil von ihnen wird durch Oxidation zu Harnsäure weiter abgebaut.

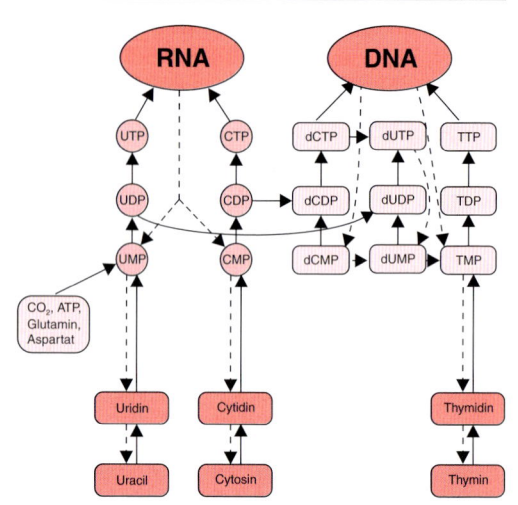

Abb. 19.27: Übersicht über den Stoffwechsel der Pyrimidinnucleotide, Pyrimidinnucleoside und freien Pyrimidinbasen. Am Eingangstor zum Pyrimidinstoffwechsel ist 5'-UMP lokalisiert.

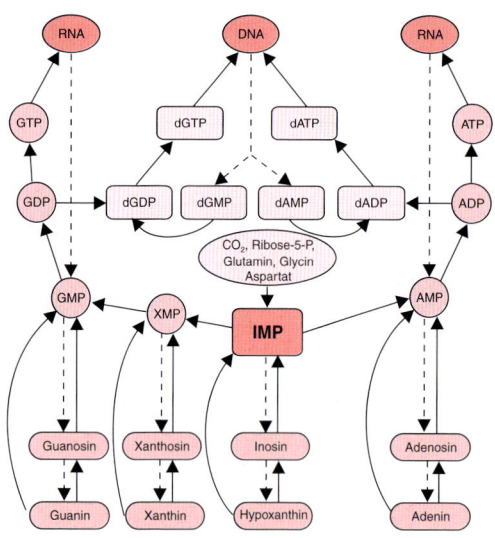

Abb. 19.26: Übersicht über den Stoffwechsel der Purinnucleotide, Purinnucleoside und freien Purinbasen unter Berücksichtigung des Bergungsstoffwechsels. Am Eingangstor zum Purinstoffwechsel ist 5'-IMP lokalisiert.

20. Porphyrine - Struktur und Stoffwechsel

20.1. Struktur der Porphyrine

Die *Porphyrine* sind die *Chromophore* der *Hämoproteine*, zu denen Hämoglobin, Myoglobin, die Cytochrome, Cytochrom c-Oxidase, Katalase, Peroxidase u.a. gehören. Porphyrine bestehen aus *vier Pyrrolringen* (*Tetrapyrrol*), die untereinander durch *Methinbrücken* verbunden sind und ein durchgehend *konjugiertes Ringsystem* bilden, das ihnen ihre farbgebenden Eigenschaften verleiht. Das Tetrapyrrol wird als *Porphin* bezeichnet (☞ Abb. 20.1). Vom *Porphin* leiten sich die *Porphyrine* ab. Diese sind an den acht außenständigen Kohlenstoffatomen ihrer vier Pyrrolringe unterschiedlich substituiert (☞ Abb. 20.2).

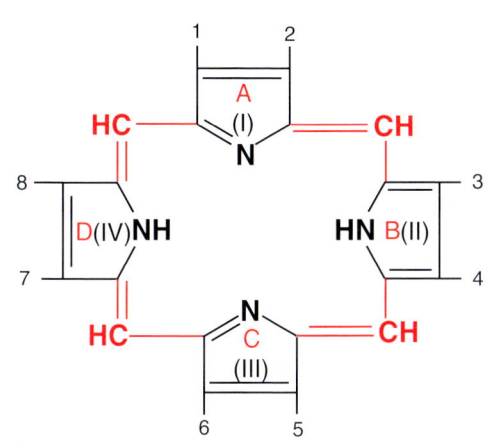

Abb. 20.1: Porphin (an den mit Zahlen bezeichneten C-Atomen sitzen beim Porphin H-Atome).

Abb. 20.2: Protoporphyrin IX.

Komplexbildung der Porphyrine mit Eisenionen. Im Zentrum eines Porphyrins liegen sich jeweils zwei N⋯H-Gruppen in ihrer stabilsten tautomeren Form und zwei Stickstoffatome vom Imintyp (=N-) gegenüber (☞ Abb. 20.2). *Tautomerie* ist eine Form der Isomerie, bei der die Bestandteile einer bestimmten Struktur in zwei oder mehreren Anordnungen, besonders im Hinblick auf die Position von Wasserstoffatomen, auftreten können. Diese stehen untereinander im Gleichgewicht. Im Porphyrin existiert die *Enamin*-[-NH-]-*Imin*-[-N=]-*Tautomerie*. Das Porphyrin ist dafür konstruiert, ein Metallion (z.B. Eisen, Magnesium oder Kobalt) in seinem Zentrum zu binden und stabile Komplexe zu bilden. Diese bezeichnet man als *Metalloporphyrine*. Bei den Hämoproteinen ist das Metallion entweder Fe^{2+} oder Fe^{3+} (☞ Abb. 20.3). Das Eisenion bindet an die inneren Stickstoffatome der vier Pyrrolringe, 1. ionisch unter Freisetzung von zwei H^+-Ionen an die zwei zurückbleibenden N-Atome (N^--Ionen) und 2. koordinativ an die beiden verbleibenden Imin-N-Atome.

Nomenklatur der Porphyrine. Die vier Pyrrolringe werden entweder mit römischen Ziffern (I, II, III und IV) (alte Nomenklatur) oder mit A, B, C und D (neue Nomenklatur) bezeichnet. Die *Porphyrine* werden nach der *chemischen* Natur ihrer *Substituenten* in *Ätioporphyrine* (vier Methyl- und vier Ethylgruppen), *Mesoporphyrine* (vier Methyl-, zwei Propionat- und zwei Ethylgruppen), *Uroporphyrine* (vier Propionat- und vier Acetatgruppen), *Koproporphyrine* (vier Methyl- und vier Propionatgruppen) und *Protoporphyrine* (vier Methyl-, zwei Propionat- und zwei Vinylgruppen) eingeteilt. Von herausragender Bedeutung sind für uns die *Protoporphyrine*. Im Hämoglobin, dem Myoglobin und einigen Cytochromen findet man das *Protoporphyrin IX*. Es ist dies das 1,3,5,8-Tetramethyl-2,4-divinyl-6,7-dipropionat-Porphin (☞ Abb. 20.2).

Häm und Hämin. Den Protoporphyrin IX-Fe^{2+}-Komplex bezeichnet man als *Häm* und den Protoporphyrin IX-Fe^{3+}-Komplex als *Hämin* (☞ Abb. 20.3). Eisen hat die Koordinationszahl sechs, d.h. durch Fe^{2+} oder Fe^{3+} können *sechs Liganden* gebunden werden. Im *Häm* und *Hämin* sind *vier* da-

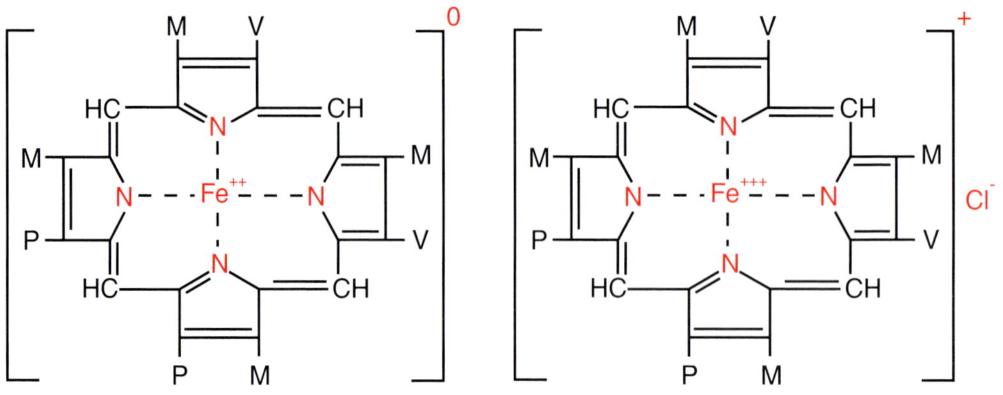

Abb. 20.3: Im Häm liegt das zentrale Eisen als Fe^{2+} und im Hämin als Fe^{3+} vor (M: Methyl; V: Vinyl; P: Propionat).

von durch die inneren Stickstoffatome des Porphyrins besetzt. Im *Hämoglobin* wird die *fünfte* koordinative Bindungsstelle des Eisens durch die *Imidazolgruppe* des *proximalen Histidinrestes* des Globins und die *sechste* durch *Wasser* (im *Desoxyhämoglobin*) oder *Sauerstoff* (im *Oxyhämoglobin*) besetzt (☞ Abb. 21.14). Hämoglobin kann anstelle des Sauerstoffs auch andere Liganden binden, z.B. *Kohlenmonoxid (CO)*. Dann entsteht das CO-Hämoglobin. Da im Häm die zwei positiven Ladungen des Eisens durch zwei negativ geladene Pyrrol-N-Atome kompensiert werden, ist der Hämkomplex nach außen ungeladen. Der *Häminkomplex* jedoch trägt infolge seines Fe^{3+}-Ions eine einfach positive Ladung. Deshalb kann die sechste Koordinationsstelle beim Hämin-Fe^{3+} nicht durch ein ungeladenes Molekül wie im Häm besetzt werden, sondern erfordert ein Anion. Bei Cl^- als Gegenion entsteht das *Häminchlorid*.

Eisen ist im Hämoglobin entweder para- oder diamagnetisch. Das *Fe-Ion* liegt sowohl im *Oxy-* als auch im *Desoxyhämoglobin* in *zweiwertiger Form* (Fe^{2+}) vor. Freie zweiwertige Fe^{2+}-Ionen sind *paramagnetisch*, d.h. sie werden von einem *Magnetfeld angezogen*. Der Paramagnetismus wird durch ungepaarte Außenelektronen verursacht. Beim Einbau in den Porphyrinring bleibt das Fe^{2+} infolge seiner ionischen Bindung paramagnetisch. Dies gilt auch für das Fe^{2+} im *Desoxyhämoglobin*. Bei Anlagerung von Sauerstoff an die sechste Bindungsstelle bleibt das Eisen zweifach positiv geladen (Fe^{2+}), es tritt jedoch eine Umgestaltung der Außenelektronen von Fe^{2+} ein, die darin besteht, daß das Eisen aus dem *ionischen* in den *kovalenten* *Bindungszustand* übergeht. Dadurch ändert das Fe^{2+} seine magnetischen Eigenschaften und wird *diamagnetisch, d.h. es wird nun von einem Magnetfeld abgestoßen*. Im *Oxyhämoglobin* ist die äußere Elektronenschale des Eisens abgeschlossen. Sie nimmt *Edelgaskonfiguration* an, nämlich die des Kryptons, so daß sich die magnetischen Einzelmomente der Elektronen aufheben.

Methämoglobin. Wird das Fe^{2+} im Hämoglobin zu Fe^{3+} oxidiert, entsteht das braungefärbte *Methämoglobin*. Im Methämoglobin kann die 6. Koordinationsstelle des Eisenions aus den oben diskutierten Gründen nicht mehr durch Sauerstoff oder ein anderes ungeladenes Molekül besetzt werden, sondern es muß ein Anion an seine Stelle treten (z.B. ein Cl^--Ion oder ein OH^--Ion). *Methämoglobin* ist demzufolge *nicht fähig, Sauerstoff zu binden*. Es bildet mit Cyanidionen (CN^-) unter Entstehung von *Cyanmethämoglobin* einen sehr stabilen Komplex, den man im *klinischen Laboratorium* zur Bestimmung des Hämoglobins nutzt.

20.2. Stoffwechsel der Porphyrine

20.2.1. Biosynthese des Häms

Im Erwachsenen entfallen etwa 80 % seiner gesamten Hämsynthese auf die Biosynthese von Hämoglobin in den Zellen des *blutbildenden Systems* und etwa 15-20 % auf die Leber zur Synthese von Cytochrom P450 und anderer Cytochrome sowie Katalase, Peroxidase und der Tryptophan-2,3-dioxygenase. Jede Zelle deckt ihren Bedarf an Cytochromen und anderen eisenhaltigen Enzymen durch

20.2. Stoffwechsel der Porphyrine

Eigensynthese selbst. An der *Hämsynthese* sind *vier mitochondriale* und *vier cytosolische* Enzyme beteiligt (☞ Abb. 20.4 und Abb. 20.5):

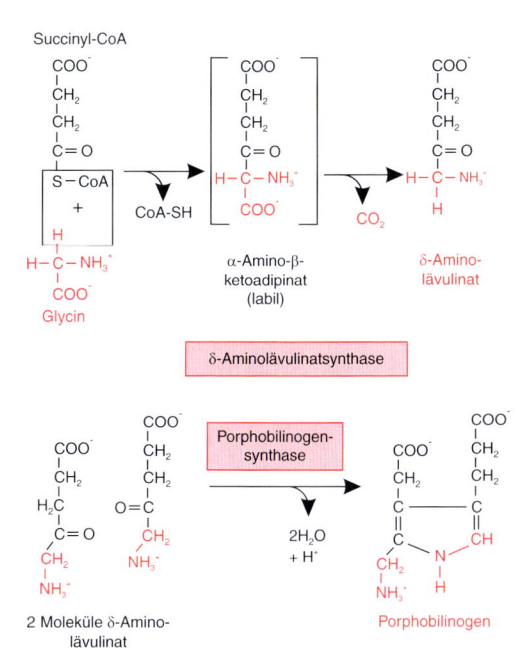

Abb. 20.4: Wirkungen der δ-Aminolävulinatsynthase und der Porphobilinogensynthase (δ-Aminolävulinatdehydratase).

1. intramitochondrial kondensiert die pyridoxal-5-phosphatabhängige δ-*Aminolävulinatsynthase* das im Citratcyclus gebildete Succinyl-CoA mit Glycin zu δ-*Aminolävulinat* (5-Aminolävulinat). Dabei wird α-Amino-β-ketoadipat als instabiles Zwischenprodukt durchlaufen und es werden Coenzym A und CO_2 freigesetzt. Letzteres stammt aus der Carboxylgruppe des Glycins. Die Notwendigkeit von *Coenzym A* und *Pyridoxal-5-phosphat* an dieser Reaktion erklärt die Beobachtung, daß bei einem *Vitamin B_6-* und einem *Pantothenatmangel* eine Anämie auftritt (☞ Kap. 30.). Die δ-Aminolävulinatsynthase ist das Kontrollenzym der Porphyrinbiosynthese. Sie unterliegt einer physiologisch wichtigen *negativen Rückkopplung* durch das *Häm* als Endprodukt der Synthesekette, wodurch eine sehr wirksame Selbstregulation der Hämbiosynthese erfolgt. Es gibt einen *X-chromosomal* (Locus Xp11.21) *vererbbaren Defekt* der δ-*Aminolävulinatsynthase* (betroffen ist die *erythroidspezifische Isoform 2 des Enzyms*, nicht dessen Isoform 1, die in allen Zellen vorkommt und für die Hämsynthese der zahlreichen Hämenzyme zuständig ist), bei dem es in den *Mitochondrien* von *Erythroblasten* zu einer Anhäufung von Fe^{3+}-Ionen als Folge einer verminderten Protoporphyrinsynthese kommt. Diese Erkrankung heißt *sideroblastische Anämie*. Als *Sideroblasten* werden Erythroblasten bezeichnet, deren Mitochondrien stark eisenhaltig und um den Zellkern herum gruppiert sind.

2. Das δ-*Aminolävulinat* tritt in das *Cytosol* über, wo, katalysiert durch die *Porphobilinogensynthase* (da das Enzym vom δ-Aminolävulinat Wasser abspaltet, wird es auch als δ-*Aminolävulinatdehydratase* bezeichnet), zwei Moleküle δ-Aminolävulinat asymmetrisch zu dem Monopyrrol *Porphobilinogen* kondensieren (☞ Abb. 20.4).

3. Im nächsten Schritt kommt es zur Bildung von *Uroporphyrinogen III* (☞ Abb. 20.5). Hierfür sind zwei Enzyme erforderlich. Das erste Enzym, die *Porphobilinogen-Desaminase*, katalysiert die schrittweise Kopf-zu-Schwanz-Addition von vier Molekülen Porphobilinogen und bildet so das noch nicht zu einem Ring geschlossene Prä-Uroporphyrinogen *1-Hydroxymethylbilan*. Dieses ist sehr instabil und cyclisiert spontan unter Wasseraustritt zu dem symmetrischen, *nicht auf dem Weg zur Hämsynthese gelegenen*, also *unphysiologischen, Uroporphyrinogen I*. Die *Uroporphyrinogen III-Synthase verhindert* weitgehend die *spontane Entstehung* von *Uroporphyrinogen I*, indem sie das *1-Hydroxymethylbilan* rasch zu *Uroporphyrinogen III* umwandelt. Das Enzym katalysiert unter H_2O-Austritt den Ringschluß und einen Positionstausch des Acetats mit dem Propionat im Pyrrolring D. Das so entstehende *Uroporphyrinogen III* ist das *physiologische Zwischenprodukt* der Hämbiosynthese.

4. Durch die Wirkung der cytosolischen *Uroporphyrinogen-Decarboxylase* werden, im Uhrzeigersinn und beginnend mit dem Ring D, alle vier Acetatseitenketten im Uroporphyrinogen III (mit A bezeichnet) zu Methylgruppen decarboxyliert und dabei *Koproporphyrinogen III* gebildet. Auch das unphysiologische Uroporphyrinogen I wird durch dieses Enzym decarboxyliert, jedoch wird sein Produkt, das Koproporphyrinogen I im Menschen nicht weiter umgesetzt, sondern ausgeschieden.

5. Das Koproporphyrinogen III tritt nun wieder in die Mitochondrien über, wo - unter Bildung von *Protoporphyrinogen IX* - die an den Pyrrolringen A

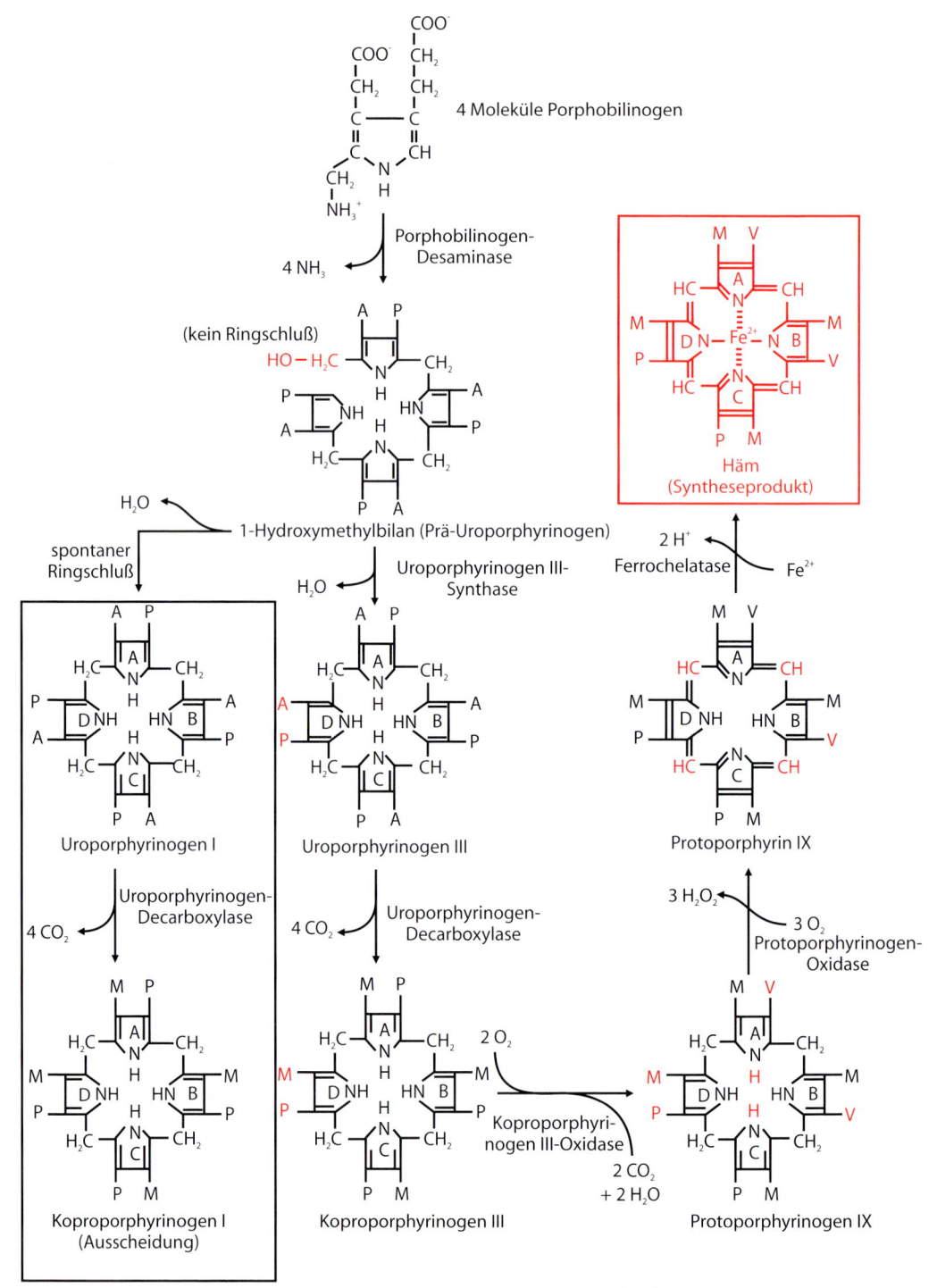

Abb. 20.5: Die Hämbiosynthese aus vier Molekülen Porphobilinogen und Fe^{2+} mit ihren physiologischen Zwischenprodukten der III-Serie; die unphysiologischen Zwischenprodukte Uroporphyrinogen I und Koproporphyrinogen I entstehen nichtenzymatisch durch spontanen Ringschluß aus 1-Hydroxymethylbilan.

und B sitzenden Propionatgruppen durch die *Koproporphyrinogen III-Oxidase* zu Vinylgruppen oxidativ decarboxyliert werden. Bei der Reaktion werden pro Molekül gebildetes Protoporphyrinogen IX zwei O_2-Moleküle aufgenommen und zwei CO_2- sowie zwei H_2O-Moleküle freigesetzt.

6. Die mitochondriale *Protoporphyringen-Oxidase* dehydrogeniert anschließend die vier Methylen- (-CH_2-) Brücken zwischen den Pyrrolringen zu *Methinbrücken* und spaltet je ein Wasserstoffatom von den Stickstoffatomen von zwei Pyrrolringen (Ring A und C in Abb. 20.5) ab, die dabei Imincharakter annehmen. Dabei werden drei O_2-Moleküle verbraucht und drei H_2O_2-Moleküle pro Molekül entstehendes *Protoporphyrin IX* gebildet. Das Protoporphyrin IX besitzt ein voll konjugiertes Doppelbindungssystem und ist die unmittelbare *Hämvorstufe*.

7. Die auf der Matrixseite mit der Mitochondrieninnenmembran assoziierte *Ferrochelatase* baut nun ein Fe^{2+}-*Ion* unter Hämbildung im Austausch zu zwei Protonen in das Zentrum des Protoporphyrins IX ein, das ionisch an zwei gegenüberliegende N-Atome (von denen dabei die Protonen abdissoziieren) und koordinativ an die beiden Imin-N-Atome gebunden wird. Damit ist die Biosynthese des *Häms* abgeschlossen.

Regulation der Hämsynthese. Die Erythropoese erfordert eine koordinierte Aktivierung der Globingene mit den Genen, die die Enzyme der Hämbiosynthese codieren. Eine wichtige Rolle spielen dabei *Fe-Ionen* und *Häm*. In den meisten Säugerzellen wirken *eisenregulatorische (eisenempfindliche) Proteine*, die strukturell zur Aconitase-Familie gehören, als *Sensoren* des *intrazellulären Eisenspiegels*. Sie beeinflussen entweder die *Stabilität* oder direkt die *Translation* der für die Proteine des Eisenstoffwechsels zuständigen *mRNA* (☞ Kap. 28.4.). Das *Häm* ist ein *Multieffektor*, der *mehrere Genfunktionen* beeinflußt. Von besonderer Bedeutung ist die vom Häm ausgeübte negative Rückkopplung auf die Expression der δ-*Aminolävulinatsynthase*:

1. *Häm* erniedrigt die *Transcription* des Gens der δ-Aminolävulinatsynthase

2. Häm hemmt die *Translation* der *mRNA* dieses Enzyms, indem es deren Stabilität erniedrigt

3. Häm *blockiert* den *Transport* des Vorläuferproteins der δ-Aminolävulinatsynthase aus dem *Cytosol* in die *Mitochondrien*, indem es an zwei hämspezifische regulatorische Strukturmotive des Proteins bindet.

Diese Befunde haben beträchtliche klinische Bedeutung, da *Häm* als *Therapeutikum* der *akuten intermittierenden Porphyrie*, besonders in deren akuten Anfällen, im Gebrauch ist, wo die *hämvermittelte Herunterregulierung* des ersten Schrittes der Hämbiosynthese die Anhäufung von potentiell *neurotoxischem* δ-*Aminolävulinat* und *Porphobilinogen* verhindert.

20.2.2. Klinische Aspekte des Porphyrinstoffwechsels

Porphyrinausscheidung beim Gesunden. Normalerweise ist die Porphyrinausscheidung beim Menschen durch die Nieren (40-200 µg/Tag) und den Darm (300-1100 µg pro Tag) verhältnismäßig *klein*. Von der Gesamtmenge entfallen etwa 80 % auf das *Koproporphyrinogen I* (☞ Abb. 20.5). Das physiologische Zwischenprodukt der Hämbiosynthese, das Koproporphyrinogen III, wird beim Gesunden nur in sehr kleinen Mengen im Harn ausgeschieden (etwa 50 µg pro Tag). Uroporphyrinogene sind im Harn von Gesunden ebenfalls nur in geringer Menge enthalten (< 20 µg/Tag), ebenso die Porphyrinvorstufen δ-*Aminolävulinat* und *Porphobilinogen*.

Pathologische Ausscheidung von Porphyrinen. Unter pathologischen Bedingungen kann die Porphyrinausscheidung durch den Urin und den Stuhl beträchtliche Werte erreichen. Diese Krankheiten werden als *Porphyrien* bezeichnet. *Porphyrien* sind entweder *genetisch* bedingt (*primäre Porphyrien*) oder sind auf *toxische Schäden* bzw. anderweitig *erworbene Krankheiten* der *Hämbiosynthese* zurückzuführen (*sekundäre Porphyrien*). Letztere werden in *erythropoetische* und *hepatische Porphyrien* eingeteilt. Klinisch sind Porphyrien in Abhängigkeit vom jeweiligen Typ durch akute Episoden abdominaler Schmerzen, mentaler Störungen, Neuropathien und Hautschädigungen (letztere infolge der *photosensibilisierenden Wirkungen* der Porphyrine) gekennzeichnet. Es gibt *sieben Haupttypen genetisch* bedingter Porphyrien (☞ Tab. 20.1). Sie sind definiert durch ein charakteristisches Muster überproduzierter Hämvorstufen, das durch die Akkumulation des Substrates und seiner Vorläufer des bei der betreffenden Krankheit genetisch defekten Enzyms zustande kommt. Um den Porphyrinstoffwechsel bei derartigen Erkrankungen zu verstehen, erinnern wir uns daran, daß das Häm als Endprodukt der Biosynthesekette die geschwindigkeitsbestimmende δ-Aminolävulinatsynthase wirksam hemmt. Bei Mangel eines Enzyms in der Synthesekette des Häms verursacht die erniedrigte Hämsynthese eine verminderte Hemmung der δ-Aminolävulinatsynthase und dadurch einen erhöhten Durchsatz durch dieses Enzym. Im Ergebnis werden, in Abhängigkeit von der Lokalisation des Defektes, bestimmte Porphyrine und Porphyrinvorstufen vermehrt gebildet. Da nur ein kleiner Teil von ihnen in Häm umgewandelt wird, kommt es zu Ablagerungen von Porphyrinen in verschiedenen Geweben sowie zu ihrer vermehrten Ausscheidung im Harn und Stuhl.

Je nach dem Enzymdefekt werden vermehrt *Uroporphyrinogen I* und *III, Koproporphyrinogen I* und *III* sowie bei einigen von ihnen auch vermehrt δ-*Aminolävulinat* und *Porphobilinogen* ausgeschieden. Der Harn ist meist dunkel gefärbt oder dunkelt beim Stehen rasch nach. Er weist fast stets eine *hohe Fluoreszenz* beim Betrachten mit UV-Licht auf. Die Ablagerung von Porphyrinen in der Haut führt bei diesen Erkrankungen zur *Photosensibilisierung*, die darin besteht, daß es bei Lichteinwirkung zu Blasenbildungen kommt, die sekundär infiziert werden und zu Narbenbildungen und Verstümmelungen führen können.

Einige genetisch verursachte Porphyrien (vgl. mit Tab. 20.1):

1. *kongenitale erythropoetische Porphyrie*: Enzymdefekt in der *Uroporphyrinogen III-Synthase*; massive Ausscheidung von Porphyrinen infolge vermehrter Bildung von Uroporphyrinogen I und Koproporphyrinogen I, hämolytische Anämie mit *Hyperbilirubinämie*, rotbraune Verfärbung der Zähne, bei Säuglingen und Kleinkindern Rotfärbung der Windeln

2. *erythropoetische Protoporphyrie*: Enzymdefekt in der *Ferrochelatase*; mäßige Ausscheidung von Porphyrinen; Anstieg von Protoporphyrin IX in den Erythrocyten

3. δ-*Aminolävulinat-(ALA)-Dehydratase-Porphyrie*: ihr liegt ein sehr seltener Defekt in der *Porphobilinogensynthase* (δ-*Aminolävulinatdehydratase*) zugrunde, die zu einer starken Ausscheidung von δ-*Aminolävulinat* führt

4. die *akute intermittierende Porphyrie* hat als Ursache einen partiellen Defekt in der *Porphobilinogendesaminase*. Infolge der verminderten Hämsynthese hat die δ-Aminolävulinatsynthase eine hohe Durchsatzrate, so daß die Bildung von δ-Aminolävulinat und von Porphobilinogen stark gesteigert ist und es deshalb zu einer erhöhten Ausscheidung dieser zwei Zwischenprodukte kommt. Die Krankheit kann durch mangelhafte Nahrungszufuhr sowie durch Medikamente und Alkohol *ausgelöst* werden.

20.2.3. Abbau des Häms und Bildung der Gallenfarbstoffe

Die *Hauptabbauorte* des *Hämoglobins* sind die *Leber*, die *Milz* und das *Knochenmark*. Nach Ablauf ihrer Lebenszeit (100-120 Tage) werden die Erythrocyten aus dem strömenden Blut durch das *phagocytäre System* dieser Organe aufgenommen und abgebaut (☞ Kap. 21.). Die beim Abbau des Hämoglobins und der anderen Hämoproteine aus dem Eiweißanteil freiwerdenden Aminosäuren werden im Stoffwechsel wiederverwendet. Dies gilt auch für das dabei freiwerdende *Eisen*, mit dem der Organismus äußerst sparsam umgeht und das einem *Recycling* unterliegt (☞ Kap. 28.4.). Die Abbauprodukte des Porphyrinskeletts hingegen werden ohne Wiederverwertung ausgeschieden.

Der Abbau des Häms zum Bilirubin erfolgt in zwei Schritten.

1. *Aufspaltung des Häms*: Die *Decyclisierung* des *Häms* geht durch Aufspaltung der Methinbrücke zwischen den Pyrrolringen A und B unter Aufnahme von Sauerstoff vor sich. Das diese Reaktion katalysierende Enzym heißt *Hämoxygenase*. Sie gehört zur Cytochrom P450-Familie. Dabei werden 1. die genannte Methingruppe zu *Kohlenmonoxid* oxidiert, 2. Fe^{2+} aus dem Häm freigesetzt und 3. das grüngefärbte *Biliverdin* als Spaltprodukt des Häms gebildet (☞ Abb. 20.6). Die an das ER der Leberzellen gebundene Hämoxygenase braucht die FMN- bzw. FAD-abhängige (als Fp = Flavoprotein in Abb. 20.6 bezeichnet) NADPH-Cytochrom P450-Reductase als "Hilfsenzym". Von den drei verbrauchten O_2-Molekülen werden drei O-Atome für die Bildung von drei Molekülen Wasser, ein O-Atom für die Bildung von CO und

---

Erworbene Störungen des Porphyrinstoffwechsels. Erhöhungen der Porphyrinausscheidung findet man bei *hoch fieberhaften Erkrankungen*, bei *Vergiftungen* mit *Schwermetallen* (z. B. mit Blei) oder mit *Chemikalien* (z.B. mit dem Fungizid Hexachlorbenzol) und bei zahlreichen *Lebererkrankungen* (Fettleber, Lebercirrhose). Eine *Bleivergiftung* führt zu Defekten von drei Enzymen der Hämsynthese, der *Porphobilinogensynthase* (δ-Aminolävulinatdehydratase), *Koprophorphyrinogen III-Oxidase* und *Ferrochelatase*. So wird verständlich, daß es dabei zu einer massiven Ausscheidung von δ-Aminolävulinat und von Porphyrinen kommt. Eine *Bleivergiftung* ist durch schwere abdominale Schmerzen, eine periphere Neuropathie, Verstopfung und Erbrechen sowie schwere psychische Störungen (Delirium) gekennzeichnet. Die δ-Aminolävulinatdehydratase enthält in ihrem aktiven Zentrum ein für die katalytische Reaktion unentbehrliches Zn^{2+}-Ion. Dieses wird bei einer Bleivergiftung verdrängt und, unter Inaktivierung des Enzyms, durch Pb^{2+} ersetzt. Die Benutzung von Blei war unter den Römern sehr verbreitet. Sie benutzten es nicht nur als Material für ihre Wasserleitungen sondern Bleisalze dienten auch als künstliche Süßstoffe. Diese Tatsache wird als Erklärung für die niedrigen Geburtsraten und den verbreiteten Wahnsinn unter den Angehörigen der römischen Oberklassen angesehen und wird ernsthaft als eine der Ursachen des Untergangs des römischen Reiches diskutiert.

Krankheit	Erbgang	defektes Enzym	Genlocus
ALA-Dehydratase-Porphyrie	ar	ALA-Dehydratase	9q34
Akute intermittierende Porphyrie	ad	PBG-Desaminase	11q24.1-24.2
Kongenitale erythropoetische Porphyrie	ar	Uroporphyrinogen III-Synthase	10q25.2-26.3
Porphyria cutanea tarda	ad (zu 20 %)	Uroporphyrinogen-Decarboxylase	1p34
Hereditäre Koproporphyrie	ad	Koproporphyrinogen III-Oxidase	3q12
Variegate Porphyrie	ad	Protoporphyrinogen-Oxidase	1q21-23
Erythropoetische Protoporphyrie	ad (vorwiegend)	Ferrochelatase	18q21.3

Tab. 20.1: Die sieben Haupttypen der Porphyrien (ALA: δ-Aminolävulinic acid; PBG: Porphobilinogen; ar: autosomal recessiv; ad: autosomal dominant).

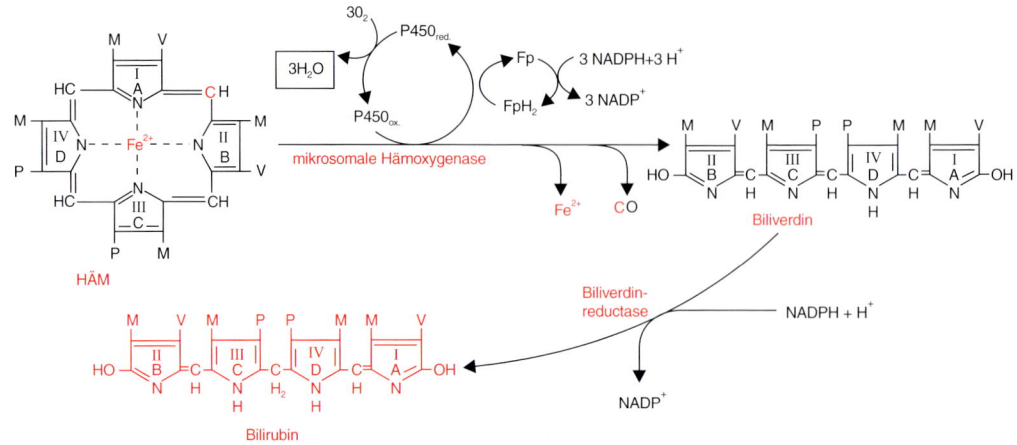

Abb. 20.6: Der Abbau des Häms durch die an das hepatische ER gebundene Hämoxygenase (Cytochrom P 450) unter Mitwirkung der FMN- bzw. FAD-abhängigen NADPH-Cytochrom P450-Reductase ("Fp = Flavoprotein") zu Biliverdin; letzteres wird NADPH-abhängig zu Bilirubin reduziert.

zwei O-Atome für die Biliverdinbildung verbraucht. Die H**ä**m**o**xygenase kommt in zwei konstitutiven Formen (HO-2 und HO-3) und einer induzierbaren Form (HO-1) vor. Das CO wirkt ähnlich wie das NO-Radikal gefäßerweiternd und hat entzündungs- sowie apoptosehemmende Eigenschaften.

2. *Reduktion des Biliverdins zum Bilirubin*: Die Bildung des orangeroten *Bilirubins* aus Biliverdin wird durch die NADPH-abhängige *Biliverdinreductase* katalysiert. Dabei entsteht durch Reduktion der Methinbrücke zwischen den Pyrrolringen C und D eine Methylenbrücke. Das in der Milz und im Knochenmark anfallende Bilirubin gelangt, gebunden an Albumin, durch das Blut in die Leber. Die Aufnahme von Bilirubin aus dem Blutplasma in die Hepatocyten durch deren basolaterale Membran besorgt das *organische Anionentransport-Polypeptid Typ 2* (OATP2, jetzt als OATP-C bezeichnet, ☞ Kap. 17.7.3.)

Konjugation des Bilirubins und seine Ausscheidung durch die Galle. In der Leber wird Bilirubin mit einem oder zwei Molekülen *Glucuronat* verbunden (*Bilirubinkonjugation*). Der Glucuronat-Donor dieser Reaktion ist das *UDP-Glucuronat*. Das Enzym ist mit dem ER der Leberzellen assoziiert und heißt *UDP-Glucuronyltransferase*. Diese bindet entweder ein Glucuronatmolekül (Bildung von *Bilirubinmonoglucuronid*) esterförmig an eine Propionatgruppe des Bilirubins oder zwei Glucuronatmoleküle an die beiden vorhandenen Propionatgruppen (Bildung von *Bilirubindiglucuronid*) (☞ Abb. 20.7). Das glucuronidierte ("konjugierte") Bilirubin wird von den Leberzellen mittels membrangebundener Transportproteine durch die an die Gallenkanälchen grenzenden, mit Mikrovilli besetzten, *apikalen Plasmamembranen* in das *Kanalikularsystem* aktiv sezerniert. Für die Sekretion des *Birubinmono-* und *Bilirubindigluronids* durch die apikale Membran der Hepatocyten in die Gallenkanälchen ist das *Multidrug Resistance associated Protein Typ 2* (MRP-2) verantwortlich (☞ Abb. 20.8). 15-20 % des Trockengewichtes der menschlichen Galle entfallen auf das glucuronidierte Bilirubin.

Es gibt zwei Formen des Bilirubins im Blutplasma. Im Blutplasma lassen sich zwei Formen des Bilirubins analytisch voneinander unterscheiden:

- "*direktes*" *Bilirubin:* dieses wird schnell durch diazotierte Sulfanilsäure (Diazoreagens) oxidiert
- "*indirektes*" *Bilirubin:* dieses reagiert nur langsam mit diazotierter Sulfanilsäure, da es erst nach Denaturierung des Albumins, an das es im Blutplasma gebunden ist, zugänglich ist. Seine Oxidation kann durch Zufügung von Methanol beschleunigt werden.

Das "direkte" Bilirubin ist identisch mit dem konjugierten, d.h. dem glucuronidierten, Bilirubin (das sind normalerweise 10-20 % des Gesamtbilirubins des Blutplasmas), das "indirekte" Bilirubin wird mit dem an das Albumin gebundene, nicht-

20.2. Stoffwechsel der Porphyrine

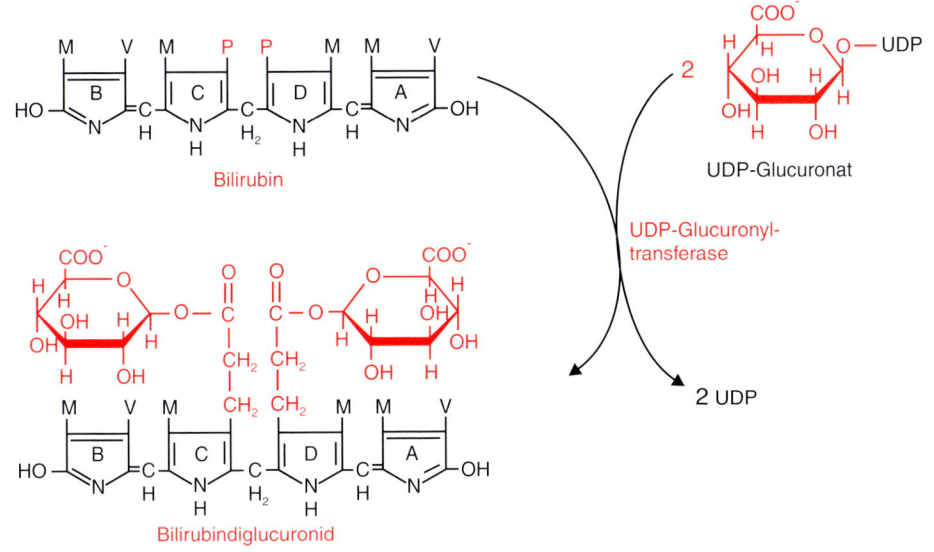

Abb. 20.7: Konjugation des Bilirubins unter Bildung von Bilirubindiglucuronid und Verbrauch von zwei Molekülen UDP-Glucuronat.

konjugierte Bilirubin (80-90 % des Gesamtbilirubins des Blutplasmas) gleichgesetzt.

Weitere Umwandlungen des Bilirubindiglucuronids im Darm. Das Bilirubin ist der Hauptvertreter der *Gallenfarbstoffe*. Weiterhin gehören zu den Gallenfarbstoffen alle linearen, d.h. nichtcyclischen, Abbauprodukte des Porphyrins, aus physiologischen Gründen auch die Dipyrrole (☞ Kap. 29.6.). Bilirubin gelangt mit der Gallenflüssigkeit in den Darm. Dort, besonders im Dickdarm, geht sein weiterer Abbau vor sich, der durch die dort herrschende *anaerobe Mikrobenflora* erfolgt. Zunächst wird vom Bilirubin das Glucuronat abgespalten, dann wird es stufenweise mit folgenden Zwischenprodukten zu *Stercobilin* umgewandelt (☞ Abb. 20.9):

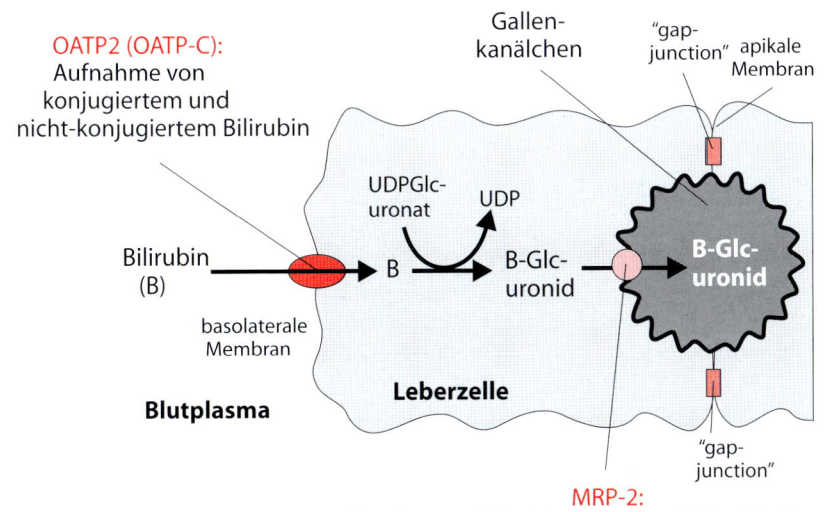

Abb. 20.8: OATP2-abhängige Aufnahme von Bilirubin aus dem Blut in eine Leberzelle, intrazelluläre Bildung von Bilirubinglucuronid (B-Glc-uronid) und dessen Sekretion in die Gallenkanälchen durch das MRP2 der hepatocytären apikalen Membran.

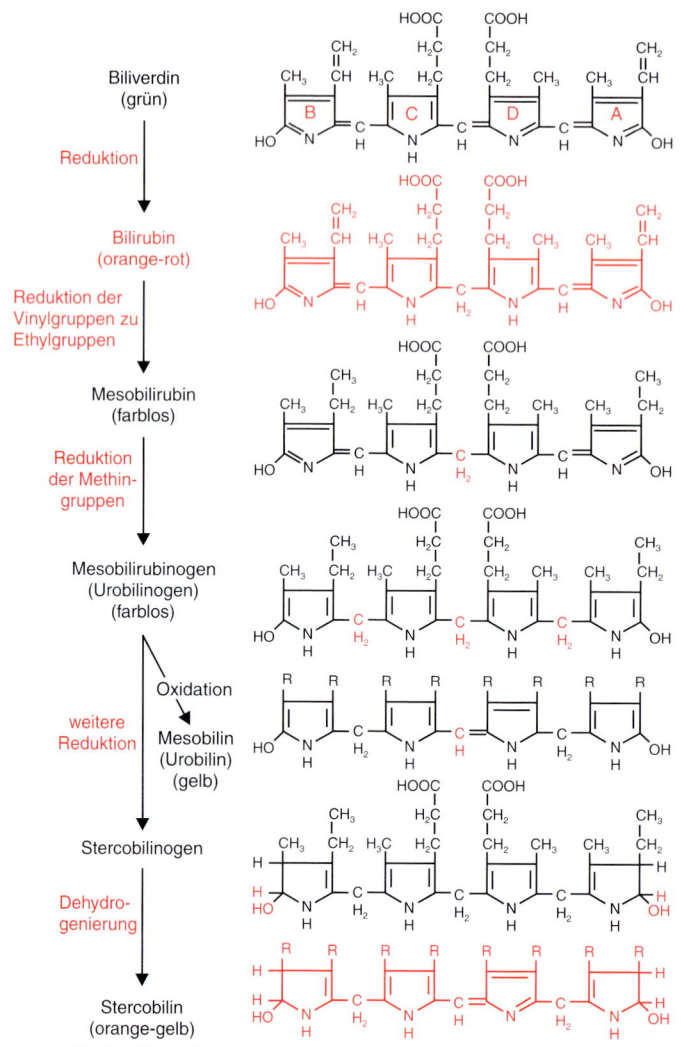

Abb. 20.9: Intestinaler, mikrobieller Abbau von Biliverdin bzw. Bilirubin (im Mesobilin und Stercobilin sind die Seitenketten mit R bezeichnet).

- *Mesobilirubin* (Reduktion der Vinyl- zu Ethylgruppen)
- Mesobilirubinogen, auch Urobilinogen genannt (Reduktion der Methinbrücken zwischen den Ringen B und C sowie D und A unter Bildung von *Stercobilinogen oder* Oxidation der mittelständigen Methylengruppe zu einer Methingruppe und Bildung von *Urobilin*)
- Stercobilinogen (Hydrierung der beiden endständigen C-Atome an den Ringen B und A)
- durch Dehydrogenierung der mittelständigen Methylengruppe geht *Stercobilinogen* in *Stercobilin* über.

Intestinale Rückresorption der Gallenfarbstoffe und ihre renale Ausscheidung. Aus dem Darm werden etwa 20 % des Bilirubins und ein Teil seiner Umwandlungsprodukte rückresorbiert und durch die Pfortader zurück in die Leber transportiert. Von dort werden sie erneut mit der Gallenflüssigkeit in den Darm ausgeschieden (*enterohepatischer Kreislauf der Gallenfarbstoffe*). Aus dem Dickdarm gelangt nur ein kleiner Teil des Stercobilinogens und Urobilinogens unter Umgehung der Leber direkt in den großen Kreislauf und wird über die Niere mit dem Harn ausgeschieden. Beim Stehen des Harns werden durch Luftsauerstoff aus den farblosen Produkten Stercobilinogen und Urobilinogen die gelbgefärbten Substanzen Stercobilin und Urobilin gebildet.

Ausscheidung der Gallenfarbstoffe mit dem Stuhl. Der Hauptanteil der Gallenfarbstoffe wird durch die Faeces ausgeschieden. Ein Teil des Stercobilinogens wird dort zu *Dipyrrolen* gespalten (*Mesobilifuscin, Bilifuscin*), die, zusammen mit dem *Urobilin* und *Stercobilin*, die charakteristische Farbe der Faeces ergeben.

Umsatz des Bilirubins. Täglich werden etwa sechs bis sieben Gramm Hämoglobin abgebaut. Da der Porphyrinanteil des Hämoglobins 3,5 % beträgt, entspricht dies einem Abbau von etwa 250 mg Porphyrin pro Tag, die in Bilirubin und seine Umwandlungsprodukte übergehen und auf den besprochenen Wegen ausgeschieden werden.

> **Pathobiochemie des Bilirubinstoffwechsels:** Die normale Konzentration der beiden Bilirubinfraktionen im Blutplasma beträgt beim gesunden Menschen zusammen etwa 10 µmol l^{-1}. Eine Erhöhung des Gesamtbilirubins auf mehr als 19 µmol l^{-1} Blutplasma wird als *Hyperbilirubinämie* bezeichnet. Dabei können Werte von 30 bis 50 µmol l^{-1} Blutplasma erreicht werden. Da dann das Bilirubin in die Gewebe übertritt, kommt es zu einer *Gelbfärbung* der *Haut* und der *Skleren*. Es entsteht das Krankheitsbild der *Gelbsucht* (*Ikterus*). Man unterscheidet *prähepatische, hepatische* und *posthepatische Hyperbilirubinämien*.
>
> - **Prähepatische Hyperbilirubinämie.** Diese Hyperbilirubinämie kann bei hohem extrahepatischen Anfall von Bilirubin, z.B. als Folge eines gesteigerten Hämoglobinabbaues im Knochenmark oder der Milz auftreten, wenn die Eliminierungskapazität der Leber für Bilirubin überschritten ist. Das Bilirubin des Blutplasmas ist nicht konjugiert (d.h. das "indirekte" Bilirubin ist stark erhöht, nicht das "direkte"). Es kommt zu einer Ausscheidung von Urobilinogen im Harn, da die Leber einen Teil des anfallenden Bilirubins aus dem Plasma extrahiert und in die Galle sezerniert. Dieses wird nach Umwandlung in Urobilinogen und Stercobilinogen und enteraler Rückresorption durch die Nieren ausgeschieden. Es kommt *nicht* zur Ausscheidung von Bilirubin im Harn, da dieses im Blut an Albumin gebunden ist und deshalb in der Niere nicht filtriert wird.
>
> - **Hepatische Hyperbilirubinämie:** Diese Hyperbilirubinämie kann auf Störungen in folgenden Systemen beruhen:
>   - der hepatischen Bilirubinaufnahme (*Absorptionsikterus*)
>   - der hepatischen Bilirubinkonjugation (*Konjugationsikterus*)
>   - der Bilirubinabgabe durch die Leber (*Ausscheidungsikterus*).

Eine Störung in der *hepatische Bilirubinaufnahme* kann durch einen Defekt des Transportproteins OATP2 der basolateralen Membranen der Leberzellen für Bilirubin entstehen (Abb. 20.8). Als Beispiel hierfür sei das *Gilbert-Syndrom* genannt. Dieses ist die vererbbare Form einer chronischen *Hyperbilirubinämie*, die auf einem Anstieg des *nichtkonjugierten Bilirubins* beruht. Bei dieser Erkrankung wurde ein zusätzliches *TA-Dinucleotid* in den *Promoterregionen* der beiden *allelen Gene* der UDP-Glucuronyltransferase gefunden, was zu einem 65 %igen Abfall der Transcriptionsrate der Mutante führt. Damit findet die erniedrigte Bilirubinkonjugation, die für das Gilbert-Syndrom charakteristisch ist, eine befriedigende Erklärung. Eine Unterform des Gilbert-Syndroms weist, unabhängig von der genannten Mutation in dem Promotor des UDP-Glucuronyltransferase-Gens, *zusätzlich* einen genetisch determinierten Defekt im *hepatischen Bilirubintransportsystem* OATP2 auf (☞ Abb. 20.8).

Eine sehr schwere Störung der *Bilirubinkonjugation* liegt beim *Crigler-Najjar-Syndrom Typ I* vor. Diesem liegt ein autosomal recessiv vererbbarer Defekt der *UDP-Glucuronyltransferase* zugrunde, der die Ursache der *vollständigen Abwesenheit* des Enzyms ist. Im Gen der UDP-Glucuronyltransferase (Genlocus auf Chromosom 2q37) wurden mehr als 40 verschiedene deletäre Mutationen identifiziert, die zu starken Erhöhungen des nichtkonjugierten (indirekten) Bilirubins im Blutplasma und bereits im Kindesalter zu Ablagerungen von stark toxisch wirkendem Bilirubin in den Kerngebieten des Hirnstammes führen, das diese Gebiete gelb anfärbt und unter Entstehung von Nekrosen schädigt (*Kernikterus*). Der Typ II dieses Syndroms zeigt einen milderen, dem Gilbert-Syndrom vergleichbaren Verlauf.

Bei *Neugeborenen*, vor allem bei *Frühgeborenen*, kann unmittelbar nach der Geburt ein vorübergehender Mangel an der *UDP-Glucuronyltransferase* eintreten. Dies führt dazu, daß die unreife Leber *noch* nicht in der Lage ist, Bilirubin mit Glucuronat zu konjugieren, so daß das gebildete Bilirubin nicht rasch genug ausgeschieden werden kann. In Verbindung mit einer *gesteigerten Hämolyse* (z.B. infolge einer *Rh-Inkompatibilität*, ☞ Kap. 21.) kann es zu einem *Icterus neonatorum* und ebenfalls zur Entstehung eines *Kernikterus* kommen. Auch bei einer Schädigung des Leberparenchyms, z.B. bei Hepatitis oder Cirrhose, ist die Konjugation des Bilirubins in den Leberzellen vermindert. Bei erhöhtem Bilirubingehalt des Serums ist unter diesen Umständen ebenfalls das "indirekte" Bilirubin gesteigert.

Eine Hyperbilirubinämie kann auch durch bestimmte Medikamente eintreten, die die hepatische Bilirubinaufnahme erniedrigen, möglicherweise durch Konkurrenz um die *hepatischen Bilirubintransporter* oder um *intrazelluläre Bindungsproteine* des Bilirubins. Eines dieser Bindungsproteine des Bilirubins in den Leberzellen ist das *Ligandin*.

- **Posthepatische Hyperbilirubinämie:** Die *biliäre Exkretion* des Bilirubins ist besonders störanfällig. Zahlreiche Leberzellschäden führen schon an ihrem Anfang zu einem erniedrigten hepatobiliären Transport von Bilirubin und zu einem Rückstau von konjugiertem Bilirubin in der Leber, der zu dessen Erhöhung im Blutplasma und Ausscheidung durch die Nieren führt. Die bei einer *Cholestase* eintretenden Veränderungen im hepatobiliären Transport werden unterteilt 1. in *primäre Defekte,* die zu einer mangelhaften Sekretion von Bilirubin in das Kanalikularsystem führen (z.B. infolge einer Mutation im *Bilirubintransportsystem MRP-2*), und 2. in *sekundäre Defekte,* die von einem Gallenwegsverschluß herrühren. Ein Verschluß der extrahepatischen Gallenwege (z.B. durch einen *Tumor* oder einen *Stein*) führt zu einer *posthepatischen Hyperbilirubinämie.* Dann gibt die Leber infolge des entstehenden Rückstaues verstärkt *Bilirubindiglucuronid* in die *Blutbahn* ab. Unter diesen Umständen kommt es zu einem Anstieg des Gesamtbilirubins, von dem der größte Teil konjugiertes ("direktes") Bilirubin darstellt. Dieses Bilirubin wird im Urin ausgeschieden. Der Stuhl ist dann frei, zumindest arm, an Abbauprodukten des Bilirubins.

21. Blut

21.1. Aufgaben und Zusammensetzung des Blutes

Das Blut ist ein flüssiges Organ mit folgenden Funktionen:

- Transport von Sauerstoff aus der Lunge in die Gewebe
- Transport von Kohlendioxid aus den Geweben in die Lunge
- Transport von Nährstoffen, Metaboliten und Ausscheidungsprodukten sowie von Vitaminen, Hormonen und Elektrolyten
- Mitwirkung an der angeborenen und erworbenen Immunität
- Blutstillung
- Pufferung
- Mitwirkung an der Regulation des Wärme- und Flüssigkeitshaushaltes
- Osmotische Funktion

Das *Blut* besteht aus (☞ Tab. 21.1):

1. *Blutzellen* (*Erythrocyten* [rote Blutkörperchen], *Leukocyten* [weiße Blutkörperchen] und *Thrombocyten* [Blutplättchen])

2. *Blutplasma*

Im Blutplasma sind die Blutzellen suspendiert und die Plasmaproteine sowie zahlreiche niedermolekulare Substanzen gelöst. Die Gesamtmenge an Blut beträgt 7-8 % des Körpergewichtes. Ein Mensch mit einem Gewicht von 70 kg enthält 5,0-5,5 Liter Blut.

Volumenanteil der Zellen	45 %
Volumenanteil des Blutplasmas	55 %
Konzentration des Hämoglobins	8-11 mmol l^{-1}
Zahl der Erythrocyten	$5 \times 10^{12}\, l^{-1}$
Zahl der Granulocyten	$4,4 \times 10^{9}\, l^{-1}$
Zahl der Monocyten	$5 \times 10^{8}\, l^{-1}$
Zahl der Lymphocyten	$2,2 \times 10^{9}\, l^{-1}$
Zahl der Thrombocyten	$3,1 \times 10^{11}\, l^{-1}$

Tab. 21.1: Die Bestandteile des Blutes.

Blutplasma und Blutserum. Das *Blutplasma* (auch kurz als "*Plasma*" bezeichnet) ist die *zellfreie Blutflüssigkeit*, die man durch Zentrifugation von ungerinnbar gemachtem Blut erhält. Läßt man entnommenes Blut gerinnen, so entsteht nach einer gewissen Zeit der Blutkuchen, der die Blutzellen und das Fibrin enthält. Die überstehende Flüssigkeit wird *Blutserum* (kurz "*Serum*") genannt. Dieses ist die zell- sowie - im Unterschied zu dem Blutplasma - *fibrinogen-* und *fibrinfreie* Blutflüssigkeit. Das Serum ist auch frei von einigen weiteren, bei der Gerinnung des Blutes verbrauchten, Gerinnungsfaktoren.

21.2. Die Hämatopoese und die zellulären Systeme des Blutes

Die *pluripotente hämatopoetische Stammzelle* entsteht embryonal aus Mesodermzellen, von denen sich ein Teil zu Gefäßwandzellen (Endothelzellen) und ein anderer Teil zu den Blutstammzellen entwickelt. Im Embryo und im Fetus erfolgt die Blutbildung (*Hämatopoese*) vorwiegend in der Leber und der Milz. Vom 7. Monat des intrauterinen Lebens an, beginnen sich Erythrocyten und Granulocyten auch im Knochenmark zu entwickeln, während sich die lymphoiden Zellelemente in den Lymphorganen differenzieren. In Knochenmarkpunktaten entfallen beim Erwachsenen etwa 25 % auf die roten und 75 % auf die weißen Zellelemente. Von den hämatopoetischen Stammzellen leiten sich die Zellsysteme des Blutes ab (☞ Abb. 21.1):

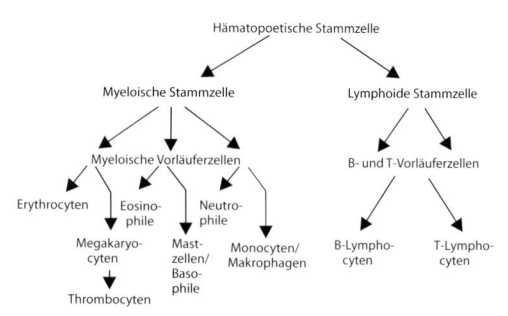

Abb. 21.1: Die sich von den hämatopoetischen Stammzellen ableitenden Zellsysteme des Blutes.

- *Erythrocyten*: Transport von O_2 und CO_2
- *Monocyten/Makrophagen*: Phagocytose und Cytokinproduktion; aus den *Monocyten* entwickeln sich die *Makrophagen*, außerdem zweigt von den Monocyten die Entwicklung der *dendri-*

tischen Zellen ab, die für die Einleitung der erworbenen Immunität von Bedeutung sind; Makrophagen und dendritische Zellen sind die Vertreter des *mononucleären phagocytischen Systems;* Makrophagen findet man in der Leber (*Kupffer-Zellen*), Milz, als alveoläre, interstitielle, peritoneale und pleurale Makrophagen sowie im Knochenmark (Osteoklasten), in der Haut und im Gehirn (Astrocyten und Mikroglia)

- *Megakaryocyten:* die Fragmentierung ihres Cytoplasmas liefert die für die Blutgerinnung notwendigen Blutplättchen (Thrombocyten)
- *Neutrophile:* Schutz gegen Bakterien durch Phagocytose; Neutrophile tragen die Hauptlast der angeborenen zellulären Abwehr; zusammen mit den Basophilen und Eosinophilen bilden sie die Gruppe der polymorphkernigen Leukocyten (Granulocyten)
- *Eosinophile:* Zerstörung größerer Parasiten und Modulation allergischer Reaktionen
- *Basophile:* Freisetzung von Histamin
- *Mastzellen:* Freisetzung von Histamin und Modulation allergischer Reaktionen
- *Natürliche Killerzellen:* Zerstörung infizierter Körperzellen
- *B-Lymphocyten:* Differenzierung zu antikörperproduzierenden Plasmazellen
- *T-Lymphocyten:* Abtötung von Fremdzellen und Zerstörung infizierter Körperzellen; Helferfunktion bei der Antikörperproduktion, Cytokinproduktion

Wirkungen von Cytokinen auf die Hämatopoese. Die *Hämatopoese* geht stufenweise vor sich und wird durch zahlreiche *Cytokine* (gebildet und sezerniert von *Makrophagen, Monocyten, Fibroblasten, Endothelzellen, T-Lymphocyten* sowie Nieren-, Leber-, Thymus- und Milzzellen) gesteuert, die die Aufgaben haben, die *Proliferation,* die *Differenzierung* und die *Funktionen* der einzelnen Zellarten des Blutes zu koordinieren. Die Knochenmarkzellen bilden Kolonien, die nur in Gegenwart bestimmter Polypeptide proliferieren, die man als *koloniestimulierende Faktoren* bezeichnet (☞ Tab. 21.2). Cytokine binden an spezifische Oberflächenreceptoren ihrer Zielzellen und entfalten ihre Wirkungen über verschiedene Arten von Signalwandlungssystemen (☞ Kap. 22.1.).

Name	Abkürzung	Bedeutung für	Herkunft
Interleukin-3	IL-3	Wachstum myeloischer und erythroider Vorläuferzellen	T_H1- und T_H2-Lymphocyten
Erythropoetin	Epo	Erythropoese und Antwort auf Hypoxie	peritubuläre Nierenzellen, Leber
Interleukin-4	IL-4	Entwicklung dendritischer Zellen	CD4-T-Zellen
Granulocyten-koloniestimulierender Faktor	G-CSF	Bildung von Neutrophilen	Makrophagen, Fibroblasten, Endothelzellen
Granulocyten-Makrophagen-koloniestimulierender Faktor	GM-CSF	Makrophagenentwicklung, dendritische Zellen, Granulocytenentwicklung	Mastzellen, T_H1- und T_H2-Lymphocyten, Makrophagen
Makrophagen-koloniestimulierender Faktor	M-CSF	Wachstum von Monocytenvorläufern und Makrophagen	Makrophagen, Fibroblasten, Endothelzellen
Thrombopoetin	Tpo	Thrombopoese	Niere, Leber
Interleukin-5	IL-5	Bildung von Eosinophilen	T-Helferzellen
Interleukin-6	IL-6	Akute-Phase-Antwort, Stimulierung von Vorläuferzellen, Thrombocytenbildung, Antikörperbildung durch B-Zellen	aktivierte T-Zellen, Monocyten, Endothelzellen, Fibroblasten

Tab. 21.2: Ausgewählte hämatopoetische Cytokine.

21.3. Erythrocyten und Hämoglobin

21.3.1. Erythropoese

Die *erythroide Vorläuferzelle* entsteht aus der *pluripotenten hämatopoetischen Stammzelle* durch eine Anzahl von Zellteilungen, die vorwiegend durch *IL-3* gesteuert werden. Die erythroide Vorläuferzelle, vor allem jedoch die aus ihr hervorgehenden, bereits hämoglobinsynthetisierenden, *Erythroblasten* sind funktionell durch ihre Ansprechbarkeit auf das Hormon *Erythropoetin* der Niere (und Leber, 10 % des Erythropoetins werden in der Leber gebildet) charakterisiert. Im Verlauf ihrer weiteren Differenzierung zu Erythrocyten kommt es unter dem Einfluß von *Erythropoetin* zu einer beträchtlichen *Hämoglobinsynthese* sowie zu einer Verminderung des Zellvolumens, einer *Abnahme* bestimmter *RNA-Fraktionen* und zu einer *Ausstoßung des Zellkerns*. Dieser wird sofort von Makrophagen phagocytiert. Die unreife Vorstufe des Erythrocyten, der bereits kernlose *Reticulocyt*, ist metabolisch deutlich vom reifen Erythrocyten unterschieden. Beim Übergang zum Erythrocyten verliert der Reticulocyt seine Mitochondrien und Ribosomen, parallel dazu verschwinden die Enzyme der Zellatmung, die Fähigkeit zur Hämoglobinsynthese und die noch verbliebenen Nucleinsäurereste.

21.3.2. Lebensdauer der Erythrocyten

Zirkulierende Erythrocyten des Menschen haben eine Lebensdauer von 100-120 Tagen. Nach dieser Zeit werden sie durch das *phagocytäre System* der Milz, der Leber und des Knochenmarks aus der Zirkulation entfernt. Mit zunehmendem Alter werden die Erythrocyten optisch dichter und kleiner. Sie werden weniger flexibel und haben zunehmend Schwierigkeiten, die Milz zu passieren, so daß sie für eine längere Zeit den Milzmakrophagen ausgesetzt sind. Dies führt in der Milz zur Erkennung von alten und geschädigten Erythrocyten und zu ihrer Entfernung aus der Zirkulation. Gealterte Erythrocyten haben eine verminderte Kapazität, sich vor oxidativer Schädigung zu schützen. Ihr *Glutathionspiegel* ist erniedrigt, ebenso auch die Aktivitäten der *Superoxiddismutase, Katalase, Glutathionperoxidase* und *Glutathionreductase*. Die Erythrocyten zeigen dann eine erhöhte Lipidperoxidation sowie eine veränderte Membranfluidität und verminderte Deformierbarkeit. Auf der Oberfläche ihrer Plasmamembran akkumulieren IgG und die Komponenten des Komplementsystems C3b und iC3b (☞ Kap. 22.2.4.). Diese sind *Marker* für die *Erkennung* der *gealterten Erythrocyten* durch *Makrophagen*, die sie aus Zirkulation durch *Phagocytose* entfernen.

21.3.3. Pathologische Veränderungen der Erythrocytenzahl

Infolge genau arbeitender *Kontrollmechanismen* wird die Zahl der Erythrocyten im Blut innerhalb relativ enger Grenzen konstant gehalten. Störungen dieser *Homöostase* können durch Änderungen der Biosyntheserate oder/und der Abbaugeschwindigkeit der Erythrocyten eintreten. Eine Erhöhung der Erythrocytenzahl wird als *Polycythämie* und *Polyglobulie*, eine Erniedrigung als *Anämie* bezeichnet. Die *Polycythämie* entsteht durch eine Proliferation des Knochenmarkparenchyms. Zum Unterschied dazu bezeichnet man als *Polyglobulie* eine symptomatische Vermehrung roter Blutkörperchen im *peripheren Blut*, z.B. in großen Höhen, bei beeinträchtigter Atmungsfunktion (Lungenemphysem) oder bei Linksherzinsuffizienz. Eine Verringerung der Erythrocytenzahl, also eine *Anämie*, kann bei gesteigerter Hämolyse, z.B. bei verkürzter Lebensdauer der roten Blutzellen (*hämolytische Anämie*), als Folge einer erniedrigten Biosyntheserate (z.B. *Eisenmangelanämie*) oder bei Mangel an Vitamin B_{12} (*perniciöse Anämie*), als Folge einer Störung im *blutbildenden System* des Knochenmarks, z.B. bei Schädigung der Stammzellen (*aplastische Anämie*) oder bei *Reifungsstörungen* im erythroiden System entstehen, die zum Auftreten vergrößerter Blutzellen im Blut führen (*Megaloblastenanämie*).

21.3.4. Funktionen der Erythrocyten

Die Hauptfunktionen der Erythrocyten sind der Transport von *Sauerstoff* aus der Lunge in die Gewebe und die Mitwirkung am Transport des *Kohlendioxids* aus dem Gewebe in die Lunge. Struktur, Zusammensetzung und Stoffwechsel des Erythrocyten sind diesen hochspezialisierten Funktionen angepaßt:

1. seine Oberfläche (also der Diffusionsquerschnitt für O_2 und CO_2) ist infolge der bikonkaven Form der Zelle besonders groß

2. die Plasmamembran verleiht seiner Struktur die notwendige Stabilität, setzt aber der Diffusion des Sauerstoffs und des Kohlendioxids keinen Widerstand entgegen; die Plasmamembran ist frei permeabel für Anionen und Wasser, jedoch impermeabel für Kationen; diese beiden Eigenschaften sind die Voraussetzung für die Gewährleistung des CO_2-Transports und die Aufrechterhaltung der Struktur der Erythrocyten

3. der Erythrocyt ist mit dem *sauerstoffbindenden Hämoglobin* angefüllt, das auch für den *Kohlendioxidtransport* bedeutungsvoll ist

4. der Erythrocyt besitzt eine hohe *Carboanhydraseaktivität*, die für den Kohlendioxidtransport unentbehrlich ist

5. der Stoffwechsel der Erythrocyten ist darauf orientiert, das Hämoglobin in einem funktionsfähigen Zustand zu erhalten und die Stabilität der Zellstruktur zu gewährleisten.

21.3.5. Erythrocytenstoffwechsel

Erythrocytenglycolyse und 2,3-Bisphosphoglycerat. Die Erythrocyten sind auf *Glucose* als Energielieferant angewiesen, die sie glycolytisch in *Lactat* umwandeln. Erythrocyten besitzen keine Mitochondrien mehr und zeigen deshalb auch *keinen oxidativen Stoffwechsel* und *keine Atmungskettenphosphorylierung*. 90 % der aufgenommenen Glucose werden durch die *Glycolyse* abgebaut, während 10 % den *Pentosephosphatweg* zur Bereitstellung des für die Methämoglobinreduktion erforderlichen NADPH benutzen. Das für die Erhaltung der Struktur und Funktion der roten Blutzellen erforderliche ATP wird allein durch die Glycolyse geliefert. Für die Erhaltung der Sauerstofftransportfähigkeit des Hämoglobins braucht der Erythrocyt NADH und NADPH, die er durch die Glycolyse und die Oxidation von Glucose-6-phosphat gewinnt. Die Glycolyse der roten Blutkörperchen weist gegenüber anderen Zellen eine Besonderheit auf. Diese besteht in einem Nebenweg der Glycolyse, dem *Rapoport-Luebering-Weg*, durch den aus 1,3-Bisphosphoglycerat das in Erythrocyten in beträchtlichen Konzentrationen vorkommende *2,3-Bisphosphoglycerat* gebildet wird (☞ Abb. 21.2). Das 2,3-Bisphosphoglycerat ist ein physiologisch wichtiger *negativer allosterischer Effektor* des *Hämoglobins*. Es wird *nicht* an *Oxyhämoglobin*, sondern *nur* an *Desoxyhämoglobin* gebunden und *vermindert* dadurch die *Sauerstoffaffinität* des roten Blutfarbstoffes, d.h. es erleichtert im Gewebe die Sauerstoffabgabe vom Hämoglobin.

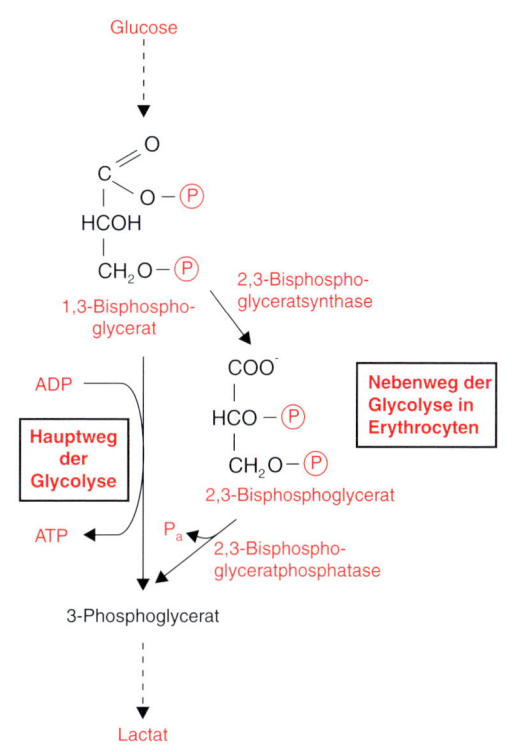

Abb. 21.2: Bildung und Abbau von 2,3-Bisphosphoglycerat in Erythrocyten.

Funktionen des ATP in den Erythrocyten. Die Bindung, der Transport und die Freisetzung von Sauerstoff durch die Erythrocyten brauchen *kein* ATP. Die Erythrocyten benötigen ATP jedoch für

- die Aufrechterhaltung des Na^+/K^+-Gradienten an ihrer Plasmamembran, der durch die Na^+/K^+-ATPase gewährleistet wird; die dadurch erreichte Kationenverteilung zwischen dem Erythrocyteninneren und dem Blutplasma (hohe K^+- und niedrige Na^+-Konzentration innen) ist wichtig für die Aufrechterhaltung der Zellstruktur und der bikonkaven Form der Erythrocyten

- die Gewährleistung der erforderlichen niedrigen Ca^{2+}-Konzentration im Erythrocyteninneren durch die Tätigkeit der Ca^{2+}-ATPase

- die Synthese des für ihre Funktion unentbehrlichen Glutathions.

Durch Oxidation des Fe^{2+} im Hämoglobin entsteht Methämoglobin. Sauerstoff kann vom Hämoglobin nur gebunden werden, wenn das Häm-Fe-Ion zweiwertig (Fe^{2+}) ist. Tritt eine Oxidation des Fe^{2+} zu Fe^{3+} ein, entsteht das *braungefärbte Methämoglobin*. Dieses ist *nicht* befähigt, Sauerstoff zu binden. Deshalb muß der Methämoglobinspiegel Blut niedrig gehalten werden. Der Methämoglobinspiegel im normalen Blut beträgt etwa 1-2 % des Gesamthämoglobins.

Hämoglobin neigt durch *Autoxidation* zur Bildung von Methämoglobin. Dabei wird ein Elektron des Fe^{2+} unter Fe^{3+}-Bildung auf ein *Sauerstoffmolekül* übertragen, welches in das *toxische Superoxidradikal* ($O_2^{-\cdot}$) übergeht (☞ Abb. 21.3). Dieses wird durch die *Superoxiddismutase* zu H_2O_2 reduziert, das anschließend durch die *Glutathionperoxidase* (oder *Katalase*) zerstört wird. Durch Einwirkung von Oxidationsmitteln (Kaliumferricyanid, Wasserstoffperoxid, Anilin, Nitrit, Chlorat, aromatische Nitroverbindungen, Arzneimittel, z.B. Phenacetin) wird die Methämoglobinbildung stark gesteigert, was zum Auftreten einer *toxischen Methämoglobinämie* mit Heinzkörperbildung und zu einem hämolytischen *Ikterus* führen kann. Heinzkörper sind gemischte Disulfide von Hämoglobin mit oxidiertem Glutathion.

Methämoglobinbildung

$$O_2 + Hb(Fe^{2+}) \longrightarrow Hb(Fe^{3+}) + O_2^-$$

Zerstörung des Superoxidradikals durch die Superoxiddismutase

$$2\,O_2^- + 2\,H^+ \longrightarrow H_2O_2 + O_2$$

Zerstörung des Wasserstoffperoxids

$$H_2O_2 + 2\,G\text{-}SH \xrightarrow{\text{Glutathion-peroxidase}} G\text{-}SS\text{-}G + 2\,H_2O$$

$$2\,H_2O_2 \xrightarrow{\text{Katalase}} 2\,H_2O + O_2$$

Abb. 21.3: Bildung von Methämoglobin und Beseitigung des entstehenden Superoxidanions und Wasserstoffperoxids.

Zur Wiedererlangung seiner Transportfähigkeit für O_2 muß Methämoglobin zu Hämoglobin reduziert werden. Die enzymatische Reduktion von Methämoglobin zu Hämoglobin ist für die Wiedererlangung seiner Transportfähigkeit für O_2 unbedingt notwendig. Dabei wird das Fe^{3+} wieder zu Fe^{2+} reduziert. Diese kann 1. durch *NADH*- und 2. durch *NADPH-abhängige Methämoglobinreductasen* erfolgen (☞ Abb. 21.4). NADH wird im Erythrocyten durch Oxidation von Lactat zu Pyruvat (katalysiert durch die *Lactatdehydrogenase*) gebildet, während NADPH durch *Oxidation* von Glucose-6-phosphat, katalysiert durch die *Glucose-6-phosphat-Dehydrogenase* und die *6-Phosphogluconat-Dehydrogenase*, entsteht. Diese Systeme sorgen

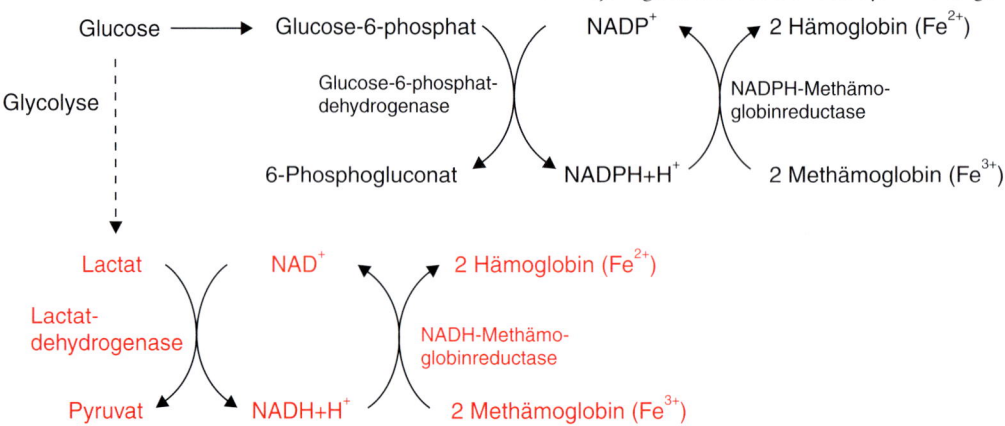

Abb. 21.4: Enzymatische Reduktion von Methämoglobin durch die NADH- und NADPH-abhängige Methämoglobinreductase.

21.3. Erythrocyten und Hämoglobin

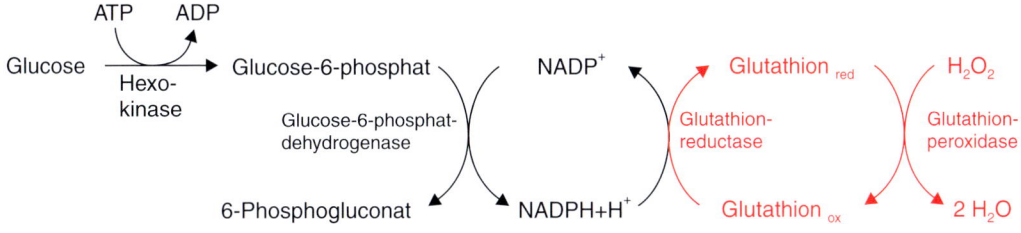

```
                ATP   ADP
Glucose  ─Hexo-──→ Glucose-6-phosphat ↘         NADP⁺ ↽      Glutathion_red ↽      H₂O₂
          kinase                                                                              
                           Glucose-6-phosphat-            Glutathion-          Glutathion-
                           dehydrogenase                  reductase            peroxidase
                                              ↘       ↗                   ↘                ↘
                    6-Phosphogluconat ←        NADPH+H⁺            Glutathion_ox         2 H₂O
```

Abb. 21.5: Zusammenwirken von Glutathionreductase und Glutathionperoxidase bei der Zerstörung von H_2O_2.

dafür, daß das Hämoglobin zurückgewonnen wird und das Blut seine volle Fähigkeit zur Sauerstoffbindung wieder erhält. Die wichtigere von beiden Methämoglobinreductasen ist die *NADH-abhängige Methämoglobinreductase*.

Bei der *idiopathischen, familiär auftretenden Methämoglobinämie* ist die Aktivität der NADH-abhängigen Methämoglobinreductase infolge eines genetischen Defektes so stark vermindert, daß spontan gebildetes Methämoglobin nicht reduziert werden kann und sehr hohe Methämoglobinspiegel beobachtet werden können (bis zu 30 % des Hämoglobingehaltes). Kompensatorisch kommt es dann zu einer Polycythämie und als deren Folge zu Störungen in der Hämodynamik.

Die Aufgaben des Glutathions im Erythrocytenstoffwechsel. Das Tripeptid *Glutathion* (γ-Glu-Cys-Gly; Formel in Kap. 3.) hat im Erythrocyten, wie auch in anderen Zellen, die Funktion eines *Sulfhydrylpuffers* und eines *Antioxidans*. Glutathion wird durch zwei ATP-abhängige Reaktionen gebildet:

$$\text{Glutamat} + \text{Cystein} + \text{ATP} \rightarrow \quad (1)$$
$$\gamma\text{-Glu-Cys} + \text{ADP} + P_a$$

$$\gamma\text{-Glu-Cys} + \text{Glycin} + \text{ATP} \rightarrow \quad (2)$$
$$\gamma\text{-Glu-Cys-Gly} + \text{ADP} + P_a$$

Reaktion (1) wird durch die *γ-Glutamylcystein-Synthetase*, Reaktion (2) durch die *Glutathion-Synthetase* katalysiert. Glutathion liegt im Erythrocyten vorwiegend in der reduzierten Form vor. Es schützt verschiedene SH-Enzyme vor deren Inaktivierung durch Wasserstoffperoxid, das u.a. bei der Methämoglobinbildung, der direkten Oxidation von autoxidablen Flavinenzymen mit Sauerstoff, durch die Wirkung der Superoxiddismutase, durch bestimmte Pharmaka (z.B. durch das Antimalariamittel *Primachin*) oder durch toxische Nahrungsbestandteile entsteht. Auch organische Peroxide werden durch Glutathion unschädlich gemacht. Die Reduktion von Glutathiondisulfid (GSSG, oxidiertes Glutathion) und von gemischten Disulfiden von Hämoglobin und Glutathion (HbSSG) erfolgt durch die *NADPH-abhängige Glutathionreductase* und die Zerstörung des H_2O_2 durch die selenocysteinhaltige *Glutathionperoxidase* (☞ Abb. 21.5). Für die Aufrechterhaltung eines die Zelle schützenden Spiegels an reduziertem Glutathion spielen die *Glucose-6-phosphat-Dehydrogenase-* und die nachfolgende *6-Phosphogluconat-Dehydrogenase-Reaktion* sowie die *Glutathionreductase* eine wichtige Rolle.

> **Pathobiochemie des Erythrocytenstoffwechsels.** In den roten Blutkörperchen gibt es *vererbbare Enzymdefekte*, von denen vor allem folgende Enzyme betroffen sind:
> - *Glucose-6-phosphat-Dehydrogenase*
> - *Glutathionreductase*
> - *NADH-Methämoglobinreductase*
> - *Pyruvatkinase*.

Der *Glucose-6-phosphat-Dehydrogenase-Mangel* (G6PDH-Mangel) ist mit etwa 400 Millionen daran erkrankter Menschen die am stärksten verbreitetete Enzymopathie auf der Erde. Beim Fehlen dieses Enzyms kann $NADP^+$ nicht zu NADPH reduziert werden, so daß oxidiertes Glutathion nicht reduziert wird und die davon betroffenen Menschen besonders empfindlich gegen äußere Einflüsse sind, die zu einer Oxidation von Glutathion führen. Sie neigen nach Aufnahme bestimmter Arzneimittel (z.B. *Primachin*) oder mancher Nahrungsmittel (z.B. von *Favabohnen*) zu hämolytischen Krisen und zur Entstehung einer hämolytischen Anämie. Deren Ursache ist, daß die genannten Arzneimittel bzw. toxische Bestandteile von Nahrungsmitteln in den Erythrocyten zur Bildung von H_2O_2 und zur Oxidation von Glutathion sowie zur Oxidation von Hämoglobin zu Methämoglobin führen und alle diese Oxidationsprodukte infolge des NADPH-Mangels nicht reduziert werden können. Die eintretende Hämolyse ist die Folge der *Methämoglobinämie* und der Neigung zur Bildung intrazellulärer Hämoglobinpräzipitate (*Heinzkörperbildung*). Bei einem Mangel an *Glutathionreduktase* treten dieselben Erscheinungen auf, so daß das entstehende Krankheitsbild dem des G6PDH-Mangels ähnlich ist.

Patienten mit einem G6PDH-Mangel weisen einen Schutz gegen die von *Plasmodium falciparum* hervorgerufene schwerste (tödliche) Form der Malaria (*Malaria tropica*) auf. Dies führte im Verlauf der Evolution dazu, daß in Malariagebieten der G6PDH-Mangel besonders häufig auftritt. Damit wird die vor mehr als 50 Jahren von *J.B.S. Haldane* aufgestellte These bekräftigt, die besagt, daß eine bei Kindern häufig tödlich verlaufende Infektionskrankheit die Evolution des Menschen so beeinflußt, daß sie einen selektiven Druck auf die *Mutation* von *Genen* ausübt, die vor der Infektion schützen. Die Plasmodien dringen zwar in die G6PDH-Mangel-Erythrocyten ein, reifen dort aber nicht normal heran. Die mit Parasiten befallenen G6PDH-Mangel-Erythrocyten werden wesentlich schneller durch Makrophagen phagocytiert als befallene Erythrocyten mit normaler G6PDH-Aktivität.

Ein Mangel an der *NADH-abhängigen Methämolobinreductase* führt zu einer Erhöhung der Methämoglobinkonzentration im Blut, zu Heinzkörperbildung in den Erythrocyten, einer gesteigerten Hämolyse und dadurch zu einer Beeinträchtigung des Sauerstofftransportes (Leitsymptom ist das Auftreten einer Cyanose). Ein *Pyruvatkinasemangel* führt zu einer Verminderung der ATP-Bildung und zu einer ATP-Verarmung der Erythrocyten, die infolge der Bedeutung des ATP für die Aufrechterhaltung der Struktur und Funktion dieser Zellen bei homozygoten Merkmalsträgern zu einer chronischen hämolytischen Anämie führen.

Dynamik des erythrocytären 2,3-Bisphosphoglyceratspiegels. Der normale Spiegel des 2,3-Bisphosphoglycerates in menschlichen Erythrocyten beträgt etwa 5 mmol l^{-1} Zellflüssigkeit. Da dieses für den Erythrocyten spezifische Glycolyseintermediat infolge seiner hohen und bevorzugten Affinität zu Desoxyhämoglobin die Affinität des Hämoglobins zum Sauerstoff vermindert, indem es die O_2-Bindungskurve des roten Blutfarbstoffs nach rechts verschiebt und so die Sauerstoffabgabe des Oxyhämoglobins (HbO_2) im Gewebe erleichtert, sind Änderungen im 2,3-Bisphosphoglyceratspiegel der Erythrocyten von beträchtlicher physiologischer Bedeutung (☞ Abb. 21.6). Veränderungen des erythrocytären 2,3-Bisphosphoglycerates treten bei *Hypoxie* sowie bei *Alkalose* und *Acidose* ein. Eine Erhöhung des pH-Wertes führt, infolge Steigerung der Aktivität der Phosphofructokinase als des Kontrollenzyms der erythrocytären Glycolyse, zu einer Stimulierung dieses Stoffwechselweges und dadurch zu einer Erhöhung des 2,3-Bisphosphoglyceratspiegels. Da *Hypoxie* (Sauerstoffmangel) infolge *Hyperventilation* zu einer (respiratorischen) *Alkalose* führt, verursacht diese eine Zunahme dieses Metaboliten. Eine *Acidose* hingegen führt zu einer *Erniedrigung* des erythrocytären *2,3-Bisphosphoglyceratspiegels.*

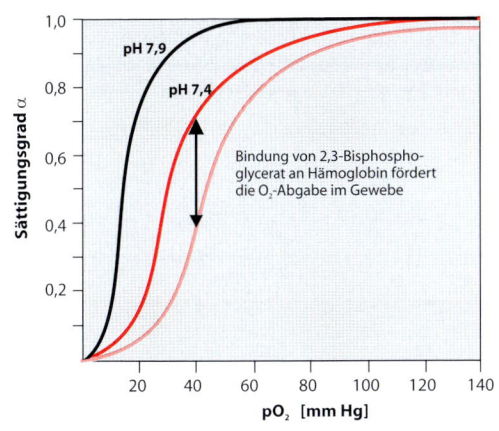

Abb. 21.6: Auswirkungen einer pH-Steigerung und Bindung von 2,3-Bisphosphoglycerat auf die Affinität des Hämoglobins zum Sauerstoff.

Bei Erhöhung des pH-Wertes wird die Sauerstoffbindungskurve des Hämoglobins nach links (Affinitätssteigerung) und bei pH-Erniedrigung nach rechts verschoben (Affinitätserniedrigung). Bei einer Alkalose ist daher die Sauerstoffabgabe im Gewebe beeinträchtigt, d.h. eine Hypoxie vergrößert infolge der eintretenden respiratorischen Alkalose den O_2-Mangel im Gewebe (☞ Abb. 21.6.). Der unter diesen Bedingungen einsetzende Anstieg des 2,3-Bisphosphoglycerates wirkt diesem Vorgang jedoch entgegen, indem die O_2-Bindungskurve nach rechts verlagert und dadurch die O_2-Abgabe im Gewebe erleichtert wird.

Erythrocytenstoffwechsel und Blutkonservierung. ATP ist von entscheidender Bedeutung für die Funktionserhaltung der roten Blutkörperchen bei der Blutkonservierung und damit für das Überleben der Zellen im Empfänger. Es wird bei der Aufbewahrung einer Blutkonserve langsam abgebaut, besonders schnell aber nachdem die Glucose aufgebraucht ist. Eine Stabilisierung des ATP in den Erythrocyten führt zu einer Verlängerung der Funktionstüchtigkeit der Erythrocyten in der Konserve und damit zu einer Erhöhung ihrer Überlebensrate nach Infusion in einen Empfänger. Zusatz von *Glucose* (*Dextrose*) zu konserviertem Citratblut und Herabsetzung des pH-Wertes auf 7,1 durch das *ACD-*(*Acid-Citrate-Dextrose-*) *Medium* bewirkt eine Stabilisierung des zellulären ATP-Gehaltes und führt bei 0-4°C zu einer Haltbarkeit der Blutkonserve von 21-30 Tagen, d.h. die infundierten Erythrocyten weisen im Empfänger innerhalb dieser Konservierungszeit eine angemessen hohe Überlebensrate auf. Die intrazelluläre ATP-Stabilisierung bei pH 7,1 resultiert aus dem enzymatischen Abbau von 2,3-Bisphosphoglycerat in diesem pH-Bereich, die auf der Ebene der Pyruvatkinasereaktion zu einer Resynthese des ATP führt. Ein Zusatz von Inosin oder von Inosin plus Adenin zum Konservierungsmedium hat infolge Begünstigung der ATP-Resynthese eine noch längere Aufrechterhaltung des zellulären ATP-Gehaltes zur Folge, so daß die Haltbarkeitsdauer der in einem solchen Medium aufbewahrten Erythrocyten bis zu fünf Wochen beträgt. Die Kryokonservierung von Erythrocyten bei -80°C oder in flüssigem Stickstoff (-196°C) unter Verwendung eines Kryoprotektivums (Glycerin oder Dextran), das die Erythrocyten vor einer Gefrier-Tau-Schädigung schützt, führt zu deren Haltbarkeit über mehrere Jahre.

Flexibilität der Erythrocytenstruktur. Normale Erythrocyten sind bikonkave Scheiben (Durchmesser 8 µ). Zum Passieren der Kapillaren und der engen Milzpforten werden an ihre äußere Form hinsichtlich Flexibilität, Deformierbarkeit und Dauerhaftigkeit hohe Anforderungen gestellt. Störungen der Strukturflexibilität, z.B. als Folge einer Dehydratation der Zellen (Zellschrumpfung) oder durch das Auftreten von Hämoglobinpräzipitaten (Heinzkörperbildung) bei erythrocytären Enzymdefekten und bei Vergiftungen sowie bei der Sichelzellanämie und verschiedener Formen der Thalassämie (s.u.), führen zu einer Starrheit der Zellen und damit zu einer Abnahme ihrer Lebensdauer. Die große Deformierbarkeit der Erythrocyten ist darauf zurückzuführen, daß zahlreiche der in die Phospholipiddoppelschicht der Erythrocytenmembran eingelagerten Proteine flexibel mit Komponenten des *Cytoskeletts* verbunden sind. Zu derartigen Membranproteinen gehören 1. das *Protein 3* (ein *Anionenkanal* bzw. *Anionenaustauschprotein*), 2. das *Wasserkanäle* bildende Aquaporin vom Typ AQP1 (☞ Kap. 8.), 3. die als *Receptoren* wirkenden *Glycophorine A* und *B* und 4. zahlreiche *Erythrocytenantigene* (☞ Abb. 8.13 und Abb. 8.14). Diese Proteine sind mit den unmittelbar unterhalb der Plasmamembran liegenden Komponenten des Cytoskeletts *Spektrin*, *Ankyrin* und *Actin* assoziiert. Das langgestreckte Spektrin bildet parallel verlaufende und umeinander gewundene Dimerstränge, die an einem Ende an das Protein 4.1-Dimer und an Actin binden und dabei auf das nächste Spektrindimer stoßen, und an ihrem anderen Ende mit dem Ankyrin in Wechselwirkung treten. Das Ankyrin stellt die Verbindung des Cytoskeletts mit der Plasmamembran her, indem es dieses an das Dimer des Proteins 3 bindet. Die entstehenden Molekülaggregate sind flexibel und gegeneinander verschiebbar, so daß durch Wechselwirkungen dieser Art eine hohe strukturelle Stabilität und Deformierkeit als typische Eigenschaften der Erythrocyten entstehen.

Pathobiochemie der Erythrocytenstruktur. Defekte in den Proteinen des Membranskeletts können zu Veränderungen der Stabilität und Flexibilität der Erythrocyten führen:

- ein Defekt im *Spectrin* führt zu der *autosomal dominant vererbbaren Sphärocytose*. Die Zellen nehmen, infolge mangelhafter Assoziation des Spectrinmoleküls mit Proteinen des Membranskeletts, ein kugelförmiges Aussehen an. Solche Sphärocyten weisen eine stark verkürzte Lebensdauer auf (etwa 10 Tage) und werden durch Phagocytose aus dem Blut beseitigt
- bei einer Form der *hereditären Elliptocytose* (elliptische Form der Erythrocyten) wurde eine höhere Temperaturempfindlichkeit der Tertiärstruktur des Spectrins festgestellt.

Genetischer Defekt in der Synthese des GPI-Ankers. Ein Defekt in der *Synthese des GPI-Ankers* von *Membranproteinen* (☞ Kap. 8.) führt zum Krankheitsbild der *paroxysmalen*, d.h. plötzlich mit überschießender Intensität auftretenden, *nächtlichen Hämoglobinurie*. Infolge des Fehlens des GPI-Ankers können bestimmte strukturstabilisierende Proteine, die einen solchen GPI-Anker brauchen, nicht in der Membran verankert werden, so daß die Erythrocyten schutzlos sind und eine Hämolyse erleiden. Die *Hämolyse* ist die Folge einer *anomalen Komplementaktivierung*, da auf der Oberfläche der Erythrocyten dieser Patienten lipidverankerte Proteine fehlen, die eine regulierende Funktion in der Aktivität des Komplementsystems haben. Auch auf den Plasmamembranen anderer Zellen (Blutplättchen, Granulocyten, Monocyten sowie T- und B-Lymphocyten) fehlen dann lipidverankerte Proteine. Diese Erkrankung beruht *nicht* auf einer *Keimbahnmutation*, sondern auf einer *somatischen Mutation*. Sie ist auf eine *Genmutation* in einer *Knochenmarkstammzelle* zurückzuführen, deren Nachkommen (nicht nur Erythrocyten, sondern auch Thrombocyten und Leukocyten) das mutierte Gen enthalten. Die Mutationen können sowohl die codierenden Regionen als auch die Spleißungsstellen in diesem Gen betreffen und führen dann, je nach der Ursache, zu Verschiebungen im Ableserahmen oder zur Entstehung von Stoppcodons bzw. zu biologisch unwirksamen Proteinen.

> **Erythrocyten haben auch Funktionen bei Abwehr- und Entzündungsvorgängen.** Erythrocyten spielen - zusätzlich zu ihren Funktionen im O_2- und CO_2-Transport - auch eine Rolle bei der Beseitigung von Immunkomplexen und infektiösen Agenzien aus der Zirkulation. Diese für den Organismus wichtige protektive Funktion wird durch den Komplementreceptor 1 (CR1) auf der Erythrocytenmembran vermittelt, durch den die Erythrocyten C3b-haltige Immunkomplexe binden und in die Milz bzw. die Leber transportieren, wo sie freigesetzt und durch Makrophagen (auch diese tragen CR1) abgebaut werden (☞ Kap. 22.2.4.). So leisten die Erythrocyten einen Beitrag zur Reinigung des Blutes von pathogenen und entzündungfördernden Immunkomplexen. Eine weitere, vom CR1 unabhängige entzündunghemmende Funktion, wächst den Erythrocyten durch die reversible Bindung des entzündungsfördernd (proinflammatorisch) wirkenden Stickoxidradikals (NO˙) an das Hämoglobin zu (s.u.). NO˙ bindet auch an das *Duffy-Antigen*, einem Blutgruppensystem der Erythrocytenoberfläche. Das *Duffy-Antigen* ist *der* Receptor der Erythrocyten für *proinflammatorische Cytokine*, vor allem für *Chemokine*. Die Erythrocyten sind eine "Falle" für derartige Substanzen, einschließlich NO˙, da sie deren Ausbreitung durch die Zirkulation verhindern.

21.3.6. Das Hämoglobin

21.3.6.1. Die Hämoglobintypen des Menschen und die Kontrolle ihrer Synthese

Die Konzentration des Hämoglobins im Blut. Das Hämoglobin ist der rote Farbstoff der Erythrocyten. Es hat die folgenden drei Funktionen:

1. Sauerstofftransport aus der Lunge in die Gewebe

2. Unterstützung des Kohlendioxidtransportes aus den Geweben in die Lunge

3. Mitwirkung an der Regulation des pH-Wertes des Blutes.

Die Struktur des Hämoglobins ist an diese drei Funktionen hervorragend angepaßt. Im venösen Blut beträgt die *Hämoglobinkonzentration* (bezogen auf eine *Untereinheit* von *16.500* als *sauerstoffbindendes Äquivalent* des Hämoglobins) beim Mann 8,7-11,2 mmol l^{-1} Blut (140-180 g pro Liter Blut) und bei der Frau 7,5-9,9 mmol l^{-1} Blut (120-160 g pro Liter Blut). Der Gesamtbestand an Hämoglobin eines gesunden Menschen (70 kg Gewicht) beträgt etwa 800 g. Infolge der Lebensdauer der Erythrocyten von 120 Tagen werden davon täglich 0,8 %, das entspricht 6,25 g Hämoglobin, erneuert.

> **Pathologische Veränderungen der Erythrocytenzahl und der Hämoglobinkonzentration.** Bei einer *normochromen Anämie* liegt eine *proportionale* Verminderung von *Erythrocytenzahl* und *Hämoglobinkonzentration* im Blut vor. Dabei weist der Einzelerythrocyt einen normalen Hämoglobingehalt auf. Bei einer *hypochromen Anämie* ist der Hämoglobingehalt des einzelnen roten Blutkörperchens vermindert (z.B. bei *Eisenmangel*), bei einer *hyperchromen Anämie* (z.B. bei *Vitamin B_{12}-Mangel* [*perniciöse Anämie*]) ist der Hämoglobingehalt eines einzelnen Erythrocyten erhöht, ihre Gesamtzahl aber vermindert.

Aufbau des Hämoglobins. Das Hämoglobin ist ein globuläres Protein (M_r 66.000), das aus *vier Untereinheiten* (M_r je 16.500) besteht. Jede Untereinheit trägt ein *Hämmolekül*, das in einer unpolaren Spalte der jeweiligen Polypeptidkette sitzt und mit dieser durch hydrophobe Bindungen und durch koordinative Bindung des Hämeisens an einen Histidinrest fest verbunden ist (☞ Abb 3.24 und 21.14). Der *hämfreie Anteil* des Hämoglobins wird als *Globin* bezeichnet. Die vier Polypeptidketten im Hämoglobin sind paarweise identisch. Das Hämeisen ist zweifach positiv geladen (Fe^{2+}), es bindet reversibel ein Molekül Sauerstoff (Oxygenierung) und wird durch seine koordinativen Bindungen zum Globin vor einer Oxidation zu Fe^{3+} geschützt. Ein Molekül des *tetrameren Hämoglobins* bindet folglich vier Moleküle Sauerstoff.

Die Hämoglobintypen des Menschen. Das Hämoglobin des *Erwachsenen*, das *Hämoglobin A*, (A von engl. *adult*; abgek. HbA) besteht aus zwei Paaren einander homologer Untereinheiten, die man als α- und β-Untereinheiten bezeichnet. Folglich ist die Quartärstruktur des HbA $α_2β_2$. Die α-Ketten enthalten 141, die β-Ketten 146 Aminosäuren. In den Erythrocyten des Erwachsenen findet man neben dem hauptsächlich vorhandenen HbA (98 %)

noch das HbA$_2$ (2 %). Das HbA wird auch als HbA$_0$ bezeichnet. Als HbA$_1$ wird das *glycierte* ("*glycosylierte*") HbA bezeichnet, das durch nichtenzymatische und irreversible Ankopplung von Hexosen oder Hexosederivaten an N-terminales Valin (β-Kette) bzw. an die ε-NH$_2$-Gruppen von Lysinresten entsteht. HbA$_1$ kann chromatographisch in verschiedene Fraktionen aufgetrennt werden: HbA$_{1A1}$ enthält Fructose-1,6-bisphosphat, HbA$_{1A2}$ enthält Glucose-6-Phosphat, HbA$_{1B}$ enthält ein unbekanntes Kohlenhydrat, HbA$_{1C}$ enthält Glucose. Die prozentuale Verteilung dieser Hämoglobintypen ist in Tab. 21.3 angegeben.

Hämoglobintyp	% des Gesamt-Hb
HbA (HbA$_0$)	98
davon: HbA$_1$ (glyciertes HbA)	5-7
HbA$_2$	2
HbF	<1

Tab. 21.3: Die Hämoglobintypen eines Erwachsenen.

HbA$_2$ enthält zwei α-Ketten und zwei δ-Ketten, so daß seine Quartärstruktur α$_2$δ$_2$ ist. HbA$_2$ hat eine höhere Affinität zum Sauerstoff als HbA.

Embryonale Erythrocyten enthalten zwischen der 3. und 10. Schwangerschaftswoche in aufeinanderfolgenden zeitlichen Wellen die Hämoglobine *Gower 1* (ζ$_2$ε$_2$) (ζ:zeta), *Portland* (ζ$_2$γ$_2$) und *Gower 2* (α$_2$ε$_2$) (☞ Tab. 21.4; Abb. 21.7). Das *fetale Hämoglobin* (HbF) als dominierendes Hämoglobin in der Fetalperiode besteht aus zwei α-Ketten und zwei γ-Ketten und hat die Quartärstruktur α$_2$γ$_2$. Von der 30. Schwangerschaftswoche an tritt das HbA (α$_2$β$_2$) in Erscheinung. Zum Zeitpunkt der Geburt beträgt der Anteil des HbF am Gesamthämoglobin noch etwa 70 % und im Blut des Erwachsenen beträgt er <1 % (☞ Abb. 21.8).

Untereinheiten	Tetramerstruktur	Zeit des Auftretens	Bezeichnung
ζ,ε	ζ$_2$ε$_2$	embryonal	Gower 1
ζ,γ	ζ$_2$γ$_2$	embryonal	Portland
α,ε	α$_2$ε$_2$	embryonal	Gower 2
α,γ	α$_2$γ$_2$	fetal	HbF
α,β	α$_2$β$_2$	erwachsen	HbA (HbA$_0$)
α,δ	α$_2$δ$_2$	erwachsen	HbA$_2$

Tab. 21.4: Die verschiedenen Hämoglobintypen des gesunden Menschen.

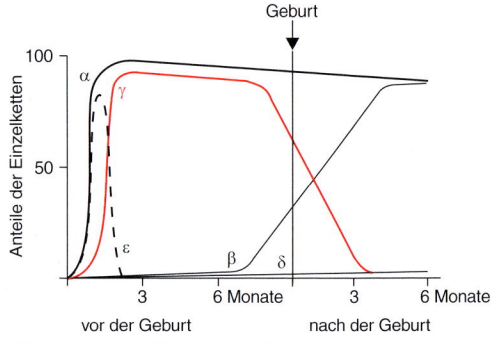

Abb. 21.8: Die Expression der Gene der α-, β-, γ-, δ- und ε-Ketten des Hämoglobins vor und nach der Geburt.

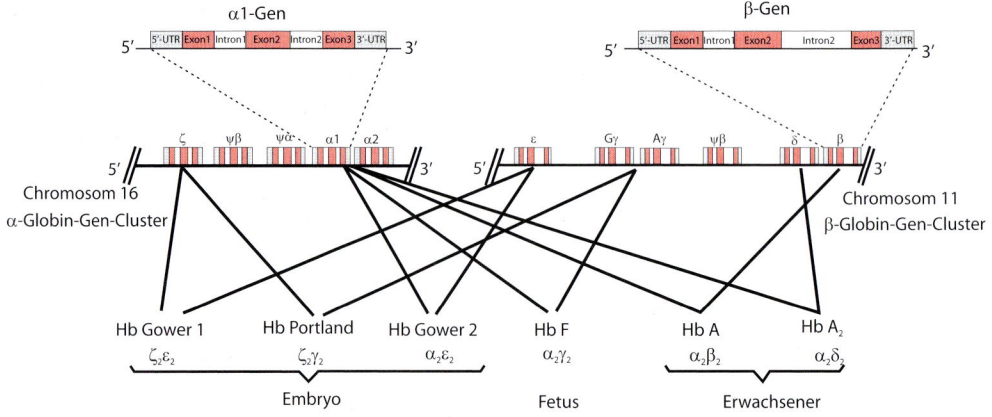

Abb. 21.7: Der Aufbau der Globin-Gen-Cluster des Menschen und die Reihenfolge der Synthese der verschiedenen Hämoglobintypen.

21.3. Erythrocyten und Hämoglobin

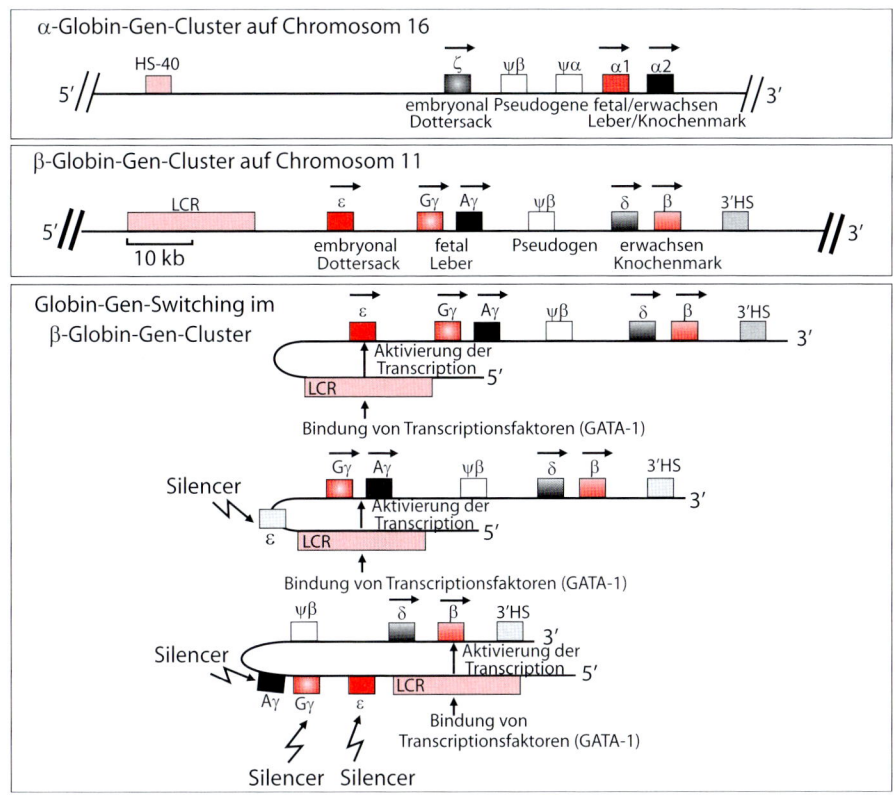

Abb. 21.9: Das Globin-Gen-Switching in der β-Familie.

Das Globin-Gen-Switching und seine Regulation. Man unterscheidet bei den Globin-Genen zwei Familien, die α- und die β-*Familie*. Die Gene der α-*Familie*, bestehend aus zwei, durch Genduplikation entstandenen, α-Genen (α1 und α2) und dem Gen der ihnen homologen ζ-Ketten, bilden Gencluster, die auf Chromosom 16 (Position 16p13.3) lokalisiert sind. Sie werden schon im Embryonalstadium exprimiert, die ζ-Ketten früher als die α-Ketten. Zur β-*Familie* gehören die Gene der ε, γ, δ und β-Ketten. Die γ-Ketten besitzen, wie die α-Ketten, ebenfalls zwei Gene, Gγ und Aγ, die auch durch Genduplikation entstanden sind. Anders als bei den zwei α-Genen, deren Genprodukte identische Aminosäuresequenzen haben, unterscheiden sich die Genprodukte der zwei γ-Gene in einer einzigen Aminosäure (in Position 136 hat der eine Typ Gly, der andere Ala). Auch die auf Chromosom 11 (Position 11p15.5) lokalisierte β-Familie bildet Cluster. Die Expression der Gene der β-Familie erfolgt entwicklungsabhängig in der Reihenfolge ihrer Lokalisierung vom 5'- zum 3'-Ende des jeweiligen Clusters (☞ Abb. 21.7; Abb. 21.9). Die individuellen Gene beider Familien zeigen einen übereinstimmenden Aufbau (☞ Abb. 21.7). An ihren 5'- und 3'-Regionen werden sie von nichttranslatierten Sequenzen flankiert (5'- und 3'-UTR; Erklärung in Abb. 11.2 und Abb. 11.4). An die 5'-UTR schließt sich das Exon1 an, das vom Intron1 gefolgt wird. Nach diesem kommen das Exon2, das Intron2 und danach das Exon3.

Im *Embryonalstadium* erfolgt die *Hämoglobinsynthese* im *Dottersack*, im *Fetalstadium* in der *Leber* und *perinatal* in der *Milz* und im *Knochenmark*. Beim *Erwachsenen* ist das *Knochenmark* der alleinige Sitz der Hämoglobinsynthese, außer bei schweren Anämien. Während der Synthese des jeweiligen Hämoglobins bilden die neu gebildeten Untereinheiten der α- und die β-Familien stabile αβ-Dimere, die dann reversibel zu Heterotetrameren assoziieren. Die entwicklungsabhängige Umschaltung von der Synthese eines Kettentyps zu einem anderen bezeichnet man als "Globin-Switching" (über das "Immunglobulin-Switching" ☞ Kap.

22.). Die Kontrolle des Globin-Switching erfolgt auf der Ebene der Transcription.

Die Genloci der α- und β-Familien enthalten neben den exprimierten Globingenen auch einige Pseudogene ψ (darunter werden DNA-Sequenzen verstanden, die mit einem funktionalen Gen verwandt sind, aber nicht transcribiert werden).

An den 5'-Enden eines jeden der beiden Genloci stehen positive regulatorische Sequenzen, denen "downstream" (d.h. in 3'-Richtung) die Gene in der zeitlichen Reihenfolge ihrer Expression folgen (☞ Abb. 21.9). Das wichtigste regulatorische Element im α-Locus wird als HS-40 bezeichnet (abgeleitet von hypersensitiv, etwa 40 Basenpaare von ζ als erstem exprimierten Gen der α-Familie entfernt). Das ebenfalls positiv wirkende regulatorische Element am 5'-Ende des Genclusters der β-Familien heißt "Locus-Control-Region" (LCR). Deletionen in einer der beiden Kontrollregionen führen, trotz intakter Promotoren und DNA-Sequenzen der Globingene, entweder zu einer schwerwiegenden Verminderung oder zum völligen Verlust ihrer Expression. Beide Kontrollregionen enthalten DNA-Sequenzen, an die ein als *GATA-1* bezeichnetes *Transcriptionsaktivatorprotein* bindet, das als Umschaltungsfaktor (*Switching-Faktor*) in der erythroiden Entwicklung wirkt. Sein Name leitet sich von den Consensussequenzen [A/T]GATA[A/G] in LCR und HS-40 ab, an die GATA-1 bindet (Definition einer Consensussequenz in Kap. 9.5.1.4.). Die Expression von GATA-1 steigt im Verlauf der Entwicklung des erythroiden Systems, beginnend bereits embryonal im Mesoderm und im Dottersack, stark an. Ein Fehlen von GATA-1 führt zu einem Stopp der erythroiden Entwicklung und zu einer Apoptose der Proerythroblasten. Abb. 21.9 zeigt für die β-Genfamilie des Globins ein Modell, wie durch die Bildung einer DNA-Schleife in diesem Genlocus und durch das Zusammenwirken von Transcriptionaktivatoren, z.B. GATA-1, mit Transcriptionssilencern, die die Genexpression hemmen (☞ Kap. 11.3.2.), die Transcriptionskontrolle der aufeinander folgenden Gene zeitlich nacheinander, entsprechend den erythroiden Entwicklungsstadien, erfolgen könnte.

21.3.6.2. Hämoglobinopathien

Die normale Sauerstoffversorgung der Gewebe beruht auf einem komplexen Mechanismus, dessen Hauptvoraussetzungen 1. eine adäquate Erythrocytenproduktion, 2. eine funktionsgerechte Zahl von Hämoglobinmolekülen in einem Erythrocyten (300×10^6 oder 30 pg pro Erythrocyt) und 3. eine sehr genaue Struktur der Globinketten sind. Situationen, in denen diese Voraussetzungen gestört sind, führen zu einem breiten Spektrum von Abnormalitäten und in zahlreichen Fällen zur Entstehung von Krankheiten. Veränderungen in der *Synthese* oder der *Struktur* der Polypeptidketten des Hämoglobins bezeichnet man als *Hämoglobinopathien*. Krankheitsbilder, bei denen die *Synthese* von ganzen *Globinketten* entweder komplett oder teilweise unterbunden ist, nennt man *Thalassämien* und Krankheitsbilder, bei denen die *Primärstruktur* von Globinketten verändert sind, *Kettenvarianten*. In Abhängigkeit davon, welche Aminosäure verändert ist und an welchem Ort in der Polypeptidkette die Mutation erfolgt, kann die Funktion des Hämoglobins unverändert sein oder zu klinisch auffälligen Veränderungen führen.

Varianten der Polypeptidketten des Hämoglobins. Die Hämoglobinsynthese im erythroiden System des Erwachsenen hängt von der normalen Funktion von *zwei allelen β-Genen* (allele Gene besetzen die gleiche Position auf dem väterlichen und dem mütterlichen Chromosom) und *vier allelen α-Genen* ab. Heterozygote Hämoglobinvarianten betreffen entweder eines der zwei allelen β- oder eines der vier allelen α-Gene. Wenn zwei gleiche allele Varianten in ein und demselben Individuum gefunden werden, spricht man von *Homozygotie*.

Bisher wurden etwa 200 Aminosäureaustausche in den α-Ketten und mehr als 300 Aminosäureaustausche in den β-Ketten identifiziert. Man schätzt, daß es auf der Welt über 200 Millionen Hämoglobinanomalieträger gibt und jährlich 200.000 bis 300.000 ernsthaft erkrankte *Homozygote* oder *Heterozygote* geboren werden. In der Regel führen *Transversionen* (Definition in Kap. 9.) zu schwereren Veränderungen im Hämoglobinmolekül als *Transitionen*, da die ausgetauschte Aminosäure sich in diesem Fall in ihrer Struktur und ihren Eigenschaften stärker von der normalen Aminosäure unterscheidet als nach einer Transition. Es kann auch, obwohl seltener, das Stoppcodon der α- oder β-Ketten (vorwiegend UAA) mutieren. Dann tritt eine Kettenverlängerung ein, bis im Syntheseprozeß das nächste Stoppcodon erreicht ist.

Als Beispiel einer Hämoglobinvariante sei das *Sichelzellenhämoglobin* (*HbS*) (Variante Afrika) diskutiert. Diese am stärksten in der Welt verbreitete Hämoglobinvariante unterscheidet sich vom HbA in einem Aminosäureaustausch in Position 6 der β-Ketten, indem an dieser Stelle *Glutamat* (im HbA) gegen *Valin* (im HbS) ausgetauscht ist. Die Kurzcharakteristik von HbS ist β6 Glu→Val. Diese β-Kettenvariante ist auf eine an dieser Stelle erfolgende Punktmutation des Glu-codierenden Codons von GAG zu GTG auf dem *codierenden Strang der DNA* zurückzuführen (☞ Tab. 13.1):

Die Mutation findet man in Afrika, in den Mittelmeerländern sowie in Saudiarabien und Indien. Sie verursacht bei den Patienten ein vielfältiges Wirkungsspektrum (*Pleiotropismus*). Der Austausch des sauren Glutamates gegen das neutrale Valin führt zu einer Erhöhung des isoelektrischen Punktes des HbS gegenüber HbA (pH 6.8→pH 7.1), damit zu einer geringeren Löslichkeit und, als Folge davon, zu einem Ausfallen des HbS im venösen Blut. Dieses gibt Anlaß zur Entstehung einer sichelähnlichen Form der Erythrocyten sowie zu ihrer Verklumpung und als deren Folge zu einer Hemmung der Zirkulation und dadurch einer mangelhaften Blutversorgung bestimmter Organe und Gewebe (Zerstörung der Milz). Die an HbS erkrankten Menschen weisen eine größere Widerstandsfähigkeit gegen eine Malariainfektion als Gesunde auf. Dies erklärt, daß die Sichelzellenämie besonders in den durch die Malaria bedrohten Gebieten auftritt (vgl. diesen Sachverhalt mit dem G6PDH-Mangel). Man findet auf der Erde auch andere HbS-Formen, darunter zahlreiche, die Doppelmutationen in ihren β-Ketten aufweisen, z.B. das HbS-Antillen (β6 Glu→Val, β23 Val→Ile), das HbS-Oman (β6 Glu→Val, β121 Glu→Lys) und das HbS-Providence (β6 Glu→Val, β82 Lys→Asn).

Einige weitere Hämoglobinvarianten mit klinischer Relevanz sind Hämoglobin C (β6Glu→Lys) in West- und Zentralafrika, das ebenfalls einen Schutz gegen die durch das Plasmodium falciparum hervorgerufene Malaria vermittelt, sowie das Hämoglobin E (β26Glu→Lys) im Fernen Osten, das Hämoglobin D (β121Glu→Gln) in Indien und das Hämoglobin O (β121Glu→Lys) in den Nachkommen eines alten Thrakerstamms in Griechenland und Bulgarien.

	gesund	HbS
Codon-Nr. im β-Gen	6	6
DNA	-GAG-	-GTG-
mRNA	-GAG-	-GUG-
β-Kette	-Glu-	-Val-

Kettenverlängerungen findet man im Hämoglobin Constant Spring-1 und im Hämoglobin Seal Rock. Im Hämoglobin Wayne-1 wurde eine *Rastermutation* als Ursache einer Kettenverlängerung gefunden. Hämoglobinopathien, die auf *Kettenverkürzungen* beruhen, können durch Deletionen bestimmter Codons oder von Codonsequenzen entstehen, die ihre Ursache in einem ungleichen Crossing-over zwischen den β-Genen haben (Hämoglobin Leiden, Hämoglobin Freiburg). Auch Nonsense-Mutationen, die aus der Umwandlung eines Aminosäurecodons in ein Terminationscodon resultieren und zu einem vorzeitigen Abbruch der Kettensynthese Anlaß geben, können Ursache einer Kettenverkürzung sein.

Thalassämien. Als *Thalassämien* (abgeleitet von griech. *thalassa*, das Meer, da ihr Auftreten zuerst im Mittelmeergebiet beobachtet wurde) wird eine Gruppe von Anämieformen bezeichnet, die auf vererbbaren Defekten in der Synthese bestimmter Globinketten des Hämoglobins beruhen. Thalassämien sind durch einen verminderten Hämoglobingehalt und Veränderungen in der Struktur der Erythrocyten gekennzeichnet. Es gibt zwei verbreitete Formen der Thalassämie, α und β, die auf eine mangelhafte Synthese entweder der α- oder der β-Ketten zurückführbar sind. Daneben gibt es seltenere Formen, bei denen entweder eine mangelhafte Synthese sowohl der δ- und β-Ketten (δβ-Thalassämie) oder der ε-, γ-, δ- und β-Ketten (εγδβ-Thalassämie) vorliegt.

α-Thalassämien. Die Genetik der α-Formen ist kompliziert, da jeder Mensch von Vater und Mutter jeweils zwei α-Kettengene (α1 und α2) erhält, sein Genotyp demzufolge α1α2/α1α2 ist (☞ Abb. 21.7 und Abb. 21.9). Es gibt zwei Klassen von α-Thalassämien, die α^0- und die α^+-Thalassämien. Bei den α^0-Formen fehlen die beiden α-Gene entweder ganz oder teilweise. Ihr homozygoter Zustand wird als --/-- und ihr heterozygoter Zustand als --/α1α2 gekennzeichnet. Da die α-Ketten nicht nur Bestandteile des HbA und HbA$_2$ sind, sondern auch im Hb Gower 2 und im HbF vorkommen, sind bei einem α-Kettenmangel auch diese Hämoglobintypen betroffen. Bei den α^+-Thalassämien ist nur ein α-Gen eines α-Paares verloren gegangen.

β-Thalassämien. Bei Patienten mit einer β-*Thalassämie* wurden mehr 180 verschiedene Mutationen in den β-Globingenen nachgewiesen. Im Unterschied zu den α-Thalassämien ist eine teilweise oder vollständige *Deletion* des β-Globingens bei den β-Thalassämien selten. Wenn diese doch eintritt und überhaupt keine β-Kettenproduktion vor sich geht, wird die daraus resultierende Erkrankung als β^0-Thalassämie bezeichnet. Als Beispiel sei ein Kettenabbruch nach der Mutation eines Aminosäurecodons in ein Terminationscodon angeführt. So ist in Süditalien und Sardinien eine Form der β^0-Thalassämie auf einen einzigen Basenaustausch im Codon 39 des Exons II der β-Kette zurückzuführen, wodurch an dieser Stelle ein Stoppcodon entsteht und als Folge die Synthese der β-Ketten völlig unterbleibt (☞ Abb. 21.10). In China konnte eine β^0-Thalassämieform auf eine derartige Mutation im Codon 17 zurückgeführt werden. Wenn hingegen eine *verminderte β-Kettensynthese* besteht, spricht man von einer β^+-Thalassämie. Einige Formen der β^+-Thalassämie verlaufen sehr mild. Oft findet man dann erhöhte Spiegel an HbA_2. Eine β^+-Thalassämie kann durch eine Intronmutation entstehen, wenn dadurch eine neue Spleißstelle im primären Transcriptionsprodukt des β-Globingens entsteht. In dem gewählten Beispiel einer β^+-Thalassämie tritt die neue Spleißstelle im Intron I auf, so daß 95 % der β-Globin-mRNA nicht richtig gespleißt werden und eine veränderte mRNA entsteht, die gegenüber der normalen β-mRNA 19 Nucleotide zusätzlich enthält. Da 19 nicht ein ganzzahliges Mehrfaches von drei ist (Codons sind Nucleotidtripletts), führt diese Nucleotidinsertion zu einer *Veränderung des Ableserahmens*. Dadurch tritt fünf Aminosäuren nach der Spleißungsstelle ein neues Terminationscodon auf, das zu einem vorzeitigen Kettenabbruch führt (☞ Abb. 21.10).

Ein Merkmal aller Thalassämien ist die *unausgewogene Globinkettenproduktion*. Bei den β-*Thalassämien* kommt es zu einem Überschuß der α-Ketten, die in den Erythrocytenvorläuferzellen ausfallen und zu deren Schädigung bereits im Knochenmark führen, so daß die Lebensdauer der daraus entstehenden zirkulierenden Erythrocyten wesentlich reduziert ist. Die Pathologie der α-*Thalassämien* ist davon verschieden. Bei einer mangelhaften α-Kettensynthese wird im Fetus ein Überschuß an γ-Ketten gebildet, der zur Entstehung von γ_4-Hämoglobinformen führt. Im Erwachsenenalter des Patienten gibt eine überschüssige β-Kettenbildung Anlaß zur Bildung von β_4-Homotetrameren. Diese Hämoglobinformen nennt man Hb Bart's (γ_4) und Hb H (β_4). Beide Formen sind durch eine hohe Sauerstoffaffinität gekennzeichnet, so daß sie im Gewebe kaum Sauerstoff abgeben und einen Sauerstoffmangel verursachen. Da beide Formen sehr instabil sind, haben die Erythrocyten eine verkürzte Lebensdauer. Dies führt zur Entstehung einer Anämie.

21.3.7. Bindung des Sauerstoffs an Hämoglobin

Sauerstoff wird im Blut transportiert, indem dieser 1. *physikalisch gelöst* und 2. an das *Hämoglobin* gebunden wird. Die Menge Sauerstoff, die sich im Blut löst, ist dem pO_2 der Gasphase, mit der das Blut im Gleichgewicht steht, direkt proportional:

Konzentration des gelösten Sauerstoffs = α pO_2.

α ist der *Bunsensche Absorptionskoeffizient* für O_2. Er gibt an, daß bei einem pO_2 von 760 mm Hg (760 Torr = 101323 Pascal) und einer Temperatur von 38° 0,023 ml O_2 ml^{-1} Blut gelöst werden. Beim pO_2 von 100 mm Hg im Alveolarraum beträgt die Konzentration des physikalisch gelösten Sauerstoffs 0,30 Vol. %. Würde im Blut nur physikalisch gelöster Sauerstoff transportiert werden können, wäre dessen Konzentration bei weitem nicht ausreichend, die Gewebe mit Sauerstoff zu versorgen. Die volle O_2-Versorgung der Gewebe wird erst durch den Sauerstofftransport des Hämoglobins gewährleistet. Durch Bindung von vier Molekülen Sauerstoff an die vier Häm-Eisen des tetrameren Hämoglobins geht dieses in seine *oxygenierte Form* über, die man als *Oxyhämoglobin* bezeichnet (Abk. Oxy-Hb). Das Häm-Eisen bleibt bei Bindung von

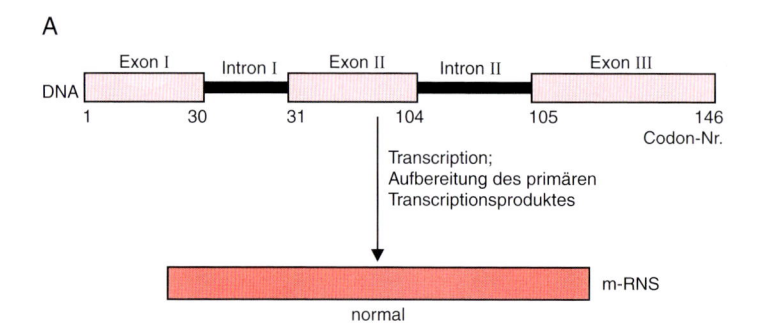

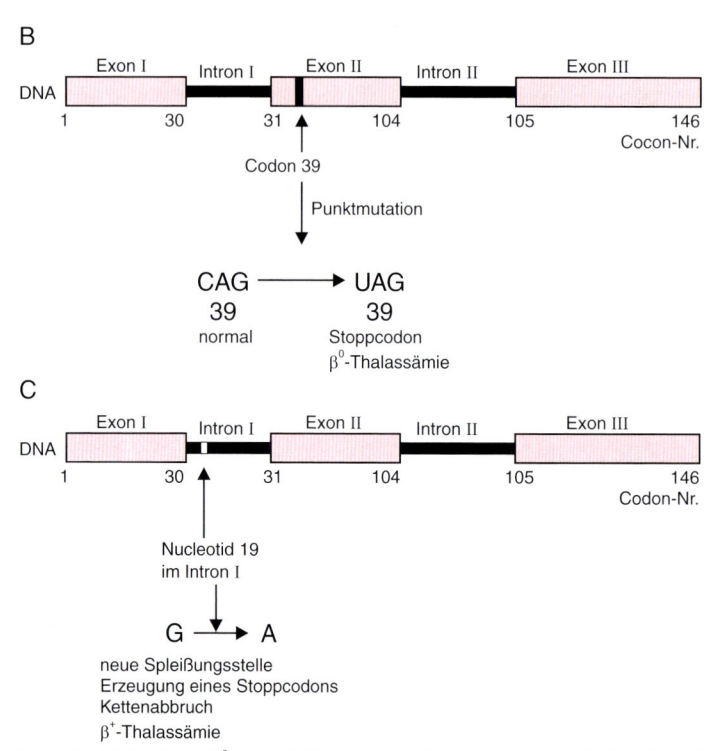

Abb. 21.10: Die Molekularbiologie der β⁰- und β⁺-Thalassämie. A: Das normale Spleißen der β-Ketten-Prä-mRNA. B: Eine Mutation im Codon 39 führt zu einem Stoppcodon als Ursache der β⁰-Thalassämie. C: Die Entstehung einer neuen Spleißstelle im Intron des β-Gens als Ursache der β⁺-Thalassämie; es tritt dadurch ein alternatives Spleißen ein.

Sauerstoff zweiwertig (Fe^{2+}). Das sauerstofffreie (desoxygenierte) Hämoglobin nennt man *Desoxyhämoglobin* (Abk. Desoxy-Hb). Der *Sauerstoffgehalt des Blutes* beträgt bei dem alveolären pO_2 von 100 mm Hg 0,2 l O_2 l⁻¹ Blut. Dieser Wert ist etwa 70fach höher als die Menge physikalisch gelösten Sauerstoffs unter den gleichen Bedingungen. Die Bindungsgleichung des Hämoglobins für Sauerstoff lautet:

$$\text{Hämoglobin (Tetramer)} + 4\, O_2 \rightleftharpoons (HbO_2)_4$$

Pro Untereinheit (M_r 16.500) des tetrameren Hämoglobins wird ein Molekül O_2 gebunden, d.h. 16.500 g Hämoglobin (sauerstoffbindendes Äquivalent des Hämoglobins) binden 32 g Sauerstoff. Ein mol Hämoglobin (66.000 g) bindet demzufolge maximal 4×32 g Sauerstoff. Die zwei wichtigsten funktionellen Besonderheiten des tetrameren Hämoglobins sind:

21.3. Erythrocyten und Hämoglobin

1. Hämoglobin hat als *allosterisches Protein* die Fähigkeit zur *kooperativen Sauerstoffbindung*; das bedeutet, daß die Bindung des ersten O_2-Moleküls an das tetramere Hämoglobinmolekül die Bindung des zweiten, dritten und vierten O_2-Moleküls erleichtert, d.h. die O_2-Affinität des Hämoglobin erhöht; die Kooperativität zwischen den vier Untereinheiten des Hämoglobins bei der Sauerstoffbindung kommt in seiner *S-förmigen (sigmoidalen) O_2-Bindungskurve* zum Ausdruck (☞ Abb. 21.11)

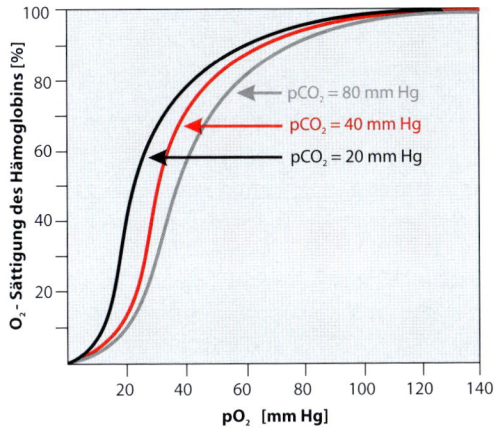

Abb. 21.11: Die Abhängigkeit der sigmoidalen O_2-Bindungskurve des Hämoglobins vom pCO_2.

2. die kooperative Sauerstoffbindung an das Hämoglobin wird von einer größeren Zahl *allosterischer Effektoren* beeinflußt; dazu gehören H^+-Ionen, CO_2, 2,3-Bisphosphoglycerat und anorganisches Phosphat; die pH-Abhängigkeit der kooperativen Sauerstoffbindung bezeichnet man als *Bohr-Effekt* (☞ Abb. 21.12)

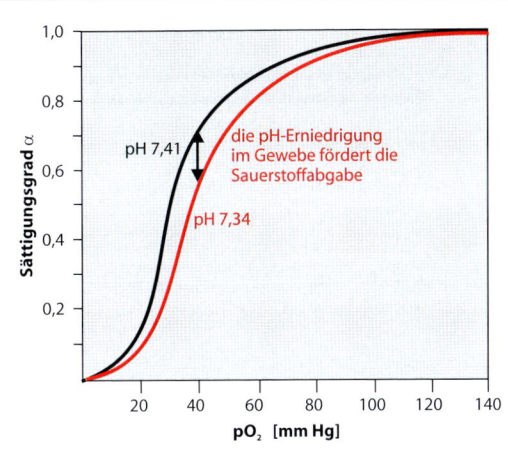

Abb. 21.12: Der Bohr-Effekt: Abnahme der O_2-Affinität des Hämoglobins bei Erniedrigung des pH-Wertes.

Die Charakteristika der Sauerstoffbindungskurve des Hämoglobins. Der Sättigungsgrad α des Hämoglobins an Sauerstoff (d.i. der Anteil des mit O_2 beladenen Hämoglobins an der Gesamtkonzentration des Hämoglobins im Blut) bzw. seine prozentuale Sauerstoffsättigung (α x100) wird durch die folgende Beziehung beschrieben:

$$\% - Sauerstoffsättigung = \frac{[HbO_2]}{[HbO_2]+[Hb]} \times 100$$

Die Sauerstoffbindungskurve des Hämoglobins beschreibt die Abhängigkeit des Sättigungsgrades des Hämoglobins bzw. die Abhängigkeit der prozentualen O_2-Sättigung des Hämoglobins vom O_2-Partialdruck (☞ Abb. 21.11). Wie oben ausgeführt, verläuft die *Sauerstoffbindungskurve* infolge der *kooperativen Bindungseigenschaften* des Hämoglobins für O_2 S-förmig. Gegenüber einer *hyperbelförmigen Sauerstoffbindungskurve*, wie die des *Myoglobins*, erzielt das *Hämoglobin* in der Lunge bei dem alveolären pO_2 von etwa 100 mm Hg dadurch einen *höheren Grad* an *Sauerstoffsättigung* als *Myoglobin* (☞ Abb. 21.13). Eine Erhöhung des pCO_2, z.B. beim Übergang vom arteriellen zum venösen Blut im Gewebe (40 mm Hg → 46 mm Hg), oder eine Erniedrigung des pH-Wertes, z.B. infolge der glycolytischen Bildung von Milchsäure im Gewebe, verursachen eine Verschiebung der O_2-Bindungskurve des Hämoglobins nach rechts. Eine Erhöhung des pCO_2 bzw. eine Erniedrigung des pH-Wertes des Blutes im Gewebe vermindert demzufolge die Affinität des Hämoglobins zum Sauerstoff, so daß dieser leichter abgegeben werden kann (☞ Abb. 21.11 und Abb. 21.12). Der alveoläre pCO_2 (40 mm Hg) und die dadurch gegenüber dem venösen Blut (46 mm Hg) eintretende pH-Erhöhung verursacht eine Linksverschiebung der Sauerstoffbindungskurve, also eine Zunahme der O_2-Affinität des Hämoglobins, die zu einer erhöhten Sauerstoffbindung führt (☞ Abb. 21.11). Das Hämoglobin ist im arteriellen Blut ($pO_2 = 100$ mm Hg; $pCO_2 = 40$ mm Hg) zu 97 %, im venösen Blut ($pO_2 = 40$ mm; $pCO_2 = 46$ mm Hg) zu 73 % mit Sauerstoff gesättigt.

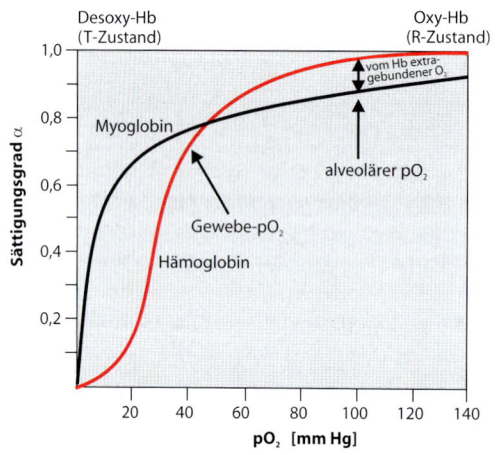

Abb. 21.13: Die Sauerstoffbindungskurven für Hämoglobin und Myoglobin: Unterschiede zwischen der kooperativen und nicht-kooperativen Bindungskinetik.

Hämoglobin als allosterisches Protein. Das tetramere Hämoglobin ist ein *allosterisches Protein*, das, wie Röntgenstrukturanalysen von oxygeniertem und desoxygeniertem Hämoglobin ergaben, in *zwei Konformationszuständen* vorliegt, dem *R-Zustand* (R von relaxed, entspannt) mit hoher O_2-Affinität und dem *T-Zustand* (T von tight, gespannt) mit niedriger O_2-Affinität (vgl. mit Kap. 7.). Der R-Zustand entspricht der Struktur des *Oxy-Hb* und der T-Zustand entspricht der des *Desoxy-Hb*. Die beiden Zustände R und T stehen untereinander in einem *allosterischen Gleichgewicht*:

R-Zustand ⇌ T-Zustand
Oxy-Hb   Desoxy-Hb

Bei Abwesenheit von Sauerstoff liegt das Hämoglobin vollständig als Desoxy-Hb vor (100 % im T-Zustand, ☞ Abb 21.13). Seine O_2-Affinität ist sehr niedrig. Bei einem pO_2 von etwa 140 mm Hg ist das Hämoglobin mit O_2 gesättigt, d.h. es liegt vollständig als Oxy-Hb vor (100 % R-Zustand). Die kooperative O_2-Bindung des Hämoglobins wird deutlich, wenn man mit einem pO_2 von Null (100 % Desoxy-Hb) beginnt und diesen schrittweise erhöht. Dabei steigt die Affinität des Hämoglobins zum Sauerstoff an. Im höheren pO_2-Bereich flacht die Bindungskurve wieder ab. Die S-förmige O_2-Bindungskurve des allosterischen Hämoglobins erinnert uns an die S-förmige Substrat-Geschwindigkeits-Kurve eines allosterischen Enzyms. Die *Konformationsänderung*, die bei Bindung eines O_2-Moleküls an eine Untereinheit des tetrameren Hämoglobin eintritt, teilt sich den anderen drei Untereinheiten mit, deren O_2-Affinität dadurch steigt, so daß das Hämoglobintetramer nach dem Prinzip "Alles oder Nichts" in einem Schritt ("konzertiert") aus dem *T-Zustand* in den *R-Zustand* übergeht. Die Konformationsänderung des Hämoglobins bei Sauerstoffbindung hat ihre Ursache in einer *Formveränderung* des *Häms*, wenn dessen Fe^{2+} ein Sauerstoffmolekül bindet. Jede Untereinheit des Hämoglobins lagert ihre Hämgruppe in eine hydrophobe Tasche ein, in die zwei Histidinreste hineinragen, welche in Wechselwirkung mit der fünften und sechsten koordinativen Valenz des im Protoporphyrinring gebundenen Fe^{2+} treten (☞ Abb. 21.14). Das *proximale Histidin* (His 87 der α-Ketten und His 92 der β-Ketten), liegt näher am Häm-Fe^{2+} als das *distale Histidin* (His 58 der α-Ketten und His 63 der β-Ketten). Zwischen dem Häm-Fe^{2+} und dem distalen Histidin liegen im Desoxy-Hb einige *Wassermoleküle*, die sich in dem Raum aufhalten, der im Oxy-Hb vom Sauerstoff ausgefüllt ist. Wichtig ist, daß im Desoxy-Hb das Häm *nicht planar* vorliegt, sondern *gewölbt* ist und das Fe^{2+} aus der Ebene herausgedrängt ist (☞ Abb. 21.15). Bei Sauerstoffbindung verkleinert sich das Fe^{2+}-Ion infolge seines Übergangs von der paramagnetischen zur diamagnetischen Form etwas, so daß es jetzt in das Zentrum des Porphyrins hineinpaßt und dieses dadurch eine weniger verzogene, stärker planar ausgebildete, Form annehmen kann. Der Sauerstoff bindet an die 6. koordinative Bindungsstelle des Hämeisens und füllt dabei den Raum zwischen dem Fe^{2+} und dem distalen Histidin aus, in dem sich auch weiterhin einige Wassermoleküle aufhalten können (☞ Abb. 21.14). Die beschriebene Formänderung des Häms wird auf den Proteinan-

Abb. 21.14: Bindung von Sauerstoff (und CO) an das Fe^{2+} der Hämgruppe des Hämoglobins und Demonstration des proximalen und distalen Histidins.

teil seiner Untereinheit übertragen und - über die Kontaktregionen zu den anderen drei Untereinheiten des Hämoglobins - werden davon auch die anderen drei anderen Untereinheiten erfaßt, so daß deren Bindungsffinitäten zum Sauerstoff ansteigen. Ein Vergleich der Sauerstoffbindung an das tetramere, allosterische Hämoglobin und an das monomere, nichtallosterische Myoglobin lehrt die Vorzüge der kooperativen Bindung (☞ Abb. 21.13). Das Hämoglobin ist fähig, im Alveolarraum bei dem dort herrschenden pO_2 von 100 mm Hg, *Extrasauerstoff* zu binden und diesen dem Gewebe zuzuführen. Außerdem kann seine Affinität zum Sauerstoff durch allosterische Effektoren sehr wirksam beeinflußt werden, so daß das Hämoglobin – im Unterschied zum Myoglobin - allein durch die *Effektorwirkungen*, d.h. ohne Änderung des pO_2, Sauerstoff aufnehmen oder abgeben kann.

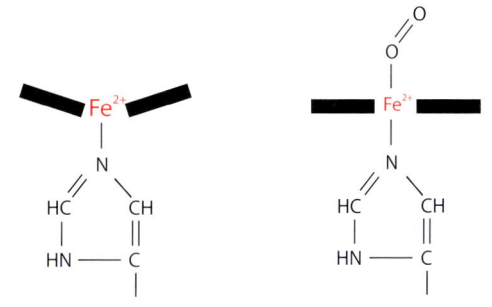

Abb. 21.15: Die Strukturänderungen im Häm nach der Bindung von Sauerstoff. Im Desoxy-Hb (links) ist das Fe^{2+} aus räumlichen Gründen aus der Ebene der Porphyrinplatte herausgedrängt; nach Bindung von O_2 an das Häm (Bildung von Oxy-Hb, rechts) paßt das Fe^{2+}-Ion in das zentrale "Loch" des Porphyrins hinein, so daß das Häm planar wird.

Bohr-Effekt. Eine Erniedrigung des pH-Wertes vermindert die Sauerstoffaffinität des Hämoglobins und fördert dessen Sauerstoffabgabe (☞ Abb. 21.12). Protonen sind *negative allosterische Effektoren* des Hämoglobins. Als negativer Effektor wird ein Ligand eines allosterischen Proteins bezeichnet, der die Affinität des Proteins zu seinem natürlichen Liganden erniedrigt (☞ Kap. 7.). Die Protonierung des Hämoglobins begünstigt den T-Zustand, so daß sich die Sauerstoffbindungskurve nach rechts verschiebt. In den Geweben hat das Blut infolge des höheren pCO_2 und der glycolytischen Bildung von Milchsäure einen niedrigeren pH-Wert als in der Lunge. Dies begünstigt die Sauerstoffabgabe vom Hämoglobin. Umgekehrt wird bei einer Erniedrigung der Protonenkonzentration, also bei einem pH-Anstieg, die O_2-Bindungskurve nach links verschoben und demzufolge die Affinität des Hämoglobins zum Sauerstoff erhöht. Die Verschiebung der O_2-Bindungskurve nach rechts bei Erniedrigung des pH-Wertes wird als *Bohr-Effekt* bezeichnet. Dieser hat eine große physiologische Bedeutung. Er beschreibt die erleichterte Sauerstoffabgabe vom Oxy-Hb im Gewebe, nicht nur infolge des erniedrigten pO_2, sondern auch durch den dort herrschenden erhöhten pCO_2 und durch die Bildung saurer Äquivalente im Stoffwechsel.

Aus dem *Bohr-Effekt* ist auf Grund der *Reversibilität* dieser Vorgänge ableitbar, daß bei Bindung von Sauerstoff an Hämoglobin dessen Affinität zu Protonen erniedrigt wird und diese folglich vom Hämoglobin dissoziieren. Umgekehrt werden bei Sauerstoffabgabe Protonen vom Hämoglobin aufgenommen. In der Summe bewirkt die Abgabe von vier Molekülen Sauerstoff beim Übergang eines Moleküls Oxy-Hb zu Desoxy-Hb die Aufnahme von zwei Protonen. Diese Protonen dissoziieren wieder vom Hämoglobin, wenn es sich erneut mit Sauerstoff belädt. Oxy-Hb ist demzufolge eine stärkere Säure als Desoxy-Hb (☞ Abb. 21.16). Es sind vorwiegend die C-terminalen Aminosäurereste der beiden α- und β-Ketten (Arg141 der α- und His146 der β-Ketten), die die *Bohr-Protonen* beim Übergang des Oxy- zu Desoxy-Hb (d.h. bei Sauerstoffabgabe) aufnehmen und bei der Beladung des Hämoglobins mit Sauerstoff (Übergang von Desoxy-Hb zu Oxy-Hb) wieder abgeben.

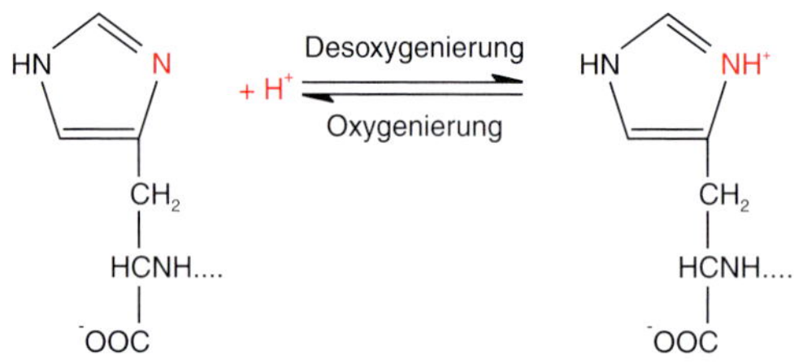

C-terminaler Histidinrest
(β-His-146)

Abb. 21.16: Bindung eines Protons an den C-terminalen Histidinrest der β-Kette (β-His-146) beim Übergang von Desoxy- zu Oxy-Hb.

2,3-Bisphosphoglycerat bindet nur an Desoxy-Hb und ist deshalb ein negativer allosterischer Effektor des Hämoglobins. 2,3-Bisphosphoglycerat (☞ Formel in Abb. 21.2) erniedrigt die O_2-Affinität des Hämoglobins und begünstigt, wie eine pH-Erniedrigung, die Abgabe von Sauerstoff (☞ Abb. 21.6). Was ist die *molekulare Ursache* der Wirkung dieses Zwischenproduktes der Erythrocytenglycolyse auf die O_2-Affinität des Blutfarbstoffs? Die Röntgenanalyse der Hämoglobinstruktur ergab, daß im Desoxy-Hb (T-Zustand), nicht aber im Oxy-Hb, ein verhältnismäßig breiter Spalt zwischen den beiden β-Ketten im tetrameren Proteinverband des Hämoglobins existiert. In diesen Spalt ragen positiv geladene Gruppen von Aminosäureresten beider β-Ketten, nämlich Val1, His2, Lys82 und His143, hinein (☞ Abb. 21.17). Diese kationischen Gruppen binden das 2,3-Bisphosphoglycerat-Anion, das wie maßgeschneidert in diesen Spalt hineinpaßt. Beim Übergang des Desoxy-Hb zu Oxy-Hb rücken, infolge der dabei eintretenden Konformationsänderungen, die β-Ketten näher aneinander und drängen das 2,3-Bisphosphoglycerat aus dem Spalt heraus, so daß die Hämoglobinkonformation mit niedriger O_2-Affinität (T-Zustand) in die mit hoher O_2-Affinität (R-Zustand) übergeht. Das Oxy-Hb kann aus räumlichen Gründen kein 2,3-Bisphosphoglycerat binden. Das 2,3-Bisphosphoglycerat ist ein wichtiger Strukturstabilisator des Desoxy-Hb und fungiert deshalb als negativer allosterischer Effektor des Hämoglobins. Äußerlich erkennbar ist diese Wirkung an der Rechtsverschiebung der Sauerstoffbindungskurve. Da 2,3-Bisphosphoglycerat die Hämoglobin-Konformation mit der niedrigen Sauerstoffaffinität begünstigt, führt seine Bindung am Hämoglobin zur Sauerstoffabgabe.

21.3. Erythrocyten und Hämoglobin

Spalt zwischen den β-Ketten des Desoxy-Hb

```
His-143    ⊕⊖    ⊕⊖    Val-1
Lys-82     ⊕⊖    ⊕⊖    His-2
   β                      β
His-2      ⊕⊖    ⊕⊖    Lys-82
Val-1      ⊕⊖    ⊕⊖    His-143
```

2,3-Bisphosphoglycerat

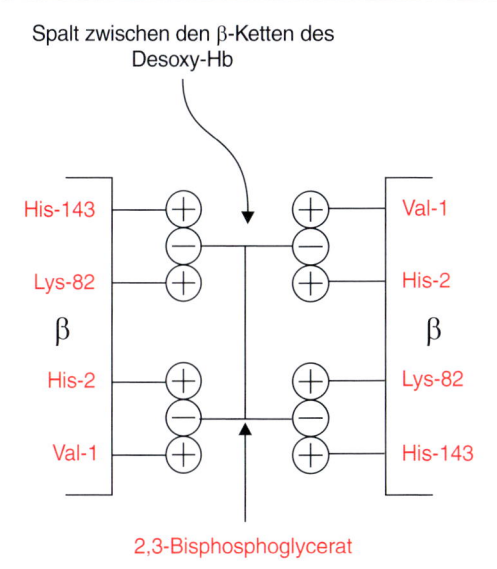

Abb. 21.17: Bindung von 2,3-Bisphosphoglycerat an Desoxy-Hb.

Sauerstoffaffinität des fetalen Hämoglobins. Das Hämoglobin des Erwachsenen (HbA) und das des Fetus (HbF) haben bei *Abwesenheit* von *allosterischen Effektoren* nahezu die gleiche Sauerstoffaffinität. Das *Blut des Fetus* weist jedoch gegenüber dem *Blut der Mutter* eine für seine Sauerstoffversorgung lebenswichtige höhere Sauerstoffaffinität auf. Die Aufklärung der Ursache dieses Unterschiedes ist verblüffend. Im Desoxy-HbA wird der negative allosterische Effektor 2,3-Bisphosphoglycerat an vier kationische Ladungspaare gebunden, die in den Spalt zwischen den beiden β-Ketten hineinragen (☞ Abb. 21.17). Da in den γ-Ketten des fetalen Hämoglobins jedoch das kationische His143 gegen das neutrale Ser143 ausgetauscht ist, hat das HbF in diesem Spalt zwei positive Ladungen weniger als HbA. Deshalb wird 2,3-Bisphosphoglycerat an das HbF mit geringerer Affinität als an HbA gebunden, so daß für das *HbF* daraus eine *höhere Sauerstoffaffinität* als die des HbA resultiert.

Kohlenmonoxidhämoglobin. Kohlenmonoxid ist ein geruchloses, stark giftiges Gas, das mit sehr hoher Affinität an die Sauerstoffbindungsstelle des Hämoglobins (Fe^{2+}) bindet und so den Sauerstofftransport blockiert (☞ Abb. 21.14). Das CO ist ein den R-Zustand des Hämoglobins stabilisierender Ligand. Die Affinität des Kohlenmonoxids zum Hämoglobin ist etwa 200mal größer als die des Sauerstoffs zum roten Blutfarbstoff, d.h. bei einem CO-Partialdruck von 1/200 des Sauerstoffpartialdruckes hat die Hälfte des Hämoglobins CO gebunden. Im Blut von Rauchern findet man im Durchschnitt 5 %, bei starken Rauchern bis zu 20 % CO-Hämoglobin. CO-Hämoglobin hat eine kirschrote Farbe.

Die Bindung des Stickoxidradikals an Hämoglobin. Auch das NO˙-Radikal, das als second messenger bekannt ist und infolge einer Gefäßrelaxation den Blutfluß durch die Gewebe erhöht, ist ein *in vivo* wirkender allosterischer Effektor des Hämoglobins. Es bindet nicht, wie Sauerstoff und Kohlenmonoxid, bevorzugt an den R-Zustand des Hämoglobins, sondern an den T-Zustand. Das NO˙-Radikal gehört demzufolge, zusammen mit den Protonen und dem 2,3-Bisphosphoglycerat, in die Gruppe der negativen allosterischen Effektoren des roten Blutfarbstoffs. Das heißt, das NO˙ begünstigt im Gewebe die Sauerstoffabgabe. Sein Wirkungsmechanismus ist noch nicht vollständig geklärt. Es bindet nicht an Häm-Fe^{2+} sondern an das Cys83 der β-Ketten. Außer dieser *allosterischen Wirkung* hat das *Stickoxid-Radikal* noch eine oxidierende Wirkung auf das Häm-Fe^{2+} und fördert die Bildung von *Methämoglobin*. Durch die Bindung an Hämoglobin wird das NO˙ inaktiviert, so daß der rote Blutfarbstoff als ein "Fänger" des NO˙-Radikals angesehen werden muß.

Myoglobin und die Sauerstoffversorgung der Gewebe. *Myoglobin* (M_r 17.200; 153 Aminosäurereste) ist, wie das Hämoglobin, ein Hämprotein, das ebenfalls reversibel Sauerstoff bindet (☞ Abb. 21.13). Im Gegensatz zum Hämoglobin besteht das Myoglobin nur aus einer einzigen Polypeptidkette. Aus diesem Grund hat die O_2-Bindungskurve des Myoglobins die Form einer Hyperbel. Darin liegt die Ursache für die bei niedrigem pO_2 höhere Sauerstoffaffinität des Myoglobins gegenüber dem Hämoglobin. Die O_2-Bindungseigenschaften des Myoglobins werden durch keinen der Effektoren verändert, die für das O_2-Bindungsverhalten des Hämoglobins wichtig sind. Myoglobin findet man in den *kardialen Myocyten* und in den *mitochondrienreichen Fibrillen* des *Skelettmuskels*. Die Konzentration des Myoglobins ist in der Skelettmuskulatur von tiefseetauchenden Säugetieren und bei in großer Höhe lebenden Tieren besonders groß. Bei fortgesetzter tonischer Muskelkontraktion kommt es zu einem Myoglobinanstieg. Da die *Sauerstoffaffinität* des Myoglobins bei niedrigem pO_2 *zwischen* der des *Hämoglobins* und der der *Cy*-

tochrom c-Oxidase liegt, hat man die Vorstellung entwickelt, Myoglobin sei ein Transport- und Speicherprotein des Muskels für Sauerstoff, welches diesen vom Hämoglobin aufnimmt und an die Cytochrom c-Oxidase der Mitochondrien weiterreicht. Berechnungen ergaben, daß ein allein auf Diffusion beruhender Sauerstofffflux aus dem Blut in die Muskulatur bei Abwesenheit von Myoglobin so klein wäre, daß dann im Zentrum der Myocyten ein für die Zellatmung und die oxidative Phosphorylierung unzureichender Sauerstoffpartialdruck herrschen würde. Andererseits ist aber die Konzentration des Myoglobins im Muskel des Menschen so gering, daß seine Speicherfunktion nicht ausreichen würde, einen Sauerstoffmangel auszugleichen. Mäuse, denen man durch genetisches Knock-out das Myoglobingen entfernt hat und die keinerlei Myoglobin exprimieren, zeigen eine normale körperliche Belastbarkeit, eine normale Herztätigkeit und eine normale Fruchtbarkeit. Dies zeigt, daß das Myoglobin für das Ausführen von körperlicher Arbeit und für das Bestehen der metabolischen Belastungen einer Schwangerschaft offenbar nicht erforderlich ist. Dies alles weist darauf hin, daß das Myoglobin noch eine andere Funktion in der Muskulatur haben könnte, als allein Transport- und Speicherprotein für Sauerstoff zu sein. Es gewinnt eine Vorstellung immer mehr an Bedeutung, die dem *Myoglobin* in den *Muskelzellen* eine *Auffangfunktion* für das *NO·-Radikal* zuschreibt. NO· ist nämlich ein sehr wirksamer, reversibler Inhibitor der Cytochrom c-Oxidase, dem terminalen Enzym der Atmungskette. Es verdrängt den Sauerstoff vom aktiven Zentrum der Cytochrom c-Oxidase, dem Häm a$_3$-Cu$_B$ (☞ Kap. 15.). Wie das Hämoglobin bindet auch Myoglobin das NO·-Radikal und inaktiviert es, so daß es seine Inhibitorwirkung auf die Cytochrom c-Oxidase verliert.

Pufferwirkung des Hämoglobins. Wie jedes Protein besitzt auch das Hämoglobin Puffereigenschaften. Es ist mit 38 Histidinresten pro Tetramer reich an dieser Aminosäure, und hat deshalb im physiologischen pH-Bereich zwischen 6.5 und 7.6 eine besonders hohe Pufferkapazität. Zu dieser prinzipiell bei jedem Protein anzutreffenden Puffereigenschaft kommt jedoch beim Hämoglobin eine physiologisch äußerst wichtige Pufferwirkung als Besonderheit hinzu, die auf seiner O$_2$-Bindungsfähigkeit beruht. Wenn Oxy-Hb in Desoxy-Hb übergeht, bindet es, wie oben ausgeführt, Protonen (☞ Abb. 21.16). Dies geht mit einer Erhöhung des pH-Wertes des Blutes einher. Infolge der Reversibilität der O$_2$-Bindung des Hämoglobins kommt es beim Übergang von Desoxy-Hb (hier symbolisiert mit HbH) zu Oxy-Hb zu einer H$^+$-Freisetzung:

$$HbH + O_2 \rightleftharpoons HbO_2^- + H^+$$

Diese H$^+$-Ionen sind die *Bohr-Protonen*, wodurch der oben besprochene *Bohr-Effekt* von einer anderen Seite beleuchtet wird. Um den pH-Wert bei der Oxygenierung bzw. Desoxygenierung des Hämoglobin *konstant* zu halten, bedarf es einer Zugabe von H$^+$- oder OH$^-$-Ionen. Bei pH 7.4 müssen beim Übergang von Oxy-Hb in Desoxy-Hb zur Vermeidung eines pH-Anstieges 0,5 mmol H$^+$-Ionen pro mmol Hämoglobin (1 mmol Hb = 16.500 mg) zugeführt werden, die von den oben genannten Aminosäuren Arg141 der α- und His146 der β-Ketten gebunden werden. Die *Puffereigenschaften* des Hämoglobins werden demzufolge zu einem bedeutenden Anteil durch seine Fähigkeit bestimmt, *reversibel Sauerstoff* zu binden.

Titrationskurven von Oxy-Hb und Desoxy-Hb. Die Titrationskurven des Oxy-Hb und des Desoxy-Hb verlaufen im physiologischen pH-Bereich annähernd parallel. Ihr vertikaler Abstand entspricht der Menge H$^+$-Ionen, die vom Desoxy-Hb gegenüber dem Oxy-Hb zusätzlich gebunden werden. Diese Verhältnisse sollen in Abb. 21.18 verdeutlicht werden. Der Pfeil von 1→2 gibt die H$^+$-Bindung durch das Hämoglobin bei partieller Desoxygenierung wieder, der Pfeil von 2→3 demonstriert die H$^+$-Bindung durch das Hämoglobin aufgrund der Proteinpufferung beim Übergang von arteriell nach venös (die pH-Erniedrigung beträgt 0.03 pH-Einheiten). Der Pfeil von 1→3 ist die Resultante beide Vorgänge.

21.3. Erythrocyten und Hämoglobin

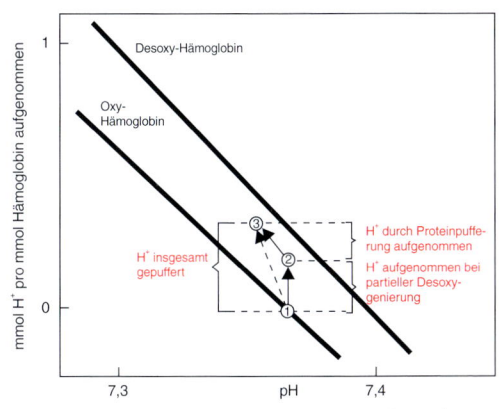

Abb. 21.18: Titrationskurven von Oxy-Hb und Desoxy-Hb: Demonstration der Anteile der beiden Pufferkomponenten des Hämoglobins beim Übergang von Oxy-Hb zu Desoxy-Hb.

21.3.8. Der Kohlendioxidtransport im Blut

Im Gewebe gibt das Blut O_2 ab und nimmt das im Stoffwechsel gebildete CO_2 auf (☞ Abb. 21.19). Zunächst diffundiert das physikalisch gelöste CO_2 aus dem Gewebe in das Blutplasma. Dort reagiert es in folgender Weise:

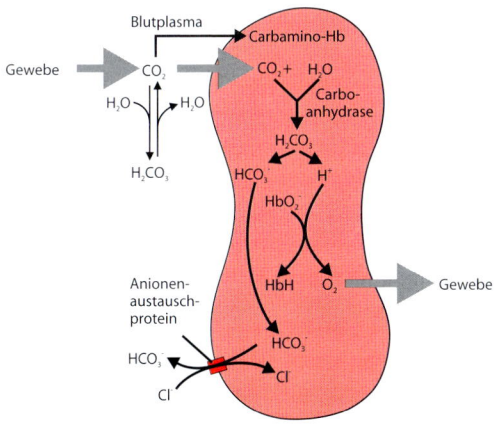

Abb. 21.19: Sauerstoff- und Kohlendioxidtransport im Blut (Vorgänge im Gewebe).

1. 3-5 % des Gesamt-CO_2 bleiben physikalisch gelöst und setzen sich mit der Kohlensäure unter Aufnahme von Wasser ins Gleichgewicht:

$$CO_2 + H_2O \rightleftharpoons H_2CO_3$$

2. der größte Teil des CO_2 (etwa 90 %) gelangt durch Diffusion aus dem Blutplasma in die Erythrocyten, wo es die folgenden *zwei Reaktionen* eingeht:

- direkte Bindung an das Hämoglobin unter Bildung von *Carbaminohämoglobin*
- Bildung von *Kohlensäure* (H_2CO_3) und deren *Dissoziation* in H^+-Ionen und HCO_3^--Ionen.

Bildung von Carbaminohämoglobin. Etwa 25-30 % des aus den Geweben in die Lunge gelangenden CO_2 werden durch direkte Bindung an die NH_2-Gruppen der N-terminalen Valylreste der α- und β-Ketten des Hämoglobins transportiert:

$$\text{Hämoglobin-NH}_2 + CO_2 \rightleftharpoons$$
$$\text{Hämoglobin-NH-COOH}$$

Die Bildung der Carbaminogruppe läuft sehr schnell ab und bedarf keines Katalysators. Physiologisch wichtig ist, daß das Desoxy-Hb mehr CO_2 als Oxy-Hb binden kann. Dadurch ist die Carbaminohämoglobin-Bildung im venösen Blut gegenüber dem arteriellen begünstigt. Die -NH-COOH-Gruppe dissoziiert und gibt dabei ein Proton ab. Dieses wird von anderen Gruppen des Hämoglobins abgepuffert.

Bildung von Kohlensäure und von Hydrogencarbonat. Der größte Teil (etwa 70 %) des in die Erythrocyten gelangenden CO_2 wird zu Kohlensäure hydratisiert. Dieser Prozeß bedarf, aufgrund der nur sehr kurzen Verweilzeit des Blutes im Gewebe bzw. (für die Rückreaktion) in der Lunge, der Anwesenheit eines Enzyms. Dieses ist die *Zn*-haltige *Carboanhydrase* (Isoenzym CA 1, ☞ Kap. 24.) die in den Erythrocyten lokalisiert ist (s.u.) und folgende reversible Reaktion katalysiert:

$$CO_2 + H_2O \rightleftharpoons H_2CO_3$$

Von der gebildeten H_2CO_3 dissoziiert der größte Teil in H^+- und HCO_3^--Ionen:

$$H_2CO_3 \rightleftharpoons HCO_3^- + H^+$$

Die H^+-Ionen werden durch die o.g. zwei Puffereigenschaften des Hämoglobins gepuffert, so daß bei CO_2-Aufnahme aus dem Gewebe in das Blut, d.h. beim Übergang des arteriellen Blutes in das venöse Blut, nur eine relativ kleine pH-Erniedrigung (etwa 0,03 pH-Einheiten) eintritt.

Im arteriellen Blut liegt das Hämoglobin als Anion ($Hb(O_2)_4^-$) vor, es braucht also aus Gründen der Elektroneutralität Kationen. Hierfür kommt nur das K^+-Ion in Betracht. Bei der Dissoziation der Kohlensäure im venösen Blut entsteht Hydrogencarbonat. Die dabei freiwerdenden Protonen binden sofort an das zur gleichen Zeit entstehende Desoxy-Hb, so daß unter Gewährleistung der Elektroneutralität das K^+-Ion zum Gegenion des HCO_3^- wird. Da die Erythrocytenmembran für Anionen frei permeabel ist, besteht in der Verteilung von HCO_3^- zwischen Erythrocyten und Blutplasma stets ein Gleichgewicht. Beim Übergang des arteriellen in venöses Blut tritt in den Zellen eine Zunahme der HCO_3^--Ionen ein, so daß es zu deren Diffusion aus den Erythrocyten in das Blutplasma kommt. Zur Aufrechterhaltung der Elektroneutralität in den beiden Räumen müßten entweder

1. eine gleiche Zahl von Kationen die Erythrocyten verlassen oder

2. im Austausch zu den HCO_3^--Ionen eine gleiche Zahl anderer negativer Ladungsträger in die Erythrocyten eintreten.

Infolge der Kationenimpermeabilität der Erythrocytenmembran kommt nur die zweite Möglichkeit in Betracht, indem die austretenden HCO_3^--Ionen gegen Cl^--Ionen ausgetauscht werden, die die quantitativ wichtigsten Anionen des Blutplasmas darstellen. Dieser Vorgang wird durch das *Anionenaustauschprotein* (*"Anionenkanal"*) in der Erythrocytenmembran (Proteinbande 3, ☞ Abb. 8.13) bewerkstelligt. Die Chloridverschiebung läuft bis zur Einstellung eines neuen Gleichgewichtes ab (☞ Abb. 21.19). Im Verlauf der Aufnahme von CO_2 und der Abgabe von Sauerstoff kommt es in den Erythrocyten zu einer Erhöhung der Zahl der osmotisch wirksamen Teilchen, da die intrazellulären K^+-Ionen dann als Gegenionen HCO_3^- bzw. Cl^- erhalten und nicht mehr dem Hämoglobin zugeordnet sind. Deshalb diffundiert zur Wiederherstellung des osmotischen Gleichgewichtes zwischen Erythrocyten und Blutplasma Wasser in die Zellen hinein, wodurch diese eine nachweisbare Schwellung erfahren.

Alle diese Vorgänge sind reversibel und laufen in der sehr kurzen Zeit, in der das Blut in den Lungenkapillaren verweilt, in entgegengesetzter Richtung ab. Nur eine einzige Reaktion in diesem komplexen Geschehen wird durch ein Enzym, nämlich durch die *Carboanhydrase*, katalysiert. Die von ihr katalysierte Reaktion, die reversible Bildung von Kohlensäure aus CO_2 und Wasser, würde ohne das Enzym so langsam ablaufen, daß bei normaler Zirkulationsgeschwindigkeit des Blutes nennenswerte Mengen CO_2 weder im Gewebe aufgenommen noch in der Lunge abgegeben werden könnten.

21.4. Biochemie der Blutgruppen

Blutgruppensubstanzen, auch als *Blutgruppenantigene* bezeichnet, sind genetisch determinierte, auf der Erythrocytenoberfläche gelagerte Proteine. Im AB0-System sind diese Proteine *Glycoproteine*. Die Blutgruppensubstanzen sind für die Blutgruppeneigenschaften eines Menschen verantwortlich. Beim Menschen sind 14 Blutgruppensysteme bekannt, denen mehr als 100 verschiedene Blutgruppensubstanzen zugrunde liegen. Im Vordergrund stehen das AB0- und das Rh-System.

21.4.1. Das AB0-System

Das 1900 von *Karl Landsteiner* entdeckte klassische Blutgruppensystem des Menschen ist das *AB0-System* (0 = Null). Dieses teilt die menschliche Population in *vier Blutgruppen* ein, nämlich in die *Blutgruppe A* (40 % der Individuen), *B* (16 %), *AB* (4 %) und *0* (40 %). Diese Einteilung hängt von den auf der Plasmamembran der roten Blutzellen lokalisierten *Blutgruppensubstanzen (Blutgruppenantigene)* ab (☞ Tab. 21.5). Die Erythrocyten von Personen mit der Blutgruppe A tragen auf ihrer Oberfläche das *Blutgruppenantigen A*, solche mit der Blutgruppe B das *Antigen B*, Erythrocyten der Blutgruppe AB die *Antigene A plus B* und die der Blutgruppe 0 enthalten das *Antigen H*. Die Blutgruppenantigene sind aus der Erythrocytenmembran herausragende *Oligosacchariddeterminanten* von *Glycoproteinen* sowie von *Glycolipiden* des *Gangliosidtyps*. Den *Blutgruppenantigenen* der Erythrocytenoberfläche stehen lösliche, im Blutplasma *natürlich vorkommende Antikörper* gegenüber. Diese sind *Alloantikörper*, d.h. es werden nur die Antikörper von einem Menschen produziert, die das korrespondierende Antigen *nicht* auf ihren Erythrocyten exprimieren. Kommen Erythrocyten mit dem Antikörper in Berührung, der ihrem Antigen enspricht, z.B. Antigen A-tragende Erythrocyten mit dem Antikörper A agglutinieren sie und werden zerstört. Dieses Phänomen bezeichnet man als *Blutgruppenunverträglichkeit* (*Blutgruppeninkompatibilität*). Die bei *Blutgruppenunverträglichkeit* eintretende Reaktion eines Blutgruppenantigens mit den gegen ihn gerichteten Anti-

21.4. Biochemie der Blutgruppen

körper hat oft tödliche Folgen für den Patienten. Die gegen die Blutgruppenantigene gerichteten Antikörper sind in der menschlichen Population in bestimmter Weise verteilt (☞ Tab. 21.5).

Blut-gruppe	Anti-gen	Gene	anwesende Transferasen	Alloan-tikörper
A	A	H, A	H- und A-Transferase	Anti B
B	B	H, B	H- und B-Transferase	Anti A
AB	A, B	H, A, B	H-, A- und B-Transferase	keiner
0	H	H	H-Transferase	Anti A, Anti B

Tab. 21.5: Die Blutgruppen des AB0-Systems.

Da die Erythrocyten von Trägern der Blutgruppe A in ihrem Blutplasma den Antikörper Anti B enthalten, kommt es *nicht* zu einer *Antigen-Antikörper-Reaktion* und damit auch *nicht* zu einer *Verklumpung* der *roten Blutzellen*. Gleiches gilt für Träger der Blutgruppe B (natürliche Kombination: B-Antigen/Anti A) sowie für Personen mit der Blutgruppe AB, die weder Anti A noch Anti B enthalten und für Individuen mit der Blutgruppe 0, die in ihrem Blutplasma Anti A und Anti B aufweisen. Diese Kombinationen sind bei Blutübertragungen untereinander kompatibel.

Trifft hingegen Serum, das Anti-A enthält, mit Erythrocyten der Blutgruppe A zusammen, dann herrscht Blutgruppenunverträglichkeit und es kommt zu deren Agglutination (*Blutgruppeninkompatibilität*). Die Blutgruppenantigene sind *agglutinable Substanzen*, die von den *Isoagglutininen* (den gegen sie gerichteten Isoantikörpern) agglutiniert werden. Infolge der beschriebenen Verteilung von agglutinablen Substanzen und Agglutininen tritt bei Mischung von Blut der gleichen Blutgruppe keine blutgruppenbedingte Agglutination der Erythrocyten ein, wohl aber wenn Blutproben unterschiedlicher Blutgruppen miteinander gemischt werden. Deshalb ist bei Bluttransfusionen auf *Blutgruppenverträglichkeit* (*Blutgruppenkompatibilität*) streng zu achten.

Die Blutgruppenantigene unterscheiden sich in den Strukturen ihres Oligosaccharidanteils. Die die Blutgruppeneigenschaften vermittelnden Glycoproteine und Glycolipide der Erythrocytenoberfläche sind *unveränderliche Merkmale* eines Menschen, die in ihrem Erbgang den Mendelschen Gesetzen folgen. Abb. 21.20 zeigt die Struktur der für die Zuordnung zu den Blutgruppen A, B, AB und 0 zuständigen Regionen des jeweiligen Oligosaccharidanteils (*determinante Gruppen*). Es sind dies die endständigen Monosaccharidreste des Glycoproteins. Man unterscheidet bei jedem der drei Blutgruppenantigene zwei Typen, den Typ 1 und den Typ 2. Sie unterscheiden sich in der Struktur des die determinante Gruppe tragenden Disaccharidrestes (β-Galactosido-N-Acetylglucosamin) des betreffenden Glycoproteins. Beim Typ 1 sind die beiden Monosaccharide β-*Galactose* und *N*-*Acetylglucosamin* des *Trägerdisaccharides* untereinander 1→3-glycosidisch, bei Typ 2 jedoch 1→4-glycosidisch verbunden.

Die genetisch fixierten Strukturunterschiede in den endständigen Oligosaccharidresten der Blutgruppenantigene haben ihre Ursache in einer unterschiedlichen Enzymausstattung. Die Synthese der blutgruppenspezifischen Substanzen erfolgt schrittweise. Zunächst wird die allen Blutgruppensubstanzen gemeinsame *Glycoproteinstruktur* mit dem jeweiligen Trägerdisaccharid (Typ 1 bzw. Typ 2) synthetisiert. Dann werden durch spezifische *GDP- bzw. UDP-abhängige Glycosyltransferasen* die Monosaccharidbausteine der determinanten Gruppen nacheinander angehängt. Die Synthese der Determinante der *Blutgruppe 0* erfolgt, indem an das Trägerdisaccharid der α-Fucosidrest von GDP-Fucose in 1→2-Bindung durch die *H-Transferase* (α-L-Fucosyltransferase) gebunden wird (Abb. 21.21). Die Bildung der Determinante der *Blutgruppe A* erfolgt, indem an das Produkt des vorhergehenden Schrittes der α-N-Acetylgalactosaminrest aus UDP-N-Acetylgalactosamin, katalysiert durch die *A-Transferase* (α-N-Acetylgalactosaminyltransferase), in 1→3-Bindung gebunden wird. Wenn hingegen ein α-Galactosidrest anstelle von α-N-Acetylgalactosamin angehängt wird, entsteht die *Determinante B*. Die letztgenannte Reaktion wird durch die *B-Transferase* (α-Galactosyltransferase) mit UDP-Galactose als Substrat katalysiert. Für die genannten drei Transferasen existieren drei verschiedene *Strukturgene*, die *Gene A, B* und *H*. Sie codieren das jeweilige *Transferaseprotein*. In der Blutgruppe 0 ist nur das H-Gen vorhanden, in der Blutgruppe A das H- und das A-Gen, in der Blutgruppe B das H- und

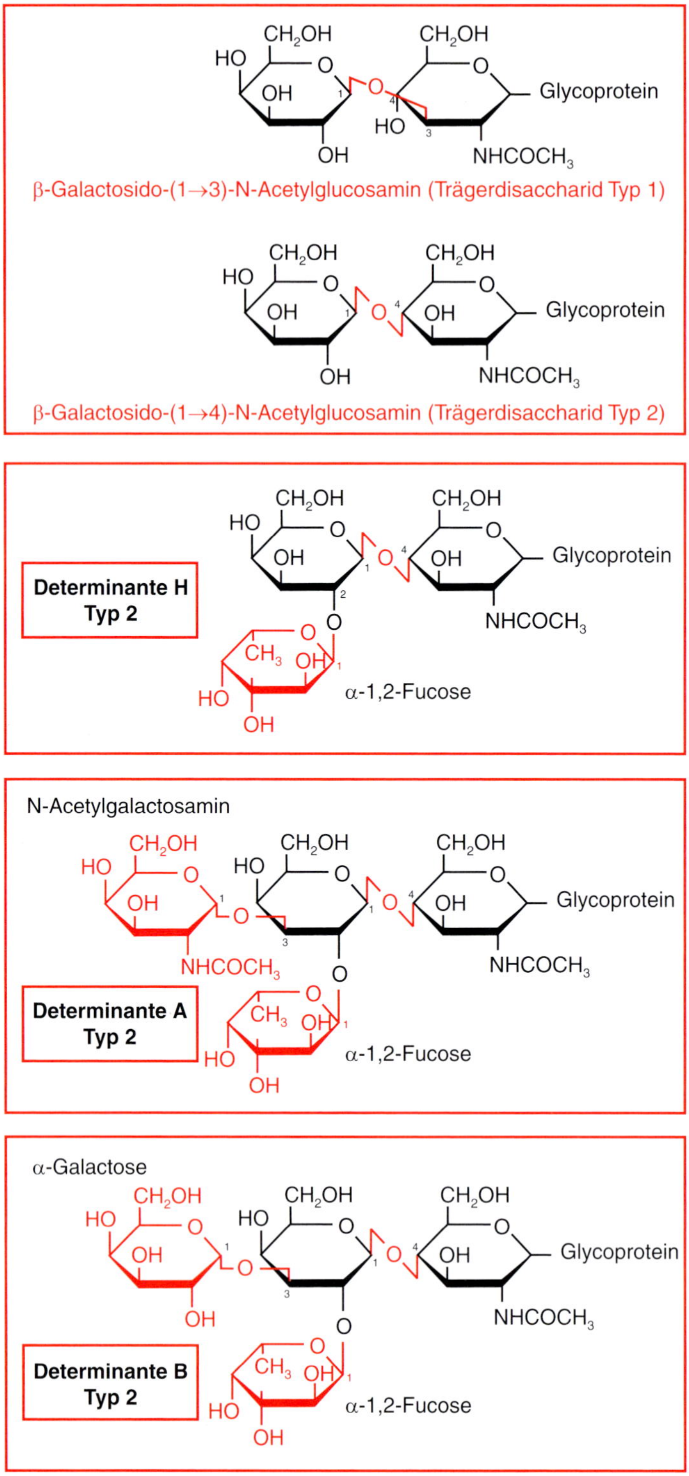

Abb. 21.20: Struktur der determinanten Gruppen (Oligosaccharidkomponenten) der Blutgruppensubstanzen A, B und H (die H-Atome an den Zuckern sind nicht gezeigt).

21.4. Biochemie der Blutgruppen

β-Galactosido-(1→4)-N-Acetylglucosamin (Trägerdisaccharid Typ 2)

α-L-Fucosyltransferase (H-Transferase), GDP-Fucose → GDP

Determinante H Typ 2

α-1,2-Fucose

UDP-N-Acetylgalactosamin → UDP
α-N-Acetylgalactosaminyltransferase (A-Transferase)

UDP-Galactose → UDP
α-Galactosyltransferase (B-Transferase)

N-Acetylgalactosamin

Determinante A Typ 2

α-1,2-Fucose

α-Galactose

Determinante B Typ 2

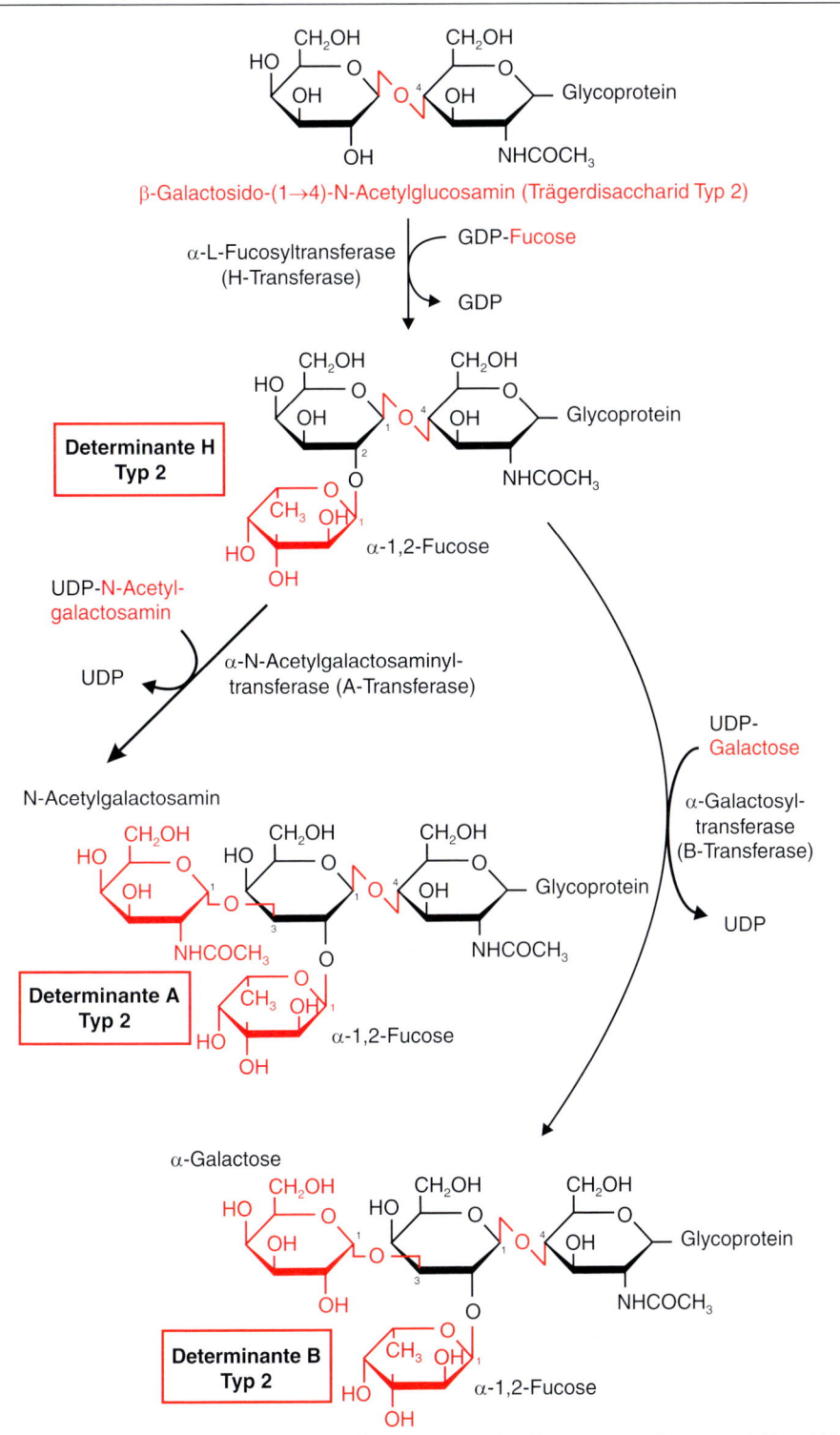

α-1,2-Fucose

Abb. 21.21: Die Biosynthese der Oligosaccharidkomponenten der Blutgruppensubstanzen A, B und H (die H-Atome an den Zuckern sind nicht gezeigt).

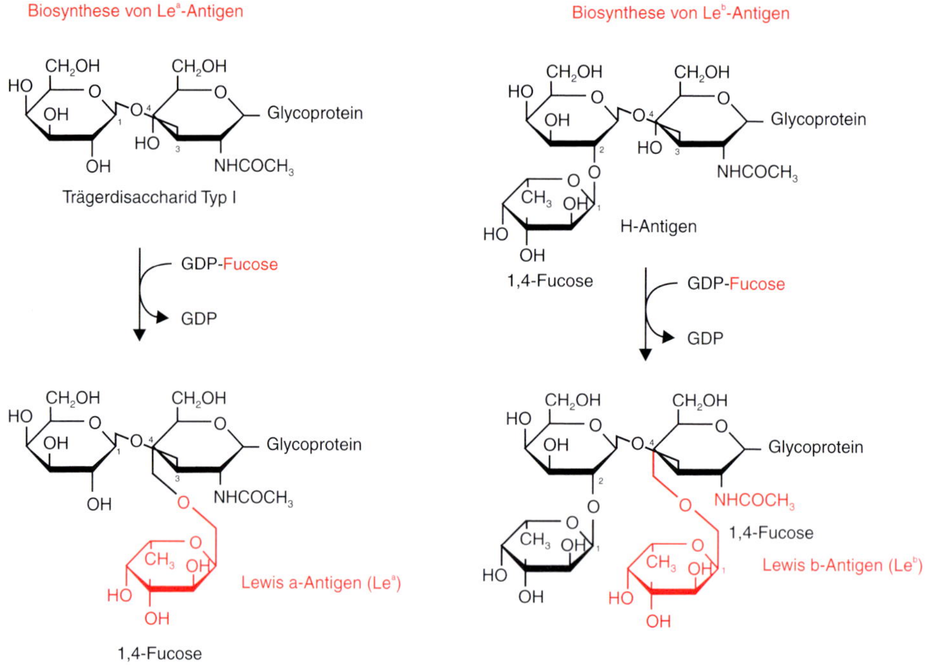

Abb. 21.22: Struktur und Biosynthese des Lewis a- und Lewis b-Antigens (die H-Atome an den Zuckern sind nicht gezeigt).

das B-Gen und in der Blutgruppe AB das H-, das A- und das B-Gen (☞ Tab. 21.5). Die Erythrocyten der Blutgruppe AB enthalten sowohl das A- als auch das B-Antigen auf ihrer Oberfläche.

Das im Blut und im Speichel vorkommende Lewis-Antigensystem basiert auf dem AB0-System. Das *Lewis-Blutgruppensystem* besteht aus den beiden Antigenen Le^a und Le^b. Die die beiden Antigene tragenden *Glycoproteine* und *Ganglioside* sind, im Unterschied zum AB0-System, *primär löslich*. Man findet sie im Speichel und im Blutplasma. Im Blut werden sie *sekundär* und *passiv* an die Oberfläche der roten Blutzellen *adsorbiert*. Der endständige Disaccharidrest des Trägerglycoproteins gehört bei beiden Lewisantigenen dem Typ 1 des AB0-Systems an (β-Galactosido-1,3-N-Acetylglucosamin). Bei der Bildung des Lewisantigens Le^a wird der Fucosylrest der GDP-Fucose nicht 1→2 auf den β-Galactosidrest des Trägerdisaccharids übertragen (wie beim AB0-System), sondern 1→4 auf dessen N-Acetylglucosaminrest. Die Bildung des Le^b-Antigens erfolgt durch Übertragung eines Fucosylrestes auf das H-Antigen. An den N-Acetylglucosaminrest dieses Trisaccharidrestes wird unter Bildung von Le^b ein weiteres Fucosemolekül in 1→4 angehängt (☞ Abb. 21.22).

21.4.2. Das Rhesus(Rh)-Blutgruppensystem

Was versteht man unter dem Rh-Blutgruppensystem? Im Jahre 1940 fanden *Landsteiner* und *Wiener*, daß die Seren von Kaninchen und Meerschweinchen, die mit Erythrocyten von Rhesusaffen immunisiert worden waren, die Erythrocyten von 85 % der menschlichen Population agglutinieren. Ein Jahr vorher wurde darüber berichtet, daß eine Frau nach Geburt eines an *Erythroblastosis fetalis* erkrankten Kindes eine schwere Transfusionsreaktion nach der Transfusion des Blutes ihres Mannes erlitt, obwohl beide AB0-kompatibel waren. Ihr Serum agglutinierte die roten Blutkörperchen ihres Mannes sowie die von 80 % der Menschen, die aus Europa, Nordafrika, dem Nahen Osten und Indien stammten. Ursprünglich dachte man, daß die agglutinierenden menschlichen und tierischen Antikörper mit ein und demselben Faktor, den man Rh-Faktor nannte, auf der Oberfläche der menschlichen und tierischen Erythrocyten reagieren, doch dies erwies als nicht richtig. Trotzdem wurden die von *Landsteiner* und *Wiener* geprägten Bezeichnungen Rh-Faktor und Anti-Rh im Sprachgebrauch beibehalten. Später wurde der tierische Heteroantikörper in Anti-LW (nach Landsteiner und Wiener) und der Alloantikörper des Menschen in Anti-D-Immunglobulin (s.u.) umbenannt. Das Rh-Blutgruppen-System ist mit wenigstens 45 voneinander unabhängigen Antigenen das am stärksten polymorphe System unter den menschlichen Blutgruppen und nach dem AB0-System das klinisch wichtigste.

Verteilung und molekularbiologische Aspekte der Rhesus-Antigene. Im Vordergrund des Rh-Systems stehen die *drei Rh-Antigene DCE* und das *Rh-assoziierte Glycoprotein* (RhAG). Die drei *Rh-Antigene DCE* werden durch *zwei benachbarte, gleichlange Gene* auf dem kurzen Arm des Chromosoms 1 (1p34-p36) codiert. Das Gen von RhAG ist auf Chromosom 6 lokalisiert (6p11-p21.1). Die drei Gene weisen einen hohen Grad an Homologie auf. Die Rh-Antigene DCE werden auf der Erythrocytenoberfläche nur exprimiert, wenn dort das RhAG ebenfalls zugegen ist. Das RhAG besteht aus 409 Aminosäuren (☞ Abb. 21.23). Das *Rh-Antigen D* hat, wie das *RhAG*, sein *eigenes Gen*, die *Rh-Antigene C und E* hingegen werden durch *ein und dasselbe Gen* codiert. Die Rh-Antigene CE werden demzufolge *en bloc* vererbt. Das Gen des Rh-Antigens D codiert das D-Antigen, das aus 417 Aminosäuren besteht. Auf seiner Polypeptidkette sind die verschiedenen D-Epitope lokalisiert (Erklärung von "Epitop" in Kap. 22.5.1.). Man hat sich das D-Antigen als eine Ansammlung konformationsabhängiger Epitope vorzustellen, die über das ganze Rh-Protein verteilt sind. Die Epitope der Antigene C und E sind auf dem Produkt des CE-Gens, d.h. auf ein und derselben Polypeptidkette, die ebenfalls 417 Aminosäuren enthält, lokalisiert. Das CE-Gen weist einen hohen Grad an Polymorphismus auf. Die ersten 41 Aminosäuren sind bei RhD und RhCE identisch. Beide Proteine differieren nur in etwa 30 Aminosäurepositionen. Trotz dieser großen *Homologie* enthält *RhD keine CE-Epitope* und *RhCE keine RhD-Epitope*. *RhAG* und die beiden *Antigene D* und *CE* durchziehen jeweils mit *zwölf hydrophoben Helices* die Erythrocytenmembran und bilden *Heterotetramere* in der Zusammensetzung (RhAG/RhAntigen D)₂ bzw. (RhAG/RhAntigen CE)₂. RhAG ist in der ersten extrazellulären Schleife glycosyliert, die Rh-Antigene hingegen sind nichtglycosyliert. Die Antigene D und CE sind zusätzlich zu ihren Membrandomänen durch *Palmitoylreste* in der Erythrocytenmembran verankert (☞ Abb. 21.23). Zum Zellin-

neren hin sind sie mit dem Cytoskelett der roten Blutzellen verbunden. Die Antigene des Rh-Systems sind im Unterschied zu den Antigenen des AB0- und des Lewis-Systems *keine Oligosaccharide*. Das *D-Antigen* ist das *wichtigste Antigen* des Rh-Blutgruppensystems. 85 % der Menschen sind Rh-D-positiv (D) und 15 % Rh-D-negativ (d). Im Rh-D-negativen Phänotyp ist das Rh-D-Gen deletiert.

Die physiologische Funktion der Rh-Blutgruppenantigene konnte aufgehellt werden, als man fand, daß sie zu einer Familie von Membranproteinen gehören, die für den transmembranalen Transport von ungeladenem *Ammoniak* (d.h. *nicht* von NH_4^+) und von *Kohlendioxid* zuständig sind. Die NH_3- und CO_2-Membrankanäle der Nierentubuli, Erythrocyten, Hepatocyten und anderer Zellen haben die für den Rh-Antigenkomplex typische trimere Struktur RhAG, RhD und RhCE. In den Zellmembranen findet man auch die dem RhAG-Protein homologen Membranproteine RhBG (vorwiegend exprimiert in Leber, Niere und Haut) sowie RhCG (vorwiegend exprimiert in Niere und Hoden). Genetisch defekte Vertreter dieser Familie verursachen Dysfunktionen in der systemischen pH-Regulation und können u.a. zu schweren Ammoniakintoxikationszuständen des ZNS führen.

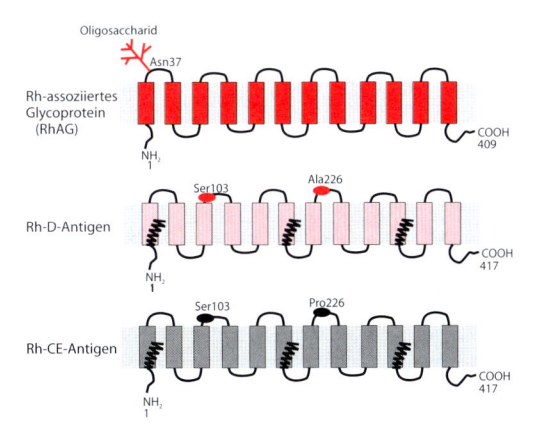

Abb. 21.23: Der Aufbau des Rh-Glycoproteins sowie der Rh-D und Rh-CE-Antigene und ihre Einlagerung in die Plasmamembran der Erythrocyten (die angegebenen Aminosäuren sind für die jeweiligen Antigene von besonderer Bedeutung).

Klinische Bedeutung des Rh-Antigens. Die Mehrheit der *D-negativen Menschen* entwickeln nach einer Transfusion von *D-positiven Erythrocyten* Alloantikörper gegen das Rh-Antigen D (*Anti-D-Immunglobulin*, oft auch *Rh-Immunglobulin* genannt). Dabei tritt eine *Sensibilisierung*, d.h. eine Erhöhung der Reaktionsbereitschaft des Empfängers gegen das Rh-Antigen D, ein, die bei einer erneuten Transfusion von Rh-positivem Blut zu *schweren Unverträglichkeitserscheinungen* führen kann (Agglutination der Erythrocyten, Hämolyse, Anämie, Gelbsucht u.a.). Eine klinisch äußerst bedeutsame *Rh-Inkompatibilität* besteht bei der *Schwangerschaft* einer *Rh-negativen Mutter (dd)* mit einem *Rh-positiven Kind (Dd)*, das das Gen D von seinem *Rh-positiven Vater (DD)* geerbt hat. Dann kann das Rh-Antigen von dem Rh-positiven Fetus auf die Rh-negative Mutter, z.B. bei der Geburt oder bei einer Verletzung im Verlauf der Schwangerschaft (etwa bei einer Amniocentese), übergehen und in dieser die Bildung von *Anti-D-Immunglobulin* auslösen. Das erste Kind eines solchen Paares ist klinisch häufig gesund, doch im Blut der Mutter können sich bereits Antikörper gegen die Rh-positiven Erythrocyten des Fetus gebildet haben. Bei weiteren Schwangerschaften kommt es zunehmend zu einem *diaplacentaren Übergang* der mütterlichen Antikörper zum Feten, die eine Agglutination und Hämolyse der kindlichen Erythrocyten mit Gelbsucht und schwerer Anämie auslösen und bis zum Absterben des Fetus *in utero* führen kann (*Rh-Inkompatibilität*). Es entwickelt sich eine *Erythroblastose* des Feten oder des Neugeborenen (*Morbus haemolyticus fetalis* bzw. *Morbus haemolyticus neonatorum*). In einem solchen Fall besteht die Notwendigkeit zur Durchführung einer oder mehrerer *Austauschtransfusionen* beim *Neugeborenen*. Die Schwere der Immunreaktion nimmt mit jeder Rh-unverträglichen Schwangerschaft zu. Nach Applikation von Anti-D-Immunglobulin an die Rh-negative Mutter nach der Geburt eines Rh-positiven Kindes wird in dieser die Antikörperbildung gehemmt und die Gefahr für das nächste Kind gemindert. Natürlicherweise kommen im Serum keine Antikörper gegen das Rh-Antigen D vor.

21.5. Blutplasma

Im Blutplasma sind die Plasmaproteine und eine große Zahl niedermolekulare Substanzen (Stoffwechselsubstrate, Ionen u.a.) gelöst. Eine besondere Rolle spielen die Beziehungen zwischen *Blutplasma* und *Leber*, da in diesem Organ die Mehrzahl der *Plasmaproteine* gebildet werden.

21.5.1. Niedermolekulare Bestandteile des Blutplasmas

Zu den niedermolekularen Bestandteilen des Blutplasmas gehören 1. Energieträger und Substrate des Intermediärstoffwechsels (Glucose, Fettsäuren, Lipide, Ketonkörper, Lactat), 2. Baustoffe für Zellen und Gewebe (Aminosäuren, Lipide) sowie für Knochen und Zähne (Ca^{2+}- und Phosphationen), 3. Ionen als osmotisch wirksame Teilchen und für spezifische Funktionen (Na^+, Cl^-, HCO_3^-, K^+, Mg^{2+}, Ca^{2+} u.a.) und 4. Stoffwechselendprodukte (Harnstoff, Kreatinin, Harnsäure usw.) (☞ Tab. 21.6).

Bestandteil	$mmol\ l^{-1}$
Glucose	5
freie Fettsäuren	0,3-0,5
Triglyceride	1,1-1,5
Phospholipide	2,6-3,2
Cholesterin	4,5-5,5
Lactat	0,8
Pyruvat	0,03
Citrat	0,1
Ketonkörper	0,1
Rest-N (gesamt)	16-18
Harnstoff	3-5
Kreatinin	0,1
Harnsäure	0,3
Aminosäuren	3
Peptide (Glutathion)	4
Bilirubin	0,01
Ammoniak	0,03
Elektrolyte	310 mosmol

Tab. 21.6: Niedermolekulare Bestandteile des Blutplasmas.

Zur *Reststickstoff-Fraktion* gehören niedermolekulare N-haltige Verbindungen, die nach Fällung der Plasmaproteine mit Trichloressigsäure in Lösung bleiben.

21.5.2. Plasmaproteine

Das Blutplasma enthält eine große Zahl verschiedener Proteine (Gesamtkonzentration 72-75 g l^{-1}

Plasma oder etwa *17 meq Proteinanionen l^{-1} Plasma*). Die durch Elektrophorese voneinander trennbaren Proteinfraktionen des Blutplasmas sind: *Albumin, α_1- und α_2-Globuline, β-Globuline und γ-Globuline* (☞ Abb. 3.19). Hinzu kommen noch das schneller als das Albumin wandernde *Präalbumin*, neuerdings als *Transthyretin* bezeichnet, und das zwischen den β- und γ-Globulinen wandernde Fibrinogen (☞ Tab. 21.7).

Proteinfraktion	g l^{-1} Blutplasma	relativer Anteil
Präalbumin (Transthyretin)	0,2	0,3 %
Albumin	42	60 %
α_1-Globuline	2,3	4 %
α_2-Globuline	7,0	7 %
β-Globuline	9,3	11 %
Fibrinogen	3	4 %
γ-Globuline	10	14 %

Tab. 21.7: Konzentration und Verteilung der Plasmaproteine.

Nach *chemischen Gesichtspunkten* teilt man die Plasmaproteine ein in reine Proteine (d.h. Proteine, die nur Aminosäuren enthalten, z.B. Albumin) sowie Glycoproteine, Lipoproteine und Metalloproteine. *Funktionell* teilt man die Plasmaproteine ein in Immunglobine, Enzyme, Enzyminhibitoren, Proteohormone, Wachstumsfaktoren, Bindungs- und Transportproteine sowie Blutgerinnungsfaktoren.

Alle Proteine des Blutplasmas, aus quantitativen Gründen vor allem das Albumin, dienen zur Aufrechterhaltung des kolloidosmotischen Druckes des Blutplasmas.

Umsatzgeschwindigkeit und Abbau der Plasmaproteine. Die Plasmaproteine unterliegen einer ständigen Erneuerung; ihre *biologische Halbwertszeit* ist unterschiedlich (☞ Tab. 21.8).

Protein	biologische Halbwertszeit (Tage)
Präalbumin	1,9
Albumin	19
α_1-saures Glycoprotein	5,2
α_2-Makroglobulin	7,8
Coeruloplasmin	4,3
Fibrinogen	3,2
Haptoglobin	2,4
Prothrombin	1

Tab. 21.8: Biologische Halbwertszeit verschiedener Plasmaproteine.

Die meisten Plasmaproteine werden, mit *Ausnahme der Immunglobuline*, in der *Leber* gebildet. Dort wird der größte Teil von ihnen auch abgebaut (vor allem in den *Kupfferschen Sternzellen*). In gewissem Ausmaß sind auch Lunge, Milz, Niere, Darm und Knochenmark befähigt, Plasmaproteine abzubauen. *Intrazelluläre Abbauorte* sind die *Lysosomen*, in die die Proteine, nach Bindung an die Zelloberfläche, durch *Endocytose* gelangen. Normales Blutplasma enthält praktisch keine *aktiven* proteolytische Enzyme, jedoch fünf *Proteasehemmstoffe*. Intravasculär findet kein wesentlicher Proteinabbau statt.

■ Wichtige Plasmaproteine

Präalbumin (Transthyretin): Dieses Protein (M_r 61.000) wandert elektrophoretisch schneller als das Albumin, ist im Elektropherogramm demzufolge *vor* dem Albumin zu finden. An dieses Protein ist ein Teil des durch das Blut transportierten *Schilddrüsenhormons* sowie des *Retinols* gebunden. Zur Vermeidung von Verwechslungen mit Proteinen, die noch ihre *Signalsequenz* ("Prä-Sequenz") tragen, wurde vorgeschlagen, das Präalbumin, unter Hinweis auf seine Transportfunktion für das Schilddrüsenhormon, als *Transthyretin* zu bezeichnen.

Albumin: Dieses ist ein einkettiges Protein und besteht aus 575 Aminosäuren (M_r 69.000). Es ist nur aus Aminosäuren aufgebaut, ist also *kein* zusammengesetztes Protein. Bildungsort des Albumins ist die Leber. Seine biologische Halbwertszeit beträgt etwa 19 Tage. Die Leber eines erwachsenen Menschen produziert täglich etwa 150 mg Albumin kg^{-1} Körpergewicht. Die Funktionen des Albumins sind:

1. Mitwirkung bei der *Aufrechterhaltung des kolloidosmotischen Druckes* des Blutplasmas; etwa 80 % des kolloidosmotischen Druckes des Blutplasmas entfallen auf das Albumin

2. *Transportfunktionen:* Albumin besitzt eine beträchtliche Bindungskapazität für unveresterte Fettsäuren, Bilirubin, zahlreiche Pharmaka, Vitamine sowie für Ca^{2+}, Mg^{2+} und Cu^{2+}.

Vom Gesamtalbumin des Organismus befinden sich nur etwa 40 % im Blutplasma. Der Hauptanteil befindet sich in anderen extrazellulären Flüssigkeiten, z.B. in den Verdauungssäften, im Schweiß, dem Speichel, der Tränenflüssigkeit und in der Gallenflüssigkeit. In Ödemflüssigkeiten ("*Transsudaten*") findet man weniger als 1 g Albumin l^{-1}, in "*Exsudaten*" (d.i. die Flüssigkeit, die bei Entzündungen aus den Blutgefäßen austritt) etwa 15-30 g Albumin l^{-1}.

Globuline. Diese stellen eine große Gruppe von Plasmaeiweißen mit vielfältigen Funktionen dar:

- α_1-*Fetoprotein:* Dieses α_1-Globulin ist im Plasma des erwachsenen Menschen nur in Spuren vorhanden, kommt aber im *fetalen Blutplasma* in höheren Konzentrationen vor. Sein *Bildungsort* im Fetus ist die *Leber* und der *Dottersack*. Da das α_1-Fetoprotein die Fähigkeit zur Estrogenbindung besitzt, könnte es für den Feten eine schützende Funktion gegen einen Überschuß mütterlicher Estrogene haben. α_1-Fetoprotein spielt eine wichtige Rolle in der klinischen Medizin. In der pränatalen Diagnostik dient es zur Erkennung von Neuralrohrdefekten und in der Tumordiagnostik zur Verlaufskontrolle von Krebserkrankungen. Bei einem großen Teil von Leberzellcarcinomen findet eine Synthese dieses Proteins in den Tumorzellen statt, so daß es im Blutplasma dieser Patienten nachgewiesen werden und zur Verlaufskontrolle dieser Erkrankung dienen kann. Das α_1-*Fetoprotein* gehört zusammen mit dem in Carcinomen des Colons, Rectums, Pancreas, der Gallenblase u. a. Gewebe gebildeten und im Blutplasma ebenfalls nachweisbaren *carcinoembryonalen Antigens* zur Gruppe der *onkofetalen Antigene*

- α_1-*Antitrypsin* (α_1-*Proteaseinhibitor):* Dies ist ein wichtiger Inhibitor von Serinproteasen (M_r 54.000); es hemmt Trypsin, Chymotrypsin, Elastase und Plasmin. α_1-Antitrypsin schützt den Organismus vor Serinproteinasen, die durch Gewebeschäden freigesetzt werden oder durch Bakterien in den Körper gelangen (☞ Kap. 18.)

- α_2-*Antiplasmin:* Dieses gehört in die Gruppe der die Fibrinolyse hemmenden Antiplasmine. Es ist ein Inaktivator des im Blutplasma gelösten, nicht aber des an die Fibrinoberfläche gebundenen, Plasmins. Die Inaktivierung beruht darauf, daß es vom Plasmin zunächst ein Peptid abspaltet und danach irreversibel an das aktive Zentrum des Plasmins bindet (☞ Abb. 21.36 und Abb. 21.37)

- α_2-*Makroglobulin:* Dieses Glycoprotein ist ein aus vier identischen, paarweise durch Disulfidbrücken verbundenen, Untereinheiten bestehendes tetrameres Protein (M_r einer Untereinheit ist 180.000; es enthält 1451 Aminosäuren). Seine Konzentration im Blutplasma is 2-4 mg ml^{-1}. Das α_2-Makroglobulin ist eine "molekulare Falle" für ein breites Spektrum von Proteasen des Menschen und von Mikroorganismen. Es ist Bestandteil der *angeborenen Immunität*. Charakteristisch für das als allgemeiner Proteaseinhibitor klassifizierte α_2-Makroglobulin ist, daß es Proteasen eigentlich *nicht hemmt* und auch *nicht inaktiviert*, sondern diese in seinem Molekül *käfigartig* "*einsperrt*", so daß sie für Plasmaproteine nicht mehr zugänglich sind und diese folglich auch nicht spalten können. Niedermolekulare Proteasesubstrate hingegen, z.B. Peptide, können in den α_2-Makroglobulin-Käfig hineindiffundieren und von den eingeschlossenen Proteasen hydrolysiert werden. Physiologisch bedeutsam ist, daß das α_2-Makroglobulin die von ihm eingeschlossenen Proteasen gegen die Wirkung von makromolekularen Proteaseinhibitoren und -inaktivatoren abschirmt. Welcher Mechanismus liegt der Käfigbildung durch das α_2-Makroglobulin zugrunde? Das α_2-Makroglobulin bindet die Protease an eine aus dem Molekül herausragende Peptidsequenz, die als "Lockregion" fungiert. Diese Sequenz wird an bestimmten Peptidbindungen von der Protease gespalten. Dabei kommt es zur Spaltung eines Thiolesters in der Nähe der Lockregion, und zur kovalenten Bindung der Protease an das α_2-Makroglobulin, indem ε-Aminogruppen von Lysinresten der Protease mit dem Thiolester reagieren und stabile Amidbindungen bilden (als Modell hierfür kann die Reaktion in Abb. 22.16 dienen). Dies alles geht mit einer größeren Konformationsänderung des α_2-Makroglobulins einher, die zur Ausbildung des Käfigs im α_2-Makroglobulin führt, in den ein bis zwei Proteinmoleküle eingeschlossen werden können. Diese können zwei Proteasemoleküle oder neben der Protease je ein Cytokin-, Wachstumsfaktor- oder Proteohormonmolekül sein. Die Konformationsänderung des α_2-Makroglobulins in dem Komplex führt zu dessen Bindung an einen auf der Oberfläche von Makrophagen und anderen Zellen liegenden Receptor und zur Phagocytose oder Endocytose des gesamten α_2-Makroglobulin-Protease-Komplexes mit nachfolgendem intrazellulären Abbau. Der α_2-Makroglobulin-Receptor gehört zu Großfamilie der LDL-Receptoren (LDLR); man bezeichnet ihn als LDLR-related protein (Abk. LRP) (☞ Kap. 17.). Die Bedeutung dieses Vorganges liegt in der Entfernung aktiver Proteasen und von Cytokinen aus dem strömenden Blut.

- *Haptoglobine*: Diese α_1-Globuline vermögen das bei Hämolyse, z.B. bei einer Infektion oder einigen Autoimmunerkrankungen, *freiwerdende Hämoglobin* zu binden und so toxische Reaktionen und dessen Ausscheidung durch die Nieren zu verhindern (Schutz vor einem Eisen- und Aminosäureverlust). Der Hämoglobin-Haptoglobin-Komplex wird Ca^{2+}-abhängig an einen Receptor auf der Oberfläche von Makrophagen gebunden und daraufhin endocytiert. Der Receptor ist das *CD163*, das die Signalgebung für die Endocytose des Hämoglobin-Haptoglobin-Komplexes auslöst. Das Globin wird enzymatisch abgebaut und das Häm freigesetzt. Aus letzterem entsteht in den Makrophagen unter Abspaltung von Eisen Biliverdin und Bilirubin, die in das Blutplasma entlassen werden. Gleichzeitig setzen die Makrophagen entzündungshemmende Cytokine frei. Die Synthese sowohl von CD163 als auch von Haptoglobin werden in der frühen Phase einer Entzündung verstärkt, wodurch die Hämoglobin-Clearance im Verlauf des Fortschreitens der Entzündung beschleunigt wird. *Haptoglobin* gehört zu den *Proteinen der akuten Phase* einer *Entzündung*

- *C-reaktives Protein*: Der Name dieses Proteins leitet sich davon ab, daß es mit mit dem sog. C-Kohlenhydrat reagiert, das in der Polysaccharidkapsel aller Pneumokokken (Erreger der Lungenentzündung) vorkommt. Seine Konzentration im Plasma des Gesunden ist sehr klein, steigt aber bei allen Prozessen an, die mit Gewebeschädigungen einhergehen, z.B. Tumoren und Entzündungen. Das C-reaktive Protein *fördert* die *Phagocytose* und gehört zu den Proteinen der *akuten Phase* einer Entzündung

- *Hämopexin*: β_1-Globulin (M_r 80.000); Hämopexin bindet Hämin und ist bei hämolytischen Anämien erniedrigt

- *β_2-Mikroglobulin:* Dieses Protein (M_r 11.800) ist auf der Plasmamembran kernhaltiger Zellen mit MHC I assoziiert (☞ Kap. 22.). Man findet es in löslicher Form auch im Blutplasma und in vielen anderen Körperflüssigkeiten (Liquor cerebrospinalis, Harn, Speichel, Colostrum, Spermaflüssigkeit, Amnionflüssigkeit u.a.). Das β_2-Mikroglobulin ist bei Erkrankungen erhöht, die mit einem vermehrten Zellumsatz einhergehen, z.B. Krebs, Entzündungen und gesteigerten Abwehrvorgängen. Es akkumuliert im Serum von Dialysepatienten und kann zur *β_2-Mikroglobulin-induzierten Amyloidose* führen. Eine *Amyloidose* ist charakterisiert durch eine extrazelluläre Ablagerung von *Amyloid*. Dieses besteht aus *fibrillären Proteinaggregaten* mit verflochtenen β-*Faltblattstrukturen* (☞ Kap. 25.)

- *Properdin* und *Lysozym*: Beide Proteine wandern elektrophoretisch mit den γ-Globulinen. *Properdin* ist eine Komponente des *alternativen Weges der Komplementaktivierung*. *Lysozym* ist ein Enzym, das die *Mucopeptidschicht Gram-positiver Bakterien* spaltet. Es wird im Blutplasma sowie in vielen Körpersekreten gefunden (z.B. Tränenflüssigkeit und Nasenschleim) und ist eine Komponente des *angeborenen humoralen Abwehrsystems*

- *Immunglobuline*: Diese auch als *Antikörper* bezeichneten Plasmaproteine dienen der spezifischen humoralen immunologischen Abwehr und sind die Hauptbestandteile der γ-Globulinfraktion des Blutplasmas. Anders als die meisten anderen Plasmaproteine werden sie nicht in der Leber sondern in den *Plasmazellen* gebildet.

Glycoproteine überwiegen zahlenmäßig, nicht mengenmäßig, die anderen Proteine im Blutplasma. Das Blutplasma enthält, bezogen auf die Gesamtproteinmenge, etwa 43 % Glycoproteine und 57 % kohlenhydratfreie Proteine. Zu den letzteren gehören Albumin, das retinolbindende Protein, das C-reaktive Protein, die α-Amylase, das Lysozym und einige andere, nur in Spuren vorkommende Eiweiße. Der Mengenanteil der kohlenhydratfreien Proteine ist deshalb so hoch, da das Albumin etwa 60 % des Gesamtproteins ausmacht. *Zahlenmäßig überwiegen* weitaus die *Glycoproteine*. Bisher sind mehr als 50 von ihnen aus dem Plasma isoliert und charakterisiert worden. Die Glycoproteine verteilen sich auf die α-, β- und γ-Globuline. Auch die Apoproteine der Lipoproteine enthalten geringe Kohlenhydratanteile (ca. 2 %).

Transportproteine des Blutplasmas. Zahlreiche Proteine des Plasmas haben *Bindungs-* und *Transportfunktionen* für Hormone, Lipide, Metallionen sowie für Hämoglobin und seine Abbauprodukte (Hämin, Bilirubin) (☞ Tab. 21.9).

Protein	Transport oder Bindung von
Transthyretin (Präalbumin)	Thyroxin, Retinol
Albumin	Pharmaka, Bilirubin, unveresterte Fettsäuren, Ca^{2+}, Cu^{2+}, Mg^{2+}
Transcortin	Cortisol, Cortison, Progesteron
estrogenbindendes Protein	Estrogene, Testosteron
thyroxinbindendes Protein	Thyroxin
Transcobalamin II	Vitamin B_{12}
Haptoglobin	Hämoglobin
Hämopexin	Hämin
Transferrin	Fe^{3+}
Coeruloplasmin	Cu^{2+}
Lipoproteine	Lipide, Steroidhormone, fettlösliche Vitamine

Tab. 21.9: Transportproteine des Blutplasmas.

21.5.3. Pathobiochemische Aspekte der Plasmaproteine

Man unterscheidet die folgenden drei Formen von pathologischen Veränderungen des Plasmaproteinmusters (*Pathoproteinämien*):

1. Dysproteinämien: Als solche werden Abweichungen von der normalen Proteinzusammensetzung des Blutplasmas, also Verschiebungen im quantitativen Verhältnis der einzelnen Plasmafraktionen zueinander, bezeichnet. Ursachen hierfür können entzündliche Prozesse sowie Leber- oder Nierenerkrankungen sein. Hierher gehören auch Veränderungen der Aktivitäten von Plasmaenzymen als Folge von Organ- und Gewebeschäden sowie Veränderungen des Plasmaproteinspiegels bei Hunger sowie bei Verdauungs- und Resorptionsstörungen

2. Defektproteinämien: Diese sind im allgemeinen durch einen *genetisch* bedingten Mangel an bestimmten Plasmaproteinen gekennzeichnet: *An-Albuminämie, A-Fibrinogenämie, A-γ-Globulinämie, A-β-Lipoproteinämie*

3. Paraproteinämien: darunter versteht man Erkrankungen des *Immunsystems*, bei denen bestimmte Immunglobuline oder einzelne Kettentypen der Immunglobuline vermehrt gebildet werden. So treten bei Vorliegen eines *Plasmazelltumors* (*Plasmocytom*) verstärkt γ-Globuline auf. Vor allem ist dann ein Protein nachweisbar, das die *leichten Ketten* der Immunglobuline repräsentiert, das *Bence-Jones-Protein* (☞ Kap. 22.). Auf Grund seines niedrigen Molekulargewichtes (20.000 bis 25.000) tritt es in den Harn über, wo es nachgewiesen werden kann. Die Bence-Jones-Proteine werden auch als γ-Mikroglobuline bezeichnet. Bei dem *Morbus Waldenström* kommt es zur vermehrten Produktion des Makroglobulins IgM und zur Entstehung einer *Makroglobulinämie*. Die bei diesen Erkrankungen vermehrt gebildeten Proteine sind *monoklonaler Herkunft*. Sie werden von einer *Zellansammlung* (Zellklon) synthetisiert, die durch Teilung einer *einzigen Zelle* entstanden ist.

21.6. Thrombocyten und Blutstillung

21.6.1. Thrombocyten

Die *Thrombocyten* (Blutplättchen, Ø 1-2 µm) sind unentbehrlich für die *Blutstillung*. Sie sind *scheibenförmig* und *kernlos*, enthalten *Lysosomen, Mitochondrien, Mikrotubuli, Granula* unterschiedlicher Dichte sowie *Actin* und *Myosin*. Sie entstehen durch cytoplasmatische *Fragmentierung* großer Vorläuferzellen, den *Megakaryocyten*. Die Reifungszeit eines Megakaryocyten beträgt fünf Tage, die Lebenszeit eines Blutplättchens 7 bis 10 Tage. Die *Thrombocyten* sind zur *Glycolyse* sowie zur *Atmungskettenphosphorylierung* befähigt. Sie enthalten neben *mtDNA* auch *stabile mRNA*, so daß sie in der Lage sind, *Proteinsynthese*, wenn auch nur in kleinem Umfang (z.B. des *Blutgerinnungsfaktors XIII*), zu betreiben. Blutplättchen synthetisieren *Thromboxan A_2*. Sie enthalten *Elastase* und *Kollagenase*. In den Granula der Blutplättchen sind physiologisch bedeutsame Substanzen gespeichert:

- die *dichten Granula* enthalten Serotonin, ATP, ADP und Ca^{2+}-Ionen. Diese Substanzen können durch ein intrazelluläres Kanalsystem, das mit der Oberfläche der Zelle kommuniziert, nach außen abgegeben werden

- die weniger dichten α-*Granula* enthalten veränderliche Mengen von Fibrinogen, Fibronectin, die Gerinnungsfaktoren V/Va, VIII, XI, Faktor TFPI, sowie den von-Willebrand-Faktor (vWF), Plasminogen, β-Thromboglobulin (β-TG), Thrombospondin (dieses ist ein homotrimeres, adhäsives Glycoprotein), Plättchenfaktor 4 (PF4), die transformierenden Wachstumsfaktoren TGFα und β und den in den *Blutplättchen gebildeten Wachstumsfaktor* ("*Platelet-Derived Growth Factor*", PDGF). PDGF ist ein Glycoprotein mit Cytokinfunktionen, das die Teilung von Fibroblasten, glatten Muskelzellen und Endothelzellen fördert. Außerdem wirkt PDGF chemotaktisch auf glatte Muskelzellen, Fibroblasten, Monocyten und Neutrophile. Die Messung von *PF4* und β-*TG* im Blutplasma von Patienten dient zur Quantifizierung der *Plättchenaktivierung* und *Granulafreisetzung*. Die in den α-Granula deponierten Proteine stammen zumeist aus dem Blutplasma und werden von den Thrombocyten durch Endocytose aufgenommen. Die Freisetzung des Inhaltes der α-Granula bei der *Thrombocytenaktivierung* führt zur Expression von *P-Selectin*, einem *Adhäsionsreceptor* auf der *Plättchenoberfläche*, der die Adhäsion der Plättchen an Endothelzellen, Neutrophile und Monocyten fördert.

21.6.1.1. Die Aktivierung der Thrombocyten

Die Scheibenform der Thrombocyten wird durch ein ringförmig angeordnetes, unter der Plasmamembran liegendes *Mikrotubulussystem*, einem Bestandteil des *Cytoskeletts*, stabilisiert. Dieses ist der Ort der Ca^{2+}-*Akkumulation* und der aus Arachidonat erfolgenden *Thromboxan A_2-Synthese*. Ein *kontraktiles Protein* mit einer ATPase-Wirkung, das *Thrombosthenin* (*plättchenspezifisches Actomyosin*), hat Bedeutung für die Aufrechterhaltung der Zellstruktur und die Retraktion des Blutgerinnsels.

Wenn Blutplättchen stimulierenden Substanzen ("*Agonisten*") ausgesetzt werden, kommt es zu ihrer *Aktivierung*. Physiologisch bedeutungsvolle Agonisten sind *Thrombin, ADP, Adrenalin, Kollagen, Thromboxan A_2* und das Phospholipid *1-Alkyl-2-Acetyl-Glyceryl-3-phosphocholin* ("*Plättchenaktivierender Faktor*", PAF; Formel in Kap. 6.). Das *Thrombin* ist der *wirksamste* von allen *Plättchenaktivatoren*. Es löst in den Blutplättchen auch die Synthese von PAF aus. Bei der *Aktivierung* der *Thrombocyten* geht *reversibel* ihre Scheibenform verloren und sie werden sternförmig. Ihre Oberfläche nimmt dabei um etwa 60 % zu. Ursache der Formänderung ist die *Polymerisation von Actin*, die zur Ausbildung von *Filopodien* und *Streßfasern* führt. Im Ergebnis der Aktivierung setzen die Plättchen die Inhalte ihrer beiden Granulatypen sowie ihrer Lysosomen frei, indem deren Membranen, stimuliert durch ADP, von innen her mit der Plasmamembran fusionieren und sich ihr Inhalt in die Plättchenumgebung ergießt. Dies führt zur Aktivierung weiterer Thrombocyten, die untereinander *aggregieren* und an die Gefäßwand *adhärieren*. Bei *Schädigung des Gefäßendothels* infolge einer *Verletzung* oder einer *arteriosklerotischen Veränderung* werden *subendotheliale Proteine* (z.B. der vWF sowie die Matrixproteine Kollagen, Laminin und Fibronectin) freigelegt, an die sich die *Thrombocyten* mittels *spezifischer Oberflächenreceptoren* anheften und zunächst eine *einschichtige Lage* sub-

endothelial gebundener Blutplättchen bilden, d.h. es tritt eine *Adhäsion* der Blutplättchen an die geschädigte Gefäßwand ein. Durch Bindung weiterer aktivierter Thrombocyten wandelt sich die einschichtige Lage der Thrombocyten zu einer *dicken Schicht* und schließlich zu einem *thrombocytenreichen Propf* um, der als *vorläufiger Wundverschluß* dient (☞ Abb. 21.24).

Den Vorgängen der *Plättchenaktivierung* geht ein cytoplasmatischer Anstieg von freien Ca^{2+}-Ionen voraus. Die Quelle der Ca^{2+}-Ionen ist das Mikrotubulussystem der Thrombocyten, aus dem sie durch die Signalwege von aktivierenden Agonisten freigesetzt werden. Bei der *Plättchenrelaxation* werden die Ca^{2+}-Ionen wieder in das Mikrotubulussystem zurückgeführt, so daß ihre Konzentration im Cytoplasma der Plättchen sinkt und diese wieder ihre Scheibenform annehmen.

21.6.1.2. Die Receptoren der Agonisten auf der Plättchenoberfläche

Die Plättchenaktivierung setzt die Bindung eines *Agonisten* an einen *spezifischen Receptor* auf der *Thrombocytenoberfläche* voraus, durch den *Signalwege* in Gang gesetzt werden, die zur *Aggregation* der *Thrombocyten* und ihrer *Adhäsion* an die Gefäßwand führen:

1. Der *Glycoprotein(GP)-Komplex Ib-IX-V:* Dieser Receptorkomplex besteht aus den Untereinheiten GP Ibα, GP Ibβ, GPIX und GPV, die im Verhältnis 2:2:2:1 vorliegen (☞ Abb. 21.25). Die α- und β-Ketten eines jeden Ibαβ-Dimers sind jeweils durch eine Disulfidbrücke untereinander verbunden. Der Komplex ist 1. ein *Thrombinreceptor* und 2. der *Receptor des vWF.* Seine wichtigste Funktion ist, die Blutplättchen in der Anfangsphase der *Blutstillung* an den Ort der *Gefäßschädigung* durch *Adhäsion* zu binden und die Voraussetzungen für ihre Aggregation zu schaffen. Dabei laufen folgende Ereignisse ab:
Die *Komponente GPV* des *Receptorkomplexes GPIb-IX-V* wird durch *Thrombin* gespalten. Dies führt zur *Bindung* von *Thrombin* an den GPIb-IX-Komplex und zu dessen *Aktivierung*, was eine *ADP-Sekretion* und die *Thrombocytenaggregation* nach sich zieht. Danach kommt der *vWF* ins Spiel.

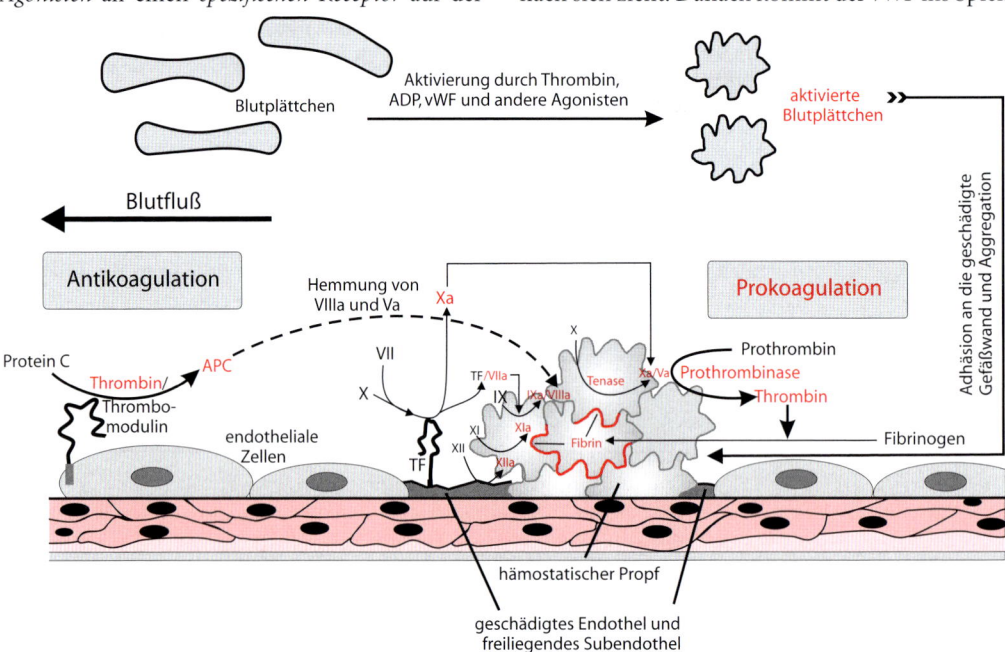

Abb. 21.24: Die hämostatischen Mechanismen nach einer Gefäßverletzung:
- Aktivierung der Blutplättchen und Bildung des Blutplättchenpropfes
- Aktivierung des TF- und des Faktor XII- abhängigen Weges der Aktivierung von Faktor X
- Fortsetzung und Aufrechterhaltung der Gerinnung durch die Tenase und Prothrombinase
- Bildung von Fibrin durch Thrombin
- Die Systeme der Pro- und Antikoagulation.

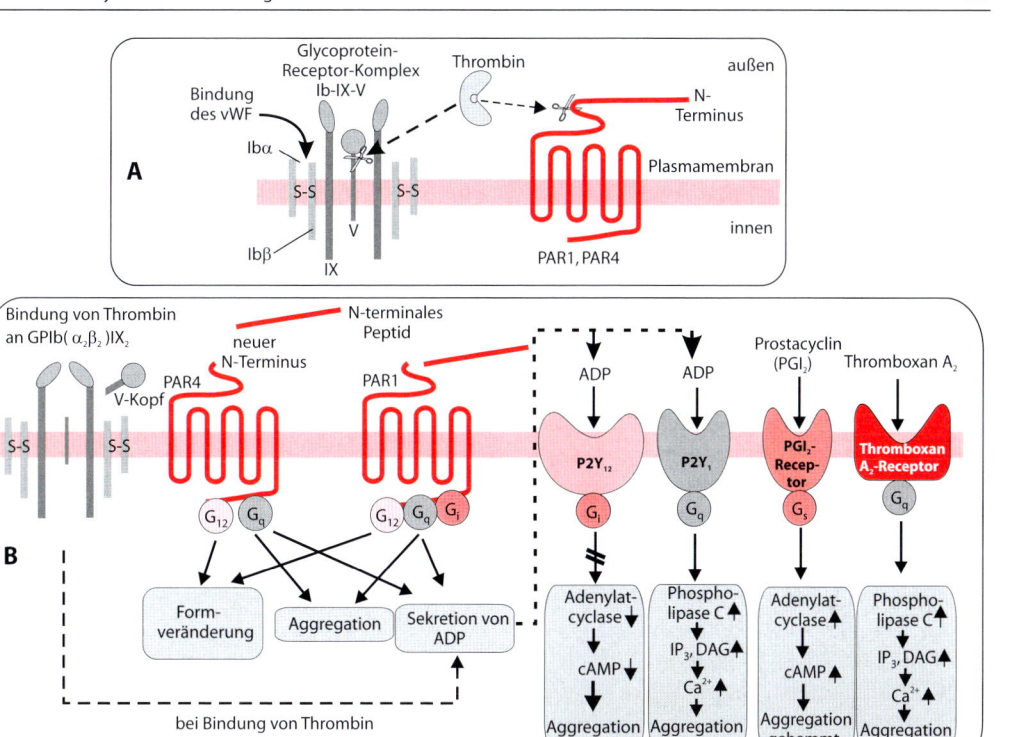

Abb. 21.25: Die Receptoren auf der Thrombocytenoberfläche und ihre Signalwege. A: Der Glycoprotein-Receptor-Komplex GP(IbαIbβ)$_2$IX$_2$V und die proteaseaktivierbaren Receptoren der Thrombocyten des Menschen PAR1 und PAR4; schematische Darstellung der Spaltung von Glycoprotein V sowie von PAR1 und PAR4 durch Thrombin. B: Die Signalwege einiger Receptoren der Thrombocytenoberfläche und ihre Wirkungen auf die Thrombocytenfunktion.

Dieser ist ein *multimeres Glycoprotein*, das (im Komplex mit dem Gerinnungsfaktor VIII) im Blutplasma sowie auf Blutplättchen und in der subendothelialen Matrix vorkommt. Der *vWF* der endothelialen Matrix bindet an *GPIbα*, was zur Adhäsion der Blutplättchen an die Gefäßwand führt und gleichzeitig die Empfindlichkeit der Blutplättchen gegenüber Thrombin vergrößert, so daß dieses schon bei niedrigeren Konzentrationen als vorher weitere Blutplättchen aktivieren kann. Die Bindung des vWF an GPIbα wird durch hohe *Scherkräfte* begünstigt und kann tiefgreifende pathophysiologische Konsequenzen haben. Hohe Scherkräfte, die zur *Verformung* führen, lasten auf den Thrombocyten vor allem in *Gefäßverengungen*. Die unter diesen Bedingungen einsetzende vWF-Bindung und die dabei ausgelöste Aktivierung und Aggregation der Blutplättchen kann rasch zur Bildung thrombocytenreicher *Thromben* Anlaß geben und zu einem *Gefäßverschluß* führen. Der mit dem *vWF* besetzte *Ibα-Receptor* setzt verschiedene Signalwege in Gang. Ein Signalweg führt zur Rekrutierung und Aktivierung einer *Tyrosinkinase* aus dem Cytosol und ihrer Bindung an die intrazelluläre Domäne des Ibα-Receptors, wodurch es zur Phosphorylierung von Tyrosylgruppen in nachfolgenden signalübertragenden Proteinen kommt. Ein anderer Signalweg führt zur *Aktivierung* der *Phospholipase C* und zur *Bildung von IP$_3$*, das die intrazelluläre Erhöhung von Ca^{2+}-Ionen auslöst. Diese beiden Wege bewirken die *Aggregation* der Thrombocyten und ihre *Adhäsion* an die infolge Endothelschädigung freigelegten *subendothelialen Matrixbestandteile*.

2. Der *Glycoproteinkomplex IIb/IIIa* (ein auch als α$_{IIb}$β$_3$ bezeichnetes Adhäsionsmolekül, das zur Receptorfamilie der *Integrine* gehört, ☞ Kap. 27.) wird nur auf *aktivierten Thrombocyten* exprimiert und bindet *adhäsive Matrixproteine* wie vWF, Fibrinogen, Fibronectin und Thrombospondin. Auch das im Verlauf der Blutgerinnung gebildete

Fibrin bindet über diesen Receptor an aggregierte Thrombocyten. Der entstehende *Fibrin-Thrombocytenpropf* (hämostatischer Propf) bindet an die durch die Gefäßschädigung freigelegten subepithelialen Zelloberflächen.

3. Der *Glycoproteinkomplex GPα$_2$β$_1$* (ein ebenfalls zur Receptorfamilie der *Integrine* gehörendes Adhäsionsmolekül) bindet *adhäsive Moleküle* wie Kollagen (Typ I und Typ IV), vWF, Laminin und Fibronectin. Die Bindung dieser Proteine an die Thrombocytenoberfläche führt durch *Brückenbildung* zu einer *Adhäsion* der Thrombocyten an die *subendotheliale Matrix*.

4. *Proteaseaktivierbare Receptoren:* Auf der Oberfläche von Thrombocyten gibt es Receptoren, die durch Proteasen gespalten und dadurch aktiviert werden. Sie werden als PAR1 bis 4 (PAR ist Abk. von "**p**rotease**a**ktivierbare **R**eceptoren") bezeichnet (☞ Abb. 21.25). Von diesen werden PAR1, PAR3 und PAR4 durch Thrombin, PAR2 hingegen nicht durch Thrombin, sondern durch Trypsin aktiviert. Die Aktivierung der *Thrombinreceptoren* PAR1, PAR3 und PAR4 erfolgt, indem das *Thrombin* von deren extrazellulär lokalisierten N-Termini jeweils ein Peptid abspaltet. Von den vier PARs werden auf den Thrombocyten des Menschen nur PAR1 und PAR4, auf denen der Maus PAR3 und PAR4 exprimiert. Die *PARs sind G-Protein-gekoppelte Receptoren*. Sie sind sowohl für die *normale Hämostase* als auch für die *Pathogenese von Gefäßverschlüssen* (*Thrombusbildung*) von großer Bedeutung. Die proteolytische Spaltung von PAR1 und PAR4 führt zur Aktivierung der G-Proteine G_q, G_{12} und G_i, die über ihre Signalwege (Aktivierung der Phospholipase C, Rho-Aktivierung, Hemmung der Adenylatcyclase) zu Formänderungen sowie zu einer ADP-Sekretion und zur Adhäsion der Thrombocyten an die Gefäßwand führen.

5. *P2-Receptoren:* Eine besondere Rolle bei der Thrombocytenaktivierung spielt die ADP-Freisetzung. Für *ADP* gibt es *zwei Receptoren* auf der *Thrombocytenoberfläche*, P2Y$_{12}$ und P2Y$_1$ (☞ Abb. 21.25). *P2Y$_{12}$* ist ein *G$_i$-Protein-gekoppelter Receptor*, der über eine cAMP-Erniedrigung die Thrombocytenaggregation fördert. *P2Y$_1$* ist ein *G$_q$-Protein-gekoppelter Receptor*, der eine intrazelluläre *Mobilisierung* von *Ca^{2+}-Ionen* bewirkt und die Gestaltänderung der Thrombocyten und ihre Aggre-

gation bewirkt. Bei intaktem Endothel bleibt ADP ohne Wirkung, da es sofort durch eine auf den Endothelzellen lokalisierte Phosphatase dephosphoryliert und in inaktives AMP umgewandelt wird. Bei geschädigtem Endothel ist das Enzym jedoch inaktiv, so daß ADP seine aggregationsfördernden Wirkungen auf Thrombocyten entfalten kann. Das *freigesetzte ADP* ist für die *Kontrolle der Hämostase* von Bedeutung, da es 1. gemeinsam mit Thrombin weitere Blutplättchen aktiviert, 2. den Gefäßtonus verändert, 3. Neutrophile und Monocyten an die geschädigte Stelle lockt und 4. die Adhäsion von Thrombocyten an das Endothel erleichtert.

6. *Receptoren für Thromboxan A$_2$ und Prostacyclin*: Aktivierte Thrombocyten bilden aus Arachidonat, das durch die Phospholipase A$_2$ aus Phospholipiden der Plasmamambran freigesetzt wird, das *Thromboxan A$_2$* (☞ Kap. 17.). Dieses bewirkt eine *Gefäßkontraktion* und fördert die *Thrombocytenaggregation* sowie deren *Adhäsion* an die Gefäßwand und die *Freisetzung gerinnungsaktiver Stoffe*. Thromboxan A$_2$ übt seine Wirkung durch Bindung an einen *G$_q$-Protein-gekoppelten Receptor* mit anschließender intrazellulärer Steigerung von IP$_3$ und DAG aus. Gegenspieler des Thromboxans A$_2$ ist das bei Gefäßverletzungen durch die Endothelzellen der Gefäße vermehrt gebildete *Prostacyclin* (Prostaglandin I$_2$, PGI$_2$), das *gefäßdilatierend* und auf die Thrombocyten *aggregations-* und *adhäsionshemmend* wirkt. PGI$_2$ wird an einen *G$_s$-Protein-gekoppelten Receptor* gebunden und löst eine cAMP-Erhöhung in den Zielzellen aus (☞ Abb. 21.25). Prostacyclin wird kontinuierlich in der Lunge gebildet. Unter normalen Bedingungen verhindert es die Plättchenaktivierung und Gefäßkontraktion. Die Freisetzung von PGI$_2$ aus den Endothelzellen bewirkt, daß die Gefäßkontraktion auf die unmittelbare Nachbarschaft der Läsion beschränkt bleibt. Weiterhin ermöglicht das Prostacyclin bei den am Übergangssaum zum ungeschädigten Gefäßwandgebiet liegenden Thrombocyten eine Rückgewinnung ihrer Scheibenform und eine Verminderung ihrer Aggregationsneigung, so daß sie der Blutstrom vom Verletzungsort wegschwemmen kann.

21.6.2. Die Blutstillung (Hämostase)

Als *Hämostase* wird ein Komplex von Vorgängen bezeichnet, die den Blutkreislauf des Organismus vor Schäden schützen, so daß bei Verletzungen der Austritt von Blut aus dem Gefäßsystem verhindert und die Integrität des Kreislaufsystems wiederhergestellt werden kann. Dies kommt durch ein zielgerichtetes *Zusammenwirken* von *zellulären* und *humoralen* Bestandteilen des Blutes mit der Gefäßwand zustande. Die *Hämostase* teilen wir in vier, einander überlappende, Stadien, ein:

1. *Lokale Vasokonstriktion:* Unmittelbar nach der Entstehung einer Wunde tritt eine *Gefäßkontraktion* ein, etwas später dann eine *Gefäßdilatation*. Die *initiale Vasokonstriktion* wird durch das von den *Thrombocyten* freigesetzte *Serotonin* unterstützt. Sie kommt reflektorisch durch eine Erregung der sympathischen Nervenendigungen in der glatten Muskulatur der Gefäßwand zustande (*neurogene Kontraktion*). Sie vermindert den Blutaustritt und fördert die lokale Anhäufung von hämostatischem Material.

2. *Aktivierung der Blutplättchen und ihre Adhäsion an das geschädigte Endothel mit anschließender Bildung eines Thrombocytenpropfes:* Während Blutplättchen von intaktem, unverletztem Gefäßendothel weder aktiviert noch gebunden werden, adhärieren sie - nach ihrer Aktivierung - an verschiedene, durch die Gefäßverletzung freigelegte, subendotheliale Strukturen, vor allem an den *vWF* sowie an *Kollagenfibrillen, Laminin* und *Fibronectin*. Der vWF aktiviert die Thrombocyten und bildet molekulare Brücken zwischen ihnen und dem Kollagen bzw. den Glycosaminoglycanen der subendothelialen Matrix aus. Nach Adhäsion setzen die Blutplättchen durch Entleerung ihrer Granula und durch die Bildung von Thromboxan A_2 weitere Aktivatoren frei, die andere Thrombocyten aktivieren. Diese aggregieren mit den an die geschädigte Gefäßwand adhärierten Thrombocyten und bilden einen Propf, der einen vorläufigen Gefäßverschluß schafft (☞ Abb. 21.24). *Aggregationsfördernd* auf aktivierte Thrombocyten wirkt auch *Fibrinogen*, welches an den *IIb/IIIa-Komplex* auf der Plättchenoberfläche bindet und infolge seiner symmetrischen Struktur *Brücken* zwischen benachbarten Plättchen ausbilden kann (s.o.). Der *Thrombocytenpropf* begünstigt die Konzentrierung von Blutgerinnungsfaktoren an der Verletzungsstelle und unterstützt die Bildung eines *Fibrinnetzwerkes*, das seinerseits wiederum den Plättchenpropf (Thrombus) stabilisiert. Schon sehr kleine Konzentrationen des gebildeten Thrombins können durch Aktivierung weiterer Thrombocyten den Propf vergrößern und den Blutverlust vollständig unterbinden, solange das geschädigte Gefäß nicht repariert ist.

3. *Die Gerinnungskaskaden des Blutes und die Bildung von Fibrin*

4. *Die Auflösung des Fibrins (Fibrinolyse)*

21.6.2.1. Die Reaktionskaskaden der Blutgerinnung

Drei verschiedene Arten von Proteinen sind an der Blutgerinnung beteiligt: *Enzyme, Cofaktoren* und *Inhibitoren*. Man bezeichnet diese als *Gerinnungsfaktoren*. Sie zirkulieren im Blut in ihren inaktiven Formen und werden im Verlauf des Gerinnungsvorganges aktiviert. Die meisten Gerinnungsfaktoren werden in der *Leber* gebildet. Der *vWF*, der eine führende Rolle bei der *Adhäsion* der *Blutplättchen* an die Matrix der *geschädigten Gefäßwand* spielt, wird in *endothelialen Zellen* synthetisiert. Nach ihrer Auslösung ("Zündung") läuft die Blutgerinnung *selbstverstärkend* und *rückkopplungskontrolliert* ab. Die aktivierenden Enzyme sind *trypsinähnliche Proteasen*, die zunächst als *Zymogene* vorliegen und deshalb einer *proteolytischen Aktivierung* bedürfen. Wenn eine Gerinnungsprotease aktiviert ist, wirkt sie proteolytisch auf den nächsten Faktor ein, den sie spaltet und dabei aktiviert. So entsteht eine *Enzymkaskade*. Eine *Enzymkaskade* ist ein sich *verstärkendes, reguliertes System*, in dem ein gegebenes Enzym die kovalente Modifikation eines anderen Enzyms katalysiert. Solche Kaskaden sind entweder *unidirektional* oder *cyclisch*. In *unidirektionalen Kaskaden* sind die enzymkatalysierten Modifikationen *irreversibel*, z.B. die Spaltung einer Peptidbindung. In einer *cyclischen Kaskade* hingegen sind die kovalenten Modifikationen *reversibel*, z.B. Phosphorylierungs-/Dephosphorylierungsvorgänge. Die *Blutgerinnungskaskade* ist eine *unidirektionale Kaskade*, die *Kaskaden* im Glycogenstoffwechsel hingegen sind *cyclisch* (☞ Kap. 16.).

Der Gerinnungsvorgang ist auf *Zelloberflächen*, vor allem auf *Thrombocyten*, subepithelialen glatten *Muskelzellen* und *Fibroblasten* lokalisiert. Das *ungeschädigte Gefäßendothel* reagiert *nicht* mit zirkulierenden Gerinnungsfaktoren, wenn es jedoch mechanisch verletzt oder durch Noxen geschädigt ist, kommt es zur Auslösung der Gerinnungskaskade.

Die Blutgerinnung läßt sich in folgende Abschnitte einteilen:

1. Auslösung des Gerinnungsprozesses
2. zwei parallel verlaufende Wege der Faktor X-Aktivierung
3. Aktivierung von Prothrombin in Thrombin
4. Bildung von Fibrin aus Fibrinogen.

Der Gewebefaktor TF ist der physiologische Initiator der Blutgerinnung. Die Blutgerinnung wird durch den "*Gewebefaktor*" (tissue factor, Abk. TF, auch als *Thromboplastin, Thrombokinase* oder *Faktor III* bezeichnet) eingeleitet (☞ Abb. 21.26). TF ist ein *Membranprotein*, das in den Zellen der Gefäßwand unter dem Gefäßendothel, vor allem auf den *glatten Muskelzellen* und den *Fibroblasten*, exprimiert wird und deshalb für seinen *Liganden*, dem *Blutgerinnungsfaktor VII* des Blutplasmas, erst bei *Endothelschäden* zugänglich wird. TF wird *nicht* auf Endothel- oder Blutzellen, auch *nicht* auf Thrombocyten, exprimiert. Früher bezeichnete man den *TF/VIIa-abhängigen Weg* der Blutgerinnung als *extrinsischen* oder *exogenen* Weg der Blutgerinnung, da TF "von außen" (bezogen auf das zirkulierende Blut) stammt.

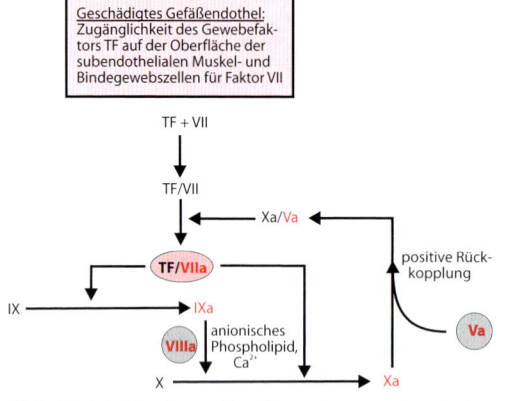

Abb. 21.26: Der Start der Blutgerinnung durch den Gewebefaktor TF. Gezeigt werden die Parallelwege der Aktivierung von Faktor X zu Xa durch den TF/VIIa-Komplex und durch den IXa/VIIIa/Ca^{2+}/Phospholipid-Komplex ("Tenase-Komplex") sowie die Rückkopplungsaktivierung von TF/VII zu TF/VIIa durch den Komplex Xa/Va.

Der von den Gerinnungsfaktoren TF/VII ausgehende Weg führt zur Aktivierung von Faktor X. Die Gerinnung wird eingeleitet, wenn der Faktor VII des Blutplasmas in Kontakt mit dem an die Zellmembranen der subepithelialen Zellen gebundenen TF kommt (☞ Abb. 21.24, Abb. 21.26). TF ist *Cofaktor* und *Receptor* für den Faktor VII. Der Komplex TF/VII ist zunächst ein enzymatisch inaktives Zymogen. Der darin enthaltene Faktor VII wird durch eine Spur von im Blutplasma physiologisch stets vorhandenem aktiven Faktor VII (VIIa) aktiviert. *Faktor VIIa ist eine Protease*. Möglicherweise ist die Anwesenheit geringer Mengen VIIa das Ergebnis einer langsamen Selbstaktivierung von Faktor VII. Initial wird nur ein kleiner Teil des TF/VII-Komplexes zu TF/VIIa aktiviert. Die Bindung von VII an den membranständigen TF bedingt, daß die Aktivierung des nachfolgenden Faktors im Subendothel auf den Oberflächen der glatten Muskelzellen und Fibroblasten abläuft.

TF/VIIa aktiviert *zwei Vorstufen* von Gerinnungsfaktoren, nämlich den Faktor X zu Xa und den Faktor IX zu IXa. Da der Faktor IXa (gemeinsam mit Faktor VIIIa) ebenfalls den Faktor X aktiviert, leitet der Komplex TF/VIIa zwei parallele Wege für die Bildung des aktiven Faktors Xa ein, einen direkten und einen über den Faktor IXa laufenden Weg. Die kleine Menge von anfänglich vorhandenem TF/VIIa ist ausreichend, die Aktivierung des Faktors X zu Xa zu starten, da dadurch viele Moleküle des Faktors X (*Stuart-Prower-Faktor*) proteolytisch aktiviert werden (☞ Abb. 21.26, Abb. 21.27).

Der durch TF/VIIa aktivierte Faktor IXa dient im Verein mit VIIIa unter *in vivo*-Bedingungen der *Fortsetzung* und *Aufrechterhaltung* des *Gerinnungsvorganges*. Der *Start*, die *Fortsetzung* und die *Aufrechterhaltung* der Blutgerinnung erfolgen auf der *Oberfläche verschiedener Zellen*, der Start, wie bereits erwähnt, auf den TF-haltigen glatten Muskelzellen und Fibroblasten des Subendothels, die Fortsetzung und Aufrechterhaltung der Blutgerinnung vorzugsweise auf den Blutplättchen.

Der intrinsische oder endogene Weg der Blutgerinnung. Der *intrinsische Weg* läuft in *thrombocytenarmem Blut* ohne Mitwirkung des *TF/VIIa-Systems* ab. Er ist wesentlich *langsamer* als der extrinsische Weg. Die Initialreaktion des *intrinschen Weges* ist die Aktivierung des Faktors XII (*Hageman-Faktor*) zu der aktiven, trypsinähnlichen Serinprotease XIIa, die in ihren Substraten Peptidbindungen an Argininresten spaltet (Abb.

21.6. Thrombocyten und Blutstillung

Hauptweg des Beginns der Gerinnung

Fortsetzung und Aufrechterhaltung der Gerinnung

Zentraler Teil der Blutgerinnung (Aktivierung von Faktor X und von Prothrombin)

"Extrinsischer Weg"

TF + VII
↓
TF/VII
   IXa/VIIIa
Xa/Va TF/VIIa
→ TF/VIIa
X Ca^{2+}

IXa ← TF/VIIa   XIa ← IX
           Ca^{2+}

Tenasekomplex (Ca^{2+}, IXa, VIIIa, X, anionische Phospholipide)

Thrombin
VIIIa ← VIII
proteolytische Inaktivierung von Va und VIIIa
APC/PS ←
Xa
Va ← V
Thrombin
Ca^{2+}

"Intrinsischer Weg"

XIa ← XI ← Kollagen, Phospholipide
    Ca^{2+}
XIIa ← XII
        Kallikrein

XI wird alternativ zu XIIa durch Thrombin aktiviert

Thrombomodulin Protein C-Weg

Prothrombin → **Prothrombinaktivierung durch die Prothrombinase Xa/Va/Ca^{2+}** → Thrombin ⊣⋯ Antithrombin/Heparin

Fibrinbildung

Fibrinogen → Fibrin   Thrombin
           XIIIa ← XIII
↓
vernetztes Fibrin
↓
hämostatischer Propf

Fibrinolyse und Wundheilung

Fibrinolyse
⋮
Kollagensynthese
⋮
Wundheilung

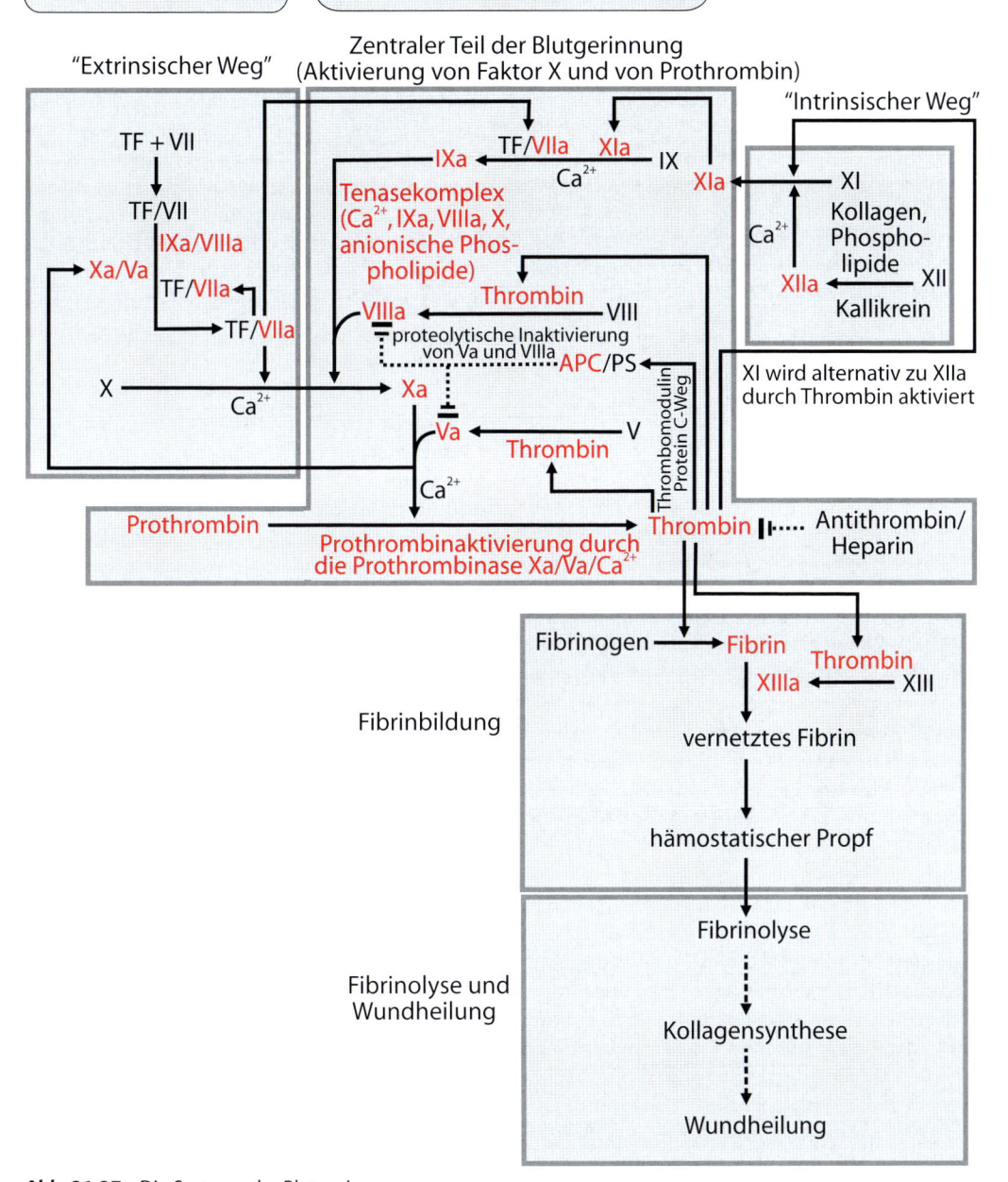

Abb. 21.27: Die Systeme der Blutgerinnung:
- das vom TF/VII ausgehende Startsystem
- die Systeme zur Fortsetzung und Aufrechterhaltung des Gerinnungsvorganges
- der "intrinsische Weg"
- Bildung des hämostatischen Propfes
- Fibrinolyse und Wundheilung
- Kontrollsysteme der Blutgerinnung (Vorwärtsaktivierung, positive und negative Rückkopplung).

21.27). Die Aktivierung von Faktor XII zu XIIa erfolgt durch die Protease *Kallikrein* nach Bildung eines *Molekülaggregates*, das aus *anionischen Phospholipiden, Kollagenfasern* und *sulfatierten Glycosaminoglycanen* der subendothelialen Matrix besteht ("*Kontaktaktivierung*"). Danach aktiviert Faktor XIIa, zusammen mit Phospholipiden, den Faktor XI zu der *Serinprotease* XIa, die die Aktivierung des Faktors IX zu IXa bewirkt.

Da Patienten mit einem genetisch bedingten Mangel an Faktor XII klinisch hinsichtlich einer *Blutungsneigung* wenig auffällig sind, hat man daraus geschlossen, daß der *Faktor XII* im Blutgerinnungssystem von *untergeordneter Bedeutung* ist. Der *Faktor XI* hingegen ist für die Blutgerinnung *unentbehrlich*. Von großer Bedeutung ist, daß der *Faktor XI* vorwiegend durch *Thrombin* aktiviert wird.

Der durch den TF/VIIa-Komplex bzw. durch Faktor XIa proteolytisch aktivierte Faktor IXa (*Christmas-Faktor* oder *antihämophiles Globulin B*) bindet an die Oberfläche aktivierter Blutplättchen und assoziiert, in Gegenwart von Phospholipiden und Ca^{2+}-Ionen, mit dem Faktor VIIIa (*antihämophiles Globulin A*) (☞ Abb. 21.27). Faktor IXa ist eine chymotrypsinähnliche *Serinprotease*, die für ihre Wirkung den Faktor VIIIa benötigt. Der Faktor VIII besteht aus zwei Polypeptidketten, einer leichten und einer schweren Kette. Nach seiner Synthese sowie zahlreichen intrazellulären Modifikationen und seiner Sekretion aus Leberzellen und anderen Zellen (Fibroblasten, Lymphocyten und Endothelzellen) assoziiert der Faktor VIII mit dem vWF und bildet einen multimeren Komplex (M_r >1 Million), in dem er in seiner dimeren Form stabilisiert wird. Der Faktor VIII wird an die Oberfläche aktivierter Thrombocyten gebunden, wo er proteolytisch durch Thrombin zu VIIIa aktiviert wird. Faktor VIIIa ist keine Protease, sondern dient auf der Plättchenoberfläche als Receptor für die Protease IXa und für den Faktor X (☞ Abb. 21.24). Der mit der Unterstützung durch *anionische Phospholipide* an die Thrombocytenoberfläche gebundene IXa/VIIIa/X/Ca^{2+}/Phospholipid-Komplex wird als *Tenasekomplex* bezeichnet. In ihm wird (unabhängig von TF/VIIa) der Faktor X zu Xa ("Tenase" von engl. ten) aktiviert (☞ Abb. 21.27).

Die Bildung des Prothrombinasekomplexes. Die Aktivierung des Faktors X zu Xa erfolgt, wie ausgeführt, sowohl durch den *schnellen extrinsischen* als auch durch den *langsameren intrinsischen* Weg. *Xa* ist eine *Serinprotease*, die Peptidbindungen an Argininresten spaltet. *Faktor Xa* bildet zusammen mit Ca^{2+}-Ionen, Phospholipiden und dem *Faktor Va* den enzymatisch wirksamen *Prothrombin-Aktivator-Komplex (Prothrombinase)*. Der *Faktor V (Proaccelerin)* wird *vor* seiner Aufnahme in den Prothrombin-Aktivator-Komplex, ähnlich wie der mit ihm verwandte Faktor VIII, an *aktivierte Thrombocyten* gebunden und dort durch *Thrombin* proteolytisch zu Va (*Accelerin*) aktiviert. Va ist, wie VIIIa, *keine* Protease. Die Aktivierung der Faktoren V und VIII durch Thrombin ist auf den Verletzungsort konzentriert, da beide Faktoren nur an *aktivierte* und *aggregierte* Thrombocyten im Thrombocytenpropf gebunden werden, nicht jedoch an zirkulierende Plättchen.

Die Aktivierung von Prothrombin zu Thrombin. Der *Faktor Xa* ist die *Proteasekomponente* des Prothrombinasekomplexes (Xa/Va/Ca^{2+}/Phospholipid), der durch Spaltung von zwei Peptidbindungen die proteolytische Umwandlung des *Prothrombins (Faktor II)* zum *aktiven Thrombin (Faktor IIa)* katalysiert. Prothrombin ist ein Zymogen (M_r 71.600, 579 Aminosäuren). Es ist an drei Stellen glycosyliert und strukturell in verschiedene Domänen untergliedert, in *zwei "Kringeldomänen"* (F1 und F2) und in die *katalytische Domäne*. Die Spaltung der Bindung Arg271-Thr272 durch Xa liefert ein die beiden Kringeldomänen F1 und F2 enthaltendes Bruchstück (271 Aminosäuren) und das noch inaktive *Präthrombin* (308 Aminosäuren) (☞ Abb. 21.28). Das *Präthrombin* wird danach durch Xa an der Bindung Arg320-Ile321 gespalten und dabei das *aktive Thrombin gebildet* (M_r 32.000). Dieses besteht aus einer kurzen A-Kette (49 Aminosäuren) und einer längeren B-Kette (259 Aminosäuren), die durch eine Disulfidbrücke zwischen Cys295 und Cys439 zusammengehalten werden. Das aktive Zentrum des Thrombins ist den aktiven Zentren von Trypsin und anderen Serinproteasen homolog und liegt auf der B-Kette. Die kürzere A-Kette ist ein notwendiger Teil des Thrombins, nimmt aber an der Katalyse nicht teil. Das beim ersten Spaltungsschritt gebildete inaktive Bruchstück wird dann durch *Thrombin* zwischen Arg155 und Ser156 in die beiden *Kringeldomänen F1* und *F2* gespalten.

21.6. Thrombocyten und Blutstillung

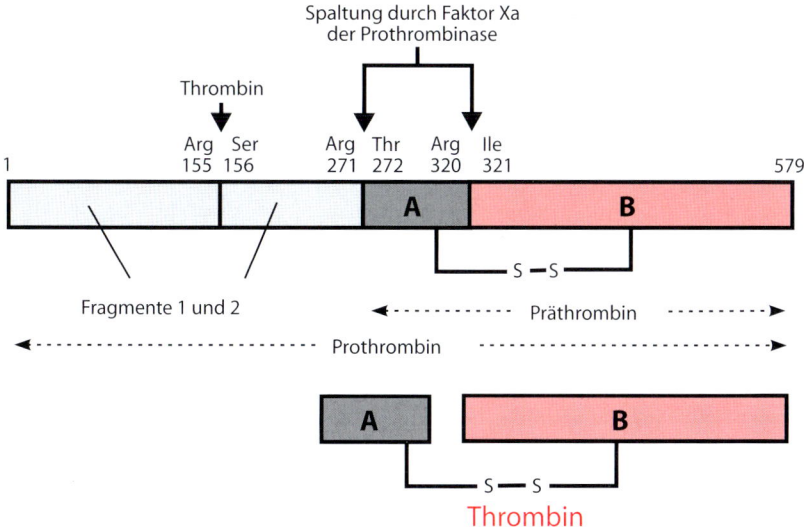

Abb. 21.28: Spaltung und Aktivierung von Prothrombin durch die Prothrombinase.

Positive Rückkopplungskontrolle im Blutgerinnungssystem. Im Blutgerinnungssystem findet man mehrere Mechanismen, die einer positiven Rückkopplungskontrolle dienen:

1. Die Faktoren Xa/Va aktivieren den TF/VII-Zymogenkomplex zu TF/VIIa (☞ Abb. 21.26)

2. Thrombin aktiviert, alternativ zu Faktor XIIa, den Faktor XI zu XIa

3. Thrombin aktiviert V und VIII zu Va und VIIIa und beschleunigt so seine eigene Aktivierung, d.h. die Umwandlung von Prothrombin in Thrombin (☞ Abb. 21.27)

4. Die Aktivierung der Blutplättchen durch Thrombin führt zur verstärkten Exposition von anionischen Phospholipiden durch Steigerung des *Lipidscramblings* (s.u.).

Negative Rückkopplungskontrolle im Blutgerinnungssystem. Abb. 21.29 zeigt zwei wesentliche Mechanismen von negativer Rückkopplungskontrolle im Blutgerinnungssystem:

1. Hemmung der proteolytischen Wirkung von Faktor VIIa im TF/VIIa-Komplex durch den Proteaseinhibitor TFPI (**t**issue factor **p**athway **i**nhibitor); TFPI hemmt VIIa jedoch erst nach seiner Bindung an den später gebildeten Faktor Xa, was bedeutet, daß der Komplex TF/VIIa eine bestimmte Zeit seine Wirkung entfalten kann, bevor er inaktiviert wird. Dies bewirkt einen initialen Puls der TF/VIIa-Aktivität

2. proteolytische Inaktivierung der Faktoren VIIIa (im Tenasekomplex) und Va (im Prothrombinasekomplex) durch das aktive Protein C (APC); dieser Vorgang wird durch Thrombin in Gegenwart von *Thrombomodulin* auf der Endotheloberfläche ausgelöst, indem das *Thrombin*, verursacht durch seine Bindung an *Thrombomodulin*, seine *Substratspezifität* ändert und nicht länger auf die Spaltung von Fibrinogen eingestellt ist, sondern das *inaktive Proteasezymogen Protein C* proteolytisch in die aktive Protease APC umwandelt. Die APC inaktiviert im Verein mit dem als Cofaktor wirkenden *Protein S* durch proteolytische Spaltung die beiden Faktoren VIIIa und Va.

Bedeutung der asymmetrischen Lipidverteilung in der Plasmamembran für die Blutgerinnung. Die meisten Schritte der Blutgerinnung stellen *oberflächenkatalysierte Reaktionen* dar, die von negativ geladenen (anionischen) Membranphospholipiden, insbesondere von der Anwesenheit von *Phosphatidylserin* in der äußeren Lage der Lipiddoppelschicht der Plasmamembran von Thrombocyten, abhängen. Die Exposition dieses Phospholipids auf der Thrombocytenoberfläche ist das Ergebnis einer Phospholipidumverteilung *(Lipidscrambling)* während der Thrombocytenaktivierung, ausgelöst durch die dabei eintretende intrazelluläre Ca^{2+}-Erhöhung. Die Veränderungen werden durch Aktivierung der *Lipidscramblase* und Hemmung der *Aminophospholipidtranslocase* ausgelöst, wodurch es zu einer *verstärkten Exposi-*

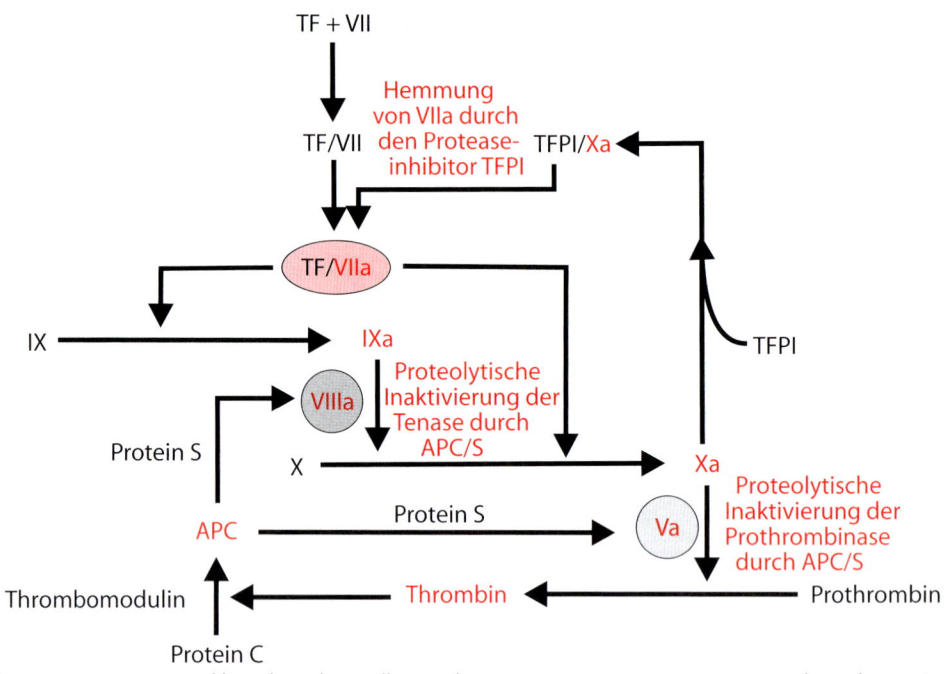

Abb. 21.29: Negative Rückkopplungskontrolle im Blutgerinnungssystem. 1. Hemmung des Faktors VIIa im TF/VIIa-Komplex durch den TFPI/Xa-Komplex; 2. proteolytische Inaktivierung von VIIIa im Tenasekomplex durch APC/S (APC Abk. von "activated protein C" und S bedeutet "Protein S"); 3. proteolytische Inaktivierung von Va im Prothrombinasekomplex durch APC/S.

tion des *Phosphatidylserins* auf der Zelloberfläche kommt (☞ Kap. 8.). Das in der äußeren Lage lokalisierte *Phosphatidylserin bindet* vor allem die *Faktoren VIIIa und Va* und *fördert* so die Bildung der *Tenase- und Prothrombinasekomplexe*.

21.6.2.2. Thrombin katalysiert die Umwandlung von Fibrinogen zu Fibrin

Fibrinogen wird in der Leber gebildet und enthält zwei Aα-, zwei Bβ- und zwei γ-Ketten $(A\alpha B\beta\gamma)_2$ (M_r 340.000). Die Aα-Ketten des Fibrinogens enthalten jeweils 644, die Bβ-Ketten 491 und die γ-Ketten 437 Aminosäuren. Fibrinogen besteht demzufolge aus *drei nichtidentischen Polypeptidketten*, die jeweils doppelt vorhanden sind. Man bezeichnet diese Struktureinheit als *Fibrinogendimer*. Die drei Polypeptidketten werden durch Disulfidbrücken zusammengehalten (☞ Abb. 21.30A). Mit A und B werden im Fibrinogen zwei *N-terminale Peptidsequenzen* der α- und β-Kette bezeichnet, die bei der Umwandlung zu Fibrin durch *Thrombin* abgespalten werden. Die $(A\alpha B\beta\gamma)_2$-Struktur des *Fibrinogendimers* und die durch Thrombinwirkung entstehende $(\alpha\beta\gamma)_2$-Strukureinheit des Fibrins weisen eine 3-Domänenstruktur auf. Zwischen zwei außen gelegenen, die C-terminalen Regionen der sechs Ketten enthaltenden, globulären Domänen (*Außendomänen*) befindet sich eine globuläre *Zentraldomäne*. Letztere enthält die N-Termini der sechs Ketten. Die Verbindung zwischen diesen beiden Domänen erfolgt durch *stäbchenartige Konnektoren*, die aus den Mittelstücken der Polypeptidketten bestehen. Die Wirkung von Thrombin auf das Fibrinogen ist äußerst spezifisch:

$$(A\alpha B\beta\gamma)_2 \xrightarrow{\text{Thrombin}}$$

$(\alpha\beta\gamma)_2$ + 2 Fibrinopeptide A+ 2 Fibrinopeptide B

Von insgesamt 376 durch das Thrombin im Fibrinogen potentiell spaltbaren Arg-X bzw. Lys-X-Peptidverbindungen (Thrombin hat dieselbe Spezifität wie Trypsin; X bedeutet eine beliebige Aminosäure, die mit einer der beiden basischen Aminosäuren in den Fibrinogenketten verbunden ist) spaltet das Thrombin in den beiden Paaren der α- und β-Ketten lediglich je eine Arg-Gly-Bindung proteolytisch auf. Dabei wird N-terminal von jeder der zwei α-Ketten das Fibrinopeptid A (bestehend aus 18 Aminosäureresten) und von jeder der zwei β-Ketten das Fibrinopeptid B (bestehend aus 20

21.6. Thrombocyten und Blutstillung

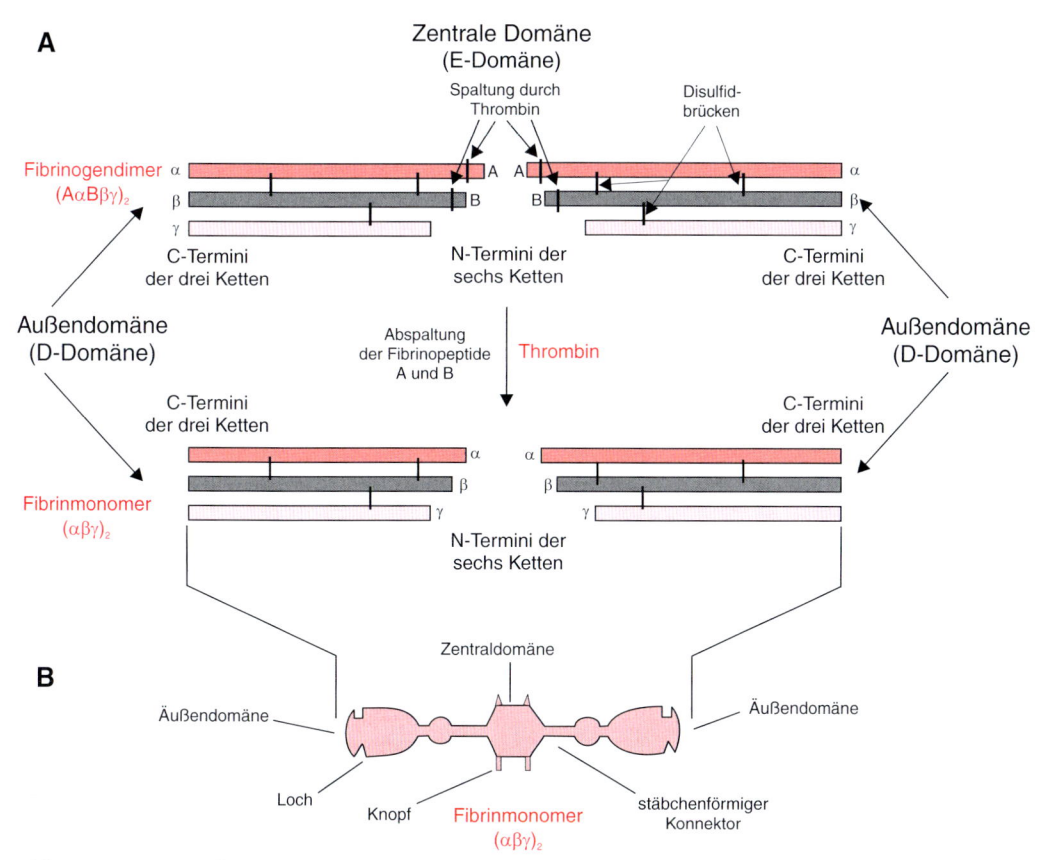

Abb. 21.30: Umwandlung von Fibrinogen in Fibrin. A: Struktureinheit des Fibrinogens (AαBβγ)$_2$ und thrombinkatalysierte Abspaltung der Fibrinopeptide A und B von den N-Termini. B: Strukturschema eines Fibrinmonomers (αβγ)$_2$ mit "Knöpfen" und "Löchern".

Aminosäureresten), abgespalten. So entsteht das *Fibrinmonomer* mit der Zusammensetzung (αβγ)$_2$, das Ausgangsmolekül des darauffolgenden Polymerisationsvorganges ist. Das Thrombin erzeugt in der Zentraldomäne der Fibrinmonomere neue N-Termini, die die Form von "Knöpfen" haben. An diese "Knöpfe" binden in paralleler Anlagerung die Außendomänen anderer Fibrinmonomeren durch paßfähige "Löcher", die von ihren γ-Ketten gebildet werden (☞ Abb. 21.30B). Da das Fibrinmolekül aus zwei identischen Einheiten besteht, die Kopf-an-Kopf zusammengelagert sind, kann durch *Selbstorganisation* die *Polymerisation* der Fibrinmonomere in jede Richtung voranschreiten (☞ Abb 21.31). Infolge der Tatsache, daß die "Knöpfe" zentral liegen und die "Löcher" sich an den äußeren Enden des Fibrinmonomers befinden, überlappen sich die Monomere in der gebildeten "*Protofibrille*" jeweils um eine halbe Moleküllänge. Daraus entstehen Regelmäßigkeiten in der Struktur der Assoziationsprodukte des Fibrins. Ein Fibrinmonomer hat eine Länge von 46 nm und seine Assoziationsprodukte weisen Periodizitäten in Abständen von 23 nm auf (☞ Abb. 21.31). Eine *Protofibrille* besteht aus zwei Fibrinmonomerschichten und hat eine Länge von etwa 15 bis 20 Monomereinheiten. Viele dieser löslichen Protofibrillen lagern sich linear und lateral zusammen und bilden unlösliche *Fibrinpolymere*.

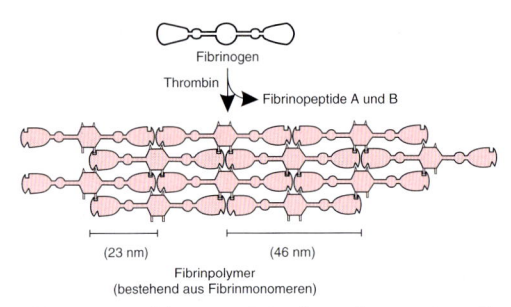

Abb. 21.31: Bildung und Strukturschema eines Fibrinpolymers.

Die durch das Thrombin abgespaltenen Fibrinopeptide A und B sind reich an sauren Aminosäuren (Glu, Asp), das Fibrinopeptid B enthält überdies ein ungewöhnliches Tyrosinderivat, das *Tyrosyl-O-Sulfat* (☞ Abb. 21.32). Dadurch tragen die Fibrinopeptide zahlreiche negative Ladungen. Ihre Anwesenheit in den Fibrinogendimeren verhindert infolge von Abstoßungskräften die Polymerisation des Fibrinogens.

Abb. 21.32: Tyrosin-O-sulfat.

Die gebildeten Fibrinpolymere sind zunächst noch instabil, da sie nur durch nichtkovalente, vorwiegend ionische und hydrophobe Wechselwirkungen, zusammengehalten werden. Deshalb müssen sie noch kovalent vernetzt und stabilisiert werden. Dies geschieht durch die *Plasmatransglutaminase* ("fibrinstabilisierender Faktor", *Faktor XIIIa*). Der zunächst inaktive Faktor XIII ist im Blutplasma gelöst, kommt aber auch auf der Thrombocytenoberfläche vor. Er wird durch Thrombin zu XIIIa aktiviert. Thrombin löst demzufolge nicht nur die Fibrinbildung aus, sondern stabilisiert auch den gebildeten Fibrinpropf. Die *Plasmatransglutaminase* katalysiert zunächst die Bildung von *Isopeptidbindungen* zwischen den ε-Aminogruppen von Lysyl- und den γ-Säureamidgruppen von Glutaminylresten in den C-Regionen aneinandergrenzender γ-Ketten, später auch in den Carboxylregionen einiger α-Ketten (Bildung von γ-Glutaminyl-ε-aminolysyl-Isopeptiden) (☞ Abb. 21.33). Mit diesen Vorgängen ist die Blutgerinnung abgeschlossen.

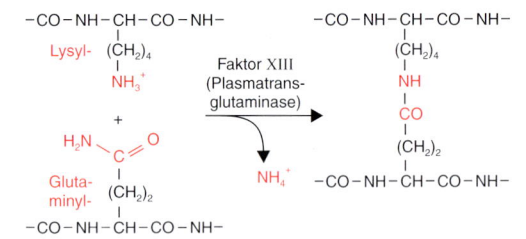

Abb. 21.33: Die Bildung einer γ-Glutamyl-ε-aminolysyl-Isopeptidbindung im Fibrin durch die Plasmatransglutaminase (Faktor XIII).

Retraktion des Fibrins und Einwanderung von Zellen. Geronnenes Blut zeigt *in vitro* nach einigen Stunden eine Retraktion des Blutgerinnsels und ein Auspressen des Blutserums. Daran ist das *Thrombosthenin* (Retraktozym) beteiligt, das aus Thrombocyten freigesetzt wird und Ca^{2+}-abhängig unter ATP-Verbrauch die Retraktion des Fibringerinnsels bewirkt. *In vivo* führt die Retraktion des Fibrins zu einer Annäherung der Wundränder und dadurch zu einer Förderung des Wundverschlusses. Nach Bildung des Gerinnungspfropfes wandern neutrophile Granulocyten, später auch Fibroblasten ein, deren zielgerichtete Bewegungen durch Prostaglandine und das Fibrinopeptid B sowie durch Kallikrein und Plasminogenaktivator ausgelöst werden. Die Fibroblasten synthetisieren, gefördert durch den Gerinnungsfaktor XIIIa und Fibronectin, Kollagen, das das nicht mehr notwendige und dann bereits im Abbau befindliche Fibrin ersetzt.

21.6.2.3. Die Fibrinolyse und ihre Regulation

Das Fibrin wird durch den Vorgang der *Fibrinolyse* proteolytisch abgebaut. Die hierfür verantwortliche Endoprotease ist das *Plasmin* (*Fibrinolysin*). *Plasmin* ist eine *Serinprotease*, die im Blutplasma in ihrer inaktiven Vorstufe, dem *Plasminogen*, vorliegt und vorzugsweise in der Leber gebildet wird.

Plasmin katalysiert nicht nur den proteolytischen Abbau von Fibrin, sondern spaltet proteolytisch auch Laminin und einige andere Proteine der extrazellulären Matrix sowie die Faktoren V, VIII und das Fibrinogen. Außerdem setzt Plasmin die physiologisch wirksamen Peptide *Bradykinin* und *Kallidin* aus ihrer Muttersubstanz, dem *Kininogen* (einem α_2-Globulin des Blutplasmas), proteolytisch frei (das wichtigere Enzym hierfür ist jedoch das *Kallikrein*, ☞ Abb. 22.21).

Aktivierung von Plasminogen zu Plasmin. Das Plasminogen des Menschen ist einkettig und enthält 790 Aminosäuren (M_r 81.000). Seine Aktivierung zum Plasmin erfolgt proteolytisch durch Spaltung der Peptidbindung zwischen den Aminosäuren Arg^{561} und Val^{562} (☞ Abb. 21.34), so daß das Plasmin aus zwei Polypeptidketten, einer A- und einer B-Kette, besteht. Diese werden durch eine Disulfidbrücke zusammengehalten. Die A-Kette mit 561 Aminosäuren enthält fünf *Kringeldomänen* (s.u.), die kleinere B-Kette (229 Aminosäuren) beherbergt das *aktive Zentrum* des Plasmins.

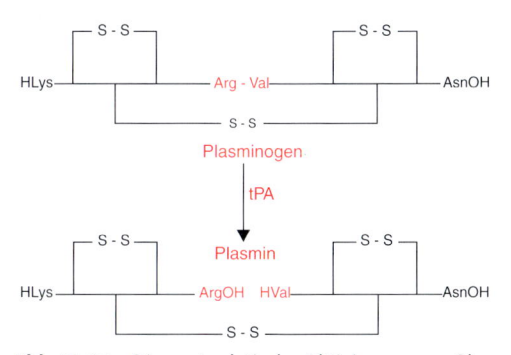

Abb. 21.34: Die proteolytische Aktivierung von Plasminogen zu Plasmin durch tPA.

Die proteolytische Aktivierung von Plasminogen erfolgt durch Plasminogenaktivatoren. Plasmin selbst ist zur Plasminogenaktivierung *nicht* fähig. Im Organismus gibt es *zwei Typen* von *Plasminogenaktivatoren*, den *Urokinasetyp* (uPA) und den *Gewebetyp* (tPA; t Abk. von **t**issue). Auch diese Aktivatoren sind Serinproteasen, die im Plasminogen die angegebene Peptidbindung spalten. Man findet beide sowohl an Zelloberflächen gebunden als auch im Blutplasma und in der interstitiellen Flüssigkeit gelöst. Die Urokinase findet man auch in Nierenzellen und im Harn. Der uPA verfügt nur über eine Kringeldomäne, die Raumstruktur des tPA (M_r 72.000) hingegen weist zwei *Kringeldomänen* sowie eine *Fingerdomäne*, eine *Wachstumsfaktordomäne* und die Domäne für das *Proteasezentrum* auf (☞ Abb. 21.35A,B,C). Mit seiner *Finger*- und seinen *zwei Kringeldomänen* bindet *tPA* an das *Fibrin*, wo es auf das *Plasminogen* trifft, das durch seine fünf Kringeldomänen ebenfalls an das Fibrin gebunden ist. Die *Kringeldomänen* haben ihren Namen aufgrund ihrer Ähnlichkeit mit dem gleichnamigen Süßgebäck erhalten. Man findet sie auch in anderen Blutgerinnungsfaktoren, z.B. zweifach im Prothrombin. Die Kringeldomänen vermitteln den jeweiligen Proteinen ihre Affinität zum Fibrin. Im Blutplasma gelöstes, nicht an Fibrin gebundenes Plasminogen, wird nur langsam durch tPA aktiviert. Die Aktivierung des fibringebundenen Plasminogens durch tPA erfolgt zwei bis drei Größenordnungen rascher als die des gelösten Plasminogens. Durch Bindung von tPA und Plasminogen an den Fibrinpropf wird die Plasminogenaktivierung auf *den* Ort konzentriert, an dem die Fibrinolyse vor sich gehen soll, sie erfolgt *nicht systemisch*, ist also *nicht* auf den ganzen Organismus verbreitet. uPA wird an Fibrin nicht gebunden. Auch in anderer Beziehung unterscheiden sich die beiden Plasminogenaktivatoren. Sie werden in verschiedenen Zellen gebildet (uPA in der Niere und in Bindegewebszellen, tPA in Endothelzellen). Der tPA ist zunächst auf der Oberfläche der ihn produzierenden Endothelzellen lokalisiert, von wo er durch Thrombin am Ort der Wirkung, der Thrombusbildung, freigesetzt wird.

extrazellulären Matrixproteinen zuständig, *tPA* hingegen bildet *Plasmin* für die *Fibrinolyse*. Das am Fibrin gebildete Plasmin diffundiert in den porösen Thrombus und spaltet dort das Fibrin auf. Die Spaltprodukte des Fibrins hemmen durch *negative Rückkopplung* die Bildung von *Thrombin* und die *Polymerisation der Fibrinmonomeren*.

Hemmung der Fibrinolyse. Sowohl die Aktivierung von Plasminogen als auch die Aktivität des Plasmins stehen unter der Kontrolle von Inhibitoren. Es gibt zwei *Plasminogen-Aktivator-Inhibitoren (PAI-1 und PAI-2)* und einen Plasmin-Inhibitor, das α_2-*Antiplasmin* (☞ Abb. 21.36). Durch die Bindung von α_2-Antiplasmin an Plasmin kommt es zu einer *Senkung* des α_2-*Antiplasminspiegels* im Blutplasma ("Verbrauch" von α_2-Antiplasmin). Die Komplexe der PAI mit tPA und uPA sowie von Plasmin mit α_2-Antiplasmin werden nach ihrer Bindung an den LRP-Receptor (☞ Kap. 17.) endocytiert und intrazellulär abgebaut.

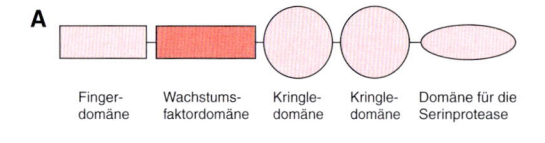

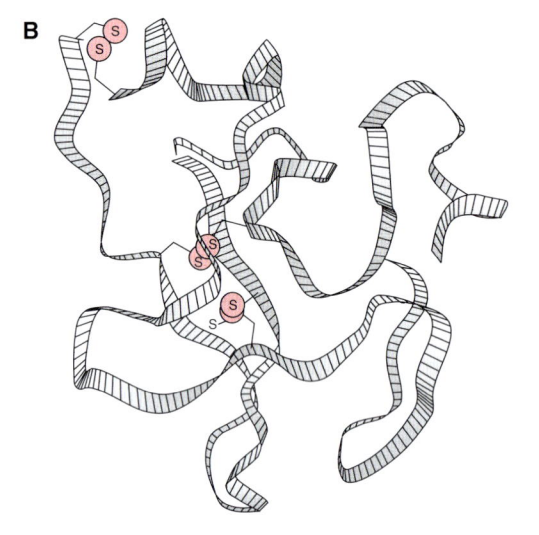

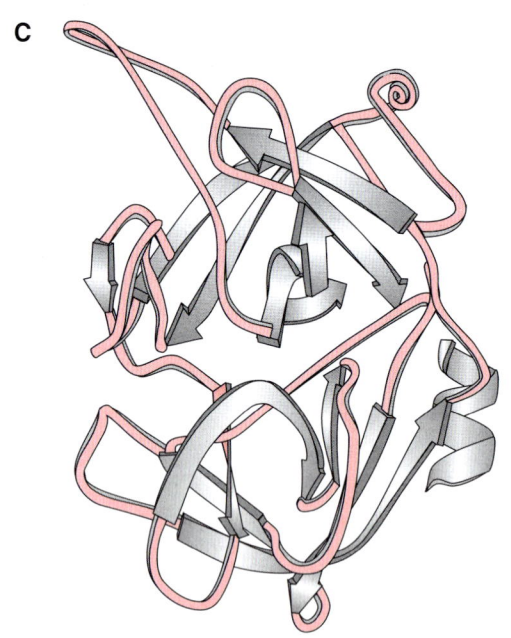

Abb. 21.35: Struktur des Gewebeplasminogenaktivators (tPA). A: Strukturdomänen des tPA. B: Raumstruktur einer Kringeldomäne des tPA. C: Raumstruktur der Proteasedomäne des tPA.

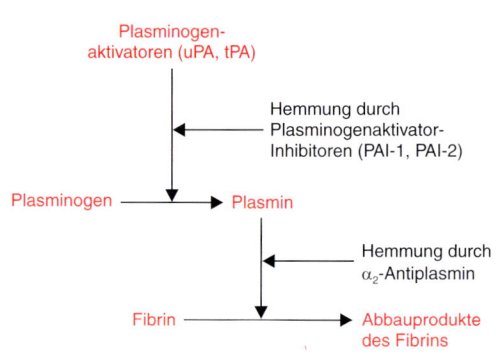

Abb. 21.36: Kontrolle des fibrinolytischen Systems auf der Ebene der Plasminogenaktivatoren durch die Plasminogenaktivator-Inhibitoren PAI-1 und PAI-2 sowie auf Plasminebene durch das α_2-Antiplasmin.

Beide Typen von Plasminogenaktivatoren haben unterschiedliche Aufgaben. Das durch *uPA* aktivierte *Plasmin* ist vorwiegend für den *Umsatz* von

Fibrinselektive thrombolytische Agenzien. Alle thrombolytischen Agenzien wirken, indem sie Plasminogen zu Plasmin aktivieren, jedoch wirken sie nicht alle gleichartig (☞ Abb. 21.37). Die *physiologische Fibrinolyse* wird durch spezifische molekulare Wechselwirkungen zwischen den *Kringeldomänen des tPA* und des *Plasminogens* mit dem *Fibrin* reguliert. Das durch seine fünf Kringeldomänen bevorzugt an die Fibrinoberfläche gebundene Plasminogen wird dort, also am erwünschten Ort, durch den ebenfalls an das Fibrin gebundene tPA aktiviert. Das am Fibrin gebildete Plasmin wird, im Gegensatz zum zirkulierenden Plasmin, durch α_2-Antiplasmin *nicht* inaktiviert, so daß es

21.6. Thrombocyten und Blutstillung

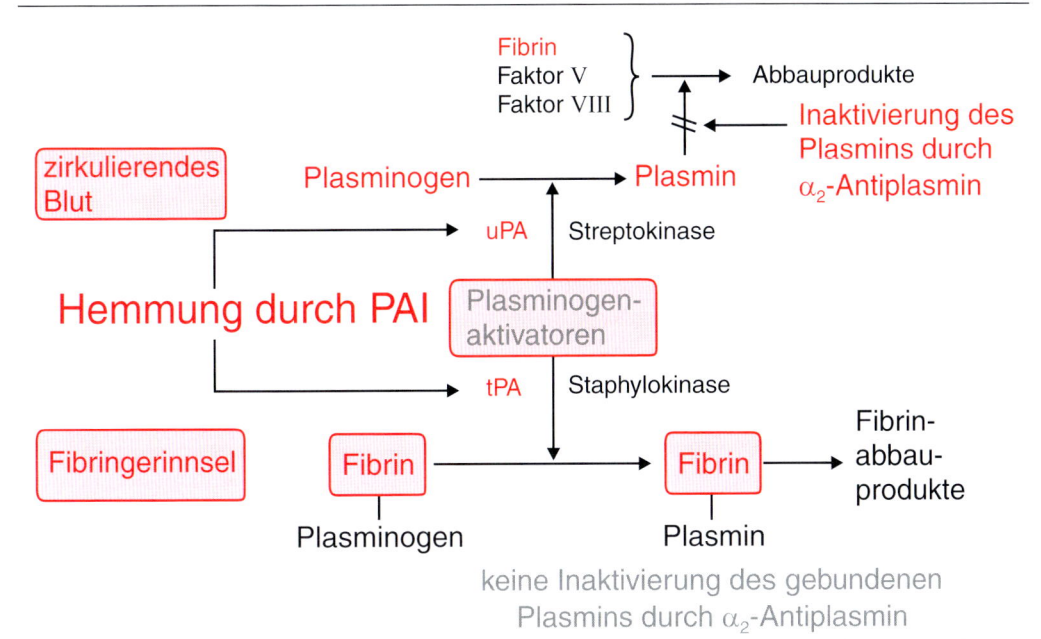

Abb. 21.37: Die Fibrinselektivität der Plasminogenaktivatoren. Die nicht-fibrinselektiven Plasminogenaktivatoren (uPA, Streptokinase) aktivieren sowohl das Plasminogen in der löslichen Phase des Blutplasmas als auch das fibrinassoziierte Plasminogen. Die fibrinselektiven Plasminogenaktivatoren (tPA und Staphylokinase) aktivieren bevorzugt das fibrinassoziierte Plasminogen.

sehr effektiv das Blutgerinnsel abbauen kann. Darauf beruht die wichtige Unterscheidung zwischen *fibrinselektiven Aktivatoren*, die Plasminogen nicht systemisch, sondern *ortsspezifisch* am Fibrin aktivieren (*tPA* und *Staphylokinase*) und *nicht-fibrinselektiven Aktivatoren* (*uPA* und *Streptokinase*), die eine systemische, d.h. auf den ganzen Organismus verbreitete, Plasminogenaktivierung entfalten. *Nicht-fibrinselektive Aktivatoren* sind wesentlich *weniger effektiv* bei der Gerinnselauflösung als fibrinselektive, da sie eine generalisierte Bildung von Plasmin bewirken und das im Plasma gelöste Plasmin durch α_2-Antiplasmin inaktiviert wird. Andererseits bewirkt das im Plasma gelöste Plasmin einen Abbau von Gerinnungsfaktoren (Fibrinogen, Faktor V, Faktor VIII) und schützt dadurch das Blutgefäß vor einem erneuten thrombotischen Verschluß.

Die Streptokinase ist ein nicht-fibrinselektiver, jedoch therapeutisch wichtiger Plasminogenaktivator. Die aus hämolytischen Streptokokkenstämmen gewinnbare *Streptokinase* enthält 414 Aminosäuren. Sie ist ein sehr wirksamer *Plasminogenaktivator*, obwohl sie, trotz ihres Namens, *kein Enzym* ist. Ihr Mechanismus der Plasminogenaktivierung ist ein völlig anderer als der der besprochenen Plasminogenaktivatoren. Streptokinase bildet 1:1-Komplexe sowohl mit Plasmin als auch mit Plasminogen. Die Komplexbildung mit Plasmin führt zu einer Änderung der Substratspezifität von Plasmin und die Komplexbildung mit Plasminogen führt zu einer Kontaktaktivierung von Plasminogen ohne daß dieses dabei gespalten und zu Plasmin umgewandelt wird. Beide Komplexe, der *Streptokinase/Plasmin-* und der *Streptokinase/Plasminogen-Komplex*, können *freies Plasminogen* proteolytisch zu Plasmin *aktivieren*, eine Eigenschaft, die weder freies Plasmin noch freies Plasminogen haben. Streptokinase hat eine große klinische Bedeutung zur Bekämpfung von *Thrombose* und *Embolie* sowie eines *Herzinfarktes*.

Die Staphylokinase ist im Unterschied zur Streptokinase ein fibrinselektiver Plasminogenaktivator. Die Staphylokinase hat sich als ein sehr wirksames, fibringebundenes thrombolytisches Agens zur Bekämpfung der Thrombose und ihrer Folgen, des akuten Myocardinfarkts und des ischämischen Schlaganfalls, erwiesen. Sie wird aus einem Stamm von *Staphylococcus aureus* gewonnen, enthält 136 Aminosäuren und ist ein einkettiges Protein ohne Disulfidbrücken. Sie ist, wie die Streptokinase, *kein Enzym*. Die Staphylokinase bildet, wie die Streptokinase, einen 1:1-Komplex mit Plasmin und vermittelt, wie die Streptokinase, dem im Komplex gebundenen Plasmin die Fähigkeit, Plasminogen zu aktivieren. Im *Unterschied* zur *Streptokinase* vermag die *Staphylokinase* jedoch *nicht*, *Plasminogen* zu aktivieren. Fügt man Staphylokinase zu Blut hinzu, das ein Fibringerinnsel enthält, bindet es bevorzugt und mit hoher Affinität schon an Spuren von fibringebundenem Plasmin. Der entstehende Staphylokinase-Plasmin-Komplex aktiviert hocheffektiv auf der Gerinnseloberfläche fibringebundenes Plasminogen zu Plasmin. Im Blutplasma gelöstes Plasminogen hingegen wird nur sehr schwach durch den Staphylokinase-Plasmin-Komplex aktiviert. Der fibringebundene Staphylokinase-Plasmin-Komplex und das fibringebundene Plasmin werden, im Gegensatz zum gelösten Staphylokinase-Plasmin-Komplex und gelöstem Plasmin, *nicht* durch α_2-Antiplasmin inaktiviert. Dadurch ist der Prozeß der Plasminogenaktivierung durch die Staphylokinase auf den Thrombus beschränkt, so daß eine *excessive Plasminbildung*, starke α_2-*Antiplasmin-Abnahme* und ein *Fibrinogenabbau* im Blutplasma verhindert wird (☞ Abb. 21.36 und Abb. 21.37). Bei Abwesenheit von Fibrin wird der Staphylokinase-Plasmin-Komplex sofort durch α_2-Antiplasmin neutralisiert, so daß keine nennenswerte Plasminogenaktivierung stattfindet. Von praktischer Bedeutung ist, daß beide, Streptokinase und Staphylokinase, zur Bildung von neutralisierenden Antikörpern führen und deshalb nur *einmal* benutzt werden dürfen.

21.6.2.4. Die Funktionen des Thrombins bei der Blutstillung sind vielfältig

Die Raumstruktur des Thrombins ist in Regionen gegliedert, die ihm mehrere Funktionen verleihen. Sie alle beruhen auf seiner proteolytischen Wirksamkeit. Zusammengefaßt hat das Thrombin folgende Funktionen:

- Umwandlung von Fibrinogen in Fibrin
- Aktivierung und Aggregation von Thrombocyten
- Aktivierung der Faktoren V, VIII, XI und XIII
- Aktivierung von Protein C
- tPA-Freisetzung von der Oberfläche der Endothelzellen

21.6.2.5. Hemmstoffe und Inaktivatoren der Blutgerinnung

Thrombin und andere Blutgerinnungsfaktoren stehen unter vielfältiger physiologischer Kontrolle durch Inhibitoren und Inaktivatoren. α_2-*Makroglobulin* und α_1-*Proteinaseinhibitor* sind *allgemeine Proteaseinhibitoren*, die neben Thrombin auch andere Proteasen hemmen. Weitere Inhibitoren der Blutgerinnung sind:

- **Antithrombin III und Heparin:** Antithrombin III ist ein Glycoprotein, das in der Leber synthetisiert wird und dem α_1-Proteinaseinhibitor, α_1-Chymotrypsinogen und Heparincofaktor II homolog ist. Das Antithrombin III hemmt nicht nur Thrombin, sondern auch die Faktoren Xa, XIa und IXa. Antithrombin III ist ein Substrat des Thrombins, jedoch bildet es nach seiner Spaltung mit diesem einen sehr stabilen Komplex, in dem die proteolytische Funktion des Thrombins blockiert ist und deshalb keine anderen Substrate angegriffen werden können. Der inaktive Komplex wird rasch aus der Zirkulation entfernt. Die Thrombininaktivierung durch Antithrombin III wird durch das gerinnungshemmend wirkende *Heparin* stark beschleunigt. Dieses ist ein sulfatreiches *Proteoglycan* (Formel in Kap. 5.), das in Mastzellen und Granulocyten gebildet und in deren basophilen Granula gespeichert wird. Es bindet sowohl an Antithrombin als auch an Thrombin und bildet einen aus Heparin, Thrombin und Antithrombin bestehenden Komplex

- **Heparincofaktor II:** Auch dieses Glycoprotein ist wie Antithrombin III ein heparinabhängiger Thrombininhibitor. Er blockiert, wie das Antithrombin III, das aktive Zentrum des Thrombins

- **Proteoheparansulfat** ist ein gerinnungshemmender Glycosaminoglycan-Protein-Komplex auf der Oberfläche von Endothelzellen

- **Fibrin** (Antithrombin I)

- **Nexin 1** kommt in mehreren multifunktionellen Formen vor, deren Bildungsorte Fibroblasten u.a. Zellen sind; einige Formen haben eine hohe Affinität zum Heparin und sind spezifische, auf Zelloberflächen lokalisierte, serpinähnliche Inhibitoren von Serinproteasen

- **Die Proteine C und S:** Das Protein C ist eine Protease, die als inaktives Proenzym in der Leber synthetisiert wird. Dort werden in ihrem Molekül posttranslational zehn Glutamylreste Vitamin K-abhängig carboxyliert. Die Umwandlung von Protein C zum aktiven Protein C (APC) erfolgt proteolytisch durch Thrombin, das hierzu an einen transmembranalen Thrombinreceptor der Endotheloberfläche bindet. Dieser Receptor ist ein *Thrombomodulin-Phosphatidylserin-Komplex,* der die Spezifität von Thrombin ändert, so daß es nicht mehr Fibrinogen zu Fibrin umwandelt, sondern bereits in kleinen Mengen die Aktivierung von Protein C katalysiert. Die Hemmung der Blutgerinnung durch den APC/Protein S-Komplex erfolgt durch proteolytische Inaktivierung der Faktoren VIIIa und Va. (☞ Abb. 21.29; Abb. 21.38). Der Protein C-Protein S-Komplex bewirkt auch eine *Stimulierung* der *Fibrinolyse*, indem er die PAI als Inhibitoren des tPA inaktiviert. Protein S ist keine Protease sondern ein Cofaktor von Protein C.

Weitere *Inhibitoren* der *Blutgerinnung* sind:

- **Hirudin:** Dieser natürliche Thrombininhibitor ist ein Protein, das in den Speicheldrüsen des medizinischen Blutegels *Hirudo medicinalis* vorkommt. Hirudin tritt in 20 Isoformen auf, die 65 bzw. 66 Aminosäuren enthalten. In ihren C-terminalen Bereichen besitzen diese Proteine eine größere Zahl saurer Aminosäuren sowie ein Molekül Tyrosin-O-sulfat und drei Disulfidbrücken. Hirudin bindet Thrombin mit hoher Affinität und bildet einen extrem stabilen nichtkovalenten Komplex, in welchem das aktive Zentrum des Thrombins nach außen verschlossen ist, so daß eine Substratbindung an das Thrombin nicht erfolgen kann.

- **In vitro-Hemmung der Blutgerinnung:** Für Blutuntersuchungen ist oft die Hemmung der Blutgerinnung nach einer Blutabnahme erforderlich. Diese kann durch Auffangen von frisch entnommenem Blut in heparinisierten Röhrchen erfolgen oder durch Zusatz von Citrat bzw. Oxalat erreicht werden. Die Hemmung der Blutgerinnung erfolgt, da Citrat mit Ca^{2+}-Ionen einen löslichen Komplex und Oxalat mit Ca^{2+}-Ionen das unlösliche Ca-Oxalat bildet.

21.6.2.6. Das Thrombinparadoxon

Thrombin hat paradoxe Wirkungen im Blutgerinnungssystem, die klinisch von Bedeutung sind. Thrombin ist 1. ein *Prokoagulans*, d.h. es wirkt blutgerinnungsfördernd und prothrombotisch, es ist aber auch 2. ein *Antikoagulans*, d.h. es wirkt blutgerinnungshemmend und antithrombotisch (☞ Abb. 21.38). Thrombin hat demzufolge eine *zentrale Funktion* sowohl in der *Blutstillung* als auch in der *Hemmung der Blutstillung*. Die Umschaltung von der *prokoagulatorischen* zur *antikoagulatorischen* Wirkung des Thrombins wird vom *Thrombomodulin* als transmembranalem Thrombinreceptor der Endotheloberfläche ausgelöst. In dem *Thrombin-Thrombomodulin-Komplex* wird die Substratspezifität des Thrombins verändert, so daß es seine Affinität zum Fibrinogen verliert und an Stelle der Fibrinogenspaltung das Protein C spaltet und dadurch aktiviert. Bei *niedrigem Plasmathrombinspiegel* wird praktisch das gesamte *Thrombin* an *Thrombomodulin* gebunden, so daß die *Blutgerinnungshemmung* infolge Aktivierung von Protein C *dominiert*, während bei *hohem Plasmathrombinspiegel* freies, nicht an Thrombomodulin gebundenes, Thrombin seine *blutgerinnungsfördernde Wirkung* entfalten kann. Durch das an das Thrombomodulin gebundene Thrombin wird das Protein C proteolytisch zu einer *Serinprotease* mit *blutgerinnungshemmenden* Eigenschaften aktiviert. Das aktivierte Protein C spaltet proteolytisch, im Komplex mit Protein S, die aktiven Formen der Blutgerinnungsfaktoren V und VIII und führt diese in die inaktiven Formen Vi und VIIIi über (☞ Abb. 21.38). Dies führt zur *Dissoziation* und damit zur *Inaktivierung* des *Tenase-* und des *Prothrombinasekomplexes*. Bei hohen Plasmaspiegeln wirkt Thrombin jedoch blutgerinnungsfördernd, da dann die Aktivierung der Thrombocyten und die Aktivierung der Faktoren XI, V und VIII sowie die Umwandlung von Fibrinogen zu Fibrin im Vordergrund stehen.

21.6.2.7. Die Vitamin K-abhängige Carboxylierung von Gerinnungsfaktoren

Vitamin K ("K" Abk. von Koagulation) besitzt eine *antihämorrhagische*, d.h. *blutungshemmende*, Wirkung (☞ Kap. 30.). Es wirkt als Cofaktor der *Vit-*

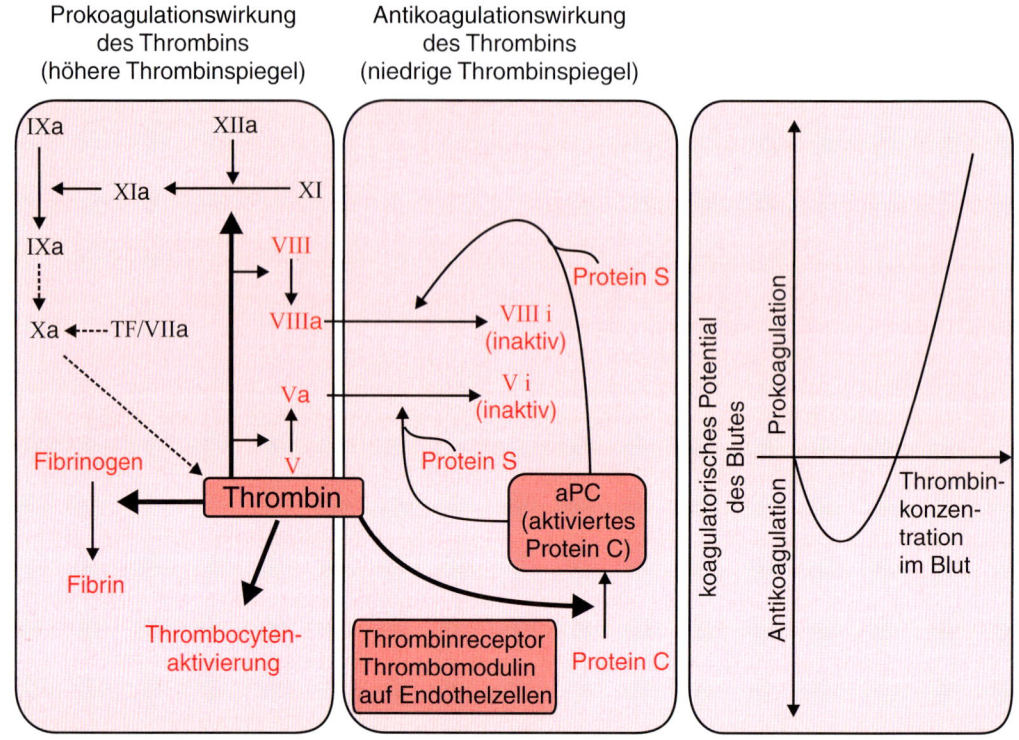

Abb. 21.38: Das Thrombinparadoxon.

amin K-abhängigen γ-Glutamylcarboxylase, die für die Carboxylierung des Prothrombins und der Gerinnungsfaktoren VII, IX und X sowie der Proteine C und S verantwortlich ist. Die Carboxylierung dieser Proteine erfolgt *posttranslational*, d.h. *nach* ihrer Biosynthese, die in der Leber erfolgt. Die Proteine haben die gemeinsame Eigenschaft, durch Ca^{2+}-Ionen aktivierbar zu sein. Die Vitamin K-abhängige γ-Glutamylcarboxylase schafft in den genannten Proteinen Bindungsplätze für Ca^{2+}-Ionen, indem sie proteingebundene Glutamylreste durch Bindung von CO_2 an ihre γ-C-Atome in γ-Carboxyglutamylacylreste ("Gla"-Reste) umwandelt (☞ Abb. 21.39). Die "Gla"-Reste tragen zwei benachbarte Carboxylgruppen. Erst nach ihrer Carboxylierung sind die o.g. Proteine befähigt, Ca^{2+}-Ionen zu binden und mit den Phospholipidoberflächen der Thrombocyten und epithelialen Zellen zu assoziieren. Dies fördert die Bildung der *Tenase-* und *Prothrombinasekomplexe* (s.o.). Bei Abwesenheit von Vitamin K oder in Gegenwart von Vitamin K-Antagonisten werden die genannten Blutgerinnungsfaktoren zwar synthetisiert, danach jedoch nicht carboxyliert, so daß sie infolge fehlender Ca^{2+}-Bindungsplätze durch Ca^{2+}-Ionen nicht aktivierbar und dadurch nicht fähig sind, ihre Funktionen im Blutgerinnungssystem auszuüben. Prothrombin besitzt 42 Glutamylreste, von denen zehn Vitamin K-abhängig carboxyliert werden. "Gla" kann nach dem proteolytischen Abbau eines Vitamin K-abhängigen Proteins nicht wieder genutzt werden, sondern wird im Harn ausgeschieden.

Mechanismus der Vitamin K-abhängigen Carboxylierung. Die *Vitamin K-abhängige γ-Glutamylcarboxylase* braucht für ihre Aktivität die reduzierte Form des Vitamin K, das *Vitamin K-Hydrochinon*, sowie CO_2 und molekularen Sauerstoff (☞ Abb. 21.39). Als Reaktionsprodukte entstehen 1. der *γ-carboxylierte Glutamylacylrest*, 2. das aus dem Vitamin K-Hydrochinon gebildete *Vitamin K-2,3-Epoxid* und 3. *Wasser*. Durch eine im ER der Leber lokalisierte *Vitamin K-2,3-Epoxid-Reductase* wird das *Vitamin K-2,3-Epoxid* in zwei Schritten zum *Vitamin K-Hydrochinon* zurückverwandelt. Der erste Schritt davon ist die dithiolabhängige Reduktion des 2,3-Epoxids zum Vitamin K-Chinon und der zweite die ebenfalls dithiolabhängige Reduktion des Vitamin K-Chinons zum Vitamin K-

Hydrochinon. Dadurch wird das Vitamin K-Hydrochinon wieder für den nächsten Reaktionscyclus bereitgestellt.

Vitamin-K-Antagonisten. Klinisch wichtige strukturanaloge Antagonisten des Vitamin K sind Abkömmlinge des 4-Hydroxycumarins, z.B. das ursprünglich als Rodenticid entwickelte, wasserlösliche und sehr wirksame Antikoagulans *Warfarin* (☞ Abb. 21.39). Weitere Vitamin K-Antagonisten sind in Abb. 30.9 gezeigt. Die Strukturanaloga des Vitamin K erhöhen die Blutungsbereitschaft, d.h. sie erzeugen eine *hämorrhagische Diathese*. Sie werden klinisch zur Herabsetzung der Gerinnungsfähigkeit des Blutes, z.B. bei einer drohenden Koronarthrombose, eingesetzt (☞ Kap. 30.). Die Vitamin K-Antagonisten hemmen *nicht* die Vitamin K-abhängige Carboxylase, sondern die *Vitamin K-2,3-Epoxid-Reductase* und dadurch die zweistufige Reduktion des *Vitamin K-2,3-Epoxids* zum *Vitamin K-Hydrochinon*. Da unter ihrer Wirkung das 2,3-Epoxid akkumuliert, verursachen sie in der Leber eine Verminderung der für die γ-Carboxylierung der genannten Blutgerinnungsfaktoren erforderliche Cofaktorform des Vitamin K.

Die Reduktion des mit der Nahrung aufgenommenen Vitamin K. Vitamin K wird mit der Nahrung vorrangig als Phyllochinon aufgenommen (☞ Kap. 30.). Da nur dessen Hydrochinonform als Cofaktor der γ-Glutamylcarboxylase wirkt, bedarf es seiner vorhergehenden Reduktion. Diese erfolgt bei normaler Versorgung des Organismus mit Vitamin K durch die hepatische *Vitamin K-2,3-Epoxid-Reductase*.

Bei *Vergiftung* des Organismus mit *Warfarin* oder einem anderen *Vitamin K-Antagonisten* ist die Zufuhr großer Mengen Vitamin K erforderlich. Dessen Reduktion besorgt bei der unter diesen Bedingungen praktisch vollständig und irreversibel gehemmten *Vitamin K-2,3-Epoxid-Reductase* die *NAD(P)H-abhängige Vitamin K-(Phyllochinon-)Reductase*, die 1. unempfindlich gegen Warfarin ist und 2. infolge ihrer relativ niedrigen Affinität zu Vitamin K das zugeführte Vitamin nur bei hohen

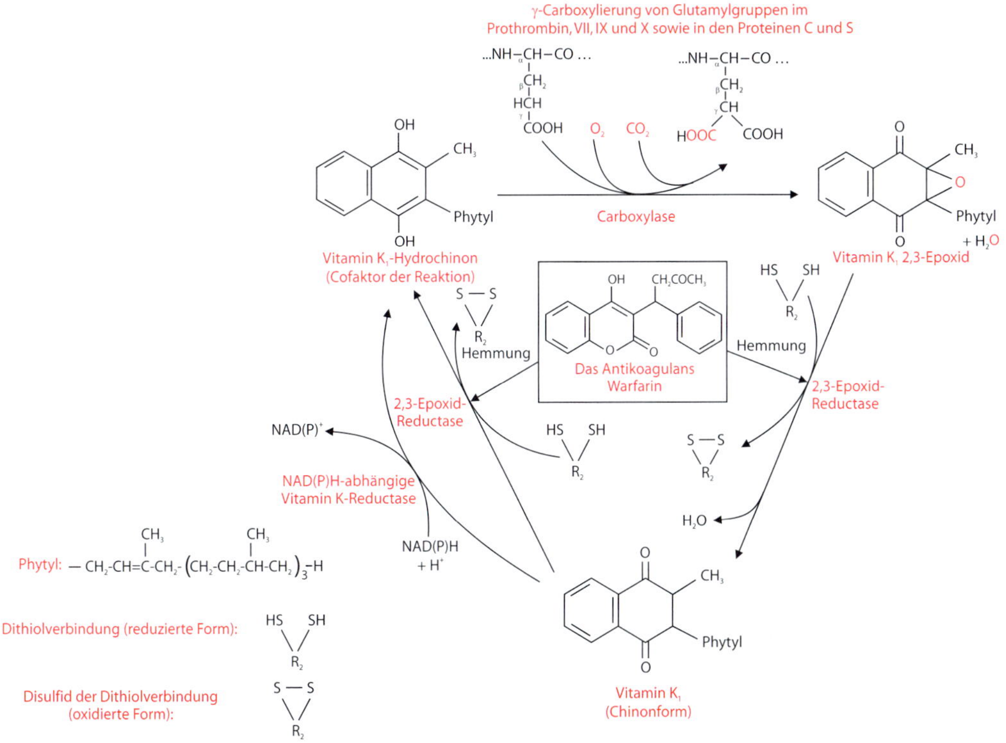

Abb. 21.39: Vitamin K_1-Cofaktor-abhängige posttranslationale γ-Carboxylierung eines proteingebundenen Glutamatrestes und warfarinempfindliche Rückbildung des Vitamin K_1-Cofaktors aus dem entstandenen 2,3-Epoxid durch die 2,3-Epoxid-Reductase.

Gewebekonzentrationen zur Cofaktorform der γ-Glutamylcarboxylase reduzieren kann (☞ Abb. 21.39). Im gesunden Organismus und bei normaler Versorgung mit Vitamin K hat die *NAD(P)H-abhängige Vitamin K-(Phyllochinon-) Reductase* nur eine begrenzte Bedeutung für die Reduktion der Chinonform dieses Vitamins.

21.6.2.8. Pathobiochemische Aspekte der Blutstillung

Störungen der Blutstillung können verursacht werden durch
- pathologische Gefäßveränderungen (*Vasopathien*)
- Verringerung der Thrombocytenzahl und Störungen ihrer Funktion (*Thrombocytopathien*)
- Defekte im Blutgerinnungssystem (*Koagulopathien*)
- Störungen der asymmetrischen Lipidverteilung in der Thrombocytenmembran.

Pathologische Gefäßveränderungen (Vasopathien). Eine Schädigung der Gefäßwand, z.B. infolge einer mechanischen Einwirkung, Entzündung oder Arteriosklerose, verursacht häufig eine *Störung des Gleichgewichtes* in den Hämostase-Mechanismen der Gefäßwand und des Blutes. Dies kann zu einer Thrombocytenaktivierung, Fibrinbildung, Verminderung gerinnungshemmender Stoffe (z.B. der Antithrombine) oder auch zu einer Hemmung der Fibrinolyse führen. Im Ergebnis derartiger Veränderungen kann es zu der Bildung eines Gerinnungspfropfes (*Thrombus*) in den Gefäßen kommen (*Thrombose*), der Anlaß eines Gefäßverschlusses sein kann (*Embolie*). Die Bekämpfung einer Thrombose kann erfolgen:

- bevorzugt durch gentechnisch hergestellten tPA, der infolge seiner hohen Affinität zum Fibringerinnsel die erwünschte lokale Fibrinolyse auslöst
- durch *Staphylokinase* als fibrinselektiver Aktivator des Plasminogens
- durch *Streptokinase* als systemischer, nicht-fibrinselektiver Aktivator des Plasminogens
- durch *Acetylsalicylsäure* zur Hemmung der Bildung von Thromboxan A_2 und damit zur Unterdrückung der Thrombocytenaggregation
- durch *Heparin*
- durch *Vitamin-K-Antagonisten*.

Thrombocytopathien. Eine Verminderung der Zahl der Thrombocyten (*Thrombocytopenie*) oder ihre Erhöhung (*Thrombocythämie*) können zu Störungen der Blutgerinnung führen. Aber auch bei normaler Plättchenzahl können Störungen ihrer Funktion auftreten:

- ein genetisch bedingter Mangel an Komponenten des Glycoproteinkomplexes GP Ibαβ-IX-V (☞ Kap. 21.6.1.2.) ist die Ursache des sehr ernsten, autosomal recessiv vererbbaren *Bernard-Soulier-Syndroms*, das durch eine verlängerte Blutungszeit, Thrombocytopenie und durch das Auftreten von extrem großen Thrombocyten gekennzeichnet ist

- bei der *autosomal recessiv vererbbaren Thrombasthenie Glanzmann-Naegeli* ist die Zahl der Thrombocyten normal, ihre Aggregations- und Adhäsionsneigung jedoch vermindert. Es gibt verschiedene Formen diese Erkrankung. Eine Form ist durch einen *Defekt* im *Fibrinogenreceptor IIb/IIIa* (☞ Kap. 21.6.1.2.) gekennzeichnet, wodurch die Plättchenaggregation verhindert ist. Eine andere Form weist verminderte Aktivitäten der *Glycerinaldehyd-3-phosphat-Dehydrogenase* und *Pyruvatkinase* auf, wodurch es zu einer kritischen Verminderung der ATP-Bereitstellung durch die Glycolyse kommt, die offenbar die Ursache für eine verminderte Plättchenaktivierung ist

- eine Herabsetzung der *Thrombocytenadhäsivität* und *erhöhte Blutungsbereitschaft* wird bei der *von-Willebrand-Erkrankung* beobachtet. Sie beruht auf einem Mangel an vWF, der für die *Adhäsion der aktivierten Thrombocyten* an die *endotheliale Matrix* verantwortlich ist. Bei Patienten, die an dieser Erkrankung leiden, wird auch ein erniedrigter Plasmaspiegel an *Faktor VIII* beobachtet, der dadurch verursacht wird, daß der von Willebrand-Faktor den Faktor VIII stabilisiert.

Koagulopathien. Ein Mangel an Blutgerinnungsfaktoren ist entweder *angeboren* oder *erworben*. Zu den *angeborenen Koagulopathien* gehören die *Hämophilie A* und *Hämophilie B*. Bei der Hämophilie A besteht ein hereditärer Mangel an *Faktor VIII* und bei der Hämophilie B ein Mangel an *Faktor IX*. Beide Erkrankungen haben einen ähnlichen Krankheitsverlauf, indem sie eine verlängerte Blutungszeit aufweisen und - in Abhängigkeit vom Schweregrad der Erkrankung - spontane Blutungen bzw. starke Blutungen bei nur kleinen Verletzungen zeigen. Blutungen in die Gelenke führen zur Entstehung einer *Hämarthrosis*, die infolge reaktiver Entzündungen an den Knorpelflächen der Gelenke Anlaß zu schweren Deformationen sein kann. Die Gene der beiden Gerinnungsfaktoren liegen auf dem X-Chromosom. Bei der Hämophilie A ist das Gen des Faktors VIII und bei der Hämophilie B ist das Gen des Faktors IX defekt. Die Häufigkeit der Hämophilie in der Gesamtpopulation ist 1:10.000. 85 % davon entfallen auf die Hämophilie A und 15 % auf die Hämophilie B. Infolge ihres X-chromosomal gebundenen recessiven Erbganges tritt diese Erkrankung fast ausschließlich im männlichen Geschlecht auf. Ein Mann (XY) ist Bluter, wenn sein X-Chromosom den Defekt aufweist. Eine Frau (XX) mit *einem* defekten X-Chromosom *erscheint* gesund, da das normale X-Chromosom das defekte überdeckt. Diese Frau ist jedoch Trägerin der defekten Erbanlage (*Konduktorin*). Sie vererbt die Krankheit auf ihre Kinder. Mit einem gesunden Mann sind ihre Töchter zur Hälfte Konduktorinnen, ihre Söhne zur Hälfte Bluter.

Der Faktor VIII enthält 2332 (M_r 300.000), der Faktor IX 415 Aminosäuren (M_r 57.000). Das Gen des Faktors VIII weist eine sehr komplizierte Struktur auf. Es enthält 186.000 Basenpaare und 26 Exons. Die Introns machen etwa 95 % des Faktor VIII-Gens aus. Im Gen des Faktors VIII wurden bisher etwa 100 verschiedene Mutationen als Ursachen der klinisch manifesten Hämophilie A gefunden, die von Missense-Mutationen über Basendeletionen bis zu Deletionen des gesamten Faktor VIII-Gens reichen. Zur *Substitutionstherapie* des Genproduktes steht gentechnisch hergestellter Faktor VIII zur Verfügung.

Erworbene Koagulopathien können verschiedenartige Ursachen haben. Da vorwiegend die Leber der Bildungsort der Gerinnungsfaktoren ist und deren Halbwertszeit im strömenden Blut relativ kurz ist, führt eine *Leberschädigung* (*Hepatitis*, *Leberzirrhose*) rasch zu ihrem Absinken und damit zu Störungen der Blutgerinnung. Mangelerscheinungen an Prothrombin sowie den Faktoren VII, IX und X treten bei unzureichender Versorgung des Organismus mit Vitamin K auf. Diese kann durch nicht ausreichende Vitamin-K-Resorption bei Verschlußikterus oder bei Malabsorption von Vitamin K infolge einer Pancreasinsuffizienz oder durch Vitamin K-Antagonisten entstehen.

Ein Defekt im Lipidscrambling verursacht Funktionsstörungen der Thrombocyten und Erythrocyten (Scott-Syndrom). Die gerinnungsfördernden Wirkungen der Blutplättchen hängen u.a. davon ab, in welchem Ausmaß das Phosphatidylserin aus der inneren Lage in die äußere Schicht der Plasmamembran der Thrombocyten durch die Wirkung der *Lipidscramblase* verlagert ist. Dies wird durch eine seltene, autosomal-recessiv vererbbare Gerinnungsstörung des Menschen verdeutlicht, die den Namen *Scott-Syndrom* trägt. Bei den davon betroffenen Patienten haben die Blutplättchen normale Adhäsions-, Aggregations- und Sekretionseigenschaften, sie zeigen aber ein *erniedrigtes Ca^{2+}-abhängiges Lipidscrambling* und, in Übereinstimmung damit, eine verminderte Exposition von Phosphatidylserin auf der Thrombocytenoberfläche, was zu verminderten Tenase- und Prothrombinaseaktivitäten infolge einer geringeren Zahl von Bindungstellen für die Faktoren VIIIa und Va auf den Thrombocyten führt. Der Defekt ist nicht auf Blutplättchen beschränkt, man findet ihn auch in Erythrocyten und B-Lymphocyten. Es ist noch nicht geklärt, ob bei dem *Scott-Syndrom* die Lipidscramblase selbst einen Defekt aufweist oder ob der Ca^{2+}-Aktivierungsmechanismus des Enzyms gestört ist. Störungen in der Asymmetrie der Lipidverteilung in der Plasmamembran von *Erythrocyten*, die auf Defekten des Lipidscramblings beruhen, findet man auch bei *Diabetes mellitus* und der *Sichelzellanämie*. Bei diesen Erkrankungen können diese Störungen Ursache einer erhöhten Thromboseneigung sein.

Die Bedeutung des Phosphatidylserins für die Zellerkennung und die Phagocytose (Apoptose). Phosphatidylserinexponierende Zellen (aktivierte Thrombocyten, Monocyten, alternde Erythrocyten, apoptotische Zellen) müssen infolge ihrer Fähigkeit, Thrombosen auszulösen, schnell und effektiv aus der Zirkulation entfernt werden. Dies erfolgt vorwiegend mittels Phagocytose durch Makrophagen und Gewebszellen, wie Epithelzellen, Hepatocyten oder glatte Muskelzellen. Das Signal ihrer raschen Eliminierung ist die vermehrte Exposition von Phosphatidylserin auf der Oberfläche der phagocytierten Zellen.

Das Antiphospholipid-Syndrom und seine Beziehung zur Asymmetrie der Membranphospholipide. Das Antiphospholipid-Syndrom ist eine Autoimmunerkrankung, bei der im Blutplasma Antikörper gegen körpereigene anionische Phospholipide nachweisbar sind. Charakteristisch ist die Neigung zu einer Thrombusbildung in Venen und Arterien, die häufig mit dem Auftreten eines Schlaganfalls begleitet sind. Die Ursachen sind höchstwahrscheinlich eine Immunantwort auf die über eine längere Zeit andauernde Exposition thrombogener Phospholipide, vor allem von Phosphatidylserin, auf Zelloberflächen als Folge einer Störung des Gleichgewichtes zwischen der Aktivität der *Aminophospholipidtranslocase* und der Lipidscramblase, die mit einem *Defekt* in den *Eliminierungssystemen* solcher Zellen verbunden ist.

22. Biochemie der angeborenen und erworbenen Immunität

Die Abwehr und Bekämpfung einer Infektion durch den Organismus wird durch zwei unterschiedliche Systeme vermittelt, durch die *angeborene* (natürliche) und die *erworbene* (adaptive) Immunität. Das *angeborene Abwehrsystem* nutzt *keimbahncodierte*, durch die biologische Evolution optimierte, Proteine zur Identifizierung und Bindung eingedrungener mikrobieller Substanzen. Es wird *humoral* durch Proteine des Komplementsystems, das Interferon und Lysozym sowie *zellulär* besonders durch Monocyten, Makrophagen und neutrophile Granulocyten repräsentiert.

Die *adaptive Immunität* wird durch Fremdantigene hervorgerufen und basiert auf den B- und T-Lymphocyten. Lymphocyten sind kleine, mononucleäre, weiße Blutzellen, die in den lymphoiden Geweben und im zirkulierenden Blut in großer Zahl vertreten sind (☞ Tab. 21.1). Jeder Lymphocyt exprimiert auf seiner Zelloberfläche einen *bestimmten Antigenreceptor*, dessen Gen *nicht* durch biologische Evolution, sondern durch *somatische Genumlagerung* entstanden ist. Die daraus resultierenden *Spezifitäten* sind *ohne* Bezug auf das jeweilige Zielmolekül, das man *Antigen* nennt. Als "Antigen" (abgeleitet von "Antikörper generierend") bzw. "Immunogen" wird eine Substanz definiert, die in einem Organismus eine *zellvermittelte Immunantwort* und/oder eine *Antikörperbildung* hervorruft. Beide Immunsysteme sind *humoral* durch *Cytokine* und *zellulär* durch *Makrophagen*, *Natürliche Killerzellen* (NK-Zellen) und *dendritische Zellen* verbunden (Übersicht in Abb. 22.1). Die Widerstandskraft des Menschen gegen eine Infektion beruht auf dem Gleichgewicht zwischen angeborener und adaptiver Immunität.

Es gibt mindestens zwei Situationen, in denen die *erworbene Immunität* nur eine sehr *untergeordnete* Rolle spielt, 1. in *frühen Lebensphasen* (beim Menschen bis etwa zum 18. Lebensmonat) bevor das adaptive Immunsystem voll ausgebildet ist und 2. in der ersten oder zweiten Woche nach einer Infektion durch ein Pathogen, dem der Organismus vorher nie begegnet war. Dieser Zeitraum hoher Verwundbarkeit des Organismus wird zur Bildung von Zellklonen der Lymphocyten und zur Entstehung hochaffiner Lymphocyten benötigt.

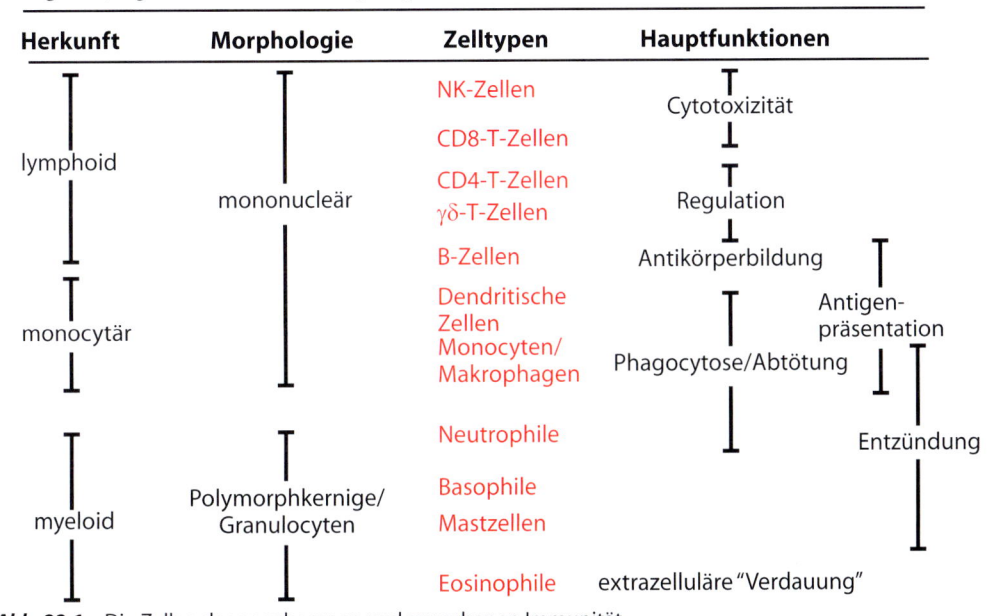

Herkunft	Morphologie	Zelltypen	Hauptfunktionen
lymphoid	mononucleär	NK-Zellen	Cytotoxizität
		CD8-T-Zellen	
		CD4-T-Zellen	Regulation
		γδ-T-Zellen	
		B-Zellen	Antikörperbildung
monocytär		Dendritische Zellen Monocyten/ Makrophagen	Phagocytose/Abtötung — Antigenpräsentation
myeloid	Polymorphkernige/ Granulocyten	Neutrophile	Entzündung
		Basophile Mastzellen	
		Eosinophile	extrazelluläre "Verdauung"

Abb. 22.1: Die Zellen der angeborenen und erworbenen Immunität.

22.1. Cytokine und ihre Receptoren

22.1.1. Einteilung und Funktionen der Cytokine

Cytokine sind lösliche "Botenproteine", die eine Kommunikation zwischen den verschiedenen Zellen der angeborenen und erworbenen Abwehr vermitteln. Zusammen mit den Hormonen und Neurotransmittern sind sie Bestandteile der *chemischen Signalsysteme* des Organismus. Cytokine sind relativ kleine Proteine (M_r 8 bis 80 kDa), die entweder *autokrin*, d.h. auf die sie produzierende Zelle, oder *parakrin*, d.h. auf benachbarte Zellen, wirken. Ihre *Produktion* unterliegt einer *zeitlichen Begrenzung* und *strengen Kontrolle*. Nach ihrer Bindung an spezifische *Oberflächenreceptoren* ihrer Zielzellen, den *Cytokinreceptoren*, werden *Signalkaskaden* in Gang gesetzt, die zur Aktivierung oder Hemmung von Genen führen und das Verhalten der jeweiligen Zielzelle verändern. Da die Cytokine durch verschiedene Disziplinen entdeckt wurden (Immunologie, Virologie, Hämatologie, Zellbiologie und Krebsforschung) führen ihre Vertreter verschiedene Namen: Lymphokine, Interleukine, Interferone, koloniestimulierende Faktoren, Tumornekrosefaktoren, Wachstumsfaktoren, Chemokine u.a. Bei diesen Faktoren gibt es Gemeinsamkeiten, die ihre genaue Abgrenzung gegeneinander erschweren, so daß es zahlreiche Überlappungen in ihrer Zuordnung und Definition gibt. Ihre molekularen Wirkungsmechanismen und die von ihnen zur Realisierung ihrer Wirkungen benutzten Signalwandlungsbahnen sind oft, selbst innerhalb ein und derselben Gruppe, verschieden. Das macht verständlich, daß "*Cytokin*" zum Sammelname für verschiedene Gruppen von Botenproteinen geworden ist. Die wichtigsten Cytokine sind:

1. die Superfamilie der *hämatopoetischen Cytokine*: diese werden vor allem von *weißen Blutzellen* gebildet und wirken vorwiegend auf Zellen der *Hämatopoese*, der *immunologischen Abwehr* und des *Entzündungsgeschehens*. Man bezeichnet sie als *Interleukine* (Abk. IL). Es gibt wenigstens 18 Interleukine (IL-1 bis IL-18). Hierher gehören auch die *koloniestimulierenden Faktoren*, z.B. der Granulocyten-koloniestimulierende Faktor und der Granulocyten-Makrophagen-koloniestimulierende Faktor (☞ Tab. 21.2).

2. die Familie der *Tumornekrosefaktoren* (TNF): die TNF sind *homotrimere* Moleküle, die an die TNF-Receptoren auf der Oberfläche ihrer Zielzellen binden. Bisher wurden 15 verschiedene TNF-Species und 22 unterschiedliche TNF-Receptoren identifiziert. Man unterscheidet TNFα und TNFβ. *TNFα* wird vorwiegend von *Monocyten*, *Makrophagen* und *endothelialen Zellen*, *TNFβ* von aktivierten *T- und B-Lymphocyten* sowie von *Natürlichen Killerzellen* (NK-Zellen) produziert. TNFβ hat cytotoxische Wirkungen auf verschiedene Arten von Tumorzellen und wird deshalb auch als *Lymphotoxin* bezeichnet. Uprünglich nahm man an, TNFα habe selektive Antitumorwirkungen (deshalb auch der Name). Nach und nach wurde jedoch sein breites Wirkungsspektrum offenbar, das von der Förderung von Entzündungsprozessen (*proinflammatorische Wirkung*), *Wachstumshemmung* und *-förderung* vieler Zellarten sowie *cytotoxischer Wirkungen* bis zur Aktivierung der *Apoptose* reicht (☞ Abb. 22.5). Die proinflammatorische Wirkung von TNFα geht auf die von ihm ausgelöste Aktivierung des Transcriptionsfaktors NF-κB zurück, der die Transcription von entzündungsfördernden Genen in den meisten Zellen des Immunsystems und in zahlreichen nichthämatopoetischen Geweben steigert. In seinen proinflammatorischen Wirkungen ist TNFα dem IL-1 ähnlich. Der TNFα ist auch bedeutsam für die Entstehung der *Kachexie* (hochgradige Auszehrung und Kräfteverfall) von Tumorpatienten und führt deshalb auch die Bezeichnung *Kachektin*.

3. die Familie der *Chemokine*: Unter Chemokinen versteht man chemotaktisch wirkende Cytokine. Die Familie der *Chemokine* ist mit mehr als 50 Mitgliedern die größte Cytokinfamilie der Säugetiere. Sie sind *Chemoattraktanten*, d.h. *chemische Lockstoffe* und spielen eine Rolle bei der *Wachstumsregulation*, *Hämatopoese*, *Embryonalentwicklung*, *Angiogenese* und bei einer *HIV-1-Infektion*. Die Chemokine sind basische, heparinbindende Proteine und werden in zwei Gruppen eingeteilt, CXC-Chemokine (α-Chemokine) und CC-Chemokine (β-Chemokine), je nach der Gegenwart (CXC) oder Abwesenheit einer Aminosäure (CC) zwischen zwei konservierten Cysteinresten (C) nahe ihres N-Terminus. Ihre Receptoren gehören in die *Receptorsuperfamilie*, die mit sieben Helices die Plasmamembran durchziehen. Neben den eigentlichen Chemokinen gibt es eine große Zahl

22.1. Cytokine und ihre Receptoren

chemotaktisch wirkender Faktoren, die, wie die Chemokine, in der Lage sind, eine gerichtete Wanderung von Zellen zu verursachen. Hierher gehören Lipide, formylierte bakterielle Peptide, proteolytische Fragmente von Komplementfaktoren u.a. Diese bezeichnet man als "klassische chemotaktische Substanzen".

4. die Großfamilie der *Interferone* (IFN): die Interferone sind multifunktionelle Proteine, die in die Gruppe der Regulatoren der Immunantwort gehören. Sie haben zellregulatorische und antivirale Eigenschaften und hemmen das Krebswachstum. Man unterscheidet IFNα, IFN β und IFNγ.

5. *Lymphokine* sind lösliche Proteine, die vorzugsweise von aktivierten Lymphocyten nach einer zweiten Stimulierung durch einen spezifischen Aktivator, z.B. ein lösliches Antigen, ein zellassoziiertes Antigen oder ein Mitogen, freigesetzt werden. Sie spielen eine Rolle in der *zellvermittelten Immunität*, indem sie das Verhalten anderer Zellen, z.B. von Makrophagen und polymorphkernigen Leukocyten, modulieren. Zu den Lymphokinen werden auf Makrophagen gerichtete chemotaktische Faktoren sowie *Lymphotactin*, *Tumornekrosefaktor* β (Lymphotoxin), der *makrophagenaktivierende Faktor* (MAF), der *Makrophagenbeschleunigungsfördernde Faktor* und der *Makrophagen-beschleunigungsinhibierende Faktor* (MIF) gerechnet. Lymphokine werden von NK-Zellen freigesetzt. Sie vermitteln deren Cytotoxizität gegen infizierte oder transformierte Zellen.

22.1.2. Die Receptoren der Cytokine und ihre Signalwandlungsbahnen

Die aus einem Bündel von *vier Helices* aufgebauten *Cytokine*, zu denen auch einige Hormone (z.B. Wachstumshormon, Prolactin, Erythropoetin und Leptin) gehören, binden an *Cytokinreceptoren* auf der Oberfläche ihrer Zielzellen, die man in *drei Typen* untergliedert (☞ Abb 22.2):

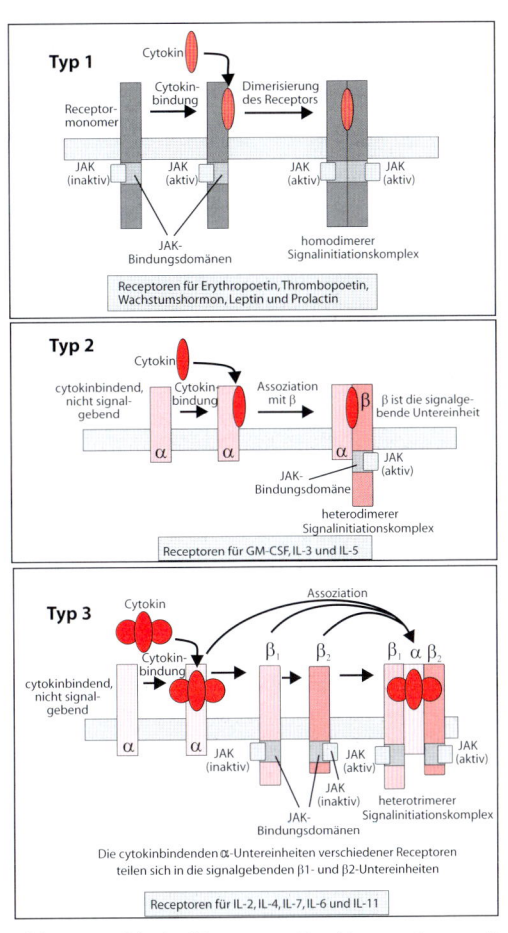

Abb. 22.2: Die drei Typen von Cytokinreceptoren mit assoziierten Januskinasen (JAKs).
Typ 1: Homodimerer Signalinitiationskomplex;
Typ 2: Heterodimerer Signalinitiationskomplex;
Typ 3: Heterotrimerer Signalinitiationskomplex.

1. *Homodimere Cytokinreceptoren* (z.B. für Erythropoetin, Thrombopoetin, Wachstumshormon, Leptin und Prolactin): das zunächst monomer vorliegende transmembranale Receptorprotein bindet das Cytokin mit relativ niedriger Affinität. Der Cytokin-Receptor-Komplex assoziiert unter Affinitätssteigerung mit einem weiteren nichtligandierten Receptormolekül und bildet den signalgebenden *Signalinitiationskomplex*, der aus dem homodimeren Receptor und dem gebundenen Cytokin besteht

2. *Heterodimere Cytokinreceptoren* (für den Granulocyten-Makrophagen-koloniestimulierenden Faktor [GMF-CSF] sowie für IL-3 und IL-5): das jeweilige Cytokin bindet mit niedriger Affinität, je-

doch sehr spezifisch, an die nichtsignalgebende Untereinheit α seines Receptors. Die ligandierte α-Untereinheit assoziiert dann mit einer β-Untereinheit, die eine Affinitätssteigerung von α zum Cytokin bewirkt und dem entstehenden heterodimeren Receptor *signalgebende* Eigenschaften verleiht. Jede der cytokinspezifischen und nichtsignalgebenden α-Receptoruntereinheiten assoziiert mit ein und demselben β-Kettentyp. Jedes Cytokin hat demzufolge einen Receptor mit αβ-Struktur, bei dem α unterschiedlich und cytokinspezifisch, β aber bei allen Receptoren dieses Typs identisch ist.

3. heterotrimere Cytokinreceptoren (für IL-2, IL-4, IL-6, IL-7 und IL-11): nach Bindung des jeweiligen Cytokins an die niedrigaffine, nichtsignalgebende α-Untereinheit seines Receptors assoziiert der Cytokin-α-Komplex unter Steigerung seiner Affinität zu dem Cytokin mit zwei signalgebenden Untereinheiten (β1 und β2) und bildet den ligandierten heterotrimeren *Cytokin-Receptorkomplex* αβ1β2. Dieser ist der *Signalinitiationskomplex*. Auch für diese Gruppe von Receptoren gilt, daß 1. die α-Untereinheit des Receptors spezifisch das jeweilige Cytokin bindet, aber nicht signalgebend ist und 2. daß die heterotrimeren Receptoren jeweils die gleichen Typen signalgebender und affinitätssteigernder β1- und β2-Untereinheiten enthalten. β1 und β2 sind untereinander verschieden und sind auch nichtidentisch mit der β-Untereinheit der heterodimeren Cytokinreceptoren.

Die an die Typ 1- und Typ 2-Receptoren bindenden Cytokine haben *zwei* receptorbindende Molekülareale, die an den Typ 3-bindenden Cytokine haben *drei* Receptorbindungsdomänen.

Januskinasen. Im Unterschied zu den Receptoren des Insulins, der insulinähnlichen Wachstumsfaktoren und anderer Wachstumsfaktoren besitzen die Cytokinreceptoren in ihrem cytoplasmatischen Molekülsegment *keine* Tyrosinkinasedomäne, jedoch haben sie nahe der inneren Oberfläche der Plasmamembran eine *Tyrosinkinasebindungsdomäne*, an die die *Januskinasen* (JAKs) binden (JAK-Bindungsdomäne) (☞ Abb. 22.2). Ihren Namen haben diese Enzyme nach dem doppelgesichtigen römischen Gott des Tordurchgangs. Die Januskinasen sind Tyrosinkinasen mit zwei "Gesichtern". Durch Bindung des jeweiligen Cytokins an die extrazelluläre Domäne des Cytokinreceptors werden sie aktiviert und phosphorylieren daraufhin die cytoplasmatische Domäne des *stromaufwärts* liegenden Cytokinreceptors. Danach phosphorylieren sie auch die mit ihnen *stromabwärts* assoziierenden Proteine ihrer Signalbahnen, nämlich entweder die *STAT-Proteine* (Abkürzung von "*signal transducers and activators of transcription*") oder Komponenten von *MAP-Kinase-Signalbahnen* (☞ Kap. 8.4.6.1.). Die Januskinasen bilden eine Familie mit mehreren Mitgliedern (*JAK1, JAK2, JAK3* und *TYK2* [Tyk Abk. von **Tyro**sinkinase]), deren M_r-Werte etwa 120.000 betragen. Ihre receptorbindende Domäne liegt N-terminal und ihre zwei Tyrosinkinasedomänen befinden sich C-terminal. Die α-Untereinheiten der heterodimeren und heterotrimeren Cytokinreceptoren enthalten in ihrem relativ kleinen cytoplasmatischen Molekülsegment keine JAK-bindende Domäne, wohl aber die Untereinheiten der homodimeren Receptoren sowie die β-, β1- und β2-Untereinheiten der heterodimeren und heterotrimeren Receptoren. JAKs werden in allen Zellen des Organismus exprimiert.

Die Signalbahnen. Abb. 22.3 zeigt den *Erythropoetinreceptor* mit seinen funktionellen Domänen und Abb. 22.4 gibt die *Signalbahnen* für *Erythropoetin* wieder. Die nach Bindung des Erythropoetins an den Erythropoetinreceptor aktivierte *Januskinase* vom Typ JAK2 löst zwei alternative Signalwandlungsbahnen aus:

22.1. Cytokine und ihre Receptoren

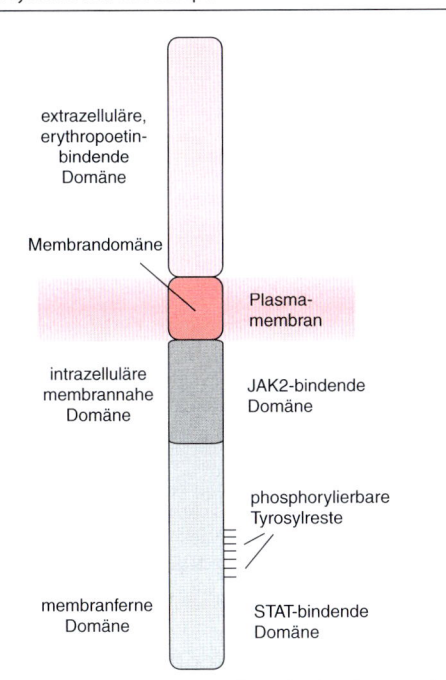

Abb. 22.3: Die Domänenstruktur des Erythropoetinreceptors (monomere Form).

1. JAK2 phosphoryliert zunächst den *ligandierten Receptor* und aktiviert dann, ebenfalls durch Phosphorylierung, ein *STAT-Protein*. Die STAT-Proteine enthalten phosphotyrosinbindende src-Homologiedomänen (*SH2-Domänen*). Die SH2-Domäne eines an bestimmten Tyrosinresten phosphorylierten STAT-Proteins verursacht seine Dimerisierung. Das STAT-Dimer gelangt durch eine *Kernpore* in den Zellkern, wo es als *Transcriptionsaktivator* wirkt und eine selektive Steigerung der Expression bestimmter Gene, z.B. *antiapoptotischer Gene*, auslöst.

2. Die JAKs aktivieren auch die mitosestimulierende *MAP-Kinase-Signalbahn*, indem sie andere cytoplasmatische, SH2-Domänen enthaltende, Proteine, darunter das *Adaptorprotein Shc* phosphorylieren, dadurch die Aktivierung von Ras sowie von Raf-1, MAPKK und MAPK auslösen und so zur Aktivierung eines Signalweges führen, der die Proliferation und die Differenzierung der erythroiden Progenitorzellen bewirkt.

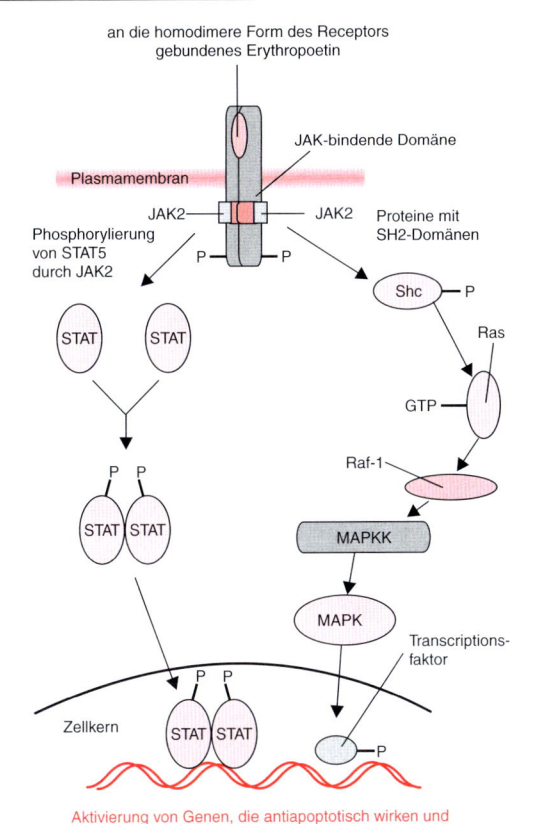

Abb. 22.4: Die Signalbahn für Erythropoetin; dieses Hormon der Leber und Niere stimuliert die Differenzierung von Knochenmarkstammzellen in frühen Entwicklungsstadien der Erythropoese, beschleunigt die Proliferation und Reifung von terminal differenzierenden Erythrocyten und hält den physiologischen Spiegel an zirkulierenden Erythrocyten aufrecht.

Die Familie der TNF-Receptoren. Die vielfältigen Wirkungen des TNFα (☞ Abb. 22.5) werden durch zwei Typen von TNF-Receptoren, TNFR1 (M_r 55.000) und TFNR2 (M_r 75.000), realisiert, die auf der Oberfläche der TFNα-Zielzellen lokalisiert sind. Beide TNF-Receptoren sind Mitglieder der *Großfamilie* der *TNF-Receptoren*. Zu dieser gehören auch CD95 (Fas, Apo-1), CD 40, CD 27, RANK (Abk. von *Receptoractivator* des *Transcriptionsfaktors NF-κB*), DR3 und DR4 (Abk. von *Death Receptors 3 und 4*). Die extrazelluläre, ligandenbindende Domäne dieser Receptoren besteht aus einer unterschiedlichen Zahl kleiner, sich wiederholender, cysteinreicher Segmente, an die sich jeweils die transmembranale Domäne anschließt, die

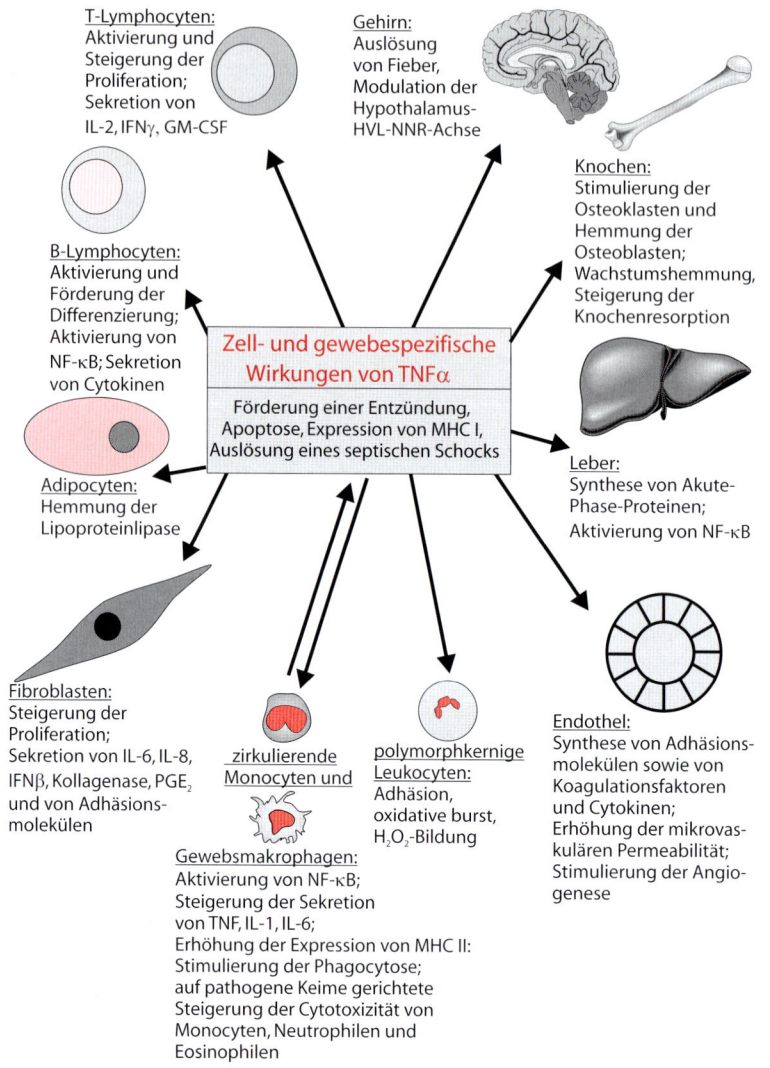

Abb. 22.5: Wirkungen von TNFα auf verschiedene Zellen und Gewebe.

T-Lymphocyten: Aktivierung und Steigerung der Proliferation; Sekretion von IL-2, IFNγ, GM-CSF

Gehirn: Auslösung von Fieber, Modulation der Hypothalamus-HVL-NNR-Achse

Knochen: Stimulierung der Osteoklasten und Hemmung der Osteoblasten; Wachstumshemmung, Steigerung der Knochenresorption

B-Lymphocyten: Aktivierung und Förderung der Differenzierung; Aktivierung von NF-κB; Sekretion von Cytokinen

Zell- und gewebespezifische Wirkungen von TNFα
Förderung einer Entzündung, Apoptose, Expression von MHC I, Auslösung eines septischen Schocks

Leber: Synthese von Akute-Phase-Proteinen; Aktivierung von NF-κB

Adipocyten: Hemmung der Lipoproteinlipase

Fibroblasten: Steigerung der Proliferation; Sekretion von IL-6, IL-8, IFNβ, Kollagenase, PGE$_2$ und von Adhäsionsmolekülen

zirkulierende Monocyten

polymorphkernige Leukocyten: Adhäsion, oxidative burst, H$_2$O$_2$-Bildung

Endothel: Synthese von Adhäsionsmolekülen sowie von Koagulationsfaktoren und Cytokinen; Erhöhung der mikrovaskulären Permeabilität; Stimulierung der Angiogenese

Gewebsmakrophagen: Aktivierung von NF-κB; Steigerung der Sekretion von TNF, IL-1, IL-6; Erhöhung der Expression von MHC II; Stimulierung der Phagocytose; auf pathogene Keime gerichtete Steigerung der Cytotoxizität von Monocyten, Neutrophilen und Eosinophilen

---

dann in die cytoplasmatische Domäne übergeht. Zahlreiche Mitglieder dieser Receptorfamilie (CD95, TNFR1, DR3 und DR4) enthalten in ihrer cytoplasmatischen Domäne eine *Todesdomäne* (Death Domain, Abk. DD). Man bezeichnet sie als *Todesreceptoren* (☞ Abb. 22.6). Sie haben eine zentrale Bedeutung bei der Auslösung des programmierten Zelltodes, der *Apoptose*. Nach Bindung des trimeren TNFα an einen solchen Todesreceptor kommt es zur Receptorassoziation und zur Bildung eines Receptortrimers. Danach binden die Todesdomänen Adaptorproteine, die ebenfalls Todesdomänen enthalten und die zu den Signalbahnen überleiten. Von den Adaptorproteinen hängt es ab, welcher Signalweg, *Apoptose* oder *NF-κB-Aktivierung*, eingeschlagen wird (☞ Kap. 22.2.5.). Zunächst wird an die Todesdomänen DD des trimeren TNFR1 das ebenfalls eine Todesdomäne enthaltende Adaptorprotein TRADD (TNFR-associated death domain) gebunden, das von dem die Signalbahn der *Apoptose* einleitende Adaptorprotein FADD (Fas-associated death domain) gefolgt wird (☞ Kap. 8.6.). Die zur Aktivierung des proinflammatorisch wirkenden NF-κB führende Signalbahn beginnt ebenfalls mit der Bindung von TRADD an DD, im Unterschied zum Apoptoseweg, wird an TRADD jedoch *nicht* FADD sondern das Adaptorprotein RIP (Receptor-Interacting Protein) und danach die Proteinkinase NIK (NF-κB-induzierende Kinase) gebunden. Die Bindung von TNFα an TNFR1 führt demzufolge entweder zur Auslösung des programmierten Zelltodes oder - durch Aktivierung von NF-κB - zur Steigerung der Expression entzündungsfördernder Gene, z.B. von Genen, die Chemokine, hämatopoetische Wachstumsfaktoren und Leukocytenadhäsionsmoleküle codieren. Die beiden TNFα-Signalwege laufen *nicht* unabhängig voneinander ab. Durch negative Rückkopplungsmechanismen zwischen den beiden Signalbahnen wird verhindert, daß Zellen, die, veranlaßt durch Aktivierung des NF-κB-Faktors, entzündungsfördernde Substanzen freisetzen, dem programmierten Zelltod unterliegen, denn die Signale zur Einleitung der Apoptose werden durch die NF-κB-Aktivierung unterdrückt. Umgekehrt bewirkt eine Hemmung des NF-κB-Übertrittes in den Zellkern, d.h. die Unterdrückung der Aktivierung entzündungsfördernder Gene, eine Förderung der Apoptose (☞ Abb. 22.6).

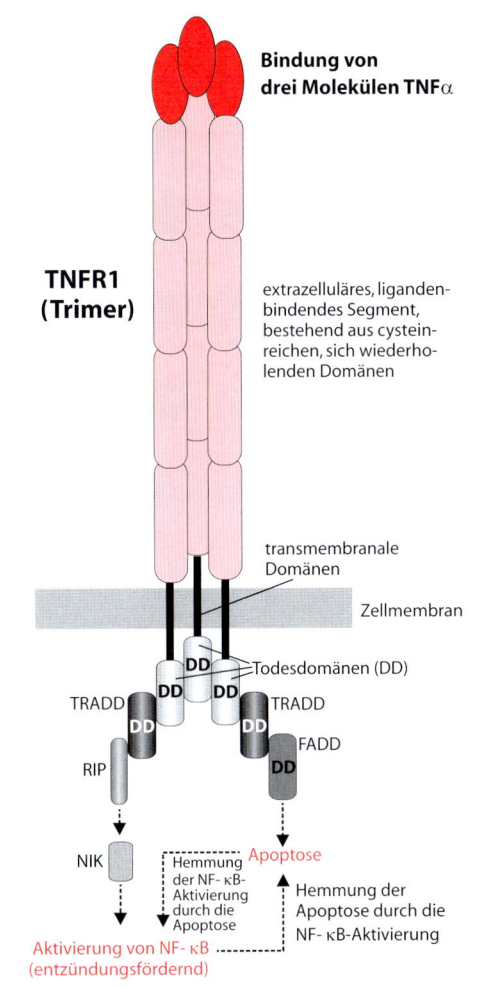

Abb. 22.6: Schematischer Aufbau der trimeren Form des TNFα-Receptors 1 (TNFR1, M_r 55.000)(nach A. Ashkenazi et al., Science 281, 1305 (1998).

22.1.3. Die Interferone und ihre Receptoren

Die *Interferone* (IFN) sind Glycoproteine mit *antiviralen, antiproliferativen* und *immunregulatorischen* Eigenschaften. Die Interferone sind von Bedeutung für die *angeborene* und die *erworbene* Immunität. Es gibt zwei Klassen von Interferonen, Klasse I und II. Zur *Klasse I* zählt man IFNα, IFNβ, IFNτ und IFNω, zur *Klasse II* nur das IFNγ. Die Mitglieder der IFN-Klasse I üben ihre biologischen Funktionen als monomere Proteine (M_r 17.000), das IFNγ hingegen als asymmetrisches Homodimer (M_r 16.000) aus. Die Interferongene sind beim Menschen auf Chromosom 9 (Interferon α und β_1), Chromosom 7 (Interferon β_2, auch als Interleukin-6 bezeichnet) und auf Chromosom 12 (Interferon γ) lokalisiert.

Die Interferone werden im Gefolge einer Virusinfektion durch die befallenen Zellen synthetisiert und von diesen sezerniert. Das jeweils synthetisierte IFN hängt vom Zelltyp ab. Die meisten Zellen synthetisieren Typ I-Interferone. Das IFNγ wird nur von T-Lymphocyten und NK-Zellen produziert. Die sezernierten Interferone sind in der Lage, ihren Nachbarzellen antivirale Eigenschaften zu verleihen. Interferone steigern demzufolge den Widerstand des Organismus gegen eine erneute Virusinfektion. Das Auftreten der Interferone ist die Ursache der *Virusinterferenz*, die in der gegenseitigen Hemmung zweier oder mehrerer verschiedener Virusspecies besteht und zur Namensgebung dieser Proteine führte. Die antiproliferativen Wirkungen der Interferone haben ihre Ursache in einer Verlangsamung des Zellcyclus. Die Interferone werden *nicht* durch virale Gene, sondern durch Gene der Wirtszelle codiert.

1. IFNα wird von allen kernhaltigen Zellen, vor allem von Leukocyten (deshalb "*Leukocyteninterferon*") exprimiert. Es besitzt hohe *antivirale* und *antiproliferative* Wirkungen und übt stark *aktivierende Wirkungen* auf *Makrophagen* und *NK-Zellen* aus

2. IFNβ wird ebenfalls von allen kernhaltigen Zellen, vor allem aber von Fibroblasten (deshalb "*Fibroblasteninterferon*") exprimiert; neben antiviralen besitzt es auch antiproliferative Eigenschaften

3. IFNγ ("*Immuninterferon*") wird durch NK-Zellen sowie durch antigen- und mitogenaktivierte T-Lymphocyten produziert. Es besitzt *starke antivirale* und *antiproliferative Wirkungen*. IFNγ fördert die Apoptose von Tumorzellen und erhöht die cytotoxische Aktivität von T-Zellen sowie von Makrophagen und Killerzellen

4. IFNτ wird von *Trophoblastzellen* und IFNω von *Leukocyten* gebildet.

Die IFN-Receptoren und ihre Signalbahnen. Wie die Interferone selbst, werden auch ihre Receptoren in zwei Gruppen eingeteilt, einen Receptortyp für die IFN vom Typ I und einen für das Typ II-IFN (IFNγ). Wie die typischen Cytokinreceptoren, sind auch die cytoplasmatischen Segmente der IFN-Receptoren mit Januskinasen (JAKs) assoziiert. Der Typ I-IFN-Receptor besteht aus zwei α- und zwei β-Ketten und hat die Formel $\alpha_2\beta_2$ (☞ Abb. 22.7). Die Typ I-Interferone werden jeweils an die β-Ketten gebunden. Dies führt zur Aktivierung der mit den β-Ketten assoziierten JAK1, die die an die α-Ketten gebundenen Tyk2-Januskinasen phosphorylieren. Diese phosphorylieren im nächsten Schritt die mit den β-Ketten assoziierten JAK1. Die JAK1 phosphorylieren nun die an den Receptor konstitutiv gebundenen STAT1- und STAT2-Proteine, deren phosphorylierte Formen dimerisieren. Die STAT1-STAT2-Heterodimere diffundieren dann in den Zellkern, wo sie spezifisch an die Promoterregionen bestimmter Gene binden.

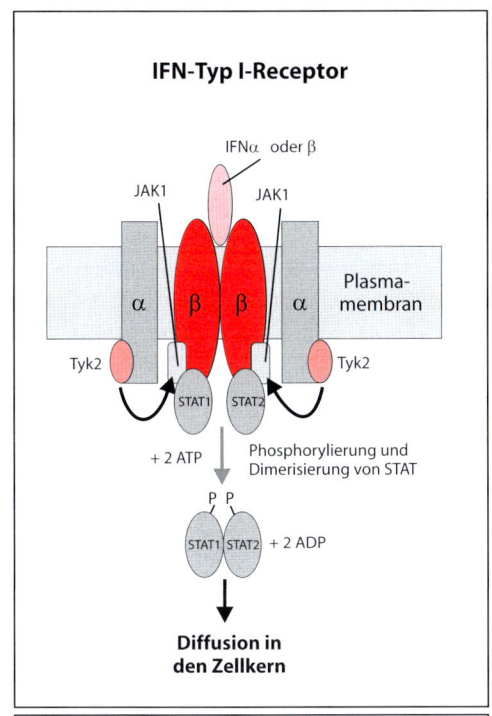

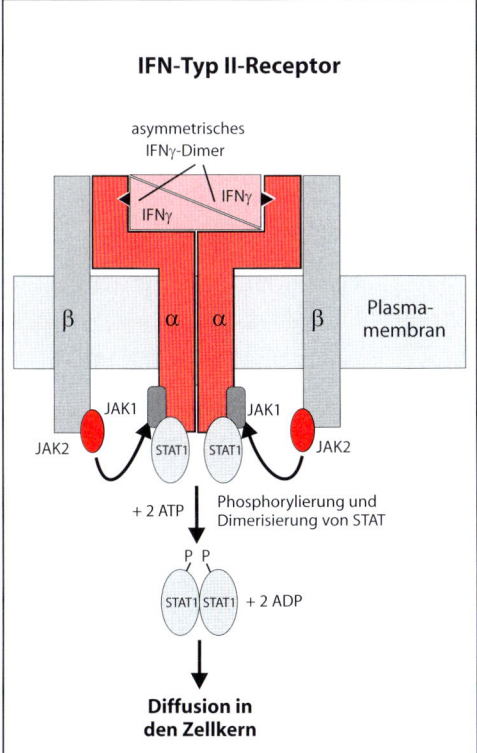

Abb. 22.7: Schematische Darstellung der zwei Typen von Interferonreceptoren.

Auch der IFN Typ II-Receptor hat die Formel $\alpha_2\beta_2$. Er wird, wie der Typ I-Receptor, auf allen Zellen des Organismus, nicht jedoch auf Erythrocyten, exprimiert. Das asymmetrische IFNγ-Homodimer wird durch das zentrale α_2-Receptordimer gebunden, das danach mit den zwei β-Ketten assoziiert. Die beiden α-Ketten sind mit zwei JAK1 konstitutiv assoziiert, während die beiden β-Ketten jeweils ein JAK2-Molekül binden. Nach Bindung von IFNγ an den Receptor werden - begleitet von der *Endocytose des Receptor-IFNγ-Komplexes* - zuerst die beiden JAK2 aktiviert, die danach von den β-Ketten zu den α-Ketten wandern und die beiden JAK1 aktivieren. Die aktivierten JAK1-Moleküle phosphorylieren nun die zwei α-Ketten des Receptors, die danach zwei STAT1-Proteine binden, welche ebenfalls phosphoryliert werden. Die phosphorylierten STAT1-Proteine dimerisieren und gelangen - vermittelt durch den *Ran-GDP-Importin-Komplex* (☞ Kap. 8.) - durch die Kernporen in den Zellkern, wo sie an die Promotoren der IFNγ-spezifischen Gene binden und diese aktivieren.

Etwa hundert Gene werden durch die Interferone in ihrer Expression moduliert. Die drei Hauptwirkungen der IFN - *antiviral*, *antiproliferativ* und *immunregulatorisch* - beruhen auf der Stimulierung oder Hemmung einer großen Zahl von Genen. Die *Typ I-Interferone* erhöhen in ihren Zielzellen (d.s. alle kernhaltigen Zellen des Organismus) die Expression des Haupthistokompatibilitätskomplexes Klasse I (*MHC I*), während *IFNγ* in Makrophagen, Monocyten und endothelialen Zellen die *MHC II-Expression* steigert. Beide MHC-Klassen unterstützen die zelluläre Immunität gegen Viren und andere intrazelluläre Pathogene. Die drei Hauptwirkungen der IFN lassen sich wie folgt charakterisieren:

1. *Antivirale Wirkungen*:

- *Induktion einer 2'-5'-Oligo A-Synthetase*, die die Bildung von 2',5'-Oligoadenylaten katalysiert, in denen nicht die einzelnen Adenylatmoleküle durch 3',5'-Phosphodiesterbindungen, sondern durch 2',5'-Bindungen untereinander verbunden sind. Diese 2',5'-Oligoadenylate aktivieren eine Ribonuclease, die *RNase L*, die virale und zelluläre mRNA sowie rRNA abbaut und auf diese Weise die Proteinsynthese der Zelle unterbindet. Die RNase L aktiviert auch die Apoptose

- *Induktion einer Proteinkinase*, die die α-Untereinheit des Initiationsfaktors eIF-2 des ribosomalen Proteinbiosynthesekomplexes phosphoryliert und dadurch inaktiviert. Da die normale Funktion von eIF-2 darin besteht, die Initiator-(Methionyl-) tRNA an die 40S-Untereinheit der Ribosomen zu binden, wird dadurch die zelluläre und virale Proteinsynthese unterdrückt und die Virusreplikation, aber auch die Zellvermehrung, gehemmt
- *Induktion des Mx-Protein* (vor allem durch IFNα und IFNβ, nicht jedoch durch IFNγ), das ein sehr wirksamer Inhibitor der Replikation des Influenza-Virus ist.

Diese IFN-Effekte führen zur Blockierung der Proteinsynthese und dadurch zur Unterbindung der Virusvermehrung und der Zellproliferation.

2. *Immunregulatorische Wirkungen*:

- Erhöhung der Cytotoxizität der Makrophagen und Neutrophilen sowie der T-Lymphocyten und der NK-Zellen
- Steigerung der *MHC I-* und *MHC II-Expression*
- Steigerung der Expression der Receptoren für IFNα und IFNβ sowie für IL-2 und TNFα
- Erniedrigung der Proliferation von Immunzellen

3. *Antiproliferative Wirkungen* auf Tumorzellen:

- direkte cytostatische und cytolytische Wirkungen
- Steigerung der Expression von Antigenen auf der Oberfläche von Tumorzellen durch erhöhte MHC I-Synthese, wodurch sie die auf Immunreaktionen basierende Cytotoxizität steigern
- Erniedrigung der Expression von Onkogenen in Tumorzellen, die zu einem verminderten Wachstum des Tumors führt
- Steigerung cytotoxischer Effekte auf Tumorzellen durch Aktivierung von Makrophagen, T-Zellen, NK-Zellen und Killerzellen.

Klinische Anwendung von Interferonen. Die *antiviralen* und *proliferationshemmenden Wirkungen* der Interferone sind die Grundlage *ihrer klinischen Anwendung* bei der Behandlung von Virus- und Geschwulsterkrankungen. Für therapeutische Zwecke werden vorwiegend die *rekombinanten Formen* der Interferone, vor allem von IFNα und IFNβ eingesetzt. IFNα findet Anwendung bei der Behandlung der chronischen Formen von Hepatitis B und Hepatitis C. Die Erhöhung der Cytotoxizität der Makrophagen und Neutrophilen durch IFNγ führte zu dessen Anwendung bei der Behandlung der *Chronischen Granulomatose*. IFNβ und IFNγ finden Anwendung bei *Autoimmunkrankheiten* (z.B. bei der *multiplen Sklerose* und *idiopathischen Lungenfibrose*). Beispiele für den therapeutischen Einsatz von Interferonen bei Tumorerkrankungen sind:

- IFNα bei der *Haarzell-Leukämie* und der *chronischen myeloischen Leukämie* sowie dem *Plasmocytom* und dem *Non-Hodgkin-Lymphom*
- IFNα, teilweise auch IFNγ, gegen solide Tumoren, z.B. gegen das *gastrointestinale Carcinoid* sowie gegen Tumoren des *Darmes*, der *Harnblase*, der *Niere* und der *Ovarien*.

22.2. Die angeborene Immunität

Die meisten mehrzelligen Organismen besitzen verschiedenartige Formen der *angeborenen Immunität* gegen lebensbedrohliche Mikroorganismen u.a. Pathogene. Die *erworbene Immunität* ist, im Unterschied dazu, eine Errungenschaft der *Wirbeltiere*. Die *angeborene Immunität* beruht auf einer beträchtlichen Zahl hochentwickelter Abwehrmechanismen, die in der Lage sind, zwischen "Selbst" und "Nichtselbst" zu unterscheiden. Sie beruht auf zwei Grundmechanismen:

1. auf zellgebundenen und löslichen Molekülen (Receptoren), die die *molekularen Muster pathogenassoziierter Moleküle* erkennen und gleichzeitig eine *minimale Kreuzreaktivität* mit *organismuseigenen Molekülen* aufweisen; diese Receptoren binden bestimmte *Kohlenhydratstrukturen* auf der Oberfläche von Bakterien, Hefen und Protozoen

2. auf dem Schutz organismuseigener Zellen und Moleküle vor den destruktiven Wirkungen des angeborenen Abwehrsystems. Ein Beispiel hierfür ist der *alternative Weg der Komplementaktivierung*, der durch ein breites Spektrum organismuseigener Proteine die Komplementaktivierung auf der Oberfläche seiner eigener Zellen verhindert. Die Oberflächen fremder Organismen hingegen besitzen solche hemmenden bzw. inaktivierenden Proteine nicht, deshalb werden sie durch den cytolytischen Weg der Komplementaktivierung zerstört.

22.2.1. Die zelluläre Basis der angeborenen Immunität

Makrophagen, Monocyten und Neutrophile. Die wichtigsten Effektorzellen im System der angeborenen Immunität sind die *phagocytischen Zellen*. Die *erste Verteidigungslinie* gegen die eingedrungenen Mikroorganismen bilden die in verschiedenen Geweben sich aufhaltenden *Makrophagen*. Strategisch wichtig ist ihre Plazierung *unter* der *epithelialen Oberfläche*, wo sie einen Schutz gegen das Eindringen von Fremdorganismen aus der Umgebung bilden. Die Bindung pathogener Mikroorganismen durch Makrophagen führt zu deren Zerstörung, gleichzeitig auch zur Freisetzung von Chemokinen und anderen Mediatoren, mit deren Hilfe andere phagocytische Zellen (neutrophile Granulocyten, mononucleäre Phagocyten und Monocyten) aus der Zirkulation an den Ort der Invasion angelockt werden. Die *Phagocyten* prägen ein *breites Spektrum pathogenspezifischer Receptoren* auf ihrer *Zelloberfläche* aus. Die Bindung von Fremdmolekülen an diese Receptoren führt zur *Aktivierung des Phagocyten* und ist sowohl *Voraussetzung* als auch *Signal* für die *Phagocytose*. Aktivierte Phagocyten sezernieren zahlreiche Cytokine (IL-1, IL-6, IL-8 und TNFα), die als *lokale Mediatoren* einer Entzündung dienen. Die Entzündung ist ein wichtiger Prozeß in der Abwehr pathogener Mikroorganismen.

Dendritische Zellen. Dendritische Zellen sind mononucleäre phagocytierende und antigenpräsentierende Zellen, die man in der Haut (*Langerhans-Zellen*), in Lymphknoten und in der Milz findet (☞ Abb 22.8). Sie stammen aus dem Knochenmark und haben mit Makrophagen und Granulocyten eine gemeinsame Vorläuferzelle. Ihre Bildung wird durch GM-CSF, IL-4, TNFα und IL-6 stimuliert.

Dendritische Zellen spielen eine *zentrale Rolle* in der Kontrolle der *angeborenen* und *erworbenen Immunität*, die auf ihrer Fähigkeit zur *Phagocytose* von eindrungenen Mikroben und zur *MHC I-* und *MHC II-vermittelten Präsentation* von *Antigenen* auf ihrer Oberfläche sowie ihrer Fähigkeit zur *Cytokinproduktion* beruht. Sie sind von Bedeutung für die Einleitung der Immunantwort bei einer Infektion, da sie in der Lage sind, infolge der hohen MHC I-Dichte auf ihrer Oberfläche, unvergleichlich große Mengen von MHC-Peptid-Komplexen zu präsentieren. Dendritische Zellen wandern aus den Geweben in die lymphatischen Organe ein (Milz und Lymphknoten), wo sie antigenspezifisch T-Zellen aktivieren. Insbesondere üben sie eine *proliferationsstimulierende Wirkung* auf *T-Helferzellen* aus, die ihrerseits das B-Zellwachstum und die Antikörperproduktion steigern.

Natürliche Killerzellen. *Natürliche Killerzellen* (NK-Zellen) sind große, zelluläre Granula enthaltende, lymphoide Zellen, die die "*natürliche Cytotoxizität*" vermitteln und in der Lage sind, Tumor- und Fremdzellen sowie infizierte körpereigene Zellen abzutöten. NK-Zellen stellen ebenfalls, jedoch in anderer Weise als die phagocytierenden dendritischen Zellen, ein Bindeglied zwischen der *angeborenen* und *erworbenen Immunität* dar. Da sie weder T-Zellen-Receptoren noch Immunglobuline exprimieren, können sie nicht antigenspe-

Antigenaufnahme erfolgt durch:
Phagocytose
Pinocytose
receptorvermittelte Endocytose

Antigenpräsentation erfolgt durch:
MHC I und MHC II;
dendritische Zellen aktivieren antigenspezifisch T-Lymphocyten

Adhäsionsmoleküle auf ihrer Zelloberfläche:
CD44 bindet Hyaluronsäure und vermittelt die Zelladhäsion,
CD50 und CD54 binden an Integrine und gehören in die Familie der interzellulären Adhäsionsmoleküle (ICAM-3 und ICAM-1);
CD80: Costimulator der T-Zellen-Aktivierung

Dendritische Zellen werden durch folgende regulatorische Signale stimuliert:

Bakterielle Produkte
Cytokine (GM-CSF, IL-4, TNFα, IL-6)
Chemokine

Dendritische Zellen sezernieren:
Cytokine (IL-12, TNFα, IL-1β)
Chemokine

Dendritische Zelle

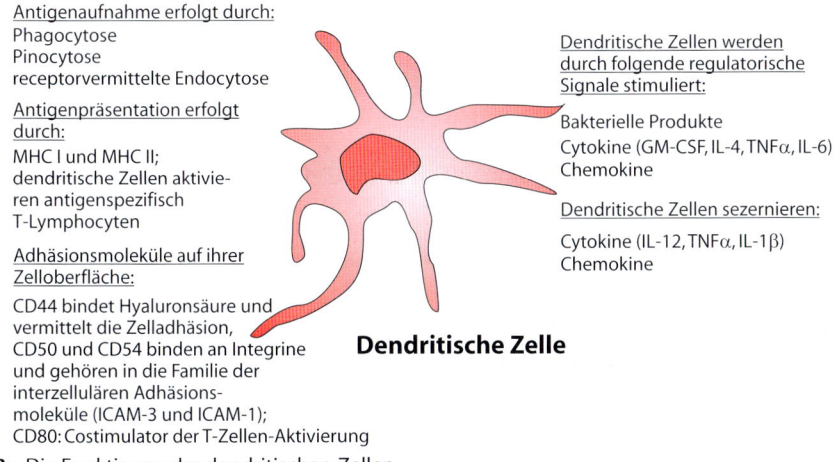

Abb. 22.8: Die Funktionen der dendritischen Zellen.

zifisch reagieren. NK-Zellen sind *cytotoxische Effektorzellen* und *cytokinproduzierende regulatorische Zellen* (☞ Abb. 22.9). Auf ihrer Oberfläche exprimieren sie *MHC I* sowie *Adhäsionsreceptoren* (z.B. den Receptor FcγRIII zur Bindung von Immunglobulinen vom Typ IgG und ein Lectin vom C-Typ) für die sie beeinflussenden Cytokine und für ihre Bindung an Zielzellen. NK-Zellen proliferieren stark nach einer Verletzung unter dem Einfluß entzündungsfördernder Cytokine (vor allem von IL-18), die von Makrophagen und dendritischen Zellen nach deren Kontakt mit einer infektiösen Zelle freigesetzt werden, und wandern, angeregt durch IL-12 und TNFα, zum Ort der Infektion. Ihre *cytotoxische Wirkung* beruht auf der *Freisetzung von Proteasen* und des Proteins *Perforin* aus ihren cytoplasmatischen Granula durch Exocytose. *Perforin* bildet in der Membran der Zielzellen *Poren*, die zur Zerstörung ihrer Membranintegrität und zum Verlust ihrer Osmoregulation führen. Die von den NK-Zellen sezernierten Cytokine sind IFNγ, IFNα/β, TNFα und der Granulocyten-Makrophagen-koloniestimulierende Faktor (GM-CSF).

NK-Zellen werden durch Bindung an *körpereigene Zellen nicht* aktiviert. Ursache hierfür ist die Anwesenheit inhibitorischer MHC I-Receptoren auf ihrer Oberfläche, die bei Bindung an MHC I-Moleküle körpereigener Zellen die Aktivierung der NK-Zellen unterdrücken, so daß eine Zerstörung der körpereigenen Zellen *nicht* eintritt. Zu diesen inhibitorischen Receptoren auf der Oberfläche von NK-Zellen gehören die *KIR* (KIR Abk. von "killer cell immunoglobulin-like receptors"). Diese binden an körpereigene MHC I-Moleküle der klassischen Typen HLA-A, HLA-B und HLA-C auf der Oberfläche ihrer Zielzellen. Dadurch werden die NK-Zellen gehemmt, so daß sie diese Zellen nicht zerstören können.

22.2.2. Die Oberflächenreceptoren der phagocytierenden Zellen

Auf der Oberfläche der Phagocyten gibt es *vier Receptorfamilien*, die bestimmte molekulare Strukturen auf der Oberfläche von Mikroben binden: 1. "Toll"-ähnliche Receptoren, 2. Mustererkennungsreceptoren, 3. Scavengerreceptoren und 4. Integrine.

1. **"Toll"-ähnliche Receptoren ("Toll-Like-Receptors" TLR).** Der Toll-Receptor (*Name*: die Forscher fanden dessen Entdeckung toll) wurde bei *Drosophila* entdeckt. Dort ist er ein *transmembranales Protein*, dessen cytoplasmatische Domäne eine deutliche Homologie zur cytoplasmatischen

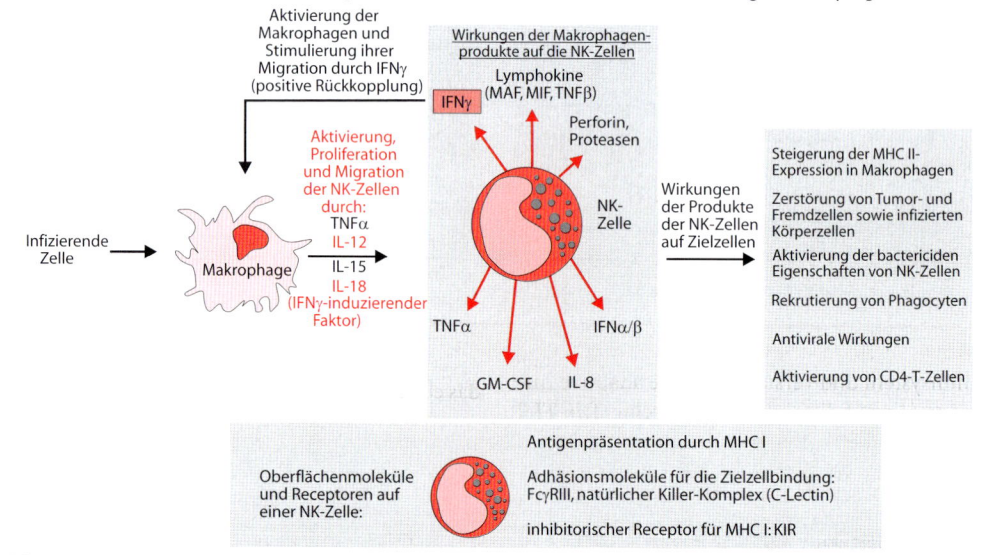

Abb. 22.9: Die Wirkungen der NK-Zellen bei einer Infektion. NK-Zellen reagieren bei Gefahr auf Signale, die durch Makrophagen nach dem Kontakt mit einem Pathogen ausgesandt werden (TNF, IL-12, IL-15 und IL-18). Sie produzieren Cytokine, vor allem IFNγ, die die Phagocyten des Wirtes aktivieren und zur Migration anregen (nach D. Smith and G. Bancroft, The Biochemist 20, 24-28 (1998)).

Domäne des *IL-1-Receptors* der Säugetiere aufweist. Diese Homologie führte zur Entdeckung der TLR bei Säugetieren und ihrer *Schlüsselfunktionen* im System der *angeborenen Immunität*. Man findet die TLR in den *Plasmamembranen* der *Makrophagen* und *dendritischen Zellen*. Die Aktivierung der TLR erfolgt durch Bindung von Zellwandbestandteilen Gram-negativer und Gram-positiver Bakterien sowie von Hefen und von bakterieller DNA an die Außendomäne dieser Receptoren. Die sich an die ligandierten und aktivierten TLR anschließenden Signalbahnen bewirken die *Bildung* und *Sekretion* von *Cytokinen*, die Abwehrvorgänge im Organismus einleiten und das *adaptive Immunsystem* aktivieren. Die auf den TLR beruhende angeborene Immunität der Säugetiere ist ein entwicklungsgeschichtlich sehr alter Verteidigungsmechanismus.

Die beim Menschen und anderen Säugetieren unterscheidbaren *zehn Mitglieder der TLR-Familie* erkennen und binden jeweils spezifische, auf der Oberfläche verschiedener pathogener Keime lokalisierte, molekulare Strukturmuster ("*pathogen-associated molecular patterns*", Abk. PAMPs). *TLR2* z.B. ist ein Receptor für *bakterielle Lipoproteine* und für *Zellwandkomponenten* Gram-positiver Bakterien sowie von Hefen und anderer Keime. *TLR4* bindet das *Lipopolysaccharid* (LPS) der Zellwand Gram-negativer Bakterien (☞ Abb. 22.10; Kap. 6.7.). TLR5 bindet das Geißelprotein (*Flagellin*) der Flagellaten, z.B. von *Listeria monocytogenes*. Viele *Adjuvantien*, die den meisten Impfstoffen zur Auslösung einer hinreichend starken Immunantwort zugefügt werden müssen, enthalten als Komponenten bakterielle Bestandteile, auch DNA-Bruchstücke, die vom angeborenen Immunsystem, vorwiegend von den TLR, erkannt und gebunden werden und zur Sekretion von Cytokinen führen. Diese stimulieren das adaptive Immunsystem und verstärken so die adaptive Immunantwort auf die eingesetzte Vaccine. Die *TLR* bilden ein wichtiges Verbindungsglied zwischen den beiden Armen des Immunsystems, der *angeborenen* und der *erworbenen Immunität*.

Für die Aktivierung der TLR durch die PAMPs sind Helfermoleküle erforderlich. Zur Aktivierung des TLR4 durch LPS bedarf es der vorhergehenden Assoziation des LPS mit dem **LPS-Bindungsprotein** (LBP) des Blutplasmas. Der LPS-LBP-Komplex wird dann an das Makrophagenoberflächenprotein CD14 gebunden und erst der so entstehende ternäre Komplex LPS-LBP-CD14 aktiviert TLR4 (☞ Abb. 22.10). LBP ist ein *Opsonin* für die LPS-tragenden Mikroorganismen und *CD14* ist der zugehörige *Opsoninreceptor* (Definition eines Opsonins in Kap. 22.2.3.). CD14 ist durch einen Glycosylphosphatidylinositolanker in der Makrophagenmembran fixiert und besitzt deshalb keine Signalbahn, d.h. das ligandierte CD14 sendet kein transmembranales Signal in das Innere des Makrophagen aus und kann auch nicht die Phagocytose vermitteln. Ein Signal in das Zellinnere entsteht erst nach Assoziation des LPS-LBP-CD14-Komplexes mit TLR4. Sowohl CD14 als auch TLR4 enthalten extrazellulär lokalisierte leucinreiche Repeats, die die Entstehung von Protein-Protein-Wechselwirkungen zwischen beiden Komponenten ermöglichen. An die intrazelluläre Domäne des aktivierten TLR4 (TIR-Modul, s.u.) bindet ein *Adapterprotein*, das eine *Serin/Threonin-Proteinkinase* aktiviert, die, über ein weiteres Protein (TRAF6), eine *MAP-Kinase phosphoryliert* und dadurch aktiviert. Letztere aktiviert die IκB-Kinase (IKK) und diese danach den Transcriptionsfaktor NF-κB (☞ Abb. 22.22). NF-κB tritt in den Zellkern über und steigert dort die Expression der Gene von IL-1, IL-6, IL-8 und TNFα.

Der IL-1-Receptor hat auch eine "tollähnliche" Struktur und aktiviert ebenfalls NF-κB. Das vorwiegend durch aktivierte Makrophagen gebildete, entzündungsfördernd (proinflammatorisch) und fiebererzeugend (pyrogen) wirkende IL-1 kommt in zwei Formen vor, IL-1α und IL-1β. Beide IL-1-Formen entstehen durch proteolytische Spaltung von zwei Vorläuferproteinen. IL-1α ist an Plasmamembranen gebunden, IL-1β ist löslich und zirkuliert im Blut. IL-1α entsteht aus seinem Vorläufer durch die Protease *Calpain*, IL-1β hingegen durch das Interleukin-1-convertierende Enzym (ICE), das ebenfalls eine Protease ist (☞ Kap. 8.6.). IL-1α und IL-1β haben gleiche biologische Wirkungen und werden an denselben Oberflächenreceptor, den IL-1-Receptor (IL-1R), gebunden. Dieser wird auf T-Lymphocyten, Osteoblasten, Chondrocyten, Fibroblasten und anderen Zelltypen exprimiert. Während die extrazelluläre Domäne der TLR aus leucinreichen Repeats bestehen, hat sie bei IL-1R eine immunglobulinähnliche Struktur. Die cytoplasmatische Domäne des IL-1R weist eine tollähnliche Struktur auf. Diese Struktureinheit wird als Toll/IL-1-Receptor-Modul (Abk. TIR-Modul) bezeichnet (☞ Abb. 22.10). Das cytosolische TIR-Modul bindet über zwei Adaptermoleküle eine Proteinkinase, die IL-1-Receptor-assoziierte Kinase (IRAK), die in die Signalbahn mündet, welche zur Aktivierung des Transcriptionsfaktors NF-κB führt. Wie TLR4, benötigt auch IL-1R für die Signalgebung ein weiteres Membranprotein. Dieses wird als *accessorisches Protein des IL-1-Receptors* (Abk. IL-1RacP) bezeichnet.

2. Lectine der Zelloberfläche vom C-Typ. Diese Lectinfamilie (☞ Kap. 5.3.3.) umfaßt *Mustererkennungsreceptoren*, von denen der *Makrophagen-Mannose-Receptor* (MMR) und das *galactosespezifische Lectin* auf der sinusoidalen Membran der Hepatocyten genannt seien. Den MMR findet man auf Makrophagen und dendritischen Zellen. Er bindet *mannose-* und *fucosehaltige* Makromoleküle, die auf der Oberfläche pathogener Mikroorganismen lokalisiert sind. Danach tritt deren Phagocytose ein. Das *galactosespezifische Lectin* bindet und eliminiert *Asialoglycoproteine* (das sind partiell abgebaute Glycoproteine des Blutplasmas, die auf enzymatische Weise ihre endständigen Sialinat- bzw. Neuraminatreste verloren haben, so daß sie Galactosereste, die von dem Oberflächenlectin erkannt werden, exponieren) sowie gealterte bzw. nutzlos gewordene Zellen aus der Zirkulation. Dieser Receptortyp bindet auch Viren, deren Hüllglycoproteine endständige Galactosereste tragen.

Collectine. Diese sind lösliche kohlenhydratbindende Proteine (*Lectine*), die wichtige Funktionen

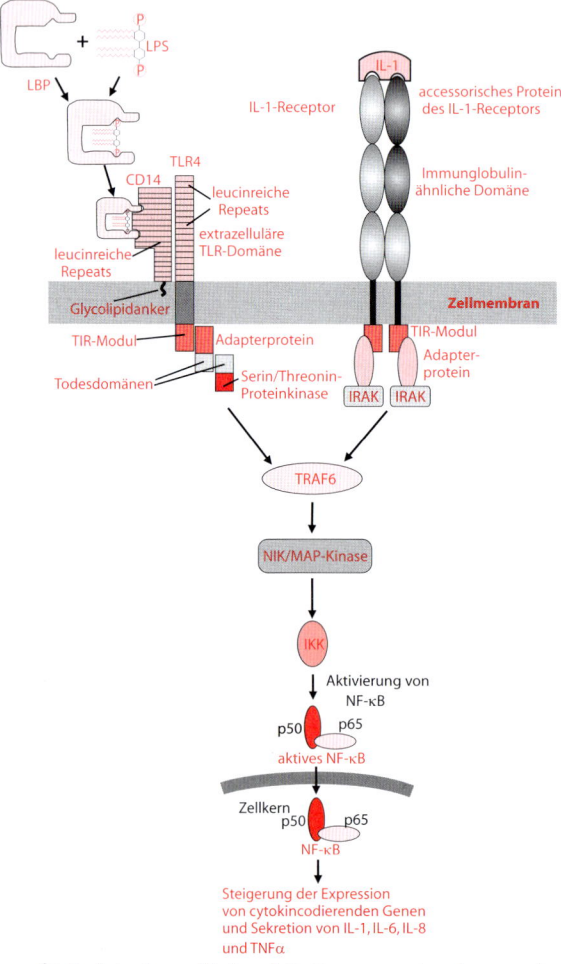

Abb. 22.10: Die Receptoren für Endotoxin und IL-1 und die Komponenten der gemeinsamen Signalbahn zur Aktivierung von NF-κB (Beispiel für Toll-ähnliche Receptoren und ihre Signalbahnen).

22.2. Die angeborene Immunität

in der angeborenen Immunität ausüben. Ihren Namen verdanken sie einem *kollagenähnlichen Segment*, das an ihre *C-Typ-Lectindomäne* gebunden ist. Sie erkennen und eliminieren pathogene Keime. Zu den *Collectinen* gehören das *mannanbindende Lectin* (MBL) des Blutplasmas sowie die Surfactantproteine A und D (SP-A, SP-D; ☞ Kap. 6.2.4.). Der Komplementfaktor C1q ist ihnen strukturell ähnlich (☞ Abb. 22.11). Das MBL und einige andere Collectine aktivieren das Komplementsystem. Collectine fungieren als *Opsonine*, die an Glycoproteine der Oberflächen von Bakterien, Pollenkörner und Viren binden, so daß diese Eindringlinge von Gewebephagocyten, z.B. in Lungenalveolen und in anderen mucosalen Kompartimenten (z.B. Mund und Darmtrakt) erkannt, phagocytiert und zerstört werden können.

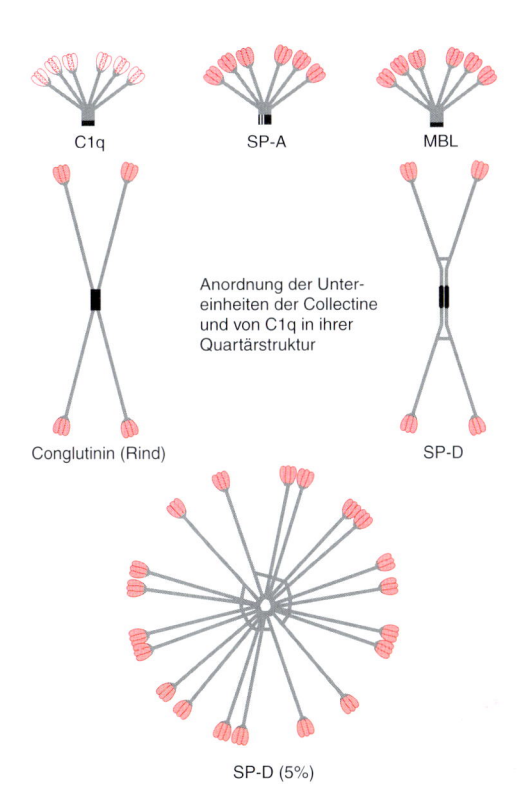

Abb. 22.11: Die molekulare Architektur des Komplementfaktors C1q und der Collectine (SP: Surfactant-Proteine, MBL: mannanbindendes Lectin). Die Lectin-Typ C-Domänen der Collectine sind rot dargestellt. C1q hat keine Lectindomänen, sondern enthält an deren Stelle immunglobulinerkennende globuläre Domänen (mit freundlicher Genehmigung von H. Hoppe, Oxford).

3. Die Scavenger-Receptoren Klasse A (SR-A) der Makrophagen. Diese Familie besteht aus zwei wichtigen Scavenger-Receptoren, Typ I und Typ II (*scavenger*: "Abräumer", s. auch Kap. 17.). Sie sind trimere Glycoproteine in der Plasmamembran von Makrophagen, die negativ geladene, freie oder auf mikrobiellen Oberflächen sitzende, Polysaccharide und Lipopolysaccharide binden. SR-A wurde zuerst als Receptor für oxidierte LDL erkannt, der den betreffenden Zellen die Fähigkeit vermittelt, derartige Lipoproteine zu phagocytieren. Die dabei sich bildenden *Schaumzellen* sind für die *Arteriosklerose* charakteristisch. Erst später erkannte man die Bedeutung dieses Receptors für die *angeborene Immunität*.

4. Das Integrin CD11/CD18. Integrine sind *zelluläre Adhäsionsmoleküle*, die eine bedeutende Rolle bei *Zell-Zell-* und *Zell-Matrix-Wechselwirkungen* spielen (☞ Kap. 27.). Das Integrin CD11/CD18, das auch als Komplement-Receptor Typ 3 (CR3; C von Complement) bekannt ist und, im Unterschied zu MMR und SR-A, nicht nur auf Makrophagen sondern auch auf Monocyten, Granulocyten und NK-Zellen vorkommt, bindet Fibrinogen sowie das interzelluläre Adhäsionsmolekül-1 (ICAM-1) und mikrobielle Zellwandpolysaccharide, z.B. β-Glucane der Hefe, bakterielle Lipopolysaccharide und mikrobielle mannose- und N-acetylglucosaminhaltige Polymere. CR3 ist *unentbehrlich* für die *angeborene* und die *erworbene Immunität*. Durch CR3 werden Mikroorganismen gebunden und phagocytiert, die vorher durch das Komplementprotein C3b opsonisiert wurden (s.u.).

22.2.3. Die Biochemie der Phagocytose

Unter Phagocytose versteht man die Aufnahme von Partikeln (Bakterien, abgestorbene Zellen u.a.) durch Phagocyten, deren wichtigste Vertreter die Makrophagen, Monocyten, neutrophile Granulocyten und dendritische Zellen sind (☞ Kap. 8.). Phagocyten haben eine wichtige Funktion bei der Abwehr eines Infektes. Bei der Phagocytose stülpen sich Zellausläufer (Pseudopodien) der Phagocyten vor und umfließen das Partikel, das danach in die Zelle aufgenommen und dort abgebaut wird. Die Phagocytose ist abhängig von der Fähigkeit der Phagocyten, Fremdpartikel zu erkennen und zu binden. Eine wichtige *Vorauswahl* treffen die im vorigen Kapitel besprochenen *Receptoren* der *angeborenen Immunität*. Bedeutsam dabei ist die *Opsonisierung* (abgel. von griech. "bereit sein zu essen"). Unter einem *Opsonin* versteht man einen im Blutplasma gelösten, organismuseigenen Faktor, der die Oberfläche von Bakterien oder Viren umkleidet. Die umkleidenden Moleküle werden durch einen oder eine Gruppe von Receptoren der Phagocyten erkannt und gebunden und so die Phagocytose eingeleitet. Die *Opsonisierung* eines Fremdpartikels führt demzufolge zu dessen *beschleunigter Phagocytose. Opsonisierungsfaktoren* des Blutplasmas sind *Komplementfaktoren, Collectine* und *Immunglobuline* sowie *Fibronectin, LBP* und *Thrombospondin*. Die *beschleunigte Phagocytose* durch Opsonisierung ist für die Beseitigung der eingedrungenen Mikroorganismen von großer Bedeutung, da sie 1. der erste Schritt zur Beseitigung eines Pathogens ist, 2. eine Brücke zwischen angeborener und erworbener Immunität bildet und 3. die phagocytierenden Zellen aktiviert und sie veranlaßt, Cytokine, Chemokine, reaktive Sauerstoffderivate und Prostaglandine freizusetzen sowie eine Entzündung herbeizuführen. Nach Bindung der Fremdzelle an den Phagocyten wird die Phagocytose in Gang gesetzt (☞ Kap. 8.3.5.).

Steigerung der Sauerstoffaufnahme bei Phagocytose ("respiratory burst") und Bildung hochreaktiver Sauerstoffverbindungen. Die Bindung eines Bakteriums oder einer anderen Fremdzelle an einen Phagocyten führt zur *Aktivierung* der *Phospholipase C* der Phagocyten. Diese löst die Produktion von *IP$_3$* und *Diacylglycerol* als *second messengers* aus. IP$_3$ bewirkt eine Freisetzung von *Ca^{2+}-Ionen* aus dem ER, das *Diacylglycerin* aktiviert die *Proteinkinase C*. Letztere phosphoryliert Actin und actinbindende Proteine, von denen der *Phagocytosestart* ausgeht. Zur gleichen Zeit kommt es bei *Makrophagen* und *neutrophilen Granulocyten* innerhalb von Sekunden zu einer starken Erhöhung eines nicht auf die Mitochondrien entfallenden Sauerstoffverbrauches ("*respiratory burst*"). Dieser dient *nicht* der Anlieferung des für Phagocytose erforderlichen ATP (hierfür sorgt die mitochondriale Atmung), sondern der Auslösung sauerstoffabhängiger, cytotoxisch wirkender Angriffsmechanismen auf das phagocytierte Bakterium. Die auf etwa das Hundertfache ansteigende Sauerstoffaufnahme kommt durch *Aktivierung einer NADPH-Oxidase* in der *Phagocytenmembran* zustande (☞ Abb. 22.12).

Diese ist ein aus zwei Komponenten bestehendes Enzymsystem, 1. einem als *NADPH-Dehydrogenase* bezeichneten Flavinenzym mit FAD als prosthetischer Gruppe und 2. einer *terminalen Oxidase*; diese ist ein aus zwei Untereinheiten, α (M$_r$ 22.000) und β (M$_r$ 91.000), bestehendes, autoxidables, d.h. direkt mit Sauerstoff reagierendes Cytochrom b mit dem Namen Cytochrom b$_{558}$ (so benannt nach der Lage eines Gipfels der Lichtabsorption im reduzierten Zustand). Das durch die NADPH-Oxidase oxidierte und für den "respiratory burst" erforderliche NADPH wird durch die Glucose 6-phosphat-Dehydrogenase und die 6-Phosphogluconat-Dehydrogenase, also durch Oxidation des Glucose-6-phosphates, bereitgestellt. Die zwei Elektronen des NADPH reduzieren im Ergebnis dieses Elektronentransportes zwei Moleküle Sauerstoff und bilden dabei zwei hochreaktive *Superoxidradikalmoleküle* (O$_2^{.-}$, auch *Superoxidanionen* genannt) als initiale toxische Produkte der nichtmitochondrialen Atmungssteigerung. Die zugrunde liegende Reaktionsgleichung lautet:

$$NADPH + H^+ + 2\,O_2 \rightarrow NADP^+ + 2\,H^+ + 2\,O_2^{.-}$$

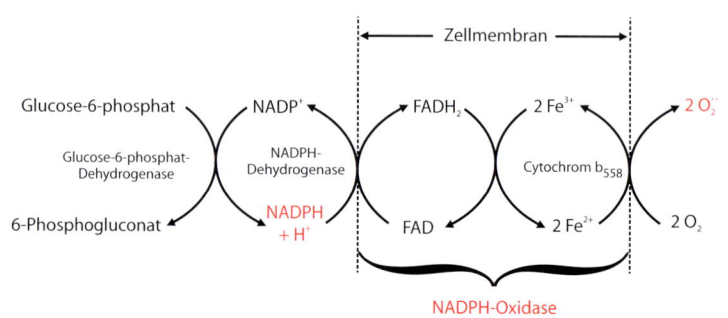

Abb. 22.12: Die NADPH-Oxidase des "oxidative burst" phagocytierender Zellen.

Ein Teil des Superoxidradikals wird durch die Superoxiddismutase zu Wasserstoffperoxid reduziert:

$$2\,O_2^{\cdot-} + 2\,H^+ \rightarrow H_2O_2 + O_2$$

Das *Superoxidradikal* und seine protonierte Form, das *Hydroperoxylradikal* $HO_2^{\cdot}$, reagieren mit dem *Wasserstoffperoxid* und bilden dabei das *Hydroxylradikal* ($OH^{\cdot}$), das das wirksamste Sauerstoffradikal in der cytotoxischen Aktivität der Phagocyten ist (☞ Kap. 15.5.):

$$O_2^{\cdot-} + H_2O_2 \rightarrow OH^{\cdot} + OH^- + O_2$$

$$HO_2^{\cdot} + H_2O_2 \rightarrow OH^{\cdot} + O_2 + H_2O$$

Weitere Möglichkeiten zur Erzeugung von Wasserstoffperoxid entstehen durch *Fusion* des bakterienhaltigen *Phagosoms* mit einem *Peroxisom*. Durch das Peroxisom wird nämlich eine H_2O_2-bildende *D-Aminosäureoxidase* beigesteuert, die die aus der Bakterienwand freigesetzten D-Aminosäuren oxidiert. Alle diese hochreaktiven Sauerstoffabkömmlinge verursachen die Oxidation von Membranlipiden und anderer Bestandteile der aufgenommenen und sich im Phagosom bzw. Phagolysosom befindlichen Fremdzelle. Dies führt zur Zerstörung ihrer Plasmamembran und zur Freisetzung ihrer Zellinhaltsstoffe, die durch die aus den Lysosomen der phagocytierenden Zelle stammenden hydrolytischen Enzyme abgebaut werden.

Die Myeloperoxidase liefert besonders aktive cytotoxische Produkte. Eine besondere Rolle in der *cytotoxischen Bewaffnung* der *Phagocyten* spielt die *Myeloperoxidase* (*MPO*). Dieses Hämenzym findet man in *Neutrophilen*, nicht aber in Makrophagen. Das Enzym oxidiert Chlorid-Ionen und liefert dadurch zusätzliche cytotoxische Produkte:

$$H_2O_2 + Cl^- + H^+ \rightarrow H_2O + HOCl$$

Die Myeloperoxidase ist das einzige Säugetierenzym, das dazu befähigt ist, Cl^--Ionen zu oxidieren. Das primäre Produkt ist die *hypochlorige Säure HOCl*, die in *Hypochloritanionen* und *Protonen* dissoziiert:

$$HOCl \rightarrow H^+ + OCl^-$$

Die hypochlorige Säure bildet mit Cl^--Ionen Chlor:

$$HOCl + Cl^- \rightarrow Cl_2 + OH^-$$

Die so entstehenden Chlorabkömmlinge wirken sehr stark *cytotoxisch*, da sie außerordentlich reaktionsfähig sind und eine große Zahl verschiedener Zellbestandteile (Proteine, Aminosäuren, Nucleotide, Lipide) chlorieren und oxidieren können (*Chlorderivate* sind als *starke Desinfektionsmittel* bekannt).

Bildung von Oxidantien aus dem $NO^{\cdot}$-Radikal. Sowohl Makrophagen als auch neutrophile Granulocyten enthalten die durch Cytokine induzierbare Form der NO-Synthase. Das durch sie gebildete Stickoxidradikal $NO^{\cdot}$ spielt eine wichtige Rolle in der Pathogenese verschiedener entzündlicher und infektiöser Erkrankungen. Die $NO^{\cdot}$-Toxizität ist zu einem wesentlichen Teil auf seine Reaktion mit dem Superoxidanion ($O_2^{\cdot-}$) zurückzuführen, bei der das sehr wirksame Oxidans Peroxonitrit $ONOO^-$ entsteht:

$$NO^{\cdot} + O_2^{\cdot-} \rightarrow ONOO^-$$

Peroxonitrit und weitere Oxidationsprodukte des $NO^{\cdot}$ (Nitrylchlorid [NO_2Cl], Nitrit [NO_2^-] u.a.), die teilweise durch Mitwirkung der Myeloperoxidase unter verschiedenen pathobiochemischen Bedingungen in Granulocyten und anderen Zellen (vor allem bei akuter und chronischer Entzündung und bei der Reperfusion ischämischer Organe) gebildet werden, verursachen in den eingedrungenen Fremdzellen eine schnelle Oxidation von SH-Gruppen und Thioethern sowie eine Nitrierung und Hydroxylierung von Tyrosyl- und Tryptophanylresten in Proteinen. In der DNA bewirkt Peroxonitrit verschiedenartige Schädigungen, unter anderem die Bildung von 8-Nitroguanin und 8-Oxyguanin (☞ Abb. 22.13) sowie Einzelstrangbrüche.

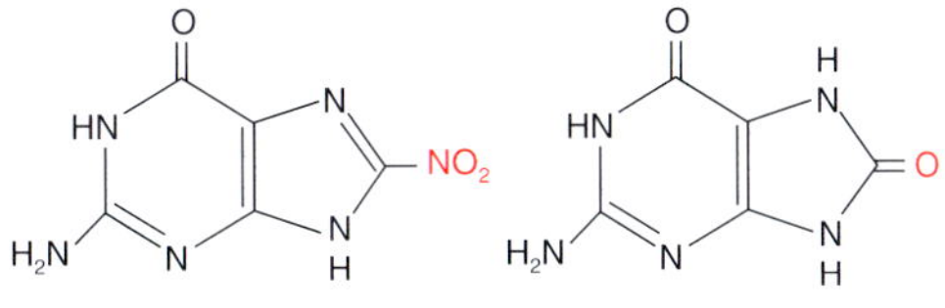

Abb. 22.13: Schädigung der DNA durch Peroxonitrat: Bildung von 8-Nitroguanin und 8-Oxoguanin.

Schädigung des umliegenden Gewebes durch die beim "respiratory burst" gebildeten reaktiven Sauerstoffverbindungen. Die durch den "respiratory burst" gebildeten Sauerstoffradikale und reaktiven Chlorderivate werden von den Phagocyten sowohl nach außen, d.h. in die Zellumgebung, als auch in die Phagosomen, in denen die Bakterien eingeschlossen sind, freigesetzt. Sie können, wie man erwarten kann, sowohl intrazellulär als auch extrazellulär unerwünschte Wirkungen entfalten. Die in den Extrazellulärraum gelangenden reaktiven Sauerstoffspecies führen zur Schädigung des umliegenden Gewebes und damit zur Freisetzung von *Entzündungsmediatoren* (z.B. von *Prostaglandinen* und *Leukotrienen*), die die Entzündung verstärken.

Schutz der Phagocyten vor Selbstzerstörung. Zur Verhinderung einer Selbstzerstörung durch Wasserstoffperoxid und Sauerstoffradikale enthalten die phagocytierenden Zellen schützende Enzyme, z.B. Katalase, Superoxiddismutase und Glutathionperoxidase. Diese Enzyme zerstören das Wasserstoffperoxid und die Sauerstoffradikale, die aus dem Phagosom in das Cytoplasma eines Phagocyten durch Diffusion gelangen können.

Sekretorische Funktion der Phagocyten. *Phagocyten* haben auch die Fähigkeit, zelltoxische Substanzen zu sezernieren. Diese entfalten ihre Wirkungen an den Orten der Infektion und leisten einen Beitrag zur *Infektabwehr* und zum *Entzündungsgeschehen*. Die sezernierten Stoffe stammen aus den *intrazellulären Granula*, die mit der Plasmamembran fusionieren und danach ihren Inhalt nach außen ergießen. Ausgelöst wird die Sekretion durch chemotaktische Faktoren aus dem Komplementsystem sowie durch Phagocytosefragmente, bakterielle Toxine, opsonisierte Partikel, hochungesättigte Fettsäuren, Ca^{2+}-Ionen u.a. Zu den sezernierten Stoffen der Phagocyten gehören Lysozym, Urokinase, Kollagenase, Elastase und Matrix-Metalloproteinasen, zahlreiche saure Hydrolasen, Cytokine und Adhäsionsmoleküle sowie Prostaglandine, Leukotriene, H_2O_2 und Sauerstoffradikale. Entzündungshemmende Substanzen, z.B. Steroide der Nebennierenrinde, sind in der Lage, die Sekretion der Phagocyten zu hemmen.

Pathobiochemische Aspekte der Phagocytose. Man kennt Störungen in den Phagocytose- und Sekretionsfunktionen von Granulocyten und Monocyten.

Die *angeborene septische Granulomatose* ist auf einen Defekt der Aktivierung der NADPH-Oxidase der Phagocyten zurückzuführen. Bei dieser Erkrankung (chronische granulomatöse Erkrankung; CGD: **c**hronic **g**ranulomatous **d**isease) des Kindesalters können die Fremdzellen durch die Neutrophilen und Monocyten zwar phagocytiert, nicht aber oxidativ zerstört werden. Folgen sind trotz eines intakten Immunsystems schwere Infektionen, Organabszesse, Pneumonie, Osteomyelitis und Dermatitis, die schon im frühen Kindesalter zum Tode führen können.

Mangel an Myeloperoxidase: Dieser angeborene Enzymdefekt der Granulocyten führt ebenfalls zu einer Störung ihrer baktericiden Funktion, seine Auswirkungen sind aber wesentlich milder als die des NADPH-Oxidase-Mangels, da H_2O_2 und Sauerstoffradikale gebildet werden, die in Verbindung mit den anderen Bestandteilen des antimikrobiellen Systems eine Abtötung der Fremdzellen bewirken können.

Sekretionsstörungen der Phagocyten: Es gibt stark infektionsgefährdete Patienten, deren neutrophile Zellen über keine Granula verfügen. Folgen sind wiederholt auftretende Infektionen der Lunge, der Haut, der oberen Luftwege und des Innenohrs. Man fand in einigen Patienten Störungen sowohl der Phagocytose und der Sekretion, in anderen nur Störungen der Sekretionsfunktion der Phagocyten.

22.2.4. Das Komplementsystem

Blut besitzt *bactericide* (*cytotoxische*) Eigenschaften, die bei Erhitzung auf 55°C verloren gehen. Der hitzelabile "Faktor" der humoralen Immunität wurde von Paul Ehrlich (1900) als *Komplement* bezeichnet. Dieses erwies sich als das *zentrale humorale System* der *angeborenen Immunität*, das, wie wir heute wissen, aus wenigstens 23 Plasmaproteinen (Enzymen und Proenzymen) und etwa 15 Oberflächenreceptoren und regulatorischen Proteinen besteht. Die Komponenten des Komplementsystems werden mit C (Abk. von Complement) bezeichnet und mit Zahlen charakterisiert

22.2. Die angeborene Immunität

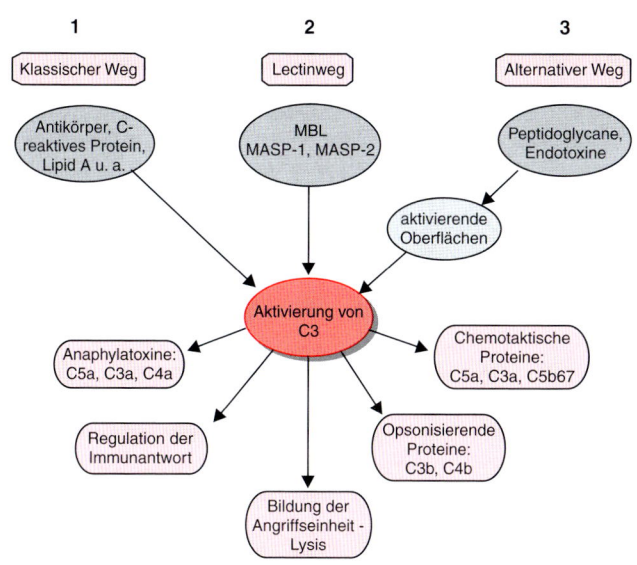

Abb. 22.14: Die drei Wege der Aktivierung und die Funktionen des Komplementsystems (mit freundlicher Genehmigung von A. Dodds, Protein Sci, 6, 263-274 [1997]).

(C1, C2 usw.). Das *Komplement* ist das *wichtigste System* des Blutes zur *Regulation* der *Phagocytose* und *Zerstörung* von *pathogenen Keimen* sowie von Abbauprodukten körpereigener Zellen. Es kann auf drei verschiedenen Wegen aktiviert werden:

1. den klassischen Weg
2. den Lectinweg
3. den alternativen Weg.

Die Aktivierung erfolgt stets *sequentiell*, indem die Aktivierung einer Komponente zur Aktivierung der darauffolgenden führt. Die drei Wege sind, wie die Aktivierungswege der Blutgerinnung, der Fibrinolyse sowie des Kinin- und Renin-Angiotensinsystems, sich selbst *verstärkende unidirektionale, irreversible Reaktionskaskaden*. Jeder der drei Wege führt zur Aktivierung von *C3 als zentralem Protein* des Komplementsystems (☞ Abb. 22.14). Von ihm gehen der *terminale Angriffsweg* sowie eine Vielzahl biologischer Prozesse, wie *Opsonisierung*, *Phagocytose* und *Entzündungsvorgänge*, aus. C3 hat die Fähigkeit, mit mehr als 20 verschiedenen anderen Proteinen des Komplementsystems und anderer Systeme Wechselwirkungen einzugehen. Wichtig ist jedoch, daß das native C3 noch *kein funktionelles Protein* ist, da alle seine *Ligandenbindungsplätze* im Molekül verborgen sind. Diese werden erst durch die *Aktivierung des C3-Moleküls* freigelegt. Nach seiner Aktivierung wird C3 entweder - zur Verhinderung von Selbstschädigung des Organismus - rasch inaktiviert oder es wird kovalent an die Oberflächen von Zielzellen gebunden, wo es seine Wirkungen ausübt.

Die Komponenten des *Lectinweges* und des *alternativen Weges* gehören ausschließlich zum System der *angeborenen Immunität*. Da der *klassische Weg* durch *Antikörper (Immungloguline)* gestartet wird, ist an diesem auch das *adaptive Immunsystem* beteiligt.

Die Komplementaktivierung durch den Lectinweg. Der Lectinweg wird durch das **m**annanbindende **L**ectin Typ C des **B**lutserums (MBL) vermittelt und durch zwei mit ihm assoziierte Proteasen des Blutplasmas (**MBL-a**ssoziierte **P**roteasen, Abk. MASP-1 und MASP-2) ausgelöst. Die MBL-Komponente des MBL-MASP-Komplexes erkennt Ansammlungen von *Mannanen* (das sind mannose-, glucose- und galactosehaltige Oligosaccharide, die diese Monosaccharide im Verhältnis 3:1:1 enthalten) auf der Oberfläche von Mikroorganismen, z.B. von Hefen (*Candida albicans*), Viren und Bakterien. Nach Bindung der Mannane an MBL aktiviert dieses die beiden MASP. Die Zielproteine (Substrate) der beiden Proteasen MASP-1 und MASP-2 sind die Komplementfaktoren C4 und C2. Deren Spaltung führt zur Bildung der C3-Convertase (☞ Abb. 22.15). Die MASP sind den Proteasen des Komplementfaktors C1, der den klassischen Weg einleitet, strukturell und funktionell ähnlich. MASP-1 ist der Protease C1r und MASP-2 der Protease C1s äquivalent.

Die Komplementaktivierung durch den klassischen Weg. Dieser Weg bildet eine *Brücke* zur *adaptiven Immunität*, da er vorwiegend durch Ansammlungen von Antigen-Immunglobulin-Komplexen ausgelöst wird, die zur Neutralisierung von Antigenen auf der Oberfläche von Bakterien, Viren und infizierten organismuseigenen Zellen bereits gebildet wurden. Der klassische Weg kann auch *direkt* durch ein breites Spektrum anderer Agenzien aktiviert werden, z.B. Gram-positive und Gram-negative Bakterien, einige Viren und Parasiten, Myelin, β-Amyloid, Lipid A sowie Oligo- und Polysacchararide. Die Komponenten des klassischen Weges sind aufeinander folgende, eine sich selbstverstärkende Kaskade bildende, *proteolytische Enzyme* (☞ Abb. 22.15).

1. Die auf der Oberfläche pathogener Mikroben lokalisierten Immunkomplexe aktivieren den im Blutplasma gelösten C1-Komplex. Dieser besteht aus drei Komponenten, C1q, C1r und C1s (☞ Abb. 22.15). C1q ist aus sechs identischen Untereinheiten aufgebaut, von denen jede drei unterschiedliche Polypeptidketten enthalten. Es bindet bevorzugt an Ansammlungen von IgG- und IgM- haltigen Immunkomplexen, die an die mit Antigenen besetzte Bakterienoberfläche gebunden sind. Der Bindungsort von C1q liegt in der C_H2-Domäne von IgG bzw. in der C_H3-Domäne des IgM (☞ Abb. 22.44). Infolge der hexameren Struktur von C1q steigt die Bindungsaffinität von C1 an die Immunglobuline mit der Größe der Aggregate der Immunkomplexe auf der Bakterienoberfläche steil an. Lösliches, monomeres IgG bindet C1q 10.000-fach schwächer als IgG-haltige Immunaggregate. C1q ist die *Erkennungs-Untereinheit* des C1-Komplexes. Durch die Bindung von C1q an die Antigen-Antikörper-Komplexe wird der klassische Weg der Komplementaktivierung eingeleitet. Die Bindung erzeugt Konformationsänderungen im C1-Komplex, in deren Folge die tetramere *Katalyse-Untereinheit* C1s-C1r-C1r-C1s aktiviert wird. C1r und C1s bestehen aus zwei globulären Domänen, so daß das Tetramer aus acht Domänen aufgebaut ist. Diese umschlingen in Form einer "8" die Arme von Cq zwischen dessen "Stiel" und dessen sechs globulären "Köpfen". Die C1r-C1s-Kontakte werden durch Ca^{2+}-Ionen stabilisiert. C1r ist eine Serinprotease, die C1s proteolytisch unter Entstehung einer zweiten Serinprotease aktiviert. Dabei wird C1s unter Spaltung einer einzigen Peptidbindung in eine schwere (M_r 52.000) und eine leichte Kette (M_r 27.000) übergeführt, die durch eine Disulfidbrücke zusammengehalten werden. Das katalytische Zentrum von C1s liegt auf ihrer leichten Kette.

2. Substrate (Zielmoleküle) von C1s sind die Faktoren C4 und C2, die sie nacheinander hydrolytisch spaltet. C4 wird durch C1s in C4a und C4b gespalten. C4a geht in Lösung und entfaltet *anaphylaktische Wirkungen*, indem es an Oberflächenreceptoren von Mastzellen und basophilen Zellen bindet und die Freisetzung von *Histamin* und *Serotonin* aus diesen Zellen erhöht. Diese bringen die glatte Muskulatur zur Kontraktion und steigern die Permeabilität der kleinen Blutgefäße. Die C4b-Moleküle binden in der Nähe von C1 mittels eines aktivierten Thioesters (☞ Abb. 22.16) kovalent an OH- oder NH_2-Gruppen von Polysacchariden bzw. Proteinen auf den mikrobiellen Oberflächen und umgeben dabei zunehmend die dort lagernden Immunglobulin-Komplexe (s.u.). Wenn keine Oberfläche als Acceptor von C4b in der Nähe ist, reagiert der Thioester mit Wasser und das Molekül bleibt in Lösung. Gebundenes C4b entfaltet Opsoninwirkungen und stimuliert die Aufnahme des pathogenen Keims durch eine phagocytierende Zelle. Durch das oberflächengebundene C4b wird nun der Komplementfaktor C2 als nächstes Protein des Blutplasmas an die Bakterienoberfläche gebunden. Dieses stellt im Unterschied zu C4, das weder eine Protease noch eine Vorstufe einer solchen ist, die inaktive Vorstufe einer Serinprotease dar. C2 wird durch C1s in zwei Fragmente, nämlich in das C-terminale, katalytisch aktive C2a und das N-terminale C2b, gespalten. C2a assoziiert mit dem oberflächengebundenen C4b und bildet den Komplex *C4b2a*. C2b verläßt die Bakterienoberfläche und geht in Lösung. Es entwickelt kininähnliche Wirkungen und steigert die vasculäre Permeabilität und die Kontraktilität der glatten Muskulatur.

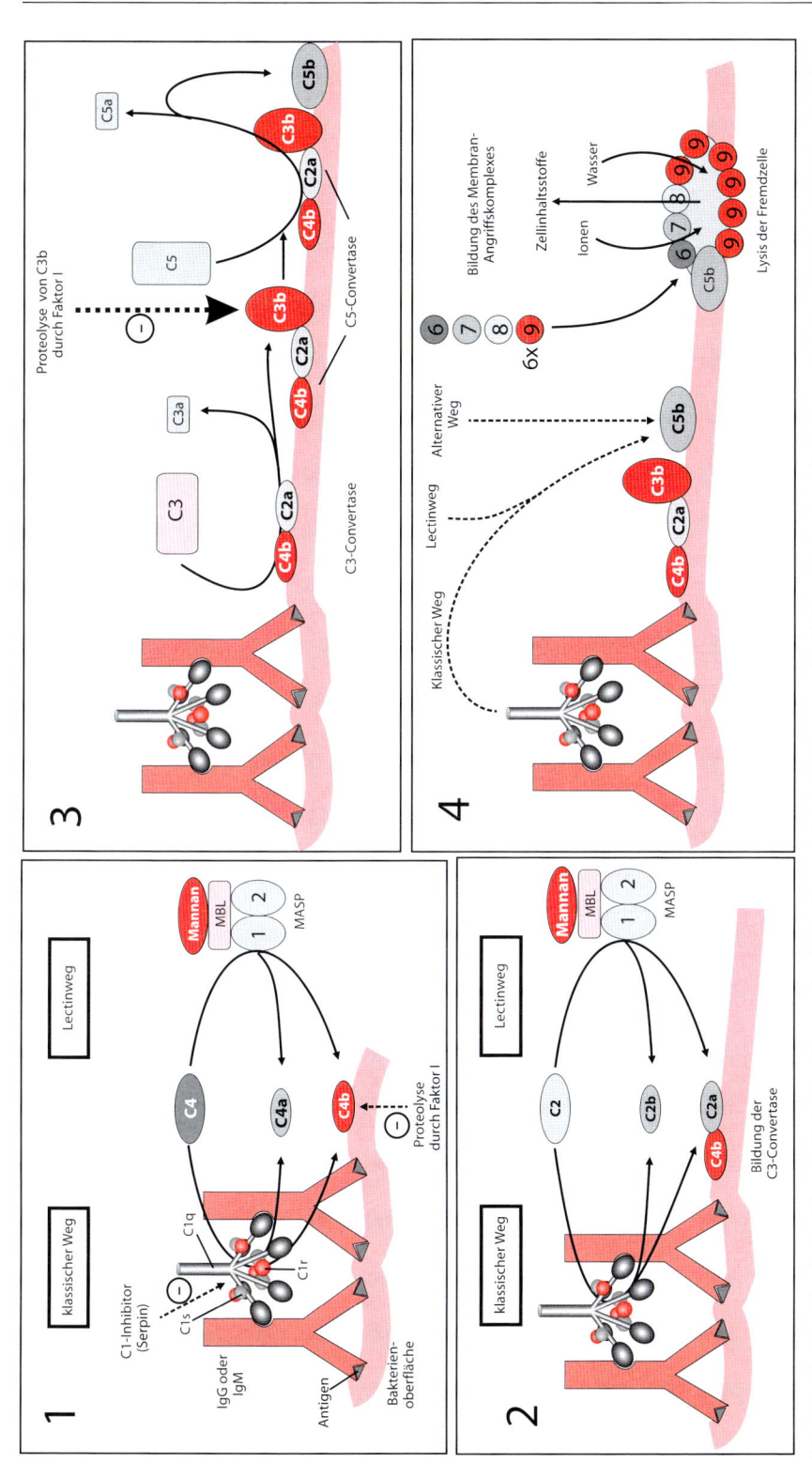

Abb. 22.15: Der klassische Weg und der Lectinweg der Komplementaktivierung sowie die Bildung der C3- und C5-Convertasen und des terminalen Membran-Angriffskomplexes.

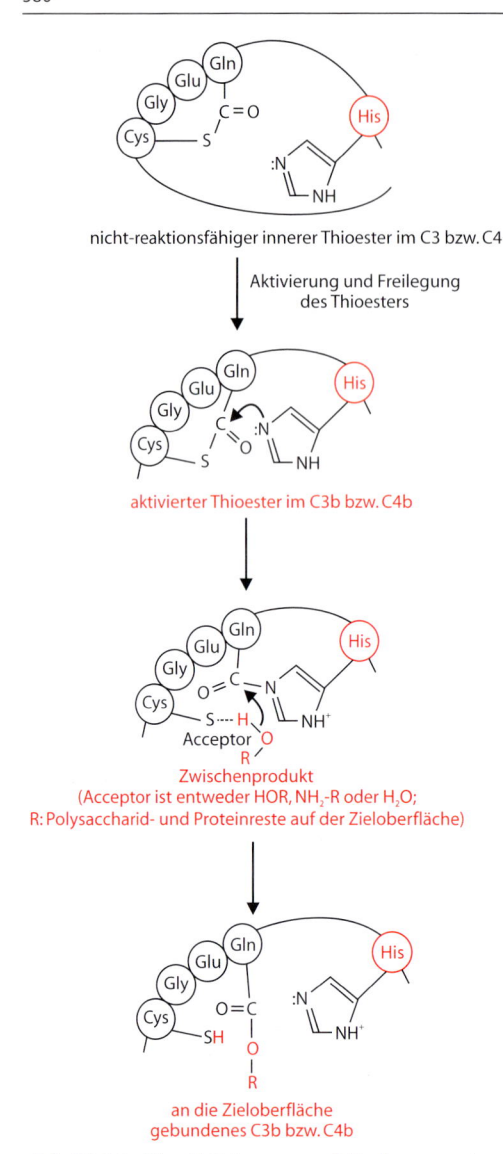

Abb. 22.16: Die Aktivierung und Freilegung eines Thioesters in C3b und C4b führen zu einer kovalenten Bindung dieser Komplementfaktoren an OH-Gruppen von Polysacchariden und Proteinen auf der Bakterienoberfläche (nach S.K.A. Law and A.W. Dodds, Immun. Today 17, 105 (1996)).

3. Der an die Bakterienoberfläche gebundene Komplex *C4b2a* stellt die im Mittelpunkt des Komplementsystems stehende *C3-Convertase* dar, die sowohl durch den klassischen als auch durch den lectinabhängigen Aktivierungsweg gebildet wird. Ihre *zentrale proteolytische Untereinheit* ist C2a. Die C3-Convertase spaltet den Faktor C3 proteolytisch in die Teilstücke C3a und C3b (☞ Abb. 22.15). Beide Fragmente sind von großer biologischer Bedeutung. C3a verläßt den Komplex und tritt in das Blutplasma über. Es bindet an Mastzellen und Basophile, setzt aus diesen *Histamin* und *Serotonin* frei und entwickelt starke *chemotaktische*, *anaphylaktische* und *entzündungfördernde* Wirkungen, die die von C4a weit übertreffen. Weiterhin bindet es an Neutrophile und bewirkt aus diesen eine Freisetzung lysosomaler Enzyme. Das andere Spaltprodukt von C3, das C3b, bindet kovalent an die aktivierende Oberfläche, wo sich schon C2a und C4b befinden und bildet mit ihnen, in der Nachbarschaft von C1, den *Komplex C4b2a3b*. Dieser Komplex ist die *C5-Convertase* des klassischen Aktivierungsweges. Das gebundene C3b ist, wie auch C4b, für zahlreiche weitere zellvermittelte Ereignisse im Immunsystem von großer Bedeutung. C3b und C4b opsonisieren die Bakterienoberfläche und binden diese dadurch an Oberflächenreceptoren von Makrophagen und Neutrophilen. Diese entfalten eine starke Phagocytoseaktivität, die rasch zur Beseitigung der Fremdzellen führt.

4. Die *C5-Convertase C4b2a3b* leitet den *terminalen Angriffsweg* des Komplementsystems ein. Auch in dieser ist die Protease C2a die katalytisch wirksame Untereinheit. Die kovalente Bindung von C4b und C3b an nucleophile Gruppen (OH- bzw. NH_2-Gruppen) von löslichen Antigenen bzw. von Antigenen auf mikrobiellen Oberflächen erfolgt durch einen *reaktiven Thioester*. Dieser ist *vor* der proteolytischen Spaltung von C4 und C3 im Inneren dieser Moleküle verborgen und deshalb nicht reaktiv, er wird aber durch die proteolytische Spaltung der beiden Komplementfaktoren freigelegt und so aktiviert. Der Thioester reagiert mit OH- oder NH_2-Gruppen auf Zieloberflächen und bildet Amid- oder Esterbindungen (☞ Abb. 22.16). Hierzu greift die Imidazolgruppe eines His-Restes den Thioester an und bildet über eine Amidbindung ein Acyl-Imidazol-Zwischenprodukt. Das freigesetzte Thiol wirkt als Base und katalysiert die Übertragung der Acylgruppe auf die nucleophilen OH- oder NH_2-Gruppen. Die Halblebenszeit der aktiven C4b- oder C3b-Moleküle ist mit weniger als einer Sekunde außerordentlich kurz. Finden sie innerhalb dieser Zeitspanne keinen Reaktionspartner in ihrer unmittelbar Nähe, so reagieren sie mit Wasser und gehen in Lösung.

Wie bereits ausgeführt stellen die kovalent an ein Antigen oder an die Oberflächen von Pathogenen gebundenen C4b- und die C3b-Moleküle Opsonine dar. Die Pathogene werden entweder *endocytiert* (im Fall löslicher Antigene) oder *phagocytiert* (wenn sie an die Oberflächen von Mikroorganismen gebunden sind).

5. Es folgt die *Bildung der terminalen Angriffseinheit des Komplementsystems*. Der Komplementfaktor C5 (M_r 190.000) besteht aus zwei, durch eine Disulfidbindung verbundenen, Polypeptidketten, α und β. Durch die *C5-Convertasen* des *klassischen* und *lectinabhängigen Weges* (C4b2a3b mit C2a als Serinprotease) und des *alternativen Weges* (C3bBbC3bP mit Bb als Serinprotease, s.u.) wird von der α-Kette des C5 das C5a-Fragment abgespalten (☞ Abb. 22.15; Abb. 22.17). *C5a* hat eine Vielzahl von Wirkungen. Es wirkt *chemotaktisch* (Anlockung von phagocytierenden Zellen an den Ort der Infektion), *anaphylaktisch* und *entzündungsfördernd*, es kontrahiert glatte Muskulatur, setzt Histamin aus Mastzellen frei, wirkt gefäßerweiternd und steigert die Gefäßpermeabilität. Das größere Spaltprodukt von C5, das Fragment C5b, bindet an die Mikrobenoberfläche. Es ist sehr labil und wird schnell inaktiviert, solange es nicht den nächsten Komplementfaktor C6 gebunden hat. Das dann entstehende oberflächenassoziierte C5b-C6-Dimer ist stabil. Es assoziiert an der Mikrobenoberfläche nacheinander mit den Komplementfaktoren C7, C8 und C9 und bildet den "Membran-Angriffs-Komplex" (MAC, C von complex). Zunächst bindet das C5b-C6-Dimer den Komplementfaktor C7 und bildet mit ihm das trimere, chemotaktisch wirksame, Aggregat C5b67. Dieses Aggregat vermag bereits eine Lysis derjenigen Zelle auszulösen, auf der die Komplementaktivierung begonnen hat. Die Vergrößerung des zellwandgebundenen MAC erfolgt, indem sich an C5b67 schrittweise C8 und C9 anlagern. Der Komplex kann mehrere C9-Moleküle binden und erreicht dadurch seine *maximale cytolytische Kapazität*. Die letzten Schritte in der Komplementreaktion, also die Anlagerung der Faktoren C6 bis C9 gehen nicht mit proteolytischen Spaltungen einher, sondern erfolgen durch Selbstaggregation. Der entstehende multimolekulare Komplex ist die "terminale Angriffseinheit" des Komplementsystems. Sie zerstört die Bakterienzelle, indem sie zuerst ein Loch und dann einen elektronenoptisch sichtbaren transmembranalen Kanal mit einem Durchmesser von etwa 10 nm in der Zelloberfläche erzeugt. Der Durchmesser dieses Kanals hängt von der Zahl der gebundenen C9-Moleküle ab. Da eine Bakterienzelle viele Antigen-Antikörperkomplexe trägt, wird durch das Komplement die Zellwand einer solchen Zellen an vielen Stellen durchlöchert und dadurch stark geschädigt. Durch die entstehenden Kanäle fließt Zellinhalt heraus und es treten Ionen und Wasser in das Zellinnere ein, so daß das osmotische Gleichgewicht gestört wird. Als Folge tritt eine Zelllysis und der Zelltod ein.

Die Komplementaktivierung durch den alternativen Weg. Der *alternative Weg* ist der *phylogenetisch älteste* und gleichzeitig *wichtigste Weg der Komplementaktivierung*. Er ist *antikörperunabhängig* und braucht nicht die Komplementfaktoren C1, C2 und C4. Er gehört zum *angeborenen Abwehrsystem* und ist ein *hocheffizienter Verteidigungsmechanismus* gegen *invasive Mikroorganismen*. Im Mittelpunkt des alternativen Weges steht die Aktivierung des Komplementfaktors C3. Dessen Konzentration im Blutplasma ist mit 1.5 mg l^{-1} verhältnismäßig hoch. Im gelösten Zustand unterliegt C3 unter Bildung von *C3(H$_2$O)* - einem leerlaufenden Motor vergleichbar - einer sehr langsamen spontanen Aktivierung. Von dem entstehenden C3(H$_2$O) reagiert der größere Teil mit Wasser, ein kleinerer Teil aber bindet kovalent an nahe gelegene Oberflächen, entweder organismuseigener oder fremder Zellen (☞ Abb. 22.17). Beide Fraktionen von C3(H$_2$O), die gebundene und die gelöste, sind ziemlich kurzlebig, da sie von den *Regulatorproteinen I und H* (H ist ein Cofaktor von I) rasch inaktiviert werden. Sie können aber für kurze Zeit eine *funktionstüchtige C3-Convertase* bilden, die den Start des *alternativen Weges* bewirkt. Hierzu assoziiert C3(H$_2$O) mit dem Vorläufermolekül einer Serinprotease, dem *Faktor B*. Dieser wird daraufhin durch eine weitere Serinprotease, den *Faktor D*, in die Fragmente Ba und Bb gespalten. Das Spaltprodukt Ba wird freigesetzt, während die Protease Bb mit C3(H$_2$O) assoziiert bleibt und den proteolytisch aktiven Komplex *C3(H$_2$O)Bb* bildet. Dieser Komplex ist die "*initiale alternative Komplement-C3-Convertase*". Sie katalysiert bis zu ihrer Zerstörung durch I und H die Spaltung einer begrenzten Zahl von C3-Molekülen in C3a und C3b. Das Spaltprodukt C3a geht in das Blutplasma über und bindet, wie oben beschrieben, an Mastzellen und Basophile, aus denen sie gefäßaktive und entzündungsfördernde Amine freisetzt. Das *native C3b* bindet kovalent an Oberflächen sowohl *körpereigener Zellen* als auch *Fremdzellen*. Beide Typen von Zelloberflächen zeigen jedoch hinsichtlich der weiteren Ereignisse ein *qualitativ unterschiedliches Verhalten*. Oberflächen körpereigener Zellen sind nichtaktivierend, Oberflächen invasiver Mikroben hingegen sind infolge ihrer Besetzung mit Polysacchariden (*Peptidoglycanen* [Gram-positive Bakterien]) oder mit *Lipopolysaccharid* (*Endotoxin* [Gram-negative Bakterien]) aktivierend. Die Zusammensetzung der Oberfläche entscheidet darüber, ob eine Verstärkung der Bildung von C3b oder dessen Inaktivierung eintritt. Die meisten Oberflächen (Gefäßwände und die Oberflächen normaler Zellen und Gewebe) sind *nichtaktivierend*. An ihnen wird das gebundene C3b schnell zerstört (s.u.). Eine Oberfläche wirkt dann *aktivierend*, wenn das an sie gebundene C3b *nicht zerstört* wird. Dann bindet C3b weitere Moleküle des Faktors B aus dem Blutplasma, die durch Faktor D, wie oben beschrieben, in Ba (das in Lösung geht) und in die proteolytisch wirkende Einheit Bb gespalten werden. Die so gebildeten und an aktivierende Oberflächen gebundenen *C3bBb-Komplexe* stellen die *alternative Komplement-C3-Convertase* dar, die eine zunehmende Zahl von C3-Molekülen in C3a und C3b spaltet. Dabei tritt eine Verstärkung ein, da durch die entstehenden C3-Convertase-Komplexe immer mehr C3-Moleküle gespalten und ihre C3b-Fragmente an die Oberfläche gebunden werden (positive Rückkopplung). Diese bilden unter Bindung weiterer Moleküle der Faktoren B und D eine ständig zunehmende Zahl von C3-Convertase-Komplexen. Infolge ihrer raschen und irreversiblen Dissoziation, sind diese ziemlich instabil. *In vivo* werden sie durch Bindung von *Properdin* (P), einem Protein des Blutplasmas, stabilisiert, so daß die Zahl *langlebiger C3-Convertase-Komplexe* (*C3bBbP*) zunimmt und diese schließlich die mikrobiellen Zellen vollständig umkleiden (*Opsonisierung*). Dadurch wird die Beseitigung der Mikroben durch Phagocytose beschleunigt. Einige der neu entstehenden C3b-Fragmente binden an die *C3-Convertase C3bBb* der aktivierenden Oberfläche und bilden Komplexe vom Typ *C3bBbC3b*. Diese ändern ihre Spezifität und spalten den Komplementfaktor C5 zu C5a und C5b. Der *Komplex C3bBbC3b* ist die *C5-Convertase* des *alternativen Weges* mit der *Serinprotease Bb* als katalytischer Einheit. Auch die C5-Convertase wird durch die Bindung von Properdin stabilisiert. Mit der Bildung der stabilisierten C5-Convertase (*C3bBbC3bP*) und der durch sie erfolgenden Spaltung von C5 mündet der alternative Weg in die terminale Strecke der Komplementwirkung ein, die die Auflösung (Lysis) der pathogenen Keime zum Ziel hat.

Organismuseigene Faktoren entscheiden darüber, ob eine Oberfläche aktivierend oder nichtaktivierend ist. Solche C3b-Moleküle, die an die Oberflächen organismuseigener Zellen, also an nichtaktivierende Oberflächen, binden, werden durch zahlreiche oberflächengebundene oder im Blutplasma gelöste Proteine, die man als *Komplementregulatoren* bezeichnet, sehr schnell inaktiviert. Zu diesen gehören die *Faktoren I, H* und *Reconectin* des Blutplasmas sowie der Komplementrezeptor 1 (CR1) und das MCP (ein **m**embrangebundener **C**ofaktor der **P**rotease I) (☞ Abb. 22.17). Der Faktor I ist eine Serinprotease, die C3b durch proteolytische Spaltung inaktiviert. Dadurch verliert auch das mit C3b assoziierte Bb seine Affinität zur Oberfläche. Dies hat den irreversiblen Zerfall der C3-Convertase zur Folge. Die *Protease I* ist ein *zentraler Komplementregulator*, der verschiedene *Cofaktoren* (Faktor H, Reconectin, Cr1 und MCP) für seine *proteolytische Aktivität* benötigt. Die Komplementregulatoren schützen die eigenen Zellen vor unbeabsichtigter Opsonisierung, Lysis und Phagocytose. Als Komponenten des *angeborenen Abwehrsystems* garantieren diese keimbahncodierten Proteine - ohne Mitwirkung des adaptiven Immunsystems - in spezifischer und wirkungsvoller Weise eine *Unterscheidung* zwischen *Selbst* und *Nichtselbst*.

Chemotaktische, anaphylaktische und opsonisierende Wirkungen der Komplementfaktoren.

1. *Chemotaktische Wirkungen* entwickeln C3a, C5a und das trimolekulare Aggregat C5b67; sie bewirken eine *gerichtete Bewegung phagocytierender Zellen*, vor allem neutrophiler Granulocyten, an die Orte der Komplementaktivierung, also zu den Ansammlungen der eingedrungenen Mikroorganismen.

22.2. Die angeborene Immunität

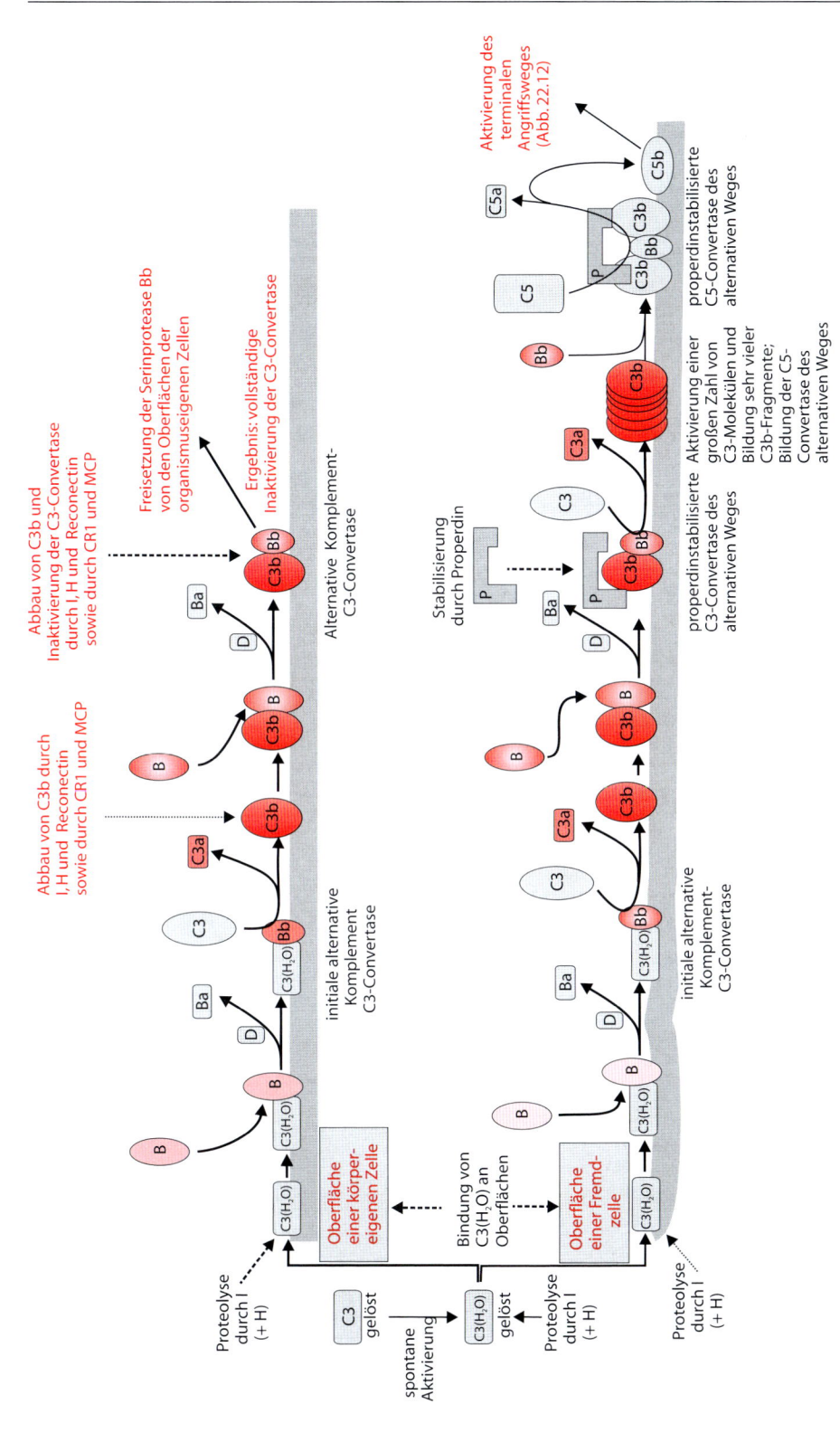

Abb. 22.17: Der alternative Weg der Komplementaktivierung: Die Unterschiede in den Eigenschaften körpereigener (nichtaktivierender) zellulärer Oberflächen (oben) und körperfremder, aktivierender Oberflächen (unten).

2. *Anaphylaktische Wirkungen* haben C3a, C4a und C5a; sie bewirken die Freisetzung von Histamin aus Mastzellen und fördern das Entzündungsgeschehen. Sie erhöhen die Permeabilität der kleinen Gefäße durch Steigerung der Kontraktion der glatten Muskelzellen der Gefäßwand. Dadurch wird den Komponenten der Abwehr ein besserer Zugang zu dem Entzündungsgebiet ermöglicht.

3. *Opsoninwirkung* haben vor allem C3b und C4b. Sie binden mittels ihres reaktiven Thioesters an OH- bzw. NH_2-Gruppen auf den Oberflächen von Mikroorganismen. Die mit C4b und C3b umkleideten Mikroorganismen binden unter Beschleunigung der Phagocytose an den Komplement-Receptor 1 (CR1) von Makrophagen oder Neutrophilen.

Die anaphylaktischen, chemotaktischen und opsonisierenden Eigenschaften der *Komplementfaktoren* liefern wichtige Beiträge zur Auslösung und Verstärkung des Entzündungsgeschehens.

Inhibitoren der Komplementaktivierungskaskade. Es existieren natürliche Inhibitoren und Antagonisten des Komplementsystems, die den Organismus vor der Ausbreitung einer Komplementaktivierung und den dabei möglicherweise eintretenden schädigenden Wirkungen schützen:

Der *C1-Protease-Inhibitor* des Blutplasmas gehört zu den Serpinen (M_r 105.000). Er blockiert das Komplementsystem, indem er an die Serinproteasen C1r und C1s fest bindet (☞ Abb. 22.15). Dieser Inhibitor ist auch ein Kontrollprotein aller solcher Reaktionswege, die vom Faktor XII eingeleitet werden (Präkallikrein-Aktivierung, Blutgerinnung). Bei einer vererbbaren Erkrankung, dem *Angioödem*, besteht ein Defekt an diesem Inhibitor.

Der *Faktor I* (auch C3b/C4b-Inaktivator genannt) ist eine bereits besprochene Serinprotease des Blutplasmas, die durch Faktor H, CR1 und einige weitere Cofaktoren aktiviert wird. Faktor I spaltet die α-Ketten von C3b und C4b und verursacht dadurch deren Inaktivierung. Die inaktiven Spaltprodukte sind iC3b und iC4b.

Der *Anaphylatoxin-Inaktivator* ist eine metallionenabhängige Carboxypeptidase B, die C3a, C4a und C5a sowie Bradykinin durch Abspaltung ihrer C-terminalen Aminosäure inaktiviert.

Klinisch wichtige Folgen der *Komplementaktivierung*, vor allem einer ungezügelten Aktivierung, können sein:

- die gesteigerte Bildung von *Anaphylatoxinen*, die Überempfindlichkeitsreaktionen auslösen sowie den Austritt von Flüssigkeit aus den Blutgefäßen in das Interstitium und die Akkumulation von Neutrophilen fördern
- die Entstehung und Ausbreitung einer Entzündung
- die Auslösung einer Sepsis
- beträchtliche Gewebeschädigungen nach der Wiederherstellung des Blutflusses in Geweben, die vorher eine mangelhafte Blutversorgung hatten (z.B. bei Herzinfarkt oder während einer Operation)
- nach einer Organtransplantation die sehr schnelle Abstoßung von Xenotransplaten
- Mitwirkung an der Gewebeschädigung bei neurologischen Erkrankungen, z.B. bei M. Alzheimer.

Genetisch verursachte Defekte im Komplementsystem. Ein vererbbarer Mangel an einem Komplementfaktor äußert sich zumeist in einer erhöhten Empfindlichkeit gegenüber Infektionen, im Auftreten eines Angioödems und/oder verschiedener Arten rheumatischer Erkrankungen. Patienten mit einem C3-Mangel oder mit einem Mangel an einer Komponente, die zur Aktivierung von C3 erforderlich ist, sind äußerst empfindlich gegen alle solche Erreger, deren Opsonisierung durch C3b zu den ersten Vereidigungsmaßnahmen des Organismus gehören (*Streptococcus pneumoniae*, *Streptococcus pyrogenes* und *Haemophilus influenzae*). Patienten mit einem Mangel an C5, C6, C7, C8 oder C9 sind unfähig, den Membran-Angriffs-Komplex zu bilden und erkranken an der Unfähigkeit des Komplements, eine bakterizide Wirkung auszulösen.

Die Rolle des Komplementsystems und von Makrophagen bei der Infektion mit *Mycobacterium tuberculosis*. Es gibt einige pathogene Mikroorganismen, die die Phagocytoseeigenschaft der Makrophagen als Eintrittspforte in den Organismus nutzen und Verfahren entwickelt haben, der lysosomalen Zerstörung durch den "respiratory burst" oder der immunologischen Erkennung durch den Organismus zu entgehen. Eine solche phagocytosevermittelte intrazelluläre Infektion, vermittelt durch den *Makrophagen-Mannose-Receptor* (MMR) oder den *Komplement-Receptor Typ 3* (CR3; C von Complement, auch als Integrin CD11/CD18 bezeichnet), findet man bei manchen Bakterien (z.B. bei *Mycobacterium tuberculosis* und *Listeria monocytogenes*) und Protozoen (z.B. bei *Leishmania donovani*). Nach ihrer Invasion in die Zelle nutzen die Pathogene verschiedene Strategien, der Immunantwort zu entgehen, z.B. indem sie die Reifung des Phagosoms zum Endosom oder die Endosomenfusion und Ansäuerung sowie die Produktion des MHC II-Komplexes in den Wirtszellen hemmen und so dem Angriff von T-Zellen ausweichen. *Mycobacterium tuberculosis*, der Erreger der Tuberkulose, ist ein intrazelluläres Pathogen, das die alveolären Makrophagen der infizierten Kranken befällt und sich in ihnen aufhält (☞ Abb. 22.18). Sein Eindringen in die Makrophagen ist die Voraussetzung für seine Vermehrung und für die Infektion. Die Bindung eines Mycobacteriums an einen Makrophagen und seine Phagocytose erfolgt durch *opsonisierende* und *nichtopsonisierende Wege*.

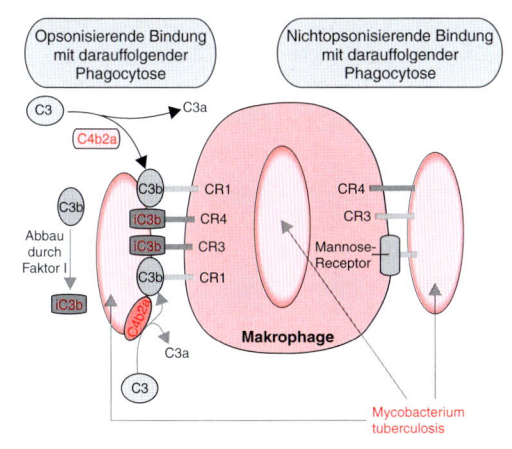

Abb. 22.18: Die opsoninabhängige und nichtopsoninabhängige Bindung von *Mycobacterium tuberculosis* an einen Makrophagen (nach Y. Zaffran und J. J. Ellner, Nature Medicine 3, 1078-1079 [1997]).

1. *Opsonisierender Weg:* Hierfür sind der *Komplementfaktor C3b* und sein durch die proteolytische Wirkung des *Faktors I* entstehenden *Abbauproduktes iC3b* von besondere Bedeutung. Beide binden an die Makrophagenreceptoren CR1, CR3 und CR4. Die Aufnahme pathogener Mycobakterien in die Makrophagen setzt die Bindung von C4b und der Serinprotease C2a an die Mycobacterien voraus, die zur Bildung der C3-Convertase führt. Das gebundene C2a spaltet C3 und das dabei entstehende C3b bewirkt eine *Opsonisierung* der *Mycobacterien*, die zu ihrer Erkennung durch die Makrophagen und zu ihrer Aufnahme in diese Zellen durch Phagocytose führt. Der *Komplementfaktor C2a* ist hier ein Teil eines *Virulenzmechanismus*, der für bestimmte pathogene Stämme von Mikroorganismen spezifisch ist. Nichtpathogene Mycobakterien binden C2a nicht und werden nicht phagocytiert.

2. Der *nichtopsonisierende Weg* der Einschleusung eines Mycobakteriums in einen Makrophagen geht über den Makrophagenreceptor MMR, der mannosereiche Glycolipide der Mycobakterienoberfläche bindet.

22.2.5. Biochemie der Entzündung

Die Auslösung einer *Entzündung* gehört zu den wichtigsten Verteidigungsmaßnahmen des Organismus. Sie kann durch *Mikroorganismen*, *physikalische Einflüsse* (Verbrennungen, Strahlenschädigungen, Verletzungen), *chemische Noxen* (Toxine, ätzende Substanzen), *nekrotisches Gewebe* und *immunologische Reaktionen* hervorgerufen werden. Alle ihre Mechanismen sind auf die Eliminierung des eingedrungenen Fremdkörpers, auf die Befreiung der Wunde von Resten des zerstörten Gewebes und auf die Wiederherstellung des ursprünglichen Zustandes gerichtet. Die *vier Hauptsymptome* der Entzündung sind *Rötung, Schwellung, Hitze* und *Schmerz*. Der Ablauf einer *akuten Entzündung* läßt sich in verschiedene, untereinander verbundene und zumeist überlappende, Stufen gliedern (☞ Abb. 22.19, Abb. 22.20):

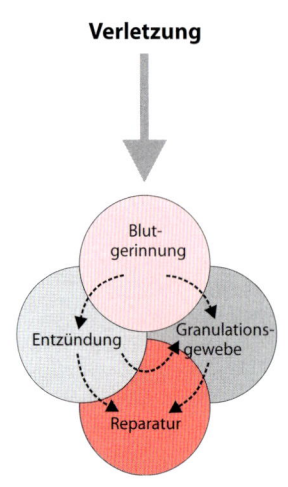

Abb. 22.19: Die Phasen einer akuten Entzündung. Die Entzündung wird nach einer Verletzung mit anschließender Blutgerinnung, gefolgt von der Rekrutierung von Leukocyten und deren Aktivierung, eingeleitet. Dies führt zum Abbau des geschädigten Gewebes und zur Beseitigung der eingedrungenen Keime. Unter dem Einfluß von Mediatoren, die von den Leukocyten gebildet werden, kommt es zur Bildung von Granulationsgewebe, von dem - unter Rekrutierung weiterer Fibroblasten - die Bildung neuer Gefäße und die Reparatur des geschädigten Gewebes ausgeht.

- Aktivierung der Thrombocyten und der Blutgerinnung sowie Aktivierung des Kallikrein-Kinin- und Komplementsystems
- Freisetzung anaphylaktisch, opsonisierend und chemotaktisch wirkender Faktoren
- Gefäßdilatation im Endstrombereich und Erhöhung der Gefäßpermeabilität infolge Kontraktion der endothelialen Zellen
- Austritt von Blutplasma in das umgebende Gewebe (Ödembildung), Verdünnung der Bakterientoxine
- Anlockung phagocytierender Zellen und deren Einwanderung aus den Gefäßen in die Gewebe
- Phagocytose der zerstörten Mikroben sowie von geschädigten Zellen und von Gewebsresten
- Abklingen der Entzündung; Bildung von Granulationsgewebe
- Reparatur und Wiederherstellung des geschädigten Gewebes; Neubildung von Bindegewebe und Blutgefäßen

Von besonderer Bedeutung ist die Kontrolle des Beginns und der Beendigung (Abklingen) der Entzündung durch *Cytokine* und *Wachstumsfaktoren*, die in dem geschädigten Gewebe als Vermittler (Mediatoren) zwischen den die Entzündung auslösenden hämatopoetischen Zellen (Thrombocyten, Leukocyten) und den nicht-hämatopoetischen Zellen (Fibroblasten, Endothelzellen) wirken. Die *Entzündungsmediatoren* und die durch sie beeinflußten Zellen wirken in aufeinander abgestimmten Netzwerken mit dem Ziel zusammen, das *schädigende Agens* zu beseitigen und die *Gewebehomöostase* wiederherzustellen. Gelingt dies nicht, wird die *Entzündung chronisch*. Eine solche entsteht, wenn entweder die vom Organismus eingeleiteten Gegenmaßnahmen nicht zur Eliminierung der Entzündungsursache führen oder im Organismus selbst infolge einer fortdauernden Reizung Ursachen zur Entstehung einer Entzündung vorhanden sind, z.B. infolge Ablagerung von Harnsäurekristallen in den kleinen Gelenken (*Gicht*) oder von entzündlichen Veränderungen in den Gelenken (*Rheumatoidarthritis*). Das Andauern einer Reizung kann zu sekundären Folgen größeren Umfanges führen, vor allem, wenn es zu einer starken Freisetzung von lysosomalen Enzymen und zu einer Gewebeeinschmelzung kommt und das geschädigte Gewebe als "fremd" erkannt wird, so daß eine immunologische Reaktion ausgelöst wird.

Die Einleitung einer akuten Entzündung. Ob verursacht durch eine Infektion oder eine Verletzung, der *Ablauf einer Entzündung* ist stets durch eine *voraussagbare Abfolge* von zellulären, biochemischen und molekularen Ereignissen gekennzeichnet. Da eine Schädigung der Blutgefäße meist die erste Konsequenz einer traumatischen Gewebeschädigung ist oder Ursache einer mikrobiellen Invasion sein kann, gehört die *Aktivierung der Thrombocyten* und des *Blutgerinnungssystems* zu den *initialen Vorgängen* einer Entzündung (☞ Abb. 22.20).

Akute-Phase-Proteine. In der akuten Phase einer Entzündung treten charakteristische positive und negative Änderungen in den Konzentrationen zahlreicher Plasmaproteine ein. Man bezeichnet sie als *akute-Phase-Proteine*. Erhöht findet man das C-reaktive Protein, Serum-Amyloid A, Haptoglobin, α_1-Glycoprotein, α-1 Proteaseinhibitor, α_1-Chymotrypsin, Fibrinogen, Coeruloplasmin und die Komplementfaktoren 3 und 4. Erniedrigt findet man u.a. die Plasmaspiegel von Albumin,

22.2. Die angeborene Immunität

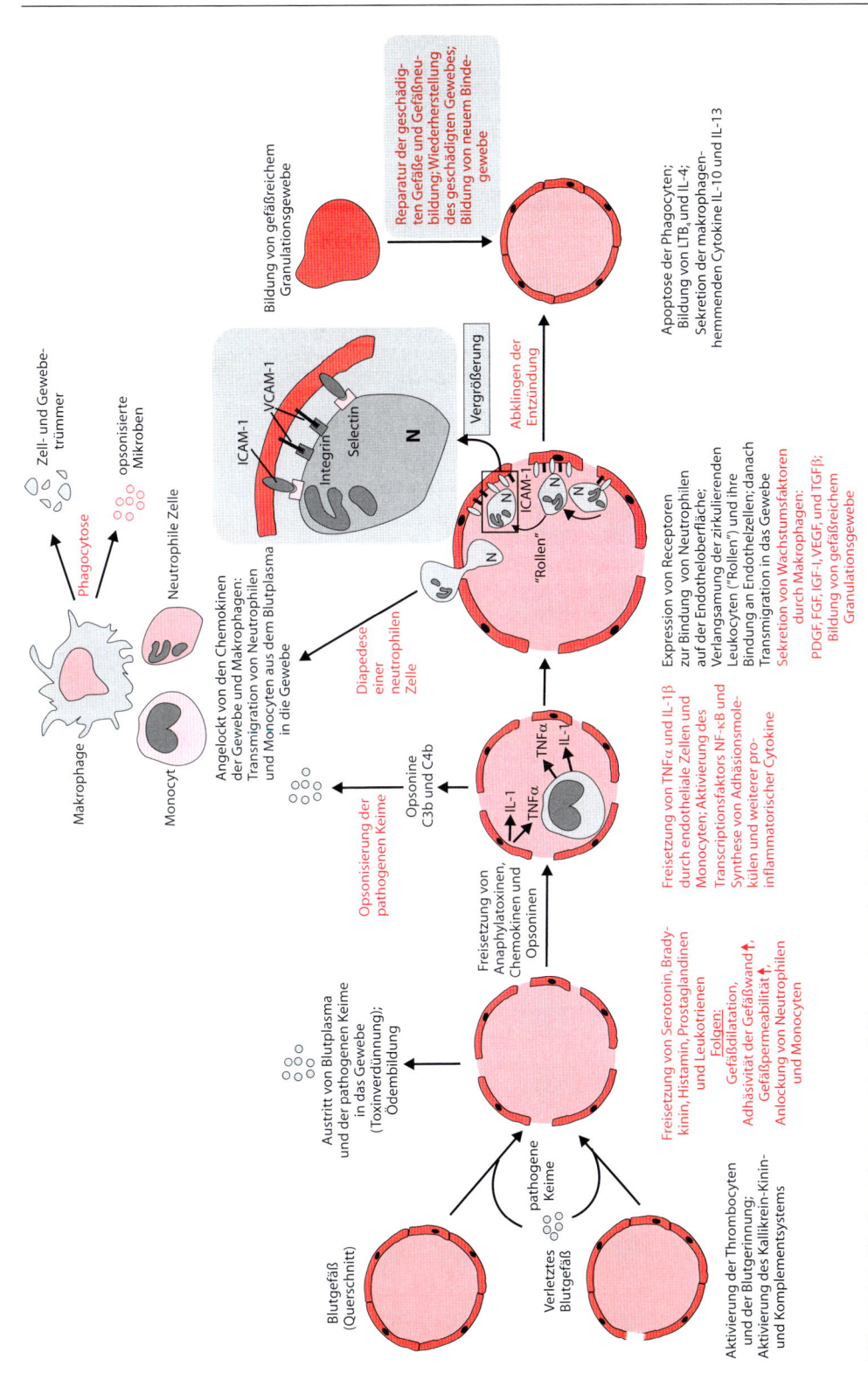

Abb. 22.20: Die Entstehung und das Abklingen einer akuten Entzündung.

Transferrin, Transthyretin, α-Fetoprotein, IGF-I und Faktor XII. Die Änderungen in den Plasmaspiegeln dieser Proteine entstehen durch ihre veränderte Synthesegeschwindigkeit in der Leber. Solche Veränderungen können durch viele Einflüsse hervorgerufen werden, z.B. durch Infektionen, Verletzungen, chirurgische Eingriffe, Verbrennungen und Tumorerkrankungen. Gemeinsamer Nenner aller dieser Wirkungen sind *zirkulierende Cytokine*, die vor allem von Makrophagen und Monocyten am Ort der Entzündung synthetisiert werden und durch den Kreislauf in die Leber gelangen. Von besonderer Bedeutung als Induktoren der die Proteine der akuten Phase codierenden Gene sind dabei IL-1β, TNFα, IL-6, Interferon γ und IL-8 sowie der transformierende Wachstumsfaktor β (TGFβ, G von growth, Wachstum).

Das Kallikrein-Kinin-System. Das *Kallikrein-Kinin-System* ist aus zwei wichtigen proteolytischen Systemen, einem *plasmatischen* und einem *gewebeabhängigen*, aufgebaut (☞ Abb. 22.21). Die Protease *Kallikrein* ist für die Freisetzung von zwei entzündungsfördernden *Kininen*, dem *Bradykinin* und *Kallidin*, aus zwei, zur α$_2$-Globulinfraktion gehörenden, Vorläufermolekülen, den hoch- und niedermolekularen *Kininogenen* (HMWK, Abk. von engl. high molecular weight kininogen und LMWK, L Abk. von low), verantwortlich. Beide Kininogene werden in der Leber gebildet. Sie besitzen ein gemeinsames Gen, aus dem durch alternatives Spleißen zwei mRNA-Species hervorgehen, die zur Bildung der beiden Kininogene führen.

Man muß zwischen zwei Typen von Kallikreinen unterscheiden, dem in der Leber gebildeten Kallikrein des Blutplasmas (*Plasmakallikrein*) und dem in verschiedenen Geweben und endokrinen Drüsen synthetisierten *Gewebekallikrein*. Beide Kallikreine werden von ihren Bildungsorten als inaktive Zymogene, *Präkallikreine* genannt, freigesetzt. Das Präkallikrein des Blutplasmas wird nach einer Gefäßverletzung durch den *Faktor XII* (*Hageman-Faktor*) aktiviert. Dieser wird durch Selbstkatalyse aktiviert (Bildung von XIIa), nachdem er an Komponenten der extrazellulären Matrix (Proteoglycan und Kollagen) oder an anionische Oberflächen von pathogenen Mikroben (z.B. an Lipopolysaccharide [Lipid A, Endotoxin, ☞ Kap. 6.]) gebunden wurde (Kontaktaktivierung; ☞ Abb. 22.21). Faktor XIIa aktiviert danach proteolytisch das Präkallikrein des Blutplasmas zum aktiven Kallikrein,

das aus dem HMWK das *Nonapeptid Bradykinin* herausspaltet. Die *Präkallikreine der Gewebe* bilden eine polygene Familie. Ihre Biosynthese erfolgt in einer Vielzahl verschiedener Zellen, nämlich in Epithel- und Endothelzellen, glatten Muskelzellen, Blutzellen, Nervenzellen u.a. Sie können durch verschiedene Proteasen, z.B. zelluläre Proteasen, Plasmakallikrein, Plasmin und Trypsin, zu den *Gewebekallikreinen* aktiviert werden. Diese spalten aus dem LMWK das *Decapeptid Kallidin* heraus. Kallidin kann durch eine Aminopeptidase unter Abspaltung seines N-terminalen Lysinrestes in Bradykinin übergehen. *Bradykinin* und *Kallidin* (Aminosäuresequenzen in Kap. 23.5.3.) wirken *entzündungsfördernd* und *gefäßerweiternd*. Ihre Hauptaufgabe ist die *Modulation* des *peripheren Gefäßwiderstandes* und des *Blutflusses* durch die Gewebe. Das intravasculäre Kininsystem hat *Endothelschutzfunktionen*. Bradykinin fördert die Ca^{2+}-Akkumulation in endothelialen Zellen und erhöht dadurch die Freisetzung von NO˙. Dieses diffundiert schnell in die glatte Muskulatur, aktiviert dort die lösliche Guanylatcyclase, deren Produkt, das cGMP, die Relaxation der Gefäßmuskulatur bewirkt. Bradykinin aktiviert weiterhin die Phospholipase A$_2$ der Plasmamembran der Endothelzellen und steigert die Synthese und Freisetzung des gefäßerweiternd und plättchenaggregationshemmend wirkenden Prostacyclins (PGI$_2$). Drei der vier Kennzeichen einer Entzündung - Schwellung (Ödembildung), Rötung und Hitze - haben ihren Ursprung in der arteriellen Gefäßerweiterung und der Endothelkontraktion der postkapillären Venen, an deren Entstehung die Kinine wesentlichen Anteil haben. Das vierte Merkmal, der Schmerz, entsteht durch Aktivierung von Receptoren auf sensorischen Nervenzellen und der potenzierenden Wirkung von Prostaglandinen.

Die Kinine tragen zur akuten Reaktion der Gewebe auf schädigende Einflüsse durch Förderung der Freisetzung von *Histamin* aus Mastzellen und von *Neuropeptiden* aus sensorischen Nerven bei. Schließlich erstrecken sich die Kininwirkungen auch auf die Förderung der Gewebereparatur durch Aktivierung der Zellteilung, Förderung der Kollagensynthese und Steigerung der Motilität von Makrophagen und Fibroblasten.

Prostaglandine und Leukotriene beeinflussen den Blutfluß und die Gefäßpermeabilität. In der akuten Phase einer Entzündung werden in Thrombo-

22.2. Die angeborene Immunität

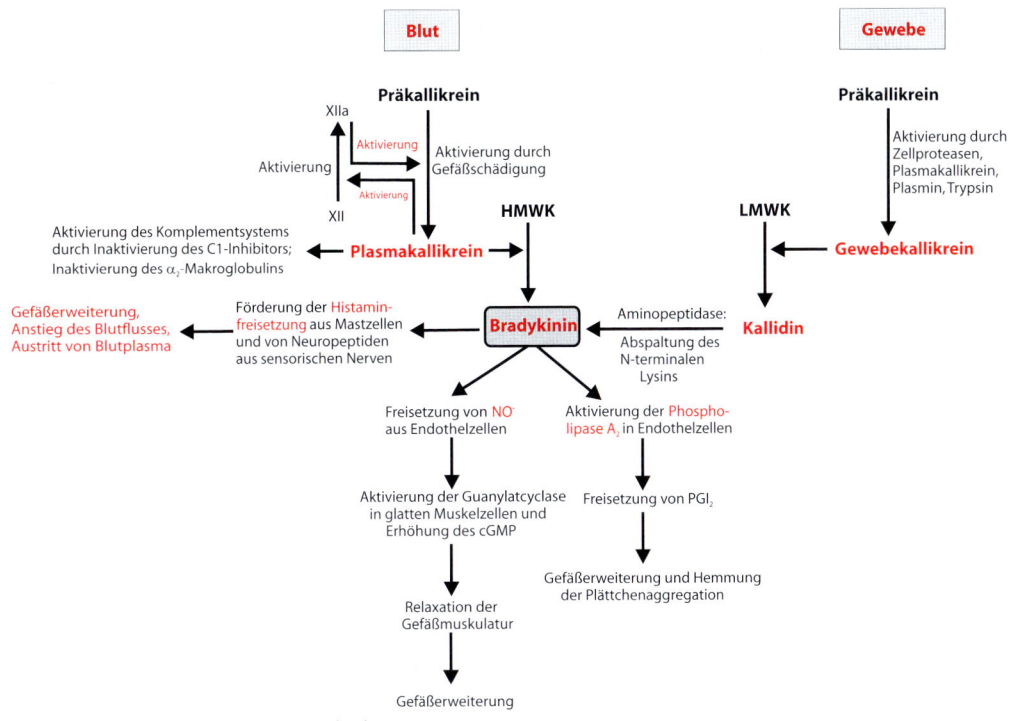

Abb. 22.21: Die Kallikrein-Kinin-Kaskade.

cyten, Leukocyten und Endothelzellen Phospholipasen, vor allem Phospholipase A_2, aktiviert, die aus Membranphospholipiden dieser Zellen Arachidonat freisetzen. Dieses dient entweder, eingeleitet durch die *Cyclooxygenase 1 (COX-1)*, vor allem aber durch die *induzierbare Cyclooxygenase 2 (COX-2)* als Muttersubstanz der Prostaglandine, darunter *Thromboxan* und *Prostacyclin*, oder, eingeleitet durch die *5-Lipoxygenase*, als Muttersubstanz der *Leukotriene*. Die *Prostaglandine* erzeugen Fieber, erhöhen die Schmerzempfindlichkeit und stimulieren zahlreiche entzündungsfördernde Zellfunktionen. Prostaglandine sind sehr gefäßaktiv, indem sie entweder als Dilatatoren (Prostacyclin) oder Konstriktoren (Thromboxan A_2) der Gefäßwand wirken. Wichtig ist das erythemerzeugende PGE_2, das die Ödembildung und die Schmerzentstehung im Entzündungsgebiet fördert. *Leukotriene* (LTC_4 und LTD_4) haben eine histaminähnliche Wirkung, sind jedoch etwa 5000mal wirksamer als dieses und gehören zu den wirksamsten Vermittlern einer Entzündung. Sie erhöhen die Kapillarpermeabilität, fördern die Entstehung von Ödemen, verursachen eine drastische Adhärenzsteigerung der Leukocyten an die Kapillarwände und wirken chemotaktisch auf Neutrophile und Makrophagen. Bei vielen Entzündungszuständen bestimmt das Leukotrien LTB_4 sowohl das Ausmaß als auch die Dauer des Prozesses. LTB_4 wirkt auf polymorphkernige Leukocyten stark chemotaktisch und aggregierend und bewirkt eine Erhöhung der Gefäßpermeabilität sowie eine Infiltration der genannten Zellen in das Gewebe. Es induziert einen komplexen Kaskadenmechanismus von molekularen und zellulären Ereignissen, die zur Herbeischaffung von Immunzellen und zur Auslösung einer Entzündungsreaktion führen. LTB_4 wird durch mikrosomale ω-Oxidation und peroxisomale β-Oxidation inaktiviert. Der Abbau von LTB_4 bringt die Entzündung zum Abklingen.

Ein weiteres, am Anfang einer Entzündung induziertes, Enzym ist die NO-Synthase, deren Produkt, das NO·-Radikal, entzündungsfördernd wirkt.

Die Funktionen der Komplementfaktoren und von Histamin im Entzündungsgebiet. Außer den bisher besprochenen Faktoren gibt es zahlreiche weitere, aus dem Komplementsystem des Blutplasmas stammende oder von bestimmten Zellen sezernierte, Substanzen, die für die Verstärkung der Entzündungsreaktion von großer Bedeutung sind. Die chemotaktisch (C3a, C5a und C5b67) und anaphylaktisch (C3a, C4a und C5a) sowie opsonisierend (vor allem C3b und C4b) wirkenden Komplementfaktoren liefern wichtige Beiträge zum Entzündungsgeschehen.

Aus den *Mastzellen* stammt das bereits in einer frühen Phase der Entzündung freigesetzte gefäßaktive *Histamin*. Histamin verursacht die Expression von Adhäsionsreceptoren auf der Oberfläche von Endothelzellen sowie die Sekretion entzündungsfördernd wirkender Cytokine und Chemokine. Diese Adhäsionsreceptoren sind (☞ Abb. 22.20):

- *Integrine*
- *immunglobulinähnliche Proteine*, z.B. die interzellulären Adhäsionsmoleküle-1 und -2 (ICAM-1 und -2; IC Abk. von intercellular) sowie die vaskulären Zelladhäsionsmoleküle (VCAM)
- *L-, P- und E-Selectine* (☞ Kap. 27.)
- *mucinähnliche Selectine*.

Diese binden in einem frühen Stadium der Entzündung die durch die Chemokine angelockten neutrophilen Granulocyten, welche auf den Endothelzellen bald beträchtliche Ansammlungen bilden. Die Bindung der Neutrophilen an diese Receptoren ist jedoch nicht sehr stark, immerhin führt sie im strömenden Blut zur Verlangsamung der Neutrophilen, so daß sie an der receptortragenden Gefäßwand entlang "rollen" (in Abb. 22.20 ist das "Rollen" aus graphischen Gründen nicht entlang des Gefäßes, sondern im Gefäßquerschnitt gezeigt). Das langsame Rollen erlaubt den Neutrophilen schließlich, stabile Kontakte zu der Endotheloberfläche herzustellen. Verbunden damit ist die Auflösung der endothelialen "tight junctions", wodurch die *Transmigration* der Leukocyten aus dem Gefäßlumen in das Gewebe erleichtert wird. Nach ihrer Bindung an die Endothelzellen treffen auf die Neutrophilen chemotaktische Moleküle aus dem verletzten Gewebe, die sie von der Endotheloberfläche weglocken und sie veranlassen, nun dem Chemokingradienten aufwärts aus dem Gefäßlumen in das geschädigte Gewebe zu folgen. Hierzu bewegen sich die Neutrophilen und andere phagocytierende Zellen (Monocyten) mit Hilfe ihrer Pseudopodien durch die Lücken zwischen den Zellen der Gefäßwand hindurch und gelangen so aus dem Gefäßlumen in das geschädigte Gewebe. Dieser Prozeß wird *Diapedese* genannt.

Es gibt eine große Zahl *chemotaktisch* wirkender Substanzen, die die Neutrophilen veranlassen, aus dem Gefäßlumen in das geschädigte Gewebe zu wandern. Zu den chemotaktischen Substanzen gehören das LTB_4 und die drei o.g. Komplementfaktoren. Bei Infektionen kommen bakterielle Produkte, z.B. das Peptid N-Formyl-Methionyl-Leucyl-Phenylalanin, als chemotaktisch wirkende Moleküle hinzu. Auch Chemokine sind in der Lage, Neutrophile anzulocken, z.B. das CXC-Chemokin IL-8, das CC-Chemokin RANTES (related on activation of normal T-cell expressed and secreted), die entzündungsfördernden Peptide der Makrophagen MIP-1α und MIP-1β (I von inflammation, Entzündung) und das chemotaktische Peptid der Monocyten (MCP).

Cytokine im Entzündungsgebiet koordinieren die Aktivitäten der beteiligten Zellen. Cytokinproduzierende Zellen im Entzündungsgebiet sind vor allem endotheliale Zellen sowie Monocyten und Makrophagen. Die wichtigsten hier wirkenden Cytokine sind TNFα und IL-1. Sie induzieren in den anwesenden Zellen die Produktion zeitlich nachgeordnet ("downstream") wirkender Cytokine. Gemeinsam mit dem Lipopolysaccharid Gram-negativer Bakterien, dem Endotoxin, bilden TNFα und IL-1 die "*septische Triade*". TNFα und IL-1 sind die wichtigsten Aktivatoren des Transcriptionsfaktors NF-κB, der zahlreiche, im Zentrum des Entzündungs- und Immungeschehens stehende, Gene aktiviert.

Der Transcriptionsfaktor NF-κB und seine Bedeutung im Entzündungs- und Immungeschehen. Zu Beginn und im Verlauf einer Entzündung werden zahlreiche Proteine synthetisiert, die man im gesunden Organismus nicht findet und die von diesem auch nicht gebraucht werden. Die meisten der Gene, die derartige "Entzündungsproteine" codieren, werden durch den *Transcriptionsfaktor NF-κB* aktiviert (*NF-κB*: nuclear transcription factor für die κ-Kettensynthese in B-Lymphocyten; ursprünglich fand man, daß dieser Faktor in B-Lymphocyten an eine spezifische DNA-Sequenz des κ-Ketten-Gens der Immunglobuline bindet und dessen Transcription stimuliert). Seit der Entdeckung von NF-κB wurden mehr als 60 entzündungsfördernde Gene identifiziert, die durch diesen Transcriptionsfaktor reguliert werden. Zu den durch NF-κB regulierten Genen gehören die Gene von *entzündungsfördernden Cytokinen* (TNFα, IL-

22.2. Die angeborene Immunität

1, IL-6, IL-8), *Adhäsionsmolekülen* (ICAM-1 und VCAM-1), *Chemokinen, Wachstumsfaktoren* sowie einigen induzierbaren Enzymen, wie die *Cyclooxygenase 2* (COX-2) und die *induzierbare NO-Synthase* (iNOS).

Der Transcriptionsfaktor NF-κB liegt in gesunden Zellen als inaktives Protein im Cytoplasma vor (☞ Abb. 22.22). Er wird durch entzündungsfördernde Stimuli aktiviert:

1. *entzündungsfördernde Cytokine, vor allem TNFα und IL-1; TNFα vermittelt seine Wirkungen durch Bindung an den TNF-Receptor 1 und IL-1 durch Bindung an den immunglobulinähnlichen IL-1-Receptor*

2. *bakterielles Lipopolysaccharid (Endotoxin)*

3. zahlreiche *Virusproteine*

4. *freie Radikale*.

Der NF-κB ist ein Heterodimer und besteht aus zwei Untereinheiten, p50 und p65. Das NF-κB-Dimer liegt im Cytoplasma sehr vieler Zellen in inaktiver Form vor, da es dort an eines von drei cytoplasmatischen Inhibitorproteinen gebunden ist, die man als IκB-α, IκB-β und IκB-ε (Abk. von Inhibitor-κB) bezeichnet. Das am besten untersuchte von ihnen ist IκB-α (☞ Abb. 22.22). Als Antwort auf einen entzündungsfördernden Stimulus, z.B. der Bindung von TNFα an den TNF-Receptor 1, wird eine mit der cytosolischen Domäne des TNF-Receptors 1 assoziierte, zunächst noch inaktive Proteinkinase, die sog. IκB-Kinase α, durch eine ebenfalls mit der cytosolischen Domäne des TNF-Receptors 1 assoziierten Proteinkinase NIK (NIK: NF-κB-induzierende Kinase) phosphoryliert und dadurch aktiviert. Daraufhin phosphoryliert die so aktivierte IκB-Kinase α das mit NF-κB assoziierte Inhibitorprotein IκB-α an zwei Serinresten (Ser32 und Ser36). Die Phosphorylierung von IκB-α ist das Signal für dessen mehrfache Ubiquitinierung durch eine spezifische IκB-α-Ubiquitin-Ligase. Die Ubiquitinierung ist die Voraussetzung für den anschließend erfolgenden Abbau von IκB-α durch ein 26S-Proteasom. Das so von dem Inhibitorprotein IκB-α befreite und dadurch in seine aktive Form umgewandelte NF-κB-Dimer gelangt in den Zellkern, wo es die Transcription seiner in Abb. 22.22 angegebenen Zielgene aktiviert.

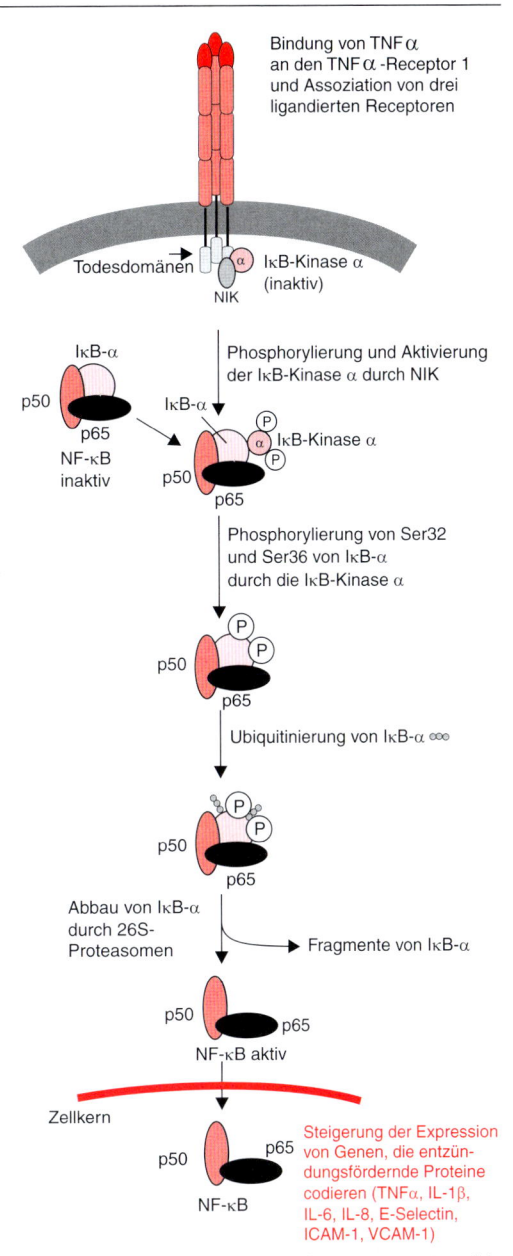

Abb. 22.22: Die Aktivierung des Transcriptionsfaktors NF-κB durch TNFα.

Die Zellen im Entzündungsgebiet. Zu den zellulären Hauptdarstellern auf der Bühne einer *akuten Entzündung* gehören *Blutplättchen, Neutrophile, Mastzellen, Monocyten, Makrophagen, Fibroblasten* und *endotheliale Zellen*. Ihre Funktionen sind 1. den Blutfluß zu stoppen, 2. infektiöse Agenzien und Zelltrümmer vorwiegend durch Phagocytose zu beseitigen, 3. das geschädigte Gewebe wiederherzustellen oder zu ersetzen und 4. sich selbst danach, vorwiegend durch Apoptose, wieder zu beseitigen. Am Entzündungsort reifen die Monocyten zu Makrophagen, die nicht nur Zelltrümmer und opsonisierte Mikroben in ihrer Nachbarschaft phagocytieren, sondern auch sterbende Neutrophile. Makrophagen sind jedoch nicht nur Phagocyten mit bactericider Wirkung, sondern haben infolge ihrer Fähigkeiten zur Antigenpräsentation und zur Cytokinproduktion wesentlich breiter angelegte Funktionen im Entzündungs- und Immungeschehen.

Defensine. In den *bacterciden Organellen* von *Phagocyten* sowie in *Körperflüssigkeiten* und auf der Oberfläche von *intestinalen Panethzellen*, von Epithelzellen des Darmes und der Lunge findet man auch *Defensine*. Diese sind basische, antimikrobiell wirksame Peptide (M_r 3.000-4.000). Sie wirken *cytotoxisch* auf Gram-positive und Gram-negative Bakterien sowie auf Pilze, hüllentragende Viren und auf Tumorzellen und stellen somit einen Teil der *angeborenen Abwehr* gegen Tumoren und Infektionen dar.

Weitere systemische Veränderungen bei einer Entzündung. Auch andere Organe, nicht nur die Leber, reagieren auf eine Entzündung, auch wenn der Entzündungsherd von ihnen entfernt ist. Die Reaktionen des *Gehirns* bestehen in der Auslösung von Fieber (hervorgerufen durch Prostaglandine), Appetitlosigkeit, Bewußtseinsstörungen sowie erhöhter Synthese von CRH und ACTH (☞ Kap. 23.3.3.). Im *Knochenmark* ist die *Erythropoese unterdrückt* und die *Thrombocytenbildung erhöht* (*Thrombocytose*). In der *Nebennierenrinde* ist die *Cortisolbildung erhöht* und im Muskel kommt es zu einer gesteigerten Proteolyse und *erniedrigten Proteinbiosynthese*.

Das Abklingen der Entzündung. Das Endstadium der Entzündung wird durch die Entfernung der eingedrungenen Mikroorganismen oder der anderen Entzündungsursachen sowie der Zell- und Gewebetrümmer und der angesammelten Abwehrzellen eingeleitet. Die Dauer und Intensität des Entzündungsprozesses bedarf zur Vermeidung von Gewebeschäden und zur Ermöglichung von Reparaturvorgängen einer sorgfältigen Regulation. *Heilung* bedeutet die Wiederherstellung der *Gefäßintegrität*, den Ersatz des verlorenen oder geschädigten Gewebes und, bei Epithelschäden, die Wiederbedeckung der Wunde. Neutrophile sind, nach Erfüllung ihrer Aufgaben, konstitutiv zur *Apoptose* programmiert, können aber auch einer Nekrose anheimfallen und dabei Mediatoren und Enzyme zur Verstärkung der Entzündung freisetzen. Die *Apoptose* schützt vor einer Entzündungsverstärkung und spielt deshalb eine dominierende Rolle bei der Beendigung einer akuten Entzündung. Die apoptotischen Neutrophilen fallen rasch der Phagocytose anheim, da auf ihrer Oberfläche Moleküle, wie *Thrombospondin*, neu exprimiert werden, die an die Integrinreceptoren der Makrophagen binden und dadurch ihre Phagocytose stimulieren. Andere Erkennungsmechanismen der apoptotischen Zellen werden durch die *Phosphatidylserinreceptoren* der Makrophagen vermittelt, die das auf den apoptotischen Neutrophilen vermehrt exponierte Phosphatidylserin binden und dadurch die Phagocytose steigern. Danach werden auch die Makrophagen apoptotisch und beginnen zahlenmäßig abzunehmen. Auch Prostaglandine, vor allem des D-Typs, sind am Abklingen einer Entzündung beteiligt.

Die Reparatur des Gewebes. Mit der Beendigung der Entzündung spielen *Makrophagen* beim Übergang in die *proliferative Phase* erneut eine führende Rolle, indem sie Wachstumsfaktoren synthetisieren und freisetzen. Zu ihnen gehören PDGF, FGF, IGF, VEGF und TGFβ. Diese fördern die Bildung von *Granulationsgewebe*, das für die reparative Phase von großer Bedeutung ist, da in ihm unter dem Einfluß der genannten Faktoren die Bildung neuer Gefäße und von neuem Bindegewebe vor sich geht.

Wirkungsweise nichtsteroidaler und steroidaler Entzündungsinhibitoren. Beide Gruppen von Entzündungshemmern greifen an verschiedenen Stellen in die Biosynthese der Prostaglandine und ihnen verwandter Verbindungen ein (☞ Abb. 22.23).

Acetylsalicylat (Aspirin) und Indometacin gehören zu den nichtsteroidalen Entzündungshemmern: Beide Substanzen hemmen die beiden *Isoenzyme* der *Cyclooxygenase COX-1* und *COX-2*, die die Oxidation von *Arachidonat* zu *cyclischem Endoperoxid* katalysieren (☞ Kap. 17.). Während Indometacin die Cyclooxygenasen reversibel hemmt, ist ihre *Inaktivierung* durch *Acetylsalicylat* infolge Acetylierung der Enzymproteine *irreversibel*. Da die Cy-

22.2. Die angeborene Immunität

```
                    Phospholipid
           Phospholipase A₂ ═══ Glucocorticoide
                         │
    Lysophospholipid ◄───┤
                         ▼
                    Arachidonsäure
                   ╱              ╲
         Cyclooxygenase         Lipoxygenase
            ═══ Acetylsalicylsäure,   u. weitere
                Indometazin           Enzyme
            ▼                              ▼
    cyclisches Endoperoxid            Leukotriene
            │
   ╱────────┼────────╲
Prostacyclin- Prostaglandin- Thromboxan-
  synthase    synthase       synthase
   ▼             ▼               ▼
Prostacyclin  Prostaglandine  Thromboxan
              der E-F-G- und D-
              Serien
```

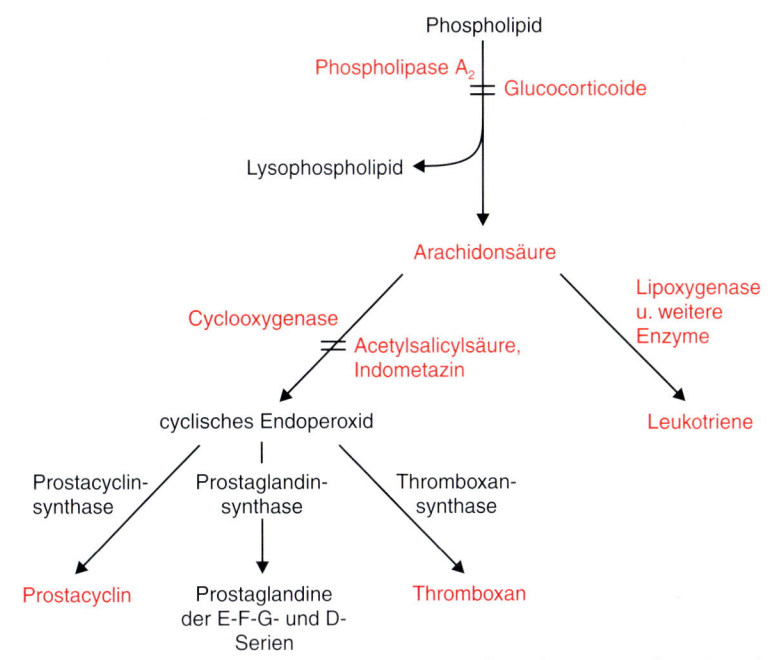

Abb. 22.23: Angriffspunkte entzündungshemmender Therapeutika und von Cortisol im Biosynthesesystem der Prostaglandine und Leukotriene.

clooxygenase notwendig für die Bildung der Prostaglandine einschließlich des Thromboxans A_2 und des Prostacyclins ist, unterdrücken die beiden Pharmaka die Bildung aller dieser Arachidonatderivate, jedoch nicht die Leukotrienbildung, da diese aus Arachidonat auf einem anderen Weg, nämlich über ein *Hydroperoxid* (katalysiert durch die 5-Lipoxygenase) und *nicht* über das *cyclische Endoperoxid*, erfolgt.

Es ist eine alte Erfahrung, daß die Wirkungen von Aspirin sehr von seiner Dosierung abhängen. Bei niedrigen Dosen wirkt es schmerzlindernd, fiebersenkend und blutgerinnungshemmend, bei hohen Dosen beobachtet man deutliche Besserungen von chronisch-entzündlichen Erkrankungen, z.B. der Rheumatoidarthritis, ohne daß es jedoch die fortschreitende Destruktion der Gelenke beeinflußt. Hohe Aspirindosen hemmen die Transcription von Genen, die entzündungsfördernde Cytokine codieren, haben aber oft auch kritische Nebenwirkungen und können zu Unverträglichkeitserscheinungen am Magen sowie zu Magen- und Darmblutungen und zu allergischen Reaktionen führen. Nach heutigen Erkenntnissen greift das *Acetylsalicylat* in zwei verschiedene Signalsysteme ein:

- bereits bei niedrigen Konzentrationen ist es ein irreversibler Inhibitor der beiden Cyclooxygenasen COX-1 und COX-2 als Schlüsselenzyme der Prostaglandinsynthese
- bei hohen Konzentrationen ($S_{0.5}$ 50 μM) hemmt Aspirin die IκB-Kinase-β, während andere Proteinkinasen, darunter auch die IκB-Kinase-α, durch Aspirin nicht beeinflußt werden. Die Hemmung der IκB-Kinase-β führt zu einer Unterbindung der Aktivierung des entzündungsfördernd wirkenden Transcriptionsfaktors NF-κB und dadurch zur Unterdrückung einer Entzündung.

Zu den steroidalen Entzündungshemmern gehören Cortisol und synthetische Glucocorticoide: Diese Substanzen hemmen die Bildung nicht nur der Prostaglandine, des Thromboxans A_2 und des Prostacyclins sondern auch die der *Leukotriene*. Ihr Angriffspunkt liegt *vor* der Cyclooxygenase und auch *vor* der Lipoxygenase, indem sie die Freisetzung von Arachidonat aus Membranphospholipiden, die durch die Phospholipase A_2 katalysiert wird, hemmen. Die steroidalen Entzündungshemmer bewirken in verschiedenen Geweben und Zellen die Synthese eines zur Familie der Annexine gehörenden *Inhibitorproteins* der *Phospholipase A_2*, das man als *Lipocortin-1* bezeichnet. Mit der Hemmung der Leukotrienbildung durch die antiinflammatorisch wirkenden Glucocorticoide werden auch die durch die Leukotriene ausgelösten Reaktionen unterdrückt.

22.2.6. Biochemie und Zellbiologie der Sepsis

Die *Sepsis* ist auf *Intensivstationen* eine der *häufigsten Todesursachen*. Sie ist die Antwort des Organismus auf eine schwere Infektion. Mikroben, die die epitheliale Barriere des Organismus durchbrochen haben, können sich sowohl am Ort der Invasion vermehren, als auch in den Blutstrom eindringen, mit dessen Hilfe sie ihre toxischen Wirkungen organismusweit (systemisch) ausdehnen (☞ Abb. 22.24). Die *Sepsis* ist die *systemische Reaktion* auf eine mikrobielle Infektion. Wenn die Reaktion des Organismus sehr stark ist, kann sie zu Organschäden, verstreuter Blutgerinnung, Blutdruckerniedrigung und zum Tode führen. Die *Sepsis* und ihre Folgen, die *schwere Sepsis* und der *septische Schock*, sind fortschreitende Stadien ein und derselben Erkrankung. Die *Sepsis* weist folgende Kennzeichen auf:

1. Temperatur > 38°C (*Fieber*) oder < 36°C (*Hypothermie*)

2. Herzfrequenz > 90 Schläge min^{-1} (*Tachycardie*)

3. Atmungsfrequenz > 20 Atemzüge min^{-1}; pCO_2 <32 mm Hg (*Tachypnoe*)

4. weiße Blutzellen > 12 000 Zellen μl^{-1} oder < 4000 Zellen μl^{-1}

Die *schwere Sepsis* geht mit *Blutdruckerniedrigung, Organdysfunktion* und *geistigen Verwirrungszuständen* einher. Der *septische Schock* ist durch eine *schwere* und *irreversible Blutdruckerniedrigung*, starke *Funktionsschädigungen* von Organen und Geweben sowie einer schweren *hämorrhagischen Diathese* (ausgeprägte Bereitschaft zu starken Blutungen) gekennzeichnet. Der Organismus spricht im *septischen Schock* auf eine *Flüssigkeitstherapie* als Reanimationsmaßnahme *nicht* an. Der *septische Schock* entsteht mittelbar und unmittelbar durch die toxische Wirkungen mikrobieller Produkte auf Zellen, Gewebe und Organe.

Der am besten untersuchte, eine Sepsis und ihre Folgen auslösende Faktor, ist das *Oberflächenlipopolysaccharid (Endotoxin)* Gram-negativer Bakterien. Weitere sepsisverursachende Faktoren Gram-negativer Bakterien sind formylierte Peptide, Exotoxine (auch als Ektotoxine bezeichnet; Definition in Kap. 6.7.) und Proteasen. Wesentliche Virulenzfaktoren Gram-positiver Bakterien sind deren *Zellwandpeptidoglycane* (d.s. Verbindungen von *acetylierten Polysacchariden* mit kurzkettigen, D- und L-Aminosäuren enthaltenden, Peptiden) sowie *Exotoxine, Enterotoxine, Hämolysine* (letztere sind porenbildende, die Plasmamembran von Blutzellen zerstörende, Cytolysine) *und Lipoteichonsäuren* (d.s. lipid- und D-alaninhaltige, aus

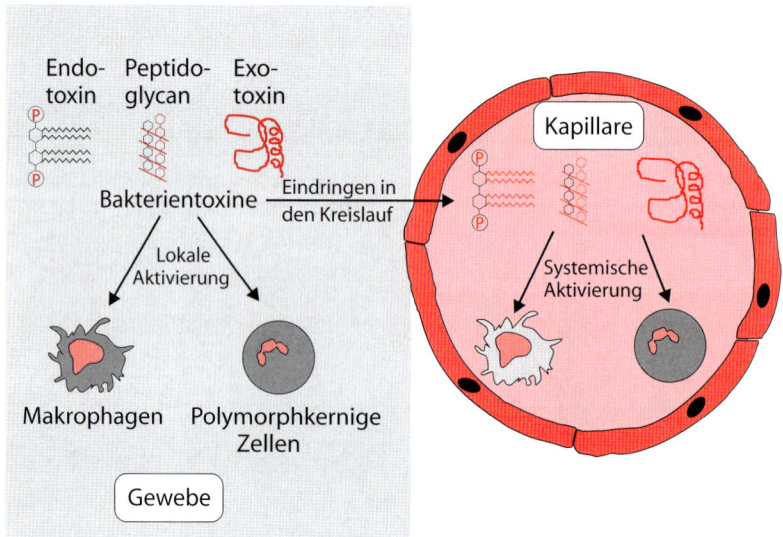

Abb. 22.24: Sepsis 1: Lokale und systemische Aktivierung von Leukocyten durch bakterielle Produkte.

Kohlenhydraten sowie Glycerin- und Ribitolphosphaten bestehende bakterielle Zellwandpolymere). Auch Viren und einige Eukaryonten (Pilze, Protozoen) können septische Reaktionen auslösen.

Sepsis als Dysregulation der Abwehrmechanismen des Organismus. Eine Sepsis entsteht, wenn die *homöostatischen Regulationsmechanismen* einer *Entzündung versagen.* Die bei einer Entzündung mobilisierten *antimikrobiellen Verteidigungsmaßnahmen* des Organismus führen dann zu den genannten Kennzeichen der Sepsis. Eine Prädisposition zur Entstehung einer Sepsis entsteht bei einer Schwächung der Abwehrmechanismen, z.B. bei Tumorerkrankungen, Lebercirrhose, Verbrennungen und bei Behandlung mit Immunsuppressiva und Chemotherapeutika. Die primären Infektionsorte von Patienten mit einer schweren Sepsis oder einem septischen Schock sind meist die Lunge oder das Abdomen. Die bakteriellen Produkte und die vom Organismus als Reaktion auf diese toxischen Substanzen vermehrt gebildeten Cytokine führen zur Aktivierung der Blutgerinnungs-, Komplement-, Kinin-, Prostaglandin- bzw. Leukotrienkaskaden sowie - über eine Induktion der iNO-Synthase - zur Bildung von NO˙ und zur Aktivierung seiner Signalbahn (☞ Abb. 22.25).

Die für die Entstehung einer Sepsis wichtigen Oberflächenreceptoren des angeborenen Abwehrsystems und deren Wirkungen. Die in den Körper gelangten bakteriellen Produkte binden an eine Reihe von Receptoren, von denen die *Toll-homologen Receptoren* (TLR) der Neutrophilen, Makrophagen, Monocyten und endothelialen Zellen besonders wichtig sind (☞ Abb. 22.26). Das bakterielle **L**ipo**p**olysaccharid (LPS, Endotoxin) bindet zunächst an das **l**ipopolysaccharid**b**indende **P**rotein des Blutplasmas (LBP). Dieser Komplex bindet an das signalbahnfreie Oberflächenprotein CD14 und der entstandene ternäre Komplex aktiviert TLR4, der dadurch die an ihn gekoppelte Signalbahn in Gang setzt, an deren Ende die Aktivierung des entzündungsfördernden Transcriptionsfaktors NF-κB steht (☞ Abb. 22.10). Weitere Receptoren und Bindungsproteine der mikrobiellen Peptidoglycane und anderer bakterieller Produkte sind der Makrophagen-Mannose-Receptor (MMR), das CD11b/CD18-Integrin der Monocyten und Makrophagen und das Mannanbindungslectin des Blutplasmas (MBL; ☞ Kap. 22.2.2.). Die von den entsprechenden Signalbahnen primär ge-

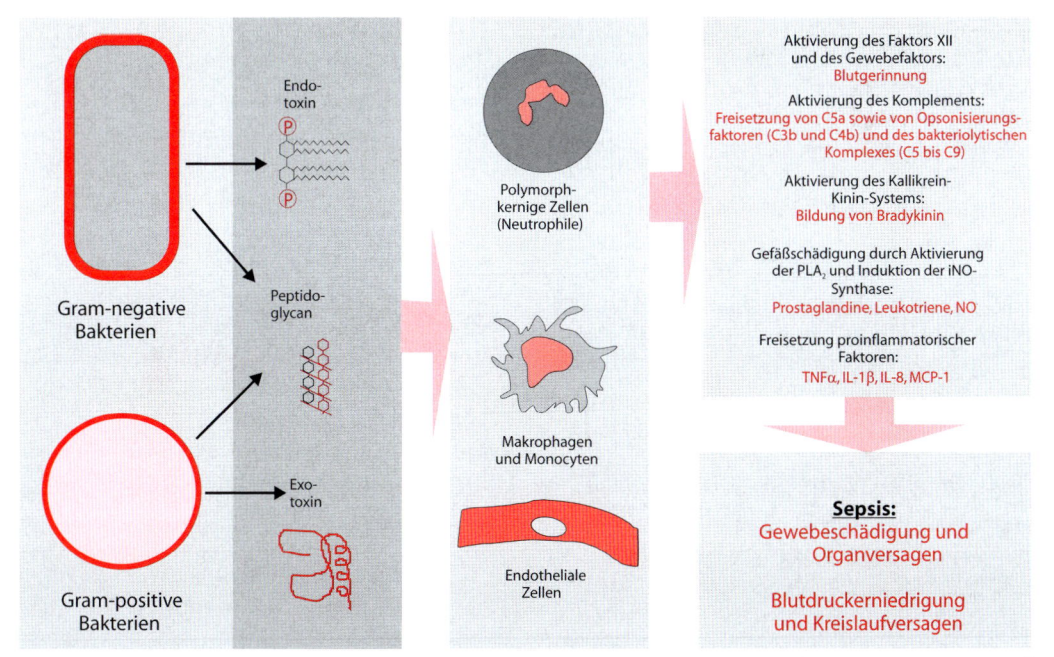

Abb. 22.25: Sepsis 2: Aktivierung von Leukocyten und endothelialer Zellen durch Produkte Gram-negativer und Gram-positiver Bakterien und die dadurch systemisch ausgelösten Reaktionskaskaden.

bildeten proinflammatorischen Cytokine sind TNFα und IL-1β. Diese können 1. die Organfunktionen direkt beeinflussen (☞ Abb. 22.5) und wirken 2. indirekt, indem sie die Bildung sekundärer entzündungsfördernder Faktoren stimulieren (IFNγ, IL-6, IL-8, Thromboxane, Leukotriene und Plättchenaktivierungsfaktor) sowie das Komplementsystem aktivieren (☞ Abb. 22.26, Abb. 22.27).

Die zellbiologischen Wirkungen der entzündungsfördernden Cytokine. Nach Bindung von TNFα an den TNFR1 und von IL-1β an den tollähnlichen IL-1-Receptor werden deren Signalbahnen ausgelöst, die zur Aktivierung des Transcriptionsfaktors NF-κB führen. NF-κB steigert die Transcription von entzündungsfördernden Genen in Makrophagen, Monocyten und polymorphkernigen Zellen sowie in Endothelzellen, die zur stärkeren Expression von TNFα und IL-1β sowie weiterer entzündungsfördernder Cytokine (z.B. IFNγ, IL-6 und IL-8) führen. TNFα und IL-1β stimulieren auch die Expression von Adhäsionsreceptoren, Chemokinen, Wachstumsfaktoren und einigen induzierbaren Enzymen, darunter die Cyclooxygenase 2 (COX-2) und die NO-Synthase (iNOS). Zu den *Adhäsionsreceptoren* auf endothelialen Zellen, Monocyten und polymorphkernigen Zellen gehören *Integrine*, *Selectine* und die *Adhäsionsmoleküle ICAM-1, ICAM-2* und *VCAM-1* (☞ Abb. 22.27). Mittels dieser Receptoren kann die Endotheloberfläche Neutrophile und Monocyten binden, die auf dem Endothel beträchtliche Ansammlungen bilden und mittels Diapedese durch die Gefäßwand in verschiedene Gewebe gelangen (Transmigration) (☞ Abb. 22.20). Die aktivierten Monocyten und polymorphkernigen Zellen setzen Proteasen frei, die starke Schädigungen der Blutgefäßwand verursachen und den Austritt von Plasma und Zellen aus dem Gefäßsystem erleichtern.

Überstimulierung homöostatischer Mechanismen durch mikrobielle Produkte. An der Entstehung der Sepsis und Herausbildung ihrer Folgereaktionen ist die *unkontrollierte Überproduktion entzündungsfördernder Cytokine* (TNFα, IL-1β, IFNγ, IL-8) entscheidend beteiligt. Ihre Quellen sind *Makrophagen* und *Monocyten* sowie *endotheliale Zellen*. Eine wichtige Rolle bei der Verstärkung des septischen Geschehens spielt die *Phospholipase A$_2$ (PLA$_2$)* (☞ Abb. 22.21, Abb. 22.26 und Abb. 22.27). Diese wird im septischen Schock von mehreren Zelltypen unter dem Einfluß von Bakterientoxinen sowie von TNFα, IL-1, IL-8, Thrombin und Bradykinin aktiviert und bewirkt eine Steigerung der Synthese von Prostaglandinen, Leukotrienen und des *Plättchenaktivierungsfaktors (PAF)* (Formel in Kap. 6.2.). Letzterer ist infolge seiner *gefäßerweiternden, blutdrucksenkenden* und *permeabilitätserhöhenden* sowie seiner *aggregierenden* und *aktivierenden* Wirkungen auf *Thrombocyten* und *Leukocyten* ein *sehr starker Vermittler* des *septischen Schocks*. PAF wird vor allem in der Lunge, den Endothelzellen, den alveolären Makrophagen, den polymorphkernigen Zellen und den Pneumocyten synthetisiert.

Die Rolle von Komplementfaktoren im septischen Geschehen. Von besonderer Bedeutung sind C5a, C3b, C4b und C6 bis C9 (☞ Abb. 22.27):

- C5a stimuliert die Freisetzung von TNFα, IL-1 und IL-8 aus Makrophagen und Monocyten, die ihrerseits polymorphkernige Zellen, Endothelzellen und Blutplättchen aktivieren
- C5a als stark wirkendes vasoaktives *Anaphylatoxin* bindet an *Mastzellen, Blutplättchen* und *basophile Granulocyten* und verursacht aus diesen eine Freisetzung von *Histamin, Serotonin, Prostaglandinen* und *Leukotrienen*. Alle diese Faktoren führen zu einer Erweiterung und Schädigung der Blutgefäße. Ein wichtiges Zielgewebe für die durch C5a ausgelösten Reaktionen ist die Lunge, in der das C5a für die Entstehung des Atemnotsyndroms als Komplikation des septischen Schocks verantwortlich ist
- C5a bindet an *neutrophile Zellen* und löst bei ihnen den "oxidative burst" sowie eine Degranulierung und erhöhte Adhäsion an andere Zellen und an das Endothelium aus
- C5a verursacht die Freisetzung von Chemokinen aus Monocyten und Endothelzellen (wichtig ist vor allem das *Monocyten-Chemoattraktant-Protein-1* (MCP-1)
- C3b und C4b sind wichtige Opsonine

Die irreversible Blutdruckerniedrigung im septischen Schock wird von mehreren Mediatoren ausgelöst, von denen das Bradykinin und das NO-Radikal die wichtigsten sind. *Entzündungsfördernde Cytokine* stimulieren in Makrophagen, Endothelzellen und in den glatten Muskelzellen der Gefäßwand die *induzierbare Form der NO-Synthase* (iNOS), die eine starke Bildung des NO-Radikals

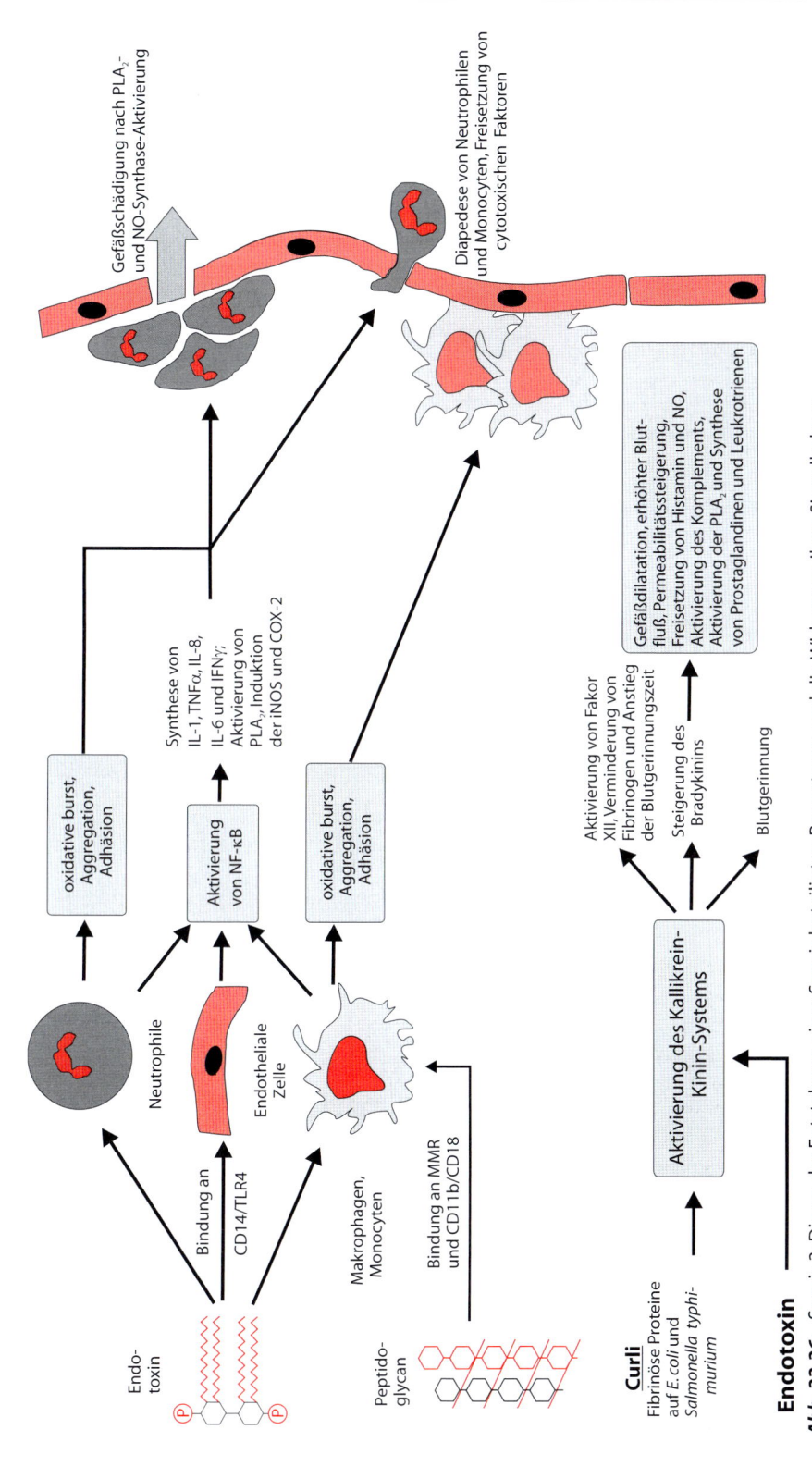

Abb. 22.26: Sepsis 3: Die an der Entstehung einer Sepsis beteiligten Receptoren und die Wirkungen ihrer Signalbahnen.

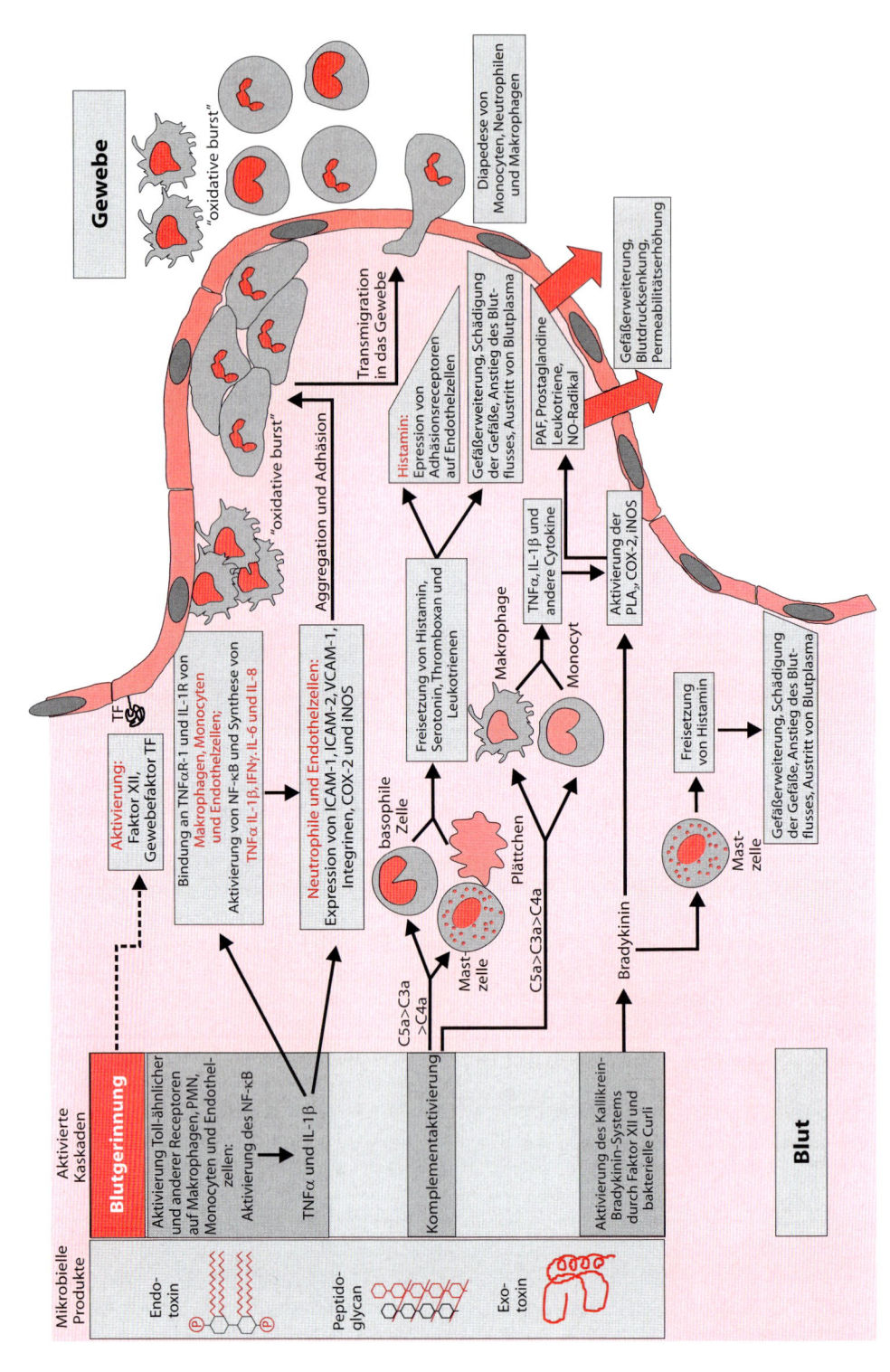

Abb. 22.27: Sepsis 4: Übersicht über die wichtigsten, an der Entstehung der Sepsis und ihrer Folgen (schwere Sepsis und septischer Schock) beteiligten, Mechanismen (Abb. 22.24 bis 22.27 nach D. Heumann und M.P. Glauser, Scientific American – Science and Medicine 1, 28-35 [1994]).

bewirkt. Das *NO·* trägt zur Pathogenese des *septischen Schockes* wesentlich bei, da es eine *Vasodilatation*, als Folge seiner relaxierenden Wirkung auf die glatte Gefäßmuskulatur, verursacht. Das aus dem NO· und dem Superoxidradikal gebildete Peroxonitrit (ONOO⁻) verursacht überdies eine tiefgreifende Gewebeschädigung.

Die Bildung von *Bradykinin* wird durch Aktivierung des Präkallikreins eingeleitet, die durch eine Gefäßschädigung und durch den Faktor XIIa ausgelöst wird. Besonders wirksam für die Steigerung der Bradykininbildung sind zahlreiche Stämme von *E. coli* und *Salmonella typhimurium*. Diese tragen auf ihrer Oberfläche fibrinöse, gekräuselte Proteine ("*Curli*"), die an extrazelluläre Matrixproteine (Laminin und Fibronectin), aber auch an Komponenten des proteolytischen Kontaktsystems des Blutes (Faktor XII, Präkallikrein und Kininogen) binden (☞ Abb. 22.26). Faktor XII wird durch die Curli aktiviert, was zu seiner Abnahme und zur Verminderung von Fibrinogen führt, die einen Anstieg der Blutgerinnungszeit zur Folge haben. Diese Veränderungen sind an der Entstehung der *hämorrhagischen Diathese* im septischen Zustand wesentlich beteiligt. Gleichzeitig kommt es zu einer mehr als 100fachen Steigerung des Bradykininspiegels und zur Bildung eines strukturell veränderten Fibrinnetzwerkes, was zur Auslösung bzw. Verstärkung der Blutdruckerniedrigung sowie der Entzündung und Verlangsamung der Blutstillung bei der schweren Sepsis und im septischen Schock beiträgt. Eine ähnliche Wirkung wie die *Curli* hat auch Endotoxin.

22.3. Die erworbene Immunität

22.3.1. Der Haupthistokompatibilitätskomplex

Was versteht man unter Histokompatibilität? Die Histokompatibilität (*Gewebeverträglichkeit*) ist für die Organtransplantation von grundlegender Bedeutung. Wird ein solches Gewebe abgestoßen, besteht zwischen dem transplantierten Gewebe und denen des Empfängerorganismus eine Gewebeunverträglichkeit (*Gewebeinkompatibilität*). Diese beruht auf der immunologischen Ungleichheit der Gewebeantigene des Donors mit denen des Empfängers. Je ähnlicher die Strukturen dieser Antigene zwischen Donor und Empfänger sind, desto eher wird das Transplantat im Empfänger toleriert, je unähnlicher sie sind, desto eher wird das Transplantat abgestoßen. Bei eineiigen Zwillingen sind die Gewebeantigene identisch. Die diese Erscheinung ("fremd" oder "nichtfremd") hervorrufenden Gewebeantigene bezeichnet man als *Histokompatibilitätsantigene* (Gewebeverträglichkeitsantigene). Sie sind Glycoproteine und werden auf der *Zelloberfläche* exprimiert. Ihre Gene bilden einen Genkomplex (*Gencluster*), den man als den *Haupthistokompatibilitätskomplex* (**M**ajor **H**istocompatibility **C**omplex, MHC) bezeichnet. Er hat eine Größe von etwa $3,6 \times 10^6$ Nucleotiden und enthält 224 Genloci, von denen 128 exprimiert werden. Sie liegen beim Menschen auf dem kurzen Arm des Chromosoms 6 im distalen Teil der 21.3-Bande. Diese Region weist die *höchste Gendichte* im *Humangenom* auf. In ihr wurden 22 MHC I- und die gleiche Zahl MHC II-Gene gefunden. Die MHC-Gene weisen einen *hochgradigen Polymorphismus* auf, der in der etwa 400 Millionen Jahre währenden *biologischen Evolution* des *adaptiven Immunsystems* seinen Ursprung hat. Dem MHC-System zugeordnet ist das HLA-System (HLA ist Abk. von **H**uman **L**eukocyte **A**ntigen). Die HLA-Gene sind im MHC-Gen-Komplex lokalisiert und werden auf der Oberfläche von allen kernhaltigen Zellen exprimiert.

Die *Histokompatibilitätsmoleküle* haben *grundlegende Funktionen* im *Abwehrgeschehen* eines Organismus. Sie sind unentbehrlich für die Entstehung und die Kontrolle der Immunantwort gegen ein Fremdantigen. Die *MHC* bilden Molekülkomplexe mit *Antigenpeptiden*, die intrazellulär *proteolytisch* aus *Proteinantigenen* gebildet und auf der *Oberfläche der MHC-exprimierenden Zellen* "zur Schau" gestellt ("*präsentiert*") werden. Die *MHC-Antigenpeptid-Komplexe* werden von bestimmten *T-Lymphocyten* durch deren *Oberflächenreceptoren* erkannt und gebunden. Es entsteht so ein *Zell-Zell-Kontakt* zwischen derjenigen Zelle, die das an MHC gebundene Antigenfragment nach außen präsentiert und dem T-Lymphocyten, dessen Oberflächenreceptor den präsentierten MHC-Antigenpeptid-Komplex bindet. Dadurch werden die T-Lymphocyten aktiviert. In Analogie zur *neuronalen Synapse* bezeichnet man diesen Zell-Zell-Kontakt als "*immunologische Synapse*" (☞ Abb. 22.28). Die *Oberflächenreceptoren* der T-Lymphocyten (TCR) sind *heterodimere Moleküle*.

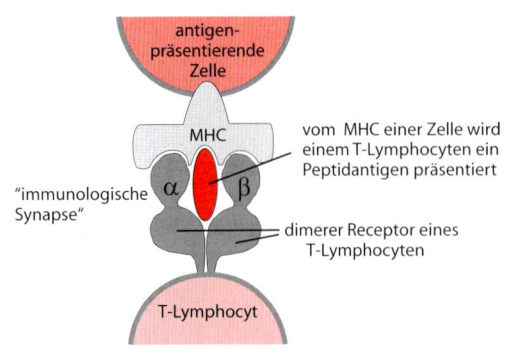

Abb. 22.28: "Immunologische Synapse": Ein von einer Zelle präsentiertes MHC-Molekül mit gebundenem Antigenfragment assoziiert mit dem dimeren αβ-Receptor eines T-Lymphocyten (T-Zellen-vermittelte Immunüberwachung).

Man hat drei MHC-Klassen zu unterscheiden, MHC I, MHC II und MHC III.

1. Die *MHC I-Antigene* sind heterodimere Glycoproteine, deren schwere Ketten (α-Untereinheit, M_r 44.000) durch den MHC-Komplex codiert werden und mit einer einzigen Helix die Plasmamembran durchziehen. Die leichten Ketten sind identisch mit dem $β_2$-Mikroglobulin (M_r 12.000). Das $β_2$-Mikroglobulin ist ein lösliches Protein. Auf der Zelloberfläche ist es mit der schweren Kette von MHC I assoziiert. Das $β_2$-Mikroglobulin-Gen liegt *nicht* im MHC-Gen-Komplex. Die wichtigsten MHC I-Antigene sind die *klassischen Transplantationsantigene* HLA-A, HLA-B und HLA-C. MHC I-Moleküle werden auf *allen kernhaltigen Zellen* exprimiert. Wenn sie ein Antigenpeptid nach außen präsentieren, werden sie von CD8-T-Lymphocyten erkannt und gebunden. Diese auf der Oberfläche kernhaltiger Zellen lokalisierten MHC I-Antigenpeptid-Komplexe sind demzufolge die Zielmoleküle der durch die CD8-T-Zellen-vermittelten Immunüberwachung des Organismus (☞ Abb. 22.29).

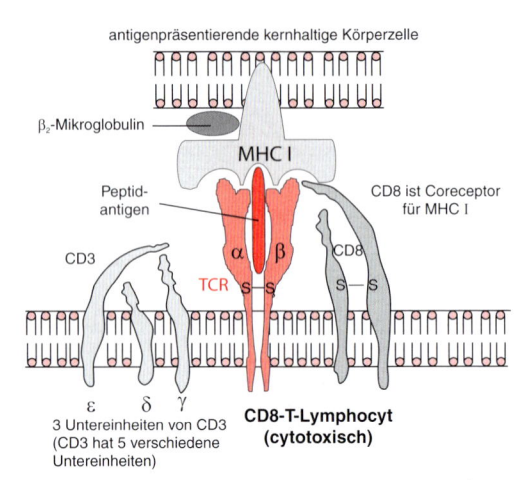

Abb. 22.29: Der MHC I-$β_1$-Mikroglobulin-Peptidantigen-Komplex auf der Oberfläche einer kernhaltigen Zelle wird einem CD8-T-Lymphocyten präsentiert (TCR: T-Zellen-Receptor).

2. Die *MHC II-Antigene* sind α,β-Heterodimere. Ihre beiden unterschiedlichen Polypeptidketten (M_r von α ist 34.000 und M_r von β ist 29.000) sind integrale Membranproteine. Die MHC II-Moleküle werden - im Gegensatz zu den MHC I-Antigenen - *nicht auf allen kernhaltigen Zellen des Organismus*, sondern *selektiv* nur auf der Oberfläche von *Makrophagen* und einigen anderen Zellarten exprimiert. Dort präsentieren sie Antigenpeptide, die nach *Phagocytose* eines Bakteriums durch *enzymatische Spaltung* der *Bakterienantigene* entstanden sind. Die präsentierten MHC II-Antigenpeptide werden, wie im Falle von MHC I, ebenfalls von T-Lymphocyten erkannt und gebunden, jedoch nicht von CD8-T-Lymphocyten, sondern von *CD4-T-Lymphocyten* (☞ Abb. 22.30).

22.3. Die erworbene Immunität

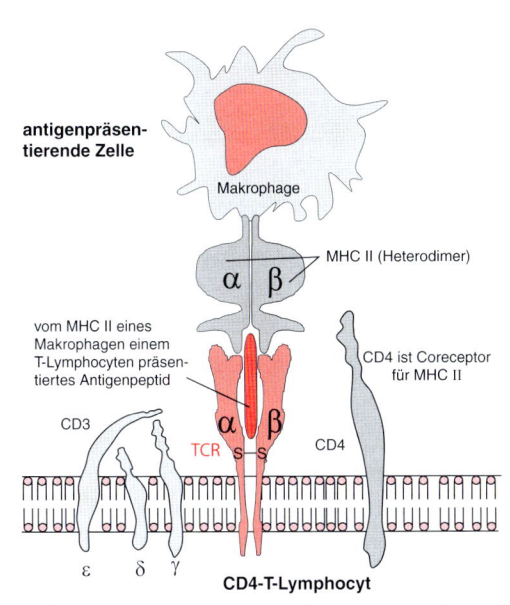

Abb. 22.30: Der MHC II-Peptidantigen-Komplex auf der Oberfläche eines Makrophagen wird einem CD4-T-Lymphocyten präsentiert.

3. Die Gene von *MHC III* liegen zwischen den Regionen der MHC I- und den MHC II-Gene, doch haben sie zu diesen *weder strukturell noch funktionell* irgendwelche Beziehungen. Man findet dort die Gene der Komplementfaktoren C4, C2 und Faktor B sowie für TNFα, TNFβ und Hsp70.

22.3.2. Bildung eines MHC I-Antigenpeptid-Komplexes

Eine kernhaltige Zelle trägt auf ihrer Oberfläche 10^5 bis 10^6 MHC I-Moleküle, die etwa 10^4 verschiedene, nahezu vollständig aus dem *proteolytischen Abbau* der *zelleigenen Proteine* stammende, *Peptidantigene* nach außen präsentieren. Ist diese Zelle eine normale Körperzelle, dann werden die präsentierten "Selbstpeptide" von den *CD8-T-Lymphocyten* (*CD8-Zellen*) ignoriert, d.h. die Körperzelle wird immunologisch toleriert. Anders verhält es sich jedoch bei

- **körperfremden Zellen**, die durch Allotransplantation in den Körper gelangt sind und "Fremdpeptide" auf ihrer Zelloberfläche präsentieren oder
- *Makrophagen*, die nach Phagocytose einer Bakterienzelle neben "Selbstpeptiden" auch "Fremdpeptide", gebunden an MHC I, auf ihrer Oberfläche präsentieren

Die durch MHC I präsentierten *Fremd-Peptidantigene* werden von den CD8-Zellen, die man nach ihrer Wirkung auch als *cytotoxische T-Zellen* bezeichnet, als "*Nicht-Selbst*" erkannt, worauf die CD8-Zellen mittels ihres Receptors an den MHC I-β2-Mikroglobulin-Antigenpeptid-Komplex der präsentierenden Zelle binden. Die dadurch aktivierten CD8-T-Zellen zerstören daraufhin die das Fremdantigen tragenden Zellen. Jede menschliche Zelle exprimiert maximal nur sechs verschiedene MHC I-Allele, doch kann sie infolge des breiten Spektrums der entstehenden Antigenpeptide ein praktisch *unbegrenztes Repertoire* möglicher Antigenstrukturen auf ihrer Zelloberfläche präsentieren.

Wie entsteht intrazellulär der MHC I-Peptid-Komplex? Ein MHC I-Molekül wählt nach seiner Synthese im ER aus dem Gemisch proteolytisch erzeugter Peptide eines aus und transportiert es zur Zelloberfläche. So wird das Peptid schon intrazellulär zu einem Bestandteil des MHC I-β2-Mikroglobulin-Komplexes (☞ Abb. 22.31).

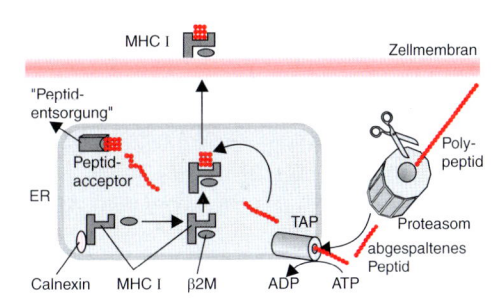

Abb. 22.31: Die Bildung eines MHC I-β1-Mikroglobulin-Peptidantigen-Komplexes und seine Präsentation auf der Zelloberfläche.

Das Peptid entsteht entweder durch Spaltung eines phagocytierten Fremdproteins oder eines zelleigenen Proteins. Die Proteolyse erfolgt im Cytosol und beginnt *ubiquitinabhängig* durch ein *26S-Proteasom*. Danach wird sie *ubiquitinunabhängig* durch ein *20S-Proteasom* fortgesetzt (☞ Kap. 18.). Man bezeichnet diesen Vorgang als *Antigenaufbereitung (Antigenprocessing)*. Durchschnittlich enthalten die Peptide in dem entstehenden Peptidgemisch etwa 9-11 Aminosäuren. Ein von einem Proteasom im Cytosol freigesetztes Peptid wird durch den heterodimeren *Peptidtransporter* TAP (*transporter associated with antigen processing*) ATP-abhängig in das ER transportiert. Nach seiner Freigabe im ER wird das Peptid an den MHC I-β2-

Mikroglobulin-Komplex gebunden. Bevor dies geschieht, muß MHC I nach seiner Biosynthese noch korrekt im ER gefaltet werden. Dies erfolgt mit Unterstützung des Chaperons *Calnexin* (☞ Kap. 13.). Danach assoziiert das MHC I mit dem β_2-Mikroglobulin und erst dann ist es zur Aufnahme eines Peptides bereit. Der entstandene ternäre *MHC I-β_2-Mikroglobulin-Peptid-Komplex* gelangt aus dem *ER* über den *Golgiapparat* zur *Zelloberfläche*. Dort wird der Komplex, falls er ein *Fremdpeptid* enthält, von CD8-T-Lymphocyten erkannt und gebunden.

Die Funktion des in der ER-Membran lokalisierten Peptid-Transportkomplexes TAP bei der zellulären Immunerkennung. Verantwortlich für den intrazellulären Peptidtransport aus dem Cytosol in das ER ist das zur Großfamilie der ABC-Transporter (ATP-Binding-Cassette-Transporter, ☞ Kap. 8.) gehörende Transportsystem TAP, das als eine ATP-abhängige "Peptidpumpe" fungiert (☞ Abb. 22.31). Es gibt zwei Gene, tap1 und tap2, deren Expressionsprodukte TAP1 und TAP2 die Peptidpumpe bilden und für den Transport der Peptidfragmente aus dem Cytosol in das ER sorgen. Auf der cytosolischen Seite des Transportsystems befinden sich zwei ATP-bindende Domänen, die ATP hydrolysieren und dadurch die für den Peptidtransport aus dem Cytosol in das ER erforderliche Energie bereitstellen (☞ Abb. 22.32). Der *Peptidtransportmechanismus* setzt sich aus zwei Schritten zusammen, der *ATP-unabhängigen Bindung* des Peptids und der *ATP-abhängigen Translocation* des gebundenen Peptids aus dem Cytosol in das ER.

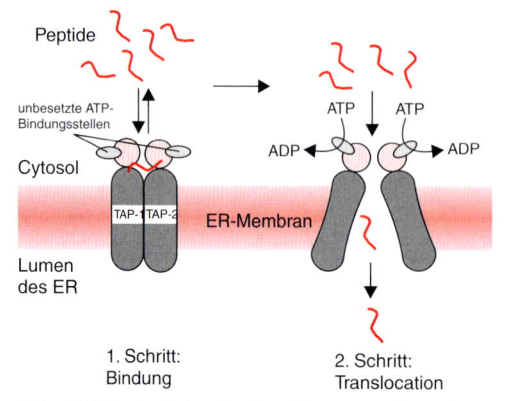

Abb. 22.32: Funktion des Peptidtransportkomplexes TAP bei der Immunerkennung.

22.3.3. Bildung eines MHC II-Antigenpeptid-Komplexes

Die MHC II-Moleküle bestehen aus zwei etwa gleich großen Ketten, α und β. Im Unterschied zu MHC I wird MHC II nicht von allen kernhaltigen Zellen des Organismus exprimiert, sondern nur von *Makrophagen*, *Monocyten* und *Endothelzellen* sowie von *B-Lymphocyten* und *aktivierten T-Lymphocyten*. Nach der Biosynthese der α- und β-Ketten des MHC II-Antigens assoziieren diese, unterstützt durch das Chaperon *Calnexin*, im ER dieser Zellen zu $(\alpha\beta)_3$. Dieses Hexamer bindet drei Moleküle eines weiteren, ausschließlich für die korrekte Faltung und Bildung des MHC II-Komplexes zuständigen *Chaperons*, das man als "Ii" bezeichnet, und bildet den *nonameren Komplex* $(\alpha\beta)_3 Ii_3$ (☞ Abb. 22.33). Ii ist die invariante Kette [M_r 31.000] eines unreifen (immature) Glycoproteins, das zunächst an die für die Bindung des Peptidfragments vorgesehene Stelle des MHC II-Dimers gebunden wird. Die Assoziation von MHC II mit Ii verhindert auf diesem Stadium die Bindung von endogenen, zelleigenen Peptiden an MHC II. Das Ii-Protein dirigiert nun das MHC II-Molekül in ein lysosomenartiges Vesikel, wo Ii, zur Erlangung seiner vollständigen Aktivität im Hinblick auf die Vermittlung der peptidbindenden Eigenschaften von MHC II, durch lysosomole Proteasen, *Kathepsin S oder L*, gespalten wird. Ein Spaltprodukt von Ii, das als CLIP bezeichnet wird (Abk. von "class II-associated invariant chain peptide), bleibt an die Peptidbindungsstelle des MHC II gebunden und verschließt diese, so daß das MHC II noch immer kein Peptidfragment binden kann. Erst danach tritt in den Lysosomen (auch in Endosomen) am MHC II ein Austausch von CLIP gegen ein Peptidfragment aus dem Peptidgemisch eines proteolytisch aufgespalteten Antigens ein, das entweder durch *Phagocytose* oder durch *Endocytose* in die MHC II-exprimierende Zelle gelangt ist. Die proteolytische Aufbereitung des in den Makrophagen gelangten Antigens erfolgt unter wesentlicher Beteiligung einer asparaginspezifischen, lysosomalen SH-Endoprotease (AEP). Das mit dem Peptidfragment beladene MHC II wird zur Präsentation nach außen an die Zelloberfläche transportiert. Die MHC II-Peptidantigen-präsentierenden Zellen werden von CD4-T-Lymphocyten gebunden, wodurch diese aktiviert und zur Produktion von Cytokinen (IL-2, IL-4 und IFNγ)

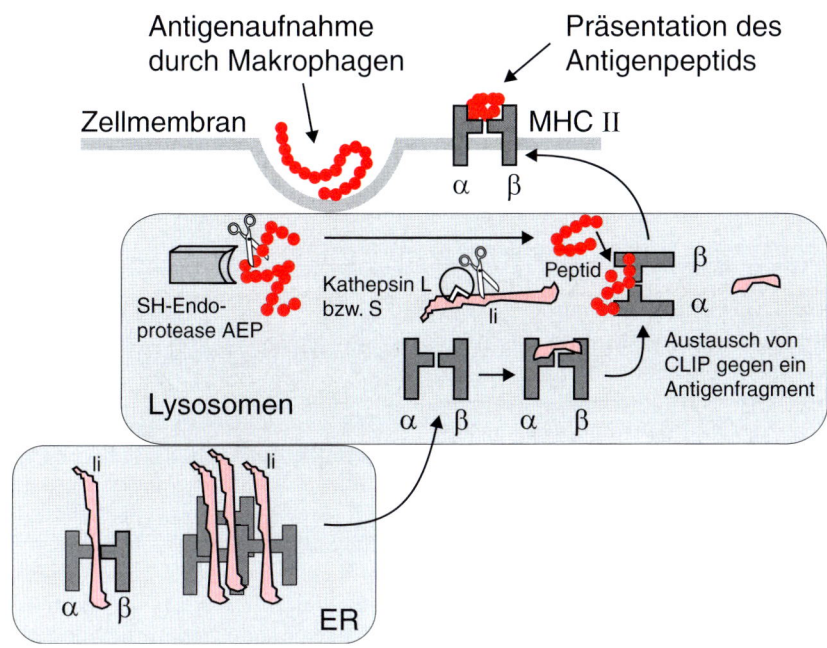

Abb. 22.33: Bildung eines MHC II-Peptidantigen-Komplexes in einem Makrophagen und seine Präsentation auf der Zelloberfläche (Abb. 22.32 und Abb. 22.33 nach H.-G. Rammensee, Biospektrum 1/1997, 35-40; mit freundlicher Genehmigung des Autors).

angeregt werden. IL-2 und IL-4 sind wichtige Regulatoren im Immungeschehen, denn sie aktivieren B-Zellen und stimulieren deren Proliferation. Dadurch vergrößern diese beiden Interleukine das B-Zellen-Reservoir und tragen so zur Bekämpfung der Infektion bei.

Ein Selektionsprozeß unter den CD4-T-Lymphocyten im Thymus dient der Unterscheidung zwischen Selbst- und Fremdantigenen. Ein auf der Oberfläche eines Makrophagen oder einer Endothelzelle nach außen präsentierter MHC II-"Selbstpeptid"-Komplex, wird, infolge eines *vorhergehenden Selektionsvorganges im Thymus*, von den peripheren CD4-T-Zellen ignoriert. Bei diesem Selektionsprozeß werden diejenigen CD4-T-Zellen, die "Selbstpeptide" des Organismus binden, im Thymus zurückgehalten und zerstört, so daß sie nicht in die Peripherie gelangen (*negative Selektion*). Dieser Mechanismus verhindert die Entstehung von *Autoaggressionskrankheiten*. An diesem Selektionsvorgang sind dendritische Zellen maßgeblich beteiligt. Diese präsentieren auf ihrer Zelloberfläche MHC-Selbstantigen-Komplexe, die an die diejenigen CD4-T-Zellen binden, die eine hohe Affinität zu den "Selbstantigenen" haben. Dadurch werden diese CD4-T-Zellen aus der Gesamt-CD4-Zellpopulation entfernt und ihre Reste von Makrophagen phagocytiert. Nur solche CD4-T-Zellen, die im Thymus nicht oder nur mit schwacher Affinität an präsentierte MHC II-Selbstantigenfragment-Komplexe binden, gelangen nach ihrer Differenzierung als funktionstüchtige CD4-T-Zellen in die Peripherie (*positive Selektion*). Die *positive* und die *negative Selektion* werden von zwei verschiedenen Arten der proteolytischen Aufbereitung des *Chaperons Ii* bestimmt. In den für die *positive Selektion* zuständigen *corticalen Epithelzellen* des Thymus wird Ii durch das Kathepsin L gespalten und in den die *negative Selektion* vermittelnden, aus dem *Knochenmark* stammenden antigenpräsentierenden Zellen, wird Ii durch das Kathepsin S fragmentiert.

22.4. Die T- und B-Lymphocyten

22.4.1. Die Entwicklung der T- und B-Lymphocyten

T-Lymphocyten bilden die Basis für die *spezifische zelluläre Abwehr* des Organismus, während die *spezifische humorale Abwehr* durch *B-Lymphocyten* und deren Abkömmlinge, den *Plasmazellen*, vermittelt wird. Die Plasmazellen synthetisieren und sezernieren die löslichen *Antikörper (Immunglobuline)*. Zwischen den Systemen der *angeborenen* und *erworbenen Immunität* gibt es zahlreiche Wechselwirkungen, die *humoral* durch Interleukine, Cytokine, Chemokine und Immunglobuline, und *zellulär* durch dendritische Zellen, Makrophagen, Neutrophile, Natürliche Killerzellen und Lymphocyten vermittelt werden.

T-Lymphocyten entwickeln sich im Thymus aus pluripotenten Knochenmarkstammzellen. Die Vorläuferzellen der T-Lymphocyten wandern aus dem Knochenmark aus und besiedeln den Thymus, wo sich ihre Entwicklung und Differenzierung vollzieht (deshalb "T-Lymphocyten"). Der Thymus ist aus Läppchen aufgebaut, die aus einer äußeren corticalen und einer inneren medullären Region bestehen. Die meisten Zellen im Thymus, vor allem in der corticalen Region, sind lymphoide Zellen (*Thymocyten*), die mit epithelialen Zellen assoziiert sind und das Thymusstroma bilden. *Unreife Thymocyten* exprimieren weder den *T-Zellen-Receptor* noch *CD4-* oder *CD8-Moleküle*. Unter dem Einfluß des Thymushormons *Thymopoetin* (Thymosin α_1) entwickeln sich diese Zellen zu reifen T-Lymphocyten. Auf ihrem Wege dahin exprimieren die Zellen zunächst CD4 *und* CD8, während die reifen T-Zellen im differenzierten Zustand *entweder* CD4 *oder* CD8 exprimieren. Dieser Vorgang wird begleitet durch die somatische Rekombination der Gene der α- und β-Ketten des **T**-**Z**ellen-**R**eceptors (TCR, C von engl. cell) und dessen Expression (über die *somatische Genrekombination* s. Kap. 22.5.2.). Die TCR in einem T-Zellklon weisen ein und dieselbe Spezifität gegenüber dem MHC-Peptidantigen-Komplex der präsentierenden Zelle auf. Die den Thymus verlassenden reifen T-Lymphocyten tragen den *T-Zellen-Receptor* sowie, in ihrer Mehrzahl, entweder *CD4-* oder *CD8-Moleküle*. Die Aussonderung der T-Zellen, deren Receptoren gegen Selbstantigene gerichtet sind (s.o.), geht im Thymus auf der Ebene der CD4/CD8-Zellen vor sich.

B-Lymphocyten entwickeln sich in der fetalen Leber und im Knochenmark des Erwachsenen aus hämatopoetischen Stammzellen. B-Zellen differenzieren sich im Knochenmark aus B-Vorläuferzellen (B-Zellen Abk. von engl. **b**one marrow, bei Vögeln erfolgt ihre Differenzierung in der **B**ursa Fabricii), im fetalen Stadium auch in der Leber und in der Milz (☞ Abb. 22.34). Die im Knochenmark ablaufende (erste) Phase ihrer Entwicklung wird durch IL-7 und IL-11 gesteuert und ist *antigenunabhängig*. Aus den Vorläuferzellen entstehen unter lebhafter Zellteilung zunächst *Pro-B-Lymphocyten* und aus diesen *Prä-B-Lymphocyten*. Das letzte Entwicklungsstadium im Knochenmark ist der kleine Prä-B-Lymphocyt. In diesem Differenzierungsabschnitt der B-Lymphocyten kommt es zu einer stochastischen, d.h. zufallsbedingten, Rekombination der Immunglobulingene (☞ Kap. 22.5.2.). Das Knochenmark verlassen unreife, sich *zunächst nicht teilende* B-Zellen, die mit *membranständigem Immunglobulin M (mIgM)* als Receptor ausgestattet und deshalb in der Lage sind, Antigene, wenn auch mit niedriger Affinität, zu binden. Diese Zellen treten in die antigenabhängige Phase der B-Zell-Entwicklung ein. Hierzu besiedeln sie die peripheren sekundären lymphoiden Gewebe. Dort exprimieren die mIgM-Zellen ein weiteres membranständiges Immunglobulin, das mIgD. Die entstehenden mIgM/mIgD-Zellen sind reife B-Lymphocyten. Sie proliferieren stark nach Bindung eines Antigens und entwickeln sich zu Zellklonen, von denen jeder einzelne einen Antigenreceptor ("*B-Zellen-Receptor*", BCR) mit nur einer einzigen Spezifität exprimiert. Das bedeutet, daß die große Zahl von Antigenreceptoren auf individuelle Klone der B-Lymphocyten verteilt sind.

Solche mIgM-Zellen, deren Receptorspezifität auf körpereigene Komponenten ("Selbst"-Antigene) gerichtet sind, müssen, zur Vermeidung einer Autoimmunisierung, d.h. einer Immunität gegen körpereigene Antigene, und daraus möglicherweise resultierenden Autoimmunerkrankungen (*Autoaggression*), eliminiert werden. Hierfür gibt es *zwei Mechanismen*. Die Aktivierung einer solchen Zelle durch Bindung eines körpereigenen Antigens führt entweder zu deren *Apoptose* oder zur *Anergie* (Unempfindlichkeit einer Zellen, auf ein angebotenes Antigen zu reagieren).

22.4.2. Oberflächenmarker auf den T-Lymphocyten

Reife T-Lymphocyten werden auf der Basis ihrer *Oberflächenmarker* klassifiziert. Diese werden nach einer internationalen Benennung der Differenzierungsantigene der Leukocyten des Menschen, die durch monoklonale Antikörper identifiziert werden, mit CD abgekürzt (**C**luster of **D**ifferentiation). Bisher wurden etwa 130 CD-Proteine

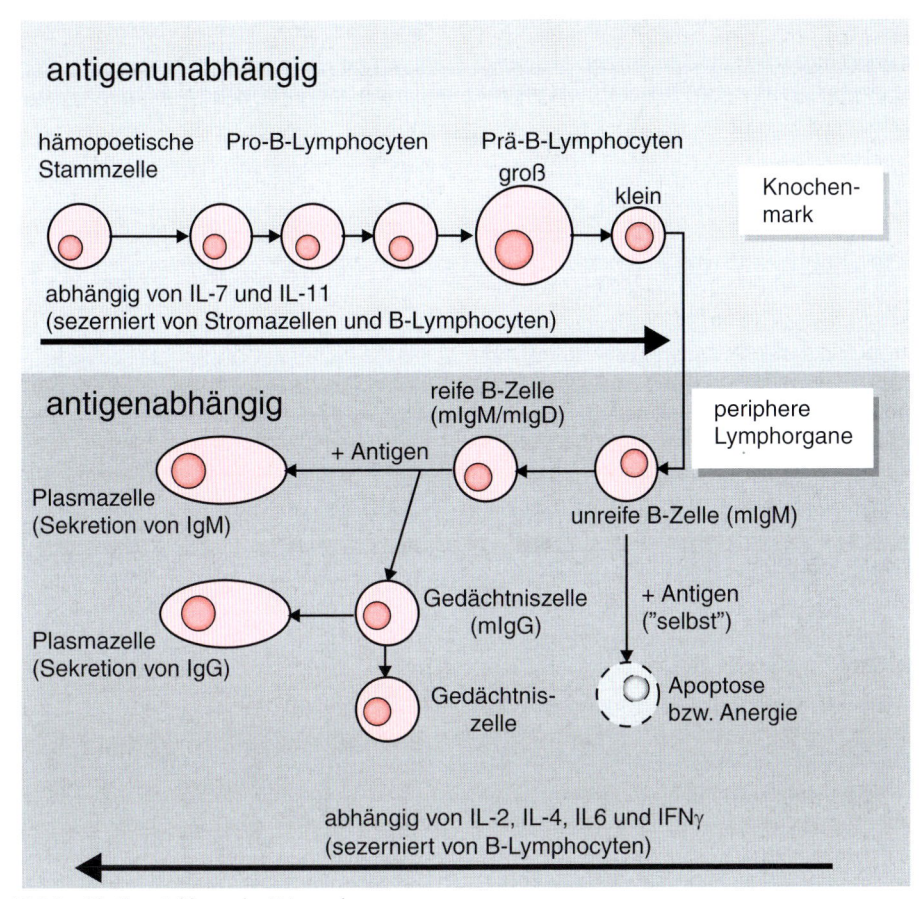

Abb. 22.34: Die Entwicklung der B-Lymphocyten.

identifiziert und mit Zahlen belegt, z.B. CD4 und CD8.

CD4-T-Lymphocyten tragen auf ihrer Zelloberfläche ein einkettiges Glycoprotein, das T4-Antigen (M_r 56.000). *CD4-T-Zellen* erkennen und binden, wie bereits ausgeführt, MHC II-Moleküle auf dendritischen Zellen, Makrophagen und B-Lymphocyten als antigenpräsentierende Zellen. CD4 ist Coreceptor und stabilisiert den Kontakt zwischen dem MHC II der antigenpräsentierenden Zelle und dem T-Lymphocyten. Durch den Zell-Zell-Kontakt werden die CD4-Zellen zur Synthese von IL-2 angeregt, das B-Lymphocyten, CD8-Lymphocyten und NK-Zellen sowie *autokrin* auch CD4-T-Zellen aktiviert. Auf Grund dieser Wirkungen werden die CD4-Zellen als *Helfer-T-Zellen* (T_H-Zellen) bezeichnet.

CD8-T-Lymphocyten exprimieren als Coreceptor auf ihrer Oberfläche das aus zwei Polypeptidketten (α und β) bestehende CD8-Antigen (T8-Antigen). Der Coreceptor CD8 bindet an MHC I auf antigenpräsentierenden Zellen. CD8-T-Lymphocyten sind *cytotoxisch wirkende T-Zellen*, d.h. sie töten antigenpräsentierende Zellen ab.

22.4.3. Die T-Zellen-Receptoren und ihre Gene

T-Lymphocyten tragen auf ihrer Zelloberfläche die **T**-**Z**ellen-**R**eceptoren (TCR), die von den T-Zellen-Receptorgenen codiert werden und heterodimere Membranproteine sind. Die T-Zellen exprimieren auf ihrer Oberfläche entweder $\alpha\beta$- oder $\gamma\delta$-*Receptoren*, die aus den Untereinheiten α und β *oder* γ und δ bestehen. Der $\alpha\beta$-T-Zellen-Receptor ist ein Glycoprotein ($M_r\alpha$ 45.000, $M_r\beta$ 40.000). Beide Ketten sind durch eine Disulfidbrücke verbunden. Die Genloci für α und δ liegen auf Chromosom 14 und von β und γ auf Chromosom 7. Sowohl der $\alpha\beta$- als auch der $\gamma\delta$-TCR bilden mit dem

CD3-Protein (T3-Antigen) das *membranale Signaltransductionssystem* der T-Lymphocyten (☞ Abb. 22.29; Abb. 22.30). CD3 besteht aus fünf Polypeptidketten, γ, δ, ε, ζ und η.

Wie die Gene der Immunglobuline enthält jeder der vier Genloci des TCR eine bestimmte Zahl variable (V) Gene, Diversity-(D) Gene, Verbindungsgene (J-Gene, Abk. von joining) und konstante (C) Gene, Abk. von constant). Die somatische Rekombination der V-, D,- J- und C-Gene erfolgt im Verlauf der T-Zellen-Entwicklung im Thymus. Der nach der somatischen Rekombination gebildete T-Zellen-Receptor hat in seinen N-terminalen Bereichen variable Regionen, die seine Antigenspezifität bestimmen. Durch diese können die T-Zellen hochspezifisch ein praktisch unbegrenztes Arsenal von Antigen-MHC-Kombinationen binden, die ihnen in der sich bildenden immunologischen Synapse von der jeweiligen antigenpräsentierenden Zelle angeboten werden.

Der αβ-T-Zellen-Receptor-CD3-Komplex ist auf 90-99 % der reifen peripheren T-Lymphocyten des Menschen zu finden. Der TCR-CD3-Komplex ist entweder mit CD4 als Coreceptor (im Falle der CD4-Lymphocyten) oder mit CD8 als Coreceptor (im Falle der CD8-Lymphocyten) vergesellschaftet. Man bezeichnet die ausschließliche Bindung der MHC Klasse I an αβ-TCR-CD3-CD8-T-Lymphocyten und die der MHC Klasse II an αβ-TCR-CD3-CD4-T-Lymphocyten als *MHC-Restriktion*.

Die γδ-T-Lymphocyten sind für die immunologische Überwachung der Epithelien und für das Zusammenspiel von angeborener und erworbener Immunität von Bedeutung. γδ-T-Zellen bilden eine Minderheit unter den T-Zellen. Sie kommen vor allem in *epithelialen Oberflächen* (Magen-Darm-Trakt, Haut, Lunge und in der Mucosa des Genitaltraktes) vor. Dort können sie 50 % aller T-Zellen ausmachen. Da die γδ-T-Zellen weder CD4 noch CD8 exprimieren, binden sie *nicht* an MHC I- und MHC II-gebundene Antigenfragmente. Sie können aber nichtaufbereitete Antigene binden, die von einem Pathogen oder von Zellen des Organismus freigesetzt werden. Die γδ-T-Zellen sind an der Regulation einer Entzündung beteiligt, weniger aber an der Beseitigung der eingedrungenen pathogenen Keime. Man muß sie zu den Zellen rechnen, die zusammen mit den Makrophagen, Neutrophilen und Eosinophilen eine wichtige Rolle in der *angeborenen Immunität* spielen. Bei *Infektionen* und *Autoimmunerkrankungen* sind sie vermehrt. Die γδ-T-Lymphocyten sind u.a. durch folgende Eigenschaften charakterisiert:

- sie binden nichtaufbereitete streßassoziierte Antigene
- sie werden durch geschädigte Epithelien aktiviert
- sie sezernieren Cytokine, z.B. IFNγ und IL-4, die zwischen *angeborener* und *erworbener* Immunität vermitteln; IL-4 fördert die Vermehrung und die Antikörperproduktion von B-Zellen

Infolge ihrer Eigenschaft, verschiedene immunologische Systeme modulieren und ihrer Fähigkeit, einen Zellstreß und eine Schädigung körpereigener Zellen erkennen zu können, haben γδ-T-Lymphocyten die Funktion von Wachtposten im Immunsystem inne, die den Verlauf der Immunantwort auf eine Infektion beeinflussen.

22.4.4. Einteilung der T-Lymphocyten nach ihrer Funktion

T-Lymphocyten haben zwei Hauptfunktionen:

1. sie sind für die *zellvermittelte Immunantwort* verantwortlich

2. sie kooperieren mit den *B-Lymphocyten* und fördern deren Antikörpersynthese (☞ Abb. 22.35).

Man unterscheidet folgende Typen von T-Lymphocyten:

- *Helfer-T-Zellen (T_H-Zellen)*: Diese Zellen exprimieren auf ihrer Oberfläche den *αβ-TCR-CD3-CD4-Komplex*, der den auf der Oberfläche von Makrophagen, B-Lymphocyten und dendritischen Zellen lokalisierten MHC II-Antigenpeptid-Komplex bindet und so den entsprechenden Zell-Zell-Kontakt knüpft. Dadurch werden die T_H-Zellen zur Produktion von Cytokinen angeregt, die B-Zellen zur Proliferation zu Plasmazellen und zur Antikörperproduktion stimulieren und NK-Zellen, Makrophagen und cytotoxische T-Lymphocyten (CTL) bei der Eliminierung von Mikroorganismen unterstützen. T_H-Zellen, die durch antigenpräsentierende Zellen aktiviert sind, unterliegen einer klonalen Proliferation und produzieren IL-2. Diese Zellen differenzieren in zwei verschiedene T_H-Phänotypen, nämlich in T_H1-Zellen und T_H2-Zellen. Die Richtung dieser Differenzierung

22.4. Die T- und B-Lymphocyten

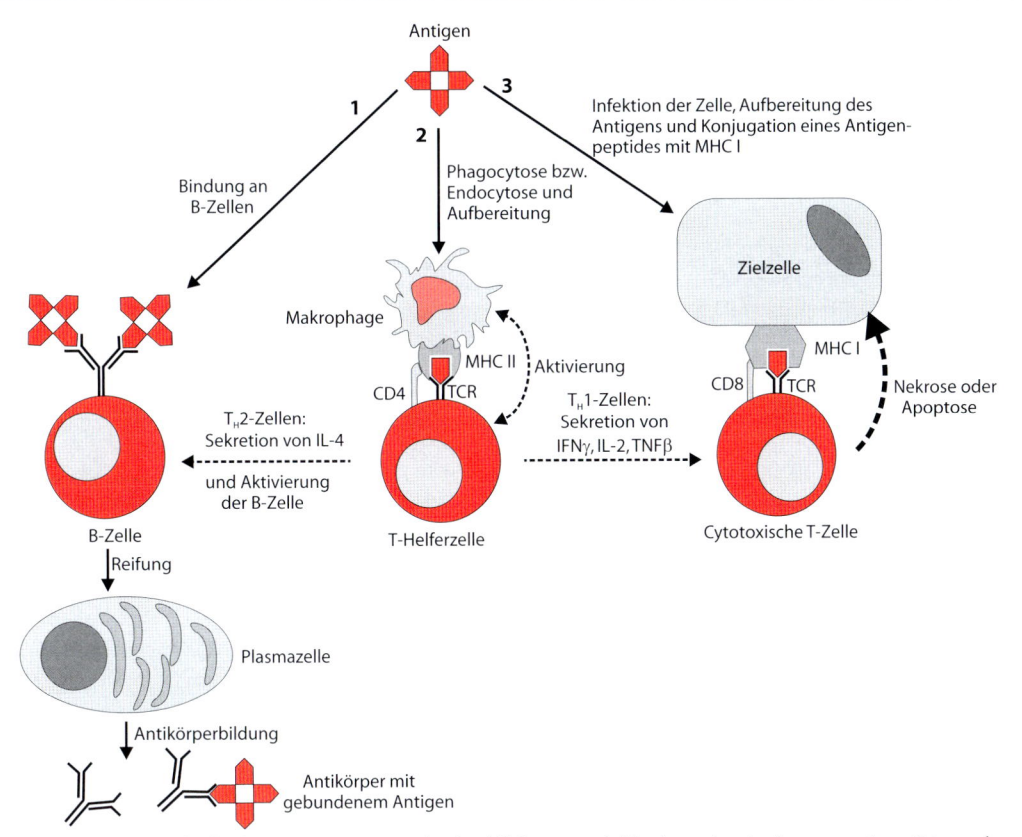

Abb. 22.35: Das Schicksal eines Antigens und seine Wirkungen: 1. Bindung des Antigens an einen B-Lymphocyten und dessen Reifung zu antikörperproduzierenden Plasmazellen, 2. Aufbereitung des Antigens in einem Makrophagen und Bindung des präsentierten MHC II-Peptidantigenkomplexes an eine T_H-Zelle, 3. Infektion einer Körperzelle, Aufbereitung des Antigens und Bindung des präsentierten MHC I-Peptidantigen-Komplexes an eine cytotoxische T-Zelle.

hängt von Cytokinen in der Umgebung der T_H-Zellen ab. Das von den antigenpräsentierenden Zellen sezernierte IL-12 induziert ihre Entwicklung zu T_H1-Zellen, während das von den T-Zellen selbst produzierte IL-4 für die Entwicklung von T_H2-Zellen benötigt wird. Aktivierte T_H1-Zellen (d.h. mit Peptidantigen-MHC II assoziierte Zellen) produzieren Cytokine (IFNγ, IL-2 und TNFβ), die aktivierend auf NK-Zellen, Makrophagen und CTL wirken, aktivierte T_H2-Zellen hingegen produzieren IL-4, das B-Zellen zur Proliferation anregt und ihre Antikörperbildung stimuliert sowie deren Klassenswitching von IgM zu IgG und IgE verursacht. T_H1-Zellen wirken proinflammatorisch und T_H2-Zellen humoral, indem sie die Antikörpersynthese fördern (☞ Abb. 22.35)

- *cytotoxische T-Lymphocyten* (CTL): diese CD8-T-Zellen zerstören virusinfizierte Zellen, Zellen eines allogenen Transplantates und Tumorzellen. Sie binden mittels ihres αβ-TCR-CD3-CD8-Receptorsystems MHC I-$β_2$-Mikroglobulin-Fremdantigen-Assoziate auf der Oberfläche kernhaltiger Zellen. Eine so aktivierte cytotoxische T-Zelle entleert den Inhalt ihrer sekretorischen Granula in ihre Kontaktregion mit der an sie gebundenen Zielzelle. Ihre Sekretionsprodukte sind lysosomale Enzyme, vor allem *Proteasen*, jedoch auch *Perforine* (*Cytolysine*) (☞ Abb. 22.38). Letztere werden in die Plasmamembran ihrer Zielzellen aufgenommen, polymerisieren dort und zerstören durch Porenbildung die Membran. Es dauert etwa 10 Minuten bis eine solche T-Zelle die von ihr angegriffene Zelle getötet hat. Der Zelltod tritt durch Apoptose ein.

- *Killer-T-Zellen*: diese sind mit den CTL verwandt und auch ihre Zerstörungsmechanismen von Zellen sind diesen ähnlich. Beide Typen von T-Zellen haben komplementäre Wirkungen im Abwehrsystem. CTL greifen virusinfizierte Zellen, transplantierte Zellen und Tumorzellen an, die auf ihrer Zelloberfläche einen vollständigen MHC I-β_2-Mikroglobulin-Antigenfragment-Komplex tragen, *Killer-Zellen* hingegen attackieren solche Zellen, die kein *vollständiges MHC Klasse I-System* besitzen. Offenbar spielt bei der Erkennung der Unterschiede das β_2-Mikroglobulin eine wesentliche Rolle. Fehlt dieses, wird die Zielzelle, z.B. eine virusinfizierte Zelle oder eine Tumorzelle, nicht durch einen CTL, sondern durch eine Killer-T-Zelle angegriffen. Die *Killer-T-Zellen* dürfen nicht mit den *Natürlichen Killerzellen* (*NK-Zellen*) verwechselt werden. Die letztgenannten sind Komponenten des angeborenen Immunsystems und zeigen keine MHC-Restriktion.

- *Suppressor-Zellen*: diese ist eine noch nicht klar definierte Gruppe von T-Zellen, die die Immunantwort des Organismus "herunterreguliert". Sie tragen das CD8-Antigen und sind in der Lage, die Empfindlichkeit von CD4-T-Lymphocyten gegen Antigenfragmente zu erniedrigen und so, auf indirekte Weise, die Antikörperbildung durch Plasmazellen zu drosseln.

Die *Kooperation* der verschiedenen Zelltypen der *angeborenen* und *erworbenen Immunität* ist in Abb. 22.36 dargestellt.

22.4.5. Aktivierung der T-Zellen

Die Aktivierung einer T-Zelle wird, wie aus den bisherigen Darlegungen hervorgeht, durch Bin-

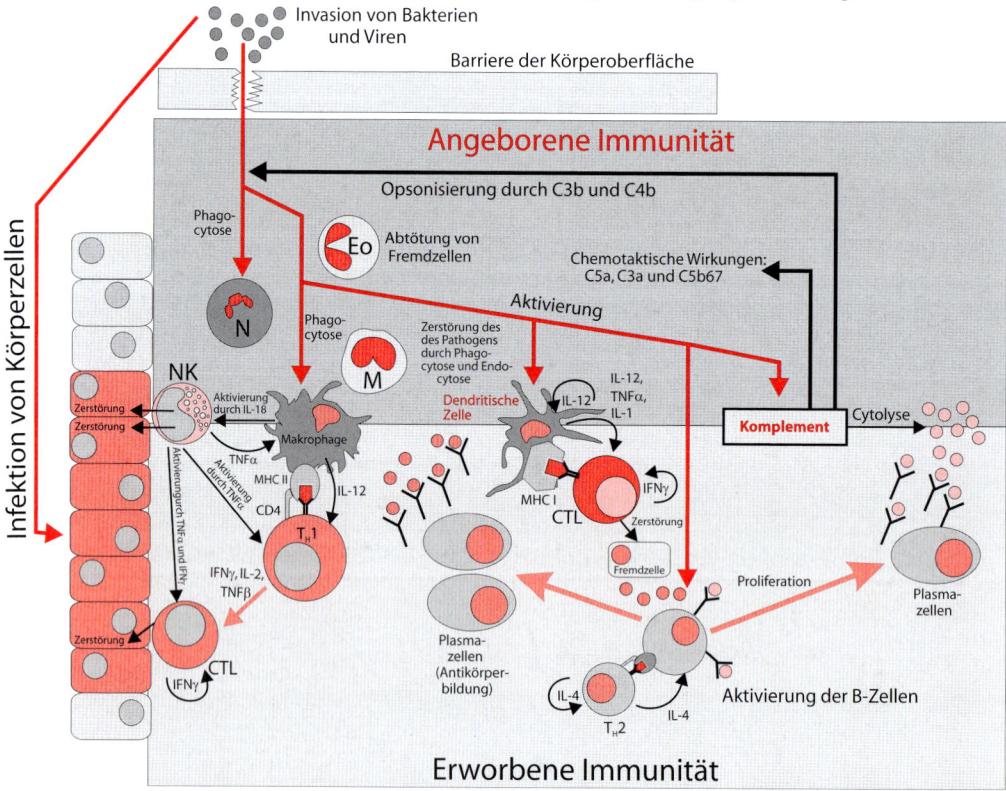

Abb. 22.36: Übersicht über die Systeme der angeborenen und erworbenen Immunität. An der Grenzlinie zwischen beiden Systemen befinden sich Makrophagen, Natürliche Killerzellen, dendritische Zellen und das Komplementsystem. M: Monocyten, N: Neutrophile, Eo: Eosinophile, NK: Natürliche Killerzellen, CTL: cytotoxische T-Lymphocyten, T_H1: CTL-aktivierende T-Helferzellen (inflammatorische T-Zellen), T_H2: B-Zellen aktivierende T-Helfer-Zellen; infizierte Zellen links sind rot markiert, die runden Pfeile geben autokrine Wirkungen der jeweiligen Cytokine an.

22.4. Die T- und B-Lymphocyten

dung des auf ihrer Zelloberfläche lokalisierten αβ-Receptorkomplexes an ein aufbereitetes Fragment eines Fremdantigens ausgelöst, das auf der Oberfläche eines Makrophagen oder einer anderen kernhaltigen Zelle mit MHC-Klasse II- bzw. MHC Klasse I-Molekülen assoziiert ist und der T-Zelle präsentiert wird.

Die zur Cytokinsynthese führenden Signalbahnen in aktivierten CD4-T-Zellen (T_H-Zellen). Die Aktivierung dieser Zellen wird eingeleitet durch die Assoziation ihres TCR/CD3/CD4-Komplexes mit dem MHC II/Antigenpeptid-Komplex der Makrophagenoberfläche (☞ Abb. 22.37). Die cytoplasmatische Domäne des CD4 sendet dann aktivierende Signale in das Innere der T-Zelle aus, durch die die mit CD4 assoziierte, src-homologe, *Tyrosinkinase Lck* aktiviert wird. Das Enzym wandert daraufhin zu der ζ-Kette der CD3-Komponente des TCR/CD3/CD4-MHC II-Komplexes und aktiviert diese durch Phosphorylierung. An die phosphorylierte ζ-Kette werden SH2-Proteine gebunden, die das monomere G-Protein Ras durch GDP/GTP-Austausch aktivieren. An Ras schließt sich die aus Raf-1, MAPKK und MAPK zusammengesetzte Signalkaskade an.

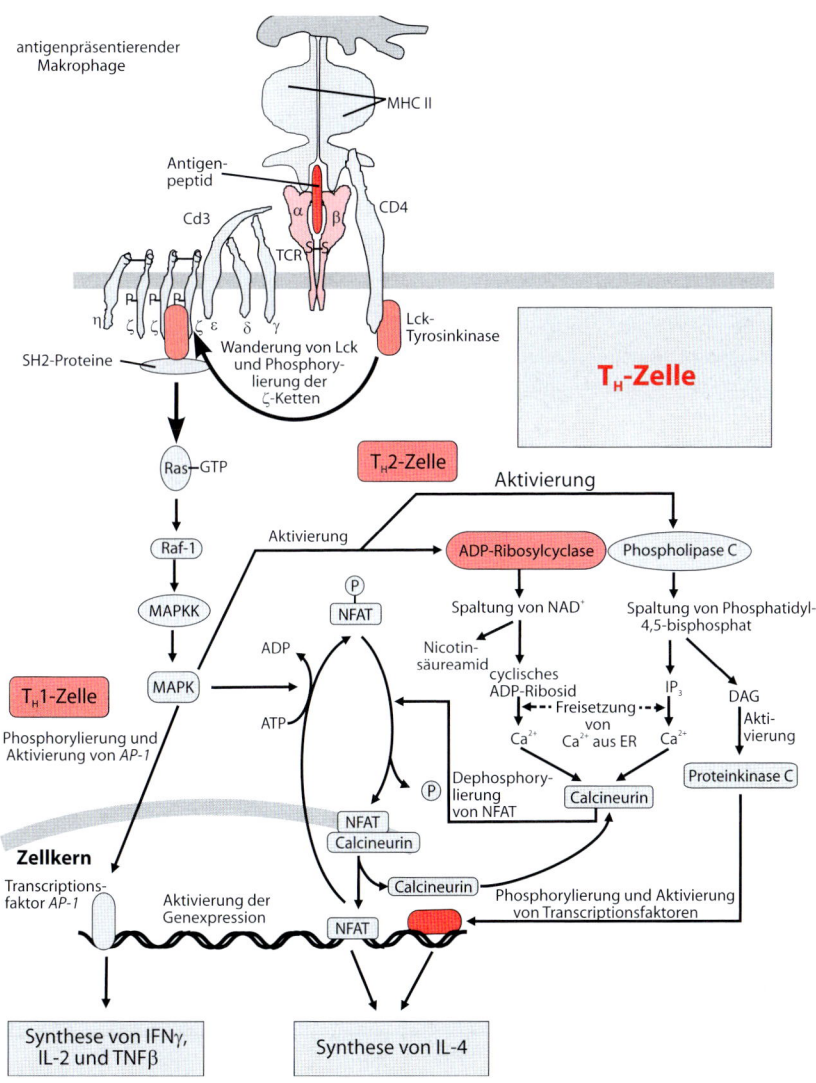

Abb. 22.37: Signalwandlungsbahnen in T_H1- und T_H2-Zellen.

Bis zur MAPK verlaufen die Signalwege in den T_H1- und T_H2-Zellen gleichartig. Danach unterscheiden sich die beiden Zelltypen voneinander. In den *T_H1-Zellen* führt die MAPK zur Aktivierung des *Transcriptionsfaktors AP-1* (Abk. von **A**dapter**p**rotein-1), der die Expression T_H1-spezifischer Cytokingene stimuliert (IFNγ, IL-2 und TNFβ). In *T_H2-Zellen* ist die Aktivierung des IL-4-Gens abhängig von dem *Transcriptionsfaktor NFAT* (Abk. von "**n**uclear **f**actor of **a**ctivated **T**-lymphocytes"). Der NFAT-abhängige Signalweg ist an die Aktivierung des Ca^{2+}-Calcineurin-Systems gekoppelt, das die Überführung von NFAT aus dem Cytoplasma in den Zellkern auslöst. Mit NFAT wird eine Familie von Transcriptionsfaktoren bezeichnet, die nicht nur in Lymphocyten, sondern auch in anderen Körperzellen vorkommen und aus wenigstens vier, strukturell verwandten, Mitgliedern besteht, $NFAT_c$, $NFAT_p$, $NFAT_3$ und $NFAT_4$. In den T_H2-Zellen findet man $NFAT_c$ (c von **c**ytoplasmatisch) sowie $NFAT_p$ (p von **p**re-existing, *hier als NFAT bezeichnet*). Im Cytoplasma ist NFAT phosphoryliert, im Zellkern hingegen ist es dephosphoryliert. Für die Phosphorylierung von NFAT ist die MAPK verantwortlich, deren Wirkung dazu führt, daß NFAT aus dem Zellkern in das Cytoplasma übertritt und dort bis zu seiner Dephosphorylierung verbleibt. Die Dephosphorylierung von NFAT besorgt die durch Ca^{2+}-Ionen aktivierbare *Proteinphosphatase Calcineurin*, die dadurch NFAT zur Wanderung aus dem Cytoplasma in den Zellkern veranlaßt, wo er als Transcriptionsfaktor das IL-4-Gen und andere Cytokingene zur Expression aktiviert und die T_H2-Zellen zur Sekretion dieser Cytokine bringt. Voraussetzung für die Aktivierung des Calcineurins ist eine ausreichend hohe Ca^{2+}-Konzentration im Cytoplasma. Diese Bedingung wird durch Freisetzung von Ca^{2+}-Ionen aus dem ER der Lymphocyten erfüllt. In diesen Prozeß teilen sich zwei Effektoren, *IP_3* und *cyclisches ADP-Ribosid*. Die Aktivierung der T_H2-Zellen führt - vermittelt durch Tyrosinkinasen - zur Aktivierung der Phospholipase Cγ, die Phosphatidylinositol-4,5-bisphosphat zu IP_3 und DAG spaltet. Das IP_3 aktiviert Ryanodin-Receptoren des ER (diese sind Ca^{2+}-Kanäle, Kap. 26.) und löst dadurch eine Freisetzung von Ca^{2+} aus dem ER in das Cytosol aus. In T-Zellen bewirkt auch das *cyclische ADP-Ribosid* (cADPR), das durch die lösliche cytoplasmatische ADP-Ribosylcyclase aus NAD^+ unter Abspaltung von Nicotinsäureamid entsteht, eine anhaltende Freisetzung von Ca^{2+}-Ionen aus dem ER in das Cytosol. Im cADPR ist das C-Atom 1 des endständigen Riboserestes mit dem N-Atom 1 des Adenins verbunden. Das cADPR wird an den Typ-3 Ryanodin-Receptor des T-Zellen-ER gebunden, der in T-Lymphocyten exprimiert wird und Ca^{2+}-Ionen aus dem ER in das Cytosol freisetzt. Das durch die freigesetzten Ca^{2+}-Ionen aktivierte Calcineurin spaltet im Cytoplasma Phosphat vom phosphorylierten NFAT ab und transportiert es, unter Bildung eines NFAT-Calcineurin-Komplexes, in den Zellkern. Dort bindet das NFAT an die Gene von IL-4 und anderer Cytokine und steigert deren Expression.

Die Aktivierung cytotoxischer T-Zellen (CD8-T-Zellen). Die cytotoxische Wirkung der CTL ist antigenspezifisch und ihr cytolytischer Mechanismus ist *nur* auf die antigenpräsentierende Zelle gerichtet, mit der ein *TCR/C3/C8-MHC I/$β_2$-Mikroglobulin-Peptidantigen-Kontakt* besteht (☞ Abb. 22.38). Zellen in der Nähe dieses konjugierten Zellpaares werden *nicht* angegriffen. Die CTL selbst bleiben bei dem Vorgang unbeschädigt. Sie können nacheinander eine große Zahl von Zielzellen abtöten. Nach der Bildung des *Kontaktkomplexes* zwischen dem Integrin CD11/CD18 auf dem CTL und dem Receptor ICAM-1 auf der antigenpräsentierenden Zielzelle (☞ Kap. 22.2.2.) bewegen sich die ligandierten Komplexe unter Clusterbildung auf der Zelloberfläche aufeinander zu, wodurch es zur Aktivierung des CTL kommt. Diese holen dann zu einem *tödlichen Schlag* gegen die Zielzellen aus. Hierfür gibt es *zwei unterschiedliche Mechanismen*, der eine bewirkt die *Nekrose* der antigenpräsentierenden Zelle, der andere ihre *Apoptose*. Zur Auslösung der *Nekrose* sezernieren die CTL den Inhalt ihrer cytoplasmatischen Granula in die Kontaktregion zwischen den beiden konjugierten Zellen. Damit gelangen *Proteasen* und andere hydrolytischen Enzyme sowie das ebenfalls in den Granula enthaltene porenbildende Protein *Perforin* in den Raum zwischen den beiden Zellen. Das Perforin lagert sich, indem es polymerisiert, unter Porenbildung in die Plasmamembran der Zielzelle ein. Diese sind für Ionen und Wasser permeabel, so daß über eine *Schwellung* der Zellen ihre *Nekrose* eintritt. Die dabei freigesetzten Zellinhaltsstoffe lösen ein *Entzündung* aus.

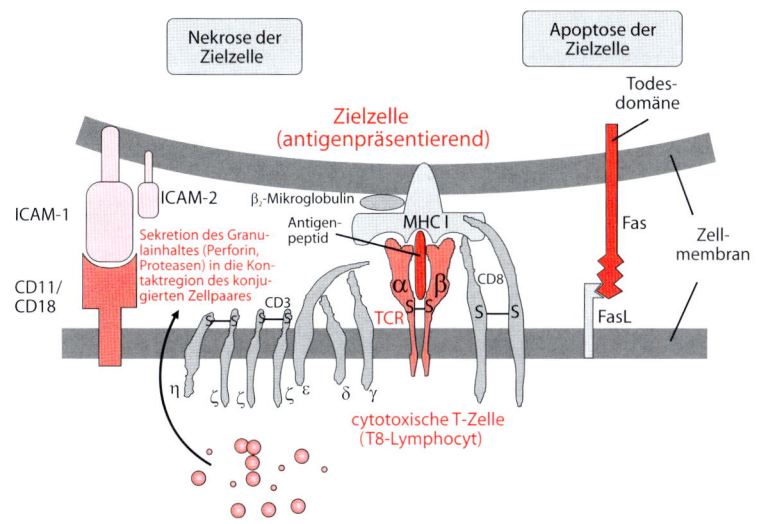

Abb. 22.38: Wirkungsweise eines cytotoxischen T-Lymphocyten auf eine Zielzelle.

Die *Apoptose* wird *ohne Entleerung* der *CTL-Granula* ausgelöst, sie erfolgt durch das *Oberflächenprotein Fas* (auch als CD95 oder Apo-1 bezeichnet) der antigenpräsentierenden Zielzelle. Dieses Membranprotein ist ein Receptor mit einer Todesdomäne in seinem cytoplasmatischen Sequenzabschnitt (☞ Kap. 22.1.2.). Der den Receptor Fas aktivierende Ligand (FasL) ist ein transmembranales Protein in der Membran des CTL. Die Bindung von FasL des CTL an den Fas-Receptor der Zielzellen löst die zu ihrer Apoptose führende Signalkaskade aus (☞ Kap. 8.).

22.4.6. B-Lymphocyten

B-Lymphocyten sind die Vorläuferzellen der antigenproduzierenden und -sezernierenden Plasmazellen. Sie sind für die spezifische humorale Abwehr einer Infektion verantwortlich, indem die aus ihnen hervorgehenden Plasmazellen lösliche Antikörper (Immunglobuline) produzieren, die jeweils spezifisch gegen ein bestimmtes Proteinantigen gerichtet sind. Die Antikörperproduktion gegen Proteinantigene erfordert das Zusammenwirken von B-Lymphocyten mit CD4-T-Zellen (T$_H$2-Helferzellen). Die Aktivierung eines B-Lymphocyten durch Bindung eines Proteinantigens führt - nach dessen intrazellulärer Aufbereitung, Konjugation mit MHC II und Bindung des Peptidantigen-MHC II-Komplexes an eine T$_H$2-Zelle - zur Proliferation der B-Zelle und ihrer Differenzierung in antigenspezifisch antikörpersezernierende Plasmazellen (☞ Abb. 22.39B). *Antigene* von Nichtproteinnatur, z.B. *bakterielle Oberflächenpolysaccharide*, können in B-Lymphocyten unabhängig von T-Lymphocyten eine *Antikörperproduktion* hervorrufen. Die Ursache dieses Phänomens ist die Tatsache, daß die Bakterienpolysaccharide aus zahlreichen, sich wiederholenden Einheiten, aufgebaut sind, die sich gleichzeitig an viele B-Zellen-Receptoren binden und so deren Vernetzung hervorrufen, die - ohne Hilfe durch T-Zellen - ausreichend ist, B-Zellen zu aktivieren und die Bildung von antikörperproduzierenden Plasmazellen zu induzieren (☞ Abb. 22.39A).

Der Antigenreceptor der B-Lymphocyten. Jede B-Zelle trägt auf ihrer Oberfläche eine große Zahl von Immunglobulinmolekülen mit jeweils *identischer antigenbindender Spezifität*. Die Antigenreceptoren der B-Zellen sind demzufolge klonal verteilt. Die Struktur des B-Zellen-Receptors (BCR) auf der Oberfläche einer B-Zelle ist identisch mit der des löslichen Immunglobulins, das von dieser Zelle und dem aus ihr entstehenden Klon von Plasmazellen produziert und sezerniert wird. Der BCR ragt mit seinen beiden, N-terminal lokalisierten, Antigenbindungsplätzen und dem größten Teil seines Moleküls aus der Zelloberfläche heraus und ist mit den C-terminalen Regionen seiner beiden schweren Polypeptidketten transmembranal in der Plasmamembran der B-Zellen verankert (☞ Abb. 22.40). Die schweren Ketten des Receptors ragen nur mit wenigen Aminosäuren (beim BCR vom IgM-Typ sind es nur drei) in das Cytoplasma hinein. Jedes Receptormolekül ist von *zwei Paaren*

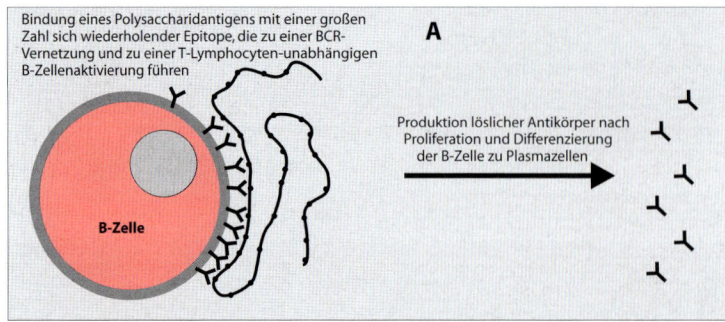

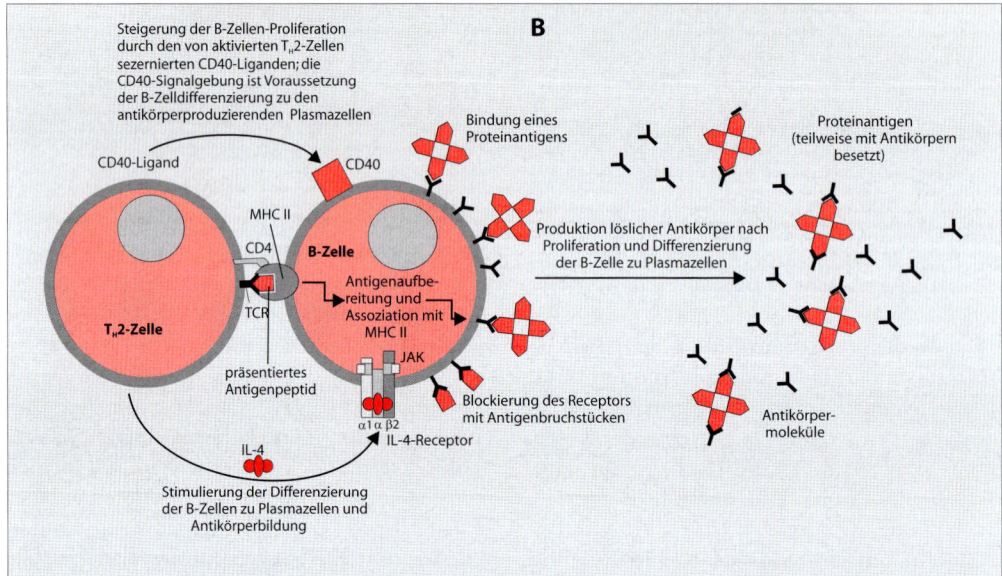

Abb. 22.39: Die Auslösung der Proliferation und Differenzierung von B-Lymphocyten zu antikörperproduzierenden Plasmazellen. A: Direkte Aktivierung der B-Zelle und deren Proliferation und Differenzierung zu Plasmazellen durch ein Polysaccharidantigen. B: Bindung eines Proteinantigens an eine B-Zelle und deren anschließende Kooperation mit einer T$_H$2-Zelle, die zur Proliferation und Differenzierung der B-Zelle zu Plasmazellen führt.

Coreceptoren (Igα und Igβ) umgeben, die wesentlich kleiner als der Receptor selbst sind und als Heterodimere (IgαIgβ) doppelt vertreten sind. Diese haben aber im Vergleich zum Receptor relativ große cytoplasmatische Domänen, so daß sie es sind, die mit dem intrazellulären Signalapparat kommunizieren und die Meldung von der Besetzung des Receptors mit einem Antigen an das Signalsystem weitergeben. Eine reife B-Zelle exprimiert zwei Klassen von Receptoren, die als *Oberflächen-IgM* und *Oberflächen-IgD* bezeichnet werden und identische antigenbindende Spezifitäten besitzen. Die Bindung eines Antigenmoleküls an den Receptor erzeugt Signale, die die B-Zelle veranlassen sich zu teilen und jeweils einen Klon antikörpersezernierender Plasmazellen zu entwickeln. Das von den Plasmazellen sezernierte Immunglobulin hat dieselbe antigenbindende Spezifität wie der BCR der mütterlichen B-Zelle.

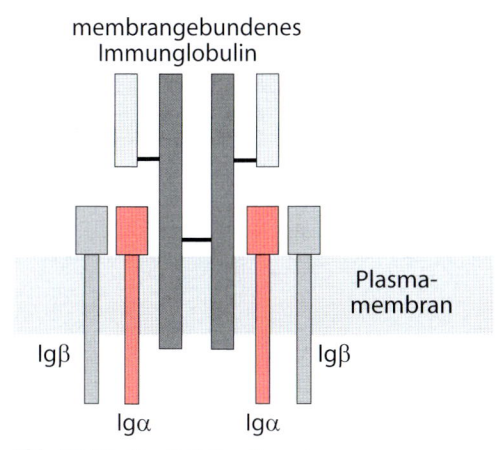

Abb. 22.40: Der B-Zellen-Receptor.

Ein gewisser Anteil der durch ein bestimmtes Antigen zur Proliferation angeregten B-Zellen entwickelt sich in den proliferationsaktiven Zentren der peripheren lymphatischen Gewebe zu langlebigen, kleinen Lymphocyten, die man als *Gedächtniszellen* bezeichnet (☞ Abb. 22.34). Diese verhalten sich ruhig bis sie erneut diesem Antigen begegnen. Dann teilen sie sich schnell und produzieren große Mengen Antikörper. Ihr Oberflächen-Immunglobulin ist vom IgG-Typ und besitzt eine höhere Affinität zu dem Antigen als die Receptoren der Ausgangszellen.

Die Umschaltung von einer Antikörperklasse zu einer anderen (Klassen- oder Isotyp-Switching). Im Verlauf der immunologischen Reaktion des Organismus auf eine Infektion beobachtet man eine Umschaltung der Produktion einer Immunglobulinklasse auf eine andere. Betroffen sind dabei stets nur die schweren Ketten eines Immunglobulinmoleküls. Die molekulare Ursache der Klassenumschaltung liegt in Änderungen der Rekombination der C_H-Gene mit dem V(D)J-Genkomplex (☞ Kap. 22.5.2.). Diese Umschaltung führt demzufolge *nicht* zur Änderung der antigenbindenden variablen Region am N-Terminus der Kette. Das Signal zur Umschaltung kommt vorwiegend von den T_H2-Zellen und wird durch Cytokine vermittelt. IL-4 induziert eine Umschaltung von IgM nach IgG und IgE, TGFβ verursacht eine Umschaltung nach IgA und IgG und das von T_H1-Zellen sezernierte IFNγ bewirkt eine Umschaltung nach IgG.

Die Signalbahnen in B-Lymphocyten. Die Bindung eines Antigens an den B-Zellen-Receptor kann - in Abhängigkeit von Signalen, die von T_H-Zellen ausgehen und vom Entwicklungszustand der B-Zelle - verschiedene zelluläre Antworten auslösen: *Aktivierung, Differenzierung, Anergie* oder *Apoptose*. Hier seien die Signalwege besprochen, die zur *Proliferation* und *Differenzierung* der B-Zellen zu *Plasmazellen* und zur *Steigerung* der *Immunglobulinsynthese* führen (☞ Abb. 22.41).

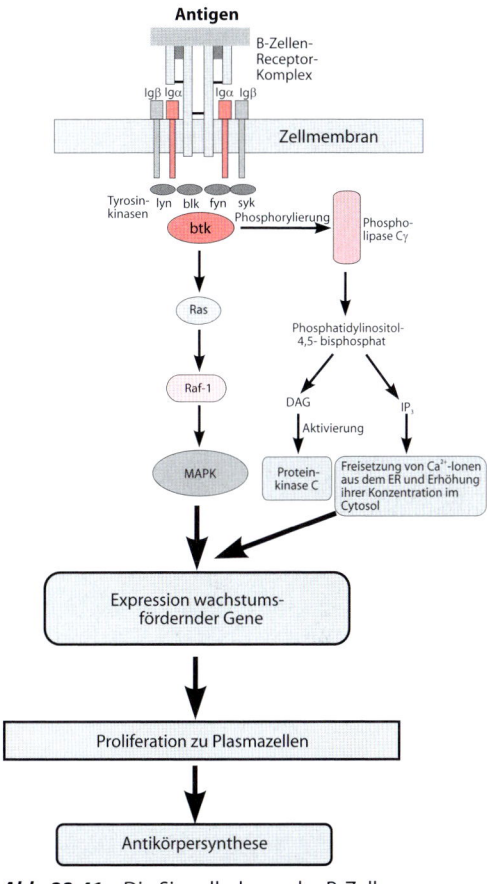

Abb. 22.41: Die Signalbahnen der B-Zellen.

Die Besetzung des Receptors mit Antigen führt zur Aktivierung mehrerer *Tyrosinkinasen* (lyn, blk, fyn und syk), die sich um den Receptor herum gruppieren. Diese binden an die cytoplasmatischen Strukturdomänen der Igα- und Igβ-Ketten und phosphorylieren einige ihrer Tyrosylgruppen. Die Tyrosinkinase syk löst infolge ihrer src-Homologiedomänen (SH2-Domänen) die Bindung weiterer Tyrosinkinasen, darunter auch die der *Tyrosinkinase btk*, aus. Durch die Tyrosinkinasen werden zwei unterschiedliche Signalwege aktiviert, der Ras-abhängige Raf-1-MAP-Kinase-Weg und die durch Phosphorylierung erfolgende Aktivierung der Phospholipase Cγ, die Phosphatidylinositol-4,5-bisphosphat zu DAG und IP$_3$ spaltet. DAG aktiviert die Proteinkinase C und IP$_3$ bewirkt die Freisetzung von Ca^{2+}-Ionen aus dem ER in das Cytosol. Beide Wege aktivieren die Expression von wachstums- und proliferationstimulierenden Genen, deren Genprodukte als Transcriptionsfaktoren wirken und die B-Zellen zu antikörperproduzierenden Plasmazellen umwandeln.

Die Bedeutung der *Tyrosinkinase btk* für die Aktivierung der B-Lymphocyten wird durch die Tatsache unterstrichen, daß Mutationen in ihrem Gen beim Menschen zu einer A-γ-Globulinämie (*Antikörpermangelsyndrom*) mit X-chromosomal recessivem Erbgang führen, die durch einen *hochgradigen Mangel an B-Zellen* und *fehlender Antikörperbildung* gegen zahlreiche Antigene gekennzeichnet ist.

22.5. Antikörper sind spezifisch wirkende Abwehrmoleküle

22.5.1. Die Struktur der Antikörper

Die *Antikörper* (*Immunglobuline*) sind die wichtigsten Komponenten der durch das System der *erworbenen Immunität* kontrollierten *humoralen Abwehr*. Sie sind unentbehrlich zur Vorbeugung und Bekämpfung einer mikrobiellen Infektion. Die wichtigste Voraussetzung für die Erkennung und Bindung der großen Vielfalt der Antigenstrukturen ist die *hohe strukturelle Variabilität* der *Immunglobuline*. Diese hat ihre genetische Basis in der *somatischen Rekombination* der Immunglobulingene und der *Hypermutabilität* bestimmter Genregionen. Jedes Molekül, das spezifisch an einen Antikörper gebunden wird, führt die Bezeichnung *Antigen*, unabhängig davon ob es fremden (z.B. mikrobiellen) Ursprungs ist (*Fremdantigen*) oder aus dem Organismus selbst stammt (*Autoantigen*). Die Bindung eines Antigens an ein Immunglobulin (Antikörper) ist hochspezifisch. Die Schutzfunktion eines *Antikörpers* gegen ein bei einer Infektion eingedrungenes Fremdantigen beruht auf der Bildung eines *Antigen-Antikörper-Komplexes*. Die zahlreichen, bei einer Infektion entstehenden Antigen-Antikörper-Komplexe, aktivieren *Effektormechanismen*, die zur Neutralisation, zum Abbau und zur Elimination des infektiösen Agens führen. Ein sehr wirksames Effektorsystem ist das *Komplementsystem*.

Die Immunglobuline findet man in der γ-*Globulinfraktion* des Blutplasmas. Sie werden von Plasmazellen synthetisiert und sezerniert. Plasmazellen gehen aus aktivierten B-Lymphocyten durch mehrfache Teilungen hervor. Die im Blutstrom zirkulierenden Immunglobuline werden von einer Vielzahl verschiedener *Plasmazellklone* synthetisiert und sezerniert, die in Abhängigkeit von der Zahl der verschiedenen, in den Organismus gelangten Antigenstrukturen aus einer großen Zahl verschiedener B-Lymphocyten hervorgegangen sind. Die antigenbindenden Oberflächenrezeptoren der B-Zellen entstehen auf Grund der großen Rekombinationsvielfalt der Immunglobulingene.

Die Klonauswahltheorie von F.M. Burnet. Diese Theorie beruht auf der Vorstellung, daß jede der im Organismus vorhandenen B-Zellen dazu befähigt ist, ihren eigenen, genetisch vorbestimmten, Antikörper zu synthetisieren und diesen auf der Zelloberfläche zu exprimieren. Diejenige B-Zelle, die auf ihrer Oberfläche einen das Antigen mit hoher Affinität bindenden Antikörper als Receptor trägt, bildet nach ihrer Aktivierung durch Bindung des Antigens infolge fortwährender Zellteilung einen Klon von Plasmazellen, der lösliche Antikörper synthetisiert, welche mit dem Receptor ihrer mütterlichen B-Zelle identisch sind. Diese Antikörper binden mit hoher Spezifität durch die Antigen-Antikörperreaktion die in den Organismus eingedrungenen Antigenmoleküle. Auf Grund der Vielzahl und der beträchtlichen chemischen Vielfalt der auf einem infektiösen Keim lokalisierten Antigenstrukturen, stehen diese einem Antikörpergemisch gegenüber, dessen Komponenten von einer großen Zahl verschiedener Plasmazellklone synthetisiert werden. Die Immunglobuline des Blutplasmas stellen demzufolge eine *polyklonale Mischung* von Antikörpern dar.

Die Einteilung der Antikörper und ihr Aufbau aus zwei schweren und zwei leichten Ketten. Beim Menschen und den Säugetieren gibt es fünf verschiedene Klassen von Immunglobulinen (*Immunglobulin-Isotypen*): IgG, IgA, IgM, IgD und IgE. Die am häufigsten anzutreffende Klasse ist IgG. Die *Grundstruktur* der *Immunglobuline* ist bei allen Isotypen gleich. Jedes Immunglobulin besteht aus *vier, paarweise identischen* und unterein-

22.5. Antikörper sind spezifisch wirkende Abwehrmoleküle

ander durch Disulfidbrücken verbundenen, Typen von Polypeptidketten, *zwei schweren* und *zwei leichten Ketten* (☞ Tab. 22.1, Abb. 22.42). Die schweren (heavy, H-) Ketten, bestehen aus etwa 450 Aminosäuren (M_r 50.000, M_r der H-Ketten des IgM ist 70.000 und des IgE 75.000), die leichten (light, L-) Ketten besitzen demgegenüber nur 214 Aminosäuren (M_r 22.000).

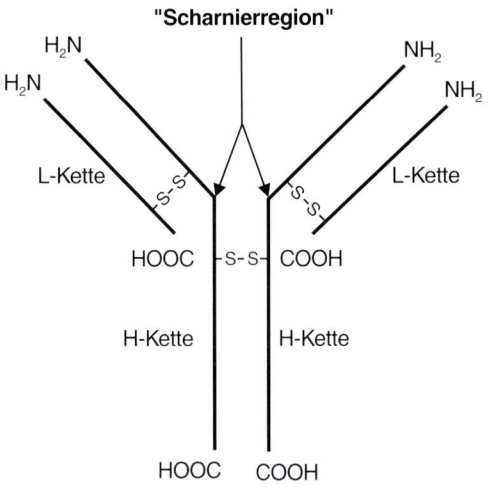

Abb. 22.42: Grundstruktur eines Immunglobulinmoleküls.

Isotypen	M_r	Zusammensetzung
IgG	150.000	$\gamma_2\lambda_2, \gamma_2\kappa_2$
IgA	160.000	$\alpha_2\lambda_2, \alpha_2\kappa_2$
IgM	900.000	$(\mu_2\lambda_2)_5, (\mu_2\kappa_2)_5$
IgD	180.000	$\delta_2\lambda_2, \delta_2\kappa_2$
IgE	190.000	$\varepsilon_2\lambda_2, \varepsilon_2\kappa_2$

Tab. 22.1: Zusammensetzung der Immunglobuline.

Es gibt zwei Typen von L-Ketten, die sich in ihrer Aminosäuresequenz, nicht aber in der Zahl ihrer Aminosäuren, unterscheiden:

- κ-Ketten (214 Aminosäurereste)
- λ-Ketten (214 Aminosäurereste).

Die in einem bestimmten Immunglobulin enthaltenen leichten Ketten sind untereinander *identisch* und gehören *entweder* dem κ- *oder* dem λ-Typ an. Jede der zwei leichten Ketten ist mit einer schweren Kette durch eine Disulfidbrücke verbunden (☞ Abb. 22.42).

Jeder Vertreter der fünf verschiedenen Immunglobulinisotypen enthält ein Paar identischer H-Ketten, die jeweils einem von fünf H-Kettentypen zuzuordnen sind:

- IgA enthält den H-Kettentyp α
- IgG enthält den H-Kettentyp γ
- IgM enthält den H-Kettentyp μ
- IgD enthält den H-Kettentyp δ
- IgE enthält den H-Kettentyp ε.

IgG tritt in vier Subklassen auf, deren H-Ketten mit $\gamma_1, \gamma_2, \gamma_3$ oder γ_4 bezeichnet werden. IgA kommt in zwei Subklassen vor, die die H-Ketten α_1 oder α_2 enthalten. Die H-Ketten enthalten kovalent gebundenes Kohlenhydrat. Dieses verleiht den Immunglobulinen ihre *Glycoproteinnatur*. Im Immunglobulinmolekül sind die schweren Ketten untereinander durch eine (bei IgM, IgA$_1$, IgD) oder mehrere Disulfidgruppen (zwei Disulfidbrücken bei IgA$_2$, IgG$_1$, IgE, IgG$_4$ und vier Disulfidbrücken bei IgG$_2$ und IgG$_3$) verbunden. Das IgM ist aus fünf Immunglobulinen aufgebaut, die durch Disulfidbindungen unter Ringbildung untereinander verbunden sind.

Y-Struktur der Immunglobuline. Die Immunglobuline haben die Form eines Ypsilons (☞ Abb. 22.42), das dort, wo seine beiden Schenkel zusammenlaufen, eine "Scharniergelenk" hat. Dieses ist reich an Prolinresten und weist eine hohe Flexibilität auf, so daß die beiden Schenkel des Ypsilons unterschiedliche Winkel zueinander ausbilden können.

Partielle Proteolyse eines Immunglobulins. Die limitierte Proteolyse eines Immunglobulins durch Proteasen führt zu verschiedenen Typen von Fragmenten (☞ Abb. 22.43). Die Protease *Papain* spaltet das Immunglobulin an seinem Scharniergelenk und führt zu zwei *Fab-Fragmenten* (M_r 50.000) und einem *Fc-Fragment*. Die *Fab-Fragmente* bestehen jeweils aus einer L-Kette und dem N-terminalen Polypeptidkettenabschnitt einer H-Kette. Sie sind in der Lage, Antigene zu binden (*"Fab"*: Fragment mit **a**ntigen**b**indenden Eigenschaften). Das *Fc-Fragment* ist ein Glycoprotein, das aus zwei verkürzten H-Ketten aufgebaut ist und leicht *kristallisierbar* ist (*"Fc"*: Fragment **c**rystallizable).

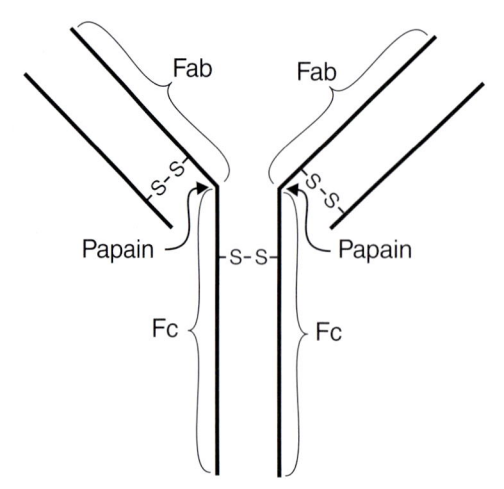

Abb. 22.43: Limitierte Proteolyse eines Antikörpermoleküls.

Die Antigenbindungsstellen eines Immunglobulins. Jedes Immunglobulinmolekül hat *zwei identische Antigenbindungsstellen*. Die Bindungsstellen liegen jeweils an den N-terminalen Regionen der H- und L-Ketten am Ende eines jeden Schenkels des Ypsilons. Ein Antigenmolekül hingegen ist *multivalent*, d.h. es vermag sehr viele Antikörpermoleküle zu binden. Der Bereich auf der Oberfläche eines Antigens, der mit *einer der beiden Bindungsstellen des Antikörpers* assoziiert, wird als *determinante Gruppe* oder *Epitop* bezeichnet

Variable und konstante Abschnitte in den L-Ketten. Die fünf Isotypen der Immunglobuline weisen wichtige Regelmäßigkeiten in den Aminosäuresequenzen der sie aufbauenden L- und H-Ketten auf, die die Grundlage für die Vielfalt der Immunglobulinstrukturen sind (☞ Abb. 22.44):

1. L-Ketten bestehen zur Hälfte aus einem *konstanten* (C_L) und zur anderen Hälfte aus einem *variablen* (V_L) Polypeptidabschnitt

2. ihr *variabler Kettenabschnitt* (V_L) ist mit ihrer *N-terminalen Hälfte* identisch;

3. ihr *konstanter* Abschnitt (C_L) stellt ihre *C-terminale Molekülhälfte* dar (☞ Abb. 22.44; Abb. 22.45).

Variable und konstante Abschnitte in den H-Ketten. Auch die H-Ketten haben an ihrem N-Terminus einen variablen Sequenzabschnitt (V_H; 25 % der H-Kettenlänge). Die übrigen 75 % ihrer Kettenlänge gliedert man in die Regionen C_{H1}, C_H2 und C_H3 (☞ Abb. 22.44).

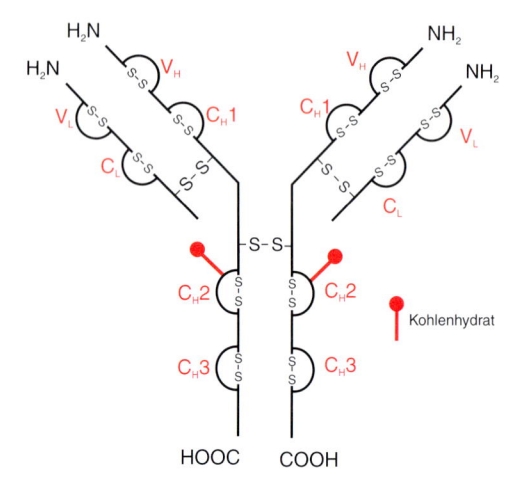

Abb. 22.44: Domänenstruktur eines Immunglobulins mit den variablen und konstanten Segmenten der H- und L- Ketten.

Aus dem mosaikartigen Aufbau der H- und der L-Ketten ergibt sich deren Domänenstruktur. Die Polypeptidketten der Immunglobuline sind in schleifenartige, durch Disulfidspangen stabilisierte, Strukturdomänen untergliedert (☞ Abb. 22.44). Die zwei antigenbindenden Strukturdomänen werden durch die variablen N-terminalen Segmente der L- und der H-Ketten an den Schenkeln des Ypsilons eines Immunglobulins gebildet. Die Spezifität eines Antikörpers wird demzufolge durch die variablen Regionen an den N-Termini der H- und der L-Ketten vermittelt.

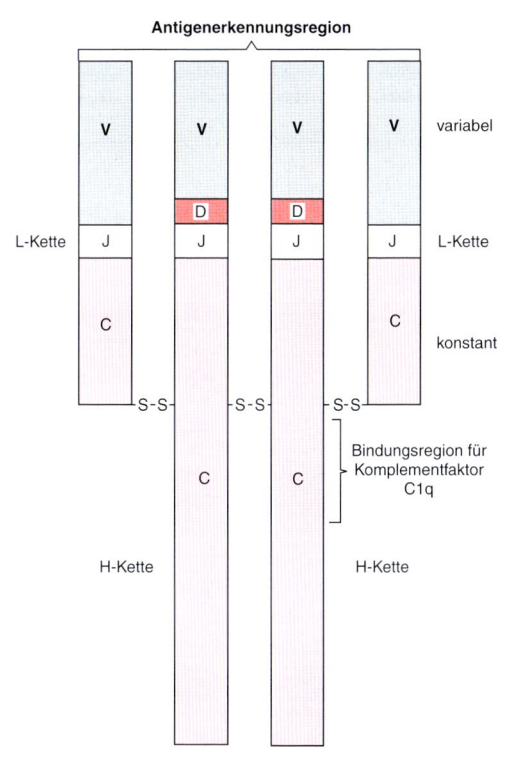

Abb. 22.45: Das Ergebnis der Rekombination der V-(D)-J- und C-Gene in der Mosaikstruktur eines Immunglobulins.

Pathobiochemische Aspekte der Immunglobuline. Bei Geschwülsten der Plasmazellen, den *Myelomen* (*Plasmocytomen*), kommt es zu Erhöhungen der Spiegel bestimmter Immunglobuline im Blutplasma. In einigen Fällen werden große Mengen davon im Harn ausgeschieden, z.B. die *Bence-Jones-Proteine*, die die *leichten Ketten* der Immunglobuline repräsentieren und durch eigenartige Löslichkeitseigenschaften ausgezeichnet sind. Sie fallen bei 56°C aus und gehen bei höheren Temperaturen wieder in Lösung. Derartige pathologisch vorkommende Plasmaeiweiße bezeichnet man als *Paraproteine*. Bei ein und demselben *Plasmocytompatienten* sind die leichten Ketten in den vermehrt vorkommenden Immunglobulinen und das Bence-Jones-Protein einander identisch. Sie werden von einer monoklonalen Plasmazellengeschwulst synthetisiert, die sich ursprünglich aus einem einzigen B-Lymphocyten entwickelt hat. Demzufolge repräsentieren diese Proteine *monoklonale Paraproteine*. Bence-Jones-Proteine werden von 50 % aller Plasmocytom-Kranken in großen Mengen ausgeschieden. Eine weitere Gruppe *lymphoproliferativer Erkrankungen* sind die "*H-Kettenkrankheiten*". Bei diesen kommt es zu einer überschießenden Synthese von *monoklonalen Fc-Fragmenten*, die im Serum auftreten und im Harn ausgeschieden werden. Die häufigste dieser Erkrankungen ist die α-*H-Kettenkrankheit* (*Seligmann-Erkrankung*), bei der ein Überschuß an inkompletten α-Ketten des IgA_1-Typs produziert werden. Bei der *Makroglobulinämie* vom Typ *Morbus Waldenström* (eine dem Plasmocytom verwandten Erkrankung, die den malignen Lymphomen zugerechnet wird) besteht eine monoklonale Vermehrung von Immunglobulin M.

22.5.2. Die somatische Rekombination der Immunglobulingene

Die Gene der H- und L-Ketten werden durch Rekombination verschiedener Gensegmente gebildet. Zur Entstehung der großen Antikörpervielfalt nutzen die B-Lymphocyten auf somatischer Ebene genetische und epigenetische Mechanismen: 1. *V-D-J-Rekombination*, 2. *somatische Hypermutation* und 3. *Klassenswitching*. Die *V-D-J-Rekombination* stellt eine *Rekombination* von getrennten V-, D- und J-Gensegmenten dar. Die *Hypermutation* ist das Ergebnis somatischer Mutationen in aktivierten B-Zellen, die in den sog. *hypervariablen Regionen* der *variablen Segmente* der Immunglobulingene eine relativ hohe Rate an Nucleotidsubstitutionen erzeugen.

Für die *Immunglobulingene* gibt es *drei genetische Loci*:

- den *H-Ketten-Locus* auf *Chromosom 14*
- den *L-Ketten-κ-Locus* auf *Chromosom 2*
- den *L-Ketten-λ-Locus* auf *Chromosom 22*.

In jedem dieser Loci findet man Gruppen ("Cluster") von *Gensegmenten* der Immunglobuline, die als V_H, D_H, J_H, C_μ, C_α, C_γ, C_δ und C_ϵ (Gensegmente der schweren Ketten) bzw. V_κ, J_κ und C_κ sowie V_λ, J_λ und C_λ (Gensegmente der leichten Ketten) bezeichnet werden (V Abk. von variable, D Abk. von diversity, J Abk. von joining, C Abk. von constant). Die leichten Ketten enthalten keine D-Segmente. Der Mensch besitzt für die H-Kette 51 V_H-, 27 D_H-, sechs J_H- und fünf C_H-Segmente, für die κ-Ketten existieren 40 V_κ-, fünf J_κ- und ein C_κ-Segment und für die λ-Ketten 29 V_λ-, vier J_λ- und ein C_λ-Segment (☞ Abb. 22.46; Abb. 22.47). Die H-Ketten der Immunglobuline entstehen durch Rekombination von *vier Gensegmenten* (je einem V_H, D_H, J_H und C_H-Segment), die L-Ketten durch Rekombination von *drei Gensegmenten* (je einem V_κ-, J_κ- und C_κ-Segment bzw. je einem V_λ-, J_λ- und C_λ-Segment). Die Segmente V_H, D_H und J_H rekombinieren zu der antigenbindenden Region der schweren Kette (*V-D-J-Rekombination*), die Segmente V_L und J_L zu der antigenbindenden Region der leichten Ketten (V-J-Rekombination). Abb. 22.45 zeigt diese Segmente in einem exprimierten Immunglobulinmolekül.

Eine einfache Rechnung gibt Auskunft über die Zahl der *Rekombinationsmöglichkeiten*. *V-D-J-Kombinationen:* 51x27x6 = 8262; *V-J-Kombinationen* (κ): 40x5 = 200; *V-J-Kombinationen* (λ): 29x4 = 116. In der Summe sind dies: 8262x(200 + 116) = $2{,}6 \cdot 10^6$ mögliche Rekombinationen. Durch *Hypermutation* und *Klassenswitching* erhöht sich diese Zahl um das 100 bis 1000fache, so daß man theoretisch mit 10^8 bis 10^9 verschiedenen Spezifitäten in den V-D-J- bzw. V-J-Regionen der Immunglobuline rechnen kann. Diese Zahl übertrifft bei weitem die Gesamtzahl von Lymphzellklonen, die der menschliche Organismus zu einem bestimmten Zeitpunkt überhaupt ausbildet. Sie liegt auch wesentlich höher als die Zahl der möglichen individuellen Antigenstrukturen, denen ein Mensch im Verlauf seines Lebens begegnen kann.

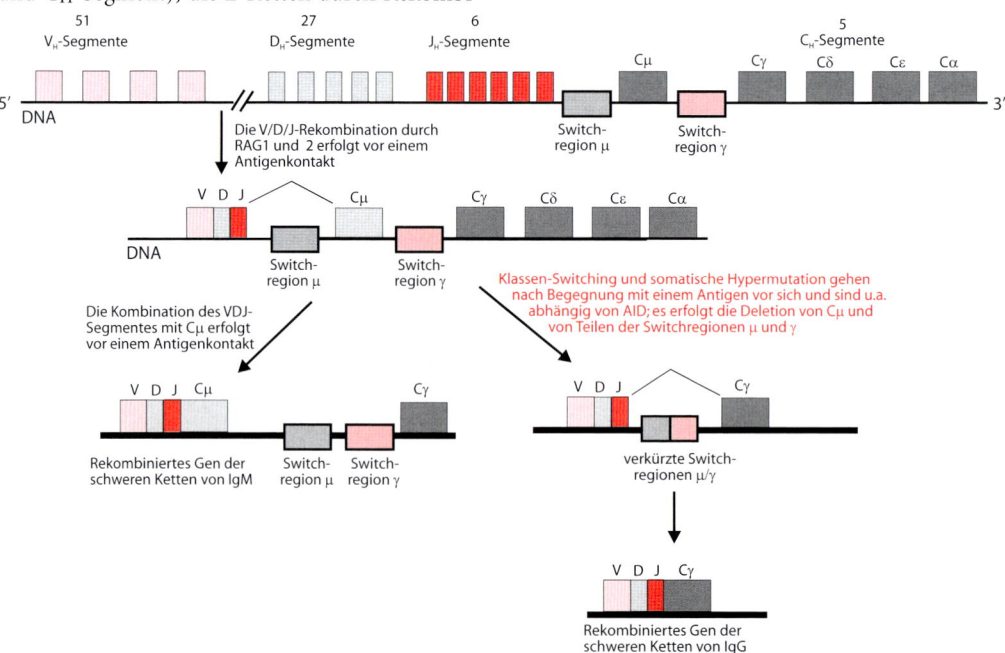

Abb. 22.46: Die Rekombination der V_H-, D-, J_H und C_H-Segmente zur Bildung des Gens der H-Ketten des IgM und Erläuterung des Mechanismus des Klassen-Switchings.

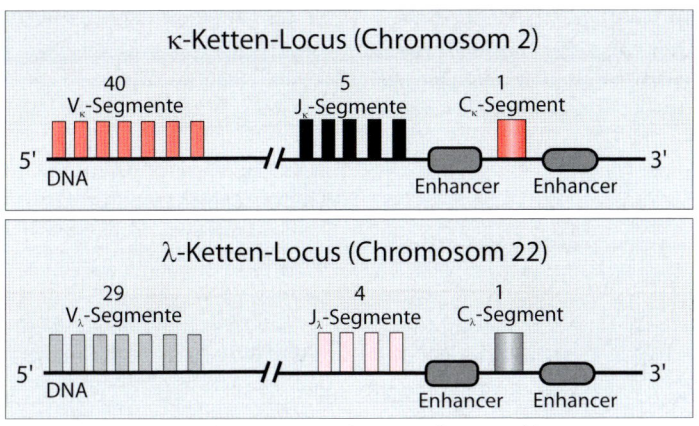

22.5. Antikörper sind spezifisch wirkende Abwehrmoleküle

Abb. 22.47: Die Verteilung der V-, J- und C-Segmente der Gene der κ- und λ-Ketten.

Die *Rekombination* der *Immunglobulingene* ist entwicklungsgesteuert. Die *H-Ketten-Gene* rekombinieren im Stadium des *Pro-B-Lymphocyten* und die *L-Ketten-Gene* im Stadium des *Prä-B-Lymphocyten* (☞ Abb. 22.34). Exprimiert werden die rekombinierten Gene in Form der *B-Zellen-Receptoren* und als *lösliche Immunglobuline*. Letztere werden von den Plasmazellen synthetisiert, welche, wie oben besprochen, nach einem Antigenkontakt aus den aktivierten B-Lymphocyten durch Proliferation und Differenzierung hervorgehen.

Abb. 22.46 zeigt die Rekombination eines V_H-, eines D_H- und eines J_H-Segmentes zur antigenbindenden Region einer H-Kette. Die einer *Hypermutation* unterliegenden *hypervariablen Regionen* findet man in den *VDJ-Segmenten* der schweren Ketten und in den *VJ-Segmenten* der leichten Ketten.

Wir betrachten nur die Rekombinationsvorgänge in den Genen der schweren Ketten. Die VDJ-Rekombination steht unter der Kontrolle von zwei *DNA-rekombinationaktivierenden Proteinen*, RAG1 und RAG2, die von den Genen rag1 und 2 (Abk. von "rekombinationaktivierenden Genen") codiert werden. Das rekombinierte VDJ-Gensegment wird in unreifen B-Lymphocyten, die noch nie einem Antigen begegnet sind, mit dem Gensegment Cμ verbunden. Das *Rekombinationsprodukt VDJCμ* stellt das Gen der H-Ketten des Immunglobulins M dar (IgM). So entsteht das *primäre Antikörperrepertoire*, das aus membrangebundenen IgM- und löslichen IgM-Molekülen besteht (☞ Abb. 22.34 und Abb. 22.46). Nach Begegnung mit einem Antigen exprimieren diese B-Zellen lösliche IgM-Antikörper, proliferieren und bilden die Keimzentren der sekundären Lymphorgane. Der Antigenkontakt verursacht in den aktivierten B-Lymphocyten eine erneute Umlagerung ihrer Immunglobulingene, die zu dem oben erwähnten *Klassenswitching*, d.h. zur Synthese einer anderen Antikörperklasse führt. Das *Klassenswitching* besteht im Austausch des mit dem VDJ verbundenen Gensegmentes Cμ gegen Cγ und führt zur Produktion hochaffiner Antikörper vom Typ IgG, die das *sekundäre Antikörperrepertoire* darstellen. Das Switching findet durch regiospezifische Rekombinationsvorgänge in den *Switchregionen* der Cμ- und Cγ-Segmente statt. Die Switchregionen sind den jeweiligen C_H-Segmenten vorgelagert ("upstream"), d.h. sie befinden sich jeweils *zwischen* zwei C_H-Segmenten. Das Cδ-Segment besitzt keine Switchregion. Deshalb nimmt IgD als einziges Immunglobulin nicht am Klassenswitching teil. Zeitgleich mit dem Switching von IgM zu IgG findet die *Hypermutation* statt. Diese führt in dem rekombinierten VDJ-Gensegment zu zahlreichen Einzelnucleotidaustauschen. In den V_H-Segmenten gibt es *zwei* und an der *Verbindungsstelle* zwischen D_H und J_H einen *hypervariablen Sequenzabschnitt*.

Die antigenspezifischen Antikörper werden demzufolge in *zwei aufeinander folgenden Stadien* der B-Lymphocytenentwicklung gebildet. Ein *primäres Antikörperrepertoire*, bestehend aus IgM-Antikörpern, wird von unreifen B-Lymphocyten in der fetalen Leber und im Knochenmark produziert. Nach dem Eindringen eines Antigens in den Organismus wird ein *sekundäres Antikörperrepertoire* von denjenigen B-Zellen produziert, deren membrangebundene IgM-Moleküle ("IgM-B-

Zellen-Receptor") eine gewisse, wenn auch oft nur eine schwache Affinität zu dem Antigen haben. Diese binden das Antigen und beginnen zu proliferieren. Dabei treten die *Hypermutation* und das *Klassenswitching* ein. Durch das letztgenannte wird an dem VDJ-Segment Cμ gegen Cγ ausgetauscht.

Das *Klassenswitching* in B-Lymphocyten ist *ohne Beispiel* im System *programmierter genetischer Rekombinationsvorgänge*. Es stellt eine *regiospezifische Rekombination* dar, bei der ein *DNA-Doppelstrangbruch* und eine *Deletion* im Genlocus der schweren Ketten erfolgen, die zur Entfernung des Cμ-Segmentes und von Teilen der Switchregionen μ und γ führen. Dadurch gelangt das VDJ-Segment in die Nähe des Cγ-Segmentes (Cγ-Exon) und bildet mit diesem das Produkt VDJCγ, also das Gen der schweren Ketten von IgG (☞ Abb. 22.46).

Hypermutation und Klassenswitching hängen von der "Aktivierungs-induzierten Desaminase (AID)" ab. Im menschlichen Organismus wurden bisher zwei Formen von AID entdeckt, 1. die RNA-editierende APOBEC-1 (☞ Kap. 11.6.) und 2. die Form von AID, die für *Hypermutation* und *Klassenswitching* der Immunglobuline verantwortlich ist. Letztere ist B-Zell-spezifisch und greift *nur* einzelsträngige DNA an, *nicht*, wie APOBEC-1, RNA. Sie desaminiert in den DNA-Segmenten der Hypermutations- und Switching-Regionen Cytosinnucleotide zu Uridinnucleotiden. Dadurch entstehen DNA-Moleküllasionen an den dU/dG-Paaren, die die Ausgangspunkte von Mutationen in den variablen Regionen sowie von Doppelstrangbrüchen in den Switchregionen sind. Als Voraussetzung dafür wurde die *Transcription* der *Switchregionen* erkannt. In der Transcriptionsblase werden die beiden DNA-Stränge freigelegt und dadurch der AID zugänglich. Überdies können die Einzelstränge durch eine Nuclease gespalten werden, die wir von den DNA-Excisionsreparaturen her kennen (☞ Kap. 9.6.3.). Dadurch wird die *Transcription der Immunglobulingene* zur *Voraussetzung* für *Hypermutation* und *Klassenswitching*. AID braucht zu deren Auslösung die Anwesenheit eines Cofaktors. Dieser ist das Replikationsprotein A (RPA), das an die DNA-Einzelstränge bindet und diese stabilisiert (☞ Kap. 9.5.1.6.). RPA bildet gleichzeitig die Eintrittspforte für weitere Faktoren, die für die Auslösung von Hypermutation und Klassenswitching erforderlich sind, nämlich Reparaturproteine, Transcriptionsfaktoren und Funktionsproteine zur homologen Rekombination der DNA-Bruchstücke (☞ Kap. 9.7.).

22.5.3. Monoklonale Antikörper

Die Antikörperpopulation, die man im Blutserum bei einer Infektion findet, ist ein Produkt vieler Klone von Plasmazellen, die durch Proliferation einer großen Zahl von B-Zellen entstanden sind. Man nennt ein solches Antikörpergemisch *polyklonale Antikörper*. Polyklonale Antikörper sind die wirksamen Bestandteile von Seren zur Erzielung einer *passiven Immunisierung*. Von den polyklonalen Antikörpern muß man die *monoklonalen Antikörper* unterscheiden. Monoklonale Antikörper werden jeweils von *einem einzigen Klon antikörperproduzierender* Zellen produziert. Die monoklonalen Antikörper sind untereinander identisch, da ihre Gene in dem sie produzierenden Plasmazellklon aus der Genrekombination ihrer mütterlichen B-Zelle hervorgegangen sind. Die monoklonalen Antikörper enthalten nur eine einzige Klasse schwerer Ketten mit identischer VDJ-Struktur und einen einzigen Typ leichter Ketten mit identischer VJ-Struktur. Monoklonale Antikörper sind monospezifisch, d.h. sie sind gegen eine einzige *determinante Gruppe* (*Epitop*) auf einem Antigen gerichtet. Ein polyklonales Antikörpergemisch hingegen bindet verschiedene Antigene bzw. verschiedene Epitope auf ein und demselben Antigen.

22.5. Antikörper sind spezifisch wirkende Abwehrmoleküle

Zu Herstellung monoklonaler Antikörper immunisiert man eine Maus mit einem Gemisch verschiedener Antigene, in dem sich das Antigen befindet, gegen welches man einen monoklonalen Antikörper gewinnen will, etwa mit dem späteren Ziel, den Antikörper zur Isolierung oder zur klinischen Bestimmung dieses Antigens einzusetzen (☞ Abb. 22.48). In der Milz des Tieres entwickeln sich aus den aktivierten B-Zellen verschiedene Klone antikörperproduzierender Plasmazellen und in seinem Serum findet man folglich ein polyklonales Gemisch von Antikörpern. Die aus der Milz gewonnenen Plasmazellen sind die Ausgangsbasis zur Gewinnung der monoklonalen Antikörper. Der entscheidende Schritt ist die *Hybridisierung* der Plasmazellen mit den Zellen eines Myeloms der Maus. Ein Myelom ist ein sich schnell teilender Tumor von antikörperproduzierenden Zellen.

Zur Herstellung monoklonaler Antikörper hat man Myelomzellen selektiert, die die Fähigkeit verloren haben, *eigene* schwere und leichte Ketten zu bilden, so daß die aus beiden Zellen entstehende hybridisierte Zelle nur die von den Genen der Plasmazellen codierten Antikörper synthetisiert und sezerniert. Zur Hybridisierung werden die beiden Zelltypen *in vitro* fusioniert, ohne daß ihre Kerne verschmelzen. Das Fusionsprodukt beider Zellen bezeichnet man als *Hybridom*. Dieses behält die Fähigkeit zur Antikörperproduktion der zur Fusion benutzten Plasmazelle bei, während ihre praktisch unbegrenzte Lebensdauer und ihre hohe Proliferationsrate von der zur Fusion benutzten Krebszelle stammt. Zur Heranzüchtung von antikörperproduzierenden Hybridomkulturen resuspendiert man die Hybridomzellen in dem Kulturmedium und verteilt sie - unter Zusatz von IL-6 als Wachstumsfaktor - auf Kulturgefäße, in denen sie zu Hybridomkolonien heranwachsen. Daraus selektiert man diejenigen Kulturen, die eine angemessen hohe Immunglobulinsynthese aufweisen. Da diese Kulturen noch immer Mischkulturen sind, müssen sie kloniert werden. Hierzu werden die Zellen durch Verdünnung vereinzelt und erneut kultiviert. Durch Kombination von Selektion und Klonierung gewinnt man schließlich *Hybridomklone*, die sich jeweils nur von einer *einzigen* Plasmazelle ableiten und kontinuierlich große Mengen monoklonaler Antikörper produzieren.

Monoklonale Antikörper finden infolge ihrer hohen Bindungsspezifität von Antigenen eine breite Anwendung in der *biomedizinischen* und *klinischen Forschung*. Sie sind aus der *Diagnostik* von Infektionskrankheiten, der Untersuchung von Blutproben auf *bakterielle Toxine* und *infektiöse Organismen* sowie aus der *Tumorimmunologie*, der *forensischen Medizin* und der *mikrobiologischen Testung von Nahrungsmitteln* nicht mehr wegzudenken.

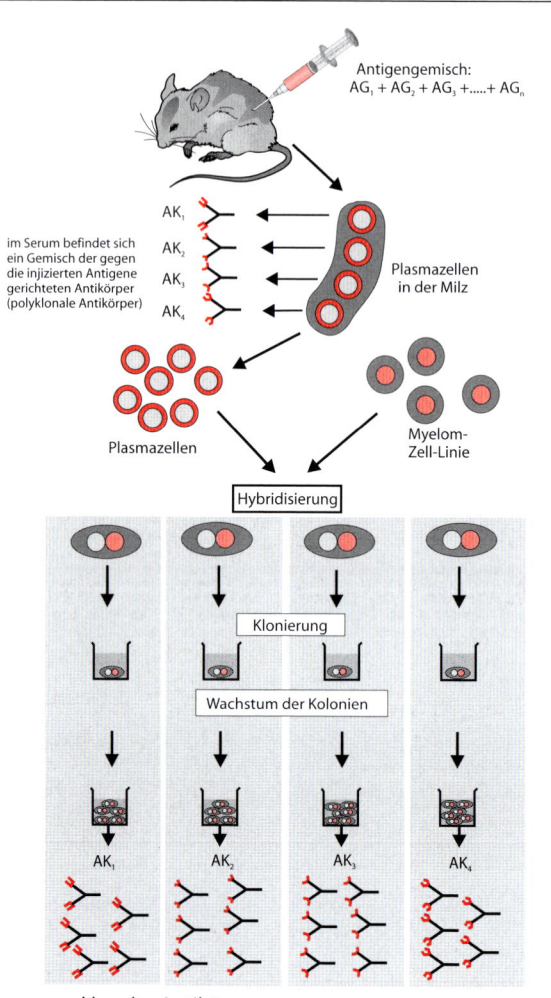

Abb. 22.48: Die Herstellung monoklonaler Antikörper.

23. Hormone und Stoffwechsel

23.1. Grundlagen der Wirkungsweise von Hormonen

Ursprünglich wurden als Hormone Botenstoffe bezeichnet, die in Drüsen ohne Ausführungsgänge, den *endokrinen Drüsen* ("endokrin" zusammengesetzt aus griech. *endon* [innen] und *krinein* [sezernieren]) synthetisiert, von diesen direkt in das Blut abgegeben und durch dieses zu ihren Zielgeweben transportiert werden, in denen sie ihre Wirkungen entfalten. Heute ist der Hormonbegriff breiter gefaßt, indem man als *Hormone* alle *chemischen Boten-* oder *Signalstoffe* bezeichnet, die im Organismus synthetisiert werden und ihre *Zielzellen* nach *Bindung* an einen spezifischen, entweder auf ihrer *Oberfläche* oder in ihrem *Inneren* lokalisierten *Receptor*, auf bestimmte Weise beeinflussen.

Die Zielzellen eines Hormons können sich entweder in einer mehr oder weniger großen Entfernung von seinem Bildungsort oder in seiner Nähe befinden. Danach unterscheidet man *endokrine, parakrine, autokrine* und *intrakrine (cytokrine)* Hormonwirkungen (☞ Abb. 23.1). Von *endokrinen Wirkungen* spricht man, wenn das Hormon entweder in einer auf die Hormonproduktion spezialisierten *endokrinen Drüse* oder in einer *neurosekretorischen Zelle*, z.B. *in Neuronen des Hypothalamus*, oder in Zellen von *Organen* oder *Geweben* mit anderen *lebenswichtigen Funktionen* (z.B. Niere, Gefäßwand, Herz, Uterus, Placenta, Magen-Darm-Trakt) synthetisiert wird und auf dem *Blutweg* an ihre Zielzellen gelangt. Es gibt Formen der Neurosekretion, bei denen die in einer Nervenzelle produzierten Hormone intraneuronal in den Axonen zu Effektorneuronen transportiert und von diesen an das Blut abgegeben werden, z.B. Vasopressin und Oxytocin. Eine *parakrine Wirkung* besteht, wenn *ohne Zwischenschaltung eines Transportweges* das Hormon auf Zellen wirkt, die in *unmittelbarer Nähe* der hormonproduzierenden Zelle liegen. Bei einer *autokrinen Wirkung* wirkt das Hormon auf die produzierende Zelle selbst, indem es nach Abgabe in die äußere Umgebung an einen Receptor derselben Zelle gebunden wird und in dieser seine Wirkungen entfaltet. Bei der *intrakrinen Wirkung* wird das Hormon *nicht* von der produzierenden Zelle sezerniert, sondern wirkt unmittelbar intrazellulär nach Bindung an seinen Receptor. Heute rechnet man zu den Hormonen, neben ihren in diesem Kapitel besprochenen klassischen Vertretern (z.B. Insulin, Glucagon, Thyroxin, Sexualhormone, Parathormon, Hypophysenhormone, Nebennierenrinden- und Nebennierenmarkhormone) auch Neurotransmitter, Cytokine, Prostaglandine, Leukotriene, Wachstumsfaktoren und andere Signalmoleküle. Bis heute sind mehr als 100 Hormone bekannt und ihre Liste ist wachsend.

Die Hormone lassen sich chemisch in vier Gruppen einteilen:

1. Hormone mit *Oligopeptid-* oder *Polypeptidnatur*

2. Hormone mit *Steroidnatur*

3. Hormone, die sich von *Aminosäuren* ableiten

4. Hormone, die sich von mehrfach ungesättigten *Fettsäuren* ableiten.

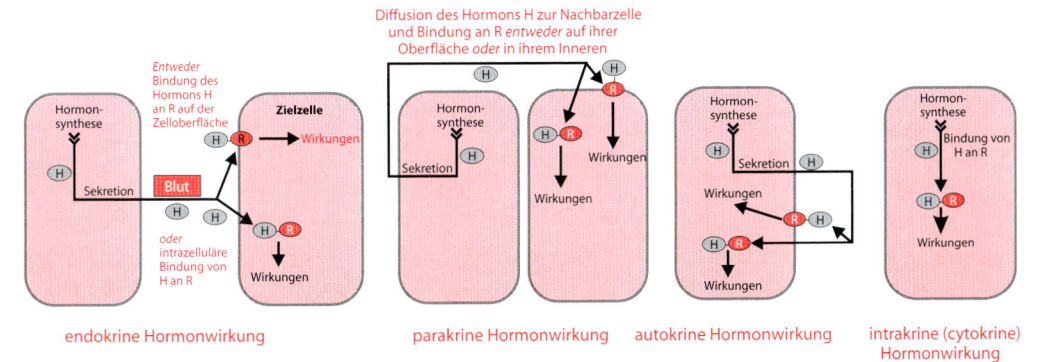

Abb. 23.1: Die vier Typen der Wirkungsweise von Hormonen.

Hormone unterliegen einer ständigen Erneuerung. Sie werden entweder in ihren Zielzellen oder in anderen Zellen bzw. Geweben abgebaut und inaktiviert. Die Abbauprodukte der Hormone münden entweder in den allgemeinen Stoffwechsel ein (z.B. die durch Abbau der Proteo- und Peptidhormone freigesetzten Aminosäuren) oder werden, wie die inaktivierten Produkte der Steroid- und Thyroidhormone, nach weiterer chemischer Modifizierung ausgeschieden.

23.1.1. Molekulare Mechanismen der Hormonwirkungen

Den Wirkungen der Hormone auf zellulärer Ebene liegen zwei verschiedene Mechanismen zugrunde:

1. Hormone, vor allem repräsentiert durch die *Protein-* und *Peptidhormone* sowie *Aminosäure- und Fettsäureabkömmlinge*, die *nicht* in ihre Zielzellen eintreten, sondern an *Oberflächenreceptoren* ihrer *Plasmamembranen* gebunden und indirekt - vermittelt durch *zweite Boten* (*second messengers*) - ihre zellulären Wirkungen entfalten (☞ Tab. 8.2 und Tab. 23.1)

2. Hormone, repräsentiert durch die *Steroid-* und *Thyroidhormone*, die die Plasmamembran passieren und in das Zellinnere eintreten, wo sie an *intrazelluläre Receptoren* gebunden werden. Die entstehenden *Hormon-Receptor-Komplexe* kontrollieren dann die *Transcriptionsaktivität* bestimmter Gene und Gengruppen (☞ Kap. 11.).

G-Protein-abhängige Hormonwirkungen	
• Hormone mit cAMP als second messenger (vermittelt durch G_s-Proteine)	
- ACTH	- Adrenalin (β-Receptoren)
- Calcitonin	- CRH
- FSH	- Glucagon
- Histamin (H_2-Receptoren)	- LH (ICSH)
- MSH	- Prostaglandine (z.B. PGD_2, Prostacyclin)
- PTH	
- TSH (I^--Aufnahme, T3/T4-Sekretion)	- Sekretin
- VIP	- Vasopressin (V_2-Receptoren)
- Somatoliberin	- Dopamin (D_1-Receptor)
• Hormone, die den cAMP-Spiegel senken (vermittelt durch G_i-Proteine)	
- Adrenalin, Noradrenalin ($α_2$-Receptoren)	
- Prostaglandine (z.B. Subtyp EP_3 von PGE_2, Thromboxan A_2)	
- Dopamin (D_2-Receptor)	
- Somatostatin	
• Hormone mit DAG und IP_3 als second messengers (vermittelt durch G_q-Proteine)	
- Adrenalin, Noradrenalin ($α_1$-Receptoren)	- Angiotensine II und III
- Calcitonin	- Cholecystokinin/Pancreozymin
- Gastrin	- Gonadoliberin
- TSH (Iodierung des Thyreoglobulins; T3/T4-Synthese)	- Prostaglandine (z.B. $PGF_{2α}$)
	- Vasopressin (V_1-Receptoren)
Receptortyrosinkinase-abhängige Hormonwirkungen	
- Insulin	
- epidermaler Wachstumsfaktor (EGF)	
- Insulinähnlicher Wachstumsfaktor I (IGF-I)	
- Fibroblastenwachstumsfaktor (FGF)	
- Platelet-derived growth factor (PDGF)	
Hormon mit Guanylatcyclase als Receptor	
- Atriopeptin	
Hormone (Cytokine), deren Receptor mit einer Januskinase (JAK1, JAK2, JAK3 oder TYK) assoziiert ist	
- Somatotropin (JAK2)	
- Erythropoetin (JAK2)	
- Thrombopoetin	
- Prolactin (JAK2)	
- Leptin	
- IL-3, IL-5 (JAK2), IL-6 (JAK1, TYK2), IL-2, IL-4 (JAK3)	
- Interferone α, β, γ (JAK1)	

Tab. 23.1: Wirkungsmechanismen von Hormonen, deren Receptoren auf der Oberfläche ihrer Zielzellen lokalisiert sind (Auswahl).

23.1.2. Vorstufen von Peptidhormonen

Bei den Polypeptid- und Oligopeptidhormonen unterscheidet man verschiedene Arten von hor-

23.1. Grundlagen der Wirkungsweise von Hormonen

monell inaktiven Vorläufern, nämlich die *Präpro-* und die *Prohormone*. Ein Proteohormon durchläuft nacheinander 1. die Stufe des *Präprohormons* und 2. die des *Prohormons*. Die ribosomale Synthese aller Proteohormone beginnt mit der Synthese eines *Signalpeptides* am N-Terminus der Kette, das etwa 20-30 Aminosäuren enthält und die Polypeptidkette in das ER dirigiert, von wo es seinen Exportweg nimmt. Das primäre Syntheseprodukt ist das *Präprohormon*, z.B. *Präproinsulin, Präproparathormon* usw. Von dem Präprohormon wird meist schon cotranslational im ER durch eine Signalase (*Signalpeptidase*) das Signalpeptid unter Entstehung des noch immer inaktiven Prohormons abgespalten. Aus dem *Präproinsulin* entsteht dabei das *Proinsulin* und aus dem *Präproparathormon* das *Proparathormon* (*Proparathyrin*). Das Prohormon wird danach ebenfalls proteolytisch in das aktive Hormon umgewandelt (☞ Abb. 23.2).

Vorläuferproteine, die mehrere verschiedene Hormone enthalten. Die Vorläufer einiger Peptidhormone stellen lange Polypeptidketten dar, auf denen die Aminosäuresequenzen mehrerer Hormone ("*polyfunktionelle Prohormone*") aufgereiht sind. Diese werden nach ihrer Synthese stufenweise durch spezifische Proteolysevorgänge in die einzelnen Hormone aufgespalten. Ihre proteolytische Aufbereitung erfolgt intrazellulär, zunächst in der Nähe des Golgi-Apparates, und setzt sich bis in die sekretorischen Granula hinein fort. Hierfür sind spezifische intrazelluläre Proteasen verantwortlich. Als Beispiel sei das *Proopiomelanocortin* (POMC; auch als *Pro-ACTH/Lipotropin* bezeichnet) genannt, das aus 265 Aminosäuren (M_r 29.000) besteht und proteolytisch stufenweise *in sechs aktive Hormone* und *zwei peptiderge Neurotransmitter* gespalten wird, nämlich in *ACTH*, drei *melanocytenstimulierende Hormone* (α-, β- und γ-MSH) (auch als *Melanotropine* bezeichnet), *zwei Lipotropine* (β- und γ-Lipotropin) sowie *β-Endorphin* und *Met-Enkephalin* (☞ Abb. 23.3).

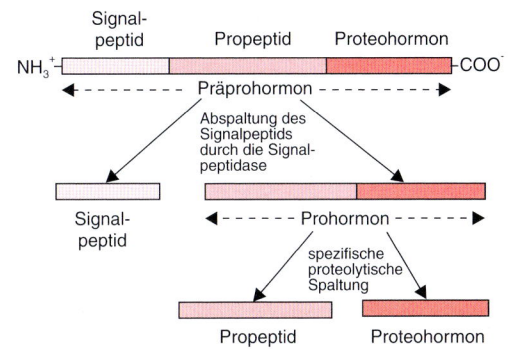

Abb. 23.2: Die zweistufige proteolytische Umwandlung eines Präpropeptidhormons in das aktive Hormon über die Stufe des Prohormons.

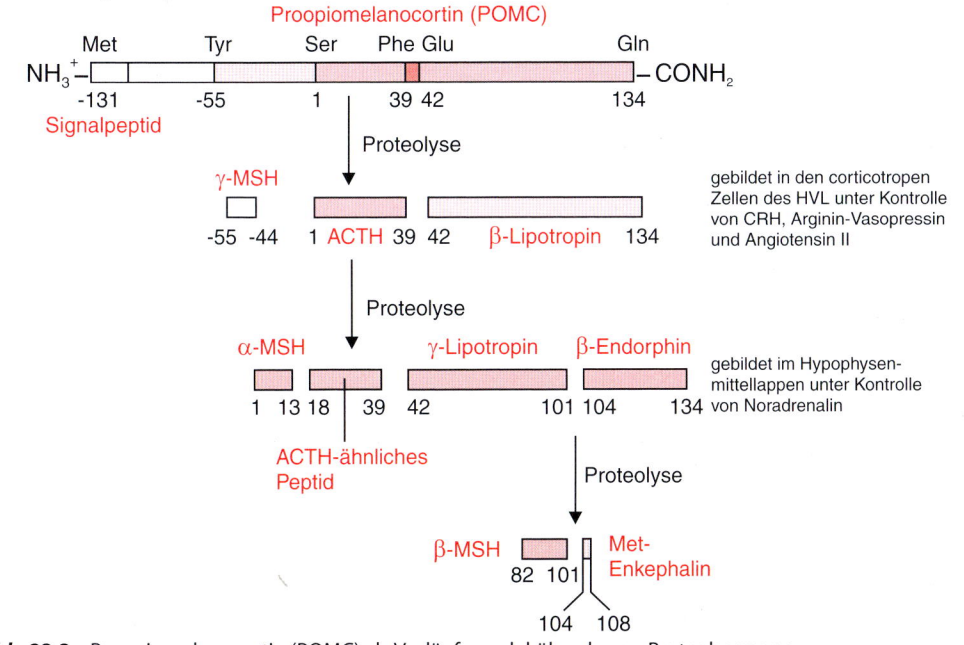

Abb. 23.3: Proopiomelanocortin (POMC) als Vorläufermolekül mehrerer Proteohormone.

Biologische Bedeutung der Prohormonstufe. Beim Insulin hat das aus einer einzigen Polypeptidkette bestehende Proinsulin die Aufgabe, die native Raumstruktur des aktiven Hormons zu sichern und die richtige Lage der Disulfidbrücken zueinander im zweikettigen Insulin zu gewährleisten. In dem Vorläufer des Insulins, das durch Abspaltung des 24 Aminosäuren enthaltenden Signalpeptides aus dem *Präproinsulin* entsteht, werden durch Oxidation von sechs Cysteinresten drei Disulfidbrücken gebildet und so das *Proinsulin* gebildet. Es ist plausibel, daß es bei der Faltung des primären Syntheseproduktes in die native Struktur in dem einkettigen Proinsulin leichter ist, drei Disulfidgruppen in die richtige Lage zueinander zu bringen als in einer aus zwei einzelnen Ketten bestehenden Insulinvorstufe. Danach geht die Umwandlung des Proinsulins zum Insulin durch proteolytische Herauslösung eines Propeptides, des *C-Peptides*, vor sich, so daß das zweikettige aktive Insulinmolekül mit zwei Disulfidbrücken zwischen der A- und der B-Kette und einer Disulfidspange in der A-Kette entsteht (☞ Abb. 23.4A, B, C).

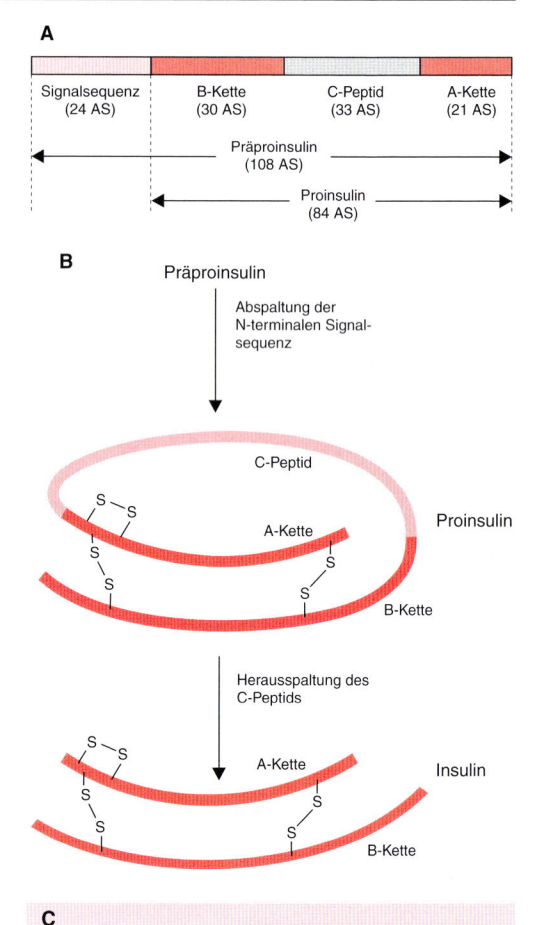

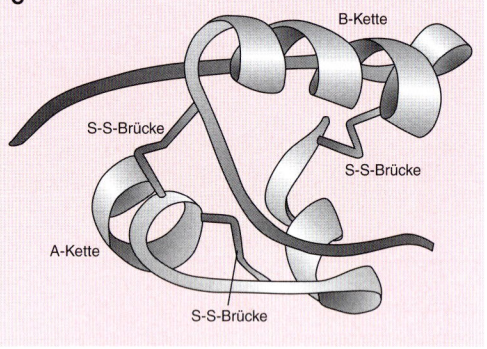

Abb. 23.4: Die Bildung von Insulin aus Präproinsulin mit Proinsulin als Zwischenstufe (AS: Abk. von Aminosäuren).
A: Präproinsulin und Proinsulin.
B: Proteolytische Umwandlung des einkettigen Proinsulins in das zweikettige Insulin.
C: Raumstruktur des Insulins.

23.2. Auf den Intermediärstoffwechsel wirkende Hormone

23.2.1. Die Hormone des Pancreas

Die den endokrinen Anteil des Pancreas repräsentierenden Langerhans'schen Inseln bestehen aus vier verschiedenen Zellarten (☞ Abb. 23.5):

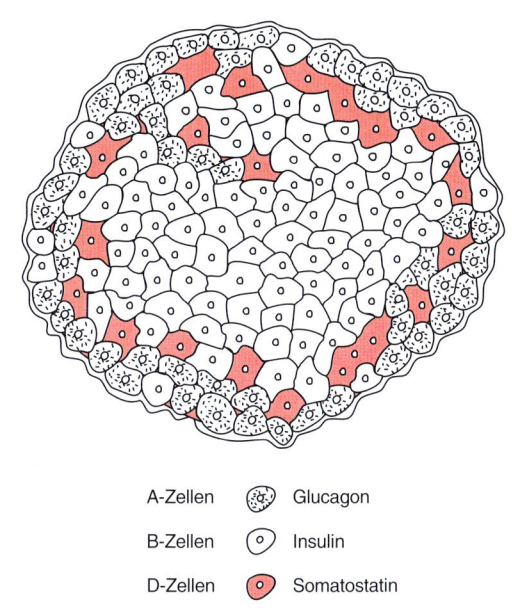

A-Zellen — Glucagon
B-Zellen — Insulin
D-Zellen — Somatostatin

Abb. 23.5: Aufbau einer Langerhans'schen Insel.

1. den *A*-oder α-*Zellen* (30 %), die das *Glucagon* produzieren
2. den *B*-oder β-*Zellen* (60 %), aus denen das *Insulin* stammt
3. den in geringerer Zahl vorkommenden *D*-oder δ-*Zellen*, die *Somatostatin* bilden, das *parakrin* die Sekretion von Insulin und Glucagon hemmt
4. den ebenfalls in kleiner Zahl vorkommenden *PP-Zellen,* die das *pancreatische Polypeptid* (auch als *pancreatisches Hormon* bezeichnet) produzieren (nicht gezeichnet)

Die Hormone des Pancreas sind *Proteohormone*.

23.2.2. Glucagon

Aufbereitung der Glucagonvorläufermoleküle. Das *Glucagon* besteht aus 29 Aminosäuren. Es wird als *Präproglucagon* synthetisiert, das danach durch Abspaltung des aus 60 Aminosäuren bestehenden N-terminalen Signalpeptids in das *Proglucagon* übergeführt wird. Das Proglucagon wird in den A-Zellen des Pancreas sowie in der Darmmucosa und im Gehirn exprimiert und durch mehrere proteolytische Spaltungen in das *aktive Glucagon* übergeführt. Neben dem Glucagon findet man in den Zellen, in denen sein Gen exprimiert wird, zwei *glucagonähnliche Peptide* (engl. *glucagon like peptides*, GLP-I und GLP-II), deren Aminosäuresequenzen man auch im Proglucagon findet. In diesem sind die Sequenzen des *Glucagons* sowie des *GLP-I und II* durch relativ kurze Peptidsequenzen voneinander getrennt, an deren Übergängen basische Aminosäuren (K: Lysin, R: Arginin) sitzen (☞ Abb. 23.6). K und L sind die Spaltstellen von *zwei spezifischen Proteasen*, die man als *Prohormonconvertase I und II* bezeichnet. Im *ersten Spaltungsschritt* wird das Proglucagon in das die Glucagonsequenz enthaltende *Glicentin* und das die Sequenzen von GLP-I und GLP-II enthaltende *Hauptproglucagonfragment* gespalten. Im 2. Spaltungschritt entstehen aus dem Glicentin durch zwei unterschiedliche Spaltungsmodi zwei Spaltprodukte, nämlich das *N-terminale glucagonenthaltende Fragment* und das die Glucagonsequenz ebenfalls enthaltende *C-terminale Oxyntomodulin*. Beide liefern durch eine weitere proteolytische Spaltung *Glucagon*. Das *Hauptproglucagonfragment* liefert durch Prohormonconvertasespaltung GLP-I und GLP-II. In den *A-Zellen* des Pancreas werden aus dem Proglucagon vorwiegend *Glucagon* und *GLP-I* freigesetzt. In den *Mucosazellen des Darmes* sind die wesentlichen Spaltprodukte des Proglucagons *GLP-I* und *GLP-II*, in geringerem Ausmaß auch *Glicentin* und *Oxyntomodulin*.

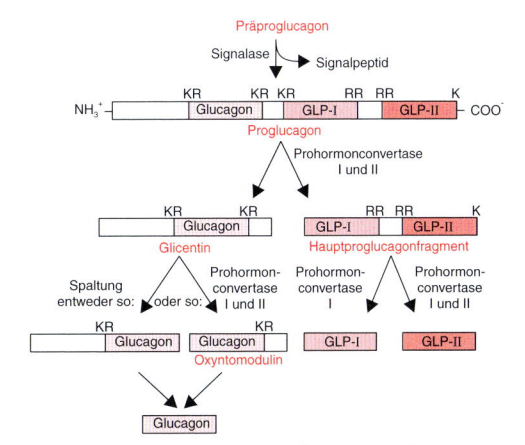

Abb. 23.6: Proteolytische Aufbereitung des Präproglucagons in der A-Zelle des Pancreas, der Mucosa und im Gehirn.

GLP-I wird nach Nahrungsaufnahme aus der intestinalen Mucosa in das Blut sezerniert. Es regt die *B-Zellen* der Langerhans'schen Inseln zur *Insulinsekretion* an. Im ZNS findet man *GLP-I* und dessen spezifische Receptoren im *Hypothalamus*. Hier wirkt GLP-I als *Sättigungssignal*, indem es eine Erniedrigung der Nahrungsaufnahme bewirkt. GLP-I hat demzufolge eine Bedeutung für die Konstanz des Körpergewichts.

Regulation der Glucagonsekretion. Die Sekretion des Glucagons aus den A-Zellen des Pancreas in das Blut wird ausgelöst:

- durch Erniedrigung des Blutglucosespiegels auf unter 2,8 mmol Glucose l^{-1} Blut
- bei einer Erhöhung der Aminosäurekonzentration im Blut
- bei einer Erniedrigung des Spiegels an freien Fettsäuren.

Die Glucagonsekretion wird erniedrigt durch einen Anstieg des Blutglucosespiegels (*Hyperglycämie*) sowie durch erhöhte Spiegel an freien Fettsäuren, Ketonkörpern, Serotonin, Somatostatin, Sekretin und Insulin. Bei erhöhter Glucosekonzentration verursacht ein Anstieg der Aminosäuren im Blut keine Erhöhung der Glucagonsekretion.

Wirkungen des Glucagons. Glucagon wird durch den auf der *Oberfläche* seiner *Zielzellen* lokalisierten *Glucagonreceptor* gebunden, der in der *Leber* und im *Fettgewebe*, nicht aber in der Muskulatur, exprimiert wird. Der Glucagonreceptor ist an ein G_s-Protein gekoppelt, das bei Glucagonbindung an den Receptor die *Adenylatcyclase* aktiviert. Das Glucagon hat demzufolge *cAMP* als *second messenger* (☞ Abb. 8.41). Aus der Aktivierung der Proteinkinase A durch cAMP ergeben sich die nachstehend aufgeführten Wirkungen des Glucagons auf die Blutspiegel der Glucose sowie der Aminosäuren, Fettsäuren und Ketonkörper als Hauptsubstrate des Intermediärstoffwechsels (☞ Abb. 23.7):

1. Erhöhung des Blutglucosespiegels infolge

- Mobilisierung (Abbau) des Leberglycogens durch Aktivierung der Glycogenphosphorylase und Inaktivierung der Glycogensynthase
- Steigerung der hepatischen Gluconeogenese, vor allem aus Aminosäuren (Alanin) und Glycerin

Diese Vorgänge führen zu einer Erhöhung der *Glucoseabgabe* aus der Leber.

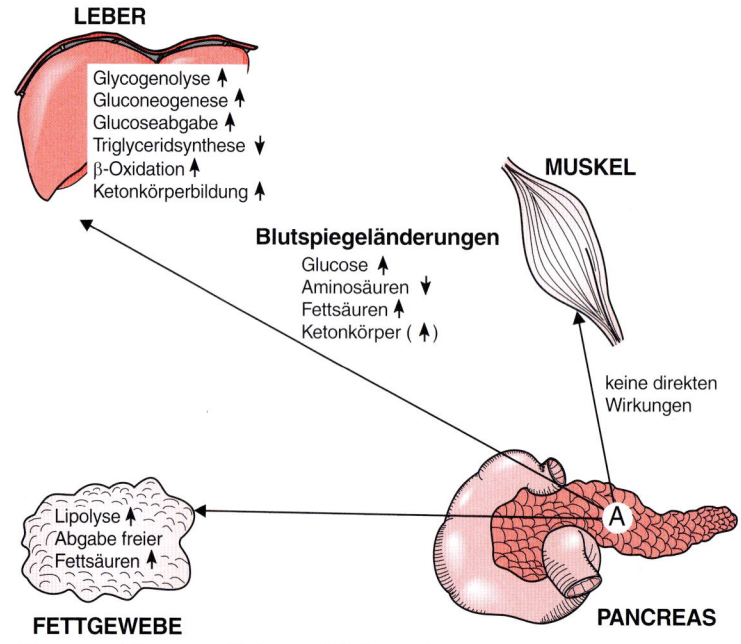

Abb. 23.7: Die Glucagonwirkungen auf Leber und Fettgewebe.

2. Erniedrigung des Aminosäurespiegels im Blut infolge

- Steigerung des hepatischen Verbrauchs der Aminosäuren für die Gluconeogenese.

3. Erhöhung des Spiegels der unveresterten Fettsäuren im Blut infolge

- Steigerung der Fettsäurefreisetzung aus dem Fettgewebe durch cAMP-abhängige Aktivierung der hormon- (z.B. glucagon-) empfindlichen Triglyceridlipase.

4. Erhöhung des Ketonkörperspiegels im Blut infolge

- Steigerung der Ketonkörperbildung in der Leber aufgrund erhöhter hepatischer Fettsäureoxidation.

Glucagon hat demzufolge eine *mobilisierende Wirkung* auf die gespeicherten Nährstoffe. *Insulin* wirkt im Gegensatz dazu *nährstoffspeichernd*. Im Hinblick auf ihre Wirkungen auf die Blutspiegel der *Glucose*, *Fettsäuren* und *Ketonkörper* sowie auf die Beeinflussung des Stoffwechsels des Fettgewebes und der Leber sind *Insulin* und *Glucagon Antagonisten*. Der Insulin/Glucagon-Quotient bestimmt Richtung und Ausmaß des Glucose-, Eiweiß- und Fettstoffwechsels des Organismus.

23.2.3. Insulin

23.2.3.1. Die Regulation der Insulinsekretion

Aufbereitung des Präproinsulins. Das Insulin ist ein Proteohormon, das aus zwei Polypeptidketten, der A- und B-Kette, mit insgesamt 51 Aminosäuren besteht. Die A-Kette enthält 21, die B-Kette 30 Aminosäuren. Es wird an den Ribosomen des endoplasmatischen Reticulums der B-Zellen als einkettiges, 108 Aminosäuren enthaltendes, *Präproinsulin* gebildet, das proteolytisch durch Abspaltung des Signalpeptides (bestehend aus 24 Aminosäureresten) zunächst in das noch immer einkettige *Proinsulin* umgewandelt wird. Das *Proinsulin* besteht beim Menschen aus 84 Aminosäuren. Nach der intramolekularen Knüpfung von drei Disulfidbrücken wird ein aus 33 Aminosäuren bestehendes Peptidstück (das *Verbindungs-* oder C-[*Connecting-*]*Peptid*) aus dem schleifenförmigen Molekül des Proinsulins durch eine spezifische Protease herausgespalten und so das *zweikettige*, durch *zwei Disulfidgruppen* zusammengehaltene *aktive* Insulin gebildet (☞ Abb. 3.13 und Abb. 23.4). Proinsulin besitzt im Vergleich zum Insulin nur eine sehr geringe biologische Aktivität. Die Umwandlung von Proinsulin zum Insulin erfolgt im ER und im Golgi-Apparat der B-Zellen. Die Insulinmoleküle komplexieren mit Zn^{2+}-Ionen und bilden Molekülaggregate, die in den β-*Granula* gespeichert werden.

Metabolite und Hormone, die die Insulinsekretion aus den B-Zellen beeinflussen. Die Insulinsekretion wird durch Glucose und andere Kohlenhydrate sowie durch Aminosäuren, Hormone und bestimmte Pharmaka beinflußt. *Glucose* ist der wichtigste *physiologische Regulator* der Insulinsekretion. Ein Anstieg der Glucosekonzentration im Blut (*Hyperglycämie*) führt zu einer *Steigerung* der *Insulinsekretion*. Diese folgt der extrazellulären Glucosekonzentration in S-förmiger Abhängigkeit (☞ Abb. 23.8). Die Basalsekretion des Insulins wird durch niedrige Glucosespiegel im Blutplasma (etwa 2,5 mmol l^{-1}) nicht wesentlich beeinflußt. Oberhalb von etwa 3.3 mmol Glucose l^{-1} Blutplasma erfolgt ein steiler Anstieg der Insulinsekretion und bei einer Glucosekonzentration von etwa 20 mmol l^{-1} erreicht die Sekretionsrate ihr Maximum. Die Insulinsekretion aus einer B-Zelle reagiert im physiologischen Bereich demzufolge sehr empfindlich auf Änderungen des extrazellulären Glucosespiegels.

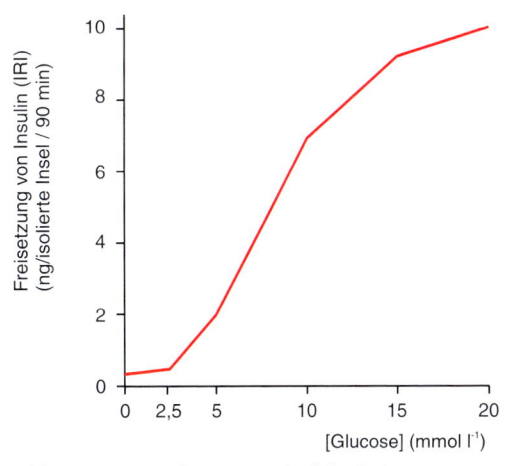

Abb. 23.8: Der S-förmige Verlauf der Freisetzung von Insulin aus der B-Zelle in Abhängigkeit von der Glucosekonzentration.

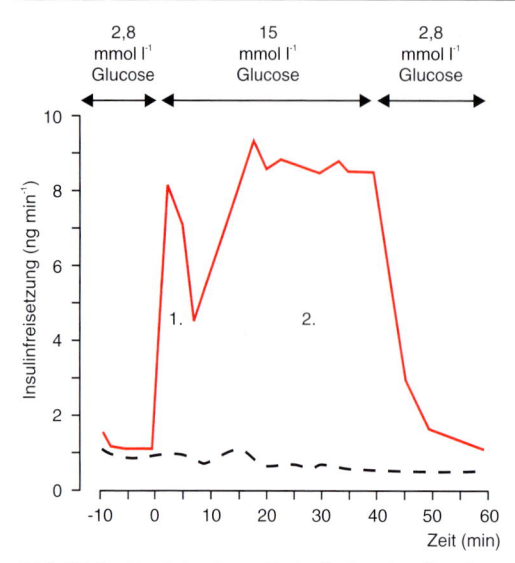

Abb. 23.9: Zweiphasiger Verlauf der Insulinsekretion.
1. Phase: Sekretion aus dem sich schnell entleerenden Kompartiment.
2. Phase: Sekretion aus dem Reservepool.
(gestrichelte Linie: Insulinfreisetzung mit physiologischer NaCl-Lösung).

In zeitlicher Hinsicht verläuft die Insulinsekretion zweiphasig (☞ Abb. 23.9). Eine Erhöhung der Glucosekonzentration von 2,8 mmol l^{-1} auf 15 mmol l^{-1} führt zu einer plötzlichen, nur kurze Zeit andauernden Insulinsekretion, die von einer zweiten, länger als die erste andauernden Phase hoher Insulinsekretion abgelöst wird. In der gesunden B-Zelle reflektiert der zweiphasige Verlauf der Insulinsekretion nach Glucosestimulierung die aufeinanderfolgende Entleerung von zwei, funktionell verschiedenen, Subpopulationen insulinhaltiger Sekretgranula nach außen, 1. die schnelle Freisetzung und Entleerung eines Pools "reifer" Granula; 2. die langsamere, zeitabhängige Umwandlung eines "Reservepools" an Granula in sekretionsbereite reife Granula (diesen Prozeß nennt man "Priming") und deren anschließende Entleerung. Von insgesamt 1300 sekretorischer Granula pro B-Zelle, entfallen etwa 50 auf den Pool 1, während der größte Anteil zum Pool 2 gehört. Die Priminggeschwindigkeit beträgt etwa 5-10 Granula pro Minute und Zelle. Als wichtigster Primingfaktor wurde *Glutamat* erkannt. Diese Aminosäure befähigt die Granula zur Exocytose, d.h. zur Fusion mit der Plasmamembran. Eine wichtige Rolle spielt dabei das SNARE/SNAP-System (☞ Kap. 13.). Der Exocytose geht ein ATP-abhängiges Priming der sekretorischen Granula voraus. ATP treibt eine Protonenpumpe der Granula an, die eine pH-Senkung in den Granula bewirkt und dadurch zu einem Eintritt von Glutamatanionen in die Granula führt. Dadurch wird das Membranpotential der Granula herabgesetzt. Als Anion erlaubt das Glutamat die Entstehung eines größeren pH-Gradienten an der Granulamembran. So kommt es, daß die Exocytose der reifen Sekretgranula zur *Freisetzung* nicht nur von *Insulin* sondern auch von *Glutamat* führt. Letzteres wird an *ionotrope Glutamatreceptoren* der B-Zellen und anderer endokriner Zellen der Langerhans'schen Inseln gebunden, so daß das Glutamat möglicherweise über diesen Mechanismus die Aktivitäten verschiedener endokriner Zellpopulationen koordiniert (☞ Abb. 23.10).

Auch andere Aminosäuren fördern die Insulinfreisetzung, z.B. *Leucin* und *Phenylalanin*. Manche Aminosäuren, darunter *Arginin*, stimulieren die Insulinfreisetzung nur in Gegenwart von Glucose. Freie Fettsäuren und Ketonkörper sind in der Lage, den Glucoseeffekt auf die Insulinsekretion zu verstärken. Bei oraler Glucoseaufnahme steigt das Plasmainsulin stärker an als nach intravenöser Glucoseapplikation. Die Ursache dafür ist, daß verschiedene *Enterohormone* die Insulinfreisetzung durch Glucose verstärken (z.B. das gastrointestinale Peptid, Gastrin, GLP-I und das Insulin-Releasing-Polypeptid). Auch *ACTH* verstärkt den Glucoseeffekt auf die Insulinfreisetzung, *Somatostatin* hingegen hemmt die sekretorische Funktion des endokrinen Pancreas, d.h. es erniedrigt den Insulin- und den Glucagonspiegel im Blutplasma. Das Somatostatin wirkt direkt auf die B-Zelle, indem es die durch Glucose stimulierte Insulinfreisetzung hemmt.

Der Glucosesensor der B-Zelle. *Glucose* ist der *Hauptregulator* der *Insulinsekretion* aus der B-Zelle. Als *Glucosesensor* werden diejenigen Mechanismen zusammengefaßt, mit deren Hilfe die B-Zelle Veränderungen in der Glucosekonzentration des Blutes registriert und mit einer vermehrten oder verminderten Insulinsekretion beantwortet (☞ Abb. 23.10). Die *Sekretionsrate* von Insulin aus der B-Zelle ist *proportional* ihrer *Glucoseverwertung*. Als Kopplungsglieder zwischen Glucoseverwertung und Insulinsekretion wurden der *Glucosetransporter GLUT2* der B-Zelle und die *Glucokinase* erkannt. Die Michaelis-Menten-Konstanten

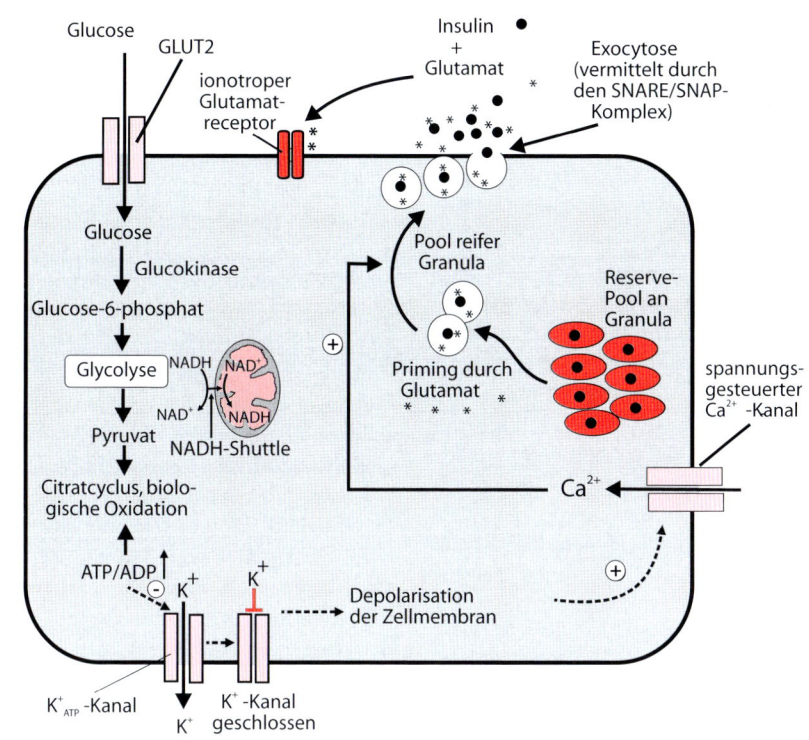

23.2. Auf den Intermediärstoffwechsel wirkende Hormone

Abb. 23.10: Der Glucosesensor der B-Zelle: Regulation der Insulinsekretion.

für Glucose sind für GLUT2 und die Glucokinase relativ hoch, sie liegen im Bereich der Blutglucosekonzentration. Veränderungen im Blutglucosespiegel führen demzufolge zu Veränderungen in der Glucoseaufnahme durch die B-Zelle und zu Veränderungen in ihrer Phosphorylierungsgeschwindigkeit. Da beide Reaktionen die Kontrollschritte für den Glucoseabbau in der B-Zelle sind, ist die Geschwindigkeit ihres Glucoseabbaues durch die Glycolyse proportional dem Blutglucosespiegel. Der Abbau der Glucose führt zu einer Erhöhung des ATP/ADP-Quotienten. Dies ist das Signal für das *Schließen von ATP-empfindlichen K^+-Kanälen*, das zu einer *Depolarisation* der Plasmamembran und zu einer *Öffnung* von *spannungsgesteuerten Ca^{2+}-Kanälen* und damit zu einem *Einstrom von Ca^{2+}-Ionen* in die B-Zelle führt. Der Anstieg der intrazellulären Ca^{2+}-Konzentration bewirkt eine Fusion der Membranen der Insulingranula mit der Plasmamembran und die Sekretion von Insulin durch *Exocytose*. Wenn der zelluläre ATP/ADP-Quotient das einzige Signal für die Insulinsekretion wäre, müßte man erwarten, daß Pyruvat, welches ebenso wie Glucose leicht durch die B-Zellen oxidiert wird und auch den ATP/ADP-Quotient steigert, ebenfalls eine Insulinsekretion bewirkt. Dies ist aber nicht der Fall. Möglicherweise koppelt das glycolytisch gebildete NADH und der von ihm unterhaltene mitochondriale NADH-Shuttle (☞ Kap. 15.3.) den Glucoseabbau mit der Aktivierung des mitochondrialen Energiestoffwechsels, wodurch die Insulinsekretion ausgelöst wird.

Auch Sulfonylharnstoffverbindungen als oral wirkende Antidiabetica führen zu einer gesteigerten Insulinsekretion. Der Steigerung der Insulinfreisetzung aus der B-Zelle durch Sulfonylharnstoffe, die bei der Behandlung des Diabetes mellitus Typ II erfolgreich eingesetzt werden, liegt folgender Mechanismus zugrunde: Die Sulfonylharnstoffe werden an einen Receptor, dem *SUR-Receptor*, auf der Oberfläche der B-Zelle gebunden. Dieser Receptor gehört in die große Gruppe der ABC-Membrantransportproteine und stellt eine Untereinheit des octameren ATP-sensitiven K^+-Kanals dar. Bei Bindung eines Sulfonylharnstoffmoleküls an den SUR-Receptor (UR v. urea engl. Harnstoff) kommt es zur Schließung des K^+-Kanals und zur Depolarisation der Plasmamembran der B-Zelle, was zur Abgabe von Insulin aus der

Zelle führt. Im Gen des SUR-Receptors wurde eine Mutation gefunden, die im exprimierten SUR-Receptorprotein infolge eines Aminosäureaustausches zu einer ATP-unabhängigen Schließung des K^+-Kanals führt. Diese Mutation verursacht eine gesteigerte Insulinfreisetzung (*Hyperinsulinämie*) und als deren Folge eine *Hypoglycämie*. Die geschlossenen K^+-Kanäle können durch *Diazoxid*, einem *Benzothiadiazinderivat*, das eine Hyperglycämie verursacht und auch antihypertensive und antidiuretische Wirkungen hat, geöffnet werden, wodurch eine *Hyperpolarisation* der Plasmamembran der B-Zelle mit nachfolgender Blockierung der Insulinfreisetzung eintritt. Eine Erhöhung des intrazellulären ADP hat, bei gleichzeitiger Erniedrigung von ATP, in der normalen B-Zelle denselben Effekt. Sie führt zu einer Öffnung der ATP-sensitiven K^+-Kanäle und zur Hyperpolarisierung der Plasmamembran der B-Zelle mit nachfolgender Hemmung des Ca^{2+}-Eintritts und Unterbindung der Insulinfreisetzung.

Beeinflussung des ATP-empfindlichen K^+-Kanals in der B-Zelle. Der ATP-empfindliche K^+-Kanal wird durch *Phosphatidylinositol-4,5-bisphosphat* stark moduliert. Dieses Phospholipid erniedrigt die ATP-Sensitivität des K^+-Kanals dramatisch, so daß bei Gegenwart von Phosphatidylinositol-4,5-bisphosphat der Kanal erst bei wesentlich höheren ATP-Spiegeln geschlossen wird als bei seiner Abwesenheit. Das saure Phosphatidylinositol-4,5-bisphosphat bindet an die basische cytosolische C-terminale Domäne der Untereinheiten des ATP-sensitiven K^+-Kanals, verhindert dadurch die Bindung von ATP und stabilisiert so die *Öffnung des K^+-Kanals* (☞ Abb. 23.11). Bei Abwesenheit von Phosphatidylinositol-4,5-bisphosphat wird der K^+-Kanal schon bei sehr viel niedrigeren ATP-Konzentrationen als in dessen Gegenwart geschlossen.

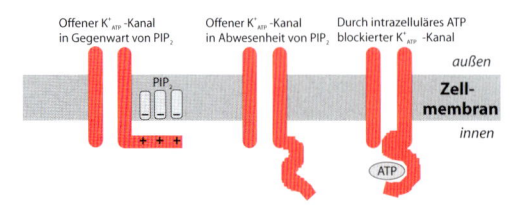

Abb. 23.11: Die Wirkung von Phosphatidylinositol-4,5-bisphosphat (PIP$_2$) auf die ATP-Empfindlichkeit des K^+-Kanals.

23.2.3.2. Wachstumsfaktoren mit insulinähnlichen Wirkungen

Insulin und insulinähnliche Faktoren im Blutplasma: IRI, NSILA, IGF-I und IGF-II. Im Blutplasma gibt es, neben dem aus dem Pancreas stammenden Insulin ("*Pancreasinsulin*"), verschiedene Proteine mit insulinähnlichen Wirkungen, die von den Wirkungen des Pancreasinsulins nicht unterscheidbar sind. Das Pancreasinsulin ist immunologisch spezifisch nachweisbar. Es wird als "*immunologisch reaktives Insulin*" (IRI) bezeichnet. Die Proteine mit insulinähnlicher Wirkung werden durch Antikörper gegen das Pancreasinsulin nicht gebunden und in ihren Wirkungen durch sie auch nicht blockiert. Diese Fraktion bezeichnet man als "*immunologisch nicht unterdrückbare insulinähnliche Aktivität*" (*Non-Suppressible Insulin Like Activity*, NSILA). Die NSILA-Fraktion des Blutplasmas enthält mehrere Komponenten, darunter den *insulinähnlichen Wachstumsfaktor I* ("Insulin Like Growth Factor", *IGF-I*) und den *insulinähnlichen Wachstumsfaktor II* (*IGF-II*).

IGF-I und IGF-II. IGF-I und IGF-II erhöhen die Glucoseaufnahme in die Muskulatur und in das Fettgewebe. Sie gehören zur Gruppe der *Somatomedine*. Beide insulinähnlichen Wachstumsfaktoren sind einkettige Polypeptide und werden in Form von Prohormonen synthetisiert, die einer proteolytischen Spaltung zu den aktiven Hormonen unterliegen. IGF-I (bestehend aus 67 Aminosäuren) wird vorwiegend im Kindes- und Jugendalter exprimiert. Sein Syntheseort ist die Leber und sein Synthesestimulus ist das Somatotropin. IGF-II hingegen (bestehend aus 70 Aminosäuren) wird in verschiedenen Geweben synthetisiert und zwar vorwiegend im Embryonal- und Fetalzustand. Der Plasmaspiegel an IGF-I nimmt nach der Pubertät ab, der Plasmaspiegel von IGF-II sinkt jedoch bereits kurz nach der Geburt. Sowohl IGF-I als auch IGF-II sind im Plasma nicht in freier Form vorhanden, sondern sind mit hochmolekularen Bindungsproteinen assoziiert, deren Aufgabe es ist, die Verfügbarkeit von IGF-I und IGF-II zu begrenzen und so zur Kontrolle der Wirkungen dieser Wachstumsfaktoren beizutragen. *IGF-II ist ein wichtiges, wenn nicht das wichtigste Wachstumshormon* im *Fetal- und Neonatalstadium*, während IGF-I als Wachstumsfaktor im *Kindes- und Jugendalter* wirkt. *IGF-I* und *IGF-II* werden an *spezifische Receptoren* auf der Oberfläche ihrer Zielzellen gebunden. Der *IGF-I-Receptor* gehört in Gruppe der *Receptortyrosinkinasen* und hat große Ähnlichkeit mit dem Insulinreceptor. Wie dieser ist auch er ein Heterotetramer, das aus zwei α- und zwei β-Ketten augebaut ist. Der IGF-I-Receptor bindet auch IGF-II. Der *eigentliche IGF-II-Receptor* ist einkettig und gehört nicht in die Gruppe der Receptortyrosinkinasen, sondern ist dem *Mannose-6-phosphat-Receptor* der Lysosomen ähnlich.

Überproduktion von IGF-II (*Beckwith-Wiedemann-Syndrom*) - Begriff der genetischen Prägung. Das IGF-II-Gen ist auf Chromosom 11p15 lokalisiert. Eine genetisch bedingte, gegenüber der Norm verstärkte, Expression dieses Gens führt zu einer Überproduktion von IGF-II und als deren Folge zu einem bereits pränatal zu beobachtenden und postnatal anhaltenden verstärkten Wachstum verschiedener Organe und Gewebe (*Gigantismus*: abnormes Wachstum der Nieren, Verdickung der Knochen, adrenale Cytomegalie, Vergrößerung der Zunge [Makroglossie], Vermehrung der Amnionflüssigkeit), und zum Auftreten kindlicher Tumoren. Diese Erkrankung wird als *Beckwith-Wiedemann-Syndrom* bezeichnet. Bei ihm werden beide IF-II-Gene, sowohl das von der Mutter als auch das vom Vater stammende IGF-II-Gen, exprimiert. Beim gesunden Menschen hingegen wird nur das väterliche IGF-II-Gen exprimiert. Die Unterdrückung der Expression eines IGF-II-Gens (normalerweise des mütterlichen Gens) bezeichnet man als *genomische Prägung* (engl. *genomic imprinting*). Der Verlust der Prägung von Genen ist erblich und führt im Falle von IGF-II als Folge des Gen-Dosis-Effektes zu den beschriebenen Wirkungen. Als Ursachen der *genomischen Prägung* eines von zwei identischen Genen werden Unterschiede in ihrem Methylierungsgrad und Wirkungen von Repressorproteinen diskutiert (*genetisches Imprinting*, ☞ Kap. 9.).

Allgemeines über Wachstumsfaktoren
Wachstumsfaktoren sind multifunktionelle signalgebende Proteine. Sie haben die Aufgabe, die Ontogenese zu kontrollieren und die Aufrechterhaltung der Gewebe des Organismus in Struktur und Funktion zu gewährleisten. Wachstumsfaktoren fördern die Proliferation und Differenzierung von Zellen. Im Organismus gibt es zwei Typen von Wachstumsfaktoren:

1. systemisch wirkende Wachstumsfaktoren (z.B. Somatotropin, Insulin, IGF-I und IGF-II)
2. zellspezifisch, *lokal* und oft kurzzeitig wirkende Wachstumsfaktoren, die in äußerst kleinen Konzentrationen (10^{-9} bis 10^{-11} mol l^{-1}) wirken und mit hoher Affinität und sehr spezifisch an bestimmte Receptoren (meist *Receptortyrosinkinasen*) ihrer Zielzellen gebunden werden. Nach Bindung des Wachstumsfaktors an seinen Receptor werden intrazellulär Signalbahnen ausgelöst, die zu Zellteilung, Differenzierung und veränderter Genexpression führen.

Es sind mindestens 80 verschiedene Wachstumsfaktoren bekannt, dazu gehören:

- der von Blutplättchen abstammende Wachstumsfaktor ("platelet-derived-growth factor"; PDGF)
- die epidermalen Wachstumsfaktoren ("Epidermal Growth factors"; EGF)
- die Fibroblasten-Wachstumsfaktoren ("Fibroblast Growth factors"; FGF)
- die insulinähnlichen Wachstumsfaktoren ("Insulin-like Growth factors", IGF);
- die transformierenden Wachstumsfaktoren ("Transforming Growth factors"; TGFα und TGFβ).

Ihre Mitglieder induzieren die Proliferation zahlreicher Typen epidermaler und epithelialer Zellen und begünstigen das Wachstum von transformierten Zellen. TGF-β kommt in 50 verschiedenen Formen vor. Diese sind homodimere Proteine (M_r 30.000), werden von Makrophagen, Lymphocyten, Megakaryocyten und Chondrocyten produziert und haben sehr vielfältige Wirkungen, darunter auch die Regulation des Wachstums und der Entwicklung zahlreicher Zellarten.

23.2.3.3. Die Wirkungen des Insulins auf den Intermediärstoffwechsel

Das Insulin übt Wirkungen auf den *Kohlenhydrat-, Fett-* und *Eiweißstoffwechsel* aus und steht dabei mit zahlreichen anderen Hormonen in Wechselwirkung. Es entfaltet in seinen Zielgeweben sowohl *anabole* (d.h. den Aufbau von Körpersubstanz fördernde) als auch *antikatabole* (den Abbau von Körpersubstanz hemmende) Wirkungen. Nicht alle Gewebe und Organe sind insulinempfindlich. Im Vordergrund der *insulinempfindlichen Gewebe* stehen *Leber, Muskulatur* und *Fettgewebe*.

Insulin senkt den Blutglucosespiegel. Der *Blutglucosespiegel* des gesunden Menschen beträgt 5 mmol l^{-1} Blut. Im *Blutplasma* und im *Blutserum* ist die *Glucosekonzentration* gleich der in der *intrazellulären Flüssigkeit* der roten Blutzellen. Da aber die Erythrocyten infolge ihres Festanteils weniger Flüssigkeit als das Blutplasma enthalten, ist der Glucosespiegel bei normalem Hämatokritwert im Blutplasma etwa 15 % höher als im Vollblut. Der *Blutglucosespiegel* ist durch eine *hohe Konstanz* gekennzeichnet. Diese ist das Ergebnis eines *dynamischen Gleichgewichtes* zwischen *glucoseliefernden* und *glucoseverbrauchenden* Prozessen. Die *Homöostase* des Blutglucosespiegels trotz stoßweiser Zufuhr von Kohlenhydraten durch die Nahrung von außen und selbst bei längerem Fasten ist das Ergebnis der koordinierten Wirkungen sehr genau arbeitender *Kontrollmechanismen.* Im Vordergrund dabei steht die homöostatische Funktion der Leber. *Insulin ist das einzige Hormon, das den Blutglucosespiegel senkt.*

Was ist eine Internationale Insulineinheit? Als Internationale Insulineinheit wird die Insulinmenge definiert, die zur Senkung des Blutglucosespiegels eines 2 kg schweren Kaninchens nach 24stündigem Fasten von 6,7 mmol Glucose l^{-1} Blut auf 2,2 mmol l^{-1} Blut gebraucht wird. Kristallines Insulin enthält etwa 24 Einheiten pro mg, d.h. eine Insulineinheit entspricht 42 µg kristallisiertem Insulin. In der Humanmedizin wird heute vorwiegend Humaninsulin, entweder halbsynthetisch aus Schweineinsulin oder gentechnisch in Hefezellen oder E. coli hergestellt, verwendet (vgl. mit Abb. 3.13 und Abb. 10.6). Der Tagesbedarf des Menschen beträgt etwa 40 Insulineinheiten.

Der Glucosetoleranztest ist ein Suchtest und dient zur Früherkennung eines Diabetes mellitus. Eine Erhöhung der Blutglucosekonzentration führt zu einer verstärkten Sekretion von Insulin. Dies führt zu einer Senkung und dadurch wieder zu einer Normalisierung des Blutglucosespiegels. Bei einer Glucosebelastung von 100 g Glucose *per os* steigt bei einem gesunden Probanden der Glucosespiegel innerhalb von 30 Minuten mäßig, aber verhältnismäßig rasch von 5 mmol l^{-1} auf etwa 9-10 mmol l^{-1} Blut an und sinkt dann innerhalb der folgenden zwei Stunden wieder auf den Normalwert ab (☞ Abb. 23.12). Würde sich die Gesamtmenge der zugeführten Glucose nach ihrer Resorption auf den extrazellulären Raum verteilen, so ergäbe sich ein Glucoseanstieg auf etwa 45 mmol l^{-1}. Innerhalb von 30 Minuten wird demzufolge der größte Teil dieser Glucosemenge bereits von den Geweben, vor allem von der Muskulatur, zu einem geringeren Teil auch vom Fettgewebe und der Leber, aufgenommen. Der gemessene Glucoseanstieg im peripheren Blut entspricht also nur einem kleinen Teil der wirklich resorbierten Glucosemenge. Die Ursache für den mäßigen Anstieg des Blutglucosespiegels und seine rasche Erniedrigung, so daß es innerhalb einer relativ kurzen Zeit zu einer Normalisierung des Glucosespiegels kommt, ist eine verstärkte Insulinsekretion aus den B-Zellen des Pancreas aufgrund der eintretenden *Hyperglycämie*. Der Plasmainsulinspiegel steigt dabei auf das Fünf- bis Zehnfache an. Sind die B-Zellen nicht in der Lage, adäquat auf eine Hyperglycämie mit einer verstärkten Insulinsekretion zu reagieren, kommt es beim Glucosetoleranztest zu einem wesentlich stärkeren und länger dauernden Glucoseanstieg im Blut, d.h. entweder zu keiner oder zu einer verzögert einsetzenden Gegenregulation. Anstelle des *oralen Glucosetoleranztestes* findet auch der *intravenös* durchgeführte *Glucosetoleranztest* Anwendung, bei dem 0,5 g Glucose pro kg Körpergewicht appliziert werden und im Anschluß daran der Verlauf des Blutglucosespiegels verfolgt wird. Verfahren dieser Art spielen als Suchtests bei der Erkennung von Störungen des Kohlenhydratstoffwechsels eine große Rolle.

23.2. Auf den Intermediärstoffwechsel wirkende Hormone

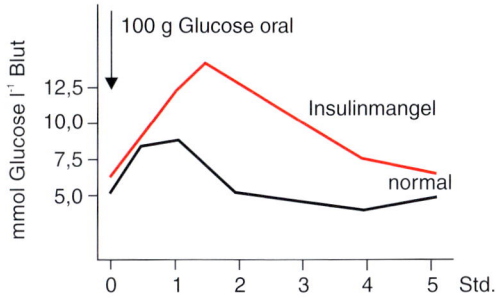

Abb. 23.12: Glucosetoleranzkurven beim Gesunden und bei Insulinmangel.

Was sind die Ursachen für die Senkung des Blutglucosespiegels durch Insulin? Veränderungen des Blutspiegels einer Substanz sind entweder das Ergebnis von Veränderungen ihres Zuflusses *oder* Veränderungen ihres Abflusses *oder* Veränderungen sowohl ihres Zu- als auch ihres Abflusses. Insulin erniedrigt den Blutglucosespiegel, weil es den *Abfluß der Glucose* aus dem Blut in seine Zielgewebe *fördert* und ihren *Zufluß* aus diesen Geweben in das Blut *bremst*. *Beide* Vorgänge hängen im Wesentlichen von der *Muskulatur*, der *Leber* und dem *Fettgewebe* ab (☞ Abb. 23.13).

Die Rolle der Muskulatur und des Fettgewebes bei der Senkung des Blutglucosespiegels durch Insulin. Im Skelett- und Herzmuskel ist unter *aeroben Bedingungen* und in *Abwesenheit* von *Insulin* der *Membrantransport* der Glucose *geschwindigkeitsbestimmend* für die *Glucoseverwertung*. Bei Zugabe von Insulin wird der Glucosetransport durch die Plasmamembran rasch gesteigert, so daß sich die Eintrittsgeschwindigkeit der Glucose in die Muskelzelle beträchtlich erhöht. Dadurch steigt die Geschwindigkeit der Glucoseverwertung im Muskel stark an. Auch im Fettgewebe erhöht das Insulin den Glucoseeintritt und steigert in diesem die Glucoseverwertung. In beiden Geweben erhöht das Insulin den Glucoseeintritt durch Translocation des *Glucosetransporters GLUT4* (s.u.). Die unmittelbar und schnell nach Insulinsekretion einsetzende Erniedrigung des Blutglucosespiegels ist *vor allem* auf die Erhöhung der Glucosepermeabilität der Muskulatur zurückzuführen. Die in die Muskulatur eingetretene Glucose wird zu einem beträchtlichem Teil zur Synthese von Glycogen genutzt, ein anderer Teil wird durch die Glycolyse abgebaut und danach oxidiert.

Die Rolle der Leber bei der Senkung des Blutglucosespiegels durch Insulin. Auf die Leber hat Insulin folgende, zu einer Erniedrigung des Blutglucosespiegels führende, Wirkungen (☞ Abb. 23.13):

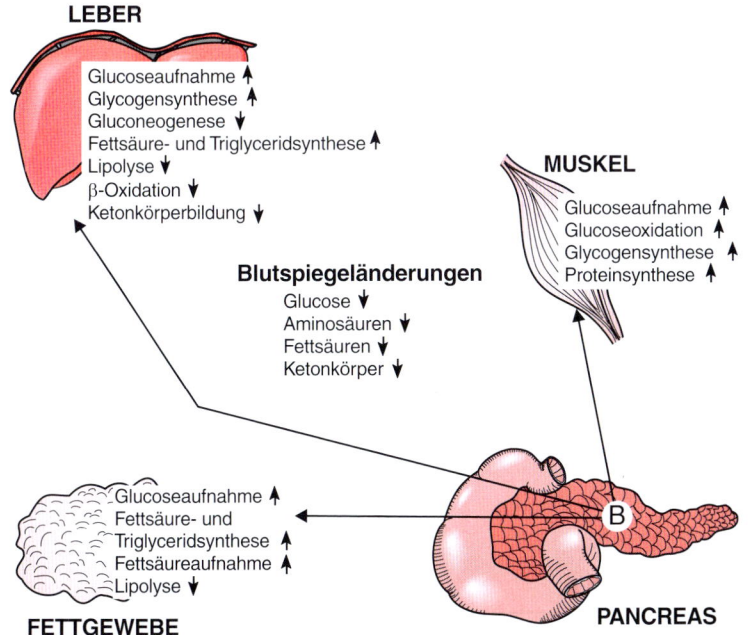

Abb. 23.13: Die Wirkungen des Insulins auf die Hauptsubstrate des Stoffwechsels (anabole und antikatabole Wirkungen des Insulins).

- *Förderung* der *Glucoseaufnahme* durch Förderung der Glucosephosphorylierung
- *Erhöhung* des *Glycogengehaltes* durch Steigerung der Glycogensynthese aus Glucose
- *Hemmung* der *Gluconeogenese*
- *Hemmung* des *Glycogenabbaues*
- *Erniedrigung* der *Glucosefreisetzung*

In der Leber muß man zwischen *schnell* und *langsam* eintretenden *Insulinwirkungen* unterscheiden. Die *schnell*, d.h. innerhalb von Sekunden, eintretenden Wirkungen vollziehen sich am vorhandenen Enzymbestand entweder infolge *allosterischer Modulierung* oder *kovalenter Modifizierung* der diese Reaktionen katalysierenden Enzyme, während die *langsam*, d.h. nach ein bis zwei Stunden, eintretenden Insulinwirkungen auf insulinbedingte *Veränderungen* im *hepatischen Enzymbestand* zurückzuführen sind. Insulin erhöht die Synthese der *Glucokinase, Phosphofructokinase* und *Glycogensynthase* und unterdrückt die Synthese der Kontrollenzyme der Gluconeogenese, nämlich der *Pyruvatcarboxylase, Phosphoenolpyruvatcarboxykinase, Fructose-1,6-bisphosphatase* und *Glucose-6-phosphatase*. Die bei Insulinmangel eintretenden Veränderungen in der hepatischen Enzymexpression sind für den Stoffwechsel der diabetischen Leber von großer Bedeutung.

Wirkungen des Insulins auf die Blutspiegel der Fettsäuren, Ketonkörper und Aminosäuren. Insulin erniedrigt nicht nur die Glucose im Blut sondern auch die Spiegel der anderen drei Hauptsubstrate des Intermediärstoffwechsels, nämlich der *Aminosäuren, Fettsäuren* und *Ketonkörper*. Die hierfür verantwortlichen Mechanismen sind in den folgenden Abschnitten dargestellt.

Wirkungen des Insulins auf den Lipidstoffwechsel des Fettgewebes und des Muskels. Nach Ausschüttung von Insulin kommt es zu einer raschen Erniedrigung der freien Fettsäuren im Blutplasma. Dieser Effekt wird besonders deutlich, wenn man Insulin bei Diabetes mellitus oder im Hungerzustand zuführt. Er ist auf die Hemmung der Freisetzung von Fettsäuren aus dem Fettgewebe durch Insulin zurückzuführen und beruht auf der *Erniedrigung* der Aktivität der *hormonempfindlichen Lipase* durch *Insulin* (*antilipolytische Wirkung des Insulins*). Insulin stimuliert auch die Fettsäureaufnahme des Fettgewebes sowie dessen Fettsäure- und Triglyceridsynthese. Gleiche Wirkungen entfaltet das Hormon auch auf den Lipidstoffwechsel des Muskels.

Insulinwirkungen auf den Lipidstoffwechsel der Leber.

- Förderung der Fettsäure- und Triglyceridsynthese aus Glucose
- Förderung der VLDL-Synthese
- Hemmung der Lipolyse
- Hemmung der Fettsäureoxidation
- Hemmung der Ketonkörperbildung.

Wirkungen des Insulins auf den Aminosäure- und Eiweißstoffwechsel. Insulin bewirkt eine *Konzentrationsabnahme* bestimmter Aminosäuren im Blut. Betroffen sind vor allem die *verzweigtkettigen* (Valin, Leucin und Isoleucin) und *aromatischen Aminosäuren* (Phenylalanin und Tyrosin) sowie *Methionin* und *Threonin*. Ihre Ursache ist die durch Insulin stimulierte *Proteinsynthese*, vor allem in der *Muskulatur*, der *Leber* und im *Fettgewebe*. Insulin hat jedoch zusätzlich zu seiner *anabolen* Wirkung im Eiweißstoffwechsel auch eine *antikatabole* Wirkung, da es in der Leber und in der Muskulatur die Freisetzung von Aminosäuren hemmt. Bei *Insulinmangel* kommt es zu einer Verschiebung des Gleichgewichtes zwischen Proteinsynthese und Proteinabbau zugunsten des Abbaues. Letzterer wird gefördert durch ein Überwiegen von *Cortisol* als *Insulinantagonist*. Die durch die *katabole Wirkung* des *Cortisols* vor allem aus dem Muskelprotein freigesetzten *Aminosäuren* dienen der *hepatischen Gluconeogenese*, die demzufolge bei Insulinmangel bzw. bei einem Überwiegen von Cortisol auch bei normalem Insulinspiegel gesteigert ist.

Insulinabbau. Die biologische Halbwertzeit des Insulins beträgt etwa 20 Minuten. Sein Abbau erfolgt hauptsächlich in der Leber, aber auch in der Niere und in der Muskulatur. Der erste Schritt besteht in der reduktiven Aufspaltung der zwei Disulfidbrücken durch die *Glutathion-Insulin-Transhydrogenase* (auch als *Proteindisulfidreductase* oder *Insulinreductase* bezeichnet) mit *Glutathion* als *Reduktionsmittel*. Das Insulinmolekül wird dadurch in die A- und B-Kette gespalten, die dann in ihren Thiolformen vorliegen:

2 Glutathion (2 GSH) + Insulin →
oxidiertes Glutathion (GSSG)
+ A-Kette-SH + B-Kette-SH

Der weitere Abbau erfolgt durch Proteolyse der beiden Ketten.

23.2.3.4. Der Insulinreceptor und die Mechanismen der Insulinwirkungen

Struktur und Wirkungen des Insulinreceptors. Alle intrazellulären Wirkungen des Insulins werden durch Bindung des Insulins an den *Insulinreceptor* auf der Oberfläche der *insulinempfindlichen Zellen* ausgelöst. Der *Insulinreceptor* (M_r 350.000) gehört zur Familie der *Receptortyrosinkinasen* und besitzt eine *heterotetramere Struktur*. Er besteht aus *zwei extrazellär liegenden* α- (mit je 731 Aminosäureresten) und *zwei transmembranal angeordneten* β-*Ketten* (mit je 620 Aminosäureresten). Die Untereinheiten werden durch Disulfidbindungen zusammengehalten (☞ Abb. 23.14). Jedes der beiden αβ-Kettenpaare wird in Form einer einzigen *Präproreceptorkette* synthetisiert, die nach ihrer Synthese einer *proteolytischen Aufbereitung* unterliegt. Die beiden α-*Untereinheiten* des Insulinreceptors bilden die *insulinbindende Domäne* des Receptors. Normalerweise wird nur ein einziges Insulinmolekül mit hoher Affinität pro α-Dimer gebunden. Werden mehr als ein Insulinmolekül gebunden, sinkt die Bindungsaffinität des Receptors zum Insulin (*negative Kooperativität* der Insulinbindung). Die α-Untereinheiten sind cysteinreich und stark glycosyliert. Jede der zwei β-Untereinheiten hat 1. ein extrazelluläres Segment, 2. eine in Form einer einzigen Helix die Plasmamembran durchziehende Membrandomäne und 3. eine intrazelluläre Strukturdomäne, die Sitz einer *Receptortyrosinkinase* ist. Durch *Autophosphorylierung* kann die *Tyrosinkinase* nach ihrer Aktivierung *acht Tyrosylreste* des *Receptors* phosphorylieren. Die Phosphorylierung erfolgt durch einen *trans*-Mechanismus, d.h. die eine β-Untereinheit phosphoryliert die andere. Die Phosphorylierung von drei Tyrosylresten ist für die metabolischen Effekte des Insulins notwendig und die Phosphorylierung von zwei weiteren Tyrosylresten führt zu einer Hemmung der Tyrosinkinaseaktivität des Insulinreceptors.

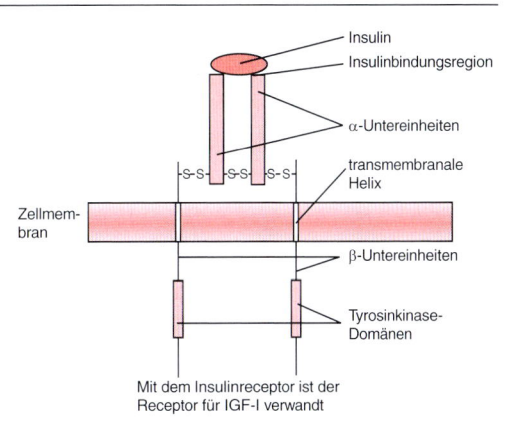

Abb. 23.14: Strukturmodell des Insulinreceptors.

Mutationen im Insulinreceptorgen. Die beiden, jeweils die α- und β-Ketten enthaltenden, Polypeptidketten des *Insulinreceptors* werden durch ein einziges, kompliziert aufgebautes Gen codiert. Dieses besteht aus 130.000 Basen, enthält 22 Exons und 21 Introns und ist beim Menschen auf dem kurzen Arm des Chromosoms 19 lokalisiert. Die Lokalisierung der beiden Ketten auf einem einzigen Gen gewährleistet, daß zur gleichen Zeit die gleiche Zahl von α- und β-Ketten synthetisiert werden. Im *Insulinreceptorgen* des Menschen hat man etwa 50 verschiedene Mutationen gefunden, die bei den betroffenen Patienten zu einer *extremen Insulinresistenz* führen können. Als Ursachen der Insulinresistenz wurden identifiziert:

- mangelhafte Receptorsynthese
- kein Einbau des Receptors in die Plasmamembran
- verminderte Insulinbindung
- Blockierung der transmembranalen Signalübertragung
- mangelhafte Endocytose und Blockierung des Receptorrecycling.

Wichtig ist, daß *Mutationen* im *Insulinreceptorgen* (und auch im *Insulingen* selbst) nur einen *sehr kleinen Anteil* an der großen Zahl der Diabetes mellitus-Patienten ausmachen.

Die Funktionen des Insulinreceptors und die insulinabhängigen Signalbahnen. Die Bindung eines Insulinmoleküls an die extrazelluläre Bindungsdomäne des α-Kettendimers führt durch Autophosphorylierung der β-Ketten des Receptors zur Selbstaktivierung der *Receptortyrosinkinase*, die dann Tyrosylgruppen auch anderer Proteinkomponenten der insulinspezifischen Signalbahnen phosphoryliert und aktiviert. Zunächst werden Tyrosylgruppen entweder im *Insulinreceptorsubstrat-1* oder im *Insulinreceptorsubstrat-2* (IRS-1 und IRS-2) phosphoryliert (☞ Abb. 23.15). IRS-1 und IRS-2 sind *Andockproteine* (M_r 160 bis 185.000), d.h. sie bilden *Plattformen* für die auf sie folgenden Komponenten der Signalbahn. Beide Insulinreceptorsubstrate vermitteln unterschiedliche Insulinwirkungen in den Zielzellen des Insulins:

- *IRS-1* ist Bestandteil einer Insulinsignalbahn, die das *Zellwachstum* vermittelt
- *IRS-2* ist wichtig für die *Glucosehomöostase* und ist eine Komponente der Insulinsignalbahn in der *Muskulatur* und dem *Fettgewebe*. IRS-2 ist auch *unentbehrlich* für die *Funktion der B-Zellen*. Die Ausschaltung von IRS-2 führt zu einer Verschlechterung der Glucosehomöostase infolge einer sich verstärkenden Insulinresistenz von Leber und Skelettmuskel sowie zur Unfähigkeit der B-Zellen, kompensatorisch ausreichend Insulin zu produzieren. Offenbar ist eine *Funktionsinsuffizienz von IRS-2*, stärker als eine von IRS-1, an der *Pathogenese des Diabetes mellitus Typ II* beteiligt.

An IRS-1 und IRS-2 docken SH2-domänenenthaltende Effektorproteine an, darunter auch die *Phosphatidylinositol-3-OH-Kinase* (PI-3-Kinase, ☞ Kap. 8.). Das Enzym wird durch Bindung an phosphoryliertes IRS-1 oder IRS-2 aktiviert und bildet *Phosphatidylinositol-3,4,5-trisphosphat* (PIP_3) durch Phosphorylierung von Phosphatidylinositol-4,5-bisphosphat (PIP_2) (☞ Abb. 23.16). Das gebildete PIP_3 aktiviert die beiden Proteinkinasen PDK1 und PDK2 (**P**I-3,4,5-trisphosphate-**d**ependent protein **k**inases), die die an die innere Oberfläche der Plasmamembran gebundene *Proteinkinase B* phosphorylieren und dadurch aktivieren. Die *Proteinkinase B* ist ein *multimeres Enzym*, die Serin- und Threoninreste in zahlreichen Proteinsubstraten phosphoryliert und dadurch eine

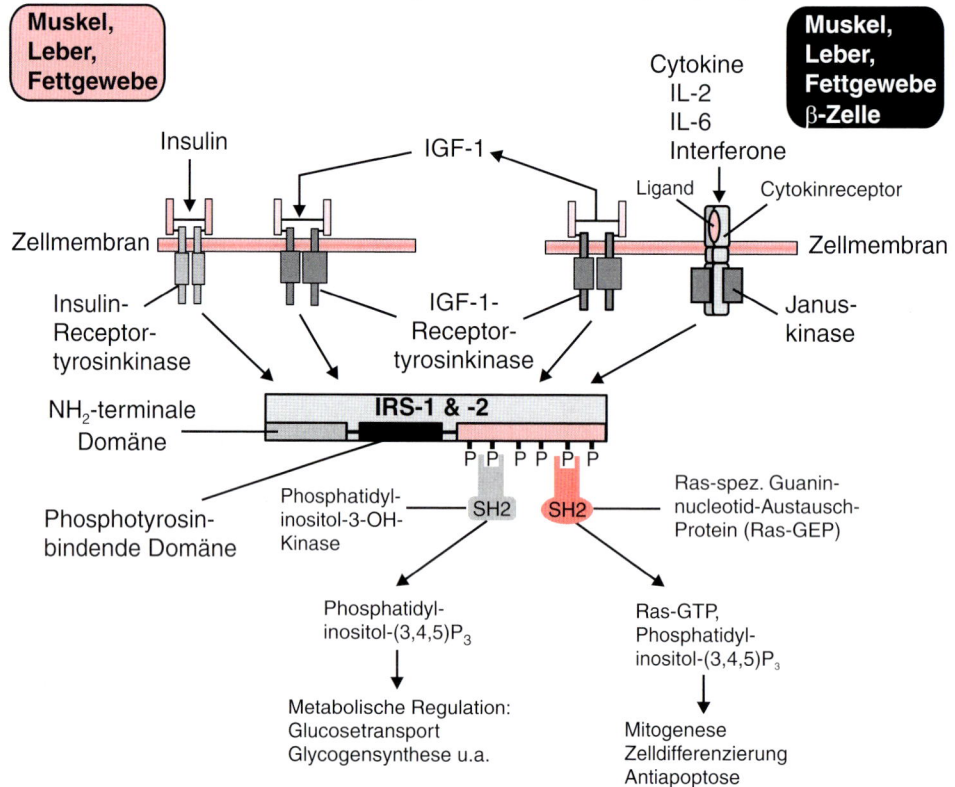

Abb. 23.15: Signaltransduktion in insulinempfindlichen Geweben und in der β-Zelle des Pancreas. Die Insulinreceptorsubstrate IRS-1 und IRS-2 werden nicht nur durch die Insulin-Receptortyrosinkinase, sondern auch durch die IGF-1-Receptortyrosinkinase und durch Januskinasen phosphoryliert.

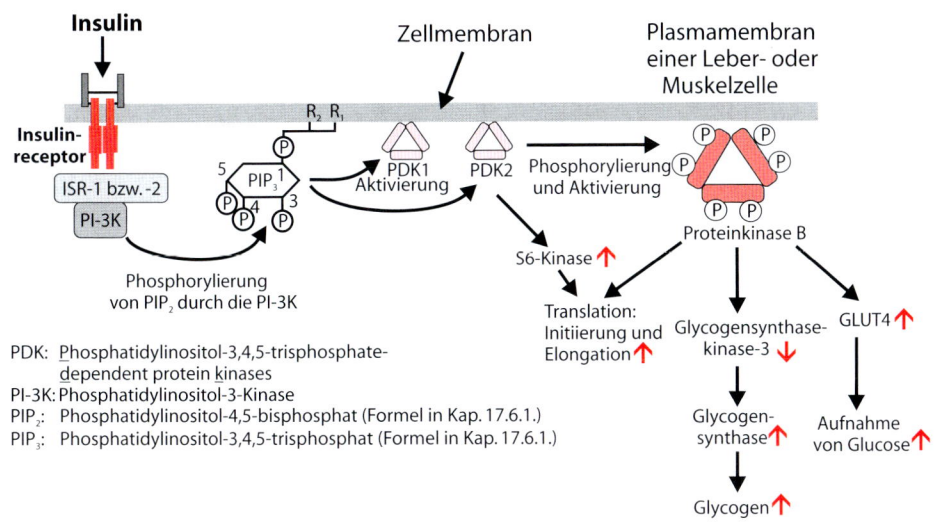

Abb. 23.16: Signalbahnen des Insulins zur Steigerung der zellulären Glucoseaufnahme und Glycogensynthese sowie zur Erhöhung der ribosomalen Translationsaktivität.

größere Zahl von Wirkungen auf die Stoffwechselregulation und die Zellteilung ausübt (☞ Abb. 23.16 und Abb. 23.17).

Ein wichtiges Substrat der Proteinkinase B ist die *Glycogensynthasekinase-3* (GSK-3). Die GSK-3 phosphoryliert und inaktiviert die *Glycogensynthase* der Leber und der Muskulatur. Da die Phosphorylierung der GSK-3 durch die Proteinkinase B zur Inaktivierung der GSK-3 führt, wird die Phosphorylierung der Glycogensynthase unterdrückt und dadurch ein größerer Anteil dieses Enzyms im dephosphorylierten, d.h. im aktiven, Zustand gehalten. Dies ist der *Mechanismus* durch den das *Insulin* die *Glycogensynthese* in der Leber und im Muskel *steigert*.

Insulin stimuliert den Glucosetransport durch die Plasmamembran insulinempfindlicher Zellen durch Translocation des GLUT4-Transporters.
Insulinempfindliche Zellen (z.B. Muskel- und Fettgewebszellen) nehmen Glucose durch den GLUT4-Transporter auf. Dieser wird in allen insulinempfindlichen Zellen exprimiert. In *Abwesenheit von Insulin* ist GLUT4 *nicht* in der *Plasmamembran lokalisiert*, sondern nur in den Membranen von intrazellulären *Vesikeln*, so daß GLUT4 für den Glucosetransport durch die Plasmamembran nicht verfügbar ist. In *Gegenwart von Insulin* wird GLUT4 von der *Vesikelmembran zur Plasmamembran* - nach Art einer *Exocytose* - transportiert und in diese eingebaut, so daß GLUT4 dann die Aufnahme von Glucose in die Zelle bewirken kann. Bei *sinkendem Insulinspiegel* in der extrazellulären Flüssigkeit wird GLUT4 erneut *internalisiert* und gelangt wieder in die Membranen der intrazellulären Vesikel. Die Signalbahn des Insulins, durch die das Hormon die Translocation des GLUT4-Transporters aus den Vesikeln in die Plasmamembran bewirkt, ist identisch mit der Signalbahn, die zur Aktivierung der GSK-3 führt (☞ Abb. 23.16). Der Rücktransport von GLUT4 aus der Plasmamembran in die Vesikel ist dynamin- und clathrinabhängig und erfolgt durch *Endocytose*.

Insulin verursacht eine osmotische Schwellung der Leberzellen, die zu einem cAMP-Abbau führt.
Insulin erhöht - ebenfalls vermittelt durch den *Insulinreceptor* - einen $Na^+/K^+/2Cl^-$-Cotransport in die Leberzellen, der zu einer *osmotischen Schwellung* der *Hepatocyten* führt. Diese verursacht auch eine Aktivierung der Phosphatidylinositol-3-Kinase. Das Enzym aktiviert - durch Bildung von PIP_3 - eine *cAMP-abbauende Phosphodiesterase*, die - infolge Senkung des intrazellulären cAMP - eine Inaktivierung der cAMP-abhängigen Proteinkinase A und dadurch den dephosphorylierten, d.h. *aktiven*, Zustand der *Glycogensynthase* begünstigt, gleichzeitig aber den Anteil an aktiver *Glycogenphosphorylase* vermindert (☞ Abb 23.17). Auf diese Weise leistet das Insulin durch Auslösung einer Schwellung der Hepatocyten einen Beitrag zur

Insulin

```
Aktivierung des Insulinreceptors → Aufnahme von K⁺↑ Na⁺ und Cl⁻↑
         ↓                              ↓
Phosphorylierung von              Schwellung
IRS-1 bzw. IRS-2                  der Zelle
         ↓                              ↓
    Aktivierung der PI-3-Kinase
         ↓                              ↓
Aktivierung                       Aktivierung der
von PDK1/2        **Leberzelle**  Phosphodiesterase
   ↓                                    ↓
Aktivierung der                   Inaktivierung der
Proteinkinase B                   Proteinkinase A
   ↓                                    ↓
Inaktivierung                     Inaktivierung der
der Glycogen-                     Phosphorylasekinase
synthasekinase
   ↓                                    ↓
Glycogensynthase a ↑ ← Aktivierung ← Phosphorylase a ↓
                       der PP-1G
   ↓                                    ↓
Glycogenbildung ↑                 Glycogenolyse ↓
```

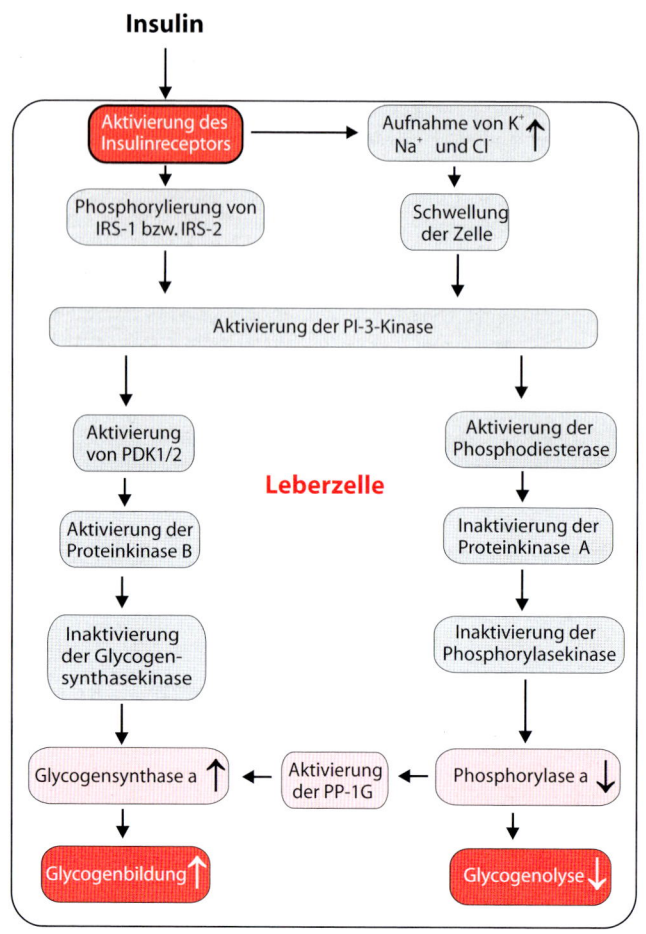

Abb. 23.17: Die Signalbahnen des Insulins in der Leber.

Steigerung der *Glycogensynthese* und *Unterdrückung* des *Glycogenabbaues*.

Insulin verändert die Transcriptionsrate ausgewählter Gene. Langsamer als die durch Insulin verursachten metabolischen Wirkungen treten bei Steigerung des Insulinspiegels in seinen Zielzellen Veränderungen in der *Transcriptionsrate* bestimmter Gene und die Stimulierung der Biosynthese von Enzymen (*Glucokinase, Phosphofructokinase, Pyruvatkinase*) und anderer funktioneller Proteine zutage. Der zur Transcriptionssteigerung eingeschlagene Weg zweigt von IRS-1 bzw. IRS-2 ab und führt über Ras-GTP und den MAP-Kinase-Weg zur Phosphorylierung und Aktivierung von hierfür zuständiger Transcriptionsfaktoren (☞ Abb. 23.15).

Molekulare Mechanismen der Translationskontrolle durch Insulin. Insulin stimuliert sehr schnell die Proteinsynthese, indem es die ribosomale Translation der mRNA steigert. Das Hormon bewirkt sowohl eine allgemeine Steigerung der Translation als auch eine spezifische Aktivierung der Translation bestimmter mRNA-Species. Zu den Angriffspunkten des Insulins im Translationssytem gehören:

- Insulin reguliert die Wirkung verschiedener Translationsfaktoren durch Veränderung ihres Phosphorylierungszustandes. Es verursacht eine Aktivierung von Initiationsfaktoren und Elongationsfaktoren
- Insulin fördert die Phosphorylierung des Proteins S6 der kleinen ribosomalen Untereinheit, indem es über seine Signalbahn die ribosomale Proteinkinase (als *S6-Kinase* bezeichnet) aktiviert, die das Protein S6 phosphoryliert und da-

durch die *ribosomale Translationsaktivität* erhöht (☞ Abb. 23.16).

Blockierung des Insulinreceptors durch cAMP.
Der *Antagonismus* zwischen dem *Insulin* und denjenigen Hormonen, deren Wirkungen durch cAMP vermittelt werden (z.B. *Glucagon*) spielt sich - zumindest teilweise - auf der Ebene des Insulinreceptors ab. Der *Insulinreceptor* kann nämlich durch die *cAMP-abhängige Proteinkinase A* phosphoryliert werden. Im Gegensatz zur Autophosphorylierung werden dabei Seryl- und Threonylreste, jedoch keine Tyrosylreste, phosphoryliert. Dies führt zu einer Blockierung der Selbstphosphorylierung des Receptors und zur Unterdrückung seiner Aktivierung.

Internalisierung und Recycling des Insulinreceptors. Nach Bindung des Insulins an seinen Receptor kommt es durch Wanderung der *Insulin-Receptor-Komplexe* auf der Zelloberfläche zur *Clusterbildung* und zur Aufnahme dieser Cluster in die Erfolgszelle durch *Endocytose*. Aus den gebildeten Endosomen wird das Insulin an die Lysosomen abgegeben und in diesen abgebaut. Der freie Insulinreceptor steht nach Rückkehr zur Zelloberfläche für die Hormonbindung erneut zur Verfügung ("*recycling*" des Insulinreceptors). Die weitgehende Internalisierung des Insulin-Receptor-Komplexes wird als "*Downregulation*" bezeichnet. In diesem Zustand sind die Zellen *unempfindlich* gegen *Insulin*.

23.2.4. Somatotropin

Das *Somatotropin* (*Wachstumshormon*, *somatotropes Hormon*, Abk. STH) wird in den acidophilen Zellen des Hypophysenvorderlappens (Abk. HVL, Adenohypophyse) gebildet und aus diesen auch sezerniert. Es ist ein Glycoprotein und besteht aus 191 Aminosäuren. Obwohl die HVL-Hormone erst im Kap. 23.3. besprochen werden, gibt es zwei Gründe, das *Somatotropin* hier zu erörtern:

1. seine Wirkungen sind vorwiegend auf den Stoffwechsel gerichtet

2. es unterscheidet sich von der Mehrzahl der HVL-Hormone darin, daß es nicht *glandotrop* wirkt, d.h. nicht eine andere (periphere) *endokrine Drüse* steuert.

23.2.4.1. Wirkungen des Somatotropins

Das Somatotropin hat folgende Wirkungen auf Wachstum und Stoffwechsel (☞ Abb. 23.18):

• Somatotropin (deshalb auch die traditionelle Bezeichnung *Wachstumshormon*) ist für das normale Wachstum des kindlichen und jugendlichen Organismus unentbehrlich. Unter dem

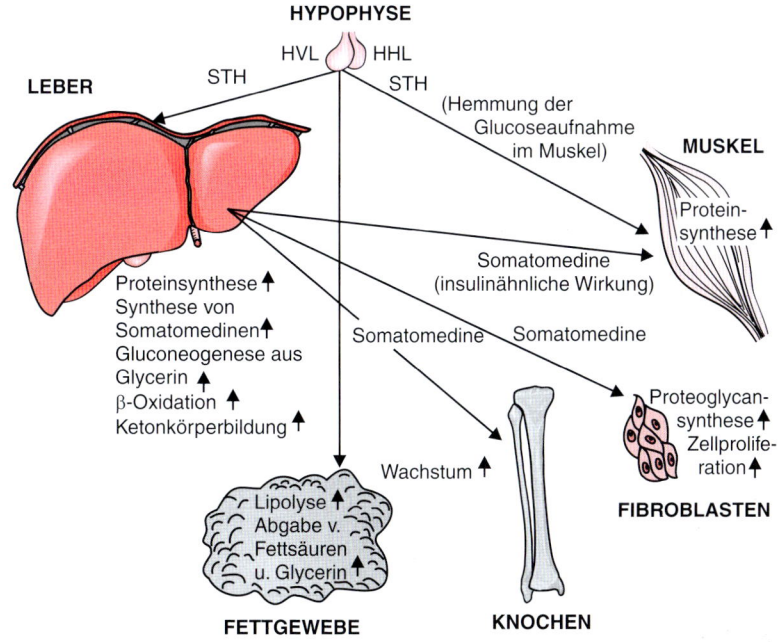

Abb. 23.18: Die Wirkungen des Wachstumshormons und der Somatomedine.

Einfluß von Somatotropin wird im Epiphysenbereich des wachsenden Knochens eine erhöhte Mitoseaktivität und eine deutliche Vermehrung der Osteoblasten beobachtet. Somatotropin wirkt *anabol*, d.h. es fördert die Synthese von Eiweiß, das Muskelwachstum und das Längenwachstum der Knochen

- Somatotropin ist für die Entwicklung der Milchdrüse, die Synthese von Milchproteinen und die normale Milchsekretion notwendig

- Somatotropin ist ein partieller Antagonist des Insulins und besitzt "diabetogene" Eigenschaften. Bei längerer Applikation ist es in der Lage, *einen permanenten Diabetes mellitus zu* erzeugen. Die *diabetogene* Wirkung des Somatotropins ist für die Stoffwechselanpassung des Organismus an *Hungerbedingungen* von Bedeutung, da es
    - die periphere *Glucoseverwertung* erniedrigt
    - die periphere *Insulinempfindlichkeit* vermindert
    - Triglyceride aus dem Fettgewebe mobilisiert
    - eine Ketonämie auslöst
    - die hepatische Gluconeogenese stimuliert.

23.2.4.2. Regulation der Somatotropinsekretion

Wie wird die Freisetzung des Somatoliberins aus dem Hypothalamus reguliert? Die Somatotropinfreisetzung aus dem HVL steht unter Kontrolle des Hypothalamus:

1. das Hypothalamushormon *Somatoliberin* (**g**rowth hormone **r**eleasing **h**ormone, GRH) fördert die Freisetzung von Somatropin

2. das Hypothalamushormon *Somatostatin*, das auch in den D-Zellen der Langerhans'schen Inseln und im Dünndarmepithel gebildet wird, *hemmt* die Freisetzung von Somatropin.

Ein Abfall des Glucosespiegels (*Hypoglycämie*) führt zu einer verstärkten Ausschüttung des *Somatoliberins*, das aus dem Hypothalamus auf dem Blutweg unter Umgehung des großen Kreislaufes direkt in die *Adenohypophyse* gelangt, dort an G_s-Protein-gekoppelte Oberflächenreceptoren der acidophilen (α-) Zellen gebunden wird und die *Freisetzung* des *Somatotropins* stimuliert (☞ Abb. 23.19). Die Registrierung des extrazellulären Glucosespiegels erfolgt durch *neurale Glucosereceptoren* im *Nucleus ventromedialis* des Hypothalamus. Bei *Hyperglycämie* kommt es zu einer Senkung der Somatoliberinsekretion und, als deren Folge, zu einer Erniedrigung der Somatotropinausschüttung. Auch ein hoher Somatotropinspiegel im Blutplasma unterdrückt die Freisetzung von Somatoliberin und hemmt durch negative Rückkopplung seine eigene Sekretion. Die *basale Sekretion* von *Somatotropin* aus dem HVL erfolgt *pulsierend*. Am Tag ist die sezernierte STH-Menge klein und in der Nacht steigt sie deutlich an. Kurze Zeit nach dem Einschlafen ist ein beträchtlicher Anstieg der Somatotropinsekretion zu beobachten. Eine Aufnahme von Aminosäuren (insbesondere von Histidin, Lysin und Arginin) mit der Nahrung sowie Muskelarbeit verursachen eine verstärkte STH-Ausschüttung. Dieselbe Wirkung haben Katecholamine.

Somatostatin hemmt nicht nur die Somatotropinsekretion sondern auch die Sekretion anderer Hormone. Das Somatostatin wird an seine Zielzellen durch einen G_i-Protein-gekoppelten Oberflächenreceptor gebunden und bewirkt in den Zellen eine Erniedrigung des cAMP (☞ Tab. 23.1). Es hat vielfältige Wirkungen, indem es nicht nur die Sekretion von Somatotropin sondern auch die Sekretion von TSH, Insulin, Glucagon und Gastrin sowie die durch Sekretin und Pankreozymin stimulierte Saft- und Enzymsekretion des Pancreas hemmt. In Gegenwart von Gastrin erniedrigt Somatostatin auch die HCl-Sekretion im Magen. Somatostatin unterdrückt die Thrombocytenadhäsivität und hemmt dadurch auch die Blutgerinnung.

23.2.4.3. Somatomedine

Somatotropin bewirkt in der Leber, im Muskel und in den Nieren die Bildung der *Somatomedine*. Hierzu wird das *Somatotropin* an *Oberflächenreceptoren* ihrer Zielzellen gebunden. Der *Somatotropinreceptor* gehört in die Gruppe der *einkettigen Cytokinreceptoren* und ist mit der *Januskinase JAK2* assoziiert. In der Leber, in geringerem Ausmaß auch in der Muskulatur und den Nieren, werden durch den aktivierten Somatotropinreceptor Signalbahnen in Gang gesetzt, die zu einer verstärkten Synthese der *Somatomedine* führen. Zu der Gruppe der *Somatomedine* gehören mehrere Faktoren mit Proteinnatur, IGF-I (*Somatomedin A*) und IGF-II (*Somatomedin C*) sowie der "*Sulfation factor*" und der *Nervenwachstumsfaktor* (NGF, G von engl. growth: Wachstum) (☞ Abb. 23.19).

23.2. Auf den Intermediärstoffwechsel wirkende Hormone

```
Hypoglycämie   +
Hyperglycämie  −
Schlaf         +
Glucagon       +
Vasopressin    +
Aminosäuren    +
Katecholamine  +
```

Wirkungen auf die Sekretion von Somatoliberin aus dem Hypothalamus

bei hohem Somatotropin-spiegel wird die Freisetzung von Somatoliberin unterdrückt

Hypothalamus

Somatostatin (−)   (+) Somatoliberin

HVL (acidophile Zellen)

Somatotropin

Synthese und Sekretion der Somatomedine (IGF-I und IGF-II, "Sulfation factor", NGF)

Leber

Somatotropin

direkte periphere Wirkungen des Somatotropins

periphere Wirkungen von IGF-I und IGF-II

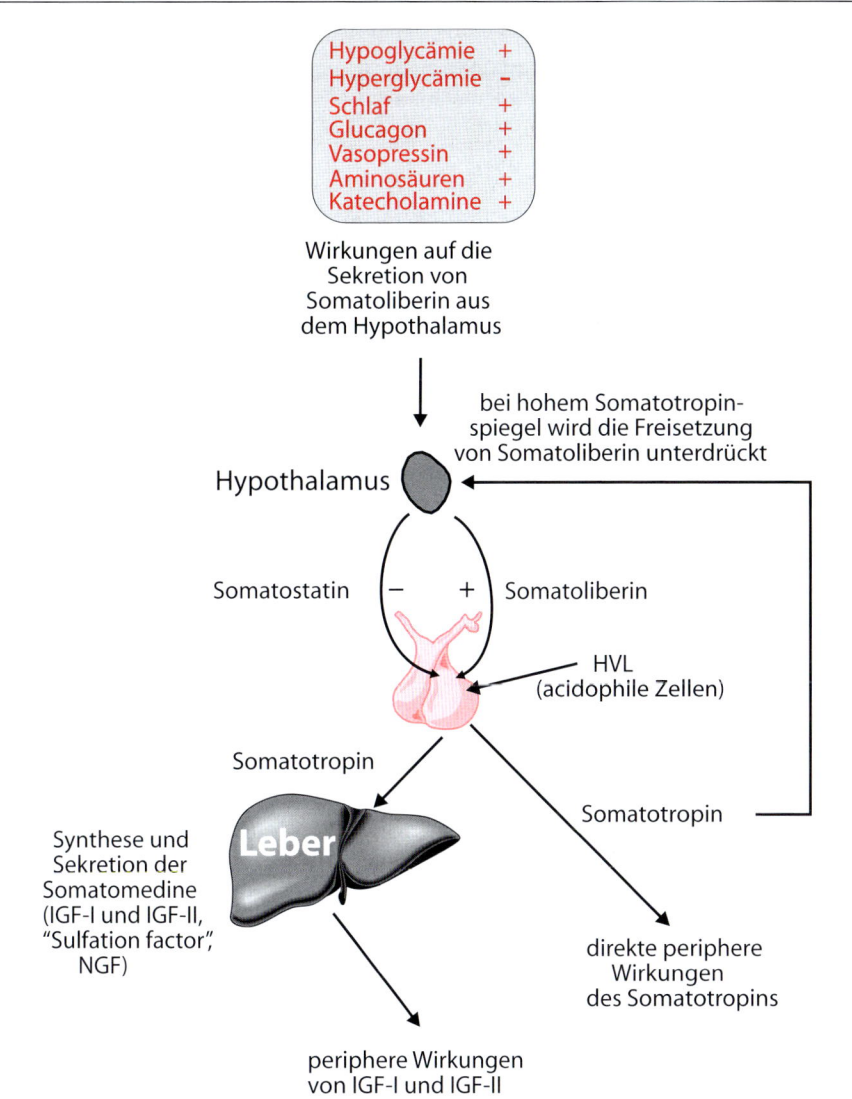

Abb. 23.19: Die Regulation der Somatotropinsekretion aus dem Hypophysenvorderlappen.

Diese sind im Blutplasma zu einem beträchtlichen Teil an Trägerproteine gebunden, deren Biosynthese unter dem Einfluß von *Somatotropin* und *Insulin* stehen. In gebundener Form sind die Somatomedine unwirksam, da die Somatomedin-Trägerproteinkomplexe die Gefäßwand nicht durchdringen können, so daß ihre Verteilung auf den intravasculären Raum beschränkt bleibt. Im nichtgebundenen Zustand hingegen permeieren die Somatomedine die Gefäßwand und können so ihre Wirkungen entfalten. Die *Somatomedine* haben auf ihre peripheren Zielgewebe *insulinähnliche* Wirkungen, die im Wesentlichen auf ihren IGF-I- und IGF-II-Anteilen beruhen (☞ Abb. 23.18):

- Steigerung der Glucosepermeabilität der Muskulatur
- Erhöhung der Aufnahme von Aminosäuren durch die Muskulatur
- Steigerung der Proteinsynthese in der Muskulatur und anderen Geweben
- Erhöhung der RNA-Synthese im Knorpel
- Förderung der Synthese der Proteoglycane und Steigerung des Sulfateinbaues in die Glycosaminoglycane des Knorpels

- Erhöhung des Einbaues von Thymidin in die DNA der Fibroblasten und Steigerung der Fibroblastenproliferation.

Andererseits wirken die *Somatomedine antagonistisch* zu den *Katecholaminen*, dem *Glucagon*, dem *ACTH*, dem *TSH*, dem *LH* und dem *Parathormon*.

23.2.4.4. Pathobiochemie des Somatotropins

Mangel an Somatotropin und Somatoliberin. Ein Mangel an Wachstumshormon kann durch Geburtstraumen oder Zerstörung des HVL infolge eines Tumors entstehen. Die Folge ist der *hypophysäre Zwergwuchs*. Dieser ist durch einen Minderwuchs aller Körperteile unter Wahrung der dem jeweiligen Alter entsprechenden Proportionen und durch eine normale geistige Entwicklung gekennzeichnet. Ein *Minderwuchs* tritt auch bei *Mangel* an Somatoliberin ein. Dann reagiert der Patient auf Gaben dieses Hypothalamushormons mit einer Somatotropinfreisetzung aus dem HVL und einer Wachstumsbeschleunigung.

Überproduktion an Wachstumshormon. Eine Überproduktion des Somatotropins als Folge eines eosinophilen Adenoms der Adenohypophyse führt im *wachsenden Organismus*, also vor Abschluß des Epiphysenwachstums, zu Riesenwuchs (*Gigantismus*). Im *Erwachsenenalter* tritt bei Überfunktion des HVL das Krankheitsbild der *Akromegalie* (Spitzenwuchs) ein. Dieses ist durch übermäßiges Wachstum der Hände und Füße, des Kinns, der Nase, des Jochbogens u.a. Körperenden gekennzeichnet. Auch die inneren Organe können Vergrößerungen aufweisen. Etwa ein Drittel der Hypophysentumoren ist auf *somatische Mutationen* im Gen des G_s-Proteins zurückzuführen, die zu einer *permanenten Aktivierung* der *Adenylatcyclase* führen, so daß die acidophilen Zellen des HVL ihre Regulierbarkeit durch das Somatoliberin verlieren, sich autonom und ungebremst teilen und sich zu einem Tumor entwickeln.

Mangel an Somatomedinen. Es ist ein familiär auftretender Zwergwuchs beschrieben worden, bei dem der Spiegel an STH im Blut normal oder sogar erhöht, der Somatomedinspiegel aber erniedrigt ist. Zufuhr von Wachstumshormon führt weder zu einer Erhöhung des Somatomedinspiegels noch zu einer Wachstumssteigerung. Dieser Zwergwuchs wird durch eine fehlende Somatomedinbildung verursacht. Bei den Pygmäen Afrikas ist nach der Pubertät der IGF-I-Spiegel gegenüber normalwüchsigen Menschen um 60 bis 70 % erniedrigt.

23.2.5. Das hormonale Milieu unter verschiedenen Bedingungen

23.2.5.1. Integrative Wirkungen von Hormonen auf den Stoffwechsel

Insulin, *Glucagon*, *Somatotropin* und *Cortisol* sind die Hauptregulatoren des intermediären Stoffwechsels der Kohlenhydrate, Fette und Eiweiße. Die Sekretion der drei zuerst genannten Hormone ist untereinander korreliert, während die Sekretion des Cortisols davon unabhängig in einem eigenen Regelkreis gesteuert wird (☞ Kap. 23.3.3.). Der *Antagonismus* zwischen *Insulin* und *Cortisol* ist die Grundlage für die Regulation des Kohlenhydrat-, Fett- und Eiweißstoffwechsels.

Sekretorische Kontrollmechanismen für Insulin, Glucagon und Somatotropin. Die Sekretion dieser drei Hormone hängt von den Blutspiegeln der Glucose, Aminosäuren und freien Fettsäuren ab. Eine Hypoglycämie fördert die Freisetzung von STH und Glucagon und erniedrigt die Sekretion von Insulin. *Aminosäuren* stimulieren die Sekretion aller *drei Hormone*. Die Sekretionssteigerung von Insulin und Glucagon kommt durch direkte Effekte der Aminosäuren auf die A- und B-Zellen des Pancreas zustande, während die erhöhte STH-Freisetzung über eine aminosäurebedingte Stimulierung des Hypothalamus erfolgt, die zu einer verstärkten Somatoliberinfreisetzung führt (☞ Abb. 23.19). Körperliche Bewegung fördert die Sekretion von STH und von Glucagon, während sie die von Insulin vermindert. Eine Zusammenfassung dieser Wirkungen auf die Sekretion der drei Hormone ist in Tab. 23.2 enthalten.

Kontrollfaktor	IRI	Glucagon	STH
Hypoglycämie	↓	↑	↑
Hyperglycämie	↑	↓	↓
Zunahme der Plasma-Aminosäuren	↑	↑	↑
Adrenalin	↓	umstritten	↓
körperliche Bewegung	↓	↑	↑
Estrogene	↑	?	↑
Schlaf	?	?	↑

Tab. 23.2: Die Steuerung der Sekretion von Insulin (IRI), Glucagon und Somatotropin (STH)

Die Wirkungen dieser Hormone auf die Plasmaspiegel der Hauptsubstrate des Stoffwechsels. In der Tabelle 23.3 sind die Wirkungen dieser Hormone auf die Plasmaspiegel der Hauptsubstrate des Stoffwechsels (Glucose, Fett- und Aminosäuren sowie Ketonkörper) zusammengestellt. Insulin und Cortisol haben auf alle vier Substrate entgegengesetzte Wirkungen. Insulin wirkt auf alle vier senkend, Cortisol steigernd. Nach einer Insulininjektion kann als *Späteffekt* der Plasmaspiegel an freien Fettsäuren ansteigen, wenn die lipolytisch wirkenden Hormone Glucagon, STH und Adrenalin zur Kompensation der durch Insulin hervorgerufenen Hypoglycämie verstärkt sezerniert werden. Glucagon ruft kurzfristig, infolge Stimulierung der Lipolyse im Fettgewebe, eine Erhöhung der Plasmafettsäuren hervor, langfristig aber bewirkt es indirekt über die von ihm erzeugte Hyperglycämie und Hyperinsulinämie einen Abfall der Plasmafettsäuren. Auch beim STH lassen sich Früh- und Späteffekte unterscheiden. Der Früheffekt (innerhalb einer Stunde) von STH ist insulinähnlich, indem es eine Hypoglycämie erzeugt und antilipolytisch wirkt. Nach 2-3 Stunden hingegen (Späteffekt) tritt eine Hyperglycämie und Lipolyse ein. Der Früheffekt könnte von den Somatomedinen (IGF-I und IGF-II) herrühren, die Mediatoren des STH sind und unter seinem Einfluß gebildet werden. Die Komplexität des *STH-Effektes* - einerseits *insulinähnlich* andererseits *diabetogen* - macht die Schwierigkeiten im Verständnis der Wirkungsweise dieses Hormons deutlich.

Hormone	Blutglucose	Plasmafettsäuren	Plasmaaminosäuren	Plasmaketonkörper
Insulin	↓	↓ ↑ *	↓	↓
Glucagon	↑	↑ ↓ *	↓	↑
STH	↑	↑	↓	↑
Cortisol	↑	↑	↑	↑
Adrenalin	↑	↑	=	=

Tab. 23.3: Hormoneffekte auf die Energielieferanten im Stoffwechsel.
* frühe und späte Effekte des Insulins und Glucagons.

23.2.5.2. Das Hormonmilieu nach Nahrungsaufnahme und beim Fasten

Das *hormonale Milieu* ist von der jeweiligen *Stoffwechselsituation* abhängig. Nach Aufnahme von Nahrung kann das "Hormonmuster" des Blutplasmas infolge der Wirkungen der Glucose, Aminosäuren und Fettsäuren auf die Hormonsekretion ziemlich sicher vorausgesagt werden.

Die Hormonmuster nach einer kohlenhydrat- und proteinreichen Mahlzeit. Die *absorptive Phase*, d.h. der Zeitraum der Verdauung und Resorption, ist nach Aufnahme eines *kohlenhydratreichen Gerichtes* gekennzeichnet durch einen Anstieg des *Insulinspiegels* und eine Erniedrigung des *Glucagonspiegels* im Blut. Eine *kohlenhydratreiche Mahlzeit* schafft so in der *absorptiven Phase* das hormonale Milieu für die *Auffüllung* der *Glycogen-* und *Fettdepots*, da der erhöhte Insulinspiegel die Glycogen- und Fettsäure- sowie die Triglyceridsynthese stimuliert, ohne dabei durch das Glucagon behindert zu werden (☞ Abb. 23.20A). Im Unterschied dazu steigen in der *absorptiven Phase* nach einer *proteinreichen Mahlzeit* die *Insulin-* und *Glucagonspiegel* im Blut parallel an, da die Nahrungsproteine zu einem Anstieg der Aminosäuren im Blut führen, was zu einer Steigerung der Insulinsekretion und zu einer Begünstigung des Einbaues der Aminosäuren in Proteine führt. Die verstärkte Insulinsekretion birgt die Gefahr einer Hypoglycämie in sich. Dieser wird jedoch durch die aminosäurebedingte Erhöhung der Glucagonsekretion begegnet, wodurch die Glucose, die unter der Insulinwirkung vermehrt von der Muskulatur aufgenommen wird, eine Nachlieferung aus der Leber (durch Erhöhung der Glycogenolyse und Gluconeogenese)

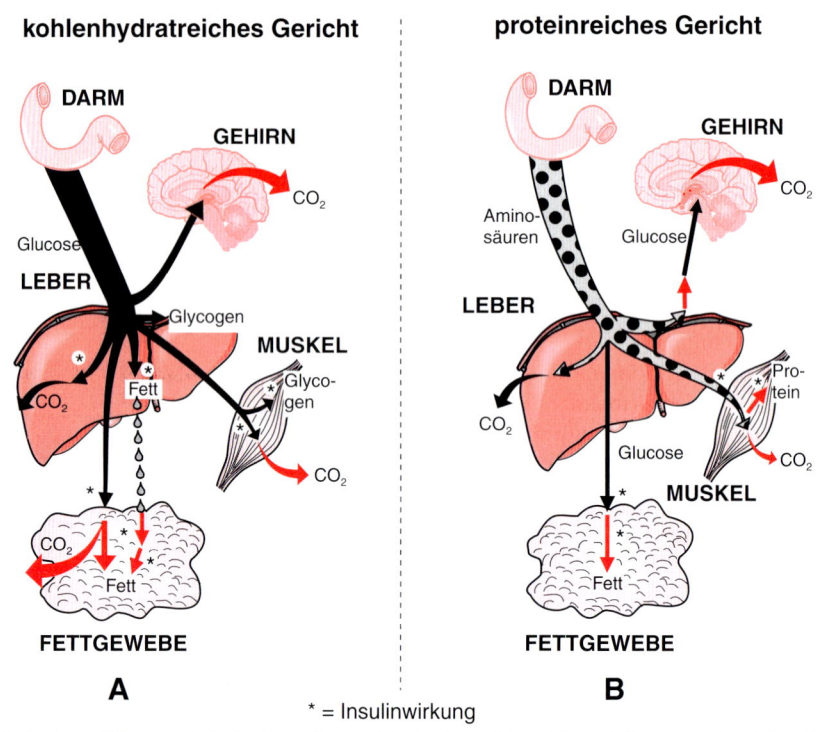

Abb. 23.20: Substratflüsse nach Aufnahme einer kohlenhydratreichen (A) und einer proteinreichen (B) Mahlzeit.

erfährt. Eine eiweißreiche Nahrung liefert demzufolge in der absorptiven Phase ein hormonales Milieu, das eine Eiweißsynthese im Muskel, in der Leber u.a. Organen begünstigt (☞ Abb. 23.20B).

Nach *Aufnahme* einer *gemischten Kost* tritt eine *Hyperglycämie* ein, die zur Sekretion von Insulin führt. Die Hyperglycämie verhindert die durch Aminosäuren auslösbare Glucagonsekretion. Bei einer gemischten *Kohlenhydrat-Eiweiß-Kost* herrschen absorptiv folglich die Bedingungen für die Synthese von *Kohlenhydrat, Fett* und *Eiweiß* vor. Die Synthese von Eiweiß wird in den ersten zwei Stunden nach Nahrungsaufnahme durch Insulin und danach durch STH stimuliert.

Hormonmilieu und Stoffwechsel in der postabsorptiven Phase. In der *postabsorptiven Phase* (5-15 Stunden nach der letzten Nahrungsaufnahme) bleibt der *Blutglucosespiegel konstant*. Die Ursache hierfür ist die *hepatische Glucoseproduktion* bei *steigendem Glucagon-* und *sinkendem Insulinspiegel*. Das Cortisol bekommt langsam gegenüber dem Insulin ein Übergewicht. Die hepatische Glucoseproduktion ist auf die Mobilisierung von Glycogen und auf eine beginnende Gluconeogenese zurückzuführen. Substrate der Gluconeogenese sind Aminosäuren, die aus der Muskulatur stammen und dort, infolge zunehmender Entfaltungsmöglichkeit des Cortisols (niedriger Insulinspiegel) durch Proteinabbau langsam freigesetzt werden. Auch Lactat und Glycerin tragen zur Gluconeogenese bei. Im postabsorptiven Zustand stammen 70-75 % der von der Leber abgegebenen Glucose aus dem Glycogenabbau und 25 bis 30 % aus der Gluconeogenese (☞ Abb. 23.21).

postabsorptiver Zustand
(keine Nahrungsaufnahme über Nacht)

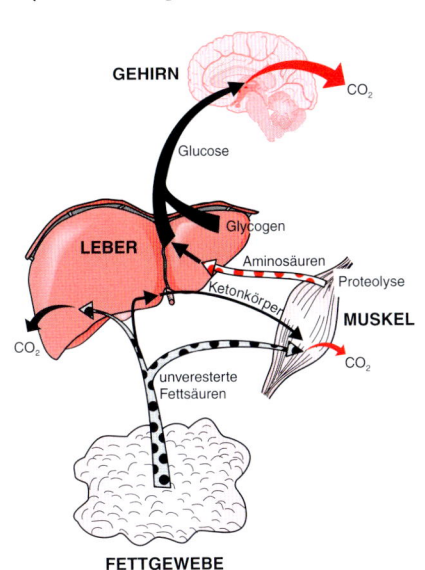

Abb. 23.21: Substratflüsse in der postabsorptiven Phase.

Hormonmuster und Stoffwechsel in der Frühphase des Fastens. Man hat zwischen einer *frühen Phase des Fastens*, die bis zu etwa 30-40 Stunden nach der letzten Nahrungsaufnahme angesetzt wird, und *späten Phasen des Fastens* zu unterscheiden. Kein anderer Zustand als der des Fastens demonstriert so deutlich die Fähigkeit des Organismus, die Substratbereitstellung und die Homöostase des Substratflusses auch unter extremen Bedingungen aufrechtzuerhalten.

Die *Fette* machen normalerweise etwa 85 % der *Gesamtenergievorräte* des Organismus aus, beim *adipösen Menschen* sogar 95 %. Auf das *Muskelglycogen* entfallen im Vergleich dazu etwa 0,3 %, auf das *Leberglycogen* 0,2 % und auf die im *Blut* zirkulierende *Glucose* gar nur 0,05 % der Energiereserve. Obwohl das Körperprotein einen hohen Energieanteil enthält (15 %), ist seine Verfügbarkeit als Energiespender begrenzt, da sein Abbau den Verlust von strukturell und funktionell lebenswichtiger Körpersubstanz, insbesondere der Muskulatur als eiweißreichem Gewebe bedeuten würde.

In der Frühphase des Fastens sind die Merkmale der postabsorptiven Phase besonders ausgeprägt. Es kommt zu einem weiteren Anstieg des Glucagons und Abfall des Insulins sowie zu einer stärkeren Ausprägung der Cortisolwirkungen. Dies führt zu:

- Erschöpfung der Leber an Glycogen (der Glycogenvorrat der Leber reicht etwa 24 Stunden)
- Anstieg der Konzentration der Aminosäuren, vor allem des Alanins, infolge eines gesteigerten, durch Cortisol verursachten Abbaues von Muskelprotein und eines weiteren Anstieges der hepatischen Gluconeogenese (☞ Abb. 23.22).

kurzzeitiges Hungern

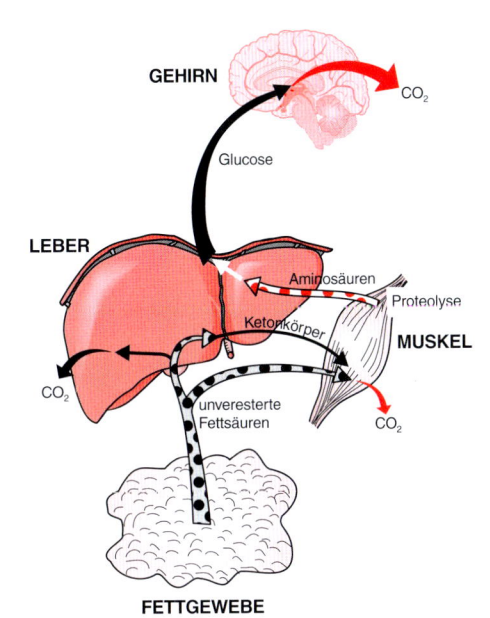

Abb. 23.22: Stoffwechsel in der frühen Periode des Fastens.

- zunehmende Triglyceridmobilisierung im Fettgewebe
- Anstieg der Fettsäure- und Ketonkörperkonzentration im Blut (bereits in der postabsorptiven Phase zu beobachten)
- zunehmende Verwertung von unveresterten Fettsäuren und von Ketonkörpern durch die Skelettmuskulatur und den Herzmuskel
- Abnahme der Glucoseverwertung durch die Muskulatur infolge Abnahme des Insulins.

Der Blutglucosespiegel sinkt sehr langsam ab, wird dann aber auf einem bestimmten Niveau (etwa bei 3,5 mmol l^{-1}) konstant gehalten. Glucose ist in der Frühperiode des Fastens noch immer das einzige energieliefernde Substrat des Gehirns. Weitere *glu-*

coseverbrauchende Zellen sind die *Erythrocyten*, die auch in späteren Fastenphasen auf die Energielieferung aus Glucose angewiesen bleiben. Die ausreichende Versorgung des Gehirns und der Erythrocyten mit Glucose wird durch die erniedrigte Glucoseverwertung der Muskulatur ermöglicht.

Spätphase des Fastens (☞ Abb 23.23).

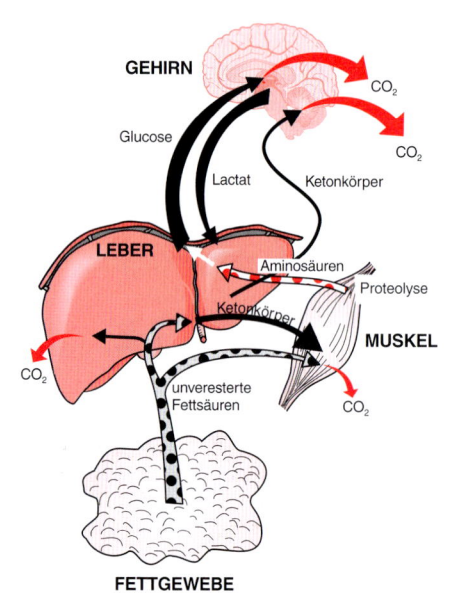

Abb. 23.23: Stoffwechsel bei längerem Hunger (Spätphase des Fastens).

1. *Gluconeogenese:* Zwei bis drei Tage nach Beginn des Fastens erreichen der Glucagonspiegel im Blutplasma und die hepatische Gluconeogenese einen Gipfel, danach nimmt die Gluconeogenese in der Leber wieder langsam ab. Der Insulinspiegel ist und bleibt sehr niedrig.

2. *Stoffwechsel des Gehirns:* Postabsorptiv verbraucht das Gehirn in 24 Stunden die beachtliche Menge von 110-150 g Glucose. Der Organismus muß deshalb infolge seiner geringen Kohlenhydratreserven rechtzeitig auf die Gluconeogenese, zunächst aus Lactat und Glycerin, später aus Aminosäuren, umschalten. Da es für den Organismus infolge der Begrenztheit der zur Gluconeogenese verfügbaren Eiweißvorräte unmöglich ist, das Gehirn bei längerem Fasten ausreichend mit Glucose zu versorgen, sucht das Gehirn nach einer anderen Energiequelle und findet diese in den *Ketonkörpern*. Dies ist eine der wichtigsten Voraussetzungen dafür, daß der Mensch längere Fastenperioden überleben kann. Nach 3-4 Tagen ist die Adaptation des Gehirns an die Ketonkörperverwertung abgeschlossen.

3. *Verhältnis von Eiweißabbau zu Gluconeogenese:* Charakteristisch für den *Hungerzustand* ist, daß trotz des erhöhten Eiweißabbaues die Aminosäurefreisetzung in der Peripherie dem Aminosäureverbrauch in der Leber quantitativ entspricht. Beide Prozesse unterliegen demzufolge einer genau arbeitenden Kontrolle. Die hepatische Gluconeogenese wird in späteren Fastenperioden nicht nur durch einen erniedrigten Plasmaglucagonspiegel, sondern auch durch eine Verminderung des Eiweißkatabolismus in der Muskulatur, also durch einen Mangel an Aminosäuresubstraten, gebremst.

4. *Mobilisierung der Triglyceride im Fettgewebe und Anstieg der Ketonkörper im Blut:* Auf Grund der permissiven Rolle des *Cortisols* für die *Fettmobilisierung*, das bei dem niedrigen Insulinspiegel seine Wirkung zunehmend stärker entfalten kann, wird das Fettgewebe gegenüber der lipolytischen Wirkungsweise des Glucagons besonders empfindlich. "*Permissiv*" bedeutet, daß ein bestimmtes Hormon für die volle Entfaltung der Wirkung[en] eines anderen Hormones erforderlich ist. In diesem Falle übt das Cortisol eine permissive Wirkung für Glucagon aus. Das Fettgewebe reagiert im Hunger mit einer gesteigerten Lipolyse, was zu der bereits erwähnten *Erhöhung* der *Plasmafettsäuren* führt und in der Leber zur *Ketonkörperbildung* Anlaß gibt. Letztere ist die Ursache für die Entstehung einer *Acidose* (☞ Abb. 23.23).

5. *Folgen der Hungeracidose:* Die infolge der erhöhten Bildung von Acetessigsäure und β-Hydroxybuttersäure stärker werdende Acidose (*Hungeracidose*) führt dazu, daß die Niere beginnt, Gluconeogenese vorwiegend aus Glutamin zu betreiben und hinsichtlich ihrer Intensität dabei fast die zu diesem Zeitpunkt bestehende Gluconeogenesekapazität der Leber erreicht. Bei länger währendem Fasten nimmt die renale Gluconeogenese mit Glutamin als Substrat weiter zu. Auch steigt die Lipolyse im Fettgewebe an, die zu einem weiteren Anstieg der unveresterten Fettsäuren und der Ketonkörper im Blut Anlaß gibt und dadurch die Acidose verstärkt. Die Muskulatur, vor allem auch der Herzmuskel, nimmt in zunehmendem Maße Fettsäu-

ren und Ketonkörper, jedoch nur noch sehr wenig Glucose, auf. Das Gehirn verwertet neben Glucose vor allem Ketonkörper. Die Erythrocyten verbrauchen nach wie vor nur Glucose.

6. *Gluconeogenesesubstrate in Leber und Niere:* 20-25 Tage nach dem Beginn des Fastens synthetisieren die Leber und die Nieren zusammen etwa 80 g Glucose/Tag. Dies ist weniger als die Hälfte der in den vorhergehenden Phasen hergestellten Glucosemenge (☞ Tab. 23.4). Wesentlichste *Gluconeogenesesubstrate* der *Leber* sind dann *Lactat* (als Stoffwechselprodukt des Gehirns und der roten Blutkörperchen), *Glycerin* (aus der Fettgewebslipolyse) sowie Aminosäuren, vor allem *Alanin* und, für die *renale Gluconeogenese, Glutamin* (aus Muskel, Darmmucosa, Leber und Bindegewebe). Der Muskel gibt in dieser Phase nur noch 20 % derjenigen Aminosäuremenge ab, die er in vorhergehenden Phasen freigesetzt hat.

7. *Substrate für das Gehirn und die Muskulatur:* Das Gehirn verwertet in der Spätperiode des Fastens vorwiegend Ketonkörper, kann auf Glucose aber nicht vollständig verzichten. Die Muskulatur verwertet praktisch keine Glucose mehr, sondern nur Fettsäuren und Ketonkörper. An der Homöostase der Blutglucose wird festgehalten. Der Blutglucosespiegel beträgt wie in der frühen Fastenperiode 3,5 mmol l^{-1}.

Bedingung	Glucoseproduktion		
	g/Tag	Organ	
		Leber	Niere
postabsorptiv	150 - 300	95 %	5 %
nach sechswöchiger Hungerperiode	80 - 100	50 %	50 %

Tab. 23.4: Geschwindigkeit und Organverteilung der Gluconeogenese im postabsorptiven Zustand und nach mehrwöchigem Hunger.

Stickstoffausscheidung bei längerem Fasten. Die Gesamt-N-Ausscheidung geht beim Fasten zurück (Abb. 23.24). Die Ursache hierfür ist ein stetiges Absinken der Harnstoffausscheidung. Von Bedeutung ist die Zunahme der NH$_3$-Ausscheidung, die in Form von NH$_4^+$ erfolgt, da das ausgeschiedene Ammoniak im Tubulussystem der Niere Protonen aufnimmt und dadurch an der Bekämpfung der Acidose mitwirkt. Dies dient der *Einsparung von Na$^+$-Ionen* und anderer Kationen, die dadurch im Organismus zurückbehalten (*retiniert*) und nicht ausgeschieden werden. Zu Beginn des Fastens erfolgt die *Gluconeogenese* ausschließlich in der *Leber*. Dabei wird Harnstoff als Endprodukt des N-Stoffwechsels gebildet. In dem Maße wie die Gluconeogenese in der Leber zurückgeht und - bei sich verstärkender *Acidose* - in der Niere zunimmt, nimmt die Harnstoffbildung ab und die NH$_4^+$-Ausscheidung zu. In der Niere ist dann Glutamin Quelle für die Freisetzung von NH$_3$ und Substrat für die Gluconeogenese.

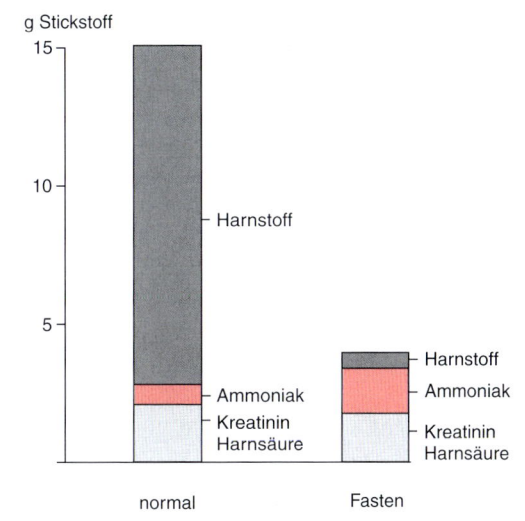

Abb. 23.24: Ausscheidung N-haltiger Stoffwechselprodukte nach einer längeren Fastenperiode im Vergleich zu einem normal ernährten Menschen.

23.2.6. Der Diabetes mellitus

23.2.6.1. Die zwei Hauptformen des Diabetes mellitus

Als *Diabetes mellitus* (*Zuckerkrankheit*) wird eine Stoffwechselerkrankung bezeichnet, die entweder auf einem *absoluten* oder einem *relativen Insulinmangel* beruht und durch eine *Erhöhung der Blutglucosekonzentration* charakterisiert ist. Man unterscheidet *zwei Haupttypen* des Diabetes mellitus:

1. den *Diabetes mellitus des jugendlichen Organismus* (**J**uvenile **O**nset **D**iabetes [JOD]; Typ I-Diabetes); diesem liegt ein *absoluter Insulinmangel* zugrunde, weshalb er auch als *insulinabhängiger Diabetes mellitus* bezeichnet wird (**In**sulin-**D**ependent **D**iabetes **M**ellitus, IDDM)

2. den *Diabetes mellitus des erwachsenen Organismus* (Maturity Onset Diabetes [MOD]; Typ II-Diabetes); bei diesem Typ liegt ein *relativer Insulinmangel* vor, er ist nicht insulinabhängig (Non-Insulin-Dependent Diabetes Mellitus, NIDDM).

23.2.6.2. Wie entstehen die zwei Formen des Diabetes mellitus?

Der Diabetes mellitus Typ I. Dem IDDM liegt ein absoluter Insulinmangel zugrunde. Ursachen sind eine nicht ausreichende Fähigkeit oder völlige Unfähigkeit der B-Zellen des Pancreas, Insulin zu synthetisieren und zu sezernieren bzw. auf sekretionsauslösende Faktoren mit einer adäquaten Insulinsekretion zu antworten. Er entsteht durch ein Zusammenwirken von genetischen (endogenen) und Umweltfaktoren (exogenen Faktoren):

- *Genetische Faktoren*: Familienuntersuchungen und Zwillingsforschung machen es wahrscheinlich, daß für den Diabetes mellitus Typ I ein *polygener Vererbungsmodus* bestehen könnte. Es wurden nicht weniger als 20 Genorte gefunden, die mit der Entstehung der Erkrankung in Verbindung gebracht werden können

- *Zerstörung* der B-Zellen durch eine *Autoimmunreaktion*: Als primäre Vermittler der Selbstattacke des Organismus auf seine insulinproduzierenden Zellen wurden T-Zellen mit einer bestimmten *variablen Region in ihrem Oberflächenreceptor* (nämlich in der Vβ7-Region) erkannt. Diese reichern sich in den Langerhans'schen Inseln von IDDM-Patienten an und unterliegen einer erhöhten Proliferation. Mögliche Ursachen könnten *Superantigene* sein (d.s. Antigene, die fähig sind, multiple T-Zelltypen zu stimulieren und diese zur Produktion und Freisetzung besonders großer Cytokinmengen zu veranlassen), die durch ein *endogenes Retrovirus* codiert werden. Die T-Lymphocyten binden durch ihre Oberflächenreceptoren an Oberflächenantigene der B-Zellen, so daß deren Zerstörung eintritt und ihre Insulinproduktion zum Erliegen kommt.

- zu einem sehr geringen Anteil kann ein Diabetes Typ I auch auf einem erblichen Defekt im Insulingen oder im Insulinreceptorgen beruhen.

Das Hormonmilieu im Diabetes mellitus Typ I. Der IDDM ist durch einen absoluten Mangel an Insulin gekennzeichnet. Er geht oft mit einem *Anstieg* des Plasmaspiegels an *Glucagon*, häufig auch mit einer Erhöhung des *Somatotropins*, einher. Die *diabetische Hyperglucagonämie* ist die Folge einer durch die diabetische Hyperglycämie nicht unterdrückbaren, ja sogar gesteigerten Glucagonsekretion. Beim Gesunden bewirkt eine Hyperglycämie eine Hemmung der Glucagonsekretion. Da Insulin normalerweise die Glucagonausschüttung hemmt, hat man vermutet, daß die Hyperglucagonämie im Diabetes mellitus durch den Insulinmangel hervorgerufen wird. Dagegen spricht, daß bei einem Diabetes mellitus vom Typ I die Injektion von Insulin im Allgemeinen nicht zu einer Erniedrigung der Glucagonsekretion führt. Der bei einem jugendlichen, insulinbedürftigen Diabetiker nach oraler Glucosebelastung beobachtete starke Anstieg des Glucosespiegels ist von einer beträchtlichen Hyperglucagonämie begleitet. Man schlußfolgert daraus, daß das Glucagon in bestimmten Fällen bei der Pathogenese des Typ I-Diabetes mellitus eine wichtige Rolle spielen könnte. Ohne die Hyperglucagonämie ist die gesteigerte hepatische Gluconeogenese und Glycogenolyse sowie die hohe Ketogenese schwer vorstellbar. Hierfür scheint der Insulinmangel allein nicht auszureichen.

Diabetes mellitus Typ II. Der NIDDM entsteht im fortgeschrittenen Lebensalter. Er ist der Diabetes des *erwachsenen bzw. des alternden Menschen* und ist durch einen *relativen* Insulinmangel gekennzeichnet. Der Diabetes Typ II verläuft milder als Typ I. Häufigste Ursachen für seine Entstehung sind Übergewicht als Folge einer Adipositas und/oder ein Überwiegen der Insulinantagonisten, z.B. von Cortisol, Glucagon, Somatotropin und Adrenalin. Trotz bestehender *Glucoseintoleranz* findet man beim Diabetes Typ II oft einen erhöhten Insulinspiegel im Blut *(Hyperinsulinismus)*. Appliziertes Insulin ist dann entweder überhaupt nicht oder nur schwach wirksam, d.h. es besteht eine *Insulinresistenz*. Gegenüber dem Gesunden ist dann die Fähigkeit des Insulins mehr oder weniger stark eingeschränkt, die Aufnahme von Glucose in Muskel- und in Fettzellen zu fördern und die hepatische Glucoseproduktion zu hemmen. Auch bei übergewichtigen, adipösen Menschen ohne Diabetessymptome ist häufig eine *Insulinresistenz* feststellbar, die mit einer *Hyperinsulinämie* einhergeht ("*Prädiabetes*"). Solche Personen brauchen einen höheren Insulinspiegel im Blut als normalgewichtige Personen, um ihren Blutglucosespiegel aufrecht zu erhalten.

Der höhere Insulinspiegel bei fettsüchtigen Menschen beruht auf einer gesteigerten Insulinsekretion. Die Insulinresistenz zeigt sich darin, daß injiziertes Insulin nur eine geringe Erniedrigung des Blutglucosespiegels bewirkt. Die B-Zellen sind infolge der *Hyperglycämie* fortwährend *stimuliert*, was schließlich zu ihrer *Erschöpfung* führt. Sekundär kann dann beim *Adipösen* ein *Insulinmangel* auftreten. Da normalerweise die B-Zelle eine große Kompensationsreserve in ihrer Insulinsynthesekapazität besitzt, ist bei frühzeitiger Gewichtsreduktion als bedeutender prophylaktischer und therapeutischer Maßnahme die bestehende Insulinresistenz und Überstimulation der B-Zellen rückbildungsfähig. Übergewicht und Adipositas sind die wichtigsten Risikofaktoren für die Entstehung eines Diabetes mellitus Typ II. Der Diabetes mellitus Typ II wird durch zwei, aufeinander folgende Ereignisse, ausgelöst, nämlich 1. durch die Kompensation der in frühen prädiabetischen Zuständen beobachtete *Insulinresistenz* durch Ausbildung einer *Hyperinsulinämie* und 2. durch die Entstehung einer *Hyperglycämie* und *Hyperlipidämie* als Ergebnis der *Insulinresistenz* des Organismus.

Der wesentliche Faktor für die Entstehung des Diabetes mellitus Typ II ist die *Insulinresistenz*.

Ursachen und Mechanismen der Insulinresistenz. Die Insulinresistenz drückt sich vor allem aus in einer Erniedrigung der insulinstimulierbaren Glucoseaufnahme durch Muskel- und Fettzellen und in einer verminderten Hemmwirkung des Insulins auf die hepatische Glucoseproduktion.

Ihre Entstehung ist ein vielschichtiger Vorgang, an dem, neben einer Erhöhung der unveresterten Fettsäuren des Blutplasmas, auch Hormone und bestimmte Komponenten der Signalbahn des Insulins beteiligt sind.

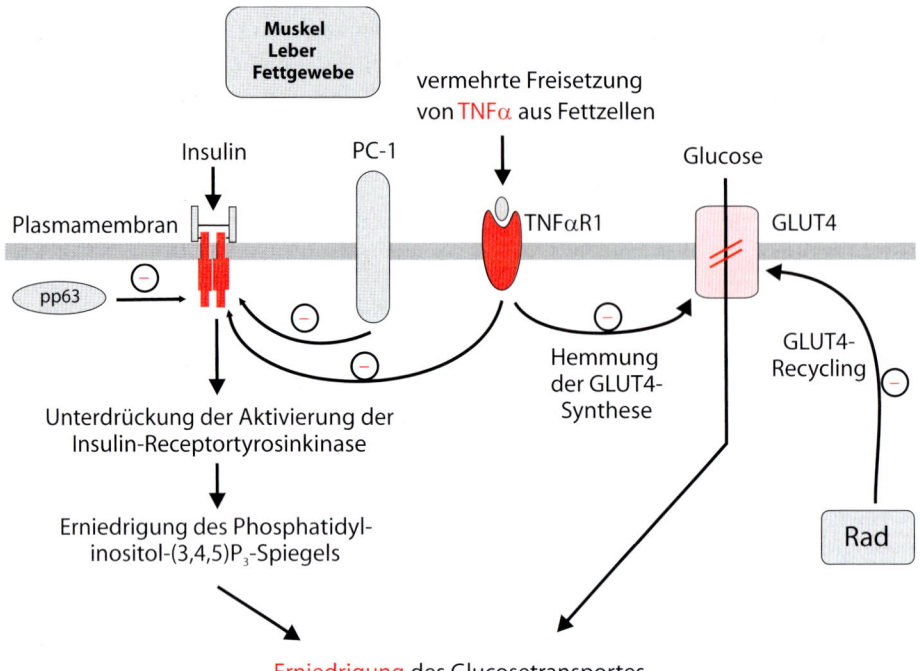

Abb. 23.25: Einige zellbiologische und molekularbiologische Ursachen für die Entstehung der Insulinresistenz im Diabetes mellitus Typ II.

1. *Hormone des Fettgewebes und Insulinresistenz* (s. folgende Kapitel):
- *Leptin* erniedrigt die Insulinresistenz und erhöht die Insulinempfindlichkeit
- *Adiponectin* erhöht die Insulinempfindlichkeit; sein Mangel verursacht Insulinresistenz
- *Resistin* verursacht Insulinresistenz: bei Erniedrigung seiner Sekretion wird die Insulinresistenz gesenkt und die Insulinempfindlichkeit erhöht.

2. *Insulinresistenz als Folge von Veränderungen in der Signalbahn des Insulins*
- verminderte Zahl von *Insulinreceptoren* in den Membranen der Zielgewebe bzw. eine erniedrigte Affinität dieser Receptoren zum Insulin z.B. infolge des Auftretens von *Insulin-Receptor-Antikörpern* im Blut

- Anwesenheit von *Inhibitoren* der *Insulinreceptortyrosinkinase* (☞ Abb. 23.25); ein solcher ist das Membranglycoprotein PC-1, das in einem beträchtlichen Teil insulinresistenter Diabetespatienten nachgewiesen wurde; als ein weiterer Inhibitor der Insulinreceptortyrosinkinase wurde das **P**hospho**p**rotein pp63 erkannt, das die Phosphorylierung der Insulinreceptorsubstrats-2 (IRS-2) hemmt und dadurch eine mangelhafte Aktivierung der Phosphatidylinositol-3-OH-Kinase und verminderte Bildung von Phosphatidylinositol-(3,4,5)P_3 zur Folge hat; dies führt zu einer Verminderung der Glucoseverwertung im Muskel und im Fettgewebe

- Blockierung des Recyclings des Glucosetransporters GLUT4 durch Unterbindung seines intrazellulären Transportes an die Oberfläche von Muskel- und Fettzellen; im Muskel von NIDDM-Patienten wird das Mitglied der Ras/GTPase Superfamilie *Rad* stärker exprimiert als in der Muskulatur gesunder Probanden; Rad ist ein Inhibitor der Insulinwirkung, indem es das intrazelluläre Recycling des Glucosetransporters GLUT4 hemmt
- *TNFα* wird von den Fettgewebszellen bei Adipositas vermehrt exprimiert und sezerniert; es wirkt parakrin auf benachbarte Fettzellen, an die es mittels ihres Oberflächenreceptors TNFαR1 gebunden wird; TNFα unterbindet in den Adipocyten die Insulinsignalbahn durch Hemmung der Insulinreceptortyrosinkinase und führt zu einer Hemmung der Lipogenese und Steigerung der Lipolyse; es hemmt auch die Expression von GLUT4.

23.2.6.3. Stoffwechselveränderungen im Diabetes mellitus

Der Stoffwechsel im Diabetes mellitus hat Ähnlichkeiten mit dem *Hungerstoffwechsel* (☞ Abb. 23.26). Seine Symptome sind vorwiegend auf die mehr oder weniger ungezügelte Wirksamkeit der Insulinantagonisten zurückzuführen:

- Erhöhung des Blutglucosespiegels und veränderte Glucosetoleranz, Glucosurie
- gesteigerte hepatische Glucoseproduktion als Folge einer erhöhten Gluconeogenese und verminderten Glycogensynthese
- verminderte Aufnahme und Verwertung der Glucose in peripheren Geweben (Muskulatur und Fettgewebe), erniedrigte Glycogensynthese und als deren Folge ein Glycogenmangel in der Muskulatur, verminderte Aufnahme von Aminosäuren in die Muskulatur
- erhöhter Eiweißkatabolismus in der Muskulatur und negative Stickstoffbilanz, Abbau der Muskelproteine
- Steigerung der Harnstoffbiosynthese in der Leber
- Anstieg der Konzentration der unveresterten Fettsäuren im Blutplasma als Folge erhöhter Lipolyse im Fettgewebe und Erhöhung der Ketonkörperbildung in der Leber, Zunahme von cholesterin- und triglyceridreichen Lipoproteinen im Blutplasma
- Ketonämie und Acidose
- als Folge der Glucosurie und der Ketoacidose tritt eine Erhöhung des Harnvolumens (Polyurie) auf, die mit großem Durst einhergeht (Polydipsie)
- Erhöhung der NH_4^+-Ausscheidung und Bildung eines sauren Harns
- Eintritt des *Coma diabeticum* infolge hochgradiger Acidose und Ketonämie und Abnahme des Extrazellulärvolumens mit cerebraler und renaler Minderdurchblutung.

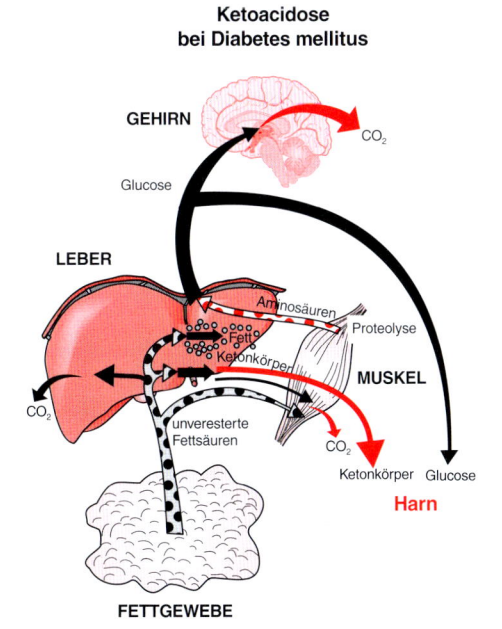

Abb. 23.26: Der Stoffwechsel im Diabetes mellitus.

Folgen eines chronischen Insulinmangels. Hierzu gehören die Spätkomplikationen des Diabetes mellitus, die an den Augen (*Kataraktbildung*), Nieren (*Nephropathie*), am Nervensystem (*Neuropathie*) und an den Gefäßen (*Angiopathie*), trotz Beherrschung der Stoffwechselveränderungen des akuten Insulinmangels, auftreten können und das weitere Schicksal des Diabetikers bestimmen. Die genauen Ursachen dieser Spätfolgen und ihre Entstehungsmechanismen sind noch weitgehend unbekannt. Eine große Bedeutung für ihr Zustandekommen hat die *Hyperglycämie*. Auch beim insulinbehandelten Diabetiker treten hyperglycämische Schübe auf, da das Insulin aus den applizierten Depots nicht bedarfsgerecht freigesetzt wird. Eine wichtige Rolle am Zustandekommen dieser Spätfolgen spielt der *Polyolweg* der Umwandlung von Glucose in Fructose. Für die *Makroangiopathie* des Diabetikers ist die hier besonders schwer auftretende *Arteriosklerose*, in Verbindung mit einer *Hypercholesterinämie* und *Hypertriglyceridämie*, besonders bedeutungsvoll. Beim Diabetes mellitus trifft man oft eine Hyperlipoproteinämie der Typen II und IV an. Die *diabetische Mikroangiopathie* ist durch eine Verdickung der Basalmembran gekennzeichnet. Man beobachtet in den Gefäßwänden eine gesteigerte Bildung von Proteoglycanen und Glycoproteinen. Das Kollagen der Basalmembran von Diabetikern weist einen höheren Gehalt an Hydroxylysin und daran gebundenen Disacchariden als von Gesunden auf. Darin wird auch eine Verbindung zur Entstehung der diabetischen Nephropathie gesehen, die offenbar durch Veränderungen des Kollagens Typ IV in der Basalmembran der Glomerula zustande kommt.

Glycosyliertes ("glyciertes") Hämoglobin. Beim Gesunden ist ein Anteil von etwa 5 % des Gesamthämoglobins glycosyliert, d.h. *kovalent* und *irreversibel* mit *Glucose* oder *Monosaccharidphosphaten* verbunden. Das glycosylierte Hämoglobin wird mit HbA_1 bezeichnet (☞ Kap. 21.3.6.1.). Infolge ihres erhöhten Blutglucosespiegels weisen Diabetiker einen erhöhten HbA_1-Anteil auf, der bis zu 15 % des Gesamthämoglobins, mitunter auch mehr, betragen kann. Da das Ausmaß der irreversiblen Hämoglobinglycierung von der Glucosekonzentration des Blutes abhängt, erlaubt die Bestimmung des Anteils des glycierten Hämoglobins am Gesamt-Hb eine Einschätzung der Abweichungen vom normalen Blutglucosespiegel in Richtung einer Hyperglycämie über einen längeren Zeitraum, etwa die letzten zwei Monate, hinweg. Dadurch wird das glycierte Hämoglobin zu einem diagnostischen Parameter für die Qualität der langfristigen Einstellung eines Diabetikers mit Insulin. Von den vier HbA_1-Fraktionen (HbA_{1A1}, HbA_{1A2}, HbA_{1B}, HbA_{1C}, ☞ Kap. 21.3.6.1.) ist das HbA_{1C}, das einen Anteil von 75-80 % des glycierten Hämoglobins ausmacht, für die Diagnostik besonders geeignet.

23.2.7. Die Hormone des NNM: Adrenalin und Noradrenalin

Die Nebenniere besteht aus zwei Teilen, dem Nebennierenmark (NNM) und der Nebennierenrinde (NNR). Beide Teile unterscheiden sich grundsätzlich in ihrer Herkunft und ihrer Hormonproduktion. Die Rinde ist mesodermalen, das Mark ektodermalen Ursprungs. Das Mark besteht aus modifizierten Ganglienzellen, die engen Kontakt zu den Fasern des sympathischen Nervensystems haben. Das *Mark* produziert die Hormone *Adrenalin* und *Noradrenalin*, während die *Rinde Steroidhormone* synthetisiert und sezerniert.

Die Hormone des NNM sind Adrenalin und Noradrenalin. In den chromaffinen Zellen des NNM lassen sich *Granula* nachweisen, die durch Chromsalze intensiv gelb oder braun angefärbt werden und die Hormone Adrenalin und Noradrenalin speichern. Adrenalin und Noradrenalin werden als *Katecholamine* bezeichnet, da sie chemisch, jedoch nicht biosynthetisch, Derivate des Katechols (1,2-Dihydroxybenzol) sind. Beide Hormone werden

23.2. Auf den Intermediärstoffwechsel wirkende Hormone

in verschiedenen Zellen des Nebennierenmarks synthetisiert. Die adrenalinproduzierenden Zellen umgeben palisadenartig die aus der NNR kommenden Blutgefäße, während die noradrenalinbildenden Zellen in der Nähe der arteriellen Gefäße des Nebenierenmarks liegen. Zu den einzelnen Markzellen ziehen sympathische Nervenfasern und bilden dort Synapsen. Bei Erregung des Sympathicus kommt es durch Freisetzung von Acetylcholin zur Ausstoßung der Granula aus den Markzellen und zur Sekretion der Hormone.

Synthese von Adrenalin und Noradrenalin. Die Katecholamine werden aus *Tyrosin* über Dopa und Dopamin gebildet (☞ Abb. 18.37). Die letzte Stufe ist die Umwandlung von *Noradrenalin* zum *Adrenalin*, die durch die *Phenylethanolamin-N-Methyltransferase* katalysiert wird (☞ Abb. 23.27). Methyldonor ist *S-Adenosylmethionin*. Adrenalin wird nur im Nebennierenmark gebildet, Noradrenalin hingegen auch extramedullär. Noradrenalin ist Neurotransmitter an den Synapsen des sympathischen Nervensystems. Eine Ausnahme sind diejenigen Fasern des Sympathicus, die zum NNM ziehen; diese haben das Acetylcholin als Neurotransmitter.

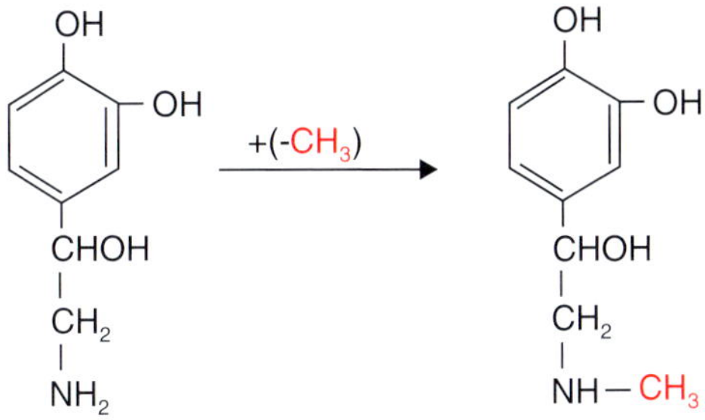

Abb. 23.27: Umwandlung von Noradrenalin in Adrenalin.

Regulation der Katecholaminsynthese. Die Biosynthese von Noradrenalin und Adrenalin wird nerval und hormonal reguliert. Die nervalen Reize werden durch den *nicotinischen Acetylcholinreceptor* wirksam und führen zur Förderung der Umwandlung von Tyrosin in Dopa und zur Bildung von Noradrenalin aus Dopamin. Die *hormonale Regulation* der Hormone des NNM erfolgt durch das *Cortisol* der NNR. Dieses induziert die Synthese der Phenylethanolamin-N-Methyltransferase und der Tyrosinhydroxylase. Dabei ist folgender *Selbstverstärkungseffekt* zu beobachten. Die Katecholamine fördern die Sekretion des *Corticotropin-Releasinghormons* aus dem Hypothalamus (CRH) und des *adrenocorticotropen Hormons* der Adenohypophyse (ACTH), die wiederum die Synthese von Cortisol in der NNR stimulieren, woraufhin dieses die Katecholaminsynthese fördert. Eine *Autoregulation* der *Katecholaminsynthese* entsteht dadurch, daß Adrenalin negativ rückkoppelnd und allosterisch die Phenylethanolamin-N-Methyltransferase hemmt und beide Katecholamine ebenfalls allosterisch die Tyrosinhydroxylase unterdrücken. Diese Wechselwirkungen in der Regulation der Biosynthese der Katecholamine sind für das Stressgeschehen wichtig, in dem nicht nur Cortisol sondern auch das Adrenalin von Bedeutung sind.

Die physiologischen Wirkungen der Katecholamine. Die Katecholamine des NNM und der adrenergen Nervenendigungen bilden das *adrenerge System*. Katecholamine steigern die Leistung des Herzens, indem sie die Herzfrequenz erhöhen und die Kontraktilität des Herzens fördern (*positiv chronotrope* und *positiv inotrope Wirkungen*). Sie erweitern die Koronarien und die Bronchien. Außerdem steigern sie den Grundumsatz und damit die Wärmeproduktion und hemmen die Tätigkeit des Verdauungstraktes.

Die biochemischen Wirkungen des Adrenalins und seine Signalübertragungssysteme.

1. Erhöhung des Blutglucosespiegels durch Mobilisierung des Leberglycogens (☞ Kap. 16.2.3.)

2. Erhöhung des Lactats im Blutplasma durch vermehrte Glycogenolyse und Glycolyse in der Skelettmuskulatur (☞ Kap. 16.5.2.)

3. Stimulierung der Lipolyse im Fettgewebe und, als deren Folge, Erhöhung des Spiegels der nichtveresterten (freien) Fettsäuren (☞ Abb. 23.28; Kap. 17.9.).

Die *adrenergen Signalübertragungssysteme* beginnen in den Zielzellen mit der Bindung des Adrenalins an die adrenergen Receptoren, bei denen man α_1- und α_2- sowie β_1-, β_2- und β_3-Receptoren unterscheiden muß. Diese sind mit G-Proteinen gekoppelt und haben als second messengers cAMP (β_1, β_2, β_3) bzw. IP$_3$ und DAG (α_1). Der α_2-Receptor ist mit einem Gi-Protein gekoppelt und führt

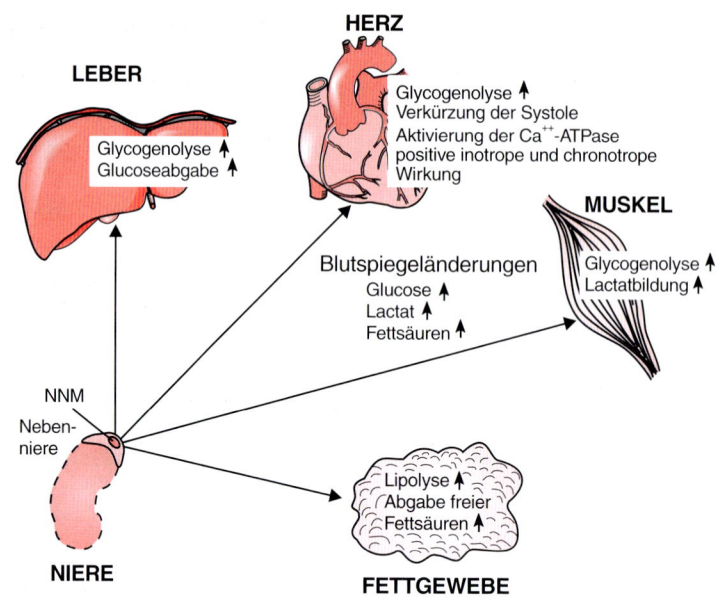

Abb. 23.28: Die Stoffwechselwirkungen des Adrenalins.

nach seiner Aktivierung zu einer Senkung des intrazellulären cAMP-Spiegels.

Steuerung der Katecholaminausschüttung. Im Vordergrund steht die Steuerung der Sekretion von Adrenalin und Noradrenalin durch das Nervensystem. Psychische Belastungen (Angst, Schreck, Aufregung) und Streß bewirken über eine Erregung des Sympathicus eine rasche Ausschüttung von Adrenalin und Noradrenalin. Adrenalin wird schnell, vor allem in Notfallsituationen, z.B. bei lebensbedrohlich niedrigem Blutglucosespiegel, verstärkt ausgeschüttet, während seine Sekretion unter Ruhebedingungen und im Schlaf niedrig ist.

Abbau von Adrenalin und Noradrenalin. Der Abbau der beiden Hormone vollzieht sich durch Methylierung und oxidative Desaminierung. Dabei entsteht *Vanillinmandelsäure*, die im Harn ausgeschieden wird (☞ Abb. 23.29).

Abb. 23.29: Vanillinmandelsäure als Abbau- und Ausscheidungsprodukt von Adrenalin und Noradrenalin.

Überfunktion des NNM. Bei einer Katecholaminüberproduktion, z.B. bei einem Tumor der chromaffinen Zellen des NNM, entsteht als typisches Krankheitsbild das *Phäochromocytom*. Dieses führt zu einer *Hyperaktivität des adrenergen Systems*, zu *Blutdruckanstieg* und Erhöhung der *Herzfrequenz (Tachykardie)*. Der durch die erhöhte hepatische Glycogenolyse verursachte Blutglucoseanstieg kann zu einem permanenten Diabetes mellitus führen, da durch die Katecholamine die Insulinsekretion gehemmt wird. Die Diagnose dieser Erkrankung erfolgt durch Bestimmung der *Vanillinmandelsäure* im Harn.

23.2.8. Die Lipotropine

Als *Lipotropine* (lipotrope Hormone) werden *zwei Polypeptide* der *Adenohypophyse*, das *β-Lipotropin* (bestehend aus 91 Aminosäuren) und das *γ-Lipotropin* (bestehend aus 58 Aminosäuren), bezeichnet. Sie üben Wirkungen auf den *Fettstoffwechsel* aus, die denen der Katecholamine ähnlich sind. Die *Lipotropine* bewirken im Fettgewebe eine *Lipolyse*, indem sie die *hormonempfindliche Triglyceridlipase* steigern. Unter ihrer Wirkung kommt es zu einer Erhöhung der freien Fettsäuren und der Ketonkörper im Blut. Sie steigern den Eiweißabbau und erhöhen die Kreatinin- und Harnstoffausscheidung. Im Hungerzustand und nach einer fettreichen Mahlzeit sowie im *Diabetes mellitus* ist ihr Blutspiegel erhöht. Ihre Rolle im Stoffwechsel und ihr Zusammenwirken mit anderen, auf den Intermediärstoffwechsel wirkenden, Hormonen ist noch nicht völlig geklärt. Von beträchtlichem Interesse ist ihre Funktion als *Vorläufer* von Peptidhormonen. Die Aminosäuresequenzen der beiden Lipotropine findet man im *Proopiomelanocortin* (POMC) wieder, das aus 265 Aminosäuren besteht und proteolytisch stufenweise in sechs aktive Hormone und zwei peptiderge Neurotransmitter gespalten wird (☞ Abb. 23.3).

23.2.9. Die Melanotropine

In den polygonalen Zellen des Hypophysenmittellappens und im Hypothalamus, werden die Melanophoren-(Melanocyten-) stimulierenden Hormone gebildet (MSH, auch als *Melanotropine* bezeichnet). Das α-MSH enthält 13, das β-MSH 20 und das γ-MSH 12 Aminosäuren. Alle drei Hormone haben mit dem ACTH, den Lipotropinen, dem β-Endorphin und dem Methionin-Enkephalin das gleiche *Prohormon* (POMC, ☞ Abb. 23.3). Die MSH-Sekretion wird durch das Melanoliberin und das Melanostatin des Hypothalamus reguliert. In den Melanocyten als Zielzellen verursachen die drei Hormone - vermittelt durch den G_S-Proteingekoppelten Melanotropin-1-Receptor (auch als Melanocortin-1-Receptor bezeichnet, ☞ Kap. 31.9.) - eine Steigerung der Tyrosinaseaktivität sowie eine Steigerung der Zellproliferation. Die erhöhte Tyrosinaseaktivität führt zu einer Steigerung der Umwandlung von L-Tyrosin zu 3,4-Dihydroxyphenylalanin (Dopa) und danach zu Dopamin. Im Ergebnis kommt es zu einer Stimulierung der Melaninbildung in diesen Zellen. Eine beträchtliche Bedeutung haben die Melanotropine (die mit dem ACTH zu den Melanocortinen zusammengefaßt werden) als Bestandteile des *hypothalamischen Kontrollsystems* der *Energiehomöostase*.

23.2.10. Leptin

Das *Polypeptidhormon Leptin* (*leptos* griech. dünn) ist vor allem ein Produkt des *Fettgewebes*. In kleineren Mengen wird es auch in der *Placenta*, der *Magenmucosa* und den *Endothelzellen* des Gefäßsystems gebildet. Das Leptin besteht aus 167 Aminosäuren (M_r 16.000) und wird durch das *obese*-Gen (*ob*-Gen) codiert (lat. obesitas "Wohlbeleibtheit"). Ein Defekt im *ob*-Gen ist Ursache einer schweren, rezessiv vererbbaren *Obesitas* (Fettsucht, auch als *Adipositas* bezeichnet). Das Leptin ist ein *afferentes Signal* in einer *negativen Rückkopplungsschleife* zur Regulation der Fettgewebsmasse des Organismus. Das Hormon verursacht dosisabhängig eine *negative Energiebilanz* (Energieausgaben>Nahrungsaufnahme), eine Verminderung des Fettgewebes und eine Abnahme des Körpergewichtes. Je höher der Plasmaleptinspiegel im physiologischen Bereich ist, desto größer ist die Reduktion der Masse des Fettgewebes. Die Menge Leptin, die von den Fettzellen produziert und sezerniert wird, hängt von der Größe der Fettzellen ab. Bei Nahrungsmangel schrumpfen die Fettzellen und geben weniger Leptin in die Blutbahn ab.

Regulation der Leptinsekretion. Der Leptinspiegel im Blutplasma korreliert mit dem Anteil der Fettmasse am Körpergewicht, je höher diese ist, desto höher ist der Leptinspiegel im Blut. Die Wirkungsdauer von sezerniertem Leptin erstreckt sich über viele Stunden. Die *Leptinsekretion* aus dem Fettgewebe ist unter folgenden Bedingungen gesteigert (☞ Abb. 23.30):

- nach Nahrungsaufnahme und bei erhöhten Plasmaspiegeln von Glucose und Aminosäuren
- bei intensiver Lipogenese im Fettgewebe
- bei erhöhtem Insulinspiegel im Blut

Eine *Erniedrigung* der *Leptinsekretion* beobachtet man:

- bei Nahrungskarenz und erniedrigten Plasmaspiegeln an Glucose und Aminosäuren
- bei erhöhter Lipolyse im Fettgewebe

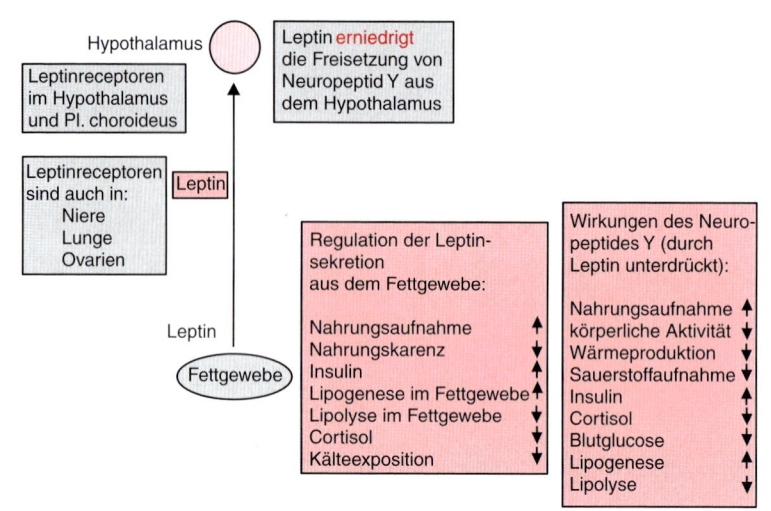

Abb. 23.30: Die Regulation der Sekretion des Fettgewebehormons Leptin und die von ihm verursachte Hemmung der Freisetzung des Neuropeptides Y aus dem Hypothalamus.

- bei erhöhtem Plasmacortisolspiegel
- bei Kälteexposition.

Gegenüber normalgewichtigen weisen adipöse Personen einen erhöhten Leptinspiegel im Blutplasma auf. Dieser sinkt bei Reduktion des Körpergewichtes. Patienten mit einer *Anorexia nervosa* (psychogene Magersucht, ☞ Kap. 31.11.) haben einen sehr niedrigen Leptinspiegel, der mit beginnender Gewichtszunahme infolge verstärkter Synthese und Sekretion des Hormons ansteigt.

Das Zielgebiet des Leptins ist die ventromediale Region des Hypothalamus. Die *ventromediale Region* des *Hypothalamus* ist das wichtigste *Kontroll-* und *Koordinationszentrum* für das *Sättigungsgefühl*, die *Nahrungsaufnahme* und die *Energiehomöostase*. In diesem Gebiet entfaltet das Leptin den Hauptteil seiner Wirkungen durch Bindung an den *Leptinreceptor*, der sich auf der Oberfläche von *glucosereceptiven hypothalamischen Neuronen* befindet. Der *Leptinreceptor* besteht aus 894 Aminosäuren, enthält eine einzige helicale Transmembranregion und gehört zur Familie der *homodimeren Cytokinreceptoren* (☞ Kap. 22.). Der Leptinreceptor wird vorwiegend in hypothalamischen Neuronen des N. arcualis, N. dorsomedialis, N. paraventricularis, N. ventromedialis und N. lateralis exprimiert. Außer im Hypothalamus findet man Leptinreceptoren auch in den Plexus choroidei, in der Lunge, den Nieren und den Ovarien. Die Leptinreceptoren in den Plexus choroidei, den Orten der Bildung der Cerebrospinalflüssigkeit und des Transportes von Substanzen aus dem Blut in das Gehirn, sind sehr wahrscheinlich für den Blut-Hirn-Transport des Leptins bedeutungsvoll. In der Lunge und den Nieren könnten die Leptinreceptoren der Aufbewahrung von rasch verfügbarem Leptin dienen und in den Ovarien könnten sie für das hungerbedingte Ausbleiben der Menstruation bei niedrigem Leptinspiegel verantwortlich sein. Neben den an die Zelloberfläche der Zielgewebe gebundenen Leptinreceptoren gibt es ein *lösliches Leptinbindungsprotein* im Blutplasma, das dem *Leptintransport* dient und durch *alternatives Spleißen* der Prä-mRNA des Leptinreceptors entsteht.

Die ventromediale Region des Hypothalamus ist der Ort der Synthese und Sekretion des Neuropeptids Y. Das aus 36 Aminosäuren bestehende *Neuropeptid Y* (*NPY*) wird im Zielgebiet des Leptins, in der *ventromedialen Region* des *Hypothalamus*, gebildet und hat folgende Wirkungen (☞ Abb. 23.30):

- es ist der wirksamste unter den bekannten Appetitstimulatoren und verursacht eine Erhöhung der Nahrungsaufnahme

- es erniedrigt die körperliche Aktivität und die Wärmeproduktion, d.h. es bewirkt eine Verminderung der Energieausgaben

- es steigert den Plasmainsulinspiegel und erniedrigt dadurch den Blutglucosespiegel

- es erhöht die Lipogenese und fördert die Entstehung einer Adipositas

23.2. Auf den Intermediärstoffwechsel wirkende Hormone

- es senkt den Plasmacortisolspiegel.

Außer dem NPY gibt es zwei weitere appetitstimulierende Peptidhormone, die *Orexine* (abgeleitet von griech. "Appetit", ursprüngl. als Hypocretine 1 und 2 bezeichnet), die im *dorsolateralen Hypothalamus*, zunächst als *Präproorexine*, synthetisiert werden. Man unterscheidet das *Orexin A* (bestehend aus 33 Aminosäuren) vom *Orexin B* (bestehend aus 28 Aminosäuren). Die sezernierten Orexine wirken *parakrin* und werden an *G-Protein-gekoppelte Membranreceptoren* von *hypothalamischen Neuronen* gebunden. Beide *Orexine* verursachen ein *Hungergefühl*, das zu einer *gesteigerten Nahrungsaufnahme* führt. Sowohl das NPY als auch die Orexine bewirken eine *anabole Stoffwechsellage*. Das NPY und die Orexine werden vermehrt beim Fasten, bei Gewichtsverlust durch Abnahme der Fettspeicher (d.h. bei Erniedrigung des Leptinspiegels) und im Zustand eines unkontrollierten insulinabhängigen Diabetes mellitus sezerniert.

Leptin hemmt die Sekretion des Neuropeptids Y und der Orexine. Die Bindung von Leptin an den Leptinreceptor der *NPY-* und *orexinsynthetisierenden Neurone* des Hypothalamus hat eine *Verminderung* der *Sekretion* dieser Neuropeptide zur Folge. Das Leptin entfaltet dadurch *indirekt* seine Wirkungen (☞ Abb. 23.31):

- Verminderung der Nahrungsaufnahme und Erniedrigung des Körpergewichtes
- Erhöhung der körperlichen Aktivität und der Wärmeproduktion (Erhöhung der Energieausgaben)
- Erhöhung der Sauerstoffaufnahme
- Erniedrigung des Insulin- und Steigerung des Blutglucosespiegels
- Steigerung der Lipolyse und Verminderung der Lipogenese.

Ein *Anstieg des Leptinspiegels im Blutplasma* führt - infolge *Erniedrigung* der *NPY-* und *Orexinsekretion* - zu einer vermehrten Fettsäureoxidation und Reduktion des Fettgewebes, wodurch eine Abnahme des Körpergewichts eintritt. Das Leptin führt zu einer *katabolen Stoffwechsellage*. Ein *Leptinmangel* hat eine *Sekretionssteigerung* des *NPY* und der *Orexine* zur Folge, so daß deren anabole Wirkungen auf den Stoffwechsel zum Tragen kommen und ein Anstieg der Fettgewebsmasse und eine Zunahme des Körpergewichtes eintritt. Die Antworten des Organismus auf veränderte Plasmaleptinspiegel unterscheiden sich von seinen Antworten auf Veränderungen der Nahrungsaufnahme. *Nahrungsmangel* führt sowohl zu einer Verminderung des Fettgewebes als auch zu einem Abbau von fettfreier Körpersubstanz, bei *Erhöhung* des *Plasmaleptin-*

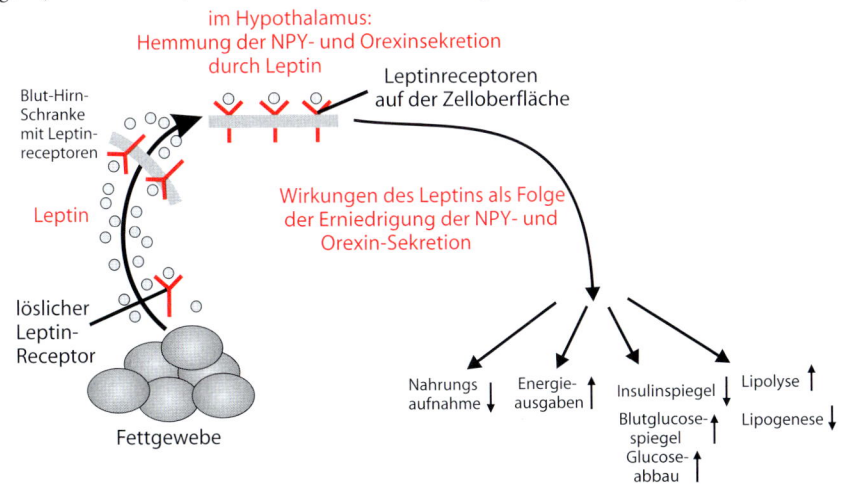

Abb. 23.31: Die Wirkungen des Leptins auf Nahrungsaufnahme und Energieausgabe sowie den Glucose- und Lipidstoffwechsel. Leptin ist das Signal in einem negativen Rückkopplungssystem, das für die Konstanz der Masse des Fettgewebes sorgt. Der Leptinspiegel ist positiv korreliert mit Unterschieden in der Fettgewebsmasse. Eine Erhöhung des Leptins im Plasma verursacht eine negative Energiebilanz (Energieaufnahme < Energieausgabe), eine Leptinabnahme führt zu einer positiven Energiebilanz (Energieaufnahme > Energieausgabe).

spiegels beschränkt sich der Körpergewichtsverlust *allein* auf die Abnahme des Fettgewebes. Auch verursacht ein Nahrungsmangel eine Erhöhung der unveresterten Fettsäuren im Blutplasma und eine Ketonämie, eine Hyperleptinämie hingegen bewirkt weder einen Anstieg der freien Fettsäuren im Blutplasma noch eine Ketonämie.

> **Leptin und die Pathogenese der Adipositas.** Es gibt drei Bedingungen, unter denen Veränderungen im Regulationssystem des Leptins zu einer *Adipositas* führen können (☞ Abb. 23.32):
>
> 1. *Leptinmangel*: Die Wirkungen des Neuropeptids Y und der Orexine können voll entfaltet werden; Folgen sind eine Vergrößerung der Fettgewebsmasse
>
> 2. *Der Leptinspiegel ist annähernd normal oder leicht erniedrigt, jedoch zu niedrig für die vorhandene Fettmasse:* Unter dieser Bedingung ist die Leptinexpression und -sekretion pro Adipocyt vermindert, so daß unter der Wirkung von NPY und der Orexine sich die Fettmasse weiter vergrößert; daraufhin steigt die Leptinsekretion an bis ein adäquat hoher Leptinspiegel erreicht ist; dieser Vorgang geht einher mit der Entstehung einer massiven Adipositas
>
> 3. *Unempfindlichkeit des Leptinzielgebietes gegenüber Leptin (Leptinresistenz):* NPY und Orexine können bei hohem Plasmaleptinspiegel infolge der Leptinresistenz ungebremst ihre Wirkungen entfalten und eine massive Adipositas hervorrufen (beachte die Ähnlichkeit mit dem *insulinresistenten Diabetes mellitus Typ II*). Die Leptinresistenz adipöser Menschen kann vielfältige Ursachen haben, z.B. kann sie auf einem Mangel an Leptinreceptoren oder einer Beeinträchtigung des Eintritts von Leptin in die cerebrospinale Flüssigkeit beruhen. Mutationen im Leptin- bzw. im Leptinreceptorgen als Ursachen einer Adipositas sind beim Menschen sehr selten.

23.2.11. Adiponectin

Ein weiteres Hormon des Fettgewebes ist das *Adiponectin*. Seine Synthese und Sekretion werden in den Adipocyten durch Aktivierung des nucleären Peroxisomen-Proliferator-aktivierten Receptors γ (PPAR-γ) ausgelöst (☞ Kap. 17.13.2.). Eine *Verminderung* der *Adiponectinsekretion* beobachtet man bei *Kalorienüberschuß* und *Adipositas*, oft in Verbindung mit einem *Leptinmangel* oder einer *Leptinresistenz*.

Die Wirkungen des Adiponectins. Das Hormon erhöht in direkter Wirkung die *Aufnahme* und die *Oxidation* von Fettsäuren durch die *Skelettmuskulatur*. Dadurch erniedrigt es im Blutplasma die unveresterten Fettsäuren. Weiterhin begünstigt das Hormon den *Abbau* der intramuskulären *Triglyceride*. Adiponectin steigert, vorwiegend durch seine senkenden Wirkungen auf die zirkulierenden Plasmalipide, die Empfindlichkeit der Leber gegenüber Insulin hinsichtlich seiner Hemmwirkung auf die Gluconeogenese. Dadurch kommt es zu einer Normalisierung des Blutglucosespiegels. Alle diese Wirkungen verbessern bei adipösen Personen die Wirkungen des Insulins. Die im Diabetes Typ II und bei adipösen Personen auftretende *Insulinresistenz* der Leber, der Muskulatur und des Fettgewebes wird, in Verbindung mit weiteren Faktoren, auf einen *Adiponectinmangel* zurückgeführt (☞ Abb. 23.33). Eine Verminderung der Kalorienaufnahme führt bei diesen Patienten zu einer Steigerung des Adiponectinspiegels im Blutplasma und, als deren Folge, zu einer Erhöhung der Insulinempfindlichkeit der genannten Gewebe. Die Applikation von antidiabetisch wirkenden Pharmaka, z.B. die als *PPAR-γ-Aktivatoren* wirkenden *Thiazolidindione* (*Rosiglitazon*), bewirken eine Erhöhung des Adiponectinspiegels im Blutplasma und eine Verbesserung der *Glucosehomöostase*, ohne die Insulinsekretion zu steigern. Die Thiazolidindione bewirken eine Steigerung der Transcription des Adiponectingens im Fettgewebe mit anschließender erhöhter Synthese und Sekretion des Adiponectins. Ein Mangel an Adiponectin bei adipösen Personen trägt infolge einer Dyslipidämie und Insulinresistenz zur Entstehung des Diabetes mellitus Typ II bei. *Adiponectin* gehört, gemeinsam mit dem im nächsten Kapitel zu erörternden *Resistin*, zu den *Verbindungsgliedern* zwischen *Adipositas* und *Insulinresistenz*.

23.2.12. Resistin

Auch das *Resistin* ist ein Hormon der Fettzellen. Es hemmt die *Differenzierung* von *Adipocyten* und wirkt *antagonistisch* zum *Insulin*. Bei *Adipositas* ist sein Spiegel im Blutplasma erhöht. Seine Zielgewebe sind das Fettgewebe, die Leber und die Muskulatur, an die es durch einen Oberflächenceptor ge-

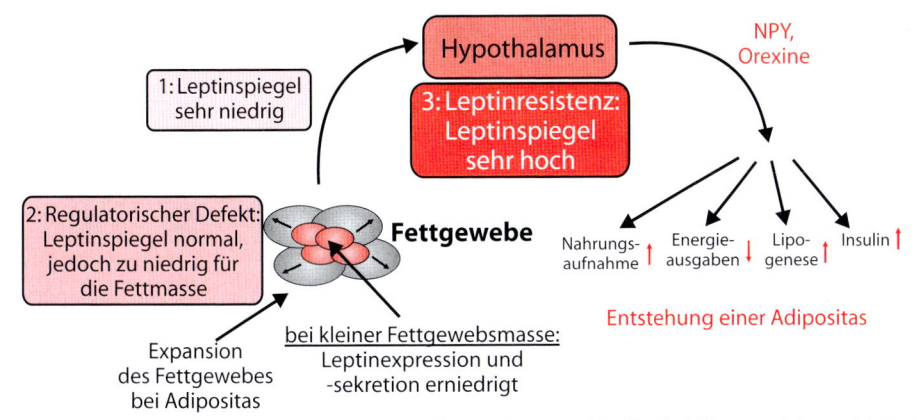

23.2. Auf den Intermediärstoffwechsel wirkende Hormone

Abb. 23.32: Pathogenese der durch Leptin verursachten Adipositas. Es gibt drei Wege, auf denen Veränderungen im Leptinsystem zu einer Adipositas führen können:
1. Leptinmangel
2. Leptinspiegel normal, jedoch zu gering für eine gegebene Fettmasse; Folge: die Fettmasse vergrößert sich bis ein adäquater Leptinspiegel erreicht ist
3. Leptinresistenz.

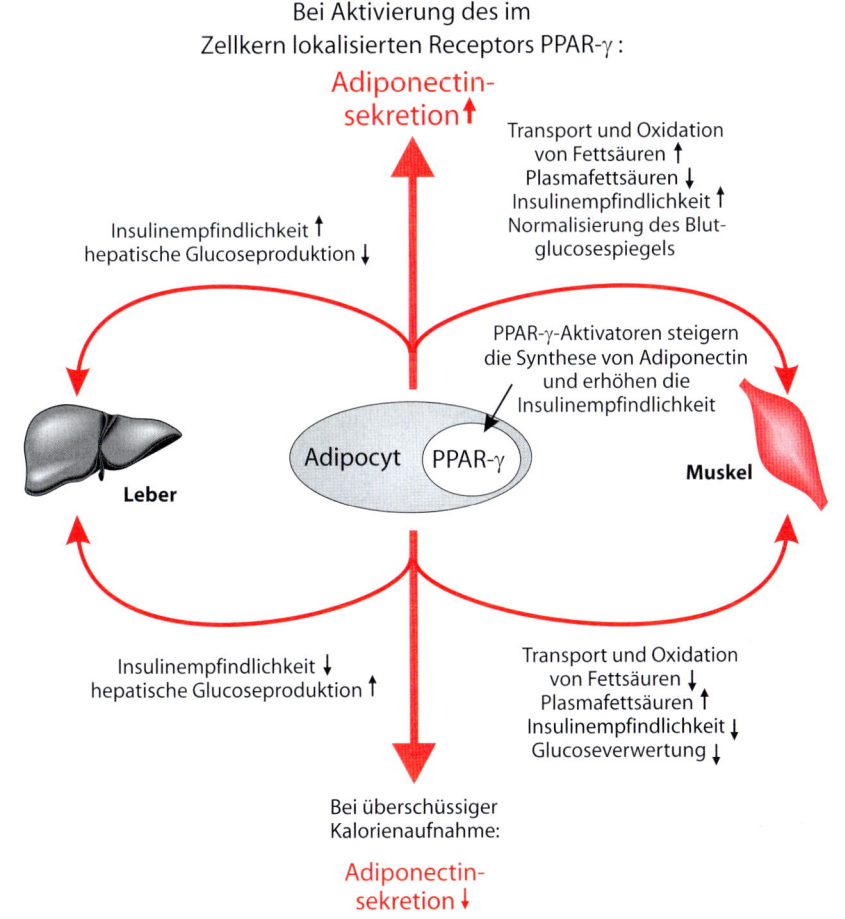

Abb. 23.33: Regulation der Sekretion des Fettgewebehormons Adiponectin und seine Wirkungen.

bunden wird. Der mit Resistin besetzte Resistinreceptor verursacht eine *Steigerung* der *Insulinresistenz* des betreffenden Gewebes (☞ Abb. 23.34).

Resistin wirkt *antagonistisch* zum Adiponectin und ist, gemeinsam mit diesem, ein wichtiges Verbindungsglied zur Insulinresistenz bei Adipositas und Diabetes mellitus Typ II. Einige *antidiabetisch* wirkende Pharmaka, nämlich die schon im vorhergehenden Kapitel genannten *Thiazolidindione*, steigern die Insulinempfindlichkeit dieser Gewebe und vermindern ihre Insulinresistenz, da sie, im Gegensatz zu ihrer steigernden Wirkung auf die Adiponectinexpression, die Resistinsekretion aus dem Fettgewebe erniedrigen und die Insulinempfindlichkeit des Fettgewebes, der Leber und der Muskulatur erhöhen sowie den Blutglucosespiegel normalisieren. Auch hier wirken diese Pharmaka durch ihre Bindung an den *Peroxisomen-Proliferator-aktivierten Receptor-γ* (PPARγ) des Zellkerns, jedoch *hemmen* sie die Expression des *Resistingens* (im Unterschied zum Adiponectingen, dessen Expression sie *steigern*). Dies hat die erniedrigte Resistinsekretion aus den Adipocyten zur Folge, die zu einer Senkung des Resistinspiegels im Blut unter der Wirkung dieser Pharmaka führt, so daß die Insulinresistenz der Insulinzielgewebe abnimmt.

23.3. Die Steuerung peripherer endokriner Drüsen durch das hypothalamisch-hypophysäre System

Der Hypothalamus produziert außer dem NPY und den Orexinen *zwei weitere sehr wichtige Gruppen von Hormonen:*

1. Hormone, die die Hormonproduktion und -sekretion im *Hypophysenvorderlappen* (HVL, Adenohypophyse) regulieren (freisetzend wirkende Hormone, Releasing Hormone [RH], *Liberine* und freisetzungshemmend wirkende Hormone, Release-Inhibiting-Hormone [IH], *Statine*). Die Liberine und Statine gelangen auf dem *Blutweg* durch die *Portalgefäße* unter Umgehung des großen Kreislaufes *direkt* in den HVL (☞ Abb. 23.35A).

2. Hormone, die durch Trägerproteine *axonal* über den *Tractus hypothalamohypophysialis* zum *Hypophysenhinterlappen* (HHL, *Neurohypophyse*) transportiert und von diesem an die Blutbahn abgegeben werden (*Vasopressin, Oxytocin*) (☞ Abb. 23.35B). Diese Hormone werden in neurosekretorischen Zellen des Hypothalamus synthetisiert, die zwei Besonderheiten haben:

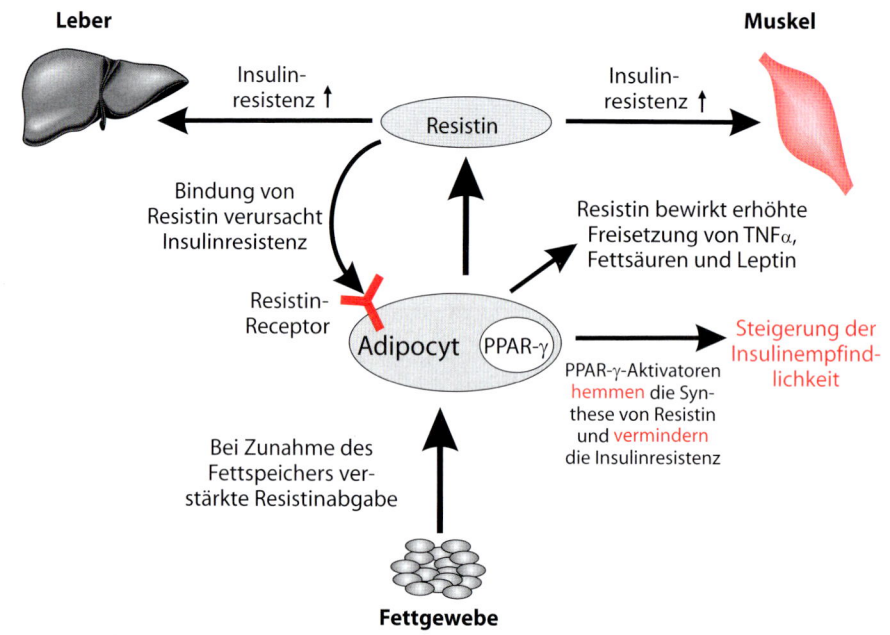

Abb. 23.34: Regulation der Sekretion des Fettgewebehormons Resistin und seine Wirkung auf die Insulinresistenz.

23.3. Die Steuerung peripherer endokriner Drüsen durch das hypothalamisch-hypophysäre System

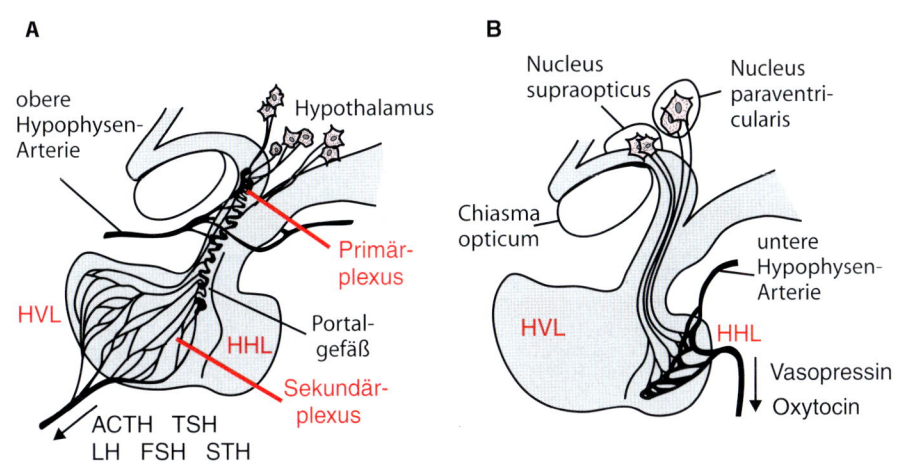

Abb. 23.35: Die Verbindungen zwischen Hypothalamus und Hypophyse.
A: Die Blutgefäßverbindungen zwischen Hypothalamus und Hypohysenvorderlappen (HVL).
B: Die nervalen Verbindungen zwischen den Kernen des Hypothalamus und dem Hypophysenhinterlappen (HHL).

1. Ihre Axone bilden keine Synapsen mit anderen Nervenzellen, sondern enden frei im HHL

2. In den Axonen lassen sich feine, vasopressin- und oxytocinenthaltende, *Granula* nachweisen, die im *Perikaryon* gebildet und durch das *Mikrotubulus-Kinesin-System* entlang des Axons in den HHL transportiert werden. Vasopressin und Oxytocin werden im HHL gespeichert und von diesem bei Bedarf an das Blut abgegeben.

23.3.1. Die Liberine und Statine des Hypothalamus

Der Hypothalamus besitzt als *Steuerzentrale* des *endokrinen* und *vegetativen Systems* Areale von Receptoren zur Verarbeitung von Informationen aus dem Großhirn und bestimmter peripherer endokriner Drüsen. Vom Großhirn empfängt er, vermittelt durch Neurotransmitter, Informationen, die in spezifischen neuronalen Kernen zur Synthese und Sekretion von Neurohormonen führen. Die Sekretion von Hormonen aus dem Hypothalamus wird gesteuert:

1. *nerval* (Angst, Schreck, Schlaf, Hunger, Durst, Hitze, Kälte) durch die Hirnrinde, das limbische System (Hippocampus, Nucleus amygdala und Septumregion) sowie den Thalamus und von Nervenfasern des Rückenmarkes

2. *hormonal* mittels Rückkopplung durch die Hormone peripherer endokriner Drüsen (Nebennierenrinde, Schilddrüse, Gonaden).

Die Hypothalamushormone sind Peptidhormone, das kleinste von ihnen, das Thyroliberin (TRH), besteht aus nur drei Aminosäuren. Sie werden aus hochmolekularen Vorläufermolekülen durch limitierte Proteolyse gebildet. Es sind *neun hypophyseotrope Hypothalamuswirkungen* bekannt (zwei Wirkungen, die des Folliberins und Luliberins, werden von ein und demselben Oligopeptid, dem "*Gonadoliberin*" ausgeübt):

1. *Thyreoliberin* (Thyreotropin-Releasing Hormon, TRH)

2. *Corticoliberin* (Corticotropin-Releasing Hormon, CRH)

3. *Folliberin* (Follitropin-Releasing Hormon, FRH)

4. *Luliberin* (Lutropin-Releasing Hormon, LRH)

5. *Somatoliberin* (Somatotropin-Releasing Hormon, SRH)

6. *Somatostatin* (Somatotropin-Release-Inhibiting Hormon, SIH)

7. *Melanoliberin* (Melanotropin-Releasing Hormon, MRH)

8. *Melanostatin* (Melanotropin-Release-Inhibiting-Hormon, MIH)

9. *Prolactostatin* (Prolactin-Release-Inhibiting Hormon, PIH)

Die Hypothalamushormone werden im HVL an G-Protein-gekoppelte Receptoren gebunden und ihre Wirkungen im HVL werden entweder durch cAMP oder durch DAG und IP$_3$ vermittelt.

23.3.2. Hormone des Hypophysenvorderlappens

Alle Hormone des HVL haben Proteinnatur. Sie werden in spezifischen Zelltypen des HVL produziert (☞ Abb. 23.36):

- *Somatotropin* (Wachstumshormon, somatotropes Hormon, STH) besteht aus 191 Aminosäuren
- das auf die NNR wirkende *Corticotropin* (Adrenocorticotropes Hormon, ACTH) besteht aus 39 Aminosäuren
- das auf die Schilddrüse wirkende *Thyreotropin* (Thyreoidea-stimulierendes Hormon, TSH) ist ein Proteindimer, seine α-Kette enthält 92 und seine β-Kette 110 Aminosäurereste
- das auf die Gonaden wirkende *Follitropin* (Follikelstimulierendes Hormon, FSH) ist ein Proteindimer, dessen α-Kette 92 und dessen β-Kette 115 Aminosäurereste enthält

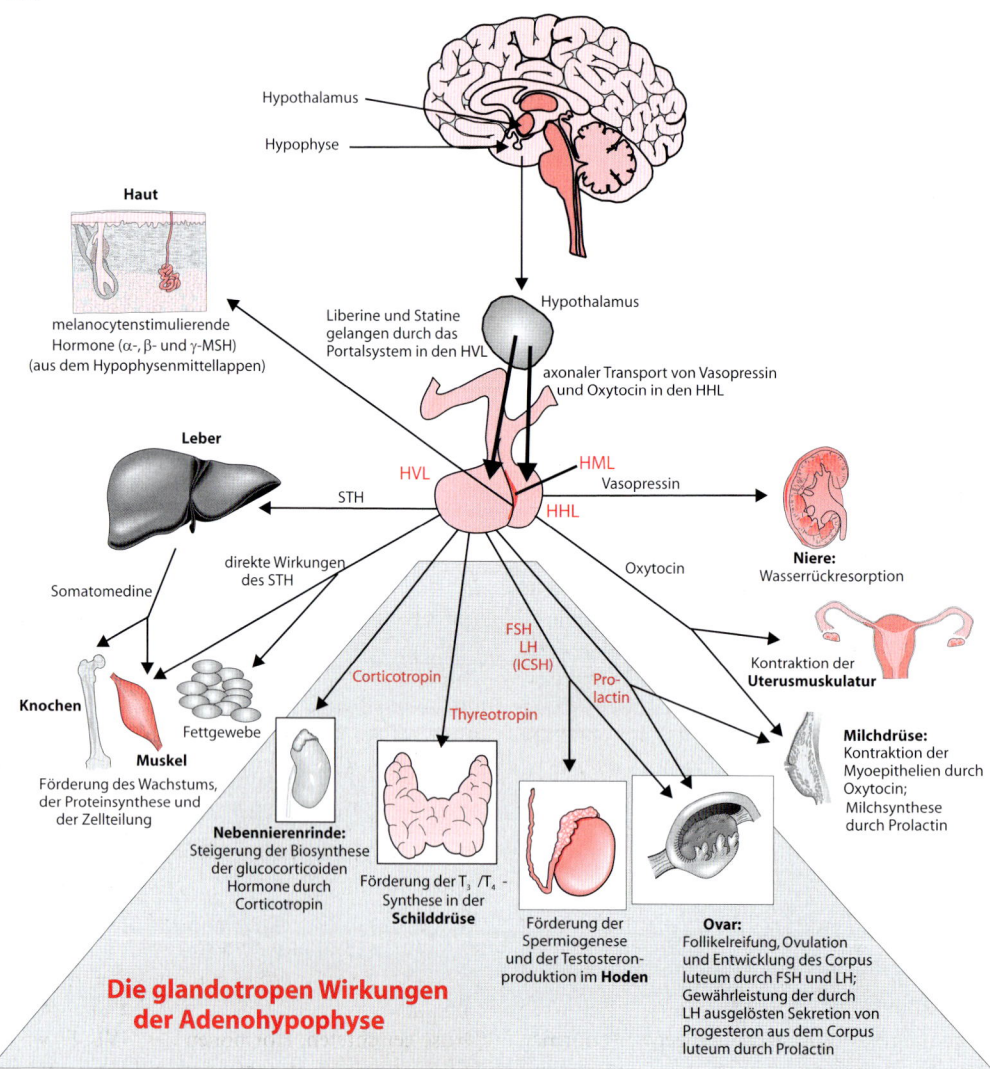

Abb. 23.36: Die Hormone des Hypothalamus und der Hypophyse.

- das ebenfalls auf die Gonaden wirkende *Lutropin* (Luteinisierendes Hormon, *LH*; *LH* ist identisch mit dem *Interstitielle Zellen-stimulierenden Hormon* des Mannes; *ICSH*) ist ein Proteindimer; seine α-Kette enthält 92 und seine β-Kette enthält 118 Aminosäurereste; die α-Ketten des TSH, FSH und LH sind identisch
- das auf die Milchdrüsen wirkende *Prolactin* (Luteotropes Hormon, Lactotropes Hormon; LTH) ist dem Somatotropin ähnlich und besteht aus 198 Aminosäureresten
- das auf den Fettstoffwechsel wirkende *Lipotropin* (Lipotropes Hormon) enthält 91 Aminosäuren
- das *Melanotropin* (Melanocytenstimulierende Hormone, MSH) kommt in drei Formen, dem α-, β-, γ-MSH, vor; diese enthalten eine unterschiedliche Zahl von Aminosäureresten (zwischen 10 und 25) und werden aus der *Pars intermedia* (*Hypophysenmittellappen*) sezerniert.

23.3.3. Regulation der Sekretion von Cortisol aus der NNR

23.3.3.1. Das CRH des Hypothalamus steuert das Corticotopin

Die Corticotropinfreisetzung aus der Adenohypophyse steht unter der Kontrolle des *Corticotropin-Releasing-Hormons* (CRH) (☞ Abb. 23.37). Dieses Neuropeptid besteht aus 41 Aminosäuren und wird im *Nucleus paraventricularis* des Hypothalamus als Antwort auf einen akuten physischen oder psychischen Streß sezerniert. CRH stimuliert die Sekretion von Corticotropin aus der Adenohypophyse und spielt eine führende Rolle in der Kontrolle des Streßgeschehens durch das Hypothalamus-Hypophysen-NNR-System. Die CRH-Wirkung auf die Adenohypophyse wird durch cAMP als second messenger durch einen G_s-Protein-gekoppelten CRH-Receptor vermittelt. Seine Signalbahn in der Adenohypophyse führt zu zwei Wirkungen: CRH erhöht 1. die Expression des POMC-Gens und steigert 2. die Freisetzung von Corticotropin. Im Blutplasma und in bestimmten Arealen des Gehirns wurde ein *CRH-Bindungsprotein* identifiziert, das in der Lage ist, *CRH zu inaktivieren*. In der Schwangerschaft ist CRH stark erhöht, der Plasma-Corticotropinspiegel hingegen ist normal. Seine Quelle ist dann die Placenta, die in der Lage ist, CRH zu synthetisieren (über die Funktion des CRH bei der Kontrolle der *Energiehomöostase* ☞ Kap. 31.).

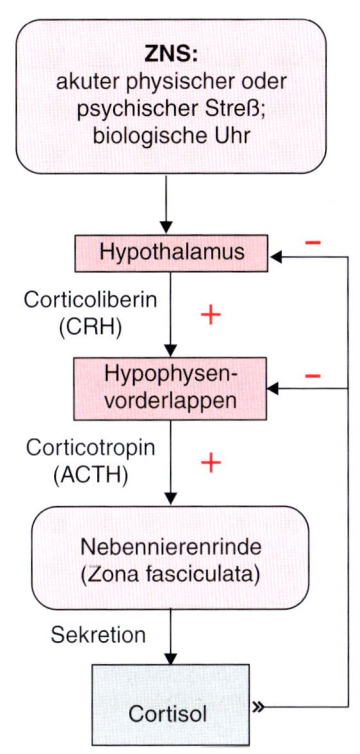

Abb. 23.37: Die Steuerung der Corticotropinsekretion aus dem HVL und der Cortisolausschüttung aus der NNR.

23.3.3.2. Die glandotrope Wirkung des Corticotropins

Corticotropin, auch als **adrenocorticotropes Hormon** (*ACTH*) bezeichnet, wird in den basophilen, corticotropen β-Zellen der *Adenohypophyse* zunächst in Form des *Vorläuferproteins* POMC synthetisiert, aus dem durch proteolytische Aufbereitung neben dem *Corticotropin* weitere Hormone (*Lipotropin und MSH*) sowie Peptidneurotransmitter (β-*Endorphin und Met-Enkephalin*) gebildet werden (☞ Abb. 23.3). Das Corticotropin wird in den β-Zellen des HVL in Sekretgranula gespeichert und aus diesen, zusammen mit den anderen Peptidspaltprodukten des POMC, durch *Exocytose* freigesetzt. Das Corticotropin gehört zu den *glandotropen*, also zu den auf eine periphere endokrine Drüse gerichteten, Hormonen des HVL. Es wirkt auf die *Zona fasciculata* der *Nebennierenrinde* (NNR). Das CRH, folglich auch das Corticotropin, werden pulsierend sezerniert. Täglich gibt es etwa 7 bis 10 kurze Sekretionsperioden, die vorwiegend morgens auftreten und zu einem Anstieg des Plasmacortisols führen. Die Regulation der Sekretion von CRH und Corticotropin ist in Abb. 23.37 dargestellt. Das Corticotropin steigert in der NNR die Biosynthese des Cortisols aus Cholesterin und bewirkt dadurch eine Erhöhung der Cortisolsekretion. Eine Erhöhung der Cortisolkonzentration im Blut führt 1. zu einer Hemmung der CRH-Freisetzung aus dem Hypothalamus und damit zu einer Erniedrigung der Corticotropinsekretion, 2. zur Unterdrückung der Expression des POMC-Gens in der Adenohyphase. So entsteht zwischen der Aktivität der NNR - gemessen am Blutspiegel des Cortisols - und dem Hypothalamus sowie der Hypophyse ein Regelkreis mit *Rückkopplungshemmung*.

Die Wirkung des Corticotropins auf das Spektrum der NNR-Hormone ist quantitativ abgestuft. Ist aus irgendeinem Grunde die Synthese von Cortisol mangelhaft, so daß dessen negative Rückkopplung auf das Hypothalamus-HVL-System vermindert ist, kann eine fortwährend *hohe Corticotropinsekretion* eine *Überproduktion* von *Androgenen* in der NNR bewirken und zur Ausbildung der verschiedenen Formen des *adrenogenitalen Syndroms* führen. Auch *Aldosteron* wird unter diesen Umständen vermehrt sezerniert.

23.3.3.3. Übersicht über die in der NNR produzierten Hormone

Die NNR ist ein lebenswichtiges endokrines Organ, dessen Entfernung innerhalb sehr kurzer Zeit zum Tode führt. Die von ihr produzierten Hormone sind *Steroide*. Die drei aus der Nebennierenrinde stammenden Hormongruppen - *Glucocorticoide*, *Mineralocorticoide*, *Sexualhormone* - werden jeweils in einer der drei histologisch unterscheidbaren, jedoch nicht scharf voneinander abgegrenzten, Schichten der NNR gebildet:

- die Bildung des *Aldosterons* (Mineralocorticoid) erfolgt in der dünnen *Zona glomerulosa*, die direkt unter der Bindegewebskapsel liegt

- die Biosynthese des Glucocorticoids *Cortisol* geht in der zweiten und mächtigsten Schicht, der *Zona fasciculata*, die aus großen und cholesterinreichen, stark mit endoplasmatischem Reticulum durchsetzten Zellen besteht, vor sich

- die Bildung von *Sexualhormonen* erfolgt in der innersten Schicht, der *Zona reticularis*, die aus lockeren, netzartig angeordneten Zellsträngen besteht.

Die Hauptvertreter der drei Gruppen der NNR-Hormone sind (☞ Abb. 23.38):

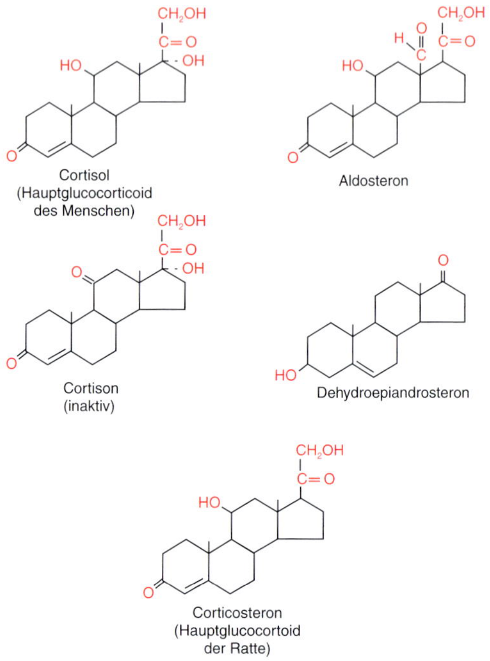

Abb. 23.38: Die Steroidhormone der Nebennierenrinde.

- das wichtigste *glucocorticoide Hormon* ist das *Cortisol*; sein Dehydrierungsprodukt, das *Cortison*, ist hormonal inaktiv; *Corticosteron* ist für den Menschen ohne Bedeutung, ist aber das Hauptglucocorticoid der Ratte

- das wichtigste *mineralocorticoide Hormon* ist das *Aldosteron*

- von den Sexualhormonen werden in der Nebennierenrinde das zu den *Androgenen* gehörende *Dehydroepiandrosteron* sowie *Estrogene* und *Gestagene* synthetisiert. In pathologischen Situationen aber können von ihnen sehr große Mengen aus der NNR ausgeschüttet werden und schwerwiegende pathologische Folgen haben.

23.3.3.4. Biosynthese und Wirkungen des Cortisols

Die Steroidhormone der NNR werden aus dem Cholesterin gebildet. Die NNR enthält große Mengen Cholesterin, vor allem in veresterter Form, das entweder in der NNR selbst synthetisiert wird oder aus der Leber stammt und auf dem Blutweg in die NNR gelangt. Die Zellen der *Zona fasciculata* tragen auf ihrer Oberfläche den *ApoB-Receptor*, der sie zur geregelten Aufnahme von Cholesterin aus den LDL befähigt. Kommt es nach längerer Einwirkung von Corticotropin auf die NNR als Folge einer gesteigerten Glucocorticoidsynthese zu einer Abnahme des intrazellulären Cholesterinspiegels, wird die Zahl der ApoB-Receptoren auf der Zelloberfläche durch Neusynthese erhöht. Das die Biosynthese der Glucocorticoide fördernde Corticotropin wird an einen G_s-Protein-gekoppelten Oberflächenreceptor der Zellen der *Zona fasciculata* gebunden und bewirkt durch sein Signalwandlungssystem die Aktivierung der cAMP-abhängigen Proteinkinase A. Diese aktiviert durch Phosphorylierung eine *Cholesterinesterhydrolase*, die Cholesterin aus intrazellulären Lipidtröpfchen, in denen es als Ester verteilt ist, freisetzt. Mittels eines Trägerproteins wird Cholesterin in die Mitochondrien transportiert, wo seine Umwandlung in das Cortisol beginnt (☞ Abb. 23.39):

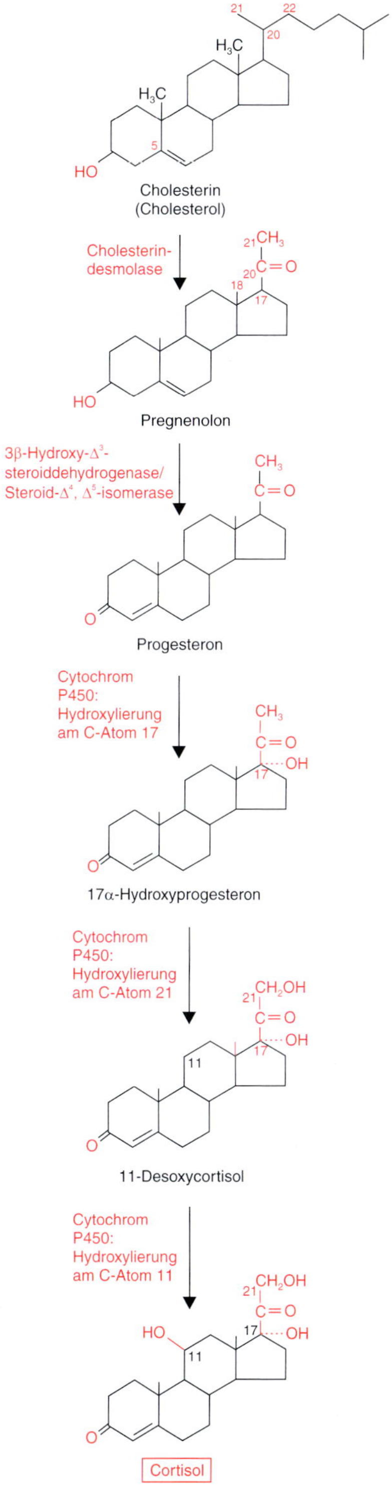

Abb. 23.39: Biosynthese von Cortisol.

1. aus dem *Cholesterin* wird zunächst *Pregnenolon* gebildet; dabei wird die Seitenkette zwischen den C-Atomen 20 und 22 abgespalten und eine Ketogruppe am C-Atom 20 eingeführt; dies ist der geschwindigkeitsbestimmende Schritt der Cortisolbiosynthese; das hierfür zuständige Enzym gehört in die Gruppe der Cytochrom P450-Enzyme und wird als *Cholesterindesmolase* bezeichnet; sie ist an die innere Mitochondrienmembran gebunden

2. Pregnenolon tritt aus den Mitochondrien aus und wird am glatten ER $NADP^+$-abhängig durch die bifunktionelle *3β-Hydroxy-Δ^3-steroiddehydrogenase/Steroid-Δ^4,Δ^5-isomerase* in *Progesteron* umgewandelt (die *Steroid-Δ^4,Δ^5-isomerase* katalysiert im Pregnenolon die Wanderung der Doppelbindung von C-Atom 5 nach C-Atom 4); das als *Gestagen* wirkende Progesteron ist nicht nur Ausgangsprodukt für die Synthese von Cortisol sondern auch anderer Steroidhormone

3. Progesteron wird durch ein am C-17 spezifisch angreifendes Cytochrom P450 ("Steroid 17α-hydroxylase") zu *17α-Hydroxyprogesteron* hydroxyliert

4. 17α-Hydroxyprogesteron wird danach durch ein am C-21-spezifisch angreifendes Cytochrom P450 ("Steroid 21-hydroxylase") zu *11-Desoxycortisol* hydroxyliert

5. 11-Desoxycortisol wandert zurück in das Mitochondrium, wo es durch ein weiteres Cytochrom P450 ("Steroid 11β-hydroxylase") am C-Atom 11 zu *Cortisol* hydroxyliert wird.

Regulation der Sekretion von Cortisol; das Stressgeschehen. Die Biosynthese und Sekretion des Cortisols wird durch einen Rückkopplungsmechanismus gesteuert, der in Abb. 23.37 gezeigt ist. Als übergeordnete endokrine Organe fungieren der Hypothalamus und die Adenohypophyse. Das Corticotropin der Adenohypophyse stimuliert die Biosynthese und Sekretion des Cortisols. Das Corticotropin wiederum wird unter Einwirkung des CRH freigesetzt. Das sezernierte Cortisol wirkt auf den Hypothalamus zurück und bremst durch Verminderung der CRH-Sekretion die Freisetzung des Corticotropins. Beim Menschen ist das Cortisol der wirksamste Regulator der Corticotropinsekretion. Steigt der Cortisolspiegel im Blut an, sinkt der Corticotropinspiegel im Blut, während bei niedrigem Cortisolspiegel die Corticotropinsekretion stimuliert wird und sein Spiegel ansteigt.

Die *Corticotropinsekretion* wird auch durch das ZNS gesteuert. Bei länger andauernden Belastungen des Organismus, z.B. bei Hitze, Kälte, Hunger, Durst, Strahleneinwirkungen, Infektionen, Verletzungen oder psychischen Belastungen ("Streß") kommt es zu einer gesteigerten CRH-Sekretion aus dem Hypothalamus, die eine erhöhte Sekretion von Corticotropin aus der Adenohypophyse nach sich zieht und eine Vergrößerung der NNR sowie eine verstärkte Bildung und Sekretion von *Cortisol* und von *Aldosteron* bewirkt. Dies ist eine gegen die streßverursachenden Belastungen gerichtete *Schutzmaßnahme* des Organismus. Die Summe aller Reaktionen des menschlichen Organismus auf derartige Einwirkungen wird "*Allgemeines Anpassungssyndrom*" genannt. Dabei kommt es zu einer Atrophie des Thymus und anderer lymphatischer Organe bei gleichzeitigem *Abfall* der *eosinophilen Granulocyten* und *Lymphocyten*. Heute spricht man auch bei psychisch oder physisch bedingter vermehrter Ausschüttung von *Adrenalin* und *Noradrenalin* aus dem NNM von einem Streßgeschehen. *Cortisol* und die *Katecholamine* schützen den Organismus vor den Belastungen eines derartigen Streßgeschehens, was man daraus ableiten kann, daß Streß bei Nebenniereninsuffizienz sehr viel rascher zum Tode führt als bei voll funktionsfähiger Nebenniere.

Die Wirkungen des Cortisols im Stoffwechsel. Cortisol wirkt auf den *Kohlenhydrat-, Eiweiß-* und *Fettstoffwechsel.* Es wird durch *erleichterte Diffusion* aus dem Blutplasma in seine Zielzellen aufgenommen und dort an den *intrazellulären Cortisolreceptor* gebunden. Der Cortisol-Receptor-Komplex steigert im Zellkern durch Transcriptionsaktivierung die Expression bestimmter Gene, z.B. der Gene von Schlüsselenzymen der *Gluconeogenese* und *Glycogensynthese*.

Die Wirkungen des Cortisols auf den Stoffwechsel sind (☞ Abb. 23.40):

- Erhöhung des *Proteinkatabolismus* im Muskel, in der Haut, in Lymphocyten und in anderen Zellen; dies führt zur Freisetzung von Aminosäuren und zu einer Erhöhung des Aminosäurespiegels im Blut
- Steigerung der hepatischen Gluconeogenese aus den freigesetzten Aminosäuren

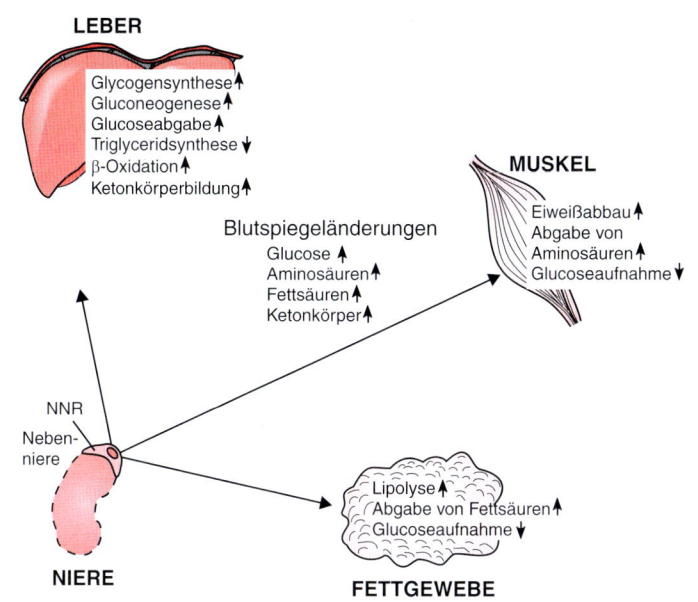

Abb. 23.40: Die Stoffwechselwirkungen des Cortisols.

- Erniedrigung der Aufnahme und Verwertung von Glucose im Muskel, Fettgewebe und in anderen peripheren Geweben; in diesen Geweben wirken dann Aminosäuren und Fettsäuren als Energielieferanten.
- Erhöhung des Blutglucosespiegels
- Steigerung der Glycogenbildung in der Leber (Cortisol erniedrigt innerhalb von 3-4 Stunden die Aktivität der Glycogenphosphorylase und steigert die Aktivität der Glycogensynthase; beide Wirkungen sind von der Proteinsynthese abhängig)
- negative Stickstoffbilanz sowie Steigerung der Kreatin- und Uratausscheidung
- Steigerung der Lipolyse im Fettgewebe und Erhöhung der unveresterten Fettsäuren im Blut
- Erhöhung der Ketonkörper im Blut und Acidose durch Steigerung der Ketonkörperbildung in der Leber

Ein Vergleich der *Cortisolwirkungen* mit denen des *Insulins* offenbart den Antagonismus beider Hormone im Stoffwechsel der Kohlenhydrate, Fette und Eiweiße.

Das Cortisol ist ein Antagonist von Insulin und Leptin auch in der Kontrolle der Energiehomöostase. Das Cortisol fördert die Sekretion des Neuropeptids Y (NPY) und ist aus diesem Grunde an der Einstellung der *Energiehomöostase* beteiligt.

Eine Adrenalektomie führt im Tierexperiment zu einer verminderten NPY-Sekretion und damit zu einer verminderten Nahrungsaufnahme. Ein Gewichtsverlust infolge unzureichender Nahrungszufuhr bewirkt im Blutplasma eine Erniedrigung der Leptin- und Insulinspiegel, jedoch eine Steigerung des Cortisolspiegels. Diese Kombination im hormonalen Milieu bewirkt eine Erhöhung der Sekretion des Neuopeptids Y und die Verstärkung von Signalbahnen, die zu einer Appetitsteigerung und Körpergewichtszunahme führen. Die Signalbahnen des *Melanocortins* und des *CRH* werden unter diesen Bedingungen unterdrückt (☞ Kap. 31.13.).

Weitere Wirkungen des Cortisols. Eine Überdosierung von Cortisol (bzw. von synthetischen Glucocorticoiden) oder eine Überfunktion der NNR können zu einer *Abnahme* der *Skelettmuskulatur* und zu *Muskelschwäche*, zu einer *Atrophie der Haut*, zu einer Ausbildung von Streifen in der Haut, die auf ein Einreißen des stützenden Bindegewebes zurückzuführen ist, und zu einer *Osteoporose* als Folge der Schädigung des Proteinstoffwechsels der Knochensubstanz führen. Nach Injektion von Cortisol tritt eine Verminderung der eosinophilen Zellen und der Lymphocyten ein. Bei länger andauernder Cortisolzufuhr nehmen die lymphatischen Gewebe (Thymus, Milz, Lymphknoten) ab. Die Zahl der Blutplättchen kann unter einer Cortisoltherapie ansteigen und die Thrombose- und Emboliegefahr zunehmen. Man beobachtet auch hemmende Wirkungen des Cortisols auf Wundheilungsvorgänge, die auf eine hormonbedingte Hemmung der kollagenbildenden Zellen zurückzuführen sind. Cortisol wirkt *entzündungshemmend* und hemmt *allergische* Reaktionen des Organismus. Hohe Dosen Cortisol unterdrücken die Antikörperbildung und verhindern die Abstoßung transplantierter Gewebe.

Synthetische Glucocorticoide. Die synthetischen Glucocorticoide (*Prednison, Prednisolon, Dexamethason* u.a.) sind wesentlich wirksamer als Cortisol (☞ Abb. 23.41). *Prednisolon* wirkt stärker entzündungshemmend als Cortisol. Die Hauptanwendungsgebiete der synthetischen Glucocorticoide sind rheumatische und allergische Erkrankungen sowie Kollagenkrankheiten. Sie finden auch als immunsuppressiv wirkende Pharmaka Anwendung. Ihre gegenüber dem Cortisol stärkere Wirksamkeit ist auf ihre größere Affinität zu den hormonalen Receptoren und auf ihren wesentlich langsameren Abbau im Organismus zurückzuführen. Das entzündungshemmend wirkende *Dexamethason* ist dreißigmal wirksamer als das Cortisol.

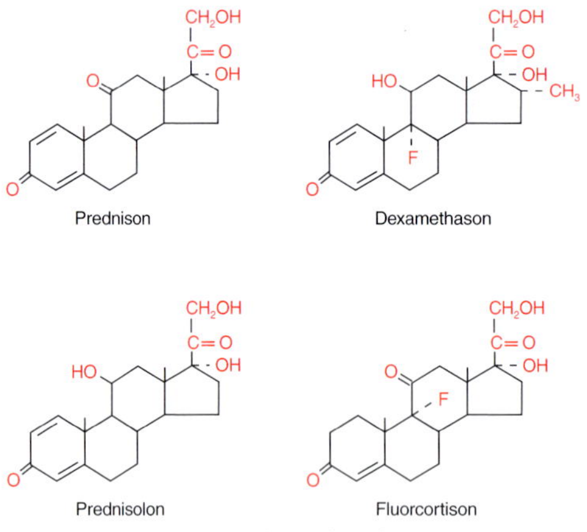

Abb. 23.41: Einige synthetische Glucocorticoide.

Transport der Nebennierenrindenhormone im Blut. Die Steroidhormone der Nebennierenrinde werden im Blutplasma durch Bindung an spezifische Proteine transportiert, die zur α-Globulinfraktion gehören. Das *cortisolbindende Globulin* heißt *Transcortin*; es bindet auch *Progesteron*. Albumin vermag ebenfalls Steroidhormone zu binden.

Abbau und Ausscheidung der NNR-Hormone. Die beiden Nebennierenrinden des Menschen produzieren zusammen pro Tag 5-25 mg Cortisol und 30-80 µg Aldosteron. Die *Erneuerungsrate* der Steroidhormone ist relativ hoch. Die *biologische Halbwertszeit* des *Cortisols* beträgt etwa 4 Stunden. Der Abbau der NNR-Hormone erfolgt vorwiegend in der Leber durch NAD(P)H-abhängige Reduktion ihrer Ketogruppe am C-Atom 3 und durch NADPH-abhängige Hydrierung der Doppelbindung im A-Ring. Die so entstehenden Tetrahydroderivate, z.B. das *Tetrahydrocortisol*, werden dann in der Leber mit *Glucuronat* oder *Sulfat* konjugiert und nach ihrem Übertritt in das Blut durch die *Niere* ausgeschieden. Ein Teil des Cortisols erleidet eine Abspaltung der Seitenkette am C-Atom 17. Dann trägt das C-Atom 17 eine Ketogruppe. Zusammen mit den Metaboliten der Androgene führt diese Gruppe von Abbauprodukten den Namen *17-Ketosteroide* (☞ Abb. 23.53). Nur ein kleiner Teil der inaktivierten NNR-Hormone verläßt den Körper über die Galle durch den Darm, aus dem sie teilweise über den *enterohepatischen Kreislauf* wieder rückresorbiert werden. Oral verabreichte Corticosteroide gelangen nach ihrer Resorption auf dem Weg über die Pfortader sofort in die Leber und werden dort inaktiviert. Das ist der Grund dafür, daß bei oraler therapeutischer Anwendung wesentlich größere Mengen an Steroidhormonen verabreicht werden müssen als bei parenteraler Applikation.

23.3.3.5. Die Bedeutung der 11β-Hydroxysteroiddehydrogenasen

Für die Umwandlungen der Steroidhormone ineinander haben die *Hydroxysteroiddehydrogenasen* eine große Bedeutung. Diese Enzyme sind physiologisch bedeutungsvolle Regulatoren der Signalwandlungsbahnen der Steroidhormone. Von Bedeutung sind die *3α-, 3β-, 11β- und 17β-Hydroxysteroiddehydrogenasen*. Für den Stoffwechsel des Cortisols ist die *11β-Hydroxysteroiddehydrogenase (11β-HSD)* besonders wichtig. Dieses Enzym katalysiert die reversible NAD(P)-abhängige Umwandlung des Cortisols zum hormonal inaktiven Cortison (☞ Abb. 23.42).

Die Receptoren der Corticosteroide. Es gibt zwei Typen von *Corticosteroid-Receptoren*:

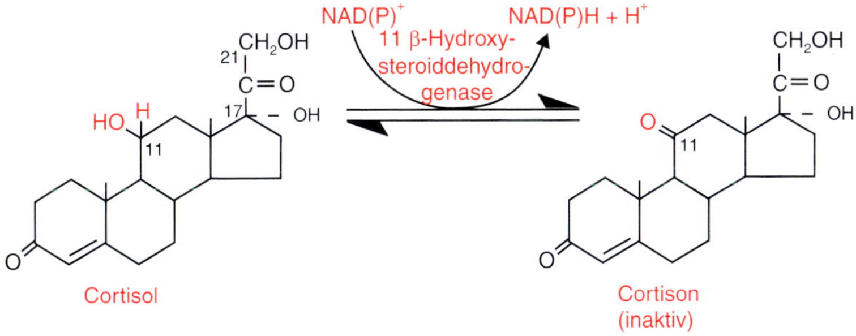

Abb. 23.42: Katalyse der 11β-Hydroxysteroiddehydrogenase: die NAD(P)⁺-abhängige Dehydrogenierung von Cortisol zum inaktiven Cortison.

- die *Mineralocorticoid-Receptoren* (MR oder Typ I-Receptoren)
- die *Glucocorticoid-Receptoren* (GR oder Typ II-Receptoren).

Die GR werden in den *meisten Geweben* exprimiert. Sie binden *Cortisol* mit *hoher* und *Aldosteron* mit *niedriger Affinität*. Die MR werden demgegenüber nur in wenigen Geweben exprimiert. Im Hippocampus und im Herzen bindet MR Aldosteron und Cortisol mit gleichen Affinitäten, in den *Zielgeweben* des *Aldosterons* jedoch (*distales Nephron*, Speicheldrüsen, Schweißdrüsen und Dickdarmschleimhaut) sind die MR *in vivo* - trotz identischer Struktur mit dem MR in den anderen Geweben - ausschließlich mit Aldosteron besetzt. *In vitro* hingegen bindet der aus den letztgenannten Geweben gereinigte oder rekombinante MR auch das Cortisol. Dieses Phänomen bezeichnet man als *MR-Paradoxon*.

Ursache des MR-Paradoxons. Das MR-Paradoxon findet seine Erklärung durch die Wirkung der *11β-Hydroxysteroiddehydrogenase*. Ihre Funktion ist die entscheidende Determinante für die Corticoidwirkungen auf zellulärer Ebene. Im Blut liegt ein wenigstens *zehnfacher Überschuß* an zirkulierendem, an das cortisolbindende Globulin des Blutplasmas reversibel gebundenem, *Cortisol* gegenüber dem zirkulierenden *Aldosteron* vor. Deshalb ist es nicht überraschend, daß die MR im Hippocampus und im Herzen *in vivo* nahezu vollständig durch Cortisol besetzt sind. In den Zielgeweben des Aldosterons aber sind die MR trotz des Cortisolüberschusses im Blut *in vivo* selektiv mit Aldosteron, besetzt. Die Ursache dieses Phänomens ist nicht im Receptor selbst begründet, sondern in der Wirkung einer Isoform der 11β-Hydroxysteroiddehydrogenase, dem *Isoenzym 11β-HSD-2* dieser Gewebe, das das Cortisol sofort nach seinem Eintritt in die Zellen in das inaktive und an MR nicht bindende Cortison umwandelt. Da das Aldosteron von dem Enzym nicht umgesetzt wird, bindet es allein an MR und kann so, unbeeinflußt durch Cortisol, seine Wirkungen in seinen Zielgeweben entfalten.

Scheinbarer Mineralocorticoidüberschuß. Es wurde ein relativ seltener Defekt im Gen des 11β-HSD-2-Isoenzyms entdeckt. Mutationen in diesem Gen führen zur Inaktivierung des Enzyms und zur Entstehung einer vererbbaren Krankheit, die als *scheinbares Mineralocorticoidüberschuß-Syndrom* bezeichnet wird. Bei diesen Patienten bindet Cortisol, da es nicht in Cortison umgewandelt wird und deshalb ansteigt, an MR, aktiviert diesen Receptor und löst dadurch Aldosteronwirkungen aus (Na⁺-Retention, Hypokaliämie, Bluthochdruck). Diese Erkrankung wird auch als "Cushing-Krankheit der Niere" bezeichnet, denn die Nieren sind die Hauptorte der Umwandlung von Cortisol zu Cortison. Auch bei anderen Erkrankungen wurde ein Mangel bzw. eine erniedrigte Aktivität an der 11β-HSD-2 festgestellt, z.B. bei manchen Formen der *essentiellen Hypertonie*. Im Harn dieser Patienten ist das Verhältnis von Cortisol/Cortison höher als bei normaler Aktivität des Enzyms.

23.3.3.6. Pathobiochemische Aspekte der NNR-Funktion

Cushing-Syndrom. Bei Überproduktion von Cortisol entsteht ein Krankheitsbild, das als *Cushing-Syndrom* bezeichnet wird. Als Ursachen kommen *Tumoren der Nebennierenrinde* (*Cortisolüberproduktion*) oder *Geschwülste der Hypophyse* (*Corticotropinüberproduktion*) in Betracht. Auch eine Überdosierung von therapeutisch verabreichten synthetischen glucocorticoiden Hormonen kann zu Symptomen führen, die dem Morbus Cushing entsprechen. Das Krankheitsbild des M. Cushing läßt sich aus den Wirkungen des Cortisols ableiten:

- Neigung zu Diabetes mellitus (*Steroiddiabetes*)
- Muskelschwund, Hautdystrophien und Osteoporose
- Fettablagerungen am Körperstamm und im Gesicht
- Verminderung der Abwehrfunktion und Erhöhung der Infektanfälligkeit
- bei Frauen findet man *Amenorrhoe, Virilismus* und *Hirsutismus*, da dabei auch die NNR-Androgene vermehrt ausgeschüttet werden.

Mangel an Glucocorticoiden. Eine *Minderproduktion* von *Cortisol* entsteht fast immer durch Ausfall bzw. mangelhafte Produktion von CRH oder Corticotropin. Ein Mangel an Cortisol kann jedoch auch bei einem *genetischen Defekt* in seiner Synthese entstehen. Im Vordergrund steht dabei ein Defekt im Gen der *Steroid-21-hydroxylase*, der die Umwandlung von 17α-Hydroxyprogesteron in 11-Desoxycortisol verhindert, so daß die Synthese von Cortisol unterbleibt (☞ Abb. 23.39). Der Defekt führt infolge des Ausfalls der negativen Rückkopplung auf den Hypothalamus und den HVL zu einer vermehrten Corticotropinsekretion und zu einer fortgesetzten Stimulierung der NNR. Folgen sind eine adrenale Hyperplasie und eine *Überproduktion* von *Cortisolvorstufen*, nämlich von 17α-Hydroxyprogesteron, Progesteron und Pregnenolon. Das 17α-Hydroxyprogesteron wird verstärkt zur Synthese von *männlichem Sexualhormon* benutzt, indem es unter Abspaltung der Seitenkette zu Androstendion und Testosteron umgewandelt wird (☞ Abb. 23.51). Dadurch kommt es zur Entwicklung des *adrenogenitalen Syndroms* (*kongenitale NNR-Hyperplasie*), das bei Mädchen zu einer Vermännlichung (*Virilisierung*: Bartwuchs, Ausbildung von männlichen und Rückbildung der weiblichen Geschlechtsmerkmale; starke Muskelentwicklung; Mißbildung der Genitalien) und bei Knaben zu frühzeitiger Geschlechtsreife (*Pubertas praecox*) führt. Wenn die mutierte Steroid-21-hydroxylase noch eine Restaktivität aufweist, kann aus Progesteron noch Aldosteron gebildet werden (vgl. mit Abb. 23.64), so daß der *Aldosteronspiegel* noch im Normbereich liegen kann (*"nichtsalzverlierender Typ"* der Erkrankung). Bei vollständigem Ausfall des Enzyms bestehen aber auch die Symptome eines Aldosteronmangels. Dann verliert der Organismus Na^+- und Cl^--Ionen und Körperflüssigkeit (*"salzverlierender Typ"* der Erkrankung mit Hyponatriämie und Hyperkaliämie).

Morbus Addison. Ein *generalisierter Mangel an NNR-Hormonen* oder ihr völliges Fehlen, z.B. bei Zerstörung des NNR-Gewebes, etwa infolge einer *Autoimmunerkrankung* oder einer *NNR-Tuberkulose*, führt zum Krankheitsbild des *M. Addison*. Zu seinen Hauptsymptomen gehören Schwäche, Müdigkeit, Hypotonie, Gewichtsverlust, Kachexie, Hypoglycämie, niedriger Blutdruck, Exsikkose ("Austrocknung") und Hautpigmentierung. Infolge des Aldosteronausfalls beobachtet man auch Störungen im Mineral- und Säure-Basen-Haushalt. Die Pigmentierung resultiert aus einer vermehrten Melanotropin- und Corticotropinausschüttung, da die Rückkopplungshemmung in deren Sekretion infolge Fehlens des Cortisols nicht funktioniert.

23.3.4. Die Steuerung der Schilddrüse durch das Hypothalamus-HVL-System

23.3.4.1. Das TRH erhöht die Sekretion des Thyreotropins aus dem HVL

Die Sekretion des *Thyreotropins* (thyreoideastimulierendes Hormon, TSH) aus dem HVL wird durch das *TSH-Releasing-Hormon* (TRH; Thyreoliberin) innerhalb weniger Minuten nach seiner Ausschüttung aus dem Hypothalamus stimuliert. Somatostatin hemmt die Ausschüttung von TSH. Das TRH ist ein *Tripeptid* mit der Sequenz *Pyroglutamyl-histidyl-prolinamid* (☞ Abb. 23.43). Der Pyroglutamylrest wird im Hypothalamus posttranslational aus der TRH-Vorstufe durch NH_4^+-Abspaltung von dem N-terminalen Glutaminylrest (Enzym Glutaminylcyclase) und unter Ringschlußbildung gebildet (auch Gonadoliberin und Neurotensin enthalten N-terminales Pyroglutamyl). Die Wirkung des TRH auf die TSH-Sekretion wird durch seine Bindung an G_s- und G_q-Protein-gekoppelte Receptoren auf den *basophilen, TSH-produzierenden* (thyreotropen) β-*Zellen* der *Adenohypophyse* ausgelöst und durch cAMP, DAG und IP_3 als second messengers vermittelt. Das TSH seinerseits wird an den *TSH-Receptor* der Plasmamembran der *Epithelzellen* der *Schilddrüse* gebunden, der ebenfalls an G_s- und an G_q-Proteine gekoppelt ist. Das *TSH* fördert das *Wachstum* der Schilddrüse und ihre *Hormonproduktion*. Die von ihm in den Epithelzellen ausgelöste Steigerung der Iodidaufnahme und die Sekretion der Schilddrüsenhormone wird durch cAMP und die Synthese sowie Iodierung des Thyreoglobulins werden durch DAG bzw. IP_3 vermittelt.

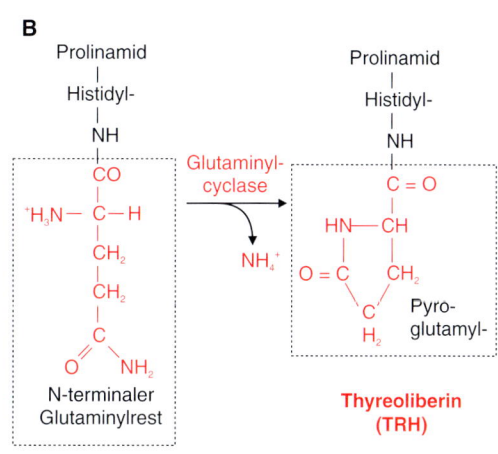

Abb. 23.43: Das TRH ist ein modifiziertes Tripeptid (A). Der Pyroglutamylrest entsteht durch Ringschluß eines Glutaminylrestes (B).

Das TSH greift fördernd in praktisch alle Stufen der Biosynthese und Sekretion der Schilddrüsenhormone ein:

1. Anreicherung von Iodid und dessen Oxidation zu Iod
2. Bildung von Thyreoglobulin
3. Proteolyse des Thyreoglobulins
4. Abgabe der Schilddrüsenhormone an das Blut.

Die Schilddrüsenhormone hemmen durch Rückkopplungshemmung die Sekretion von TRH und TSH. Bei Steigerung der Schilddrüsenhormone im Blut kommt es zu einer Hemmung der TRH-Sekretion aus dem Hypothalamus und der TSH-Sekretion aus dem HVL. Dabei werden die *beiden Schilddrüsenhormone* T_3 und T_4 (s.u.) in die TRH- bzw. TSH-bildenden Zellen aufgenommen. Das T_4 wird in den Zellen durch eine Deiodase zu T_3 deiodiert. Das T_3 *unterdrückt* - nach Bindung an seinen *intrazellulären Receptor* - im Hypothalamus die

Expression des *TRH-Prohormongens* und im HVL die Expression des *TSH-Gens*.

23.3.4.2. Biosynthese und Stoffwechsel der Schilddrüsenhormone

In der Schilddrüse werden die Hormone *Tetraiodthyronin*, T_4, und *Triiodthyronin*, T_3, produziert. Das Tetraiodthyronin führt auch den Namen *Thyroxin*. Auch das *Thyreocalcitonin* stammt aus der Schilddrüse, jedoch aus einer anderen Zellart als die iodhaltigen Hormone (☞ Kap. 23.4.6.). Thyroxin und Triiodthyronin sind Hydrolyseprodukte eines makromolekularen Eiweißes, des *Thyreoglobulins*. Dieses wird in den Epithelzellen, die einschichtig die Schilddrüsenfollikel umgeben, synthetisiert, von diesen in das Follikellumen abgegeben und dort extrazellulär gespeichert. Das Sekretionsprodukt der Epithelzellen in das Follikellumen nennt man *Schilddrüsenkolloid*.

Die Biosyntheseschritte von T_3 und T_4 sind (☞ Abb. 23.44):

1. Akkumulation von Iodid in der Schilddrüse

2. Synthese von Thyreoglobulin und Iodierung von globulingebundenem Tyrosin

3. Proteolyse des Thyreoglobulins und Sekretion von T_3 und T_4

Akkumulation von Iodid in der Schilddrüse. Täglich werden mit dem Trinkwasser und der Nahrung etwa 100-200 µg Iodid aufgenommen. Iodid wird im Dünndarm resorbiert und in lockerer Bindung an Plasmaproteine (seine Konzentration beträgt 0,1 µg Iodid pro 100 ml Plasma) im Blut transportiert. Die Schilddrüse besitzt ein membrangebundenes *Iodidtransportprotein*, das die Fä-

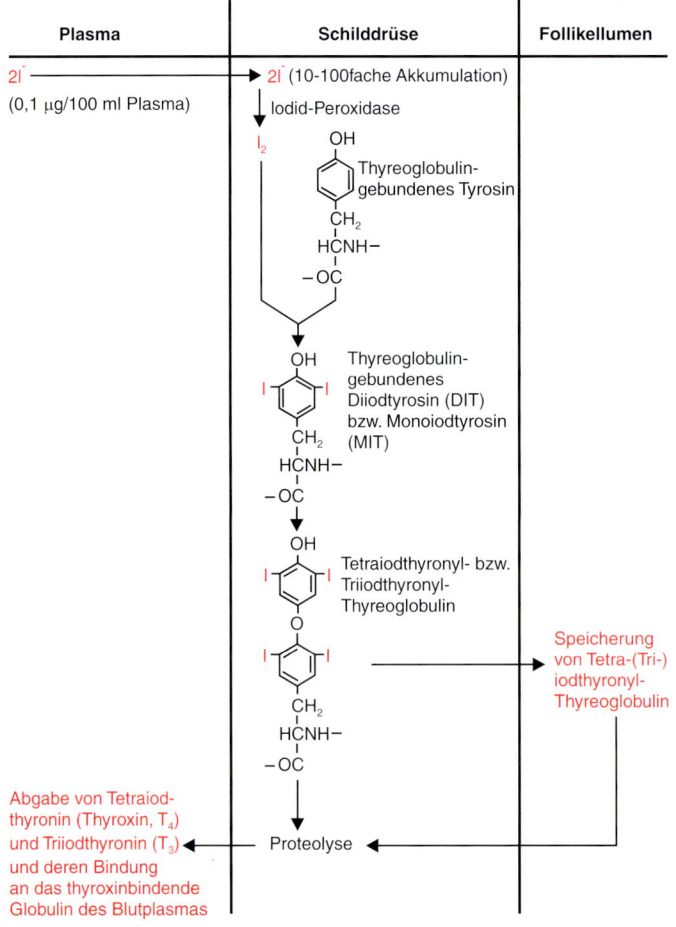

Abb. 23.44: Bildung und Sekretion der Schilddrüsenhormone.

higkeit zu einer 10-100fachen *Iodidakkumulation* in den Epithelzellen gegenüber dem Blutplasma hat. Von den 50 mg Gesamt-Iod im Organismus befinden sich etwa 10-15 mg in der Schilddrüse. Die Fähigkeit zur Iodidakkumulation und der Gehalt an Iodid sind Indikatoren für den Aktivitätszustand der Schilddrüse. Auch andere Gewebe (die lactierende Milchdrüse, die dadurch das Iodid mit der Muttermilch dem Neugeborenen zuführt, die Speicheldrüsen und die Magenschleimhaut) haben die Fähigkeit zur Iodidakkumulation, allerdings in geringerem Ausmaß und mit kleinerer Geschwindigkeit als die Schilddrüse. Das *Iodidtransportprotein* der Thyreoideazellen folgt einem Na^+/I^--*Symportmechanismus*, der Na^+- und I^--Ionen von außen in das Zellinnere transportiert und den Na^+-Gradienten zwischen der extrazellulären Flüssigkeit und dem Cytosol zur intrazellulären I^--Akkumulation nutzt. Durch die entgegengesetzt arbeitende Na^+/K^+-ATPase wird die intrazelluläre Na^+-Konzentration niedrig gehalten, so daß die Iodidakkumulation sehr effektiv ist. Der Na^+/I^--Cotransporter gehört in die gleiche Familie wie die Na^+/Glucose-, Na^+/Aminosäuren- und Na^+/Multivitamin-Cotransporter.

Beim Menschen wurde ein *autosomal recessiv vererbbarer Iodidtransportdefekt* nachgewiesen, der auf Mutationen im Na^+/I^--Cotransporter zurückführbar ist. Das Krankheitsbild ist durch einen drastischen Abfall der Biosynthese des Schilddrüsenhormons sowie durch Hypothyreoidismus und starker Erhöhung des TSH, die zur Kropfbildung führt, gekennzeichnet.

Iodierung von Thyreoglobulin und Bildung von T_4 und T_3. Das in den Epithelzellen der Schilddrüsenfollikel angereicherte Iodid wird durch eine *Iodid-Peroxidase* mit Wasserstoffperoxid als Oxidationsmittel zu Iod oxidiert:

$$2\ I^- + H_2O_2 + 2\ H^+ = I_2 + 2\ H_2O$$

Das gebildete Iod lagert sich durch Substitution von Wasserstoff an Tyrosylreste des in den Epithelzellen gebildeten Thyreoglobulins an. *Thyreoglobulin* (M_r 660.000) ist ein *homodimeres Protein* mit insgesamt 144 Tyrosylresten, von denen etwa 20 iodiert werden. Die Iodierung erfolgt an den Mikrovilli der Epithelzellen. Zunächst entsteht das in Position 3 des Tyrosins iodierte *Monoiodtyrosin* (MIT) und danach das auch in Position 5 substituierte *Diiodtyrosin* (DIT) (☞ Abb. 23.45). Durch Transfer des *zweifach iodierten Hydroxylphenylrestes* eines thyreoglobulingebundenen *Diiodtyrosinrestes* auf einen in der Nähe befindlichen ebenfalls thyreoglobulingebundenen *Diiodtyrosinrest* wird unter Rücklassung eines Alaninrestes in der Polypeptidkette des Thyreoglobulins das proteingebundene *Tetraiodthyronin* (T_4) und bei Transfer des einfach iodierten Hydroxyphenylrestes eines *Monoiodtyrosinrestes* auf einen *Diiodtyrosinrest* wird das *Triiodthyronin* (T_3) gebildet. Wird der zweifach iodierte Hydroxylphenylrest eines thyreoglobulingebundenen Diiodtyrosinmoleküls auf ein proteingebundenes MIT-Molekül übertragen, entsteht das *inaktive reverse T_3* (rT_3) (☞ Abb. 23.45). Das iodierte Thyreoglobulin wird in das Follikellumen abgegeben und dort gespeichert.

Freisetzung von T_3 und T_4. Zur Freisetzung der Schilddrüsenhormone T_3 (3,5,3'-Triiodthyronin) und T_4 (3,5,3',5'-Tetraiodthyronin) wird das iodierte Thyreoglobulin durch Endocytose aus dem Follikel wieder zurück in die Epithelzellen aufgenommen und dort proteolytisch gespalten. Dabei werden außer T_3 und T_4 auch MIT und DIT sowie reverses T_3 freigesetzt (☞ Abb. 23.46). Die beiden Hormone werden von den Epithelzellen an das Blut abgegeben, während das Iod von den anderen Spaltprodukten durch *Deiodasen* in den Epithelzellen abgespalten wird und so in den Iodpool der Schilddrüse zurückfließt. T_3 und T_4 werden durch die Deiodasen der Schilddrüse nicht angegriffen. Der Mensch sezerniert täglich 100-300 µg T_3 und T_4. Das T_3 ist biologisch fünfmal wirksamer als T_4, jedoch entfallen von den sezernierten Hormonen 90 % auf T_4 und nur 10 % auf T_3. In den Zielgeweben des Schilddrüsenhormons wird T_4 zu T_3 deiodiert. Die biologisch wichtige Form des Schilddrüsenhormons ist demzufolge das T_3.

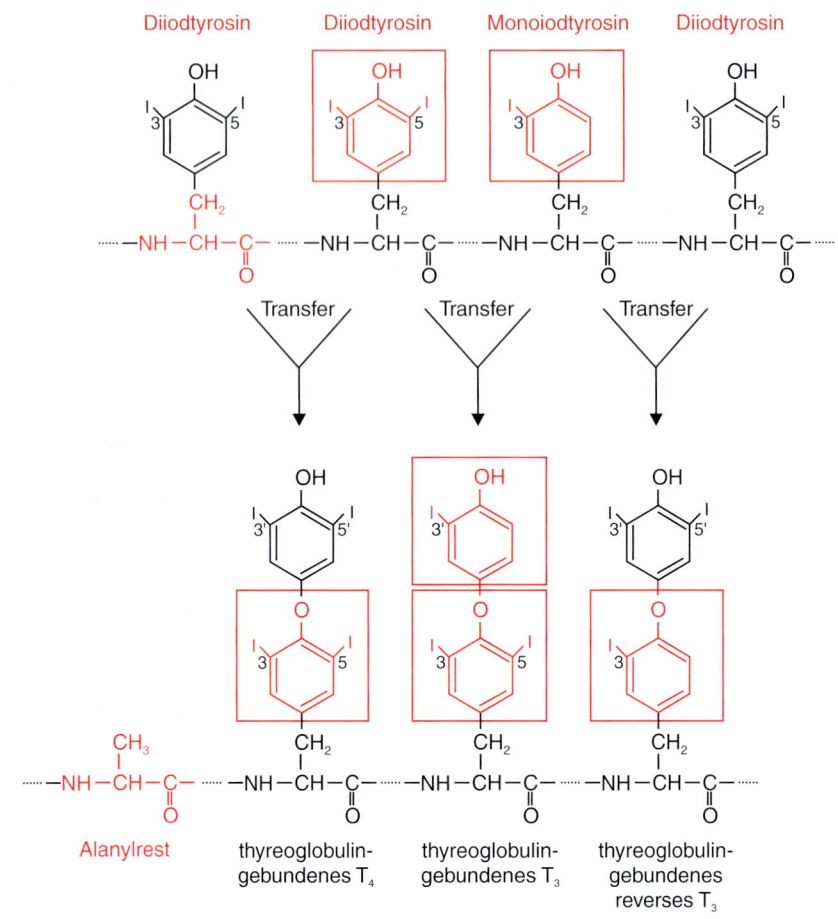

Abb. 23.45: Die Bildung von thyreoglobulingebundenem T_4 und T_3 sowie von reversem T_3 (rT_3).

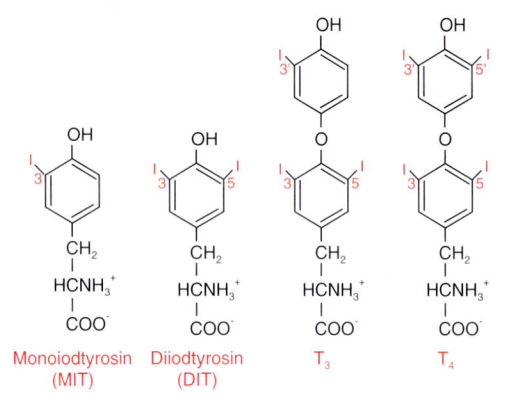

Abb. 23.46: Die Formeln von Monoiodtyrosin (MIT), Diiodtyrosin (DIT) sowie der Schilddrüsenhormone T_3 und T_4.

Transport der Schilddrüsenhormone im Blut und ihr Abbau in den Geweben. Der größte Teil des Thyroxins ist im Blut an Trägerproteine gebunden. Das wichtigste Trägerprotein ist das *thyroxinbindende Globulin*, das elektrophoretisch zwischen den α_1- und α_2-Globulinen wandert. Außerdem wird Thyroxin an das Präalbumin gebunden, das man deshalb auch *Transthyretin* nennt. Bei hohen Spiegeln im Blut findet man auch eine Bindung der Schilddrüsenhormone an Albumin. Der Abbau der Schilddrüsenhormone erfolgt auf drei verschiedenen Wegen:

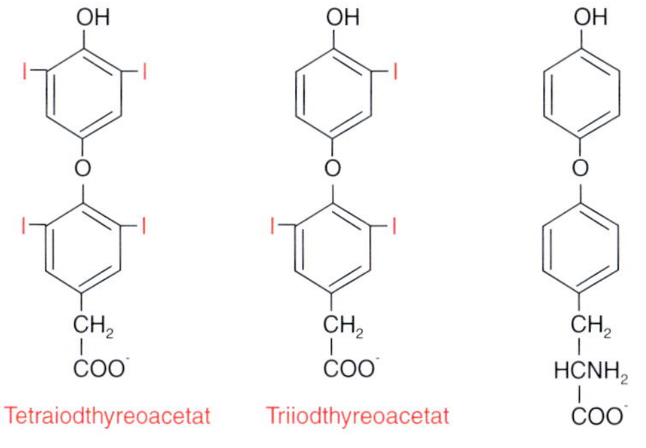

23.3. Die Steuerung peripherer endokriner Drüsen durch das hypothalamisch-hypophysäre System

Abb. 23.47: Die Abbauprodukte der Schilddrüsenhormone Tetraiodthyreoacetat, Triiodthyreoacetat und Thyronin.

- durch *oxidative Desaminierung* und *Decarboxylierung* unter Bildung der hormonal nur noch sehr wenig aktiven Produkte *Triiod-* und *Tetraiodthyreoacetat* (☞ Abb. 23.47)
- durch *Deiodierung* in Leber, Milz und Niere unter Bildung von *Thyronin* und *Iodid*
- durch *Konjugation* der phenolischen OH-Gruppe des T_3 und T_4 mit Schwefelsäure oder Glucuronsäure; diese Produkte sind hormonal ebenfalls inaktiv und werden entweder durch die Galle oder die Nieren ausgeschieden. Ein Teil der durch die Gallenflüssigkeit ausgeschiedenen Glucuronide kann durch eine *bakterielle Glucuronidase* im Darm wieder gespalten werden und die dabei zurückgebildeten T_3 und T_4 können durch den *enterohepatischen Kreislauf* zurück in den Organismus gelangen. Die biologische Halbwertszeit des T_4 im Blut beträgt 6-7 Tage und die des T_3 einen Tag. Letzteres ist schwächer an die Transportproteine gebunden und tauscht deshalb rascher mit dem Pool des freien Hormons aus.

23.3.4.3. Die Wirkungen von T_3

Molekulare Mechanismen der T_3-Wirkungen. T_3 und T_4 gelangen durch erleichterten Transport in ihre Zielzellen. Die Eintrittsgeschwindigkeit von T_3 in die Zellen ist 20mal größer als die von T_4. Nach der Deiodierung von T_4 zu T_3 wird das T_3 aus dem Cytosol in den Zellkern befördert, wo es auf mehrere Receptoren trifft und an diese gebunden wird. Diese Receptoren gehören zur Gruppe der *hormonempfindlichen Transcriptionsfaktoren* (☞ Kap. 11.). Man unterscheidet zwei Haupttypen von T_3-Receptoren (α und β), die jeweils in mehreren, organspezifisch unterschiedlich verteilten, Untertypen vorkommen. Die T_3-Receptorkomplexe binden an die Enhancer- bzw. Silencerregionen eines Satzes bestimmter Gene und beeinflussen entweder positiv oder negativ deren Expression.

Auf *zellulärer* und *organismischer* Ebene wirkt T_3 in *physiologischen* Konzentrationen und *unphysiologisch hohen* Dosen *unterschiedlich*.

Wirkungen physiologischer Dosen von T_3 auf Zell- und Gewebeebene.

1. Erhöhung der *intestinalen Glucoseresorption*

2. Steigerung der *hepatischen Gluconeogenese* sowie der *Glycogenolyse* in der Leber und Muskulatur

3. Erhöhung der *Lipogenese* durch Steigerung der Aktivitäten des Malatenzyms, der Glucose-6-phosphat-Dehydrogenase und der Fettsäuresynthase; bei einer *Senkung* des T_3-*Blutspiegels* kommt es zu einer *Steigerung* des *Cholesterins* im Blutplasma

4. Förderung der *Nucleinsäure-* und *Proteinsynthese*

5. Auf den Herzmuskel wirkt das Schilddrüsenhormon *positiv chronotrop*. Es erhöht die Kontraktilität des Herzmuskels und vermindert den peripheren Gefäßwiderstand. Diese Wirkung kommt indirekt zustande, indem Thyroxin die Zahl der β-Receptoren im Herzen erhöht und dadurch eine Verstärkung der Katecholaminwirkung auf das Herz eintritt

6. Steigerung der Expression der Na^+/K^+-*ATPase*

7. Steigerung der Expression *lysosomaler Enzyme* und damit Förderung des Abbaues von Körpersubstanz

Wirkungen physiologischer Dosen von T_3 auf organismischer Ebene.

1. T_3 ist für das *normale Wachstum* des Organismus unerläßlich, da T_3 die Biosynthese von Somatotropin im HVL fördert und Somatotropin nur bei Anwesenheit von T_3 seine anabolen Wirkungen entfalten kann

2. T_3 hat eine direkte wachstumsfördernde Wirkung auf den Knochen, teilweise unter Beteiligung des insulinähnlichen Wachstumsfaktors (IGF-1) und des epidermalen Wachstumsfaktors (EGF)

3. Erzeugung einer *Wasserdiurese*, häufig verbunden mit einer vermehrten Ausscheidung von Na^+-, K^+- und Ca^{2+}-Ionen.

Wirkungen hoher Dosen von T_3 auf zellulärer Ebene.

1. *Mobilisierung* der *Fettdepots* mit *Anstieg* der freien Fettsäuren im Blutplasma

2. Steigerung der *Expression* von *Entkopplungsproteinen* (☞ Kap. 17.) und dadurch *Erhöhung* der *Thermogenese* mit dem Ergebnis des Abbaues von Körpersubstanz und zunehmender Abmagerung.

Wirkungen hoher Dosen von T_3 auf organismischer Ebene.

1. Einstellung einer *katabolen Stoffwechselsituation* mit *negativer Stickstoffbilanz* und *Gewichtsverlust*

2. *Steigerung* des *Grundumsatzes*

Die Wirkungen hoher Dosen von T_3 sind zumindest teilweise auf dessen entkoppelnden Effekt auf die *Atmungskettenphosphorylierung* zurückführbar, da es die Synthese von *Thermogenin* und anderer *Entkopplungsproteine* fördert. Die dadurch eintretende Stoffwechselsteigerung führt bei *Hyperthyreose* zu einem erhöhten O_2-Verbrauch sowie zu einer erhöhten *Wärmeproduktion* (*Grundumsatzsteigerung*) und *negativen N-Bilanz*.

23.3.4.4. Pathobiochemie der Schilddrüse

Schilddrüsenüberfunktion (Hyperthyreosen). Die beiden Hauptformen der Schilddrüsenüberfunktion sind:

- *Basedow-Krankheit* (*Graves-Krankheit*): Der *Morbus Basedow* ist eine *Autoaggressionkrankheit*. Im Blutplasma der Kranken sind Autoantikörper vom IgG-Typ gegen den TSH-Receptor der Epithelzellen der Schilddrüse nachweisbar. Diese Antikörper wirken wie das TSH, d.h. sie steigern die Synthese von T_3 und T_4. Dies führt zwar zu einer Unterdrückung der TSH-Sekretion aus dem HVL, läßt aber die stimulierenden Autoantikörper gegen den TSH-Receptor unbeeinflußt. Die erhöhte Hormonproduktion geht mit einer Vergrößerung der Schilddrüse (*Struma*) einher. Eine *weiche Struma* bildet zusammen mit hervortretenden Augäpfeln (*Exophthalmus*) und einer Erhöhung der Herzfrequenz (*Tachycardie*) die *Merseburger Trias*, benannt nach dem Wirkungsort von K.A. von Basedow. Das Krankheitsbild ist ferner durch Übererregbarkeit, Haarausfall, Tremor, Gewichtsverlust und Grundumsatzsteigerung gekennzeichnet.

- *Toxisches Schilddrüsenadenom*: Bei dieser Erkrankung entzieht sich die Schilddrüse der Kontrolle durch die Hypophyse und produziert in den Adenombezirken sehr große Mengen ihres Hormons. Das Krankheitsbild ist dem M. Basedow ähnlich, jedoch sind die Symptome weniger ausgeprägt als bei diesem. Ein Exophthalmus fehlt. Als Ursache dieser Erkrankung wurde eine Mutation im TSH-Receptorgen gefunden, die, unbhängig von TSH, zu einer permanenten Aktivierung der TSH-Receptors und zu einer ständig gesteigerten Synthese von T_3 und T_4 führt.

Mangel an Schilddrüsenhormon (Hypothyreosen). Bei *Unterfunktion der Schilddrüse* kommt es zu einer *starken Wachstumsverzögerung* und zu einer *verzögerten Sexualentwicklung* sowie zu einer *Herabsetzung der Fruchtbarkeit*.

Die *Juvenile Hypothyreose* kann verschiedene Ursachen haben:

- *endemischer Iodmangel*
- *genetische Defekte*, z.B. Mutationen im TSH-Receptorgen, die zu einer TSH-Resistenz führen, oder Mutationen im T_3-Receptorgen, die eine T_3-Resistenz zur Folge haben
- *Schilddrüsenhypoplasien*.

Folgen eines Mangels an Schilddrüsenhormon sind u.a. Verzögerungen in der körperlichen und geistigen Entwicklung, Erniedrigung des Grundumsatzes, Vergrößerung der Schilddrüse und Hypercholesterinämie. Von besonderer Bedeutung ist der *endemische Kropf*, dessen Ursache ein Iodmangel infolge einer zu geringen Iodkonzentration im Trinkwasser und eines zu geringen Iodgehaltes im Speisesalz ist. Er tritt besonders in den Alpen, den Pyrenäen und im Himalaya-Gebiet auf. Die nicht ausreichende Iodzufuhr führt zu einer mangelhaften Bildung von Schilddrüsenhormon und, infolge fehlender Rückkopplung, zu einer gesteigerten TSH-Freisetzung. Dadurch wird das Schilddrüsenwachstum stimuliert. Auf der Basis eines schweren Iodmangels entwickelt sich der *endemische Kretinismus*, dessen Charakteristika eine körperliche und geistige Zurückgebliebenheit sowie kleiner Körperwuchs, Taubheit oder Taubstummheit und Kropf sind.

Die *Hypothyreose des Erwachsenen* entsteht häufig auf der Basis einer *Schilddrüsenentzündung*, die zur Zerstörung der Drüse führen kann. Folgen sind eine Erniedrigung des Grundumsatzes und der Wärmeproduktion sowie eine hohe Kälteempfindlichkeit. In der Haut werden Proteoglycane verstärkt abgelagert, wodurch diese trocken und schwammig wird. Deshalb wird dieses Krankheitsbild auch als *Myxödem* bezeichnet.

23.3.5. Steuerung der Sexualhormone durch das Hypothalamus-HVL-System

23.3.5.1. Der Hypothalamus steuert die Sekretion der Gonadotropine aus dem HVL

Das Gonadoliberin hat zwei Funktionen. Die Sekretion des *follikelstimulierenden Hormons* (FSH, *Follitropin*) und des *luteinisierenden Hormons* (LH, *Lutropin*) aus der Adenohypophyse wird durch ein und dasselbe Liberin des Hypothalamus gefördert, das man als *Gonadoliberin* bezeichnet. Das aus zehn Aminosäuren bestehende Peptid hat sowohl Folliberin- als auch Luliberinwirkung (☞ Kap. 23.3.1.). Es wird pulsierend in Abständen von 90-120 Minuten vom Hypothalamus abgegeben, dann an G_q-Protein-gekoppelte Receptoren der basophilen, gonadotropen β-Zellen des HVL gebunden und hat DAG und IP_3 als second messengers. Es bewirkt im HVL eine pulsierende Freisetzung von FSH und LH. Das Gonadoliberingen enthält vier Exons und codiert auch das *Gonadoliberin-assoziierte Peptid* mit 56 Aminosäuren, das als *Prolactostatin* die Prolactinsekretion aus der Adenohypophyse hemmt.

Die gonadotropen Hormone des HVL. Die *gonadotropen Hormone* (*Gonadotropine*) des HVL sind das FSH, das LH und das Prolactin (☞ Abb. 23.36).

Das *FSH* fördert bei der Frau das *Wachstum* und die *Reifung* der *Follikel* bis zum *Graafschen* Follikel und *stimuliert* die *Estrogenproduktion*. Beim Mann wirkt es durch *Stimulierung* der *Sertoli-Zellen* des Hodens *fördernd* auf die *Spermatogenese*.

Das *LH* wirkt im weiblichen Geschlecht auf das *Follikelwachstum* und bewirkt den *Follikelsprung* (*Ovulation*). Nach erfolgtem Follikelsprung bewirkt das LH die Umwandlung des Follikels in den *Gelbkörper* (*Corpus luteum*). In diesem stimuliert es die Produktion und Sekretion des *Progesterons* und bewirkt die Erhaltung der Fähigkeit des *Corpus luteum* zur *Estrogenproduktion*. Das LH ist mit dem *Interstitielle-Zellen stimulierenden Hormon* (*ICSH*) des Mannes identisch, das die Leydig'schen Zellen des Hodens stimuliert und sie zur Sekretion von *Testosteron* anregt. Dieses hält die Spermatogenese aufrecht.

Das in den acidophilen α-Zellen des HVL gebildete *Prolactin*, auch *Mammotropin* genannt, ist dem Somatotropin strukturell ähnlich. Seine Sekretion wird neurohormonal gesteuert und z.B. durch einen Saugreiz an den Mammillen ausgelöst. Auch Streß und TRH sowie Endorphine wirken sekretionsfördernd, eine Sekretionshemmung bewirkt das Prolactostatin des Hypothalamus. *Prolactin* ist für die Schwangerschaft und die Lactation wichtig und bewirkt gemeinsam mit dem *Somatotropin* sowie den *Estrogenen* und dem *Progesteron* den Aufbau und die Aufrechterhaltung der Funktion der Milchdrüse. *Prolactin* hält die durch das *LH* ausgelöste Sekretion von *Progesteron* und von *Estrogenen* aus dem *Gelbkörper* aufrecht. Im männlichen Geschlecht stimuliert das *Prolactin* das Wachstum der accessorischen Geschlechtsorgane *Prostata* und *Vesikulardrüse*.

Auch in der Placenta werden Gonadotropine gebildet. In den Trophoblastzellen der Placenta werden das *Choriongonadotropin* (HCG, H von Human) und das dem Somatotropin ähnliche *Chorionsomatomammotropin*, früher auch als *Placentalactogen* bezeichnet, gebildet. Das *HCG* bewirkt die Umwandlung des *Corpus luteum* in den *Schwangerschaftsgelbkörper* und das *Chorionsomatomammotropin* fördert das Wachstum der *Milchdrüsen* und erhöht die *Milchbildung*.

23.3.5.2. Auch das Epiphysenhormon Melatonin steuert die Gonadenfunktion

Die *Zirbeldrüse* (*Epiphyse*, Corpus pineale) entsteht als Ausstülpung des Zwischenhirndaches. Während der Pubertät tritt eine Verkalkung dieser Drüse ein ("Gehirnsand"). In der *Epiphyse* wird das Hormon *Melatonin* (5-Methoxy-N-acetyltryptamin) produziert; es hat Tryptophan als Muttersubstanz und beeinflußt *indirekt* die Gonadenfunktion (☞ Abb. 23.48). Ein weiterer Bildungsort des Melatonins ist die Netzhaut.

Abb. 23.48: Melatonin.

Das Melatonin hemmt die Sekretion der Gonadotropine. Melatonin beeinflußt das Wachstum und die normale Funktion der Geschlechtsdrüsen, indem es die Sekretion der hypophysären Gonadotropine durch Hemmung der Freisetzung des Gonadoliberins aus dem Hypothalamus unterbindet. Die *Melatoninrezeptoren* liegen im *Nucleus supraopticus* des Hypothalamus. Die Synthese und Sekretion des Melatonins folgt einem 24-Stunden-Rhythmus. In der Nacht ist die Melatoninsekretion hoch und am Tag ist sie niedrig. Ein Maximum wird nach Mitternacht beobachtet. Dies löst einen Nacht-Tag-Rhythmus in der Sekretion des *Gonadoliberins* aus, der die Gonadotropinsekretion aus dem HVL steuert und in einer *nächtlichen Erniedrigung* und einer am *Tag erhöhten Gonadotropinsekretion* resultiert.

Die Synthese des Melatonins. Die Synthese des Melatonins geht vom Tryptophan aus und erfolgt in mehreren Schritten (☞ Abb. 23.49):

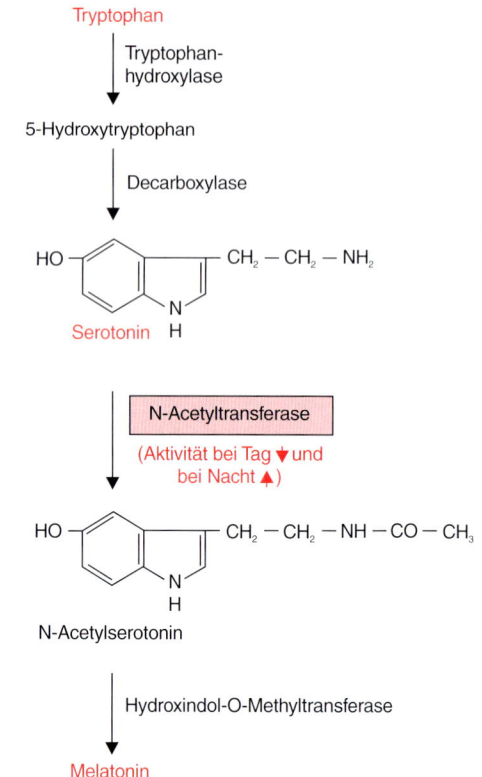

Abb. 23.49: Biosynthese von Melatonin aus Tryptophan.

- Hydroxylierung des Tryptophans zu *5-Hydroxytryptophan* durch die *Tryptophanhydroxylase*
- Decarboxylierung des 5-Hydroxytryptophans zu *Serotonin* (*5-Hydroxytryptamin*)
- Umwandlung des Serotonins zum N-Acetylserotonin durch die *Serotonin N-Acetyltransferase*; diese ist das *geschwindigkeitsbestimmende Enzym* der Melatoninsynthese; sie steht unter nervaler Kontrolle und weist einen *Tag-Nacht-Rhythmus* auf. In der Nacht hat es etwa eine 50fach höhere Aktivität als am Tag. Ursache ist eine um Mitternacht einsetzende *dramatische Steigerung* der *Transcription* des *N-Acetyltransferase-Gens*, d.h. der Synthese der *mRNA* des Enzyms (☞ Abb. 23.50). Die nervalen Signale, die die Transcription des N-Acetyltransferase-Gens und die Synthese des Enzyms beeinflussen, haben ihren Ursprung im *Chiasma opticum*, welches die Zirbeldrüse während der Dunkelheit stimuliert. Ausgelöst wird dieser Rhythmus durch den Tag-Nacht-Wechsel, der durch das Auge wahrgenommen wird.

- Methylierung des N-Acetylserotonins zu Melatonin; Methydonor ist S-Adenosylmethionin.

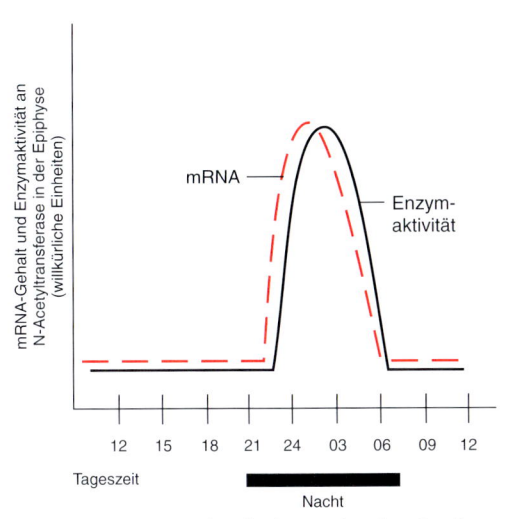

Abb. 23.50: Tag-Nacht-Rhythmus in der Synthese der mRNA und des Enzymproteins der N-Acetyltransferase, dem Schlüsselenzym der Melatoninsynthese.

23.3.6. Die Sexualhormone

Es gibt drei Gruppen von Sexualhormonen, die Androgene, Estrogene und Gestagene. Die Androgene sind die *männlichen* und die Estrogene und Gestagene bilden zusammen die *weiblichen Sexualhormone*. Alle Sexualhormone sind Steroidhormone und leiten sich in ihrer *Biosynthese* vom Cholesterin ab.

23.3.6.1. Die Androgene

Die Biosynthese der Androgene. Die wichtigsten *Androgene* sind *Testosteron* und *Androstendion*. Sie werden in den *Leydig'schen Zellen* (*interstitielle Zellen*) des Hodens gebildet. Auch die *Nebennierenrinde* ist, wie schon erwähnt, befähigt, *Androgene* zu synthetisieren, vor allem das *Dehydroepiandrosteron*, das in den Hoden gelangt und dort in Testosteron umgewandelt werden kann. Die *Biosynthese* der *Androgene* erfolgt aus Acetyl-CoA und verläuft über *Cholesterin* und *Pregnenolon* zum *Androstendion* und *Testosteron* (☞ Abb. 23.51). Vom Pregnenolon gibt es *zwei Wege* der *Androgenbiosynthese*, den Δ^5- und den Δ^4-Biosyntheseweg:

1. Pregnenolon wird, katalysiert durch das Cytochrom P450-Isoenzym "*Steroid-17α-hydroxylase*", zunächst in *17α-Hydroxypregnenolon* umgewandelt, aus dem dann, katalysiert durch die, diesem Cytochrom P450-Isoenzym innewohnende, "C_{17}-C_{20}-*Lyaseaktivität*" und durch die *17β-Hy-*

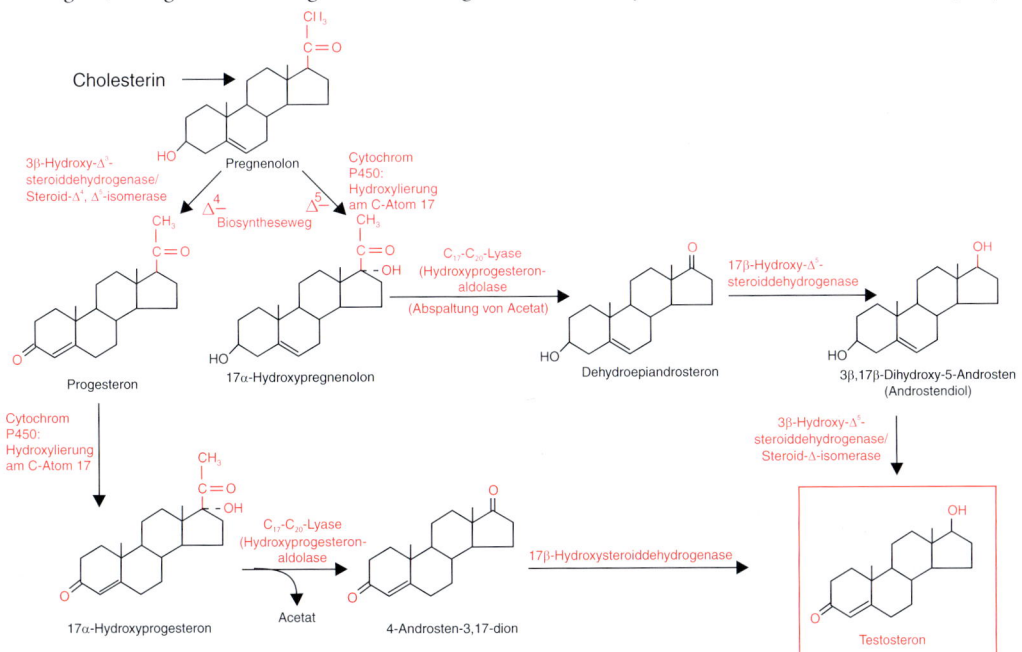

Abb. 23.51: Biosynthese der Androgene Testosteron und Androstendion aus Cholesterin.

droxysteroiddehydrogenase Androstendiol und Testosteron entstehen (Δ^5-Biosyntheseweg)

2. aus Pregnenolon wird über Progesteron (☞ Abb. 23.39) das *17α-Hydroxyprogesteron* gebildet, aus dem Androstendion und Testosteron entstehen (Δ^4-Biosyntheseweg)

Täglich werden beim Mann etwa 7-10 mg Testosteron sezerniert, Androstendion wesentlich weniger. Die Testosteronproduktion setzt während der Pubertät verstärkt ein und erreicht ein Maximum im 30. Lebensjahr; danach fällt sie langsam wieder ab. Ein Teil des Testosterons wird in den Leydig'schen Zellen des Hodens in Estrogene (vor allem in *Estradiol*, täglich etwa 3-5 μg) umgewandelt. Im Blutplasma wird Testosteron zu 96-98 % an das *sexualhormonbindende Protein* (*Testosteron-Estrogen-Bindungsprotein*) gebunden. Nur das freie Testosteron ist biologisch aktiv. In seinen Zielgeweben (Samenblasen, Sertolizellen, Prostata u.a.) wird Testosteron zu *5α-Dihydrotestosteron* durch die *5α-Testosteronreductase* (Steroid-5α-Reductase) reduziert. Das 5α-Dihydrotestosteron ist 2-3mal aktiver als das Testosteron (☞ Abb. 23.52).

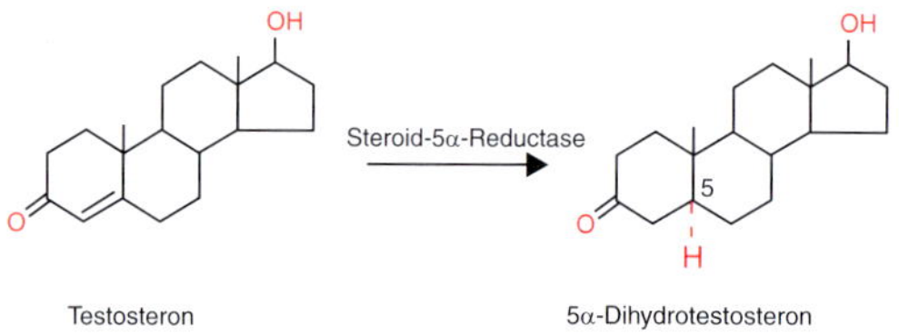

Abb. 23.52: Bildung von 5α-Dihydrotestosteron aus Testosteron.

Inaktivierung und Ausscheidung der Androgene.

Der Hauptabbauort des Testosterons ist die Leber. Hier wird es durch Oxidation der OH-Gruppe am C-Atom 17 zu Androstendion und durch Reduktion der C=O-Gruppe am C-Atom 3 in inaktive Produkte, nämlich in die isomeren *17-Ketosteroide Androsteron, Epiandrosteron* und *Ätiocholanolon,* umgewandelt (☞ Abb. 23.53). Diese werden in der Leber mit Sulfat (oder Glucuronat) konjugiert, dadurch in eine wasserlösliche Form gebracht und so im Harn ausgeschieden. Auch Testosteron selbst kann als Glucuronid im Harn ausgeschieden werden. Die biologische Halbwertszeit des Testosterons beträgt elf Minuten.

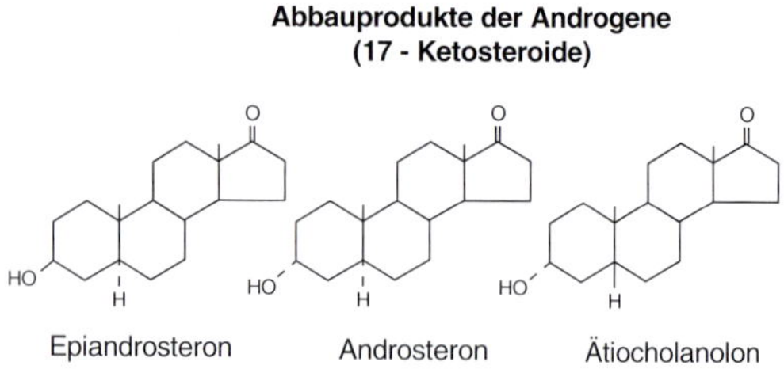

Abbauprodukte der Androgene (17 - Ketosteroide)

Epiandrosteron   Androsteron   Ätiocholanolon

Abb. 23.53: Die isomeren 17-Ketosteroide als Abbauprodukte des Testosterons.

Wirkungen des Testosterons. Auf molekularer Ebene wirkt Testosteron durch Bindung an einen spezifischen intrazellulären, im Zellkern lokalisierten, Receptor. Das Gen des Testosteronreceptors findet man auf dem X-Chromosom. Sein Aufbau entspricht der typischen Domänenstruktur eines Steroidhormonreceptors wie er in Abb. 11.17 dargestellt ist. Der Testosteron-Receptor-Komplex bindet an einen Enhancer und stimuliert die Expression der unter seinem Einfluß stehenden Gene.

Die *Androgene* fördern schon während der *Embryogenese* die Ausbildung der *männlichen* inneren und äußeren *Geschlechtsmerkmale*. Später sind sie auch erforderlich für die Aufrechterhaltung der Funktion von *Prostata* und *Samenblasen*. Sie *stimulieren* die *Sertolizellen* und fördern dadurch die *Spermatogenese*. Testosteron ist auch notwendig für das Wachstum des Penis sowie für die Ausbildung und Erhaltung der sekundären und tertiären männlichen Geschlechtsmerkmale, die spezifische Behaarung und die Stimmlage des Mannes, die männliche Muskelentwicklung, den typischen Bau des Skelettes, das Sexualverhalten und die Libido.

Die Prägung der entsprechenden neuralen Zentren im Zwischenhirn durch die Androgene erfolgt bereits von den ersten Lebenstagen an. Ohne diese hormonalen Androgenimpulse kommt es zur Ausprägung eines weibliches Musters.

Extragenitale (anabole) Wirkungen des Testosterons.

Die männlichen Sexualhormone

- bewirken eine Erhöhung der *Stickstoffretention* und eine Förderung der *Proteinsynthese*. Unter ihrer Wirkung kommt es zu einer Beschleunigung des *Längenwachstums* und zu einer Zunahme des *Körpergewichtes*. Sie schaffen die Bedingungen für eine *positive Stickstoffbilanz*. Die *anabole* Wirkung des Testosterons ist *nicht* deckungsgleich mit seinen *androgenen* Wirkungen. Die synthetischen *Anabolica* haben nur eine schwache androgene Wirkung, aber eine starke anabole Wirkung, stärker als die des Testosterons

- erniedrigen das Cholesterin sowie die freien Fettsäuren, Triglyceride und Phospholipide im Blutplasma und erhöhen die Retention von K^+-, Na^+-, Ca^{2+}- und Phosphat-Ionen
- fördern die Entwicklung der Knochenmatrix
- stimulieren die Erythropoetinfreisetzung und fördern dadurch die Erythropoese; sie bewirken eine Vergrößerung der Nieren (*renotrope Wirkung*).

Steuerung der Hodenfunktionen. *FSH* hat eine fördernde Wirkung auf das *Wachstum* der *Samenkanälchen* und erhöht, über die Stimulierung der Sertoli-Zellen, die *Spermatogenese*. Die Sertoli-Zellen sezernieren *Inhibin*, haben Ernährungsfunktionen für die sich entwickelnde Samenzellen und können Testosteron in Estrogene umwandeln. Sie phagocytieren geschädigte Spermatozoen und bilden eine K^+- und HCO_3^--reiche Flüssigkeit, die für die Spermienmotilität wichtig ist. Das *Inhibin* wirkt direkt auf die *Adenohypophyse* und unterdrückt dort die Sekretion von FSH. Das *ICSH* hingegen stimuliert in den *Leydig'schen Zellen* die *Testosteronproduktion* und *-sekretion* (☞ Abb. 23.54). Das *Testosteron* fördert die *Spermatogenese*, indem es die Sertolizellen stimuliert. Es hemmt, zusammen mit den in kleinen Mengen im Hoden ebenfalls gebildeten Estrogenen, sowohl die FSH- als auch auf die ICSH-Sekretion, indem es auf den Hypothalamus rückwirkt und dort die Sekretion des Gonadoliberins unterdrückt. Durch diese negative Rückkopplung steuert Testosteron seine eigene Sekretion.

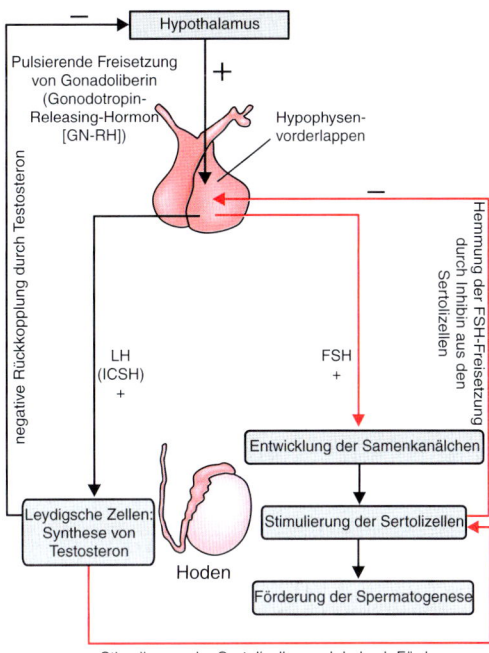

Abb. 23.54: Die hypothalamisch-hypophysäre Steuerung der Hodenfunktion durch FSH und LH (ICSH).

23.3.6.2. Die Estrogene

Bei den weiblichen Sexualhormonen unterscheidet man *Estrogene* und *Gestagene*. Sie werden im *Ovar*, in der *Placenta* und in der *Nebennierenrinde* gebildet. Zu den Estrogenen gehören *Estradiol-17β*, *Estron* und *Estriol* (☞ Abb. 23.55). *Estradiol-17β* ist das *wirksamste estrogene Hormon*.

Abb. 23.55: Die drei Estrogene: Estradiol-17β, Estron und Estriol.

Biosynthese der Estrogene. Diese geht in folgenden Stufen vor sich (☞ Abb. 23.56):

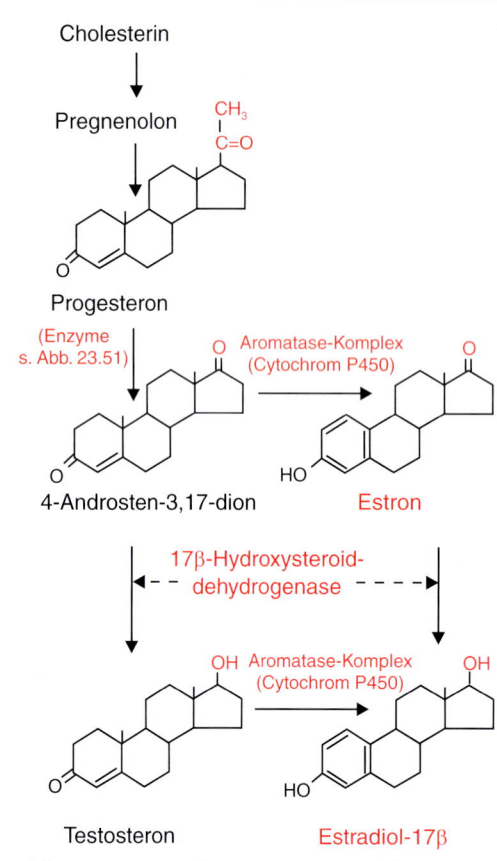

Abb. 23.56: Biosynthese von Estradiol-17β und Estron aus Cholesterin.

- Umwandlung von Cholesterin in *Pregnenolon*
- Pregnenolon wird NADP-abhängig durch die *3β-Hydroxy-Δ^3-steroiddehydrogenase/Steroid-Δ^4,Δ^5-isomerase* in den *Granulosazellen* in Progesteron übergeführt (☞ Abb. 23.39); in den Granulosazellen kann es jedoch nicht weiter in Estrogene umgewandelt werden
- deshalb tritt Progesteron in die Zellen der *Theca interna* über, in denen es durch das am C-17 spezifisch angreifende Cytochrom P450 (*Steroid-17α-hydroxylase*) zu 17α-Hydroxyprogesteron hydroxyliert wird. Dieses wird weiter durch die C_{17}-C_{20}-Lyase unter Abspaltung von Acetat in Androstendion übergeführt (vgl. mit Abb. 23.51)
- Androstendion wandert nun zurück in die Granulosazellen und wird dort durch die *17β-Hydroxysteroiddehydrogenase* zu *Testosteron* als Vorstufe (*Prohormon*) der Estrogene umgewandelt

- das Testosteron wird NADPH-abhängig durch ein Cytochrom P450-Isoenzym, das man als "*Aromatase-Komplex*" oder auch Estrogensynthase bezeichnet, in Estradiol-17β umgewandelt. Das Enzym katalysiert die Aromatisierung nicht nur von Testosteron sondern auch von Androstendion und bildet Estron, das dann durch die *17β-Hydroxysteroiddehydrogenase* zu Estradiol-17β umgewandelt wird. Die Aromatase wandelt die C19-Steroide in Estrogene um. Bei *Knaben* führt eine gesteigerte Aktivität des Enzyms zu einer *Gynäkomastie* (Vergrößerung der männlichen Brust, ähnlich der weiblichen Brustdrüse). Bei *Mädchen* wurde durch ein verweiblichendes Adenom der Nebennierenrinde eine *sexuelle Frühreife* infolge gesteigerter Aktivität der Aromatase nachgewiesen. Hemmstoffe des Aromatase-Komplexes werden in der Therapie von hormonabhängigen Tumoren der Brustdrüse (Mammacarcinom) eingesetzt. Es wurden auch Defektmutanten an diesem Enzym gefunden. Bei *weiblichen Patienten* führen diese zu *Virilisierung, Ausbleiben der Brustdrüsenentwicklung* und *primärer Amenorrhoe* (Fehlen jeglicher mentruellen Blutungen von der Geschlechtsreife an). Bei Knaben beobachtet man bei einem Aromatasedefekt eine *normale pubertäre Entwicklung*, im Erwachsenenalter jedoch eine *ungewöhnliche Körpergröße* (>2,20 m) sowie eine *Osteoporose, Vergrößerung des Hodens* und *Unfruchtbarkeit*. Die Körperlänge der Patienten unterstreicht, daß Estrogene bei der Regulation des Knochenwachstums eine wesentliche Rolle spielen.

Während der Ovulationsphase - dem Zeitpunkt maximaler Ausschüttung - werden täglich etwa 200 μg Estrogene in den Follikeln des Ovars, nämlich in den Granulosazellen und in den Thecazellen, synthetisiert. Nach dem Follikelsprung entwickelt sich aus den Granulosazellen des geplatzten Follikels der Gelbkörper (Corpus luteum), der zum Bildungsort des Progesterons als wichtigstem Gestagen wird. Estrogene werden auch in der Placenta gebildet. Im zirkulierenden Blut sind die Estrogene zu etwa 60 % an das Testosteron-Estrogen-Bindungsprotein des Blutplasmas gebunden. Der Biosyntheseweg der Estrogene macht verständlich, daß im weiblichen Organismus auch Androgene (täglich etwa 1 mg) gebildet werden.

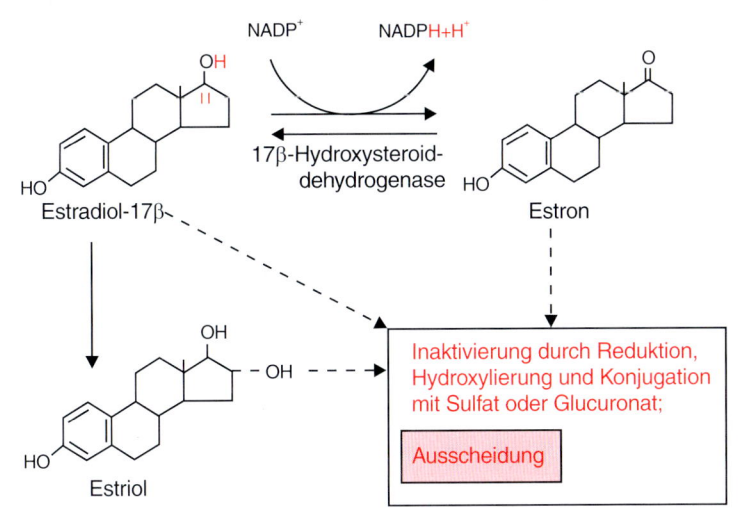

Abb. 23.57: Inaktivierung der Estrogene.

Inaktivierung und Ausscheidung der Estrogene. *Estradiol-17β* wird durch eine *NADP⁺-abhängige 17β-Hydroxysteroiddehydrogenase* in *Estron* übergeführt (☞ Abb. 23.57). Die Inaktivierung der Estrogene erfolgt in der Leber durch Konjugation entweder mit Sulfat oder Glucuronat. Die konjugierten Produkte werden vorzugsweise im Harn ausgeschieden.

Synthetische Estrogene und Antiestrogene. Neben den natürlichen Estrogenen gibt es synthetische Estrogene, die infolge geringer Änderungen in ihrer Molekülstruktur auch oral wirksam sind. Die natürlichen Estrogene sind oral unwirksam, da sie bei der Leberpassage inaktiviert werden. Synthetische Estrogene werden vor allem zur Hormonsubstitution und Ovulationshemmung als *Antikonzeptiva* verwendet.

Ein wichtiges *Antiestrogen* ohne Steroidstruktur ist das *Tamoxifen*. Es wird in der Behandlung bestimmter Formen des *Mammacarcinoms* eingesetzt (☞ Abb. 23.58). Es hemmt das Tumorwachstum, indem es die Estrogenwirkung unterbindet. Von Bedeutung ist auch, daß Tamoxifen die Wirkungen des *transformierenden Wachstumsfaktors TGFβ* verstärkt. Dadurch fördert es die Ausbildung einer normalen Gefäßwandstruktur. Gleichzeitig balanciert es die Wirkungen der knochenbildenden Osteoblasten und knochenresorbierenden Osteoklasten auf die Knochenstruktur aus. Deshalb findet neuerdings Tamoxifen auch Verwendung in der Behandlung der *Arteriosklerose* und *Osteoporose*.

Abb. 23.58: Das synthetische Antiestrogen Tamoxifen und das synthetische Estrogen Diethylstilbestrol.

Synthetische Estrogene, die ebenfalls keine Steroidstruktur haben und dennoch stärker als *Estradiol-17β* wirken, sind verschiedene Derivate des Stilbens, z.B. das *Diethylstilbestrol* (☞ Abb. 23.58). Dieses findet infolge seiner Cancerogenität in der Humanmedizin keine Anwendung.

Man hat zwischen genitalen und extragenitalen Wirkungen der Estrogene zu unterscheiden. Auf molekularer Ebene wirken die Estrogene, wie alle Steroidhormone, vor allem durch Bindung an *intrazelluläre Receptoren*. Die entstehenden Estrogen-Receptor-Komplexe binden an eine als Enhancer wirkende DNA-Region und aktivieren die Expression eines bestimmten Satzes von Genen.

Die genitalen Wirkungen der Estrogene bestehen in der Ausbildung und Erhaltung der *sekundären weiblichen Geschlechtsmerkmale*, vor allem der *Entwicklung* und dem *Wachstum* der *Brust* und der *Milchdrüsen* sowie einer *Uterusvergrößerung*, einer *Proliferation* der *Uterusschleimhaut* (*Endometrium*) und des *Uterushalses*. Letzterer sondert unter der Einwirkung von Estrogenen ein fadenziehendes, klares Sekret ab. Das *Epithel* der *Vagina* erfährt unter der Wirkung der Estrogene eine *Verdickung* und *Verhornung*. Die fördernde Wirkung der Estrogene auf die *Proteinbiosynthese* ist auf den Uterus beschränkt.

Extragenital fördern die Estrogene die Retention von Ca^{2+}-, Na^+- und Phosphationen und hemmen die Bildung der Knochenmatrix. Sie beeinflussen die Tätigkeit der *Osteoblasten* und fördern die Ca^{2+}-Einlagerung in die Knochen. Dadurch beugen die Estrogene der Entstehung einer *Osteoporose* vor. Die Estrogene fördern das Schließen der Epiphysenfuge und werden dadurch für die im Durchschnitt geringere Körpergröße der Frau verantwortlich gemacht. Estrogene fördern die Ausbildung des subcutanen Fettgewebes in der für das weibliche Geschlecht typischen Form.

Es gibt zwei intrazelluläre Estrogenreceptoren, ERα und ERβ. Im Zellkern findet man *zwei Estrogenreceptoren* (ER) mit unterschiedlichen, teilweise entgegengesetzten, Wirkungen und unterschiedlichen Gewebeverteilungen, *ERα* und *ERβ*. Das *Estradiol-17β* fördert, nach Bindung an ERα, die Transcription bestimmter Gene und wirkt *mitosesteigernd*, während der *Estradiol-17β- ERβ-Komplex* die *Transcription hemmt* und die *Zellteilung unterdrückt*. Etwa 50 % der Mammacarcinome exprimieren den Receptor ERα. Das Wachstum dieser Carcinome wird durch Estradiol-17β gefördert. Das chemotherapeutisch eingesetzte Antiestrogen Tamoxifen konkurriert bei diesen Tumoren mit dem Estradiol-17β um den Receptor ERα und verdrängt das natürliche Hormon von ERα. Im Ergebnis bewirkt Tamoxifen eine Wachstumshemmung dieses Typs von Mammacarcinomen. Auch der Receptor ERβ wird in verschiedenen Zelllinien des Mammacarcinoms gefunden. In diesen Zelllinien *fördert jedoch Tamoxifen*, durch Bindung an ERβ, sowohl die *Transcription* als auch die *Zellproliferation*. Aufgrund dieser unterschiedlichen Wirkungen von ERα und ERβ auf die Genexpression und die Zellproliferation ist für den therapeutischen Erfolg einer Tamoxifenbehandlung und für die Prognose des Krankheitsverlaufes nicht nur die quantitative Bestimmung der Estrogenreceptoren in Mammacarcinomen sondern auch ihre Differenzierung in ERα und ERβ von großer Bedeutung.

Das *Wachstum* von *ERα-exprimierenden Mammacarcinomzellen* wird anfänglich durch *Tamoxifen* stark *gehemmt*, die meisten Tumoren aber werden innerhalb von 2 bis 5 Jahren *refraktär* gegen die *antiproliferative* Wirkung von Tamoxifen, da die Tumorzellen nach längerer Einwirkungen von Tamoxifen auf die Expression des Receptors ERβ umschalten, so daß Tamoxifen dann nicht mehr ein Antagonist der Zellproliferation ist, sondern zu einem Agonisten der Zellproliferation wird. Auch in Carcinomzellen des Uterus fördert Tamoxifen, durch Bindung an ERβ, die Zellproliferation. Daraus erklärt sich das erhöhte Risiko für die Entstehung eines Unteruscarcinoms bei fortgesetzter Tamoxifenbehandlung des Brustkrebses.

Es gibt nicht nur intrazelluläre Estrogenreceptoren sondern auch Estrogenreceptoren auf der Oberfläche von Zielzellen. Die biologischen Langzeitwirkungen der Estrogene auf die Differenzierung und Entwicklung der weiblichen Geschlechtsorgane und ihre reproduktiv-neuroendokrine Funktionen werden nahezu ausschließlich durch die im Zellkern lokalisierten hochaffinen Receptoren vermittelt. *Estrogene* können aber auch, vor allem in *extragenitalen Geweben*, sehr schnell zu einer intrazellulären Steigerung der Spiegel bestimmter second messengers wie Ca^{2+}-*Ionen* und *cAMP* sowie zu einer Erhöhung der Aktivitäten von *MAP-Kinasen* und *Phospholipasen* führen. Schnell eintretende Effekte der Estrogene im Gefäßsystem, in der Brustdrüse, im Knochen, im Uterus und im Nervengewebe werden nicht durch die nucleären Estrogenreceptoren, sondern durch *membrangebundene Oberflächenreceptoren* verursacht. Es gibt zwei Typen von *Oberflächenreceptoren* für *Estrogene*, α und β. Diese entstehen durch unterschiedliche Aufbereitung der Primärtranscripte der Gene der nucleären Estrogenreceptoren ERα und ERβ. In *Endothel*- und *Nervenzellen* aktiviert der Estrogen-Oberflächenreceptor-Komplex die aus c-Src, Ras, Raf-1 und der MAPKK bestehende Signalbahn und führt zu einer Steigerung der Expression der *endothelialen NO-Synthase* und zur verstärkten

Bildung von NO·, das eine Relaxation der glatten Muskulatur der Gefäßwand und eine Gefäßerweiterung verursacht. In *corticalen Neuronen* erzeugen Estrogene einen Schutz vor toxisch wirkende Substanzen (*neuroprotektive Wirkung*). In *Mammacarcinomzellen* und in *Osteoblasten* führt Estradiol-17β innerhalb kurzer Zeit zur Aktivierung der MAP-Kinase und zu einer Förderung ihrer Proliferation und Differenzierung.

Wirkungen der Estrogene beim Mann. *Beide Geschlechter* produzieren sowohl *Androgene* als auch *Estrogene*. Schon längere Zeit ist bekannt, daß Estrogene beim Mann an der Regulation der Gonadotropinsekretion aus dem HVL mitwirken, jedoch gehen ihre Wirkungen im männlichen Organismus viel weiter. Sie sind für die Fruchtbarkeit des Mannes *erforderlich*, wie dies auch aus den Defektmutanten des Aromatasegens hervorgeht. Tierversuche ergaben, daß transgene männliche Mäuse, denen ERα fehlt (ERα-Gen-knock-out Mäuse), unfruchtbar sind. Als Ursache wurde erkannt, daß Estrogene für die *Samenreifung* unentbehrlich sind. Nachdem die Samenzellen die Samenkanälchen verlassen haben, werden sie im Hodennetz (*Rete testis*) gesammelt. Von hier tritt die sehr verdünnte Spermasuspension, die eine beträchtliche Konzentration an Estrogenen aufweist (mit 250 pg ml^{-1} ist ihre Konzentration in der Spermasuspension höher als im weiblichen Blutserum) in die dünnwandigen samenableitenden Wege der Epidymis (*Ductuli efferentes*) ein, deren Epithelzellen große Mengen Estrogenreceptor exprimieren. Im Nebenhoden machen die Spermazellen einen Reifungsprozeß durch und werden zur Aufbewahrung vorbereitet. Im Epididymiskopf erfolgt die Rückresorption von 90 % der Spermaflüssigkeit. Hierzu findet man in den Epithelien der Epididymis die Na$^+$/K$^+$-ATPase sowie Chlorid- und Aquaporin-1-Kanäle. Für die Rückresorption des Samenflüssigkeit und der in ihr gelösten Ionen sind Estrogene und epitheliale ERα-Receptors unentbehrlich. In den ERα-Gen-knock-out-Tieren verläßt eine verdünnte Spermaflüssigkeit den Nebenhoden, in der die vom Nebenhoden sezernierten Samenreifungsfaktoren in so kleiner Konzentration vorliegen, daß die Samenreifung nicht erfolgen kann und die Tiere unfruchtbar werden. Der erhöhte Flüssigkeitsdruck im Hoden führt außerdem zu einer verringerten Spermaproduktion, wodurch der bestehende Zustand weiter verschlechtert wird.

Estrogenreceptoren vom Typ ERα und ERβ kommen nicht nur im Kopf der *Epidymis* vor, sondern auch in den *Leydigschen Zellen*, in den *Samenleitern* und in den *Samenbläschen*, aber auch in der *Hypophyse*, im *Gehirn*, im *Knochen* und in vielen anderen Geweben. Ihre Expression findet nicht erst beim erwachsenen Mann, sondern bereits im Fetus und im Neugeborenen statt.

Möglicherweise besteht hinsichtlich der Estrogenwirkungen beim Mann und der im männlichen Organismus erfolgenden Expression von Estrogenreceptoren auch ein Zusammenhang zu den *Umweltestrogenen*, die im männlichen Geschlecht während der Pubertät zu einer Verminderung der Spermatozoen, zu Mißbildungen der Geschlechtsorgane und zu Hodenkrebs führen können.

23.3.6.3. Die Gestagene

Als *Gestagene* (*Schwangerschaftshormone*) werden diejenigen Steroidhormone bezeichnet, die zur Einleitung und Aufrechterhaltung einer Schwangerschaft notwendig sind und der Implantation und Nidation der Blastocyste und der Entwicklung des Embryos im Uterus dienen.

Vertreter der Gestagene und deren Biosynthese. Die wichtigsten Gestagene des Menschen sind *Progesteron* sowie *17α-Hydroxyprogesteron* und *20α-Hydroxyprogesteron* (☞ Abb. 23.59). Sie werden

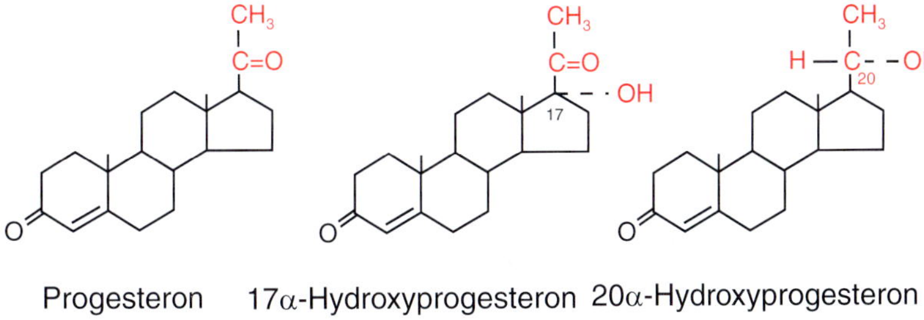

Progesteron   17α-Hydroxyprogesteron   20α-Hydroxyprogesteron

Abb. 23.59: Die Gestagene.

vor allem im *Gelbkörper* (*Corpus luteum*) und in der *Placenta*, zu einem kleinen Teil auch in der Nebennierenrinde und in den Granulosazellen des heranwachsenden Follikels gebildet. Die Gestagene leiten sich, wie die anderen Steroidhormone auch, vom *Cholesterin* ab. Dieses wird, katalysiert durch die *Cholesterindesmolase* und die *3β-Hydroxy-Δ^3-steroiddehydrogenase/Steroid-Δ^4,Δ^5-isomerase*, über *Pregnenolon* in *Progesteron* überführt (☞ Abb. 23.60, vgl. mit Abb. 23.39 und Abb. 23.51). Die biologische Halbwertszeit des Progesterons beträgt 20 Minuten.

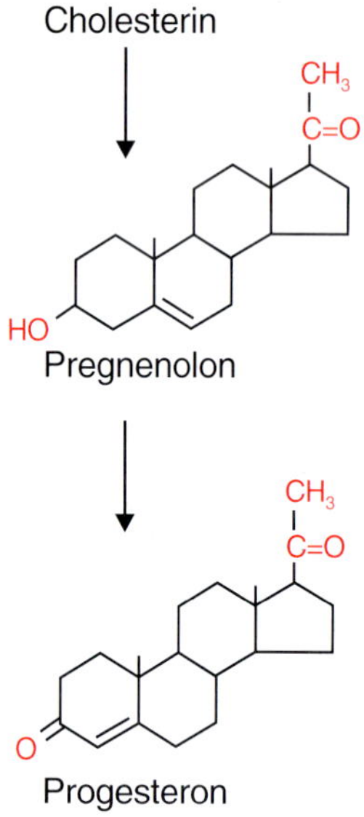

Abb. 23.60: Biosynthese des Progesterons aus Cholesterin.

Inaktivierung und Ausscheidung. Hauptabbauort der Gestagene ist die Leber und ihr Hauptabbauprodukt ist das durch Reduktion entstehende biologisch unwirksame *Pregnandiol*, welches als Glucuronid im Harn ausgeschieden wird (☞ Abb. 23.61). Die im Harn ausgeschiedene Menge an Pregnandiol erlaubt Rückschlüsse auf die Funktion der Ovarien. Eine hohe Pregnandiolausscheidung in der Mitte des weiblichen Cyclus ist ein sicherer Hinweis darauf, daß eine Ovulation stattgefunden hat. Ein hoher Pregnandiolspiegel gehört zu den ersten Kriterien einer Schwangerschaft.

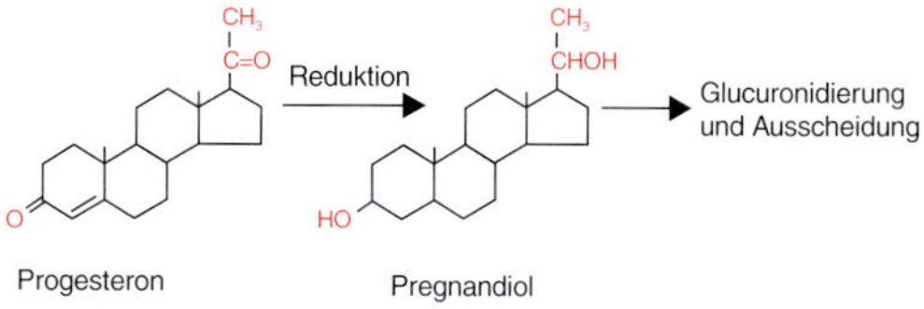

Abb. 23.61: Inaktivierung des Progesterons.

Wirkungen des Progesterons. Auf molekularer Ebene wirkt das Progesteron durch Bindung an *zwei intrazelluläre Receptoren*, die *Progesteronreceptoren A* und *B* (PR-A und PR-B). Die *PR-A*- und *PR-B-Progesteron-Komplexe* wirken als *Transcriptionsregulatoren* der durch das Hormon kontrollierten Gene. Das *Progesteron* bewirkt den Übergang der *Uterusschleimhaut* aus der durch die Estrogene ausgelösten *Proliferationsphase* in die *Sekretionsphase*. Dabei kommt es zu *Glycogenablagerungen* in den Epithelzellen und zu einer stärkeren *Durchblutung* der Uterusschleimhaut. Die *Implantation* und *Nidation* der *Blastocyste* ist erst nach Beendigung der Proliferationsphase und dem Einsetzen der Sekretionsphase möglich. Sie wird dadurch begünstigt, daß das Progesteron die *Beweglichkeit* des *Myometriums* (Uterusmuskulatur) herabsetzt. Nach der Implantation ist das Progesteron für das Weiterbestehen der Schwangerschaft notwendig. Es hemmt durch *negative Rückkopplung* die *FSH-Produktion* der Adenohypophyse und verhindert die Reifung weiterer Follikel. Unter seiner Wirkung wird der Cervixschleim zunehmend visköser und dadurch für Spermien schwerer durchgängig. Progesteron hat außerdem eine fördernde Wirkung auf das Wachstum der Milchdrüsen. Es erhöht die Körpertemperatur um 0,1 bis 1°C (thermogenetischer Effekt) und erzeugt - in hohen Dosen - eine *negative Stickstoffbilanz*, da es den *Proteinkatabolismus* fördert.

23.3.6.4. Die Steuerung der Ovarialfunktion

Die Steuerung der Produktion der Estrogene und Gestagene im Ovar durch das Hypothalamus-HVL-System ist komplizierter als die Regulation der Androgenproduktion im Hoden und auch komplizierter als die Steuerung der Hormonsekretion anderer hypophysenabhängiger Hormondrüsen (☞ Abb. 23.62). Das Gonadoliberin wird im weiblichen Organismus, wie im männlichen auch, vom Hypothalamus pulsierend in Perioden von etwa 90-120 Minuten abgegeben. Seine Sekretion

23.3. Die Steuerung peripherer endokriner Drüsen durch das hypothalamisch-hypophysäre System

Signale aus dem Gehirn
(limbisches System; rhythmogene Zone in der Regio praeoptica - Regio supraoptica)

Hypothalamus

Pulsierende Freisetzung von Gonadoliberin (Folliberin/Luliberin, Gonodotropin-Releasing-Hormon [GN-RH])

Hypophysenvorderlappen

Estradiol hemmt in kleinen Konzentrationen die Freisetzung von FSH und LH und stimuliert in hohen Konzentrationen die Freisetzung beider Gonadotropine

Progesteron unterdrückt die Freisetzung von FSH und von LH

Rückkopplung durch Estradiol

Rückkopplung durch Progesteron

FSH +   LH +

Hemmung der FSH-Freisetzung durch Inhibin

LH ↑↑
+
+
+

Ovulation

Rückbildung des Corpus luteum infolge Erniedrigung des LH

← Follikelreifung →   ← Corpus luteum →

Estradiol ↑   Estradiol ↓   Progesteron ↑

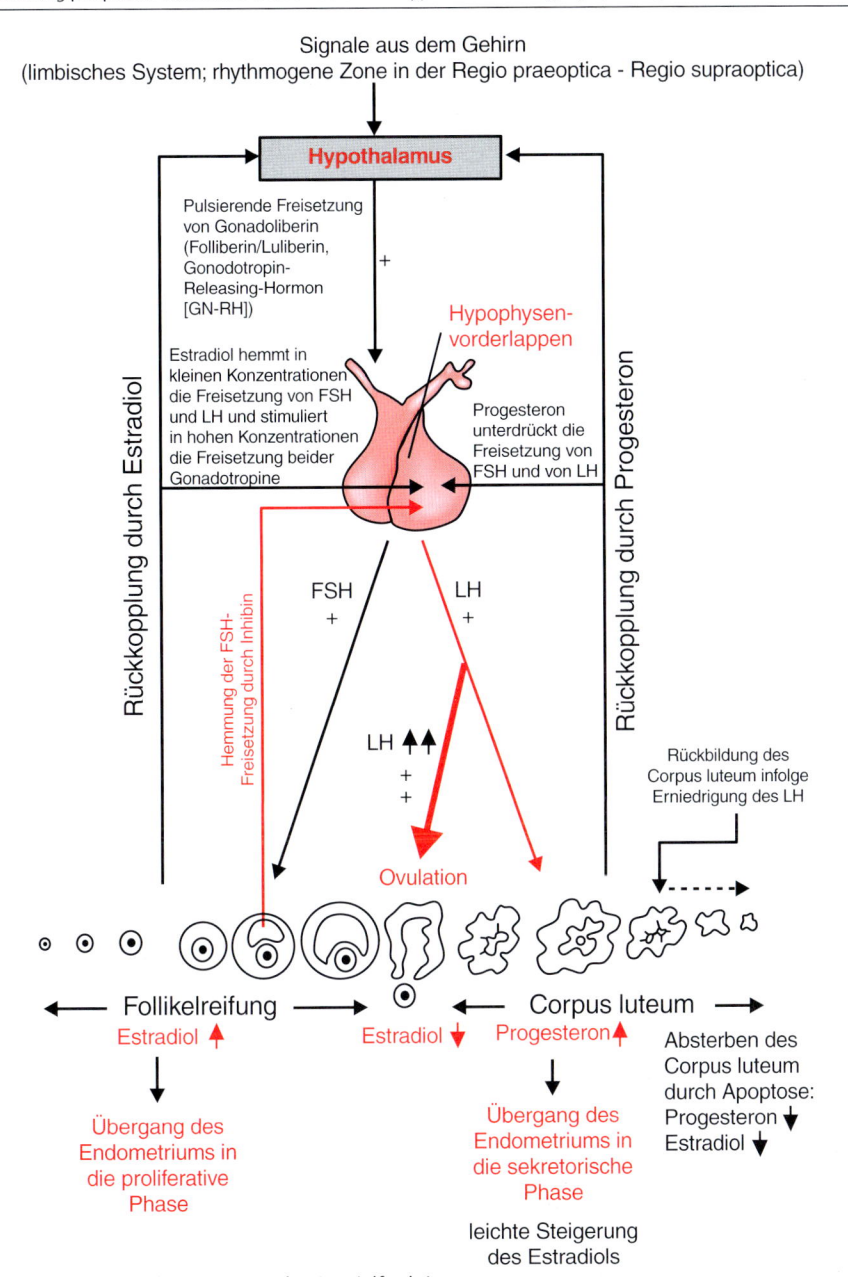

Absterben des Corpus luteum durch Apoptose:
Progesteron ↓
Estradiol ↓

Übergang des Endometriums in die proliferative Phase

Übergang des Endometriums in die sekretorische Phase

leichte Steigerung des Estradiols

Abb. 23.62: Die hormonale Steuerung der Ovarialfunktion.

steht unter der Kontrolle noradrenalinsezernierender Neuronen, die den *Nucleus arcuatus* als Zeitgeber der Gonadoliberinsynthese innervieren. Während beim Mann die Hormonproduktion kontinuierlich erfolgt, ist für die Frau ein 28-tägiges cyclisches Geschehen typisch. Dieses bezeichnet man als den *Ovarial-* oder *Menstruationscyclus*. Der Menstruationscyclus wird von einem *Cycluszentrum* im ZNS gesteuert. Im männlichen Geschlecht wird das Cycluszentrum bereits vor der Geburt durch Testosteron inaktiviert.

Nach der Freisetzung des *Gonadoliberins* von den Axonendigungen der hypothalamischen Neuronen gelangt dieses durch ein System von kleinen Öffnungen ("Fenstern") in den *Primärplexus* des *Pfortadersystems*, das den Hypothalamus mit dem *HVL* verbindet und verläßt den *Sekundärplexus* wieder durch Öffnungen, die in der *Nähe* der das *FSH* und das *LH* produzierenden *gonadotropen Zellen* des HVL liegen (☞ Abb. 23.35A). Das pulsierend ankommende Gonadoliberin bindet spezifisch an einen G_q-Protein-gekoppelten Receptor auf der Oberfläche der gonadotropen Zellen und bewirkt durch Aktivierung der Phospholipase C die Spaltung von Phosphatidylinositol-4,5-bisphosphat in DAG und IP_3, die als second messengers des Gonadoliberins fungieren und die pulsierende Sekretion von FSH und LH aus den gonadotropen Zellen des HVL vermitteln. Das *FSH* gelangt auf dem Blutweg in das *Ovar* und bindet dort an den *FSH-spezifischen, G_s-Protein-gekoppelten Receptor* auf der Oberfläche der *Granulosazellen* eines Follikels. Second messenger des FSH ist *cAMP*. Durch die sich daran anschließende aktivierte Signalbahn wird ein *Satz von Follikeln* zur Anreifung gebracht und die *Sekretion* von *Estradiol-17β* in Gang gesetzt. Aus den vielen Tausend angereifter Follikel entwickelt sich nur einer zum *sprungreifen Graafschen Follikel*. Dabei kommt es zu einem beträchtlichen Anstieg der Sekretion von *17β-Estradiol* (☞ Abb. 23.62 und Abb. 23.63). FSH bewirkt im Follikel die Synthese des *Inhibins* als *Rückkopplungsinhibitor* der *FSH-Produktion* im HVL.

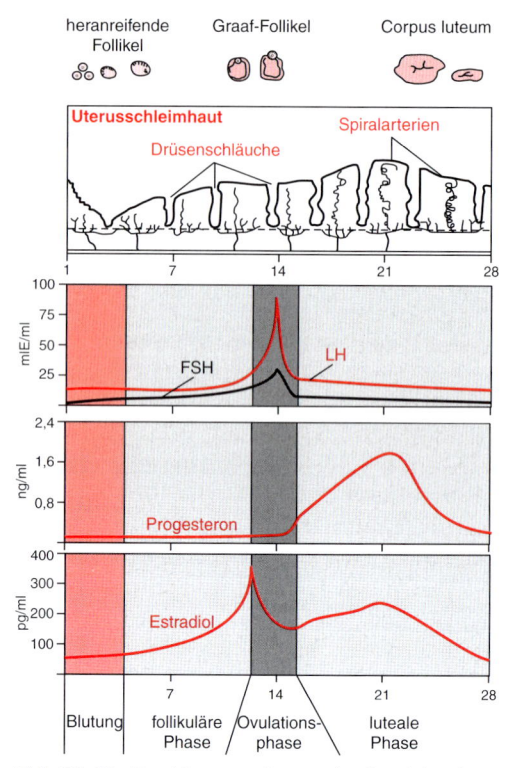

Abb. 23.63: Der Menstruations- oder Ovarialcyclus.

Die Receptorentwicklung und die Wirkungen von FSH und LH im Verlauf der Follikelentwicklung.

In einem *heranreifenden Follikel* exprimieren die Granulosazellen G_S-gekoppelte *FSH-Receptoren* auf ihrer Zelloberfläche. Danach exprimieren die Granulosazellen auch die intrazellulären *Receptoren* für *Estradiol-17β* und *Progesteron*. FSH bewirkt die Eireifung und die Proliferation der die Eizelle umgebenden Granulosazellen (deshalb auch der Name "Follikelreifungshormon"). In den Granulosazellen wird unter der FSH-Wirkung der *Aromatase-Komplex* exprimiert, wodurch die Zellen die Fähigkeit erhalten, Estrogene aus Androstendion und Testosteron zu bilden (☞ Abb. 23.56). FSH bewirkt im Follikel auch die Expression des membranständigen G_s-Protein-gekoppelten *LH-Receptors* sowie den an eine *Januskinase* gebundenen *Prolactinreceptor*, der in die Gruppe der *homodimeren Cytokinreceptoren* gehört (☞ Kap. 22.1.2.). Unter dem Einfluß von *Estradiol-17β* werden im Follikel zunehmend *mehr LH-Receptoren* synthetisiert, so daß die Wirksamkeit von LH im Follikel ständig steigt. In den den LH-Receptor exprimierenden Thecazellen führt LH zu einer

Steigerung der Synthese von *Androgenen*, die in die Granulosazellen diffundieren und dort zu *Estrogenen* umgewandelt werden (☞ Abb. 23.56).

Estradiol-17β hemmt die FSH- und LH-Produktion im HVL in kleinen (negative Rückkopplung) und steigert sie in großen Konzentrationen (positive Rückkopplung). Die Ovarialhormone *Estradiol-17β* und *Progesteron* wirken *rückkoppelnd* auf den *Hypothalamus* und den *HVL*. Im Hypothalamus bewirken Estradiol-17β und Progesteron - kontrolliert durch noradrenalinsezernierende Neuronen des *Nucleus arcuatus* - eine Änderung der Amplitude und der Frequenz der Gonadoliberinwellen. Im *HVL* wirkt *Estradiol-17β* in kleinen Konzentrationen *hemmend* (*Rückkopplungshemmung*), in *großen Konzentrationen* aber *fördernd* auf die *FSH- und LH-Produktion* (*Rückkopplungsaktivierung*). Als Ursache dieser qualitativ unterschiedlichen, konzentrationsabhängigen Wirkungen des 17β-Estradiols werden *zwei Estrogenreceptoren* in den gonadotropen Zellen des HVL diskutiert, die sich in ihren Affinitäten zum Estradiol-17β unterscheiden, nämlich ein zum *17β-Estradiol hochaffiner* und ein *niedrigaffiner Receptor*. Der hochaffine Receptor wird bei kleinen Estradiol-17β-Konzentration aktiviert und führt zu einer *Produktionshemmung* der beiden Gonadotropine und der *niedrigaffine Receptor* bindet Estradiol-17β erst bei hohen Konzentrationen und bewirkt eine *starke Produktionssteigerung* von FSH und LH. Der aktivierte niedrigaffine Receptor fördert die Synthese der α-Untereinheiten des FSH und LH, die bei beiden Hormonen identisch sind, so daß beide Gonadotropine bei hohen Estradiol-17β-Spiegeln vermehrt sezerniert werden. Während die LH-Sekretion aus dem HVL dann sehr stark ansteigt, ist der Anstieg des FSH jedoch wesentlich kleiner. Die Ursache hierfür ist die Wirkung des vom heranreifenden Follikels ebenfalls sezernierten *Inhibins*, das nur die FSH-Sekretion, nicht aber die LH-Sekretion aus dem HVL hemmt. Die *Unterdrückung* der *FSH-Produktion* durch *Inhibin* kommt durch dessen hemmende Wirkung auf die Synthese der β-*Untereinheit des FSH* zustande.

Der starke Anstieg des LH in der Mitte des Cyclus führt zur Ovulation. Wenn der Follikel unter der FSH-Wirkung zur vollen Reife gekommen sind, bewirkt der durch das Estradiol-17β ausgelöste *starke LH-Anstieg in Cyclusmitte*, zusammen mit anderen Faktoren, z.B. Prostaglandin $F_{2\alpha}$, durch Bindung des LH an seinen auf der Oberfläche der Granulosazellen sitzenden G_s-Protein-gekoppelten Receptor eine Erhöhung des intrazellulären cAMP. Dadurch kommt es zum Aufspringen des *Graafschen Follikels* und zur *Freisetzung des befruchtungsfähigen Eies*. Danach führt *LH* die Umbildung des *Granulosa-Theca interna-Komplexes* in den *Gelbkörper* (*Corpus luteum*) herbei. LH ist, wie der Name "luteinisierendes Hormon" sagt, für die Aufrechterhaltung des *Corpus luteum* verantwortlich. Dieser produziert, stimuliert durch LH, sowohl *Progesteron* als auch *Estradiol-17β*. Beide Hormone binden an jeweils spezifische intrazelluläre Receptoren des Uterusendometriums und bewirken die Vorbereitung des Uterus für die Implantation eines befruchteten Eies.

Der Ovarial- oder Menstruationscyclus. Die physiologischen Vorgänge während des 28tägigen Cyclus dienen der Heranbildung einer befruchtungsfähigen Eizelle sowie der Ermöglichung ihrer Befruchtung und der Einnistung der Blastocyste in die Uterusschleimhaut. Tritt keine Befruchtung ein und kommt es nicht zur Implantation, so wird die hierfür vorbereitete Uterusschleimhaut durch die Menstruation abgestoßen (☞ Abb. 23.63). Der *Menstruationscyclus* beginnt - bei niedrigem Spiegel an Estradiol-17β - mit einem Anstieg von FSH. *Tag 1 des Cyclus ist der erste Tag der Menstruation*. In dieser Phase enthält das Ovar relativ kleine Follikel, von denen einige unter der FSH-Wirkung eine Größenzunahme erfahren (*follikuläre Phase*). Ein bereits pränatal angelegter Primordialfollikel entwickelt sich über mehrere Stufen - dem Primär-, Sekundär- und Tertiärfollikel - zum *sprungreifen Graafschen Follikel* (12. Tag des Menstruationscyclus). Die die Eizelle umhüllenden Zellen (*Granulosazellen*) teilen sich und bilden eine aus 12-16 Zellschichten aufgebaute Lage, die außen von der Theca interna umgeben ist. Durch die Vermehrung der Granulosazellen kommt es während der Wachstums- und Reifungsphase des Follikels zu einem *Anstieg des Estradiol-17β* im Blut. Dieses bewirkt im Uterus - nach Bindung an seinen Receptor - die Proliferation des Endometriums. Gleichzeitig induziert es in der Uterusschleimhaut die Expression des Progesteronreceptors. Kurz vor dem Aufspringen des Graafschen Follikels (*Ovulation*), das am Tage 14 oder 15 des Cyclus erfolgt, erreicht die *Estradiolsekretion* ein *Maximum*. Der hohe Estradiolspiegel verursacht einen kräftigen Anstieg des LH, das in der Mitte des Cyclus (am 14. Tag) die Ovulation auslöst. Der *Follikelsprung* ist ein proteolytischer Vorgang, an dem *Metalloproteinasen* und *Plasmin* beteiligt sind. Die Freisetzung der Proteinasen und des Plasminogenaktivators wird durch Prostaglandin $F_{2\alpha}$ vermittelt. Nach dem Follikelsprung nimmt der Granulosa-Theca interna-Komplex um das 2- bis 3fache an Größe zu und wird innerhalb von drei Tagen zum *Corpus luteum* (Gelbkörper, der Name rührt von eingelagerten gelben Farbstoffen, den Lipochromen, her), das 6-8 Tage unter dem Einfluß von LH in voller Aktivität gehalten wird (*luteale Phase*). Das *Corpus luteum* produziert beträchtliche Mengen *Progesteron* und, in kleineren Mengen, auch *Estradiol-17β*. Auch das *Prolactin* wirkt *aktivierend* auf den Gelbkörper und erhöht dessen *Progesteronsynthese*, unterdrückt aber - durch *Hemmung der Aromataseaktivität* - die *Estrogenbildung*. Während der Aktivitätsperiode des Corpus luteum werden durch Estradiol-17β und Progesteron infolge ihrer negativen Rückkopplung zum HVL und Hypothalamus die FSH- und LH-Spiegel im Blut auf basale Werte gesenkt und so die Reifung neuer Follikel unterdrückt. Die aus dem Gelbkörper in den Tagen 18-24 erfolgende starke Progesteronsekretion bewirkt den Übergang der Uterusschleimhaut aus der *proliferativen* in die *sekretorische Phase*, während der der Uterus zur Implantation der Blastocyste bereit ist. Dabei trifft das Progesteron im Endometrium auf den Progesteronreceptor, der in der vorangegangenen follikulären Phase unter Wirkung von Estradiol-17β exprimiert wurde. Wenn keine Befruchtung bzw. keine Nidation der Blastocyte erfolgt, beginnt etwa 12 Tage nach der Ovulation, d.h. vom Tage 26 des Cyclus an, als Folge der LH-Erniedrigung, die Rückbildung des Gelbkörpers (*Luteolyse*). Die dann im Corpus luteum erfolgende Bildung von *Oxytocin* und *Prostaglandin $F_{2\alpha}$* bewirkt in ihm eine weitere Erniedrigung der Progesteron- und Estradiol-17β-Synthese und schließlich ein Absterben seiner Zellen durch Apoptose. Die niedrigen Progesteron- und Estradiol-17β-Spiegel im Blut erlauben einen erneuten Anstieg des FSH-Spiegels, so daß der Ovarialcyclus von neuem beginnen kann. Die Erniedrigung der Progesteronsynthese bewirkt degenerative Veränderungen und Schrumpfungen der Uterusschleimhaut und dadurch eine Schädigung der Spiralarterien des Uterus und, als deren Folge, die menstruellen Blutungen. Dabei geht ein Teil des Endometriums zugrunde.

Estrogene und Gestagene in Schwangerschaft und Lactation. In dem 28tägigen Cyclus ist das Endometrium am 23. Tag für die Nidation der Blastocyste am besten geeignet. Das befruchtete Ei braucht 3-4 Tage für seine Wanderung durch den Eileiter in den Uterus. Es erreicht das *Cavum uteri* im Stadium einer 8- bis 12zelligen Morula (*Blastocyste*). Die Blastocyste besteht aus den Trophoblastzellen, die einen inneren Hohlraum umschließen. Dieser enthält den *Embryoblasten*, aus dem sich der Embryo entwickelt. Die *Implantation* - vermittelt durch *Cytokine* des *Uterusepithels* und der *Trophoblastzellen* - beginnt am 7. Tage nach der Befruchtung und dauert fünf Tage. Bereits in dieser Zeit beginnen die Trophoblastzellen das *Choriongonadotropin* (HCG = Human Chorionic Gonadotropin) zu sezernieren. Das HCG hat eine erhaltende Wirkung auf den Gelbkörper und bewirkt dessen Umwandlung in den Schwangerschaftsgelbkörper (*Corpus luteum graviditatis*). HCG kann immunologisch bereits wenige Tage nach der Befruchtung nachgewiesen werden. Seine Anwesenheit *beweist* das Vorliegen einer Schwangerschaft. Das *Corpus luteum graviditatis* produziert Progesteron und Estrogene und beginnt nach etwa sechs Wochen zu degenerieren. Die Placenta bildet vom zweiten Schwangerschaftsmonat an unter dem Einfluß von HCG Progesteron und vom Beginn des dritten Monats an auch Estrogene. Die biologische Bedeutung des Progesterons liegt in der Erhaltung der Schwangerschaft, indem es die Uterusbeweglichkeit blockiert. Weiterhin ist das Progesteron zusammen mit den Estrogenen für die Schwangerschaftsveränderungen des mütterlichen Organismus verantwortlich. Der Fetus ist in der Lage, aus dem Progesteron der Placenta Cortisol u.a. Hormone zu bilden. Als weiteres Hormon produziert die Placenta in zunehmendem Maße das *Chorionsomatomammotropin*. Das Hormon bewirkt ein Wachstum der Milchdrüsen und steigert die Milchproduktion. Die Milchbildung (Lactogenese) setzt bereits während der Gravidität ein, jedoch kommt es dann aus nicht völlig geklärten Gründen noch nicht zur Milchsekretion (Lactation). Für den Beginn der Milchsekretion macht man den steilen Abfall von Estrogenen und von Progesteron unmittelbar vor der Geburt verantwortlich. Die

Senkung der Progesteronsynthese wird durch das CRH verursacht, das aus dem fetalen Hypothalamus freigesetzt wird und die Sekretion von Corticotropin aus dem HVL und von Cortisol aus der NNR stimuliert. Das Cortisol steigert die Biosynthese des Lungensurfactant (☞ Kap. 6.), erhöht die Synthese von Estradiol-17β und von PGF$_{2α}$ in der Placenta und hemmt die Freisetzung von Progesteron. Der Progesteronabfall führt zur Freisetzung von *Oxytocin* aus der fetalen und der mütterlichen Neurohypophyse.

Oxytocin. Das Oxytocin verursacht, gefördert durch Estradiol-17β und PGF$_{2α}$ und gehemmt durch Progesteron, die Kontraktion der glatten Muskulatur des Uterus. Infolge der Senkung des Progesteronspiegels am Ende der Schwangerschaft kann das Oxytocin seine wehenauslösende Wirkung voll entfalten. Oxytocin bewirkt weiterhin, infolge seiner kontrahierenden Wirkung auf das die Milchgänge auskleidende Myoepithel, ein Auspressen der Milch aus den Alveolen und den Milchgängen der Milchdrüsen. Die Sekretion von Oxytocin aus der Neurohypophyse wird durch den Saugreiz an den Mammillen mittels nervöser und neurohormonaler Mechanismen verstärkt.

Der Oxytocinreceptor bindet nicht nur Oxytocin sondern auch Progesteron. Der auf der Oberfläche der Oxytocinzielzellen lokalisierte Oxytocinreceptor gehört zu den G-Protein-gekoppelten Receptoren, die nach Bindung des Hormons über ein G$_q$-Protein die Phospholipase Cβ aktivieren. Als second messengers hat das Hormon demzufolge IP$_3$ und DAG. IP$_3$ setzt Ca^{2+}-Ionen aus dem ER frei und erhöht dadurch den Ca^{2+}-Spiegel im Cytosol. Der Oxytocinreceptor bindet aber nicht nur Oxytocin, sondern auch - auf allosterische Weise - Progesteron bzw. (beim Menschen) das aus dem Progesteron metabolisch entstehende 5β-Dihydroprogesteron. Dies führt zur Hemmung der IP$_3$-Bildung und folglich zur Unterbindung der Ca^{2+}-Freisetzung aus dem endoplasmatischen Reticulum. Dies ist möglicherweise die molekulare Ursache für die Hemmwirkung des Progesterons auf die durch Oxytocin verursachte Kontraktion der Uterusmuskulatur. Estradiol-17β und Cortisol werden an den Oxytocinreceptor nicht gebunden und entwickeln keine antagonistischen Wirkungen zum Oxytocin.

Relaxin. Im *Schwangerschaftsgelbkörper* und in der *Placenta* wird das Polypeptidhormon *Relaxin* (M$_r$ 5.500) gebildet, das die Aktivität von Proteasen stimuliert und eine Rolle bei der Erweiterung des Uterushalses und bei der Lockerung der Schambeinsymphyse vor der Geburt spielt, indem es im kollagenen Bindegewebe der *Symphyse* und der *Ileosacralgelenke* eine Auflösung, Quellung und Spaltung der kollagenen Fasern bewirkt. Dadurch erleichtert Relaxin den Geburtsvorgang. Dem Relaxin wird auch eine Rolle bei der Lösung der Placenta nach der Geburt zugeschrieben. Der Relaxinspiegel erreicht wenige Tage vor der Geburt ein Maximum.

Hormonale Hemmung der Ovulation durch Kontrazeptiva. Die Sekretion von gonadotropen Hormonen und die Ovulation lassen sich sowohl durch Estradiol-17β als auch durch Gestagene unterdrücken. Die künstliche Ovulationshemmung zur Schwangerschaftsverhütung durch die "klassischen" Kontrazeptiva beruht auf dem Prinzip der negativen Rückkopplung durch Unterdrückung des LH-Gipfels in der Cyclusmitte. Die ovulationshemmenden Präparate (Antikonzeptiva) enthalten Vertreter beider Hormongruppen, sowohl der *Estrogene* als auch der *Gestagene*, da es bei alleiniger Verwendung von Gestagenen infolge einer Unterdrückung der Estrogensekretion zu einer Rückbildung der sekundären weiblichen Geschlechtsmerkmale kommen würde und bei ausschließlicher Verwendung von Estrogenen die Uterusschleimhaut nicht in die Sekretionsphase übergehen und dadurch die Menstruation nicht stattfinden könnte. Wichtige Voraussetzung für die künstliche Ovulationshemmung war die Entwicklung oral wirksamer Estrogene und Gestagene, die in der Leber nicht wie die natürlichen Hormone durch Konjugation mit Glucuronat oder Sulfat inaktiviert werden.

23.3.6.5. Pathobiochemische Aspekte der Sexualhormone

Pathobiochemie der Androgene.
- *Tumoren* der *Leydig'schen Zellen* können große Mengen *Testosteron* produzieren, das sich durch eine stark erhöhte Ausscheidung der *17-Ketosteroide* im Harn zu erkennen gibt. Im Kindesalter beobachtet man dann eine *Pubertas praecox* (geschlechtliche Frühreife). Es gibt auch *Leydig'sche Zelltumoren*, die *Estradiol-17β* produzieren; sie bewirken eine *Feminisierung*.
- Eine Verminderung der Gonadotropinsekretion aus dem HVL kann zu einer verspätet einsetzenden Pubertät führen (*Pubertas tarda*). Bei dem *idiopathischen Eunuchoidismus* tritt überhaupt keine Geschlechtsreife ein.
- Das LH stimuliert die Leydigschen Zellen und erhöht die Produktion und Sekretion von Testosteron, indem es an einen G_s-Protein-gekoppelten Oberflächenreceptor bindet und dadurch die Aktivität der Adenylatcyclase steigert. Eine andere als die oben besprochene Form einer Pubertas praecox ist dadurch gekennzeichnet, daß die Leydigschen Zellen Testosteron auch in Abwesenheit des Luteinisierungshormons produzieren (*gonadotropinunabhängige Pubertas praecox*). Diesem Phänomen liegt ein konstitutiv aktivierter Receptor für das LH zugrunde, der das G_s-Protein auch bei Abwesenheit von LH aktiviert.
- Bei männlichen Patienten wurde eine selten auftretende genetisch fixierte Kombination von *Testotoxikose* (*gonadotropinunabhängige Pubertas praecox*) und *Pseudohypoparathyreoidismus* gefunden, die auf einer generalisierten Punktmutation im $G_{s\alpha}$-Gen zurückführbar ist. In dem Genprodukt $G_{s\alpha}$ ist an Position 366 ein Alanyl- gegen einen Serylrest ausgetauscht. Das $G_{s\alpha}$-Protein weist dann eine temperaturabhängige Labilität und eine verminderte GDP-Affinität auf. Die Testotoxikose resultiert bei dieser Erkrankung aus einer konstitutiven Aktivierung von $G_{s\alpha}$, die zu einer permanenten Steigerung von cAMP in den Leydigschen Zellen führt. Jedoch ist das mutierte $G_{s\alpha}$-Protein nur bei der Temperatur des Hodens (33°C) stabil, bei normaler Körpertemperatur wird es rasch abgebaut. In den anderen Organen des Körpers führt demzufolge diese generalisierte Mutation zu einer Abnahme der $G_{s\alpha}$-abhängigen cAMP-Synthese, die sich klinisch in einer verminderten Reaktion auf das Parathormon und auf das Thyreoidea-stimulierende Hormon äußert.

Hypogonadismus. Im männlichen Geschlecht kann ein *Hypogonadismus* (*Insuffizienz der männlichen Keimdrüsen*) angeboren oder erworben sein. Beim *Klinefelter-Syndrom* liegt eine XXY-Trisomie vor; sie ist gekennzeichnet durch *Hodenatrophie*, *eunuchoiden Hochwuchs*, *Gynäkomastie* und *erniedrigte Testosteronproduktion*.

Störungen in der Estrogen- und Gestagenproduktion. Störungen der Ovarialfunktion sind meist *hypophysär* bedingt, können aber auch *lokal* verursacht sein. Sie wirken sich vor allem auf den *Menstruationscyclus* aus. Eine Insuffizienz des Hypothalamus oder der Hypophyse ist infolge der damit verbundenen Unterproduktion von Gonadotropinen oft Ursache einer *Amenorrhoe* (*hypothalamische Ovarialinsuffizienz*).

Eine Ovarialinsuffizienz liegt auch beim *Stein-Leventhal-Syndrom* vor. Dieses ist vor allem durch eine stark herabgesetzte Aktivität der *17β-Hydroxysteroiddehydrogenase* gekennzeichnet, die an der Bildung von *Estradiol-17β* aus Androgenen mitwirkt, so daß es zu einer Überproduktion von männlichem Geschlechtshormon kommt (☞ Abb. 23.56). Folgen sind Hirsutismus (männlich geprägter Haarwuchs), Amenorrhoe, Sterilität, Hypogenitalismus und Fettsucht.

Bei *Hormonüberproduktion* infolge eines Tumors können die Ovarien neben Estrogenen und Gestagenen auch Corticosteroide und Androgene produzieren. Bei Granulosa-Theca-Zellen-Tumoren kommt es zu einer Überproduktion von Estrogenen. Bei Geschwülsten der eosinophilen Zwischenzellen, die den Leydig'schen Zellen des Hodens entsprechen, kommt es zu einer massiven Bildung von Androgenen.

Das Prämenstruationssyndrom (PMS) wird durch neuroaktive Steroide, die sich vom Progesteron ableiten, ausgelöst. Als *neuroaktive Steroide* werden Steroidhormone bezeichnet, die eine Wirkung auf das Gehirn ausüben. Die *neuroaktiven Steroide* entfalten im Gehirn ihre Wirkungen auf zwei Wegen:

1. sie werden, wie die anderen Steroidhormone auch, an intrazelluläre Receptoren gebunden und beeinflussen die Transcription bestimmter Gene
2. sie binden an transmittergesteuerte Ionenkanäle und haben auf diese eine modulatorische Wirkung.

Neuroaktive Steroide sind *Dehydroepiandrosteron*, *Pregnenolon* und *Progesteron*, vor allem aber ein reduzierter Metabolit des Progesterons, das *Allopregnanolon*, das bei Frauen und Männern im Gehirn gebildet wird. Die neuroaktiven Steroide haben Wirkungen auf das Verhalten eines Menschen, die denen der Benzodiazepine ähnlich sind. Sie wirken beruhigend, vermindern Angstgefühle und wirken psychischen Anfällen entgegen. Sie verstärken die Wirkungen von GABA, das zu den wichtigsten inhibitorischen Neurotransmittern des Gehirns gehört. Ursache hierfür ist, daß *Allopreganolon* an eine *allosterische Bindungsstelle* des durch GABA-regulierten Cl^--Kanals (☞ Kap. 25.3.3.1.) gebunden wird. Allopregnanolon folgt den Veränderungen des Progesteronspiegels im Verlauf des monatlichen weiblichen Cyclus und während der Schwangerschaft. Der in der zweiten Woche der lutealen Phase eintretende *Progesteronabfall* führt auch zu einer Erniedrigung des Allopregnanolons. Manche Frauen reagieren darauf mit Depression, Angst und anderen Verhaltensstörungen. Man bezeichnet diesen Zustand als *Prämenstruationssyndrom* (PMS). Allopregnanolon stimuliert die Transcription des Gens einer Untereinheit des GABA-Receptors (der α4-Untereinheit). Bei Mangel an diesem Steroid wird diese Untereinheit in geringerem Maße als normal synthetisiert, so daß die inhibitorischen Wirkungen von GABA vermindert werden. Folgen sind die genannten psychischen Veränderungen in der letzten Woche des Menstruationscyclus.

23.3.7. Hormone und Altern

Die durchschnittliche Dauer des Lebens eines Menschen beträgt in Deutschland etwa 80 Jahre und es wird erwartet, daß die Lebensdauer in den nächsten zwei Jahrzehnten auf 85 Jahre steigen wird. Mit zunehmendem Alter kommt es zu einem *langsamen Abfall* der *physiologischen Funktionen*, insbesondere der *zellulären Proteinsynthese* und der *immunologischen Abwehr* sowie zu einer *Erhöhung* des *Fettanteils* am *Körpergewicht*, zu einem *Verlust* an *Muskelmasse*, einem *Abfall* der *Muskelkraft* und einer *Verminderung* der *Knochenmineralisierung*. Die meisten alten Menschen sterben an *Arteriosklerose*, *Krebs* oder *geistiger Demenz*. Unter den ältesten der alten Menschen tritt ein Verlust an

Muskelmasse und Muskelkraft ein, die zu der sprichwörtlichen Gebrechlichkeit und Hinfälligkeit des sehr alten Menschen führen und die begrenzenden Faktoren für sein unabhängiges Leben bis zum Tode darstellen. Ärztlich beaufsichtige körperliche Übungsprogramme alter Menschen zeigen, daß diese Veränderungen *nicht irreversibel* sind, sondern zu Verbesserungen im Gehen und im Treppensteigen führen. *Die einzige Maßnahme zur Vorbeugung von Altersgebrechlichkeit und altersbedingter Muskelschwäche stellt körperliche Aktivität dar.*

Die *zwei klinisch wichtigsten* Änderungen in der endokrinen Aktivität im Verlauf des Alterns betreffen das *Pancreas* und die *Schilddrüse*. Etwa 40-50 % der alten Menschen über 65 Jahre haben eine *verminderte Glucosetoleranz* oder einen *Diabetes mellitus*. Etwa die Hälfte der Altersdiabetiker bleiben unerkannt. Dies stellt eine besondere Risikogruppe für die Entstehung sekundärer Komplikationen, insbesondere von *Gefäßschädigungen*, dar. Die *altersbedingte Schilddrüsenunterfunktion* führt zur Erniedrigung der Plasmaspiegel von T_4 und T_3 und zu Erhöhungen im TSH-Spiegel. Diese Veränderungen werden durch Autoimmunreaktionen verursacht und sind Ausdruck *altersassoziierter Erkrankungen*, weniger eine Konsequenz des Alterns selbst.

Die folgenden *drei hormonale Systeme* sind durch *abfallende zirkulierende Hormonspiegel* im Verlauf des *normalen Altersprozesses* gekennzeichnet:

- *Estrogene* (in der *Menopause*) und *Testosteron* (in der *Andropause*)
- *Dehydroepiandrosteron* (in der *Adrenopause*)
- *STH/Somatomedin-System* (in der *Somatopause*).

Bei *Frauen* im Alter ab 50 Jahren tritt in der *Menopause* ein dramatischer Abfall von *Estradiol-17β* ein, vorzugsweise infolge altersverbundener Veränderungen im Zentralnervensystem und im Hypothalamus-Hypophysensystem. Die frühere Auffassung, daß die Menopause vorwiegend auf einer Erschöpfung des Ovars an Follikeln beruht, ist nicht ausreichend. Gegenwärtig herrscht die Auffassung vor, daß nicht nur das Ovar, sondern auch das Gehirn ein wichtiger Schrittmacher der Menopause ist. Bei *Männern* hingegen verlaufen die altersbedingten Veränderungen in der Hypothalamus-Hypophysen-Gonaden-Achse wesentlich weniger dramatisch als bei Frauen. Bei ihnen kommt es mit zunehmendem Lebensalter zu einem allmählichen Abfall des Testosterons, ein Prozeß, der als *Andropause* bezeichnet wird. Er ist charakterisiert durch einen Abfall der Zahl der Leydigschen Zellen und ihrer sekretorischen Kapazität sowie durch eine Erniedrigung der Gonadotropinsekretion.

Die *Adrenopause* ist durch einen altersbedingten Abfall der adrenalen Sekretion von *Dehydroepiandrosteron* infolge einer selektiven Verminderung der Zellenzahl in der Zona reticularis charakterisiert. Der ACTH-Spiegel bleibt unverändert, auch der Plasmaspiegel an Cortisol verändert sich im Altersgang nicht. Ein *hoher Spiegel* an *Dehydroepiandrosteron* fördert die *immunologische Abwehr* und wirkt *Fettleibigkeit*, *Diabetes mellitus*, der Entstehung von *Krebs* und von *Herzkrankheiten* entgegen.

Das dritte endokrine System, das bei beiden Geschlechtern einen allmählichen Aktivitätsverlust im Altersgang erleidet, ist das *STH/Somatomedin-System*. Ausgelöst durch Veränderungen im Hypothalamus kommt es zu einer Verminderung der STH-Sekretion aus dem HVL und, als deren Folge, zu einer Erniedrigung der Synthese der Somatomedine, insbesondere von IGF-I, in der Peripherie. Man nimmt an, daß dies eine wichtige Ursache für die Verminderung der Proteinsynthese in der Muskulatur, der Abnahme der Muskelmasse und Muskelkraft sowie der Knochenmasse mit zunehmendem Alter ist (*Somatopause*).

23.4. Die hormonale Regulation des Flüssigkeits-, Elektrolyt- und Mineralhaushaltes

23.4.1. Die Hypothalamus-HHL-Hormone Vasopressin und Oxytocin

Die Neurohypophyse ist Speicher- und Sekretionsort der in den neurosekretorischen Neuronen des *N. supraopticus* und *N. paraventricularis* des Hypothalamus gebildeten Hormone *Vasopressin* (*Adiuretin*) und *Oxytocin* (☞ Abb. 23.36). Beide Hormone werden jeweils durch ein *Polyprotein-Gen* codiert, das die Aminosäuresequenzen für die zwei Hormone sowie für zwei als *Neurophysine* bezeichnete Trägermoleküle und (nur im Falle des Vasopressins) außerdem für ein Glycoprotein enthält. Vasopressin wird gemeinsam mit Neurophysin II und Oxytocin mit Neurophysin I synthetisiert. Nach Abspaltung des Signalpeptids kommt es in der Polypeptidkette zu einer proteolytischen Spaltung zwischen dem jeweiligen Neurophysin und dem betreffenden Hormon, jedoch bleiben beide zu einem Molekülkomplex vereinigt. Vasopressin und Oxytocin sind Nonapeptide (d.h. sie bestehen aus neun Aminosäuren; Formeln in Abb. 3.9). Sie gelangen im Komplex mit dem jeweiligen Neurophysin durch axonalen Transport in die *Neurohypophyse*, aus der sie nach Bedarf sezerniert werden.

Wirkungen des Vasopressins. Das *Vasopressin* hat *zwei Hauptwirkungen*:

1. in *physiologischen Dosen* wirkt es *antidiuretisch*, d.h. hemmend auf die Harnbildung und –ausscheidung. In dieser Funktion *fördert* es die *Wasserrückresorption* aus den *Sammelrohren* und dem *distalen Tubuluskonvolut* der Nieren (deshalb wird Vasopressin auch als *Adiuretin* bzw. *antidiuretisches Hormon*, ADH, bezeichnet). Diese Vasopressinwirkung wird in den Zielzellen durch die V_2-Receptoren vermittelt, die über ein G_s-Protein mit der Adenylatcyclase gekoppelt sind und cAMP als second messenger haben. Die durch cAMP aktivierte Proteinkinase A bewirkt die intrazelluläre Verlagerung von zunächst noch funktionslosen *Aquaporin 2-Molekülen* aus intrazellulären Vesikeln in die apikale Membran der Epithelzellen der Sammelrohre und des distalen Konvolutes, wo sie *Wasserkanäle* vom Aquaporin-2-Typ (AQP2, ☞ Kap. 8.) bilden. So steigt in den Plasmamembranen dieser Zellen die Zahl der Wasserkanäle und dadurch auch die passive Wasserrückresorption an. Ohne Vasopressin ist das Epithel der Sammelrohre infolge des Fehlens von Wasserkanälen für Wasser *nicht* durchlässig

2. in höheren Dosen hat Vasopressin eine *Kontraktionswirkung* auf die *glatte Muskulatur* der *Blutgefäße*, die durch seine V_1-Receptoren vermittelt werden. Diese bewirken einen *Blutdruckanstieg*. Der V_1-Receptor ist an ein G_q-Protein gekoppelt und führt zur Aktivierung der Phospholipase C. Second messengers des Vasopressins in diesem System sind IP_3 und DAG. Bei starkem Blutverlust und bei hämorrhagischem Schock, unter denen Vasopressin verstärkt freigesetzt wird, kommt es in den Endothelien der Hirn- und Koronargefäße unter der Vasopressinwirkung zu einer, ebenfalls durch den V_1-Receptor vermittelten, Freisetzung des *NO-Radikals*, das eine *Vasodilatation* bewirkt. Diese gibt unter den genannten Bedingungen Anlaß zu einer Umverteilung des Blutes zugunsten des Gehirns und des Herzens.

Regulation der Vasopressinsekretion. Die Freisetzung des Vasopressins aus der Neurohypophyse wird vor allem durch den osmotischen Druck des Blutplasmas reguliert, der mittels *Osmoreceptoren* im Hypothalamus und in der Wand des 3. Ventrikels sowie in der Leber registriert wird. Außerdem hat auch das extrazelluläre Volumen, das durch *Baroreceptoren* registriert wird, einen Einfluß auf die Vasopressinsekretion. Eine Erhöhung des osmotischen Druckes und eine Verminderung des Blutvolumens führen zu einer verstärkten Ausschüttung des Hormons, das in den Nieren zu der verstärkten Wasserrückresorption führt. Vasopressin bewirkt eine Verringerung des Harnvolumens und die Bildung eines konzentrierten Harns. Es wird auch vermehrt als Reaktion auf Schmerz, Angst und körperliche Anstrengung sowie durch verschiedene Pharmaka (Morphium, Barbiturate u.a.) freigesetzt. Alkohol hemmt die Freisetzung von Vasopressin.

> **Mangel an Vasopressin.** Eine Schädigung des hypothalamo-neurohypophysären Systems oder ein Defekt im Vasopressin-V_2-Receptorsystem der Sammelrohre führt zum Krankheitsbild des (*zentralen* oder *renalen*) *Diabetes insipidus*. Dabei werden große Mengen hypotonen Harnes (bis zu 20 Liter pro Tag; *Polyurie*) ausgeschieden, da die Nieren die Fähigkeit zur Rückresorption des Wassers verloren haben. Die Folge ist großer Durst, so daß die Patienten viel Flüssigkeit aufnehmen (*Polydipsie*).

23.4.2. Aldosteron kontrolliert die Ausscheidung von Na^+-, K^+- und H^+-Ionen

Aldosteron ist das *mineralocorticoide Hormon* des Menschen. Es wird in der *Zona glomerulosa* der NNR gebildet. Im Unterschied zum Cortisol steht die Sekretion des Aldosterons aus der NNR unter *physiologischen Bedingungen nicht* unter der Kontrolle des *Hypothalamus-Adenohypophysen-Systems*, vielmehr wird 1. die Sekretion des Aldosterons bei Verminderung der Konzentration von

Na⁺-Ionen und einem Anstieg von K⁺-Ionen im Blut direkt erhöht und 2. erfolgt die Regulation der Aldosteronsekretion durch das *Renin-Angiotensin-System*. Bei erhöhter Corticotropin-Sekretion aus dem HVL *kann* es zu einer Steigerung der Aldosteronsekretion kommen. Aldosteron ist auch ein *Streßhormon*, da seine Sekretion aus der NNR in Streßsituationen bei verstärkter Corticotropinwirkung ansteigt.

Biosynthese des Aldosterons. Wie für die anderen NNR-Hormone ist *Cholesterin* auch die Muttersubstanz für *Aldosteron* (☞ Abb. 23.64). Die Schritte der Aldosteronbiosynthese sind:

1. Bildung von Pregnenolon und Progesteron aus Cholesterin

2. Bildung von 11-Desoxycorticosteron durch Hydroxylierung von Progesteron am C-Atom 21, katalysiert durch ein Isoenzym des Cytochrom P450, der *Steroid-21-hydroxylase*

3. Hydroxylierung von 11-Desoxycorticosteron an seinem C-Atom 11 zu Corticosteron und dessen nachfolgende Hydroxylierung zu 18-Hydroxycorticosteron durch Cytochrom P450

4. Bildung von Aldosteron durch Oxidation der Hydroxylgruppe am C-Atom 18 des 18-Hydroxycorticosterons zu einer Aldehydgruppe.

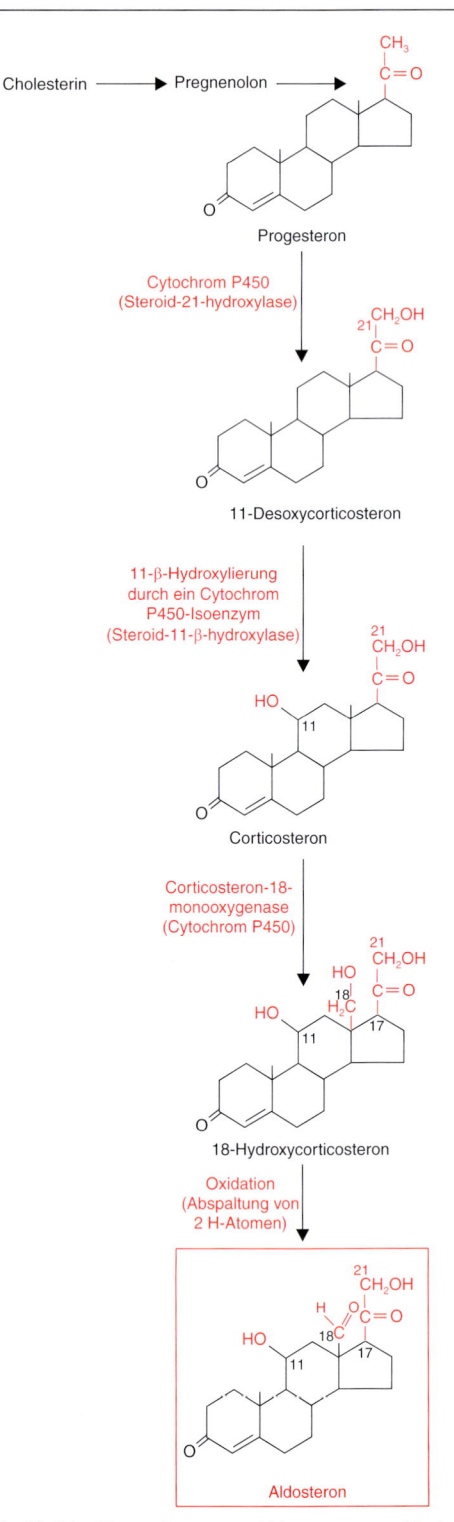

Abb. 23.64: Biosynthese von Aldosteron aus Cholesterin.

Wirkungen des Aldosterons. Das Aldosteron wird, ähnlich wie andere Steroidhormone, in seinen Zielzellen an einen intrazellulären Receptor gebunden, der alle strukturellen und funktionellen Merkmale eines Steroidreceptors trägt (☞ Abb. 11.17). Der Aldosteron-Receptor-Komplex tritt in den Zellkern über und aktiviert dort die Expression verschiedener Gene, z.B. die Gene eines in der apikalen Membran der distalen Tubuluszellen gelegenen Na^+-Kanals sowie die Gene der Untereinheiten der Na^+/K^+-ATPase. Auf zellulärer und organismischer Ebene hat Aldosteron folgende Wirkungen:

- im distalen Tubulus fördert es die Rückresorption von Na^+-Ionen und, gemeinsam damit, von Cl^--Ionen; deren Rückresorption veranlaßt gleichzeitig die isotone Rückresorption von Wasser
- dadurch bewirkt es die Aufrechterhaltung bzw. Wiederherstellung der normalen Na^+-Konzentration im Extrazellulärraum und auch dessen Volumen
- es bewirkt eine vermehrte Ausscheidung, von K^+-, H^+- und NH_4^+-Ionen
- in der Darmmucosa sowie den Speichel- und Schweißdrüsen hat Aldosteron auf den Ionentransport und die Wasserbewegung ähnliche Effekte wie in der Niere
- bei vermehrter Ausschüttung von Aldosteron kommt es zu einer verstärkten Na^+-Retention, die zu einer Ödembildung sowie zu einem K^+-Verlust führen kann; der K^+-Verlust kann Anlaß zu einer Verminderung der intrazellulären K^+-Konzentratiom sein und sich in Muskelschwäche, EKG-Veränderungen und Lähmungen der Muskulatur manifestieren.

Bei *Mangel an Aldosteron* tritt extrazellulär eine Erniedrigung der Na^+-Konzentration und dadurch eine *Hypoosmolarität* der extrazellulären Flüssigkeit ein, so daß es auf osmotischem Wege zu einem Übertritt von Wasser in das intrazelluläre Kompartiment kommt und eine *Hypovolämie* des *Extrazellulärraumes* entsteht.

Die Regulation der Aldosteronsekretion durch das Renin-Angiotensin-System. Im Vordergrund der Steuerung der Synthese und Sekretion des Aldosterons steht das *Renin-Angiotensin-System*. Das *Angiotensinsystem* wird durch die renale Aspartatprotease *Renin* aktiviert. Renin wird in den juxtaglomulären Zellen der Niere gebildet und in geringen Mengen ständig an das Blut abgegeben. Es spielt eine wesentliche Rolle bei der Regulation der *Osmolarität* und des *extrazellulären Flüssigkeitsvolumens*. Verstärkt wird Renin bei *Druckabfall* in den *Vasa afferentia* der Nieren, bei *Erniedrigung des Blutvolumens* und bei *Abnahme* der Na^+-Konzentration im Blutplasma sezerniert. Das Substrat des Renins ist das *Angiotensinogen* des Blutplasmas. Dieses ist ein in der Leber gebildetes und zu den α_2-Globulinen des Blutplasmas gehörendes Glycoprotein. Von diesem spaltet Renin ein *Decapeptid* ab, das man als *Angiotensin I* bezeichnet. Aus diesem *hormonal inaktiven Vorläufermolekül* wird dann durch das *Angiotensin Converting Enzyme* (ACE, Angiotensin-Umwandlungsenzym) ein Dipeptid abgespalten und so das *hormonal aktive Angiotensin II* gebildet, das aus acht Aminosäuren besteht (*Octapeptid*) ist (☞ Abb. 23.65). Das ACE ist an die Oberfläche von Endothel- und glatten Muskelzellen gebunden. Eine *Aminopeptidase* spaltet vom *Angiotensin II* schließlich eine weitere Aminosäure ab (*Asp*) und bildet das ebenfalls hormonal aktive, aus sieben Aminosäuren bestehende, *Angiotensin III* (Heptapeptid). Die Angiotensine II und III binden an den G_q-Protein-gekoppelten *Angiotensinreceptor* auf der Oberfläche von Zellen der *Zona glomerulosa* der *NNR*, der auch in der glatten Muskulatur vorkommt. Seine Aktivierung führt zur Spaltung von Phosphatidylinositol-4,5-bisphosphat und damit zur Bildung von IP_3 und DAG. Das IP_3 bewirkt die Freisetzung von Ca^{2+}-Ionen aus den intrazellulären Ca^2-speichernden Vesikeln in das Cytosol. Da auch Ca^{2+}-Kanäle der Plasmamembran durch den Angiotensin-Receptor-Komplex geöffnet werden, kommt es zu einem starken Ca^{2+}-Anstieg im Cytosol. Die Ca^{2+}-Ionen bewirken, zusammen mit der durch DAG aktivierten *Proteinkinase C*, in der NNR eine starke Stimulierung der *Aldosteronsekretion*. Auch *Acetylcholin* verstärkt durch Bindung an den *muscarinischen Receptor* die Ca^{2+}-Aufnahme durch die Zelle und stimuliert die *Proteinkinase Cβ*. Diese phosphoryliert und aktiviert Enzyme der Aldosteronsynthese und fördert dadurch den Aldosteronnachschub für die Sekretion. Das *Aldosteron* gelangt über das Blut in die Zellen des *distalen Tubulussystems* und bindet dort an seinen *Receptor*. Der Aldosteron-Receptor-Komplex tritt dann aus dem Cytosol in den Zellkern über, wo er die Expression

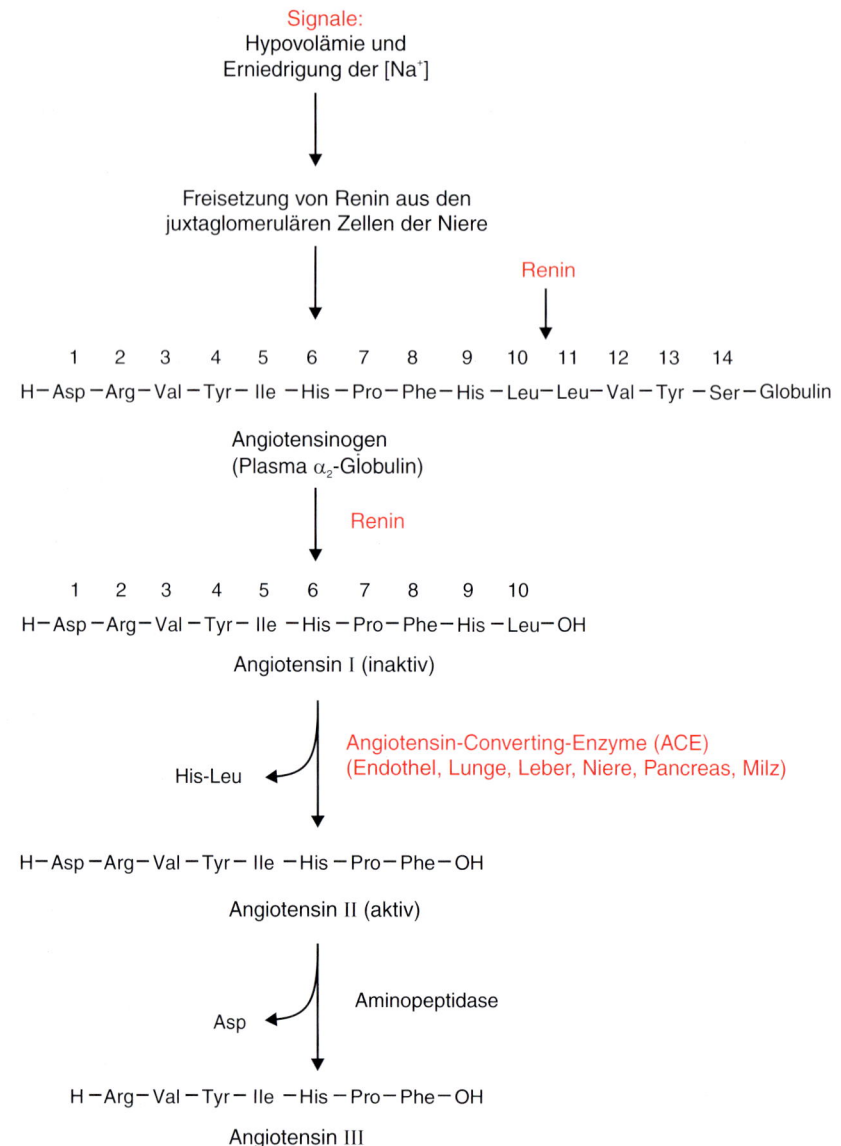

```
Signale:
Hypovolämie und
Erniedrigung der [Na⁺]
          ↓
Freisetzung von Renin aus den
juxtaglomerulären Zellen der Niere
          ↓                    Renin
                                 ↓
   1    2    3    4    5    6    7    8    9   10   11   12   13   14
   H–Asp–Arg–Val–Tyr–Ile–His–Pro–Phe–His–Leu–Leu–Val–Tyr–Ser–Globulin
                     Angiotensinogen
                     (Plasma $\alpha_2$-Globulin)
                        Renin
                          ↓
   1    2    3    4    5    6    7    8    9   10
   H–Asp–Arg–Val–Tyr–Ile–His–Pro–Phe–His–Leu–OH
                  Angiotensin I (inaktiv)
                          ↓   Angiotensin-Converting-Enzyme (ACE)
        His-Leu ←             (Endothel, Lunge, Leber, Niere, Pancreas, Milz)
                          ↓
           H–Asp–Arg–Val–Tyr–Ile–His–Pro–Phe–OH
                  Angiotensin II (aktiv)
                          ↓   Aminopeptidase
        Asp ←
                          ↓
              H–Arg–Val–Tyr–Ile–His–Pro–Phe–OH
                      Angiotensin III
```

Abb. 23.65: Bildung der Angiotensine II und III aus Angiotensinogen und Angiotensin I.

von Genen stimuliert, deren Genprodukte den Transport von Na⁺-Ionen aus dem Glomerulusfiltrat in das Blut erhöhen.

Weitere Wirkungen der Angiotensine II und III und deren Abbau.

- sie wirken *gefäßverengend* und *blutdrucksteigernd*; sie sind von Bedeutung für die Regulation des peripheren Gefäßwiderstandes
- sie lösen in der glatten Muskulatur und in der Herzmuskulatur Kontraktionen aus
- sie beeinflussen das Durstgefühl, den Salzappetit und die Freisetzung von Vasopressin.

Die Angiotensine II und III werden durch Proteasen des Blutplasmas und verschiedener Gewebe (Leber, Niere, Milz usw.) rasch abgebaut.

23.4.3. Pathobiochemie des Aldosterons und Renin-Angiotensin-Systems

Veränderungen in der Aldosteronproduktion. Man hat einen *primären Hyperaldosteronismus* (Conn-Syndrom) von einem *sekundären Hyperaldosteronismus* zu unterscheiden. Die erstgenannte Form kann durch einen aldosteronproduzierenden Tumor der NNR ausgelöst werden. Als Folge davon ist die Na^+-Retention vergrößert und die K^+-Ausscheidung erhöht. Die entstehende *Hypokaliämie* führt zu *Muskelschwäche, Müdigkeit* u.a. Erscheinungen, die erhöhte Na^+-Retention zu einer *Hypertonie*. Bei der sekundären Form liegt die Ursache nicht in der NNR, sondern in einer Regulationsstörung der Aldosteronsekretion. Meist ist das Renin-Angiotensin-System infolge einer Nierenveränderung (z.B. einem Tumor der reninproduzierenden Zellen) in seiner Aktivität gesteigert. Ein *Hypoaldosteronismus* liegt bei generalisierter NNR-Insuffizienz (*M. Addison*), beim adrenogenitalen Syndrom und, in seltenen Fällen, bei Enzymdefekten in der Aldosteronsynthese vor. Alle diese Störungen sind durch Na^+- und Cl^--Verlust ("Salzverlust") sowie Hyponatriämie und Hyperkaliämie gekennzeichnet (s. auch Kap. 23.3.3.6.).

Veränderungen im Renin-Angiotensin-System. Eine infolge Minderdurchblutung der Niere entstehende *renale Hypoxämie* führt zu einer *erhöhten Reninsekretion* und dadurch zu einer *Steigerung* der Angiotensin II- und III-Bildung, die eine Blutdrucksteigerung bewirkt (*renale Hypertonie*). Ein bewährtes Behandlungsprinzip der renalen Hypertonie besteht in der Anwendung von Inhibitoren des *Angiotensin Converting Enzyme* (*ACE-Inhibitoren*). Eine neue Wirkstoffgruppe sind die *Angiotensin-Receptor-Antagonisten* ("Sartane"), die als Herz-Kreislauf-Therapeutika bei Herzinsuffizienz, Hypertonie und anderen kardiovaskulären Erkrankungen neben ACE-Inhibitoren, β-Receptorblockern und Aldosteron-Antagonisten eingesetzt werden.

23.4.4. Atriales natriuretisches Hormon (Atriopeptin)

Herkunft des Atriopeptins. *Atriopeptin* (atriales natriuretisches Peptid, ANP) wird in den granulareichen *Cardiocyten* des linken und rechten Herzvorhofs, die weniger kontraktile als sekretorische Funktionen haben, zunächst als inaktive Vorstufe mit 151 Aminosäuren produziert und in den perinucleären Granula der atrialen Cardiocyten gespeichert. Im Blut findet man mehrere Formen des Atriopeptins, ihre Hauptform mit 28 Aminosäuren wird auch als *Cardionatrin I* bezeichnet. Sie entstehen durch *proteolytische Aufbereitung* des Vorläufermoleküls.

Sekretion und Wirkungen des Atriopeptins. Die *Sekretion* des Hormons aus den Cardiocyten wird bei *Vergrößerung* des *Gefäßvolumens* und *Dehnung des Herzvorhofs* sowie durch *Adrenalin, Vasopressin* und *Acetylcholin* ausgelöst bzw. gesteigert. *Atriopeptin* verursacht eine *Erhöhung* des *renalen Blutflusses* und Steigerung der *glomerulären Filtrationsrate* sowie eine rasch einsetzende *Wasser-* und Na^+-*Diurese*. Es hemmt die *Renin-* und *Aldosteronfreisetzung* sowie die Freisetzung von *Vasopressin*. Atriopeptin spielt demzufolge bei der *homöostatischen Kontrolle* der *extrazellulären Na^+-Konzentration* und des *Volumens* der *extrazellulären Flüssigkeit* eine wesentliche Rolle. Eine durch das Atriopeptin hervorgerufene *Relaxation* der *glatten Muskulatur* bewirkt eine *Blutdruckerniedrigung* und *Bradycardie*. An den Tubulusepithelien hemmt Atriopeptin die Rückresorption von Na^+-Ionen.

Molekularer Wirkungsmechanismus des Atriopeptins. Auf der Oberfläche der Zielzellen des Atriopeptins ist der *Atriopeptinreceptor* lokalisiert. Dieser stellt ein einkettiges Proteinmolekül dar, das aus drei Domänen besteht. Die *extrazelluläre Domäne* bindet das Atriopeptin. Sie ist durch eine die Plasmamembran durchziehende Domäne mit der *cytosolischen Domäne* verbunden. Letztere ist der Sitz einer *Guanylatcyclase*, die cyclisches GMP (cGMP) aus GTP bildet (☞ Abb. 25.15). Der entstehende Komplex wird als das *ANP-Receptor-Guanylatcyclase-System* bezeichnet. ANP bewirkt eine Aktivierung der Guanylatcyclase, die in der betreffenden Zelle das cGMP erhöht. Das cGMP aktiviert cGMP-abhängige Proteinkinasen, die man als *Proteinkinasen G* bezeichnet. Von diesen gibt es zwei Typen, Typ I und Typ II. Die *Typ I-Proteinkinasen G* vermitteln vorzugsweise die Wirkungen des *Atriopeptins* und des *NO*˙ (auch der Receptor für das NO˙-Radikal ist eine *Guanylatcyclase*, jedoch ist diese nicht in der Plasmamembran lokalisiert, sondern liegt löslich im Cytosol vor) im cardiovasculären Sytem, während die *Typ II-Proteinkinasen G* die *Atriopeptinsignale* in der *Niere* realisieren, indem sie die Na^+- und Wasserdiurese steigern und die Reninsekretion hemmen.

23.4.5. Das Parathormon ist das Hormon der Epithelkörperchen

Die vier, etwa linsengroße, hinter den Polen der Schilddrüsen liegenden, *Epithelkörperchen* (Neben- oder Beischilddrüsen) sind der Bildungsort des *Parathormons* (PTH, *Parathyrin*). Dieses ist ein aus aus 84 Aminosäuren bestehendes Polypeptid. Die Zellen der Epithelkörperchen enthalten nur geringe Mengen Sekretgranula. Das bedeutet, daß das Parathyrin kaum gespeichert, sondern kontinuierlich synthetisiert und freigesetzt wird. Das *Präproparathormon* enthält 115 Aminosäuren. Von diesem werden im RER cotranslational die Signalsequenz (25 Aminosäuren) und im Golgiapparat die Prosequenz (sechs Aminosäuren) abgespalten, bevor das PTH durch *Exocytose* freigesetzt wird.

Regulation der Sekretion des PTH. Die Sekretion des PTH wird durch den Spiegel des ionisierten Ca^{2+} im Blutplasma kontrolliert. Eine *Hypocalciämie* führt zu einer *Steigerung*, eine *Hypercalciämie* zu einer *Erniedrigung* der Sekretion des *Parathormons*.

In der Membran der Zellen der Epithelkörperchen ist ein *G-Protein-gekoppelter Ca^{2+}-Receptor* enthalten, das als *Sensor* ("Fühler") der *extrazellulären Ca^{2+}-Konzentration* wirkt. Der Receptor spielt eine wichtige Rolle bei der Ca^{2+}*-Homöostase*. Er reagiert sehr empfindlich auf kleine Änderungen in der extrazellulären Ca^{2+}-Konzentration, indem er bei ihrer Erniedrigung eine Steigerung der PTH-Sekretion und bei ihrer Erhöhung eine Erniedrigung der PTH-Sekretion bewirkt. Der Receptor reguliert mehrere *intrazelluläre Signalwege*. Er stimuliert die *Phospholipasen C, A_2 und D,* hemmt die *Adenylatcyclase* und aktiviert mehrere *mitogenaktivierte Proteinkinasen* (MAP-Kinasen). Die Bindung von Ca^{2+}-Ionen führt, infolge Aktivierung der Phospholipase C, zur Freisetzung von IP_3 und DAG. Das IP_3 erhöht den Ca^{2+}-Spiegel im Cytosol und *korreliert* so die *extrazelluläre Ca^{2+}-Konzentration* mit der *intrazellulären*. Eine Erhöhung der Ca^{2+}-Konzentration im extrazellulären Raum zieht demzufolge eine Erhöhung der Ca^{2+}-Konzentration im Cytosol nach sich, die eine *Sekretionshemmung* des PTH bewirkt.

Wirkungen des Parathormons. Gemeinsam mit dem *Thyreocalcitonin* (s.u.) und dem *1α,25-Dihydroxycholecalciferol* sorgt PTH für die Konstanz des Ca^{2+}-Spiegels im Blut. Die Gesamt-Ca^{2+}-Konzentration im Blutplasma beträgt 5 meq l^{-1}. Davon ist die Hälfte ionisiert und die andere Hälfte locker an Protein oder komplex an Citrat gebunden. Trotz beträchtlicher Veränderungen in der Aufnahme und der Ausscheidung sowie in der Ca^{2+}-Ablagerung im Knochen, ist der Ca^{2+}-Spiegel im Blut dank der Wirkungen des Parathormons, des Thyreocalcitonins und des Vitamin D sehr konstant. Das Parathormon *erhöht* den Ca^{2+}-*Spiegel* und *senkt* den *Phosphatspiegel* im *Blutplasma*. Seine Zielorgane sind der Knochen, die Nieren und der Dünndarm (☞ Abb. 23.66):

1. PTH erhöht den Ca^{2+}-Spiegel im Blutplasma durch Aktivierung der Osteoklasten und Freisetzung von Ca^{2+}-Ionen aus dem Knochen

2. PTH fördert die Ca^{2+}-Resorption (auch die Mg^{2+}-Resorption) im Dünndarm

3. PTH erniedrigt die renale Calciumausscheidung durch Förderung der Calciumrückresorption

4. PTH hemmt die renale Phosphatrückresorption und steigert dadurch die Phosphatausscheidung; dies zieht eine Erniedrigung des Phosphatspiegels im Blutplasma nach sich.

Von großer physiologischer Bedeutung sind die Wechselwirkungen zwischen dem PTH und dem Vitamin D. Das PTH ist in den Nieren für die *Hydroxylierung* von *25-Hydroxycholecalciferol* zu 1α,25-Dihydroxycholecalciferol und damit für den letzten Schritt der Synthese des biologisch aktiven Vitamin D-Abkömmlings notwendig (☞ Kap. 30.2.).

An seine Zielzellen wird das PTH durch einen in der Plasmamembran lokalisierten G_s-Protein-gekoppelten Receptor gebunden. Daraufhin wird die Adenylatcyclase aktiviert und das cAMP erhöht. Die *Aktivierung* der *Osteoklasten* durch das Parathormon erfolgt jedoch *indirekt*, nämlich über dessen Bindung an seinen auf den *Osteoblasten* lokalisierten Receptor. Unter der Wirkung des Parathormons geben die *Osteoblasten* verschiedene *Cytokine*, vor allem *IL-1*, ab, die zu einer *Osteoklastenaktivierung* führen. Diese sezernieren Kollage-

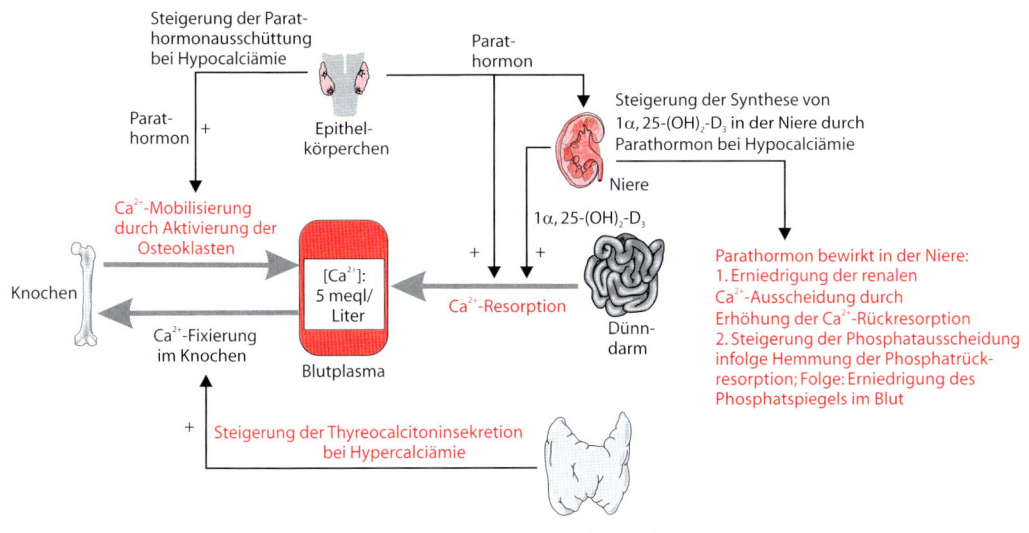

Abb. 23.66: Die Wirkungen von Parathormon und von Calcitonin auf den Ca^{2+}- und Phosphatstoffwechsel.

nase und bewirken dadurch einen Abbau der organischen Knochenmatrix sowie des Knochenapatits, was zu einer Freisetzung von Ca^{2+}- und Phosphationen sowie von Hydroxyprolin führt. Letzteres wird durch den Harn ausgeschieden. Die ausgeschiedene Menge an Hydroxyprolin kann diagnostisch zur Messung der PTH-Wirkung genutzt werden. Für die volle Wirksamkeit des PTH auf das Knochengewebe ist Vitamin D erforderlich.

Unter- und Überfunktion der Nebenschilddrüsen. Eine häufige Ursache für die *Unterfunktion* der Epithelkörperchen (*Hypoparathyreoidismus*) ist eine Verletzung oder versehentliche Mitentfernung dieser endokrinen Drüsen bei einer Operation der Schilddrüse. Ihre vollständige Entfernung ist für den Menschen tödlich. Schon bald danach tritt eine Hypocalciämie und als deren Folge eine schwere neuromuskuläre Übererregbarkeit mit Krämpfen der gesamten Muskulatur ein (Tetanie). Diese kann durch Atemlähmung und Kreislaufkollaps zum Tode führen.

Bei einer *Überfunktion* der Nebenschilddrüsen unterscheidet man zwischen einem *primären* und *sekundären Hyperparathyreoidismus*:

- ein *primärer Hyperparathyreoidismus* kann durch ein Drüsenadenom der Epithelkörperchen entstehen und ist durch einen hohen Ca^{2+}-Spiegel und eine niedrige Phosphatkonzentration im Blut gekennzeichnet. Man beobachtet eine Entkalkung der Knochen (*Morbus Recklinghausen*) und Organverkalkungen, z.B. der Niere mit Nierensteinbildungen

- ein *sekundärer Hyperparathyreoidismus* tritt als Reaktion auf einen erniedrigten Ca^{2+}-Spiegel auf, wie er bei *Vitamin D-Mangel*, *chronischer Niereninsuffizienz* und dem *Malabsorptionssyndrom* beobachtet wird. Folgen sind eine Hyperplasie der Nebenschilddrüsen und eine verstärkte Parathormonausschüttung, wodurch eine leichte (*Osteoporose*) oder starke Entkalkung (*Osteomalazie*) der Knochen eintreten kann.

23.4.6. Thyreocalcitonin

Das *Thyreocalcitonin* wird von den *parafollikulären Zellen* oder *C-Zellen* der *Schilddrüse* produziert. Es ist ein Polypeptid (M_r 3.600) und besteht aus 32 Aminosäuren. Seine Sekretion steigt bei einer Erhöhung der Ca^{2+}-Konzentration im Blut an. Zur Sicherung der Ca^{2+}-*Homöostase* im Blut sind die Wirkungen des *Thyreocalcitonins* mit denen des *PTH* und des *1α, 25-Dihydroxycholecalciferols* abgestimmt. *Thyreocalcitonin* ist ein *direkter Antago-*

nist des *Parathormons* (☞ Abb. 23.66). In seinen Zielzellen, den Osteoblasten und Osteoklasten, wird es an einen G_s-Protein-gekoppelten Receptor gebunden. Es erniedrigt den Plasma-Ca^{2+}-Spiegel und schützt den Organismus vor den Folgen einer Hypercalciämie. Das Thyreocalcitonin

- führt rasch zu einer Senkung der Ca^{2+}-Konzentration im Blut, indem es die Osteoblasten und damit die Knochenbildung fördert und die osteoklastisch verursachte Knochenresorption, d.h. die Ca^{2+}-Freisetzung, hemmt
- fördert die *Calciumdiurese*, wirkt also auch in der Niere antagonistisch zum PTH.

Das PTH und das Thyreocalcitonin sind für die *Feinregulation des Ca^{2+}-Spiegels* im Blut verantwortlich.

Thyreocalcitonin ist bei Tumoren der C-Zellen der Schilddrüse im Blutplasma gegenüber der Norm gesteigert (<100 ng l^{-1} ml Plasma bei Gesunden, bei Tumorpatienten beobachtet man einen Anstieg auf über 300 ng l^{-1} Plasma) und ist deshalb als *spezifischer Marker* für das *C-Zell-Carcinom* der Schilddrüse sehr geeignet.

23.5. Gewebshormone

In dieser Gruppe sollen die Hormone des Verdauungstraktes, das Erythropoietin, die Kinine sowie das Histamin, das Serotonin und das Thymosin besprochen werden.

23.5.1. Hormone des Gastrointestinaltraktes

Gastrin. Das Peptidhormon *Gastrin* wird von den *Gastrinzellen* im Antrum des Magens und des oberen Duodenums an das Blut abgegeben, entweder wenn der *Magen* infolge Nahrungsaufnahme *erweitert* ist oder *sekretionsfördernde Substanzen* anwesend sind. Dazu gehören Fleischextrakt, verdünnter Alkohol, Anstieg des pH-Wertes sowie Coffein und Peptide. Gastrin stimuliert die HCl-Produktion in den Belegzellen und die Pepsinogensekretion aus den Hauptzellen der Fundusdrüsen des Magens (☞ Kap. 29.). Gastrin I besteht aus 17 Aminosäuren, Gastrin II hat dieselbe Primärstruktur, ist aber im Unterschied zu Gastrin I an einem Tyrosylrest mit Schwefelsäure verestert. Außerdem gibt es ein "Big-Gastrin" (34 Aminosäuren) und ein "Mini-Gastrin" (13 Aminosäuren). Die Gastrine haben *kontrahierende Wirkungen* auf die *Magen-* und *Jejunummuskulatur* und wirken anregend auf die Pancreassekretion. Gastrin wird an die Oberfläche seiner Zielzellen durch den *Gastrinreceptor* gebunden und bewirkt, vermittelt durch ein G_q-Protein, die Aktivierung der Phospholipase C.

Sekretin. Die *Sekretinfreisetzung* aus der *Duodenalschleimhaut* erfolgt, wenn der saure Chymus aus dem Magen in das Duodenum eintritt. Sekretin bewirkt eine *Stimulierung* des *Saftflusses* aus dem Pancreas, der aber nicht mit einer gesteigerten Ausschüttung von Pancreasenzymen einhergeht. Sekretin hemmt die HCl-Produktion im Magen.

Cholecystokinin-Pancreozymin. Produkte der im Magen einsetzenden Eiweißverdauung bewirken aus der Duodenalschleimhaut die Freisetzung des Hormons *Cholecystokinin-Pancreozymin*, das im Gegensatz zum Sekretin nicht das sezernierte Volumen des Pancreassaftes erhöht, sondern den *Enzymgehalt* im bereits fließenden *Pancreassaft steigert*. Es bewirkt ferner eine *Kontraktion* der *Gallenblase* (deshalb der Doppelname dieses Hormons) und fördert so deren Entleerung. Das Cholecystokinin-Pancreozymin gehört zur Gruppe der *Sättigungssignale* des Intestinaltraktes.

Vasoaktives Intestinales Polypeptid (VIP). Dieses in der Dünndarmschleimhaut produzierte Peptidhormon ist strukturell mit dem Glucagon, Sekretin und GIP verwandt. VIP wirkt

- blutgefäßerweiternd und blutdrucksenkend
- erschlaffend auf die glatte Muskulatur der Trachea und der Bronchien
- erhöhend auf das Atemminutenvolumen
- steigernd auf die Insulinsekretion sowie die Sekretion der Magen- und Darmdrüsen
- fördernd auf die exokrine Pancreassekretion und die Bildung von Gallenflüssigkeit in der Leber
- durch Bindung an einen G_s-Protein-gekoppelten Receptor erhöhend auf cAMP und dadurch steigernd auf die Lipolyse im Fettgewebe und die Glycogenolyse in der Leber.

Das VIP wird in Nervenzellen des Darmes gebildet. Man findet es auch im Gehirn und im peripheren Nervengewebe. Seine Sekretion wird durch den in das Duodenum eintretenden sauren Speisebrei sowie durch Alkohol und Fette stimuliert. Bestimmte neuroendokrine Tumoren zeigen eine massive Überproduktion von VIP.

Gastrisches Inhibitorisches Polypeptid (GIP). Das GIP wird in den K-Zellen (Zellen mit elektronendichten Granula) des Duodenums, Jejunums und Ileums sowie des Magenantrums gebildet. Seine Sekretion wird durch Fett, Glucose und Aminosäuren stimuliert. GIP hemmt die Magensekretion und stimuliert die Darmsekretion, gleichzeitig hemmt es die Wasser- und Elektrolytresorption im Dünndarm. GIP wirkt sekretionsfördernd auf Insulin, indem es die Glucosewirkung potenziert. Bei Diabetes mellitus, Fettsucht, chronischer Pancreatitis und Darmulcera findet man eine gesteigerte GIP-Sekretion.

Glucagonähnliche Peptide (glucagon like peptides, GLP-I und GLP-II). Diese beiden Peptide entstehen im Zentralnervensystem und im Intestinaltrakt durch spezifische proteolytische Aufbereitung des *Präproglucagons* (☞ Abb. 23.6). Beide Peptide haben Funktionen in der Aufrechterhaltung der Glucosehomöostase, der Magenentleerung, der Insulinsekretion und der Regulation der Nahrungsaufnahme. GLP-I wird nach Nahrungsaufnahme freigesetzt und stimuliert die Insulinsekretion aus den B-Zellen des Pankreas; es gehört in die Gruppe der *Sättigungssignale*. Das GLP-II wirkt als Neurotransmitter, der an Receptoren im dorsomedialen Kern des Hypothalamus gebunden wird und an der Regulation der Nahrungsaufnahme beteiligt ist.

Weitere gastrointestinale Hormone. Aus der Magen- und Darmschleimhaut sowie dem Pancreas wurde eine große Zahl weiterer Peptide mit Hormoncharakter isoliert; dazu gehören das

- intestinale *Somatostatin*
- *Motilin:* dieses im gesamten Gastrointestinaltrakt, vor allem im Duodenum und im oberen Jejunum gebildete, aus 22 Aminosäuren bestehende, Hormon erhöht die gastrische Motilität indem es kontraktionsfördernd auf das Antrum und das Duodenum wirkt; sein Receptor ist an ein G-Protein gekoppelt und wird auf der Oberfläche von intestinalen Neuronen des Dünndarms und Colons exprimiert
- *pancreatische Polypeptid:* dieses Pancreashormon fördert die HCl-Sekretion des Magens und hemmt die exokrine Basalsekretion des Pancreas
- *Neurotensin:* Hormon des Hypothalamus und der Darmschleimhaut (aus dem unteren Dünndarm und dem Colon stammend), welches die Gefäßpermeabilität erhöht, den Blutglucosespiegel steigert, die Insulinsekretion hemmt, die Glucagonsekretion steigert und die Plasmakonzentrationen von Corticotropin, FSH und LH erhöht
- *Substanz P:* ein im Darm, Hypothalamus und in anderen Geweben gebildetes und aus elf Aminosäuren bestehendes Peptid, das den Blutdruck erniedrigt, glatte Muskulatur zur Kontraktion bringt, den Speichelfluß stimuliert und die Darmperistaltik fördert; Substanz P ist ein Neurotransmitter
- *Enkephaline:* diese sind Opioidpeptide, die die Salzsäuresekretion steigern, die Pylorusmuskulatur kontrahieren und die Muskulatur des Magens relaxieren, die exokrine Pancreassekretion hemmen und die Darmmotilität erniedrigen; sie sind Neurotransmitter (☞ Kap. 25.)
- *Gastrinfreisetzendes (-releasing) Peptid (GRP):* dieses Neuropeptid wird von den Neuronen des Magens, Duodenums und Jejunums sezerniert; es stimuliert die Gastrinsekretion, steigert die Pancreassekretion und gehört zu den *Sättigungssignalen.*

Das APUD-System. APUD ist die heute kaum noch gebrauchte Abkürzung von "**a**mine **p**recursor **u**ptake and **d**ecarboxylation". Man faßt darunter Zellreihen zusammen, die hormonell aktive Peptide und Amine produzieren und in einigen Fällen einen gemeinsamen embryologischen Ursprung haben. Neben den A-, B- und D-Zellen des Pancreas, den C-Zellen der Schilddrüse sowie den hormonproduzierenden Zellen der Hypophyse, zählte man zu dem APUD-System auch die hormonproduzierenden Zellen des Darmes.

23.5.2. Erythropoetin

Das *Erythropoetin* wird vor allem in den *peritubulären Endothelzellen* der *Nierenkapillaren*, aber auch in Hepatocyten und in *Makrophagen*, gebildet; es ist ein Glycoprotein und besteht aus einer einzigen Polypeptidkette (M_r 35.000). Das Hormon wird verstärkt bei ungenügender Sauerstoffversorgung sezerniert (über die Kontrolle des Erythropoetingens durch den Transcriptionsfaktor HIF-1 ☞ Kap. 12.4.2.). Die Erythropoetinwirkung besteht - gemeinsam mit den Interleukinen 1, 3, 4 und 9 - in einer *Beschleunigung* der *Erythropoese* (und *Thrombocytopoese*), indem es die Differenzierung der erythroiden Stammzellen des Knochenmarks fördert, die Synthese von Hämoglobin stimuliert und - infolge Verkürzung der zur Differenzierung und Reifung der Zellen erforderlichen Zeit - zu einer Steigerung der Zahl der Reticulocyten und Erythrocyten im peripheren Blut führt. Eine Überproduktion an Erythropoietin führt zu einer Erhöhung des Hämatokritwertes und der Hämoglobinkonzentration. Die Wirkungen des Erythropoietins auf seine Zielzellen werden durch einen *homodimeren Cytokinreceptor* vermittelt (☞ Abb. 22.2 bis Abb. 22.4).

23.5.3. Kinine des Blutplasmas

Zu den Plasmakininen werden die Oligopeptide *Bradykinin* (ein *Nonapeptid*) und *Kallidin* (ein *Decapeptid*) gerechnet (☞ Abb. 23.67). Sie werden aus ihren Vorläufern, den *Kininogenen*, durch die Protease *Kallikrein* freigesetzt (Näheres über das Kallikrein-Kinin-System s. Kap. 22.2.5. und Abb. 22.21). Das *Kallikrein* wird durch *Aprotinin*, einem aus 58 Aminosäuren bestehendem Polypeptid (M_r 6.500), inaktiviert. Dieser Proteaseinaktivator inaktiviert auch Chymotrypsin, Trypsin und Plasminogen. Das aus Rinderlunge isolierte Aprotinin (*Trasylol*) wird zur Behandlung der Pancreatitis (Schutz vor Selbstverdauung) und als Antifibrinolyticum eingesetzt. Die Kinine können aus den Kininogenen auch durch Trypsin, Plasmin sowie bakterielle Proteasen und Proteasen aus Schlangengift freigesetzt werden. *Bradykinin* und *Kallidin* zeigen in ihren Wirkungen *keine Unterschiede*. Sie wirken *gefäßerweiternd* und *steigernd* auf die Kapillarpermeabilität. Dadurch bewirken sie eine *Blutdrucksenkung*. Sie bringen schon in sehr kleinen Konzentrationen *glatte Muskulatur* zur *Kontraktion* (Uterus-, Darm- und Bronchialmuskulatur). Kinine fördern die Synthese der "Akute-Phase-Proteine". Sie haben eine hohe biologische Umsatzrate, da sie schon innerhalb von Sekunden durch eine *Aminopeptidase* (Spaltung von Kallidin zu Bradykinin) und dieses dann weiter durch das *Converting enzyme* (Umwandlungsenzym) inaktiviert werden.

H−Arg−Pro−Pro−Gly−Phe−Ser−Pro−Phe−Arg−OH
Bradykinin

H−Lys−Arg−Pro−Pro−Gly−Phe−Ser−Pro−Phe−Arg−OH
Kallidin

Abb. 23.67: Bradykinin und Kallidin.

23.5.4. Amine als Gewebshormone

Zu den Gewebshormonen zählt man auch das *Histamin* und das *Serotonin*.

Histamin. Dieses Decarboxylierungsprodukt des Histidins (☞ Abb. 23.68) ist besonders reichlich in den Mastzellen enthalten, in denen es über Zn^{2+}-Ionen an Heparin gebunden ist. Auf Grund der weiten Verbreitung dieser Zellen kommt das Histamin in allen Geweben vor. Es wird aus den Mastzellen bei Gewebeverletzungen oder bei allergischen Reaktionen freigesetzt (☞ Kap. 22.). Histamin bewirkt, nach Bindung an seine G_q-Protein-gekoppelten H_1-Receptoren, im Atmungs- und Magen-Darm-Trakt eine Kontraktion der glatten Muskelzellen. In den Endothelzellen der Gefäße verursacht Histamin eine Abgabe des Stickoxidradikals NO·, das eine Gefäßrelaxation hervorruft. Histamin hat auf den Magen eine kräftige sekretionsanregende Wirkung. Die Steigerung der HCl-Produktion in den Belegzellen des Magens durch Histamin kommt durch seine Bindung an seine H_2-Receptoren zustande, die über eine Aktivierung der Adenylatcyclase zu einer Aktivitätssteigerung der H^+/K^+-ATPase in der Membran der Belegzellen führen. Histamin ist auch ein Neurotransmitter für histaminerge Neuronen.

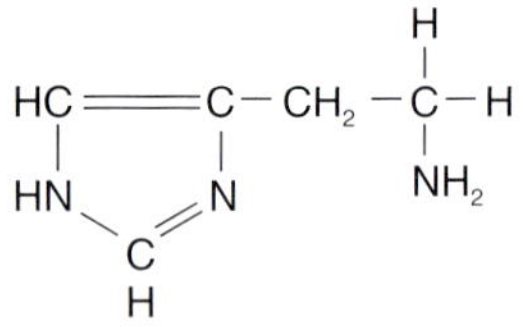

Abb. 23.68: Histamin.

Serotonin (5-Hydroxytryptamin). Serotonin entsteht aus dem Tryptophan (☞ Abb. 23.69):

1. Hydroxylierung des Indolringes des Tryptophans unter Bildung von 5-Hydroxytryptophan

2. Decarboxylierung zu Serotonin.

Orte der Serotoninbildung sind die enterochromaffinen Zellen des Magen-Darm-Traktes sowie verschiedene Areale des Zentralnervensystems

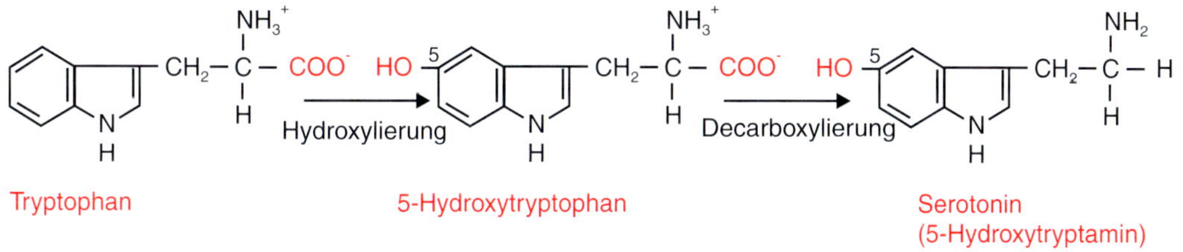

Abb. 23.69: Bildung von Serotonin aus Tryptophan.

(Bulbus olfactorius, Hypophyse, Mesencephalon). Im Blut wird das Serotonin in den Thrombocyten transportiert. Etwa 1 % des durch die Nahrungsproteine aufgenommenen Tryptophans wird normalerweise in Serotonin übergeführt. Durch die mitochondriale Monoaminoxidase und Aldehyddehydrogenase wird das Serotonin über 5-Hydroxyindolacetaldehyd zu 5-Hydroxyindolacetat abgebaut (☞ Abb. 18.24). Serotonin steigert die Darmmotilität. Das aus den *Thrombocyten* bei Verletzungen freigesetzte *Serotonin* bewirkt eine *Vasokonstriktion*. Dadurch unterstützt es die vaskuläre Blutstillung. Serotonin ist auch Transmitter bei der Erregungsübertragung im Zentralnervensystem. Serotonin und andere Tryptophanabkömmlinge (z.B. Melatonin) rufen Müdigkeit hervor. Die Serotoninwirkung wird durch verschiedene Gruppen von Receptoren auf der Oberfläche seiner Zielzellen vermittelt. Ein Teil von ihnen ($5HT_1$, $5HT_2$ und $5HT_4$ [5HT ist Abk. von 5-**H**ydroxy**t**ryptamin]) übt seine Wirkung über G-Proteine durch Beeinflussung der Adenylatcyclase und der Phospholipase C aus. Als Neurotransmitter vermittelt Serotonin schnelle Erregungsreaktionen über den Receptor $5\text{-}HT_3$, der einen ligandengesteuerten Ionenkanal darstellt. Serotonin ist ein *Sättigungssignal*.

Carcinoide. Bestimmte Tumoren der enterochromaffinen Zellen des Magen-Darm-Traktes, die *Carcinoide*, bilden aus Tryptophan beträchtliche Mengen an Serotonin, das sie in das Blutplasma freisetzen. Ihre Lebermetastasen geben erhebliche Mengen an Kallikrein ab, was zu einer erhöhten Bildung von Kininen führt. Folgen sind Asthma, Darmkoliken, Durchfall und Hautverfärbungen, die zu den charakteristischen Merkmalen eines *Carcinoids* gehören.

23.5.5. Hormone des Thymus

Primär ist der Thymus ein lymphoides Organ mit großer Bedeutung für die zelluläre Immunität. Seine epithelialen Zellen produzieren ein Gemisch hormonähnlicher Substanzen, das *Thymosin*, das die *Differenzierung* der hämatopoetischen Stammzellen zu T-Lymphocyten fördert. Das Thymosin α_1 (*Thymopoetin*) ist ein saures Polypeptid mit 28 Aminosäureresten, das T-Helferzellen stimuliert und die Produktion von Interferonen und des Makrophagen-Inhibitionsfaktors (MIF) induziert (☞ Kap. 22.). Thymosin β_4 (44 Aminosäurereste) gehört zu den actinbindenden Proteinen. Es bindet spezifisch an monomeres Actin und ist in T-Lymphocyten und Thrombocyten für dessen Stabilisierung verantwortlich. Der Thymus wurde auch als ein zweiter Ort der Synthese des *Parathormons* erkannt.

24. Wasser- und Elektrolythaushalt

Da die Körperflüssigkeiten die Zellen und Gewebe umspülen, bilden sie das *"innere Milieu"* des Organismus. Die Körperflüssigkeiten sind durch eine hochgradig kontrollierte *dynamische Homöostase* in ihrer Zusammensetzung und ihrem Volumen gekennzeichnet, wodurch für die Zellen und Gewebe optimale Lebensbedingungen entstehen.

24.1. Der Wassergehalt des Menschen

Der Anteil des Wassers am Körpergewicht des erwachsenen Menschen beträgt durchschnittlich 60 %. Ein 70 kg schwerer Mensch enthält demzufolge 42 kg bzw. 42 l Wasser. Der Wassergehalt des Menschen ist von zahlreichen Faktoren abhängig:

- *Alter*: mit *zunehmendem Alter* nimmt der relative *Wasseranteil* ab
- *Geschlecht*: Frauen haben einen *geringeren Wasseranteil* am Körpergewicht als Männer
- *Anteil von Fett am Körpergewicht*: adipöse Menschen haben einen geringeren Wasseranteil am Körpergewicht als hagere, da das *Fett arm an Wasser* ist (☞ Tab. 24.1).

	Wasser	Fett	übrige Körpermasse
normal	60	18	22
fettsüchtig	43	35	22
hager	70	8	22

Tab. 24.1: Zusammensetzung des Körpers bei verschiedenen Konstitutionstypen (Angaben in Prozent zum Körpergewicht).

24.2. Flüssigkeitsverteilung im Organismus

24.2.1. Extra- und intrazelluläre Flüssigkeit

Die Körperflüssigkeit ist auf den *extra-* und *intrazellulären* Raum verteilt. Die Zusammensetzung der in diesen Räumen enthaltenen Flüssigkeiten ist *unterschiedlich* sowohl im Hinblick auf die *Elektrolyte* und andere *niedermolekulare Substanzen* als auch auf die in ihnen gelösten *Proteine*. Man spricht von *"Flüssigkeitsräumen"* bzw. von *"Flüssigkeitskompartimenten"*. Unter einem *Kompartiment* versteht man einen *morphologisch* und *funktionell* definierbaren Raum, dessen Inhalt durch eine bestimmte Zusammensetzung charakterisiert ist und der in *regulierbaren Wechselwirkungen* mit angrenzenden Räumen steht. Das *intrazelluläre Kompartiment* macht 40 % des Körpergewichtes aus. Bei einem Körpergewicht von 70 kg beträgt es 28 l. Der Anteil des *extrazellulären Kompartimentes* am Körpergewicht beträgt 20 %, d.h. es umfaßt 14 l. Vom Gesamtwassergehalt macht demzufolge der *intrazelluläre Flüssigkeitsraum zwei Drittel* und der *extrazelluläre Raum ein Drittel* aus (☞ Abb. 24.1). Trotz eines ständigen Austausches von Flüssigkeit zwischen den einzelnen Räumen wird das Volumen jedes einzelnen Kompartimentes mit hoher Genauigkeit konstant gehalten.

Gesamtwassergehalt des Körpers: 60% des Körpergewichtes

Intrazellulärraum (40% des Körpergewichtes)	Extrazellulärraum (20% des Körpergewichtes)

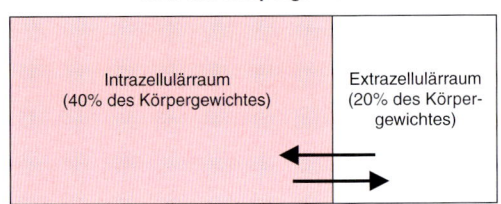

Abb. 24.1: Die Verteilung der Körperflüssigkeit auf den intra- und extrazellulären Raum.

Das extrazelluläre Kompartiment unterteilt man in drei Subkompartimente.

- *interstitielle Flüssigkeit* (13 % des Körpergewichtes, 9 l)
- *Blutplasma* (5 % des Körpergewichtes, 3,6 l)
- *Lymphe* (2 % des Körpergewichtes, 1,4 l)

Durch den *Extrazellulärraum* werden alle Zellen des Organismus mit denjenigen Organen verbunden, die den *Stoffaustausch*, also auch den *Flüssigkeitsaustausch*, mit der *Umwelt* besorgen.

Transzelluläre Flüssigkeiten. Den genannten Subkompartimenten des Extrazellulärraums müssen Flüssigkeitsräume hinzugefügt werden, die ebenfalls *extrazellulär* sind, jedoch nur in *begrenztem Umfang* am Wasseraustausch teilnehmen. Sie werden als *transzelluläre Flüssigkeiten* bezeichnet (5 % des Körpergewichtes). Vom Blutplasma sind die *transzellulären Flüssigkeiten* nicht, wie die interstitielle Flüssigkeit, durch das *Kapillarendothel* getrennt, sondern durch eine Schicht von Zellen, die die Zusammensetzung dieser Flüssigkeiten bestimmen. Zu ihnen zählt man den *Liquor cerebrospinalis*, die *Verdauungssekrete*, den *Harn*, die *Gallenflüssigkeit*, die *Flüssigkeiten* im *Pleuro-* und *Peritonealraum*, die *Synovialflüssigkeit*, den *Schweiß* und das *Kammerwasser* der Augen sowie die Flüssigkeiten, die sich im *straffen Bindegewebe*, im *Knochen* und im *Knorpel* befinden.

24.3. Am Flüssigkeitshaushalt beteiligte Organe

Der Flüssigkeitshaushalt wird von den *Nieren*, dem *Magen-Darm-Trakt*, der *Haut* und der *Lunge* bestimmt. Deren Funktionen bestehen darin, 1. die *Zusammensetzung* und das *Volumen* der einzelnen Flüssigkeitsräume konstant zu halten, 2. einen bestimmten *Flüssigkeitsumsatz* zu gewährleisten und 3. das *Gleichgewicht* zwischen *Flüssigkeitsaufnahme* und *-abgabe* aufrechtzuerhalten. Die Lunge und die Haut nehmen teilweise passiv, d.h. nicht regulierbar, am Flüssigkeitshaushalt teil.

Die *Nieren* sind nicht nur *Ausscheidungsorgane* für Wasser, Elektrolyte und die Endprodukte des Stoffwechsels, sondern sie sind auch für die *Regulation* des *Volumens* und der *Zusammensetzung* der Flüssigkeitsräume verantwortlich. Ihre Ausscheidungsfunktion ist Teil ihrer Regulationsfunktion im Flüssigkeitshaushalt.

Die bedeutende Rolle des *Magen-Darm-Traktes* im Flüssigkeitshaushalt geht daraus hervor, daß dieser einerseits der *Wasseraufnahme* dient und andererseits seine Drüsen beträchtliche Volumina an *Verdauungssäften* mit jeweils spezifischer Zusammensetzung in das Darmlumen sezernieren, von denen normalerweise 99 % wieder rückresorbiert werden (☞ Kap. 29.; Tab. 24.2).

Speichel	1500 ml
Magensaft	2500 ml
Gallenflüssigkeit	500 ml
Pancreassaft	700 ml
Sekret der Darmmucosa	3000 ml
Gesamtvolumen der Verdauungssäfte	8200 ml

Tab. 24.2: 24-Stunden-Volumina der einzelnen Verdauungssäfte.

Haut und Lunge. Durch die Haut und die Lunge wird ständig Wasser an die Außenwelt abgegeben. Hierbei unterscheidet man einen *"unsichtbaren"* (*Perspiratio insensibilis*) von einem *"sichtbaren"* Wasserverlust (*Perspiratio sensibilis*). Durch die *nichtregulierbare Perspiratio insensibilis* wird Wasser *obligat* in Form von Wasserdampf von der verdunstenden Körperoberfläche an die Umgebung oder den Alveolarmembranen der Lunge an das Alveolarlumen abgegeben, das stets mit Wasserdampf gesättigt ist. Täglich sind dies 800 bis 1200 ml Wasser; ☞ Tab. 24.3). Da es sich hierbei um *Verdunstung* handelt, ist dieser Wasserverlust nicht mit einem Elektrolytverlust verbunden. Unter *Perspiratio sensibilis* versteht man *regulierbare Flüssigkeitsverluste*, die durch Schweißabsonderung eintreten. Da Schweiß elektrolythaltig ist, ist die Schweißabgabe mit einem Elektrolytverlust des Organismus verbunden. Der Schweiß unterliegt im Hinblick auf sein Volumen und seinen Elektrolytgehalt einer Anpassung an die veränderlichen Lebens- und Arbeitsbedingungen. Er dient auf Grund der Verdunstungswärme des Wassers zusammen mit der *Perspiratio insensibilis* der Regulation des Wärmehaushaltes und der Konstanthaltung der Körpertemperatur.

Wasseraufnahme	ml	Wasserabgabe	ml
Trinken	1200 (500 - 1700)	Harn	1400 (800 - 2000)
Wasser in Nahrungsmitteln	900 (800 - 1000)	Lungen, Haut	900 (800 - 1200)
Oxidationswasser	300 (200 - 400)	Faeces	100 (50 - 200)
Gesamtbilanz	2400 (1500 - 3100)		2400 (1650 - 3400)

Tab. 24.3: Die Wasserbilanz des erwachsenen Menschen.

Bilanz zwischen Zufuhr und Ausscheidung von Wasser; das Wassergleichgewicht. Die *Wasseraufnahme* eines Menschen ist abhängig von seiner Lebensweise, der Schwere seiner Arbeit, seinen Umweltbedingungen und seinen Eß- und Trinkgewohnheiten. Im Durchschnitt nimmt ein Erwachsener im Verlauf von 24 Stunden 2400 ml (1500 bis 3000 ml) Wasser auf und scheidet ebensoviel wieder aus. Er befindet sich im *Wassergleichgewicht* (☞ Tab. 24.3). Das *Oxidationswasser*, d.h. das Wasser, das bei der Oxidation von Kohlenhydrat (100 g Kohlenhydrat liefern 55 ml Wasser), Fett (100 g Fett liefern 108 ml Wasser) und Eiweiß (100 g Eiweiß liefern 41 ml Wasser) entsteht, beträgt am Tag etwa 300 ml. Unter bestimmten Bedingungen können Flüssigkeitsaufnahme und -abgabe von der Norm abweichen, z.B. bei Blutverlusten, Erbrechen oder Durchfall, vermehrter Harnausscheidung, Ödemen, Fieber, Lactation, starkem Schwitzen und übermäßigem Trinken.

24.4. Ionale Zusammensetzung der Körperflüssigkeiten

Die Körperflüssigkeiten unterscheiden sich voneinander nicht nur durch ihr Volumen sondern auch in ihrer Zusammensetzung. Die *ionale Zusammensetzung* einer Körperflüssigkeit wird als ihr "*Ionenprofil*" bezeichnet. Die Grundlage für einen quantitativen Vergleich der in einer Körperflüssigkeit enthaltenen Anionen und Kationen ist ihre Konzentration in mol l^{-1}. Abgeleitet davon ist die *Äquivalentkonzentration*. Dies ist die Konzentration (in mol l^{-1}) eines Ions multipliziert mit seiner Wertigkeit z. Ihre Einheit ist die *Äquivalentmenge* $n_{eq} = z \times n$ (n ist die Stoffmenge in mol). Die *Äquivalentkonzentration* wird in eq l^{-1} bzw. meq l^{-1} ausgedrückt (früher val l^{-1} bzw. mval l^{-1}; abgel. von "Valenz"). Im *Blutplasma* z.B. ist die *Konzentration* der Ca^{2+}-Ionen 2,5 mmol l^{-1}, ihre Äquivalentkonzentration beträgt 5 meq l^{-1}. In einer Elektrolytlösung herrscht *Elektroneutralität*, d.h. die *Äquivalentkonzentrationen* ihrer *Anionen* und *Kationen* sind *gleich*. Trägt man die Äquivalentkonzentrationen (meq l^{-1}) aller Anionen in einer Säule übereinander und aller Kationen einer Körperflüssigkeit in einer benachbarten Säule übereinander auf, so sind deren Höhen gleich (☞ Abb. 24.2). Man bezeichnet eine solche Auftragung als *Ionendiagramm* einer Körperflüssigkeit ("Gamble-Diagramm"; benannt nach dem Pädiater J.L. Gamble). Trägt man hingegen die Konzentrationen dieser Ionen in mmol l^{-1} auf, so sind ihre Säulen ungleich hoch (☞ Abb. 24.3).

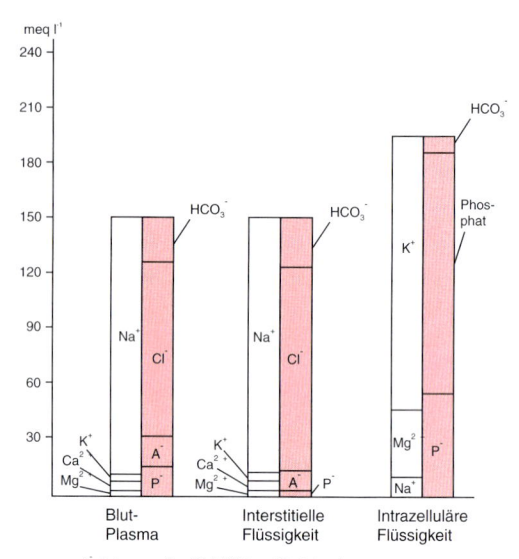

Abb. 24.2: Ionendiagramme (ausgedrückt in meq l^{-1}) des Blutplasmas sowie der interstitiellen und intrazellulären Flüssigkeit.

A$^-$: Anionen außer Cl$^-$, HCO$_3^-$ und Proteinanionen
P$^-$: Proteinanionen
Phosphat: H$_2$PO$_4^-$ und HPO$_4^{2-}$

Abb. 24.3: Konzentration der An- und Kationen (ausgedrückt in mmol l^{-1}) in der interstitiellen und intrazellulären Flüssigkeit.

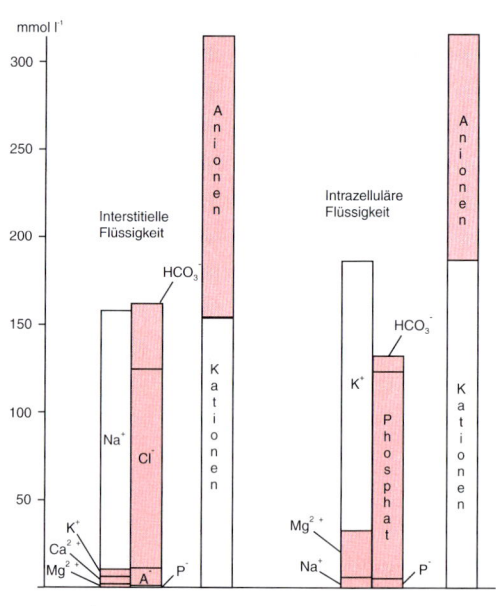

A$^-$: Säureanionen (Sulfat, Phosphat, organische Säuren)
P$^-$: Proteinanionen

Für das Verständnis des *Flüssigkeits-* und *Elektrolythaushaltes* sowie für die *Diagnostik* von Veränderungen sind beide, sowohl die Angaben in mmol l^{-1} als auch in meq l^{-1}, wichtig (die Benutzung von mg % ist *obsolet*, da sie keine quantitativen Vergleiche zwischen den einzelnen gelösten Bestandteilen in den Körperflüssigkeiten untereinander zulässt). Die Angabe in meq l^{-1} wird zur Darstellung der ionalen Zusammensetzung einer Körperflüssigkeit sowie zum Vergleich der positiven und negativen Ladungsträger und zur Veranschaulichung von Unterschieden in der Kationen- und Anionenverteilung zwischen verschiedenen Körperflüssigkeiten bevorzugt. Da die Anionen untereinander in hohem Maße austauschbar sind und dem Gesetz der Elektroneutralität zufolge beide Säulen gleich hoch sein müssen, kann man daraus als *diagnostisches Kriterium* ableiten, ob man bei einem Patienten in einer bestimmten pathologischen Situation alle Ionenarten quantitativ erfaßt hat oder ob eine *Lücke* existiert, die für die Charakterisierung des Krankheitsbildes und für dessen differentialdiagnostische Abgrenzung gegenüber anderen Erkrankungen durch weitere Bestimmungen noch geschlossen werden muß. Von besonderer Bedeutung für die differentialdiagnostische Erfassung von *metabolischen Acidosen* (Auftreten bestimmter, im Intermediärstoffwechsel gebildeter Anionen in hohen Konzentrationen, z.B. Lactat, Acetoacetat oder β-Hydroxybutyrat) sind *Anionenlücken*. Die *Anionenlücke* berechnet man wie folgt: Anionenlücke = $[Na^+] - ([Cl^-] + [HCO_3^-])$. Sie beträgt im normalen Blutplasma 16 meq l^{-1} (☞ Tab. 24.4). Beim Gesunden setzt sich die Anionenlücke aus den *nicht gemessenen Anionen* zusammen, die normalerweise im Blutplasma vorhanden sind (Phosphat, Sulfat, einige organische Anionen und Proteinanionen). Bei einer Vermehrung der Anionen, z.B. bei einer *diabetischen Ketoacidose* oder einer *Lactatacidose*, wird die Anionenlücke größer (☞ Abb. 24.8).

Für nichtionisierte Substanzen (z.B. Glucose und Harnstoff) und für Vergleiche des osmotischen Druckes zwischen den Körperflüssigkeiten, wählt man die Angabe mmol l^{-1}. Die Auftragungen meq l^{-1} und mmol l^{-1} liefern jeweils spezifische Informationen.

Die Ionendiagramme des Blutplasmas sowie der interstitiellen und der intrazellulären Flüssigkeit. Zum Vergleich sind in Abb. 24.2 die *Äquivalentkonzentrationen* der *Anionen* und *Kationen* im Blutplasma, in der interstitiellen und der intrazellulären Flüssigkeit und in Abb. 24.3 ihre *molaren Konzentrationen* in der *interstitiellen* und *intrazellulären* Flüssigkeit in Form von Säulendiagrammen dargestellt. In Abb. 24.2 sind die Säulen aller Anionen und die aller Kationen mit jeweils 155 meq l^{-1} gleich hoch, in Abb. 24.3 jedoch sind die Säulen der Anionen und der Kationen verschieden hoch. Die *Summe* der molaren Konzentrationen der Anionen und Kationen sind in der interstitiellen und der intrazellulären Flüssigkeit jedoch gleich. Beide Flüssigkeiten entwickeln deshalb gleiche osmotische Drucke, sie sind *isoosmotisch* bzw. *isoton*. Sie unterscheiden sich aber in ihrer *ionalen Zusammensetzung*, sie sind *nichtisoionisch*.

Bedeutungsvoll für die Körperflüssigkeiten ist ihre *Osmolarität*. Diese ergibt sich aus der Messung des *osmotischen Druckes* einer Lösung. Eine *1 osmolare* Lösung übt bei 0°C einen *osmotischen Druck* von *22,4 Atmosphären* (atm; 1 atm = 101.325 Pa [Pa: Pascal]) aus. Der osmotische Druck einer Lösung ist von der *Anzahl*, jedoch *nicht* von der *chemischen Natur* der gelösten Teilchen abhängig. Eine 1 osmolare Lösung (1 osmol l^{-1}) einer nichtdissoziierenden Substanz, z.B. von Glucose, enthält 1 mol Glucose l^{-1}. Da NaCl in Na^+- und Cl^--Ionen dissoziiert, enthält eine 1 molare NaCl-Lösung doppelt so viel Teilchen als eine 1 molare Glucoselösung und ihr osmotischer Druck ist folglich auch doppelt so groß. Ihre Osmolarität beträgt etwa zwei osmol l^{-1} (☞ Kap. 2.). Die *Osmolarität* des Blutplasmas (Summe der Konzentrationen von Kationen und Anionen) beträgt 310 mosmol l^{-1}. *Isoosmotisch, nicht* aber isoionisch, zum *Blutplasma* sind die *interstitielle Flüssigkeit*, der *Magensaft*, der *Darmsaft*, der *Pancreassaft*, der *Liquor cerebrospinalis*, der *Primärharn* (Ultrafiltrat des Blutplasmas), die *Synovia* und einige andere Körperflüssigkeiten. Harn ist im allgemeinen *hyperosmotisch* (*hyperton*), Schweiß und Speichel sind *hypoosmotisch* (*hypoton*).

Ion	Blut-plasma	interstitielle Flüssigkeit	intrazelluläre Flüssigkeit
Na^+	143	143	15
K^+	5	5	150
Ca^{2+}	5	3	0,0001
Mg^{2+}	3	1,5	4
Cl^-	103	103	2
HCO_3^-	24	24	6
$H_2PO_4^-/HPO_4^{2-}$	3	3	50 (Gesamt-phosphat)
Lactat$^-$	0,8	0,8	0,9
Protein$^-$	17	<1	60

Tab. 24.4: Die Äquivalentkonzentrationen wichtiger Ionen im Blutplasma sowie in der interstitiellen und intrazellulären Flüssigkeit (meq l^{-1}).

Die Zusammensetzung des Blutplasmas und der interstitiellen Flüssigkeit. Wie die Tab. 24.4 und die Abb. 24.2 zeigen, ist das Na$^+$-Ion mit 143 meq l^{-1} das Hauptkation des Blutplasmas und der interstitiellen Flüssigkeit während Cl$^-$ (103 meq l^{-1}) und HCO$_3^-$ (24 meq l^{-1}) die Hauptanionen sind. Die *interstitielle Flüssigkeit* ist das *Ultrafiltrat* des *Blutplasmas*. Sie ist nicht nur frei von Blutzellen, sondern enthält im Vergleich zum Blutplasma auch sehr wenig Protein. Die Kapillarwand hält den größten Teil der Plasmaproteine zurück, gewährt Wasser und den in ihm gelösten niedermolekularen Stoffen und Ionen aber freien Austausch zwischen dem intravasalen und dem interstitiellen Raum. Während das Blutplasma eine Proteinkonzentration von 70-80 g l^{-1} (Konzentration der Proteinanionen 17 meq l^{-1}) aufweist, enthält die interstitielle Flüssigkeit <5 g Protein l^{-1} (<1 meq Proteinanionen l^{-1}). Unterschiede in der Verteilung von Ca^{2+}- und Mg^{2+}-Ionen ergeben sich daraus, daß diese im Blutplasma etwa zur Hälfte an Proteine gebunden sind und nur die freien Anteile beider Ionen die Kapillarwand passieren können. Blutplasma und interstitielle Flüssigkeit sind praktisch isoosmotisch. Geringe, physiologisch aber wichtige, Unterschiede im osmotischen Druck zwischen beiden Flüssigkeiten ergeben sich jedoch aus dem *kolloidosmotischen Druck des Blutplasmas*, der durch die *Plasmaproteine* verursacht wird.

Der kolloidosmotische Druck des Blutplasmas. Das Blutplasma mit seiner Osmolarität von 310 mosmol l^{-1} entwickelt bei 0°C einen osmotischen Druck von 6,51 atm (4950 mm Hg = 660 kPa). Dieser Druck ist zu über 99 % auf die im Blutplasma gelösten *niedermolekularen Substanzen* zurückzuführen. Etwa 0,5 % des osmotischen Druckes des Blutplasmas, nämlich 25 mm Hg (3,3 kPa), werden von den *Plasmaeiweißen* erzeugt. Dieser Anteil wird deshalb als *kolloidosmotischer Druck* (*onkotischer Druck*) bezeichnet. Etwa 80 % des kolloidosmotischen Druckes des Blutplasmas entfallen auf das Albumin.

Zwischen dem Blutplasma und der interstitiellen Flüssigkeit findet ein ständiger Flüssigkeitsaustausch statt. Der *Flüssigkeitsaustausch* zwischen dem *vaskulären* und dem *interstitiellen Kompartiment* wird von drei Faktoren bestimmt:

- dem *hydrostatischen Druck* in der Kapillare
- dem *kolloidosmotischen Druck* des Blutplasmas
- dem *hydrostatischen Druck* im Interstitium ("Gewebedruck").

Das Zusammenwirken dieser drei Kräfte gibt Abb. 24.4 wieder. Der *hydrostatische Druck* in der Kapillare verursacht eine Bewegung von Flüssigkeit aus dem Gefäß in das Interstitium. Der *kolloidosmotische Druck des Blutplasmas* und der *hydrostatische Druck im Interstitium* wirken dem hydrostatischen Druck in der Kapillare entgegen und begünstigen den Rücktransport von Flüssigkeit aus dem Interstitium in den Gefäßraum. Das Blut tritt aus den Arteriolen in die Kapillaren mit einem hydrostatischen Druck von etwa 40 mm Hg ein. Auf dem Wege zu den Venolen erfolgt ein Abfall des hydrostatischen Druckes um etwa 30 mm Hg. Der kolloidosmotische Druck von 25 mm Hg verändert sich dabei nicht. Der hydrostatische Druck im Interstitium bleibt ebenfalls unverändert (2-5 mm Hg). Da im arteriellen Abschnitt der Kapillare der hydrostatische Druck höher als die Summe des ihm entgegenwirkenden kolloidosmotischen und interstitiellen hydrostatischen Druckes ist, kommt es in diesem zu einer Filtration, d.h. zu einem Übertritt von Flüssigkeit in das Interstitium. Der *effektive Filtrationsdruck* beträgt etwa 10-20 mm Hg. Im venösen Abschnitt der Kapillare ist der hydrostatische Druck niedriger als die Summe des kolloidosmotischen und des interstitiellen hydrostatischen Druckes, so daß ein Rücktransport von Flüssigkeit aus dem Interstitium in den Plasmaraum eintritt. Behindert wird in relativ geringem Maße der Rücktransport von Flüssigkeit durch den ver-

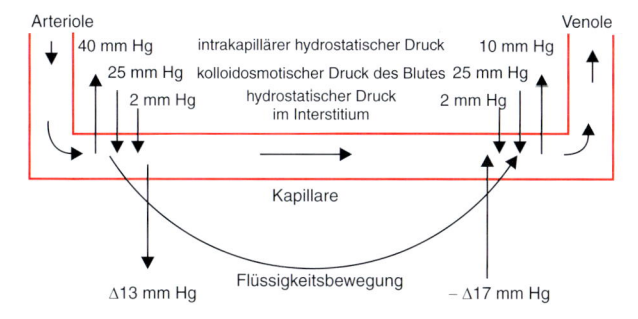

24.4. Ionale Zusammensetzung der Körperflüssigkeiten

Abb. 24.4: Zusammenwirken von intrakapillärem hydrostatischen Druck, kolloidosmotischem Druck des Blutplasmas und hydrostatischem Druck im Interstitium bei der Flüssigkeitsbewegung durch die Kapillarwand.

gleichsweise niedrigen kolloidosmotischen Druck der interstitiellen Flüssigkeit.

> **Ödembildung.** Eine Flüssigkeitsansammlung im Interstitium bezeichnet man als *Ödem*. Aus dem vorhergehenden Abschnitt wird verständlich, daß ein Ödem bei Änderungen des *prä-* und *postkapillären hydrostatischen Druckes*, bei Verminderung des *kolloidosmotischen Druckes* der Plasmaproteine und bei Änderungen der *Kapillarpermeabilität* sowie bei *Lymphabflußstörungen* entstehen kann:
>
> - bei einer Konstriktion der postkapillären Venolen oder bei Erhöhung des venösen Druckes infolge einer Herzinsuffizienz (kardiales Ödem)
> - bei einer Erhöhung des hydrostatischen Druckes infolge einer Dilatation der präkapillären Widerstandsgefäße
> - bei Erniedrigung des kolloidosmotischen Druckes infolge Verminderung der Proteinkonzentration im Blutplasma bei Eiweißmangelernährung oder Eiweißverlust infolge einer Nierenerkrankung
> - bei Erhöhung der Kapillarpermeabilität infolge von Entzündungen, Verbrennungen oder von allergischen Reaktionen
> - bei Störungen des Lymphabflusses.
>
> In jedem der genannten Fälle wird das Gleichgewicht zwischen dem Austritt und dem Wiedereintritt der Flüssigkeit im Kapillargebiet gestört und im Ergebnis das Volumen der interstitiellen Flüssigkeit vergrößert. Bei einem Ödem kommt es demzufolge zu einer *Vermehrung* der *extrazellulären Flüssigkeit*.

Intrazelluläres Kompartiment. Die *intrazelluläre Flüssigkeit* ist mit der *extrazellulären Flüssigkeit* isoton. Beide haben eine Osmolarität von 310 mosmol l^{-1}, sie sind aber *nichtisoionisch*, d.h. sie haben eine voneinander verschiedene ionale Zusammensetzung (☞ Abb. 24.2 und 24.3; Tab. 24.4). Die intrazellulär am stärksten vertretenen Kationen sind die K$^+$-Ionen, während die intrazelluläre Na$^+$-Konzentration niedrig ist. Sehr klein ist die intrazelluläre Ca^{2+}-Konzentration. Sie beträgt 10^{-8} bis 10^{-7} mol l^{-1}. Von der intrazellulären Mg^{2+}-Konzentration (10 mmol l^{-1}) ist ein großer Teil an organische Phosphatverbindungen (ATP u.a.) gebunden. Die Unterschiede in der Na$^+$-, K$^+$- und Ca^{2+}-Verteilung zwischen dem intrazellulären und dem extrazellulären Raum sind auf die in der Plasmamembran lokalisierten aktiven Transportvorgänge dieser Ionen (Na$^+$/K$^+$-ATPase, Ca^{2+}-ATPase) zurückzuführen. Die vorherrschenden Anionen im intrazellulären Kompartiment sind anorganisches Phosphat und Proteine sowie organische Phosphatverbindungen (ATP, ATP, AMP, Glycolyseintermediate).

Ionogramme von Magensaft, Pancreassaft und Darmsaft. Die *Osmolarität* dieser drei *transzellulären Flüssigkeiten* beträgt 0,30–0,31 mosmol l^{-1}. Sie sind demzufolge mit dem Blutplasma sowie mit der interstitiellen und der intrazellulären Flüssigkeit annähernd *isoton*. Trotz ihrer Isoosmolarität unterscheiden sich die Ionogramme dieser Flüssigkeiten jedoch in charakteristischer Weise (☞ Abb. 24.5). Charakteristisch für den *Magensaft* (Produkt der Belegzellen des Magenkörpers) ist dessen hohe H$^+$-Konzentration (100–120 mmol l^{-1}; pH-Wert 1 bis 1,5). 95 % seiner Anionen entfallen auf das Cl$^-$-Ion. Im *Magenschleim* (Mucin, Produkt der Nebenzellen des Magens) ist das H$^+$-Ion durch Na$^+$- und teilweise auch durch K$^+$ ersetzt. Sein pH-Wert ist annähernd 7,4. Unter seinen Anionen herrschen Cl$^-$- und HCO$_3^-$-Ionen vor. Das dominierende Kation des *Pancreas-* (pH-Wert 7,5) und *Darmsaftes* (pH-Wert 7,3 bis 8,2) ist das Na$^+$-Ion. Ihre HCO$_3^-$-Konzentrationen sind höher als im Blutplasma.

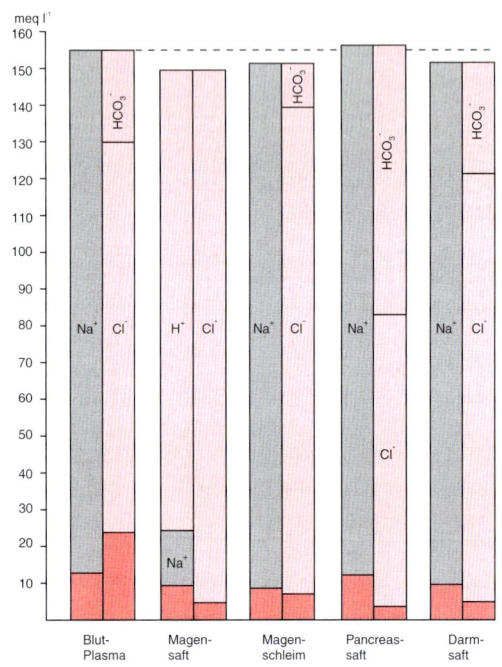

Abb. 24.5: Vergleich des Ionogramms des Blutplasmas mit den Ionogrammen verschiedener Verdauungssäfte.

Speichel. Dieser ist zum Blutplasma *hypoosmotisch* (30-50 mosmol l^{-1}; pH-Wert 7,0 bis 7,4).

Schweiß. Die täglich sezernierte Menge an Schweiß beträgt im Durchschnitt 300-800 ml, sie kann aber unter extremen Lebens- und Arbeitsbedingungen bis zu mehreren Litern pro Tag betragen. Schweiß ist im Vergleich zum Blutplasma im allgemeinen *hypoosmotisch*. Bei plötzlichen Schweißausbrüchen nichtangepaßter Personen kann er jedoch annähernd *isoton* zum Blutplasma sein, während er bei Personen, die an hohe Temperaturen und hohe Luftfeuchtigkeit adaptiert sind, im allgemeinen sehr verdünnt ist. Bei diesem Anpassungsvorgang spielen die NNR, der HVL und der Hypothalamus eine wesentliche Rolle. Aldosteron fördert die Rückresorption von Na$^+$-Ionen aus den Ausführungsgängen der Schweißdrüsen. Bei NNR-Insuffizienz ist die Rückresorption erniedrigt, so daß ein Schweiß ausgeschieden wird, der der Osmolarität des Blutplasmas nahekommt.

Der Extrazellulärraum des Gehirns und der Liquor cerebrospinalis. Die *extrazelluläre Flüssigkeit* des Gehirns umspült die Neuronen und Gliazellen, der *Liquor cerebrospinalis* (Volumen 150 ml) hingegen füllt die *Gehirnventrikel* und den *Subarachnoidalraum* aus. Der Extrazellulärraum des Gehirns wird vom Blut durch die *Blut-Hirn-Schranke* getrennt. Diese wird durch die semipermeablen *Kapillarwände* repräsentiert, deren Auskleidungen, im Gegensatz zu den Kapillaren in anderen Geweben, im ZNS aus lückenlos verbundenen Endothelzellschichten und einer durchgehenden Basalmembran bestehen. Die Blut-Hirn-Schranke ist leicht permeabel für H$_2$O, CO$_2$, O$_2$ und NH$_3$, schwer permeabel für HCO$_3^-$, NH$_4^+$, Glutamat, Dopamin und Serotonin.

Der an den Extrazellulärraum des Gehirns angrenzende *Liquor cerebrospinalis* hat zwei Arten von Begrenzungen, die *Blut-Liquor-Schranke* und die *Ventrikelwand*. Die *Blut-Liquor-Schranke* entspricht morphologisch dem *Plexus choroideus* der Ventrikel. Der Liquor wird von speziell differenzierten Epithelzellen des *Plexus chloroideus*, möglicherweise unter Mitwirkung der Ependymzellen, durch Sekretion gebildet (0,3 ml min^{-1}, täglich 500 ml). Zur Vermeidung eines Anstieges des Hirndruckes muß der Liquor auch wieder resorbiert werden. Hierfür sind vor allem die Arachnoidalzotten verantwortlich. Der Liquor cerebrospinalis weist sowohl gegenüber dem Blut als auch gegenüber der extrazellulären Flüssigkeit des Gehirns Besonderheiten auf, die durch seine Entstehung bedingt sind. Die Proteinkonzentration im Liquor ist viel niedriger als im Blutplasma, sie beträgt 0,15 bis 0,45 g l^{-1}, die Glucosekonzentration ist 2,5 bis 3 mmol l^{-1}. Die Blut-Liquor-Schranke ist für CO$_2$, O$_2$ und Wasser permeabel, für HCO$_3^-$ ist die Permeabilität wesentlich geringer. Glucose und Aminosäuren unterliegen einem erleichterten Transport. Das Hauptpuffersystem des Liquors ist das CO$_2$/HCO$_3^-$-System.

Durch die *Blut-Hirn-Schranke* und die *Blut-Liquor-Schranke* wird das Gehirn gegenüber dem übrigen Körper in sinnvoller Weise abgeschirmt, was für die Homöostase des Gehirnmilieus von großer Bedeutung ist. Zur Zeit der Geburt besteht die *Blut-Hirn-Schranke* noch nicht, sie entwickelt sich erst im Verlauf der ersten beiden Lebensjahre. Deshalb kann z.B. bei einer *Hyperbilirubinämie* des Säuglings Bilirubin in bestimmten Kernen des Stammhirnes abgelagert werden und Gehirnschädigungen hervorrufen (*Kernikterus*). Beim Erwachsenen läßt die Blut-Hirn-Schranke Bilirubin nicht hindurchtreten.

Das Gehirn wird infolge der erschwerten Permeabilität von HCO_3^- vor *metabolisch* verursachten Veränderungen des Säure-Basen-Haushaltes *geschützt*. Der leichte Durchtritt von CO_2 bedingt andererseits, daß *respiratorisch* bedingte Veränderungen des Säure-Basen-Haushaltes das Gehirn erfassen. Infolge der freien Wasserpermeabilität und der niedrigen Durchtrittsfähigkeit von gelösten Substanzen kann sich bei einer *Hypoosmolarität* des Blutplasmas ein *osmotischer Gradient* entwickeln, der zur Bildung eines Hirnödems führen kann (*Wasserintoxikation*).

24.5. Veränderungen im Flüssigkeits- und Elektrolythaushalt

Zum Vergleich mit dem Normalzustand und zur Erreichung eines Verständnisses für klinisch wichtige Veränderungen im Flüssigkeits- und Elektrolythaushalt werden die *Osmolaritäten* und *Volumina* der Flüssigkeiten in den *extra*- und *intrazellulären Kompartimenten* in Form von Diagrammen dargestellt, die man als *Darrow-Yannet-Diagramme* bezeichnet (☞ Abb. 24.6). Das Diagramm A zeigt, daß bei einem Gesunden 1. die Volumina von extra- zu intrazellulärer Flüssigkeit im Verhältnis 1:2 zueinander stehen und 2. beide Flüssigkeiten mit jeweils 310 $mosmol\ l^{-1}$ isoton sind. Pathologische Veränderungen äußern sich in Abweichungen ihrer Volumina und Osmolaritäten vom Normalzustand. Sie können *proportional* oder *nichtproportional* sein. Bei *proportionale Veränderungen* ändert sich proportional zum Volumen auch der Gesamtelektrolytgehalt eines Kompartiments, so daß dessen Volumenänderung *nicht* mit einer Änderung seiner Osmolarität begleitet ist, d.h. die Isoosmolarität mit dem angrenzenden Kompartiment erhalten bleibt. Bei den proportionalen Veränderungen hat man zwischen *isoosmotischen Hypo-* und *isoosmotischen Hypervolämien* zu unterscheiden. Bei *nichtproportionalen Veränderungen* bestehen im Vergleich dazu *Abweichungen* in der *Osmolarität* und im *Volumen* der Körperflüssigkeiten gegenüber der Norm, die entweder *hyperosmotischer* oder *hypoosmotischer Art* sind und entweder mit *Hypovolämien* oder *Hypervolämien* einhergehen.

A. Gesunder Organismus

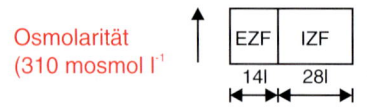

Osmolarität (310 mosmol l⁻¹)

EZF	IZF
14 l	28 l

B. Störungen im Wasser- und Elektrolythaushalt

osmotische Veränderungen	Hypervolämie ← Volumenänderungen →	Hypovolämie
isoosmotisch		
hypoosmotisch		
hyperosmotisch		

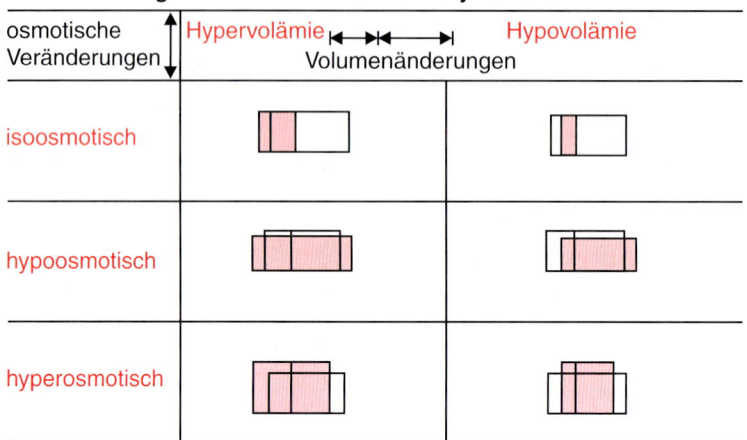

Abb. 24.6: Darrow-Yannet-Diagramme: Proportionale und nichtproportionale Veränderungen im Flüssigkeitshaushalt.

Veränderungen im Flüssigkeits- und Elektrolythaushalt betreffen *primär* stets das *extrazelluläre Kompartiment*, da dieses an die Umwelt des Organismus angrenzt. Während *isoosmotische* (proportionale) Veränderungen des Extrazellulärraumes *ohne* Beteiligung des Intrazellulärraumes vor sich gehen, erfassen *nichtproportionale Veränderungen* stets auch den Intrazellulärraum. Die extra- und intrazellulären Kompartimente muß man als ein *gemeinsames dynamisches System* betrachten, das in der Lage ist, Unterschiede im osmotischen Druck auszugleichen und dadurch eine *osmotische Homöostase* zu gewährleisten. Deshalb besitzt der Wasser- und Elektrolythaushalt eine hohe Anpassungsfähigkeit an veränderte Bedingungen, so daß der Organismus Kompensationen innerhalb weiter Bereiche ausführen kann. Wie die Abb. 24.6 zeigt, müssen prinzipiell *sechs verschiedene Arten von Abweichungen* im Flüssigkeits- und Elektrolythaushalt voneinander unterschieden werden. Ihre eindeutige Charakterisierung und klare Abgrenzung voneinander ist Voraussetzung für ihre sinnvolle Behebung durch eine *gezielte* Flüssigkeits- und Elektrolyttherapie.

Isoosmotische Veränderungen. Abweichungen dieser Art entstehen durch einen Verlust oder eine Vermehrung von extrazellulärer Flüssigkeit. Die *isoosmotische Hypervolämie* ist durch Vergrößerung des extrazellulären Kompartimentes infolge einer Ansammlung von isotoner Flüssigkeit im Interstitium charakterisiert (Beispiel: Ödem). Eine *isoosmotische Hypovolämie* kann als Folge eines Blutverlustes (z.B. bei einem Unfall oder einer Operation) oder eines Verlustes isoosmotischer Verdauungssäfte (z.B. durch Erbrechen oder Durchfall) auftreten. Folgen von *isoosmotischen Hypovolämien* sind Störungen der *Hämodynamik*, z.B. eine Abnahme der Nierendurchblutung und der Glomerumfiltration sowie eine Minderversorgung der Gewebe mit Sauerstoff. Die massive *Diarrhoe* bei *Cholera*, diese sei als Beispiel eines derartigen Zustandes genannt, führt innerhalb kürzester Zeit zu einem gewaltigen Verlust isotoner Körperflüssigkeit, also zu einer *dramatischen isoosmotischen Hypovolämie*, so daß ein Cholerakranker nur durch Zufuhr großer Volumina isotoner Elektrolytlösung (60-80 Liter innerhalb weniger Tage) gerettet werden kann.

24.5. Veränderungen im Flüssigkeits- und Elektrolythaushalt

Hyperosmotische und hypoosmotische Veränderungen. In Abhängigkeit davon, welche Arten von Wasser- oder Elektrolytveränderungen dominieren, gehen die Volumenänderungen (*Hypervolämie* bzw. *Hypovolämie*) mit *Hyperosmose* oder *Hypoosmose* einher.

Eine *hyperosmotische Hypovolämie* entsteht, wenn der Organismus an der Wasseraufnahme gehindert ist oder die Abgabe von Wasser dessen Zufuhr übertrifft. Solche *Wassermangelzustände* werden als *primäre Dehydratation* oder *Hydropenie* bezeichnet. Sie stellen Zustände echter Austrocknung (*Exsiccose*, z.B. Durstexsiccose) dar. Bei *Wassermangel* nimmt das Volumen des extrazellulären Raumes bei unverändertem oder wenig verändertem Gesamtelektrolytbestand dieses Kompartimentes unter Entstehung einer *hyperosmotischen Hypovolämie* ab. Die extrazelluläre Hyperosmose führt zu einer Wasserbewegung aus dem intrazellulären in den extrazellulären Raum, die solange anhält, bis Gleichheit in den osmotischen Drucken beider Flüssigkeiten hergestellt ist.

Je nach der Schwere der primären Abweichung kommt es durch diesen Ausgleich zu einem Zustand, in dem beide Kompartimente einen gegenüber der Norm erhöhten osmotischen Druck und ein verringertes Volumen haben. Die Last von *Hypovolämie* und *Hyperosmose* wird in diesem Fall von der extrazellulären und von der intrazellulären Flüssigkeit gemeinsam getragen. Es wird ein kleines Volumen hochkonzentrierten Harnes ausgeschieden, dessen hohe Osmolarität durch eine große Harnstoffausscheidung bei gleichzeitiger Verminderung der Na^+- und Cl^--Ausscheidung zustande kommt. Das auftretende Durstgefühl entsteht durch Hyperosmose und Hypovolämie. Wasseraufnahme führt rasch zur Korrektur dieses Zustandes.

Eine *hyperosmotische Hypervolämie* ist durch einen Elektrolytüberschuß ("Salzüberschuß") z.B. infolge Zufuhr einer hyperosmotischen Salzlösung, gekennzeichnet. Es kommt dabei zunächst zu einer *extrazellulären hyperosmotischen Hypervolämie*, dann zu einer *Wasserbewegung* aus dem intrazellulären in das extrazelluläre Kompartiment, die eine *Hypovolämie* des *intrazellulären Kompartimentes* verursacht. Es entsteht *Durstgefühl*. Der Ausgleich erfolgt durch Wasseraufnahme (Trinken) und durch verstärkte Elektrolytausscheidung im Harn.

Eine *hypoosmotische Hypovolämie* entsteht bei *Elektrolytmangel*, z.B. wenn der Salzverlust des extrazellulären Raumes seinen Wasserverlust übertrifft. Der Konzentrationsgradient für Wasser führt zu einer Wasserbewegung von extrazellulär nach intrazellulär und verursacht eine *intrazelluläre Hypervolämie*. Extrazellulär hingegen entsteht eine *hypoosmotische Hypovolämie*. Ein solcher Zustand kann bei hochgradiger Schweißabsonderung, bei Nebennierenrindeninsuffizienz oder bei übermäßigem Verlust von Verdauungssäften (Erbrechen oder Durchfall) auftreten. Der Salzmangel kann sekundär einen Wasserverlust bedingen, da eine Hypoosmose des Extrazellulärraumes zu einer erhöhten Wasserabgabe durch die Nieren führt. Die herrschende Hypovolämie dagegen begünstigt eine renale Wasserretention, so daß es bei der Kombination von Hypoosmose und Hypovolämie zu antagonistisch wirkenden renalen Regulationen kommt. Aufnahme von Wasser nach einer übermäßigen Schweißabsonderung oder nach andersartigen Elektrolyt- und Wasserverlusten verstärkt die Hypoosmolarität der Extrazellulärflüssigkeit und führt zu einer verstärkten Wasserdiurese mit zusätzlichem Elektrolytverlust. Die zunehmende Hypovolämie kann zu verminderter Nierendurchblutung und Glomerulumfiltration und zur Ausscheidung eines zum Blutplasma isoosmotischen Harns führen. Ein derart extremer Zustand kann nur durch Zufuhr großer Mengen physiologischer Kochsalzlösung behoben werden.

Es sei auf die Unterschiede zwischen *primärem Wassermangel*, der eine *hyperosmotische Hypovolämie* erzeugt, und einem *Salzmangel* mit *sekundärem Wassermangel*, der zu einer *hypoosmotischen Hypovolämie* führt, hingewiesen. Bei primärem Wassermangel wirken Hyperosmose und Hypovolämie synergistisch, indem sie beide zu einer verstärkten renalen Wasserretention führen, bei Salzmangel mit sekundärem Wassermangel hingegen besteht ein Antagonismus zwischen Hypoosmose und Hypovolämie.

Eine *hypoosmotische Hypervolämie* kann sich herausbilden, wenn ein Mensch übermäßige Mengen Wasser trinkt oder größere Volumina isoosmotischer Glucoselösung intravenös infundiert bekommt. Dann erhöht sich der Wasserbestand ohne Veränderung des Elektrolytbestandes. Es ist auch hier primär der extrazelluläre Raum betroffen. Infolge des Wassergradienten tritt dieses aus dem extrazellulären in den intrazellulären Raum über, wodurch das Volumen des intrazellulären Raumes ansteigt und dessen Osmolarität sinkt. Hypoosmose und Hypervolämie wirken synergistisch auf die Nierenfunktion, so daß diese Abweichung innerhalb weniger Stunden durch Ausscheidung eines großvolumigen, verdünnten Harns korrigiert werden kann. Bei *fortlaufender Wasserbelastung* und gestörter Wasserabgabe kann es aber zum Auftreten einer *Wasserintoxikation* kommen. Dabei können infolge von Quellungszuständen im Gehirn Bewußtlosigkeit, Krämpfe und Hypothermie, ja sogar der Tod eintreten.

Regulation der Wasseraufnahme. Die Befriedigung des Durstgefühls durch Trinken von Wasser ist für die *Flüssigkeitshomöostase* des Organismus von großer Bedeutung. Die Aufrechterhaltung des Wassergleichgewichtes hängt von der Regulation der Freisetzung von *Vasopressin* und dem *Durstmechanismus* ab, der zum *Ausgleich* des nichtvermeidbaren Wasserverlustes führt. Alle Veränderungen im Flüssigkeitshaushalt, die ein *Durstgefühl* erzeugen, rufen auch eine *Sekretion* von *Vasopressin* hervor (☞ Abb. 24.7):

- Wasserverlust (*primäre Dehydratation, hyperosmotische Hypovolämie*)
- Salzüberschuß (*hyperosmotische Hypervolämie, relative Dehydratation*)
- hypoosmotische Hypovolämie; in diesem Zustand wird auch das *Renin-Angiotensin-System* in Gang gesetzt, das zu einer *gesteigerten Aldosteronsekretion* führt.

Veränderungen des Ionogramms des Blutplasmas bei Funktionsstörungen des Magen-Darm-Traktes.

Erbrechen: Infolge des Verlustes von isotonem, saurem Magensaft kommt es zu einer

- Verkleinerung des extrazellulären Kompartimentes
- Erhöhung der [HCO_3^-] und Erniedrigung der [Cl^-] im Blutplasma (☞ Abb. 24.8).
- *nichtrespiratorischen Alkalose*

Bei Erbrechen wird jedoch nicht immer eine nichtrespiratorische (metabolische) Alkalose beobachtet. Wenn HCO_3^--haltiger, schwach alkalisch reagierender Dünndarminhalt dem Erbrochenen beigemischt ist, kann das Blut seinen normalen pH-Wert von 7,4 behalten oder sogar einen Wert unter pH 7,4 haben und einen *negativen Basenüberschuß* aufweisen (s.u.). Eine *ausgeprägte Alkalose* findet man hingegen bei einer *Pylorusstenose*, die eine Vermischung des Magensaftes mit Darmsaft verhindert.

Diarrhoe (Durchfall): Infolge des Verlustes von isotonem, alkalischem Darm- und Pancreassaft können folgende Veränderungen eintreten:

- Verkleinerung des extrazellulären Kompartimentes
- Erniedrigung der [HCO_3^-] und Erhöhung der [Cl^-] im Blutplasma
- nichtrespiratorische Acidose
- Schockzustände bei einer zu starken Verkleinerung des extrazellulären Raumes, die zu ernsthaften Kreislaufstörungen führen

Mitunter beobachtet man bei Diarrhoe eine *hyperosmotische Hypovolämie*, die durch eine Erhöhung der Na$^+$-Konzentration im Extrazellulärraum verursacht ist. Der Grund hierfür ist meist ein mit der Diarrhoe einhergehender erhöhter *insensibler Wasserverlust* infolge *erhöhter Körpertemperatur* (Fieber) und *Hyperventilation*. Die Acidose kann verstärkt werden, wenn infolge der mangelhaften Resorption der Nahrungsstoffe eine *Hungeracidose* entsteht und dadurch die [HCO$_3^-$] weiter erniedrigt wird. Die Niere ist dann aus hämodynamischen Gründen infolge des erniedrigten Plasmavolumens zunehmend unfähig, die nichtflüchtigen Säuren (Acetoacetat, β-Hydroxybutyrat) auszuscheiden, so daß sich die Gefahr eines durch die Acidose verursachten Komas vergrößert.

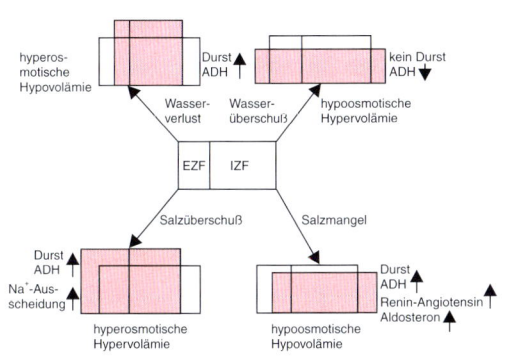

Abb. 24.7: Durstgefühl und Veränderungen des Vasopressin-Spiegels bei Abweichungen im Flüssigkeitshaushalt.

24.6. Der Harn

Harnvolumen. Das tägliche Harnvolumen liegt bei etwa 1400 ml. Es kann in Abhängigkeit von der Flüssigkeitsaufnahme zwischen 500 ml (stark konzentrierter Harn) und 2000 ml (verdünnter Harn) schwanken. Von einer *Oligurie* spricht man, wenn das Tagesvolumen unter 400 ml und von einer *Anurie*, wenn es unter 100 ml liegt. Bei einer *Polyurie* wird ein Harnvolumen von mehr als 2500 ml pro Tag ausgeschieden. Eine eiweißreiche Kost erhöht das Harnvolumen, da der dann als Endprodukt des Eiweißabbaues vermehrt gebildete Harnstoff zusätzlich Wasser als Lösungsmittel fordert.

Eigenschaften des Harns. Das spezifische Gewicht des normalen Harns liegt zwischen 1,015 und 1,022 g ml^{-1}. Frischer Harn hat eine strohgelbe Farbe und einen aromatischen Geruch. Die wichtigsten *Harnfarbstoffe* sind die aus dem Hämoglobinabbau stammenden *Urochrome A* und *B* sowie das *Uroerythrin*. Farbe und Geruch des Harns können durch bestimmte Nahrungsmittel, Arzneimittel und pathologische Bestandteile beeinflußt werden. Der Normalbereich des pH-Wertes des Harns liegt zwischen pH 5,6 und 7,0 mit einem Durchschnitt von etwa 6,0. Bei einer *Acidose* wird ein saurer Harn (untere Grenze pH 4,5) und bei einer *Alkalose* ein alkalischer Harn (obere Grenze pH 8,0) ausgeschieden. Im 24-Stunden-Harn sind etwa 60 g Trockensubstanz enthalten.

Zusammensetzung des Harns. Der normale Harn ist *hyperton*, d.h. sein osmotischer Druck ist größer als der des Blutplasmas. Das Säulendiagramm (☞ Abb. 24.9) gibt die durchschnittliche Zusammensetzung des 24-Stunden-Harns bei einem gesunden Menschen und bei Aufnahme einer gemischten Kost wieder. Seine *Osmolarität* ([Anionen] + [Kationen] + [Harnstoff] + [Kreatinin] +[weitere nichtdissoziable Substanzen]) ist etwa 1000 mosmol l^{-1}, d.h. sein osmotischer Druck ist etwa dreimal größer als der des Blutplasmas. Die Osmolarität des Harns kann in den Grenzen von 60 (d.i. ein Fünftel des Blutplasmas) bis 1500 mosmolar (d.i. das Fünffache des Blutplasmas) variieren.

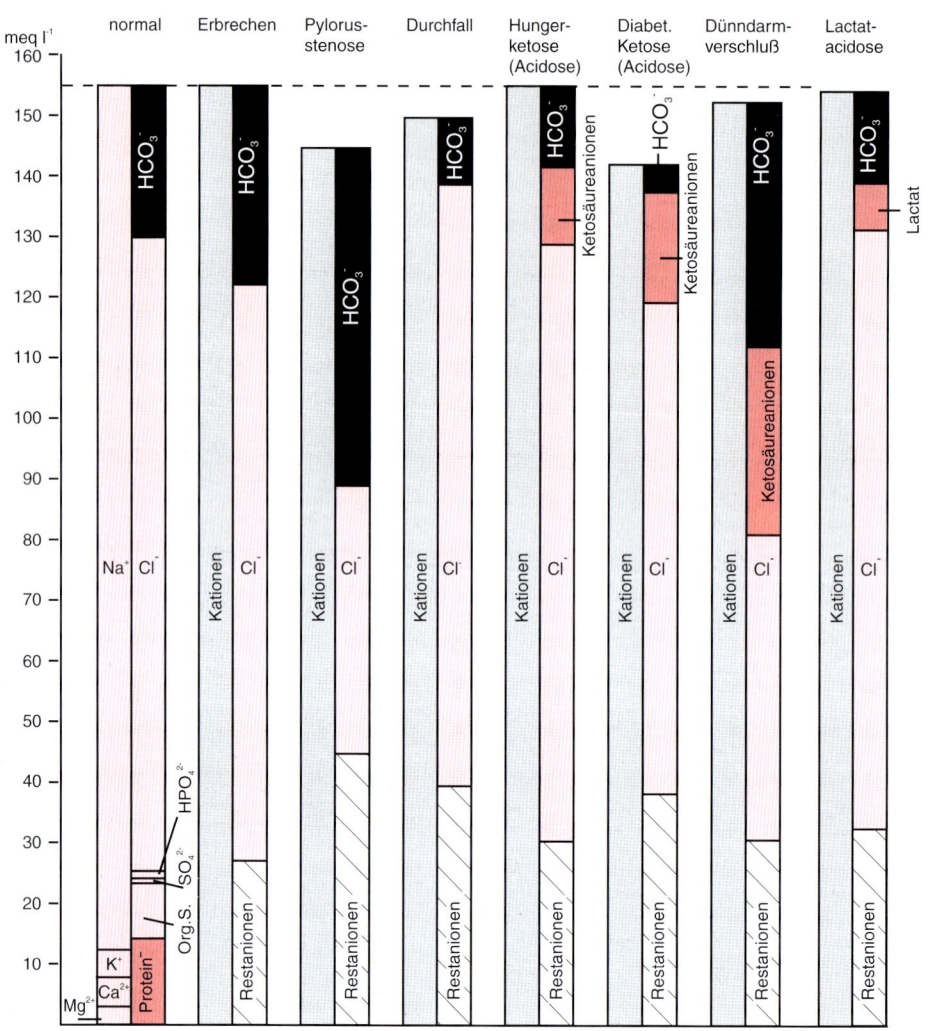

Abb. 24.8: Veränderungen des Ionogramms des Blutplasmas unter verschiedenen pathobiochemischen Bedingungen.

24.6. Der Harn

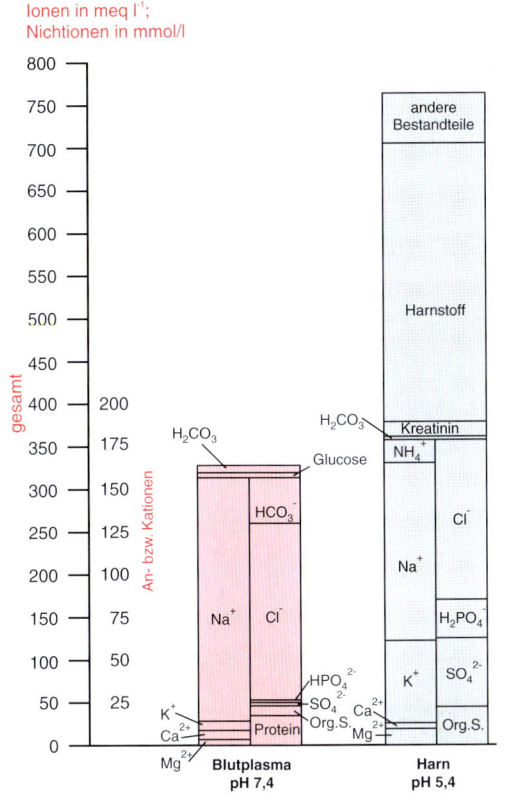

Abb. 24.9: Zusammensetzung des Harns im Vergleich zum Blutplasma. Auf der Ordinate ist links die Summe der Kationen- und Anionenäquivalente (in meq l^{-1} sowie die Summe der Konzentrationen der nichtionisierten Komponenten [in mmol l^{-1}]), d.h. die Osmolarität beider Flüssigkeiten, und rechts ihre Kationen- und Anionenäquivalente (in meq l^{-1}) getrennt voneinander aufgetragen.

Normale Harnbestandteile. Die *Gesamt-N-Ausscheidung* beträgt im *N-Gleichgewicht* täglich etwa 12–15 g.

- **Harnstoff:** dieser ist das wichtigste Endprodukt des Aminosäurestoffwechsels. Bei normaler Eiweißaufnahme werden davon täglich etwa 0,5 mol (30 g) ausgeschieden; bei erhöhtem Eiweißabbau steigt der Harnstoffgehalt des Harns an (z.B. bei *Nebennierenrindenüberfunktion*, *Diabetes mellitus* und *Fieber*). Im Zustand des Fastens nimmt die Harnstoffausscheidung ab (☞ Abb. 23.24).

- **Ammoniak:** der normale, frisch gelassene Harn enthält wenig Ammoniak bzw. NH$_4^+$ (tägliche Ausscheidung 40 mmol). Seine Ausscheidung steigt im Hunger und Diabetes mellitus an.

Kationen	ausgeschiedene Menge in mmol/Tag	Anionen	ausgeschiedene Menge in mmol/Tag
Na$^+$	150 – 200	Cl$^-$	150 – 200
K$^+$	60 – 80	SO$_4^{2-}$	40 – 70
Ca^{2+}	4 – 12	Phosphat	30 – 60
Mg^{2+}	5 – 10		
insgesamt	220 – 300	insgesamt	220 – 300

Tab. 24.5: Anorganische Bestandteile des normalen Harns. Die Zahlen geben die in 24 Stunden ausgeschiedenen Mengen an.

- **Kreatinin und Kreatin:** Der gesunde Erwachsene scheidet täglich 8–15 mmol *Kreatinin* aus. Im Vergleich dazu ist seine *Kreatinausscheidung* mit etwa 100 μmol Tag^{-1} sehr gering. Die *Kreatininausscheidung* ist von der Muskelmasse abhängig und ist bei ein und derselben Person sehr konstant. Als *Kreatininkoeffizient* wird die Menge Kreatinin in μmol verstanden, die in 24 Stunden pro kg Körpermasse ausgeschieden wird. Beim Mann beträgt dieser Koeffizient etwa 200, bei der Frau etwa 130. Bei Einschmelzung von Muskelmasse (*Muskeldystrophie*), Überfunktion der Schilddrüse und Unterfunktion der Nebennieren kann *Kreatin* im Harn vermehrt ausgeschieden werden. Der *wachsende Organismus* scheidet neben dem Kreatinin auch *Kreatin* (100 μmol kg^{-1} Körpergewicht Tag^{-1}) *physiologisch* aus.

- **Harnsäure (Urat):** sie ist das Endprodukt des Purinstoffwechsels. Die täglich ausgeschiedene Menge beträgt etwa 3 mmol. Die Harnsäureausscheidung hängt von der Purinaufnahme durch die Nahrung ab. Eine Erhöhung der Harnsäurekonzentration im Harn findet man bei Gicht und bei Erkrankungen des blutbildenden Systems als Folge des erhöhten Nucleinsäureumsatzes, z.B. bei Leukämie.

- **Aminosäuren:** diese werden normalerweise nur in mäßigen Mengen (täglich etwa 6 mmol) ausgeschieden. In der Schwangerschaft steigt sie auf etwa das Doppelte an. Von Bedeutung ist die Ausscheidung von *Hydroxyprolin* als Abbauprodukt von *Kollagen* (täglich etwa 200 μmol). Freigesetztes Hydroxyprolin kann nämlich nicht wieder zur Kollagensynthese verwendet werden und wird deshalb entweder zu Kohlendioxid und Wasser abgebaut oder ausgeschieden. Die Höhe der Hydroxyprolinausscheidung dient als Gradmesser des Bindegewebsstoffwechsels.

- *Proteine:* diese werden normalerweise nur in sehr geringen Mengen ausgeschieden (5-20 mg im 24-Stunden-Harn), sie rühren vorwiegend von den *abgeschilferten Zellen* der ableitenden Harnwege her. Die im Harn enthaltenen *Glycoproteine* stammen großenteils aus der *Blasenschleimhaut*.
- *weitere stickstoffhaltige Substanzen:* kleine Mengen von *Hippursäure*, stickstoffhaltige *Phenole* und *Indikan*.
- *stickstofffreie Verbindungen: Steroide* und ihre Konjugationsprodukte mit Sulfat und Glucuronat, *freies Sulfat* (aus dem Stoffwechsel der schwefelhaltigen Aminosäuren), *Phosphat, Oxalat* (das z.B. beim Abbau der Ascorbinsäure entsteht), *Citrat* und *Lactat*. Eine Erhöhung der Lactatausscheidung im Harn findet man bei körperlicher Arbeit.

> **Pathologische Harnbestandteile:** Pathologische Harnbestandteile findet man bei *Schädigung* der *Niere* als Folge von Änderungen der Permeabilität der Glomerulummembran oder von Beeinträchtigungen der Tubulusfunktion oder bei *Erhöhung* der *Blutplasmakonzentration* eines Metaboliten als Folge einer Stoffwechselstörung.
>
> Zu den pathologischen Harnbestandteilen gehören:
>
> - *Eiweiß:* z.B. bei *Nierenschädigung* und *Erkrankungen des Immunsystems*
> - *Aminosäuren* (Aminoacidurien, ☞ Kap. 18.)
> - *Ketonkörper:* diese werden normalerweise nur in sehr geringen Mengen ausgeschieden; vermehrt findet man sie im Harn im *Diabetes mellitus*, bei länger anhaltendem *Hunger* und *chronischem Erbrechen* z.B. als Folge eines *Pylorusverschlusses*. Die ausgeschiedene Menge an Ketonkörperen kann bis zu 2 mol täglich betragen (*Acetonurie* oder *Ketonurie*)

- *Glucose:* eine Ausscheidung von Glucose ist mit dem Krankheitsbild eines *Diabetes mellitus* verbunden *oder* tritt bei *renal bedingter Glucosurie* (infolge einer verminderten Rückresorptionskapazität der Nierentubuli für Glucose) ein. Es gibt auch *alimentär* bedingte *Glucosurien*, die vorübergehend nach Zufuhr größerer Kohlenhydratmengen mit der Nahrung, vor allem nach einer Fastenperiode, im Harn beobachtet werden
- *andere Zucker:* bei der *vererbbaren Fructoseintoleranz* kommt es zur Ausscheidung von *Fructose* und bei der *Galactosämie* von *Galactose*. Mitunter beobachtet man während der Schwangerschaft oder in der Stillperiode eine *Lactoseausscheidung*. Auch *Pentosen* und andere *Zucker* können gelegentlich, vor allem nach ihrer Aufnahme durch entsprechende Nahrungsmittel, im Harn erscheinen
- **Pentosurie (L-Xylulosurie).** Die von dieser vererbbaren Erkrankung betroffenen Menschen können täglich bis zu vier Gramm L-Xylulose im Harn ausscheiden. Der gutartig verlaufende Gendefekt betrifft die $NADP^+$-*abhängige L-Xylulosereductase*, die normalerweise L-Xylulose zu Xylitol reduziert.

Zusammensetzung und Entstehung von Blasen- und Nierensteinen. In Abhängigkeit von ihrer Größe unterscheidet man Sand-, Grieß- und Steinformen der *Harnkonkremente*. Etwa 70 % aller Steine bestehen aus *Calciumoxalat* oder sind *Gemische* aus *Calciumoxalat* und *Calciumphosphat*. 15 % bestehen aus *Magnesiumammonium-phosphat* und 10 % aus *Harnsäure* (*Uratsteine*) bzw. *Cystin*. In den Steinen findet man neben den genannten Hauptbestandteilen auch Proteine (z.B. Hämoglobin und Glycoproteine).

Für die Entstehung eines Blasen- oder Nierensteines sind zwei Faktoren bedeutungsvoll:

1. die Übersättigung des Harns an steinbildenden Bestandteilen
2. die erhöhte Kristallwachstumsgeschwindigkeit infolge verminderter Konzentration von Kristallisationsinhibitoren.

Eine Übersättigung des Harns an bestimmten steinbildenden Substanzen allein (Ca^{2+}- und Phosphat- bzw. Oxalat-Ionen oder Harnsäure) führt noch zu keiner Steinbildung. Diese hängt von der Gesamtzusammensetzung des Harns und von den Wechselwirkungen zwischen verschiedenen Harnbestandteilen ab. Inhibitoren der Steinbildung sind Substanzen, die das Kristallwachstum und die Aggregation der Kristalle hemmen. Die wichtigsten *Kristallisationsinhibitoren* des Harns sind *Pyrophosphat*, *Proteoglycane* und *Glycosaminoglycane*. Deren Hemmwirkung beruht auf ihrer Adsorption an Kristalloberflächen oder ihrem Einbau in das Kristallgitter.

Die *Therapie von Blasen-* und *Nierensteinen* muß *zwei Hauptrichtungen* verfolgen, nämlich 1. die Verminderung der Übersättigung des Harns durch Veränderung der Harnzusammensetzung (z.B. durch Veränderung der Ernährung, durch Beeinflussung des Stoffwechsels und der intestinalen Resorption bestimmter Stoffe) und 2. die Erhöhung der natürlichen oder die Zufuhr künstlicher Kristallisationsinhibitoren.

24.7. Die renale Rückresorption

Glucose wird in der Niere unbehindert filtriert, jedoch erscheint bei einer Glucosekonzentration von 5 mmol l^{-1} Blutplasma, wie sie bei einem gesunden Menschen herrscht, keine Glucose im Harn. Bei *normaler Glucosekonzentration* im Blutplasma ist die *renale Glucose-Clearance Null*, d.h. es wird keine Glucose im Harn ausgeschieden. Dies gilt auch für Aminosäuren (s.o.). Die Ursache ist, daß Glucose und Aminosäuren im *proximalen Tubulus* spezifisch und mit hoher Effektivität rückresorbiert werden. Ihre *Rückresorption* ist an die Gegenwart spezifischer *Na^+-abhängiger Transportsysteme* in der apikalen Membran der Tubuluszellen und an das Vorliegen eines Na^+-Gradienten an dieser Membran gekoppelt. Die Rückresorption eines Glucosemoleküls ist mit der Aufnahme von zwei Na^+-Ionen verbunden. Durch diesen Mechanismus wird *Glucose* aus dem *glomerulären Filtrat* in die Zellen des *proximalen Tubulus* aufgenommen. Sie verläßt diese Zellen durch den *Glucosetransporter GLUT2*, und gelangt über das Interstitium zurück in das Blut. Die Flüssigkeit, die den proximalen Tubulus verläßt und in die Henlesche Schleife eintritt, ist bei der normalen Glucosekonzentration im Blutplasma glucosefrei. Diese Flüssigkeit ist beim gesunden Menschen auch frei von Aminosäuren. Bei Blutglucosekonzentrationen über etwa 10-11 mmol l^{-1} wird die Kapazität des Tubulus, Glucose zu reabsorbieren, überschritten, so daß Glucose im Endharn ausgeschieden wird (☞ Abb. 24.10). Die Fähigkeit der Niere, Glucose zu reabsorbieren, ist demzufolge begrenzt. Man bezeichnet den Grenzwert als das *tubuläre Rückresorptionsmaximum* für Glucose (T_m-Wert). Dieser Wert stellt die *renale Rückresorptionskapazität* dar. Das tubuläre Rückresorptionsmaximum gibt die Menge Glucose in mmol an, die pro Minute von den Nierentubuli maximal rückresorbiert werden kann. Bei Männern liegt der T_m-Wert bei etwa 2 mmol Glucose min^{-1} und bei Frauen bei 1,7 mmol Glucose min^{-1}. Wenn die Filtrationsrate der Glucose größer ist als die Kapazität der Niere, diese zu reabsorbieren, erscheint Glucose im Endharn. Auch *Galactose* wird durch einen apikalen Na^+-abhängigen Transportprozeß aus dem glomerulären Filtrat rückresorbiert.

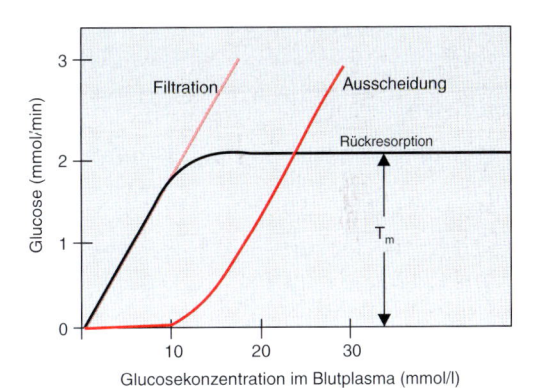

Abb. 24.10: Das tubuläre Rückresorptionsmaximum für Glucose.

24.8. Der Säure-Basen-Haushalt

24.8.1. Der pH-Wert und die Puffersysteme des Blutes

Der normale pH-Wert des Blutes liegt zwischen pH 7,38 und 7,45. Im venösen Blut ist der pH-Wert etwa 0,03 pH-Einheiten niedriger als im arteriellen. Der pH-Wert des Blutes ist beim gesunden Menschen infolge *genau arbeitender Regelmechanismen* sehr *konstant*. Die pH-Konstanz wird durch zwei Mechanismen erreicht:

Substanz	Ort der Rückresorption	Mechanismus
Wasser	proximaler Tubulus	1. Aufnahme durch Wasserkanäle vom Typ *Aquaporin-1* (AQP1) in die Tubuluszellen (*vasopressinunabhängig*); 2. passive, den resorbierten Substanzen folgende, parazelluläre, osmotische Resorption
	dünne Teile der Henleschen Schleife	1. Aufnahme durch Wasserkanäle vom Typ *Aquaporin-1* (AQP1) (*vasopressinunabhängig*); 2. passiver Wassertransport infolge der steigenden Osmolarität des Interstitiums
	dicker Teil der Henleschen Schleife	impermeabel für Wasser
	distales Konvolut	hohe Wasserpermeabilität, Diffusion von Wasser, so daß Tubulusflüssigkeit wieder isoton zum Blutplasma wird
	Sammelrohr	Wasserkanäle vom Typ *Aquaporin-2* (AQP2) (*vasopressinabhängig*)
Na^+-Ionen	proximaler Tubulus	Aufnahme von Na^+ im Austausch gegen H^+ (*Antiport*) und zusammen mit Glucose und Aminosäuren (*Symport*) 1 Na^+/3 HCO_3^- Cotransport (elektrogen)
	dicker aufsteigender Teil der Henleschen Schleife	apikaler Cotransporter für $Na^+/K^+/2Cl^-$
	distales Konvolut	Cotransport von Na^+ und Cl^-; Na^+-Abgabe an das Interstitium durch basolaterale Na^+/K^+-ATPase
	distaler Tubulus, corticale Sammelrohre	Öffnung und Steigerung der Zahl der apikalen Na^+-Kanäle durch *Aldosteron*; Na^+-Abgabe an das Interstitium durch basolaterale Na^+/K^+-ATPase
	Sammelrohr	Hemmung der Na^+-Rückresorption durch *Atriopeptin*
Cl^--Ionen	proximaler Tubulus	passiv als Gegenion zu Na^+, parazellulär durch Schlussleiste Cl^-/HCO_3^--Austauschprotein
	dicker aufsteigender Teil der Henleschen Schleife	apikaler Cotransporter für $Na^+/K^+/2Cl^-$
	distaler Tubulus	Cotransport von Na^+ und Cl^-
K^+-Ionen	proximaler Tubulus	parazellulär durch Schlußleiste gemeinsam mit Wasser
	dicker aufsteigender Teil der Henleschen Schleife	apikaler Cotransporter für $Na^+/K^+/2Cl^-$; K^+-Abgabe an das Interstitium durch basolaterale Na^+/K^+-ATPase und durch Cotransport von K^+ und Cl^-
	distaler Tubulus	parazellulär durch Schlussleiste
	Sammelrohr	basolaterale und apikale K^+-Kanäle
Ca^{2+}-Ionen	proximaler Tubulus	1. gemeinsam mit Wasser parazellulär durch Schlußleiste; 2. basolateraler Austausch von 3 Na^+-Ionen gegen 1 Ca^{2+}-Ion durch Antiporter; basolaterale Ca^{2+}-ATPase transportiert Ca^{2+} aus der Zelle in das Interstitium; Regulation durch Parathyrin und Vitamin D
Mg^{2+}-Ionen	dicker Teil der Henleschen Schleife	spannungsreguliert, parazellulär
Phosphat	proximaler Tubulus	HPO_4^{2-} wird durch einen neutralen Cotransporter zusammen mit 2 Na^+ gegen den elektrochemischen Gradienten aufgenommen; Regulation durch *Parathyrin, Calcitonin* und *Vitamin D*
Sulfat	proximaler Tubulus	ähnlich wie Phosphat
Fructose	proximaler Tubulus	apikale Rückresorption durch GLUT5; basolaterale Abgabe an das Interstitium durch GLUT2
Galactose	proximaler Tubulus	Na^+-abhängige Aufnahme (wie Glucose); basolaterale Abgabe durch GLUT2 an das Interstitium

24.8. Der Säure-Basen-Haushalt

Peptide	proximaler Tubulus	1. Abbau zu Aminosäuren durch membrangebundene Peptidasen, danach Aufnahme durch die Zellen, 2. protonengekoppelte Aufnahme als Peptide durch PepT2 (☞ Kap. 29.); danach intrazellulärer Abbau
Harnstoff	proximaler Tubulus	passive Diffusion, solvent drag; distale Tubuli und Sammelrohre sind impermeabel für Harnstoff
	medullärer Teil der Sammelrohre	apikaler Harnstofftransporter
Harnsäure	proximaler Tubulus	Resorption (und Sekretion)
Oxalat	proximaler Tubulus	Resorption (und Sekretion)
Kreatinin		unbehinderte glomeruläre Filtration; keine tubuläre Resorption oder Sekretion

Tab. 24.6: Charakteristika tubulärer Rückresorptionssysteme (außer Glucose und Aminosäuren).

1. *Pufferung*: erste Verteidigungslinie gegen Änderungen des Blut-pH

2. *physiologisch*: zweite Verteidigungslinie gegen Änderungen des Blut-pH; die physiologische Regulation des Blut-pH erfolgt 1. durch die Atmung und 2. durch die Nieren.

Die wichtigsten Puffersysteme des Blutes sind:

- das HCO_3^--H_2CO_3-System
- das "*Nichthydrogencarbonat-System*", das vor allem aus dem Desoxy-Hb/Oxy-Hb-System, den Plasmaproteinen und dem Phosphatsystem besteht.

Der *Hauptpuffer* des *Blutplasmas* ist das HCO_3^--Kohlensäuresystem, der *Hauptpuffer* der *Erythrocyten* ist das *Desoxy-Hb/Oxy-Hb-System*. An der *Gesamtpufferkapazität* des Blutes hat das HCO_3^--Kohlensäure-System einen Anteil von 53 % und das Hämoglobin-System einen Anteil von 35 %. Der Rest entfällt auf die Plasmaproteine und das Phosphatsystem.

Der HCO_3^--Kohlensäure-Puffer beruht auf der *ersten Dissoziationsstufe* der Kohlensäure (☞ Tab. 2.2). Hier hat das HCO_3^- die Funktion der Base und die H_2CO_3 die Funktion der Säure:

$$HCO_3^- + H^+ \rightleftharpoons H_2CO_3$$

Die Anwendung der Puffergleichung auf dieses Puffersystem des Blutes führt zur *Henderson-Hasselbalch-Gleichung* (Kap. 2.6.):

$$pH = pK' + \log \frac{[HCO_3^-]}{[H_2CO_3]}$$

Als *pK'-Wert* wird der negative dekadische Logarithmus der *Aciditätskonstanten* der ersten Dissoziationsstufe der H_2CO_3 eingesetzt. Er hat bei 38°C und bei der Zusammensetzung des Blutplasmas den Wert 6,10. Die HCO_3^--Konzentration im Blutplasma beträgt 24 mmol l^{-1}. Die Konzentration der Kohlensäure [H_2CO_3] im Blut errechnet sich aus dem *Bunsenschen Absorptionskoeffizienten* α für Kohlendioxid im Blutplasma (α=0,03; angegeben in mmol CO_2, die bei einem Partialdruck [pCO_2] von einem mm Hg in einem Liter Blutplasma bei 38°C gelöst werden) und dem aktuellen pCO_2 des Blutes (38°C):

$$[H_2CO_3] = \alpha\, pCO_2$$

Beim Gesunden beträgt der arterielle pCO_2 40 mm Hg und der venöse pCO_2 47 mm Hg. Danach läßt sich die Henderson-Hasselbalch-Gleichung in folgender Form schreiben:

$$pH = 6{,}1 + \log \frac{[HCO_3^-]}{0{,}03 \cdot pCO_2}$$

Der *pH-Wert des Blutes* ergibt sich folglich 1. aus dem *pK'-Wert* der ersten Dissoziationsstufe der Kohlensäure und 2. aus dem *Quotienten* der Konzentration des *Hydrogencarbonates* und dem *Partialdruck* des *Kohlendioxids*. Eine besonders wichtige Eigenschaft des Hydrogencarbonat-Kohlensäure-Systems ist die *Flüchtigkeit* der *schwachen Säure*, die den Organismus als CO_2 verlassen kann. Diese Flüchtigkeit hat in einem *offenen System*, wie dies der Organismus darstellt, zur Folge, daß nach vermehrter Produktion von H^+-Ionen die gebildete Kohlensäure als CO_2 durch die Lunge abgegeben wird und dadurch, der Puffergleichung gemäß, die pH-Senkung wesentlich geringer ausfällt als bei einer nichtflüchtigen konjugierten Säure. In einem offenen System besitzt der Hydrogencarbonat-Kohlensäure-Puffer auch für die Pufferung von OH$^-$-Ionen Vorteile, denn bei Umwandlung von Kohlensäure in HCO$_3^-$ durch OH$^-$-Ionen kann das CO$_2$ des Blutes wieder durch das CO$_2$ der Gasphase im Alveolärraum, mit der sich das Blut im Gleichgewicht befindet, aufgefüllt werden. Dadurch ist die tatsächliche pH-Erhöhung geringer als bei Puffergemischen in geschlossenen Systemen oder mit nichtflüchtigen Komponenten.

Durch die *Permeabilität* der *Erythrocytenmembran* für CO$_2$ und HCO$_3^-$ sind die Puffersysteme der Erythrocyten und des Blutplasmas untereinander verbunden. Das bedeutet, daß jede Neueinstellung des Hb/HbO$_2$-Systems im Innern des Erythrocyten sich auf das Hydrogencarbonat-Kohlensäure-System des Blutplasmas überträgt, welches sich wiederum ins Gleichgewicht mit dem Nichthydrogencarbonat-System des Blutplasmas setzt. Obgleich Blut aus einer flüssigen und einer zellulären Phase besteht, verhält es sich in Bezug auf seine Puffereigenschaften so, als wären seine Puffersysteme homogen verteilt. Eine Veränderung einer Komponente teilt sich den anderen Komponenten des Puffersystems mit.

Die drei Parameter der Henderson-Hasselbalch-Gleichung. Diese Gleichung enthält *drei Variable*, den pH-Wert, die HCO$_3^-$-Konzentration und den pCO$_2$. Zur Diagnostik des Säure-Basen-Status eines Patienten ist es erforderlich, zwei dieser drei Variablen durch eine Blutanalyse zu bestimmen. Dann ist es möglich, die dritte zu errechnen.

Graphische Darstellung der Henderson-Hasselbalch-Gleichung. Die Henderson-Hasselbalch-Gleichung lehrt, wie die drei Größen des Säure-Basen-Haushaltes - pH, HCO$_3^-$ und CO$_2$ - untereinander verbunden sind. Die gegenseitigen Abhängigkeiten lassen sich graphisch in Form von *zwei Diagrammen* darstellen, die geeignet sind, als *Nomogramme* zur Ablesung einer gesuchten Variablen aus der Kenntnis der zwei anderen zu dienen:

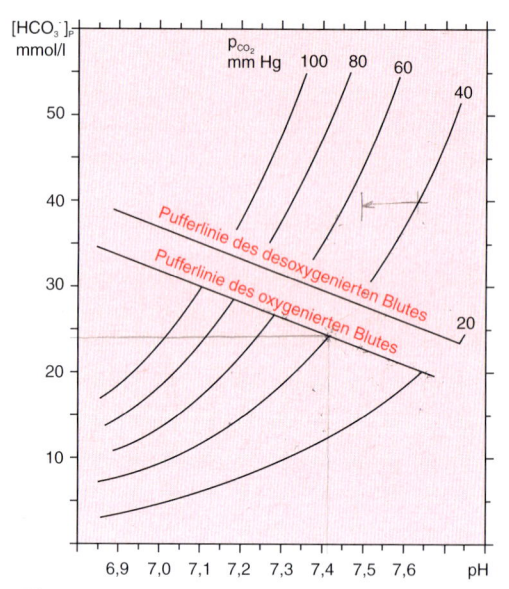

Abb. 24.11: Das Davenport-Diagramm.

- in Form des pH-HCO$_3^-$-Diagramm (*Davenport-Diagramm*) (☞ Abb. 24.11)
- in Form des pH-log pCO$_2$-Diagramm (*Astrup-Diagramm* [☞ Abb. 24.12]; dieses wurde von *Siggaard-Andersen* für diagnostische Zwecke zu einem *Nomogramm* erweitert [☞ Abb. 24.21]).

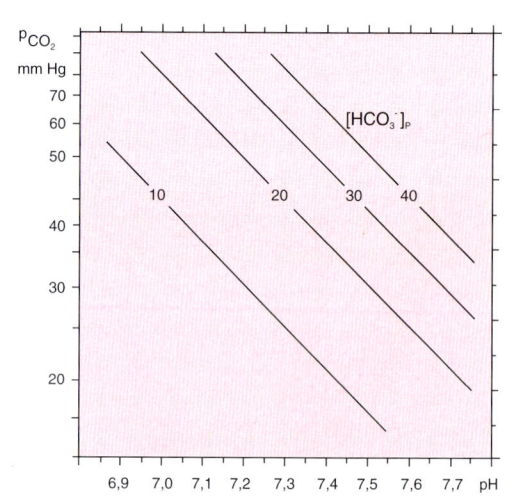

Abb. 24.12: Das Astrup-Siggaard-Andersen-Diagramm (es sind die Pufferlinien bei unterschiedlichen [HCO$_3^-$] in mmol l^{-1} Blutplasma gezeigt).

Das *Davenport-Diagramm* hilft, das Zustandekommen von pathologischen Veränderungen des Säure-Basen-Haushaltes und die Mechanismen

24.8. Der Säure-Basen-Haushalt

ihrer Kompensation zu verstehen, während das *Astrup-Diagramm* in Form des *Siggaard-Andersen-Nomogramms* vor allem Hilfsmittel für die diagnostische Ermittlung von Störungen des Säure-Basenhaushaltes ist.

Das pH-Hydrogencarbonat-Diagramm nach Davenport. Hier bildet die Hydrogencarbonatkonzentration im Blutplasma ($[HCO_3^-]_p$) die Ordinate und der pH-Wert die Abszisse. Die Isobaren für pCO_2 stellen exponentiell verlaufende Linien dar (☞ Abb. 24.11). In dieses Diagramm wird die Pufferkurve des *arteriellen* (oxygenierten) Blutes eingezeichnet (d.i. die Kurve, die man erhält, wenn man arterielles Blut, bei gleichzeitiger pH-Messung, mit Säure- bzw. Lauge titriert). Die Neigung der Pufferkurve gibt die Pufferkapazität des Blutes wieder. Aus dem Schnittpunkt der Pufferkurve mit der Isobare des CO_2 bei 40 mm Hg ("Normal-Isobare") ergeben sich die Normalwerte für arterielles Blut, nämlich pH 7,40 und 24 mmol HCO_3^- l^{-1}. Links von der Normalisobare befinden sich die Isobaren für höhere CO_2-Partialdrucke, rechts von ihr die für niedrigere pCO_2-Partialdrucke. Die Pufferkurven für *oxygeniertes* und *desoxygeniertes* Blut sind annähernd parallel verschoben. Die Pufferkurve für *oxygeniertes* liegt niedriger als die für *desoxygeniertes Blut* (☞ Abb. 24.11). Beim Übergang von Oxy-Hb zu Desoxy-Hb können H^+-Ionen (z.B. aus der Dissoziation der H_2CO_3) ohne pH-Veränderung gebunden werden. Die dabei gebildeten HCO_3^--Ionen verteilen sich als zusätzliches Hydrogencarbonat zwischen Erythrocyten und Plasma. Aus diesem Grund enthält desoxygeniertes Blut bei jedem beliebigen pH-Wert eine höhere Konzentration an Hydrogencarbonat als oxygeniertes.

In vitro-**Titration des Blutes mit NaOH bzw. HCl als Modell für die Entstehung eines Basenüberschusses bzw. eines Basendefizits.** Bei Titration von Blut *in vitro* mit NaOH oder HCl wird $[HCO_3^-]$ entweder erhöht oder vermindert. Dementsprechend steigt oder sinkt der pH-Wert. Nach der *Henderson-Hasselbalch-Gleichung* lässt sich der ursprüngliche pH-Wert wieder durch Erhöhung (☞ Abb. 24.13) oder Verminderung (☞ Abb. 24.14) des pCO_2 einstellen. Dabei geht man entlang der neuen Pufferkurve entweder nach links oder rechts, bis der Ausgangs-pH-Wert wieder erreicht ist. Dies ist ein *Modell* für eine primär *metabolisch* (*nichtrespiratorisch*) verursachte Veränderung des pH-Wertes des Blutes und ihre Kompensation durch gezielte Veränderung des pCO_2. Charakteristisch für eine solche Veränderung ist eine primäre *Erhöhung* oder eine primäre *Verminderung* des Hydrogencarbonatspiegels. Bei der Titration des Blutes mit Lauge tritt ein *positiver Basenüberschuß*, bei seiner Titration mit Säure ein *Basendefizit* (*negativer Basenüberschuß*) ein. Diese zwei Parameter

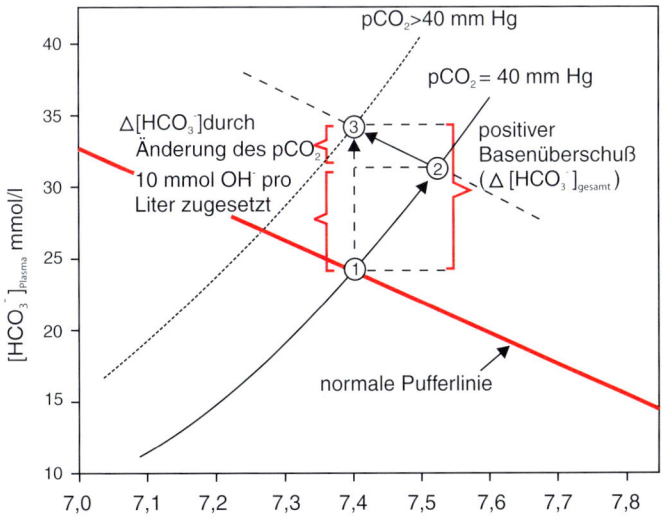

Abb. 24.13: Titration des Blutes mit NaOH (1→2) und Rückführung des pH-Wertes auf pH 7.4 durch Erhöhung des pCO_2 ("positiver Basenüberschuß")(2→3); die Bestimmung des Basenüberschusses erfolgt umgekehrt durch Rücktitration mit HCl.

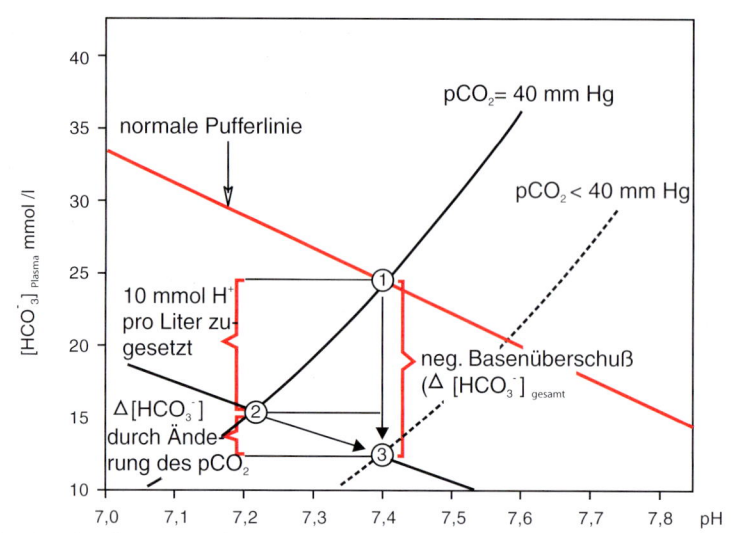

Abb. 24.14: Titration des Blutes mit HCl (1→2) und Rückführung des pH-Wertes auf pH 7.4 durch Erniedrigung des pCO_2 ("negativer Basenüberschuß")(2→3); die Bestimmung des Basendefizits erfolgt umgekehrt durch Rücktitration mit NaOH.

sind für die Säure-Basendiagnostik von großer Bedeutung (s.u.).

In vitro-**Veränderung des pCO_2 als Modell einer primär respiratorisch verursachten Abweichung.** Wird nun primär nicht das HCO_3^- (wie in Abb. 24.13 und 24.14) sondern der pCO_2 verändert, tritt keine Änderung in der Lage der Pufferkurve des Blutes ein, sondern man bewegt sich - unter pH-Veränderung - , wie dies aus Abb. 24.11 hervorgeht, auf der Pufferkurve entlang in Richtung höherer oder niedrigerer pCO_2-Werte. In solchen Fällen kann der Ausgangs-pH-Wert *in vitro* durch Lauge- oder Säure-Zugabe, d.h. durch Änderung der HCO_3^--Konzentration, wieder eingestellt werden. Damit haben wir das *zweite Modell* für pathologische Veränderungen des Säure-Basen-Haushaltes kennengelernt, denn primäre Veränderungen des pCO_2 entsprechen *respiratorisch* verursachten Abweichungen und die Rücktitration mit NaOH bzw. HCl *simuliert* die physiologische Kompensation des pH-Wertes.

Unter Pufferbasen versteht man diejenigen Anionen, die im pH-Bereich des Blutes titriert werden. *Pufferbasen* nehmen im pH-Bereich des Blutes reversibel Protonen auf und wirken folglich als Puffer. Besonders wichtig sind dabei die *Hydrogencarbonat*- und die *Proteinanionen*. Phosphationen sind infolge ihrer niedrigen Konzentration im Blutplasma als Puffersubstanzen quantitativ weniger bedeutend. Da im Gesunden die HCO_3^--Konzentration 24 meq l^{-1} Blutplasma und die Konzentration der Proteinanionen 17 meq l^{-1} Blutplasma betragen, ist die Konzentration der Pufferbasen im Normalplasma 41 meq l^{-1}. Im *Vollblut* muß noch die *Hämoglobinkonzentration* hinzugerechnet werden.

Als positiver und negativer Basenüberschuß werden Abweichungen der Pufferbasen von der Norm bezeichnet: Änderungen in der Konzentration der Pufferbasen bezeichnet man als *Basenüberschuß*. Dieser ist wie folgt definiert:

$$\text{Basenüberschuß} = \text{gemessene Pufferbasen} - \text{Pufferbasen im Normalblut}$$

Der *Basenüberschuß* kann *positiv* oder *negativ* sein. Im Normalblut ist der Basenüberschuß Null. Als *positiver Basenüberschuß* (+BÜ oder +BE, von engl. base excess) ist die Menge *Pufferbase* definiert, die man in einem gegebenen Blut bis zum Erreichen des pH-Wertes von 7,40 bei einem Partialdruck des CO_2 von 40 mm Hg und 38°C mit HCl titrieren kann. Einen negativen Basenüberschuß (-BÜ oder -BE) titriert man mit NaOH. Er stellt demzufolge ein *Basendefizit* dar. Bei einem positiven Basenüberschuß ist die Summe von HCO_3^- und Proteinanionen größer als 41 meq l^{-1} Blutplasma, bei einem negativen Basenüberschuß ist die Summe von HCO_3^-- und Proteinanionen kleiner als 41 meq l^{-1} Blutplasma.

24.8.2. Pathologische Veränderungen des pH-Wertes des Blutes

Acidosen und Alkalosen können respiratorische und nichtrespiratorische Veränderungen als primäre Ursachen haben. Jede Erniedrigung des pH-Wertes des Blutes gegenüber normal (pH 7,38 bis 7,45) wird als *Acidose* und jede Erhöhung als *Alkalose* bezeichnet. Das Verständnis für diese Abweichungen liefert die *Henderson-Hasselbalch-Gleichung*. Acidosen und Alkalosen äußern sich in Veränderungen des Verhältnisses von $[HCO_3^-]$ zu pCO_2. $[HCO_3^-]$ wird primär bei *Störungen* des *Stoffwechsels* sowie der *Nieren-* und *Darmfunktionen*, pCO_2 hingegen primär bei *Störungen* der *Atmung*, also *respiratorisch*, verändert. Man faßt die *metabolisch*, *renal* und *intestinal* bedingten Abweichungen vom normalen pH-Wert als *nichtrespiratorische Alkalosen* bzw. *nichtrespiratorische Acidosen* zusammen, so daß man bei Abweichungen des pH-Wertes des Blutes vom Normalzustand zwischen *nichtrespiratorisch* und *respiratorisch* verursachten Veränderungen zu unterscheiden hat. Die *nichtrespiratorischen Veränderungen* äußern sich in Abweichungen des *Zählers* der *Henderson-Hasselbalch-Gleichung*, die *respiratorischen* in Abweichungen ihres *Nenners* von den Normalwerten. Ein Blick auf diese Gleichung lehrt, daß *Acidosen* entweder durch *Verkleinerung* des *Zählers* (*Erniedrigung* der $[HCO_3^-]$) (*nichtrespiratorische Acidose*) oder durch *Vergrößerung* des *Nenners* (*Erhöhung* des pCO_2) (*respiratorische Acidose*) entstehen können. *Alkalosen* hingegen haben ihre Ursachen entweder in einer *Erhöhung* der $[HCO_3^-]$ (*nichtrespiratorische Alkalose*) oder in einer *Verminderung* des pCO_2 (*respiratorische Alkalose*).

Klinische Erfahrungen lehren, daß eine Erniedrigung des Blut-pH-Wertes auf unter pH 7.0 lebensbedrohlich ist. Im *schweren Coma diabeticum* sind vereinzelt Werte sogar um pH 6,5 gemessen worden. Bei Alkalosen können Blut-pH-Werte bis zu etwa pH 8,0 auftreten.

Die Abweichungen im Säure-Basen-Haushalt lassen sich auf vier Ursachen zurückführen. Grundsätzlich müssen vier pathologische Veränderungen des Blut-pH-Wertes voneinander unterschieden werden:

1. die *respiratorische Acidose*, verursacht durch Erhöhung des pCO_2; als Beispiel sei die *Hypoventilation* als Folge einer Atmungslähmung oder einer Lungeninsuffizienz genannt

2. die *nichtrespiratorische Acidose*, verursacht durch $[HCO_3^-]$-Erniedrigung; Beispiele: Diabetes mellitus (*diabetische Acidose* bzw. *diabetische Ketose*), Hunger (*Hungeracidose* bzw. *Hungerketose*), chronischer Durchfall, Niereninsuffizienz, vermehrte Lactatbildung (*Lactatacidose*) infolge mangelhafter O_2-Versorgung der Gewebe, z.B. bei Zirkulationsstörungen, einer schweren Anämie, schweren Infektionen (Cholera, Malaria), einem Tumor oder Nieren- bzw. Leberinsuffizienz (Abb. 24.8)

3. die *respiratorische Alkalose*, verursacht durch Erniedrigung des pCO_2; z.B. bei einer *Hyperventilation* (Fieber oder Sauerstoffmangel)

4. die *nichtrespiratorische Alkalose*, verursacht durch $[HCO_3^-]$-Erhöhung; z.B. bei chronischem Erbrechen oder Niereninsuffizienz.

Anwendung des Davenport-Diagramms zum Verständnis von Abweichungen im Säure-Basenhaushalt. Im HCO_3^--pH-Diagramm lassen sich die vier möglichen pathologischen Veränderungen im Säure-Basen-Haushalt auf folgende Weise lokalisieren (☞ Abb. 24.15):

1. *nichtrespiratorisch bedingte Veränderungen* (ohne Kompensation) findet man auf der Normalisobare des pCO_2 von 40 mm Hg. Bei einer nichtrespiratorischen Acidose nimmt $[HCO_3^-]$ ab, bei einer nichtrespiratorischen Alkalose nimmt $[HCO_3^-]$ zu. Bei einer *nichtrespiratorischen Acidose* besteht ein *negativer Basenüberschuß* (*Basendefizit*) und bei einer *nichtrespiratorischen Alkalose* ein *positiver Basenüberschuß*

2. *respiratorisch bedingte Veränderungen* (ohne Kompensation) findet man an den Punkten, an denen sich die Isobaren höheren oder niedrigeren pCO_2 mit der normalen Pufferlinie des Blutes schneiden. Eine *Hyperventilation* führt zu einer *Erniedrigung des pCO_2* (*respiratorische Alkalose*), eine *Hypoventilation* zu einer *Erhöhung des pCO_2* (*respiratorische Acidose*).

Prinzipien der Kompensation der Veränderungen im Säure-Basen-Haushalt. Der Organismus ist grundsätzlich in der Lage, Störungen des Säure-Basen-Haushaltes (primäre Veränderungen) auszugleichen. Hierfür stehen ihm *kompensatorische (sekundäre) Mechanismen* zur Verfügung. Man

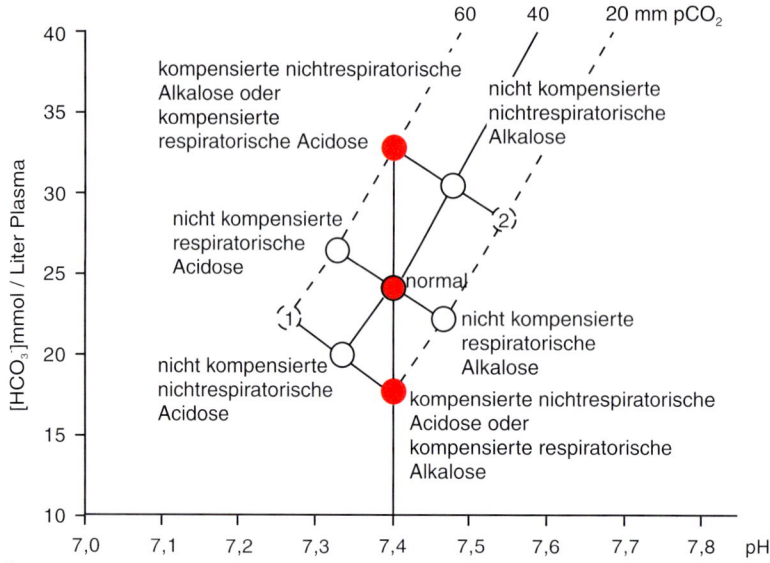

Abb. 24.15: Übersicht über die möglichen Abweichungen der Parameter des Säure-Basenhaushaltes und deren Kompensation.
Punkt 1: nichtrespiratorische Acidose (Erniedrigung der [HCO_3^-]) und respiratorische Acidose; Punkt 2: nichtrespiratorische Alkalose (Erhöhung der [HCO_3^-]) und respiratorische Alkalose.

versteht darunter *physiologische Prozesse*, mit denen der Organismus Abweichungen im Säure-Basen-Haushalt kompensiert und einen Ausgleich der pH-Abweichung in Richtung des normalen pH-Wertes von 7,40 herbeiführt oder herbeizuführen sucht. Man unterscheidet *drei Grade der Kompensation*:

1. den *voll kompensierten Zustand*, in welchem der pH-Wert des Blutes wieder vollständig normalisiert ist

2. den *teilweise kompensierten Zustand*, bei dem der pH-Wert des Blutes nicht vollständig normalisiert ist

3. den *nichtkompensierten Zustand*, bei dem keinerlei kompensatorische Maßnahmen des Organismus erkennbar sind.

Unter Zugrundelegung der Henderson-Hasselbalch-Gleichung und des HCO_3^--pH-Diagramms lassen sich die Prinzipien der Kompensation nach einer primären Störung des Säure-Basen-Haushaltes plausibel ableiten:

- eine *primär nichtrespiratorische*, also eine auf Veränderung der HCO_3^--Konzentration beruhende, Abweichung kompensiert der Organismus durch Veränderung des pCO_2, also *respiratorisch*; bei einer intestinalen oder metabolischen Störung werden zusätzlich renale Ausgleichsmechanismen eingesetzt

- eine *primär respiratorische*, also eine auf Veränderung des pCO_2 beruhende, Abweichung kompensiert der Organismus durch renale Mechanismen, insbesondere durch Veränderung der HCO_3^-- und H^+-Ausscheidung.

Bei einer *primären* Veränderung des *Zählers* im Bruch der *Henderson-Hasselbalch-Gleichung* besteht die Kompensation demzufolge vor allem darin, *sekundär* den *Nenner* zu verändern. Umgekehrt erfolgt die Kompensation bei *primärer* Veränderung des *Nenners sekundär* durch Änderung des *Zählers*:

- eine *respiratorische Acidose* (bzw. *Alkalose*) wird durch eine *Verminderung* (bzw. *Erhöhung*) der renalen HCO_3^--Ausscheidung kompensiert, die zu einer *Erhöhung* (bzw. *Erniedrigung*) der [HCO_3^-] im Blut führt

- eine *nichtrespiratorische Acidose* (bzw. *Alkalose*) wird vor allem durch *Hyperventilation* (bzw. *Hypoventilation*) kompensiert, durch die der pCO_2 des Blutes *erniedrigt* (bzw. *erhöht*) wird.

24.8. Der Säure-Basen-Haushalt

Unter Zugrundelegung des *Davenport-Diagramms* bedeutet dies (☞ Abb. 24.11 und Abb. 24.15):

- die im Verlauf einer *primär nichtrespiratorischen Veränderung* entlang der *pCO₂-Isobare* von 40 mm Hg erfolgte Verschiebung der Pufferlinie, zieht die Kompensation entlang der neuen Pufferlinie bis zu derjenigen pCO₂-Isobare nach sich, bei der der normale pH-Wert wiederhergestellt ist

- die im Verlauf einer *primär respiratorischen Veränderung* entlang der *Pufferlinie* des Blutes entweder in Richtung eines höheren oder eines niedrigeren pCO₂ erfolgte Veränderung zieht die Kompensation entlang der erreichten pCO₂-Isobare nach sich. Die Kompensation erfolgt entweder nach oben rechts (Steigerung der HCO_3^--Retention bei einer *respiratorischen Acidose*) oder nach unten links (Steigerung der HCO_3^--Ausscheidung bei einer *respiratorischen Alkalose*).

Die kompensatorische Veränderung des pCO₂ ist eine Funktion der Atmung (s. Lehrbücher der Physiologie) und die kompensatorische Veränderung von [HCO_3^-] ist eine Funktion der Nieren, wie im folgenden Abschnitt besprochen wird.

Renale Mechanismen der Regulation des Säure-Basen-Haushaltes. Als Antwort auf eine Acidose produziert die Niere einen sauren Harn und als Antwort auf eine Alkalose einen alkalischen Harn. Die *Variationsbreite* des *pH-Wertes* des *Harns* liegt etwa zwischen pH 4,5 und 8,2, d.h. selbst bei einer *schweren Acidose* kann der pH-Wert des Harns nicht unter 4,5 sinken, da diese Grenze durch die Funktion der Niere nicht unterschritten werden kann. Die Bildung eines *sauren Harns* als Folge einer Acidose erfolgt durch *tubuläre H^+-Sekretion* und *Na^+-Rückresorption*. Die Bildung eines *alkalischen Harns* als Folge einer Alkalose erfolgt durch *verstärkte Ausscheidung* von HCO_3^-.

Apikale Sekretion von H^+-Ionen gegen den elektrochemischen Gradienten in das Lumen des proximalen Tubulus. Zur Produktion eines sauren Harns werden von den Zellen des proximalen Tubulus H^+-Ionen gegen ihr Konzentrationsgefälle in das Tubuluslumen sezerniert. Die treibende Kraft des H^+-Transportes durch die apikale Plasmamembran nach außen ist ein mit dem H^+-Transport gekoppelter Na^+-Gegentransport nach innen, der entlang des Na^+-Gradienten verläuft (☞ Abb. 24.16). Für jedes sezernierte H^+-Ion wird unter Wahrung der Elektroneutralität durch einen H^+/Na^+-Antiporter in entgegengesetzter Richtung ein Na^+-Ion aus dem Tubuluslumen von der Zelle aufgenommen. Das H^+-Ion stammt aus der Dissoziation der Kohlensäure, die in der Tubuluszelle, katalysiert durch die *Carboanhydrase*, aus CO_2 und H_2O gebildet wird. Das bei der Dissoziation der Kohlensäure entstehende HCO_3^--Anion dient als Gegenion zum aufgenommenen Na^+:

$$CO_2 + H_2O \rightleftharpoons H_2CO_3 \rightleftharpoons H^+ + HCO_3^-$$

Die Na^+-Ionen werden durch eine basolaterale Na^+/K^+-ATPase im Austausch gegen K^+-Ionen aus den Tubuluszellen in das Interstitium gepumpt und gelangen von dort in das Blut. Außerdem werden HCO_3^--Ionen gemeinsam mit weiteren Na^+-Ionen durch einen Na^+/HCO_3^--Symporter durch

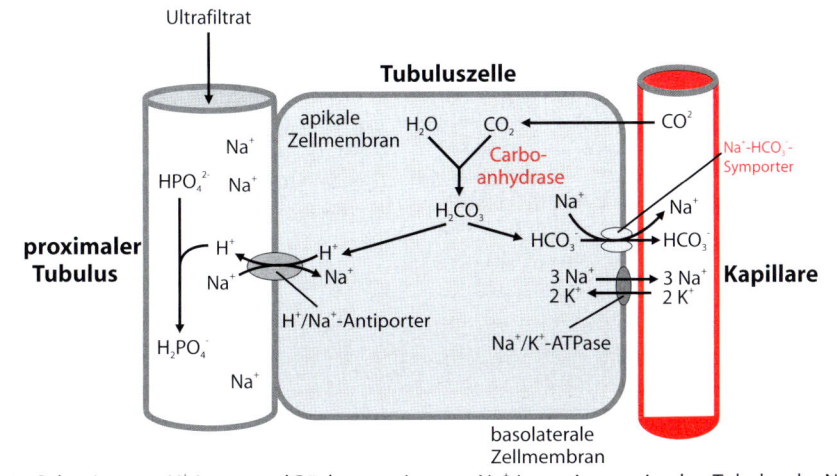

Abb. 24.16: Sekretion von H^+-Ionen und Rückresorption von Na^+-Ionen im proximalen Tubulus der Nieren.

die basolaterale Membran in das Interstitium transportiert und gelangen von dort in das Blut. Der Vorgang ist *elektrogen*, da *drei HCO_3^- -Ionen* gemeinsam mit einem *Na^+- Ion* transportiert werden (diese Stöchiometrie ist in den Abbildungen 24.16, 24.18 und 24.19 nicht berücksichtigt). Diese Mechanismen führen zu der für die Kompensation der Acidose notwendigen Erhöhung der [HCO_3^-] im Blut und zur Na^+-Retention. Wenn der pH-Wert des Harns den Wert von etwa 4,5 erreicht hat, kommt die H^+-Sekretion zum Stillstand. Die H^+-Ionen-Menge, die bis zur Erreichung dieses pH-Wertes sezerniert wird, hängt von der Pufferkapazität des Tubulusharns ab. Ist diese niedrig, so ist schon bei einer kleinen Menge sezernierter H^+-Ionen diese Grenze erreicht, während bei hoher Pufferkapazität eine größere Menge H^+-Ionen sezerniert werden kann. Die beiden wichtigsten Puffersysteme im Harn sind das $HPO_4^{2-}/H_2PO_4^-$- (pK = 6,8) und das NH_3/NH_4^+-System (pK = 9,25).

Zur Verdeutlichung des Kompensationseffektes sei eine einfache Rechnung angestellt. Beim pH-Wert des Ultrafiltrates von pH 7,40 ist das Verhältnis von primärem ($H_2PO_4^-$) zu sekundärem Phosphat (HPO_4^{2-}) auf Grund der Puffergleichung etwa 1:4, d.h. von zehn Phosphationen sind acht zweifach negativ geladen (HPO_4^{2-}) so daß die zehn Phosphationen insgesamt 18 negative Ladungen tragen und folglich 18 Na^+-Ionen als Gegenionen brauchen. Wenn der Tubulusharn saurer wird, wird die Dissoziation des sekundären Phosphates unter Anstieg des Anteils an primärem Phosphat zurückgedrängt. Bei pH 4,5 liegen mehr als 99 % des gesamten Phosphats als $H_2PO_4^-$ vor, so daß die Zahl der negativen Ladungen in dem gewählten Beispiel dann nur noch zehn beträgt. Durch die pH-Erniedrigung des Harns kann demzufolge eine beträchtliche Einsparung von Kationen (Na^+-, K^+- und Ca^{2+}) erfolgen.

Die Funktion des renalen NH_3/NH_4^+-Systems im Säure-Basen-Haushalt. Ammoniak (NH_3) wird in den Zellen des proximalen Tubulus vorwiegend aus Glutamin, teilweise auch aus Glutamat, freigesetzt (☞ Abb. 18.15). Die Glutaminspaltung erfolgt durch die Glutaminase, die in den Tubuluszellen in mehreren Formen vorkommt:

1. zwei in den Mitochondrien vorkommende und Glutamin in Glutamat und NH_3 spaltende Isoenzyme der Glutaminase I

2. die *Glutaminase II*, die als *Glutamin-α-Ketosäure-Aminotransferase* wirkt, sowie die *ω-Amidase*, die die zwei in Abb. 24.17 gezeigten Reaktionen katalysieren

3. die an die *Apikalmembran* der Tubuluszellen gebundene γ-*Glutamyltransferase*, die ein Enzym der Glutathionsynthese ist und die γ-Glutamylgruppe eines Peptids auf eine α-Aminosäure überträgt:

α-Aminosäure + γ-Glutamylpeptid →
γ-Glutamyl-aminosäure + Peptid

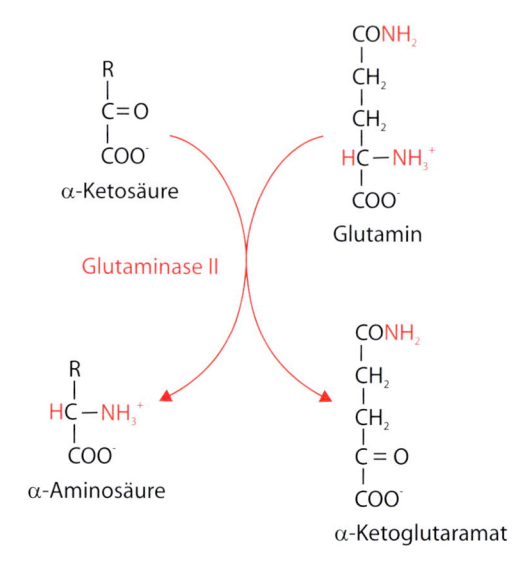

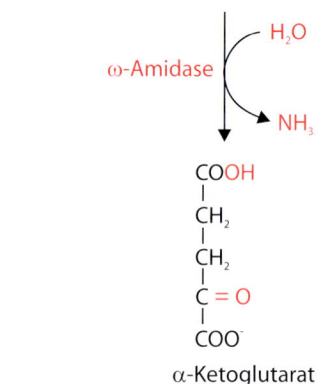

Abb. 24.17: Die durch die Glutaminase II und die ω-Amidase in einer proximalen Tubuluszelle katalysierte Reaktionsfolge vom Glutamin zu α-Ketoglutarat.

Von Interesse ist, daß die membrangebundene γ-Glutamyltransferase in *Abwesenheit* einer Acceptoraminosäure als *Glutaminase* wirken kann und einen Teil des im Ultrafiltrat vorhandenen Glutamins bereits vor seinem Eintritt in die Tubuluszellen in Glutamat und NH_3 spaltet. Das durch die γ-Glutamyltransferase luminal entstandene Glutamat wird dann von den Tubuluszellen aufgenommen.

Das aus dem Glutamin durch eine der genannten Glutaminaseformen entstehende Glutamat fließt entweder zurück in die Leber *oder* wird in der Niere durch die Glutamatdehydrogenase oxidativ zu α-Ketoglutarat unter Freisetzung von NH_3 desaminiert *oder* wird durch eine Transaminase weiter umgesetzt, wobei ebenfalls α-Ketoglutarat entsteht, jedoch kein NH_3 abgespalten wird. Das α-Ketoglutarat dient der *renalen Gluconeogenese*, die bei *Acidose* ansteigt.

Das in den Tubuluszellen freigesetzte NH_3 gelangt durch erleichterte Diffusion (☞ Kap. 21.4.2.) in das Tubuluslumen und verbindet sich dort mit den sezernierten H^+-Ionen zu NH_4^+ (☞ Abb. 24.18). Dadurch kann die H^+-Ionenausscheidung vergrößert und pro gebildetes NH_4^+-Ion ein Na^+-Ion eingespart werden, das basolateral durch die dort befindliche Na^+/K^+-ATPase in das Interstitium gepumpt wird. Na^+ kann auch, zusammen mit HCO_3^-, vermittelt durch den bereits erwähnten basolateralen Na^+/HCO_3^--Symporter, zurück in das Blut gelangen.

Gesamtacidität und titrierbare Acidität des Harns. Die Produktion eines sauren Harns und die NH_4^+-Ausscheidung stellen wichtige Verteidigungsmaßnahmen des Organismus gegen eine Acidose dar. Die *Gesamtacidität des Harns* setzt sich aus der *titrierbaren* Acidität und der NH_4^+-Konzentration zusammen:

$$\text{Gesamtacidität des Harns} = \text{titrierbare Acidität} + [NH_4^+]$$

Die titrierbare Acidität gibt die H^+-Ionen-Menge an, die durch Titration des Harns bis zum Blut-pH-Wert ermittelt wird, die zweite Fraktion ergibt sich aus der NH_4^+-Bestimmung. Die Gesamtacidität ist zugleich ein Maß für die Retention (Zurückhaltung) von Na^+- und anderer Kationen, die im Austausch gegen H^+-Ionen rückresorbiert und dem Körper wieder zugeführt wurden.

"Rückresorption" von Hydrogencarbonat. Das Ultrafiltrat und das Blutplasma haben die gleiche HCO_3^--Konzentration, nämlich 24 mmol l^{-1}. Das wichtigste Gegenion für dieses Anion ist auch im Ultrafiltrat das Na^+-Ion. Wenn nun nach dem oben besprochenen Mechanismus Na^+-Ionen im Austausch gegen H^+-Ionen rückresorbiert werden, bilden die in den Tubulusharn sezernierten H^+-Ionen zusammen mit den HCO_3^--Ionen Kohlensäure. Diese zerfällt zu CO_2 und Wasser, wodurch der pCO_2 im Tubulusharn ansteigt. Der größte Teil des CO_2 diffundiert aus dem Tubuluslumen zurück in die Zellen des proximalen Tubulus. Dort wird es durch die *Carboanhydrase* wieder zu Kohlensäure hydratisiert, die danach in H^+- und HCO_3^--Ionen dissoziiert. Die H^+-Ionen werden sezerniert und die dafür aufgenommen Na^+-Ionen werden basolateral durch die Na^+/K^+-ATPase in das Interstitium transportiert oder gelangen, vermittelt durch den basolateralen

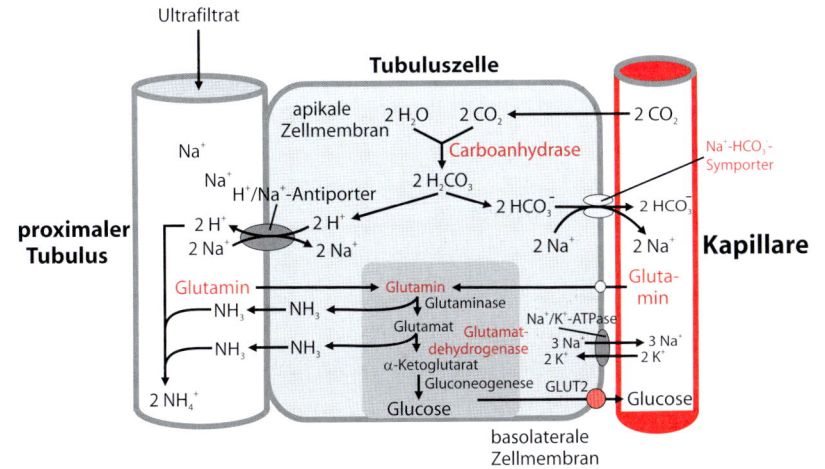

Abb. 24.18: Die Bildung von NH_4^+-Ionen im proximalen Tubulus der Nieren.

Na$^+$/HCO$_3^-$-Symporter, gemeinsam mit den aus der Tubuluszelle herausdiffundierten HCO$_3^-$-Ionen über das Interstitium in das Blut (☞ Abb. 24.19). Dieser Vorgang entspricht einer "HCO$_3^-$-Rückresorption". Er geht mit einer Sekretion von H$^+$-Ionen durch die Tubuluszellen in das Tubuluslumen und mit einer Retention von Na$^+$-Ionen einher. Das HCO$_3^-$ wird bis zu der [HCO$_3^-$] von 24 mmol l^{-1} (normale [HCO$_3^-$] im Blutplasma und im proximalen Tubulus) rückresorbiert. Die Rückresorption von HCO$_3^-$-Ionen ist demzufolge von deren Konzentration im Blutplasma bzw. im Ultrafiltrat abhängig. Ihre "Schwellenkonzentration" beträgt 24 mmol l^{-1} Blutplasma. Bei Steigerung der [HCO$_3^-$], wie sie bei einer nichtrespiratorischen Alkalose eintritt, wird HCO$_3^-$ solange vermehrt ausgeschieden, bis die Abweichung korrigiert ist. Dies ist die Grundlage für die renale Kompensation einer nichtrespiratorischen Alkalose. Die HCO$_3^-$- und Cl$^-$-Ausscheidung durch die Nieren stehen in einem reziproken Verhältnis. Bei kleiner HCO$_3^-$-Ausscheidung ist das Cl$^-$ das Hauptanion und umgekehrt.

> **Kompensation einer nichtrespiratorischen Acidose am Beispiel einer diabetischen Acidose.** Die pH-Erniedrigung bei einer *nichtrespiratorischen Acidose* löst eine *Hyperventilation* aus, die die respiratorische Kompensation einleitet. Diese führt zu einer Erniedrigung des alveolären pCO$_2$ und als deren Folge auch des arteriellen pCO$_2$ (☞ Abb. 24.20). Durch die kompensatorische Senkung des pCO$_2$ verläuft der Prozeß entlang der Pufferlinie im Davenport-Diagramm in Richtung einer pH-Erhöhung. Der Regulationsvorgang ist beendet, wenn die durch die pH-Senkung verursachte Hyperventilation durch die ventilationsvermindernde Wirkung des erniedrigten pCO$_2$ ausgeglichen ist. Der dabei erreichte pH-Wert entspricht jedoch nicht dem normalen pH-Wert von pH 7,40, sondern liegt etwas darunter. Folglich haben wir es im Punkt 3 in Abb. 24.20 mit einer *teilweise kompensierten nichtrespiratorischen Acidose* zu tun. Die Ursache der nicht vollständig erfolgenden Kompensation sind die *antagonistischen Wirkungen des pH-Wertes* (seine Erniedrigung im Blut führt zur Hyperventilation) und des *pCO$_2$* (seine Erniedrigung verursacht eine Hypoventilation) auf die Ventilation.

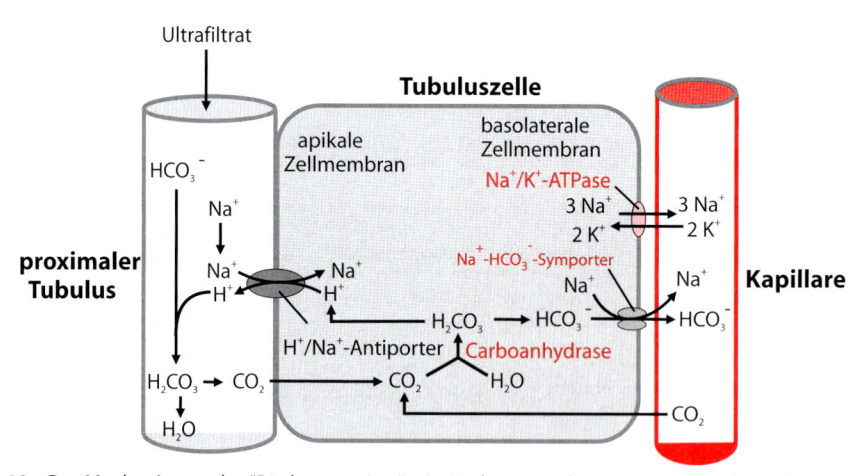

Abb. 24.19: Der Mechanismus der "Rückresorption" von Hydrogencarbonat im proximalen Tubulus.

24.8. Der Säure-Basen-Haushalt

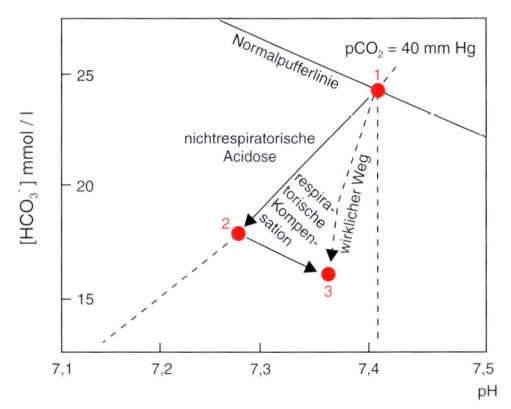

Abb. 24.20: Die Kompensation einer metabolischen Acidose.

Ein unbehandelter bzw. entgleister Diabetes mellitus ist 1. durch eine schwere Acidose, 2. durch einen großen Flüssigkeitsverlust (Polyurie) infolge des Lösungsmittelbedarfs der ausgeschiedenen Glucose und Ketonkörper sowie 3. durch einen Kationenverlust gekennzeichnet. Die lebensbedrohlichen Veränderungen im Säure-Basen-Haushalt bei einer diabetischen Acidose (im *Coma diabeticum* werden Erniedrigungen des pH-Wertes des Blutes bis auf pH 7,0 und darunter infolge des beträchtlichen Anstieges von β-Hydroxybutyrat und Acetoacetat gemessen) führen zur Aktivierung aller dem Organismus zur Verfügung stehenden Kompensationsmechanismen. Die durch die starke pH-Erniedrigung einsetzende *Hyperventilation* kommt in einer konstanten und tiefen, manchmal mit hoher Frequenz ablaufenden, Atmung zum Ausdruck, die man als *Kussmaulsche Atmung* bezeichnet. Sie ist sowohl Ausdruck einer Schädigung des ZNS durch die Acidose und die hohe Ketonkörperkonzentration als auch des Bestrebens des Organismus, die Acidose zu kompensieren. Jedoch ist die Atmung infolge der hochgradigen Acidose bei weitem nicht in der Lage, eine Besserung des Zustandes zu erreichen. Deshalb versucht der Organismus diese Verteidigungsmaßnahme durch renale Kompensation zu unterstützen.

Im Diabetes mellitus ist die HCO_3^--Konzentration im Blut infolge der beträchtlichen Steigerung der Acetoacetat- und β-Hydroxybutyratanionen stark erniedrigt (☞ Abb. 24.8). Deshalb wird das gesamte HCO_3^- aus dem glomerulären Filtrat rückresorbiert und, mittels des oben besprochenen Na^+/H^+-Austausches, ein saurer Harn produziert. Auch kommt es zu einer gesteigerten NH_4^+-Ausscheidung, die kompensatorisch ebenfalls die Na^+-Retention fördert.

Von besonderer Bedeutung für die Bekämpfung der diabetischen Acidose durch den Organismus ist die Ausscheidung von undissoziierter Acetessigsäure und β-Hydroxybuttersäure durch die Nieren. Der pK'-Wert der Acetessigsäure beträgt 3,6 und der der β-Hydroxybuttersäure 4,4. Beide Säuren sind im Blut vollständig dissoziiert und liegen als Anionen vor. Deshalb muß im Blut für jedes Acetoacetat- und β-Hydroxybutyratanion ein H^+-Ion abgepuffert werden. Die dadurch zwangsläufig verminderte $[HCO_3^-]$ ist die Ursache der metabolischen Acidose im Diabetes mellitus.

Die Anionen dieser zwei Säuren werden in der Niere filtriert, ein kleiner Teil von ihnen wird rückresorbiert, der größere Teil aber ausgeschieden. Diese Anionen benötigen im Primärharn eine äquivalente Menge Kationen, vorwiegend Na^+- und K^+-Ionen. Ohne die tubuläre Sekretion von H^+-Ionen und die Rückresorption der genannten Kationen wäre der Bestand des Körpers an diesen lebenswichtigen Kationen bald aufgebraucht. Der Kompensationsgrad der metabolischen Acidose hängt demzufolge davon ab, wieviel H^+-Ionen ausgeschieden und wieviel Na^+- und K^+-Ionen rückresorbiert werden können. Die pK'-Werte dieser Säuren von 3,6 und 4,4 setzen jedoch ihrer Ausscheidung in undissoziierter Form eine unvorteilhafte Grenze. Das bedeutet, daß bei pH 4,4 als unterer Grenze des Harn-pH-Wertes nur etwa 50 % der β-Hydroxybuttersäure und 10 % der Acetessigsäure in undissoziierter Form ausgeschieden werden können, der andere Anteil von ihnen aber als Anionen, die jeweils ein Kation als Gegenion haben müssen, in den Harn gelangt. Ein Teil dieses Kationenbedarfs kann durch das NH_4^+-Ion abgedeckt werden. Trotzdem gehen in der diabetischen Acidose noch beträchtliche Mengen Kationen, vor allem Na^+- und K^+-Ionen, in fortgeschrittenen Stadien auch Ca^{2+}-Ionen, dem Körper verloren.

Die Grundlage der Diagnostik der Veränderungen im Säure-Basen-Haushaltes sind das Astrup-Diagramm und das Siggaard-Andersen-Nomogramm. Zwischen dem pH-Wert und dem log-pCO_2 besteht für Blut und Blutplasma eine lineare Beziehung (*Astrup-Diagramm*). Bei Titration einer Blutprobe mit Gasgemischen von unterschiedlichem pCO_2 erhält man eine Gerade. Diese ist die Pufferkurve des betreffenden Blutes (☞ Abb. 24.21).

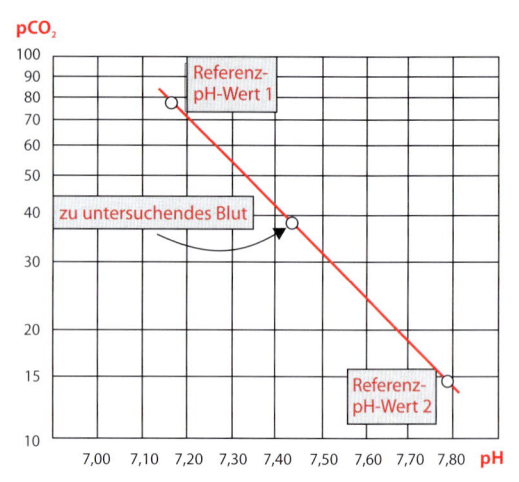

Abb. 24.21: Die Verwendung des Astrup-Diagramms in der Säure-Basen-Diagnostik.

Die Säure-Basen-Diagnostik beruht auf der Messung von drei pH-Werten:

1. man bringt das zu untersuchende Blut mit zwei verschiedenen sauerstoffhaltigen Gasgemischen ins Gleichgewicht, die sich jeweils in ihrem pCO_2 unterscheiden. Nach Äquilibrierung mißt man deren pH-Wert. Die zwei erhaltenen Meßpunkte (Referenzwerte in Abb. 24.21) verbindet man durch eine Gerade

2. danach mißt man den aktuellen pH-Wert von frischem, unter Luftabschluß (*anaerob*) entnommenem, Blut (durch den Luftabschluß wird eine Äquilibrierung des Blutes mit dem pCO_2 und dem pO_2 der Luft verhindert) und trägt den gemessenen pH-Wert in die Gerade ein. Daraus ergibt sich der zu diesem pH-Wert gehörende aktuelle pCO_2 des betreffenden Blutes.

Durch Messung dieser drei pH-Werte, von denen zwei als Referenzwerte zur Festlegung der für das Blut geltenden Pufferlinie dienen, ergibt sich zusätzlich zum aktuellen pH-Wert des Patientenblutes dessen aktueller pCO_2. Das ist der in dem zu untersuchenden Blut herrschende, auf der Ordinate ablesbare, pCO_2. Damit hat man zwei Parameter der Henderson-Hasselbalch-Gleichung ermittelt, den pH-Wert und den pCO_2, so daß sich daraus die dritte Variable, die HCO_3^--Konzentration, entweder aus dem in Abb. 24.22 gezeigten *Siggaard-Andersen-Nomogramm* (bzw. aus einem ebenfalls von Siggaard-Andersen entwickelten *Fluchtliniennomogramm*) oder durch *Computerberechnung* ergibt. Die Lage der Pufferkurve hängt

24.8. Der Säure-Basen-Haushalt

von der Zusammensetzung des Blutes ab und unterscheidet sich deshalb von Blut zu Blut. Deshalb muß man sie bei jedem Blut ermitteln, indem man sie mit den beiden Gasgemischen ins Gleichgewicht bringt und die pH-Werte mißt. Das zum Äquilibrieren verwendete Gasgemisch muß stets Sauerstoff enthalten, damit das gesamte Hämoglobin in der Oxyform vorliegt, denn die Pufferkurve von oxygeniertem und desoxygeniertem Blut sind gegeneinander verschoben.

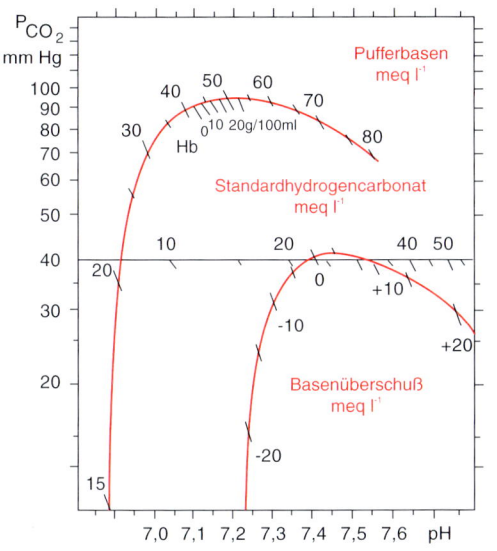

Abb. 24.22: Das Siggaard-Andersen-Nomogramm zur Ermittlung pathologischer Veränderungen im Säure-Basen-Haushalt.

Bestimmung des Basenüberschusses. Hierzu enthält das *Siggaard-Andersen-Nomogramm* (☞ Abb. 24.22) die *Basenüberschußkurve* als konstruierte Hilfslinie. Die *Basenüberschußkurve* wird empirisch ermittelt und gilt für Blut mit *normaler Plasmaproteinkonzentration, normaler Hämoglobinkonzentration* und *normaler Ionenstärke*. Sie ist praktisch allgemeingültig, da Änderungen der *Basenüberschußkurve* bei klinisch anzutreffenden Abweichungen des Säure-Basen-Haushaltes so klein sind, daß sie ohne große Fehler toleriert werden können.

Ermittlung der Pufferbasen. Eine weitere Hilfslinie im Siggaard-Andersen-Nomogramm ist die Pufferbasenkurve, deren Verlauf sich aus der Basenüberschußkurve sowie aus der Summe der Konzentrationen der Plasmaproteine, des HCO_3^- und des Hämoglobins ergibt. Die Pufferbasen lassen sich nach folgender empirischen Gleichung errechnen:

Pufferbasen = Basenüberschuß
+ 41 + 0,42 [Hämoglobin].

Bei einem Basenüberschuß von 0 ist die Pufferbasenkonzentration demgemäß gleich 41 + 0,42 [Hämoglobin]. Für diese Bedingung ist in Abb. 24.22 die Hämoglobinkonzentration als zweite Skala auf der Pufferbasenkurve eingetragen.

Standard-Hydrogencarbonat. Unter *Standard-Hydrogencarbonat* versteht man diejenige Hydrogencarbonat-Konzentration (ausgedrückt in meq l^{-1}), die sich einstellt, wenn Blut mit einem Gasgemisch äquilibriert wird, das einen pCO_2 von 40 mm Hg (alveoläre CO_2-Spannung) besitzt. Das Standard-Hydrogencarbonat erhält man durch eine pH-Bestimmung, die im Anschluß an die Äquilibrierung des Blutes mit diesem Gasgemisch durchgeführt wird.

Durch *alleinige Bestimmung* des *Standardhydrogencarbonates* erfaßt man nur *nichtrespiratorisch* verursachte Störungen des Säure-Basen-Haushaltes, nicht jedoch respiratorisch bedingte Veränderungen. Außerdem erkennt man dadurch auch nicht, inwieweit metabolisch verursachte Störungen respiratorisch kompensiert sind.

Astrup-Verfahren. Die Erarbeitung der theoretischen Grundlagen für dieses Herangehen zur Ermittlung der Parameter des Säure-Basen-Haushaltes und die Entwicklung einer Mikrotechnik für die Äquilibrierung und pH-Bestimmung des zu untersuchenden Blutes verdanken wir der dänischen Schule von *Poul Astrup*. Astrup entwickelte dieses Verfahren 1952/53 als in Kopenhagen eine große Polioepidemie herrschte und infolge des Einsatzes der eisernen Lunge als Apparat zur langdauernden künstlichen Beatmung der erkrankten Kinder die Messung des Einflusses der Ventilation auf den Säure-Basenhaushalt unabdingbar wurde. Das Astrup-Verfahren findet heute in der klinischen Diagnostik von Störungen des Säure-Basen-Haushaltes bevorzugt Anwendung.

Vererbbare renale tubuläre Acidosen sind auf Mutationen in verschiedenen Genen zurückführbar.

Carboanhydrase (CA). Dieses physiologisch wichtige Zn-haltige Enzym (auch als "Kohlensäuredehydratase" bezeichnet) tritt in mehreren Isoenzymen auf, die durch eine größere Anzahl von Genen codiert werden. Als Katalysatoren der reversiblen Hydratisierung von CO_2 sind die Carboanhydrasen an der *Atmung, Calcifizierung, Knochenresorption* sowie an der Bildung der *cerebrospinalen Flüssigkeit,* des *Speichels* und des *Magensaftes* beteiligt. Die CA I und II werden in *Erythrocyten* (☞ Kap. 21.3.8.), CA II in *Osteoklasten* und in *renalen Tubuluszellen,* CA III im *Muskel,* CA IV in den *luminalen Zelloberflächen* der *proximalen renalen Tubuluszellen* und der *Lungenkapillaren,* wo sie mit einem GPI-Anker fixiert ist, die CA V in Mitochondrien, CA VI in Speichel- und Milchdrüsen und CA VII ausschließlich in Speicheldrüsen exprimiert. Ein genetischer Mangel an CA II führt zu einer *Osteopetrosis* (Marmorknochenkrankheit, Ossifikationsstörung des knöchernen Skeletts) in Verbindung mit einer renal verursachten *tubulären Acidose* und einer *Calcifizierung* der *Basalganglien.*

Na^+/HCO_3^--Cotransporter und Anionenaustauschproteine. Der Na^+/HCO_3^--Cotransporter vermittelt den gekoppelten Transport beider Ionen durch die Plasmamembran vieler Zellen. Dieser ist elektrogen, da drei HCO_3^--Ionen zusammen mit einem Na^+-Ion transportiert werden. Der Na^+/HCO_3^--Cotransport ist an der HCO_3^--Sekretion und Absorption sowie an der intrazellulären pH-Regulation beteiligt. Ein Defekt im Gen dieses Transportproteins gibt Anlaß zur Entstehung einer *proximalen tubulären Acidose,* die mit der Entstehung eines bilateralen *Glaukoms* und *Kataraktes* sowie Veränderungen der Hornhaut durch Ca^{2+}-Ablagerungen infolge der Erhöhung des HCO_3^--Spiegels im cornealen Stroma gepaart ist. Das Transportprotein bewirkt beim Gesunden den Transport beider Ionen aus dem cornealen Stroma in die wässrige Umgebung.

Das Cl^-/HCO_3^--Austauschprotein (Proteinbande 3 der Erythrocytenmembran, ☞ Abb. 8.13) wird nicht nur in der Erythrocytenmembran sondern auch in der Niere sowie in Hepatocyten, Fibroblasten und Neuronen exprimiert, so daß genetische Defekte in seinem Gen eine größere Zahl an pathologischen Folgen haben können, z.B. eine *erythrocytäre Elliptocytose* oder *Sphärocytose,* verschiedene Formen *hämolytischer Anämien* sowie *renaler tubulärer Acidosen* mit *diffusen Verkalkungen* des *Nierenparenchyms.* Die Merkmale der tubulären Acidose sind ein Harn pH-Wert von etwa 5, hohes Plasma-Cl^-, niedriges Plasma-HCO_3^-, Osteomalazie und Hypocalciämie. Die Schwelle der renalen HCO_3^--Ausscheidung ist herabgesetzt.

V-ATPase. Defekte in einigen Untereinheiten der ubiquitär in zellulären Vakuolen vorkommenden und für die Ansäuerung intrazellulärer Organellen zuständigen *V-ATPase* (☞ Kap. 8.) können zu verschiedenen Formen *renaler tubulärer Acidosen* führen, die meist in Verbindung mit *Taubheit* in Erscheinung treten.

25. Biochemie des Nervensystems

25.1. Strukturelle und funktionelle Grundlagen

Das Nervensystem besteht aus den *Nervenzellen* (*Neurone*) und den *Neuroglia*, in die die Neurone eingebettet sind. Ein *Neuron* besteht 1. aus dem *Zellkörper* mit dem Zellkern, den Mitochondrien, dem endoplasmatischen Reticulum und dem Golgi-Apparat, 2. den *Dendriten* als breitbasig entspringende, sich verästelnde Cytoplasmafortsätze, die Synapsen ausbilden und der Erregungsaufnahme und Erregungsübertragung dienen sowie 3. dem Axon für die Weiterleitung der Nervenerregung, das entweder *myelinisiert* oder *nichtmyelinisiert* ist. Für die Entstehung, die Fortleitung und das Abklingen der Nervenerregung besitzt eine Nervenzelle *hochspezifische Membranstrukturen* und *transmembranale Transportmechanismen*, zu denen *spannungsgesteuerte Membrankanäle* für Kationen und Anionen (Na^+-, K^+-, Ca^{2+}- und Cl^--Ionen) und die *Na^+/K^+-ATPase* gehören. Die Erregungsübertragung von einer Nervenzelle auf eine andere Nervenzelle erfolgt durch die *Synapsen*. Das einer Synapse zugrunde liegende Wirkprinzip ist die *Freisetzung* eines *Neurotransmitters* durch die *präsynaptische Nervenzelle* in den *synaptischen Spalt*, die *Bindung* des Neurotransmitters an einen spezifischen *Receptor* in der *postsynaptischen Membran* und die Auslösung eines *Aktionspotentials*.

Die Gliazellen (*Neuroglia*) haben vor allem Stütz- und Ernährungsfunktionen für die Neurone. Zu den Neuroglia gehören im ZNS die *Oligodendroglia*, *Astroglia* und *Mikroglia* sowie, im peripheren Nervensystem, die *Schwann'schen Zellen*. Die *Astroglia* sind wichtige Bestandteile der Blut-Hirn-Schranke, die für die *Substratversorgung* des Gehirns sowie für die *Homöostase* des *Gehirnmilieus* bedeutungsvoll ist.

Die Myelinisierung der Nervenfasern und ihre funktionelle Bedeutung. Die *Oligodendroglia* des ZNS und die *Schwann'schen Zellen* der Peripherie bilden das *Myelin* als Isoliersubstanz für die *Axone* der *Neurone*. Die Myelinisierung ist ein entwicklungsgesteuerter Vorgang. *Myelin* ist ein komplexes *Lipoprotein*, das aus 30 % Protein und 70 % Lipid besteht; davon entfallen auf das Cholesterin 20 %, die Sphingoglycolipide 20 % und die Phospholipide 30 %. Die *Myelinisierung* der *Nervenfasern* ist von grundlegender Bedeutung für die Entwicklung des Nervensystems. Sie erlaubt eine *schnelle, saltatorische Fortleitung* der Nervenerregung und beschränkt die für die Repolarisation der Axonmembran erforderliche Energiebereitstellung auf die *Ranvier'schen Schnürringe*. Bei gleicher Leitfähigkeit benötigen die myelinisierten (markhaltigen) Nervenfasern nur 1 % des Volumens der marklosen Axone.

Die *wichtigsten Myelinproteine* sind 1. das *Proteolipidprotein* (Lipophilin) als Adhäsionsmolekül, 2. das für die Kompaktheit der inneren cytoplasmatischen Oberfläche sorgende *basische Protein* des Myelins, 3. das im periaxonalen Kragen lokalisierte *myelinassoziierte Glycoprotein*, das den Kontakt des Myelins mit dem Axolemm herstellt und 4. das *enzephalitogene Protein* (Myelinprotein A1; M_r 18.000), dessen Freisetzung die allergische autoimmune *Enzephalomyelitis*, eine entzündliche Erkrankung des Gehirns und des Rückenmarks, verursacht.

Warum ist die axonale Regeneration im ZNS nach Schädigung stark eingeschränkt? Im Unterschied zur Möglichkeit der Axonregenerierung im peripheren Nervensystem sind nach einer Schädigung des Gehirns und des Rückenmarks die axonale Regeneration und das kompensatorische Wachstum ungeschädigter Nervenfasern stark eingeschränkt. Während der Entwicklung hingegen kann hier ein Wachstum der Nervenfasern in beträchtlichem Ausmaß erfolgen. Der *Verlust* der *Wachstums-* und *Regenerationsfähigkeit* eines Axons geht der *Myelinbildung* parallel. Das legt den Schluß nahe, daß im Verlauf des mit der Myelinsynthese einhergehenden Neuritenwachstums Faktoren freigesetzt werden, die das Axonwachstum hemmen. Als ein derartiger *inhibitorischer Faktor* wurde ein primär mit dem endoplasmatischen Reticulum assoziiertes, später *myelinassoziiertes Membranprotein* identifiziert, das in *Oligodendrocyten*, nicht aber in Schwannschen Zellen exprimiert wird und eine starke Hemmwirkung auf das Neuritenwachstum ausübt. Es wird als *Nogo* bezeichnet. Eine Neutralisation der Hemmwirkung von Nogo durch monoklonaler Antikörper verursacht ein Wachstum und eine Regeneration geschädigter Neuriten mit einer

Wiederherstellung ihrer sensorischen und motorischen Funktionen sowie ein kompensatorisches Wachstum ungeschädigter Nervenfasern.

Differenzierung und Plastizität der Neurone. Für die morphologische, physiologische und biochemische *Differenzierung* und *Plastizität* der Neurone (u.a. für die Axogenese, Dendritogenese, Synaptogenese und für die Bildung von Neurotransmittern) sind bestimmte Proteine, möglicherweise auch Ganglioside, erforderlich, die man als *Neurotrophine* bzw. *neurotrophe Faktoren* bezeichnet. Von besonderer Bedeutung ist der *Nervenwachstumsfaktor* (NGF, Abk. von **n**erve **g**rowth **f**actor). NGF fördert das Wachstum der Axone und das Überleben der Neurone. NGF wird von Neuronen, Astrocyten, Fibroblasten, epithelialen Zellen, Makrophagen und glatten Muskelzellen produziert. Er besitzt *zwei Typen* von *Receptoren*, *niedrigaffine* und *hochaffine* Receptoren. Eine niedrigaffine Form gehört in die Familie der TNF-Receptoren. Für die *trophischen Funktionen* des NGF sind *hochaffine Receptorformen* zuständig. Diese sind transmembranale *Receptortyrosinkinasen*, die MAP-Kinase-enthaltende Signalbahnen einleiten.

Die Neurogenese hängt von einem als *Notch* bezeichneten transmembranalen Receptorprotein ab. *Neurone* und ihre Vorläuferzellen, die *Neuroblasten*, entwickeln sich im Ektoderm als *individuelle Zellen* und *nicht* in einem *neuronalen Zellverband*. Sie sind dabei von zahlreichen *nichtneuronalen* Zellen umgeben. Die normale Entwicklung neuronaler Einzelzellen zum Nervensystem hängt von einem *membranständigen Receptor* auf den Nachbarzellen der Neurone ab, der den Namen *Notch* führt. Der *Receptor Notch* vermittelt die Wechselwirkungen zwischen den *nichtneuronalen Zellen* und den *Nervenzellen*. *Notch* besteht aus *drei Strukturdomänen*, einer *extrazellulären*, einer *transmembranalen* und einer *intrazellulären Domäne* (☞ Abb. 25.1). Wenn *Notch* in einer einem Neuron benachbarten Zelle infolge einer Mutation defekt ist, entwickelt sich diese ebenfalls zu einer Nervenzelle, so daß ein Überschuß an Neuronen auf Kosten anderer Zelltypen entsteht. Neurone oder nascierende neuronale Zellen exprimieren auf ihrer Oberfläche den Liganden für Notch, der ebenfalls ein transmembranales Protein ist und als *Delta* bezeichnet wird. Der *Ligand Delta* auf der Oberfläche einer neuronalen Zelle *bindet* an *Notch* der *Nachbarzelle*, unterbindet dadurch deren Entwicklung zu einer Nervenzelle und veranlaßt sie, eine nichtneuronale Entwicklungsrichtung einzuschlagen. Die *Aktivierung* des Receptors *Notch* durch den *Liganden Delta* erfolgt proteolytisch durch Abspaltung der intrazellulären Domäne von *Notch*. Diese tritt in den Zellkern über und löst dort die Expression von Genen aus, die die Differenzierung der betreffenden Zelle in eine Nervenzelle verhindern und stattdessen Gene aktiviert, die die Zelle in eine andere Entwicklungsrichtung dirigieren. Die Wechselwirkungen zwischen Delta und Notch beobachtet man auch bei der *Differenzierung* von *hämatopoetischen Stammzellen* im Knochenmark, bei der *Muskelentwicklung*, bei der Entwicklung der *renalen Tubulusepithelien* und bei der *Differenzierung* der *Gonaden*, so daß das *Notch-Delta-System* offensichtlich von allgemeiner zellbiologischer Bedeutung ist.

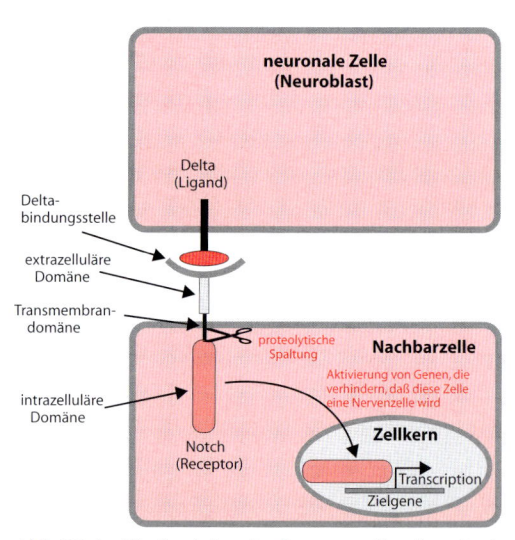

Abb. 25.1: Die Funktion des Receptors *Notch* und seines Liganden *Delta* bei der Neurogenese.

25.2. Stoffwechsel des Gehirns

Glucosestoffwechsel des Gehirns. Das *Gehirn* hat einen *ausgeprägt oxidativen Stoffwechsel* und weist deshalb einen *hohen Sauerstoffverbrauch* auf. *Hauptenergielieferant* ist *Glucose*. Da die Glycogenvorräte des Zentralnervensystems nur sehr gering sind, ist das Gehirn auf die *kontinuierliche Zufuhr* von *Glucose* angewiesen. Die Glucose permeiert die *Blut-Hirn-Schranke* durch erleichterten Transport, der durch den *Glucosetransporter GLUT1* vermittelt wird. Der Glucoseumsatz des Gehirns ist sehr hoch, er entspricht dem der gesamten Muskulatur unter Ruhebedingungen. Eine *Hypoglycämie* führt rasch zu *Störungen* der *Gehirnfunktionen* und zu *Bewußtlosigkeit* und *Krämpfen*, auch zu *irreversiblen Gehirnschäden* (*hypoglycämischer Schock*). Insulin beeinflußt die Glucoseaufnahme des Gehirns nicht. Dessen *Glucoseaufnahme* ist allein von der *arteriellen Glucosekonzentration* abhängig. Nach einer *längeren Hungerperiode* erwirbt das Gehirn die Fähigkeit zur Verwertung von Ketonkörpern. Diese langsame Umstellung des Gehirns an ein anderes Substrat muß als eine wichtige Anpassungsreaktion des Organismus an eine langanhaltende Nahrungskarenz betrachtet werden, die für das Überleben des Organismus von ausschlaggebender Bedeutung ist.

Aminosäurestoffwechsel des Gehirns. Das Gehirn nimmt selektiv Aminosäuren aus dem Blut durch *aktiven Transport*, d.h. gegen ein Konzentrationsgefälle, auf. Für den *Aminosäuretransport* existieren in der *Blut-Hirn-Schranke* verschiedene Na^+-*abhängige Aminosäuretransporter*. An der Energieversorgung des Gehirns beteiligen sich Aminosäuren jedoch nur zu etwa 10-15 %. Trotzdem ist der Aminosäurestoffwechsel sehr groß, da er mit den spezifischen Leistungen des Gehirns eng verbunden ist. Im Gehirn entfallen etwa 60 % aller freien Aminosäuren auf *Glutamat* und *Glutamin*. Die Glutamatkonzentration im Gehirn ist 200mal höher als im Blutplasma. Das Kohlenstoffskelett des *Glutamins* stammt vorwiegend aus der *Glucose*, die das hierzu benötigte α-*Ketoglutarat* liefert; nur ein geringer Teil stammt aus dem Glutamat des Blutes, da dieses sehr langsam die Blut-Hirn-Schranke durchtritt. Im Gehirn wirkt *Glutamat* 1. als *Neurotransmitter*, 2. als Muttersubstanz für den Neurotransmitter γ-*Aminobutyrat* (GABA, Abk. von γ-aminobutyric acid) und 3. als *Acceptor* für *Ammoniak* unter Umwandlung von Glutamat in Glutamin, die durch die *Glutaminsynthetase* katalysiert wird (*Entgiftungsfunktion*). Quelle des Ammoniaks ist vor allem das 5'-AMP, das durch die *Adenylatdesaminase* des Gehirns zu 5'-IMP und NH_3 gespalten wird. Da NH_3 stark toxisch ist, muß seine Konzentration im Gehirn niedrig gehalten werden. Das Glutamin tritt schnell aus dem Gehirn aus und passiert leicht die Blut-Hirn-Schranke. Es wird in der Leber und in anderen Organen (z.B. in der Darmschleimhaut und der Niere) verwertet (☞ Abb. 25.2). Das 5'-IMP wird durch Aspartat

reaminiert und so dem Adenylatpool des Gehirns wieder zugeführt.

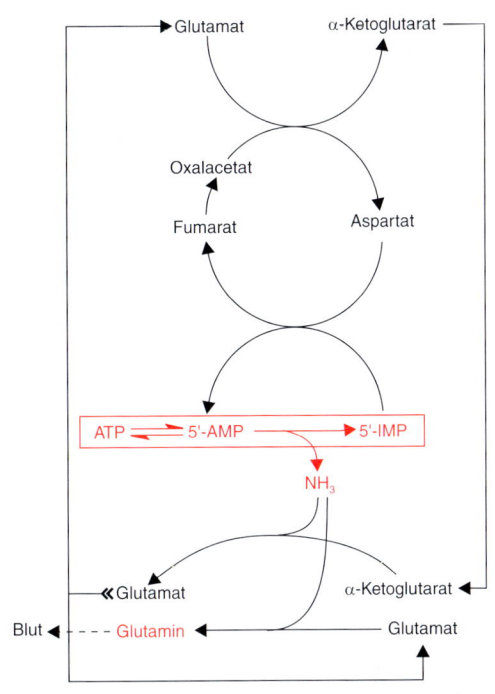

Abb. 25.2: Die Entgiftung des Ammoniaks im Gehirn (und Muskel).

25.3. Neurotransmitter

Als *Neurotransmitter* wird eine Substanz bezeichnet, die am *distalen Ende* eines neuronalen *Axons* (*präsynaptisches Neuron*) als Antwort auf einen *nervalen Impuls* in den Synapsenspalt freigesetzt wird und diesen Impuls auf ein anderes Neuron (*postsynaptisches Neuron*) oder eine andere erregbare Zelle überträgt. Bei einer *Synapse* hat man die *präsynaptische Membran*, die *postsynaptische Membran* und den zwischen beiden liegenden *synaptischen Spalt* zu unterscheiden, der eine Breite von 50 nm hat (☞ Abb. 25.3). Zu den Neurotransmittern gehören *Acetylcholin, Noradrenalin, Adrenalin, Dopamin, Glycin, GABA, Serotonin, Glutamat, Stickoxid (NO·), Kohlenmonoxid (CO)* sowie zahlreiche Neuropeptide, z.B. *Endorphine* und *Enkephaline*. Nach der chemischen Natur des Neurotransmitters unterscheidet man *cholinerge, adrenerge, dopaminerge, GABA-erge, peptiderge* u.a. Synapsen. Das Stickoxidradikal NO· wirkt als Neurotransmitter bei den sog. "*nonadrenergen-non-*

cholinergen" Nerven des peripheren Nervensystems.

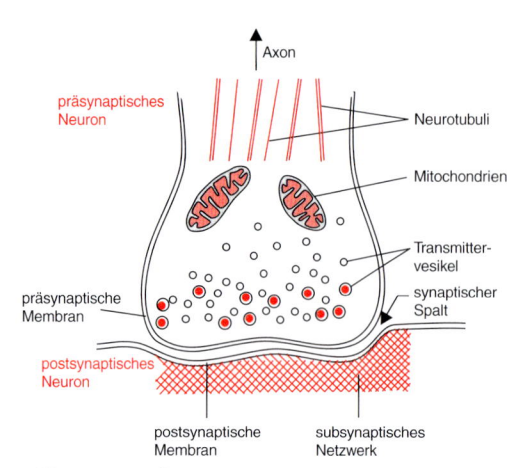

Abb. 25.3: Aufbau einer Synapse.

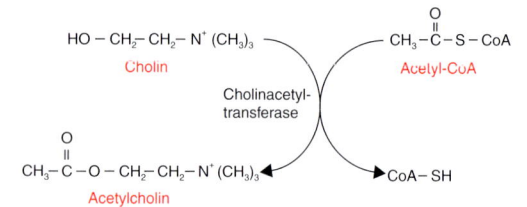

Abb. 25.4: Synthese von Acetylcholin aus Cholin und Acetyl-CoA durch die Cholinacetyltransferase.

25.3.1. Acetylcholin als Neurotransmitter

Im Gehirn werden acetylcholinhaltige Neurone in den Kernen des basalen Vorderhirns und im Nucleus caudatus angetroffen. Alle motorischen Kerne des Gehirns sowie die Motorneurone des Rückenmark und die unwillkürliche glatte Muskulatur hängen von der cholinergen synaptischen Neurotransmission ab. Ein cholinerger Synapsentyp ist die motorische Endplatte. Acetylcholin ist auch der Transmitter der *präganglionären Neurone* des *sympathischen* und der *postganglionären Neurone* des *parasympathischen* Nervensystems.

Synthese von Acetylcholin durch die Cholinacetyltransferase. Obwohl dieses Enzym in allen Teilen eines cholinergen Neurons nachweisbar ist, erfolgt die Synthese von Acetylcholin vor allem im *präsynaptischen Endstück* eines Axons durch Übertragung der Acetylgruppe von Acetyl-CoA auf Cholin (☞ Abb. 25.4). Das Acetyl-CoA stammt aus dem mitochondrialen Stoffwechsel und das Cholin aus dem Umsatz des Lecithins sowie aus dem durch die Acetylcholinesterase im synaptischen Spalt hydrolysierten Acetylcholin. Das so freigesetzte Cholin wird mittels eines hochaffinen Na^+-abhängigen *Cholintransporters* der Plasmamembran aus dem *synaptischen Spalt* in die *präsynaptische Nervenendigung* zurücktransportiert.

Synaptische Vesikel. Das im *präsynaptischen Endstück* synthetisierte Acetylcholin wird in die *synaptischen Vesikel* mittels eines in der Vesikelmembran lokalisierten hochspezifischen Transportproteins aufgenommen, das den Namen *vesikulärer Acetylcholintransporter* führt. Dieser ist ein *Acetylcholin-H^+-Antiporter*, der vesikuläre Protonen gegen die gleichgeladenen cytoplasmatischen Acetylcholinmoleküle austauscht. Die synaptischen Vesikel wandern zu der präsynaptischen Membran und entleeren dort das Acetylcholin durch Exocytose in den synaptischen Spalt (☞ Abb. 8.32). Für die *Vesikelwanderung* ist ein integrales Protein der Vesikelmembran, das *Synaptotagmin*, von Bedeutung. Als weiteres Protein enthalten die Membranen der synaptischen Vesikel das *Synaptophysin*, das als transmembranales Protein mit seinen hydrophoben Segmenten die Vesikelmembran viermal durchzieht und dem *Andocken* der *Vesikel* an die Innenseite der Plasmamembran dient. Synaptophysin bindet die zur Membranfusion und Transmitterfreisetzung erforderlichen Ca^{2+}-Ionen. Es ist ein hexameres Protein mit einem zentralen Kanal in seiner Oligomerstruktur. Der durch das Synaptophysin in den Membranen der synaptischen Vesikel gebildete Kanal wird durch cAMP-abhängige Phosphorylierung reguliert.

Paketweise Freisetzung von Acetylcholin in den synaptischen Spalt. Bei Ankunft eines Nervenimpulses entleeren sich die Vesikel in weniger als einer msec in den synaptischen Spalt. Die Entleerung erfolgt durch Depolarisation der präsynaptischen Membran, die einen Einstrom von Ca^{2+}-Ionen in das Endstück des präsynaptischen Neurons durch Öffnung spannungsgesteuerter Ca^{2+}-Kanäle nach sich zieht. Im Endstück der präsynaptischen Zelle fördern die Ca^{2+}-Ionen die Fusion der Vesikelmembran mit der präsynaptischen Membran. Die danach freigesetzten "Acetylcholinpakete" enthalten jeweils etwa 10^4 Moleküle des Neurotransmitters. Die Zahl der abgegebenen Acetylcho-

25.3. Neurotransmitter

linpakete hängt von dem Potential der präsynaptischen Membran ab. Nach der Sekretion ihres Inhaltes in den synaptischen Spalt wird die Membran des geleerten Vesikels wieder in das präsynaptische Neuron aufgenommen.

Vorgänge in der postsynaptischen Membran. Das in den synaptischen Spalt freigesetzte *Acetylcholin* diffundiert zur *postsynaptischen Membran* und wird dort an den *nicotinischen Acetylcholinreceptor* gebunden. Die Bezeichnung "nicotinisch" soll darauf hinweisen, daß *Nicotin* ein *Agonist* dieses Receptors ist. Der nicotinische Acetylcholinreceptor ist ein *ligandengesteuerter Ionenkanal* für Na^+- und K^+-Ionen, der *geschlossen* oder *geöffnet* vorliegen kann. *Acetylcholin öffnet* den vorher geschlossenen Kanal und *erhöht* dadurch dessen *Ionenpermeabilität*. Die Erhöhung der Permeabilität der postsynaptischen Membran für die genannten Ionen führt zur Entstehung eines *Aktionspotentials*.

Strukturelle und funktionelle Eigenschaften des nicotinischen Acetylcholinreceptors. Der Receptor ist ein *pentameres Protein* (M_r 268.000), das aus *vier verschiedenen* Arten von Untereinheiten aufgebaut ist und die Summenformel $\alpha_2\beta\gamma\delta$ hat. Seine α-Untereinheit ist zweifach vertreten. Die fünf Untereinheiten sind um eine Hauptachse mit pentagonaler Symmetrie angeordnet. In ihrem Zentrum befindet sich der Ionenkanal. Jede der zwei α-Ketten bindet ein *Acetylcholinmolekül* (☞ Abb. 25.5) und jede Untereinheit des Receptors durchzieht mit vier (M1, M2, M3, M4) transmembranalen α-Helices die postsynaptische Membran. Der Acetylcholinreceptor ist ein *allosterisches Protein*, das in zwei Konformationszuständen vorliegen kann:

1. in der freien, *nichtligandierten* Form mit *geschlossenem Na^+-Kanal*

2. in der mit *Acetylcholin ligandierten* Form, mit *geöffnetem Na^+-Kanal*.

Das allosterische Gleichgewicht zwischen diesen Konformationszuständen wird durch Acetylcholin kontrolliert. Bei Receptoren dieser Art sind die *Ligandenbindungs-* und *Ionenkanalfunktionen* in einem, meist oligomeren, Proteinmolekül vereinigt.

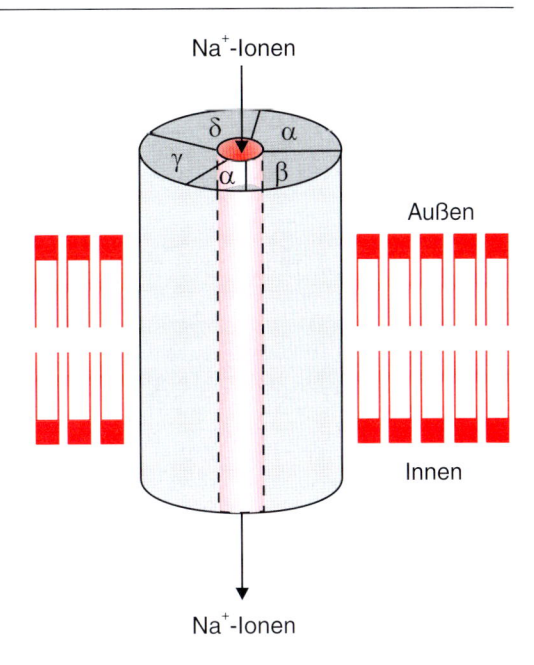

Nicotinischer Acetylcholin-Receptor

Abb. 25.5: Modell des nicotinischen Acetylcholinreceptors (die Receptoren für Glycin, Glutamat und GABA sind ähnlich aufgebaut).

Isoformen der α- und β-Untereinheiten des nicotinischen Acetylcholinreceptors. Die α-Untereinheiten treten in sieben, einander homologen, Isoformen auf ($\alpha1$-$\alpha7$), während die β-Untereinheiten mit fünf Isoformen vertreten sind ($\beta1$-$\beta5$). $\alpha1$ und $\beta1$ findet man in den peripheren nicotinischen Acetylcholinreceptoren, die anderen Isoformen in cholinergen Neuronen des ZNS. Die $\beta2$-Untereinheit ist die in den Acetylcholinreceptoren des ZNS am meisten vertretene β-Untereinheit.

Blockierung des Acetylcholinreceptors. Der Acetylcholinreceptor kann durch Gifte und Pharmaka blockiert werden, z.B. durch das α-*Bungarotoxin* des Cobratoxins und durch das Pfeilgift der Indianer, das *Curare*. Diese Gifte hemmen die Depolarisation der motorischen Endplatte des Muskels, indem sie mit Acetylcholin um den Acetylcholinreceptor konkurrieren und die quergestreifte Muskulatur durch Hemmung der Erregungsübertragung lähmen. Das *Botulinustoxin* (das Endotoxin von *Clostridium botulinum*) blockiert irreversibel den Acetylcholinreceptor sowohl an cholinergen Synapsen des ZNS als auch an der motorischen Endplatte.

Acetylcholin wird im synaptischen Spalt sehr schnell durch die Acetylcholinesterase zu Acetat und Cholin hydrolysiert. Innerhalb einer sehr kurzen Zeit (in etwa 0,1 msec nach seiner Abgabe aus der präsynaptischen Nervenendigung) wird das *Acetylcholin* im synaptischen Spalt durch die *Acetylcholinesterase* zu Cholin und Acetat hydrolysiert und dadurch unwirksam gemacht (☞ Abb. 25.6). Die *Inaktivierung* des *Acetylcholins* durch die *Acetylcholinesterase* ist, im Vergleich zu anderen Neurotransmittern, insofern ungewöhnlich, da die Wirkung der meisten anderen Neurotransmitter nicht durch ihre *Spaltung*, sondern durch ihre *Entfernung* aus dem synaptischen Spalt mittels spezifischer und hochaffiner *Aufnahmesysteme* in den Plasmamembranen der freisetzenden *präsynaptischen Neurone* oder *benachbarter* Zellen beendet wird. Acetylcholinverwandte Verbindungen, z.B. *Succinyldicholin* (*Suxamethonium*) und *Decamethonium*, binden, wie Acetylcholin, an den Acetylcholinreceptor, werden aber sehr viel langsamer durch die Acetylcholinesterase gespalten, so daß sie eine verlängerte Aktivierung des Receptors bewirken, was zu einer Blockade der synaptischen Transmission (*Depolarisationsblock*) führt.

$$CH_3-\overset{\overset{O}{\|}}{C}-O-CH_2-CH_2-N^+(CH_3)_3 \xrightarrow{\quad H_2O \quad} HO-CH_2-CH_2-N^+(CH_3)_3 + CH_3COO^- + H^+$$

Acetylcholin → Actylcholinesterase → Cholin + Acetat

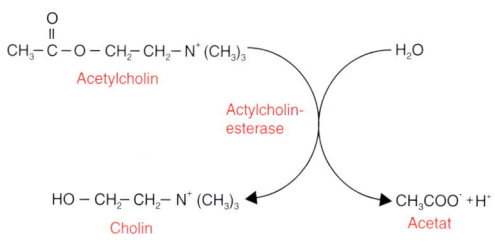

Abb. 25.6: Hydrolytische Spaltung von Acetylcholin in Cholin und Acetat durch die Acetylcholinesterase.

Die *Acetylcholinesterase* wird durch bestimmte *Alkaloide reversibel* gehemmt, z.B. durch *Physostigmin* (*Eserin*) und *Neostigmin*. Beide binden locker an das aktive Zentrum des Enzyms.

Eine andere Klasse von Acetylcholinesteraseinhibitoren sind die *hochtoxischen Organophosphate*, z.B. *Diisopropylfluorphosphat*, die *irreversibel* und mit *sehr großer Affinität* einen *Serinrest* im *aktiven Zentrum* der *Acetylcholinesterase* phosphorylieren und dadurch die Wirksamkeit des Enzyms blockieren (☞ Kap. 7.4.). Zuerst wurden diese *irreversiblen* Inhibitoren als *Insektizide* (z.B. Parathion und Malathion) eingesetzt. Die danach entwickelten Vertreter dieser Substanzklasse (Tabun, Sarin, Soman) sind die *berüchtigten, tödlich wirkenden, Nervengase und Massenvernichtungsmittel der chemischen Kriegsführung.* Da Acetylcholin normalerweise schnell aus der cholinergen Synapse durch die Acetylcholinesterase entfernt wird, beruhen die Wirkungen dieser Inhibitoren auf der Fortdauer der Acetylcholinwirkung in den Effektororganen, den neuromuskulären Endplatten und im ZNS. Symptome einer akuten Vergiftung mit diesen Substanzen sind exzessiver Speichel- und Tränenfluß, Störungen des Magen-Darm-Traktes, Muskelzuckungen und Schwäche, Konstriktion der Pupille, Bewußtlosigkeit und Atemlähmung.

> **Myasthenia gravis:** Bei einer Erkrankung des Muskels, der *Myasthenia gravis*, findet man Antikörper gegen den *Acetylcholinreceptor* und gegen das Muskelprotein *Titin*. Die *Myasthenia gravis* ist eine *Autoimmunerkrankung*, bei der es zu Störungen in der Übertragung von Nervenimpulsen im cholinergen System, folglich auch im Gebiet der motorischen Endplatte, kommt. Die Anwendung eines *Acetylcholinesterasehemmstoffes*, z.B. von *Neostigmin*, zur Behandlung dieser Erkrankung, führt zu einem Anstieg des Acetylcholins im synaptischen Spalt, wodurch der erkrankte Muskel befähigt wird, auf wiederholte Reize zu antworten.

Muscarinische Acetylcholinreceptoren. Neben den nicotinischen Acetylcholinreceptoren gibt es auch *muscarinische Acetylcholinreceptoren*. Diese Receptoren werden durch den Agonisten *Muscarin*, einem Pilzgift, aktiviert und durch den Antagonisten *Atropin* (Alkaloid der Tollkirsche) gehemmt. Es wurden *fünf muscarinische Receptorisotypen* identifiziert. Die glycosylierten Proteine (M_r 60.000) durchziehen die Plasmamembran mit sieben Helices. Die *muscarinischen Acetylcholinreceptoren* bilden, im Unterschied zu den nicotinischen Acetylcholinreceptoren, keine Ionenkanäle, sondern sind *G-Protein-gekoppelte Receptoren*:

- die Isotypen 2 und 4 sind mit G_i-Proteinen gekoppelt; sie bewirken eine Hemmung der Adenylatcyclase und eine Erniedrigung des cAMP; das mit dem Isotyp 2 gekoppelte G_i-Protein öffnet, ohne Vermittlung eines second messengers, einen K^+-Kanal, indem die Untereinheit α_i an der Innenseite der Plasmamembran entlang zu

dem K^+-Kanal diffundiert. Die Bindung von α_i an das Kanalprotein verursacht die Kanalöffnung
- die Isotypen 1, 3 und 5 sind mit G_q-Proteinen gekoppelt; durch sie wird die Phospholipase C aktiviert, die aus Phosphatidylinositol-4,5-bisphosphat IP_3 und DAG freisetzt; das IP_3 bewirkt eine Steigerung der cytosolischen Ca^{2+}-Konzentration

Muscarinische Acetylcholinreceptoren sind im zentralen und peripheren Nervensystem weit verbreitet. Sie haben Funktionen bei der Speicherung und der Zugänglichkeit von Erinnerungen sowie bei der parasympathischen Kontrolle der Funktionen des Herzens, der glatten Muskulatur und endokriner Drüsen.

25.3.2. Noradrenalin, Dopamin und Adrenalin als Neurotransmitter

Noradrenalin ist Überträgerstoff der *sympathischen postganglionären* Nervenendigungen. *Noradrenerge Neurone* kommen auch im *Hypothalamus* und in der *Substantia nigra* vor. *Dopamin* ist der Transmitter der *dopaminergen Übertragersysteme* des Gehirns, die vor allem in den *Basalganglien* und im *limbischen System* lokalisiert sind. *Adrenalin* kommt als Neurotransmitter im ZNS vor, nicht jedoch im peripheren vegetativen Nervensystem. Die drei genannten Neurotransmitter werden aus *Tyrosin* in den Enden der jeweiligen Nervenfasern gebildet (☞ Abb. 18.37). Nach ihrer Freisetzung werden sie aus dem synaptischen Spalt entweder durch *Diffusion*, *Reabsorption* oder durch *enzymatische Veränderungen* (Desaminierung, O-Methylierung) wieder entfernt. Adrenalin und Noradrenalin werden an die *Adrenoceptoren* (adrenerge Receptoren) gebunden, die man in α_1-, α_2-, β_1- und β_2-Receptoren einteilt. Die Dopaminreceptoren werden als D-Receptoren bezeichnet (D_1 bis D_5). D_1 und D_5 erhöhen in den Zellen das cAMP, D_2 erniedrigt cAMP und reguliert Ionenkanäle, indem es K^+-Kanäle öffnet und Ca^{2+}-Kanäle schließt. D_3 und D_4 sind ohne Einfluß auf den cAMP-Spiegel.

25.3.3. Aminosäuren und Aminosäureabkömmlinge als Neurotransmitter

25.3.3.1. Glycin und γ-Aminobutyrat (GABA)

Glycin und *GABA* sind die wichtigsten *inhibitorischen* Neurotransmitter im Zentralnervensystem. *Glycinerge Synapsen* findet man im Rückenmark und im Stammhirn, *GABA-erge Synapsen* besonders reichlich in den Purkinjezellen der Kleinhirnrinde, des Rückenmarkes und im Cortex. Die *Bildung* von γ-Aminobutyrat (GABA) aus Glutamat erfolgt durch die *pyridoxalphosphatabhängige Glutamatdecarboxylase* (☞ Abb. 25.7). Der Abbauweg von GABA mündet in den Citratcyclus ein. Der Glycinreceptor und die Isoformen des GABA-Receptors $GABA_A$ und $GABA_C$ stellen *ligandengesteuerte Chloridkanäle* dar und sind demzufolge *ionotrope Receptoren*. In den postsynaptischen Membranen verursacht die Bindung dieser Liganden an den jeweiligen Receptor einen Anstieg der *Chloridpermeabilität*, die zu einer Hyperpolarisation der Membran führt, so daß die Schwelle zur Auslösung eines Aktionspotentials *heraufgesetzt* wird. Die *Glycin*- und die *$GABA_A$-Receptoren* haben eine *pentamere Struktur*, die der des nicotinischen Acetylcholinreceptors ähnelt. Die $GABA_A$-Receptoren bilden eine Familie, die aus *fünf Klassen von Untereinheiten* aufgebaut sind, α (1-6), β(1-4), γ(1-4), δ und ε. Der $GABA_C$-Receptor, der ausschließlich in der Retina, besonders in den Axonen der Bipolarzellen vorkommt, besteht aus ρ-Untereinheiten (rho).

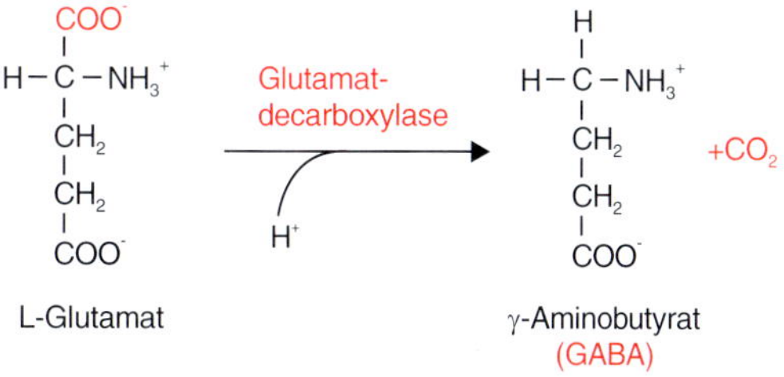

$$\text{L-Glutamat} \xrightarrow[H^+]{\text{Glutamat-decarboxylase}} \text{γ-Aminobutyrat (GABA)} + CO_2$$

Abb. 25.7: Die Bildung von γ-Aminobutyrat (GABA) aus Glutamat durch die Glutamatdecarboxylase.

Der Glycinreceptor und das Gephyrin. Die Funktion des *spinalen Glycinreceptors* hängt von der Expression eines Ankerproteins ab, das man als *Gephyrin* bezeichnet. Gephyrin assoziert mit dem Glycinreceptor und verankert diesen an den Mikrotubuli des Cytoskeletts der postsynaptischen

Nervenzelle. Das Gephyrin ist für das Clustering der Glycinreceptoren notwendig und dieses ist eine wichtige Voraussetzung für die *Synaptogenese*. Der Glycinreceptor hat einen Bindungsplatz für das antagonistisch wirkende und den Receptor blockierende Brechnuß-Alkaloid *Strychnin*. Dieses tödlich wirkende Alkaloid ist ein kompetitiver Glycinreceptorantagonist, außerdem ein Blocker der Ca^{2+}-Kanäle vom L-Typ. Es hemmt das Clustering der Glycinreceptor-Gephyrin-Assoziate in spinalen Neuronen und unterdrückt dadurch die Entwicklung spezifischer postsynaptischer Membranstrukturen.

> Bei der *Hyperekplesie*, einer congenitalen motorischen Erkrankung (Startle-Erkrankung, *"stiff baby syndrome"*), bei der infolge Muskelrigidität eine Steife der Rumpf- und Extremitätenmuskulatur besteht, wurden Mutationen in der α1-Untereinheit des pentameren Glycinreceptors gefunden, die zu Änderungen in seiner Affinität zum Glycin und seiner Ionenleitfähigkeit führen.

Die GABA-Receptoren. Der *ionotrope $GABA_A$-ceptor* bindet neuroaktive Steroide (☞ Kap. 23.3.6.5.) sowie Valium, Barbiturate und andere Pharmaka, die die sedative (d.h. beruhigende) Wirkung von GABA verstärken. Andere GABA-Receptoren sind Zielmoleküle für Pharmaka gegen Epilepsie, Schmerz u.a. Störungen des Zentralnervensystems.

Der *$GABA_B$-Receptor* ist, im Unterschied zu den ionotropen $GABA_A$ und $GABA_C$-Receptoren, ein *metabotroper Receptor*, d.h. er gehört in die Großfamilie der *G-Protein-gekoppelten Receptoren*. Der $GABA_B$-Receptor besteht aus zwei verschiedenen Proteinen, GBR1 und GBR2 (Abk. v. **GABA**$_B$-**R**eceptor 1 und 2). GBR1 und GBR2 besitzen jeweils sieben hydrophobe, die Plasmamembran durchtretende Helices. Auf der intrazellulären Seite der Plasmamembran, an ihren C-terminalen Segmenten, bilden GBR1 und GBR2 ein ineinander verschlungenes Heterodimer (☞ Abb. 25.8). Nach Bindung von GABA an den Receptor, tritt, vermittelt durch ein G-Protein, eine Steigerung der Leitfähigkeit von K^+-Kanälen ein, die für lang andauernde hemmende postsynaptische Potentiale verantwortlich sind.

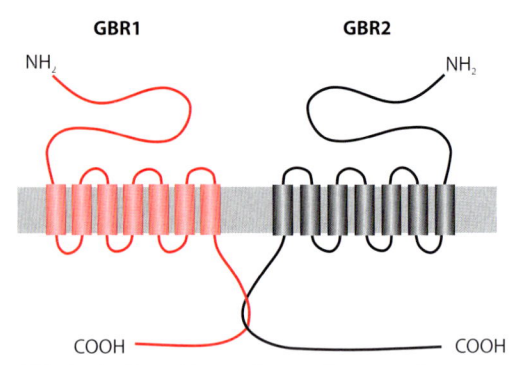

Abb. 25.8: Das Heterodimer des metabotropen $GABA_B$-Receptors.

25.3.3.2. Glutamat

Glutamat ist der wichtigste *excitatorisch* wirkende Neurotransmitter. Die *Glutamatreceptoren* spielen eine herausragende Rolle für die nociceptive, d.h. schädigende Reize anzeigende, Signalübertragung und für die synaptische Plastizität (Aufnahme, Speicherung und Abgabe von Information). Die Glutamatreceptoren sind sind die häufigsten Receptoren des Zentralnervensystems. Man kennt zwei Gruppen von Glutamatreceptoren, *ionotrope* und *metabotrope Glutamatreceptoren*:

1. *Ionotrope Glutamatreceptoren:* diese sind *glutamatgesteuerte Ionenkanäle*; nach Bindung von Glutamat an einen ionotropen Glutamatreceptor öffnet sich der Kanal und erlaubt einen Einstrom von Na^+- und Ca^{2+}-Ionen in die Nervenzelle. Im Gegenzug dazu strömen K^+-Ionen aus. Nach ihrer Affinität zu bestimmten synthetischen, in der belebten Natur *nicht* vorkommenden, Agonisten unterscheidet man drei Typen dieser Receptorkanäle (☞ Abb. 25.9):

- die schnell reagierenden *NMDA-Receptoren* (Ca^{2+}-/Na^+-Kanäle) binden als Agonisten **N**-**M**ethyl-**D**-**A**spartat. Die NMDA-Receptorkanäle sind die Zielmoleküle des anästhetisch wirkenden *Lachgases* N_2O sowie des allgemeinen Anästheticums *Xenon*. Beide Gase hemmen sehr wirksam die NMDA-Receptorkanäle und erzeugen euphorische Zustände

- die ebenfalls schnell reagierenden *AMPA-Receptoren* (Na^+-Kanäle) binden als Agonisten α-**A**mino-3-Hydroxy-5-**M**ethyl-4-Isoxazol**p**ropionat (propionic acid)

- die *Kainatreceptoren* binden das strukturell starre glutamatanaloge Kainat. Diese Receptoren sind für die Übertragung von Schmerz- und Hitzeempfindungen von der Peripherie in das Gehirn von Bedeutung. Die Kainatreceptoren vermitteln auch die synaptische Transmission zwischen den Photoreceptoren (*Zapfen* und *Stäbchen*) und den *Off-Bipolarzellen* der Retina, während die synaptische Transmission von den Zapfen und Stäbchen zu den *On-Bipolarzellen* durch eine Isoform des metabotropen Glutamatreceptors erfolgt.

Abb. 25.9: NMDA und Kainat sind Agonisten von zwei ionotropen Glutamatreceptoren.

2. *Metabotrope Glutamatreceptoren:* diese sind im Gehirn weit verbreitete G-Protein-gekoppelte Receptoren. Im Vergleich zu den ionotropen Glutamatreceptoren sind sie langsame Receptoren, die für die *neuronale Plastizität* von beträchtlicher Bedeutung sind. Sie bilden eine Receptorfamilie, von denen mehrere second messenger-Kaskaden, darunter auch Phospholipase C-abhängige Signalbahnen, ausgehen. Die *metabotropen Glutamatreceptoren* besitzen Ähnlichkeit mit dem Ca^{2+}-*Sensor* der *Nebenschilddrüsen* (☞ Kap. 23.4.5.). Manche metabotropen Glutamatreceptoren werden nicht nur durch Glutamat, sondern auch durch physiologische Konzentrationen von Ca^{2+}-Ionen aktiviert.

Die Energiebereitstellung in einer Synapse - Metabolische Kooperation eines Neurons mit einem Astrocyten am Beispiel der glutamatergen Synapse. Die *stöchiometrische Kopplung* des Energieverbrauchs bei der *Transmitterfreisetzung* mit *energieliefernden Stoffwechselprozessen* treten an *glutamatergen Synapsen* und ihrer Kooperation mit *Astrocyten* - einer spezifischen zellulären Form der *Neuroglia* - besonders deutlich in Erscheinung. Das in den synaptischen Spalt freigesetzte Glutamat wird von den Astrocyten durch ein hocheffektives Na^+-*abhängiges Glutamattransportsystem* wieder aufgenommen. Dadurch entfernen die die glutamatergen Synapsen umgebenden Astrocyten Glutamat rasch aus der Synapse und beenden so seine Wirkung (☞ Abb. 25.10). Der Astrocyt steht

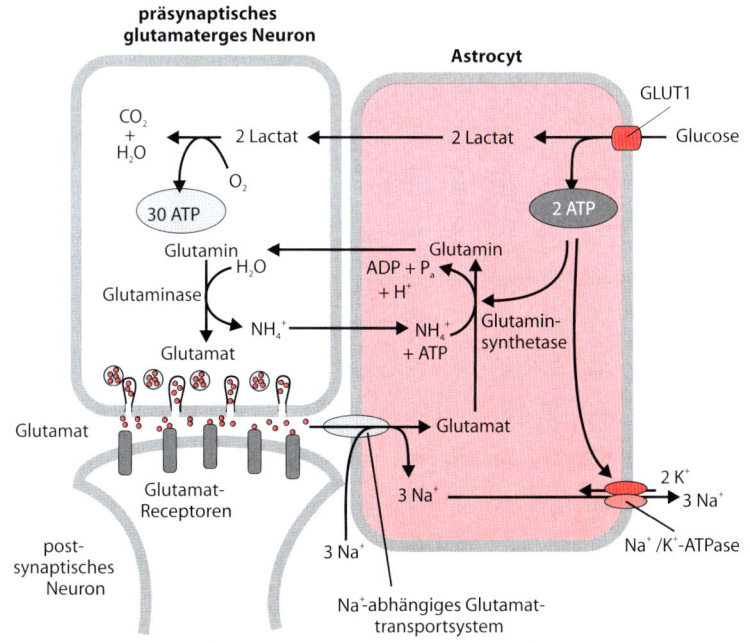

Abb. 25.10: Kopplung von energiefreisetzenden mit energieverbrauchenden Reaktionen in einer Synapse durch Kooperation eines präsynaptischen Neurons mit einem Astrocyten.

dann vor zwei Aufgaben, er muß das aufgenommene Glutamat dem präsynaptischen Neuron erneut bereitstellen und an seiner eigenen Membran den Na^+-Gradienten wiederherstellen. *Glutamat* wird in dem Astrocyten durch die *Glutaminsynthetase* unter ATP-Verbrauch und Verwertung von NH_4^+ in *Glutamin* umgewandelt, das von den Astrocyten freigesetzt und vom präsynaptischen Neuron wieder aufgenommen wird. In diesem wird aus Glutamin durch die *Glutaminase* unter Abspaltung von NH_4^+ erneut Glutamat gebildet und dadurch der präsynaptische Vorrat an diesem Neurotransmitter aufgefüllt. Der Na^+-Gradient an der Astrocytenmembran wird durch die Na^+/K^+-ATPase wiederhergestellt. Beide Vorgänge in den Astrocyten, sowohl die Glutaminsynthese als auch die Wiederherstellung des Na^+-Gradienten, verbrauchen ATP. Die Endigungen der *Astrocyten*, die reich an *GLUT1* sind, bedecken die Kapillarwände des Gehirns, so daß den Astrocyten vom Blut her ausreichend Glucose für die Resynthese des ATP zur Verfügung steht. Die aufgenommene Glucose wird in den Astrocyten glycolytisch unter Bildung von zwei Molekülen ATP pro Glucosemolekül in zwei Moleküle Lactat gespalten. Von diesen zwei ATP-Molekülen wird eines von der Na^+/K^+-ATPase, das andere ATP für die Glutaminsynthese aus Glutamat verbraucht. Ein Teil des glycolytisch gebildeten Lactates wird in den Astrocyten unter Bildung von weiterem ATP zu CO_2 und H_2O oxidiert, ein anderer Teil wird von den Astrocyten freigesetzt, von den präsynaptischen Neuronen aufgenommen und in diesen zu CO_2 und H_2O oxidiert. Dabei werden pro Lactatmolekül 15 Moleküle ATP gebildet, die dem präsynaptischen Neuron für die Erfüllung seiner Aufgaben zur Verfügung stehen. Pro Molekül Glucose, die von einem Astrocyten aufgenommen wird, wird ein Molekül Glutamat durch den besprochenen *Glutamat/Glutamincyclus* zwischen einem Neuron und einem Astrocyten hindurchgeschleust. Da das Glutamat der dominierende excitatorische Neurotransmitter des Gehirns ist und von 90 % der Neurone während einer Erregung freigesetzt wird, muß man annehmen, daß der *Glutamat/Glutamin-Cyclus* der *dominierende Mechanismus* für die *corticale Glucoseverwertung* ist.

25.3.3.3. Serotonin

Serotoninerge Neurone findet man im *Hypothalamus*, in der *Epiphyse* und im *Nucleus caudatus*, in denen das Serotonin aus Tryptophan durch Hydroxylierung und Decarboxylierung gebildet wird (☞ Abb. 23.69). Es gibt verschiedene Typen von Serotonin-(5-Hydroxytryptamin-)Receptoren. Eine Gruppe (5HT1, 5HT2, 5HT4) gehört zu den G-Protein-gekoppelten Receptoren ("langsame" Receptoren), die entweder über cAMP oder IP_3 und DAG als second messengers wirken; eine zweite Gruppe von Serotoninreceptoren (5HT3) ("schnelle" Receptoren) sind ligandengesteuerte Ionenkanäle. *Serotonin* wird durch die *Monoaminoxidase* (MAO) unter Abspaltung von NH_3 zu *5-Hydroxyindolacetaldehyd* und danach weiter durch eine Aldehyddehydrogenase zu *5-Hydroxyindolacetat* abgebaut, das das Ausscheidungsprodukt von Serotonin ist (☞ Abb. 18.24). Die tägliche renale Ausscheidung von Serotonin beträgt 1-2 µmol.

25.3.3.4. Das Stickoxidradikal und Kohlenmonoxid als Neurotransmitter

Stickoxidradikal. Ein interessanter Neurotransmitter ist das Radikalgas *Stickoxid (NO·)*. Seine Synthese wurde in Endothelzellen entdeckt und seine Funktion zunächst als vom "*Endothel abstammender Relaxationsfaktor*" beschrieben ("endothelium-derived relaxing factor"; EDRF). Später wurde NO· als Neurotransmitter der Darmperistaltik und der Peniserektion identifiziert. Das NO· ist ein wichtiger Neurotransmitter im ZNS und im peripheren Nervensystem. Der *NO·-Receptor* ist eine cytosolische, d.h. *lösliche Guanylatcyclase*, deren Aktivierung nach NO-Bindung zu einer intrazellulären Erhöhung von cGMP führt. Die Wirkungen des cGMP werden durch die cGMP-abhängige Proteinkinase vermittelt. *Viagra*, ein Medikament gegen erektile Dysfunktion (Wirkstoff *Sildenafil*), hemmt die *Phosphodiesterase Typ 5* und unterbindet dadurch den Abbau von cGMP (☞ Abb. 25.15). Dies hat eine Erhöhung der cGMP-Konzentration in den Muskelzellen des Schwellkörpers zur Folge, was zu deren Erschlaffung und deshalb zu einem verstärkten Blutfluß in den Schwellkörper führt, wodurch die Erektion des Penis begünstigt wird. NO· wird neuronal und in anderen Zellen (Endothelzellen, Muskelzellen und Makrophagen) durch die *NADPH-abhängige*

NO·-Synthase aus *Arginin* synthetisiert (☞ Abb. 18.44)

Kohlenmonoxid (CO) als Neurotransmitter. In neuerer Zeit wurde erkannt, daß auch das CO eine Rolle in der Neurotransmission spielt. CO wird in diskreten Neuronenpopulationen des Gehirns aus Häm durch einen Subtyp der *Hämoxygenase* (HO), der *Hämoxygenase HO2*, gebildet (☞ Kap. 20.). Es stimuliert in diesen Neuronen die *Guanylatcyclase* und führt zu einer intrazellulären Erhöhung von *cGMP*. In seinem Wirkungsmechanismus ähnelt CO demzufolge dem NO·. CO besitzt auch, in Verbindung mit NO·, im peripheren autonomen Nervensystem eine Neurotransmitterfunktion. Die Mehrheit der Ganglien im Plexus myentericus (Auerbach-Plexus) enthalten sowohl HO2 als auch NO·-Synthase. HO2 ist auch in neuronalen Strukturen lokalisiert, die für die Regulation von Kopulationsreflexen, z.B. dem Ejakulationsverhalten, von Bedeutung sind.

25.3.3.5. Endorphine und Enkephaline als peptiderge Neurotransmitter

Im Gehirn gibt es Substanzen endogenen Ursprungs mit *morphinähnlichen Wirkungen* (Dämpfung der Schmerzempfindung, sedativ-hypnotische Wirkung, Erbrechen). Man bezeichnet diese Stoffe als *Endorphine* (abgeleitet von "endogen" und "Morphin"). Endorphine werden in der *Amygdala*, dem *Corpus striatum* und dem *Hypothalamus* (also in den Teilen des limbischen Systems, die insbesondere für das emotionale Verhalten verantwortlich sind) an dieselben Rezeptoren gebunden, die auch Morphin und andere Opiate binden, obwohl sie keine strukturellen Ähnlichkeiten mit dem Morphin haben, sondern Peptide sind (*Opioidpeptide*). Die Endorphine sind Neurotransmitter. Ihre Aminosäuresequenzen sind mit Teilsequenzen des β-Lipotropins identisch, einem fettmobilisierend wirkenden Hormon des Hypophysenvorderlappens, des Hypothalamus und anderer Gehirnregionen. Sie haben, zusammen mit dem β- und γ-Lipotropin, Corticotropin und den drei MSH, das Proopiomelanocortin (POMC) als Vorläufermolekül und entstehen aus diesem durch limitierte Proteolyse (☞ Abb. 23.3). Man unterscheidet vier Endorphine (in Klammern sind die Aminosäurepositionen im POMC angegeben, die den Endorphinen entsprechen; alle beginnen mit der Aminosäureposition 104 des POMC):

- α-*Endorphin* (Position 104-119)
- β-*Endorphin* (Position 104-134)
- γ-*Endorphin* (Position 104-114)
- δ-*Endorphin* (Position 104-130).

Neben den Endorphinen gibt es *zwei Enkephaline*, die beide Pentapeptide sind und sich nur in der endständigen Aminosäureposition unterscheiden (*Methionin-Enkephalin* und *Leucin-Enkephalin*):

$$H - Tyr - Gly - Gly - Phe - Leu - OH$$
(*Leucin-Enkephalin*)

$$H - Tyr - Gly - Gly - Phe - Met - OH$$
(*Methionin-Enkephalin*)

Das Methionin-Enkephalin entsteht aus den Aminosäurepositionen 104 bis 108 des POMC. Die vier Endorphine besitzen eine wesentlich größere Wirksamkeit als die Enkephaline und das β-Endorphin ist etwa 50mal stärker analgetisch wirksam als Morphin.

25.4. Biochemie und Zellbiologie des Sehvorganges

25.4.1. 11-cis-Retinal als Chromophor der lichtempfindlichen Systeme

Die *Stäbchen* und *Zapfen* der Netzhaut sind *Photoreceptorzellen*, die Licht in *Atombewegungen* und *Nervenimpulse* umwandeln. Die *Stäbchen* nehmen *schwache Lichtintensitäten* wahr, können jedoch keine Farben unterscheiden, die *Zapfen* hingegen sind für das *Farbensehen* verantwortlich. In beiden Zellarten ist die chromophore Gruppe das *11-cis-Retinal*, das an Proteine, *Opsine* genannt, gebunden ist. Das 11-*cis*-Retinal wird aus dem *Vitamin A* (all-*trans*-Retinol) gebildet (☞ Abb. 30.1). Durch die NAD^+-abhängige *Retinoldehydrogenase* wird all-*trans*-Retinol zu all-*trans*-Retinal dehydrogeniert und danach durch eine *Isomerase* in 11-*cis*-Retinal umgewandelt (☞ Abb. 25.11).

25.4.2. In den Stäbchenzellen der Retina befindet sich das Rhodopsin

Abb. 25.11: Umwandlung von Vitamin A in 11-cis-Retinal.

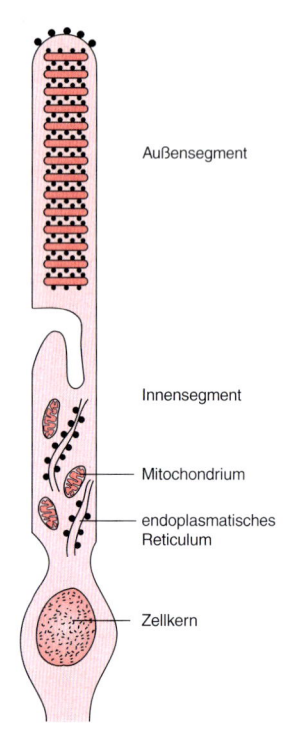

Abb. 25.12: Das Außen- und Innensegment einer Stäbchenzelle.

Die für das Nacht- und Dämmerungssehen zuständigen *Stäbchenzellen* der Netzhaut haben eine längliche Struktur (Länge 40 μm und Breite 1 μm). Sie bestehen aus einem Außen- und einem Innensegment (☞ Abb. 25.12). Das *Außensegment* ist der Sitz der *Photoreception*. In ihm sind etwa 1000 flache, scheibchenförmige Vesikel mit einer Dicke von 16 nm gestapelt, in deren Membran der Photoreceptor, der *Sehpurpur* (*Rhodopsin*), eingelagert ist. Das Innensegment ist reich an Mitochondrien und Ribosomen. Nahe dem Kern befindet sich an der Basis der Stäbchenzelle der Synapsenkörper. Das *Rhodopsin* (M_r 40.000) besteht aus dem *Stäbchenopsin* und dem *11-cis-Retinal* als prosthetische Gruppe und farbgebende Komponente, die für die Lichtabsorption des Rhodopsins verantwortlich ist. Das Rhodopsin als Lichtreceptor durchzieht mit sieben α-Helices die Membran der Scheibchen des Außensegmentes (☞ Abb. 8.23). Es ist an ein G-Protein, das *Transducin* (G_T), gekoppelt. Der N-Terminus des Rhodopsins liegt im Innern der

25.4. Biochemie und Zellbiologie des Sehvorganges

Scheibchen, der C-Terminus im Cytosol. Die Bindung von 11-*cis*-Retinal an das Opsin erfolgt durch eine *protonierte Schiff'sche Base*, die sich zwischen der Aldehydgruppe des 11-*cis*-Retinals und der NH_2-Gruppe am ε-C-Atom eines Lysinrestes des Opsins ausbildet (☞ Abb. 25.13). Das 11-*cis*-Retinal ist in einer Tasche des Opsins im Innern der Scheibchenmembran lokalisiert. Das Maximum der Lichtabsorption des Rhodopsins liegt bei 495 nm. Die *Absorption eines Photons* liefert dem Rhodopsin die Energie für den *Übergang* in den *aktivierten Zustand*:

1. die lichtinduzierte *cis-trans*-Isomerisierung des Retinals aus seiner gekrümmten in seine gestreckte Form (☞ Abb. 25.11 und Abb. 25.14), die mit der Aufhebung von Spannungen im Retinal-Opsin-Komplex begleitet ist

2. dabei werden fünf verschiedene, untereinander im Gleichgewicht stehende, Konformationszustände des Rhodopsins durchlaufen (*Photo-, Batho-, Lumi-, Meta I-* und *Meta II-Rhodopsin*); das *Meta II-Rhodopsin* ist das *signalgebende aktivierte Rhodopsin*, das mit dem *G-Protein Transducin* reagiert und als R* gekennzeichnet wird.

Die Komponenten der durch R* ausgelösten Reaktionskaskade. Das aktivierte Rhodopsin (R*) löst eine sich verstärkende Reaktionskaskade aus, die aus folgenden Komponenten besteht:

- R* aktiviert das *Transducin*; im inaktiven Zustand liegt das Transducin (G_T-Protein) in seiner heterotrimeren Form αβγ vor, an deren α-Untereinheit GDP gebunden ist. Die α-Untereinheit des Transducins ist mit einem kovalent gebundenen Myristoyl- und das βγ-Dimer mit einem Farnesylrest in der Lipiddoppelschicht der Scheibchenmembran des Außensegmentes der Stäbchen verankert

- die *Guanylatcyclase* katalysiert die Bildung von cGMP aus GTP (☞ Abb. 25.15)

- die *cGMP-Phosphodiesterase (PDE)* hydrolysiert cGMP zu GMP (☞ Abb. 25.15)

- die *Rhodopsinkinase* phosphoryliert R*

$$R-\underset{H}{\overset{O}{C}} + H_2N-(CH_2)_4-Opsin \rightleftharpoons R-\underset{H}{\overset{H}{\underset{|}{C}}}=\overset{+}{N}-(CH_2)_4-Opsin + H_2O$$

11 - cis - Retinal   Lysyl - Seitenkette   Schiff`sche Base

Abb. 25.13: Eine protonierte Schiffsche Base als Verbindung zwischen der Aldehydgruppe des Retinals mit der ε-Aminogruppe eines Lysylrestes des Rhodopsins.

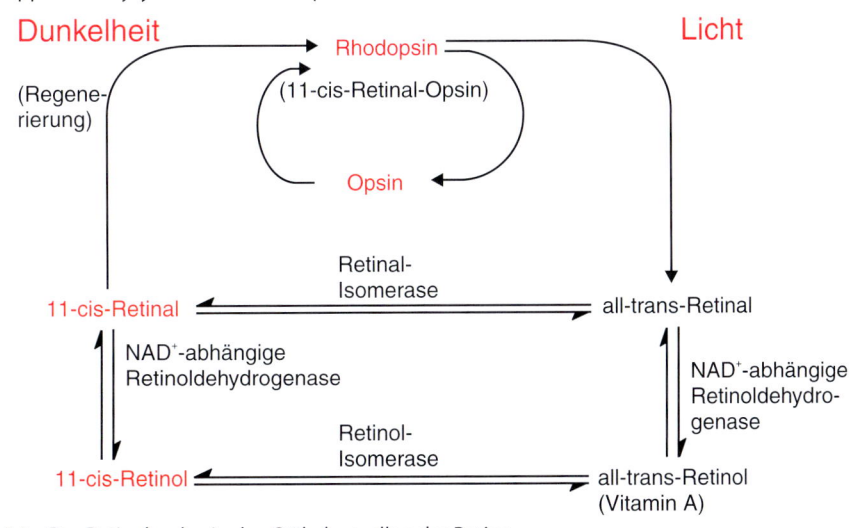

Abb. 25.14: Der Retinalcyclus in den Stäbchenzellen der Retina.

- das *Arrestin* ist ein inhibitorisches Protein (M_r 45.000), das an phosphoryliertes Rhodopsin bindet
- die *Rhodopsinphosphatase* ist eine Proteinphosphatase vom Typ 2A.

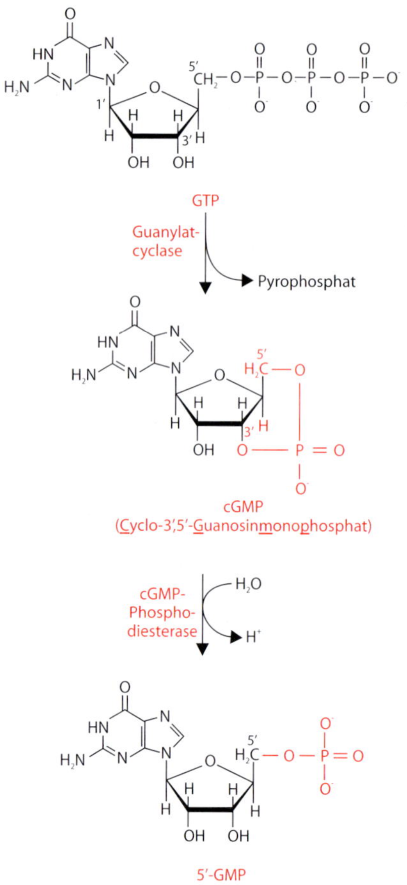

Abb. 25.15: Bildung von cGMP durch die Guanylatcyclase und seine hydrolytische Spaltung zu 5'-GMP durch die cGMP-Phosphodiesterase.

25.4.3. Das cGMP steuert einen Kationenkanal in der Stäbchenmembran

Der in den *Stäbchen* und *Zapfen* herrschende Ca^{2+}-*Spiegel* spielt eine Schlüsselrolle im Mechanismus der *Photoaktivierung* und bei der *Wiederherstellung des Dunkelzustandes*. Die Plasmamembranen der Stäbchen enthalten einen durch *cGMP* kontrollierten, also ligandengesteuerten, *Ionenkanal* für Ca^{2+}- und Na^+-*Ionen* (im Folgenden *Kationenkanal* genannt), der sich im *Dunkeln*, bei *hohem* cytoplasmatischen *cGMP-Spiegel*, öffnet. Der dann in das Außensegment der Stäbchen erfolgende Ca^{2+}- und Na^+-Eintritt führt zur *Depolarisierung* ihrer Plasmamembran. Dabei steigt der Ca^{2+}-Spiegel intrazellulär auf etwa 500 nmol Ca^{2+} l^{-1} an (☞ Abb. 25.16). Der Na^+-*Gradient* zwischen außen und innen wird durch eine, in der Membran des *Innensegmentes* lokalisierten, Na^+/K^+-*ATPase* aufrechterhalten, die die durch den Kationenkanal eingetretenen Na^+-Ionen wieder hinauspumpt. Durch einen *lichtunempfindlichen*, d.h. *kontinuierlich* vor sich gehenden, *Ionenaustauschvorgang* werden ein K^+-*Ion* und ein Ca^{2+}-Ion von innen nach außen, *gegen* vier Na^+-Ionen von außen nach innen ausgetauscht. Dadurch werden kontinuierlich ein Teil der eingedrungenen Ca^{2+}-Ionen wieder nach draußen befördert. Die bei *Dunkelheit ansteigende* Ca^{2+}-*Konzentration* in der Stäbchenzelle ist demzufolge die *Resultante* aus dem *schnellen Ca^{2+}-Einstrom* durch den cGMP-gesteuerten Kationenkanal einerseits und seinem durch das *Ionenaustauschprotein* bewirkten und kontinuierlich erfolgenden *Auswärtstransport* andererseits.

Das cGMP wird, katalysiert durch die Ca^{2+}-*hemmbare Guanylatcyclase*, aus GTP gebildet und durch die *cGMP-Phosphodiesterase* abgebaut (☞ Abb. 25.15). Letztere liegt im *Dunkeln* in ihrem *inaktiven Zustand* vor. Am *Anfang* einer *Dunkelphase*, bei *niedrigem* Ca^{2+}-*Spiegel*, ist die *Guanylatcyclase aktiv*. Das von ihr rasch gebildete cGMP öffnet in wenigen Millisekunden die Kationenkanäle. In den an die Dunkelheit adaptierten Stäbchen kommt es, infolge des Ca^{2+}-Anstieges, zu einer langsam zunehmenden Hemmung der *Guanylatcyclase*. Der im Dunkeln hohe cGMP-Spiegel hält die Kationenkanäle weiterhin offen. Bei Belichtung wird die cGMP-Phosphodiesterase aktiviert, so daß es zu einem Abbau des cGMP kommt und als deren Folge die cGMP-Moleküle vom Kationenkanal abdissoziieren. Dadurch wird der *Kationenkanal geschlossen* und der Ca^{2+}/Na^+-*Einstrom* blockiert, der Ca^{2+}-*Ausstrom* aber, vermittelt durch das *lichtunempfindliche Ionenaustauschprotein*, geht weiter, so daß der Ca^{2+}-Spiegel in der Stäbchenzelle wieder kontinuierlich sinkt. Das durch die Belichtung verursachte Schließen des *Kationenkanals* bewirkt eine *Hyperpolarisation* der Plasmamembran des Außensegmentes des Stäbchens.

25.4.4. Der Rhodopsincyclus mit seinen vier Teilcyclen

Die durch Licht erfolgende Aktivierung des Rhodopsin R* leitet eine Reaktionskaskade ein (☞ Abb. 25.17):

1. *R* aktiviert das Transducin*: Das lichtaktivierte Rhodopsin R* bindet das heterotrimere G-Protein *Transducin* und veranlaßt durch Austausch von GDP gegen GTP an dessen Untereinheit T_α seine Aktivierung. Daraufhin löst sich R* vom aktivierten Transducin ab und aktiviert ein neues Transducintrimer (*erster Verstärkungsschritt*). Ein einzelnes R*-Molekül kann so mehrere hundert Transducinmoleküle rasch nacheinander aktivieren. Die aktivierten Transducinspecies dissoziieren rasch in T_α-*GTP* und in das βγ-*Dimer*

2. *Zwei T_α-GTP-Moleküle binden an die inaktive Form der cGMP-Phosphodiesterase*. Diese besteht aus zwei katalytischen Untereinheiten (α und β) und einem Paar inhibitorischer γ-Untereinheiten. Sie hat die Summenformel $αβγ_2$. Die Bindung von T_α-GTP an die PDE führt zu deren Dissoziation in $γ_2$ und αβ. $γ_2$ wird an T_α-GTP gebunden. αβ ist die aktive Form der cGMP-PDE, die einen raschen Abbau des cGMP bewirkt (*zweiter Verstärkungsschritt*). Ein Molekül der PDE hydrolysiert pro Sekunde mehrere Tausend cGMP-Moleküle

3. Die Erniedrigung des cGMP-Spiegels in der Stäbchenzelle führt zum Schließen des *Kationenkanals* und zur Blockierung des Ca^{2+}- und Na^+-Einstroms (*Hyperpolarisation der Plasmamembran*) (☞ Abb. 25.16)

4. Die Hyperpolarisation wird vom Außensegment der Stäbchenzelle zu deren synaptischen Endbläschen weitergeleitet. Ionotrope und metabotrope Glutamatreceptoren verursachen dann eine Erregung der Bipolarzellen der Retina, die auf den Sehnerven übertragen wird

5. Durch die GTPase-Aktivität der α-Untereinheit des Transducins wird das GTP im T_α-GTP-$γ_2$-Komplex rasch zu GDP hydrolysiert und dadurch T_α-GTP in das inaktive T_α-GDP umgewandelt; daraufhin wechseln die zwei an die T_α-Untereinheit gebundenen inhibitorischen γ-Untereinheiten der cGMP-Phosphodiesterase zurück zur cGMP-Phosphodiesterase (αβ). Dadurch wird dieses Enzym wieder inaktiviert und der *PDE-Cyclus* geschlossen. Das T_α-GDP bindet das βγ-Di-

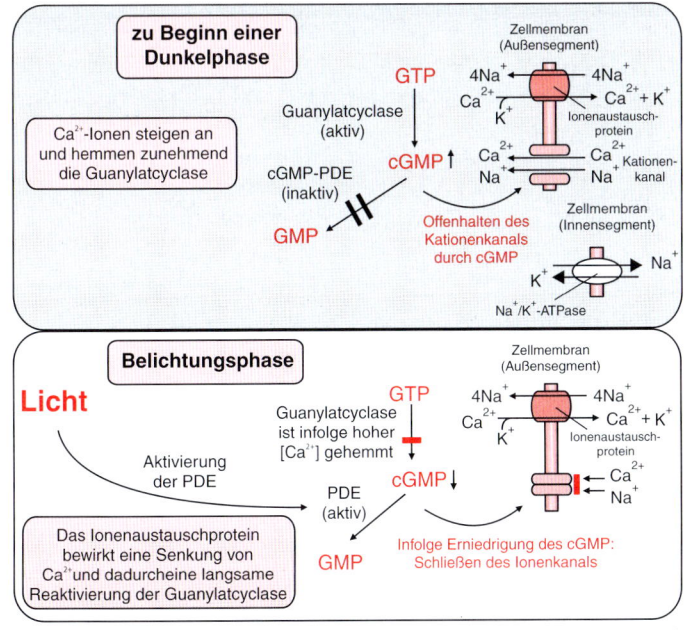

Abb. 25.16: Nach Adaptation an die Dunkelheit hält ein hoher cGMP-Spiegel den Kationenkanal in der Plasmamembran des Außensegmentes eines Stäbchens geöffnet, bei Belichtung wird der Kanal infolge des Abbaues des cGMP durch die dann aktivierte cGMP-Phosphodiesterase geschlossen. Die Na^+/K^+-ATPase ist in der Plasmamembran des Innensegmentes lokalisiert.

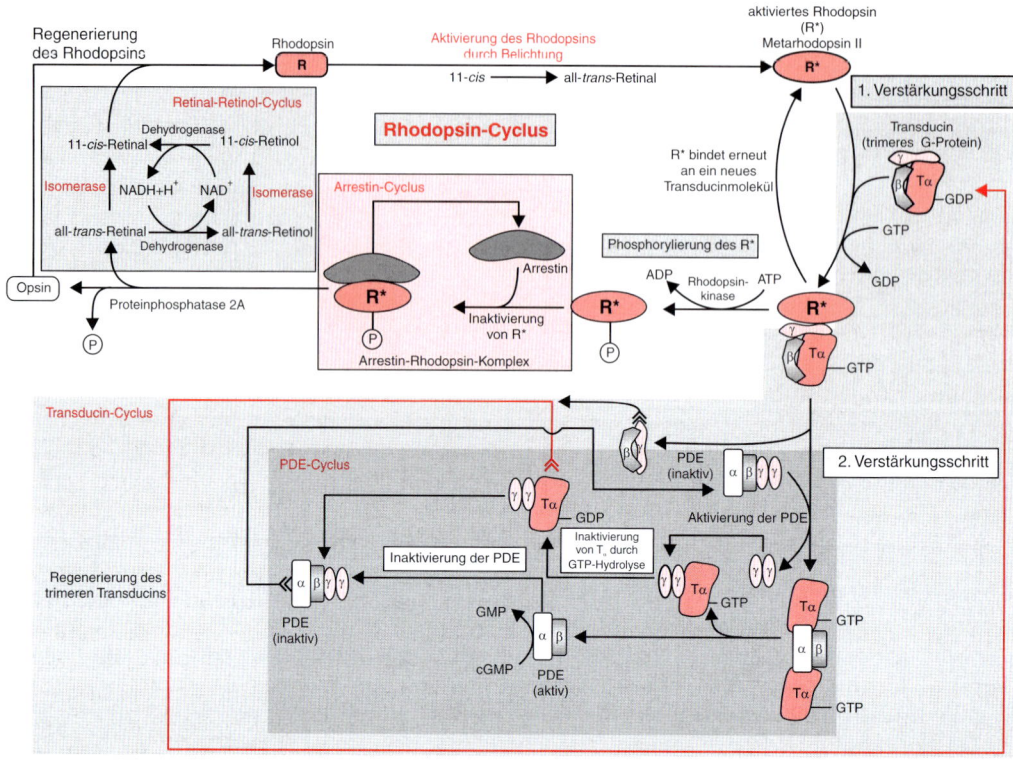

Abb. 25.17: Der durch Belichtung ausgelöste Rhodopsincyclus ist aus vier Teilcyclen zusammengesetzt: 1. Transducincyclus; 2. PDE-Cyclus; 3. Arrestincyclus und 4. Retinalcyclus.

mer des Transducins und bildet T_α-GDPβγ, das *inaktive heterotrimere Transducin*, zurück, wodurch auch der *Transducincyclus* geschlossen wird

6. Die *Inaktivierung* von R* wird durch die *Rhodopsinkinase* eingeleitet, die unter Verbrauch von ATP zahlreiche Serin- und Threoninreste im C-terminalen Bereich des Rhodopsins phosphoryliert

7. An das phosphorylierte R* bindet *Arrestin* und *blockiert* dadurch die Aktivierung weiterer Transducinmoleküle

8. Daraufhin zerfällt der R*-Arrestin-Komplex in all-*trans*-Retinal und Arrestin-Opsin, das unmittelbar danach zu Opsin und Arrestin dissoziiert (Schließen des *Arrestincyclus*)

9. Das phosphorylierte Opsin wird durch die *Proteinphosphatase Typ 2A* dephosphoryliert

10. Das all-*trans*-Retinal wird entweder direkt zu 11-*cis*-Retinal isomerisiert oder durch die Retinoldehydrogenase zu all-*trans*-Retinol reduziert, welches dann durch Isomerisierung und Oxidation zu 11-*cis*-Retinal zurückverwandelt wird (Schließen des *Retinalcyclus*).

11. Durch Bindung des 11-*cis*-Retinals an das Opsin wird Rhodopsin regeneriert und steht für einen neuen Belichtungscyclus bereit (Schließen des *Rhodopsincyclus*.

> **Retinitis pigmentosa.** Die *Retinitis pigmentosa* ist charakterisiert durch Nachtblindheit, Einengung des Gesichtsfeldes, Pigmenteinwanderung in die Netzhaut und Ablagerungen von Melanin. Die Erkrankung betrifft vorwiegend das Rhodopsin und ist entweder genetisch bedingt oder tritt in Verbindung mit anderen Erkrankungen auf. Bisher wurden bei den genetisch bedingten Formen der *Retinitis pigmentosa* über 100 Mutationen im Gen des Rhodopsins gefunden, die sich auf *alle Strukturdomänen* des Rhodopsins erstrecken. Am häufigsten wird die Erkrankung *autosomal recessiv* (84 %), am zweithäufigsten (10 %) *autosomal dominant* und zu 6 % X-chromosomal vererbt. Die Häufigkeit der autosomal recessiven Form beträgt 1 auf 4450. Die autosomal recessiven und dominanten Formen lassen sich nicht nur auf Mutationen im *Rhodopsingen*, sondern auch in den Genen anderer Proteine der Netzhaut zurückführen.

25.4.5. Farbensehen und Farbenblindheit

Das Farbensehen wird bei Primaten von drei Klassen von Receptoren vermittelt:

- Zapfen mit einem Absorptionsmaximum im violetten Bereich (kurzwellige **S**-Zapfen [von **s**hort])
- Zapfen mit einem Absorptionsmaximum im grünen Bereich (**m**ittelwellige **M**-Zapfen)
- Zapfen mit einem Absorptionsmaximum im gelb-grünen Bereich (**l**angwelliges, **L**-Zapfen).

Dies ist die Grundlage der *Trichromasietheorie* von Hermann von Helmholtz. Die einzelnen Zapfenklassen sind, wie die Pixel auf einem Farbmonitor, mosaikförmig über die Retina verteilt. In allen drei Klassen von Zapfen ist 11-*cis*-Retinal das verantwortliche Chromophor. Ihre Opsine (Proteinkomponenten) sind dem Opsin des Rhodopsins homolog. Die unterschiedlichen Absorptionsmaxima der Farbpigmente der Zapfen entstehen durch spezifische Wechselwirkungen des gebundenen 11-*cis*-Retinals mit bestimmten Aminosäuren des jeweiligen Opsins. Auch die Opsine der Zapfen sind, wie das Rhodopsin, G-Protein-gekoppelte Lichtreceptoren.

> *Farbenblindheit* ist meist das Ergebnis einer *geschlechtsgebundenen rezessiven Mutation*. Es wurde erkannt, daß Blindheit für eine bestimmte Farbe durch das *Fehlen eines Zapfenopsings* oder durch einen *Defekt* im *Gen* eines *Zapfenopsins* verursacht wird. Letztere führt zur Expression eines veränderten Opsins, dessen Absorptionsspektrum gegenüber normal verändert ist.

25.5. Signalübertragung beim Geruchs- und Geschmackssinn

Durch den Geruchssinn erfaßt und unterscheidet der Mensch äußerst empfindlich mehr als 10.000 verschiedene, im allgemeinen niedermolekulare, Geruchsstoffe bis hinab zu sehr kleinen Konzentrationen, z.B. bis zu einem Molekül Geruchsstoff in 10^{12} anderen Molekülen. Das olfaktorische Epithel (Riechepithel) besteht aus drei Zelltypen, 1. den *olfaktorischen Receptorneuronen*, die zu den Neuronen des ZNS gehören und deren nichtmyelinisierte Axone zum Bulbus olfactorius des Gehirns ziehen; die Receptorneurone haben einen über die Epitheloberfläche ragenden Zellfortsatz (*Dendritum*) mit beweglichen Zilien, 2. den *Stützzellen* und 3. den *Basal-* oder *Ersatzzellen*. Die Aufnahme des Geruchsreizes und die Signaltransduction erfolgt im olfaktorischen Neuroepithel (Sinnesepithel der Riechzellen), welches von einer relativ dünnen, von den Nasaldrüsen sezernierten, Mucusschicht umgeben ist. Der *Mucus* enthält *Proteine*, die die *Geruchsstoffe* binden und konzentrieren. Diese Proteine übergeben die Geruchsstoffe an die *olfaktorischen Receptorzellen*, deren cilientragende Dendriten die *olfaktorischen Receptormoleküle* (Geruchsreceptoren) enthalten. Die Axone der Receptorzellen leiten die ausgelösten Aktionspotentiale zum *Bulbus olfactorius* weiter, in dem die erste synaptische Umschaltung auf die Mitralzellen als zweite Neuronen der Riechbahn erfolgt. Von dort gelangt die Erregung zum Riechhirn.

Die olfaktorischen Receptormoleküle. Das *Riechen* wird, wie das *Sehen* und das *Schmecken*, durch *G-Protein-gekoppelte Receptoren* vermittelt, die mit sieben Helices die Plasmamembran der olfaktorischen Receptorneurone durchziehen. Die *Geruchsreceptoren* bilden eine große Familie von etwa 1000 Genen, von denen jedes ein bestimmtes Receptorprotein codiert. Damit entfallen auf die Geruchsreceptoren 2-3 % aller Gene des Menschen, gleichzeitig bilden sie die größte Genfamilie des Nervensystems. Da die Gene aller G-Protein-gekoppelten Receptoren *intronfrei* sind, müssen die Geruchsreceptoren durch *individuelle Gene* codiert werden. Ein *alternatives Spleißen* als Möglichkeit zur Schaffung neuer Receptoren ist bei ihnen *ausgeschlossen*. Die Region von der zweiten bis sechsten transmembranalen Helix ist *hypervariabel*. Jeder der 1000 Receptoren unterscheidet sich von allen anderen nur in dieser Region, so daß man annimmt, daß sie für die unterschiedlichen Bindungseigenschaften der 1000 Receptoren für die verschiedenen Geruchsstoffe verantwortlich ist. Es sind bisher etwa 30 klar voneinander unterscheidbare *Anosmien* (Fehlen des Geruchssinnes) beim Menschen bekannt geworden, die auf Defekte in den olfaktorischen Receptormolekülen zurückführbar sind.

Signalerzeugung und Signaltransduction in den Cilien der olfaktorischen Receptorzellen. Die an die Geruchsreceptoren gekoppelten G-Proteine werden G_{olf} genannt. Beim Menschen gibt es zwei verschiedene G_{olf}-Proteine, die zwei verschiedene Signalbahnen aktivieren. Eine Signalbahn enthält cAMP als second messenger, die andere IP_3 und DAG. Der durch die Bindung eines Geruchsmoleküls aktivierte Receptor führt unter GDP-GTP-Austausch an seiner α_s-Untereinheit zur Dissoziation des trimeren G_{olf}-Proteins zu α_s-GTP und dem $\beta\gamma$-Dimer. α_s-GTP aktiviert die Adenylatcyclase, die ATP in cAMP umwandelt. Das cAMP bindet an einen *Ca^{2+}/Na^+-Ionenkanal*, der große Ähnlichkeit mit dem *Ca^{2+}/Na^+-Ionenkanal* der Photoreceptoren der Retina aufweist, und bewirkt dessen Öffnung. Diese verursacht eine Depolarisierung der Membran, die zur Bildung eines Aktionspotentials führt, das sich entlang des Axons bis zum Synapsenendstück ausbreitet und an der Synapse zwischen der olfaktorischen Receptorzelle und der Mitralzelle zur Transmitterfreisetzung führt. Die in die olfaktorische Receptorzelle eingetretenen Ca^{2+}-Ionen öffnen einen Cl^--Kanal in deren Plasmamembran, durch den Cl^--Ionen aus der Receptorzelle ausströmen, so daß eine weitere Depolarisation, zusätzlich zu der durch den *Ca^{2+}/Na^+-Ionenkanal* ausgelösten, eintritt und das Signal verstärkt wird.

Biochemie des Geschmackssinnes. Auf der Oberfläche der *gustatorischen Sinneszellen* der Geschmacksknospen sind G-Protein-gekoppelte Receptoren lokalisiert, die für die Aufnahme der fünf Geschmacksmodalitäten - süß, bitter, salzig, sauer und umami (dem Geschmack von Mono-Na^+-Glutamat) - zuständig sind. Bisher wurden *drei Geschmacksreceptoren* identifiziert, deren Gene nur in Geschmackszellen exprimiert werden. Man hat sie als TR1 und TR2 (**t**aste **r**eceptor) bezeichnet. TR1 wird in den für die Empfindung "süß" zuständigen *Papillae fungiformes* exprimiert, TR2 in den für "bitter" verantwortlichen *Papillae vallatae*, der dritte ist umami-spezifisch. Das für die Transduction von "bitter" und "süß" zuständige und als einziges bisher näher charakterisierte G-Protein bezeichnet man als *Gustducin*.

25.6. Pathobiochemie des Zentralnervensystems

25.6.1. Die Huntington-Chorea

Diese auch als *Veitstanz* bezeichnete *neurodegenerative Erkrankung* wird *autosomal dominant* vererbt. Sie setzt in der Lebensmitte ein, äußert sich in *Hyperkinesen, Demenz* sowie zunehmender *Rigidität* und *Hinfälligkeit*. Die Erkrankung ist durch einen selektiven Untergang der Projektionsneurone des Cortex und Striatums charakterisiert.

Hungtingtin und die genetische Anticipation. Das für die Entstehung der *Huntington-Chorea* verantwortliche Gen ist auf Chromosom 4 lokalisiert. Es enthält 180.000 Basenpaare und 67 Exons und codiert ein großes Protein mit 3145 Aminosäuren (M_r 350.000), das man als *Huntingtin* bezeichnet. Das Huntingtin ist im *neuronalen Cytoplasma* lokalisiert und hat Bedeutung für den *Transport* endosomaler und sekretorischer *Vesikel*. Es verhindert den Eintritt der *Apoptose* und ist für die *normale embryonale Entwicklung* des Gehirns unentbehrlich. Das Huntingtin-Gen enthält in seinem ersten Exon mehrere aufeinanderfolgende Tripletts vom Typ 5'-CAG-3', die im exprimierten Protein zu einer Polyglutaminsequenz (CAG ist das Codon für Glutamin) in der Nähe seines N-Terminus führen. Das Huntingtin wird bei Gesunden im selben Ausmaß wie bei Huntington-Patienten exprimiert. Unterschiede zwischen dem bei Gesunden und dem bei Kranken exprimierten Huntingtin gibt es jedoch in der Zahl der aufeinanderfolgenden CAG-Tripletts. Bei Gesunden variiert die Zahl der sich wiederholenden CAG-Tripletts zwischen 6 und 37, bei Huntington-

Patienten hingegen beobachtet man eine größere Anzahl von CAG-Repeats, nämlich von etwa 40 bis 180. Man spricht von einer *Expansion* der CAG-Repeats. Personen mit *mehr als 40 CAG-Repeats* sind *niemals frei* von der Krankheit. Das *pathologische Huntingtin* enthält demzufolge, im Gegensatz zum Huntingtin des Gesunden, in seinem N-terminalen Bereich abnorm lange *Polyglutaminsequenzen*. Es besteht ein Zusammenhang zwischen der Schwere der Erkrankung und der Länge der Polyglutaminsequenz im Huntingtin.

Expandierende Trinucleotid-Repeats findet man nicht nur im Huntingtin der *Huntington-Chorea*, sondern auch in Proteinen anderer *vererbbarer neurodegenerativer Erkrankungen* (☞ Tab. 25.1). Allen dieser Erkrankungen ist ein fortschreitender und lebensbedrohender Verlust *spezifischer Neuronenpopulationen* eigen. Ein besonderes Merkmal dieser Erkrankungen ist ein Phänomen, das man als *genetische Anticipation* bezeichnet. Darunter versteht man die Tatsache, daß die Krankheitssymptome von einer Generation zur nächsten in immer früherem Lebensalter und mit zunehmendem Schweregrad auftreten. Die Ursache der *Anticipation* ist die zunehmende Zahl der Trinucleotidrepeats infolge der *Instabilität* der diese Repeats enthaltenden DNA-Sequenzen. In der Keimbahn, vor allem in der väterlichen, steigt die Zahl der sich wiederholenden CAG-Trinucleotide ("Trinucleotidblöcke") an, da bei der Spermatogenese mehr Zellteilungen als bei der Eientwicklung eintreten. Die Trinucleotidblöcke bilden Haarnadelstrukturen aus, die eine normale DNA-Replikation verhindern. Hat ein solcher Block von Trinucleotidrepeats eine bestimmte Größe überschritten, tritt ein *Circulus vitiosus* ("Teufelskreis") ein, der rasch zu immer mehr *Replikationsfehlern* und zu einer *weiteren Vergrößerung* der Zahl der *Trinucleotidrepeats* führt.

Die Huntingtinaggregate sind die Ursache des neuronalen Zelltodes. Die Pathologie der Huntington-Chorea ist, wie erwähnt, durch einen selektiven Verlust von Neuronen im Striatum und im Cortex charakterisiert. Die Zerstörung von Neuronen wird durch mutierte Formen des Huntingtins bewirkt, die mehr als 40 Glutaminrepeats enthalten. Mutiertes Huntingtin wird ubiquitiniert und danach im Cytoplasma partiell proteolytisch gespalten. Die Spaltungsgeschwindigkeit steigt mit der Länge der Polyglutaminrepeats an. Dabei werden vom Huntingtin N-terminale, die Polyglutaminsequenzen enthaltenden, Fragmente freigesetzt, die bei Huntington-Patienten als fibrilläre Aggregationsprodukte mit β-Faltblattstrukturen ("*Amyloidfibrillen*") vorwiegend im Zellkern, aber auch im Cytoplasma von Neuronen abgelagert werden und dort ihre zerstörenden Wirkungen entfalten. Alles spricht dafür, daß die *Huntingtinaggregate* die *Ursache* für den *neuronalen Zelltod* sind.

25.6.2. Dynamische Mutationen als Ursache vererbbarer Erkrankungen

Vergrößerungen in der Zahl *sich wiederholender DNA-Sequenzmotive* (*Repeats*) stellen die molekulare Basis einer nicht kleinen Zahl von genetisch verursachten Erkrankungen des Menschen dar. Sie gehen auf *dynamische Mutationen* zurück, unter denen man Veränderungen der Zahl der Kopien bestimmter, in einem Gen sich wiederholender, DNA-Sequenzmotive versteht. Die Länge der Einzelrepeats variiert von drei (z.B. CAG bei der Huntington-Chorea) bis zu 33 Nucleotiden. An jedem Genort, der *dynamische Mutationen* erleiden kann,

Name der Krankheit	Sequenzmotiv des Repeats
Huntington-Chorea	$(CAG)_n$
Myotone Dystrophie (DM1)	$(CTG)_n$
Myotone Dystrophie (DM2)	$(CCTG)_n$
Spino-bulbäre Muskelatrophie (Kennedy-Erkrankung)	$(CAG)_n$
Friedreich-Ataxie (Triplettexpansion in dem mitochondrialen Protein *Frataxin*, das bei Gesunden eine mitochondriale Fe-Überladung im oxidativen Streß verhindert und Fe-S-Clusterproteine vor Schädigung schützt)	$(GAA)_n$
Progressive myoklone Epilepsie	$(CCCCGCCCCGCG)_n$

Tab. 25.1: Dynamische Mutationen bei genetisch bedingten Erkrankungen.

gibt es in dem exprimierten Protein beim *Gesunden* einen begrenzten Bereich in der Anzahl der Repeats, z.B. zwischen 6 und 37 im Falle des normalen Huntingtins. Oberhalb davon kommt es zu Instabilitäten, die, wie bereits ausgeführt, zu einer Vergrößerung der Anzahl der Repeats und zur Manifestation der betreffenden Krankheit führen. Tab. 25.1 gibt eine Auswahl von genetisch bedingten Erkrankungen wieder, die auf dynamischen Mutationen beruhen. Die *geschlechtsgebundene, spät einsetzende, neurodegenerative spino-bulbäre Muskelatrophie* wird durch CAG-Repeats im Gen des *Androgenreceptors* verursacht. Die *Myotone Dystrophie*, die durch progressive Muskelschwäche, Übererregbarkeit der Muskelmembran, Kataraktbildung und Herzarrhythmie charakterisiert ist und die am stärksten verbreitete Form der Muskeldystrophie bei Erwachsenen ist, kann durch Mutationen in zwei Genloci, DM1 (auf Chromosom 19q13) oder DM2 (auf 3q21), verursacht werden. DM1 hat ihre Ursache in der Expansion eines in der 3'-nichttranslatierten Region einer Serin-Threonin-Proteinkinase (der *Dystrophia myotonica-Proteinkinase*) lokalisierten CTG-Tripletts und DM2 wird verursacht durch eine 5000fache Expansion eines CCTG-Tetranucleotides im Intron 1 (also ebenfalls in einer nichtcodierenden Region) eines ein Zinkfingerprotein codierenden Gens (über Zinkfinger s. Kap. 11.). Im Unterschied zum Huntingtin, dessen pathologische Formen exandierende Sequenzen von Polyglutamineinheiten enthalten, werden bei DM1 und DM2 weder die expandierten CTG-Tripletts noch die expandierten CCTG-Tetranucleotide in eine Aminosäuresequenz übersetzt. Vielmehr werden bei DM1 und DM2 die expandierten Gene zu abnormalen, riesige Nucleotidexpansionen enthaltenden RNA-Species transcribiert, die im Zellkern akkumulieren und RNA-Mikrosatelliten bilden. Es wird vermutet, daß sie eine Rolle im Pathogenesemechanismus spielen.

25.6.3. Alzheimer-Krankheit

Als *M. Alzheimer* wird eine *progrediente neurodegenerative Erkrankung* (Hirnatrophie) bezeichnet, die durch eine *präsenile Demenz* gekennzeichnet ist und etwa 2 % der Bevölkerung der Industrieländer befällt. Man hat verschiedene Formen der Erkrankung zu unterscheiden, die auf unterschiedliche Ursachen zurückführbar sind. An der *sporadischen Form* erkranken etwa 5 % der über 65-jährigen und etwa 20 % der über 85-jährigen Menschen. Bei etwa 10 % aller Alzheimer-Patienten setzt die Erkrankung jedoch bereits vor dem 65. Lebensjahr ein (*"early-onset" Alzheimer-Erkrankung*) und bei 10 % der Patienten tritt die Erkrankung *familiär* mit autosomal dominantem Erbgang auf. Die Alzheimer-Erkrankung ist durch einen Verlust der *Lernfähigkeit*, durch *Gedächtnisschwund, Sprachstörungen* bis zum völligen *Verlust* der *Sprache* und durch *Störungen* anderer *kognitiver Funktionen* gekennzeichnet. Die entsprechenden Gehirnregionen sind infolge einer Synapsenreduktion und des Absterbens von Neuronen in ihrer Größe reduziert. Betroffen sind vor allem cholinerge und glutamaterge, in geringerem Ausmaß auch serotoninerge noradrenerge Neurone. Die Funktionsstörungen korrelieren mit dem Auftreten von *extrazellulären neuritischen (senilen) Amyloidplaques* und von *intrazellulären neurofibrillären Geflechten* im *Neocortex*.

- Die *neuritischen Amyloidplaques* sind unlösliche *extrazelluläre, fibrilläre Ablagerungen* eines vorwiegend aus 42 oder 43 Aminosäuren bestehenden Peptides, das man als *β-Amyloid* oder Amyloid-β-Peptid (Aβ) bezeichnet. Das β-Amyloid entsteht durch Proteolyse eines größeren Vorläuferproteins, des *"β-Amyloid-Precursor-Proteins"* (β-APP; "β-Amyloid-Vorläuferprotein")

- Die Filamente der *neurofibrillären Geflechte* in den dystrophischen neuronalen Zellkörpern, den Dendriten und Axonen bestehen aus dem *Protein Tau*, dessen Moleküle hyperphosphoryliert und oxidativ stark geschädigt sind. Das ungeschädigte Tau ist in normalen Neuronen reichlich vorhanden, wo es infolge seiner Bindung an die *Tubulinmonomere* die *Mikrotubuli* stabilisiert. Tau gehört zu der Gruppe der MAPs (☞ Kap. 8.2.7.).

Amyloid

Der von *Rudolf Virchow* 1851 geprägte Begriff "Amyloid" ("der Stärke [amylum] ähnlich", da man annahm, das Amyloid bestehe aus Polysaccharid) wird noch heute zur Beschreibung von unlöslichen Proteinaggregaten unterschiedlicher Herkunft (☞ Tab. 25.2) benutzt. Amyloid zeigt unter polarisiertem Licht eine grüne Fluoreszenz bei Anfärbung mit Kongorot. Diese ist auf Wechselwirkungen des Farbstoffes mit regelmäßig angeordneten Polypeptidketten zurückzuführen. Die Röntgendiffraktometrie zeigt in den Aggregaten gekreuzte β-Strukturen. Amyloid ist resistent gegen Proteolyse.

Das β-Amyloid entsteht durch Proteolyse des β-APP. Das *Vorläuferprotein β-APP* ist ein aus verschiedenen Domänen aufgebautes *Membranglycoprotein*, das cotranslational die ER-Membran und posttranslational die Plasmamembran mit einem einzigen Segment durchzieht. Seine sezernierte, *lösliche Isoform* wird als *Nexin 2* bezeichnet. Das membrangebundene β-APP enthält 695 Aminosäuren (☞ Abb. 25.18). Es ist unentbehrlich für das Überleben neuronaler Zellen, für das Neuritenwachstum, für die synaptische Plastizität und die Zelladhäsion. Seine nach extrazellulär ragende N-terminale Domäne ist glycosyliert und größer als das zum Cytosol hin orientierte C-terminale Segment. Das β-APP kann durch vier Proteinasen (Endopeptidasen), α-, β-, γ- und δ-*Secretasen* genannt, gespalten werden. Die α- und die δ-Secretasen spalten von der extrazellulären Domäne des β-APP lösliche Peptide ab, die im Blutplasma nachgewiesen werden können. Für die Bildung und Freisetzung des β-Amyloids sind die β- und die γ-Secretasen zuständig. Die β-*Secretase* ist eine *Aspartylprotease*, die das β-APP in seiner extrazellulären Domäne spaltet (☞ Abb. 25.19). Die γ-Secretase ist eine *Diaspartylprotease*, die das β-APP in seiner Membranregion angreift und dabei die in das Cytosol gerichtete C-terminale Domäne abspaltet. Diese ist ein Induktor der Apoptose. Das im *Gehirn* des Gesunden durch die Wirkungen der β- und die γ-Secretase freigesetzte *Amyloid-β-Protein* ist löslich und besteht aus 40 Aminosäuren. Es wird als *βA-40-Peptid* bezeichnet. Das *pathologische β-Amyloid* der senilen Plaques besteht, im Unterschied dazu, aus 42 oder 43 Aminosäuren. Sie werden als *βA-42-Peptid* bzw. *βA-43-Peptid* bezeichnet. Die Ursache der unterschiedlichen Längen der normalen βA-40-Form und der beiden pathologischen Formen βA-42-Peptid bzw. βA-43-Peptid ist eine bei M. Alzheimer eintretende Verschiebung der Spaltstelle der γ-Secretase im β-APP um zwei bzw. drei Aminosäuren hin zum C-Terminus (☞ Abb. 25.19). Die beiden pathologischen Peptidspecies βA-42 und βA-43 werden als βA-42-

Krankheit	Protein	Struktur	Aggregate	betroffene Region	Lokalisierung
Creutzfeld-Jakob	Prion	α-Helix	β-Struktur, Amyloid	verschiedene Regionen im ZNS	extrazellulär
Alzheimer	Amyloid-β	α-Helix	β-Struktur, Amyloid	Hippocampus, Cortex	extrazellulär
Parkinson	α-Synuclein	Repeats	Lewy-Körper, β-Struktur	Substantia nigra, Hypothalamus	cytoplasmatisch
Huntington	Huntingtin	Trinucleotid-Repeats	unlöslich, β-Struktur	Striatum, Cortex	nucleär, cytoplasmatisch
Spinocerebellare Ataxie	Ataxin 1 und 3	Trinucleotid-Repeats	unlöslich, β-Struktur	Purkinje-Zellen, Gehirnstamm, Basalganglien	nucleär
Amyotrophe Lateralsklerose	Superoxiddismutase			motorischer Cortex	cytoplasmatisch
spinale Muskelatrophie	Androgen-Receptor			Rückenmark, Cranialnerven	nucleär

Tab. 25.2: Bildung von Proteinaggregaten bei neurodegenerativen Erkrankungen.

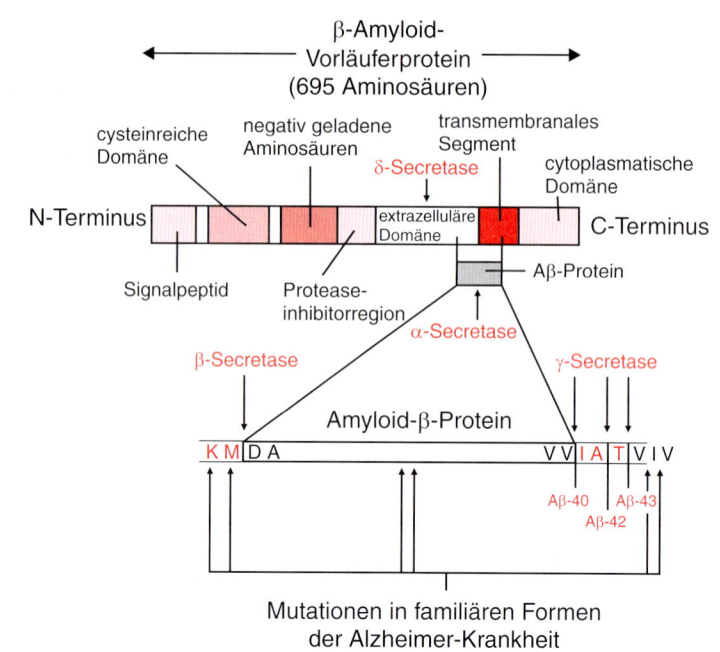

Abb. 25.18: Modell der Domänenstruktur des β-Amyloid-Vorläufer-Proteins (β-APP) und Bildung verschiedener Amyloid-β-Peptide als Spaltprodukte: βA-40, βA-42 und βA-43.

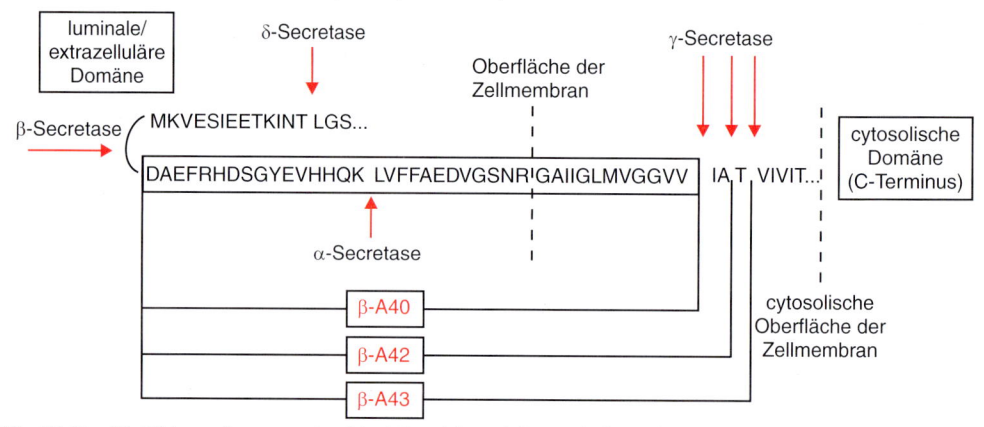

Abb. 25.19: Die Bildung des normalen βA40-Peptids und der pathologischen βA-42- bzw. βA-43-Peptide durch die β- und γ-Secretasen.

Peptide zusammengefaßt. Sie werden bei der Alzheimer-Erkrankung in wesentlich größeren Mengen als βA-40 im Gesunden infolge einer pathologisch massiv gesteigerten Proteolyse des β-APP freigesetzt. Die räumliche Struktur der massenhaft anfallenden pathologischen βA-42-Peptide ist instabil, so daß sich diese, im Unterschied zu βA-40, rasch in eine andere Konformation mit einer *starken Aggregationsneigung* umfalten und zur Bildung der für die Alzheimer-Erkrankung typischen *senilen Plaques* führen. Dadurch wird die Alzheimer-Erkrankung, wie die *Creutzfeldt-Jakob-Krankheit* (☞ Kap. 12.), zu einer *Proteinfaltungskrankheit*.

Das im Gehirn des Gesunden in kleinerem Umfang entstehende βA-40-Peptid wird in die cerebrospinale Flüssigkeit sezerniert, wo es an ein Protein gebunden wird, das man als Apoprotein J (ApoJ) bezeichnet. Der βA-40-ApoJ-Komplex wird receptorvermittelt durch Ependymzellen und den Plexus choroideus sowie durch die Wände der cerebralen Mikrogefäße endocytiert und danach intrazellulär abgebaut. Der hierfür zuständige Receptor ist das zur Großfamilie der *LDL-Receptoren* gehörende *Megalin* (☞ Kap. 17.). Megalin verhindert demzufolge die Akkumulation des βA 40 im gesunden Gehirn und wirkt dadurch der Bildung der neuritischen Plaques entgegen.

Die neurotoxischen Wirkungen der βA-42-Peptide. Die βA-42-Peptide bilden bei Anwesenheit von Fe^{2+}- und Cu^+-Ionen H_2O_2 und andere reaktive Sauerstoffspecies, die zu einer Peroxidation von Membranlipiden und zur Entstehung neurotoxischer Aldehyde und anderer reaktiver Verbindungen sowie zu oxidativen Modifikationen von Proteinen, darunter zahlreichen Membranproteinen (ionentransportierende ATPasen, Glucose- und Glutamattransporter, Receptoren, GTP-bindende Proteine, Ionenkanäle) und des cytoplasmatischen Proteins Tau führen und so die Bildung des neurofibrillären Geflechtes verursachen. βA-42-Peptide wirken auch toxisch auf Mitochondrien und sind für eine Dysregulation der neuronalen Ca^{2+}-Homöostase verantwortlich. Unter ihrer Wirkung wird die Elektronentransportkette geschädigt, was zu einer vermehrten Bildung von Superoxidradikal und anderen hochreaktiven Sauerstoffverbindungen Anlaß gibt. Dies führt zu einer Verminderung der mitochondrialen ATP-Produktion und zu weiteren Schädigungen. Für die Auslösung dieser Vorgänge in den Mitochondrien wird eine mitochondriale Alkoholdehydrogenase verantwortlich gemacht, die die Fähigkeit hat, βA-42 zu binden. Offenbar bewirkt βA-42 über dieses Enzym eine verstärkte mitochondriale Bildung von O_2-Radikalen und eine gesteigerte Apoptose.

Aggregierte Tauproteine sind die Hauptbestandteile des intraneuronalen Geflechtes der Alzheimer-Erkrankung. Die *Tauproteine* (M_r 50.000-100.000) gehören, zusammen mit den mikrotubulären Kinesin- und Dynein-Motorproteinen, zur Gruppe der **Mikrotubulus-assoziierten Proteine** (MAPs) (☞ Kap. 8.2.7.). Letztere haben eine große Bedeutung für die Stabilität der Mikrotubuli. Im menschlichen Gehirn existieren *sechs Isoformen* von *Tau*, die alle aus einem einzigen Gen durch alternatives Spleißen ihrer Prä-mRNA hervorgehen. Die physiologische Funktion der Tauproteine besteht in der Regulation des durch die Motorproteine bewerkstelligten axonalen Transportes von Zellorganellen. Die Tauproteine binden an die "Transportschienen" der axonalen Mikrotubuli und wirken als Schwellen (vergleichbar mit den den Straßenverkehr verlangsamenden "Drempeln"), d.h. sie *bremsen* den auf den Mikrotubuli ablaufenden, kinesinabhängigen und zum Plusende gerichteten, *Vesikel- und Organelltransport*. Die *Assoziation* der *Tauproteine* mit den *Mikrotubuli* ist von ihrem Phosphorylierungsgrad abhängig, der durch mehrere Proteinkinasen und Proteinphosphatasen bestimmt wird. Von besonderer Bedeutung ist dabei die *cyclinabhängige* (dependent) *Proteinkinase 5* (Cdk5). Dieses Enzym ist bei der Alzheimer-Erkrankung dereguliert, was zu einer *Hyperphosphorylierung* der *Tauproteine* und zu einem Verlust ihrer Affinität zum Mikrotubulussystem führt. Die stark phosphorylierten Tauproteine aggregieren und bilden das *intrazelluläre neurofibrilläre Geflecht*. Dadurch verliert das Mikrotubulussystem seine Polarität und, da in einem normalen Neuron die Tauproteine die Mikrotubuli durch Bindung an Tubulin stabilisieren, führt ihr Affinitätsverlust zum Tubulin zu einer Zerstörung des Cytoskeletts und zum Zelltod durch Apoptose. Diese sind Charakteristika neurodegenerativer Erkrankungen.

Die an der Pathogenese der Alzheimer-Erkrankung beteiligten Gene. Die Ätiologie der *früh einsetzenden, familiären Form* des *M. Alzheimer* wird durch drei Gene bestimmt:

- durch das Gen des β-*APP* auf Chromosom 21
- durch das *Präsenilingen 1* (PS1) auf Chromosom 14 und das *Präsenilingen 2* (PS2) auf Chromosom 1

Mutationen in jedem dieser drei Gene können *unabhängig voneinander* zu einer massiven Freisetzung von βA-42-Peptiden führen.

Mutationen im Gen des β-APP führen zu familiären, autosomal dominanten, Formen der Alzheimer-Erkrankung. Als Ursache der vermehrten Bildung von βA-42-Peptiden wurden, wie bereits erwähnt, bei bestimmten familiären Formen der Alzheimer-Erkrankung Mutationen im β-APP-Gen erkannt, die dessen normale Aufspaltung zu βA-40 verhindern und eine Verschiebung der Spaltstelle der γ-Secretase um zwei oder drei Aminosäuren zum C-Terminus des β-APP hin bewirken (☞ Abb. 25.18 und Abb. 25.19). Solche Mutationen *steigern* die Wirksamkeit der γ-Secretase. Diese setzt dann jedoch nicht das βA-40-Peptid frei, sondern liefert große Mengen βA-42- und βA-43-

Peptide, die sich *umfalten* und die *typischen extrazellulären neuritischen Plaques* bilden.

Mutationen in den Präsenilingenen führen zu einer veränderten γ-Secretase und dadurch zur Freisetzung von βA-42-Peptiden. Auch Mutationen in den *Präsenilingenen 1* und *2* führen zu früh einsetzenden, familiären Formen der Alzheimer-Erkrankung, allerdings auf eine andere Weise als Mutationen im β-APP-Gen. Die beiden einander sehr ähnlichen Präsenilingene 1 und 2 codieren die stark *hydrophoben Proteine Präsenilin 1* und *2* (PS1 und PS2). PS1 und PS2 sind inaktive Vorläuferproteine (Zymogene) der γ-Secretase. Sie sind in den *Membranen* des *neuronalen ER* und *Golgiapparates* jeweils mit *acht transmembranalen Domänen* verankert. Eine als *Präsenilinase* bezeichnete *Protease* spaltet die Präseniline zwischen ihren transmembranalen Helices 6 und 7 auf und liefert von jedem Präsenilin *zwei Fragmente*, ein N- und ein C-terminales Fragment (☞ Abb. 25.20). Die zwei Fragmente eines Präsenilinmoleküls bleiben assoziiert und bilden gemeinsam die *aktive γ-Secretase*, in der *jedes Fragment* einen *Aspartylrest* zur Bildung ihres *aktiven Zentrums* beisteuert.

Die Spaltung des β-APP durch die β- und γ-Secretasen verläuft indem 1. die β-*Secretase* unter Zurücklassung eines β-*APP-"Stumpfes"* die extrazelluläre Domäne abspaltet und 2. der in der Membran verbleibende β-*APP-"Stumpf"* zwischen die beiden Präsenilinfragmente wandert und so zum aktiven Zentrum der γ-Secretase gelangt. Im *gesunden Gehirn* spaltet die so gebildete γ-Secretase von dem β-APP-"Stumpf" das βA-40-Peptid ab, das auf dem sekretorischen Weg in den Extrazellulärraum gelangt. Alle bisher nachgewiesenen *Mutationen* in den *Präsenilingenen 1* und *2*, diese sind mehr als 30, *erhöhen* die *Aktivität* der aus ihnen entstehenden γ-*Secretase* beträchtlich und *ändern* ihre *Spezifität* im Hinblick auf die durch sie im β-APP-"Stumpf" angegriffene Peptidbindung. Die mutierten γ-Secretasen verursachen demzufolge nicht die Sekretion von βA-40, sondern, *ohne daß* eine *Mutation* im β-*APP* vorliegt, eine *massiv gesteigerte Freisetzung* von β*A-42-Peptiden* und damit die Auslösung der *Plaquebildung* (☞ Abb. 25.21).

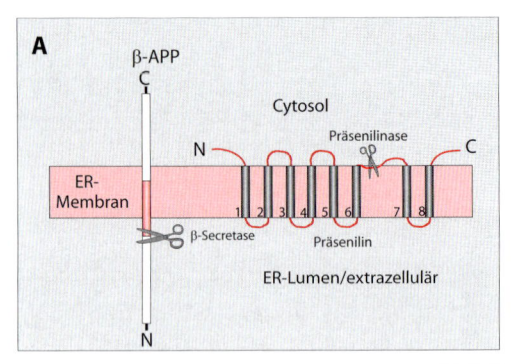

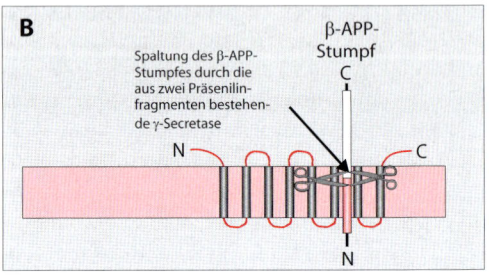

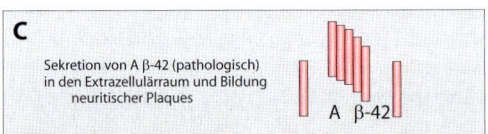

Abb. 25.20: Die Entstehung der γ-Secretase nach proteolytischer Spaltung von Präsenilin durch die Präsenilinase und die Bildung des pathologischen, zur Aggregatbildung neigenden Aβ-42.
A: Extrazelluläre Spaltung des β-APP durch die β-Secretase und Freisetzung der extrazellulären β-APP-Domäne; Spaltung des Präsenilins durch die Präsenilinase zwischen seinen Membrandomänen 6 und 7.
B: Die beiden Präsenilinfragmente bleiben nichtkovalent assoziiert und bilden die aktive γ-Secretase; jedes Fragment beteiligt sich mit je einem Aspartylrest (Asp257 und Asp385) am Aufbau des aktiven Zentrums der γ-Secretase; der von der β-Secretase zurückgelassene β-APP-Stumpf wandert zwischen die Domänen 6 und 7 und bindet an das aktive Zentrum der γ-Secretase. Diese spaltet von dem β-APP-Stumpf entweder das βA-40 (im gesunden Gehirn) oder (massenhaft) das βA-42 (bei M. Alzheimer) ab.
C: Aggregation des βA-42.

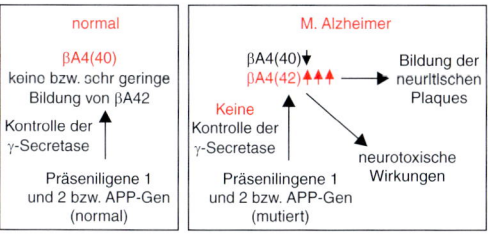

Abb. 25.21: Die massive Freisetzung von βA-42 bei M. Alzheimer.

Das Gen des Apolipoproteins E auf Chromosom 19 ist ein bedeutender Risikofaktor für die sporadische Form des M. Alzheimer. Die bisher besprochenen drei Gene - β-APP, PS1 und PS2 - sind für die Entstehung der *familiären Formen der Alzheimer-Erkrankung* verantwortlich, die etwa 10 % aller Alzheimer-Patienten ausmachen. Von wesentlich größerer Bedeutung für den M. Alzheimer ist der *Polymorphismus* des *Apolipoprotein E-Gens* (dies gilt für etwa 50 % der Alzheimer-Patienten, die im höheren Lebensalter erkranken). Das ApoE hat eine wichtige Funktion im Lipidstoffwechsel (☞ Kap. 17.). Sein Gen liegt auf Chromosom 19. Es weist einen *Polymorphismus* auf und kommt in *drei natürlichen Allelen* vor, *ApoE2*, *ApoE3* und *ApoE4*, die sich voneinander in nur einem einzigen Codon unterscheiden (von *Polymorphismus* einer Region im Genom eines Organismus spricht man, wenn diese bei den Individuen einer Population Sequenzunterschiede in einer signifikanten Anzahl aufweist). Bei der *sporadischen Form* des M. Alzheimer findet man das *ApoE4-Allel* in *höherer Frequenz* als beim Gesunden. Das *ApoE4-Allel* zeigt einen *dosisabhängigen Risikoanstieg* im Hinblick auf den *Zeitpunkt* des *Einsetzens* der Erkrankung. Personen mit zwei Kopien des E4-Allels erkranken früher als solche mit einem Allel und diese wiederum erkranken früher als Personen ohne ein E4-Allel. Die *Dichte* der *β-Amyloidplaques* ist der *Zahl* der *Kopien* des *E4-Allels* proportional. Das Apo E4 steigert die Bildungsgeschwindigkeit der βA-42-Peptide und wirkt als ein die Aggregation von βA-42-Peptid und dadurch die Bildung von Amyloidplaques förderndes Chaperon (☞ Abb. 25.24).

Fehler in der Transcription der DNA werden als eine mögliche Ursache der sporadisch auftretenden Alzheimer-Erkrankung diskutiert. Die *Mehrheit* der *Alzheimer-Patienten* erkranken an der *sporadischen Form*, d.h. ihre Erkrankung hat *keinen familiären Hintergrund*. Für diese im *fortgeschrittenen Lebensalter* auftretende Form müssen *andere Mechanismen* existieren, die zur *neuronalen Degeneration* führen. Im Transcriptionssystem des β-APP-Gens existiert ein Vorgang, der an die *Editierung der mRNA* erinnert (☞ Kap. 11.). Neuronal kann die Editierung der Sequenz...CGA GAG *AGA AUG UCC*... in der Prä-mRNA-Species des β-APP-Gens zur Eliminierung von zwei Basen in der mRNA (in diesem Falle von *GA*) und damit zu einer Veränderung im Ableseraster (...CGA GAG *AAU GUC*....) des Proteinsynthesesystems und zur Entstehung eines *falschen* oder *verstümmelten* Proteins führen (☞ Abb. 25.22). Man spricht von einer *Transcriptmutation*. Mit fortschreitendem Alter werden allgemein zunehmend mehr Veränderungen in der Aminosäuresequenz von Proteinen beobachtet, die auf eine Zunahme von Editierungsvorgängen zurückführbar sind, so auch in der mRNA des β-APP. Dies könnte eine Ursache der vermehrten Bildung von β-Amyloid und dessen verstärkter Ablagerung mit zunehmendem Alter sein. In Neuronen ist die genetische Information offenbar nicht stabil und die Instabilität könnte mit zunehmendem Lebensalter größer werden.

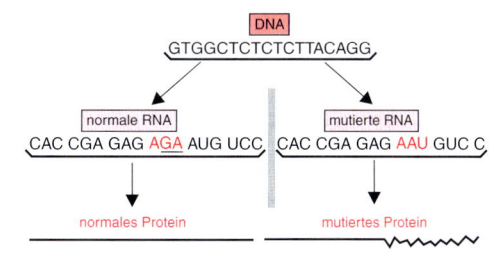

Abb. 25.22: Durch fehlerhafte Editierung der mRNA des β-Amyloid-Vorläuferproteins tritt ein Verlust an zwei Basen ein (GA), die zur Synthese eines veränderten β-APP führt.

25.6.4. Parkinson-Krankheit

Diese *neurodegenerative* Erkrankung (*Paralysis agitans*) ist durch *starre Körperhaltung, kleinschrittigen Gang, verlangsamte, leise, monotone Sprache, Ruhetremor* der Hände und, in ihren Spätstadien, durch *starken geistigen Verfall* gekennzeichnet. Man kennt verschiedene Formen der Parkinson-Erkrankung, 1. die bei 80 % der Patienten ohne klar erkennbare Ursache im fortgeschrittenen Alter auftretende *idiopathische* (sporadische) Form und 2. genetisch bedingte Formen, die schon im jugendlichen Alter oder bei jungen Erwachsenen einsetzen können und entweder autosomal-recessiv oder autosomal-dominant vererbt werden. Charakteristisch ist ein progressiver Verlust der *pigmentierten, dopaminhaltigen Neurone* der *Substantia nigra*. Diese Neurone besorgen die dopaminerge Innervation der Basalganglien und des limbischen Vorderhirns sowie des Cortex. Vor allem das *Putamen* und der *Nucleus caudatus* des Striatum sowie der *Nucleus accumbens* sind beim Gesunden dicht dopaminerg innerviert. In der *Substantia nigra* kommt es beim M. Parkinson zu einem Absterben von Neuronen, die Verbindungen zum Striatum haben, so daß dort ein schwerer *Mangel an Dopamin* entsteht. Im Unterschied zu der ein größeres Hirnareal erfassenden Alzheimer-Krankheit ist der für die Pathogenese der Parkinson-Krankheit verantwortliche Bezirk des ZNS stärker eingegrenzt und genauer lokalisiert.

In den dopaminergen Neuronen der Parkinsonpatienten findet man Einschlußkörperchen, die *Lewy-Körper*, die aus dem kleinen Phosphoprotein α-*Synuclein* sowie aus *Ubiquitin* bestehen. α-*Synuclein* findet man auch in Molekülaggregaten, die in ballonhaft aufgetriebenen Nervenfasern, den *Lewy-Neuriten*, vorkommen. Das aktive α-Synuclein hat im Gesunden eine Funktion im Transport der präsynaptischen dopaminhaltigen Vesikel. Der Abbau des α-Synucleins im normalen Gehirn erfolgt nach seiner Ubiquitinierung durch 26S-Proteasomen (Schritt 4 in Abb. 25.23). α-Synuclein hat die Tendenz, Fibrillen zu bilden, die sich zu adhäsiven Aggregaten zusammenlagern. Bei der sporadischen Form des M. Parkinson kommt es in den dopaminergen Neuronen zu einer beträchtlichen Anhäufung von α-*Synuclein-Ubiquitin-Aggregaten* in Form der bereits erwähnten *Lewy-Körper* (Schritt 5 in Abb. 25.23). Dies ist die Ursache für die Zerstörung dieser Neurone und für die dadurch verursachte mangelhafte Freisetzung von Dopamin, die zu den Symptomen der Parkinson-Erkrankung führen.

Drei Gene weisen Beziehungen zu den bei Jugendlichen und jungen Erwachsenen familiär auftretenden Formen der Parkinson-Erkrankung auf. Mutationen in drei Genen können zu familiär auftretenden Formen der Parkinson-Erkrankung führen (☞ Abb. 25.23):

1. Im Gen für ein als *Parkinprotein* bezeichnetes Enzym, das mit der *Ubiquitin-Protein-Ligase* E_3 identisch ist (☞ Kap. 18.2.4.6.). Das Enzym katalysiert die Übertragung von aktiviertem Ubiquitin auf α-Synuclein als Voraussetzung für seinen Abbau durch 26S-Proteasomen

2. Im Gen für das α-*Synuclein* (αSp16)

3. Im Gen für die *Ubiquitin-C-terminale Hydrolase L1;* dieses Enzym gehört mit einem Anteil von 2 % an den gesamten Gehirnproteinen zu den am stärksten vertretenen Proteinen im Gehirn; es hydrolysiert C-terminale Ester des Ubiquitins und spaltet Ubiquitin von Aminosäuren und Oligopeptiden ab. Sein großer Anteil im menschlichen Gehirn legt nahe, daß dieses Enzym für den Gehirnstoffwechsel bedeutsam ist und seine Anwesenheit in Lewy-Körpern und die pathogenen Defekte, die seine Mutanten auslösen, weisen darauf

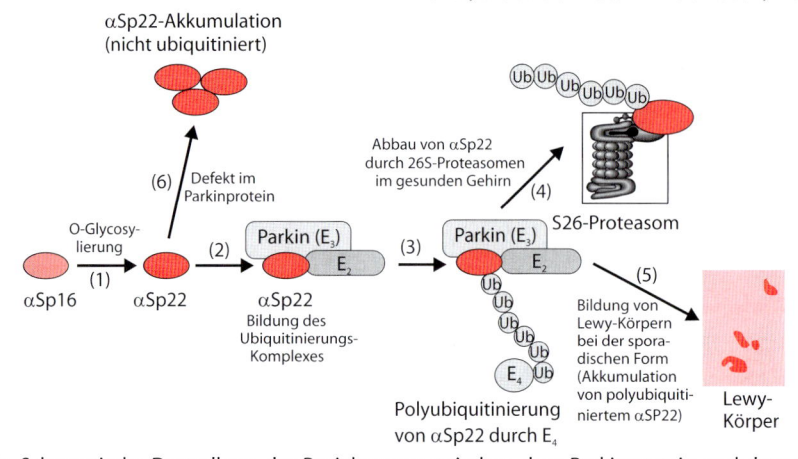

Abb. 25.23: Schematische Darstellung der Beziehungen zwischen dem Parkinprotein und dem α-Synuclein-22.000 (αSp22) im menschlichen Gehirn.

hin, daß dieses Enzym eine Rolle bei der Entstehung der Parkinson-Erkrankung spielen könnte.

Im *normalen menschlichen Gehirn* liegt ein *Proteinkomplex* vor, der aus der *Ubiquitin-Protein-Ligase E_3* (Parkinprotein), dem *ubiquitinkonjugierenden Enzym E_2* und einer glycosylierten Form von α-Synuclein (M_r 22.000, Abk. αSp22) besteht. Dieser Ubiquitinierungskomplex wird durch Schritt 2 in Abb. 25.23 gebildet. Das durch E_2 monoubiquitinierte αSp22 wird durch die Ubiquitin-Protein-Ligase E_4 polyubiquitiniert (Schritt 3). Das αSp22 entsteht durch O-Glycosylierung des α-Synucleins (M_r 16.000; Abk. αSp16) (Schritt 1) und ist die zum proteolytischen Abbau vorgesehene Form des α-Synucleins.

Das bei der *autosomal recessiven Form* der Erkrankung auftretende *mutierte Parkinprotein* bindet αSp22 nicht und ist *unfähig* zur Bildung von αSp22-Ubiquitinkonjugaten. Dadurch ist der ubiquitinabhängige Abbauweg des α-Synucleins blockiert. Als Folge kommt es zu einer *Akkumulation* von *nicht-ubiquitiniertem αSp22* (Schritt 6 in Abb. 25.23), jedoch *nicht*, wie bei der oben beschriebenen Anhäufung von α-*Synuclein-Ubiquitin-Aggregaten*, zur Entstehung von *Lewy-Körpern* (☞ Abb. 25.23). Auch die *Akkumulation von αSp22-Aggregaten* bewirkt einen *Verlust* der *dopaminergen Neurone*.

25.6.5. Neurodegenerative Proteinfaltungskrankheiten

Die besprochenen neurodegenerativen Erkrankungen haben einen ähnlichen Pathogenesemechanismus wie die Prionerkrankungen, da sie auf *Proteinablagerungen* als Folge von *Proteinaggregationsprozessen* zurückführbar sind. Der gemeinsame *molekulare Nenner* ist, daß die zur Aggregation neigenden Proteine eine *relativ schwach strukturierte*, d.h. *labile native Konformation* aufweisen, die leicht destabilisierbar ist. Zu den destabilisierenden Faktoren gehören Veränderungen im Chaperonmilieu und Mutationen in den Genen der betroffenen Proteine. Diese können die *Ausbildung* stabiler β-*Faltblattstrukturen* bewirken, die *unlösliche, krankheitsverursachende Proteinaggregate* in den betroffenen Gehirnzellen bilden (☞ Abb. 25.24). Unter bestimmten Bedingungen können die Aggregate Keime dafür sein, daß auch das normale, nichtmutierte, Protein eine abnorme Konformation annimmt und aggregiert. Derartige Abnormalitäten in der Proteinfaltung können auch durch andere Proteine, vor allem durch molekulare Chaperone, verursacht werden. So wird die Umfaltung des PrP^C zu PrP^{CJD} durch ein Chaperon der Wirtszelle, dem Protein X, erleichtert. Dieses Chaperon ist wahrscheinlich für die Speciesbarriere (damit ist die Tatsache gemeint, daß eine bestimmte Species infektionsresistent gegen die Prionen einer anderen Species ist, ☞ Kap. 12.5.) von Bedeutung. Gewisse Chaperone reduzieren die Proteinaggregation, andere wiederum begünstigen sie. Zu letzteren gehören das Protein X sowie das ApoE4. Diese erleichtern die Bildung unlöslicher Amyloidfibrillen, wie man sie bei der Creutzfeld-Jakob-Erkrankung, bei M. Alzheimer, bei der Huntington-Chorea u.a. Erkrankungen, aber auch beim Altern des normalen Gehirns, nachweisen kann. Dadurch wird der Mechanismus und die Kontrolle der Umwandlung von löslichen Proteinen in unlösliche Proteinaggregate zu einem *zentralen Thema* für die *neurodegenerative Pathologie*.

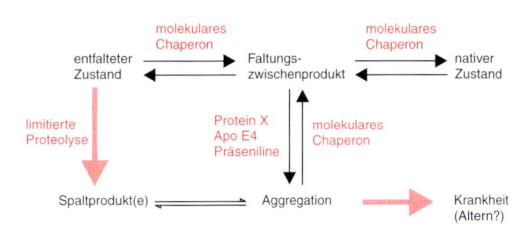

Abb. 25.24: Beziehungen zwischen Proteinfaltung, neurodegenerativen Erkrankungen und Alterung.

26. Biochemie des Muskels und Muskelkontraktion

26.1. Die molekulare Architektur des quergestreiften Muskels

Die Muskelfaser ist aus *Myofibrillen* aufgebaut. Diese weisen senkrecht zu ihrer Längsachse Querstreifungen auf, die durch die stark doppelbrechenden (dunkleren) *anisotropen A-Banden* und die schwach doppelbrechenden (helleren) *isotropen I-Banden* entstehen. In der Mitte der I-Banden liegt eine dünne dunkle Scheibe, die Zwischenscheibe oder *Z-Membran* (☞ Abb. 26.1). Als *H-Zone* wird die zentrale, weniger dichte Region einer A-Bande bezeichnet (☞ Abb. 26.8). In ihrer Mitte befindet sich die Mittelmembran. Diese wird von einem Gerüstprotein, dem M-Protein, gebildet. Die funktionelle Einheit einer Myofibrille ist das etwa 2,3 µm lange *Sarcomer*. Dieses stellt den Abschnitt einer Myofibrille zwischen zwei Z-Membranen dar und hat einen Durchmesser von 1,5 µm. Die Z-Membran besteht aus einem Gerüstprotein, dem α-Actinin. In jeder Z-Membran sind etwa 2000, parallel zur Zylinderachse verlaufende, *dünne* (Durchmesser 5 nm) und 500 nm lange *Myofilamente* verankert, die in den Zylinder des Sarcomers hineinragen, dessen Mitte jedoch nicht erreichen. An der *Mittelmembran* sind etwa 1000 parallel zur Zylinderachse verlaufende Filamente verankert, die 1500 nm lang sind und auf beiden Seiten der Mittelmembran jeweils 750 nm weit in das Sarcomer hineinragen. Da diese Filamente mit einem Durchmesser von 10 nm dicker als diejenigen sind, die in der Z-Membran verankert sind, werden sie als *dicke Myofilamente* bezeichnet. Die dicken und dünnen Myofilamente überlappen sich gegenseitig, jeweils zwischen der M- und den zwei Z-Membranen, in zwei Bereichen des Sarcomers. Die dicken Filamente der Myofibrillen stellen das Protein *Myosin* und die dünnen Filamente das Protein *F-Actin* dar.

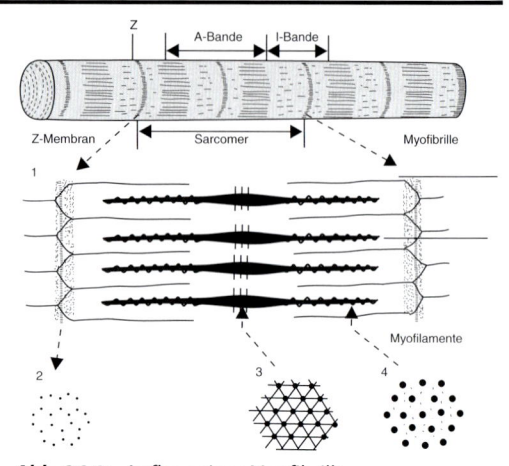

Abb. 26.1: Aufbau einer Myofibrille.
1. Struktur eines Sarcomers;
2. Querschnitt durch die dünnen Filamente nahe der Z-Membran;
3. Querschnitt durch die dicken Filamente in der Nähe der Mittelmembran;
4. Querschnitt durch die dicken und dünnen Filamente.

Ein weiteres zu den Myofilamenten gehörendes Protein ist das *Titin*. Dieses ist ein riesiges, fadenförmiges und elastisches Protein, das aus etwa 27.000 Aminosäuren aufgebaut ist (M_r 3,7x10^6). Das Titingen enthält mit 234 Exons die größte Anzahl von Exons eines menschlichen Gens. Der Name Titin soll an die Titanen der griechischen Mythologie erinnern. *Titin* ist für die *passiven elastischen Eigenschaften* der *Muskelfasern* verantwortlich. Ein Titinmolekül zieht sich durch ein Halbsarcomer, nämlich von der Z-Membran, an die sein N-Terminus befestigt ist, bis zur Mittelmembran, an die sein C-Terminus gebunden ist (☞ Abb. 26.2). Es ist ein Gerüstprotein, das zu über 90 % aus 297 Kopien von tandemartig angeordneten Immunglobulin- und Fibronnectinmotiven aufgebaut ist. Die *elastische Region* des Titinmoleküls befindet sich in seinem, an der Z-Membran befestigten, N-terminalen Bereich und besteht aus 37 Immunglobulin- und sechs Fibronectinmotiven. Bei Einwirkung einer Zugkraft entfalten sich diese Strukturmodule unter Verlängerung des gesamten Titinmoleküls und bei ihrem Wegfall, also passiv, tritt sehr schnell die Rückfaltung dieser Module in ihre native Raumstruktur ein, wodurch sich das Titinmolekül wieder verkürzt. Zusammen mit einem weiteren Faserprotein, dem *Nebulin*, bildet *Titin* ein flexibles, die Actin- und Myosinfilamente umgebendes, *Netzwerk*. Das Nebulin ist ebenfalls an der Z-Scheibe verankert, ist jedoch nicht elastisch (M_r 600.000-800.000). Das Phosphoprotein *Vimentin* findet man auch an die Z-Scheibe gebunden. Bei *Myasthenia gravis* (☞ Kap. 25.) werden im Blutplasma Antikörper gegen Titin gefunden. Außerhalb der Sarcomere, findet man im Muskel zahlreiche weitere Proteine, z.B. das *Dystrophin*, das der Verankerung des Cytoskeletts an der Plasmamembran dient (☞ Kap. 9.).

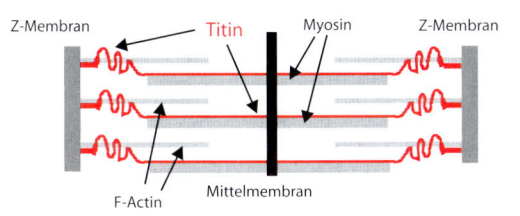

Abb. 26.2: Titinmoleküle verbinden in einem Halbsarcomer die Z-Membran mit der Mittelmembran.

Das Myosin. Die einzelnen *Myosinmoleküle* sind etwa 150 nm lang und 2 nm dick, sie tragen an einem Ende zwei 16 nm lange und 6,5 nm dicke Köpfe. In den dicken Filamenten sind sie zu Bündeln, bestehend aus mehr als 100 Molekülen, zusammengefaßt (☞ Abb. 26.3). Das Myosinmolekül enthält sechs Polypeptidketten, *zwei identische schwere* und *zwei Paare leichte Ketten*. Die zwei schweren Ketten bilden einen langen *spiralisierten Stab*, der sich in die *zwei Myosinköpfe* fortsetzt. Jeder dieser Myosinköpfe enthält zwei *nichtidentische leichte* Ketten (☞ Abb. 26.4). Die Köpfe der Myosinmoleküle bilden *Querbrücken* zu den dünnen Filamenten. Das mittlere Segment eines Sarcomers ist frei von Querbrücken. Myosin enthält an jeder seiner beiden *Kopfdomänen* das *aktive Zentrum* einer *ATPase*. Diese bezeichnet man als *Myosin-ATPase*. In Gegenwart von *Actin* hat die *Myosin-ATPase* die Fähigkeit, die *freie Enthalpie* der *ATP-Hydrolyse* zur *Kontraktion* des Muskels zu nutzen.

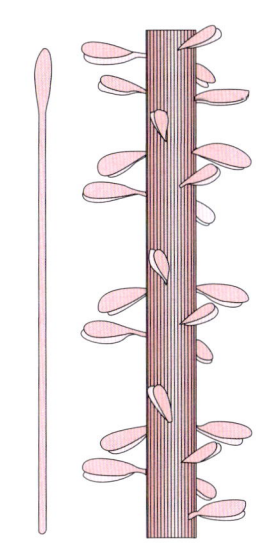

Abb. 26.3: Aufbau eines stabförmigen Myosinmoleküls und eines dicken Filamentes mit den Doppelköpfen des Myosins.

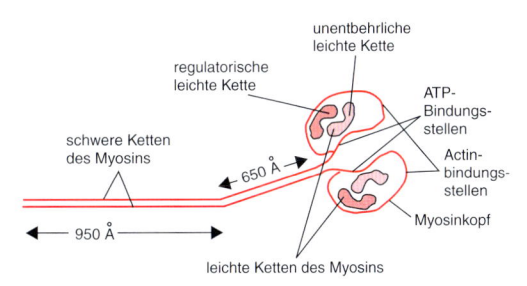

Abb. 26.4: Ein Myosinmolekül besteht aus sechs Polypeptidketten, zwei schweren und vier leichten Ketten.

Actin, Troponin und Tropomyosin. Das die *dünnen Filamente* aufbauende Actin kommt in zwei Zuständen vor, einem *globulären* (*G-Actin*) und einem *fibrillären* Zustand (*F-Actin*). Das *F-Actin* ist ein *Polymeres* des *G-Actins*. In den dünnen Filamenten sind etwa 200 G-Actinmoleküle durch hydrophobe Bindungen kettenförmig zu F-Actin assoziiert (☞ Abb. 26.5). Zwei F-Actinketten lagern sich jeweils zu einem dünnen Filament aneinander und umwinden sich gegenseitig. Die dünnen Filamente enthalten noch zwei weitere Muskelproteine, das *Troponin* und das *Tropomyosin*. Diese dienen der *Regulation* der für die *Muskelkontraktion* wichtigen Wechselwirkungen zwischen dem *Actin* und dem *Myosin*. Tropomyosin besteht aus zwei Untereinheiten, Tropomyosin α und Tropomyosin β. Die Prä-mRNA des Tropomyosins α unterliegt einem gewebespezifischen alternativen Spleißen, das zur Entstehung von Isoformen des Tropomyosins führt, die sich spezifisch auf die quergestreifte und glatte Muskulatur sowie auf andere Zelltypen verteilen (☞ Kap. 11.). Die *fibrillären Tropomyosinmoleküle* haben die Länge von sieben aneinandergereihten G-Actinmolekülen und liegen in den beiden Furchen zwischen den zwei F-Actinsträngen. Jedes Tropomyosinmolekül bindet ein *Troponinmolekül*. Das *Troponin* vermittelt die Empfindlichkeit der Myosin-ATPase gegenüber den für die Muskelkontraktion unentbehrlichen Ca^{2+}-*Ionen* und besteht aus *drei*, funktionell unterschiedlichen, *Untereinheiten* (☞ Abb. 26.6): 1. dem an das Tropomyosin bindenden *Troponin T*, 2. dem die Wechselwirkung zwischen dem Myosin und dem Actin hemmenden, d.h. die Myosin-ATPase hemmenden, *Troponin I* (I Abkürz. von Inhibitor), 3. dem *Troponin C*, das Ca^{2+}-Ionen bindet und die Hemmung der Myosin-ATPase durch Troponin I aufhebt.

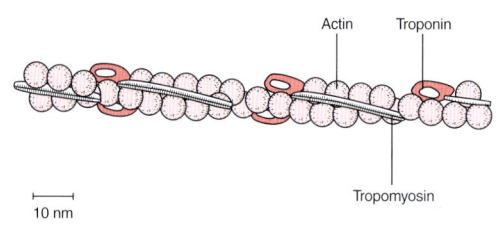

Abb. 26.5: Struktur eines dünnen Filamentes (F-Actin). Die Kugeln stellen G-Actinmoleküle dar; außerdem sind Tropomyosin und Troponin dargestellt.

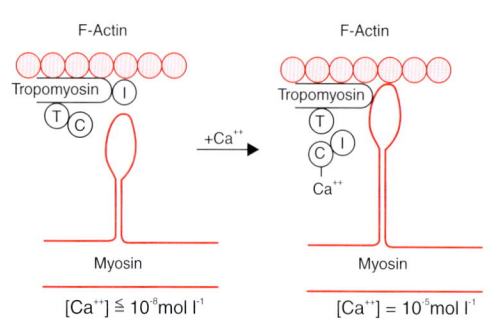

Abb. 26.6: Wechselwirkungen zwischen F-Actin, Tropomyosin und den drei Untereinheiten des Troponins.

26.2. Die Muskelkontraktion

Rolle der Ca^{2+}-Ionen bei der Muskelkontraktion. Für den Kontraktionsprozeß sind Ca^{2+}-Ionen erforderlich. Deren aktivierende Wirkung auf die Kontraktion erfolgt durch Vermittlung des *Troponin-Tropomyosin-Systems* der dünnen Filamente. Bei der im Cytoplasma des ruhenden Muskels herrschenden *niedrigen* Ca^{2+}-*Konzentration* ($[Ca^{2+}] < 10^{-8}$ mol l^{-1}) hemmt das Troponin die Wechselwirkung zwischen *Actin* und *Myosin* (☞ Abb. 26.6), da das Troponin I an den Tropomyosin-F-Actin-Komplex bindet und so die Bindung von Myosin an Actin verhindert. Dadurch kann die Myosin-ATPase ihre Wirkung nicht entfalten. Bei Steigerung der Ca^{2+}-Konzentration im Myoplasma auf 10^{-5} bis 10^{-6} mol l^{-1} kommt es zur Bindung von Ca^{2+}-Ionen an das Troponin C, wodurch sich dessen Affinität zum Troponin I erhöht. Dies hat die Ablösung des Troponins I vom Tropomyosin-F-Actin-Komplex zur Folge, worauf sich Myosin an das F-Actin binden und, unter *Aktivierung* seiner *ATPase*, den *Kontraktionsvorgang* einleiten kann. Durch *Erhöhung* der Ca^{2+}-*Konzentration* im Cytosol wird der *Sperrmechanismus* ausgeschaltet, der die Bindung von Myosin an das Actin verhindert. Wenn die Ca^{2+}-Konzentration wieder sinkt, erleichtert Troponin T die Dissoziation des Troponins I vom Troponin C, und bindet selbst an Troponin C. Dieser Vorgang ist für die *Muskelentspannung* wichtig, denn er erlaubt dem Troponin I, sich an den Tropomyosin-F-Actin-Komplex zu binden und dadurch die Wechselwirkung des F-Actins zum Myosin wieder zu unterdrücken.

ATP ist der Energiedonor der Muskelkontraktion. Der unmittelbare Energiespender für die Muskelkontraktion ist das ATP. Die zur Muskelkontraktion erforderliche Energie wird durch die enzymatische Hydrolyse von ATP, katalysiert durch die Myosin-ATPase, bereitgestellt. Der Anstieg der cytosolischen Ca^{2+}-Konzentration ermöglicht die Wechselwirkungen zwischen dem F-Actin und dem Myosin und setzt die ATP-verbrauchende Muskelkontraktion in Gang, gleichzeitig gewährleistet die erhöhte Ca^{2+}-Konzentration die ATP-Nachlieferung durch einen verstärkten Abbau von Glycogen (☞ Abb. 16.17).

Kreatinphosphat ist eine schnell verfügbare und sich auch rasch erschöpfende Energiereserve des Muskels. Wenn man die Glycolyse des Muskels hemmt oder seine Atmung durch Cyanid unterbindet, so kann sich der Muskel dennoch über einen kurzen Zeitraum hinweg kontrahieren. Die Ursache ist, daß die Muskulatur eine schnell verfügbare, jedoch auch rasch erschöpfbare, Energie-

26.2. Die Muskelkontraktion

reserve besitzt. Diese ist das energiereiche *Kreatinphosphat* (auch als *Phosphokreatin* bezeichnet), das mit ATP, katalysiert durch die *Kreatinkinase*, im Gleichgewicht steht. Infolge seines hohen Phosphorylgruppen-Übertragungspotentials (☞ Kap. 14.) kann das Kreatinphosphat, katalysiert durch die Kreatinkinase, unter Zurücklassung von Kreatin ADP zu ATP phosphorylieren. In der Rückreaktion wird unter ATP-Verbrauch Kreatinphosphat resynthetisiert (☞ Abb. 26.7). Im schwach *sauren* Gebiet, z.B. im tetanisch kontrahierten oder im arbeitenden Muskel, liegt das Gleichgewicht der *Kreatinkinasereaktion* auf der Seite der *ATP-Bildung*. Dadurch ist im arbeitenden Muskel bei Sauerstoffmangel für kurze Zeit ein konstanter ATP-Spiegel gewährleistet, der bis zur Erschöpfung der Kreatinphosphatreserve aufrecht erhalten werden kann. Nach dem Verbrauch des Kreatinphosphates erfolgt die ATP-Bereitstellung durch die Glycolyse (anaerob) bzw. durch die Glucoseoxidation (aerob). In der *Erholungsphase des Muskels* wird das Kreatinphosphat aus Kreatin und dem dann vorwiegend durch Atmungskettenphosphorylierung entstehenden ATP zurückgebildet. Die Kreatinkinase wird bei starker ATP-Erniedrigung und gleichzeitiger Erhöhung von AMP durch die *AMP-aktivierbare Proteinkinase* phosphoryliert und inaktiviert (☞ Abb. 17.23). Dies ist ein Schutzmechanismus der Zelle zur Aufrechterhaltung lebenswichtiger Funktionen des ATP, wenn dieses z.B. bei Anoxie oder Ischämie stark abfällt.

Die *Kreatinkinase* liegt im Muskel in *zwei Formen*, der *cytosolischen* und der *mitochondrialen*, vor. Letztere ist an die *Außenseite* der *mitochondrialen Innenmembran* gebunden. Die cytosolische Kreatinkinase ist für die Bildung von ATP aus Kreatinphosphat und ADP, die mitochondriale Kreatinkinase (mCK, C von engl. creatine) hingegen für die Regeneration des Kreatinphosphates aus Kreatin und ATP zuständig. Das gebildete Kreatinphosphat kann durch die äußere Mitochondrienmembran leicht in das Cytoplasma gelangen. Aus *Kreatinphosphat* entsteht unter Freisetzung von Phosphat das *Kreatinin* als Abbau- und Ausscheidungsprodukt des Kreatins (☞ Abb. 26.7).

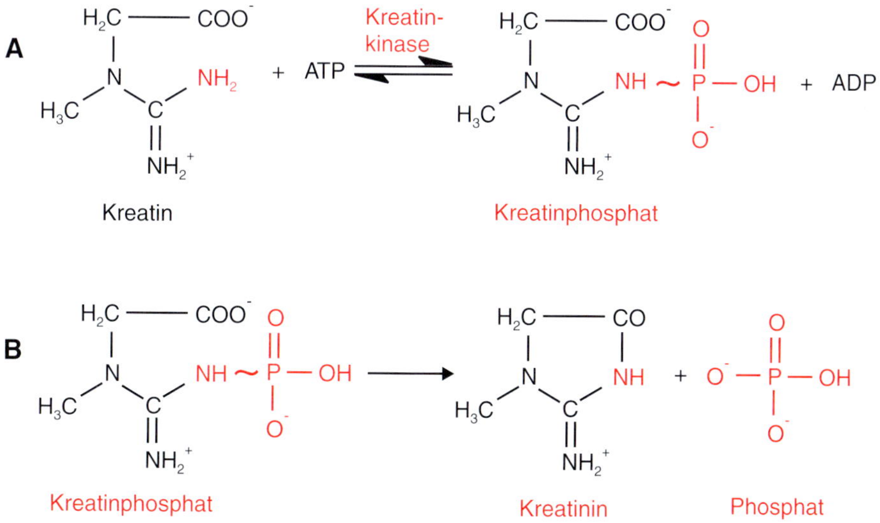

Abb. 26.7: A: Reversible Bildung von Kreatinphosphat aus ATP und Kreatin durch die Kreatinkinase. B: Irreversible Bildung von Kreatinin (Ausscheidungsprodukt) aus Kreatinphosphat.

Die *cytosolische Kreatinkinase* ist ein *dimeres Enzym*. Der menschliche Organismus besitzt von ihr *zwei Isoenzyme* und *eine Hybridform*, die sich von zwei verschiedenen, genetisch determinierten Untereinheiten ableiten, der CK-M (M von **m**uscle) und CK-B (B von **b**rain):

- die *CK-MM* im Cytosol des Skelettmuskels (*Muskeltyp*; Isoenzym MM)
- die CK-BB im Gehirn sowie in Tumoren des Magen-Darmtraktes (*Hirntyp*; Isoenzym BB)
- die CK-BM (Hybridform), die zusammen mit CK-MM im Herzmuskel vorkommt (*Myocardtyp*).

Die *Isoenzymdiagnostik* der *Kreatinkinase* ist für die Diagnostik eines *Herzinfarktes* und von *Skelettmuskelerkrankungen* von großer klinischer Bedeutung.

Das Gleitmodell der Muskelkontraktion. Die Kontraktion des quergestreiften Muskels kommt dadurch zustande, daß die dünnen Filamente an den dicken Filamenten entlang gleiten und dabei die Z-Membranen mitnehmen. Der Mechanismus führt zu einer *Verkürzung* des *Sarcomers*, ohne daß sich die Längen der beiden Filamente dabei ändern. Dies ist das *Gleitmodell* der *Muskelkontraktion* (☞ Abb. 26.8). In dem Gleitmechanismus haben die *Querbrücken* der *dicken Filamente*, also die *Köpfe des Myosins*, eine *zentrale Funktion*. Als Träger des *ATPase-Zentrums* des Myosins sind sie der Ort, an dem die Energie für die Muskelkontraktion bereitgestellt wird. Bei der Muskelkontraktion durchlaufen die Querbrücken fortwährend einen ATP-verbrauchenden Reaktionscyclus, den man als *Querbrücken-* oder *Kontraktionscyclus* bezeichnet. Die *Muskelspannung* entsteht in den Überlappungsregionen der beiden Filamente durch die ATP-verbrauchenden Kontraktionscyclen, in deren Verlauf die durch die Querbrücken vermittelten Bindungen zwischen dem Myosin und dem F-Actin ständig gelöst und neu geknüpft werden. Die Querbrücken binden an die Actinfilamente in einem bestimmten Winkel. Durch *Veränderung dieses Winkels* werden die dünnen Filamente gegen die dicken *verschoben*, so daß eine Verkürzung des Muskels erfolgt. Die Schrittlänge, mit der ein Actinmolekül durch einen einzelnen Myosinkopf unter ATP-Verbrauch an dem Myosinfilament entlangbewegt wird, beträgt 5,3 nm. Mitunter treten jedoch mehrere, unmittelbar aufeinanderfolgende, Schritte eines einzelnen Myosinkopfes ein, bei denen eine Distanz von 11 bis 30 nm zurückgelegt wird und dabei nur ein einziger ATP-Hydrolysecyclus durchlaufen wird.

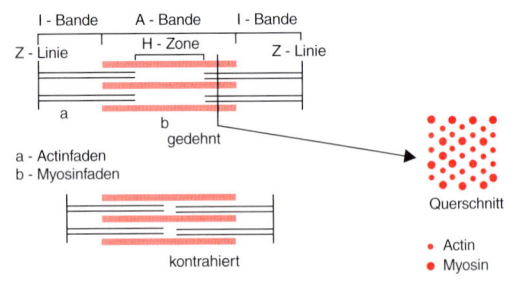

Abb. 26.8: Gleitmodell der Muskelkontraktion.

Der Kontraktionscyclus. Der *Kontraktionscyclus* besteht aus sechs Stufen (☞ Abb. 26.9):

A) *Abwesenheit von ATP*: der Myosinkopf ist fest an das Actin gebunden

B) *Bindung von ATP an das aktive Zentrum der Myosin-ATPase*: Dissoziation des Actin-Myosin-Komplexes

C) *ATP-Hydrolyse*: ADP und P_a verbleiben im aktiven Zentrum der Myosin-ATPase; die Affinität des Myosinkopfes zum Actin steigt infolge der ATP-Hydrolyse an

D) *Bindung des Myosinkopfes*: unter Veränderung des Bindungswinkels bindet das Myosin an eines der nächsten G-Actinmoleküle

E) "*Kraftakt*": nach Freisetzung des abgespaltenen Phosphates bindet der Myosinkopf fester an das Actin und verschiebt - unter erneuter Veränderung seines Bindungswinkels zum G-Actin - das Actin um eine Distanz von 5,3 nm

F) *Abspaltung von ADP*: Ende des Kontraktionscyclus und Rückkehr der Querbrücke in ihren Ausgangszustand; ein neuer Cyclus kann beginnen.

Indem die Myosinköpfe "*an einer Stelle treten*", verschieben sie das Actinfilament gegen das Myosinfilament und verkürzen dadurch - unter Mitnahme der Z-Membranen - das Sarcomer.

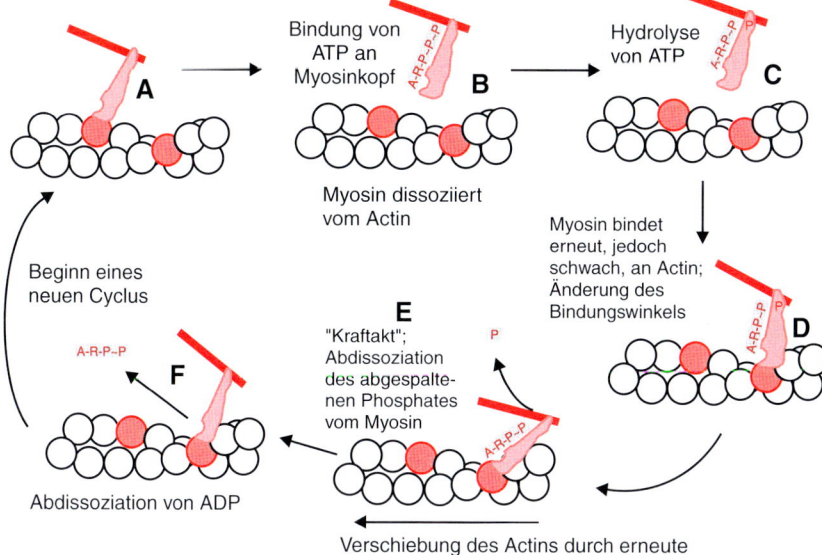

26.3. Regulation der Ca²⁺-Konzentration in der Muskelzelle

Abb. 26.9: Der Kontraktionscyclus.

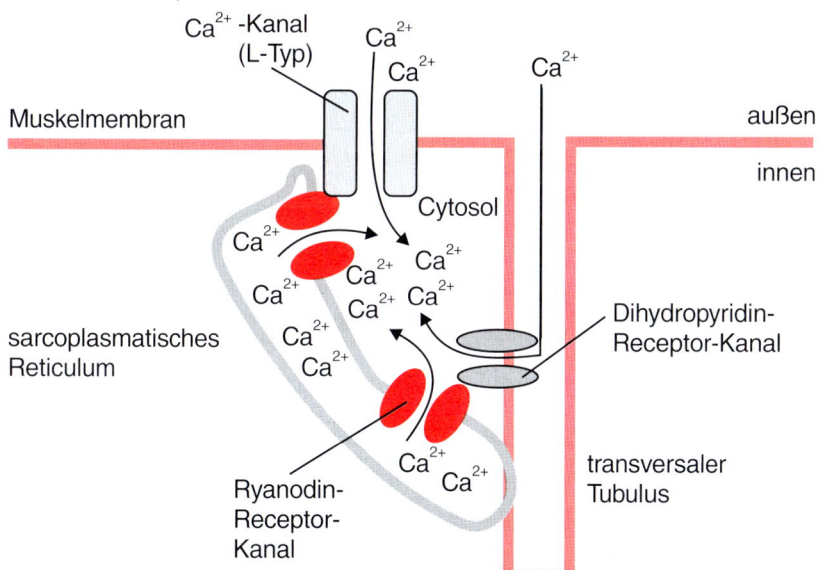

Abb. 26.10: Die drei wichtigsten spannungsgesteuerten Ca^{2+}-Kanäle des Skelettmuskels: der Ca^{2+}-Kanal vom L-Typ, der Dihydropyridin-Receptor-Kanal und der Ryanodin-Receptor-Kanal.

26.3. Regulation der Ca²⁺-Konzentration in der Muskelzelle

Für die Erhöhung der Ca^{2+}-Konzentration im Skelett- und im Herzmuskel sind verschiedene Ca^{2+}-Kanäle verantwortlich. In den Membranen des Skelett- und Herzmuskels gibt es zahlreiche Ca^{2+}-Kanäle, die für den Einstrom von Ca^{2+}-Ionen in das Cytosol sorgen (☞ Abb. 26.10):

1. der *spannungsgesteuerte Ca^{2+}-Kanal* der Muskelmembran vom Typ L ("langsamer" Typ mit großer Leitfähigkeit)

2. der auch zum L-Typ gehörende *spannungsgesteuerte Ca^{2+}-Kanal* der *transversalen Tubuli*; da an

diesen Kanal 1,4-Dihydropyridinverbindungen binden, nennt man ihn *Dihydropyridin-Receptor*

3. der Ca^{2+}-*Kanal des sarcoplasmatischen Reticulums*; da dieser Kanal durch das an ihn bindende Alkaloid *Ryanodin* geöffnet wird, bezeichnet man ihn als *Ryanodin-Receptor-Kanal*. Dieser Ca^{2+}-Kanal ist von dem ligandengesteuerten Ca^{2+}-Kanal des sarcoplasmatischen Reticulums, der sich nach Bindung von IP_3 öffnet, zu unterscheiden

4. ein Na^+-*Kanal der Herzmuskelmembran*, der als *gemischter, spannungsgesteuerter Na^+/Ca^{2+}-Kanal* fungieren kann

5. das Na^+/Ca^{2+}-*Austauschprotein der Muskelmembran*, das einen elektrogenen Gegenaustausch eines Ca^{2+}-Ions gegen drei Na^+-Ionen bewirkt. Seine *Transportrichtung* hängt vom Na^+- bzw. Ca^{2+}-*Gradienten* und dem *Membranpotential* ab. Nach einer Muskelstimulation sorgt dieses Membranprotein sehr rasch für einen Na^+/Ca^{2+}-*Gegentransport*. Zu Beginn des Aktionspotentials fließen durch diesen Kanal Ca^{2+}-Ionen im Austausch gegen Na^+-Ionen in eine Herzmuskelzelle ein, bei Repolarisation der Membran werden durch diesen Kanal Ca^{2+}-Ionen gegen ihr Konzentrationsgefälle aus dem Zelleninneren nach draußen befördert. Dafür fließen Na^+-Ionen wieder ein (☞ Abb. 26.11).

Die Kanäle 1-4 sind *Spannungssensoren*, die eine Verbindung zwischen *Membrandepolarisation* und Ca^{2+}-*Transport* herstellen und für die Erhöhung der Ca^{2+}-Konzentration im Cytosol der Muskelzelle sorgen. Die bei Erregung der Muskelfaser eintretende Depolarisation der Muskelmembran setzt sich über die T-Tubuli bis in die Tiefe der Muskelfaser fort und öffnet die Ca^{2+}-Kanäle der Muskelmembran und die der transversalen Tubuli (Dihydropyridinreceptoren). Durch diese beiden Ca^{2+}-Kanäle strömen Ca^{2+}-Ionen in die Muskelzelle ein.

Ca^{2+}/Calmodulin bindet an ein intrazelluläres Isoleucin-Glutamin-Motiv des spannungsgesteuerten Ca^{2+}-Kanals (L-Typ) und moduliert dessen Aktivität. Das intrazelluläre Ca^{2+}-Bindungsprotein Calmodulin wirkt als Ca^{2+}-Sensor sowohl für die Schließung als auch für die Erleichterung der Öffnung des spannungsgesteuerten Ca^{2+}-Kanals vom L-Typ. Dies ist deshalb von Bedeutung, da durch die Öffnung dieses Kanals nicht nur die Kontraktion des Herz- und Skelettmuskels ausgelöst wird, sondern auch der Eintritt von Ca^{2+}-Ionen in endokrine Zellen erfolgt, in denen Ca^{2+}-Ionen die Hormonsekretion fördern oder, in Nervenzellen, Ca^{2+}-Ionen die Transcription von Genen kontrollieren, die den Lern- und Gedächtnisvorgängen zugrunde liegen. Im intrazellulär lokalisierten C-Terminus der α_1-Untereinheit des Ca^{2+}-Kanals (☞ Kap. 8.) befindet sich ein *calmodulinbindendes Isoleucin-Glutamin-(IQ-)haltiges Strukturmotiv* (Q ist Symbol von Glutamin). An dem Ca^{2+}-Kanalprotein unterscheidet man zwei Regionen, a) eine Calmodulinbindungsregion, an die Ca^{2+}-freies Calmodulin unter Ruhebedingungen gebunden ist und b) eine Calmodulin-Effektorregion, an die der Ca^{2+}/Calmodulin-Komplex nach Öffnung des Ca^{2+}-Kanals bindet (☞ Abb. 26.12). Nach der Öffnung des Kanals werden die eintretenden Ca^{2+}-Ionen an Calmodulin

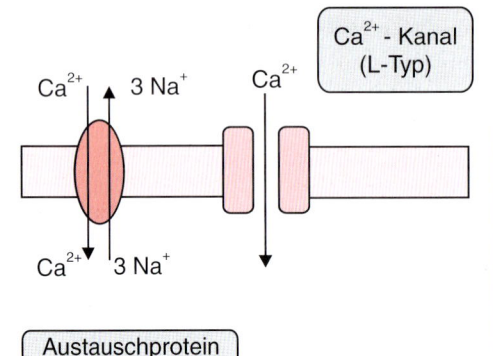

Öffnung des Ca^{2+}-Kanals durch:
- Depolarisation der Zellmembran;
- cAMP-abhängige Phosphorylierung des Kanalproteins;

Schließung des Ca^{2+}-Kanals durch:
- Erniedrigung von cAMP (muscarinischer Receptor);
- β-Receptorblocker;
- Ca^{2+}-Kanalantagonisten (Dihydropyridin, Benzodiazepine).

Abb. 26.11: Der Ca^{2+}-Kanal vom L-Typ und das Ca^{2+}/Na^+-Austauschprotein in der Membran des Herzmuskels.

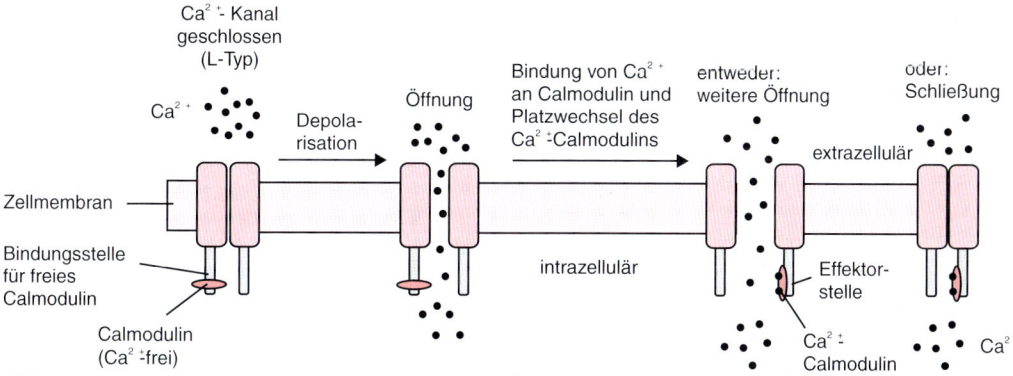

Abb. 26.12: Modulation des spannungsgesteuerten Ca^{2+}-Kanals (L-Typ) durch den Ca^{2+}-Calmodulin-Komplex.

gebunden, welches als Ca^{2+}/Calmodulin seinen Bindungsplatz am Ca^{2+}-Kanal wechselt und an die Effektorregion gebunden wird. Von dieser Region moduliert der Ca^{2+}/Calmodulin-Komplex - in Abhängigkeit von der intrazellulären Ca^{2+}-Konzentration - den Öffnungsgrad des Ca^{2+}-Kanals, indem er diesen entweder schließt oder weiter öffnet.

Regulation der Ryanodin-Receptor-Kanäle des Skelettmuskels. Im *Skelettmuskel* sind der *Ca^{2+}-Kanal* vom L-Typ und der *Dihydropyridinreceptor* direkt mit dem Ca^{2+}-Kanal des sarcoplasmatischen Reticulums, dem *Ryanodin-Receptor-Kanal*, gekoppelt, so daß die Öffnung der zwei Kanäle unmittelbar zur Öffnung des Ryanodin-Receptor-Kanals führt und Ca^{2+}-Ionen aus dem sarcoplasmatischen Reticulum in das Cytosol einströmen können (☞ Abb. 26.10). Die zur Muskelkontraktion erforderliche Erhöhung der cytosolischen Ca^{2+}-Konzentration setzt sich demzufolge aus zwei Anteilen zusammen, den Ca^{2+}-Ionen aus dem Extrazellulärraum und den Ca^{2+}-Ionen aus dem Lumen des sarcoplasmatischen Reticulums.

Das *kanalbildende Protein* des *Ryanodin-Receptor-Kanals* besteht aus vier Untereinheiten, die eng mit vier Molekülen eines Proteins assoziiert sind, das man als *FKBP12* (Abk. von engl. **FK506**-binding protein) bezeichnet. Das *FKBP12* reguliert die Öffnung und Schließung des Ca^{2+}-Kanals und ist unentbehrlich für die *Kopplung* des *Ryanodinkanals* an den *Dihydropyridinkanal*. Die FK506-Bindungsproteine gehören zu der *Immunophilinfamilie*, die als *Proteinfaltungsenzyme* (Peptidyl-prolyl-*cis-trans*-isomerasen) wirken (☞ Kap. 3.). Man nimmt an, daß das FKBP12 Konformationsänderungen in den Untereinheiten des Ryanodin-Receptor-Kanals bewirkt, die für dessen Öffnung und Schließung von Bedeutung sind.

Regulation der Ryanodin-Receptor-Kanäle des Herzmuskels. Die Kontraktion des Herzmuskels wird durch eine *zeitlich begrenzte* Erhöhung der intrazellulären Ca^{2+}-Konzentration aktiviert. Diese wird durch das *Aktionspotential* des Herzens ausgelöst. Während des Aktionspotentials verursacht die Depolarisation der Plasmamembran und der transversalen Tubuli die Öffnung der spannungsgesteuerten Ca^{2+}-Kanäle, was einen relativ kleinen Influx von Ca^{2+}-Ionen in das Innere der Herzmuskelzellen bewirkt. Die *Ca^{2+}-Ionen* bilden um die *Ryanodin-Receptor-Kanäle* des sarcoplasmatischen Reticulums herum *Ionenwolken*, die eine Bindung von Ca^{2+}-Ionen an diese Kanäle und deren Öffnung bewirken. Dadurch kommt es zu einem *Einstrom* von *Ca^{2+}-Ionen* aus dem *sarcoplasmatischen Reticulum* in das *Cytosol*. Dieser Vorgang wird als *Ca^{2+}-induzierte Freisetzung von Ca^{2+}-Ionen* bezeichnet (engl. "Ca^{2+}-induced Ca^{2+}-Release" [CICR]). Im Unterschied zum Skelettmuskel sind in der Herzmuskelzelle die Ca^{2+}-Kanäle des Plasmalemmas und der T-Tubuli *nicht direkt* mit den Ryanodinreceptoren verbunden, so daß diese, im Gegensatz zum Skelettmuskel, *nicht* durch direkte Protein-Protein-Wechselwirkungen geöffnet werden können, sondern deren Öffnung auf die genannte Weise erfolgt. Im Verlauf eines *Erregungs-Kontraktions-Cyclus* des Herzmuskels kann durch den CICR-Mechanismus nach einer kurzen Öffnung der spannungsgesteuerten Ca^{2+}-Kanäle des Plasmalemmas bzw. der transversalen Tubuli eine Öffnung der Ryanodinreceptorkanäle erfolgen (☞ Abb. 26.13).

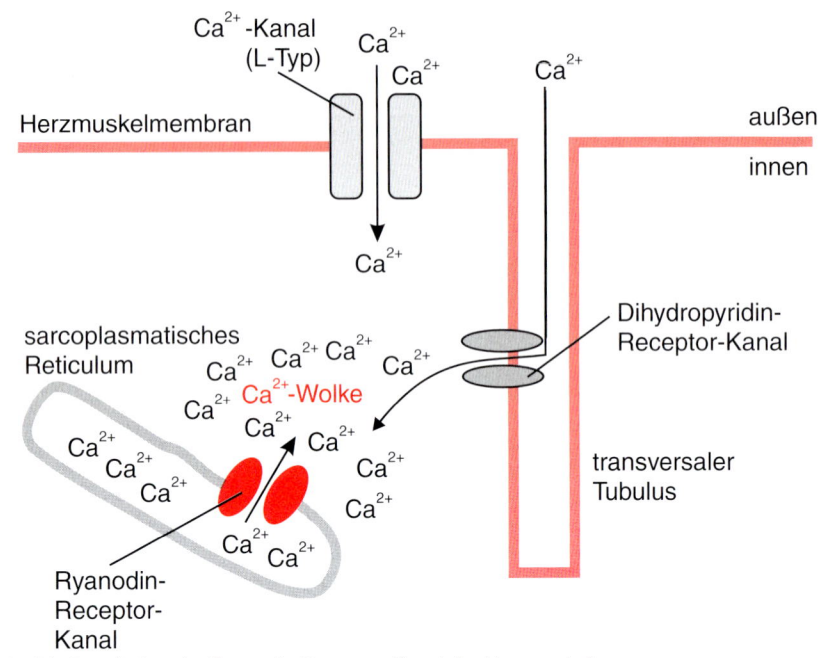

Abb. 26.13: Die Regulation des Ryanodin-Receptor-Kanals im Herzmuskel.

Mitwirkung des spannungsgesteuerten Na$^+$-Kanals an der Erhöhung der cytosolischen Ca^{2+}-Konzentration im Herzmuskel. Im *Herzmuskel* können bei *Streß* und *starker Erregung* auch dann Ca^{2+}-Ionen vom sarcoplasmatischen Reticulum freigesetzt werden, wenn *alle Ca^{2+}-Kanäle* des Sarcolemms und der transversalen Tubuli *geschlossen* sind. Die Ursache dieses Phänomens ist, daß ein Ca^{2+}-Influx durch spannungsgesteuerte Na$^+$-Kanäle der Herzmuskelmembran erfolgen kann und die durch diesen Kanal eingeströmten Ca^{2+}-Ionen die Ca^{2+}-Freisetzung aus dem sarcoplasmatischen Reticulum aktivieren. Im *Normalfall* öffnet sich der spannungsgesteuerte Na$^+$-Kanal des Herzmuskels bei der Depolarisation der Membran und läßt *vorzugsweise Na$^+$-Ionen* in die Herzmuskelzelle einströmen. Die unter Streß oder bei Erregung erfolgende Bindung von *Adrenalin* an die β-adrenergen Receptoren der Plasmamembran bewirkt die Aktivierung der cAMP-abhängigen Proteinkinase, die den *Na$^+$-Kanal phosphoryliert* und diesen dadurch in einen *gemischten Na$^+$/Ca^{2+}-Kanal* umwandelt. Durch diesen strömen Ca^{2+}-Ionen schnell in die Herzmuskelzelle von außen ein (☞ Abb. 26.14, Reaktion 1). Auch sehr kleine (nanomolare) Konzentrationen von *Herzglycosiden* (*Ouabain* und *Digoxin*) verursachen eine Umwandlung des *Na$^+$-selektiven Kanals* in einen gemischten *Na$^+$/Ca^{2+}-Kanal*. Hierfür werden Protein-Protein-Wechselwirkungen zwischen der inaktivierten Na$^+$/K$^+$-ATPase und dem Protein des Na$^+$-Kanals verantwortlich gemacht (☞ Abb. 26.14, Reaktionen 2 und 3). Dieses Phänomen bezeichnet man als *Slip-Mode-Conductance* ("*Gleitmodusleitfähigkeit*") des Na$^+$-Kanals. Sie liefert einen Beitrag zur Erhöhung der Ca^{2+}-Konzentration in Herzmuskelzellen bei Auslösung einer *Kontraktion*.

Hormonale Kontrolle der Ca^{2+}-Kanäle im Herz- und Skelettmuskel: Der spannungsgesteuerte Ca^{2+}-Kanal vom L-Typ unterliegt einer Regulation durch *Hormone* und *Neurotransmitter*. *Adrenalin* erhöht im Skelett- und Herzmuskel das *cAMP*. Das cAMP aktiviert die Proteinkinase A, die den Ca^{2+}-Kanal phosphoryliert und dadurch öffnet. Der verstärkte Ca^{2+}-Einstrom führt zu einem rascheren Anstieg der Schrittmacherpotentiale des Aktionspotentials des Herzmuskels und dadurch zu einer Verstärkung der Kontraktionskraft und Erhöhung der Herzfrequenz.

Im Gegensatz dazu führt der im Herzvorhof, in der glatten Muskulatur sowie im ZNS und im peripheren Nervensystem, vorkommende *muscarinische cholinerge Receptor* zu einer cAMP-Erniedrigung im Cytoplasma dieser Zellen und zu einer Schließung des Ca^{2+}-Kanals des Typs L. Die Ursache hierfür ist, daß der muscarinische Receptor mit einem G_i-Protein gekoppelt ist, das die Adenylatcyclase hemmt. Die Bindung von *Acetylcholin* an den muscarinischen Receptor führt über diesen Weg zu einer Erniedrigung der Ca^{2+}-Ionenkonzentration im Herzen.

Die Na^+/K^+-ATPase und die Wirkungen von Herzglycosiden: Bei der Depolarisation der Herzmuskelmembran kommt es zu Veränderungen in der Verteilung der Na^+- und K^+-Ionen zwischen innen und außen, die danach wieder rückgängig gemacht werden müssen (Repolarisation). Hierzu dient die membrangebundene Na^+/K^+-ATPase, die die in die Zelle eingeströmten Na^+-Ionen wieder nach außen transportiert und die ausgeflossenen K^+-Ionen wieder in das Zellinnere zurückpumpt (☞ Kap. 8.3.3.). Das Enzym ist durch *Digitalisglycoside* und durch das Pfeilgift *g-Strophanthin* (*Ouabain*) hemmbar. Diese binden von außen an die α-Untereinheiten des Enzyms und hemmen die Dephosphorylierung von E~P (☞ Abb. 8.26). Die *Hemmung* der Na^+/K^+-ATPase durch die *herzwirksamen Glycoside* führt zu einer *Erhöhung* der *intrazellulären Na^+*- und Erniedrigung der *intrazellulären K^+-Konzentration*. Durch die Erhöhung der intrazellulären Na^+-Konzentration kommt es zu einer Abflachung des Na^+-Gradienten zwischen innen und außen, dessen Konsequenz ein verlangsamter Ca^{2+}-Ausstrom durch das *Na^+/Ca^{2+}-Austauschprotein* ist, so daß intrazellulär ein hoher Ca^{2+}-Spiegel begünstigt wird, der die *Kontraktionskraft* des *Herzens erhöht*. Herzglycoside bewirken außerdem durch die "*Slip-Mode-Conductance*" ein Umschalten des Na^+-Kanals zu einem gemischten *Na^+/Ca^{2+}-Kanal*, so daß es infolge der intrazellulär erhöhten Na^+-Konzentration zu einem erhöhten Einstrom von Ca^{2+}-Ionen in den Herzmuskel kommt (☞ Abb. 26.14). Im Ergebnis sorgen demzufolge die *herzwirksamen Glycoside* für einen erhöhten transmembranalen Ca^{2+}-Einstrom und verlangsamten Ca^{2+}-Ausstrom und üben so eine *positiv inotrope Wirkung* auf den Herzmuskel aus (*Verstärkung* der *Kontraktion* und *Erhöhung* des *Herzminutenvolumens*).

26.4. Die Muskelrelaxation

Die *Entspannung* eines Muskels erfolgt durch die *Entfernung* von *Ca^{2+}-Ionen* aus der Umgebung des *kontraktilen Systems*. Diese geht durch Rücktransport der Ca^{2+}-Ionen in das Lumen des sarcoplasmatischen Reticulums bzw. in den Zellaußenraum vor sich. Da der Ca^{2+}-Rücktransport in beiden Fällen gegen das Konzentrationsgefälle der Ca^{2+}-Ionen erfolgt, benötigt er Energie. Diese wird durch Hydrolyse von ATP bereitgestellt.

Ca^{2+}-Transport-ATPasen in den zellulären Membranen des Muskels: In der quergestreiften und glatten Muskulatur kommen *zwei* membrangebundene, durch *Ca^{2+}-Ionen aktivierbare ATPasen* vor, von denen eine im *Sarcolemm* und die andere in der *Membran* des *sarcoplasmatischen Reticulums* lokalisiert ist. Diese Enzyme sind *Ca^{2+}-Transport-ATPasen*, die die *Ca^{2+}-Konzentration* im *Cytosol erniedrigen*, indem sie diese aus dem Cytosol in die Zellumgebung bzw. in das sarcoplasmatische Reticulum unter Energieaufwand zurücktransportieren und so zur *Relaxation* (Entspannung, Erschlaf-

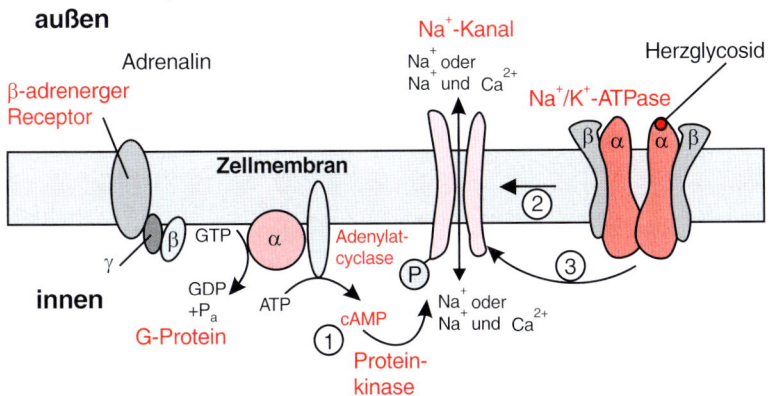

Abb. 26.14: Der Mechanismus der "Gleitmodusleitfähigkeit" (slip-mode conductance) erlaubt die Durchlässigkeit des Na^+-Kanals auch für Ca^{2+}-Ionen.

fung) des Muskels führen (☞ Abb. 26.15). Die Ca^{2+}-ATPasen der Plasmamembran des Muskels und des sarcoplasmatischen Reticulums sind einander ähnlich. Besonderheiten der Ca^{2+}-ATPase des Sarcolemms sind, daß diese durch Calmodulin, saure Phospholipide und eine Proteinkinase regulierbar ist. Interessante Unterschiede gibt es zwischen den *Ca^{2+}-ATPasen* des *sarcoplasmatischen Reticulums* der *schnellen Muskeln* einerseits und der *langsamen Muskeln* sowie des *Herzmuskels* und der *glatten Muskulatur* andererseits. Die Ca^{2+}-ATPase des sarcoplasmatischen Reticulums der letztgenannten Gruppe von Muskeln wird nämlich durch ein *phosphorylierbares*, in die Membran des sarcoplasmatischen Reticulums integriertes Protein, das *Phospholamban* (griech. "Phosphatempfänger"), reguliert. Im phosphatfreien Zustand hemmt Phospholamban den Ca^{2+}-Transport. Diese Hemmung wird durch Phosphorylierung des Phospholambans aufgehoben und in eine Aktivierung umgewandelt. Die Phosphorylierung des Phospholambans erfolgt entweder durch eine cAMP-abhängige (Proteinkinase A), eine Ca^{2+}-Calmodulin-abhängige oder durch eine Ca^{2+}-Phospholipid-abhängige Proteinkinase (Proteinkinase C).

Mechanismus des Ca^{2+}-Transportes durch die Ca^{2+}-ATPase: Da die Ca^{2+}-ATPasen im Verlauf ihres katalytischen Cyclus durch ATP phosphoryliert werden, gehören sie in die Gruppe der *P-ATPasen* (☞ Kap. 8.3.3.; Abb. 26.16). Die Ca^{2+}-ATPase des sarcoplasmatischen Reticulums bindet, im Austausch zu zwei bis drei freigesetzten Protonen, auf der cytosolischen Seite zwei Ca^{2+}-Ionen mit sehr hoher Affinität und wandelt dabei ihre Konformation E_2 in die Konformation E_1 um (Reaktion 1 in Abb. 26.16). In Reaktion 2 werden Mg^{2+}-Ionen gebunden und eine *Aspartylgruppe* des Enzymproteins durch ATP unter Bildung der energiereichen Konformation $E_1{\sim}P$ (Mg^{2+}) phosphoryliert. Das *Aspartylphosphat* (Asp351) verschließt die Ca^{2+}-Bindungsstellen am Enzymprotein, so daß die gebundenen Ca^{2+}-Ionen das Enzymprotein beim Transport durch die Membran nicht verlassen können. Infolge der Instabilität des energiereichen $E_1{\sim}P$ wandelt diese Konformation sich auf der anderen Membranseite in eine Konformation mit geringerem Energieinhalt (E_2-P) um (Reaktion 3), die eine wesentlich kleinere Affinität zu den zwei Ca^{2+}-Ionen hat und diese deshalb gegen zwei bzw. drei Protonen austauscht. Im Ergebnis führt das Enzym einen *elektrogenen Ionentransport* aus. Reaktion 3 ist geschwindigkeitsbestimmend für die Gesamtreaktion. In Reaktion 4 werden das Aspartylphosphat unter Bildung von

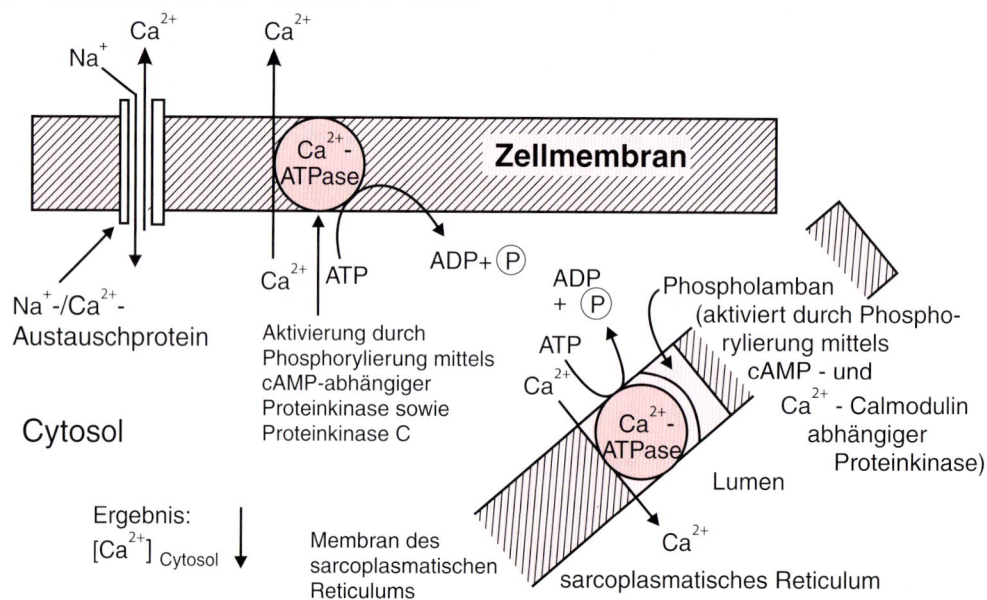

Abb. 26.15: Ca^{2+}-Transport-ATPasen findet man in der Plasmamembran und der Membran des sarcoplasmatischen Reticulums.

E_2 hydrolysiert und die Mg^{2+}-Ionen wieder freigesetzt. Damit wird der Reaktionscyclus geschlossen.

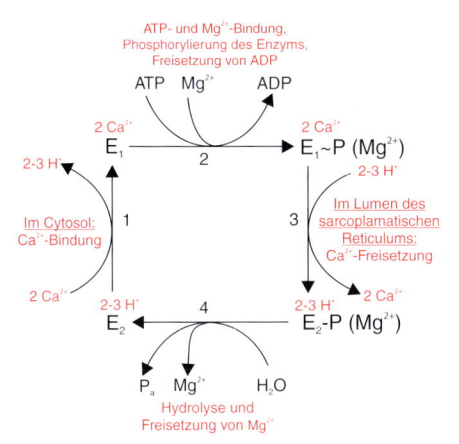

Abb. 26.16: Wirkungsmechanismus der sarcoplasmatischen Ca^{2+}-ATPase.

26.5. Die Kontraktion der glatten Muskulatur

Der Kontraktionsmechanismus der glatten Muskulatur bedient sich - im Unterschied zur quergestreiften Muskulatur - *nicht* des Tropomyosin-Troponin-Systems. *Primäres Signal* für ihre Kontraktion ist jedoch ebenfalls eine durch die Stimulierung des glatten Muskels ausgelöste Erhöhung der *intrazellulären Ca^{2+}-Konzentration* von etwa 140×10^{-9} mol l^{-1} (ruhende Zelle) auf $500-700 \times 10^{-9}$ mol l^{-1} (stimulierte Zelle). Auch für die glatte Muskulatur gilt, daß Ca^{2+}-Ionen von außen durch spannungs- und receptorgesteuerte Ca^{2+}-Kanäle des Sarcolemms in die Zelle eintreten und aus dem sarcoplasmatischen Reticulum durch IP$_3$- und Ryanodinreceptorkanäle in das Cytosol freigesetzt werden. Im Cytosol werden die Ca^{2+}-Ionen an Calmodulin gebunden (vier Ca^{2+} pro Molekül Calmodulin; ☞ Abb. 26.17). Der Ca^{2+}-Calmodulin-Komplex bindet an die *leichten Ketten* des *Myosins* und *aktiviert* deren *Proteinkinaseaktivität* ("Myosin-Leichte-Ketten(chain)-Proteinkinase", Abk. MLCK). Der so entstehende $(Ca^{2+})_4$-Calmodulin-MLCK-Komplex ist die aktive Form der MLCK. Er katalysiert unter Verbrauch von zwei Molekülen ATP die Phosphorylierung der zwei leichten Ketten des Myosins. Das *phosphorylierte Myosin* bindet dann an das *Actin*, wodurch die *ATPase* des Myosins aktiviert und der Querbrückencyclus an den Actinfilamenten in Gang gesetzt wird. Dieser bewirkt dann die Kontraktion des glatten Muskels.

Die Relaxation des glatten Muskels wird durch *Erniedrigung* der cytosolischen Ca^{2+}-Ionen eingeleitet, die durch die *Ca^{2+}-Transport-ATPase* und das *Na$^+$/Ca^{2+}-Austauschprotein* des Sarcolemms bzw. durch die *Ca^{2+}-Transport-ATPase* des *sarcoplasmatischen Reticulums* erfolgt und rasch zur Dissoziation des $(Ca^{2+})_4$-Calmodulin-MLCK-Komplexes führt, wobei es zur Freisetzung von Calmodulin und zur Inaktivierung der MLCK kommt. Danach wird das Myosin durch die Proteinphosphatase der leichten Ketten des Myosins (**M**yosin-**L**eichte-Ketten (**c**hain)-**P**hosphatase, Abk.

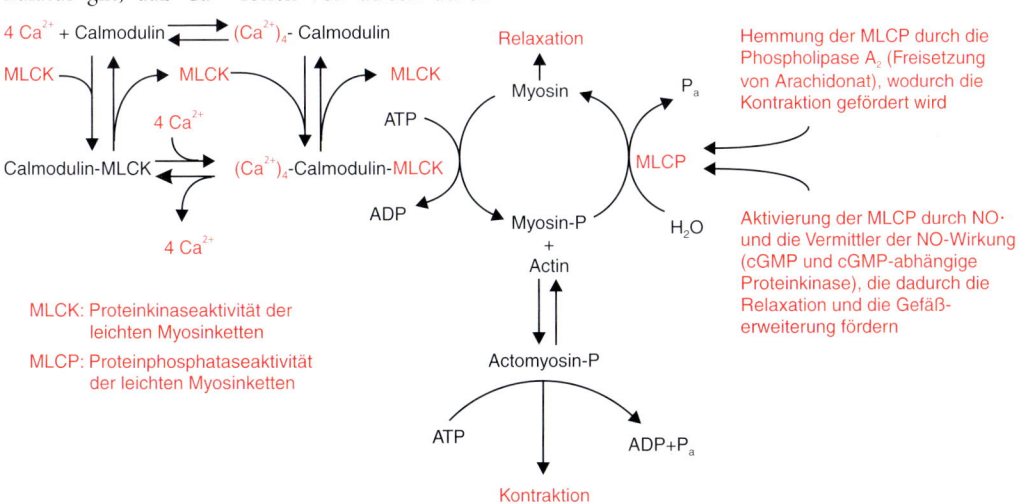

Abb. 26.17: Mechanismus der Kontraktion der glatten Muskulatur.

(MLCP) dephosphoryliert und so die Muskelrelaxation bewirkt.

Die Empfindlichkeit des kontraktilen Systems der glatten Muskulatur gegen Ca^{2+}-Ionen wird durch zahlreiche intrazelluläre Messengers moduliert. Diese entfalten ihre Wirkungen durch Veränderung der Aktivität der MLCP. Eine Kontraktionsförderung durch Hemmung der MLCP wird durch die Phospholipase A_2, welche durch $α_1$- und muscarinische Agonisten aktiviert wird, ausgelöst. Die Phospholipase A_2 spaltet Membranphospholipide und setzt aus ihnen *Arachidonat* frei, das die MLCP *hemmt* und dadurch die *Kontraktion begünstigt*. Andere Messengers *aktivieren* die MLCP und bewirken so eine *Steigerung* der *Dephosphorylierung* der leichten Myosinketten und *Förderung* der *Muskelentspannung*. Die dadurch eintretende Relaxation der glatten Gefäßmuskulatur führt zu einer *Vasodilatation*. Ein solcher *relaxationsfördernder Messenger* ist das aus den Endothelzellen stammende und gefäßerweiternd wirkende *NO-Radikal*. Sein Zielenzym ist die *lösliche Guanylatcyclase*, die eine intrazelluläre cGMP-Steigerung bewirkt und über eine cGMP-abhängige Proteinkinase die intrazelluläre Ca^{2+}-Konzentration erniedrigt. Dadurch begünstigt es die Dephosphorylierung des Myosins durch die MLCP, was zu einer Senkung des Tonus der glatten Muskulatur der Gefäßwand führt.

26.6. Substratbereitstellung bei Muskelarbeit

Bei Muskelarbeit und körperlicher Bewegung tritt eine Steigerung des Glucose- und Fettumsatzes ein. Der arbeitende Muskel greift seine Glycogenvorräte an und verbraucht ein Mehrfaches an Glucose und unveresterten Fettsäuren als der ruhende Muskel, außerdem hydrolysiert er seine Triglyceridreserven. Sein Sauerstoffverbrauch erhöht sich um das Vielfache. Man teilt die *Arbeitsleistung* des *Muskels* in *leichte* (65 Watt oder 25-35 % der maximalen Kapazität), *mäßige* (135 Watt oder 50-60 % der maximalen Kapazität) und *schwere Belastung* (200 Watt oder 70-80 % der maximalen Kapazität) ein.

Substrate des Muskels bei Arbeit und Bewegung. In der ersten Phase der Muskelarbeit ist das *Muskelglycogen* bevorzugter Energielieferant, jedoch steigt auch die Aufnahme und Verwertung der Glucose aus dem Blut an. Die Abbaugeschwindigkeit des Muskelglycogens wird von der Dauer und der Intensität der Belastung beeinflußt. Nach 30-40 Minuten mäßiger Belastung ist das Muskelglycogen nahezu aufgebraucht und es kommt zu einem steilen Anstieg der Fettsäure- und Glucoseverwertung aus dem Blutplasma. Die rascheste Glycogenmobilisierung im Muskel tritt bei kurzdauernder, schwerer isometrischer Kontraktion ein. Dann kann die Glycogenolyse etwa zehnmal schneller als bei schwerer Dauerbelastung vor sich gehen. Die Erhöhung der Glycogenolyse ist Resultat ihrer Regulation auf metabolischer Ebene, die anfänglich ohne Hormonbeteiligung erfolgt. Die intrazellulär eintretende Ca^{2+}-Erhöhung aktiviert die Phosphorylase und der durch die Muskelarbeit eintretende ATP-Abfall steigert den Durchsatz durch die Glycolyse. Bei kurzdauernder leichter bis mäßiger körperlicher Belastung ändert sich der Blutglucosespiegel praktisch nicht. Bei starker körperlicher Belastung hingegen kann er infolge erhöhter hepatischer Glucoseproduktion anfänglich sogar ansteigen. Bei längerer Belastung sinkt der Blutglucosespiegel ab. Infolge der im Muskel stark gesteigerten Glucoseverwertung muß die Leber verstärkt Glucose an das Blut abgeben. Die *hepatische Glucoseproduktion* beträgt unter *Ruhebedingungen* im *postabsorptiven Zustand* etwa 1 mmol Glucose pro Minute; 75 % davon stammen aus der Glycogenolyse und 25 % aus der Gluconeogenese (Lactat, Alanin, Glycerin) (*Cori-Cyclus* und *Glucose-Alanin-Cyclus*, ☞ Abb. 16.28). *Körperliche Belastung* führt zu einer mehrfachen Steigerung der hepatischen Glucoseproduktion, anfänglich allein auf Kosten der Glycogenolyse. Da die hepatische Glucoseproduktion auf die periphere Glucoseverwertung abgestimmt ist, bleibt die *Homöostase* des Blutglucosespiegels gewährleistet. Später steigt der Anteil der durch Gluconeogenese bereitgestellten Glucose an. Der arbeitende Muskel setzt verstärkt Alanin frei, welches in der Leber als Substrat für die Gluconeogenese dient.

Die Fettsäureverwertung im Muskel. Von großer Bedeutung als energieliefernde Substrate sind unter den Bedingungen einer körperlichen Belastung die *unveresterten Fettsäuren*, die unter diesen Bedingungen durch Lipolyse verstärkt aus dem Fettgewebe freigesetzt werden (☞ Abb. 26.18). Die Fettsäureverwertung durch die Muskulatur hängt von deren Plasmakonzentration ab und diese wie-

26.6. Substratbereitstellung bei Muskelarbeit

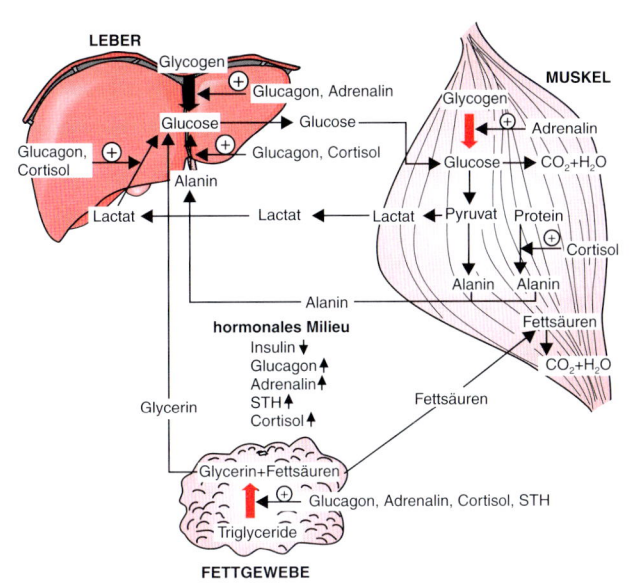

Abb. 26.18: Stoffwechsel und hormonales Milieu bei körperlicher Arbeit.

derum wird von der Lipolyse im Fettgewebe bestimmt. Muskelarbeit und körperliche Bewegung führen beim gesunden Menschen nicht zu einer Ketonkörperbildung. Bedeutende ATP-liefernde Substrate des Muskels sind langkettige Fettsäuren, besonders bei langdauernder, submaximaler Belastung. Bei kurzdauernder, intensiver körperlicher Belastung hingegen sind Glucose bzw. Glycogen die Hauptsubstrate. Trainierte Personen decken bei sportlicher Belastung einen größeren Anteil ihres Energiebedarfes aus der Oxidation von Fettsäuren als nichttrainierte Personen. Als *geschwindigkeitsbestimmende Schritte* der Fettsäureverwertung fungieren, je nach den Bedingungen, entweder die *Carnitin-Acyltransferase* oder die *Translocase* (☞ Kap. 17.2.). Die Geschwindigkeit der Fettsäureoxidation hängt von den an den Muskel gestellten energetischen Anforderungen und von der Zugänglichkeit von Kohlenhydrat in Form von Blutglucose bzw. Muskelglycogen ab. Bei begrenzter Kohlenhydratbereitstellung steigt die Fettsäureoxidation.

Beziehungen zwischen der Aufnahme von Kohlenhydrat mit der Nahrung und der Leistungskapazität eines Sportlers. Schon bei den griechischen Olympioniken bestand der Irrglaube, daß eine *hohe Proteinzufuhr* die *wesentliche Grundlage* für die Vorbereitung auf einen sportlichen Wettkampf darstelle. Zwar gibt es eine Proportionaliät zwischen Muskelmasse und Muskelstärke, doch hat sich als der richtige Weg zur Erhöhung der Muskelmasse ein *regelmäßiges* und *intensives Training* bei relativ mäßiger Aufnahme von Protein erwiesen. Eine längerdauernde, bereits in der Vorbereitungszeit einsetzende, Aufnahme von kohlenhydratreicher Nahrung liefert die erforderliche Energie für eine lange und schwere Belastung, unabhängig davon, ob diese Maßnahme Teil des Trainings oder des Wettkampfes ist. Die Aufnahme einer kohlenhydratreichen Nahrung gehört demzufolge zu einer optimalen Vorbereitung auf schwere Dauerbelastungen des Organismus. Eine fettreiche Diät zeigt diese vorteilhaften Wirkungen der Kohlenhydrate nicht.

Es besteht eine direkte Proportionaliät zwischen der Ermüdung des Muskels und seinem Glycogengehalt. Bei Aufnahme einer *kohlenhydratreichen Diät* in den Tagen *nach* einer bis zur *Erschöpfung* geführten *sportlichen Belastung*, kommt es rasch zu einer Auffüllung des Muskelglycogens und zu Glycogenkonzentrationen, die den Ausgangswert vor der Belastung übersteigen. Man spricht von einer *Glycogensuperkompensation*. Dabei werden deutliche Anstiege in den Maximalaktivitäten des *membranalen Glucosetransporters GLUT4* und der *Glycogensynthase* gemessen. Eine nach einer langen und schweren körperlichen Belastung aufgenommene kohlenhydratreiche Nahrung verbessert die Kapazität für nachfolgende Dauerbelastungen wesentlich. Da die durch starkes Schwitzen verursachte *Dehydratation* ebenfalls, und oft schneller als der Glycogenabbau, zu einer *Muskelermüdung* führt, haben *Sportdrinks* - d.s. Elektrolytlösungen mit gelösten Kohlenhydraten (5-8 % Zucker und Maltotriose) - günstige Wirkungen auf die sportliche Leistungsfähigkeit. Konzentrierte Kohlenhydratlösungen (>15-20 %) hingegen fördern die Dehydratation, da sie Wasser aus der Zirkulation in den Darm abziehen. Es besteht dann die Gefahr einer Überhitzung des Organismus, da bei Dehydratation eine Verminderung der Schweißabgabe eintritt.

Die ATP-Bildung aus verschiedenen Substraten bei körperlicher Belastung.

Die Tabelle 26.1 zeigt die ATP-Bildung aus verschiedenen Substraten bei einer physischen Belastung:

1. die höchste Geschwindigkeit der ATP-Bildung im Muskel wird aus Kreatinphosphat, das gleichzeitig der kleinste ATP-Speicher ist, erzielt; am langsamsten wird ATP aus Fett synthetisiert, das jedoch der größte Speicher für die ATP-Gewinnung darstellt

2. wenn im Sprint Kreatinphosphat alleiniges Substrat wäre, würde es ATP für maximal acht bis zehn Sekunden bereitstellen können

3. im Sprint reicht der anaerobe Abbau von Muskelglycogen zu Lactat maximal drei min

4. der aerobe Abbau von Muskelglycogen liefert im Dauerlauf oder beim Radrennen ATP für maximal 90 min

5. der Triglyceridgehalt des Muskels reicht theoretisch bei einem Marathonläufer etwa 100 min, der Fettgehalt des Fettgewebes theoretisch etwa 5000 min.

6. eine Dauerleistung (Rennen oder Radfahren) wird im wesentlichen durch die Bereitstellung von Sauerstoff begrenzt; ATP-liefernde Substrate unter *anaeroben Bedingungen* sind nur Blutglucose, Glycogen und Kreatinphosphat.

Das Hormonmilieu bei körperlicher Arbeit.

Die Stoffwechselanpassung an körperliche Arbeit steht unter der Kontrolle folgender Hormone, deren Blutspiegel bei körperlicher Belastung Änderungen erfahren:

- Anstieg des Glucagons
- Erhöhung des Adrenalins
- Abfall des Insulins infolge adrenerger Hemmung seiner Sekretion; auch bei *Hyperglycämie*, die bei *schwerer körperlicher Belastung* eintritt, ist der Insulinspiegel gesenkt
- bei andauernder und schwerer Belastung steigen auch die Blutspiegel des Somatotropins und des Cortisols an (☞ Abb. 26.18).

Der "Glucose-Fettsäure-Cyclus" im Herz- und Skelettmuskel führt zur Einsparung von Glucose.

Der Substratumsatz des Herzmuskels ist sehr hoch. Beim ruhenden Menschen beträgt der Energieumsatz des 300 g schweren Herzens etwa 10 % des Grundumsatzes. Entsprechend hoch ist sein Sauerstoffverbrauch, der ebenfalls 10 % des Gesamtverbrauches des Körpers an Sauerstoff ausmacht. Unter physiologischen Bedingungen ist der *Herzstoffwechsel* ausgesprochen *aerob*. Dadurch wird aus den abgebauten Substraten eine maximale ATP-Bildung erzielt. Die *energieliefernden Substrate* des Herzens und der Skelettmuskulatur sind

Substrat	Maximale Geschwindigkeit der ATP-Synthese aus dem Substrat [37°C; µmol x g^{-1} Muskel (Feuchtgewicht) x s^{-1}]	Vorrat in µmol ATP-Äquivalenten des Substrates [µmol pro g Muskel]	Zeitraum des vollständigen Abbaues
Kreatinphosphat	4,0	30	7,5 s
Glycogen (Abbau zu Lactat)	2,0	100	2,5 min
Glycogen (Abbau zu CO_2)	0,6	100	90 min
Fett (Abbau zu CO_2)	0,3	12×10^6 [§]	5000 min

Tab. 26.1: Maximale Geschwindigkeiten der ATP-Bildung bei Verwertung verschiedener Substrate während einer körperlichen Belastung im Vergleich zu ihren im Muskel bzw. im Fettgewebe gespeicherten Mengen.
[§] auf den Organismus bezogen; der größte Teil des Fettes stammt aus dem Fettgewebe.

26.6. Substratbereitstellung bei Muskelarbeit

unveresterte *Fettsäuren, Glucose, Lactat* und *Ketonkörper*. Postprandial, d.h. nach Nahrungsaufnahme, wenn die Blutspiegel an Glucose und Insulin hoch sind, herrscht die Verwertung von Glucose vor, im Zustand des *Fastens* werden vorwiegend *unveresterte Fettsäuren* verwertet, die eine *bremsende Wirkung* auf die Verwertung von *Glucose* ausüben. Das Herz und die Skelettmuskulatur haben dadurch die physiologisch wichtige Fähigkeit, eine Auswahl aus der Mischung der angebotenen Substrate zu treffen. Die erhöhte Bereitstellung von Fettsäuren im Zustand des Fastens für die oxidative Energiegewinnung führt in der Herz- und Skelettmuskulatur zu einer Einsparung von Glucose. Der diesem Effekt zugrunde liegende Regulationsmechanismus wird als "*Glucose-Fettsäure-Cyclus*" bezeichnet. Diesem Cyclus liegen folgende Reaktionen zugrunde (☞ Abb. 26.19):

1. der Glucosetransport durch die Plasmamembran aus dem Extrazellulärraum in das Zellinnere wird durch den *insulinempfindlichen GLUT4-Transporter* besorgt; die Aufnahme von Fettsäuren ist *insulinunabhängig*, sie richtet sich nur nach dem Spiegel der freien Fettsäuren im Blutplasma

2. die Bildung von Glucose-6-phosphat durch die Hexokinase steht unter negativer Rückkopplungskontrolle durch Glucose-6-phosphat

3. die Bildung von Fructose-1,6-bisphosphat aus Fructose-6-phosphat durch die allosterisch kontrollierte *6-Phosphofructo-1-kinase* (PFK-1) steht unter mehrfacher Kontrolle. Sie wird in beiden Muskeltypen durch *Citrat* und *ATP* gehemmt und durch *Fructose-2,6-bisphosphat* aktiviert. Auch AMP und Fructose-6-phosphat aktivieren das Enzym. Im *Herzmuskel* wird der Spiegel an *Fructose-2,6-bisphosphat* durch die bifunktionelle 6-Phosphofructo-2-kinase (PFK-2)/Fructose-2,6-bisphosphatase (FBPase-2) kontrolliert. Wichtig ist, daß nicht nur die PFK-1, sondern auch das herzspezifische Isoenzym der PFK-2 durch *Citrat* stark gehemmt werden. *Citrat* erniedrigt demzufolge im Herzmuskel die PFK-1-Aktivität durch zwei verschiedene Mechanismen, nämlich *direkt* durch Hemmung der PFK-1 und *indirekt* durch Hemmung der PFK-2, da dadurch der Fructose-2,6-bisphosphatspiegel erniedrigt wird.

4. die Fettsäureverwertung führt zu einer Steigerung des intrazellulären Citratspiegels

5. die mitochondrial ablaufende oxidative Decarboxylierung von Pyruvat zu Acetyl-CoA, kataly-

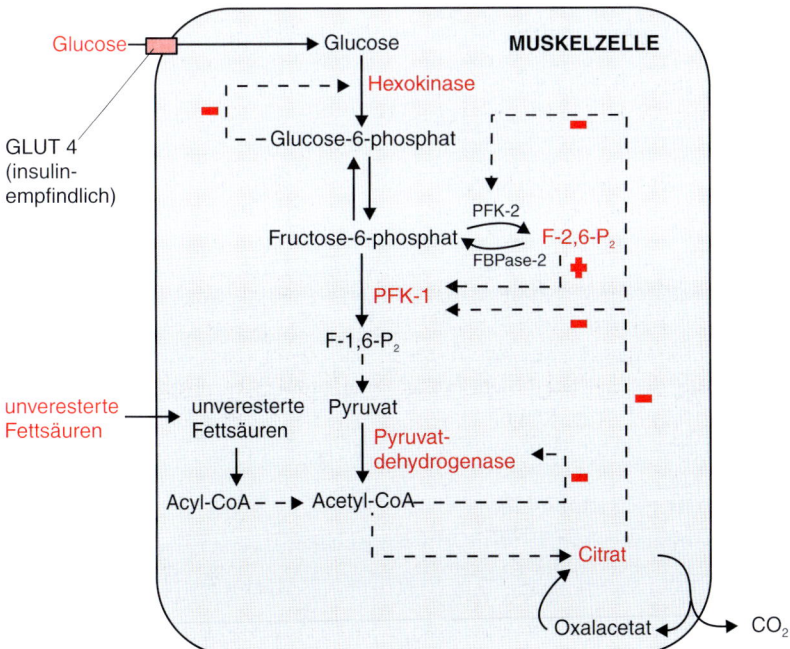

Abb. 26.19: Glucose-Fettsäure-Cyclus im Herz- und Skelettmuskel.

siert durch den Pyruvat**de**hydrogenase-(PDH-) Multienzymkomplex, steht unter mehrfacher Kontrolle. Der PDH-Komplex wird durch Phosphorylierung, katalysiert durch die *PDH-Kinase*, inaktiviert und durch Dephosphorylierung wieder reaktiviert (☞ Kap. 16.1.3.). Da die PDH-Kinase durch Acetyl-CoA und NADH aktiviert wird, liegt der PDH-Komplex bei Fettsäureverwertung (Steigerung der Spiegel an Acetyl-CoA und NADH) in seiner phosphorylierten, inaktiven Form vor.

Die bei der Oxidation von Fettsäuren eintretenden Erhöhungen der *Acetyl-CoA-* und *Citrat-Spiegel* verursachen demzufolge 1. eine Inaktivierung der PDH und 2. eine Rückkopplungshemmung der PFK-1. Beide Effekte geben Anlaß zu einem Anstau von Glucose-6-phosphat und dadurch zu einer Rückkopplungshemmung der Hexokinase. Diese verursacht eine Senkung der Glucoseverwertung.

Muskelermüdung. Lange dominierte die Auffassung, daß die bei angestrengter Muskelarbeit eintretende Ermüdung des Muskels auf dessen Übersäuerung (Acidose) als Folge einer unter Sauerstoffmangelbedingungen verstärkten Milchsäurebildung zurückzuführen sei. Dies wurde in Frage gestellt, als man fand, daß Milchsäure das Gegenteil bewirkt, nämlich günstige Wirkungen auf die Muskelleistung ausübt, indem sie die Muskelermüdung verzögert. Die bei angestrengter Muskelarbeit akkumulierende Milchsäure führt 1. zu einer Erniedrigung des Muskel-pH-Wertes, 2. zu einem Verlust von intrazellulärem und zu einem Anstieg von extrazellulärem K^+ sowie 3. zu einer Erniedrigung der Permeabilität der Cl^--Kanäle.

Bei Stimulierung des Muskels treten aus dem sarcoplasmatischen Reticulum Ca^{2+}-Ionen aus, die eine leichte Depolarisation der T-Tubuli verursachen, welche eine Verminderung der Kontraktionskraft, also eine Ermüdung des Muskels, nach sich ziehen. Dieser wirkt die durch die Milchsäurebildung hervorgerufene pH-Erniedrigung entgegen, da die extrazelluläre Akkumulation von K^+-Ionen und die erniedrigte Cl^--Permeabilität zu einer Erniedrigung der Depolarisation führen. Dadurch bleibt das Aktionspotential erhalten und kann sich im Netzwerk der T-Tubuli ausbreiten. Dies hat eine Förderung der Kontraktionkraft zur Folge. Demzufolge hat Milchsäure eine vorteilhafte Wirkung auf die Leistung des ermüdeten Muskels.

Die Milchsäure verläßt, vermittelt durch den *transmembranalen Lactattransporter*, die Muskelzelle und verursacht infolge der extrazellulären Acidose die bei Muskelermüdung eintretenden schmerzhaften Zustände.

Muskelkater. Unter Muskelkater versteht man einen nach intensiver und ungewohnter Belastung verzögert eintretenden Muskelschmerz, der durch Risse in den Z-Scheiben der Sarcomere, die auf Grund der hohen Dehnungsbelastung eintreten sowie durch Mikroverletzungen der Myofibrillen verursacht und durch die eintretende ATP-Verminderung begünstigt wird. Es kommt zu einer Auflösung der Sarcomerstruktur und zu einer Autolyse zerstörter Fasern (möglicherweise durch die Wirkungen von Ca^{2+}-aktivierbaren Proteasen) sowie zu Ödemen und Entzündungszuständen. Die oft eintretende Lactatacidose ist für die Auslösung eines Muskelkaters nicht typisch.

27. Biochemie des Binde- und Stützgewebes

Das Bindegewebe durchzieht alle Teile des Organismus. Es hat schützende, stützende, verbindende und trennende Funktionen. Man unterscheidet zwei Arten von Bindegewebe, *lockeres* (*faserarmes*) und *straffes* (*faserreiches*) Bindegewebe. Ihre Verteilung im Organismus hängt von den funktionellen Anforderungen ab. Die Sehnen und Bänder sind faserreich und arm an lockerer extrazellulärer Matrix. Im Vergleich dazu findet man z.B. im Glaskörper des Auges nur lockere extrazelluläre Matrix und keine Fasern. Die verschiedenen Formen des Bindegewebes stammen vom embryonalen Bindegewebe, dem Mesenchym, ab. Der *Fibroblast* ist die *aktive Bindegewebszelle*, die zur *Synthese* von *Fasern* und von *Grundsubstanz* befähigt und reich an Ergastoplasma ist. Von den Fibroblasten stammen die *Chondroblasten* (knorpelbildende Zellen), die *Osteoblasten* (knochenbildende Zellen) und die *Odontoblasten* (dentinbildende Zellen) sowie die *glatten Muskelzellen* der *Arterienwand*, die *Fibrocyten* der *Lederhaut* und die Zellen der *Augenlinse* ab. Die knochenabbauenden Zellen (*Osteoklasten*) hingegen entstehen aus *makrophagenähnlichen Zellen* bzw. aus den *Monocyten* des Blutes, die an die Knochenoberfläche gelangen. Die *Ameloblasten* der Zähne sind *ektodermalen Ursprungs*. Die verschiedenen Typen des Bindegewebes, einschließlich der Basallamina, werden als *extrazelluläre Matrix* bezeichnet.

Die makromolekularen Bestandteile der *extrazellulären Matrix* sind das *Kollagen* und *Elastin*, die *Proteoglycane*, die *adhäsiven Glycoproteine* sowie die Komponenten der *Basallamina*. Bei Überwiegen der einen oder anderen Gruppe können Strukturen mit sehr unterschiedlichen Eigenschaften entstehen. Sehnen oder Häute sind durch ein Vorherrschen des Kollagens, Bänder durch ein Vorherrschen des Elastins und Knorpel durch ein Vorherrschen von Proteoglycanen und Strukturglycoproteinen charakterisiert. Die Basallamina (Basalmembranen) stellen dünne Schichten von spezialisierter extrazellulärer Matrix an der Basis von Epithelgeweben dar und umgeben auch einzelne Muskelzellen, Fettzellen und Schwann'schen Zellen. Sie sind aus Kollagen Typ IV sowie Proteoglycanen und dem Protein Laminin aufgebaut.

Die *extrazelluläre Matrix* ist keine inerte ("reaktionsträge") Struktur, die lediglich Gerüst-, Stütz- und Trennfunktionen erfüllt, sondern spielt eine bedeutende *zellbiologische Rolle*, z.B. bei der *Zellmigration*, der *Gewebe*- und *Organentwicklung*, der *Proliferation* und *Differenzierung* von Zellen und, *pathologisch*, bei der *Metastasierung* von *Tumoren*. Sie hat Kontrollfunktionen bei der *Apoptose* und damit für die gezielte Erneuerung der Zellen in einem Gewebe- und Organverband. Die extrazelluläre Matrix sichert den Zusammenhalt der Gewebe und erlaubt die Wanderung und das gezielte Zusammenwirken von Zellen.

27.1. Kollagen

27.1.1. Allgemeine Eigenschaften des Kollagens

Auf das *Kollagen* entfallen etwa 25 % des gesamten Proteinbestandes des Organismus. Damit ist das Kollagen das mengenmäßig am stärksten vertretene Protein. Zusammen mit dem *Elastin* und dem *Keratin* rechnet man es zu den *Sklero*- oder *Gerüstproteinen*. Kollagen ist ein *Glycoprotein*, das in wenigstens 19 verschiedenen Typen vorkommt. Es gibt *fibrilläre* und *nichtfibrilläre* Kollagentypen. Die *fibrillären Kollagene* besitzen Faserstruktur und sind wichtige Bestandteile des straffen Bindegewebes (Sehnen und Fascien). Die Kollagenfasern besitzen eine beträchtliche Zugfestigkeit. Zum Zerreißen einer Kollagenfaser mit einem Durchmesser von 1 mm ist, ähnlich wie bei einem Stahldraht gleicher Dimension, eine Zugbelastung von 20-30 kg erforderlich. Die Stabilität der Kollagenfasern rührt von ihren quervernetzten Polypeptidketten und von der großen Zahl von Wasserstoffbindungen her, die sich zwischen Wassermolekülen und den Hydroxyaminosäuren 3- und 4-*Hydroxyprolin* sowie 5-*Hydroxylysin* der Kollagenketten in der Tripelhelix ausbilden und auch von stabilisierenden Effekten, die von den vorwiegend in der *trans*-Form vorliegenden Hydroxyprolyl-Peptidbindungen ausgehen. Die *nichtfibrillären Kollagentypen* sind kurzkettig und oft mit fibrillären Kollagentypen assoziiert. Man findet sie in den Basalmembranen und der organischen Grundsubstanz des Knochens und des Knorpels.

27.1.2. Struktur des Kollagens

Die α-Ketten sind die Bauelemente der Kollagenfasern. Die Bauelemente einer Kollagenfaser sind drei entweder identische oder nichtidentische α-Ketten, die über einen langen Abschnitt untereinander zu einer rechtsgängigen *Tripelhelix* verdrillt sind (M_r jeweils etwa 100.000). An ihren C- und N-Termini, den *Telopeptiden*, findet man die Tripelhelixstrukturen *nicht*. In der helicalen Domäne einer Kollagentripelhelix bestehen die α-Ketten aus sich wiederholenden Tripeptidsequenzen vom Typ Gly-X-Y, von denen X 3- bzw. *4-Hydroxyprolin* oder *Prolin* und Y *5-Hydroxylysin* oder eine andere Aminosäure darstellen (☞ Abb. 27.1). An die *Hydroxylysinreste* sind *Galactose*- bzw. *Glucosylgalactosereste* glycosidisch gebunden (☞ Abb. 27.2). Die α-Ketten der 19 verschiedenen Kollagentypen leiten sich von diesem Grundtyp ab. Sie werden als $α_1$-, $α_2$- und $α_3$-Ketten bezeichnet. Einige Kollagentypen besitzen drei identische α-Ketten, in anderen (z.B. im Typ I) findet man zwei identische α-Ketten, während die dritte leicht von den beiden anderen verschieden ist. Im Kollagen Typ I werden die beiden identischen α-Ketten als $α_1(I)$ und die dritte nichtidentische Kette als $α_2(I)$ bezeichnet. Das Kollagen Typ V enthält drei verschiedene α-Ketten, die man als $α_1(V)$, $α_2(V)$ und $α_3(V)$ bezeichnet.

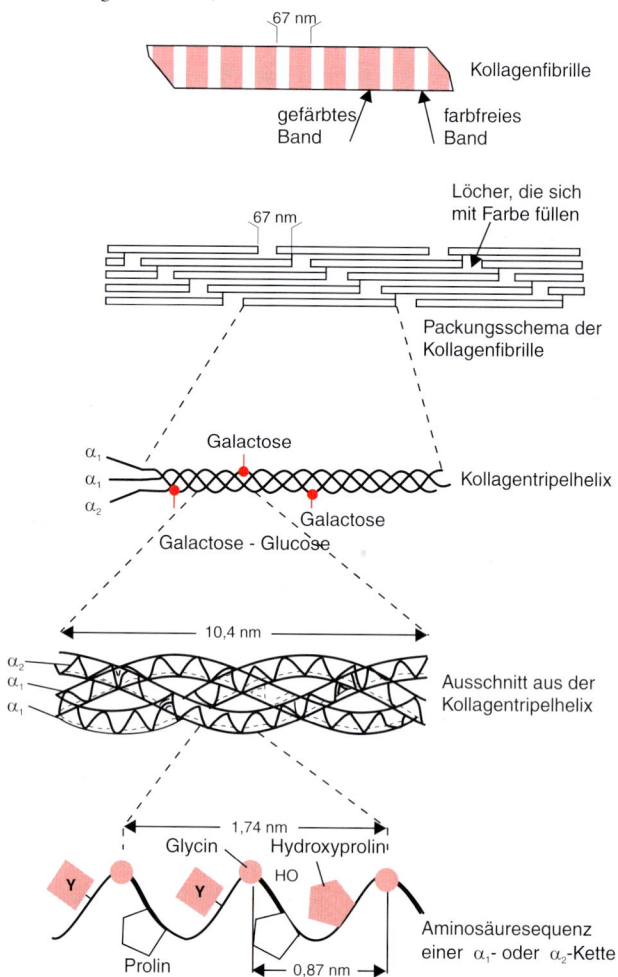

Abb. 27.1: Die Strukturhierarchie des Kollagens von der Aminosäuresequenz bis zur Kollagenfibrille.

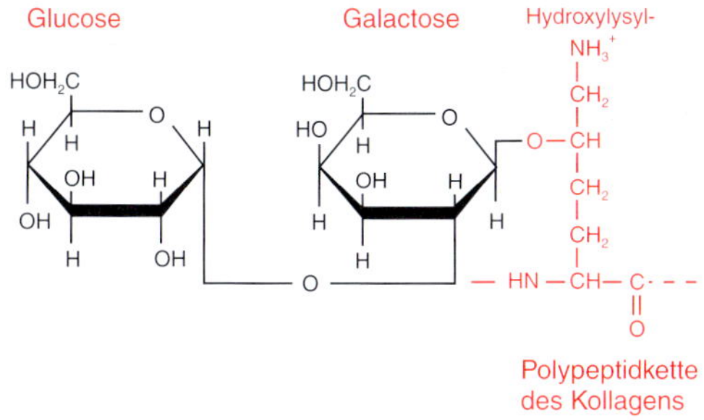

Abb. 27.2: O-glycosidische Bindung eines Disaccharids vom Typ Glucosido-α-1,2-Galactose an einen Hydroxylysylrest des Kollagens.

Einige Kollagentypen und ihre Verteilung.

1. *Typ I* $[α_1(I)]_2α_2(I)$ im Knochen, Dentin, Sehnen, Haut, Arterien, Lunge

2. *Typ II* $[α_1(II)]_3$ im Knorpel und Glaskörper

3. *Typ III* $[α_1(III)]_3$ im fetalen Hautkollagen, in Arterienwänden, Leber, Niere und Narbengewebe

4. *Typ IV* $[α_1(IV)]_3$ und $[α_2(IV)]_3$ in der Basalmembran und der Linsenkapsel

5. *Typ V* $[α_1(V)α_2(V)α_3(V)]$, $[α_1(V)]_2α_2(V)]$ sowie $[α_1(V)]_3$ auf der Oberfläche vieler Zellen

6. *Typ VI* $[α_1(VI)α_2(VI),α_3(VI)]$ in der Intima der Aorta, Placenta, Niere; Typ VI enthält kurze fibrilläre Strukturen und große globuläre Domänen, die Wechselwirkungen zum Typ I und anderen Proteinen der extrazellulären Matrix eingehen. In den globulären Domänen findet man *zahlreiche RGD-Motive*, die an *Integrinreceptoren* binden (s.u.).

Die Ketten des Kollagens Typ I enthalten wenig 5-Hydroxylysin und wenig glycosidisch gebundene Kohlenhydrate, während die des Typs II reich an 5-Hydroxylysin und daran gebundenen Galactose- und Glucosylgalactoseresten sind. In den fibrillären Kollagentypen I, II, III, V und XI stellt die helicale Domäne eine ununterbrochene Sequenz sich wiederholender Gly-X-Y-Einheiten dar, die aus insgesamt 1000 Aminosäureresten (d.h. aus etwa 330 Tripeptideinheiten) besteht. Im Gegensatz dazu sind die Tripeptidrepeats in den helicalen Domänen der nichtfibrillären Kollagentypen (z.B. die Typen IV, VI, VII, VIII, IX, X, XII usw.) durch andere Aminosäuren unterbrochen. Dadurch gewinnen sie eine beträchtliche mechanische Flexibilität, die sie zur Erfüllung ihrer Funktionen brauchen. Die Kollagentypen VI-XI kommen in geringen Mengen in verschiedenen Geweben vor und erfüllen spezialisierte Aufgaben beim Aufbau und der Strukturerhaltung von mesenchymalen Geweben (Typ VI), Haut (Typ VII), Endothelzellen (Typ VIII) sowie Knorpelgewebe (Typen IX, X und XI).

Tropokollagen und Kollagenfibrillen. Die Kollagenstruktur weist eine *hierarchische Gliederung* auf, bei der man folgende Ebenen zu unterscheiden hat (☞ Abb. 27.1):

1. die monomeren α-*Ketten*

2. die rechtshändige, aus drei, untereinander quervernetzten, α-Ketten bestehende, *lösliche Tripelhelix* (*Tropokollagen*)

3. die *Kollagenfibrille*, zu der sich *viele Tripelhelices* zusammenlagern, deren Festigkeit von der *Stabilität* und *Quervernetzung* der *Einzelketten* sowie der *Quervernetzung* der *Tripelhelices* abhängt.

Das *Tropokollagen* (M_r 300.000) hat eine Länge von etwa 300 nm. Seine *Tripelhelix* ist so gewunden, daß *30 Aminosäurereste* eine *vollständige Umdrehung* ergeben. Im Elektronenmikroskop weist eine Fibrille des Knorpelkollagens in der Achsenrichtung eine Periodizität von 67 nm auf. Dies ist mehr als ein Fünftel und weniger als ein Viertel der Länge der Einzelketten. Die Periodizität entsteht durch den regelmäßigen Wechsel von stark und schwach anfärbenden Bändern. Die stark anfärbenden Bänder rühren von "Löchern" in der Molekularstruktur her, die bei Negativfärbung mit Farbstoff ausgefüllt werden (☞ Abb. 27.1). In den *Sehnen* sind die *Kollagenfibrillen* in Form paralleler Bündel angeordnet, während sie in den *Basalmembranen* (Typ IV) mehrschichtige Netzwerke bilden. Mit den Kollagenfibrillen des Knorpels treten Proteoglycane in Wechselwirkung, die die Flexibilität und die besonderen Stütz- und Gleiteigenschaften des Knorpels bedingen.

Die Gene des Kollagens. Jeder Kettentyp der verschiedenen Kollagentripelhelices besitzt sein eigenes Gen. Die Struktur der mehr als 30 Gene des Kollagen ist kompliziert, da die Zahl ihrer Introns sehr groß ist. Das Gen der $α_2(I)$-Kette ist auf Chromosom 17 lokalisiert. Es besteht aus etwa 18.000 Basenpaaren; die exprimierte $α_2(I)$-Kette (einschließlich der N- und C-terminalen Peptide im Prokollagen) enthält aber nur etwa 1500 Aminosäurereste. 75 % des Gens stellen demzufolge Introns dar. Diese unterbrechen 51 Exons, deren Längen Multiple von neun Basen darstellen (da die

Polypeptidkette aus sich wiederholenden Tripeptidsequenzen besteht). Die meisten Exons bestehen aus 54 Basenpaaren, man findet aber auch Exons mit 36 und 45 sowie 135 Basenpaaren. Eine Ausnahme bilden die Exons für die N- und C-terminalen Peptide, die größer sind und *keine Vielfachen* von neun darstellen.

27.1.3. Die Biosynthese des Kollagens erfolgt in zwei Phasen

Die Kollagenbiosynthese geht in den *Fibroblasten* und in den *Chondro-* und *Osteoblasten* vor sich und läßt sich in eine *intra-* und eine *extrazelluläre Phase* gliedern (☞ Abb. 27.3):

1. die Kollagensynthese beginnt mit der Synthese der *Präpro-α-Ketten*, die an den Polysomen der Fibroblasten erfolgt. Beim Durchlaufen des SRP-Cyclus binden die Ribosomen an das endoplasmatische Reticulum und lenken die in Synthese befindliche Polypeptidkette in dessen Lumen. Dort wird das Signalpeptid abgespalten und die Pro-α-Kette gebildet. Die einen bestimmten Kollagentyp aufbauenden α-Ketten werden gleichzeitig synthetisiert

2. bereits cotranslational und dann auch posttranslational erfolgt im ER, katalysiert durch die *Prolylhydroxylasen* und die *Lysyl-5-hydroxylase*, die Hydroxylierung von Prolyl- und Lysylresten. Die Enzyme sind *Dioxygenasen*, die neben Sauerstoff auch α-Ketoglutarat, Ascorbat und (zur Aktivierung des Sauerstoffs) Fe^{2+}-Ionen benötigen. In Abb. 27.4 ist der *Reaktionsmechanismus* der *Prolyl-4-hydroxylase* (ihr vollständiger Name ist *Prokollagen-Prolin-α-Ketoglutarat-4-dioxygenase*) gezeigt. Die Notwendigkeit von Ascorbat (Vitamin C) für die Prokollagenhydroxylierung erklärt, warum bei Vitamin C-Mangel eine Verzögerung der Wundheilung und eine unzureichende Bildung von Knochenmatrix beobachtet wird. Die Hydroxylierung von etwa 50 % der Prolyl- und 20-60 % der Lysylreste ist die Voraussetzung für die Bildung der Tripelhelix im ER

3. danach erfolgt die Glycosylierung der Pro-α-Ketten durch die O-β-glycosidische Anbindung von Galactoseresten an einen Teil der Hydroxylysylreste, auf die anschließend, jedoch nicht an alle Galactosereste, jeweils ein Glucoserest in α-glycosidischer Bindung übertragen wird. Die Glycosylierungen erfolgen durch eine *UDP-abhängige Galactosyltransferase* und eine *UDP-abhängige Glucosyltransferase*. Dabei werden kollagengebundene Disaccharide mit der Struktur Glc-α(1→2)Gal gebildet (☞ Abb. 27.2)

4. im ER kommt es dann, katalysiert durch die *Proteindisulfidisomerase*, in den N- und C-terminalen Domänen der Prokollagenkette zur Bildung von Disulfidbindungen. Diese verbinden Cysteinylreste entweder der gleichen Pro-α-Kette oder von zwei benachbarten Pro-α-Ketten untereinander. Das N-terminale Propeptid reguliert durch negative Rückkopplung die Kollagensynthese, das C-terminale Propeptid hingegen ist für die Initiierung der Tripelhelixbildung bedeutsam

5. parallel dazu wird die *Tripelhelix* in der zentralen Region der Pro-α-Ketten vervollständigt. Im ER bindet das Prokollagen an ein molekulares Chaperon, nämlich an das *Streßprotein Hsp47*, das für die richtige Aufbereitung des Prokollagens (Hydroxylierung, Glycosylierung, Disulfidbildung, Tripelhelixbildung) und seine Sekretion verantwortlich ist. Das Hsp47 gehört zum Qualitätskontrollsystem des Prokollagens. Falsch gefaltetes Prokollagen wird durch das Hsp47 an der Sekretion gehindert

6. nun erfolgt die *Sekretion* der Prokollagentripelhelix in den *extrazellulären Raum*. Dort wird von jeder der Pro-α-Ketten das N-terminale Propeptid durch eine *Prokollagen-Aminoproteinase* (*Peptidase I*) und das C-terminale Propeptid (Extensions- oder Registerpeptid genannt) durch eine *Prokollagen-Carboxyproteinase* (*Peptidase II*) abgespalten; es entsteht das *lösliche Tropokollagen*

7. die *Tripelhelices* des *Tropokollagens* lagern sich durch Selbstaggregation zu *Kollagenfibrillen* zusammen

8. durch oxidative Desaminierung von Lysyl- und 5-Hydroxylysylresten werden, katalysiert durch die Cu^{2+}-abhängige Lysyloxidase, zur Vorbereitung auf die nachfolgende kovalente Quervernetzung in den als *Telopeptiden* bezeichneten C- und N-terminalen Bereichen der Tripelhelices und Kollagenfibrillen reaktionsfreudige Aldehyde gebildet (☞ Abb. 27.5); aus Lysin entsteht dabei das Allysin

9. die Quervernetzung der Kollagenfibrillen erfolgt *entweder* durch Bildung einer Schiffschen Base (*Aldiminbildung*) zwischen einem Allysinrest einer Kette mit der ε-Aminogruppe (Aminogruppe am

27.1. Kollagen

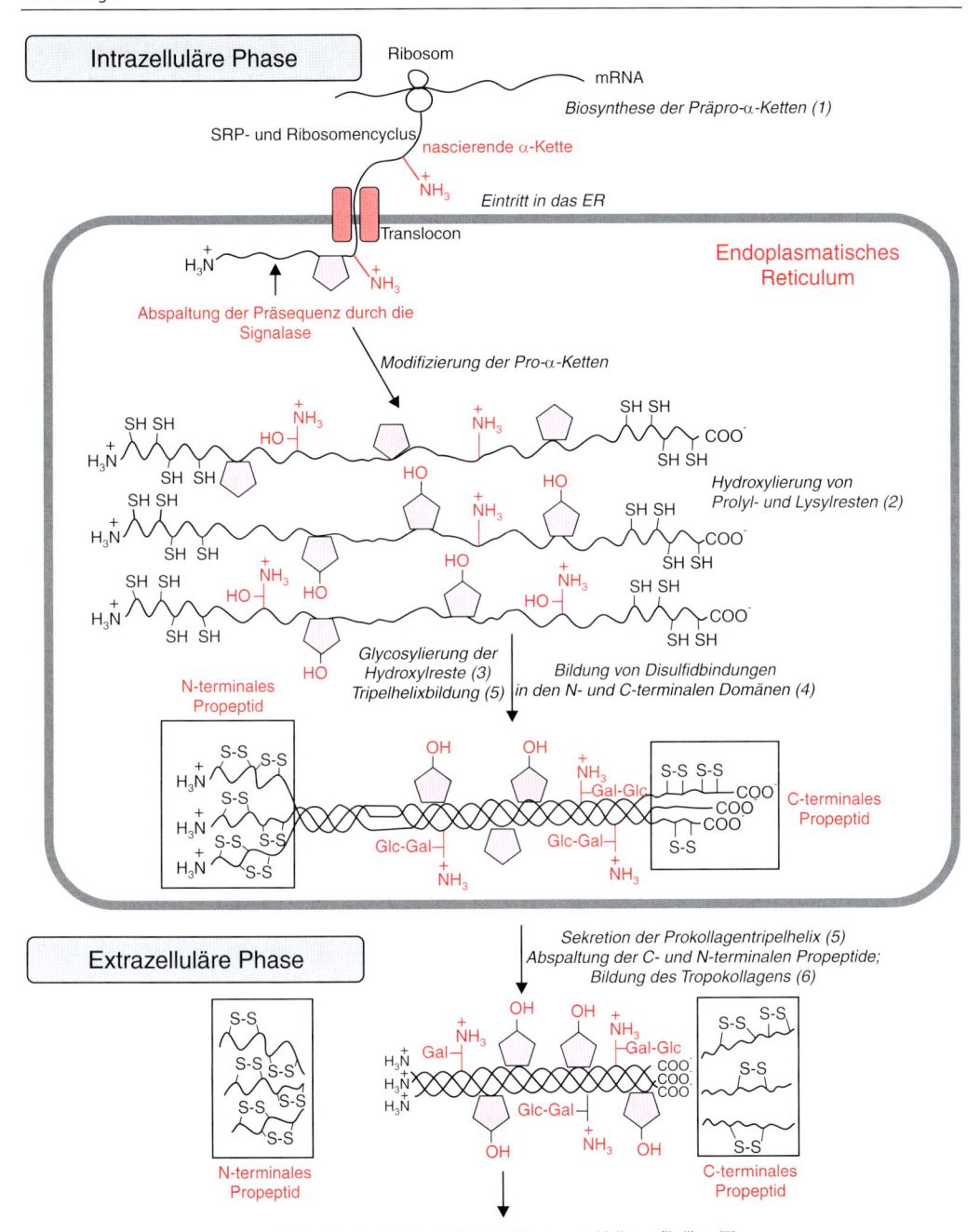

Intrazelluläre Phase

Biosynthese der Präpro-α-Ketten (1)

Eintritt in das ER

Abspaltung der Präsequenz durch die Signalase

Endoplasmatisches Reticulum

Modifizierung der Pro-α-Ketten

Hydroxylierung von Prolyl- und Lysylresten (2)

Glycosylierung der Hydroxylreste (3)

Bildung von Disulfidbindungen in den N- und C-terminalen Domänen (4)

Tripelhelixbildung (5)

N-terminales Propeptid

C-terminales Propeptid

Extrazelluläre Phase

Sekretion der Prokollagentripelhelix (5)
Abspaltung der C- und N-terminalen Propeptide;
Bildung des Tropokollagens (6)

N-terminales Propeptid

C-terminales Propeptid

Zusammenlagerung des Tropokollagens zu Kollagenfibrillen (7)

Bildung von reaktionsfreudigen Aldehyden durch die Lysyloxidase (8)

Quervernetzung der Kollagenfibrillen (9) (Aldolkondensation und Aldiminbildung)

Abb. 27.3: Biosynthese des Kollagens. Die Zahlen in Klammern folgen der Numerierung der Biosyntheseschritte im Text.

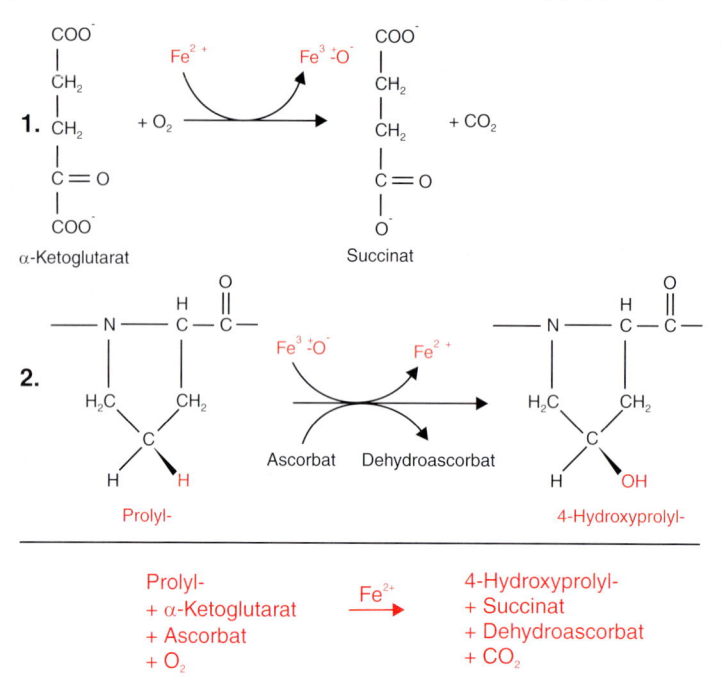

Abb. 27.4: Der 2-Stufenmechanismus der Prolyl-4-hydroxylase.

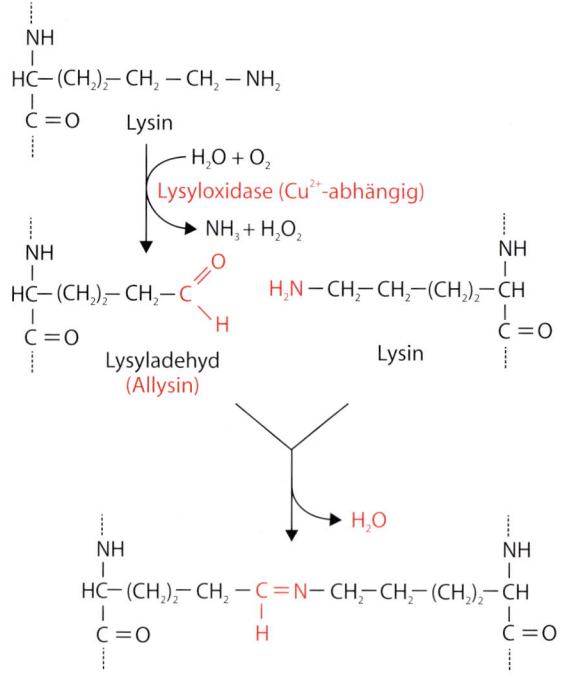

Abb. 27.5: Vernetzung des Kollagens durch Bildung einer Schiffschen Base zwischen Allysin und Lysin.

C-Atom 6) eines Lysyl-, Hydroxylysyl- bzw. glycosylierten Hydroxylysylrestes einer anderen Kette (☞ Abb. 27.5) *oder* durch *Aldolkondensation* von zwei Allysinresten.

27.1.4. Abbau des Kollagens; die Matrixmetalloproteinasen

Die Umsatzgeschwindigkeit des Kollagens ist in den verschiedenen Teilen des Bindegewebes unterschiedlich. Seine biologische Halbwertszeit beträgt in der Leber 30 Tage, im Muskel 60 Tage und in der Aorta 300 Tage. Die biologische Halbwertszeit ist vom Vernetzungsgrad des Kollagens abhängig. Nichtvernetzte oder wenig vernetzte Kollagenfibrillen haben einen relativ hohen Umsatz, stark vernetztes Kollagen hingegen zeigt einen geringen Umsatz. Im Kindesalter und beim Jugendlichen ist der Kollagenumsatz groß, im Erwachsenenalter wird er zunehmend kleiner. Bei Schilddrüsenüberfunktion oder nach Verbrennungen ist der Kollagenumsatz gesteigert.

Kollagen wird durch die *Kollagenasen* abgebaut. Diese Enzyme werden in den Fibroblasten und in anderen Zellen, z.B. Neutrophilen, zunächst als *inaktive Prokollagenasen* synthetisiert und nach ihrer Sekretion in den Extrazellulärraum durch *Plasmin* und andere Proteasen *aktiviert*. Die Kollagenasen sind metallionenabhängig (z.B. von Zn^{2+}- oder Ca^{2+}-Ionen) und gehören zur Gruppe der *Matrix-Metalloproteinasen* (MMP). Die MMP zeigen Spezifitäten im Hinblick auf die durch sie angegriffenen Kollagentypen. Die *interstitielle Kollagenase* (MMP 1) beispielsweise spaltet in den Kollagenen I, II und III des Interstitiums vorzugsweise die Peptidbindung zwischen Gly-775 und Ile-776 der α_1-Ketten. Insgesamt besteht die Gruppe der Matrix-Metalloproteinasen aus wenigstens zwanzig Enzymen, die außer Kollagen weitere Proteine, z.B. α_2-Makroglobulin, Fibronectin, Laminin, Elastin und die Proteinkomponenten der Proteoglycane abbauen. Ein Vertreter aus der Gruppe der MMP ist das *Stromelysin*, welches als inaktive Vorstufe von Fibroblasten, Endothelzellen und von Tumorzellen in den Extrazellularraum sezerniert und proteolytisch durch Plasmin aktiviert wird.

Die MMPs sind für zahlreiche physiologische und pathophysiologische Vorgänge von großer Bedeutung. Sie werden durch *Gewebsinhibitoren* (**t**issue **i**nhibitors of **m**etallo**p**roteinases, *TIMPs*) gehemmt. Von den MMPs und den mit ihnen in einem Gleichgewicht stehenden TIMPs hängt das *Geweberemodeling* (d.h. der gezielte Gewebeumbau) sowie die Entwicklung der extrazellulären Matrix bei der Embryogenese, dem Wachstum, der Organ- und Gefäßbildung und der Wundheilung ab. Eine Störung des Gleichgewichtes zwischen den MMPs und den TIMPs führt zu einer Dysregulation der Proteaseaktivität. Diese kann für die Entstehung zahlreicher Erkrankungen, wie *Rheumatoidarthritis*, *Arteriosklerose*, *Leberfibrose*, *Parodontose* sowie *Tumorwachstum* und *Metastasierung* von *Tumoren* von großer Bedeutung sein. Der Gasbranderreger *Clostridium histolyticum* enthält wenigstens sechs Typen hochaktiver Kollagenasen. Diese spalten sehr schnell natives Kollagen und führen rasch Gewebezerstörungen herbei, die die Ausbreitung der Krankheitserreger begünstigen. Kollagenasen wurden auch in anderen Mikroorganismen gefunden.

Die durch die Kollagenasen entstehenden Kollagenspaltprodukte werden proteolytisch weiter zu Peptiden und Aminosäuren hydrolysiert. Dabei werden *3-* bzw. *4-Hydroxyprolin* und *niedermolekulare 3-* bzw. *4-hydroxyprolinhaltige Peptide* freigesetzt. Da die Hydroxyproline *nicht* wieder zur Kollagensynthese verwendet werden können (alle im Kollagen enthaltenen Hydroxyprolinreste entstehen durch Hydroxylierung von kollagengebundenen Prolinresten; für Hydroxyprolin gibt es *kein* Codon) ist die Ausscheidung ihrer freien Formen bzw. hydroxyprolinhaltiger Peptide im Harn ein Maß für den Kollagenumsatz. Das beim Kollagenabbau freigesetzte *5-Hydroxylysin* ist, wie die Hydroxyproline, ebenfalls eine *nichtcodierte Aminosäure*. Es wird entweder im Harn ausgeschieden oder im Lysinstoffwechsel über α-*Aminoadipinat* abgebaut.

27.2. Elastin

Elastin hat eine *gummiartige Elastizität* und kommt vorwiegend in den *elastischen Fasern* und *Bändern* vor. Es ist für die Elastizität z.B. der Blutgefäßwände und des Lungengewebes verantwortlich. Das unlösliche Elastin wird von den Bindegewebszellen zunächst in Form von löslichem, nichtvernetztem *Proelastin* (M_r 120.000) synthetisiert, das durch partielle Proteolyse in lösliches *Tropoelastin* (M_r 70.000) als Vorläufermolekül des Elastins übergeht. Beim Übergang vom Tropoelastin zum unlöslichen Elastin wird durch die Cu^{2+}-abhängige *Lysyloxidase* ein Teil der Lysylreste unter Abspaltung von Ammoniak zu Lysinaldehyd (Allysin) oxidiert (☞ Abb. 27.5). Danach kondensieren drei Allysylreste mit einem Lysylrest unter Bildung von *Desmosin* bzw. *Isodesmosin* (☞ Abb. 27.6). Die Desmosinstrukturen verknüpfen vier Elastinketten untereinander und verleihen dem unlöslichen Elastin elastische Eigenschaften, indem sie wie Knoten in einem flexiblen Netz wirken. Das Pancreas sowie neutrophile Granulocyten, Thrombocyten und Makrophagen enthalten sehr aktive *elastinabbauende Proteasen*, die man als *Elastasen* bezeichnet. Sie werden durch α_1-Antitrypsin gehemmt.

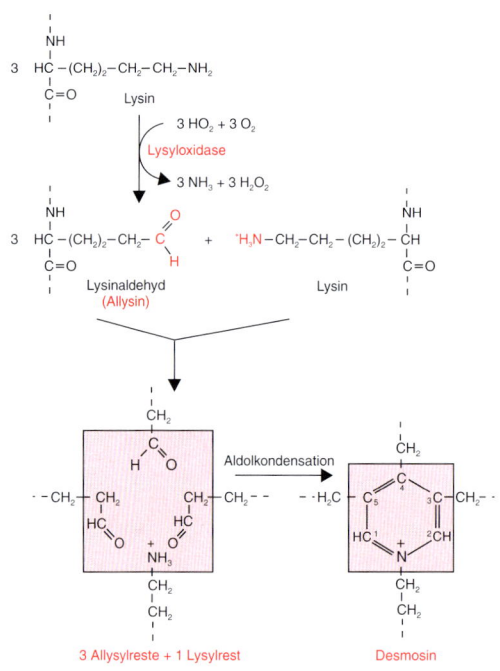

Abb. 27.6: Vernetzung des Elastins durch Bildung von Desmosin.

Die Bedeutung der Makrophagen-Elastase. Die Elastase der Makrophagen spielt eine wesentliche Rolle bei der Entstehung des *Lungenemphysems*. Darunter wird eine irreversible Aufblähung der distal der *Bronchioli terminales* befindlichen Lufträume, einschließlich der Bronchiolen, Alveolargänge und der Alveoli des Respirationstraktes, verstanden. Das Lungenemphysem ist die wesentliche Ursache der Morbidität (Krankheitshäufigkeit) und Mortalität (Sterblichkeit) der *chronisch-obstruktiven Lungenerkrankung*, deren Hauptrisikofaktor das Zigarettenrauchen ist. Zeitlich vor der Entwicklung des Emphysems kommt es in der Raucherlunge in den obengenannten Räumen und deren Begrenzungen zu einer Anhäufung von Makrophagen sowie von Lymphocyten und Neutrophilen. Der proteolytische Abbau des Elastins als Hauptkomponente der elastischen Fasern der Lunge ist die Hauptursache der Entstehung eines Emphysems. In einer Raucherlunge entfallen etwa 90 % aller inflammatorischen Zellen auf *Makrophagen*. Diese produzieren nicht nur Elastase, sondern eine größere Zahl weiterer proteolytischer Enzyme, die einen Abbau der elastischen Fasern und anderer Komponenten der extrazellulären Matrix katalysieren. Die *Makrophagenelastase* ist eine Zn^{2+}- bzw. Ca^{2+}-abhängige Metalloproteinase, die nicht nur Elastin, sondern auch andere Proteine der extrazellulären Matrix abbaut. Ein vererbbarer Defekt im α_1-Antitrypsin als bedeutendstem Inhibitor der Elastase prädisponiert zum frühen Auftreten eines Lungenemphysems.

27.3. Die Proteoglycane des Knorpels und der Grundsubstanz

Da die sauren Glycosaminoglycane im physiologischen Bereich dissoziieren und dann Gegenionen (Na^+-, K^+- und Ca^{2+}-Ionen) brauchen, bezeichnet man sie auch als *polyanionische Glycosaminoglycane*. Unter einem *Proteoglycan* versteht man ein komplexes Makromolekül, in dem die Glycosaminoglycankomponente kovalent an eine Polypeptidkette gebunden ist (☞ Formeln in Kap. 5.4; Biosynthese in Kap. 16.7.3.).

27.3.1. Funktionen der Proteoglycane und der Hyaluronsäure

Das *wichtigste Proteoglycan* des *Knorpels* ist das *Aggrecan*. Sein *Glycosaminoglycananteil* besteht zu etwa 90 % aus *Chondroitin-* und *Keratansulfat*. Die Polypeptidkette des Aggrecans enthält 2200 Aminosäurereste. N-terminal befinden sich zwei globuläre Domänen, G1 und G2, die jeweils 24 Aminosäuren enthalten (☞ Abb. 27.7). Die G1-Domäne bindet an *Hyaluronat*. Die Struktur der ebenfalls globulären C-terminalen Region ist der *Lectinstruktur* homolog. An die zentrale Region des Aggrecanmoleküls sind eine große Zahl von Molekülen der beiden genannten Glycosaminoglycane gebunden. Wie der Name sagt, entwickelt Aggrecan eine starke Neigung zur Aggregation. In den Aggrecanaggregaten findet man bis zu 100 Aggrecanmonomere. Infolge der hydrophilen Eigenschaften der Aggrecankomponenten verhält sich die Knorpelmatrix wie ein elastischer Schwamm, der unter mechanischem Druck Wasser abgibt und bei Entlastung Wasser wieder aufnimmt. Aggrecan wird durch die *Aggrecanase* abgebaut. Diese *Metalloproteinase* spielt eine führende Rolle beim Abbau des Aggrecans im Gelenkknorpel und ist für dessen *pathologisch* eintretende *Erosion*, wie sie für *Arthritis* und verwandte Erkrankungen typisch ist, verantwortlich. Man ist bemüht, spezifische Inhibitoren dieser Metalloproteinase mit dem Ziel zu finden, diese als Therapeutica zur Behandlung der *Arthritis* einzusetzen.

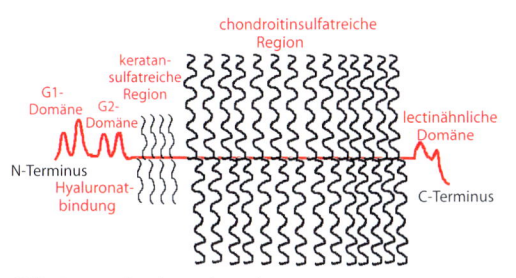

Abb. 27.7: Struktur eines Aggrecanmonomers.

Im Knorpel findet man neben dem Aggrecan auch andere Proteoglycane, die sich in der Struktur ihrer Polypeptidketten sowie in der Größe, der Zahl und den Typen ihrer Glycosaminoglycananteile unterscheiden und eine sehr heterogene Gruppe von Matrixbestandteilen darstellen. Sie gehen untereinander und mit anderen Substanzen vielfältige Wechselwirkungen ein und sind für die spezifische Struktur der *interzellulären Knorpelmatrix* verantwortlich. Man findet sie auch als *plasmamembranintegrierte Proteoglycane* in den Plasmamembranen der sie synthetisierenden Zellen. Proteoglycane können von allen Zellen gebildet werden, wenn auch mit sehr unterschiedlichen Intensitäten. Einige ihrer Funktionen sind:

- Mitwirkung bei *Zell-Matrix-* und *Zell-Zell-Kontakten*
- infolge Bindung von *Wachstumsfaktoren* (z.B. des basischen Fibroblasten-Wachstumsfaktors an plasmamembranintegriertes Heparansulfat) üben sie eine Hemmung auf die Zellproliferation aus

- durch ihre *anionische Natur* ziehen sie Kationen an (physiologisch wichtig sind vor allem Ca^{2+}-Ionen) und beeinflussen so deren Diffusion
- infolge ihrer ausgeprägt hydrophilen Eigenschaften bilden die Glycosaminoglycane eine *stark hydratisierte Matrix*, die einer mechanischen Kompression (z.B. in den Zwischenwirbelscheiben) einen hohen Widerstand entgegensetzt (*viscoelastisches Verhalten*)
- sie beeinflussen die Diffusion von Proteinen durch den Knorpel
- sie treten mit Kollagen in Wechselwirkung.

Hyaluronat. Hyaluronat ist ein *sulfatfreies Glycosaminoglycan*. Es besteht aus der sich wiederholenden disaccharidähnlichen Grundeinheit *Hyalubiuronat* (Glucuronat-$\beta(1\rightarrow 3)$-N-Acetylglucosamin). Im Hyaluronat sind die Hyalubiuronatmoleküle durch $\beta(1\rightarrow 4)$-Bindungen untereinander verbunden (☞ Abb. 27.8). *Hyaluronat* ist ein wichtiger Bestandteil des "*Siebsystems*" des *lockeren Bindegewebes*, das die Ausbreitung von Keimen im Gewebe bremst. Es ist kein Proteoglycan, d.h. es ist mit Protein *nicht kovalent* verbunden, jedoch ist es mit zahlreichen Proteinen der extrazellulären Matrix assoziiert (☞ Abb. 27.7 und 27.9). Beim Abbau des Hyaluronates durch die *Hyaluronidase* geht die Siebfunktion der extrazellulären Matrix verloren. Die Folge ist, daß sich dann Bakterien rascher ausbreiten können als in der intakten extrazellulären Matrix. Tatsächlich enthalten zahlreiche Krankheitserreger sowie Schlangengift u.a. tierische Gifte die *Hyaluronidase*, die man auf Grund dieses Effektes früher als "*Ausbreitungsfaktor*" bezeichnet hat. Die *Hyaluronidase* spaltet im Hyaluronat die 1,4-Bindungen zwischen den Disacchariden, also zwischen den N-Acetylglucosamin- und den Glucuronat-Resten hydrolytisch auf und liefert als Spaltprodukte *Hyalubiuronatmoleküle*, welche durch eine β-*Glucuronidase* weiter gespalten werden.

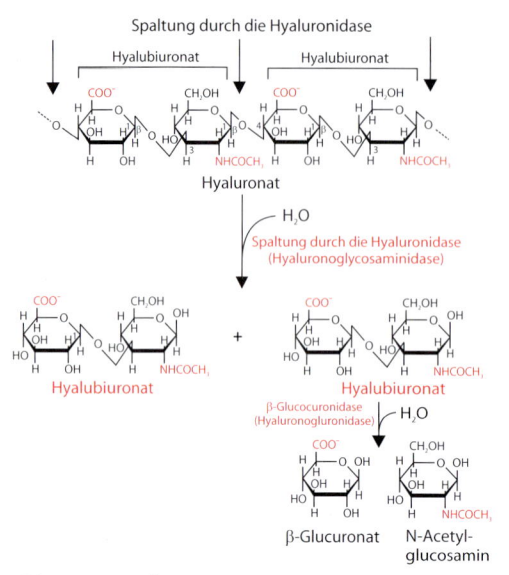

Abb. 27.8: Spaltung von Hyaluronat durch die Hyaluronidase und die β-Glucuronidase.

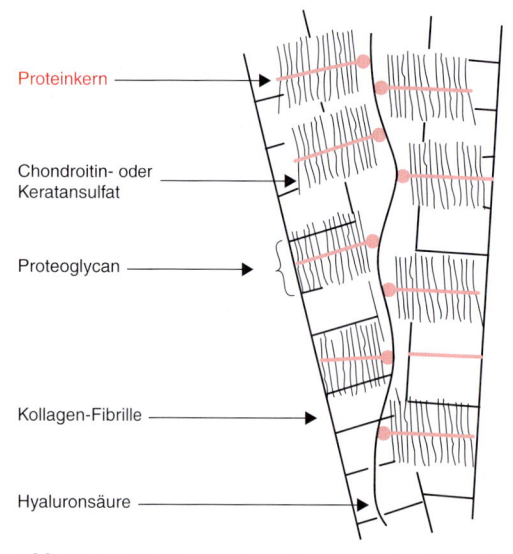

Abb. 27.9: Die Vergesellschaftung von Hyaluronat, Proteoglycanen und Kollagen im Bindegewebe.

Die Wechselwirkungen von Proteoglycan, Hyaluronat und Kollagen. Die Struktur eines Proteoglycans, z.B. des *Aggrecans*, ist einem *Zylinderputzer* ähnlich. Das Mittelteil bildet das langgestreckte Proteinmolekül (etwa 300 nm lang), während die *sulfatierten Glycosaminoglycane* senkrecht dazu angeordnet sind und die "Borsten" bilden (☞ Abb. 27.7 und Abb. 27.9). Das *Proteoglycan* assoziiert mit *Hyaluronat*. Da dieses ein außerordentlich langes Molekül ist, kann es an viele Proteoglycanmoleküle binden. Für den Knorpel sind weiterhin die Wechselwirkungen zwischen den *Proteoglycanen* und dem *Kollagen* charakteristisch. Dabei kommt es zu einer elektrostatischen Bindung der *sulfatierten Glycosaminoglycane* an *kationische Gruppen*, z.B. an *Lysyl-* bzw. *Hydroxylysylgruppen*, der *Kollagenfibrillen*. Das Ergebnis aller dieser Wechselwirkungen zwischen *Kollagen*, *Proteoglycanen* und *Hyaluronat* ist die für die Knorpelmatrix charakteristische flexible, jedoch auch kräftige Struktur.

27.4. Beziehungen der Zellen zur extrazellulären Matrix

Viele makromolekulare Bestandteile der extrazellulären Matrix, vor allem die adhäsiven *Glycoproteine*, binden an *Adhäsionsmoleküle* ("Adhäsionsreceptoren") auf der Oberfläche von Zellen. Zu den *adhäsiven Matrixmolekülen* gehören die *Kollagentypen I-XIV* sowie

- *Fibronectin:* dieses Protein beeinflußt die Zellwanderung (ähnliche Eigenschaften haben *Vitronectin*, *Osteonectin* und *Entactin*); Fibronectin stimuliert das Zellwachstum und fördert den Übergang einer Zelle aus der G0/G1- in die S-Phase. *Fibronectin* kommt in den *Basalmembranen* und der *extrazellulären* Matrix sowie in löslicher Form auch im Blutplasma vor

- *Laminine:* diese bilden eine Familie adhäsiver Proteine, die in der extrazellulären Matrix und der Basalmembranen vorkommen und Wechselwirkungen mit Proteoglycanen, Kollagen Typ IV und anderen Bindegewebsbestandteilen eingehen; *Laminine* fördern die *Zelladhäsion*, die *Zellmigration*, das *Neuritenwachstum* und die *Zelldifferenzierung*

- *Fibrilline* sind große (M_r 320.000), extrazelluläre, als Komponenten der *Mikrofibrillen* des elastischen Bindegewebes vorkommende Ca^{2+}-bindende Glycoproteine (Fibrillin-1 und -2). *Mikrofibrillen* sind supramolekulare perlenkettenartige Aggregate, die außer Fibrillin weitere Proteine enthalten. Man findet sie in Blutgefäßen, Knorpel- und Knochenhäuten sowie in den Ciliarfasern der Augen. Die Fibrilline sind aus *Strukturmodulen* aufgebaut, deren größter Anteil mit dem *epidermalen Wachstumsfaktor* (EGF) verwandt ist. Ihre Gene sind auf Chromosom 15 lokalisiert. Mutationen im Gen des Fibrillin-1 führen zum *Marfan-Syndrom*, einer autosomal dominant vererbten Erkrankung der extrazellulären Matrix, die durch lange, grazile Knochen infolge eines übermäßigen Wachstums der Röhrenknochen sowie durch einen stark gewölbten Gaumen, Verbiegung der Wirbelsäule, Brustkorbdeformation, Bänderschlaffheit und Überstreckbarkeit der Gelenke gekennzeichnet ist. Im Auge kommt es zu einer Verlagerung der Linse aus der Pupillarebene (Linsenektopie) und im Herz-Kreislauf-System zu einer Erweiterung der Aortenwurzel und des aufsteigenden Teils der Aorta, was zu einer Aortenruptur führen kann. Bisher wurden über 300 verschiedene Mutationen im Fibrillin-1-Gen identifiziert.

- *Undulin* ist mit dem Kollagen Typ XIV identisch und stellt ein heterotrimeres Molekül dar (M_r der Untereinheiten sind 270.000, 190.000 und 180.000); es hat eine hohe Affinität zu dem Proteoglycan *Decorin* und bindet, konkurrierend mit diesem, an einen *Proteoglycanreceptor* auf der Oberfläche von Fibroblasten u.a. Zellen

- *Tenascine* sind durch starke elastische Eigenschaften ausgezeichnet und vermitteln mechanische Wechselwirkungen zwischen den Zellen

- *Thrombospondin* ist ein homotrimeres adhäsives Protein, das bei der Aktivierung der Thrombocyten durch Entleerung ihrer α-Granula freigesetzt wird. Es bindet Ca^{2+}-abhängig an das *Fibrinogen* der Plättchenoberfläche.

Die *Adhäsionsreceptoren* auf der Zelloberfläche sind die Receptoren für die eben besprochenen adhäsiven Glycoproteine der extrazellulären Matrix. Sie bilden ein *molekulares Kontroll- und Erkennungssystem*, das eine wichtige Rolle bei der *Regulation* des *Zellcyclus*, der *Zellproliferation*, der *Zelldifferenzierung*, des *Zellwachstums*, der *Apoptose* sowie der *Gewebe- und Organentwicklung* spielt. Es gibt vier Hauptfamilien von *Adhäsionsreceptoren*:

1. *Integrine* sind die wichtigsten *Adhäsionsreceptoren*, die Signale von außen durch die Membran in das Zellinnere übermitteln. Sie werden auf allen Zellen mit adhäsiven Eigenschaften exprimiert. Die Integrine sind für die Zellproliferation, die Zellmigration sowie das Geweberemodeling verantwortlich und spielen eine Rolle bei der Immunantwort (☞ Kap. 22.), vaskulären Hämostase (☞ Kap. 21.) und Tumormetastasierung. Wie ihr Name sagt, sorgen sie für die Integrität der Gewebe- und Organstruktur. Man hat bisher wenigstens 20 verschiedene Integrine identifiziert, die alle *transmembranal* angeordnete *αβ-heterodimere Proteine* sind. Ihre *α-Untereinheit* wird einkettig synthetisiert, jedoch wird sie später in eine größere extrazelluläre Kette (*schwere α-Kette*) und in eine kleinere, die Plasmamembran durchziehende Kette (*leichte α-Kette*) gespalten, die beide durch eine Disulfidbindung verbunden bleiben. Die schwere α-Kette enthält drei bis vier Ca^{2+}-bindende Sequenzabschnitte (☞ Abb. 27.10). Die an der Ligandenbindung beteiligte β-Untereinheit ist für die transmembranale Signalübermittlung von außen zu den intrazellulären Signalbahnen verantwortlich. Integrine binden, vermittelt durch ihre Ca^{2+}-bindenden Sequenzabschnitte ihrer schweren α-Kette, Proteinliganden mit einer RGD-Sequenz (RGD = Arg-Gly-Asp) in ihrem Molekül. Alle an Integrine bindende adhäsiven Glycoproteine weisen eine solche Tripeptidsequenz auf. Die Bindung eines adhäsiven Glycoproteins löst eine Aggregation ("Clustering") der Integrinmoleküle aus. Die entstehenden Integrincluster aktivieren mittels der cytoplasmatischen Domänen ihrer β-Untereinheiten vier Signalbahnen (☞ Abb. 27.10): 1. eine α-Actinin enthaltende Signalbahn, die zur Reorganisation des Cytoskelettes und zu Formveränderungen der Zellen führt, 2. eine die Zellmotilität verändernde Signalbahn, 3. eine Signalbahn, die die Apoptose unterdrückt und 4. eine die Zellproliferation aktivierende Signalbahn.

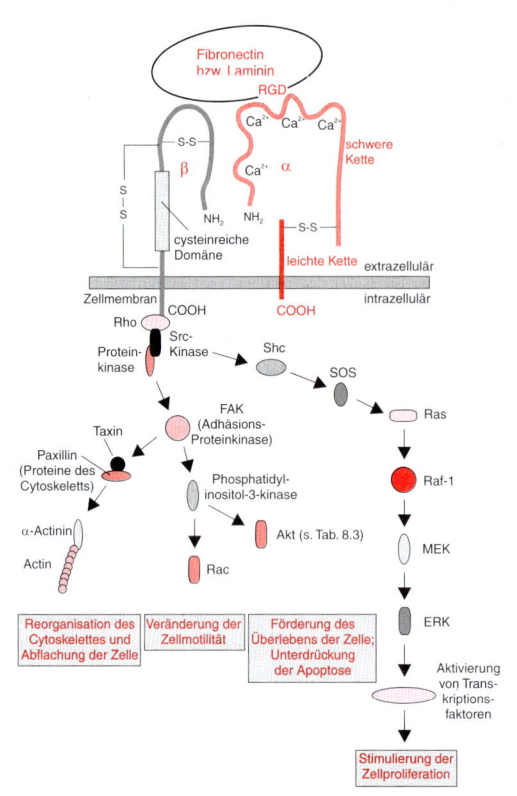

Abb. 27.10: Der Integrin-Oberflächenreceptor der Plasmamembran und die von ihm ausgehenden Signalbahnen.

2. Auch die auf der Zelloberfläche von *Lymphocyten* lokalisierten *Immunglobuline* stellen eine Superfamilie von *Adhäsionsmolekülen* dar, die aus wenigstens 70 Mitgliedern besteht; hierher gehören der T-Zellen-Receptor, die Immunglobuline auf der Oberfläche der B-Zellen, die MHC-Antigene sowie die NCAM- (**n**eural **c**ell **a**dhesion **m**olecules), VCAM- (**v**ascular **c**ell **a**dhesion **m**olecules) und die ICAM-Familie (**i**ntercellular **a**dhesion **m**olecules) (☞ Kap. 22.).

3. Die *Cadherine* sind Adhäsionsproteine, die starke Zell-Zell-Bindungskräfte als wichtige Voraussetzung für die Bildung und Aufrechterhaltung dauerhafter Zell-Zell-Kontakte in einem Gewebe- und Organverband entwickeln. Ihre Adhäsionswirkung ist Ca^{2+}-abhängig. Sie sind hochgradig selektiv und spielen deshalb bei Auswahl- und Sortierungsvorgängen zwischen gleichen und verschiedenen Zellen eine Rolle. Es gibt wenigstens drei verschiedene Vertreter der Cadherinfamilie:

- das *N-Cadherin*, das im Nervengewebe sowie im Skelett- und im Herzmuskel exprimiert wird
- das *E-Cadherin* (auch als *Uvomorulin* bezeichnet) ist das Proteinprodukt eines Tumorsuppressorgens, das in epithelialen Geweben und in der Leber exprimiert wird. Es enthält 748 Aminosäuren und sein Gen ist auf Chromosom 18q lokalisiert. E-Cadherin ist in der Lage, eine Tumorbildung zu unterdrücken. Der familiäre, im frühen Lebensalter auftretende, histologisch wenig differenzierte, aggressiv wachsende, diffuse *Magenkrebs* ist auf einen G→T-Austausch im Exon 7 des E-Cadherin-Gens zurückzuführen, der zur Expression eines verstümmelten E-Cadherinmoleküls führt. Eine defekte E-Cadherinexpression gilt als Marker für einen klinisch ungünstigen Verlauf einer Krebserkrankung
- das *P-Cadherin*, das in der **P**lacenta und im Mesothelium exprimiert wird.

Die Funktionen der Cadherine werden durch cytosolische Proteine kontrolliert, die man als *Catenine* bezeichnet. Diese binden an die cytoplasmatische Domäne der Cadherine und bilden so eine Brücke zwischen den Cadherinen und dem mit dem Actin des Cytoskelett assoziierten α-Actinin. Jede Zerstörung des intrazellulären Cadherin-Catenin-Komplexes verursacht einen Verlust der Zelladhäsion. Die Catenine haben offenbar Funktionen in der Ausbalanzierung von Zelladhäsion und Zellproliferation.

Ein hochinteressantes Mitglied der Klasse der Cadherine ist das *Cadherin 23*. Es kommt in den spitzen Endstücken, den *Stereocilien*, der *Haarsinneszellen* auf der *Basalmembran* der *Innenohrschnecke* und des *Gleichgewichtsorgans* vor. Die Haarzellen verbiegen sich nur wenige Nanometer bei Einwirkung von Klangwellen und bei Bewegung des Kopfes und sind für den Gehör- und den Gleichgewichtssinn verantwortlich. Das *Cadherin 23* verbindet in starrer Weise die Stereocilien der Haarzellen untereinander und sorgt bei deren Verbiegung nach Art eines "Drahtseils" für das mechanische Öffnen und Schließen von Transductionskanälen, deren Ionenpermeabilität sich dabei ändert. Diese *Mechanotransduction* ist der erste Schritt der Signalübertragung in das Gehirn. *Mutationen* im Gen des Cadherins 23 verursachen *Taubheit* und *Gleichgewichtsstörungen*.

4. Die *Selectine* sind Ca^{2+}-abhängige Glycoproteine, die eine relativ kleine, aus drei Mitgliedern bestehende und auf Leukocyten und Endothelzellen zu findende, kohlenhydratbindende Familie von membranalen Adhäsionsmolekülen bilden. Man unterscheidet das E-Selectin (endotheliales Selectin), das P-Selectin (Blutplättchenselectin) und das L-Selectin (leukocytäres Selectin). Die Selectine vermitteln die Wechselwirkungen zwischen Leukocyten und Endothel bei der Leucocytenmigration sowie bei Entzündungsvorgängen und der Blutgerinnung.

Syndecane sind multifunktionelle Corecectoren auf der Zelloberfläche. Als *Syndecane* werden Proteoglycane bezeichnet, die in die *Plasmamembran* der meisten Zellen integriert sind. Ein wichtiges Syndecan ist das an eine Polypeptidkette gebundene *Heparansulfat*. Die nach außen gerichteten Heparansulfatketten binden eine große Zahl extrazellulärer Liganden, z.B. Fibronectin, Kollagene, Thrombospondin, LDL, Lipoproteinlipase, Wachstumsfaktoren sowie das Influenzavirus, das Diphtherietoxin und Prionen. Die *Syndecane* spielen eine Rolle bei der Regulation zellulärer Funktionen, z.B. der *Organogenese* in der *Embryonalentwicklung*, der *Angiogenese*, der *Zellproliferation* und *Zellmigration*, der *Blutgerinnung* sowie der Kontrolle der *Zell-Matrix-* und *Zell-Zell-Adhäsion*. Syndecane haben *Coreceptorfunktionen*, d.h. sie modulieren die ligandenabhängige Aktivierung und Signalgebung der *primären Receptoren* der Zelloberfläche, z.B. der Cytokin-, TNFα- und Interleukin-Receptoren.

Einfluß von Hormonen auf die extrazelluläre Matrix und ihre Zellen. Auf die extrazelluläre Matrix und ihre Zellen üben zahlreiche Hormone einen Einfluß aus:

- *Somatotropin* fördert, vermittelt durch die *Somatomedine*, den Sulfateinbau in die Knorpelmatrix sowie den Einbau von Thymidin in Fibroblasten und Chondroblasten. Die Somatomedine stimulieren die Synthese des Knochen- und Knorpelkollagens
- *Cortisol* hemmt das Wachstum von Fibroblasten, die Synthese von Hyaluronat und erniedrigt den Einbau von Sulfat in die Proteoglycane; die Cortisolwirkungen führen zu Beeinträchtigungen der Wundheilung und der Kallusbildung nach Frakturen
- *Estrogene* fördern die Synthese von Proteoglycanen und begünstigen dadurch die Flüssigkeitsanreicherung im Knorpel
- *Androgene* fördern die Kollagensynthese
- *Schilddrüsenhormon* hemmt die Kollagensynthese und die Bildung der extrazellulären Matrix
- da Fibroblasten *insulinabhängig* sind, begünstigt *Insulin* durch Stimulierung ihres Glucoseverbrauchs die Synthese von Hyaluronat und von Chondroitinsulfat. *Insulinmangel* führt zu einer verminderten Synthese der Glycosaminoglycane.

27.5. Biochemische Aspekte der Blutgefäßbildung

Wirkungen spezifischer und unspezifischer angiogener Induktoren auf endotheliale Zellen. Blutgefäßbildende Faktoren wirken entweder direkt auf *endotheliale* Zellen oder auf *accessorische Zellen*, wie *Monocyten*, *Mastzellen* und *T-Zellen* (indirekte Induktoren). Es gibt vier *spezifische angiogene Wachstumsfaktoren*, den *vaskulären endothelialen Wachstums(growth)faktor VEGF-A*, der auch Monocyten aktiviert, *VEGF-B*, *VEGF-C* und den **p**lacentaren Wachstums(growth)faktor *PlGF*. Wichtigster Reiz für die Expression dieser Wachstumsfaktoren ist eine *Hypoxie*. Diese führt dadurch zur Bildung neuer Gefäße und zur Verbesserung der Sauerstoffversorgung des betreffenden Gewebes. Zur Gruppe der *unspezifischen angiogenen Induktoren* gehört das *Tat-Protein* (☞ Kap. 12.2.3.) und das *HIF-1-Protein* (☞ Kap. 12.4.2.). Letzteres aktiviert eine *Receptortyrosinkinase* und einen *integrinvermittelten Signalweg*.

> Für die Entwicklung der Arterien ist *Elastin* unentbehrlich. Elastin ist Hauptbestandteil der extrazellulären Matrix der Arterienwände und stimuliert die *Arterienentwicklung*, indem es die *Proliferation* von *glatten Muskelzellen* und *Endothelzellen* fördert. Eine Mutation im Elastingen führt zu einer Aortenstenose, die als *supravalvuläre Aortenstenose* bezeichnet wird. Sie geht mit einem sog. *Elfengesicht* sowie mit *Wachstumsretardierung*, *Zahnanomalien*, *Hernien* und *Kryptorchismus* einher.

Inhibitoren der Angiogenese. Zu diesen gehören der *Tumorsuppressor p53*, der die Expression von

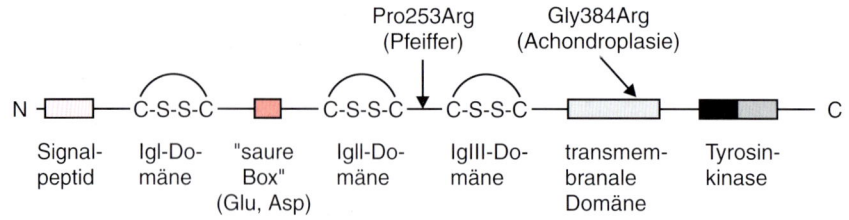

Abb. 27.11: Die Domänenstruktur des Fibroblasten-Wachstumsfaktor-Receptors (FGFR). IgI, IgII und IgIII geben die drei Immunglobulindomänen an; es sind die Mutationen in den Genen von FGFR1 und FGFR3 eingezeichnet.

VEGF-A hemmt. Es gibt p53-Mutanten, die eine Angiogenese induzieren und für die Tumorprogression von Bedeutung sind. Inhibitoren der Angiogenese sind auch das *Angiostatin* und das als Inhibitor der Proliferation von Endothelzellen wirkende *Endostatin*.

Neuropilin - ein Receptor für das gerichtete Wachstum von Blutgefäßen und von Axonen. Die Bildung neuer Blutgefäße ist, wie das Wachstum von Nervenzellen auch, ein gerichteter Prozeß an eine vorher festgelegte "Adresse". Die Adresse ist ein spezifischer Receptor, den man Neuropilin nennt und der auf der Oberfläche der Endothelzellen lokalisiert ist. Neuropilin bindet VEGF und ist für die charakteristische Anordnung der Endothelzellen in der Gefäßwand verantwortlich. Das Neuropilin wurde ursprünglich als Receptor auf den Axonen von Nervenzellen entdeckt und erhielt auch von dort seinen Namen. Im Nervensystem ist sein natürlicher Ligand das Semaphorin III, ein Protein, das durch Bindung an Neuropilin für das gerichtete Wachstum von Nervenzellen im embryonalen Nervensystem sorgt. Die Bindung von VEGF an das Neuropilin der Endothelzellen sorgt für die gerichtete Bildung neuer Blutgefäße. Der Receptor Neuropilin kommt auf den Zellen zahlreicher Tumoren in großer Menge vor. Da Tumorzellen auch VEGF stark exprimieren, wird dadurch die reichliche Gefäßversorgung von soliden Tumoren verständlich.

27.6. Die Fibroblasten-Wachstumsfaktoren und ihre Receptoren

Man kennt gegenwärtig 13 verschiedene Fibroblasten-Wachstumsfaktoren. Ihre Receptoren (FGFR, Abk. von **f**ibroblast **g**rowth **f**actor **r**eceptors) gehören zur Großfamilie der *Receptortyrosinkinasen*. Sie vermitteln die Wirkungen der Fibroblasten-Wachstumsfaktoren. Die FGFR beeinflussen das *Wachstum*, die *Differenzierung* und die *Migration* der Fibroblasten und spielen eine Rolle bei der *Angiogenese* und der *Wundheilung*. Die FGFR enthalten eine aus *drei immunglobulinähnlichen Strukturmotiven* (IGI bis IGIII) aufgebaute *extrazelluläre Domäne*, an die sich eine einzige *Transmembrandomäne* anschließt. Diese setzt sich intrazellulär in eine *Tyrosinkinasedomäne* fort (☞ Abb. 27.11).

Pathobiochemie der FGFR. In drei FGFR (FGFR1, FGFR2 und FGFR3) wurden klinisch bedeutungsvolle Mutationen gefunden (☞ Abb. 27.11). Sie treten familiär auf und äußern sich in Defekten des Skelettsystems. Als molekulare Ursachen dieser Mißbildungen wurden ligandenunabhängige Aktivierungen des jeweiligen Receptors gefunden.

FGFR1: *Pfeiffer-Syndrom (Akrozephalosyndactylie):* vorzeitiges Schließen der Schädelnähte, hoher und breiter Schädel, Hypoplasie der Schädelbasis, vielfältige Extremitätenfehlbildungen

FGFR2: *Crouzon-Syndrom (Dysostosis craniofacialis):* breiter und spitzer Turmschädel, Exophthalmus, infolge Kompression der Nn. optici zunehmende Erblindung, Oberkieferhypoplasie

FGFR3: *Craniosynostosis:* vorzeitige Verknöcherung von Schädelnähten, Wachstumsstörung des knöchernen Schädels, Einengung des Schädelinnenraums, Turmschädel; *Achondroplasie (Parrot-Syndrom):* disproportionierter Minderwuchs; Störung der enchondralen Verknöcherung.

27.7. Knochen

27.7.1. Die Bestandteile des Knochens

Der Knochen ist aus drei Komponenten aufgebaut:

1. *Zellen*: Osteoblasten, Knochen-"Lining"-Zellen (ruhende Osteoblasten), Osteocyten, Osteoklasten und blutbildende Zellen

2. *extrazelluläre, organische Knochenmatrix*: Kollagen, Proteoglycane, Ca^{2+}-bindende Proteine und adhäsive Glycoproteine

3. *Knochenmineral*: Apatit, bestehend aus Calcium und Phosphat.

Die Knochenzellen. Die Zellen des Knochen lassen sich in *osteogene* Zellen und *blutbildende Zellen* untergliedern. Die osteogenen Zellen (*Osteoblasten, Lining-Zellen, Osteocyten und Osteoklasten*) befinden sich vorwiegend an der Knochenoberfläche und in den Knochenlakunen, während die blutbildenden Zellen die Markhöhlen ausfüllen.

Osteoblasten: Die Osteoblasten sind für die Knochenbildung verantwortlich, sowohl für die Mineralisierung als auch für die Synthese der Komponenten der Knochenmatrix. Osteoblasten synthetisieren und sezernieren auch Matrix-Metalloproteinasen (Kollagenase, Stromelysin), die die Matrix vor ihrer Calcifizierung abbauen. *Osteoblasten* haben einen hohen Gehalt an *alkalischer Phosphatase*. Ihre Differenzierung aus mesenchymalen Vorläuferzellen wird durch *1α,25-Dihydroxycholecalciferol* und die *morphogenetischen Knochenproteine* gefördert (☞ Abb. 27.12). Als "Lining"-Zellen werden flache, aus Osteoblasten hervorgegangene Zellen bezeichnet, die die gesamte Knochenoberfläche bedecken und bei einer Hypocalciämie Ca^{2+}-Ionen aus dem Knochen freisetzen.

Osteocyten: Diese sich nicht mehr teilenden Zellen gehen aus eingemauerten Osteoblasten hervor. Sie spielen eine Rolle beim *normalen Knochenumbau*. Osteocyten lagern sich einzeln in die Knochenlakunen ein und sind untereinander durch feine Kanäle (*Canaliculi*), in denen sich die Fortsätze der Osteocyten befinden, verbunden. Osteocyten pumpen Wasser und Ca^{2+}-Ionen durch die Canaliculi. Sie sind für die Umwandlung von Erschütterungen und Scherkräften in biochemische Signale zuständig, indem *Mechanoreceptoren* auf ihren Zellkörpern und deren Ausläufern mit Osteoblasten kommunizieren und diese aktivieren.

Osteoklasten: Diese multinucleären Riesenzellen entstehen aus myeloischen Vorläuferzellen. Osteoklasten bewirken die *Demineralisierung* des Knochens und den *Abbau der Knochenmatrix* (*Knochenresorption*). Hierzu sezernieren sie Protonen, Proteasen (Kollagenase und Kathepsine) und saure Phosphatase. Die Entwicklung der *Osteoklasten* aus ihren *Vorläuferzellen* wird durch 1α,25-Dihydroxycholecalciferol, außerdem auch durch die von den Osteoblasten sezernierte Cytokine IL-1α und β und durch die Insulinwachstumsfaktoren I und II stimuliert. Auch die Funktionen *ausdifferenzierter Osteoklasten* werden durch die genannten Cytokine gefördert. Es besteht eine *funktionelle Kopplung* zwischen den *Osteoblasten* und den *Osteoklasten* (s.u.). Die Synthese dieser Faktoren steht in den *Osteoblasten* unter der Kontrolle von *1α,25-Dihydroxycholecalciferol* und *Parathormon*.

Die Knochenmatrix. Die Knochenmatrix hat eine große Bedeutung im Calcifizierungsprozeß. Sie besteht zu 60-80 % aus Kollagen, 20-30 % aus Proteoglycanen und 10-15 % aus adhäsiven Glycoproteinen. Außerdem findet man in der Knochenmatrix Lipide und Citrat. Auf die letztgenannte Substanz entfällt etwa 1 % des Knochenfrischgewichtes.

Das Knochenmineral. In die organische Matrix sind die Knochenmineralien eingelagert. Diese enthalten hauptsächlich Ca^{2+} (25 %) und Phosphat (12 %), außerdem Carbonat (6 %) und kleinere Mengen Na^+ (0,7 %), Mg^{2+} (0,7 %) sowie Spuren von Fluorid (die Prozentangaben sind auf den frischen, entfetteten Knochen bezogen). Die Hauptform des Knochenminerals ist der *Hyxdroxylapatit*. Dieser ist in *rhombischen Prismen* angeordnet (*Kristallite*) und hat die Zusammensetzung $Ca_{10}(PO_4)_6(OH)_2$. Ein Kristallit ist aus einem Mosaik von Mikrokristalliten aufgebaut. Durch die Kristallitstruktur erhalten die Knochenmineralien eine riesige Oberfläche, die etwa 200 $m^2\ g^{-1}$ Knochengewebe beträgt. Die Oberfläche der Kristallite ist von einer Wasserhülle umgeben, durch die Ionen zum Apatit hin und vom Apatit weg diffundieren können. Auf der Oberfläche der Mineralien finden umfangreiche Ionenaustauschvorgänge statt. Apatit kann beträchtliche Mengen Na^+-Ionen binden, die eine bewegliche Reserve bei Acidosen darstellen und bei Alkalosen vermehrt werden. Auch *hochtoxische Schwermetallionen* (Radium, Uran, Blei und Strontium) können in die Apatitoberfläche eingebaut werden. Das OH^--Anion kann gegen andere Anionen (z.B. gegen F^- unter Entstehung von *Fluorapatit* oder gegen CO_3^{2-} unter Bildung von *Carbonatapatit*) ausgetauscht werden. Das ebenfalls anzutreffende *amorphe Calciumphosphat* ($CaHPO_4$) ist ein *Vorläufer* des kristallinen Hydroxylapatits, das sich unmittelbar vor der *Calcifizierungsfront* bildet.

27.7.2. Knochenentwicklung und Mineralisierung

Im Verlauf der Knochenentwicklung und des Knochenwachstums wird der Knorpel durch die *Chondroklasten* und *Osteoklasten abgebaut* und durch den wachsenden Knochen *verdrängt*. Dabei sterben die Chondrocyten ab und Osteoblasten beginnen, an der calcifizierenden Knochenoberfläche Knochenmatrix zu bilden. Dieser Vorgang wird durch *morphogenetische Proteine des Knochens* eingeleitet, die die Differenzierung von Fibroblasten zu Osteoblasten stimulieren. Das Knochenwachstum erfolgt durch *Apposition*, d.h. durch Anlagerung von Zellen, das Aufbringen neuer Matrix auf die Knochenoberfläche und die Einlagerung von Calciumphosphatkristallen in die neugebildete Matrix. Die Calcifizierungsfront ist mit *Osteoblasten* ausgekleidet, die sowohl eine Permeabilitätsbarriere als auch eine transportierende Oberfläche bilden. *Osteoblasten* und ihre Differenzierungsprodukte, die *Osteocyten*, können Ca^{2+}- und Phosphat-Ionen akkumulieren. Von Bedeutung sind dabei die *Matrixvesikel*, die durch *Abschnürung* aus *Osteoblasten*, *Chondroblasten* und *Osteocyten* entstehen. Die Matrixvesikel sind reich an Ca^{2+}-Phospholipid-Komplexen und enthalten basische Proteine sowie alkalische Phosphatase, Pyrophosphatase, ATPase u.a. Der Ca^{2+}-Gehalt der Matrixvesikel ist 30-50mal höher als der der Osteoblasten und Osteocyten. Die hohe Phosphatkonzentration in den Vesikeln ist das Ergebnis der Hydrolyse von Pyrophosphat und von organischen Phosphatverbindungen. Der Mineralisierungsvorgang wird eingeleitet, indem das vesikuläre anorganische Phosphat zusammen mit den an die anionischen Gruppen der Phospholipide gebundenen Ca^{2+}-Ionen als *amorphes Calciumphosphat* ($CaHPO_4$) ausfällt. Dieses wird danach in den *kristallinen Hydroxylapatit* $Ca_{10}(PO_4)_6(OH)_2$ umgebildet. Infolge des Wachstums der Apatitkristalle werden die Vesikel zerstört und der Hydroxylapatit kommt mit den in der Knochenmatrix befindlichen Ca^{2+}- und Phosphat-Ionen in Berührung, wodurch die Mineralisierung fortschreitet.

Die Rolle von Bestandteilen der Knochenmatrix bei der Mineralisierung. Das von den Osteoblasten synthetisierte *Kollagen Typ I* sowie die *polyanischen Glycosaminoglycane* und einige *Phosphoproteine* der *Knochenmatrix* sind für die *Bildung der Apatitkeime* und für das *Wachstum der Apatitkristalle* von großer Bedeutung, da sie infolge ihrer anionischen Natur die Fähigkeit haben, Ca^{2+}-Ionen zu binden. Das Kollagen Typ I fördert die Mineralisierung, indem sich Ca^{2+}-Ionen an die negativen Gruppen seiner Aspartat- und Glutamatreste binden. Ein weiteres knochenspezifisches Ca^{2+}-bindendes Protein ist das lösliche, von Osteoblasten synthetisierte und aus 49 Aminosäuren bestehende *Osteocalcin* (auch bezeichnet als "Knochen γ-Carbox**g**lutaminsäure-Protein", Knochen-Gla-Protein" a von **a**cid), das drei Ca^{2+}-bindende *γ-Carboxyglutamylreste* enthält (☞ Kap. 30.). Die *γ-Carboxylierung* von Glutamatresten des Proteins zu γ-*Carboxyglutamylresten* ist, wie die Carboxylierung der Ca^{2+}-bindenden Blutgerinnungsfaktoren auch, Vitamin K-abhängig. Das Osteocalcin hat durch seine *γ-Carboxyglutamylreste* Affinität zum Apatit und wird deshalb an die Knochenoberfläche adsorbiert. Über die Rolle des Osteocalcins im Knochenstoffwechsel ist man nur ungenügend informiert. Es wird als ein Regulator der Knochenbildung angesehen. Ein *Mangel* an Osteocalcin führt zu einer *gesteigerten Mineralisierung*. In der Knochenmatrix, im Dentin und im Knorpel sowie im Herzen, der Lunge, der Niere und den Arterienwänden wurde ein weiteres Vitamin K-abhängiges Protein gefunden, das aus 84 Aminosäuren besteht, unlöslich ist und als *Matrix-Gla-Protein* bezeichnet wird. Es enthält fünf γ-Glutamylreste und besitzt eine 20 %ige Sequenzhomologie zum Osteocalcin. Das Matrix-Gla-Protein wird, wie das Osteocalcin, durch Osteoblasten exprimiert. Weitere knochenspezifische Proteine sind *Osteopontin* und *Osteonectin*. Das *Osteopontin* wird in Osteoblasten produziert, bindet fest an die Oberfläche von Hydroxylapatit und auch an die Zelloberfläche von Osteoklasten. Indem das Osteopontin eine *Brücke* (lat. pons) zwischen dem Apatit und den Osteoklasten bildet, verankert es die Osteoklasten an dem in der Knochenmatrix lokalisierten Apatit. Das *Osteonectin* ist ein phosphoryliertes, saures, Ca^{2+}-bindendes Glycoprotein der Knochenmatrix. Osteonectin bindet sowohl an Apatit als auch an die Fibrillen des Knochenkollagens Typ I.

Fördernde Wirkungen auf Knochenbildung und -wachstum. *Calcitonin* fördert die Osteoblastenfunktionen und damit 1. die Synthese von Typ I-Kollagen, das für die Bildung der Knochenmatrix und die nachfolgende Calcifizierung unabdingbar ist und 2. die Synthese verschiedener Matrix-Metalloproteinasen (Kollagenasen und Stromelysin). Außerdem verhindert Calcitonin die Freisetzung von Ca^{2+}-Ionen aus dem Knochen durch Hemmung der Osteoklasten. Osteoblasten besitzen sowohl oberflächengebundene als auch intrazelluläre Receptoren für *Estrogene*. Auf zellulärer Ebene fördern die Estrogene den Knochenumbau. Ein Mangel an Estrogenen verursacht Osteoporose (s.u.). Das *Vitamin K* fördert durch Carboxylierung von Glutaminsäureresten die Bildung von funktionsfähigem Osteocalcin und Matrix-Gla-Protein. *1α,25-Dihydroxycholecalciferol* fördert die Synthese von Osteocalcin, Matrix-Gla-Protein und Osteopontin. *Vitamin C* ist für die Synthese von Kollagen Typ I unentbehrlich und *Vitamin A* fördert die Synthese von Proeoglycanen.

27.7.3. Die Knochenresorption und das Knochenremodeling

Unter *Knochenresorption* versteht man die *Demineralisierung* des Knochens und den *Abbau* von *organischer Matrix*. Sie ist ein physiologischer Prozeß, der das ganze Leben hindurch anhält. Eine Störung des Gleichgewichtes zwischen Knochenaufbau und Knochenresorption führt zu einem gesteigerten Knochenabbau und zu einer verminderten Stabilität des Skeletts. Die für die *Knochenresorption* verantwortlichen Zellen sind die *Osteoklasten* (☞ Abb. 27.12). Aus den Lysosomen der Osteoklasten freigesetzte hydrolytische Enzyme bewirken einen Abbau der organischen Matrix. Der Abbau der Bestandteile der Knochenmatrix und die Ca^{2+}-Mobilisierung werden durch die *pH-Erniedrigung*, die durch die *Sekretion* von *Protonen* aus den *Osteoklasten* hervorgerufen wird, begünstigt. Auch Kollagenase wird von den Osteoklasten sezerniert.

Die *Knochenresorption* wird durch folgende *Hormone* und *Vitamine* beeinflußt. *Parathormon* fördert *indirekt* die *Osteoklasten*, indem es die *Osteoblasten* zur Produktion von *Cytokinen* (vor allem IL 1α und 1β) anregt, die die *Osteoklasten* zum *Knochenabbau* aktivieren. *1α,25-Dihydroxycholecalciferol* ist unabdingbar für die *Knochenentwicklung*, fördert aber auch, durch Steigerung der Osteoklastendifferenzierung, die Demineralisierung des Knochens und die Freisetzung von Ca^{2+}- und Phosphationen. *Vitamin A* bewirkt durch Stimulierung der Osteoklasten eine verstärkte Knochenresorption. Die unter dem Einfluß von *Parathormon* und *1α,25-Dihydroxycholecalciferol* aus Osteoblasten sezernierten Cytokine IL-1α und β sowie die *Insulin-Wachstumsfaktoren* (IGF-I und II) stimulieren die Bildung und Aktivität von Osteoklasten.

Die *Kopplung* der *Funktionen* der *Osteoblasten* und *Osteoklasten* ist die zelluläre Grundlage des dynamischen Gleichgewichtes zwischen Knochenresorption und Knochenbildung (*Remodeling des Knochens*). Osteoklasten bauen die Knochenmatrix ständig ab, graben Tunnel in die harte Knochenkompacta und schaffen in ihr Höhlen (☞ Abb. 27.12). Deren Wände werden dann mit Osteoblasten ausgekleidet, die neue Knochenmatrix bilden. In diese wachsen Blutgefäße ein, die für die Versorgung der osteogenen Zellen sorgen und auch Mineralstoffe für die Bildung neuer Knochenmaterialien heranbringen. Beim erwachsenen Menschen werden jährlich etwa 5-10 % der Knochensubstanz durch das *Knochenremodeling* ersetzt.

Die morphogenetischen Proteine des Knochens. Diese Proteine haben ihren Namen von ihrer Fähigkeit, Knochendefekte durch Neusynthese von Knorpel und Knochen reparieren zu können. Die morphogenetischen Proteine werden von den osteogenen Zellen sezerniert, gehören in die TGFβ-Superfamilie und wirken parakrin. Sie sind *Cytokine* mit regulatorischen Wirkungen auf die *Proliferation* und *Differenzierung* von *Chondroblasten* und *Osteoblasten*. In *Chondroblasten* induzieren sie die *Proteoglycansynthese* und in *Osteoblasten* induzieren sie die Expression der *alkalischen Phosphatase* und des *Kollagens*. Man findet die morphogenetischen Knochenproteine auch in an-

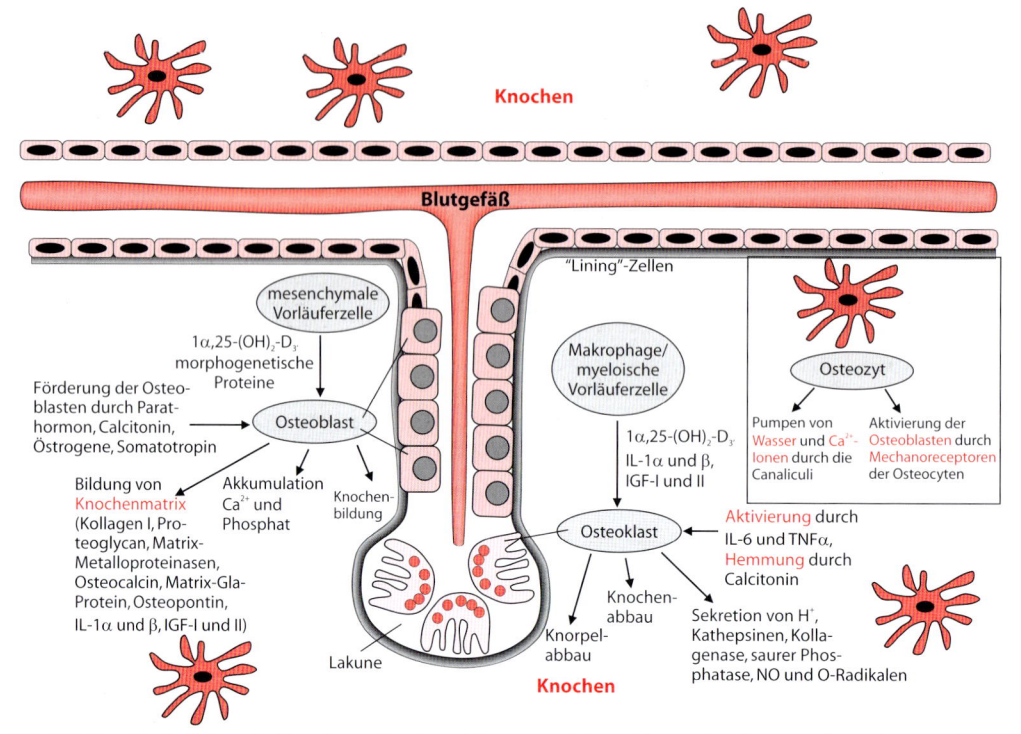

Abb. 27.12: Die funktionelle Kopplung der Osteoblasten und Osteoklasten ist die Grundlage der Knochenresorption und des Knochenremodeling (Erläuterungen im Text).

deren Zellen, z.B. in Epithelzellen, Monocyten, Nervenzellen und Plasmazellen.

27.7.4. Klinische Aspekte

Kollagenosen. Die Existenz verschiedener Kollagentypen, die Abhängigkeit der Funktion eines Gewebes von der Auswahl des richtigen Kollagentyps und die komplexen posttranslationalen Modifikationen der Kollagenketten können Ursachen für vererbbare oder erworbene Störungen im Kollagenstoffwechsel (*Kollagenkrankheiten*) sein. Eine *abnorme Kollagenstruktur* oder eine veränderte *Kollagensynthese* können *Dysfunktionen* im cardiovasculären System (Bildung von *Aneurysmen* [umschriebene Erweiterungen als Folge einer Gefäßwandveränderung] in der Aorta und in anderen Arterien, *Herzklappenfehler*), im Knochensystem (erhöhte *Knochenbrüchigkeit*), in der Haut (*defekte Wundheilung, ungewöhnliche Dehnungsfähigkeit*), in den Gelenken (*erhöhte Beweglichkeit, Arthritis*) und in den Augen (*Verlagerung der Linse*) nach sich ziehen.

Erworbene Kollagenkrankheiten: Diese sind durch Störungen in der Kontrolle der Genexpression, der posttranslationalen Modifizierung des Kollagens und seinem Abbau gekennzeichnet. Häufig sind sie von immunologischen Reaktionen begleitet. Bei den *erworbenen Kollagenosen*, zu denen der *Lupus erythematodes*, die *Dermatomyositis*, die *Periarteriitis nodosa* und die *progressive systemische Sklerodermie* gehören, läßt sich *kein primärer Defekt* im Kollagenstoffwechsel nachweisen. Auch der *Skorbut*, bei dem es infolge des Vitamin C-Mangels zu einer Abnahme der Aktivität der *Prolylhydroxylasen* und zu einer verminderten *Hydroxylierung* von *Prolin* im Kollagen kommt, ist durch eine mangelhafte Kollagensynthese charakterisiert.

Vererbbare Kollagenosen: Diesen Erkrankungen liegen Mutationen in Enzymen und anderen Proteinen zugrunde, die Funktionen in der Kollagensynthese ausüben:

- Das *Ehlers-Danlos-Syndrom* umfasst eine Gruppe von wenigstens zehn klinisch, genetisch und biochemisch unterscheidbaren Erkrankungen, die durch Symptome einer Bindegewebsschwäche (ungewöhnliche Dehnungsfähigkeit der *Haut*, erhöhte Beweglichkeit der Gelenke) gekennzeichnet sind und auf Strukturdefekten im Kollagen beruhen. Der Typ IV des *Ehlers-Danlos-Syndroms* wird durch Defekte in der Primärstruktur der Ketten des Kollagentyps III verursacht und äußert sich in Haut-, Arterien- und Organdefekten. Beim *Ehlers-Danlos-Syndrom Typ VI* besteht ein Mangel an *Lysylhydroxylase* infolge von Mutationen im Lysylhydroxylasegen, die zu Defekten in der Glycosylierung des Kollagens führen. Die Patienten haben eine weiche, dehnbare Haut und, infolge Veränderungen in der Knochenbildung, eine *Kyphoskoliose* (dorsoventrale und seitliche Verbiegungen der Wirbelsäule) sowie überlange Extremitäten. Bei diesem Typ besteht auch eine hohe Brüchigkeit der Arterien und eine große Fragilität der Augenlinsen (deshalb wird der Typ VI auch als *okulärer Typ* bezeichnet). Beim *Ehlers-Danlos-Syndrom Typ IX* besteht ein Mangel an *Lysyloxidase*, der zu Defekten in der Quervernetzung des Kollagens führt.
- Die *Osteogenesis imperfecta congenita* umfaßt wenigstens vier klinisch, genetisch und biochemisch unterscheidbare Gruppen von Erkrankungen. Einige ihrer Varianten haben Mutationen (Basenaustausch, Deletionen und Insertionen) in den Genen der $\alpha_1(I)$-Ketten als Ursachen. Es wurden Mutationen identifiziert, die zu einem Austausch von Glycylresten gegen Cysteinylreste und zu Destabilisierungen der Tripelhelixbildung in dem für die Knochenbildung wichtigen Kollagen Typ I führen. Die Fibroblasten der Haut und des Knochens synthetisieren dann nicht Kollagen Typ I sondern überwiegend das fetale Kollagen Typ III. Wenn die Mutationen in der C-terminalen Domäne der α-Ketten erfolgen, können sie tödlich sein, da in dieser Domäne die Tripelhelixbildung beginnt.

Osteoporose. Die Osteoporose ist eine *metabolische Knochenkrankheit*, die die Knochenmatrix und das Knochenmineral gleichermaßen betrifft. Ihre Ursache liegt in einer Störung des Knochenremodeling. Die Osteoporose besteht in einem generalisierten Verlust an Knochenmasse und in einer Abnahme der Knochendichte. Die mechanische Belastbarkeit der Knochen ist vermindert, so daß eine hohe Neigung zu Frakturen besteht. Die Ursachen der Osteoporose sind vielfältig. Risikofaktoren sind familiäre Disposition, relativer Estrogenmangel, Ovarektomie, fruhe Menopause sowie Ca^{2+}-arme und proteinreiche Diät. Bei Frauen können nach der Menopause Verluste bis zu 40 % an corticalem Knochen und bis zu 60 % an spongiösem Knochen eintreten. Einer Osteoporose können auch verschiedene Grundkrankheiten, wie M. Cushing, Hypogonadismus oder eine Corticoid-Langzeittherapie zugrunde liegen. Ursache der *postklimakterischen Osteoporose* ist ein Nachlassen der *Estrogenproduktion*. Auch eine Dysregulation der Ca^{2+}-Homöostase infolge einer Veränderung des Parathormon/Calcitonin-Verhältnisses (Steigerung der Knochenresorption mit nachfolgender Hypercalciämie) kann Ursache einer Osteoporose sein. Da die Ausschüttung von Calcitonin estrogenabhängig ist, wird dieser Vorgang nach der Menopause noch verstärkt.

27.8. Zahn

Chemischer Aufbau des Zahnes; Zahnbildung. Der Zahn ist aus drei Arten von Hartsubstanzen, *Zahnschmelz*, *Dentin* und *Zahnzement*, aufgebaut (☞ Abb. 27.13).

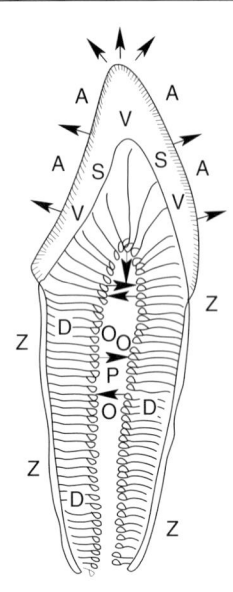

Abb. 27.13: Die drei Schichten der Zahnhartsubstanz. A: Ameloblasten, S: Schmelz, V: Dentin-Schmelz-Verbindungslinie, D: Dentin, Z: Zement, O: Odontoblasten, P: Pulpa.

1. Der *Zahnschmelz* ist eine harte, lückenlos geschlossene und hochgradig mineralisierte Substanz, die die Zahnoberfläche bedeckt. Er macht etwa 20-25 % des Zahnes aus. Der Schmelz wird von einer einfachen Lage von Zellen ektodermaler Herkunft, den *Ameloblasten* gebildet. Diese findet man zuerst auf der äußeren Oberfläche des Zahnes, also auf der vom Dentin abgewandten Seite des Schmelzes. Sie degenerieren in späteren Stadien der Zahnentwicklung und nach dem Zahndurchbruch werden ihre Reste schnell entfernt. Es bildet sich sekundär ein Häutchen exogenen Ursprungs über dem Schmelz aus. Dieses ist ein Produkt des Speichels und der Mundflora. Auf diesem Häutchen kann später eine *Plaquebildung* eintreten. Der Schmelz des fertigen Zahnes unterliegt nicht mehr der Kontrolle von Zellen und kann deshalb vom Organismus weder ausgebessert noch regeneriert werden.

2. Das *Dentin* liegt unter der Schmelzschicht. Es weist, wie der Schmelz, einen hohen Mineralgehalt auf, unterscheidet sich von diesem aber dadurch, daß in ihm *zelluläre Prozesse* ablaufen. Das Dentin hat eine organische Matrix, die vorwiegend aus Kollagen besteht. Dentin ähnelt dem Knochen. Es wird von den *Odontoblasten* gebildet und umschließt die nicht mineralisierte Pulpa im Innern des Zahnes. In frühen Stadien der Zahnentwicklung liegen die *Odontoblasten-* und *Ameloblasten-Schichten* an der inneren, der Pulpahöhle zugekehrten, Oberfläche eng zusammen. Die Schicht zwischen ihnen wird dann zur *Dentin-Schmelz-Verbindungslinie*, von der aus die Odontoblasten nach innen und die Ameloblasten nach außen wandern. Dabei behalten sie jeweils ihren Aufbau als einzellige Schicht bei und produzieren Dentin und Schmelz, die sie jeweils nach "hinten" sezernieren (☞ Abb. 27.13).

3. Die äußere Oberfläche des Dentins, teilweise auch die des Schmelzes, ist vom *Zahnzement* bedeckt. Der Zement hat eine kollagenhaltige Matrix und ähnelt in seiner Zusammensetzung und seiner histologischen Struktur am meisten dem Knochengewebe. Die Strukturen der anorganischen Bestandteile aller drei Typen des Zahnhartgewebes entsprechen dem *Hydroxylapatit*.

4. Im Innern des Zahnes befindet sich die aus lockerem Bindegewebe aufgebaute *Zahnpulpa*, die wichtige Funktionen für die Gefäß- und Nervenversorgung des Zahnes hat.

Stoffwechsel des Zahnes. Im Schmelz gibt es keinen Stoffwechsel, der auf die Tätigkeit körpereigener Zellen zurückgeführt werden kann. Die *Hydroxylapatitkristalle* des Schmelzes können jedoch Ionen aus der Umgebung adsorbieren oder austauschen, selbst auch noch nach dem Zahndurchbruch. Auf Grund seiner Mikroporosität dringen Ionen, wenn auch nur langsam, in diesen ein. So kann die oberflächliche Schicht des Schmelzes Fluorid aufnehmen und im Austausch gegen Hydroxylionen Fluorapatit bilden.

Beeinflussung des Zahnstoffwechsels durch Hormone und Vitamine.

- Mangel an *Wachstumshormon* verursacht eine Verlangsamung des Zahndurchbruchs

- Unterfunktion der *Schilddrüse* führt zu Störungen in der Dentinbildung und des Wurzelwachstums

- Unterfunktion der *Epithelkörperchen* verursacht eine mangelhafte Ausbildung des Schmelzes

- *Vitamin D-Mangel* (Rachitis) verursacht eine Hemmung der Dentinbildung, ebenso ein Mangel an *Vitamin A*

- Vitamin C-Mangel führt zu drastischen Veränderungen im Zahnsystem, die in einer weitgehenden Atrophie der Odontoblasten und dadurch in einem Ausfall der Dentinbildung bestehen. Auch ist der Schmelzaufbau geschädigt sowie die Kollagen- und Proteoglycanbildung vermindert (☞ Kap. 30.5.).

> **Zahnkaries.** Als *Zahnkaries* wird ein *lokalisierter, fortschreitender Zahnabbau* bezeichnet. Auf der harten Schmelzoberfläche und zwar auf dem exogen gebildeten, dem Schmelz aufliegenden Häutchen (s.o.), kommt es zur Bildung von Plaques, die aus Polysaccharid (Dextran) bestehen und als Haftstelle für säurebildende Mikroorganismen (vor allem *Streptococcus mutans*) dienen können. Die Polysaccharide werden mikrobiell aus der *Saccharose* der Nahrung gebildet. Die sich in den Plaques ansiedelnden Streptokokken und Milchsäurebakterien produzieren Milchsäure und andere Säuren, die eine Demineralisierung des Zahnschmelzes bewirken. Der Schädigung des Zahnschmelzes folgt der Abbau der extrazellulären Matrix des Zahnes sowie die Zerstörung des Dentins und des Zementes. Die Karies ist irreversibel, da weder der zerstörte Schmelz noch das angegriffene Dentin durch Neubildung ersetzt werden können. Fluorid fördert die Resistenz des Zahnschmelzes gegen die Karies.

28. Der Mineralstoffwechsel

Für die Aufrechterhaltung und die Regulation der Körperfunktionen sind zahlreiche *anorganische Kationen und Anionen*, die sog. *Mineralstoffe*, oft auch als "Bioelemente" bezeichnet, unentbehrlich. Nach ihrem Vorkommen im Organismus und der erforderlichen Menge ihrer Zufuhr mit der Nahrung unterscheidet man zwei Gruppen:

1. "Makroelemente": Na^+-, K^+-, Ca^{2+}-, Mg^{2+}-, Cl^- - und Phosphat-Ionen

2. "Mikroelemente" oder *Spurenelemente*: Cu^{2+}-, Co^{2+}-, Zn^{2+}-, Mn^{2+}-, I^--, Mo^{3+}-, V^{5+}-, Cr^{2+}-, F^--, Se^{2-}- und Si^{4-}-Ionen.

Zwischen den beiden Gruppen stehen die *Eisenionen* (Fe^{2+} und Fe^{3+}). Die Mineralstoffe

- sind für die Aufrechterhaltung der Osmolarität und des Volumens der Körperflüssigkeiten zuständig
- sind an der Wahrung der Konstanz des pH-Wertes der Körperflüssigkeiten beteiligt
- sind Bestandteile zahlreicher Enzyme und anderer funktioneller Proteine als Cofaktoren und Strukturstabilisatoren
- können unentbehrliche Bestandteile von Vitaminen sein (Cobalt im Vitamin B_{12})
- spielen eine grundlegende Rolle bei der Erregung von Zellen, z.B. von Nerven- und Muskelzellen und sind unentbehrlich für die Muskelkontraktion
- sind Bestandteile der Stütz- und Hartsubstanzen.

Da die Funktionen der Na^+-, K^+-, Cl^-- und HCO_3^--Ionen im Kap. 24. besprochen werden, erörtern wir hier nur die Ca^{2+}-, Mg^{2+}-, $Fe^{2+/3+}$- und Phosphat-Ionen sowie die Spurenelemente.

28.1. Der Ca^{2+}-Haushalt

Der Bestand des Organismus an Ca^{2+}-Ionen. Beim Neugeborenen entfallen auf die Ca^{2+}-Ionen 0,8 % und beim Erwachsenen 1,6 % des Körpergewichtes, d.h. im Verlauf des Wachstums kommt es zu einer Zunahme des prozentualen Ca^{2+}-Anteils am Körpergewicht. In der Periode erhöhten Wachstums (zwischen 14 und 18 Jahren) ist die Ca^{2+}-Zunahme besonders groß. 99 % des Calciums befinden sich im Knochensystem.

Der Bedarf des menschlichen Organismus an Ca^{2+}-Ionen. Der *tägliche* Bedarf des *erwachsenen Menschen* an Ca^{2+}-Ionen beträgt etwa 10 mg kg^{-1} Körpergewicht. Ein 70 kg schwerer Mensch muß demzufolge mit seiner täglichen Nahrung etwa 700 mg Ca^{2+}-Ionen aufnehmen. Der Bedarf des wachsenden Organismus an Ca^{2+}-Ionen ist, bezogen auf das Körpergewicht, höher. In der Schwangerschaft und Lactationsperiode besteht ein *Mehrbedarf* an Ca^{2+}-Ionen von etwa 0,4-0,5 g Ca^{2+}-Ionen täglich. Der Bedarf des Menschen an Ca^{2+}-Ionen sollte zu einem wesentlichen Anteil aus Milch oder fettarmen Milchprodukten gedeckt werden (ein Liter Kuhmilch enthält etwa 800 mg, ein Liter Muttermilch etwa 300 mg Ca^{2+}-Ionen).

Resorption der Ca^{2+}-Ionen im Darm. Die Resorption der Ca^{2+}-Ionen geht vorwiegend im Ileum vor sich. Die Ca^{2+}-Ionen treten aus dem Darmlumen durch einen Ca^{2+}-Kanal in die Mucosazelle ein und werden auf deren basalen Seite durch eine membranale Ca^{2+}-ATPase gegen ein Konzentrationsgefälle in das Blut abgegeben. *Vitamin D* und *Parathormon* steigern die Ca^{2+}-Resorption (☞ Kap. 23. und 30.). Die Resorption der Ca^{2+}-Ionen kann durch organische Säuren bzw. deren Anionen, wie *Oxalat* (z.B. im Spinat), *Phytat* (im Getreide vorhanden, beim Backprozeß wird ein großer Teil davon im Sauerteig abgebaut) und unter bestimmten Bedingungen auch durch Fettsäuren, herabgesetzt werden, da sie mit Ca^{2+}-Ionen unlösliche Salze bilden. Normalerweise beeinträchtigen Fettsäuren die Ca^{2+}-Resorption nicht. Bei gestörtem Gallenfluß kann es aber zu einer Verminderung der Fettsäureresorption kommen, so daß diese mit den Ca^{2+}-Ionen unlösliche Kalkseifen bilden. Citrat begünstigt die Ca^{2+}-Resorption, indem es mit den Ca^{2+}-Ionen einen löslichen, leicht resorbierbaren Komplex bildet. Auch Aminosäuren fördern die Ca^{2+}-Aufnahme. Von den mit der Nahrung aufgenommenen Ca^{2+}-Ionen werden 40 % resorbiert.

Im Blutplasma gibt es mehrere Ca^{2+}-Fraktionen. Die Ca^{2+}-Konzentration im Blut ist sehr konstant. Sie beträgt 2,5 mmol Ca^{2+}-Ionen l^{-1} Blutplasma (5 meq l^{-1}). Im Blutplasma muß man zwei verschiedene Ca^{2+}-Fraktionen unterscheiden:

- die *diffusible* Ca^{2+}-*Fraktion* (60 %) steht im Gleichgewicht mit dem Interstitium und gelangt so an die Zellen der Gewebe und Organe. Diese Fraktion besteht aus zwei Anteilen, den freien Ca^{2+}-Ionen ("ionisiertes Calcium"; 48 % des Gesamt-Calciums im Blutplasma) und den komplexierten Ca^{2+}-Ionen (vorwiegend Calciumcitrat; 12 % des Gesamt-Calciums im Blutplasma)
- die *nichtdiffusible* Ca^{2+}-*Fraktion* (40 % des Gesamt-Calciums im Blutplasma) ist auf den Plasmaraum beschränkt; diese Ca^{2+}-Fraktion ist an Plasmaeiweiße, vorzugsweise an Albumin, gebunden.

Da nur die *freien* Ca^{2+}-*Ionen* biologisch wirksam sind, greifen die Regulationsmechanismen zur *Homöostase* des extrazellulären Ca^{2+}-Spiegels ausschließlich an dieser Fraktion an.

Die Homöostase der Ca^{2+}-Konzentration im Blutplasma. Die Ca^{2+}-Homöostase im Blut ist das Ergebnis fein aufeinander abgestimmter Regulationsmechanismen zwischen Prozessen, die den Spiegel der Ca^{2+}-Ionen im Blutplasma erhöhen und solchen, die ihn senken. Den Plasma-Ca^{2+}-Spiegel erhöhen

- die Ca^{2+}-Resorption im Darm
- die Ca^{2+}-Mobilisierung aus dem Knochen
- die renale Rückresorption der Ca^{2+}-Ionen.

Der Plasma-Ca^{2+}-Spiegel wird gesenkt

- durch Fixierung der Ca^{2+}-Ionen bei der Knochenbildung
- durch die renale und intestinale (Verdauungssäfte!) Ausscheidung von Ca^{2+}-Ionen sowie durch Ca^{2+}-Verluste bei starkem Schwitzen.

Der Ca^{2+}-Spiegel im Blutplasma wird von folgenden Faktoren bestimmt

- Verhältnis von Aufnahme zu Ausscheidung
- Verhältnis von knochenbildenden zu knochenresorbierenden Prozessen (dynamisches Gleichgewicht zwischen dem Knochengewebe und der extrazellulären Flüssigkeit)
- Antagonismus zwischen Parathormon und Calcitonin
- Vitamin D (1α,25-Dihydroxycholecalciferol).

Pathobiochemische Aspekte des Plasma-Ca^{2+}-Spiegels. Eine Erhöhung des Plasma-Ca^{2+}-Spiegels bezeichnet man als *Hypercalciämie*, eine Erniedrigung als *Hypocalciämie*.

Ursachen und Folgen einer Hypercalciämie: Eine *Hypercalciämie* kann entweder Folge der *Mobilisierung* der *Knochenmineralien* (gesteigerte Knochenresorption [Osteolyse], z.B. bei plötzlicher Immobilisierung körperlich aktiver Personen nach Sportunfällen), durch *Überfunktion* der *Nebenschilddrüsen*, durch eine *Überdosierung* von *Vitamin D* oder durch eine *gesteigerte Calciumresorption* im Darm infolge einer zu hohen Aufnahme von Calcium mit der Nahrung sein. *Folgen* einer *Hypercalciämie* können Funktionsstörungen verschiedener Organe, vor allem der Niere, des Gastrointestinaltraktes und des Herzens sowie des ZNS sein. Lokale Folgen sind Ablagerungen von Calciumphosphat ("Verkalkungen") in der Niere und den Blutgefäßwänden.

Ursachen und Folgen einer Hypocalciämie: Eine *Hypocalciämie* kann bei einer *Unterfunktion* der *Nebenschilddrüsen*, bei *gestörter Ca^{2+}-Resorption* oder bei einem *gesteigerten Ca^{2+}-Bedarf* (z.B. in der Schwangerschaft) eintreten. Bei einer schweren Acidose kommt es zu einer Mobilisierung von Knochenmineralien und zu Ca^{2+}-Verlusten. Bei der nachfolgenden Normalisierung des pH-Wertes nimmt das Skelettsystem rasch die verlorenen Ca^{2+}-Ionen wieder auf, wodurch eine Senkung des Plasma-Ca^{2+}-Spiegels eintritt. Auch bei der Therapie der Rachitis kann es infolge rascher Aufnahme von Ca^{2+}-und Phosphat-Ionen in das Skelett zu einer Hypocalciämie kommen. Die Hypocalciämie führt zu einer *Übererregbarkeit* der Muskulatur und des Nervensystems. Das dabei entstehende Krankheitsbild bezeichnet man als *Tetanie*. Beim Vorliegen der genannten Ursachen spricht man von einer *postacidotischen* bzw. einer *postrachitischen Tetanie*. Die Tetanie äußert sich in Krämpfen als Folge von Störungen im ZNS sowie in Spasmen der willkürlichen und unwillkürlichen Muskulatur. Neben der *manifesten* gibt es auch eine *latente* Form der *Tetanie*, bei der eine Übererregbarkeit der Muskulatur bei mechanischen und elektrischen Reizen feststellbar ist.

Zusammenhänge zwischen Plasma-Ca^{2+}-Spiegel, Hyperventilation, pH-Wert und Tetanie.

Die bei Hyperventilation eintretende pCO_2-Erniedrigung führt zu einer *Hyperventilationstetanie*. Entscheidend für ihre Auslösung ist die Senkung des pCO_2 und *nicht* die dabei eintretende Erhöhung des pH-Wertes des Blutes, denn bei Kompensation der Alkalose, d.h. bei Normalisierung des pH-Wertes, und dennoch fortbestehender Erniedrigung des pCO_2 bleiben die Erscheinungen der Tetanie erhalten. Eine Erhöhung des pH-Wertes allein, ohne Erniedrigung des pCO_2, führt *nicht* zu einer Tetanie. Eine Erniedrigung des pH-Wertes des Blutes unterdrückt die Entstehung der Tetanie (☞ Tab. 24.1).

	pH-Wert des Blutes		
	erniedrigt	normal	erhöht
Ca^{2+} ↓	keine Tetanie	Tetanie	Tetanie
pCO_2 ↓	keine Tetanie	Tetanie	Tetanie

Tab. 28.1: Beziehungen zwischen [Ca^{2+}], pCO_2 und pH-Wert bei der Entstehung einer Tetanie (bei Anstieg des pH-Wertes allein tritt keine Tetanie auf).

Die Regulation des intrazellulären Ca^{2+}-Spiegels.

Ca^{2+}-Ionen sind Signalgeber für eine große Zahl von Zellfunktionen, sowohl für solche, die für das *Leben* einer Zelle unentbehrlich sind, als auch für solche, die zum *Tod* einer Zelle (Apoptose) führen (☞ Abb. 28.1). Das erklärt, warum der intrazelluläre Ca^{2+}-Spiegel einer genauen Kontrolle unterliegen muß.

Während die Ca^{2+}-Konzentration im Blutplasma 2,5 mmol l^{-1} beträgt, liegt der intrazelluläre Ca^{2+}-Spiegel einer ruhenden Zelle bei oder unter 1 µmol l^{-1} cytosolische Flüssigkeit. Die intrazelluläre Signalgebung durch Ca^{2+}-Ionen hängt von einer Erhöhung des cytosolischen Ca^{2+}-Spiegels (Ca^{2+}_c) ab. Die hierfür notwendigen Ca^{2+}-Ionen gelangen entweder aus dem Extrazellulärraum ($Ca^{2+}_{außen}$) oder aus dem ER (Ca^{2+}_{ER}) in das Cytosol. Die Rückkehr der Zelle zu einem niedrigen cytosolischen Ca^{2+}-Spiegel wird von membrangebundenen *Ca^{2+}-ATPasen* besorgt, die die Ca^{2+}-Ionen aus dem Cytosol in das ER bzw. in den Zellaußenraum gegen deren Konzentrationsgefälle zurücktransportieren. Aus dem Außenraum können Ca^{2+}-Ionen auf verschiedenen Wegen in das Cytosol einer Zelle gelangen (☞ Abb. 28.1):

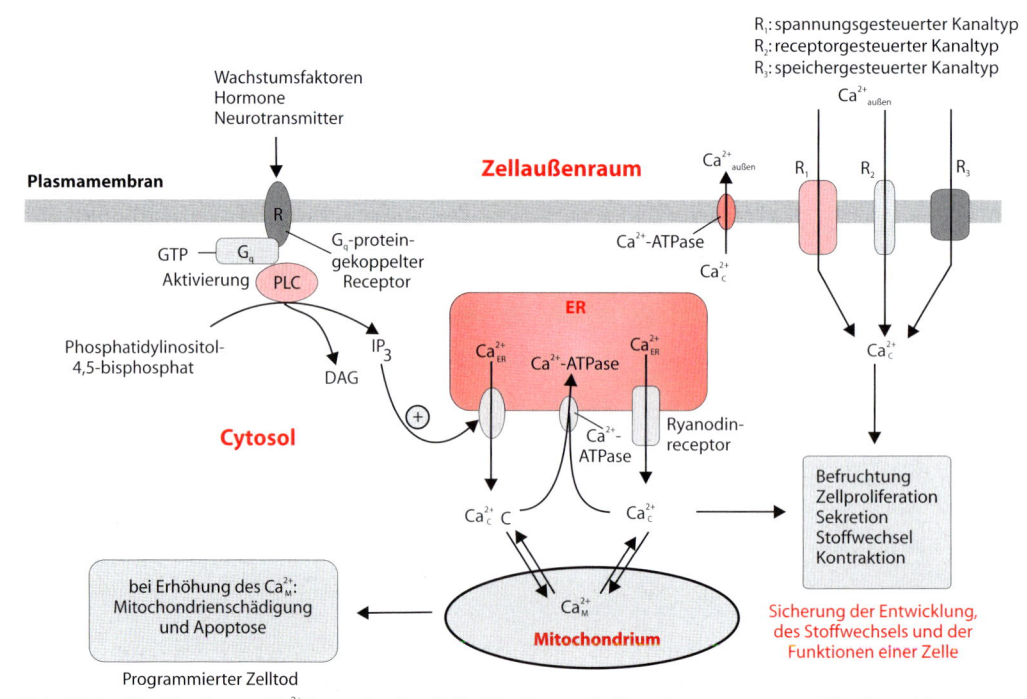

Abb. 28.1: Der Eintritt von Ca^{2+}-Ionen in eine Zelle, ihre intrazellulären Bewegungen und ihr Ausschleusen.

1. durch spannungsgesteuerte Ca^{2+}-Kanäle in den Plasmamembranen erregbarer Zellen

2. durch receptorgesteuerte Ca^{2+}-Kanäle in den Plasmamembranen, die sich nach der Bindung eines Liganden, z.B. eines Neurotransmitters, öffnen

3. durch speichergesteuerte konzentrationsabhängige Ca^{2+}-Kanäle, die sich erst öffnen, wenn die intrazellulären Ca^{2+}-Speicher aufgebraucht sind (nicht-erregbare Zellen).

Aus dem endoplasmatischen Reticulum werden Ca^{2+}-Ionen (Ca^{2+}_{ER}) in das Cytosol durch zwei Typen von Ca^{2+}-Kanälen freigesetzt:

1. durch Inositol 1,4,5-trisphosphat-(IP_3-)abhängige Kanäle

2. durch Ryanodinreceptoren in erregbaren Zellen

Ein Teil der cytosolischen Ca^{2+}-Ionen (Ca^{2+}_c) wird sehr schnell in die Mitochondrien aufgenommen (Ca^{2+}_M) und kann auch von dort über das Cytosol zurück in das ER gelangen. Wenn die Mitochondrien mit Ca^{2+}-Ionen überladen sind, wird der Signalweg zum programmierten Zelltod (Apoptose) aktiviert.

Es gibt eine große Zahl Ca^{2+}-bindender Proteine. Zahlreiche extra- und intrazelluläre Proteine haben Ca^{2+}-bindende Eigenschaften. Zu den extrazellulären Ca^{2+}-bindenden Proteinen gehören *Thrombin*, die *Blutgerinnungsfaktoren VII, IX* und *X* sowie die *Proteine C* und *S*. Ca^{2+}-bindende Lectine findet man extra- und intrazellulär. Intrazelluläre Ca^{2+}-bindende Proteine sind auf das Cytosol und die Zellorganellen verteilt. Zu ihnen gehören die *Annexine*, die an einer Vielzahl von zellulären Prozessen mitwirken (z.B. der *Exocytose*, der *Vesikelaggregation* und der *Assoziation* des *Cytoskeletts* mit der *Plasmamembran*). Deren Affinität zu Ca^{2+}-Ionen wird durch Phospholipide kontrolliert. Ein weiteres Ca^{2+}-bindendes Protein ist das *Synaptotagmin*, ein integrales Membranprotein der synaptischen Vesikel, dessen Affinität zu Ca^{2+} ebenfalls durch Phospholipide erhöht wird. Als Chaperone wirken die Ca^{2+}-bindenden Proteine des ER, das *Calnexin* und *Calreticulin*. Durch das Vitamin D wird in den Mucosazellen des Dünndarms und in den distalen Tubuluszellen der Niere die Expression des Ca^{2+}-bindenden Proteins *Calbindin* induziert, das für die Ca^{2+}-Resorption bzw. –Rückresorption unentbehrlich ist.

Ein wichtiges intrazelluläres Ca^{2+}-bindendes Protein ist das *Calmodulin*. Calmodulin ist hitzestabil, enthält 148 Aminosäuren (M_r 16.700), besitzt vier Ca^{2+}-Bindungsplätze und kommt in praktisch allen Zelltypen des Organismus vor. Es besitzt selbst keine enzymatische Aktivität, hat aber für viele Enzyme eine regulatorische Funktion und beeinflußt eine große Zahl von zellulären Vorgängen. Es bindet die nach Stimulierung in eine Zelle gelangten oder von den Zellorganellen freigesetzten Ca^{2+}-Ionen und bildet dabei den Ca^{2+}-Calmodulin-Komplex. Calmodulin ist das wichtigste intrazelluläre Ca^{2+}-Sensorprotein, das bei vielen Proteinen als Ca^{2+}-Signalgeber fungiert. z.B. bei *Ca^{2+}-Kanälen* und bei der *Glycogen-Phosphorylasekinase*. Der Ca^{2+}-Calmodulin-Komplex moduliert die Aktivität einer Vielzahl von Enzymen. Er aktiviert die *Proteinkinase* der *leichten Ketten* des *Myosins* der *glatten Muskulatur* sowie die *Adenylat-* und *Guanylatcyclase*, die membrangebundene Ca^{2+}-Transport-ATPase, die *Phosphodiesterase* u.a. Der Ca^{2+}-Calmodulin-Komplex bewirkt auch eine Desaggregation des Mikrotubulussystems.

28.2. Der Mg^{2+}-Haushalt

Mg^{2+}-Ionen sind nach den K^+-Ionen die am zweitstärksten vertretenen Kationen in der *intrazellulären Flüssigkeit*. Sie sind als Cofaktoren für eine große Zahl von Enzymen und für viele komplexe Zellfunktionen unentbehrlich. In nahezu allen Reaktionen, in denen *ATP* als *Phosphorylgruppendonor* fungiert ist nicht das freie ATP Reaktionspartner, sondern der *MgATP-Komplex*. Mg^{2+}-Ionen komplexieren auch mit ADP und anderen zellulären Phosphatverbindungen. Innerhalb einer Zelle beträgt die Konzentration der komplex gebundenen Mg^{2+}-Ionen, in Abhängigkeit vom Spiegel der Mg^{2+}-bindenden Metabolite, 5-10 mmol l^{-1} Zellflüssigkeit. Die intrazelluläre Konzentration der freien, nichtligandierten Mg^{2+}-Ionen hingegen ist mit 0,5-0,8 mmol l^{-1} niedriger. Die Mg^{2+}-Konzentration im Blutplasma beträgt 1 mmol l^{-1}, die Hälfte davon ist ionisiert. Etwa 35 % der Plasma-Mg^{2+}-Ionen sind an Albumin gebunden, der Rest bildet mit Citrat lösliche Komplexe. Die intestinale Mg^{2+}-Resorption wird durch das Parathormon gefördert.

In den *Plasmamembranen* von *Leberzellen* hat man *drei Mg^{2+}-Transportproteine* identifiziert. Die *basolaterale Membran* besitzt ein bidirektional arbeitendes Na^+-*abhängiges* Mg^{2+}-*Transportsystem*, durch das Mg^{2+}-Ionen vom Blutplasma in die Leberzellen aufgenommen und aus diesen auch wieder an das Blutplasma abgegeben werden. Die an den Gallentrakt angrenzende *apikale Hepatocytenmembran* enthält *zwei* Mg^{2+}-*Transportsysteme*, ein ebenfalls Na^+-*abhängiges* und ein zweites, welches einen Ca^{2+}/Mg^{2+}-*Austausch* bewirkt. Beide apikale Mg^{2+}-Transportsysteme arbeiten unidirektional und sorgen für eine Abgabe von Mg^{2+}-Ionen aus der Leber in die Gallenflüssigkeit, durch die sie ausgeschieden werden.

Magnesiummangel. Ein Mangel an Mg^{2+}-Ionen kann bei verminderter intestinaler Resorption (infolge eines Mangels an Thiamin und Pyridoxin oder bei Alkoholismus), aber auch bei einer metabolischen Acidose eintreten. Seine Auswirkungen sind vielfältig. Man beobachtet Schwächeanfälle, Zittern der Gliedmaßen und Herzarrhythmien. In schweren Fällen kann die bei Magnesiummangel erhöhte neuromuskuläre Erregbarkeit zur Tetanie führen, die schwerer als bei einem Calciummangel verläuft. Dann können auch Gewebeverkalkungen eintreten, von denen vor allem Blutgefäße, Nieren, Knorpel und der Bänderapparat betroffen sind. Ein erhöhter Magnesiumbedarf (der wahre Bedarf ist nicht genau bekannt, er wird auf 300 mg täglich geschätzt) besteht bei längerdauerndem und großem Verlust von Körperflüssigkeit sowie während der Lactation und in der Schwangerschaft.

28.3. Der Stoffwechsel des Phosphates

Der Phosphatgehalt des Menschen beträgt etwa 1 % der Körpermasse. Beim Erwachsenen sind das etwa 600-800 g. Etwa 85 % des Gesamtbestandes des Organismus an Phosphat befinden sich im Knochensystem und in den Zähnen. Ein wesentlicher Teil des Phosphates liegt intrazellulär in Form von organischen Phosphatverbindungen (Nucleinsäuren, Nucleotide, Coenzyme, Phospholipide, phosphorylierte Intermediate) vor. Der Phosphatspiegel im Blutplasma (1-2 mmol l^{-1}) wird nicht so genau konstant gehalten wie der der Ca^{2+}-Ionen sondern unterliegt tageszeitlichen Schwankungen, z.B. einem Tag-Nacht-Rhythmus und auch einer Abhängigkeit von der Phosphataufnahme durch die Nahrung. Er ist die Resultante verschiedener Vorgänge, nämlich der Resorption im Darm, dem Einbau in das Skelettsystem und der Freisetzung aus dem Skelettsystem, der Ausscheidung durch die Nieren und den Verschiebungen zwischen dem extrazellulären und dem intrazellulären Kompartiment. Die *Phosphataufnahme* aus dem extrazellulären Raum in das *Zellinnere* ist Na^+-*abhängig* und erfolgt durch *Phosphattransportsysteme* in der Plasmamembran. Bisher hat man *drei Typen* dieser Phosphattransporter, Typ I, II und III, identifiziert. *Typ I* wird in der *Niere*, der *Leber* und im *Gehirn* exprimiert. *Typ II* ist *nierenspezifisch*, wird im proximalen Tubulus exprimiert und ist für die renale Phosphatrückresorption verantwortlich. *Typ III* wird in vielen Zellarten angetroffen, vor allem in der *Dünndarmmucosa*, wo er, zusammen mit einer *Isoform* von *Typ II* (*Isoform IIb*), für die *Phosphatresorption* zuständig ist.

Der Phosphatstoffwechsel unterliegt folgenden Regulationsmechanismen:

- *Parathormon* erniedrigt den Phosphatspiegel im Plasma, da es die renale Phosphatrückresorption hemmt, folglich die Phosphatausscheidung erhöht

- *Calcitonin* erniedrigt ebenfalls den Phosphatspiegel, da es die Überführung von Phosphat aus dem Blut in die Knochen erhöht und die Phosphatausscheidung steigert.

- *Vitamin D* erhöht den Plasmaphosphatspiegel, da es die Knochenresorption steigert sowie die intestinale Phosphatresorption und die renale Phosphatrückresorption fördert

28.4. Der Stoffwechsel des Eisens (Fe^{2+}/Fe^{3+})

Eisen nimmt eine *Mittelstellung* zwischen den *Makro-* und den *Spurenelementen* ein. Es ist ein Bestandteil des *Hämoglobins* und der *Enzyme* der *biologischen Oxidation*.

Bestand und Verteilung des Eisens im Organismus. Der Eisengehalt des Menschen beträgt etwa 3-5 g. 70 % davon findet man im *Hämoglobin* und *Myoglobin* und 20 % entfallen auf das Eisenspeicherprotein *Ferritin*. Nur 0,2 % des gesamten Eisenbestandes des Organismus findet man in den *Hämenzymen* (Cytochrome, Cytochrom c-Oxidase, Katalase, Peroxidase u.a.), der Rest ist Bestandteil des *Transferrins* des Blutplasmas und der eisenhaltigen *Nichthämproteine*. Bei Frauen ist der Eisenspeicher kleiner als bei Männern.

Eisenbedarf. Infolge der hohen Eisenökonomie des Organismus ist der Eisenbedarf verhältnismäßig gering. Beim Mann beträgt er etwa 1,0 mg Fe-Ionen pro Tag; bei der Frau liegt der Bedarf infolge ihrer größeren Eisenverluste bei den menstruellen Blutungen höher als beim Mann, nämlich täglich bei etwa 1,5 bis 2 mg Fe-Ionen pro Tag. Von großer physiologischer Bedeutung ist die Tatsache, daß die in der Nahrung enthaltenen Fe-Ionen in Abhängigkeit von der Nahrungszusammensetzung nur zu etwa 10 % resorbiert werden. Deshalb *müssen* dem Organismus etwa zehnmal mehr Fe-Ionen zugeführt werden, als seinem wirklichen Bedarf entspricht. Beim Mann sollte die Nahrung demzufolge täglich 10 mg, bei der Frau etwa 15-20 mg und in der Schwangerschaft etwa 30 mg Fe-Ionen enthalten.

Eisenhaltige Nahrungsmittel. Wichtige Eisenlieferanten für den Organismus sind Muskelfleisch, Ei und Leber. Porphyringebundenes Eisen ist verhältnismäßig gut resorbierbar. Die *Eisenresorption* wird, wie die der Ca^{2+}-Ionen, durch *Phytin-* und *Oxalsäure* (diese Säuren kommen im Getreide und in verschiedenen Gemüsearten vor) sowie durch die im Tee enthaltenen *Polyphenole* (Tannine) beeinträchtigt, da sie *unlösliche Eisenverbindungen* bilden. Milch ist arm an Eisen. Sie enthält ein eisenbindendes Glycoprotein, das *Lactoferrin*, das zwei Eisenbindungsstellen pro Molekül besitzt und das gesamte Eisen der Milch bindet. Es ist aber niemals an Eisen gesättigt. Das *Lactoferrin* besitzt eine *antimikrobielle Wirkung* und schützt das Neugeborene vor *gastrointestinalen Infektionen*. Dieser Effekt beruht darauf, daß das für die Vermehrung der Mikroben nötige Eisen von dem nicht gesättigten Lactoferrin gebunden und dadurch den Mikroorganismen entzogen wird. Bestimmte Mikroorganismen, z.B. *E. coli*, sezernieren Komplexbildner für Eisen, die mit dem Lactoferrin konkurrieren und trotz Lactoferrinanwesenheit ein Wachstum dieser Bakterien ermöglichen.

Die Resorption der Eisenionen im Duodenum. Die Resorption der Fe-Ionen im Duodenum hängt von der Eisenmenge in der Nahrung, der Zugänglichkeit des angebotenen Eisens für die Resorption und von der Intensität ihrer intestinalen Resorption ab. Letztere wird von den Eisenvorräten im Organismus beeinflußt. Die Fe-Ionen liegen in der Nahrung vorzugsweise 3-wertig vor. Resorptionsfähig sind jedoch nur Fe^{2+}-Ionen. Die Reduktion von Fe^{3+} zu Fe^{2+} erfolgt zu einem Teil im sauren Magensaft. Reduktionsmittel sind die in der Nahrung enthaltene Ascorbinsäure (Vitamin C) und das in den Nahrungsproteinen enthaltene Cystein. Die Magenschleimhaut sezerniert ein Protein, das *Gastroferrin*, das eine resorptionsfördernde Wirkung auf Fe^{2+}-Ionen hat. In der Bürstensaummembran der apikalen Oberfläche der Mucosazellen des Duodenums ist eine *Ferrireductase* lokalisiert, die Fe^{3+} zu Fe^{2+} reduziert. Das Enzym ist ein Hämoprotein, das in die Großfamilie der Cytochrome b gehört. Das Enzym ist unabhängig vom intrazellulären NADH, NADPH oder $FADH_2$, sondern erhält die für die Reduktion von Fe^{3+} zu Fe^{2+} erforderlichen Elektronen vorwiegend von der Ascorbinsäure der Nahrung. Die Fe^{2+}-Resorption durch die Bürstensaummembran der Enterocyten des Dünndarms, vorwiegend des Duodenums, ist ein komplexer Vorgang, an dem wenigsten *vier Proteine* beteiligt sind (☞ Abb. 28.2):

1. der 561 Aminosäuren enthaltende und die apikale Plasmamembran der Mucosazelle mit zwölf Helixsegmenten durchziehende Fe^{2+}-*Transporter DMT1* (Abk. von **d**ivalent **m**etal **t**ransporter). Dieses Protein ist für die Resorption von Fe^{2+} aus dem Darmlumen in die Mucosazelle verantwortlich. Es transportiert nicht nur Fe^{2+}, sondern auch andere zweiwertige Metallionen, z.B. Zn^{2+}, Mn^{2+}, Co^{2+} und Cu^{2+}, jedoch nicht Ca^{2+}. Der Transport ist H^+-gekoppelt und hat die Charakteristika eines aktiven Transportes, der gegen ein Fe^{2+}-Konzentrationsgefälle erfolgt und zu einer Fe^{2+}-Akkumulation in den Mucosazellen führt. Bei Eisenmangel beobachtet man eine Aktivitätserhöhung von DMT1, die zu einem Anstieg der Fe^{2+}-Resorption führt

2. das in der basalen Membran der Mucosazelle lokalisierte Fe^{2+}-*Exportprotein*, das *Ferroportin*, das Fe^{2+} aus der Mucosazelle in das Interstitium befördert, aus dem es in das Blut gelangt

3. das Protein *Hephaestin* (benannt nach dem griechischen Gott der Schmiedekunst) *fördert* den durch das Ferroportin bewerkstelligten Transport der Fe^{2+}-Ionen aus der Mucosazelle in das Blut, ist aber selbst *kein Transportprotein*

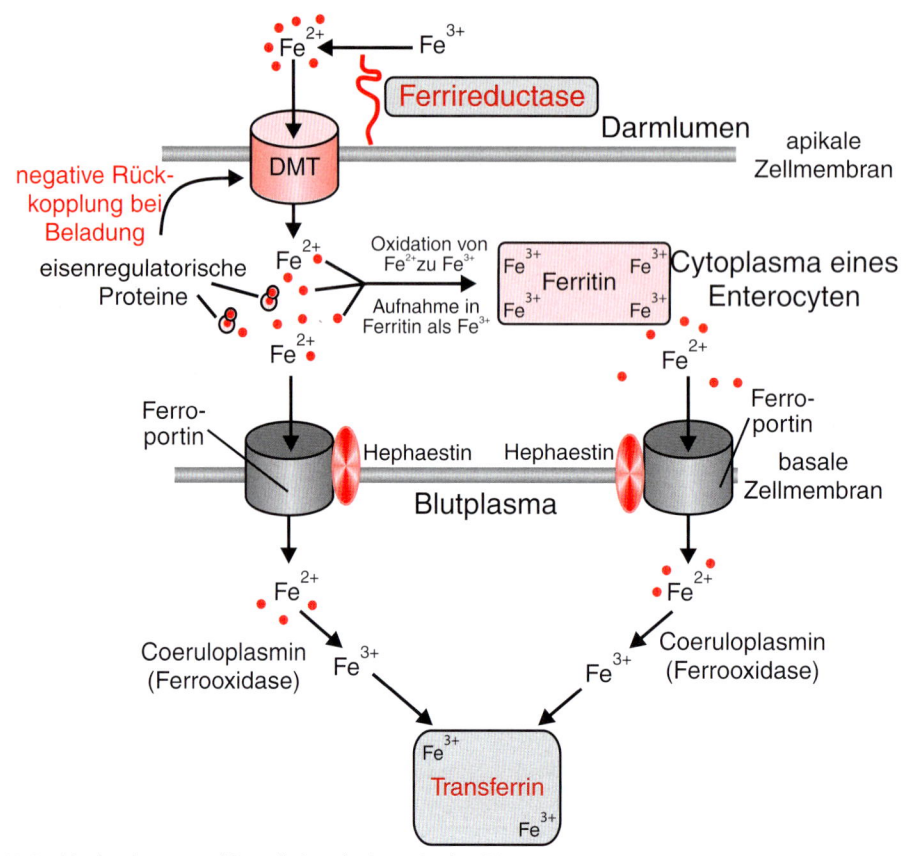

Abb. 28.2: Mechanismus und Regulation der intestinalen Eisenresorption.

4. die *eisenregulatorische Proteine*, die als Fe^{2+}-Sensoren fungieren und sowohl Wechselwirkungen mit dem apikalen Fe^{2+}-Transporter DMT1 eingehen als auch auf der Ebene der Translation eine Schlüsselrolle bei der Regulation des Eisenstoffwechsels spielen.

Der *apikale Eisentransporter DMT1* transportiert die Fe^{2+}-Ionen aus dem Darmlumen in das Innere der Mucosazelle, wo sie an die *eisenregulatorischen Proteine* gebunden werden, die als intrazelluläre Fe^{2+}-Sensoren eine Doppelfunktion ausüben: 1. sie stehen mit dem DMT1 in Wechselwirkung, informieren diesen Eisentransporter über ihren Beladungsgrad mit Fe^{2+}-Ionen und beeinflussen durch *negative Rückkopplung* die Fe^{2+}-*Resorption* aus dem Dünndarmlumen. 2. sie *binden bei Eisenmangel*, also in ihrem eisenfreien Zustand, an die *mRNA des DMT1-Proteins* und *schützen* diese mRNA vor dem *Abbau*. Auf diese Weise *fördern* sie deren *Translation*, so daß die Menge an DMT1 in der Mucosamembran und dadurch die Eisenresorption ansteigt. Diese beiden Funktionen der eisenregulatorischen Proteine führen dazu, daß sie bei hohem Beladungsgrad mit Fe^{2+} die Eisenresorption bremsen, bei niedrigem Beladungsgrad aber dafür sorgen, daß die Fe^{2+}-Resorption ansteigt. Von den *eisenregulatorischen Proteinen* werden die Fe^{2+}-Ionen entweder dem *basalen Ferroportin* in Form von Fe^{2+} übergeben, das sie basolateral aus den Zellen in das Blut befördert oder sie werden nach Oxidation zu Fe^{3+} in das *Ferritin* der Mucosazelle eingebaut.

Eisentransport im Blutplasma. Im Blutplasma werden die Fe^{2+}-Ionen zu Fe^{3+} oxidiert und dann an das *Transferrin* als eisenbindendem Protein des Blutplasmas gebunden. Der Transferrin-Fe^{3+}-Komplex stellt die Transportform des Eisens im Blutplasma dar. Die vor der Bindung an das Transferrin erforderliche Oxidation von Fe^{2+} zu Fe^{3+} wird durch eine kupferhaltige Oxidase, die *Ferrooxidase*, katalysiert. Dieses Enzym ist *identisch* mit dem *Coeruloplasmin*, einem kupferhaltigen Protein des Blutplasmas. Das *Transferrin* ist ein in der β_1-*Globulin-Fraktion* des Blutplasmas wanderndes Glycoprotein (M_r 80.000). Es wird in der Leber gebildet und hat eine biologische Halbwertsfzeit von etwa 10 Tagen. Ein Molekül Transferrin bindet zwei Fe^{3+}-Ionen. Die Fe^{3+}-Konzentration im Blutplasma beträgt bei Männern 20-30 µmol l^{-1} und bei Frauen 15-25 µmol l^{-1}. Trotz dieser geringfügigen, aber deutlichen Unterschiede, ist die *Eisenbindungskapazität* des Blutplasmas bei beiden Geschlechtern mit etwa 50-70 µmol l^{-1} gleich. Bei einem *Eisenmangel*, z.B. infolge Unterernährung, ist der Sättigungsgrad des Transferrins an Fe^{3+} niedriger. Bei Erkrankungen mit einem erhöhten Eisenspiegel im Gewebe (Eisenspeicherkrankheit, *Hämochromatose*) kann das gesamte Transferrin mit Fe^{3+}-Ionen beladen sein. Die Fe^{3+}-Konzentration im Blutplasma unterliegt einer tageszeitlichen Schwankung. Sie ist am Morgen am höchsten und am Abend am niedrigsten. Die Blutabnahme zur Eisenbestimmung hat stets morgens zu erfolgen.

Das mit Fe^{3+}-Ionen beladene Transferrin wird durch Endocytose in die Zellen aufgenommen. Das zirkulierende Transferrin wird an den *Transferrinreceptor* gebunden, der auf der äußeren Oberfläche zahlreicher Zellarten lokalisiert ist, die Eisen entweder für die Hämsynthese benötigen oder als Eisenspeicher dienen. Der Transferrinreceptor ist ein homodimeres Protein (M_r 90.000). Seine Untereinheiten besitzen ein einziges transmembranales Segment, dessen N-Terminus in das Cytosol zeigt und dessen C-terminale, transferrinbindende Domäne nach außen gerichtet ist. Nach Bindung des mit zwei Fe^{3+}-Ionen beladenen Transferrins an den Transferrinreceptor wird der entstehende Komplex durch *Endocytose* internalisiert, von Clathrin umkleidet und zu einem Endosom geleitet. Im Endosom erfolgt, infolge seines niedrigen pH-Wertes, die Dissoziation des Fe^{3+} vom Transferrin. Das Eisen verbleibt im Zellinnern. Der im Endosom *nicht* dissoziierende *Receptor-Apotransferrin-Komplex* unterliegt einer Recyclisierung und wird durch *Exocytose* an die Zelloberfläche zurückgebracht. Der dort herrschende pH-Wert von 7,4 bewirkt eine Dissoziation des Apotransferrin-Receptor-Komplexes. Der Transferrinreceptor wird erneut in die Membran eingebaut und das Apotransferrin vom Receptor unter Austausch gegen $(Fe^{3+})_2$-Transferrin nach außen freigesetzt, so daß es erneut für die Eisenbindung verfügbar ist.

Speicherung des Eisens in Form von Ferritin. Die von den *Leberzellen* und den Zellen des *mononucleären phagocytären Systems* aufgenommenen Fe^{3+}-Ionen werden in dem Eisenspeicherprotein *Ferritin* gespeichert. Ferritin (M_r 444.000) besteht aus 24 Untereinheiten (M_r je 18.500). Die Untereinheiten des Ferritins bilden eine Hülle, die ein Molekülaggregat (*Micelle*) von Eisen-III-hydroxid-oxid-phosphat $(FeO(OH)_8(FeO \cdot PO_4H_2)$ umgibt. Der Eisengehalt des Ferritins kann zwischen Null (Apoferritin) und 4500 Fe^{3+}-Ionen pro Ferritinmolekül liegen. *Apoferritin* ist *farblos*, während *Ferritin rotbraun* gefärbt ist. Das eisenbeladene Ferritin hat eine Lebensdauer von nur wenigen Tagen. Infolge seines ständigen Auf- und Abbaues werden die vom Ferritin gebundenen Fe^{3+}-Ionen dem Stoffwechsel wieder verfügbar gemacht. Dieses leicht zugängliche Eisendepot steht bei Blutverlusten für die Resynthese von Hämoglobin zur Verfügung.

Serumferritin. Ferritinhaltige Zellen sezernieren Ferritin an ihre Umgebung. Es entsteht so das *Serum-* oder *Plasmaferritin*. Die Menge des im Blut kreisenden Plasmaferritins ist der Menge des Eisenvorrates im Organismus proportional (1 µg Serumferritin entspricht einem Eisenvorrat des Organismus von etwa 8-10 mg) und ist deshalb ein guter Gradmesser für die Eisenvorräte des Organismus. Bei entzündlichen Prozessen der Leber versagt diese Relation, da sie dann größere Mengen Ferritin abgibt.

Pathobiochemische Aspekte des Ferritins; Hämosiderin. In den Zellen kommt *Ferritin* im *Cytosol* und in der *Lysosomenmembran* vor. In der *Lysosomenmembran* können die Ferritinmoleküle unter partiellem proteolytischen Abbau parakristalline Strukturen bilden, stark aggregieren und durch Abbau des Hülleiweißes einen Eisengehalt bis zu 50 % erreichen. Diese unlöslichen Ablagerungen, bestehend aus abgebautem Protein und zusammengeballtem *Eisenhydroxid-oxid-phosphat*, bezeichnet man als *Hämosiderin*. Normalerweise ist der Gehalt der Leber an Hämosiderin niedrig, er steigt aber bei Überladung des Organismus mit Eisen an.

Regulation des intrazellulären Eisenstoffwechsels durch die eisenregulatorischen Proteine. In den *Mucosazellen* des Dünndarms und in den *hämoglobinsynthetisierenden Zellen* des Knochenmarks sind die *Eisenaufnahme*, die *Eisenspeicherung* und die *Eisenverwertung* für die *Hämoglobinsynthese* fein aufeinander abgestimmt. Bestimmte Schlüsselproteine des zellulären Eisenstoffwechsels, der Fe^{2+}-*Transporter der apikalen Mucosamembran DMT1*, der *Transferrinreceptor*, das *Ferritin* und die für die Hämsynthese unentbehrliche *δ-Aminolävulinatsynthase* unterliegen einer besonderen Kontrolle. Diese greift an der *Translation* der jeweiligen *mRNA* an und wird durch die *eisenregulatorischen Proteine* ausgeübt. Dabei lassen sich zwei verschiedene Wirkungsweisen unterscheiden:

1. die *eisenregulatorischen Proteine* binden im *eisenfreien Zustand* an die nichttranslatierte *5'-terminale Region* der mRNA-Species des *Ferritins* und der *δ-Aminolävulinatsynthase* und hemmen dadurch deren Translation. Man bezeichnet die *eisenbindenden Regionen* in der mRNA beider Proteine als *eisenempfindliche Elemente*. Dieser Mechanismus bewirkt, daß das Ferritin und die δ-Aminolävulinatsynthase nur dann synthetisiert werden, wenn die Zellen ausreichend mit Eisen versorgt sind

2. anders erfolgt die Regulation der Translation der mRNA des *Transferrinreceptors* und des Fe^{2+}-*Transportproteins DMT1* (s.o.). Die *eisenregulatorischen Proteine* binden ebenfalls *im eisenfreien Zustand* an die jeweilige mRNA, jedoch an ein nichttranslatiertes Segment ihrer *3'-terminalen Region* und schützen sie dadurch vor ihrem Abbau. Die so stabilisierten mRNA-Species des Transferrinreceptors und des DMT1 können translatiert werden, so daß es dadurch zu einer Erhöhung der Eisenaufnahme in die Zellen und zu einer Steigerung des intrazellulären Eisenspiegels kommt.

Der Mensch hat zwei Arten von Eisenspeichern. In Abhängigkeit von ihrer Lokalisation, Größe und Umsatzgeschwindigkeit hat man zwei Arten von Eisenspeichern zu unterscheiden (☞ Abb. 28.3). Im Knochenmark befindet sich ein kleiner, labiler Speicher (120 mg Fe-Ionen) mit einer hohen Umsatzgeschwindigkeit (10 mg/Tag), in der Leber und der Milz hingegen ein großer (1500 mg Fe-Ionen), relativ stabiler Speicher mit einer niedrigeren Umsatzgeschwindigkeit (2,5 mg/Tag). Die Speicher sind über das Transferrin des Blutplasmas untereinander verbunden. Aus dem Ferritin wird das Eisen unter Reduktion des Fe^{3+} zu Fe^{2+} freigesetzt. Das hierfür verantwortliche Enzym ist die *Ferritinreductase*. Sie benötigt NADH und FMN, wobei NADH das Reduktionsmittel und FMN die prosthetische Gruppe des Enzyms sind. Die Eisenabgabe aus der Zelle erfolgt als Fe^{2+}.

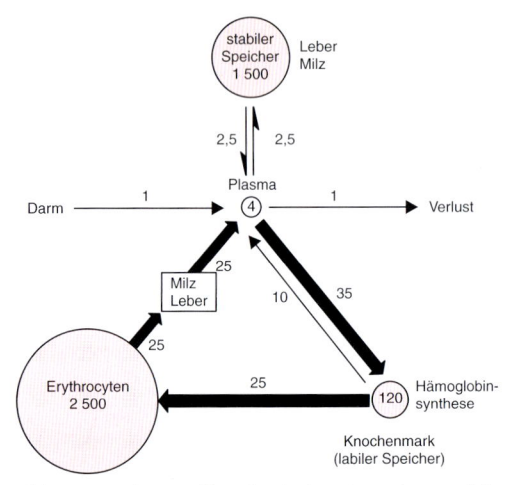

Abb. 28.3: Eisenstoffwechsel des Organismus (die Zahlen geben die mg Eisen an, die gespeichert oder [an den Pfeilen] pro Tag ausgetauscht werden).

Eisenumsatz und Erythropoese. Die *Lebensdauer der roten Blutkörperchen* beträgt etwa 100 bis 120 Tage, d.h. pro Tag wird durchschnittlich 1 % des Hämoglobins abgebaut, das durch die *Erythropoese* ersetzt werden muß. *Hauptabbauorte des Hämoglobins* sind die Milz und die Leber, *Hauptbildungsort* des *Blutfarbstoffs* ist das *rote Knochenmark*. Der Gesamtbestand an Hämoglobin des Menschen beträgt etwa 750 bis 800 g. Davon werden täglich etwa 7,5 g Hämoglobin abgebaut. Da 1 g Hämoglobin 3,4 mg Fe enthält, werden demzufolge etwa 25 mg Eisen pro Tag frei. Dieses Eisen wird nicht ausgeschieden, sondern - vermittelt durch das Transferrin des Blutplasmas - dem Ferritinpool der Leber und der Milz sowie der Erythropoese im Knochenmark wieder zugeführt.

Eisenverluste. Ein Eisenverlust von etwa 0,8 mg Fe/Tag tritt im Organismus durch die Abstoßung (Desquamation) von Darmepithel- und Hautzellen sowie in geringerer Menge durch den Harn (0,1 mg Fe/Tag), den Schweiß und die Galle (0,1 mg Fe/Tag) ein. Dadurch geht dem Organismus täglich etwa 1 mg Eisen verloren. Der größte Teil des im Stuhl enthaltenen Eisens stammt aus den Mucosazellen des Dünndarmes, die eine mittlere Lebensdauer von nur 2-3 Tagen haben. Fe^{2+}/Fe^{3+} gehören also zu den wenigen Ionen, die vom Organismus nur in geringsten Mengen ausgeschieden werden. Der Organismus hält zäh an seinem Eisengehalt fest. Eine Frau verliert durch die Menstruation monatlich etwa 30 mg Eisen und bei der Geburt eines Kindes durch den Blutverlust etwa 300 mg. Im Verlauf der Schwangerschaft erhält der Fetus von der Mutter 200-400 mg Eisen.

Besonderheiten des Eisenstoffwechsels von Säuglingen. Ein reifes Neugeborenes hat zunächst keinen Eisenmangel, da es in seiner Leber und Milz über einen Eisenvorrat von der Mutter verfügt. Da aber die Milch eisenarm ist (ein Liter Muttermilch enthält 0,5 mg und ein Liter Kuhmilch 0,4 mg Eisen), können Säuglinge und Kleinkinder nach dem Aufbrauchen ihrer Reserve in den Zustand eines Eisenmangels geraten, der zu einer *Eisenmangelanämie* führen kann. Besonders gefährdet sind Frühgeborene oder Zwillinge, deren Eisenvorrat kleiner und deshalb schneller erschöpft ist. Selbst unter guten Ernährungsbedingungen ist nach dem Aufbrauchen dieser Reserve (in einem Lebensalter von 4-6 Monaten) die Eisenbilanz nur schwer zu verbessern, so daß beim Kleinkind leicht ein Eisendefizit entstehen kann. Die täglich empfohlene Eisenzufuhr bei einem Kleinkind beträgt 8 mg. Die eisenhaltigen Nahrungsmittel sollen leicht verdaulich und das in ihnen enthaltene Eisen leicht resorbierbar sein.

Eisenmangel. Eisenmangel gehört zu den am meisten verbreiteten Mangelzuständen auf der Erde. Mehr als 500 Millionen Menschen sind weltweit davon betroffen. Er findet sich vor allem bei Frauen, Kindern und Säuglingen und kann durch ungenügende Eisenzufuhr, verminderte Eisenresorption, erhöhten Eisenbedarf oder gesteigerten Eisenverlust, meist infolge von Blutungen, zustande kommen. Folgen sind eine Entleerung der Eisenspeicher, ein Absinken der Fe^{3+}-Konzentration im Blutplasma, eine Verringerung des Eisengehaltes im Knochenmark und eine Erniedrigung der Hämoglobinkonzentration im Blut. Die Entleerung der Eisenspeicher geht im allgemeinen der verminderten Synthese von Hämoglobin voraus. Demzufolge muß man bei einem Eisenmangel zwei Stadien unterscheiden, 1. eine Erschöpfung der Eisenspeicher ohne Anämie und 2. ein Erschöpfung der Eisenspeicher mit einer *mikrocytären hypochromen Anämie*.

Eisenüberladung des Organismus. Bei einer Eisenüberladung kann der Eisenbestand des Organismus um ein Mehrfaches gegenüber normal ansteigen und bis auf 100 g erhöht sein. Bei der autosomal recessiv vererbbaren *Hämochromatose Typ I* ist die Eisenüberladung auf eine *gesteigerte intestinale Eisenresorption* zurückzuführen. Ihre Ursache liegt darin, daß die Darmmucosa die Fähigkeit verloren hat, die Eisenresorption dem Eisenbedarf anzupassen. Die Patienten resorbieren bei gleichem Eisenangebot drei- bis viermal mehr Eisen als Gesunde. Es kommt zu Eisenansammlungen in der Leber, dem Pancreas und dem Herzmuskel und, beginnend mit dem 40. Lebensjahr, beobachtet man - meist als Folge von Radikalreaktionen, die durch Eisenionen verstärkt werden - das Auftreten von *Lebercirrhose, Lebertumoren, Diabetes mellitus* und *Herzversagen.* Das hierfür verantwortliche Gen codiert ein 348 Aminosäuren enthaltendes *transmembranales Glycoprotein* (HFE), das der MHC Klasse I homolog und, wie das MHC I, mit dem β2-Mikroglobulin assoziiert ist, jedoch keinerlei Funktion im Immunsystem ausübt. Das HFE des Gesunden bindet an den Transferrinreceptor und kontrolliert dessen Bindung von Transferrin und die Eisenaufnahme in die Zellen. Die Mutationen im HFE-Gen können verschiedene Folgen haben. In vielen Fällen wird das HFE nicht auf der Zelloberfläche exprimiert, sondern erscheint im Blutplasma und verliert die Fähigkeit mit dem β2-Mikroglobulin zu assoziieren und an den Transferrinreceptor zu binden, so daß es keine Kontrolle über die Transferrinaufnahme in die Zellen mehr ausübt und die zellulären Eisenspeicher ansteigen.

Die *Hämochromatose Typ II* ist auf eine nonsense-Mutation in demjenigen Gen zurückzuführen, das eine homologe Form des bisher besprochenen Transferrinreceptors ("Transferrinreceptor 1") codiert und die Bezeichnung "*Transferrinreceptor 2*" führt. Das HFE-Gen ist bei der Hämochromatose Typ II, im Unterschied zur Hämochromatose Typ I, normal. Die Hämochromatose Typ II wird deshalb als "*nicht-HFE-verbundene Form der Hämochromatose*" bezeichnet. Die Funktion des Transferrinreceptors 2 im Eisenstoffwechsel des Gesunden ist noch voll nicht verstanden, so daß man nicht weiß, wie die erhöhte intestinale Eisenresorption und die Eisenüberladung bei der Hämochromatose Typ II zustande kommt.

Bei einem vererbbaren Mangel an der Ferrooxidase *Coeruloplasmin* (*Acoeruloplasminämie*) tritt eine *Hämosiderose* ein, die durch niedriges Serumeisen, hohes Serumferritin, massive Eisenablagerungen in verschiedenen Geweben, Erkrankungen des ZNS und Diabetes mellitus gekennzeichnet ist. Die Coeruloplasminsynthese wird durch Eisenionen reguliert, jedoch *nicht* auf der Ebene der *Translation*, sondern der *Transcription*.

28.5. Die Spurenelemente

Charakteristisch für die Spurenelemente ist ihr äußerst geringes Vorkommen im menschlichen Organismus. Dabei hat man zwischen *lebensnotwendigen* und *nicht lebensnotwendigen* Spurenelementen unterscheiden, denn nicht alle im Menschen vorkommenden Spurenelemente sind unentbehrlich. Einige von ihnen befinden sich mehr oder weniger "zufällig" im Organismus und haben keine spezifische Funktion zu erfüllen. Mitunter haben diese stark *toxische Wirkungen*, z.B. Cd^{2+} (Proteinurie, Nierenschädigung, Skelettschäden, Lungenemphysem), Hg^{2+} (Nervenerkrankungen mit oft letalem Ausgang) und Pb^{2+} (Anämie; Ausscheidung von δ-Aminolävulinat und Porphyrinen).

Essentielle Spurenelemente für den Menschen sind die Ionen einiger Übergangsmetalle, wie *Kupfer, Zink, Mangan, Kobalt, Molybdän, Vanadium* und *Chrom*. Weitere unentbehrliche Spurenelemente sind *Iod, Selen, Fluor* und *Silicium*. Da der Bedarf des Menschen an den Spurenelementen sehr gering ist, sind *spezifische Mangelzustände* beim Fehlen eines bestimmten Spurenelementes nur in wenigen Fällen bekannt, z.B. für *Iod* oder *Fluor*. Die Resorption von Spurenelementen kann durch bestimmte Nahrungsbestandteile beeinträchtigt werden, z.B. durch das in Getreideprodukten vorkommende *Phytat* (*Zink* und *Eisen*), durch *Tannine*, die ebenfalls die Eisenresorption beeinträchtigen oder durch die *Ascorbinsäure*, die die Resorption von Cu^{2+}-Ionen vermindert (die Eisenresorption aber erhöht).

28.5.1. Kupfer

$Cu^{+/2+}$-Ionen sind unentbehrlich für die *biologische Oxidation* und *oxidative Phosphorylierung*, für die *Inaktivierung von Radikalen*, für die *Neurotransmittersynthese* und den *Eisenstoffwechsel*. Zur Erfüllung dieser Aufgaben sind $Cu^{+/2+}$-Ionen Bestandteile zahlreicher *Oxidasen* und *Hydroxylasen*, z.B. der Cytochrom c-Oxidase, Dopamin-β-hydroxylase, Ascorbatoxidase, Lysyloxidase, Tyrosinase, Superoxiddismutase und Ferrooxidase (Coeruloplasmin). Durch das letztgenannte Enzym (monomeres Protein, M_r 132.000) sind der Stoffwechsel der Cu^{2+}- und Fe^{2+}-Ionen miteinander verbunden. Der Gehalt des Organismus (70 kg) an Cu-Ionen beträgt 110 mg, der tägliche Bedarf des Menschen liegt bei etwa 1 mg.

Resorption und Transport im Blutplasma. Die Resorption der in der Nahrung enthaltenen und täglich weiteren 4-5 mg aus den Verdauungssäften stammenden Cu^{2+}-Ionen erfolgt im Magen und im Dünndarm. Hierfür ist ein in der luminalen Membran der Mucosazellen lokalisiertes hochaffines Cu^{2+}-Transportprotein zuständig, das die Cu^{2+}-Ionen in das Innere der Mucosazellen transportiert. Basolateral werden die Cu^{2+}-Ionen durch die *Menkes-Cu^{2+}-ATPase* (s.u.) aus den Mucosazellen in das Portalblut abgegeben und in diesem reversibel an *Albumin* und an das Protein *Transcuprein* (M_r 270.000), zwischen denen die Cu^{2+}-Ionen schnell ausgetauscht werden, gebunden. Bei den neu resorbierten Cu^{2+}-Ionen lassen sich *zwei Transportphasen* unterschieden. In der *ersten Phase* gehen sie aus dem Darm in die *Leber* und die *Niere* und in der *zweiten Phase* werden sie von diesen auf die anderen Organe verteilt. Die Gesamtkonzentration der Cu^{2+}-Ionen im Blutplasma beträgt 15-23 µmol l^{-1}.

Aufnahme der Cu-Ionen in Hepatocyten und andere Zellen. Die Zellen nehmen Cu^{2+}-Ionen aus dem Blutplasma mittels eines hochaffinen membranalen Cu^{2+}-Transportproteins auf, das mit dem Cu^{2+}-Transportprotein der gastralen und intestinalen luminalen Mucosamembran identisch ist. Intrazellulär assoziieren die Cu^{2+}-Ionen mit *Cu-bindenden Metallchaperonen*, wodurch die intrazelluläre Konzentration an freien Cu-Ionen extrem niedrig gehalten wird. Die *Metallchaperone* übergeben die Cu-Ionen an *kupferabhängige Apoenzyme*, z.B. an die *Apo-Superoxiddismutase* und das *Apo-Coeruloplasmin*, die in ihren kupferfreien Formen inaktiv sind. Die *Cu-Metallchaperone* docken dabei an das jeweilige Apo-Enzym an und übergeben diesem *direkt* das Cu-Ion, ohne daß dabei Cu-Ionen freigesetzt werden. Die Apo-Superoxiddismutase hat eine extrem hohe Affinität zu $Cu^{+/2+}$-Ionen. Ihre Dissoziationskonstante beträgt 6×10^{-15} mol l^{-1}. *Freie $Cu^{+/2+}$-Ionen* sind, infolge ihrer Fähigkeit *Radikale* zu bilden, *äußerst toxisch*. Sie binden mit hoher Affinität an unvollständig gefaltete Proteine und katalysieren die Oxidation von Lipiden, Proteinen und Nucleinsäuren. Durch ihre hochaffine Bindung an Metallchaperone und $Cu^{+/2+}$-haltige Enzyme werden ihre stark schädigenden Wirkungen unterdrückt.

Mechanismen der zellulären Kupfer-Homöostase. Die zelluläre Homöostase der Cu-Ionen wird von ihrer Aufnahme in die Zellen und ihrer Abgabe aus den Zellen bestimmt. Die Abgabe von Cu^{2+}-Ionen aus der Zelle erfolgt durch Exocytose. An diesem Vorgang sind zwei Cu^{2+}-ATPasen beteiligt, die *Menkes-Cu^{2+}-ATPase* und die *Wilson-Cu^{2+}-ATPase*. Die *Menkes-Cu^{2+}-ATPase* ist in den Mucosazellen des Gastrointestinaltraktes, der Placenta und der Blut-Hirn-Schranke und die *Wilson-Cu^{2+}-ATPase* in Leberzellen lokalisiert. Die *Menkes-Cu^{2+}-ATPase* ist bei dem *M. Menkes*, die *Wilson-Cu^{2+}-ATPase* bei dem *M. Wilson* defekt, daher ihr Name (s.u.). Unter Stationärbedingungen (niedriger, konstanter intrazellulärer Spiegel an Cu-Ionen) sind beide Cu^{2+}-ATPasen im *trans*-Golgi-Apparat der sie exprimierenden Zellen lokalisiert. Bei einem intrazellulären Anstieg der Cu^{2+}-Ionen wandern beide Cu^{2+}-ATPasen aus dem *trans*-Golgi-Apparat aus und in die Membranen zellulärer Vesikel ein. In den *Leberzellen* ist dann die Wilson-Cu^{2+}-ATPase in der Nähe der *apikalen (kanikulären) Zellmembran* lokalisiert. Sie transportiert Cu^{2+}-Ionen aus dem Cytosol in die Vesikel, die sich bei gleichzeitiger Abnahme der Cu^{2+}-

Ionen im Cytosol mit Cu^{2+}-Ionen füllen. Die Vesikel entleeren dann apikal die Cu^{2+}-Ionen in die *Gallenkanälchen*, durch die sie ausgeschieden werden. Die *Wilson-Cu^{2+}-ATPase* recyclisiert zum danach zum *trans*-Golgi-Apparat. Die *Menkes-Cu^{2+}-ATPase* unterliegt in den Zellen, in denen sie exprimiert wird, demselben Cyclus, der zu einer gesteigerten *intestinalen Resorption* bzw. einer erhöhten Passage von Cu^{2+}-Ionen durch die *Placenta* oder die *Blut-Hirn-Schranke* führt.

Pathobiochemie des Kupferstoffwechsels. Beim Menschen hat man zwischen *Kupfermangel-* und *Kupferspeicherkrankheiten* zu unterscheiden.

In der Praxis treten ernste *Kupfermangelerscheinungen* bei milchernährten Frühgeborenen, bei unterernährten Kindern, bei intravenös ernährten Kindern und bei Kindern auf, die sich im Genesungszustand von einer Unterernährung befinden. Ein *Kupfermangel* tritt auch bei Kindern auf, die an dem sehr seltenen X-chromosomal vererbten *Menkes-Syndrom* leiden (Häufigkeit 1 auf 100.000 Geburten, s.u.). Die wesentlichen klinischen Merkmale eines *Kupfermangels* sind 1. *hypochrome, mikrocytäre Anämie*, die durch Zufuhr von Cu-Ionen zu beheben ist, 2. *Leukopenie* und *Neutropenie*, 3. Verlust der Integrität des elastischen und straffen Bindegewebes, 4. *cardiale Hypertrophie* und 5. eine gesteigerte *Empfindlichkeit* gegen *Infektionen* infolge verminderter Aktivität der T- und B-Lymphocyten.

Wichtige Beispiele von *Kupferspeicherkrankheiten* sind

1. eine in *früher Kindheit* auftretende *Kupferintoxikation*

2. die *autosomal recessiv* vererbte *Wilson'sche Erkrankung*.

Die bereits im *Säuglingsalter* eintretende *Kupferintoxikation* führt zu einer *Lebercirrhose*. Die Erkrankung ist in Indien endemisch ("*Indian Childhood Disease*"), tritt aber sporadisch auch in Deutschland ("*German Childhood Disease*") sowie in den USA, in England und in Österreich auf. Sie ist durch massive hepatische Kupferablagerungen und eine rasch fortschreitende Nekrose der Leberzellen gekennzeichnet. Ihre Mortalität ist hoch. Die Entstehung wird auf eine überhöhte Aufnahme von Kupfer im Säuglingsalter zurückgeführt. Besonders betroffen sind nicht oder nur kurz gestillte Säuglinge. Die wahre Ursache der Krankheitsentstehung liegt noch immer im Dunkeln. Man verdächtigt Wasserleitungen aus Kupfer, saures kupferhaltiges Brunnenwasser oder kupferhaltige Kuhmilch als mögliche Ursachen der *Kupfervergiftung*. Eine genetische Prädisposition der Patienten zur überhöhten Kupferaufnahme oder Kupferspeicherung wird zunehmend diskutiert.

Der auch als *hepatolenticuläre Degeneration* bezeichnete M. Wilson ist durch Überladung verschiedener Organe und Gewebe (Gehirn, Leber, Cornea, Nieren) mit Kupfer charakterisiert. Die Kupferakkumulation führt zu Schädigungen dieser Gewebe und verursacht eine Degeneration der Basalganglien (Nucleus lenticularis) sowie Lebercirrhose und eine Tubulusschädigung der Nieren. An der Peripherie der *Cornea* ist oft der durch Ablagerungen von metallischem Kupfer rot gefärbte *Kayser-Fleischer-Ring* wahrzunehmen. Der *Coeruloplasminspiegel* im Blut ist infolge *verminderter hepatischer Synthese* erniedrigt, während das an Albumin gebundene Plasma-Kupfer erhöht ist. Die Leber ist nicht in der Lage, Cu^{2+}-Ionen durch die Galle auszuscheiden. Da dieser der einzige Weg der Kupferausscheidung des Organismus ist, kommt es zu der erwähnten *massiven Cu-Speicherung* im Cytoplasma der Hepatocyten, die zu einer *Lebernekrose* führt, so daß große Mengen Cu-Ionen in die Blutbahn gelangen und sich extrahepatisch, z.B. im *Limbus* der *Cornea* und in den *Basalganglien* des *Gehirns* ablagern.

Der *genetische Defekt* betrifft die bereits erörterte Cu^{2+}-transportierende ATPase, die *Wilson-Cu^{2+}-ATPase* (eine Transport-ATPase vom P-Typ [☞ Kap. 8.3.3.]), die beim Gesunden Cu^{2+}-Ionen im hepatischen Sekretionsweg entweder zum Einbau in Coeruloplasmin und in andere Cu-haltige Enzyme oder zur *Sekretion* in die *Gallenflüssigkeit* transportiert. D-Penicillamin ist auf Grund seiner Fähigkeit zur Chelatbildung mit Kupfer und seiner guten Penetrationsfähigkeit durch biologische Membranen in der Lage, dem Organismus Cu^{2+}-Ionen zu entziehen. Deshalb wird D-Penicillamin zur Therapie des M. Wilson eingesetzt.

Bei dem Menkes-Syndrom besteht ein Kupfermangel. Diese seltene *Kupfermangelkrankheit* führt zu Wachstumshemmung und zu schweren neurodegenerativen Veränderungen in der frühen Kindheit, die im Alter von 1 bis 3 Jahren mit dem Tod enden. Auch dieser Erkrankung liegt ein Defekt in einer Cu^{2+}-transportierenden ATPase zugrunde, die jedoch, wie oben besprochen, eine andere Lokalisation als die des *M. Wilson* aufweist. Die *Menkes-Cu^{2+}-ATPase* gehört, wie die Wilson-Cu^{2+}-ATPase, ebenfalls in die Familie der P-Typ-ATPasen. Sie ist *unentbehrlich* für eine normale Kupferversorgung des Organismus und bewirkt beim Gesunden den Cu^{2+}-Transport aus den *Mucosazellen* des *Gastrointestinaltraktes* in das Blut sowie durch die *Placenta* und die *Blut-Gehirn-Schranke*. Das klinische Bild des *Cu-Mangels* resultiert aus einer zu geringen Aktivität Cu-haltiger Enzyme (z.B. von Cytochrom c-Oxidase, Tyrosinase, Lysyloxidase, Superoxiddismutase) und ist gekennzeichnet durch Hirnatrophie, Synthesestörungen von Keratin (Haarabnormitäten), Knochendysplasie und Elastindefekten (Schlaffheit der Haut und der Gelenke) sowie mangelhafte Pigmentierung. Die Leber ist am M. Menkes weitgehend unbeteiligt.

Unterschiede und Übereinstimmungen bei M. Wilson und M. Menkes. Trotz der großen Unterschiede im klinischen Erscheinungsbild der beiden Erkrankungen (*Cu-Speicherung* bei *M. Wilson* und *Cu-Mangel* bei *M. Menkes*) sind beide auf eine Dysfunktion von Cu^{2+}-ATPasen zurückzuführen, die die *gleichen Wirkungen* innerhalb der Zellen ausüben, in denen sie exprimiert werden. Die charakteristischen Merkmale jeder einzelnen der beiden Erkrankungen sind das Resultat dieser gewebespezifischen Expression der beiden Cu^{2+}-ATPasen, *Gastrointestinaltrakt, Placenta* und *Blut-Gehirn-Schranke* bei der "Menkes-Cu^{2+}-ATPase" und *Leber* bei der "Wilson-Cu^{2+}-ATPase". Die Dysfunktion der *Menkes-Cu^{2+}-ATPase* führt zu einer *mangelhaften Resorption* und *mangelhaften Versorgung* des Organismus mit Kupfer, die Dysfunktion der *Wilson Cu^{2+}-ATPase* zu einer *verminderten Kupferausscheidung* und dadurch zur *Kupferspeicherung*.

28.5.2. Zink, Kobalt, Molybdän, Mangan

- *Zn^{2+}-Ionen* sind unentbehrliche Komponenten von mehr als 300 Enzymen, z.B. von Dehydrogenasen, Metalloproteinasen der extrazellulären Matrix sowie von Carboxypeptidasen und der Carboanhydrase. Zink ist in den B-Zellen des Pancreas an der Bildung der Speicherform des Insulins beteiligt. Zinkmangel führt zu *Hodenatrophie* (Hypogonadismus) und *Hypospermie* sowie zu *Augenläsionen, Skelettdefekten, Störungen* der *Wundheilung, Wachstumshemmungen* und einer *Hyperkeratose* der Haut. Ein Zinkmangel ist unter chronischen Alkoholikern sehr verbreitet

- *Kobalt* ist Bestandteil des Vitamin B_{12}. Der Bestand des Menschen an Kobalt beträgt etwa 1 mg. Erhöhungen in der Kobaltzufuhr können toxische Erscheinungen hervorrufen und zu *Polycythämie, Herzinsuffizienz* und zum *Tode* führen.

- *Mo-Ionen* treten in unterschiedlichen Oxidationsstufen als Bestandteile von Flavinenzymen (Xanthinoxidase, Aldehydoxidase und Sulfitoxidase) auf, so daß es bei Mo-Mangel zu Aktivitätsverminderungen dieser Enzyme kommt.

- Mn^{2+}-*Ionen* kommen in verschiedenen Enzymen vor, z.B. *Glycosyltransferasen, Pyruvatcarboxylase, PEP-Carboxykinase* und *Arginase*. Mn^{2+}-Ionen haben spezifische Funktionen im Stoffwechsel des Knorpels. Sie sind für die *Proteoglycansynthese* unentbehrlich. Im Blutplasma werden Mn^{2+}-Ionen an ein β_1-Globulin gebunden und durch dieses transportiert. Bei Mn^{2+}-Mangel ist die *Chondroitinsulfatsynthese*, die *Knochenresorption* und das *Wachstum* beeinträchtigt.

28.5.3. Fluorid

Obwohl Fluorid nicht zu den unbedingt lebensnotwendigen Elementen gehört, ist eine optimale Zufuhr an diesem Element unter den heutigen Ernährungs- und Lebensbedingungen zur Prophylaxe der Zahnkaries notwendig. Fluorid fördert die Härtung der Zahnoberfläche und verhindert mikrobiell verursachte Auflockerungseffekte, wodurch eine *Resistenzsteigerung* gegen die Zahnkaries eintritt (☞ Kap. 27.8.). Im Skelett und in den Zähnen findet man das Fluorid in Form von schwerlöslichem *Fluorhydroxylapatit*. Dieser entsteht durch Austausch von Fluoridionen gegen Hydroxylionen im Kristallgitter des Apatits. Bei Aufnahme von Fluorid, z.B. durch die Fluoridierung des Trinkwassers oder von Zahnputzmitteln, kommt es zur Ausbildung eines Fluoridgleichgewichtes zwischen dem Skelett und der extrazellulären Flüssigkeit. Eine Aufnahme von Fluorid in Weichgewebe findet nicht statt. Der erwachsene Organismus reichert Fluorid nicht an. Im wachsenden Organismus hingegen sind positive Fluorbilanzen nachweisbar.

28.5.4. Weitere Spurenelemente

- *Iod* ist Bestandteil der Schilddrüsenhormone Tri- und Tetraiodthyronin
- *Selen* ist als Selenocystein Bestandteil der *Glutathionperoxidase* und einiger anderer Enzyme (☞ Kap. 13.). Es kann die Auswirkungen eines Vitamin E-Mangels im Hinblick auf die Entstehung einer *Lebernekrose* verhindern. Da *Vitamin E* als *Antioxidans* Sauerstoffradikale zerstört und Selen als Bestandteil der *Glutathionperoxidase* die Spaltung von *Wasserstoffperoxid* bewirkt, sind die funktionellen Wechselwirkungen zwischen Vitamin E und Selen erklärbar
- *Chrom* ist Bestandteil des *Chromomodulins*. Dieses niedermolekulare Protein erhöht die Affinität des Insulins zum Insulinreceptor. Chrommangel führt zu einer *Hyperglycämie* und einer *verminderten Glucosetoleranz* als Folgen einer verminderten Insulinwirkung
- ein Mangel an *Silicium* hat Veränderungen im Bindegewebe und in der Knorpelstruktur zur Folge. Ein *Vanadiummangel* äußert sich in Störungen des Lipidstoffwechsels. *Nickel* wurde als *essentieller Bestandteil* mehrerer *mikrobieller Enzyme* nachgewiesen, z.B. der harnstoffspaltenden *Urease*, der *CO-Dehydrogenase*, die CO und H_2O zu CO_2 und H_2 umsetzt sowie der *Hydrogenase*, die H^+-Ionen durch Elektronenaufnahme zu molekularem Wasserstoff reduziert. Über die Bedeutung von Nickel für den Menschen ist nichts bekannt.

29. Verdauung und Resorption

Unter *Verdauung* versteht man den *Aufschluß* der Nahrungsmittel in der Mundhöhle und im Magen-Darm-Trakt und die durch Enzyme erfolgende *hydrolytische Spaltung* der Nahrungsstoffe zu löslichen, resorbierbaren Produkten. Die *Verdauungsenzyme* werden in den *Speicheldrüsen* und in den *Drüsen* des *Magen-Darm-Traktes* produziert und entfalten ihre Wirkungen in der Mundhöhle und in den Lumina des Magen und des Dünndarms sowie auf der Oberfläche der Dünndarmmucosa. Die Spaltprodukte der Nahrungsstoffe werden von den *Mucosazellen* des *Dünndarms* resorbiert und gelangen in das Blut bzw. die Lymphe, durch die sie auf die Organe und Gewebe verteilt werden.

29.1. Die Verdauungssäfte

29.1.1. Speichel

Die *Speicheldrüsen* sezernieren pro Tag 1-2 Liter Speichelflüssigkeit. Durch Benetzen der Mundhöhle erleichtert der Speichel das Sprechen und, unter Durchmischung, die Zerkleinerung der Nahrung beim Kauen. Er fungiert auch als Gleitmittel der Nahrung beim Schluckakt. Sein pH-Wert liegt zwischen 7,0 und 7,4. Bestandteile des Speichels sind

- die α-*Amylase* als polysaccharidspaltendes Enzym
- ein Gemisch verschiedener *Glycoproteine* von schleimiger Konsistenz (*Mucine*) mit terminalem *Neuraminat*. Durch das Neuraminat binden die *Speichelglycoproteine* an die *Neuraminidase* auf der Oberfläche z.B. des *Grippevirus* und blockieren das Enzym
- *Antikörper* vom Typ IgA und *blutgruppenaktive Substanzen*
- *Lysozym*, das die Mucopeptide in der Zellwand Gram-positiver Bakterien angreift
- die das Vitamin B_{12}-bindenden *Haptocorrine*.

Neben seiner polysaccharidspaltenden Aktivität hat der Speichel demzufolge auch Schutzfunktionen.

Die α-Amylase des Speichels. Die Zellen der Speicheldrüsen enthalten α-*Amylase-speichernde* Granula, aus denen das Enzym freigesetzt wird. Das Enzym ist eine *Endoamylase*. Sie spaltet α-*1,4-glycosidische Bindungen* im *Innern* der Nahrungspolysaccharide *Stärke* und *Glycogen* hydrolytisch auf. Die α-*Amylase* hat ein pH-Optimum von 6,9 und braucht Cl^--Ionen für ihre Aktivität. Das Enzym leitet die *orale Phase* der Verdauung ein, jedoch ist seine Wirksamkeit infolge seiner geringen Aktivität im Speichel und der kurzen Verweilzeit des Speisebreies in der Mundhöhle begrenzt. Im Magen wirkt die α-Amylase noch eine gewisse Zeit fort, wird aber unterhalb von pH 4 rasch inaktiviert. Die α-*Amylase* liefert zunächst *Dextrine* als Zwischenprodukte der *Polysaccharidspaltung*, dann *Maltose* und *Glucose*. Letztere wird durch Spaltung von *Maltotriose* gebildet, die durch die α-Amylasewirkung entsteht. Da die α-*Amylase* die α-1,6-glycosidischen Bindungen an den Verzweigungsstellen des *Glycogens* und des *Amylopektins* nicht hydrolysiert, setzt sie auch *Isomaltose* frei. (☞ Abb. 29.1).

29.1.2. Magensaft

Der Nahrungsbrei gelangt in ungleichmäßigen Abständen und in unterschiedlicher Zusammensetzung, Menge und Konsistenz in den Magen. Durch die Nahrungsaufnahme, die Dehnung der Magenwand bei Eintritt des Speisebreies und durch Berührung von Produkten der Eiweißverdauung mit der Schleimhaut des Pylorusbereiches, werden durch nervale Impulse (*N. vagus*) sowie durch das aus der Antrumschleimhaut stammende Hormon *Gastrin* die Sekretion von *Pepsinogen* aus den *Hauptzellen* und von *Salzsäure* aus den *Belegzellen* (Säurezellen, Parietalzellen) der *Magenschleimhaut* ausgelöst. Außerdem kommt es zur Sekretion des neutralen *Magenschleims* (*Mucin*), der in den *Nebenzellen* gebildet wird und die Magenschleimhaut vor Selbstverdauung schützt. Durch die *gastrale Phase* der Verdauung wird der Speisebrei in den halbflüssigen, teilweise verdauten, *Chymus* umgewandelt, der dann in das Duodenum gelangt. Täglich werden insgesamt etwa 2500 ml Magensaft sezerniert.

Pepsin und andere Enzyme des Magensaftes. Das wesentliche Enzym im Magensaft des erwachsenen Menschen ist das *Pepsin*, welches von den *Hauptzellen* des Magens in Form seiner inaktiven Vorstu-

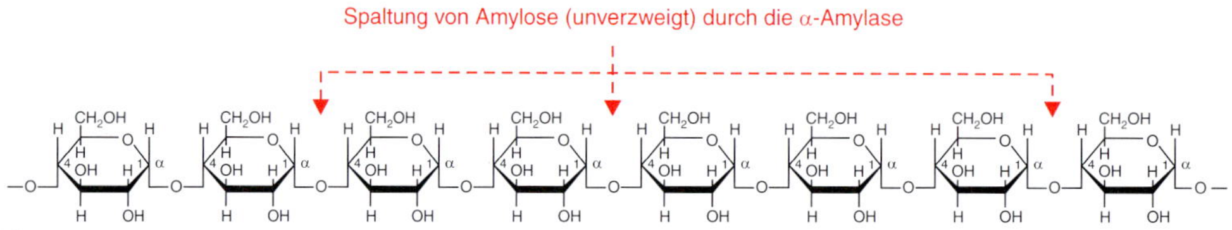

Abb. 29.1: Die Spaltung von Stärke und Glycogen durch die α-Amylase des Speichels und des Pancreas.
A: Hydrolytische Spaltung von Amylopektin und Glycogen durch die α-Amylase; die Isomaltose (α-D-Glucopyranosyl-(1→6)-α-D-glucopyranose) an den Verzweigungsstellen wird durch die *intestinale* α-1,6-Glucosidase (Isomaltase) hydrolytisch in zwei Moleküle Glucose gespalten.
B: Die hydrolytische Spaltung von Amylose durch die α-Amylase.

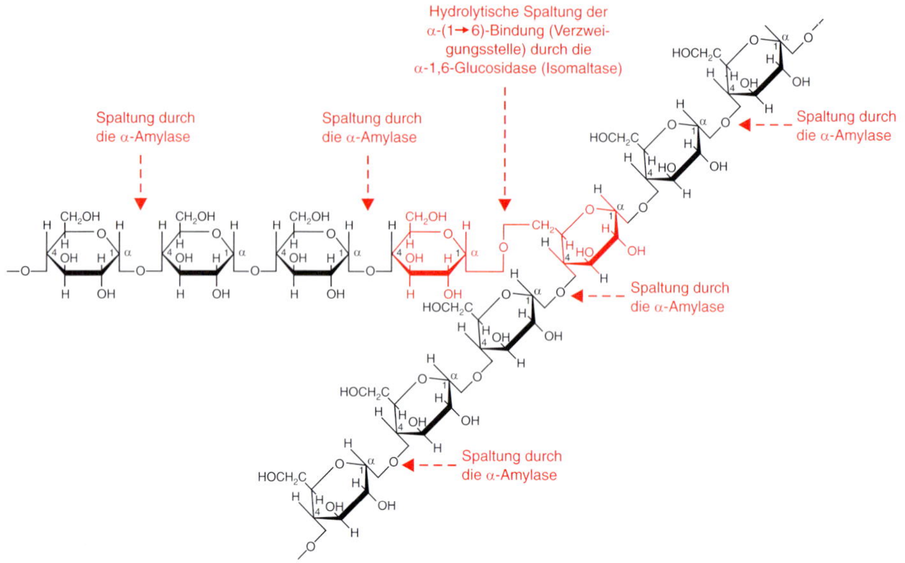

fe, dem *Pepsinogen*, sezerniert wird. Die Aktivierung des *Pepsinogens* zum *Pepsin* erfolgt im sauren Magensaft durch *Selbstaktivierung* (☞ Kap. 18.). Das pH-Optimum des Pepsins liegt bei 1,8. Das Enzym spaltet Peptidbindungen im Innern der Nahrungsproteine, die sich zwischen zwei hydrophoben Aminosäuren befinden und liefert ein Gemisch von Eiweißspaltprodukten, deren M_r etwa zwischen 600 bis 3000 liegen. Die ebenfalls aus den Hauptzellen stammende Protease *Gastricsin* (*Pepsin C*) des Säuglings hat eine starke *Milchgerinnungsaktivität*. Der Magensaft enthält auch eine in den Hauptzellen produzierte *Lipase*, die eine maximale hydrolytische Aktivität gegen Tributyrat entfaltet ("*Tributyrase*"). Das Enzym dient vorwiegend der Hydrolyse der *Triglyceride der Milch*, die durch kurzkettige Fettsäuren charakterisiert sind.

Mechanismus der Salzsäuresekretion. Der Magensaft ist mit dem Blutplasma isoosmotisch, für ihn ist aber die *hohe H^+-Ionenkonzentration* charakteristisch (etwa 100-120 mmol l^{-1}; pH-Wert etwa 1). Hierfür ist ein *aktiver Transportprozeß* erforderlich, der von einer *Protonenpumpe* besorgt wird. Der Pumpvorgang benötigt Energie in Form von ATP. Sein Kernstück ist die zur Gruppe der P-Typ-ATPasen gehörende *(H^+/K^+)-ATPase*, die sich in der *luminalen Plasmamembran* (*Apikalmembran*) der Belegzelle befindet (☞ Abb. 29.2). Die (H^+/K^+)-ATPase transportiert unter Verbrauch von ATP gegen ein Konzentrationsgefälle H^+-Ionen aus dem Innern der Belegzelle in das Magenlumen, im Gegenzug dazu gelangen K^+-Ionen aus dem Lumen in das Zellinnere. Die (H^+/K^+)-

29.1. Die Verdauungssäfte

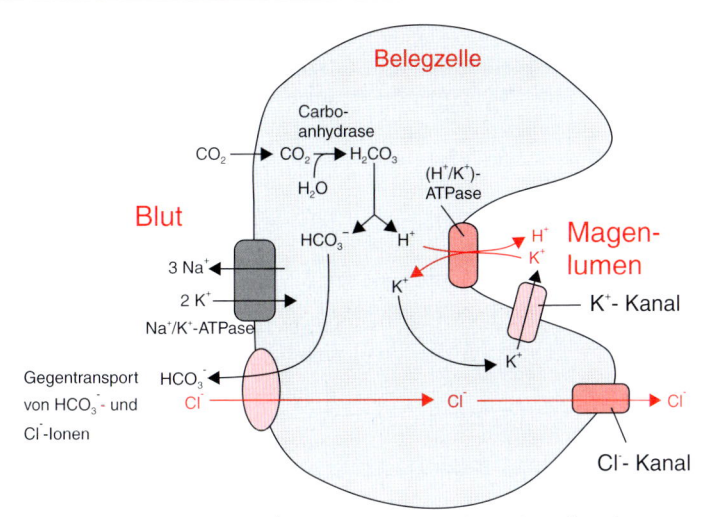

Abb. 29.2: Mechanismen der Sekretion von H^+- und Cl^--Ionen aus den Belegzellen der Magenschleimhaut.

ATPase ist ein *elektroneutraler Antiporter*. Pro Molekül hydrolysiertes ATP werden zwei H^+-Ionen nach außen und zwei K^+-Ionen nach innen transportiert. Die in das Zellinnere transportierten K^+-Ionen treten durch einen K^+-Kanal wieder aus und gelangen so zurück in das Magenlumen. Die für die Salzsäurebildung erforderlichen Cl^--Ionen gelangen durch einen Chloridkanal in der Apikalmembran der Belegzelle in das Magenlumen. Die sezernierten H^+-Ionen stammen aus der Kohlensäure, deren Bildung aus CO_2 und H_2O durch das Enzym *Carboanhydrase* katalysiert wird. Bei der Dissoziation der Kohlensäure entsteht neben dem H^+-Ion noch das HCO_3^--Anion. Dieses wird durch einen *Anionengegentransporter* (*kein aktiver Transport*), der in der basolateralen Membran der Belegzelle sitzt, gegen Cl^--Ionen ausgetauscht, wodurch der Nachschub an Cl^--Ionen gewährleistet und die Sekretion von H^+- und Cl^--Ionen aus den Belegzellen in das Magenlumen gesichert wird. Die Sekretion von H^+-Ionen in das Magenlumen geht demzufolge mit der Abgabe einer äquivalenten Menge von HCO_3^--Ionen an das Blutplasma, also in entgegengesetzter Richtung, einher. Infolgedessen hat das Blut der Magenvene bei einem sekretorisch aktiven Magen einen höheren pH-Wert als das arterielle Blut, d.h. die Salzsäuresekretion geht mit einer "Alkaliflut" einher. Eine basolaterale Na^+/K^+-ATPase trägt zur K^+-Homöostase im Inneren der Belegzelle bei, da sie dafür sorgt, daß die mit dem Mageninhalt wegtransportierten K^+-Ionen aus dem Blut wieder nachgeliefert werden.

Funktionen der Salzsäure im Magen. Die Salzsäure des Magens liefert einen pH-Wert von etwa 1,0. Sie erfüllt drei Funktionen:

- *Aktivierung des Pepsinogens* und Gewährleistung der Pepsinwirkung
- Abtötung von Mikroorganismen, die in der Nahrung enthalten sind
- Denaturierung von noch nativen Nahrungsproteinen

Therapeutische Hemmung der HCl-Sekretion. Bestimmte Derivate des Benzimidazols, z.B. das *Omeprazol*, hemmen die HCl-Sekretion und werden zur medikamentösen Behandlung von Magengeschwüren eingesetzt. Ihr Angriffspunkt ist die (H^+/K^+)-ATPase, die sie irreversibel hemmen und dadurch die HCl-Produktion in den Belegzellen blockieren.

Wirkung von Histamin. Das in den enterochromaffinen Zellen der Magenwand synthetisierte Histamin bindet an den *magenspezifischen Histaminreceptor* (H_2-Receptor) auf der basolateralen Oberfläche der Belegzellen und aktiviert, vermittelt durch das cAMP-System, die (H^+/K^+)-ATPase. Dadurch steigert Histamin die Salzsäureproduktion der Magenschleimhaut. Ein Antagonist des Histamins, das Medikament *Cimetidin*, hemmt die Sekretion der Salzsäure und findet aus diesem Grund bei der Behandlung von Magengeschwüren Anwendung.

Sekretion des Intrinsic factor aus den Belegzellen.
Der *Intrinsic factor* (*Transcorrin*) ist ein in den Belegzellen synthetisiertes, Vitamin B_{12}-bindendes Glycoprotein, das für die Resorption von Vitamin B_{12} im Ileum unentbehrlich ist. Schon im Mundspeichel assoziiert das in der Nahrung enthaltene Vitamin B_{12} mit den im Speichel enthaltenen *Haptocorrinen*, die das Vitamin B_{12} vor der Zerstörung im Magensaft schützen. Im oberen Dünndarm werden die *Haptocorrine* durch die *Pancreasproteasen* abgebaut und danach wird das Vitamin B_{12} an den *Intrinsic factor* gebunden. Der entstehende Komplex wird im Ileum durch *receptorvermittelte Endocytose* resorbiert (☞ Kap. 30.6.5.).

29.1.3. Pancreassekret

Das Pancreas hat zwei verschiedene Sekretionsfunktionen, eine *äußere* und eine *innere Sekretion*. Die äußere Sekretion ist an die *sekretorischen Acini* und die innere Sekretion an das *Langerhans'sche Inselorgan* gebunden. Hier interessiert die äußere Sekretion. In Abhängigkeit von der Nahrungszusammensetzung werden täglich durchschnittlich 700-1000 ml Pancreassaft in das Duodenum sezerniert. Der Pancreassaft ist isoosmotisch mit dem Blutplasma und hat einen pH-Wert von 7,6-7,8. In ihm sind die wichtigsten Enzyme für die Verdauung der Kohlenhydrate, Fette und Eiweiße enthalten. Der alkalische pH-Wert des Pancreassaftes kommt durch seinen hohen HCO_3^--Gehalt zustande und bewirkt die Neutralisation des sauren Chymus, der aus dem Magen in das Duodenum gelangt. Die Pancreasenzyme haben ihr pH-Optimum im schwach alkalischen Gebiet.

Enzyme und Zymogene des Pancreassekretes. Der Pancreassaft enthält die als *Proenzyme* oder *Zymogene* bezeichneten inaktiven Vorstufen der *Pancreasproteasen*, die nach ihrer Biosynthese zunächst in den *Zymogengranula* der exokrinen Drüsenzellen gespeichert werden und dann mit dem Pancreassekret in das Duodenum gelangen. Diese sind das *Trypsinogen*, das *Chymotrypsinogen*, die *Procarboxypeptidasen A* und *B* sowie die *Proelastase*. Außerdem sind im Pancreassekret die *Lipase*, *Cholesterinesterase*, *Prophospholipase* A_2, *α-Amylase* sowie eine *RNase* und *DNase* enthalten.

Aktivierung der Zymogene des Pancreassekretes.
Die *Aktivierung* der Vorstufen der *Pancreasproteasen* findet im *Duodenum* statt. Eingeleitet wird die Aktivierungskaskade durch die *Enteropeptidase* (*Enterokinase*), eine im Bürstensaum lokalisierte *Serinprotease*. Die Enteropeptidase aktiviert proteolytisch das *Trypsinogen* zum *Trypsin*, das dann die proteolytische Aktivierung des *Chymotrypsinogens*, der *Procarboxypeptidase* und der *Proelastase* bewirkt (☞ Abb. 18.6).

Die Eigenschaften der Pancreasproteasen. *Trypsin* und *Chymotrypsin* spalten denaturierte Proteine, besitzen jedoch unterschiedliche Angriffspunkte in ihren Proteinsubstraten. *Chymotrypsin* greift im Innern seiner Proteinsubstrate Peptidbindungen von aromatischen und hydrophoben Aminosäuren an und *Trypsin* spaltet im Innern der Proteinsubstrate Peptidbindungen von Arginyl- und Lysylresten. Beide Enzyme liefern Oligopeptide und kleinere Polypeptide. Die *Carboxypeptidasen A* und *B* spalten von den durch Trypsin- und Chymotrypsinangriff entstehenden Oligopeptiden die an deren Carboxylenden stehenden Aminosäuren ab. Dabei bevorzugt die Carboxypeptidase A endständige Aminosäuren mit aromatischen Seitenketten und die Carboxypeptidase B solche mit basischen Seitenketten. Die *Elastase* spaltet bevorzugt die Bindegewebsproteine Elastin und Kollagen.

Pancreasamylase. Die Pancreasamylase ist, wie die Speichelamylase, eine α-Amylase, die im Innern der Nahrungspolysaccharide α-1,4-Bindungen hydrolysiert. Spaltprodukte sind auch hier zunächst Dextrine, die dann weiter zu Glucose, Maltose und Isomaltose gespalten werden (☞ Abb. 29.1). Die *α-Amylase* wird vom Pancreas auch an das Blut abgegeben und teilweise im Urin ausgeschieden. Die Messung ihrer Aktivität im Blutplasma ist ein diagnostisches Hilfsmittel für die Erkennung von *Pancreaserkrankungen*.

Pancreaslipase. Das Enzym wird in den Acinuszellen des Pankreas synthetisiert und spaltet *Triglyceride* hydrolytisch auf. Bevorzugt spaltet das Enzym die Esterbindungen an den C-Atomen 1 und 3 des Glycerins, so daß unter seiner Wirkung aus den Triglyceriden vor allem *2-Monoglyceride* als Spaltprodukte entstehen. Letztere isomerisieren teilweise zu 1-Monoglyceriden, die durch die *Monoacylglycerinlipase* der Duodenalschleimhaut zu Glycerin und Fettsäure gespalten werden.

Cholesterinesterase und Phospholipase A_2. Ein weiteres Pancreasenzym ist eine unspezifische Lipidesterase, die als *Cholesterinesterase* wirkt und bevorzugt Cholesterinester hydrolysiert, aber auch Monoglyceride und Vitamin A-Ester angreift. Im Unterschied zur *Triglyceridlipase* des Pancreas braucht das Enzym für seine Aktivität Gallensäureanionen. Das Pancreas bildet auch ein Zymogen der Phospholipase A_2 (Prophospholipase A_2). Das Zymogen hat 130 Aminosäuren und wird durch tryptische Abspaltung eines N-terminalen Heptapeptides in die aktive Phospholipase A_2 mit 123 Aminosäuren umgewandelt. Das Enzym spaltet vom Lecithin und weiteren Nahrungsphospholipiden die mittlere, zumeist ungesättigte, Fettsäure ab und liefert resorbierbare Lysophosphatide als Spaltprodukte. Es braucht ebenfalls Gallensäureanionen für seine Aktivität.

RNase und DNase. Beide Enzyme des Pancreas dienen der Hydrolyse der in der Nahrung enthaltenen *Nucleinsäuren*. Die entstehenden *Mononucleotide* werden durch die auf der Oberfläche der *Duodenalschleimhaut* exprimierten *alkalischen Phosphatase* zu *Nucleosiden* dephosphoryliert, die durch Na^+-abhängige, elektrogene, purin- und pyrimidinspezifische *Transportsysteme* des Bürstensaums resorbiert werden.

Regulation der Pancreassekretion. Die *Pancreassekretion* unterliegt einer *nervalen* und einer *humoralen Regulation*. Eine Reizung des *N. vagus* löst eine *Pancreassekretion* aus, die hauptsächlich zu einer Steigerung der Enzymkonzentration im Pancreassaft und weniger zu einer Zunahme des Saftvolumens führt. Transmitter ist Acetylcholin. Die *humorale Regulation* der Pancreassekretion erfolgt durch *Gastrin*, *Sekretin* und *Cholecystokinin-Pancreozymin* sowie durch weitere enterale Hormone. Wenn der saure Chymus aus dem Magen in das Duodenum gelangt, wird die Sekretion von Pancreassaft ausgelöst. Dieser Effekt kommt durch die Freisetzung von *Sekretin* zustande, das von den Schleimhäuten des Duodenums und Jejunums an das Blut abgegeben wird. Sekretin hat in seinen Zielzellen cAMP als second messenger und stimuliert die Sekretion eines enzymarmen, alkalischen Pancreassaftes. Die Sekretion von *Cholecystokinin-Pancreozymin* wird vor allem durch Eiweißspaltprodukte gefördert, wenn diese in das Duodenum gelangen. Dieses Hormon verursacht, im Gegensatz zum Sekretin, keine Volumenzunahme des Pancreassaftes, sondern eine Erhöhung seines Enzymgehaltes. *Cholecystokinin-Pancreozymin* bewirkt auch eine Kontraktion der Gallenblase und eine Entleerung der Gallenflüssigkeit in den Dünndarm. *Cholecystokinin-Pancreozymin* hat IP_3 und Diacylglycerin als second messengers und aktiviert in seinen Zielzellen die Phospholipase C.

29.1.4. Dünndarmsaft

Die luminale Oberfläche der Dünndarmschleimhaut ist der Sitz von Disaccharidasen und Peptidasen. Ihre Hauptfunktion ist die Resorption der Spaltprodukte der verdauten Nahrungsstoffe sowie von Ionen und Wasser. Darüber hinaus gibt die Dünndarmschleimhaut Sekrete ab, die für die Verdauungs- und Resorptionsvorgänge von beträchtlicher Bedeutung sind. Das Sekretionsvolumen des Dünndarmsaftes beträgt täglich etwa 3000 ml (☞ Tab. 24.2). Die Schleimhäute der drei Abschnitte des Dünndarmes - *Duodenum*, *Jejunum* und *Ileum* - sind ähnlich aufgebaut. Die Oberfläche der *Darmzotten* ist mit einer Schicht *Zylinderepithelzellen* (Mucosazellen) besetzt, die zur weiteren Vergrößerung ihrer verdauenden und resorbierenden Oberfläche auf ihrer luminalen Seite einen Bürstensaum tragen. Das von den *Brunner-Drüsen* und der *Duodenalschleimhaut* produzierte *Duodenalsekret* ist infolge der Anwesenheit eines Glycoproteingemisches, dem *Mucin*, hochviskös. Es hat einen pH-Wert von 8,0-8,2. Im Dünndarmlumen findet man neben den Pancreasenzymen zahlreiche weitere Enzyme, vor allem Peptidasen, Disaccharidasen, alkalische Phosphatase u.a., die von abgeschilferten und zugrunde gegangenen Mucosazellen herrühren. Im Darmsaft befindet sich auch *Serumalbumin*, das aus dem Blutplasma stammt und in das Duodenallumen sezerniert wird. Dort wird es durch Proteolyse in Aminosäuren gespalten, die danach wieder resorbiert werden (*enterohepatischer Kreislauf der Aminosäuren*).

29.2. Verdauung und Resorption der Kohlenhydrate

Disaccharidasen auf der Mucosaoberfläche. Infolge der im Duodenallumen bestehenden hohen α-Amylaseaktivität läuft die Spaltung der in der Nahrung enthaltenen Polysaccharide (Stärke und Glycogen) zu *Glucose*, *Maltose* und *Isomaltose* sehr rasch ab. Die Spaltung der dabei entstehenden Disaccharide *Maltose* und *Isomaltose* sowie der in der Nahrung enthaltenen *Saccharose* (Rohr- bzw. Rübenzucker, engl. sucrose) und *Lactose* (Milchzucker), besorgen *Disaccharidasen*, die auf der Oberfläche der Mucosazellen lokalisiert sind. Die *Spezifität* dieser *Hydrolasen* erstreckt sich 1. auf die Struktur des die acetalische Hydroxylgruppe liefernden Monosaccharids (Pyranose oder Furanose, D oder L), 2. darauf, ob die Bindung α- oder β-glycosidisch erfolgt und 3. welche C-Atome an der glycosidischen Bindung beteiligt sind. Die Charakteristika der disaccharidspaltenden Enzyme des Dünndarms sind (☞ Abb. 29.3):

- die α-*Glucosidase* (Maltase) liegt in fünf multiplen Formen vor, die alle *Maltose* spalten; drei davon hydrolysieren, aufgrund der genannten Spezifitätskriterien, auch *Saccharose*
- die α-*1,6-Glucosidase* (Isomaltase) spaltet α-D-Glucopyranosyl-(1→6)-α-D-Glucopyranose (*Isomaltose*), die nach der α-Amylasewirkung aus den verzweigten Polysacchariden hervorgeht
- β-*Galactosidase* (Lactase) spaltet die *Lactose*.

Die Saccharose- und Isomaltose-spaltenden Enzyme sind fest zu einem "*Saccharase-(Sucrase)-Isomaltase-Komplex*" vereinigt. Dieser Enzymkomplex besteht aus zwei etwa gleich großen Untereinheiten, von denen die eine der *Saccharase (Sucrase)*, die andere der *Isomaltase* zuzuordnen ist. Dieser Komplex ist ein Bestandteil der Bürstensaummembran der Mucosazellen und unterliegt einheitlichen biologischen Kontrollmechanismen. Eine Verdauungsstörung von Saccharose ist stets auch mit einer Störung der Hydrolyse von Isomaltose verbunden. Ein weiterer Zwei-Enzymkomplex des Bürstensaums besteht aus *Maltase* und *Glucoamylase*. Das letztgenannte Enzym ist eine *Exo-1,4-α-Glucosidase*, die von der Amylose endständige Glucosemoleküle abspaltet. Der Bürstensaum stellt demzufolge eine "verdauende Oberfläche" dar.

Spezifität der Monosaccharidresorption. In enger Nachbarschaft zum Ort der Disaccharidspaltung befinden sich im Bürstensaum der Mucosazelle die für die Resorption der freigesetzten Monosaccharide verantwortlichen Transportsysteme. Diese wirken streng *stereospezifisch*. D-Glucose und D-Galactose werden durch ein und dasselbe Membrantransportsystem resorbiert. Ihre Resorption ist ein *trägervermittelter aktiver Transportprozeß*, durch den die Monosaccharide gegen ein Konzentrationsgefälle aus dem Darm in die Mucosazellen befördert werden.

Na^+-Abhängigkeit der D-Glucose- und D-Galactoseresorption. Die Resorption von *D-Glucose* und *D-Galactose* ist Na^+-abhängig. Sie ist an einen Konzentrationsgradienten von Na^+-Ionen an der Mikrovillimembran gebunden. Die beiden Monosaccharide werden durch das Transportprotein in den Mucosazellen *akkumuliert*, da die Na^+-Konzentration im Darmlumen größer als in der Mucosazelle ist. Die Energie für ihren "*Bergauf*"-Transport aus dem Darmlumen in die Mucosazelle wird durch den Na^+-Gradienten geliefert, der zwischen den beiden Seiten der Bürstensaummembran herrscht. Die Na^+-Ionen und die D-Glucose (bzw. D-Galactose) werden auf der apikalen Oberfläche an das Transportprotein unter Bildung eines ternären Komplexes gebunden und durch einen *Symportmechanismus* in das Zellinnere transportiert (☞ Abb. 29.4). Die in die Mucosazelle gelangte Glucose (bzw. Galactose) verläßt diese Zelle auf ihrer basolateralen Seite und gelangt, vermittelt durch GLUT2, in das Blut. Zur Aufrechterhaltung des aktiven Transportmechanismus muß die intrazelluläre Konzentration der Na^+-Ionen niedrig gehalten werden. Hierfür sorgt die in der basolateralen Membran der Mucosazelle lokalisierte Na^+/K^+-ATPase, die die Na^+-Ionen aus der Zelle hinaus in den interstitiellen Raum pumpt. Von dort gelangen sie in das Blut oder diffundieren über die *tight junctions* (das sind enge Verbindungen zwischen miteinander verschmolzenen Plasmamembranen benachbarter Mucosazellen mit dazwischen liegenden unverschmolzenen Bereichen) in das Darmlumen zurück, wo sie erneut für aktive Transportvorgänge zur Verfügung stehen. Die *Glucoseresorption* beginnt im Duodenum, erreicht ein *Maximum* am Übergang zum *Jejunum* und nimmt dann zum Ileum hin wieder ab.

D-Fructose gelangt, vermittelt durch den Membrantransporter GLUT5, aus dem Darmlumen in die Mucosazelle und verläßt diese wieder unter Vermittlung von GLUT2 (☞ Abb. 29.4).

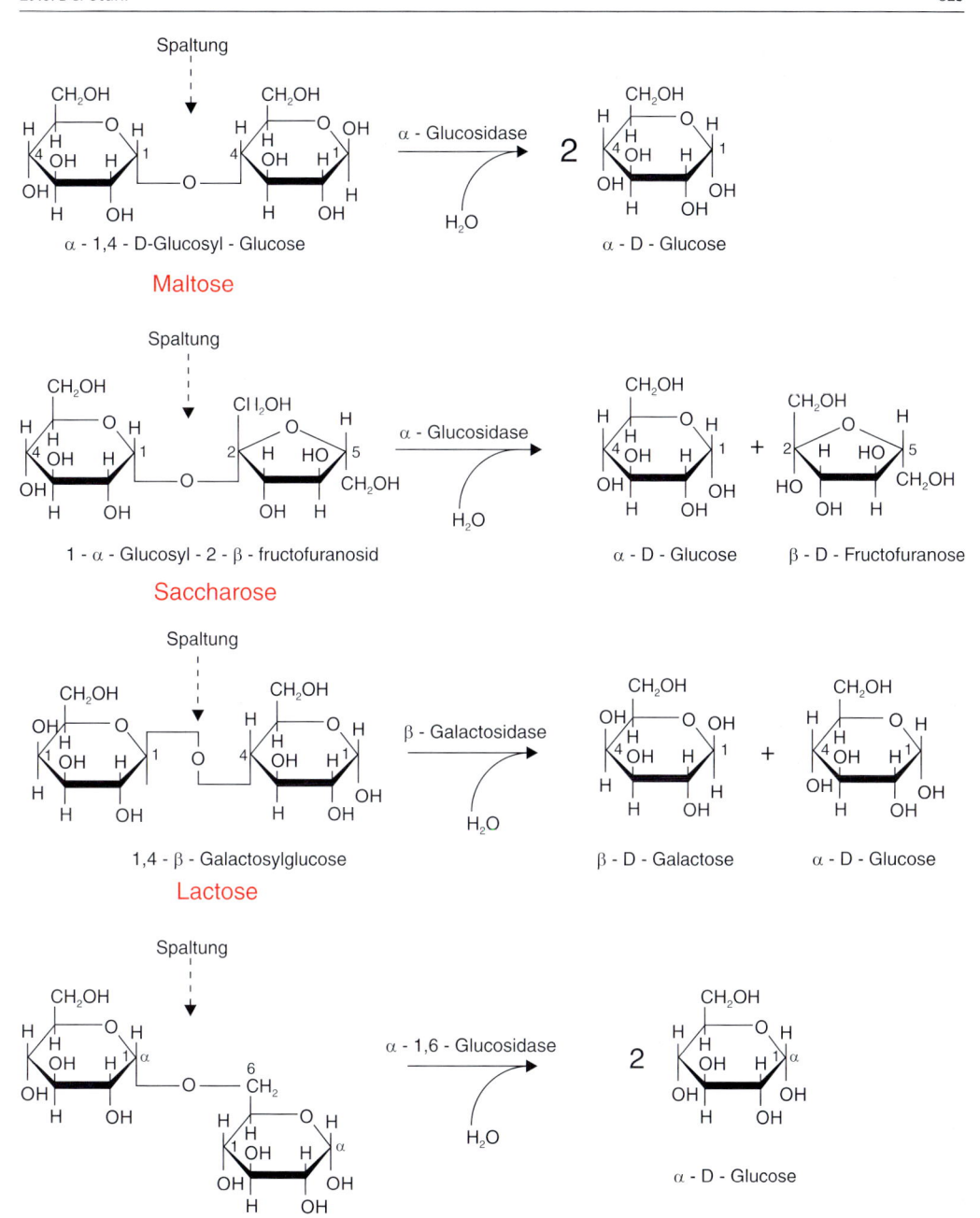

Abb. 29.3: Die intestinale Spaltung von Maltose, Saccharose, Lactose und Isomaltose durch Disaccharidasen.

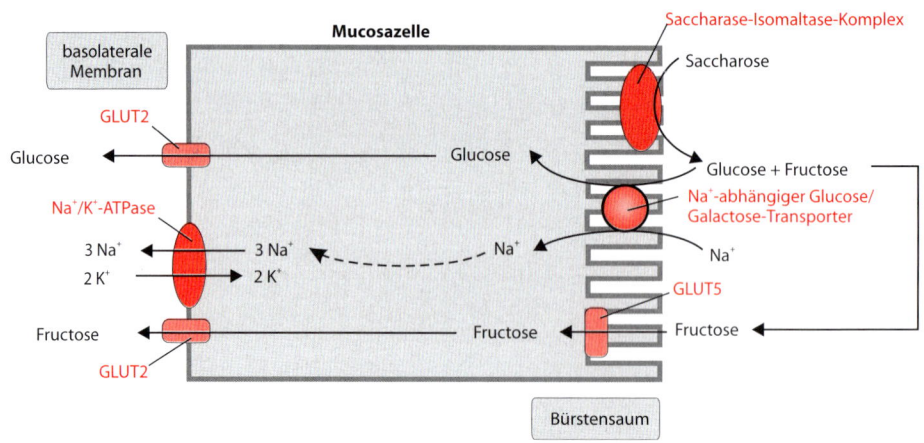

Abb. 29.4: Die an einen Na⁺-Gradienten gekoppelte Glucose/Galactose-Resorption durch die Dünndarmschleimhaut.

Malabsorption der Kohlenhydrate. Die Resorption aller Zucker ist bei schweren intestinalen Erkrankungen beeinträchtigt, z.B. bei der Zöliakie (s.u.) oder bei ausgedehnter Resektion des Dünndarms. Bei einem *Defekt* im *Gen* einer *Disaccharidase* wird das jeweilige Disaccharid nicht gespalten und folglich auch nicht resorbiert, so daß es in tiefer gelegene Darmabschnitte gelangen kann, wo es auf osmotischem Wege Durchfall (*Diarrhoe*) auslöst. Das Dissacharid wird durch eine sich unter seinem Einfluß verändernde Darmflora zu Wasserstoff, CO_2 und organischen Säuren abgebaut, was zu *Abdominalkrämpfen* und zu einer *generalisierten Malabsorption* führen kann.

Von besonderer Bedeutung ist der *Lactasemangel* (β-*Galactosidasemangel*), der zu einer *Lactoseintoleranz* führt. Davon gibt es eine *erworbene* und eine *kongenitale* Form. Beide Formen sind durch eine *Milchunverträglichkeit* gekennzeichnet, da Milch das Disaccharid Lactose enthält. Der *erworbene Lactasemangel* tritt endemisch in ethnisch sehr verschiedenen Völkern auf, z.B. in Mittelmeervölkern, Asiaten, amerikanischen Ureinwohnern und Afrikanern. Die sehr seltene *kongenitale Form* des *Lactasemangels* ist bei *Neugeborenen* abzugrenzen gegen einen möglicherweise in diesem Lebensalter noch physiologisch bestehenden Mangel an diesem Enzym. Die Expression des *Lactasegens* erfordert nämlich einen längeren Zeitraum als die der anderen *Disaccharidasegene*. Auch wird sie durch die Lactose der Nahrung *nicht* induziert. Ein vom klinischen Bild des *Disaccharidasemangels* nicht unterscheidbares Krankheitsbild bietet ein *genetischer Defekt* des Na^+-*abhängigen Glucose/Galactose-Transportproteins* im intestinalen Bürstensaum (*Glucose/Galactose-Malabsorption*). Fructose wird dabei normal resorbiert.

29.3. Verdauung der Proteine und Resorption der Aminosäuren

Die *Nahrungsproteine* (tägliche Aufnahme etwa 80 g) werden, zusammen mit dem *Albumin* und den *Enzymproteinen* der Verdauungssäfte sowie den aus den *abgeschilferten Zellen des Verdauungstraktes* stammenden Proteinen (täglich etwa 25 g),

29.3. Verdauung der Proteine und Resorption der Aminosäuren

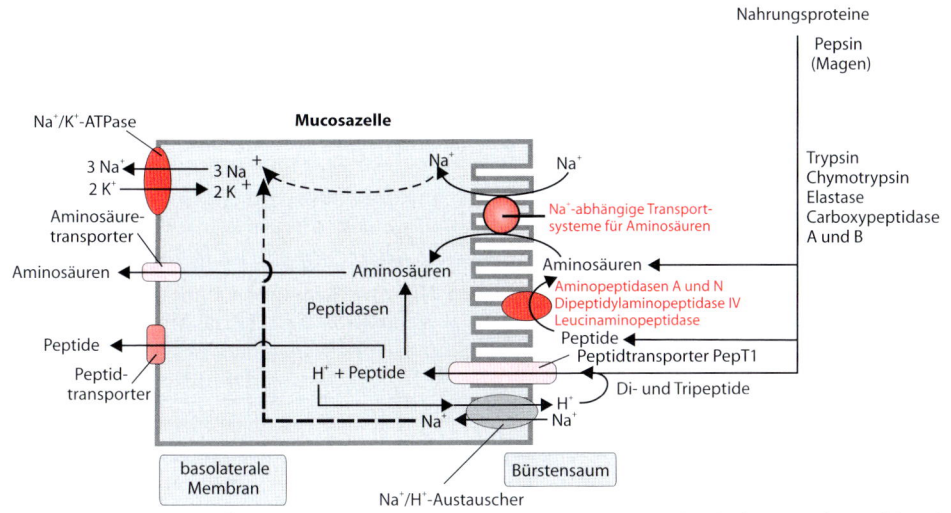

Abb. 29.5: Die an einen Na$^+$-Gradienten gekoppelte Aminosäureresorption durch die Dünndarmschleimhaut; die Resorption kurzkettiger Peptide ist an einen H$^+$-Gradienten gekoppelt.

durch *Pepsin* sowie die *Proteasen* und *Carboxypeptidasen A* und *B* des Pancreas bis zu Aminosäuren und kurzkettigen Peptiden gespalten. Im Bürstensaum der Mucosazellen befinden sich neben einer *Endopeptidase* die zwei oligopeptidspaltenden *Aminopeptidasen A* und *N*, von denen die *Form A* vom N-Terminus *saure* und die *Form N neutrale Aminosäuren* abspaltet. Ebenfalls im Bürstensaum befinden sich die *Dipeptidylaminopeptidase IV* (diese spaltet am N-Terminus eines Oligopeptids Dipeptide mit der Struktur HO-Pro-X-H ab [N-terminale Aminosäure X beliebig]) sowie die *Leucinaminopeptidase* (diese spaltet Leucin und andere neutrale Aminosäuren vom N-Terminus ab). Der Vorgang der *Aminosäureresorption* ist, ähnlich wie die Glucose- und Galactoseresorption, ein gegen das Konzentrationsgefälle der Aminosäuren ablaufender, *Na$^+$-abhängiger, aktiver Prozeß*, also auch ein *"Bergauf"-Transport* (☞ Abb. 29.5; Tab. 18.5). Wie die Monosaccharidresorption, beginnt auch die Aminosäureresorption im Duodenum und hat ihr Maximum im Jejunum. Im Ileum werden praktisch keine Aminosäuren mehr resorbiert.

Kurzkettige Peptide, vor allem *Di-* und *Tripeptide* sowie β-*Lactam-Antibiotica* (*Penicilline*) und *ACE-Inhibitoren* (☞ Kap. 23.4.3.) werden im Dünndarm *ohne vorherige Spaltung* resorbiert. Im Unterschied zu den *Aminosäuren* ist ihre Resorption jedoch nicht Na$^+$-abhängig, sondern wird durch einen *transmembranalen elektrochemischen H$^+$-Ionengradienten* angetrieben. Nach diesem Prinzip werden Peptide auch im proximalen Tubulus der Niere rückresorbiert. Die intestinalen und renalen transmembranalen Peptidtransporter (Peptid/H$^+$-Symporter) unterscheiden sich voneinander. Der intestinale Peptidtransporter (PepT1) enthält 707 und der renale (PepT2) 729 Aminosäuren. PepT1 durchzieht die intestinale Bürstensaummembran mit zwölf transmembranalen Domänen und wird am stärksten im Duodenum und Jejunum exprimiert. Der auf der Gegenseite, in der *basolateralen Membran* des Enterocyten, lokalisierte Peptidtransporter (☞ Abb. 29.5), durch den das resorbierte Peptid aus der intestinalen Mucosazelle in das Blut gelangt, ist *nicht protonenabhängig*. Er ist für die Peptidresorption geschwindigkeitsbestimmend.

> **Malabsorption der Proteine und Aminosäuren.** Erkrankungen des Pancreas können zu einer Malabsorption der Nahrungsproteine führen. Bei einer totalen *Pancreatectomie* können jedoch bis zu 30 % der aufgenommenen Proteine verdaut und resorbiert werden. Auch Erkrankungen des Dünndarms können zu Störungen der Proteinverdauung und zur Malabsorption von Aminosäuren führen. Es gibt *genetisch bedingte Defekte* der *Enteropeptidase* und *Aminosäuretransportsysteme* (☞ Tab. 18.7).

> **Glutensensitive Enteropathie (Zöliakie).** Die Erkrankung hat eine genetische Komponente und entsteht durch eine chronisch-entzündliche Immunreaktion des Dünndarms auf toxische Wirkungen von Peptiden, die bei der Verdauung bestimmter Getreideproteine freigesetzt werden. Ihren Namen hat sie von dem Weizenprotein *Gluten*. Die Zöliakie äußert sich in einer Atrophie der intestinalen Mucosazellen, da die *Aufnahme* von *Gluten* mit der Nahrung eine allgemeine Schädigung des Verdauungs- und Resorptionssystems (*Malabsorptionssyndrom*) bewirkt. Diese wird durch eine *glutenfreie Ernährungsweise* gemildert. Die Zöliakie weist Beziehungen zu dem MHC II-System auf. Glutenempfindliche $CD4^+$-T-Zellen erkennen Peptide, die ihnen nach proteolytischer Fragmentierung von Gluten auf der Makrophagenoberfläche, vergesellschaftet mit MHC II, präsentiert werden. Die T-Zellen lösen daraufhin eine Entzündung aus, die zu der schweren Schädigung der Dünndarmschleimhaut führt.

29.4. Verdauung und Resorption der Fette

Die Verdauung der Nahrungsfette erfordert die "Überwindung" ihrer Wasserunlöslichkeit. Die *Lipasen* sind *wasserlösliche Enzyme*, ihre physiologischen Substrate jedoch, die *Triglyceride* der Nahrung, sind in *Wasser unlöslich*. Dadurch sind die Triglyceride für die Lipasen des Magens und Pancreas schwer zugänglich. Dieses Problem wird dadurch überwunden, daß die Grenzfläche zwischen der wässrigen und der Fettphase, in der sich die Lipasen verteilen, infolge Emulgierung der Fetttröpfchen durch grenzflächenaktive Substanzen (Detergenzien) vergrößert wird.

Die Verdauung der Triglyceride beginnt im Magen und wird im Dünndarm fortgesetzt. Die *Magenlipase* (*Tributyrase*) beginnt mit der Verdauung der mit der Nahrung aufgenommenen *Triglyceride*, vorwiegend denen des Milchfettes. Im Unterschied zur Pancreaslipase ist die Wirksamkeit der Magenlipase an einen sauren pH-Wert gebunden. Im Durchschnitt werden etwa 30 % der Nahrungstriglyceride bereits durch die Magenlipase hydrolysiert. Die Geschwindigkeit der Hydrolyse ist gering, weil die Triglyceride eine von der wässrigen Phase getrennte Lipidphase bilden und die Grenzfläche zwischen ihnen noch klein ist. In dem Maße, wie die Triglyceridhydrolyse durch die Magen-, danach vor allem aber durch die Pancreaslipase, voranschreitet, wird ein ständig größer werdender Anteil der wasserunlöslichen Triglyceride zu Fettsäuren und Monoglyceriden gespalten, die polare und nichtpolare Gruppen besitzen und sich folglich auf die *Grenzfläche* zwischen Wasser und Lipid verteilen. Dies führt zu einer stärkeren *Dispersion* der *Lipidphase* und zur Bildung einer *Fettemulsion* mit kleiner werdenden Fetttröpfchen. Dadurch wird die Lipasewirkung zunehmend begünstigt.

Die *Pancreaslipase* ist das wichtigste Enzym für die Hydrolyse der Nahrungstriglyceride. Sie bevorzugt Triglyceride mit langkettigen Fettsäuren (> zehn C-Atome). Das Besondere an der Pancreaslipase ist, daß sie an der *Grenzfläche* zwischen der *wässrigen Phase* und den *emulgierten Fetttröpfchen* völlig *inaktiv* ist. Die Pancreaslipase besteht aus zwei Domänen. In der *N-terminalen Domäne* befindet sich ihr *aktives Zentrum*. Eine *Klappe*, die sich wie ein *Augenlid* öffnen und schließen kann, bedeckt das aktive Zentrum und verhindert dadurch seine Zugänglichkeit für die Triglyceridmoleküle. Die Öffnung der Klappe (*Aktivierung der Lipase*) besorgt eine *Colipase*. Diese wird vom Pancreas als inaktive *Procolipase* sezerniert und durch tryptische Abspaltung eines Decapeptides aktiviert. Die Colipase bildet an der Oberfläche der Lipidtröpfchen mit der Pancreaslipase einen 1:1-Komplex, in welchem sie an die *C-terminale Domäne* der Lipase bindet und dabei die *Klappe* über dem aktiven Zentrum *öffnet*. Dadurch wird das aktive Zentrum der Lipase für die zu spaltenden Triglyceride zugänglich. Mit der Öffnung der Klappe wird die Pancreaslipase stärker hydrophob, so daß ihre Wechselwirkungen mit der Lipidphase stärker werden und ihre Wirksamkeit dadurch besser wird. Die Pancreaslipase setzt aus den Triglyceriden Fettsäuren und 2-Monoglyceride frei, die, zusammen mit den durch die Phospholipase A_2 aus den Phospholipiden freigesetzten *Lysophosphatiden*, infolge ihrer stark amphipathischen Eigenschaften eine zunehmende Stabilisierung der Emulsion bewirken und zu einer weiteren Dispergierung der Fetttröpfchen führen (☞ Abb. 29.6).

Die zeitgleich aus der Leber durch die Gallenflüssigkeit in das Duodenum sezernierten Gallensäuren liegen bei dem herrschenden pH-Wert als

Anionen vor. Die Gallensäureanionen (z.B. Cholatanionen) bilden oberhalb einer kritischen Konzentration von 2 bis 5 mmol l^{-1} Molekülaggregate, die man als *Micellen* bezeichnet und einen Durchmesser von etwa 20 nm haben. Die *Cholatanionen der Micellen* stehen mit den *gelösten Cholatanionen* im *Gleichgewicht*. Im Unterschied zu den emulgierten Lipiden sind demzufolge die *Micellen Gleichgewichtsstrukturen*, deren Partikelgröße viel kleiner als die der Fettemulsion ist. In den Micellen sind die hydrophoben Teile der Gallensäuren dem Wasser abgewandt, während die hydrophilen Gruppen dem Wasser zugewandt sind. Die Gallensäuremicellen können andere *amphipathische Moleküle*, wie *Fettsäuren, Monoglyceride, Cholesterin, Phospholipide* und *Lysophospholipide* aufnehmen und diese so in eine micellare Verteilung bringen ("solubilisieren"). Die dabei entstehenden *gemischten Micellen* haben eine scheibenförmige Struktur (☞ Abb. 29.6). In ihnen bilden die Phospholipide und Fettsäuren eine von den Cholatanionen umgebene Doppelschicht, in die Cholesterin und Lysophospholipide eingelagert sind. Deren hydrophile Gruppen sind nach außen zur wässrigen Phase und ihre hydrophoben Molekülteile zur Lipiddoppelschicht orientiert. Im Verlauf der Triglyceridhydrolyse werden ständig freie Fettsäuren und Monoglyceride aus den Emulsionströpfchen auf die *Micellen* übertragen, die die *Vehikel* für den Transport der hydrolysierten Lipide aus dem Darmlumen an die Oberfläche der Mucosazellen sind, wo ihre Resorption erfolgt (☞ Abb. 29.6). Der Bürstensaum der Mucosazellen ist mit einer an sie gebundenen Flüssigkeitsschicht überzogen, die von den Transportvorgängen im Darm und den Darmbewegungen nicht durchmischt und deshalb als "*ungerührte Flüssigkeitsschicht*" bezeichnet wird. Durch diese Schicht diffundieren die Micellen entlang ihres Konzentrationsgradienten und transportieren ihren Inhalt an die Mucosaoberfläche. Dort entleeren sich die Micellen unter Zurücklassung der Gallensäureanionen als Micellreste. Ihr Inhalt diffundiert durch die Mikrovillimembran der Mucosazellen und gelangt in deren Inneres. Dies ist der *Resorptionsvorgang* der abgebauten *Nahrungslipide*. Die Micellreste recylisieren in das Lumen des Dünndarms, wo sie entweder Wiederverwendung finden oder im terminalen Ileum durch das *Na$^+$-Taurocholat cotransportierende Polypeptid-2* (NTCP-2) rückresorbiert werden (☞ Kap. 17.).

In der Mucosazelle erfolgt die Resynthese von Triglyceriden und die Bildung von Chylomikronen. Die Resorption der Lipidspaltprodukte beginnt im Duodenum und ihr Maximum liegt im Jejunum. In der Mitte des Ileums ist sie abgeschlossen. In der Mucosazelle ist das weitere Schicksal der Fettsäuren abhängig von ihrer Kettenlänge. Kurzkettige Fettsäuren (< zehn C-Atome) diffundieren ohne Veränderung ihres Moleküls durch die Mucosazelle hindurch und gelangen in die Pfortader. Langkettige Fettsäuren (Kettenlänge >zwölf C-Atome) binden an ein cytoplasmatisches *Fettsäurebindungsprotein*, das sie in das ER der Mucosazelle transportiert, wo sie zu *Triglyceriden* resynthetisiert werden. Das hierfür nötige Glycerin stammt entweder aus den 2-Monoglyceriden oder, in geringerem Ausmaß, aus dem Glucoseabbau. Auch das Cholesterin, das nur unverestert resorbiert werden kann, wird nach seinem Eintritt in die Mucosazelle wieder verestert, ebenso die resorbierten Lysophospholipide, die zu Phospholipiden rückverestert werden. Die resynthetisierten Lipide bilden Lipidkügelchen, die mit den ebenfalls in den Mucosazellen synthetisierten Apolipoproteinen assoziieren. Dadurch entstehen die *Chylomikronen* (☞ Abb. 29.6). Ein wichtiges, in den Mucosazellen synthetisiertes, Apolipoprotein ist das *Apo B-48*, das durch Editierung der Apo B-mRNA entsteht (☞ Kap. 11.). Die *Chylomikronen* gelangen aus dem *ER* in den *Golgiapparat*, von dort in *Exportvesikel*, aus denen sie an der basolateralen Mucosamembran durch *Exocytose* in die *intestinalen Lymphbahnen* freigesetzt werden. Über den *Ductus thoracicus* gelangen sie schließlich in den großen Kreislauf.

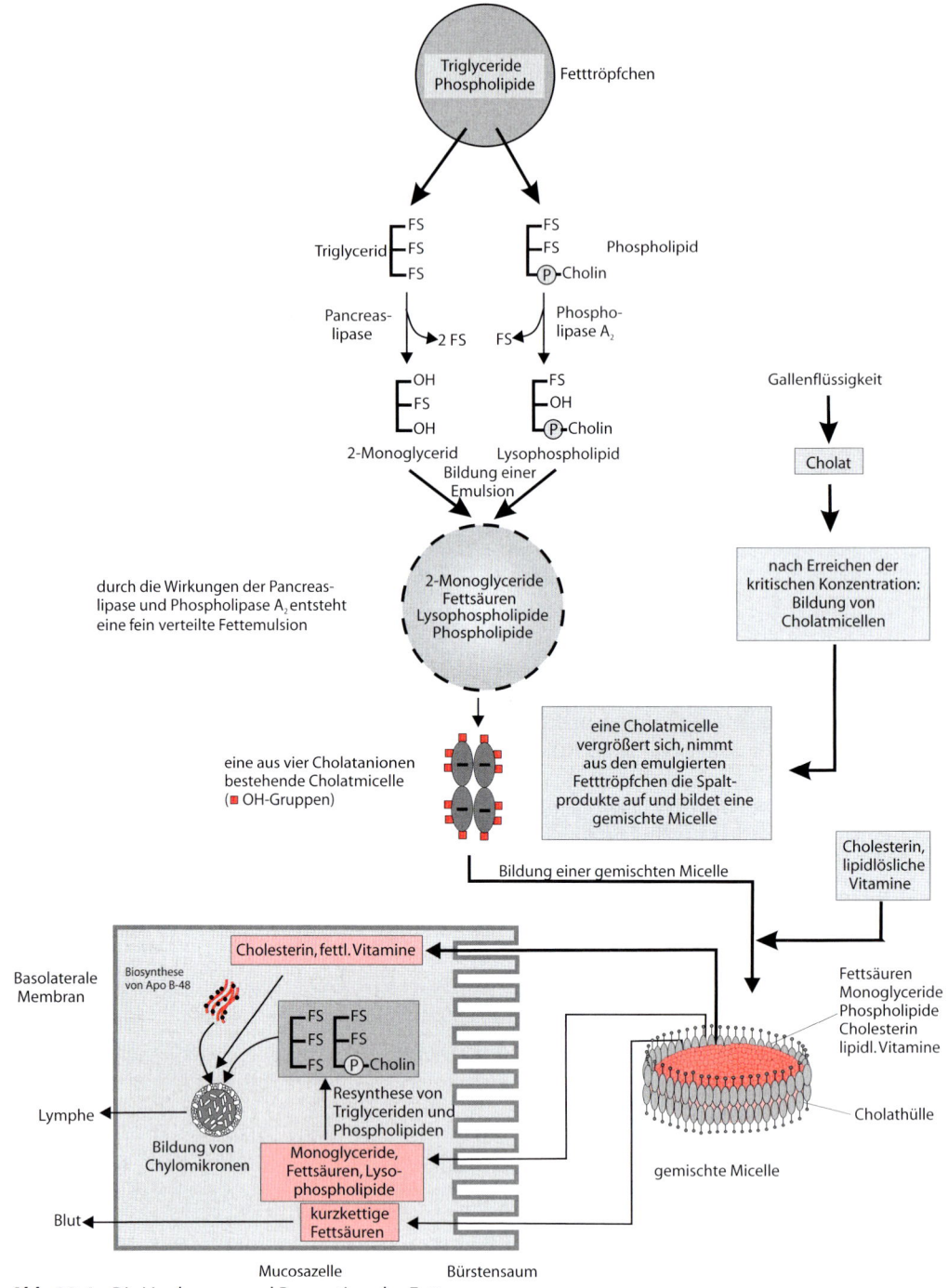

Abb. 29.6: Die Verdauung und Resorption der Fette.

> **Ausscheidung von Fett im Stuhl (Steatorrhoe).**
> Normalerweise hat das Pancreas sowohl für die Fettverdauung als auch für die Verdauung der anderen Nahrungsstoffe eine beträchtliche Reservekapazität. Es gibt jedoch Bedingungen, unter denen Fett im Stuhl ausgeschieden wird. Dies bezeichnet man als *Steatorrhoe* ("Fettdurchfall"). Eine sehr ernste Form der *Malabsorption* von Fett, die von einer massiven *Steatorrhoe* begleitet ist, ist auf eine mangelhafte Wirkung der Pancreaslipase zurückzuführen. Diese kann entweder auf einer verminderten Bildung des Enzyms beispielsweise infolge einer Pancreaserkrankung oder auf einem Verschluß des Ausführungsganges der Bauchspeicheldrüse beruhen. Eine Steatorrhoe wird auch bei Erkrankungen der Gallenwege, bei Zöliakie oder anderen Enteropathien sowie nach einer Dünndarmresektion beobachtet.

29.5. Resorption von Wasser und Elektrolyten

Resorption von Wasser. Täglich gelangen etwa 10 Liter Flüssigkeit in den Gastrointestinaltrakt. Diese setzen sich aus der oral aufgenommenen Flüssigkeit (etwa 2 Liter) und 8 Liter gastrointestinaler Sekretflüssigkeit zusammen. Nur etwa 100 ml davon werden mit dem Stuhl ausgeschieden, so daß etwa 99 % des in den Verdauungskanal gelangenden Wassers rückresorbiert werden. Dadurch wird der Darm zu einem wichtigen Organ des Flüssigkeitshaushaltes des Organismus. Der Darm resorbiert durchschnittlich 300-400 ml Wasser pro Stunde. Der wichtigste Ort der Wasseraufnahme ist das *Jejunum*. Bevor der flüssige Chymus in das *Jejunum* eintritt, wird er - abhängig von seiner Osmolarität - im Magen und Duodenum durch Sekretion von hypotoner oder hypertoner Flüssigkeit *isoosmotisch* zum Blutplasma gemacht, so daß die im *Jejunum* erfolgende Wasser- und Elektrolytresorption aus einer zum Blutplasma isotonen Flüssigkeit heraus erfolgt. Die Rückresorption des Wassers im Jejunum erfolgt passiv, sie erfolgt gemeinsam mit der Resorption bzw. Rückresorption von Ionen sowie von Monosacchariden und Aminosäuren.

Resorption von Na^+-Ionen. Es gibt verschiedene intestinale Na^+-Transportsysteme:

1. *Na^+-Ionen* werden im *Jejunum* zusammen mit *Monosacchariden* und *Aminosäuren* (Cotransport von Na^+-Ionen mit Glucose/Galactose bzw. mit Aminosäuren) resorbiert (☞ Abb. 29.4 und Abb. 29.5). Die Wasserrückresorption folgt dem dadurch aufgebauten osmotischen Gradienten.

2. Na^+-Ionen werden von den Epithelzellen des Colons durch *aktiven Transport* resorbiert. Deren apikale Membran enthält einen aus drei Untereinheiten (α, β und γ) aufgebauten Na^+-Kanal, durch den die Na^+-Ionen aus dem Darmlumen in die Mucosazelle gelangen können. Eine (Na^+,K^+)-ATPase in der basolateralen Membran der Zelle pumpt Na^+-Ionen gegen ihr Konzentrationsgefälle aus der Zelle in die extrazelluläre Flüssigkeit, so daß im Zellinnern stets ein niedriger Na^+-Spiegel herrscht. Dieser Mechanismus gewährleistet einen aktiven, vektoriellen Na^+-Transport aus dem Darmlumen durch die Mucosazelle hindurch in das Blut und verhindert einen Verlust von Na^+-Ionen durch den Stuhl. Der genannte Na^+-Kanal wird auch in den distalen Tubuluszellen, den Sammelrohren der Niere, den Epithelien der Luftwege und den Ausführungsgängen verschiedener Drüsen exprimiert.

> *Mutationen* in dem *trimeren Na^+-Kanal* äußern sich beim Menschen vor allem in einer *renalen Dysfunktion*, weniger in einer *intestinalen*. Der Grund ist, daß im Darm andere Na^+-Transportsysteme existieren, die dessen Funktion übernehmen können. In der Niere hat man beim Menschen zwei entgegengesetzte Typen von Mutationen in den Untereinheiten dieses Kanals gefunden. Eine mangelhafte Funktion oder ein völliger Funktionsverlust führt zu einem *Salzverlust* (*Pseudohypoaldosteronismus*), während Mutationen, die eine Überfunktion des Na^+-Kanals bewirken, zu einer verstärkten Na^+-Retention, Hypertonie und einem exzessiven K^+-Verlust führen, der mit einer Hypokaliämie verbunden ist (*Pseudohyperaldosteronismus, Liddle-Syndrom*).

3. Im *Ileum* und im *Colon* gibt es ein weiteres Ionentransportsystem, das auf einem *Doppelaustausch* beruht (☞ Abb. 29.7). Bei diesem Mechanismus ist die Na^+-Resorption mit einer Sekretion von H^+-Ionen (*Na^+/H^+-Austausch*) und die Cl^--Resorption mit einer Sekretion von HCO_3^--Ionen

(Cl^-/HCO_3^--Austausch) verbunden. Die in das Darmlumen sezernierten H^+-Ionen vereinigen sich dort mit den HCO_3^--Ionen zu Kohlensäure. Das beim Zerfall der Kohlensäure entstehende Kohlendioxid diffundiert zurück in die Mucosazelle und bildet in dieser erneut H_2CO_3, die wieder in H^+- und HCO_3^--Ionen dissoziiert. Die Kohlensäurebildung senkt durch die Erniedrigung der Hydrogencarbonatkonzentration den osmotischen Druck im Darmlumen und fördert dadurch die Wasserresorption.

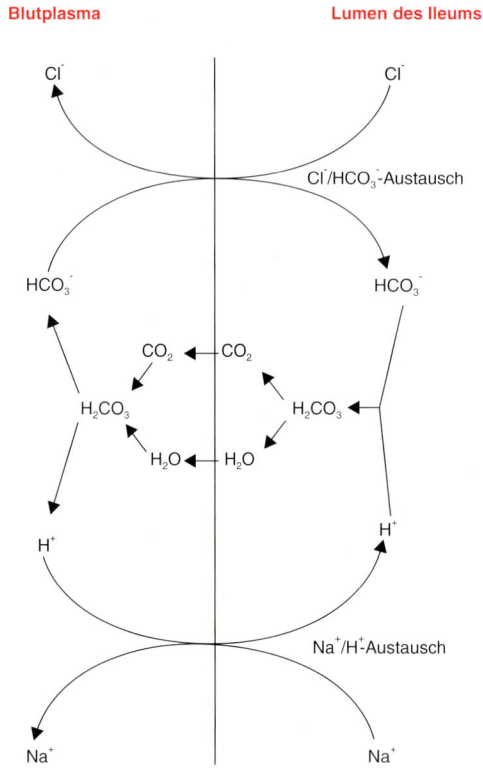

Abb. 29.7: Doppelaustauschmechanismus für die Resorption von Na^+- und Cl^--Ionen.

Ein vererbbarer Defekt im *Cl^-/HCO_3^--Austauschprotein* verursacht eine *schwere intestinale Dysfunktion* infolge mangelhafter Cl^--Resorption. Die entstehende *kongenitale Chlorid-Diarrhoe (familiäre Chloridmalabsorption)* ist durch den Verlust massiver Mengen von Cl^--Ionen durch den Stuhl charakterisiert, so daß die Patienten eine *Hypochloridämie* entwickeln. Die Störung in der HCO_3^--Ausscheidung führt zu einer *metabolischen Alkalose* und zu einer *Ansäuerung des Darminhaltes*, wodurch es sekundär zu einer Beeinträchtigung der Resorption von Na^+-Ionen durch den Na^+/H^+-Austauscher kommt. Die hohe luminale Elektrolytkonzentration führt zu einer osmotisch verursachten Diarrhoe und die Na^+- und Wasserverluste bewirken einen *sekundären Hyperaldosteronismus* mit einem starken K^+-Verlust. Dadurch entsteht sowohl eine *Hyponatriämie* als auch eine *Hypokaliämie*.

Resorption von HCO_3^- und anderer Ionen. HCO_3^--Ionen, die aus dem Pancreassekret und der Gallenflüssigkeit stammen, werden im Jejunum sehr rasch gegen einen elektrochemischen Gradienten resorbiert. Ein Teil der HCO_3^--Aufnahme geht zusammen mit der Na^+-Resorption vor sich; ein anderer Teil erfolgt unabhängig vom Na^+-Transport, nämlich im Austausch gegen Cl^--Ionen, die von den Mucosazellen in das Lumen sezerniert werden. Obwohl auch Cl^--Ionen im Jejunum resorbiert werden, werden bei gleichzeitiger Anwesenheit von HCO_3^-- und Cl^--Ionen stets HCO_3^--Ionen bevorzugt resorbiert.

Resorption von Phosphat. Die Aufnahme von Phosphat erfolgt durch einen *Na^+-abhängigen Transportprozeß*, der vorwiegend durch das Phosphattransportprotein Typ III, jedoch auch durch *Isoform IIb* des Transportproteins Typ II vermittelt wird. Beide sind in den Microvilli und in den basolateralen Membranregionen der duodenalen und jejunalen Mucosazellen lokalisiert (☞ Kap. 28.). Stöchiometrisch ist der Transport eines Phosphatanions mit dem Transport von zwei Na^+-Ionen gekoppelt.

Resorption von K^+-Ionen. Die Resorption von K^+-Ionen erfolgt im Jejunum und Ileum durch *parazelluläre Diffusion* aus dem Lumen in das Interstitium. In den Epithelzellen des Colons gibt es außerdem eine der Protonenpumpe der Belegzellen des Magens ähnliche (H^+/K^+)-$ATPase$, die zur K^+-Resorption befähigt ist.

Resorption von Ca^{2+}- und Mg^{2+}-Ionen. Die Resorption von Ca^{2+}-Ionen ist Vitamin D_3-abhängig. Mg^{2+}-Ionen werden über die gesamte Länge des Dünndarmes, nicht aber im Colon, passiv, also in Richtung ihres Konzentrationsgradienten resorbiert.

Resorptionsvorgänge im Colon. Im Colon werden normalerweise täglich 1500 ml Wasser, 120 bis 150 mmol Na^+- und 150 mmol Cl^--Ionen resorbiert sowie 10 bis 15 mmol K^+-Ionen sezerniert, ein Teil davon wird durch die (H^+/K^+)-ATPase des Colonepithels wieder resorbiert. Die *maximale Resorptionskapazität* des Dickdarmes für Wasser, Na^+-Ionen und Cl^--Ionen ist etwa zwei bis dreimal größer als diese Werte angegeben, d.h. dieser Darmabschnitt verfügt über eine beträchtliche Fähigkeit zur Resorption. Die Na^+-Ionen werden aktiv und die Cl^--Ionen passiv (teilweise im Austausch gegen HCO_3^--Ionen) resorbiert.

29.6. Der Stuhl

Duodenum, Jejunum und Ileum sind die Hauptorte der Resorption der Bausteine der Nahrungsstoffe sowie des Wassers und der Elektrolyte. Nach dem Verlassen des Ileums und dem Eintritt des Verdauungsbreies in den Dickdarm werden praktisch nur noch Elektrolyte und Wasser aufgenommen. Das in den Dickdarm gelangende organische Material besteht aus unverdauten Nahrungsresten, Schleim, abgestoßenen Zellen und Resten der Verdauungssekrete. Dieses Substanzgemisch wird im Colon durch die dort herrschende Bakterienflora angegriffen. Der größte Teil des Eiweißes der Faeces stammt aus den Bakterien, die etwa 10 % des Trockengewichtes der Faeces ausmachen. Magen und Dünndarm enthalten nur wenige Bakterien, da die in der Nahrung enthaltenen Bakterien von der Salzsäure des Magens größtenteils abgetötet werden. Die Bakterienbesiedelung nimmt im Ileum langsam zu und erreicht ihr Maximum im Colon. *Cellulose* u.a. *unverdauliche Nahrungsreste* werden durch die Colonbakterien zu Milchsäure, Essigsäure, Propionsäure und Buttersäure abgebaut. Dabei entstehen verschiedene gasförmige Produkte wie CO_2, Wasserstoff und Methan. Aus den mikrobiellen Proteinen und Aminosäuren werden durch Abbauvorgänge verschiedene Produkte gebildet. *Aminosäuren* werden durch *Decarboxylierung* teilweise in toxische Amine umgewandelt. Aus *Lysin* entsteht das *Cadaverin*, aus *Tyrosin* das *Tyramin*, aus Ornithin das *Putrescin* und aus *Arginin* das *Agmatin*. Tryptophan wird zu geruchsintensiven Stoffen (*Indol* und *Skatol*) umgewandelt. Ein Teil dieser Produkte wird resorbiert, in der Leber oxidiert, an Sulfat oder Glucuronat gekoppelt und danach durch die Nieren ausgeschieden. Aus dem Indol entsteht so die *Indoxylschwefelsäure*, die mit dem Harn ausgeschieden wird ("*Indikan*"; ☞ Kap. 18.). Eine erhöhte renale Indikanausscheidung ist ein Zeichen für einen gesteigerten intestinalen, durch *E. coli* verursachten, anaeroben Abbau von Tryptophan. Indikan wird vermehrt ausgeschieden bei *Ileus*, *Darmstenose*, *Enteritis* und anderen *Darmerkrankungen*. Auch das im Darm entstehende Ammoniak wird resorbiert. In der Leber erfolgt seine Entgiftung, indem es dort zur Harnstoffsynthese verwendet wird. Aus schwefelhaltigen Aminosäuren entsteht im Colon gasförmiger *Schwefelwasserstoff* sowie *Ethylmercaptan* und *Methylmercaptan*. Aus nichtresorbiertem Cholesterin entsteht Koprosterin. Die braune Farbe des Stuhls rührt vor allem von Abbauprodukten des *Hämins*, nämlich von *Stercobilin* sowie den Dipyrrolen *Mesobilifuscin* und *Bilifuscin* und verschiedenen Polymerationsprodukten dieser Farbstoffe her. Die Masse der Faeces hängt von der Nahrungszusammensetzung, der Resorption und der Wasserrückresorption ab. Sie beträgt täglich etwa 150 g mit einem Wasseranteil von 70 %.

30. Vitamine

Vitamine sind niedermolekulare, organische Verbindungen, die für die Aufrechterhaltung des Stoffwechsels unentbehrlich sind, nur in kleinen Mengen gebraucht werden und vom Menschen nicht oder nicht in ausreichender Menge synthetisiert werden können. Sie müssen demzufolge in der Nahrung enthalten sein. Die Funktionen der Vitamine sind eng mit dem intermediären Stoffwechsel und seiner Regulation verbunden. Vitamine oder ihre Derivate wirken als

- Coenzyme (B-Vitamine)
- Regulatoren der Transcription (Vitamin D und Retinoide)
- Komponenten der Signalwandlung beim Sehvorgang (Vitamin A)
- Vermittler der Blutgerinnung (Vitamin K)
- Redoxsysteme (Vitamin C)
- Schutzstoffe gegen oxidativen Streß (Vitamin E, Carotine, Vitamin C)

Einteilung der Vitamine. Man teilt die Vitamine in *wasserlösliche* und *fettlösliche* Vitamine ein. Fettlöslich sind die Vitamine A, D, E und K, wasserlöslich die Vitamine B und C. Vitamin B ist keine einheitliche Substanz, sondern stellt eine aus acht Substanzen bestehende Gruppe wasserlöslicher Vitamine dar (*Vitamin B-Komplex*).

Der Vitaminbedarf des Menschen. Der Bedarf an einem bestimmten Vitamin ist keine feststehende Größe, sondern ist von einer Vielzahl von Faktoren und Bedingungen abhängig:

- *Nahrungszusammensetzung* und *Lebensalter*
- *körperliche Belastung* und *klimatische Verhältnisse*
- *Schwangerschaft* und *Lactation*
- Zustand des *Magen-Darm-Traktes*
- *Erkrankungen* und *Rekonvaleszenz*.

Mangel und Überdosierung von Vitaminen. Ein *Vitaminmangel* in der Nahrung führt zu einer *Hypovitaminose* und eine *vollständige Abwesenheit* eines Vitamins zu einer *Avitaminose*. Eine Hypovitaminose ist häufig sehr schwer zu erkennen und unterscheidet sich oft nicht nur graduell von der Avitaminose für das betreffende Vitamin, sondern auch in der Art ihrer Symptome. Praktisch wichtig sind Zustände, die bei mangelhafter Zufuhr von mehreren Vitaminen entstehen. Dabei tritt nicht eine einfache Summierung der Krankheitssymptome auf, sondern es entstehen neuartige Krankheitsbilder, in denen manche Erscheinungen der Hypo- oder Avitaminose eines einzelnen Vitamins entweder verstärkt oder unterdrückt sind. Man spricht dann von *Polyhypo-* bzw. *Polyavitaminosen*. Hypovitaminosen können auch teratogene (d.h. *Fehlbildungen verursachende*) Wirkungen zeigen. Es können z.B. augenlose Ferkel geboren werden, wenn das Muttertier einen Vitamin-A-Mangel hatte. Lactoflavinfrei ernährte Muttertiere von Ratten werfen Junge mit Störungen im Skelettsystem, mit verkrüppelten Pfoten und mit Kieferspalten.

Im jugendlichen Organismus äußert sich ein Vitaminmangel im allgemeinen in einer Wachstumshemmung und in mehr oder weniger spezifischen Symptomen, die von der Schwere des Vitaminmangels abhängen. Ein Mangel an Vitaminen kann auf verschiedene Ursachen zurückgehen. Hierher gehören:

- *verminderte Zufuhr*
- gestörte *intestinale Resorption*
- *erhöhter Vitaminbedarf*, z.B. im Wachstum, bei Schwangerschaft, während des Stillens, bei Sportlern, aber auch bei manchen Erkrankungen (Infektionskrankheiten, Veränderung der Darmflora durch Antibiotica u.a.); der erhöhte Vitaminbedarf in der Schwangerschaft kann bei nicht ausreichender Deckung zu einer "*Aufbrauch-Polyhypovitaminose*" führen.

Bei *Überdosierung* der *Vitamine A* und *D* können *toxische Wirkungen* (*Hypervitaminosen*) auftreten, während ein Überschuß bei den meisten anderen, vor allem den wasserlöslichen, Vitaminen entweder abgebaut oder ausgeschieden wird. Eine *Überdosierung an Vitamin A* verursacht eine Neigung zu Spontanfrakturen der Knochen und eine schwere Schädigung der keratinbildenden Gewebe. Die Aufnahme größerer Mengen von Carotinen als Provitamine A durch Säuglinge und Kleinkinder hingegen ist harmlos, da deren Organismus bei erhöhtem Angebot der Provitamine nur einen begrenzten Anteil davon in das wirksame Vitamin A umwandelt. Eine *Überdosierung* an *Vitamin D* führt zu einer Hypercalciämie und zu Ablagerungen von Calciumphosphat in den Geweben.

30.1. Vitamin A (Retinol)

Chemische Struktur und Provitamine. *Vitamin A* ist fettlöslich und stellt einen langkettigen, primären, hochungesättigten Alkohol dar, der sich von den *Carotinoiden* ableitet (☞ Kap. 6.6.). Vitamin A ist schwach gelb gefärbt. Da Vitamin A in der Retina vorkommt, bezeichnet man es auch als *Retinol* oder auch, im Hinblick auf seine Wirkung, als *Axerophthol* (s.u.). α-, β- und γ-*Carotin* sind Vorstufen des Vitamin A (*Provitamine*), das aus diesen durch *oxidative Spaltung* und anschließende *Reduktion* hervorgeht. α- und γ-Carotin liefern bei ihrer Spaltung je ein Molekül Retinal (Vitamin A-Aldehyd), β-Carotin hingegen liefert zwei Moleküle Retinal. Im Säuglingsalter ist die Fähigkeit zur Umwandlung der Provitamine in das aktive Vitamin A noch nicht voll ausgeprägt. Bei Lebererkrankungen und bei Überfunktion der Schilddrüse sowie im Diabetes mellitus ist sie herabgesetzt.

Umwandlung von β-Carotin zu Retinol. Die intestinale Resorption der Carotine und des Vitamin A ist infolge ihrer Fettlöslichkeit eng mit der Resorption der Fette verbunden. Beim Fehlen von Gallenflüssigkeit tritt eine Verminderung der Vitamin A-Resorption ein. Die oxidative Spaltung von β-Carotin durch die *β-Carotin-15,15'-dioxygenase* zu zwei Molekülen all-*trans*-Retinal beginnt in der Mucosazelle und setzt sich in der Leber fort (☞ Abb. 30.1.). Das Enzym wird durch *Gallensäuren* aktiviert und braucht *Eisenionen* für seine Aktivität. Das all-*trans*-Retinal und das noch ungespaltene β-Carotin werden durch die Chylomikronen in die Leber transportiert und dort vorwiegend in den *Ito-Zellen* (lipidspeichernde Zellen im *Disse-Raum* der Leber) gespeichert. In den *Ito-Zellen* wird das all-*trans*-Retinal durch die NADH-abhängige Retinoldehydrogenase zu all-*trans*-Retinol (Vitamin A) reduziert und dieses durch eine *Transacylase* unter Verbrauch von Palmitoyl-CoA zu *Retinylpalmitat* verestert. Dieses ist die Speicherform des Retinols in der Leber, aus der es durch enzymatische Hydrolyse mittels einer Esterase wieder freigesetzt werden kann. Unter normalen Bedingungen werden 95 % des gesamten Vitamin A des Organismus in der Leber gespeichert. Bei gut ernährten Personen kann der hepatische Vitamin A-Vorrat den Bedarf von etwa einem Jahr decken. Bei Bedarf wird das all-*trans*-Retinol von der Leber freigesetzt und im Blutplasma an das *retinolbindende Eiweiß*, einem α_1-Globulin, gebunden und durch dieses in die Netzhaut des Auges und in andere Zielgewebe transportiert. Eine geschädigte (z.B. cirrhotische) Leber kann wesentlich weniger Vitamin A speichern und hat auch eine verminderte Kapazität, das retinolbindende Eiweiß zu synthetisieren. In der Retina wird all-*trans*-Retinol zu all-*trans*-Retinal (Vitamin A-Aldehyd) durch die NAD^+-abhängige Retinoldehydrogenase oxidiert. Das anschließend daraus durch eine Isomerase gebildete 11-*cis*-Retinal ist ein Bestandteil des Sehpurpurs (Rhodopsin) und der Zapfenopsine (☞ Kap. 25.). Der *Plasmaspiegel* an *Retinol* ist ein Maß für den *Versorgungsgrad* des Organismus mit Vitamin A.

All-*trans*-Retinoat und 9-*cis*-Retinoat. Durch eine *Aldehydoxidase* kann all-*trans*-Retinal zu all-*trans*-Retinoat (die Retinoate sind die Salze der Retinsäure, engl. retinoic acid) oxidiert werden. Aus diesem kann durch eine Isomerase das *9-cis-Retinoat* entstehen (☞ Abb. 30.1). Beide Retinoate werden an Receptoren im Zellkern gebunden, die als *Transcriptionsfaktoren* die Expression von Genen regulieren, die für die Morphogenese, Fertilität und Embryogenese sowie für Wachstums- und Differenzierungsvorgänge bedeutungsvoll sind (☞ Kap. 11.).

Bedeutung und Wirkungen. Das Vitamin A

- ist unentbehrlich für den Sehvorgang
- fördert das Wachstum und die Entwicklung der Epithelien
- fördert im Knorpel die Synthese von Proteoglycanen
- bewirkt durch Stimulierung der Osteoklasten eine verstärkte Knochenresorption
- ist unerläßlich für die Erhaltung der Integrität der Haut- und Schleimhautepithelien

Mangelerscheinungen.

- Nachtblindheit (*Hemeralopie*): starke Einschränkung des Dämmerungssehens; Nachtblindheit kann zu völliger Erblindung führen

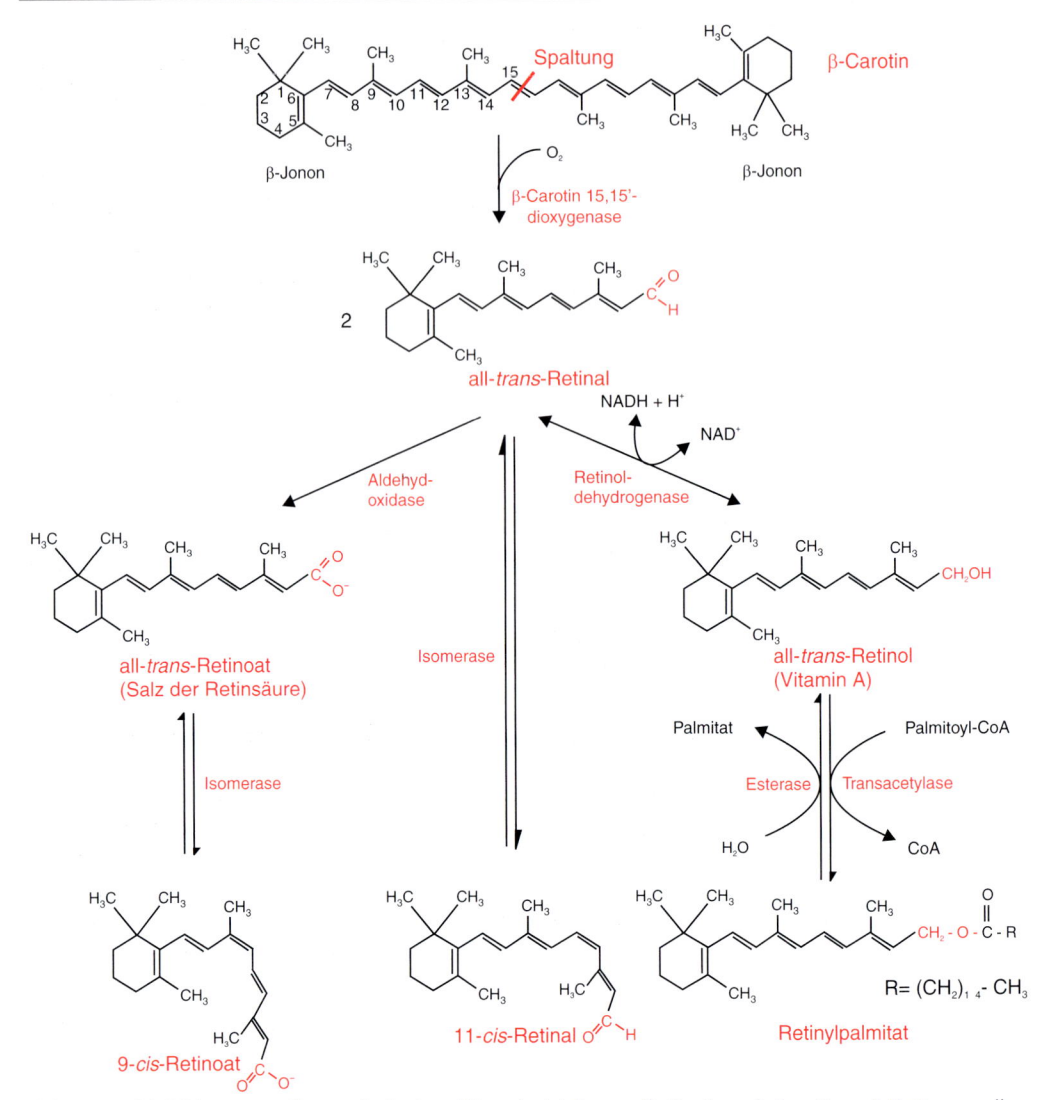

Abb. 30.1: Die Bildung von all-*trans*-Retinal und Vitamin A (all-*trans*-Retinol) aus β-Carotin und die Umwandlungen des Vitamin A im Stoffwechsel.

- morphologische Veränderungen an den Augen, an der Haut und den Schleimhäuten: Abschilferungen und Verhornung (*Keratinisierung*) des Epithels; dieses wird dadurch leicht verletzbar und bietet Krankheitserregern Zugang
- *Atrophie* der *Tränen-* sowie der *Schleim-* und *Speicheldrüsen*; eine Atrophie der Geschmacksknospen ist Ursache der bei Vitamin A-Mangel häufig beobachteten Appetitlosigkeit
- *Xerophthalmie*: Austrocknung des Auges infolge Epithelveränderungen und einer Atrophie der Tränendrüsen
- *Keratomalazie*: schwere Ulzerationen und Perforationen der Cornea infolge starker Keratinisierung der Cornea und Konjunktiva.

Hypervitaminose. Eine Vitamin A-Überdosierung führt zu *Intoxikationen*, die in Wachstumsstörungen und Spontanfrakturen der Knochen und in einer Erhöhung der proteolytischen Aktivität, vorwiegend des Kathepsins D, im Knorpel infolge Labilisierung der lysosomalen Membranen der Knorpelzellen zum Ausdruck kommen.

Vorkommen und Bedarf. Vitamin A ist reichlich vorhanden in Leber (vor allem in den Leberölen von Fischen), Butter, Eigelb und Muttermilch. Die Provitamine A (Carotine) findet man in Pflanzen, vor allem in Karotten.

Der tägliche Bedarf eines Erwachsenen liegt bei etwa 5000 Internationalen Einheiten (1 IE=0,3 µg Retinol bzw. 0,6 µg β-Carotin). Bei Schwangerschaft und in der Stillperiode liegt der Bedarf bei etwa 6000-8000 IE. Da die mit pflanzlicher Nahrung aufgenommenen Carotine an pflanzliche Strukturen gebunden sind, ist ihre intestinale Umwandlung in das Vitamin A nicht sehr effektiv. Am günstigsten ist ein Verhältnis von β-Carotin:Vitamin A in der Nahrung von 10 bis 25:1.

30.2. Vitamin D (Calciferole)

Das antirachitisch wirkende Vitamin D kommt in verschiedenen Formen vor. Ein Mangel an Vitamin D verursacht im *Kindesalter* das Krankheitsbild der *Rachitis* und beim *Erwachsenen* das der *Osteomalazie.* Deshalb bezeichnet man das Vitamin D auch als *antirachitisches Vitamin.* Es kommt in mehreren Formen (Vitamin D_1, D_2, D_3) vor, die man als *Calciferole* bezeichnet. Von diesen ist das *Vitamin D_3* das *physiologisch wichtigste.* Es wird im menschlichen Organismus aus dem *Cholesterin* gebildet und führt den Namen *Cholecalciferol* (☞ Abb. 30.2). Seine Bildung ist abhängig von der auf den Menschen einwirkenden *UV-Strahlung.* Als *Vitamin D_2* oder *Ergocalciferol* wird das durch UV-Bestrahlung aus dem *pflanzlichen Ergosterin* gebildete Vitamin D und als *Vitamin D_1* eine *Molekülverbindung* aus *Ergocalciferol* und *Lumisterol* (einem weiteren Bestrahlungsprodukt des Ergosterins) bezeichnet. Vitamin D_1 und Vitamin D_2 sind wesentlich schwächer wirksam als das Vitamin D_3. Die D-Vitamine leiten sich chemisch vom Gonan ab:

- im Unterschied zum Gonan haben sie jedoch einen offenen B-Ring
- sie enthalten ein System von drei konjugierten Doppelbindungen anstelle des B-Ringes
- sie enthalten eine OH-Gruppe am C-Atom 3.

Bildung von 1α,25-Dihydroxycholecalciferol. Die *biologisch aktive Form* des Vitamin D ist *nicht* das Cholecalciferol selbst, sondern ein Abkömmling von ihm, das *1α,25-Dihydroxycholecalciferol* (Abk. *1α,25-$(OH)_2$-D_3*), auch als *Calcitriol* bezeichnet. Der menschliche Organismus bildet das 1α,25-$(OH)_2$-D_3 aus dem Cholesterin mit Cholecalciferol als Zwischenprodukt. Ausgehend vom Cholesterin werden für seine Bildung folgende Schritte durchlaufen (☞ Abb. 30.2):

1. $NADP^+$-abhängige Dehydrogenierung von Cholesterin zu *7-Dehydrocholesterin* in der Leber

2. Wanderung des *7-Dehydrocholesterins* in die Haut, wo es sich anreichert. Dort tritt bei Einstrahlung von UV-Licht die *Photolyse* des *7-Dehydrocholesterins* ein, bei der der B-Ring, labilisiert durch seine *konjugierten Doppelbindungen*, zwischen den C-Atomen 9 und 10 aufgespalten wird. Dies führt zur Bildung von *Cholecalciferol (Calciol).* Zur Bildung des *aktiven 1α,25-$(OH)_2$-D_3* bedarf es danach noch *zweier Hydroxylierungsschritte*

3. das Cholecalciferol wird in der *Leber* an seinem C-Atom 25 zu *25-Hydroxycholecalciferol (Calcidiol,* Abk. 25-OH-D_3) durch die NADPH-abhängige und zur Cytochrom P450-Familie gehörende *Cholecalciferol-25-Hydroxylase* hydroxyliert

4. danach erfolgt in der *Niere* die Hydroxylierung von *25-Hydroxycholecalciferol* zu dem biologisch aktiven 1α,25-$(OH)_2$-D_3 (*Calcitriol,*). Diese Reaktion wird durch die NADPH-abhängige *25-Hydroxycholecalciferol-1α-Monooxygenase*, einem ebenfalls zur Cytochrom P450-Familie gehörenden Enzym, katalysiert, das in den Mitochondrien der proximalen Tubuluszellen der Niere lokalisiert ist.

Im *Blutplasma* dominiert das *Calcidiol*, das an ein spezifisches α-Globulin, das *Vitamin D-bindende Protein*, gebunden ist. Sein Plasmaspiegel kann als Maß der Vitamin D-Versorgung des Organismus dienen. Das *Plasmacalcidiol* zeigt jahreszeitliche Schwankungen, die höchsten Werte findet man im Spätsommer, die niedrigsten am Ende des Winters. Dies spiegelt die jahreszeitlichen Änderungen des auf die Erde gelangenden UV-Anteils im Sonnenlicht wider. Die Menschen in Mitteleuropa sind unter normalen Bedingungen auf die exogene Zufuhr von Vitamin D nicht angewiesen. In Nordeuropa und bei mangelhaftem Sonnenlicht sowie bei erhöhtem Vitamin D-Bedarf, z.B. in der Periode des Wachstums, in der Schwangerschaft und bei Lactation, besteht die Notwendigkeit einer Vitamin D-Ergänzung mit der Nahrung. Da der Mensch das *Vitamin D* aus Cholesterin selbst in

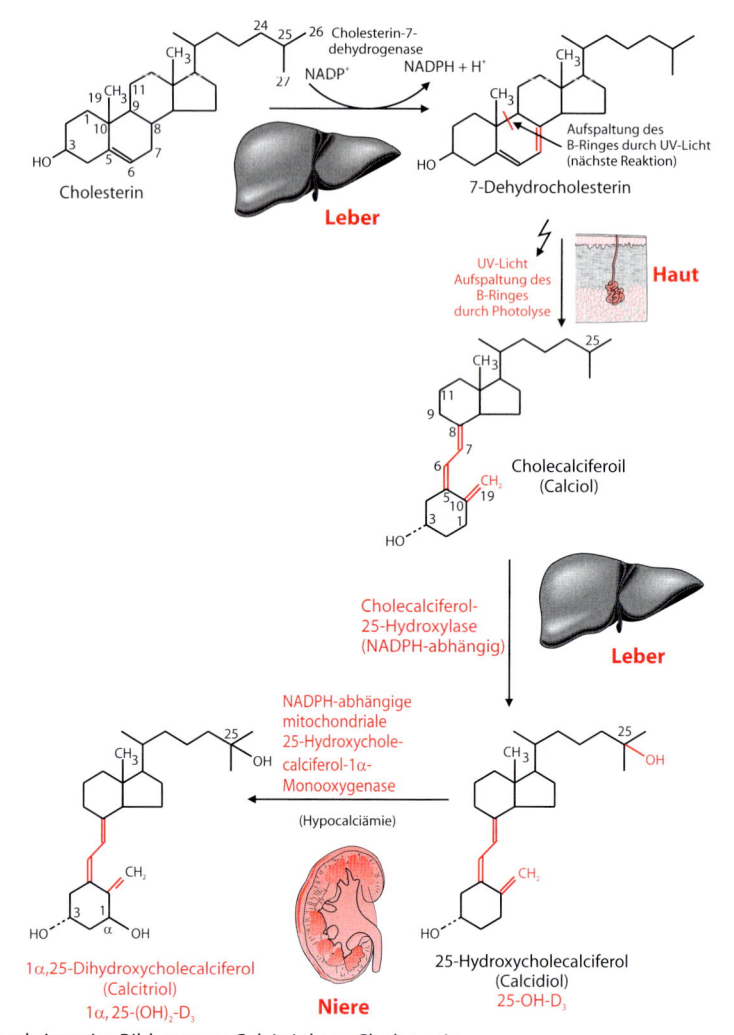

Abb. 30.2: Die schrittweise Bildung von Calcitriol aus Cholesterin.

ausreichendem Maße synthetisieren kann, wird dieses heute als ein *Hormon* betrachtet.

Wirkungen des 1α,25-Dihydroxycholecalciferols. Die Wirkungen des 1α,25-$(OH)_2$-D_3 als der aktiven Form des Vitamin D_3 werden durch seine Bindung an einen spezifischen Receptor in den Zellkernen seiner Zielgewebe vermittelt. Der 1α,25-$(OH)_2$-D_3-Receptor-Komplex bindet selektiv an bestimmte Gene, aktiviert deren Expression und fördert dadurch die Biosynthese spezifischer Proteine (☞ Kap. 11.). In den Mucosazellen des Darms, den Osteoblasten und den Tubuluszellen der Nieren stimuliert 1α,25-$(OH)_2$-D_3 1. die Biosynthese des Ca^{2+}-bindenden Proteins *Calbindin*, das für die Ca^{2+}-Bindung und den Ca^{2+}-Transport durch die Plasmamembranen erforderlich ist sowie 2. die Synthese der Ca^{2+}-*Transport-ATPase* und anderer Proteine. Auch die Synthese von Osteocalcin in Osteoblasten ist von der Bindung des 1α,25-$(OH)_2$-D_3 an seinen nucleären Receptor abhängig. Die *Wirkungen* des 1α,25-$(OH)_2$-D_3 auf *organismischer* Ebene sind:

1. 1α,25-$(OH)_2$-D_3 *fördert* die *intestinale Ca^{2+}- und Phosphatresorption*

2. 1α,25-$(OH)_2$-D_3 *fördert* die *Mineralisierung* der *Knochenmatrix* und *erhöht* die *Knochenresorption*; dadurch fördert es das *Knochenremodeling* (☞ Kap. 27.)

3. 1α,25-$(OH)_2$-D_3 *fördert* die *tubuläre Ca^{2+}- und Phosphatrückresorption* in der Niere

Ein *Vitamin D-Mangel* führt zu einer *mangelhaften Calzifizierung* des Knorpels und des Knochens. Die zugehörigen Krankheitsbilder sind im Kindesalter die *Rachitis* und beim Erwachsenen die *Osteomalazie*. Bei der *Rachitis* kommt es zu einer fortwährenden Bildung von Knochengrundgewebe (*Osteoidmatrix*) und von *Knorpel*, die beide unzureichend mineralisieren. Die Folge ist eine *abnorme Biegsamkeit* der Knochen. Zeichen einer *Rachitis* sind Auftreibungen an der Knorpel-Knochengrenze der Rippen ("rachitischer Rosenkranz") sowie Verformungen der Schädelknochen und der mechanisch belasteten Knochen (Gliedmaßen, Brustkorb). Im rachitischen Knochenkollagen ist der Hydroxylierungsgrad des Lysins in den α_1- und α_2-Ketten höher als normal. Die *Osteomalazie* ist von der häufigeren *Osteoporose* dadurch unterschieden, daß bei der Osteomalazie, *nicht* aber bei der Osteoporose, die Osteoidmatrix intakt bleibt. Die *Osteomalazie* kann bei *vielfachen Schwangerschaften* und rasch aufeinander folgenden *Lactationsperioden* auftreten. Biochemische Parameter eines Vitamin D-Mangels sind *Hypophosphatämie*, Steigerung des *Plasma-Parathormonspiegels*, *Hypocalciämie* (mitunter kann jedoch ein normaler Plasma-Ca^{2+}-Spiegel, der durch die erhöhte Parathormonausschüttung zustande kommt, einen Vitamin-D-Mangel verschleiern), eine Erhöhung der Aktivität der aus den Osteoblasten stammenden *alkalischen Phosphatase*, eine gesteigerte renale *Phosphatausscheidung* und eine renal bedingte *Hyperaminoacidurie*. Bei Kleinkindern kann die Hypocalciämie zu einer Ca^{2+}-*Mangeltetanie* führen (☞ Kap. 28.). Die alkalische Phosphatase ist ein empfindlicher Indikator für den Schweregrad des Vitamin D-Mangels. Die Hypophosphatämie und die gesteigerte Phosphatausscheidung sind die Folgen der erhöhten Parathormonausschüttung. Vitamin D-Zufuhr hat eine heilende Wirkung auf diese Erkrankungen. Es sind auch familiär auftretende Vitamin D-resistente Formen der Rachitis beschrieben worden. Ihre Entstehung konnte auf Mutationen im Gen des Vitamin D-Receptors zurückgeführt werden.

Regulation der Bildung des $1\alpha,25$-$(OH)_2$-D_3. Die wesentliche Regulation der Synthese von $1\alpha,25$-$(OH)_2$-D_3 erfolgt in der Niere bei der Umwandlung von 25-OH-D_3 zu $1\alpha,25$-$(OH)_2$-D_3. Diese Reaktion wird durch die *25-Hydroxycholecalciferol-1α-Monooxygenase* katalysiert (☞ Abb. 30.2).

Bei *niedrigem Ca^{2+}-Spiegel* in der extrazellulären Flüssigkeit, z.B. infolge mangelhafter Ca^{2+}-Zufuhr, wird die Bildung und die Sekretion von $1\alpha,25$-$(OH)_2$-D_3 *gefördert*, während bei einem hohen Ca^{2+}-Spiegel die Synthese des aktiven Vitamins infolge *Inaktivierung* der *25-Hydroxycholecalciferol-1α-Monooxygenase* blockiert wird. Bei niedrigem Plasma-Ca^{2+}-Spiegel *steigt* demzufolge im Plasma und in den Erfolgsgeweben das $1\alpha,25$-$(OH)_2$-D_3 an, während dieses bei hohem Plasma-Ca^{2+}-Spiegel *sinkt*. An seiner Stelle wird bei *Hypercalciämie* in der Niere aus dem 25-Hydroxycholecalciferol das *inaktive 24,25-Dihydroxycholecalciferol* (24,25-$(OH)_2$-D_3) durch ein anderes Enzym, die *25-Hydroxycholecalciferol-24-Hydroxylase* gebildet (☞ Abb. 30.3). Der *Plasma-Ca^{2+}-Spiegel* ist demzufolge von *regulatorischer Bedeutung* für die zwei renalen Hydroxylase-Aktivitäten. Er entscheidet darüber, ob aus dem 25-(OH)-D_3 das *aktive $1\alpha,25$-$(OH)_2$-D_3* (bei Hypocalciämie) oder das *inaktive 24,25-$(OH)_2$-D_3* (bei Hypercalciämie) entsteht. Die bei niedrigem Ca^{2+}-Spiegel erfolgende Steigerung der Aktivität der 25-Hydroxycholecalciferol-1α-Monooxygenase und die dadurch erhöhte Synthese von $1\alpha,25$-$(OH)_2$-D_3 sind vom *Parathormon* abhängig. Dieses bei Hypocalciämie vermehrt aus den Nebenschilddrüsen sezernierte Hormon steigert in der Niere die Expression der *25-Hydroxycholecalciferol-1α-Monooxygenase* (☞ Abb. 23.66, Abb. 30.4). Auch Phosphat hat einen Einfluß auf die Bildung von $1\alpha,25$-$(OH)_2$-D_3. Es hemmt die 25-Hydroxycholecalciferol-1α-Monooxygenase. Bei Verminderung des *Plasmaphosphatspiegels* (*Hypophosphatämie*) tritt ein Anstieg der $1\alpha,25$-$(OH)_2$-D_3-Bildung ein.

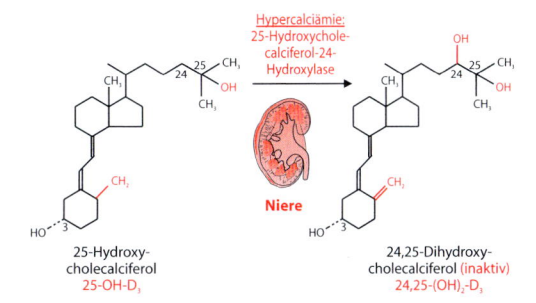

Abb. 30.3: Die renale Bildung von inaktivem 24,25-Dihydroxycholecalciferol aus 25-Hydroxycholecalciferol bei Hypercalciämie.

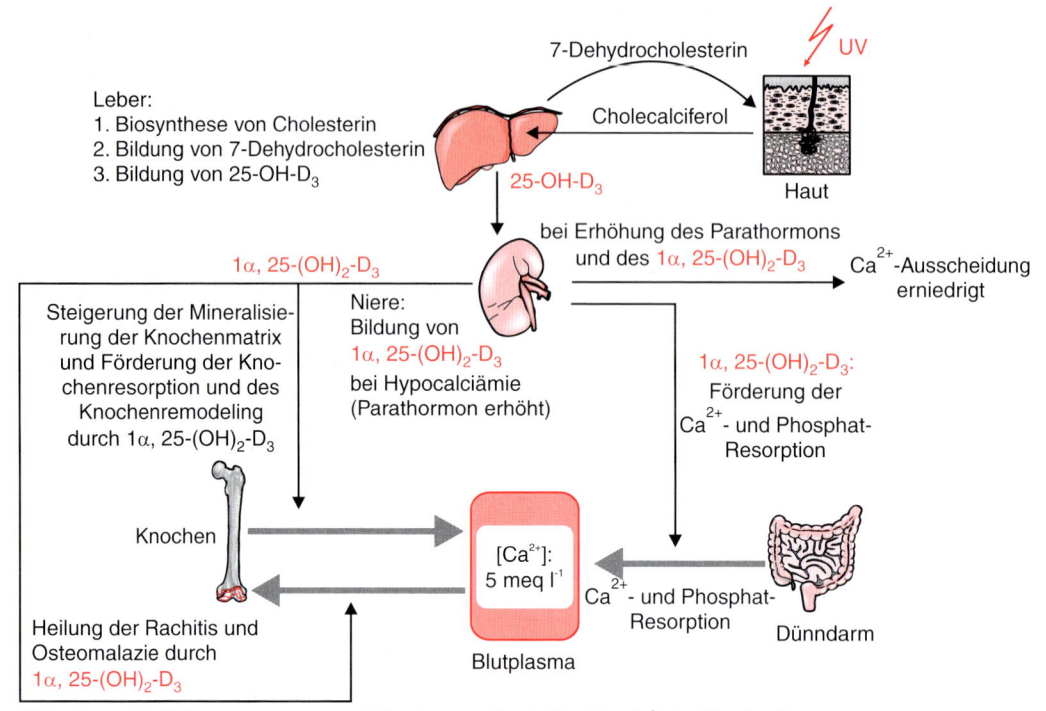

Abb. 30.4: Die Wirkungen von 1α,25-Dihydroxycholecalciferol im Ca^{2+}-Stoffwechsel.

Zusammenfassung der Wirkungen von 1α,25-$(OH)_2$-D, Parathormon und Calcitonin.

1. Eine *Hypocalciämie*, z.B. infolge einer mangelhaften Ca^{2+}-Aufnahme, führt zu einer *Steigerung der Parathormonsekretion*, die eine Erhöhung der 1α,25-$(OH)_2$-D_3-Bildung zur Folge hat. Beide Hormone steigern die *intestinale Ca^{2+}-Resorption*, erhöhen die *Knochenresorption* und hemmen die *renale Ca^{2+}-Ausscheidung*. Im Ergebnis steigt der Ca^{2+}-Spiegel im Blutplasma an (☞ Abb. 30.5)

2. Eine *Hypercalciämie* hat eine Erniedrigung des Parathormonspiegels infolge Hemmung der Parathormonsekretion und dadurch eine Verminderung der 1α,25-$(OH)_2$-D_3-Bildung zur Folge. Renal wird dann inaktives 24,25-$(OH)_2$-D_3 gebildet. Die Hypercalciämie fördert die Sekretion von Calcitonin, das eine verstärkte Calcifizierung der Knochen, eine verminderte Knochenresorption und eine erhöhte Ca^{2+}-Ausscheidung bewirkt.

3. Ein *Vitamin D-Mangel* verursacht eine Steigerung der Ca^{2+}- und Phosphatmobilisierung aus dem Knochen, eine Erniedrigung der Ca^{2+}- und Phosphatresorption im Darm und eine Steigerung der renalen Ca^{2+}- und Phosphatausscheidung. Im Ergebnis führen diese Wirkungen zur Entstehung einer Rachitis bzw. Osteomalazie. Bei einer normalen Versorgung des Organismus mit Vitamin D und Ca^{2+}-Ionen tritt *keine Abnahme* des Ca^{2+}-Gehaltes der Knochen ein

4. Ein *Vitamin D-Überschuß* führt zu einer erhöhten intestinalen Ca^{2+}- und Phosphatresorption und einer gesteigerten Mobilisierung von Knochenmineralien. Die entstehende *Hypercalciämie* und *Hyperphosphatämie* hat Ablagerungen von Calciumphosphat in verschiedenen Organen und Geweben zur Folge, z.B. der Niere und den Gefäßwänden (toxische Wirkungen des Vitamin D). Die bei einem Vitamin D-Überschuß beobachtete Demineralisierung des Knochens ähnelt derjenigen, die bei Vitamin D-Mangel eintritt. Zu einer Überdosierung an Vitamin D (Hypervitaminose D) kann es bei einer falsch verstandenen und übertriebenen Rachitisprophylaxe kommen.

Bedarf an Vitamin D. Die tägliche Zufuhr von etwa 10 µg Vitamin D ist für den wachsenden Organismus sowie für Schwangere und Stillende ausreichend. Beim Erwachsenen genügt wahrscheinlich die endogene Synthese, vorausgesetzt, eine hinreichende Sonneneinstrahlung ist gewährleistet.

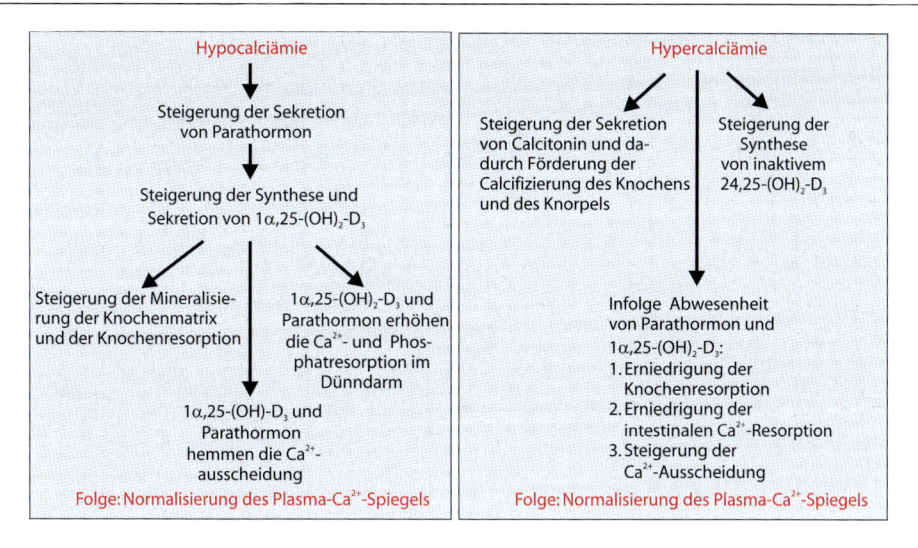

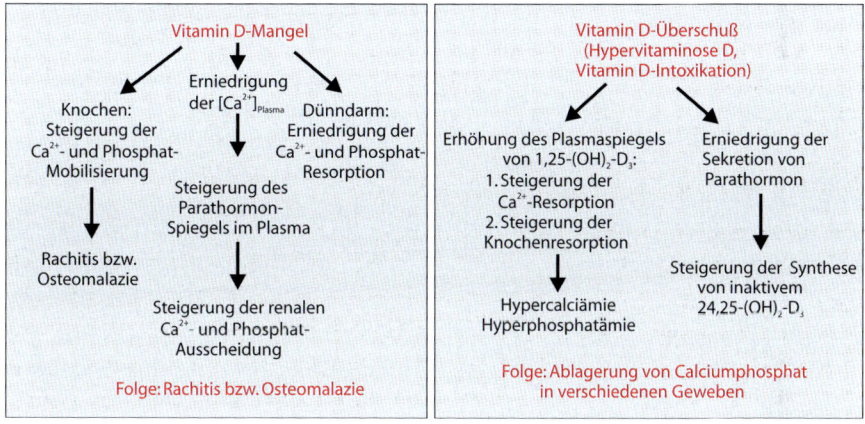

30.3. Vitamin E (Tocopherole)

Chemische Struktur. Das Vitamin E kommt in der Natur in Form von mehreren isomeren Verbindungen vor, die man als α-, β- und δ-Tocopherole bezeichnet. Das biologisch aktivste von ihnen ist das α-Tocopherol. Die Tocopherole leiten sich vom *Chroman* ab und besitzen eine *isoprenartige Seitenkette* (☞ Abb. 30.6). Das α-Tocopherol kann reversibel in das α-Tocopherol-Hydrochinon übergehen (☞ Abb. 30.7).

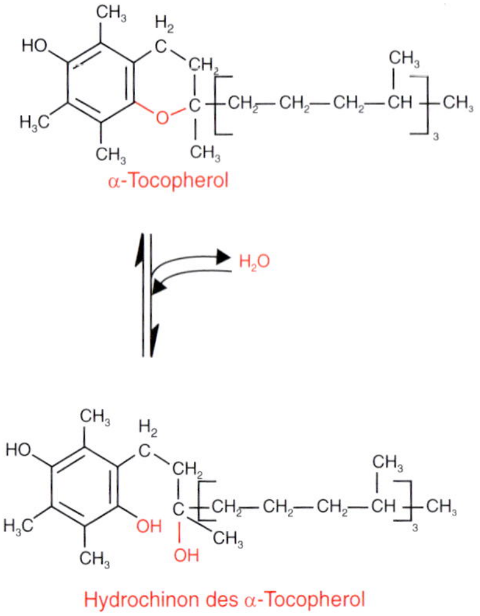

α-Tocopherol

↓ H₂O
↑

Hydrochinon des α-Tocopherol

Abb. 30.7: Die reversible Bildung von α-Tocopherol-Hydrochinon aus α-Tocopherol.

Die Wirkungen von α-Tocopherol als Antioxidans. Die Tocopherole sind lipophile Substanzen, deren intestinale Resorption zusammen mit den Nahrungsfetten unter Mitwirkung von gallensauren Salzen erfolgt. Tocopherole sind *Antioxidantien*, d.h. sie sind in der Lage, Sauerstoffradikale zu beseitigen. Die Antioxidans-Wirkung des Vitamin E ist seine wichtigste biologische Funktion. Damit gehört das Vitamin E zu den Schutzmechanismen des Organismus gegen einen *oxidativen Streß*. Es verhindert die Peroxidation von mehrfach ungesättigten Fettsäuren. Ein *Mangel* an *Vitamin E* verursacht eine Schädigung der Membranlipide, was zu Störungen der Membranfunktionen führen kann. Tocopherole sind in der Lage, Radikalkettenreaktionen zu unterbrechen, wie sie bei der oxidativen Schädigung von mehrfach ungesättigten Fettsäuren in Membranlipiden durch Sauerstoffradikale in Gang kommen können. Dabei reagiert das *α-Tocopherol-Hydrochinon* nichtenzymatisch mit einem organischen *Peroxylradikal*:

ROO· + α-Tocopherol-Hydrochinon
→ ROOH + Tocopherol-O·

Es entsteht dabei ein *organisches Peroxid* und das *Tocopheroxyl-Radikal* (geschrieben Tocopherol-O·), das durch Ascorbat (Vitamin C) oder Glutathion wieder zu α-Tocopherol-Hydrochinon reduziert werden kann (s.u.). Eine Radikalkettenreaktion und ihr Abbruch durch Tocopherol sind in Abb. 30.8A und B dargestellt:

- *Kettenreaktion:*

1. Ein im oxidativen Stoffwechsel gebildetes Radikal, z.B. das *Hydroperoxylradikal HO₂·*, spaltet von einer zwischen zwei Doppelbindungen stehenden Methylengruppe ein H-Radikal (d.i. ein *H-Atom*) ab und wird dadurch zu Wasserstoffperoxid reduziert. Das C-Atom der Methylengruppe wird dadurch zu einem C-Radikal

2. das C-Radikal reagiert mit molekularem Sauerstoff und bildet ein Fettsäureperoxylradikal

3. das *Fettsäureperoxylradikal* zieht von einem anderen C-Atom ein Wasserstoffradikal ab und bildet ein Fettsäureperoxid

4. die Radikalkettenreaktion wird fortgesetzt, indem das in der zweiten Runde entstandene C-Radikal erneut mit molekularem Sauerstoff reagiert und ein zweites *Fettsäureperoxylradikal* bildet.

- *Abbruch der Radikalkettenreaktion durch Tocopherol und Ascorbinsäure:*

5. Das *α-Tocopherol-Hydrochinon* wird durch das *Fettsäureperoxylradikal* zum *Tocopheroxyl-Radikal* umgewandelt, indem vom Tocopherol ein H-Radikal auf das Fettsäureperoxylradikal übertragen und dieses dadurch zu einem organischen Peroxid wird

6. das *Tocopheroxylradikal* wird durch Abspaltung eines H-Radikals von der Ascorbinsäure (Vitamin C) zu α-*Tocopherol-Hydrochinon* zurückverwandelt; aus der Ascorbinsäure entsteht das *Ascorbyl-Radikal*

7. zwei Moleküle des Ascorbylradikals dismutieren zu *Ascorbinsäure* und *Dehydroascorbinsäure*.

Tocopherol und ungesättigte Fettsäuren. Es gibt einen Zusammenhang zwischen dem Vitamin-E-Bedarf und dem Gehalt der Nahrung an mehrfach ungesättigten Fettsäuren. Bei *Vitamin E-Mangel* stellt man eine vermehrte Bildung von *Peroxylradikalen* fest. Daraus schlussfolgert man, daß die Symptome des Vitamin E-Mangels Folgeerscheinungen der Bildung von *Fettsäureperoxylradikalen* sein könnten. Die dadurch eintretende *Schädigung* der *Membranlipide* führt zu einem Verlust der *Membranfluidität* und zu *Membrandysfunktionen*, die durch *Inaktivierung* membrangebundener *Receptoren*, *Unterbrechungen* von *transmembranalen Signalwandlungsketten* und Störungen der *Zell-Zell-Kontakte* zustande kommen. Bei neuronalen Zel-

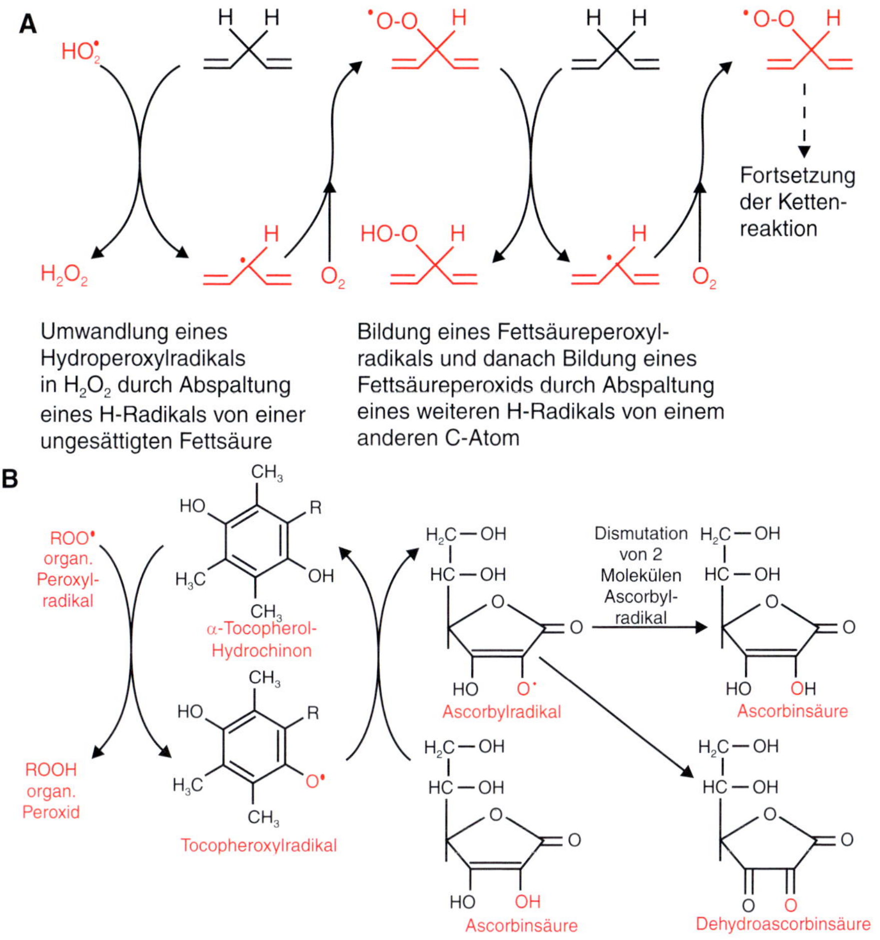

30.3. Vitamin E (Tocopherole)

Abb. 30.8: Eine Radikalkettenreaktion und ihr Abbruch.
A: Die Entstehung eines Fettsäureperoxids in einer mehrfach ungesättigten Fettsäure durch das Hydroperoxylradikal mit einem Fettsäureperoxylradikal als Zwischenprodukt.
B: Abbruch einer Radikalkettenreaktion durch α-Tocopherol und die Rückverwandlung des Tocopheroxylradikals zu α-Tocopherol durch Ascorbinsäure.

len führt ein Vitamin E-Mangel zu einer mangelhaften Myelinisierung der Axone, einer Schädigung der Mitochondrienmembran, einer vermehrten NO-Bildung und zum Zelltod, wie dies durch die *Vitamin E-Mangel-Ataxie* (Beeinträchtigung der Bewegungskoordination) deutlich wird. Bei der durch *Vitamin E-Mangel* hervorgerufenen *Muskelschädigung* tritt ein *Verlust* der Ca^{2+}-Homöostase ein. Dadurch kommt es zur Aktivierung einer Protease, die die dünnen Filamente in der Z-Membran abbaut. Ein schwerer Vitamin E-Mangel führt zu einem starken proteolytischen Abbau des Muskelgewebes (*Muskeldystrophie*) sowie zu einer beträchtlichen *Kreatinausscheidung*.

Ein Vitamin E-Mangel verursacht im Blutplasma einen Anstieg des LDL-Spiegels und erhöht die Anfälligkeit des LDL gegen Oxidation. Dadurch entsteht ein erhöhtes *Arterioskleroserisiko*. Eine Unterversorgung mit Vitamin E verursacht eine Starrheit der Erythrocyten, erhöhte Hämolyse und kann zu einer hämolytischen Anämie, z.B. bei Frühgeborenen, führen. Frühgeborene sind besonders empfindlich gegen einen Vitamin E-Mangel, da sie über keine Vorräte an diesem Vitamin verfügen. Ein Vitamin E-Mangel kann bei ihnen außer zu einer hämolytischen Anämie auch zu einer Plättchendysfunktion und zu einer Retinopathie führen.

Es bestehen Beziehungen zwischen den protektiven Wirkungen des Vitamin E und ähnlichen Wirkungen von Selen. Da die Aminosäure *Selenocystein* Bestandteil der *Glutathionperoxidase* ist und dieses Enzym auch zu dem System der Schutzmechanismen gegen den oxidativen Streß gehört, haben diese Beziehungen eine gemeinsame Basis.

Quellen und Bedarf. Reich an Vitamin E sind Weizenkeime, Vollkornbrot und andere Getreidearten. Auch in Nüssen und in verschiedenen Gemüsearten kommt Vitamin E vor. Der tägliche Bedarf des Menschen wird auf etwa 30 mg geschätzt. Er kann bei vernünftiger und abwechslungsreicher Nahrung auch gedeckt werden. Es besteht eine Abhängigkeit der erforderlichen Vitamin E-Zufuhr von der Aufnahme an hochungesättigten Fettsäuren. Da diese Fettsäuren leicht Peroxylradikale bilden, steigt bei einem höheren Gehalt der Nahrung an solchen Fettsäuren auch der Vitamin E-Bedarf an. Das Vitamin E ist das am wenigsten toxisch wirkende fettlösliche Vitamin. Die tolerierbare obere Aufnahmemenge liegt bei etwa 600-1000 mg pro Tag.

30.4. Vitamin K

Chemische Struktur. Vitamin K ist der Sammelname einer Familie von Verbindungen, die das *2-Methyl-1,4-naphthochinon* als Grundkörper haben, sich aber in den an das C-Atom 3 gebundenen Seitenketten unterscheiden. Die Methylgruppe in 2-Stellung des Naphthochinons ist unentbehrlich für die Funktion des Vitamins. Die Muttersubstanz der K-Vitamine ist das in der Natur nicht vorkommende *Vitamin* K_3 (*Menadion*) (☞ Abb. 30.9). Dieses wird synthetisch hergestellt und dient der Tierernährung. Für die Ernährung des Menschen wird es weder für diätetische noch für therapeutische Zwecke eingesetzt. Für den *Menschen* ist

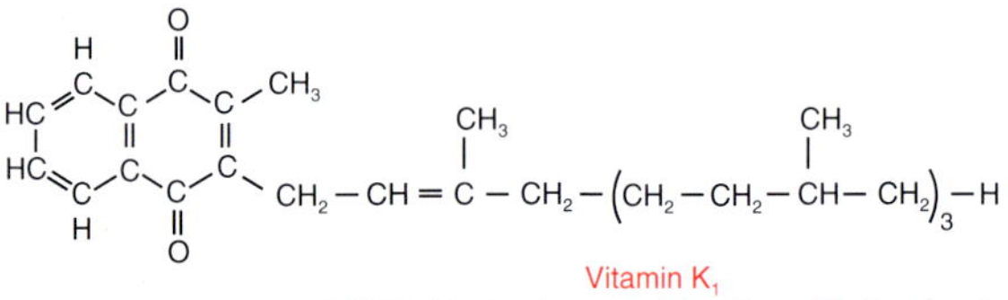

Vitamin K_1
(2-Methyl-3-phytyl-1,4-naphthochinon; Phyllochinon)

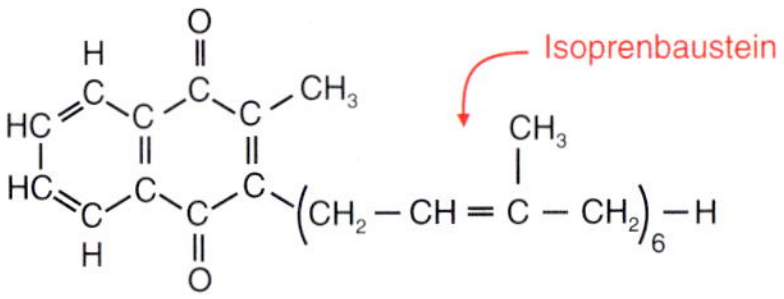

Vitamin K_2
(2-Methyl-3-difarnesyl-1,4-naphthochinon)

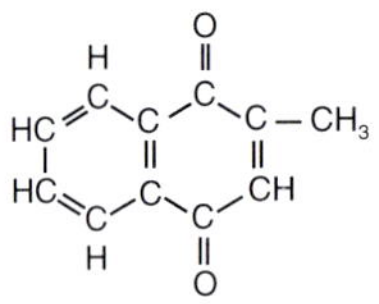

Vitamin K_3
(2-Methyl-1,4-naphthochinon; Menadion)

Antikoagulantien

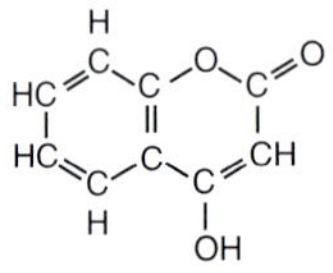

4-Hydroxycumarin

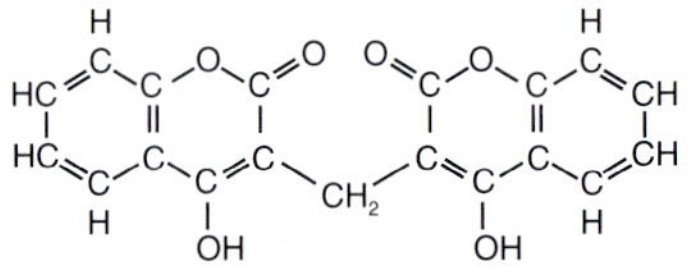

Dicumarol

Abb. 30.9: Strukturen der verschiedenen Formen von Vitamin K und seiner Antagonisten 4-Hydroxycumarin und Dicumarol.

das wichtigste Vitamin K das pflanzliche *Phyllochinon* (*Vitamin K₁*). Dieses trägt an seinem C-Atom 3 einen *Phytylrest* (*Phytyl* ist eine einwertige, aus 20 C-Atomen bestehende Alkylgruppe, die sich von dem Alkohol *Phytol* durch den Verlust der OH-Gruppe ableitet). Phyllochinon kommt in den Chloroplasten vor und dient als Elektronenacceptor im Photosynthesesystem. Dies erklärt die starke Korrelation zwischen dem Chlorophyll- und Phyllochinongehalt der pflanzlichen Nahrungsmittel. Die *Menachinone* (abgel. von **Methylnaphthochinon**), deren Vertreter als *Vitamin K₂* bezeichnet werden, sind bakterielle Produkte, die einen *Polyprenylrest* tragen. Darunter versteht man eine aus mehreren Isopreneinheiten (n<13) bestehende *einwertige Alkylgruppe*. Die von den Darmbakterien produzierten Menachinone tragen zur Versorgung des Menschen mit Vitamin K bei.

Vorkommen und Wirkungen des Vitamins K. Die Leber besitzt ein gewisses Vitamin K-Depot. Dieses besteht vorrangig aus Menachinonen, die sieben bis zehn Isopreneinheiten enthalten. Die Speicherkapazität der Leber für Phyllochinon hingegen ist begrenzt. Letzteres findet man vorzugsweise im Blutplasma und im Knochen. Wie in Kap. 21. ausgeführt ist, ist das Vitamin K der *Cofaktor* einer *Carboxylase* ("γ-Carboxylase"), die in der Leber die *postranslationale γ Carboxylierung* von Glutamylresten des *Prothrombins*, der *Gerinnungsfaktoren VII, IX* und *X* sowie der *Proteine C* und *S* katalysiert. Da die Wirkung des Vitamin K auf der Struktur des 2-Methyl-1,4-naphthochinons beruht, sind alle genannten Vitamin K-Formen als Cofaktoren der γ-Carboxylase wirksam. Durch die γ-Carboxylase entstehen an den carboxylierten Glutamylresten zwei nahe beieinander stehende COO⁻-Gruppen, die ideale Bindungsplätze für Ca^{2+}-Ionen darstellen und für die Aktivierbarkeit der genannten Blutgerinnungsfaktoren durch Ca^{2+}-Ionen notwendig sind. Auch andere Proteine werden Vitamin K-abhängig carboxyliert. Gegenwärtig sind zwölf derartige Proteine bekannt (☞ Kap. 27.).

Im Vordergrund der Vitamin K-Versorgung des Menschen steht das *Vitamin K₁* (Phyllochinon). Die Vitamin K₁-Cofaktorform der Carboxylase, das Vitamin K₁-Hydrochinon, entsteht durch dessen NAD(P)H-abhängige Reduktion (☞ Abb. 21.39). Für die Klinik sind Vitamin K-Antagonisten mit antikoagulatorischer Wirkung von Bedeutung, z.B. *4-Hydroxycumarin* und *Dicumarol* (☞ Abb. 30.9).

Mangelerscheinungen. Beim Menschen tritt ein Vitamin K-Mangel als Folge einer Mangel- oder Fehlernährung kaum auf, da die Mikroflora des Darmes beträchtliche Mengen dieses Vitamins produziert und es in den pflanzlichen Nahrungsmitteln in ausreichenden Mengen vorkommt. Da aber zur Vitamin K-Resorption infolge seiner Fettlöslichkeit Gallenflüssigkeit erforderlich ist, können Vitaminmangelerscheinungen trotz ausreichender Zufuhr und enteraler Bildung des Vitamins bei Störungen im Gallenfluß oder bei anderen Störungen der Fettverdauung und Fettresorption eintreten. So kann ein Verschlußikterus zum Auftreten einer Vitamin K-Hypovitaminose führen. Ein solcher Zustand ist durch eine erhöhte Blutungsbereitschaft (*hämorrhagische Diathese*) gekennzeichnet. Ähnliches gilt auch für eine Atrophie oder Schädigung der Darmschleimhaut. Beim brusternährten Säugling entwickelt sich während der ersten Tage nach der Geburt ein alimentärer Vitamin K-Mangel mit ausgeprägter *Hypothrombinämie*, da der Säugling nur über eine kleine Vitamin K-Reserve verfügt und die Muttermilch nur wenig Vitamin K enthält. Auch ist die Darmflora des Säuglings noch nicht so entwickelt, daß sie ausreichende Vitamin K-Mengen produzieren würde.

Quellen und Bedarf. Phyllochinon kommt reichlich in pflanzlichen Nahrungsmitteln vor. Der genaue Bedarf des Menschen ist auf Grund der enteralen Synthese des Vitamins nicht bekannt.

30.5. Vitamin C (L-Ascorbat)

Chemische Struktur. Vitamin C oder L-Ascorbinsäure (Salze: Ascorbate) ist das Lacton einer ungesättigten Hexonsäure (☞ Abb. 30.10). Ihre Säurenatur rührt von der Endiolstruktur her. L-Ascorbinsäure hat stark reduzierende Eigenschaften. Dabei geht es in einer reversiblen Reaktion in L-Dehydroascorbinsäure über (☞ Abb. 30.11).

L-Ascorbat

(Vitamin C; in der Ascorbinsäure befindet sich anstelle des O⁻ eine OH-Gruppe)

Abb. 30.10: Struktur von L-Ascorbat (Vitamin C; die zweite Dissoziationsstufe der Ascorbinsäure liegt im stark basischen pH-Bereich).

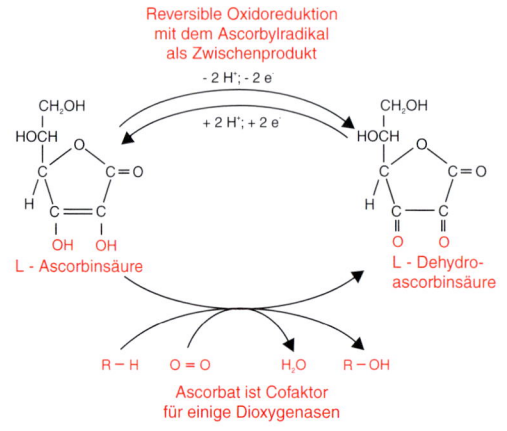

Abb. 30.11: Wirkungsweise der Ascorbinsäure: 1. Reversible Oxidoreduktion; 2. Hydroxylierung eines Substrates durch eine Hydroxylase unter O_2-Verbrauch und Wasserbildung (allgemeines Reaktionsschema).

Mangelerscheinungen. Primär verursacht ein Vitamin C-Mangel eine ungenügende Bildung der Knochenmatrix, vorwiegend als Folge der Cofaktorfunktion des Ascorbates für die Synthese von Kollagen (*mangelhafte Hydroxylierung von kollagengebundenem Prolin und Lysin*) (☞ Kap. 27.). Bei Mangel an Vitamin C wird das Kollagen brüchig, so daß das kollagenhaltige Bindegewebe sowie Knochen, Dentin und Gefäßwände Schädigungen aufweisen. Die *Vitamin C-Avitaminose* aller Vitamin C-abhängigen Säugerspecies (Primaten und Meerschweinchen [infolge des Fehlens der im Syntheseweg der Ascorbinsäure liegenden L-Gulonolactonoxidase]) ist der *Skorbut*. Dieser äußert sich in Blutungen von Haut, Gelenken, inneren Organen, Gingiva und Knochenhaut sowie in Störungen der Beschaffenheit und der Entwicklung des Bindegewebes (Schwellung und Wucherung der Gingiva und des Parodontiums, Ausfallen der Zähne und Störungen der Verknöcherung im Bereich der Knorpel-Knochengrenze). Knochenbrüche und andere Knochenverletzungen unterliegen dann keiner oder einer nur mangelhaften Heilung. Die Röhrenknochen werden dünn und brüchig. Unspezifische Frühsymptome eines Vitamin C-Mangels sind Appetitlosigkeit, Schwäche, Beeinträchtigung des Wachstums, Schweregefühl in den unteren Extremitäten und erhöhte Infektionsneigung. Der kindliche Skorbut (*Möller-Barlowsche Krankheit*) ist durch ausgeprägte Knochenveränderungen gekennzeichnet (skorbutischer Rosenkranz, Frakturen der Metaphysen, Anämie als Folge der Verdrängung des blutbildenden Knochenmarks durch Wucherung unreifer Osteoblasten).

Funktionen von Ascorbat im Stoffwechsel. Dem Ascorbat lassen sich zwei Hauptfunktionen zuordnen:

1. *Antioxidanswirkung*: Ascorbat spielt eine wichtige Rolle als Fänger von *Sauerstoffradikalen* und schützt dadurch die Zellen und Gewebe vor oxidativen Schäden. Die antioxidative Wirkung des Ascorbates tritt deutlich bei der *Unterbrechung der Peroxylradikalkettenreaktion* hervor, die man bei mehrfach ungesättigten Fettsäuren als Folge eines oxidativen Streß beobachtet und die rasch zur Peroxidation und Zerstörung der als Membrankomponenten wirkenden und in Signaltransduktionsvorgängen eingebundenen, mehrfach ungesättigten Fettsäuren führt (☞ Abb. 30.8B). Hier wirkt Vitamin C zusammen mit dem Vitamin E. Dem Ascorbat wird in der Augenlinse und der Cornea eine besondere Schutzwirkung als Antioxidans gegen schädigende Einflüsse der Sonnenstrahlen zugeschrieben.

2. *Mitwirkung bei Hydroxylierungsreaktionen*: Ascorbinsäure bildet mit Dehydroascorbinsäure ein Redoxsystem, das bei Hydroxylierungsreaktionen als Elektronendonor fungiert (☞ Abb. 30.11):

- Hydroxylierung von Dopamin zu Noradrenalin durch die Cu-haltige Dopamin-β-Hydroxylase
- Hydroxylierung von Tyrosin durch die Tyrosinase
- Bildung von Homogentisat beim Abbau von Tyrosin

- cotranslationale Hydroxylierung von Lysyl- und Prolylresten (☞ Abb. 27.4)
- Hydroxylierung von ε-N-Trimethyllysin und γ-Butyrobetain (zwei Schritte in der Biosynthese von Carnitin) durch zwei Dioxygenasen; bei Vitamin C-Mangel ist infolge mangelhafter Carnitinbiosynthese die β-Oxidation der Fettsäuren beeinträchtigt (☞ Kap. 17.)
- Umwandlung von Tryptophan zu Serotonin.

Als Reduktionsmittel hält Ascorbat Fe^{2+}- und Cu^+-Ionen in zahlreichen Enzymen in ihren reduzierten Zuständen. In dieser Eigenschaft wirkt es auch fördernd auf die intestinale Eisenresorption, in dem es Fe^{3+}- zu Fe^{2+}-Ionen reduziert.

Vitamin C im Organismus. Der Mensch enthält bei einer täglichen Zufuhr von 100 mg Ascorbat etwa 3,5 g dieses Vitamins. Diese sind auf verschiedene Gewebe und Organe verteilt. Besonders reich an Vitamin C sind Nebennierenrinde, Hypophyse, Thymus und Leukocyten. Im Blutplasma beträgt die normale Ascorbatkonzentration etwa 60 µmol l^{-1}. Die Ascorbatausscheidung im Harn des Menschen ist normalerweise niedrig. Überschüssig aufgenommenes Vitamin C wird im Organismus nicht wesentlich gespeichert, sondern im Harn ausgeschieden. Auf dieser Tatsache beruht der *Vitamin C-Sättigungstest*, bei dem nach oraler Aufnahme von 1 g Ascorbat die Ascorbatausscheidung im Harn bestimmt wird. Ist der Organismus ausreichend mit Vitamin C versorgt, dann werden etwa 80 % des aufgenommenen Ascorbats im Harn ausgeschieden, bei suboptimaler Versorgung mit Ascorbat weniger. Man erkennt eine solche Situation auch an einem verminderten Ascorbatgehalt der weißen Blutkörperchen. Einen Teil des aufgenommenen Ascorbates baut der menschliche Organismus zu Oxalsäure und weiteren Produkten ab. Eine Hypervitaminose für Ascorbat gibt es beim Menschen nicht, weil überschüssiges Vitamin leicht ausgeschieden wird und die Resorptionsgeschwindigkeit des Vitamins im Darm begrenzt ist. Bei Einzeldosen von 200 mg Ascorbinsäure werden nur etwa 70 % resorbiert.

Die Aufnahme von L-Ascorbat in die Zellen erfolgt durch spezifische Transportmoleküle. L-Ascorbat wird aus der extrazellulären Flüssigkeit durch einen Na^+-abhängigen Transportmechanismus in die Körperzellen aufgenommen. Es gibt zwei verschiedene Transportproteine für L-Ascorbat, SVCT1 und SVCT2 (Abk. von **s**odium-**d**ependent **v**itamin **C** **t**ransporter), die den Na^+-Gradienten zwischen dem extrazellulären und dem intrazellulären Raum energetisch zur intrazellulären Akkumulation von L-Ascorbat nutzen. SVCT1 findet man vorwiegend in epithelialen Systemen und in der Leber, SVCT2 im Gehirn und im Auge. SVCT1 ist im Dünndarm für die Na^+-abhängige Ascorbatresorption verantwortlich. Auch einige der plasmamembranständigen Glucosetransporter, z.B. GLUT1, sind in der Lage, Ascorbat aus dem Blut in die Zellen, z.B. in Endothelzellen, zu transportieren. Möglicherweise spielt GLUT1 beim Transport von Dehydroascorbat durch die Blut-Gehirn-Schranke eine wichtige Rolle, da die Kapillarendothelien weder SVCT1 noch SVCT2 exprimieren. Im Gehirn wird das Dehydroascorbat durch die Dehydroascorbatreductase wieder reduziert und als Ascorbat festgehalten.

Bedarf an Vitamin C. Der tägliche Bedarf eines erwachsenen Menschen an Ascorbat beträgt 80 bis 100 mg. Ziemlich objektiv kann der Versorgungsgrad eines Menschen mit Ascorbat durch Bestimmung des Ascorbatplasmaspiegels und durch den Sättigungstest ermittelt werden. Zur Verhinderung von Krankheitserscheinungen ist bereits die Aufnahme von etwa 20 mg Vitamin C pro Tag ausreichend. Aus diesem Grund muß man zwischen einer minimalen und einer optimalen Vitamin C-Zufuhr unterscheiden. Der Vitamin C-Bedarf ist keine feststehende Größe, sondern hängt von der Nahrungszusammensetzung, dem Vorliegen von Krankheiten, dem Lebensalter u.a. Faktoren ab. Bei *Schwangerschaft* und *Lactation* sowie bei körperlicher Belastung und bei Sportlern liegt ein erhöhter Vitamin C-Bedarf vor, der sich dann auf etwa 100-120 mg/Tag, jedoch kaum darüber, erstreckt. Auch bei Infektionskrankheiten (Tuberkulose, Pneumonie, Diphtherie u.a.) und bei *Wundheilungsvorgängen* ist eine höhere Vitamin C-Aufnahme erforderlich. Objektiv zeigt sich das an einem Absinken des Vitamin C-Spiegels im Blutplasma. Einen gewissen Wert als Schutz vor Erkältungskrankheiten haben prophylaktische Gaben von Vitamin C in Form eines Vitamin C-Stoßes. Raucher brauchen mehr Vitamin C als Nichtraucher.

Quellen des Vitamins C in der Nahrung. Vitamin C-reich sind Gemüsearten (Rosenkohl, Paprika, Grünkohl) und verschiedene Obstsorten, vor allem schwarze Johannisbeeren, Erdbeeren, Orangen und Zitronen. Von besonderer ernährungsphysiologischer Bedeutung ist der Vitamin C-Gehalt der Kartoffeln. In tiefgefrostetem Gemüse und Obst ist das Vitamin C sehr stabil.

30.6. Der Vitamin B-Komplex

Im Vitamin-B-Komplex ist eine Gruppe von wasserlöslichen Vitaminen zusammengefaßt, die als Bestandteile von *Coenzymen* hochspezifische Stoffwechselfunktionen erfüllen: *Thiamin, Riboflavin, Niacin, Pyridoxin, Cobalamin, Folsäure, Biotin* und *Pantothensäure*.

30.6.1. Thiamin (Vitamin B_1)

Chemische Struktur. Das *Thiamin* ist aus *2-Methyl-6-amino-pyrimidin* und *4-Methyl-5-hydroxyethyl-thiazol* aufgebaut, die über eine CH_2-Gruppe verbunden sind (☞ Abb. 30.12).

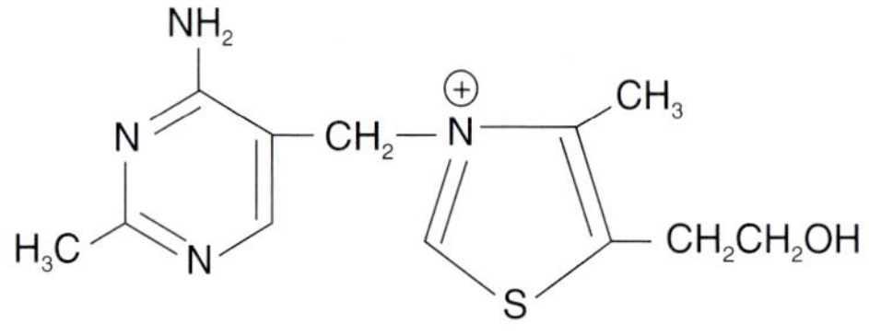

Abb. 30.12: Struktur des Thiamins.

Biochemische Funktionen und Stoffwechsel des Thiamins. Thiamin ist Bestandteil des *Thiaminpyrophosphates*, welches als Coenzym der Pyruvat- und α-Ketoglutaratdehydrogenase, der Transketolase und der Verzweigtketten-α-Ketosäure-Dehydrogenase wirkt. Da das Zentralnervensystem auf die Zufuhr von Glucose als Energiequelle angewiesen ist und Pyruvat und α-Ketoglutarat obligate Zwischenprodukte des aeroben Glucoseabbaues sind, wird dessen besondere Empfindlichkeit gegen Thiaminmangel verständlich. Bei Thiaminmangel kommt es zu einem Anstieg des Pyruvatspiegels im Blut. Als wertvoll für die frühzeitige Auffindung eines Thiaminmangels vor der Ausbildung schwerer Mangelsymptome hat sich die Bestimmung der *Transketolaseaktivität* in *Erythrocyten* erwiesen.

Mangelerscheinungen. Die klassische Avitaminose des Vitamins B_1 ist die *BeriBeri* (Verdopplung von singhalesisch "beri" Schwäche), die bei einseitigem Verzehr von poliertem Reis entsteht. Besonders schwer sind bei dieser Erkrankung das Nervensystem und die Muskulatur betroffen. Erste Anzeichen sind Schwellungen in den Füßen und Beinen, gefolgt von einer zunehmenden Unempfindlichkeit der Haut im Bereich des Unterkörpers und der Beine, Lähmungen der Gliedmaßen sowie Muskelatrophie und Störungen der Herztätigkeit. Es tritt eine Degeneration des peripheren und zentralen Nervensystems ein, die zu *mentaler Verwirrung, Beeinträchtigung der Bewegungskoordination* und *Augenmuskellähmung* (Ophthalmoplegia) führt. Diese Kombination von Symptomen wird als *Wernicke-Korsakoff-Syndrom* bezeichnet und wird oft bei *chronischen Alkoholikern* gefunden.

Vorkommen und Bedarf des Menschen. Thiamin ist weit verbreitet und findet sich in pflanzlichen und tierischen Nahrungsmitteln. Besonders ist es im Getreide (Roggen, Weizen), in Hülsenfrüchten und in verschiedenen Fleischsorten vertreten. Man beachte, daß niedrig ausgemahlenes Weizenmehl, wie es für Kuchen und Weißgebäck benutzt wird, thiaminarm ist. *Vollkornbrot* hingegen ist ein guter *Thiaminlieferant*. Infolge der Bedeutung des Vitamins im Kohlenhydratstoffwechsel ist der Bedarf des Menschen an diesem Vitamin vom Anteil der Kohlenhydrate in der Nahrung abhängig. Eine hohe Kohlenhydratzufuhr hat einen gesteigerten Thiaminbedarf zur Folge. Der Bedarf steigt auch mit zunehmender körperlicher Tätigkeit an. Man rechnet mit einer notwendigen Thiaminzufuhr von etwa 100 µg Thiamin pro 100 g Nahrung bei einem durchschnittlichen Kohlenhydratanteil von 60 %. Zur Deckung des Tagesbedarfes wird die Aufnahme von 1,5 bis 2 mg Thiamin empfohlen.

30.6.2. Riboflavin (Vitamin B_2)

Chemische Struktur. Riboflavin hat eine gelbe Farbe und besteht aus *Dimethylisoalloxazin* und *Ribitol*. Es ist *6,7-Dimethyl-9-ribitylisoalloxazin* (☞ Abb. 30.13).

30.6.3. Die Niacingruppe

Chemische Struktur. Zur Niacingruppe gehören *Nicotinsäure* und *Nicotinsäureamid*, die als Vitamine in gleichem Maß wirksam sind (☞ Abb. 30.14).

Abb. 30.13: Struktur des Riboflavins.

Biochemische Funktionen. Riboflavin ist Baustein von *Flavinmononucleotid* (FMN) und *Flavin-adenin-dinucleotid* (FAD) (Formeln in Abb. 4.16), die die *prosthetischen Gruppen* der wasserstoffübertragenden *Flavinenzyme* sind und eine zentrale Rolle in der *biologischen Oxidation* und *Energiegewinnung* spielen (☞ Kap. 15.).

Mangelerscheinungen. Riboflavinmangel äußert sich in Entzündungen der Mundschleimhaut, der Lippen und der Zunge sowie in einer Dermatitis, die vor allem die Mundwinkel und die Hautpartien um Nase und Mund sowie um den Hoden betrifft. An der übrigen Haut beobachtet man eine Hyperkeratose und an den Augen Lid- und Bindehautentzündungen. In den Organen und Geweben kommt es zu einer Abnahme des Flavinnucleotidgehaltes und zu einer Aktivitätsverminderung der Flavinenzyme. Dies betrifft bei *Riboflavinmangel* auch die *Glutathionreductase* der Erythrocyten, deren Aktivitätsbestimmung Auskunft über das Ausmaß eines *Riboflavinmangelzustandes* gibt. Beim Menschen ist ein isolierter Riboflavinmangel selten, man findet ihn aber oft als Begleiterscheinung allgemeiner *Eiweißmangelzustände* und in Verbindung mit einem Mangel an anderen B-Vitaminen, insbesondere von Thiamin, Niacin und Pyridoxin. Dies ist z.B. bei chronischen Alkoholikern der Fall.

Vorkommen und Bedarf: Riboflavinhaltige Nahrungsmittel sind Leber, Käse, Milch, Quark, Fleisch, Hülsenfrüchte u. a. Der tägliche Riboflavinbedarf wird auf etwa 1-2 mg geschätzt.

Abb. 30.14: Die Niacingruppe.

Biochemische Funktionen und Stoffwechsel des Niacins. Das Vitamin ist der wirksame Bestandteil von NAD^+ und $NADP^+$ (Formeln in Abb. 4.15) Die Ausscheidung des Niacins erfolgt nach vorhergehender Methylierung, teilweise auch nach Oxidation des Methylierungsproduktes. Hauptausscheidungsprodukt ist das N-Methylnicotinsäureamid (*Trigonellinamid*) (☞ Abb. 30.15).

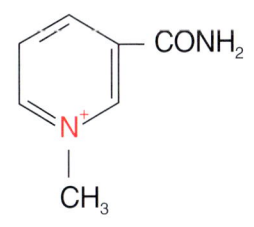

Abb. 30.15: Trigonellinamid ist ein Abbau- und Ausscheidungsprodukt des Nicotinsäureamids.

Mangelerscheinungen. Ein Niacinmangel ruft beim Menschen die *Pellagra* hervor. Zu den ersten Anzeichen der Krankheit gehören Müdigkeit, Schwäche, Verdauungsstörungen und Appetitlosigkeit sowie eine Entzündung der Zunge (Glossitis). Es folgen Dermatitis, Diarrhoe und Demenz ("*Drei-D-Krankheit*"). Zu den geistigen Störungen gehören erhöhte Reizbarkeit, Kopfschmerzen, Gedächtnisschwund und Schlaflosigkeit. Die typischen Hautveränderungen der Pellagra (Pellagra bedeutet "rauhe Haut") treten symmetrisch an Körperstellen auf, die der Sonnenbestrahlung ausgesetzt sind bzw. ständig mechanisch beansprucht werden (Knie, Ellenbogen). Die Haut weist eine verstärkte *Photosensibilität* auf. Die neurologischen Zeichen sind auf eine Degeneration des Nervensystems zurückzuführen. Im Blut ist der Niacinspiegel erniedrigt. Auch das Auftreten einer Anämie wurde beobachtet. Chronische Alkoholiker weisen oft einen Niacinmangel mit Pellagrasymptomen (Anämie, Veränderungen in Magen und Leber) auf. Man kann die Pellagra durch Verabreichung von Tryptophan heilen, d.h. Tryptophan kann Niacin in der Nahrung ersetzen. In der Leber wird ein Teil des aufgenommenen Tryptophans in Niacin umgewandelt, das zur Synthese von NAD^+ und $NADP^+$ dient. Zur Bildung von 1 mg Niacin werden 60 mg Tryptophan gebraucht. Man beachte, daß Tryptophan selbst eine unentbehrliche Aminosäure ist und dem Menschen mit der Nahrung zugeführt werden muß. Eine tryptophanarme (z.B. maisreiche) Kost führt leicht zu einem Niacinmangel. Wesentlich ist, daß in der Praxis meist nicht ein reiner Niacinmangel vorliegt, sondern im Zusammenhang mit einer allgemeinen Unterernährung eine *Polyavitaminose* bestehen kann, bei der außer einem Niacinmangel auch ein Mangel an Riboflavin, Pyridoxin u. a. Vitaminen vorliegt.

Vorkommen und Bedarf des Menschen. Gute Niacinquellen sind Karottensaft, Leber, Fleisch, Nieren, Fisch, Erdnüsse und andere Leguminosen sowie Weizenvollmehl. Für Männer wird der tägliche Bedarf auf 12-18 mg, für Frauen auf 10-15 mg und für Kinder auf 5-12 mg geschätzt.

30.6.4. Pyridoxin (Vitamin B$_6$)

Chemische Struktur. *Pyridoxin* (Vitamin B$_6$) repräsentiert eine Gruppe von drei eng verwandten Vitaminen, die sich vom *Pyridin* ableiten und im Stoffwechsel des Menschen leicht ineinander umwandelbar sind: *Pyridoxol*, *Pyridoxal* und *Pyridoxamin* (☞ Abb. 30.16).

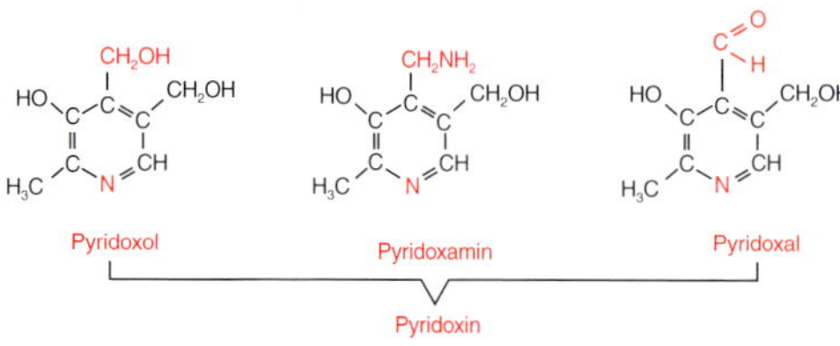

Abb. 30.16: Die Pyridoxingruppe.

Biochemische Funktionen und Stoffwechsel des Pyridoxins. Die drei Vertreter der Pyridoxingruppe werden nach ihrer Aufnahme in den Organismus in *Pyridoxalphosphat* umgewandelt, das als Coenzym eine zentrale Rolle im Aminosäurestoffwechsel spielt (Formel in Abb. 18.17). Das *Pyridoxalphosphat* ist für die Synthese, den Abbau und die gegenseitige Umwandlung von *Aminosäuren* unentbehrlich und ist Coenzym der *Transaminasen, Aminosäuredecarboxylasen, Aminosäuredehydratasen* sowie der *Kynureninase, Cystathionsynthase* und *Threoninaldolase*. Pyridoxalphosphat ist auch erforderlich für die *Porphyrinsynthese* und für die Synthese bestimmter *Neurotransmitter* (Serotonin und Noradrenalin) sowie für die Synthese von *Sphingolipiden*, die für die *Myelinbildung* gebraucht werden. Da das Pyridoxalphosphat für die Bildung von Nicotinsäureamid aus Tryptophan erforderlich ist, kann ein Mangel an Pyridoxin auch zu einem Niacinmangel führen. Pyridoxalphosphat kommt festgebunden in der *Glycogenphosphorylase* vor, wo es deren hydrolytische Wirkung auf das Glycogen verhindert und ihre phosphorolytische Wirkungsweise gewährleistet. Die Vielfalt der Pyridoxinwirkungen im intermediären Stoffwechsel macht die Mannigfaltigkeit der Ausfallserscheinungen bei dessen Mangel verständlich.

Mangelerscheinungen. Bei einseitig ernährten Säuglingen sind pathologische Zustände beschrieben worden, die sich in Schüttelkrämpfen äußern und sich durch kleine Gaben von Pyridoxin innerhalb kurzer Zeit beheben lassen. Säuglinge und Kleinkinder scheinen gegen Pyridoxinmangel besonders empfindlich zu sein. Bei Erwachsenen kann ein milder Pyridoxinmangel zu Gereiztheit, Nervosität und Depression, ein schwerer Mangel zu einer peripheren Neuropathie und, wie bei Säuglingen, ebenfalls zu Krämpfen führen. Schließlich können bei einem Pyridoxinmangel auch eine *sideroblastische mikrocytäre Anämie* (☞ Kap. 20.) und eine *Hyperhomocysteinämie* als Risikofaktor für die Entstehung einer Arteriosklerose auftreten (☞ Kap. 17.). Eine *Hypovitaminose* an Pyridoxin läßt sich an Hand der Ausscheidung bestimmter Metabolite des Tryptophanabbaues diagnostizieren. Ein Tryptophanbelastungstest ist ein empfindlicher Indikator für den Pyridoxinstatus eines Patienten.

Vorkommen und Bedarf des Menschen. Pyridoxin kommt in vielen pflanzlichen und tierischen Nahrungsmitteln vor, z.B. im Weizenvollkornbrot, Fleisch, Leber, Hering und Rosenkohl. Der tägliche Bedarf wird auf etwa 1,5-2 mg geschätzt. Bei vielseitiger und abwechslungsreicher Ernährung ist die notwendige Zufuhr auch sichergestellt. Der Pyridoxinbedarf nimmt mit steigender Proteinzufuhr zu und ist bei körperlicher Belastung und in der Wachstumsphase vergrößert.

30.6.5. Cobalamin (Vitamin B_{12})

Chemische Struktur. Das chemische Grundgerüst des Cobalamins ist das *Corrin*. Dieses besteht aus vier Pyrrolringen, die um ein zentrales Kobaltion herum gelagert sind (☞ Abb. 30.17). Corrin ähnelt dem Porphin, jedoch sind in ihm die vier Pyrrole nur über *drei Methinbrücken* untereinander verbunden. Die Ringe A und D binden direkt aneinander. Das Corrin ist stärker als das Porphyrin reduziert und trägt andere Seitenketten als dieses. Die *drei Acetat-* und *drei Propionatseitenketten* liegen als *Säureamide* vor. An eine weitere Propionatseitenkette ist ein *Aminoisopropanolrest* säureamidartig gebunden, der über einen *Phosphorsäurediester* mit *Dimethylbenzimidazolribosid* verbunden ist. Eines der N-Atome des Dimethylbenzimidazols ist an das zentrale Co-Ion koordinativ gebunden. Das Kobalt hat die Koordinationszahl sechs. Vier Koordinationsstellen davon werden vom Corrinring betätigt, während die 5. vom Dimethylbenzimidazol eingenommen wird. Der 6. Ligand ist beim freien Vitamin B_{12} entweder Cl^- ("Chlorocobalamin") oder CN^- ("Cyanocobalamin"), kann aber auch eine Methylgruppe sein.

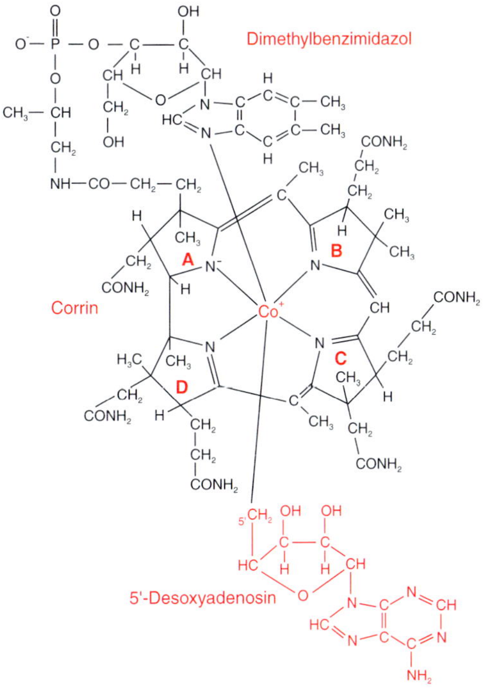

Abb. 30.17: Die Struktur der Coenzymform des Vitamin B_{12} (Coenzym B_{12}; 5'-Desoxyadenosylcobalamin).

Coenzymform von Cobalamin. Das Kobalt kann im Vitamin B_{12} einwertig (Co^+), zweiwertig (Co^{2+}) oder dreiwertig (Co^{3+}) sein. Die Anionen Cl^- bzw. CN^- besetzen den 6. Koordinationsplatz in der Co^{3+}-Form ("Vitamin B_{12a}"). Co^{3+} wird zu Co^{2+} ("Vitamin B_{12r}") und dieses zu Co^+ ("Vitamin B_{12s}") jeweils durch ein Flavinenzym reduziert. Elektronenlieferant ist bei jedem Schritt NADH:

$$\text{Vitamin } B_{12a}(Co^{3+}) \rightarrow \text{Vitamin } B_{12r}(Co^{2+})$$
$$\rightarrow \text{Vitamin } B_{12s}(Co^+)$$

In der Coenzymform des Vitamins B_{12} (*Cobalamincoenzym* oder *Coenzym B_{12}*) nimmt ein 5'-Desoxyadenosylrest die Stelle des Anions ein und sättigt damit die 6. Koordinationsstelle des Kobalts ab (☞ Abb. 30.17).

Das Coenzym B_{12} wird aus Vitamin B_{12s} (Co^+) mittels ATP gebildet. Hierzu greift das Co^+-Ion die 5'-Methylengruppe der Ribose des ATP an, spaltet in einer bemerkenswerten Reaktion *Triphosphat* ab (beläßt also den Bindungssauerstoff zwischen dem 5'-C-Atom der Ribose und dem α-Phosphat an der Phosphatgruppe, die demzufolge *nicht* als Phosphorylgruppe abgespalten wird) und bildet

5'-*Desoxyadenosylcobalamin*. Dabei entsteht eine Co$^+$-Kohlenstoff-Bindung (☞ Abb. 30.17, Abb. 30.18). (*Wichtig*: 1. in keinem anderen biologischen Molekül gibt es eine ähnliche Metall-Kohlenstoff-Verbindung; 2. die einzige andere biologische Reaktion, in der *Triphosphat* vom ATP abgespalten wird, ist die Bildung von S-Adenosylmethionin aus Methionin und ATP).

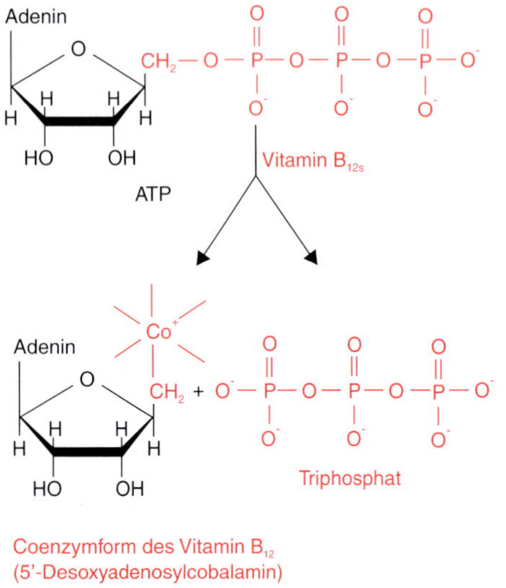

Das Coenzym B$_{12}$ katalysiert zwei Reaktionstypen. Beim Menschen und den Säugetieren sind zwei Reaktionstypen vom Coenzym B$_{12}$ abhängig:

1. *Intramolekulare Umlagerung*: Im menschlichen Organismus ist dieser Reaktionstyp nur in der *Methylmalonyl-CoA-Mutase* verwirklicht, die die Isomerisierung von Methyl-Malonyl-CoA zu Succinyl-CoA katalysiert (☞ Abb. 30.19); diese Reaktion ist ein Schritt bei der Umwandlung von Propionyl-CoA zu Succinyl-CoA; das Propionyl-CoA fällt beim Abbau ungeradzahliger Fettsäuren sowie von Methionin, Valin und Isoleucin an.

2. *Methylierung*: Als einzige Coenzym B$_{12}$-abhängige Methylierungsreaktion beim Menschen ist die Synthese von Methionin aus Homocystein durch Methyltransfer vom N^5-Methyl-THF zu nennen, die von der *Methioninsynthase* (Homocysteinmethyltransferase) katalysiert wird (☞ Kap. 18.6.3.).

Wirkungsweise des Coenzyms B$_{12}$ bei der intramolekularen Umlagerung. Bei der Coenzym B$_{12}$-abhängigen Isomerisierung von *Methylmalonyl-CoA* zu *Succinyl-CoA*, die durch die *Methylmalonyl-CoA-Mutase* katalysiert wird, tritt im Methylmalonyl-CoA eine Wanderung der CO-S-CoA-Gruppe vom C-Atom 2 zum C-Atom 3 im Austausch gegen ein Wasserstoffatom ein, das dabei von C-3 nach C-2 wandert (☞ Abb. 30.19). Intermediär wird dabei das 5'-CH$_2$-Desoxyadenosyl-Radikal gebildet:

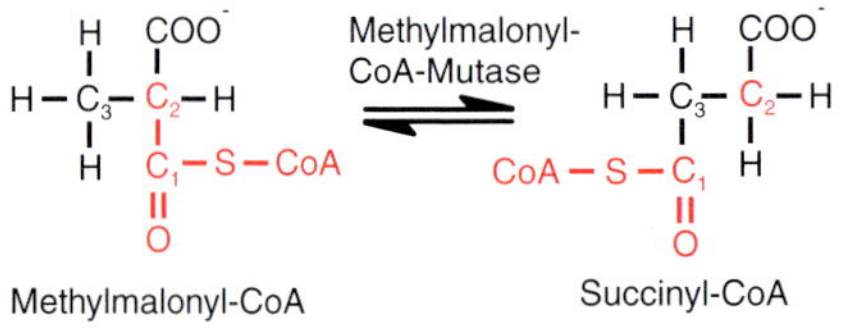

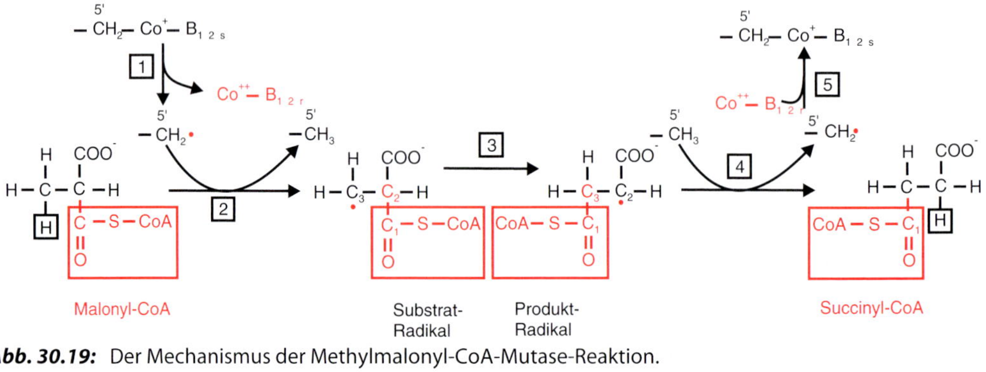

Abb. 30.18: Die Bildung des Coenzyms B$_{12}$ aus Vitamin B$_{12s}$ und ATP unter Freisetzung von anorganischem Triphosphat.

Abb. 30.19: Der Mechanismus der Methylmalonyl-CoA-Mutase-Reaktion.

30.6. Der Vitamin B-Komplex

1. homolytische Spaltung der 5'-CH_2-Co^+-Bindung; dabei wird vom Co^+ ein Elektron unter Bildung von Co^{2+} abgezogen und das 5'-CH_2·-Radikal gebildet (unter *Homolyse* versteht man einen Spaltungsmodus, bei dem *jedes Spaltprodukt ein Elektron* des Bindungselektronenpaares behält; behält hingegen ein Spaltprodukt beide Elektronen, stellt dies eine *Heterolyse* dar; dies ist bei allen anderen Spaltungsreaktionen im Stoffwechsel der Fall)

2. das sehr reaktionsfähige 5'-CH_2·-Radikal zieht vom C-3 des Malonyl-CoA ein Wasserstoff-Radikal (formal ein Wasserstoffatom) unter Bildung von 5'-CH_3-Desoxyadenosin ab und bildet dabei am C-3 des Malonyl-CoA das Radikal R-CH_2·

3. die CO-S-CoA-Gruppe wechselt ihre Position von C-2 im Substratradikal nach C-3 im Produktradikal, so daß jetzt C-2 zum C-Radikal wird

4. die in Reaktion 1 gebildete 5'-CH_3-Desoxyadenosin-Form des Cobalamincoenzyms gibt das Wasserstoff-Radikal an das C-2 des Produkt-Radikals zurück und bildet Succinyl-CoA. Dabei wird 5'-CH_3 zu dem 5'-CH_2·-Radikal zurückgebildet

5. das 5'-CH_2·-Radikal reagiert mit dem Co^{2+}-B_{12r} und bildet die 5'-CH_2-Co^+-Form des Cobalamins (Vitamin B_{12s}) zurück; damit ist der Reaktionscyclus geschlossen.

Resorption des Vitamin B_{12}. Nach der im sauren Magensaft erfolgten proteolytischen Freisetzung des Cobalamins aus seiner Bindung an Nahrungsproteine wird es an Proteine gebunden, die mit dem Speichel sezerniert und als *Haptocorrine* bezeichnet werden. Die *Haptocorrin-Cobalamin-Komplexe* werden im *proximalen Ileum* gespalten und das Cobalamin an ein aus den Belegzellen des Magens stammendes Protein mit hoher Affinität gebunden, das man als *Intrinsic factor* oder *Transcorrin* bezeichnet (☞ Abb. 30.20). Der entstehende Komplex ist resistent gegen die im Dünndarm stattfindende Proteolyse und wird im *distalen Ileum* durch receptorvermittelte Endocytose resorbiert. Der intestinale Receptor für den Vitamin B_{12}-Transcorrin-Komplex ist das *Cubilin*. Dieses ist auf der Bürstensaummembran der Mucosazellen lokalisiert und liegt dort eng vergesellschaftet mit dem endocytischen, zur Großfamilie der LDL-Receptoren gehörenden *Megalin* vor (☞ Kap. 17.). Das Cubilin enthält, obgleich es mit der Plasmamembran fest assoziiert ist, in seinem Molekül kei-

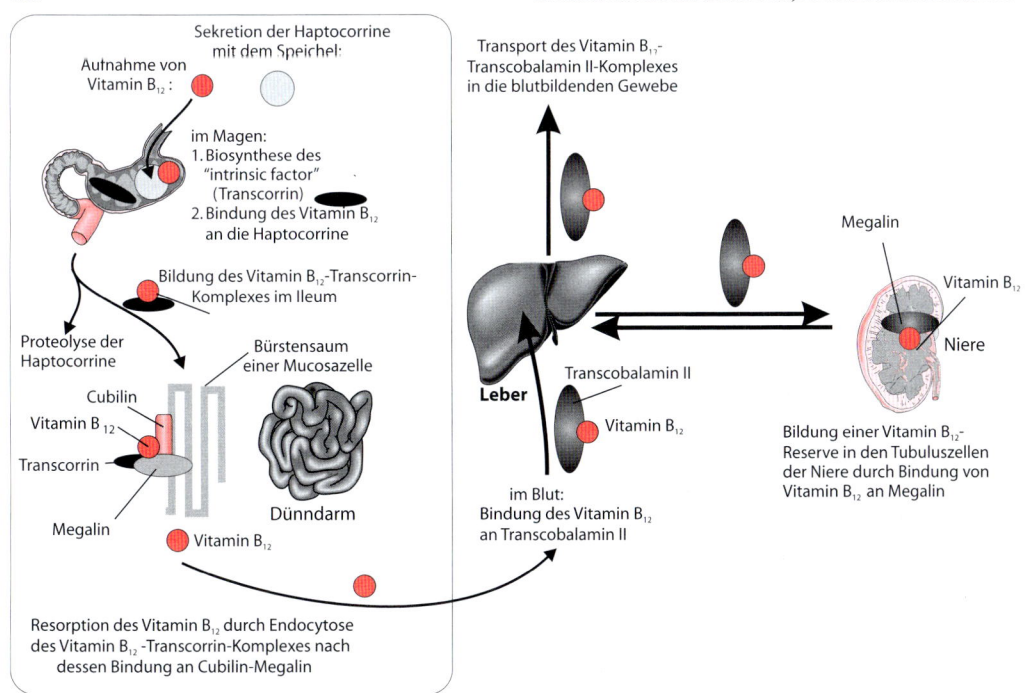

Abb. 30.20: Resorption, Transport und Speicherung von Vitamin B_{12}.

ne die Plasmamembran durchziehende Domäne und besitzt deshalb *allein* keine endocytischen Eigenschaften. Erst durch Bindung von Megalin an den Cubilin-Vitamin B_{12}-Transcorrin-Komplex kann die intestinale Resorption von Vitamin B_{12} erfolgen. Cubilin und Megalin bilden eine Art transmembranales "*Transportband*" für die Endocytose des Vitamin B_{12}-Transcorrin-Komplexes. In den Lysosomen der Mucosazellen wird Transcorrin, *nicht* jedoch Cubilin und Megalin, proteolytisch gespalten. Letztere recyclisieren zur apikalen Mucosaoberfläche, während das Cobalamin an das Blut abgegeben wird und dort an das Transportprotein *Transcobalamin II* bindet (im Blutplasma findet man auch das cobalaminbindende *Transcobalamin I* [identisch mit Haptocorrin] und das *Transcobalamin III*). Der *Cobalamin-Transcobalamin II-Komplex* wird durch das Blut im Körper verteilt und von verschiedenen Zellen, vor allem von Leberzellen und von Zellen des hämatopoetischen Systems durch megalinvermittelte Endocytose aufgenommen. Der Komplex gelangt in die Lysosomen, wo das Transcobalamin II abgebaut wird. Das Megalin hingegen recyclisiert wieder zur Zelloberfläche, und das freigesetzte Vitamin B_{12} wird in den Mitochondrien der genannten Zielzellen in die Vitamin B_{12s}-Form bzw. in das Coenzym B_{12} umgewandelt.

> Es gibt eine seltene, recessiv vererbbare, jugendliche megaloblastische Anämie, die mit Proteinurie einhergeht und bei der eine intestinale Malabsorption des Vitamin B_{12} besteht (*Imerslund-Gräsbeck-Erkrankung*). Die Erkrankung ist auf eine Mutation im Cubilingen zurückzuführen.

Die renale Vitamin B_{12}-Reserve. Die Niere ist zur Speicherung von Vitamin B_{12} befähigt. Dieses gelangt in die *proximalen Tubuluszellen* durch Bindung des in das Ultrafiltrat gelangenden Vitamin B_{12}-Transcobalamin II-Komplexes an den *renalen Cubilin-Megalin-Receptor-Komplex*. Der Bindung folgt die Endocytose des Vitamin B_{12} in die Tubuluszellen, wodurch es zum Aufbau der renalen Vitamin B_{12}-Reserve kommt. Diese hat eine beträchtliche Bedeutung für die Aufrechterhaltung der Vitamin B_{12}-Homöostase.

Pathobiochemie der perniciösen Anämie. Ein Mangel an Vitamin B_{12} erzeugt eine schwere, früher unbedingt tödlich verlaufende *megaloblastische Anämie*, die man als *perniciöse Anämie* (*Biermer-Addisonsche Erkrankung*) bezeichnet. Diese ist durch eine starke Beeinträchtigung der Blutbildung, durch eine Degeneration der Rückenmarkseitenstränge sowie durch eine *fehlende Magensaftsekretion* als Folge einer *Atrophie der Magenschleimhaut* gekennzeichnet. Die Zahl der Erythrocyten sinkt auf unter eine Million pro μl ab. Es ist jedoch nicht nur die Erythropoese, sondern es sind auch die *Leukopoese* und die *Thrombocytenbildung* beeinträchtigt. Die *perniciöse Anämie* ist eine *Autoimmunerkrankung*, die zu einer Zerstörung der den *Intrinsic factor* bildenden *Parietalzellen* des Magen führt. Daraus resultiert die Unfähigkeit, mit der Nahrung aufgenommenes Vitamin B_{12} zu resorbieren.

Die Symptome der perniciösen Anämie sind aus den bekannten und oben besprochenen Wirkungsmechanismen des Coenzyms B_{12} zumindest teilweise ableitbar. Da bei dieser Erkrankung proliferative Gewebe, wie die der Blutbildung, vorrangig betroffen sind, sollten Störungen in der Nucleinsäure- und Proteinbiosynthese im Vordergrund stehen. Die vom Cobalamincoenzym abhängige *Methioninsynthase* katalysiert den *reversibel* ablaufenden Methyltransfer von dem N^5-Methyl-THF auf Homocystein. Das in der Gegenrichtung aus Methionin und THF gebildete N^5-Methyl-THF greift zweifach in die Purin- und Pyrimidinsynthese ein:

- aus N^5-Methyl-THF kann N^{10}-Formyl-THF entstehen, das zur Purinnucleotidsynthese nötig ist
- aus N^5-Methyl-THF kann N^5,N^{10}-Methylen-THF gebildet werden, dessen Methylengruppe zur Synthese von Thymindesoxynucleotid und Hydroxymethylcytosindesoxynucleotid dient.

Die neurologischen Störungen bei einem Vitamin B_{12}-Mangel könnten ihre Ursachen in der Akkumulation von Methylmalonyl-CoA haben, die infolge der unter dieser Bedingung inaktiven Methylmalonyl-CoA-Mutase eintritt. Methylmalonyl-CoA beeinträchtigt in den neuronalen Axonen die Bildung von normalem Myelin (☞ Kap. 25.). Die Fettsäuren dieses Lipoproteins weisen einen ständigen Umsatz auf. Da Methylmalonyl-CoA ein zum Malonyl-CoA kompetitiv wirkender Inhibitor der Fettsäuresynthese ist und Methylmalonyl-CoA überdies bei der Fettsäuresynthese das Malonyl-CoA ersetzen und zur Bildung von verzweigten Fettsäuren führen kann, führt dieses CoA-Derivat zu einer Zerstörung der Myelinstruktur. Die bei einem Cobalaminmangel erfolgende Anhäufung und renale Ausscheidung von Methylmalonat kann als Gradmesser eines Vitamin B_{12}-Mangels dienen.

Vorkommen und Bedarf des Menschen. Die besten Nahrungsquellen an Vitamin B_{12} sind Fisch, Leber, mageres Fleisch, Ei und Milch. Man schätzt den täglichen Bedarf des Menschen auf 1-3 µg, deren Aufnahme bei normaler und abwechslungsreicher Kost auch ohne Schwierigkeiten erreicht werden. Das von den Darmbakterien produzierte Vitamin B_{12} wird allem Anschein nach nicht resorbiert, da diese sich im Colon ansiedeln, das Vitamin B_{12} aber im Ileum resorbiert wird. Die *perniciöse Anämie* und andere, auf einer Malabsorption des Cobalamins beruhende Erkrankungen, werden durch Injektionen von synthetischem Cobalamin behandelt.

30.6.6. Folat

Die Struktur und die Funktionen des Folats wurden in Kap. 18.6.2. besprochen. Folat kommt im Blattgemüse und in tierischen Nahrungsmitteln (Leber und Niere) vor. Der tägliche Bedarf des Menschen liegt bei 150-200 µg. Ein Folatmangel ist in Europa nicht selten. Er ist durch eine *megaloblastische, hyperchrome Anämie* gekennzeichnet. Außerdem bestehen eine *Leukopenie* (mangelhafte Bildung der weißen Blutkörperchen) und Störungen in der *Thrombocytenbildung*. Häufig ist ein Folatmangel mit einer Minderversorgung auch an anderen essentiellen Nahrungsbestandteilen verbunden (Eisen, Vitamin B_{12}, Vitamin C usw.). Aufgrund der Unspezifität der Symptome sind derartige Mangelzustände schwer zu diagnostizieren.

Die Aufnahme von Folat und seiner Abkömmlinge aus der extrazellulären Flüssigkeit in die Zellen erfolgt entweder receptorvermittelt oder ist von einem Transportprotein in der Plasmamembran abhängig. Der Folatantagonist Methotrexat (☞ Kap. 12.4.7.) wird aktiv durch ein carriervermitteltes Membrantransportsystem in die Zellen aufgenommen. Auch die intestinale Folatresorption hängt von der Gegenwart eines Folattransportproteins in der Mikrovillusmembran ab.

Embryonaler Folatstoffwechsel und Neuralrohrdefekte. Etwa 70 % der Neuralrohrdefekte des Menschen, einschließlich *Anenzephalie* (schwere, nicht lebensfähige Fehlbildung des rostralen Abschnittes der Neuralplatte) und *Spina bifida* (dorsales Offenbleiben des Wirbelkanals im Bereich eines oder zweier Wirbel, meist lumbosacral auftretend) können durch *folathaltige Vitaminpräparate* oder durch *Folat allein* verhindert werden, wenn sie im Zeitraum der *Konzeption* verabreicht werden. Folat fördert die normale Entwicklung des Embryos und des Fetus, kann aber auch einen spontanen Abort von Feten mit einem Neuralrohrdefekt verursachen. Da Mütter von Feten mit Neuraldefekten entweder einen normalen oder nur einen wenig erniedrigten Folatstatus haben, ist dieser Defekt nicht einfach auf einen *Folatmangel* zurückführbar. Als Ursache der Entstehung dieses Typs von Neuralrohrdefekten wird ein Defekt in der *Bereitstellung* von Folat für die Pyrimidinsynthese diskutiert. Vermehrte exogene Zufuhr von Folat und von Thymidin kann im Tiermodell bestimmte Formen dieses Defektes korrigieren.

30.6.7. Pantothenat

Pantothenat ist das Säureamid von αγ-*Dihydroxy-β,β-dimethylbutyrat* mit β-*Alanin* (☞ Abb. 30.21). Das Vitamin ist Bestandteil des Coenzyms A, das als Coenzym von mehr als 70 Enzymen fungiert (Formel in Abb. 4.17). Pantothenat ist in nahezu allen pflanzlichen und tierischen Nahrungsmitteln enthalten, so daß ein Mangel beim Menschen kaum auftritt. Sein Bedarf liegt bei etwa 10 mg pro Tag. Die intestinale Resorption des mit der Nahrung aufgenommenen Pantothenates erfolgt durch ein Na^+-abhängiges *Multivitamintransportprotein*, das auch für die *Resorption* von *Biotin* und des für den oxidativen Abbau von α-Ketosäuren unentbehrlichen *Liponates* zuständig ist (☞ Kap. 16.1.3.). Die Aufnahme dieser Vitamine in die Mucosazellen ist an einen Na^+-Gradienten gebunden und stellt einen Symport von Na^+ mit dem Vitamin dar. Das Transportprotein hat nicht nur funktionelle sondern auch strukturelle Ähnlichkeiten mit anderen Na^+-abhängigen Symportproteinen (z.B. mit dem Na^+/Iodid-Symporter der Schilddrüse). Man findet es in vielen Zellarten des Organismus sowie in der Placenta. Es durchzieht die Plasmamembran mit 13 transmembranalen Segmenten.

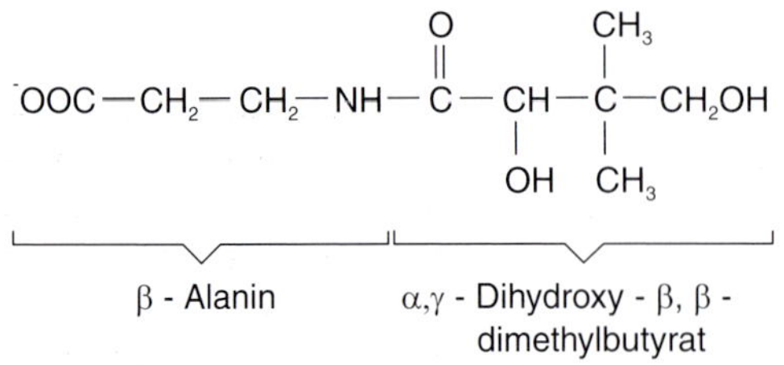

$$^-OOC-CH_2-CH_2-NH-\overset{\overset{O}{\|}}{C}-\underset{\underset{OH}{|}}{CH}-\underset{\underset{CH_3}{|}}{\overset{\overset{CH_3}{|}}{C}}-CH_2OH$$

$\underbrace{\hspace{3cm}}_{\beta\text{-Alanin}}$ $\underbrace{\hspace{4cm}}_{\alpha,\gamma\text{-Dihydroxy-}\beta,\beta\text{-dimethylbutyrat}}$

Abb. 30.21: Struktur des Pantothenats.

30.6.8. Biotin

Biotin (früher als Vitamin H bezeichnet) ist chemisch ein schwefelhaltiges, cyclisches Harnstoffderivat (☞ Abb. 30.22). Es ist das *Coenzym* von *Carboxylierungsreaktionen*. Biotinabhängig sind die *Acetyl-CoA-Carboxylase, Pyruvatcarboxylase, Propionyl-CoA-Carboxylase* und die *β-Methylcrotonyl-CoA-Carboxylase*. Quellen des Biotins in der Nahrung sind Leber, Niere, Eigelb, Schokolade und Erdnüsse. Rohes Eiklar enthält das biotinbindende Eiweiß *Avidin*, das das Biotin unresorbierbar macht. Sein Bedarf liegt bei etwa 10-20 µg täglich. Die Biotinresorption im Darm erfolgt durch das im vorigen Kapitel beschriebene *Multivitamintransportprotein*, das einen transmembranalen Na^+/Biotin-Symport bewerkstelligt. Mangelerscheinungen an Biotin sind selten, da die Darmflora beträchtliche Mengen an Biotin synthetisiert. Bei einer Therapie mit Antibiotica kann es jedoch zu Biotinmangelzuständen kommen, die sich in nervösen Störungen, EKG-Veränderungen, Hypercholesterinämie, Anämie und Hautveränderungen äußern.

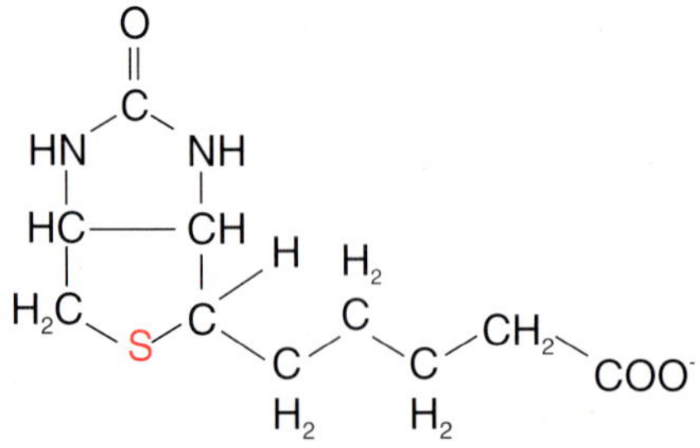

Abb. 30.22: Struktur des Biotins.

31. Stoffwechsel und Ernährung

Der Organismus nimmt Nahrungsstoffe auf, wandelt sie im Stoffwechsel zur Energiegewinnung und zum Aufbau von Körpersubstanz um und scheidet dessen Endprodukte aus. Obwohl jede Art von *Stoffwandlung* streng mit *Energiewandlung* gekoppelt ist, gibt es Stoffe, die im Organismus *vorwiegend* der *Energiegewinnung* und solche, die *vorrangig* dem Aufbau von *Körpersubstanz* dienen. Zur erstgenannten Gruppe gehören die *Kohlenhydrate* und *Fette*, zur zweiten die *Eiweiße*. Jedoch ist diese Unterscheidung nicht absolut, denn Kohlenhydrate sind in der Form von Glycoproteinen oder Proteoglycanen am Aufbau der Plasmamembranen und des Bindegewebes beteiligt und auch Lipide sind unentbehrlich für den Aufbau von Plasmamembranen. Andererseits können auch Eiweiße in begrenztem Maß zur Energiegewinnung abgebaut werden.

Der *lebendige Organismus* ist ein *thermodynamisch offenes System*, das sich in einem ständigen *Stoff-* und *Energieaustausch* mit seiner Umgebung befindet. Ein gesunder erwachsener Mensch befindet sich im Zustand eines *Fließgleichgewichtes*, zu dessen Charakteristika gehören:

1. das Bestehen eines *stofflichen* und *energetischen Gleichgewichtes* zwischen dem Organismus und seiner Umgebung (die Summe aller aufgenommenen ist gleich der Summe der abgegebenen Stoffe bzw. Energieformen)

2. die *Fähigkeit* zur *Arbeitsleistung*.

Das *Fließgleichgewicht* ist weit vom *thermodynamischen Gleichgewicht* entfernt, bei dem die Leistung von Arbeit ausgeschlossen ist und dessen Erreichen den Tod des Organismus bedeutet.

Die Nahrung dient der *Aufrechterhaltung* des *Stoffwechsels* und damit der *Sicherung* des *Lebens*. Sie muß vielfältigen Anforderungen gerecht werden und sowohl vom *stofflichen* als auch vom *energetischen* Standpunkt *optimal* sein. *Hauptmethoden* zum Studium der *Wechselbeziehungen* zwischen *Nahrungsaufnahme* und *Stoffwechsel* sind die Aufstellung von *Stoff-* und *Energiebilanzen*. Eine *Stoffbilanz* stellt man auf, indem man die Menge und die Zusammensetzung der in der Nahrung enthaltenen Stoffe mit denjenigen Stoffen vergleicht, die den Organismus als Ausscheidungsprodukte auf dem Wege über die Nieren, die Lungen, den Darm und die Haut wieder verlassen. Eine *Energiebilanz* wird erstellt, indem man die Energieinhalte der Nahrungsstoffe und der Ausscheidungsprodukte einander gegenüberstellt und mit der Arbeitsleistung und der Wärmeproduktion des Organismus vergleicht.

31.1. Energiebilanz

Die wichtigste theoretische Grundlage für die Ermittlung von Energiebilanzen am Menschen ist das Gesetz von der Erhaltung der Energie (*1. Hauptsatz der Thermodynamik*). Es sagt aus, daß Energie weder verloren gehen noch neu entstehen, sondern sich nur eine Energieform in eine andere umwandeln kann. Dieser Satz legt den *Grundstein* zu unseren heutigen, wissenschaftlich begründeten, Auffassungen über den Stoffwechsel.

Das verwendete Energiemaß war früher die Kalorie (cal), die in Form der *Kilokalorie* (1 kcal = 1000 cal) benutzt wurde. Heute ist die Einheit der Energie das *Joule* (J), das für die Zwecke der Energiebilanz des Menschen als *Kilojoule* (kJ) verwendet wird. Der *Umrechnungsfaktor* zwischen beiden Energiemaßen ist *4,184 (1 kcal entspricht 4,184 kJ)*. Für praktische Zwecke wird als Umrechnungsfaktor 4,2 benutzt.

Die *Energiebilanz* eines Organismus ergibt sich aus dem *Energieinhalt* der *Nahrungsstoffe* und dem der *Ausscheidungsprodukte* sowie aus der *Wärmeproduktion* und der *Arbeitsleistung* des Organismus:

$$\text{Energiebilanz} =$$
$$(\text{Energieinhalt der Nahrungsstoffe} - \text{Energieinhalt der ausgeschiedenen Stoffe})$$
$$- (\text{Wärmeproduktion} + \text{Arbeitsleistung})$$

In der ersten Klammer steht die vom Organismus aufgenommene, in der zweiten Klammer die nach außen abgegebene Energie. Im *energetischen* Gleichgewicht ist die *Energiebilanz Null*. Die Energiebilanz ist *positiv*, wenn mehr Energie aufgenommen als abgegeben wird, d.h. wenn die überschüssig aufgenommenen Energieträger im Organismus gespeichert werden. Sie ist *negativ*, wenn mehr Energie abgegeben als aufgenommen wird. Dann mobilisiert der Organismus Energieträger zum Zwecke der Energiebereitstellung. Eine positive Energiebilanz drückt sich in einer *Gewichtszunahme*, eine negative in einer *Gewichtsabnahme* aus.

31.2. Der Energieumsatz bei Ruhe und körperlicher Arbeit

Grundumsatz. Unter *Grundumsatz* oder *Grundenergieumsatz* versteht man den Energieumsatz bei völliger Ruhe und 20°C Raumtemperatur nach einer Nahrungskarenz von mindestens 12 Stunden. Der Mensch befindet sich dann im *postabsorptiven* Zustand, leistet demzufolge keine *Verdauungsarbeit*. Meist wird der Grundumsatz auf den Energieumsatz von 24 Stunden bezogen. Der *Grundumsatz* ist abhängig vom *Körpergewicht* und der *Körpergröße* sowie vom Alter und Geschlecht. Er nimmt mit dem Körpergewicht zu, ist diesem aber nicht proportional. Mit besserer Annäherung ist er der *Körperoberfläche* proportional. Bei einer *Frau* hat der Grundumsatz die Größe von 84 kJ (20 kcal) pro kg Körpergewicht und beträgt folglich bei 70 kg Körpergewicht etwa 5880 kJ/Tag (1400 kcal/Tag). Bei einem *Mann* hat er im Durchschnitt den Wert von 105 kJ (25 kcal) pro kg Körpergewicht, demzufolge bei 70 kg Körpergewicht 7350 kJ/Tag (1750 kcal/Tag).

Energieumsatz bei körperlicher Arbeit. Unter *Grundumsatzbedingungen* wird, abgesehen von der *Herztätigkeit* und den *Atembewegungen*, keine *Muskelarbeit* geleistet. Jede körperliche Tätigkeit führt zu einer *Steigerung* des *Energieumsatzes* über den Grundumsatz hinaus. Diese Steigerung bezeichnet man als *Leistungszuwachs*, den *Gesamtumsatz* (*Grundumsatz plus Leistungszuwachs*) als *Arbeitsumsatz*. Drei Faktoren sind es im wesentlichen, die eine Steigerung des *Energieumsatzes* bewirken:

- *körperliche Tätigkeit* (☞ Tab. 31.1)
- *Abnahme* der *Außentemperatur*
- *Nahrungsaufnahme*.

	Männer		Frauen	
Alter (Jahre)	18 35	35 65	18-35	35-60
leichte Arbeit	11300	9660	10000	8800
mittelschwere Arbeit	12600	10900	11300	10000
schwere Arbeit	15100	13400	13400	12200
schwerste Arbeit	17600	15900	-	-

Tab. 31.1: Energieumsatz bei körperlicher Arbeit von Männern und Frauen (Angaben in kJ/Tag).

Schwangere haben im 6.-9. Monat einen *täglichen Mehrbedarf* von *840 kJ* und *Stillende* von *420 kJ*. *Sportler* haben je nach Sportart und Belastung einen beträchtlichen Energieumsatz. Im *Alter* geht der Energieumsatz zurück. Er beträgt bei Männern über 65 Jahren etwa 8400 kJ/Tag und bei Frauen über 60 Jahren etwa 8000 kJ/Tag. *Geistige Arbeit* verursacht nur eine geringe Steigerung des Energieumsatzes gegenüber dem Grundumsatz. Das Gehirn hat schon im Ruhezustand einen sehr hohen Sauerstoffverbrauch.

Die spezifisch-dynamische Wirkung der Nahrungsstoffe. Jede Aufnahme von Nahrung führt zu einer Steigerung des Energieumsatzes, d.h. zur Erhöhung der Wärmebildung. Diesen *Effekt* bezeichnet man als *spezifisch-dynamische Wirkung* der *Nahrungsstoffe*. Die Stoffwechselsteigerung kommt durch die *Verdauungs-* und *Resorptionsarbeit* sowie durch die *Wirkung* der aufgenommenen Nahrungsstoffe auf den *Zellstoffwechsel* zustande. Dabei unterscheiden sich die einzelnen Nahrungsstoffe im Ausmaß der Stoffwechselsteigerung. So beträgt die spezifisch-dynamische Wirkung bei alleiniger Aufnahme von *Kohlenhydraten* 6 %, von *Fetten* 4 % und von *Eiweißen 30 %*. *Eiweiß* hat demzufolge die *höchste spezifisch-dynamische Wirkung*.

Die Bedeutung der *spezifisch-dynamischen Wirkung* sei an einem Beispiel erläutert. Der *Grundumsatz* von 7100 kJ soll durch eine *reine Proteinnahrung* gedeckt werden. Bei Zufuhr einer Proteinmenge, die diesen Grundumsatz decken könnte (410 g Eiweiß), kann infolge der spezifisch-dynamischen Wirkung von Eiweiß eine Steigerung des Energieumsatzes auf rund 9200 kJ (d.h. um 30 %) eintreten, so daß das aufgenommene Eiweiß nur etwa 80 % des Energieumsatzes deckt.

Die spezifisch-dynamische Wirkung ist keine konstante Größe, sondern ist von zahlreichen Parametern abhängig. Nach schwerer Muskelarbeit ist sie erhöht. Bei Personen in einem guten Ernährungszustand ist sie höher als nach einer längeren Fastenperiode. Sehr gering ist sie bei Vorliegen eines Eiweißmangels.

Unter dem Gesichtspunkt der Schlüsselrolle des ATP im Energiehaushalt des Organismus und unter Berücksichtigung der Tatsache, daß die ATP-Synthese mit der Produktion von Wärme verbunden ist, entsteht die Frage, warum die *Wärmeproduktion*, die mit der Synthese einer bestimmten Menge ATP einhergeht, bei der ATP-Gewinnung durch Eiweißabbau höher ist als bei der ATP-Synthese durch den Abbau der Kohlenhydrate und Fette. 1 mol Kohlenhydrat (bezogen auf Glucose in einem Polysaccharid sind dies 162 g) liefert 32 mol ATP, d.h. 100 g Kohlenhydrat mit einem Brennwert von 1720 kJ liefern 19,8 mol ATP. Pro mol ATP, das im Stoffwechsel aus ADP und anorganischem Phosphat synthetisiert wird, muß also eine Kohlenhydratmenge abgebaut werden, die 86,9 kJ liefert. Beim Fettabbau (z.B. beim Abbau von Tristearylglycerin) werden 90,3 kJ zum Aufbau eines mol ATP gebraucht. Unter Berücksichtigung der metabolischen Besonderheiten des Eiweiß- und Aminosäureabbaues (die Kohlenstoffskelette nicht aller Aminosäuren werden zu CO_2 und Wasser abgebaut und nicht alle Aminosäuren liefern bei ihrer Oxidation ATP, außerdem werden pro Stickstoffatom zwei mol ATP zur Harnstoffsynthese verbraucht) errechnet sich für den Eiweißabbau ein durchschnittlicher Bedarf von 109,9 kJ pro mol gebildetes ATP. Gegenüber Glucose als ATP-Quelle ergibt sich also beim Eiweißabbau ein Mehrbedarf von etwa 22 kJ pro mol gebildetes ATP. Dies würde einer spezifisch-dynamischen Wirkung des Eiweißes von 20 % gegenüber Kohlenhydraten entsprechen. Zusätzlich tragen auch die Proteinbiosynthese und die ATP-verbrauchende Proteolyse in den Proteasomen zur spezifisch-dynamischen Wirkung der Eiweiße bei.

Der ATP-Umsatz im Organismus. Unter den Bedingungen des *Grundumsatzes* besteht beim Mann ein Energieumsatz von etwa 7400 kJ/Tag. Das *Energieäquivalent des Sauerstoffs* (*kalorisches Äquivalent*) sagt aus, daß pro Liter aufgenommenen Sauerstoffs aus den oxidierten Substraten des Intermediärstoffwechsel eine Energiemenge von etwa 20 kJ freigesetzt wird. Das bedeutet, daß ein Energieumsatz pro Tag von 7400 kJ eine Sauerstoffaufnahme von 370 Liter bzw. 16,5 mol O_2 erfordert (370/22,4 = 16,5; das *Molvolumen* eines Gases beträgt 22,4 Liter [*Avogadrosche Konstante*]). Da pro Atom verbrauchten Sauerstoffs (½ O_2) durch die *mitochondriale Atmungskettenphosphorylierung* 2,5 Moleküle ATP synthetisiert werden, kommt es bei dem Verbrauch von 16,5 mol O_2 überschlägig zu einer ATP-Synthese von etwa 82,5 mol ATP. Unter Zugrundelegung des Molekulargewichtes des ATP von 507 ergibt sich, daß ein erwachsener Mann mit einem Körpergewicht von 70 kg unter Grundumsatzbedingungen täglich etwa 42 kg ATP synthetisiert. Bei einem geschätzten ATP-Gehalt des Menschen von 0,2 mol (100 g) bedeutet dies, daß das gesamte ATP täglich etwa 400mal umgesetzt wird. Bei körperlicher Arbeit ist der ATP-Umsatz wesentlich größer.

31.3. Der Nahrungsbedarf des Menschen

Die Isodynamieregel. Die Grundnahrungsstoffe können sich, ihrem *physiologischen Brennwert* entsprechend (dies ist die *Energie*, die bei *Oxidation eines Gramms des betreffenden Nahrungsstoffes* im Organismus freigesetzt wird) energetisch gegenseitig ersetzen (☞ Tab. 31.2). Diese Aussage führt den Namen "*Isodynamieregel*". Sie sagt aus, daß zur Leistung einer bestimmten Arbeit, etwa zur Gewährleistung des *Grundumsatzes* oder eines bestimmten *Leistungszuwachses*, die *drei Grundnahrungsstoffe* (Kohlenhydrate, Fette und Eiweiße) *gegenseitig* im Verhältnis ihrer *physiologischen Brennwerte austauschbar* sind. Wie aus Tab. 31.2 hervorgeht, haben Kohlenhydrate und Eiweiße mit 17,2 kJ/g die gleichen physiologischen Brennwerte, während der der Fette mit 39,1 kJ/g mehr als doppelt so hoch ist. Daraus ergibt sich, daß 1 g Nahrungskohlenhydrat *oder* 1 g Nahrungseiweiß durch 0,44 g Nahrungsfett ersetzt werden können.

Kohlenhydrat	17,2 kJ/g	(4,1 kcal/g)
Fett	39,1 kJ/g	(9,3 kcal/g)
Eiweiß	17,2 kJ/g	(4,1 kcal/g)

Tab. 31.2: Physiologische Brennwerte der Grundnahrungsstoffe.

Forderungen an die Zusammensetzung der Nahrung. Die *Grundnahrungsstoffe* Kohlenhydrate, Fette und Eiweiße dienen jedoch nicht nur der *Energiegewinnung*, sondern werden auch zum *Aufbau* von *Körpersubstanz* gebraucht. Außerdem müssen die *Nahrungsmittel* zahlreiche *essentielle Bestandteile* (*Vitamine*, essentielle *Fett-* und *Aminosäuren*, *Mineralien* und *Spurenelemente*) enthalten, die dem Organismus unbedingt zugeführt werden müssen. Als *Energieträger* können sich die Nahrungsstoffe zwar gegenseitig vertreten, jedoch sind die *fett-* und *kohlenhydrathaltigen Nahrungsmittel* nicht nur *Energielieferanten*, sondern enthalten wichtige und unentbehrliche Nahrungsbestandteile, die auf Grund ihrer unterschiedlichen Löslichkeit und anderer Eigenschaften (z.B. fett- und wasserlösliche Vitamine, essentielle Fettsäuren) bei einseitiger Kohlenhydrat- oder Fettzufuhr nicht oder nicht in ausreichendem Maße zugeführt würden. Eine besondere Problematik bietet das *Eiweiß*. Die Nahrung muß Protein in einer bestimmten *Menge* und in einer bestimmten *Zusammensetzung* enthalten, da dem Menschen die *unentbehrlichen (essentiellen) Aminosäuren* zugeführt werden müssen, ohne die eine Synthese von Körpereiweiß unmöglich ist. Die *biologische Wertigkeit des Nahrungseiweißes* sollte deshalb angemessen hoch sein (s.u.). Der Mensch muß eine *gemischte Nahrung* zu sich nehmen, die die Nährstoffe in einem ausgewogenen Verhältnis zueinander enthält und gleichzeitig seinen Bedarf an essentiellen Substanzen deckt. Daraus ergibt sich, daß die *Nahrungszusammensetzung* und *Nahrungsmenge* *qualitativ* und *quantitativ* so zu gestalten ist, daß sie

- den *Kalorienbedarf* zur Erzielung einer *ausgeglichenen Energiebilanz* (energetisches Gleichgewicht, Energiehomöostase) deckt; die Kalorienverteilung auf die drei Grundnahrungsstoffe sollte 57 % Kohlenhydrate, 30 % Fette und 13 % Eiweiß betragen
- die Aufnahme einer *optimalen Eiweißmenge* unter Berücksichtigung der *biologischen Wertigkeit* des *Nahrungsproteins* (s.u.) gewährleistet, d.h. eine optimale Neubildung und Erneuerung von Körpersubstanz ermöglicht
- eine bestimmte Menge *Fett* als Energieträger zuführt und die Deckung des Bedarfs an *essentiellen Fettsäuren* deckt

- eine optimale Versorgung mit *Vitaminen* garantiert
- *Mineralstoffe* und *Spurenelemente* ausreichend zuführt
- alle *biologischen Funktionen* gewährleistet und ein *kulturvolles Leben* gestattet.

31.4. Die biologische Wertigkeit der Proteine

Der Mensch und die Säugetiere stellen spezifische Anforderungen an die Menge und die Zusammensetzung des Nahrungseiweißes. Wenn man jungen Ratten bei kalorisch einwandfreier Kost Eiweiße unterschiedlicher Herkunft zuführt, so lassen sich unterschiedliche Wachstumsgeschwindigkeiten feststellen. Mit *Milcheiweiß* als Proteinquelle zeigen sie eine normale *Zunahme* ihres *Körpergewichtes*. Ersetzt man jedoch das *Milchprotein* durch das *Maisprotein Zein* als Nahrungsprotein so tritt nicht nur keine Gewichtszunahme auf, sondern die Tiere *verlieren Körpergewicht*, obwohl ihnen eine energetisch vollwertige Nahrung angeboten wird. Setzt man dem Zein *Tryptophan* und *Lysin* zu, tritt eine rasche Zunahme des Körpergewichtes ein. Der *alleinige* Zusatz von entweder *Tryptophan* oder *Lysin* führt zu keiner Wachstumszunahme (☞ Abb. 31.1). Dem *Zein* fehlen - im Unterschied zum *Milcheiweiß* - die essentiellen Aminosäuren *Lysin* und *Tryptophan*, so daß erst ihr Zusatz zu der zeinhaltigen Nahrung ein normales Wachstum der Tiere gewährleistet. Das heißt, daß die Qualität des das Maiszein als einziger Eiweißquelle enthaltenden Nahrungsmittelgemisches durch Lysin- und Tryptophanzusatz so verbessert wird, so daß es die Qualität des Milcheiweißes erreicht. Die *Wachstumsgeschwindigkeit* der *Jungtiere* wird durch denjenigen Faktor bestimmt, der *minimal* in der Nahrung vorhanden ist und dadurch die *Wachstumsgeschwindigkeit* begrenzt.

Aus den *Wachstumsversuchen* geht hervor, daß die Nahrungsproteine *unterschiedliche* "biologische Wertigkeiten" besitzen. Diese hängen von ihrem Gehalt an *essentiellen Aminosäuren* und dem Verhältnis der *essentiellen* zu den *nichtessentiellen Aminosäuren* ab (☞ Kap. 18.; Tab. 31.3).

31.4. Die biologische Wertigkeit der Proteine

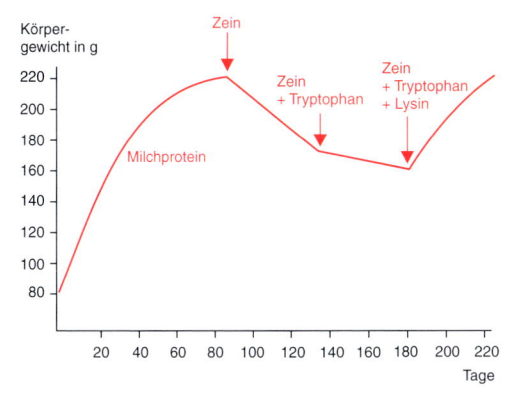

Abb. 31.1: Wachstumskurve kalorisch einwandfrei ernährter junger Ratten, denen Milchprotein und das Maisprotein Zein jeweils allein und unter Zusatz von Tryptophan und Lysin angeboten wurde.

essentielle Aminosäuren	minimaler Tagesbedarf (g 70 kg^{-1})	nicht-essentielle Aminosäuren
• L-Arginin*⁾	?	• L-Alanin
• L-Histidin	0,70	• L-Aspartat
• L-Isoleucin	0,85	• L-Asparagin
• L-Leucin	1,10	• L-Glutamat
• L-Lysin	0,85	• L-Glutamin
• L-Methionin (+ L-Cystein)**⁾	0,85	• Glycin
• L-Phenylalanin (+ L-Tyrosin)**⁾	1,10	• L-Prolin
• L-Threonin	0,90	• L-Serin
• L-Tryptophan	0,25	
• L-Valin	1,00	

Tab. 31.3: Essentielle und nichtessentielle Aminosäuren eines erwachsenen Menschen.

*⁾ *Arginin* wird in der Leber synthetisiert, jedoch reicht seine Synthese nicht aus, die Erfordernisse des Wachstums zu garantieren.

**⁾ *Methionin* und *Phenylalanin* werden in größeren Mengen gebraucht, um auch den Bedarf an *Cystein* und *Tyrosin* zu decken, falls Cystein bzw. Tyrosin nicht in ausreichenden Mengen in der Nahrung enthalten ist.

Biologische Wertigkeit der Nahrungsproteine. Als "biologische Wertigkeit" eines Nahrungsproteins wird die Menge Körpereiweiß definiert, die durch 100 g Nahrungseiweiß ersetzt wird (☞ Tab. 31.4). Sie wird nach folgender Formel errechnet:

$$\text{Biologische Wertigkeit} = \frac{\text{im Körper verbliebene (retinierte) Menge des Nahrungseiweißes}}{\text{im Darm resorbierte Menge des Nahrungseiweißes}} * 100$$

Man erkennt aus Tab. 31.4, daß im Allgemeinen die biologische Wertigkeit der tierischen Proteine höher ist als die der pflanzlichen. Eine besondere Stellung nimmt das *Protein* der *Kartoffeln* ein, das zu den Proteinen mit hoher biologischer Wertigkeit gerechnet werden muß.

Protein	biologische Wertigkeit
Milchprotein	100
Eiprotein	95
Rindfleisch	80
Kartoffelprotein	71
Erbsenprotein	56
Weizenprotein	40
Maisprotein	24

Tab. 31.4: Die biologische Wertigkeit verschiedener Nahrungsproteine des Menschen.

Bilanzversuche am Menschen zur Ermittlung der biologischen Wertigkeit von Proteingemischen. Tiefe Einsichten in den Eiweißstoffwechsel des Menschen wurden durch mehrmonatige N-Bilanzuntersuchungen an freiwilligen Versuchspersonen (Medizinstudenten) erzielt. Die Probanden wurden unter ständiger ärztlicher Kontrolle ihres Gesundheitszustandes durch eine genau berechnete *eiweißarme*, jedoch vom Standpunkt ihres Kohlenhydrat-, Fett-, Vitamin- und Mineralgehaltes *vollwertige*, Diät in eine negative N-Bilanz gebracht (☞ Kap. 18.1.). Der Diät wurden dann stufenweise verschiedene Arten von Proteinmischungen bis zur Erreichung des *Bilanzminimums* zugesetzt. Folgende Ergebnisse wurden erzielt:

1. dem menschlichen Organismus müssen *sowohl essentielle als auch nichtessentielle Aminosäuren* zugeführt werden. Enthält eine Kost eine bestimmte nichtessentielle Aminosäuren nicht, dann stellt der Organismus diese auf Kosten essentieller oder anderer nichtessentieller Aminosäuren her

2. man kann die *biologische Wertigkeit hochwertiger Proteine*, die reichlich essentielle Aminosäuren enthalten, durch *pflanzliche Proteine steigern*, welche reich an nichtessentiellen Aminosäuren sind (*Ergänzungswert der Nahrungsproteine*). Der Definition der biologischen Wertigkeit gemäß, kann die Mischung natürlich den Wert 100 nicht überschreiten.

Daraus läßt sich ableiten, daß für den Menschen nicht nur die essentiellen sondern auch die nichtessentiellen Aminosäuren von Einfluß auf die biologische Wertigkeit eines *Nahrungsproteingemisches* sind. In Abb. 31.2 sind die Ergebnisse eines solchen Ernährungsversuches dargestellt. Die Abszisse gibt das Mischungsverhältnis von *Ei- zu Kartoffelprotein* im zugeführten Nahrungsgemisch an, auf der Ordinate ist die Höhe des *Bilanzminimums* aufgetragen. Je niedriger das Bilanzminimum ist, desto höherwertig ist das Eiweißgemisch. Bei 36 % Eiprotein und 64 % Kartoffeleiweiß hat das Gemisch ein *Wertigkeitsoptimum*. Weitere günstige Mischungen, in denen die Proteingemische eine höhere biologische Wertigkeit haben als deren Einzelkomponenten, sind Milch/Weizenmehl, Rindfleisch/Kartoffeln, Ei/Mais, Ei/Reis, Ei/Soja, Ei/Milch, Mais/Bohnen und Fleischeiweiß/Gelatine (Sülze).

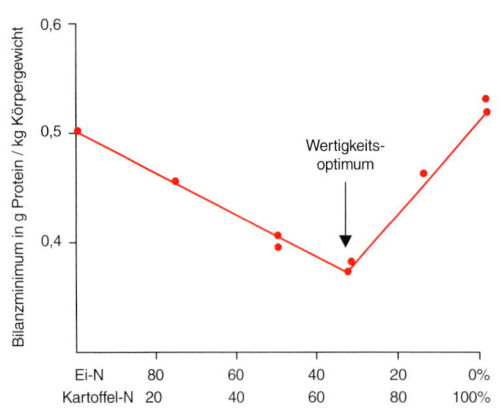

Abb. 31.2: Ergänzungswert von Proteingemischen: Demonstration der Steigerung der biologischen Wertigkeit von Proteinmischungen.

Der Eiweißbedarf des Menschen. Alle Erfahrungen lehren, daß das Nahrungseiweiß bei gemischter Ernährungsweise etwa 13 % der Gesamtnährstoffaufnahme (bezogen auf den Energieumsatz des betreffenden Menschen) ausmachen sollte.

Dies bedeutet, daß die Höhe der Eiweißzufuhr von der *Schwere* der *körperlichen Arbeit* abhängig ist. Ein mittelschwer arbeitender Mensch mit einem täglichen Energieumsatz von etwa 11000 kJ benötigt etwa 80-85 g Eiweiß, ein Schwerstarbeiter mit einem täglichen Energieumsatz von 16800 kJ sollte 130 bis 140 g Eiweiß aufnehmen. Eine *Schwangere* oder *Stillende* hat einen gegenüber der Norm gesteigerten Eiweißbedarf.

Eiweißbedarf des Säuglings. Ein *Säugling* hat bei weitem den *höchsten Eiweißbedarf*, nämlich 3,0-3,5 g Eiweiß kg^{-1} Körpergewicht Tag^{-1}. Diese Menge wird ihm in Form von Milchprotein zugeführt. Die *Muttermilch* enthält weniger Eiweiß als die Kuhmilch (1,2 % gegenüber 3,4 %), hat jedoch mehr Fett und Zucker. Deshalb wird die Kuhmilch für den künstlich ernährten Säugling unter Zulage von Zucker und Getreideschleim verdünnt (Halbmilch, Zweidrittelmilch). Von einem *Neugeborenen* wird mehr als die Hälfte des aufgenommenen Eiweißes zum Aufbau von Körpereiweiß benutzt, der andere Teil dient der täglichen Erneuerung des schon vorhandenen Körpereiweißes. Ein *einjähriges Kind* hingegen verwendet bei einem Eiweißbedarf von 2,5 g kg^{-1} Körpergewicht Tag^{-1} nur noch 6 % zum Aufbau von neuem Eiweiß, den größeren Teil braucht es zur Erhaltung seines Eiweißbestandes.

Empfehlungen der FAO zur Eiweißaufnahme des Menschen. Die "Food and Agricultural Organization" der Vereinten Nationen (FAO) empfiehlt eine *Minimalmenge* von *0,35 g* "*Normaleiweiß*" *pro kg Körpergewicht* und *Tag* (dieses Normaleiweiß entspricht in seiner Zusammensetzung dem Eiprotein und wird in seiner biologischen Wertigkeit 100 gesetzt) und multipliziert diese Minimalmenge mit einer Reihe von Faktoren: 1. dem *Sicherheitsfaktor 2*; 2. dem *Ausnutzungsfaktor 1,2*; 3. einem Faktor, der von der durchschnittlichen *biologischen Wertigkeit* des tatsächlich aufgenommenen Nahrungsproteins abhängt (ist diese 70, dann ist der Faktor 100/70) und 4. dem *Körpergewicht*. Für einen 70 kg schweren Mann ergibt sich für die Höhe der täglichen Eiweißzufuhr demzufolge $0{,}35 \cdot 2 \cdot 1{,}2 \cdot 70 \cdot 100/70 = 84$ g. Weiterhin ist in der Empfehlung der FAO enthalten, daß *ein Drittel* des *Eiweißbedarfes* durch *tierisches Protein* gedeckt werden sollte.

31.5. Bedeutung der Kohlenhydrate

Eine gut zusammengesetzte, gemischte Kost sollte etwa 55-60 % Kohlenhydrate, bezogen auf den Energieumsatz des betreffenden Menschen, enthalten. *Kohlenhydrate* sind in erster Linie *Energielieferanten*, sind aber auch die Bausteine von Glycoproteinen und Proteoglycanen sowie die Kohlenstoffquellen für die *Biosynthese* der *Fettsäuren* und *Triglyceride* sowie der *nichtessentiellen Aminosäuren*. Kohlenhydrate haben einen *eiweißsparenden Effekt* und wirken *antiketogen*, d.h. sie verhindern die Bildung von Ketonkörpern. Das Hauptkohlenhydrat der Nahrung ist die *Stärke*. Sie kommt besonders reichlich in den Getreideprodukten und den Kartoffeln vor. Muskelfleisch und Leber enthalten *Glycogen* als Kohlenhydrat. *Disaccharide* (Lactose, Saccharose, Maltose) und *Monosaccharide* (Glucose, Fructose, Galactose) machen bei normaler, gemischter Kost nicht mehr als durchschnittlich 10 % der täglichen Kohlenhydratzufuhr aus. Die in pflanzlichen Nahrungsbestandteilen enthaltene *Zellulose* ist vom menschlichen Organismus *nicht verwertbar*, spielt aber als *Ballaststoff* für den Füllungszustand des Magen-Darm-Kanals eine wichtige Rolle. Ballaststoffe sind für die Entstehung des Sättigungsgefühls und für die Stuhlbildung von Bedeutung.

Folgen eines zu hohen Saccharosekonsums. Die Aufnahme von *Saccharose* (Rohr- bzw. Rübenzucker) sollte in Grenzen gehalten werden, da dieser *hochraffinierte* Stoff *völlig frei* von ernährungsphysiologisch wichtigen Substanzen ist (Vitaminen, Mineralstoffen, Ballaststoffen usw.). Es bestehen klare Beziehungen zwischen der Höhe des *Saccharosekonsums* und der *Zahnkaries* sowie der *Fettleibigkeit* und von *Gefäßerkrankungen*.

31.6. Bedeutung der Fette

Fette sind die *kalorienreichsten Nahrungstoffe*. Auf sie sollten etwa 30 % der Gesamtkalorienzufuhr entfallen. Das bedeutet, daß ein mittelschwer arbeitender Mensch täglich etwa 80-85 g Fett zu sich nehmen sollte. Die Fette der Nahrungsmittel sind ernährungsphysiologisch auch deshalb bedeutsam, weil sie *essentielle Fettsäuren* (*unentbehrliche Fettsäuren*) und *fettlösliche Vitamine* enthalten. Im Darm spielen die Fette eine große Rolle bei der *Resorption* der *fettlöslichen Vitamine* und ihrer *Provitamine*. Fette mit niedrigem Schmelzpunkt (Öle, Butterfett, Schweinefett) sind vorteilhafter, da sie leichter als härtere Fette (Rindertalg, Hammelfett, Kokosfett) resorbiert werden können. Im Hinblick auf ihren *Nährwert* unterscheiden sich die Nahrungsfette wenig voneinander. Unterschiedlich sind sie aber in Bezug auf ihren Gehalt an *unentbehrlichen Bestandteilen* (*essentielle Fettsäuren, Vitamine*). Vitamin A ist in der Butter, Vitamin D in Fischölen und Vitamin E im Weizenkeimöl und Leinöl reichlich vertreten. Fette mit einem hohen Gehalt an *mehrfach ungesättigten Fettsäuren* sind ernährungsphysiologisch besonders vorteilhaft. Zu ihnen gehören *Sonnenblumenöl, Leinöl, Sojaöl, Maisöl* und einige *Fischöle*. Ölsäure als wichtigste einfach ungesättigte Fettsäure (nichtessentiell) ist besonders im Olivenöl, Erdnußöl und Rüböl enthalten. Butter, Schmalz und Kokosfett sind arm an mehrfach ungesättigten Fettsäuren und enthalten relativ wenig Ölsäure. *Cholesterinreich* sind vor allem die tierischen Fette (Butter, Lebertran, Gänsefett, Speck, Schmalz) sowie Gehirn, Eigelb und Leber. Eine hohe Zufuhr an Cholesterin und ein Mindergehalt der Nahrungsfette an ungesättigten Fettsäuren, gepaart mit einem zu hohen Fettverzehr, sind die wichtigsten Risikofaktoren für die Entstehung von *arteriosklerotischen Gefäßerkrankungen* (insbesondere der *Herzkranzgefäße*) und eines *Herzinfarktes*.

Essentielle Fettsäuren. Der Mensch ist nicht in der Lage, zwei- und mehrfach ungesättigte Fettsäuren zu synthetisieren. Deshalb müssen diese mit der Nahrung zugeführt werden. Sie werden als *unentbehrliche* bzw. *essentielle Fettsäuren* bezeichnet. Die wichtigste essentielle Fettsäure ist die *Linolsäure*; sie wird gefolgt von der *Eicosapentaensäure, Linolensäure* und *Arachidonsäure* (☞ Formeln in Abb. 6.1; Stoffwechsel und Funktionen in Kap. 17.). Die *essentiellen Fettsäuren* sind Bestandteile der *Membranlipide* und Vorstufen der *Prostaglandine, Thromboxane, Leukotriene* und des *Prostacyclins*. Der Mindestbedarf des Menschen an essentiellen Fettsäuren beträgt 10 g pro Tag, ihre optimale Zufuhr liegt bei täglich 15-25 g.

31.7. Einzelne Nahrungsmittel

Kohlenhydrate, Fette und *Eiweiße* sind die *Grundnahrungsstoffe*. Sie sind als chemisch definierte Verbindungen in den *Nahrungsmitteln* enthalten. Die *Nahrungsmittel* enthalten darüber hinaus wechselnde Mengen *essentielle Nahrungsbestandteile* (Vitamine, Mineralien, essentielle Fett- und Aminosäuren) und *Ballaststoffe*.

Ausgewählte Nahrungsmittel tierischen Ursprungs.

- *Milch* ist Quelle biologisch hochwertigen Eiweißes sowie von Ca^{2+}-Ionen und verschiedener Vitamine (vor allem Vitamin A und Vitamin B_2). Außerdem enthält sie Fett. Milch ist arm an Eisen und enthält wenig Thiamin sowie die Vitamine C und D. *Käse* und *Quark* sind wegen ihres hohen Eiweiß- und Ca^{2+}-Gehaltes wertvolle Nahrungsmittel. Je höher ihr Fettgehalt ist, desto geringer ist ihr Eiweiß- und Calciumgehalt. Das *Milchfett (Butter)* ist durch einen verhältnismäßig hohen Cholesteringehalt gekennzeichnet. Wichtigstes Kohlenhydrat der Milch ist die *Lactose*. Darüber hinaus enthält die Milch geringe Mengen physiologisch bedeutsamer *Oligosaccharide*
- *Fleisch* und *Fisch* sind in ihrer ernährungsphysiologischen Bedeutung vergleichbar. Sie sind im mageren Zustand eiweißreich; ihr Eiweiß ist durch eine hohe biologische Wertigkeit gekennzeichnet. Fleisch sowie Leber und Niere sind gute Quellen für Eisen und für Vitamine der B-Gruppe
- *Ei* enthält hochwertiges biologisches Protein sowie Eisen und zahlreiche fett- und wasserlösliche Vitamine. Sein Cholesteringehalt ist relativ hoch

Ausgewählte Nahrungsmittel pflanzlichen Ursprungs.

- *Brot* ist kohlenhydratreich und enthält Eiweiß. *Vollkornbrot* enthält mehr Eiweiß und ist reicher an Vitamin A und verschiedenen B-Vitaminen als *Weißbrot*, auch ist es reicher an *Ballaststoffen* und schlechter ausnutzbar als Weißbrot. Generell gilt, daß hochausgemahlene, dunkle Mehlsorten mit einem hohen Gehalt an *Kornrandschichten* reicher an Proteinen, Vitaminen, Cellulose und Phytinsäure sind als niedrig ausgemahlene Mehlsorten. Die Phytinsäure des Getreides vermindert die Calcium- und Eisenresorption (☞ Kap. 28.), wird aber beim Backprozeß teilweise zerstört
- *Kartoffeln* spielen ernährungsphysiologisch eine wichtige Rolle. Sie sind reich an Kohlenhydraten und enthalten biologisch relativ hochwertiges Eiweiß sowie Vitamin C
- *Hülsenfrüchte* sind unsere eiweißreichsten pflanzlichen Nahrungsmittel, ihr Eiweiß ist allerdings relativ arm an Methionin. Sie enthalten reichlich Calcium und Vitamine des B-Komplexes
- *Gemüse* ist *kalorienarm* und reich an *Ballaststoffen* sowie je nach Art reich an *Vitamin A* (bzw. seinem *Provitamin Carotin*) und *Vitamin C*; in manchen Gemüsesorten findet man wesentliche Mengen von Vitaminen des B-Komplexes sowie Eisen und Calcium
- *Obst* ist durch seinen mitunter beträchtlichen Gehalt an Vitamin C und anderen Vitaminen sowie durch seinen Gehalt an verschiedenen Zuckern gekennzeichnet.

Ausnutzung der Nahrung. Unter *Ausnutzung* versteht man den Anteil der Nahrung, der zur Resorption gelangt. Sie ergibt sich aus der Differenz zwischen der aufgenommenen Nahrung und den mit den Faeces ausgeschiedenen Stoffen. Als *Ausnutzungskoeffizient* wird das Verhältnis der resorbierten Menge der Nahrungsstoffe zur Gesamtmenge der mit der Nahrung aufgenommenen Nahrungsstoffe bezeichnet. Dabei muß man zwischen *scheinbarer* und *wahrer Ausnutzung* unterscheiden. Die *scheinbare Ausnutzung* ist die *Differenz* zwischen Einnahme und Ausscheidung an einer bestimmten Substanz oder einem bestimmten Nahrungsbestandteil, die *wahre Ausnutzung* hingegen berücksichtigt, daß der Stuhl nicht nur aus unverdauten Nahrungsbestandteilen besteht, sondern außerdem Reste von Verdauungssekreten und Darmbakterien enthält.

Zucker (Saccharose, Glucose u.a.) und *Fette* werden praktisch vollständig ausgenutzt. Auch die Ausnutzung von magerem und fettem Fleisch ist sehr hoch (90-98 %), unabhängig davon ob es roh, gekocht, gepökelt, gebraten, gegrillt oder geräuchert gegessen wird. Gleiches gilt auch für Leber, Niere, Gehirn und andere Innereien. Bindegewebig durchwachsenes Fleisch ist etwas weniger ausnutzbar. Pflanzliche Nahrungsmittel (z.B. verschiedene Gemüsesorten) sind im ungekochten Zustand meist weniger gut ausnutzbar, da bei ihnen die Nahrungsstoffe in cellulosehaltigen Zellwänden (Rohfaser) eingeschlossen sind, die von den Verdauungsenzymen nicht angegriffen werden.

Ballaststoffe. Ballaststoffe sind die *unverdaulichen Bestandteile* der Nahrung. Zu ihnen gehören *Cellulose*, *Pentosane*, *Pectine* und *Lignin*. Ballaststoffe sind im Allgemeinen *pflanzlichen Ursprungs*. Sie haben als *Füllstoffe* zur Erreichung des *Sättigungsgefühls* sowie zur *Förderung* der *Darmperistaltik* und zur *Bildung* des *Stuhls* eine beträchtliche ernährungsphysiologische Bedeutung. *Schwarzbrot* und *Gemüse* sind die Hauptlieferanten für Ballaststoffe. Ihr Ersatz durch Weißbrot und hochkonzentrierte, kalorienreiche Kost führt, zur Erreichung des Sättigungsgefühls, zwangsläufig zu vermehrter Nahrungsaufnahme und zu Überernährung. Weitere nachteilige Begleiterscheinungen einer hochkonzentrierten Kost sind Darmträgheit und Verstopfung.

31.8. Beurteilung des Ernährungszustandes

Von großer Bedeutung für die Beurteilung des Ernährungszustandes ist das *Körpergewicht*. Dieses hängt maßgeblich vom *Geschlecht*, dem *Alter* und der *Körperlänge* ab. Das normale Gewicht eines schmalen, hoch aufgeschossenen Menschen ist ein anderes als das eines Menschen mit gedrungener Konstitution oder eines Menschen mit einem kräftigen Knochenbau, breiten Schultern und einem stark ausgebildeten Muskelsystem. Die Konstitution eines Menschen muß demzufolge bei der Beurteilung seines Körpergewichtes beachtet werden. Außerdem bestehen Beziehungen des Körpergewichtes zu Geschlecht und Lebensalter.

Normalgewicht. Am einfachsten errechnet sich das durchschnittliche Körpergewicht (*Normalgewicht*) nach der *Broca-Formel*:

Normalgewicht (in kg) = Körperlänge in cm - 100

Idealgewicht. Unter *Idealgewicht* versteht man das *Körpergewicht*, das auf Grund *statistischer* Erhebungen die längste *Lebenserwartung* besitzt. Zur Berechnung des Idealgewichtes werden vom Broca-Wert bei einer Körperlänge bis 165 cm 5 % und bei einer Körperlänge über 165 cm 10 % abgezogen. Bewährt hat sich die Faustregel, daß das für das 30. Lebensjahr als Normalgewicht geltende Gewicht während des ganzen Lebens beibehalten werden sollte. Abweichungen vom *Normalgewicht* werden als *Übergewicht* oder *Untergewicht* bezeichnet. Als *Normalgewichtsbreite* wird das *Idealgewicht ± 10 %* verstanden.

Körpermassenindex (Body Mass Index, BMI). Der BMI wird aus dem Quotienten von Körpermasse (in kg) und dem Quadrat der Körperlänge (ausgedrückt in Quadratmetern) gebildet:

$$BMI = Körpermasse/Körperlänge^2$$

Der Normalwert des BMI liegt bei 24-25. In den westlichen Industriestaaten haben 20 % aller Erwachsenen einen BMI-Wert von 30 und darüber, Tendenz steigend.

31.9. Regulation der Nahrungsaufnahme

Ein Mensch mit einem BMI von über 28 wird als fettsüchtig (*adipös*) bezeichnet. Eine Fettsucht (*Adipositas*) kann zurückgeführt werden:

1. auf Ernährungsgewohnheiten

2. auf genetische Ursachen

3. auf Umweltfaktoren.

Sowohl hagere als auch fettsüchtige Menschen weisen ein sehr konstantes Körpergewicht auf und es ist eine allgemeine Erfahrung, daß Abmagerungskuren meist nicht sehr erfolgreich im Hinblick auf die Aufrechterhaltung eines reduzierten Körpergewichtes über längere Zeiträume hinweg sind. Die *relative Stabilität des Körpergewichtes* ist auf *metabolische Kontrollsysteme* zurückzuführen, die durch *negative Rückkopplung* die *Konstanz* der *Energiereserven* des Organismus, vor allem von *Fett*, gewährleisten. Die den Ernährungszustand eines Menschen anzeigenden Signale werden im *Hypothalamus* registriert, durch den sowohl der Drang zur Nahrungsaufnahme als auch das Ausmaß der Energieausgaben kontrolliert werden. Wichtige Funktionen haben dabei *Leptin* und *Insulin* (☞ Abb. 31.3; Kap. 23.). Die *Kontrolle der Nahrungsaufnahme* unterliegt einem *Kurzzeitsystem* durch *Sättigungssignale*, die *Regulation* des *Körpergewichtes* und der *Energiebilanz* hingegen einem *Langzeitsystem* durch *Adipositassignale*.

Es gibt zwei Typen von Modellen zur Regulation der Nahrungsaufnahme und Energiehomöostase.

1. Die "*Aufbrauch- und Wiederauffüllungsmodelle*" beruhen darauf, daß die Abnahme der Plasmaspiegel von schnell verfügbaren energieliefernden Sub-

Leptin und Insulin erniedrigt: Anabolismus

Zunahme der Fettmasse und des Körpergewichts durch Neuropeptid Y und die Orexine

Signalwege im Hypothalamus

Neuropeptid Y ↑
Orexine ↑

Anabolismus ↔ Katabolismus

Energiebilanz

Melanocortin ↑
CRH ↑

Steigerung der Leptin- und Insulinspiegel bei Vergrößerung der Fettmasse

Leptinspiegel erhöht: Katabolismus

Hemmung der Sekretion von Neuropeptid Y und der Orexine

Steigerung der Sekretion des Melanocortins und CRH

Leptin — Fettgewebe
Insulin — Pancreas

Ursachen der katabolen Wirkungen von Leptin und Insulin:

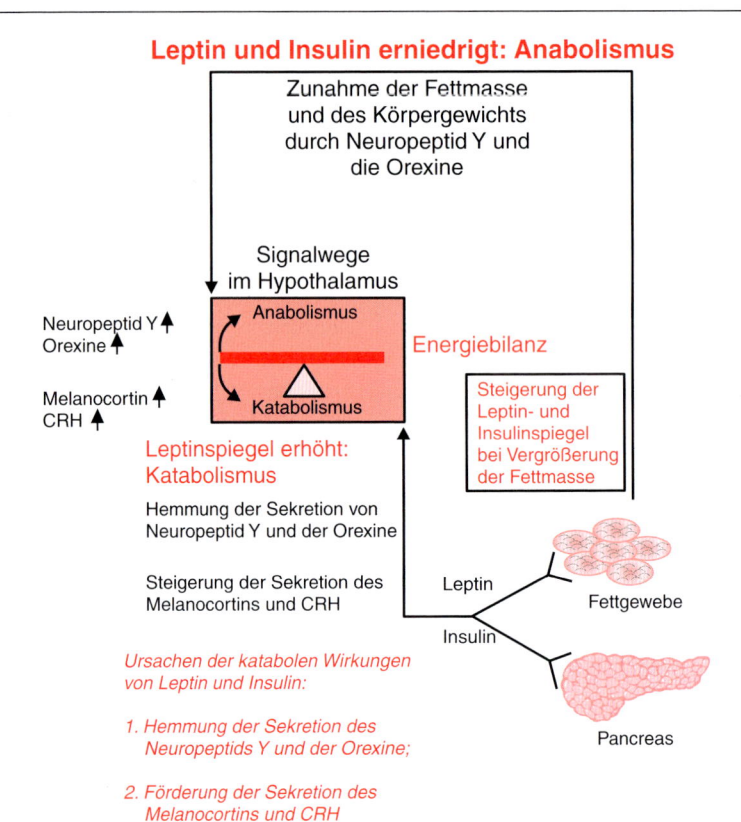

1. Hemmung der Sekretion des Neuropeptids Y und der Orexine;

2. Förderung der Sekretion des Melanocortins und CRH

Abb. 31.3: Regulation der Energiebilanz und des Körpergewichtes.
Das die Energiebilanz langfristig regulierende hypothalamische System besteht aus dem
- NPY, den Orexinen und Agouti als anabol wirkenden Peptidhormonen (Förderung der Adipositas, Gewichtszunahme)
- dem Melanocortin und dem CRH als katabol wirkenden Peptidhormonen (Abbau des Fettgewebes, Gewichtsabnahme).

straten auf einen bestimmten unteren Schwellenwert den Drang zur Aufnahme von Nahrung auslöst. Die Nahrungsaufnahme wird beendet, wenn das signalgebende Substrat im Blutplasma wieder aufgefüllt ist. Ein Beispiel hierfür ist die *Glucostathypothese*, die postuliert, daß relativ kleine Erniedrigungen des Blutglucosespiegels über Sensoren im Gehirn und in der Leber ein Hungergefühl erzeugen und die Nahrungsaufnahme fördern. Obwohl die Veränderungen derartiger Schlüsselparameter im Rahmen von Kurzzeitwirkungen gut mit der Nahrungsaufnahme korrelieren, sind die Veränderungen auf dieser Ebene *nicht* geeignet, das *Gleichgewicht* zwischen *Energieaufnahme* und *Energieausgabe* des Körpers, das sich in der *Langzeitstabilität seiner Fettdepots* äußert, plausibel zu erklären.

2. Das *"lipostatische Modell"* korreliert die Nahrungsaufnahme mit der Menge der gespeicherten Energie (Fettmasse) in den Fettdepots des Organismus. Das Modell berücksichtigt, daß 1. das Einsetzen der Nahrungsaufnahme nicht nur vom momentanen Energiebedürfnis des Organismus abhängt und 2. die Beendigung der Nahrungsaufnahme auch nicht allein von der Auffüllung eines aufgebrauchten Substrates bestimmt wird, sondern beide Vorgänge von *Signalen* abhängen, die *proportional zur Fettmasse* des Organismus sind. Das *lipostatische Modell der Energiehomöostase* sagt aus, daß die *Fettmasse des Körpers* und damit das *Körpergewicht*, durch einen *negativen Rückkopplungsmechanismus* kontrolliert werden.

Die Aufnahme von Nahrung löst kurzfristig die Sekretion von Sättigungssignalen aus. Die Plasmakonzentrationen der "Sättigungssignale" steigen

31.9. Regulation der Nahrungsaufnahme

nach Nahrungsaufnahme rasch an. Sie geben das Signal zur Beendigung der Nahrungsaufnahme und bestimmen so die Menge der aufgenommenen Nahrung. Die *Sättigungssignale* sind unabhängig von der Fettmasse und haben auch keinen Einfluß auf diese. Sättigungssignale sind (☞ Abb. 31.4):

- erhöhte Blutspiegel von *Glucose* und *Aminosäuren*
- das intestinale Hormon *Cholecystokinin*
- die *glucagonähnlichen Peptide I* und *II* (GLP-I und GLP-II)
- das *gastrinfreisetzende Peptid* (gastrin releasing peptide, GRP).

Sättigungssignale:
[Glucose] ▲
[Aminosäuren] ▲
Cholecystokinin
GLP-I und GLP-II
gastrinfreisetzendes
Peptid (GRP)

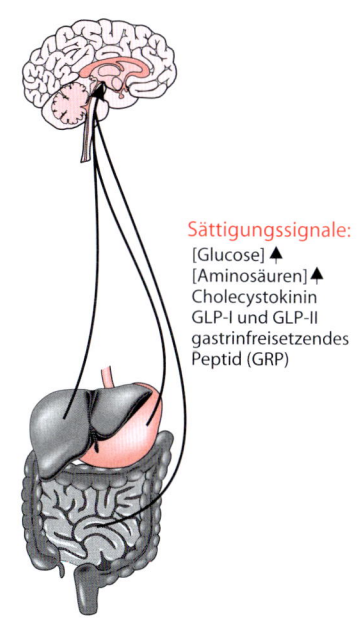

Abb 31.4: Die Funktion von Sättigungssignalen bei der Kontrolle der Nahrungsaufnahme.
Nach Nahrungsaufnahme kommt es zur Steigerung der Glucose- und Aminosäurekonzentration im Blut sowie zur Aktivierung von Receptoren auf der Zunge, im Oropharynx, im Magen, im Duodenum und in der Leber, die Sättigungssignale an das ZNS senden und durch negative Rückkopplung zu einer Beendigung der Nahrungsaufnahme führen.

Leptin und Insulin sind Adipositassignale. Leptin ist *kein Sättigungssignal*. Sein Plasmaspiegel steigt nach Nahrungsaufnahme *nicht* an und es bewirkt auch nicht die Beendigung der Nahrungsaufnahme. Leptin gehört hingegen in die Gruppe der *Adipositassignale*, deren Wirkungen, im Gegensatz zu den Sättigungssignalen, von der Fettmasse des Organismus abhängig sind. Die Adipositassignale gewährleisten eine *Langzeit-Energiehomöostase*. Das *Kontrollsystem* der *Adipositassignale* besteht aus Hormonen, die in Abhängigkeit von der Fettgewebsmasse sezerniert werden. Ihre *Zielareale* liegen im *Hypothalamus*. Auch Insulin wird proportional zur Fettmasse des Körpers freigesetzt, so daß bei *großer Fettmasse* nicht nur der *Leptinspiegel* erhöht ist, sondern auch der *Insulinspiegel* (☞ Abb. 31.3). Physiologisch wichtig ist die Erkenntnis, daß *Insulin*, ähnlich wie Leptin, *receptorvermittelt* in das ZNS eintreten kann und an *Insulinreceptoren* im Hypothalamus, die sich in der gleichen Region wie die *Leptinreceptoren* befinden, bindet. Das *Insulin* verursacht, wie das *Leptin*, eine *Unterdrückung der Sekretion* von *NPY*, der *Orexine* und des *Agoutiproteins* (s.u.). Dadurch bewirken beide Hormone eine Reduktion der Nahrungsaufnahme, eine Erhöhung der Sauerstoffaufnahme und der Wärmeproduktion sowie eine Erniedrigung des Körpergewichtes. *Leptin* und *Insulin*, deren Spiegel von der Fettgewebsmasse entweder *direkt* (*Leptin*) oder *indirekt* (*Insulin*) abhängen, haben demzufolge im ZNS eine *synergistische Wirkung*, indem sie über gemeinsame Zielgebiete anabole Stoffwechselwege hemmen und katabole Wege stimulieren (☞ Abb. 31.5). Die *direkten Wirkungen* von *Insulin* auf seine Zielgewebe (Muskulatur, Leber und Fettgewebe) hingegen sind entweder *anabol* oder *antikatabol* (☞ Kap. 23.). Anders als ein *Leptinmangel* führt ein *Insulinmangel* nicht zu einer *Zunahme* an *Körpergewicht*. Jedoch ist *Insulin* zur *Aufrechterhaltung* und zum *Zugewinn* von *Körpergewicht* unentbehrlich.

Leptin und *Insulin* beeinflussen die Sekretion auch anderer Hypothalamushormone (☞ Abb. 31.6):

- Sie steigern die Synthese und Sekretion des *Corticotropin-Releasing-Hormons* (CRH, ☞ Kap. 23.); CRH bewirkt eine Reduktion der Nahrungsaufnahme und eine Verminderung des Körpergewichtes. Bei Zunahme der Fettmasse leistet das CRH einen Beitrag zur Herausbildung einer katabolen Stoffwechsellage. Auch eine NNR-Insuffizienz führt durch Wegfall der Rückkopplung von Cortisol auf den Hypothalamus zu einer Überproduktion von CRH und zur Entstehung einer Magersucht. Anderseits be-

Gehirn

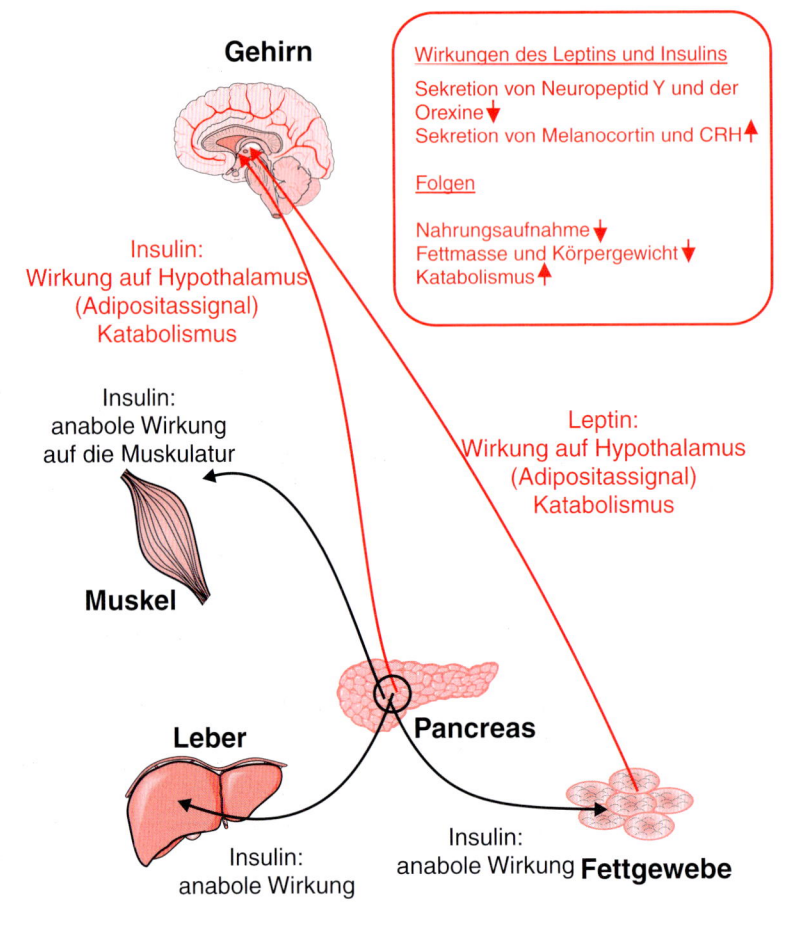

Wirkungen des Leptins und Insulins
Sekretion von Neuropeptid Y und der Orexine ↓
Sekretion von Melanocortin und CRH ↑

Folgen
Nahrungsaufnahme ↓
Fettmasse und Körpergewicht ↓
Katabolismus ↑

Insulin:
Wirkung auf Hypothalamus
(Adipositassignal)
Katabolismus

Insulin:
anabole Wirkung
auf die Muskulatur

Leptin:
Wirkung auf Hypothalamus
(Adipositassignal)
Katabolismus

Muskel

Leber **Pancreas**

Insulin:
anabole Wirkung

Insulin:
anabole Wirkung **Fettgewebe**

1. Leptin und Insulin sind Adipositassignale
2. Insulin wirkt direkt und anabol auf Muskel, Leber und Fettgewebe
3. Leptin und Insulin passieren die Blut-Hirn-Schranke und bewirken durch Vermittlung des Hypothalamus eine Verminderung der Nahrungsaufnahme, Steigerung des Katabolismus und Gewichtsabnahme.

Abb. 31.5: Die Wirkungen von Insulin und Leptin als Adipositassignale.
Insulin fördert anabole Stoffwechselwege durch seine direkte Wirkung auf die insulinempfindlichen peripheren Organe und Gewebe. Indirekt, d.h. über den Hypothalamus, wirken Leptin und Insulin synergistisch katabol.

wirkt *Cortisol* durch *negative Rückkopplung* auf den Hypothalamus eine Hemmung der CRH-Sekretion und fördert dadurch eine *Gewichtszunahme* und *Adipositas*.

- Sie erhöhen die Synthese und Sekretion der *Melanocortine*. Unter diesem Begriff werden die Melanotropine und Corticotropin zusammengefaßt. Es gibt fünf Melanocortinreceptoren, die alle G-Protein-gekoppelt sind. Von besonderer Bedeutung in diesem Zusammenhang ist der Melanocortin-4-Receptor. Die Melanocortine fördern nicht nur die Melaninbildung und die Zellproliferation, sondern wirken auch *parakrin* im *Hypothalamus*, indem sie an den *Melanocortin-4-Receptor* binden. Der aktivierte Melanocortin-4-Receptor steigert *katabole Stoffwechselwege* und bewirkt eine Reduktion der Nahrungsaufnahme sowie einen Gewichtsverlust (*anorektische Wirkung der Melanocortine*). Ein Defekt im Melanocortin-4-Receptor führt zu Fettsucht und zu Leptinresistenz

31.9. Regulation der Nahrungsaufnahme

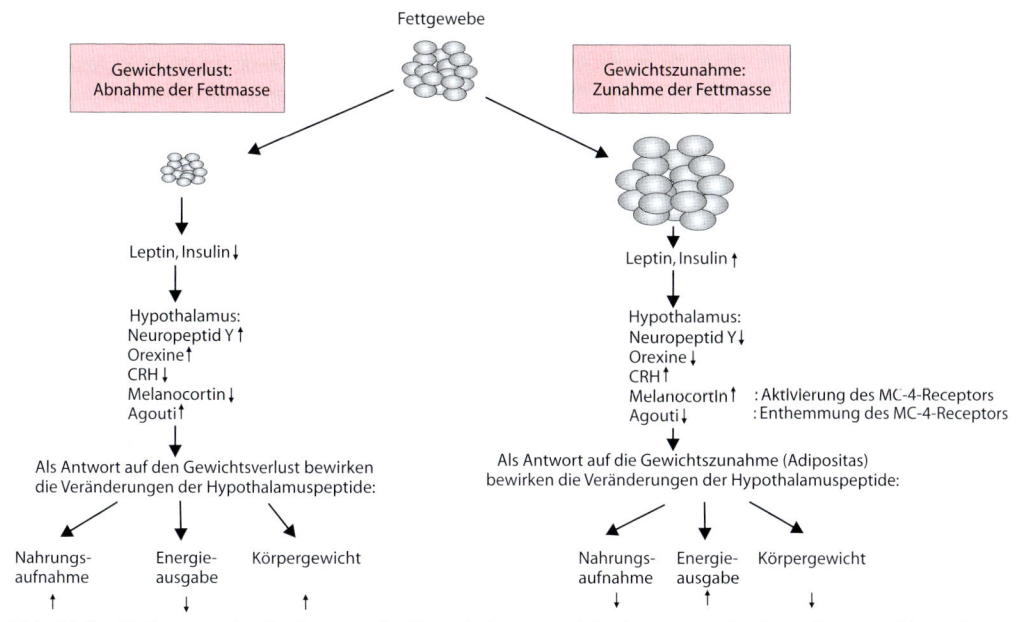

Abb. 31.6: Die hormonalen Reaktionen des Hypothalamus und die Antworten des Organismus auf Veränderungen der Fettmasse.

- Leptin und Insulin hemmen die Synthese von *Agouti* und des *agoutiverwandten Proteins*. *Agouti* ist ein vorwiegend in der Haut und in den Haarfollikeln produziertes Protein, wird aber auch, zusammen mit dem *agoutiverwandten Protein*, im Hypothalamus gebildet. Beide sind Melanocortinantagonisten. Sie binden parakrin, konkurrierend zum Melanocortin, an den *Melanocortin-4-Receptor*, unterdrücken dadurch die katabole Wirkung des Melanocortins und fördern so indirekt die Entstehung einer Fettsucht. Da Leptin und Insulin die Synthese und Sekretion von Agouti und des agoutiverwandten Proteins im Hypothalamus unterdrücken, bewirken sie eine Enthemmung des Melanocortin-4-Receptors und wirken so der Entstehung einer Fettsucht entgegen.

Die AMP-abhängige Proteinkinase des Hypothalamus ist hormon- und nahrungsabhängig und ist an der Regulation der Nahrungsaufnahme beteiligt. In Kap. 17. haben wir die *AMP-abhängige Proteinkinase* kennen gelernt und ihre Wirkungen auf ATP-produzierende katabole und ATP-verbrauchende anabole Stoffwechselwege in peripheren Geweben besprochen (☞ Abb. 17.23). Von Bedeutung ist, daß dieses Enzym in den hypothalamischen Zielgebieten des *Leptins* und *Insulins* durch diese beiden Hormone gehemmt wird. Die hormonbedingte Hemmung der AMP-abhängigen Proteinkinase verursacht eine verminderte Nahrungsaufnahme und einen Gewichtsverlust. Auch *Melanocortin-4-Receptor-Agonisten* und eine *hohe Glucosezufuhr* erniedrigen die hypothalamische Aktivität dieses Enzyms, während *Agouti* und das *agoutiverwandte Protein* die Aktivität der AMP-abhängigen Proteinkinase im Hypothalamus steigern, dadurch die Nahrungsaufnahme erhöhen und eine Gewichtszunahme fördern. Dies zeigt, daß das Enzym eine kritische Rolle bei der Verarbeitung hormonaler und nahrungsabhängiger Signale im Hypothalamus und bei der Aufrechterhaltung des Energiegleichgewichtes spielt.

Die Kontrolle der Energiehomöostase durch den Hypothalamus. Die Kontrolle der *Energiehomöostase*, d.h. die *Aufrechterhaltung* des *energetischen Gleichgewichtes*, beruht auf einem komplexen und hochredundant funktionierenden neurohumoralen Netzwerk, in welchem der *Hypothalamus* eine Schlüsselposition einnimmt. An der langfristigen Regulation der Energiehomöostase spielen *Leptin* und *Insulin* eine Schlüsselrolle (☞ Abb. 31.7). Wenn das Fettgewebe infolge mangelhafter Nahrungsaufnahme schrumpft (*negative Energiebilanz*), führen die sinkenden Spiegel von Leptin und

```
                    ┌─────────────────────────────┐
                    │  Organismus im energetischen │
  Hungerzustand:    │      Gleichgewicht           │   Hohe Nahrungsaufnahme:
  negative Energiebilanz                              positive Energiebilanz
```

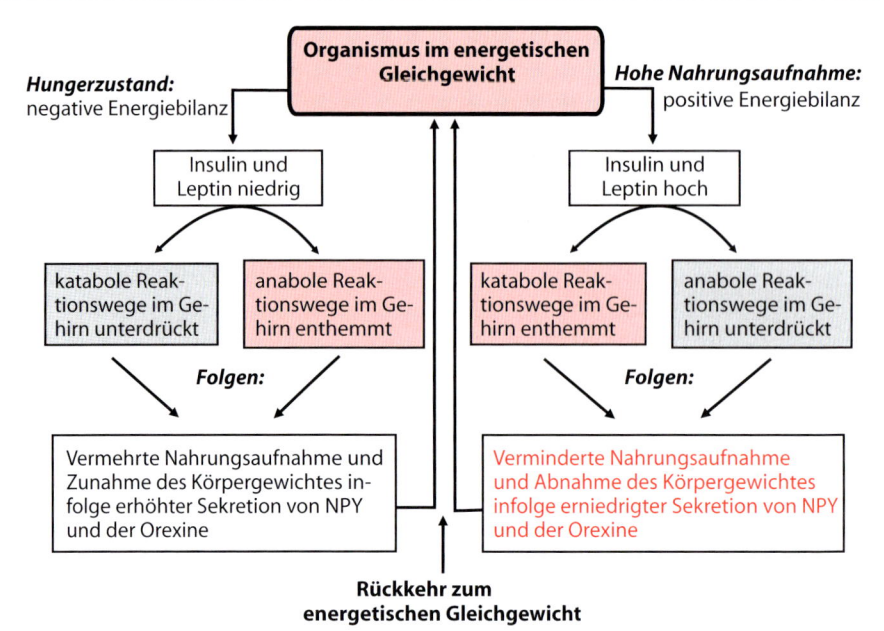

Abb. 31.7: Der Schaltkreislauf zur Regulation des Körpergewichtes.
Ein energetisches Gleichgewicht (Energiehomöostase) wird eingestellt, wenn sich anabole und katabole Einflüsse über einen längeren Zeitraum die Waage halten. Im Stadium einer negativen Energiebilanz sinken die Blutspiegel von Leptin und Insulin, wodurch die katabolen Reaktionswege im Gehirn unterdrückt und die anabolen enthemmt werden. Die Folgen sind Anstiege in der Sekretion von Neuropeptid Y und der Orexine, wodurch eine vermehrte Nahrungsaufnahme und Zunahme der Fettmasse eintritt. Bei längerer positiver Energiebilanz vergrößert sich die Fettmasse und es kommt zu einem Anstieg der Leptin- und Insulinspiegel im Blut. Dies führt zur Verminderung der Sekretion von Neuropeptid Y und der Orexine, was zu einer verminderten Nahrungsaufnahme und zur Reduktion der Fettmasse Anlaß gibt.

Insulin zu einer vermehrten Sekretion von NPY und der Orexine sowie zu einer Hemmung der Sekretion der Melanocortine und des CRH. Dies hat eine anabole Stoffwechsellage zur Folge, in der die Nahrungsaufnahme steigt, die Energieausgaben vermindert werden und die Fettgewebsmasse sowie das Körpergewicht zunehmen (*positive Energiebilanz*). Das sind die Bedingungen unter denen Leptin und Insulin wieder verstärkt synthetisiert und sezerniert werden und - vermittelt durch ihre Wirkungen auf den *Hypothalamus* - eine *katabole Stoffwechsellage* erzeugen. Dadurch werden die Signalwege des anabolen Stoffwechsels unterdrückt und die Signalwege des katabolen Stoffwechsels enthemmt, so daß der Drang zur Nahrungsaufnahme abnimmt, die Energieausgaben steigen und das Körpergewicht sinkt (*negative Energiebilanz*).

31.10. Körperliche Aktivität und Gewichtszunahme

Bei einer über einen gewissen Zeitraum anhaltend gesteigerten Nahrungsaufnahme ohne entsprechende Energieausgaben (d.h. bei positiver Energiebilanz) kommt es früher oder später zu einer Zunahme des Körpergewichtes. Etwa 85 % der zuviel aufgenommenen Kalorien werden im Fettgewebe als Triglyceride gespeichert. Es ist eine allgemeine Erfahrung, daß viele Menschen, trotz beträchtlicher Anstrengungen im Hinblick auf körperliche Aktivität und Mäßigung in der aufgenommenen Nahrungsmenge, an Körpergewicht zunehmen und zum Fettansatz neigen, andere Personen jedoch, ohne dem Kaloriengehalt der Nahrung allzu viel Aufmerksamkeit zu widmen, in gleicher oder ähnlicher Umgebung schlank bleiben. Früher bezeichnete man dieses Phänomen als *Luxuskonsumption*. Die individuellen Unterschiede in der Gewichtszunahme bei vergrößerter Nahrungsaufnahme legen nahe, daß Unterschiede in der Akti-

31.10. Körperliche Aktivität und Gewichtszunahme

vierung von thermogenen (wärmebildenden) Mechanismen, z.B. in der Expression von Entkopplungsproteinen (☞ Kap. 17.), dafür verantwortlich sein könnten, ob eine Gewichtszunahme verhindert wird oder eine Adipositas auftritt. Es gibt wissenschaftlich begründete Hinweise darauf, daß die Unterschiede im Fettansatz zwischen den beiden Gruppen von Individuen auf Unterschieden in den *unwillkürlichen Bewegungen* beruhen könnten, die durch ein Überangebot an Nahrung ausgelöst bzw. gesteigert werden. Diese Art von Energieausgabe führt zu einer zusätzlichen Wärmebildung, die man als "nonexercise activity thermogenesis" (NEAT) bezeichnet. Darunter werden die Energieausgaben zusammengefaßt, die im normalen täglichen Leben als unwillkürliche Muskelarbeit auftreten und schwer messbar sind, z.B. Ruhelosigkeit und spontane Bewegungen, unruhige Bewegungen im Schlaf, Aufrechterhaltung des Muskeltonus, Wahrung der Körperhaltung und andere Energieaufwendungen. Der zu Fettansatz und Körpergewichtszunahme neigende Mensch ist gegenüber demjenigen, der trotz erhöhter Nahrungsaufnahme schlank bleibt, arm an spontanen Bewegungen. Die NEAT kann zu einem Mehrverbrauch an Energie von 500-700 kcal/24 Stunden führen. Die NEAT hat sich bei wissenschaftlichen Fragestellungen als brauchbar für die Voraussage erwiesen, ob eine Person leicht zur Gewichtszunahme neigt oder nicht. Die Energieausgaben (Wärmebildung) nach Nahrungsaufnahme werden in mehrere Anteile untergliedert (☞ Abb. 31.8):

- Grundumsatz; dieser steigt bei einer Erhöhung der Aufnahme von Nahrung an (maximal etwa 8 %)
- spezifisch-dynamische Wirkung der Nahrungsstoffe (bei Überernährung beträgt die Zunahme der darauf beruhenden Wärmebildung etwa 15-20 %)
- NEAT.

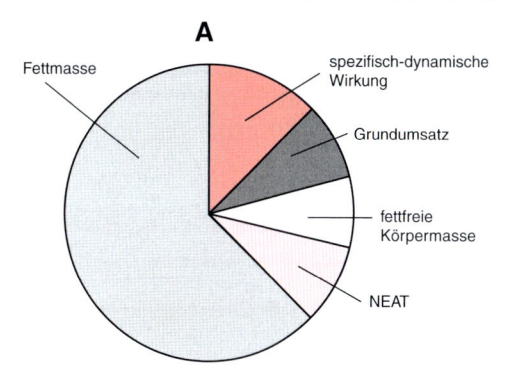

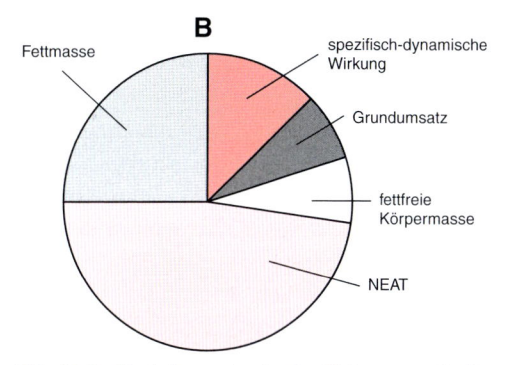

Abb. 31.8: Verteilung der in der Nahrung enthaltenen Energie auf die Energieausgaben des Organismus, wenn die über einen bestimmten Zeitraum aufgenommene Nahrung die Energieausgaben wesentlich übersteigt (Mehraufnahme an Energie 4200 kJ/Tag).
A: Verteilung der überschüssig aufgenommenen Energie bei Personen, die eine große Gewichtszunahme zeigen: bei relativ kleinem NEAT nimmt die Fettmasse und damit das Körpergewicht beträchtlich zu.
B: Verteilung der überschüssig aufgenommenen Energie bei Personen, die nur eine geringe Gewichtszunahme zeigen: bei einem großen Anteil von NEAT nimmt die Fettmasse nur wenig zu, so daß der Anstieg des Körpergewichtes wesentlich kleiner als bei (A) ist.
Man beachte, daß der nach Nahrungsaufnahme gemessene Grundumsatz sowie die spezifisch-dynamische Wirkung und die Zunahme an fettfreier Körpermasse bei beiden Gruppen nicht verschieden sind.

Weder die Steigerung des Grundumsatzes noch die Erhöhung der spezifisch-dynamischen Wirkung durch vermehrte Zufuhr von Nahrungsstoffen können die Unterschiede zwischen den beiden Gruppen von Menschen (Neigung zur Gewichtszunahme oder Schlankbleiben) erklären. Die größten Unterschiede zwischen beiden Gruppen entfallen auf Unterschiede in der NEAT. Wenn eine erhöhte Nahrungsaufnahme eine Aktivierung der NEAT bewirkt, kommt es zu einer vermehrten Wärmebildung und nicht zu einer Gewichtszunahme. Wird hingegen NEAT nicht oder nur wenig aktiviert, tritt eine Vermehrung der Fettmasse und eine Zunahme des Körpergewichtes ein.

31.11. Psychische Störungen der Nahrungsaufnahme

Es gibt im wesentlichen zwei psychisch verursachte Eßstörungen:

- die Anorexia nervosa (psychisch verursachte Magersucht)
- die Bulimia nervosa (psychisch verursachtes, gieriges Eßbedürfnis).

Die *Anorexia nervosa* (Anorexie) besteht in einer extremen Eßunlust und führt zu einer hochgradigen, teilweise extremen Abmagerung. Sie tritt meist in der Pubertät auf und betrifft vorwiegend Mädchen. Die diagnostischen Merkmale der *Anorexia nervosa* sind:

- freiwillige Einstellung des Körpergewichtes mehr oder weniger weit unter dem Normalgewicht
- starke Furcht vor einer Gewichtszunahme und davor, dick zu werden
- Amenorrhoe (Ausbleiben der Regelblutung).

Im Blutplasma sind Leptin und Insulin und in der Cerebrospinalflüssigkeit *Serotonin-* und *5-Hydroxyindolacetat* (ein Serotoninderivat, ☞ Kap. 23.) stark erniedrigt. Bei therapeutischer Normalisierung des Körpergewichtes tritt eine Erhöhung von Leptin und Insulin ein.

Die *Bulimia nervosa* (Bulimie) ist durch die unkontrollierte Aufnahme von exzessiven Nahrungsmengen, wenigstens zweimal pro Woche, gekennzeichnet. Die Nahrungsaufnahme wird von willkürlich ausgelöstem Erbrechen gefolgt, da die Patienten meist einen ausgeprägten Sinn darauf verwenden, ihr Körpergewicht in idealer Weise konstant zu halten und eine gute Figur zu bewahren. Die Bulimie tritt häufiger als die Anorexie auf und betrifft ebenfalls vorwiegend Frauen. Bei der Erkrankung findet man Anomalitäten in den Plasmaspiegeln von Serotonin, Prolactin und Cholecystokinin. Offenbar besteht ein Unvermögen des Organismus auf physiologische Sättigungssignale zu reagieren.

Eine andere, bulimieähnliche Erkrankung ist dadurch charakterisiert, daß die exzessiv aufgenommene Nahrungsmenge nicht willkürlich wieder erbrochen wird und die Patienten voller Kummer über ihre riesige Nahrungsaufnahme und ihre Gewichtszunahme sind. Es besteht noch keine Klarheit darüber, ob diese letztgenannte Form eine selbständige Erkrankung ist.

31.12. Unterernährung

Eine *Unterernährung* ist die Folge einer über längere Zeit hinweg anhaltenden *unzureichenden Nahrungsaufnahme*. Unzureichend bedeutet dabei, daß die Nahrung qualitativ und quantitativ mangelhaft ist und den Bedarf des Organismus nicht deckt. Bei *Unterernährung* besteht eine *negative Stoff- und Energiebilanz*. Folgen sind *Abnahme* des *Körpergewichtes*, *Abmagerung*, *allgemeiner Kräfteverfall* und *Verhaltensstörungen*. Schon ein *mäßiger Nahrungsmangel* führt zu einer *Verminderung* der *Resistenz* gegen *Infektionskrankheiten*, *erniedrigter Arbeitsfähigkeit*, *rascherer Ermüdbarkeit* und zu *depressiven seelischen Zuständen*. Im *chronischen Hunger* kommt es zu einem nahezu völligen *Schwund* des *Fettes*, zu einem weitgehenden *Abbau* der *Muskulatur* sowie zu einer Verminderung des Herz-, Leber- und Milzgewichtes. Besonders *schwerwiegende Folgen* hat ein *Kalorien-* und *Eiweißmangel* im *Kleinkindalter* und *vor der Geburt*. Folgen sind *körperliche* und *geistige Entwicklungsstörungen* sowie eine *herabgesetzte Lebenserwartung*.

Folgen eines Eiweißmangels. Jede *Unterernährung* ist mit einem *Eiweißmangel* verbunden. Bei mangelhafter Zufuhr von Eiweiß geht die *Stickstoffausscheidung* im Harn zurück. Der Organismus versucht, ein Stickstoffgleichgewicht auf niedrigerem Niveau einzustellen. Im Blut nehmen die *Plasmaproteine* und das *Hämoglobin* ab und häufig kommt es zu einer *Anämie*. Die *Plasmaproteinmenge* kann als ein *empirisches* Maß für die *Eiweißverarmung* des Organismus herangezogen werden. Die Abnahme der Plasmaproteine um 1 g zeigt den Verlust von 30 g Körperprotein an. Die erniedrigte Plasmaproteinkonzentration kann zur Entstehung von *Hungerödemen* führen. Bei Kindern führt ein *Eiweißmangel* zu *Entwicklungsstörungen* und *Wachstumsverzögerungen*. Das Zurückbleiben in der Entwicklung kann oft durch eine spätere bessere Ernährung nicht aufgeholt werden. Ein *allge-*

meiner *Nahrungsmangel* führt zur *Auszehrung* des kindlichen Organismus (*Marasmus*). Diese Erkrankung ist durch eine hochgradige Abmagerung gekennzeichnet, die zum *Tode* führt, wenn das *Körpergewicht* etwa auf die *Hälfte* des Solls abgesunken ist. Der *Marasmus* ist die in *Indien* verbreitetste Form *kindlicher Unterernährung*, die in den letzten Jahren auch zunehmend auf dem *afrikanischen Kontinent* beobachtet wird. In *Afrika*, in *Mittel-* und *Südamerika* und in *Südostasien* tritt ein hochgradiger Eiweißmangel oft in einer anderen Form auf, nämlich in Form der Krankheit *Kwashiorkor*. Seine Kennzeichen sind *Ödeme, Hautentzündungen, Leberschwellung, niedriger Plasmaproteinspiegel* sowie *schwerste Entwicklungs-* und *Wachstumsstörungen*. Die Mortalitätsrate dieser Erkrankung ist sehr hoch. Da mangelhaft Verdauungsenzyme produziert werden und eine Atrophie der Darmmucosa besteht, kann selbst die unzureichend aufgenommene Nahrung weder verdaut noch resorbiert werden. Die Eiweißmangelnatur des Kwashiorkor wurde dadurch bewiesen, daß er durch Milchpulver zu beheben ist.

31.13. Überernährung

Bei einer *Überernährung* besteht, infolge einer Mehraufnahme von Nahrung im Vergleich zum Energieumsatz des Organismus, eine *positive Energiebilanz*. Die überschüssig aufgenommenen Nahrungsstoffe werden im Organismus nahezu ausschließlich in Form von Fett gespeichert. Die Folge ist *Fettleibigkeit, Übergewicht* und eine *Erhöhung* des *Lipidspiegels* im *Blutplasma*, insbesondere des *Cholesterins* und der *Triglyceride*. Die hohe Kalorienaufnahme wird meist durch einen *zu hohen Fettgehalt der Nahrung* in Verbindung mit einem zu hohen Verbrauch an *Saccharose* verursacht. Von nicht zu unterschätzender Bedeutung ist der *Alkoholkonsum*. Damit verbunden ist im allgemeinen eine zu niedrige Aufnahme von Kohlenhydraten und Ballaststoffen, z.B. in Form von Gemüse und Obst, so daß häufig eine mangelhafte Versorgung des Organismus mit bestimmten Vitaminen und Mineralien, z.B. mit Vitamin B_1, B_2 und C sowie mit Eisen und Calcium, besteht. *Übergewicht* und *Hyperlipämie* sind die wichtigsten *Risikofaktoren* für *Herz-Kreislauferkrankungen, Diabetes mellitus, Gicht*, Erkrankungen der *Leber*, der *Nieren* und des *Stützapparates* (Bindegewebe und Knochensystem). Zwischen dem *Cholesterin-* und dem *Triglyceridgehalt* des *Blutplasmas* einerseits und der *Arteriosklerose* und dem *Herzinfarkt* andererseits gibt es eindeutige und biochemisch begründete Beziehungen. Schon im *Kleinkindalter* ist in Deutschland, den USA und in anderen Industriestaaten in steigendem Maße eine Zunahme der *Übergewichtigkeit* als Folge einer *Überernährung* festzustellen.

Da der *Energieumsatz* des Menschen einer *Tagesrhythmik* unterliegt, die durch einen *vormittägigen Anstieg* und einem *nächtlichen Abfall* gekennzeichnet ist, ist die tageszeitliche Verteilung der eingenommenen Mahlzeiten von großer Bedeutung. Es ist erwiesen, daß häufige, aber kleine Mahlzeiten, im Zusammenhang mit einer entsprechenden Verteilung auf den Tagesablauf, günstiger sind, als wenige und kalorienreiche. Hinsichtlich der Verteilung der Kalorien- und Nährstoffmengen wird empfohlen: 25 % zum 1. Frühstück, 10 % zum 2. Frühstück, 30 % zum Mittagessen, 10 % zur Vesper und 25 % am Abend. Infolge des Tag-Nacht-Rhythmus erfolgt bei Konzentrierung der Hauptmahlzeit auf den Abend schon innerhalb relativ kurzer Zeit ein Fettansatz, da dann die aufgenommene Nahrung auf einen *erniedrigten Energieumsatz* trifft, der zu einer *Gewichtszunahme* auch bei einer *täglichen Gesamtzufuhr* führt, die bei günstigerer Verteilung keine Gewichtszunahme verursachen würde.

Index

A

ABC-Transporter, s. ATP-Bindungs-Kasetten-Transportproteine
Ablösungsfaktoren (Proteinsynthese) 266
Absorptionsikterus 499
ACAT, s. Acyl-CoA-Cholesterin-Acyl-Transferase
ACE, s. Angiotensin-Converting-Enzyme
ACE-Inhibitoren 701, 827
Acetaldehyd 93
Acetoacetat, Bildung .... 370-371 (F), 453-456, 463
Acetoacetyl-CoA 370-371, 386
Acetoacetyl-CoA-Thiolase 370-371
Acetoacetyl-S-ACP 372-373
Aceton .... 370 (F)
Acetylcholin 699, 742
Acetylcholinesterase 84-85, 744
Acetylcholinesterase, irreversible Hemmung 78-88
Acetylcholinesterase, Membranverankerung 118-119
Acetylcholin-H$^+$-Antiporter 742
Acetylcholinpakete, Freisetzung 742-743
Acetylcholinreceptor, muscarinischer 744-754
Acetylcholinreceptor, nicotinischer 743-744
Acetylcholinreceptor, nicotinischer, Allosterie 743
Acetylcholinreceptor, nicotinischer, Isoformen 743
Acetylcholinreceptor, nicotinischer, Öffnung 743
Acetyl-Coenzym A 287-288, 296-299, 365-374, 742
Acetyl-CoA-Carboxylase 372, 856
Acetyl-CoA-Carboxylase, Kontrollfunktion 375-376
N-Acetylgalactosamin 64, 357-358
N-Acetylglucosamin .... 63-65 (F), 357-358
N-Acetylglutamat 441
N-Acetylglutamat-Synthase 441
N-Acetylglutamat-Synthase-Mängel 466
Acetylgruppe 330-331
Acetylgruppen-Übertragungspotential 287
β-N-Acetylhexosaminidase A und B 382-384
Acetylneuraminat .... 75 (F)
Acetylsalicylsäure 417, 592
Acetylsalicylsäure, Cyclooxygenasehemmung 89
Acetyltransferase 372-373
N-Acetyltransferase 264
achirale Verbindungen 71
Acidititätskonstante 28-30
acidophile α-Zellen 641-642, 679
Acidose 370
Acidose durch Methanol 424
Acidose, Kompensationsmechanismen 729-736
Acidose, metabolische 729-731
Acidose, nichtrespiratorische 729-731
Acidose, respiratorische 729-731
Acidose, vererbbare renal-tubuläre Formen 738
Acivicin .... 256 (F)
Acoeruloplasminämie 814
Aconitase 80, 297
Aconitat .... 297-298 (F)
ACPSH, s. Acyl-Carrier-Protein
Acquired Immunodeficiency Syndrome (AIDS) 236-240
Acroleyl-β-aminofumarat .... 455-456 (F)
ACTH, s. adrenocorticotropes Hormon
Actin 767-768
Actinomycin 211
Acyclovir .... 257 (F)
Acyladenylat 366
Acylcarnitin .... 368 (F)
Acyl-Carrier-Protein (ACPSH) 372-373
Acyl-CoA 366, 371, 374-375
Acyl-CoA-Cholesterin-Acyl-Transferase 404
Acyl-CoA-Dehydrogenase, FAD-abhängige 366
Acylphosphat 327

N-Acylsphingosin .... 380 (F)
Acylsphingosindesacylase 382
ADA, s. Adenosindesaminase
Adenin .... 51 (F)
Adenin-Phosphoribosyltransferase 486
Adenohypophyse 662
Adenohypophyse, thyreotrope β-Zellen 673
Adenosin .... 51 (F), 481-483
Adenosinabbau 482
Adenosin-3',5'-cyclomonophosphat, s. cAMP
Adenosindesaminase 483-485
Adenosindesaminase, genetischer Defekt 192, 484-485
Adenosindiphosphat, s. ADP
Adenosin-3'-monophosphat .... 52 (F)
Adenosin-5'-monophosphat .... 52 (F), 57, 481-483
Adenosin-5'-monophosphat, Biosynthese 472-474
Adenosintriphosphat, s. ATP
Adenosyl-Homocysteinase 451
Adenylatcyclase 135-137, 628, 644
Adenylatdesaminase 481-482
Adenylatkinase 294
Adenylsäure, s. Adenosin-5'-monophosphat
Adenylsäuresystem, Stoffwechselregulation 294-295
Adenylsulfat .... 413-414, 452 (F)
Adenylsulfatkinase 452
Adhäsionsmoleküle, s. Adhäsionsreceptoren
Adhäsionsreceptoren 793-795
adhäsive Glycoproteine 792-793
Adiponectin 398, 652
Adiponectin und Insulinresistenz 660
Adiponectin, Wirkungen 660
Adiponectinmangel 660
Adipositas 408, 651-653, 660-662, 865-869
Adipositas und Adiponectin 660
Adipositas, Rolle des Leptins 660
Adipositassignale 865, 867-870
Adipsin 398
Adiuretin 697
ADP .... 57 (F)
ADP-Ribosid, cyclisches 610
Adrenalin .... 444, 454-455 (F), 654-656, 775
Adrenalin als Neurotransmitter 745
Adrenalin, Abbau 656
Adrenalin, Wirkungen auf den Stoffwechsel 645, 654-656
adrenerge Receptoren 133-134, 655-656, 745
β-adrenerger Receptor 134, 150-151
adrenerge Signalübertragung 655
adrenocorticotropes Hormon (s. auch Corticotropin) 664-666
adrenogenitales Syndrom 672
Adrenoleukodystrophie 110
Adrenopause 696
Adrenoreceptoren 745
Adressierung lysosomaler Proteine 276
Adressierung von Proteinen 271-273
Aerobiose, Definition 329
Aflatoxin 254
Aggrecan 790-792
Aggrecanase 791
Agmatin 833
Agouti 867, 869
agoutiverwandtes Protein 869
Ahornsirupkrankheit 466
AID, s. Aktivierungs-induzierte Desaminase
AIDS, s. Acquired Immunodeficiency Syndrome
AIDS-Virus, s. Human Immunodeficiency Virus
Akromegalie 644
aktives CO_2 367
aktives Isopren 385
aktives Sulfat 452

Stichwortregister

Aktivierungsenergie 80–81
Aktivierungs-induzierte Desaminase (AID) 620
akute Entzündung 586
Akute-Phase-Proteine 586–587
Alanin ....32–33 (F), 455–456
β-Alanin 487
Alaninaminotransferase (ALAT) 99, 440
ALAT, s. Alaninaminotransferase
Albinismus Typ I 466
Albinismus Typ II 467
Albumin, Funktionen 533–534
Albuminoide (Augenlinse) 349
Aldehyddehydrogenase 423, 445
Aldehydoxidase 423, 835–836
Aldiminbildung 786, 788
Aldolase 95
Aldolase A 327, 344–345
Aldolase B 327, 344–345
Aldolase B-Mangel 345
Aldolkondensation 789
Aldosereductase 346, 349
Aldosteron ....77, 666 (F), 671, 697–701, 718
Aldosteron, Abbau und Ausscheidung 670
Aldosteron, Biosynthese 698
Aldosteron, Pathobiochemie 701
Aldosteron, Regulation der Sekretion 697, 699–700
Aldosteron-Receptor 699
Aldosteron, Wirkungen 699
Aldosteronmangel, nichtsalzverlierender Typ 672
Aldosteronmangel, salzverlierender Typ 672
A-β-Lipoproteinämie 409
Alkalose und 2,3-Bisphosphoglycerat 508–509
Alkalose, Kompensation 729–731
Alkalose, nichtrespiratorische (metabolische) 729–731
Alkalose, respiratorische 729–731
Alkaptonurie 455, 466
Alkoholdehydrogenase, Mechanismus 93–94
Alkoholdehydrogenase, mitochondriale 761
Alkoholdehydrogenase, Strukturdomänen 44
Alkoholmissbrauch 396, 409
1-Alkyl-2-acetyl-glyceryl-3-phosphocholin ....74 (F)
Alkylantien 257
Alkylfluorphosphate 88–89
Alloantikörper im AB0-System 526
Allolactose ....211–212 (F)
Allopregnanolon 695
Allopurinol ....486 (F)
allosterische Enzyme 89–91
allosterische Enzyme, allosterisches Gleichgewicht 90
allosterische Enzyme, homotrope und heterotrope Effekte ... 90–91
allosterische Enzyme, katalytische Zentren 90–91
allosterische Enzyme, positive und negative Effektoren 90–91
allosterische Enzyme, R- und T-Zustand 90
allosterische Enzyme, regulatorische Zentren 90–91
allosterische Enzyme, S-förmige Kennlinie 89–90
allosterische Enzyme, Untereinheiten 89–91
allosterische Enzyme, Zweizustandsmodell 90
allosterische Proteine 89–90
Alloxanthin ....486 (F)
all-trans-Retinal ....749–755 (F), 835–836
all-trans-Retinoat ....835–836 (F)
all-trans-Retinol ....749–750, 754, 835–836 (F)
Allysin 786, 788, 790
Altern und Hormone 695–696
alternatives Spleißen 225–226
Alu-Sequenz 160–161
Alzheimer-Erkrankung 111, 758–763, 765
Alzheimer-Erkrankung, Transcriptmutationen 763
Ameloblasten 783, 802
Amenorrhoe 672, 684, 695
Ames-Test 254
ω-Amidase 732
Amine als Gewebshormone 706
Amine, primäre (F) 444

Aminoacidopathien 465–468
Aminoacidopathien, Defekte im Membrantransport 467–468
Aminoacidopathien, Enzymdefekte 465–466
Aminoacidopathien, erbliche 465
Aminoacidopathien, erworbene 465
Aminoacidurie 465
Aminoacrylat ....441 (F)
L-α-Aminoadipinat ....462–463 (F), 789
L-α-Aminoadipinat-Aminotransferase 463
L-α-Aminoadipinatsemialdehyd 462–463
L-α-Aminoadipinatsemialdehyd-Dehydrogenase 462–463
L-α-Aminoadipinatsemialdehyd-Synthase 462
Aminoacyl-tRNA-Synthetasen 259–263
Aminoacyl-tRNA-Synthetasen, Spezifität 261–263
γ-Aminobuttersäure als Neurotransmitter 746–747
5-Aminoimidazolribonucleotid ....471–472 (F)
β-Aminoisobutyrat 487
δ-Aminolävulinat (5-Aminolävulinat) ....491 (F)
δ-Aminolävulinatdehydratase 491
δ-Aminolävulinatsynthase 491
δ-Aminolävulinatsynthase, Defekt 491
δ-Aminolävulinatsynthase, Bleivergiftung 495
α-Aminomuconat-δ-semialdehyd ....455–456 (F)
Aminopeptidase 699–700
Aminopeptidasen A und N 827
Aminophospholipidtranslocase 116, 154, 545–546, 558
Aminopterin ....255 (F)
Aminosäureaktivierung 259–263
Aminosäureausscheidung 465, 721–722
Aminosäurecode, genetischer 258–259
Aminosäuredecarboxylasen 444
Aminosäurefamilien 445–446
D-Aminosäuren ....31 (F)
L-Aminosäuren ....31–34 (F)
Aminosäuren, allgemeiner Stoffwechsel 438–446
Aminosäuren, Aufnahme in die Zellen 436–437
Aminosäuren, Decarboxylierung 444
Aminosäuren, dynamischer Zustand 437–438
Aminosäuren, essentielle 445
Aminosäuren, glucogene 444
Aminosäuren, ketogene 444
Aminosäuren, Malabsorption 827
Aminosäuren, mikrobielle Syntheseketten 445–446
Aminosäuren, Neurotransmitter 745–748
Aminosäuren, nichtessentielle 445
Aminosäuren, nichtoxidative Desaminierung (F) ..441 (F)
Aminosäuren, oxidative Desaminierung (F) ....438 (F)
Aminosäuren, pK'-Werte 38
Aminosäuren, proteinogene 259
Aminosäuren, renale Rückresorption 723
Aminosäuren, Stereoisomerie 31–32
Aminosäuren, Stoffwechsel 437–464
Aminosäuren, Transportsysteme durch Membranen ...436–437
Aminosäureoxidasen, D-spezifische ....317, 440–441 (F), 575
Aminosäureoxidasen, L-spezifische ....317, 440–441 (F)
Aminosäurepool 437–438
Aminosäureresorption, Na⁺-Abhängigkeit 827
Aminosäuretransportdefekte 827
Aminosäuretransport, intestinaler 827
Aminophospholipidtranslocase 116, 154, 558
Aminotransferasen 439–440
Aminotransferasen, diagnostische Bedeutung 440
Aminozucker, Biosynthese 357–358
Ammoniakintoxikation, ZNS 531
Ammoniaktransport, transmembranaler 531
Ammoniumionen, Ausscheidung 425
AMP ....57 (F)
AMP-aktivierte (abhängige) Proteinkinase 375, 388, 769, 869
AMP, Katabolitrepressor 212–213
AMPA-Receptor 746
AMPA-Receptor, Editierung der mRNA 228
amphipathische (amphiphile) Verbindungen 25
Ampholyte 37–39
α-Amylase 819–820, 822–823

Amylo-α-1,6-Glucosidase	337
Amylo-1,4→1,6-Transglycosidase	337
Amyloid	758-759
β-Amyloid	759-763
Amylopektin	68
βA-40-Peptid	759-761
βA-42-Peptid	759-761
βA-42-Peptid, neurotoxische Wirkungen	761
βA-43-Peptid	759-761
β-Amyloid-Precursor-Protein (β-APP), s. β-Amyloid-Vorläuferprotein-Protein	
Amyloid-β-Protein	759-760, 762
β-Amyloid-Vorläuferprotein-Protein	759-763
β-Amyloid-Vorläuferprotein-Protein, Genmutationen	751-762
Amyloidplaques, neuritische	758
Amylose	68
amyotrophische Lateralsklerose	319, 759
amyotrophische Lateralsklerose, Editierungsdefekt	228
Anaerobiose, Definition	329
Anämie, Formen	504, 511
Anämie, mikrocytäre, hypochrome	813
anaphylaktische Wirkungen	578, 580, 582
Anaphylatoxin-Inaktivator	584
Androgene	77, 681-683
Androgene, Biosynthese	681-682
Androgene, Inaktivierung und Ausscheidung	682
Androgene, Konjugation	682
Androgene, Pathobiochemie	694
Androgenreceptor	758
Andropause	696
Androstendiol	681 (F)
Androstendion	681-682 (F), 684
Androsteron	682 (F)
Anenzephalie bei Folsäuremangel	855
Anergie	604-605
angeborene Immunität	568-599
angeborene Immunität, Oberflächenreceptoren	570-573
Angiogenese	795-796
Angiogenese-Inhibitoren	795-796
Angiopathie	346, 654
Angiostatin	796
Angiotensin I	699-700
Angiotensin II	699-700
Angiotensin II und III, Abbau durch Proteasen	700
Angiotensin II und III, Wirkungen	699-700
Angiotensin III	699-700
Angiotensin-Converting-Enzyme (ACE)	699-700
Angiotensinogen	398, 69-700
Angiotensin-Receptor	699
Angiotensin-Receptor-Antagonisten	701
Anionenaustauschprotein	525-526
Anionengegentransporter	821
Anionenlücke	711
anomere Monosaccharide	62-63
Anorexia nervosa	872
Anosmien	756
ANP, s. Atriales Natriuretisches Peptid	
ANP-Receptor-Guanylatcyclase-System	701-702
Antennapedia-Mutante	186
Antiatelektasefaktor	76
Antibiotica, Hemmstoffe der Transcription	211
α₁-Antichymotrypsin	429
Anticipation, genetische	757
Anticodon	261-262
Antidiuretisches Hormon	697
Antiestrogene	685
Antigen	559, 607, 614
T4-Antigen	236, 604
T8-Antigen	604
Antigen-Antikörper-Komplex	614
Antigene, Wirkungsweise	611-612
Antigenreceptor der B-Lymphocyten	611-613
Antikoagulation	538
Antikörper (s. auch Immunglobuline)	611, 614-622

Antikörper, Einteilung in Klassen	614-615
Antikörper, Hypermutabilität	614
Antikörper, somatische Rekombination	614
Antikörpermangelsyndrom	614
Antikörperrepertoire, primäres	619-620
Antikörperrepertoire, sekundäres	619-620
Antikörpersynthese	613-614
Antiphospholipid-Syndrom	124, 558
α₂-Antiplasmin	429, 534, 550
Antisense-DNA	204
Antisense-Oligonucleotide	204
Antisense-RNA	204
Antithrombin I (Fibrin)	552
Antithrombin III	429, 552
α₁-Antitrypsin	429, 534
α₁-Antitrypsin, Elastasehemmung	430
α₁-Antitrypsin, klinische Bedeutung	430
apaf, s. apoptotic activating factor	
Apartattranscarbamoylase, regulatorische Eigenschaften	91
APOBEC-1	229, 620
Apo B100	400-401
Apo B-100-Receptor	404, 412
Apo B-48	401
Apo-Coeruloplasmin	815
Apo E, Bindung durch LRP-Receptor	406
Apo E-Polymorphismus	409, 763
Apo E-Receptor	406
Apoenzym	93
Apoferritin	811
apolare Verbindungen	26
Apolipoprotein B-48, Editierung der mRNA	229
Apolipoproteine (Apoproteine)	399-400
Apolipoproteine, Einteilung	401
Apolipoproteine, Syntheseorte	401
Apolipoproteine, Verteilung auf die Lipoproteinklassen	401
Apoptose	154-158, 564, 604-605, 611, 756
Apoptose, Aktivierung bei Virusinfektion	158
Apoptose, Auslösung	155-156
Apoptose, Auslösung durch p53	158
Apoptose, Caspaseaktivierung	155
Apoptose, Caspasekaskade	155-156
Apoptose, DNA-Fragmentierung	154
Apoptose, Mechanismen	156-158
Apoptose, Rolle der ROS	158
Apoptose, Rolle des Cytochrom c	156-158
Apoptose, Rolle des voltage-dependent-anion-channel	158
Apoptosom	156-157
apoptotic activating factor (apaf)	156-157
Apo-Superoxiddismutase	815
Aprotinin	429
APRT, s. Adenin-Phosphoribosyltransferase	
APUD-System	705
AQP s, Aquaporin	
Aquaporin 2	697
Aquaporine	119
Äquivalentkonzentration	710
Arachidonat-5-Lipoxygenase	419-420
Arachidonsäure	70 (F), 89, 415-417
Arbeitsumsatz	858
Archaea	102
Arf-GTP	278-279
Arginase	443
Arginin	33 (F), 442
Arginin, Abbau	458-459
Arginin, Umwandlung in Ornithin	458-459
Arginin, Umwandlung in Prolin	458-459
Argininämie	465-466
Arginin-Glycin-Transamidinase	459
Argininosuccinase	95, 442
Argininosuccinat	442 (F),
Argininosuccinat-Synthetase	442
Aromatase-Komplex	684
Aromatase-Komplex, genetische Defekte	684
aromatische Aminosäuren, Biosynthesefamilie	445-446

Arrestin 150, 751-754
Arrestincyclus 753-754
Arteriosklerose 408, 410-414, 451, 789
Arteriosklerose, Homocysteinämie 413-414
Arteriosklerose, LDL-Oxidation 412
Arteriosklerose, Pathogenese 410-412
Arteriosklerose, protektive Rolle der HDL 412
Arteriosklerose, Risikofaktoren 410, 413, 843
Arteriosklerose, Schutz durch Apo B-Receptor 412
Arthritis 791
Aryldialkylphosphatase 423
Arylesterase 423
Arylsulfatase 384
ASAT, s. Aspartataminotransferase
Asbest als Cancerogen 254
L-Ascorbatoxidase 317
Ascorbinsäure, Abbruch einer Radikalkettenreaktion 843
Ascorbinsäure, Antioxidanswirkungen 846-847
Ascorbinsäure, Bedarf und Quellen 847-848
Ascorbinsäure, Bestand des Menschen 847
Ascorbinsäure, Chemie 845-846 (F)
Ascorbinsäure, Kollagensynthese 786-788
Ascorbinsäure, Mangelerscheinungen 846
Ascorbinsäure, Rolle bei Hydroxylierungen 846-847
Ascorbinsäure, transmembranaler Transport 847
Ascorbinsäure, Wirkungen 846
Ascorbylradikal 842-843 (F)
Asparagin 33 (F)
Aspartat 33 (F), 442
Aspartataminotransferase (ASAT) 440
Aspartatfamilie 445-446
Aspartat-Fumarat-Oxalacetat-Cyclus 443
Aspartatproteasen 427
Aspartylphosphat 776
Aspartylprotease 759, 762
Aspirin 417, 592-593
Aspirin, irreversible Hemmung der Cyclooxygenase 89
Astrocyten, Funktion 747-748
Astrup-Diagramm 726, 736
Ataxin 759
Atelektase 76
Ätiocholanolon 682 (F)
Atmungsferment (Warburg) 305
Atmungshemmstoffe 305
Atmungskette 84, 300-310
Atmungskette, Multienzymkomplexe 305-310
Atmungskettenphosphorylierung 296, 300, 310-314
Atmungskettenphosphorylierung, Entkopplung 315
Atmungskettenphosphorylierung, Hemmung 315
ATP 57 (F)
ATP als Insulin-Priming-Faktor 630
ATP als universelle Währung 288-290
ATP, freie Hydrolyseenthalpie *in vivo* 288
ATP, Phosphorsäureanhydridbindungen 288-289
ATP, Phosphorylgruppen-Übertragungspotential 287-290
ATP-abhängige Proteasen 435-436
ATP-ADP-Cyclus in der Zelle 289-290
ATPasen 480
ATP-Bildung mit verschiedenen Substraten 780
ATP-Bindungs-Kasetten-Transportproteine 130, 391, 405, 409
ATP-empfindlicher K^+-Kanal 631
ATP-Hydrolyse 286-287
ATP-Hydrolysecyclus, Muskelkontraktion 770-771
ATP-regenerierende Stoffwechselketten 294-295
ATP-Synthase 313-315
ATP-Synthase als molekularer Motor 313-315
ATP-Synthase, F_0-Untereinheit 313
ATP-Synthase, F_1-Untereinheit 313
ATP-Synthase, Protonenkanal 313-314
ATP-Synthase-Komplex 305, 312-315
ATP-Synthese, Atmungskettenphosphorylierung 310-314
ATP-Synthese, Glycolyse 328
ATP-Synthese, Stöchiometrie im Elektronentransportsytem 312-313
ATP-Synthese und elektrochemischer Protonengradient 312
ATP-Umsatz des Menschen 859
ATP-verbrauchende Stoffwechselketten 294-295
Atriales natriuretisches Peptid (ANP) 701-702
Atriopeptin 701
Atriopeptin, molekulare Wirkungsmechanismen 701
Atriopeptin, Sekretion 701
Atriopeptin, Wirkungen 701
Auerbach-Plexus 749
Aufbrauchmodelle 865-866
Aurovertin 315
Ausbreitungsfaktor 791
Ausscheidung, N-haltige Verbindungen 425
Ausscheidungsikterus 499
Autoaggression 604
Autoantigen 614
Autoimmunkrankheiten 604
autokrine Hormonwirkungen 623
Avidin 856
Avitaminosen 834
Axerophthol 835
Azaserin 256 (F)
3'-Azido-2',3'-didesoxythymidin (AZT) 239-240
AZT, s. 3'-Azido-2',3'-didesoxythymidin
AZT-Triphosphat 240

B

Basalmembran 785
Ballaststoffe 865
Basedow-Krankheit 678
Basen 28-30
Basendefizit 727-728
Basenexcisionsreparatur 178
Basenüberschuß, Bestimmung 737
Basenüberschuß, negativer 727-728
Basenüberschuß, positiver 727-728
Basophile 502-503
Batho-Rhodopsin 751
Bax, proapoptotisches Protein 157-158
Bcl-x_L, antiapoptotisches Protein 158
Beckwith-Wiedemann-Syndrom 633
Belegzellen 820
Bence-Jones-Proteine 536, 617
Benzidin, Cancerogen 254
Benzol, Cancerogen 254
3,4-Benzpyren, Cancerogen 253-254 (F), 422
Bergungsstoffwechsel 486-487
Bernard-Soulier-Syndrom 556
Bernsteinsäure, s. Succinat
Bilanzminimum 426
Bilanzversuche am Menschen 861-862
Bilifuscin 499, 833
Bilirubin, Bildung 495-496 (F)
Bilirubin, direktes 496
Bilirubin, indirektes 496
Bilirubindiglucuronid 496-497
Bilirubinkonjugation 496-497
Bilirubinmonoglucuronid 496
Bilirubinstoffwechsel, Pathobiochemie 499-501
Biliverdin, Bildung 496 (F)
Bindegewebe, Zellen 783
Bindegewebe, Aufbau und Funktion 783
Binde- und Stützgewebe 783-803
Bindungsprotein BiP 274
biologische Oxidation 296-323
Biologische Wertigkeit der Nahrungsproteine 860-862
Biotechnologie, Herstellung von Hormonen 199-200
Biotin 367, 447, 856 (F)
Biotin, carboxyl- 367 (F)
Biotinmangel 856
Biotransformation 422-424
Biotransformation, 1. Phase 423
Biotransformation, 2. Phase 423
Biotransformation, Bilirubin 422-423

Biotransformation, Glutathionperoxidase 422
Biotransformation, Glutathionreductase 422
Biotransformation, H_2O_2 422
Biotransformation, Konjugation 423
Biotransformation, organische Peroxide 422
Biotransformation, Steroidhormone 422
Biotransformation, Xenobiotica 422
1,3-Bisphosphoglycerat 327
2,3-Bisphosphoglycerat .... 505 (F), 508-509
2,3-Bisphosphoglycerat, Bindung an
Desoxyhämoglobin 517-525
2,3-Bisphosphoglycerat, Dynamik 508-509
2,3-Bisphosphoglycerat, Funktionen 508-509
Blasengalle 392
Blasensteine 722-723
Blastocyste 692
Bleivergiftung, Defekte in Hämsynthese 495
Bloom-Syndrom 170
Blut 502-558
Blut, Aufgaben 502
Blut, zelluläre Bestandteile 502
Blutgefäßbildung 795-796
Blutgerinnung, asymmetrische Lipidverteilung 545-546
Blutgerinnung, Hemmstoffe 552-553
Blutgerinnung, Hemmung durch Citrat 553
Blutgerinnung, Hemmung durch Oxalat 553
Blutgerinnung, intrinsischer (endogener) Weg 542-544
Blutgerinnung, Reaktionskaskaden 541-548
Blutgerinnung, Rückkopplungskontrolle 545
Blutgerinnung, Start 542
Blutgerinnung, Zusammenwirkung der Systeme 543
Blutgerinnungsfaktor III 542
Blutgerinnungsfaktor IX 542-544
Blutgerinnungsfaktor VII 542-543
Blutgerinnungsfaktor VIII 543-544
Blutgerinnungsfaktor XII 542-543, 599
Blutgerinnungsfaktor XIII 548
Blutgerinnungsfaktoren 542-548
Blutgerinnungshemmung *in vitro* 553
Blutglucosespiegel, Homöostase 354-357, 634, 778
Blutgruppen, AB0-System 526-530
Blutgruppen, agglutinable Substanzen 527
Blutgruppen, Alloantikörper 526
Blutgruppen, Isoagglutinine 527
Blutgruppen, Oligosacchariddeterminanten .... 527-530 (F)
Blutgruppenantigene 526-532
Blutgruppeninkompatibilität 526-527
Blutgruppensystem, Lewis .... 530 (F)
Blut-Hirn-Schranke 740
Blutkonservierung, ACD-Medium 509
Blutkonservierung, erythrocytärer ATP-Spiegel 509
Blutplasma 532-536
Blutplasma, Definition 502
Blutplasma, Enzyme 100
Blutplasma, Glycoproteine 535-536
Blutplasma, ionale Zusammensetzung 710-712
Blutplasma, niedermolekulare Bestandteile 532
Blutplasma, Proteinzusammensetzung 532-536
Blutplasma, Transportproteine 536
Blutplasma, Volumen 708
Blutplasmaproteine, Abbauorte 533
Blutplasmaproteine, Einteilung 533
Blutplasmaproteine, Pathobiochemie 536
Blutplasmaproteine, Umsatzgeschwindigkeiten 533
Blutplättchen-aktivierender Faktor .... 73-74 (F)
Blutserum, Definition 502
Blutserum, Elektrophorese 38-39
Blutstillung 540-548
Blutstillung, Gefäßdilatation 541
Blutstillung, Gefäßkontraktion 541
Blutstillung, Pathobiochemie 556-558
BMI, s. Body Mass Index
Body Mass Index 865
Bohr-Effekt 521-522

Botulinustoxin 743
bovine spongiforme Enzephalopathie (BSE) 240-243
Bradykinin 588-589, 706
branching enzyme 335-336
BRCA 1 und 2, s. Brustkrebssuszeptibilitätsgene
Brenztraubensäure, s. Pyruvat
Brustkrebssuszeptibilitätsgene BRCA1 und BRCA2 253
BSE, s. bovine spongiforme Enzephalopathie
Bulbus olfactorius 756
Bulimia nervosa 872
α-Bungarotoxin 743
Bunsensche Absorptionskoeffizienten 517, 725
Burkitt-Lymphom 250
Buttergelb, Cancerogen 254
Butyryl-ACP 372

C

C_1-Gruppenstoffwechsel (F) 447-450
C1-Protease-Inhibitor 584
C3-Convertase 579-580
C3b/C4b-Inaktivator 584
C5-Convertase 579-580
Ca^{2+}/Calmodulin, Kanalmodulator 772-773
Ca^{2+}/Na^+-Ionenkanal 752-754, 756, 772
Ca^{2+}-Calmodulin-Komplex 807
Ca^{2+}-Haushalt 804-807
Ca^{2+}-induced Ca^{2+}-Release 773
Ca^{2+}-Ionen, Bestand des Organismus 804
Ca^{2+}-Ionen, Bindungsproteine 807
Ca^{2+}-Ionen, extrazellulärer Ca^{2+}-Spiegel 804
Ca^{2+}-Ionen, Fraktionen im Blutplasma 804-805
Ca^{2+}-Ionen, Homöostase 805
Ca^{2+}-Ionen, intestinale Resorption 804
Ca^{2+}-Ionen, intrazellulärer Ca^{2+}-Spiegel 806-807
Ca^{2+}-Ionen, Muskelzelle 768, 771-777
Ca^{2+}-Ionen, Pathobiochemie 805-806
Ca^{2+}-Ionen, Quellen in der Nahrung 804
Ca^{2+}-Ionen, täglicher Bedarf 804
Ca^{2+}-Kanal 129-130
Ca^{2+}-Kanal, Dihydropyridinrezeptor 772-774
Ca^{2+}-Kanal, L-Typ 771-773
Ca^{2+}-Kanal, Ryanodinrezeptor 772-774
Ca^{2+}-Kanal, spannungsgesteuerter 771-773
Ca^{2+}-Kanäle, Muskulatur 771-777
Ca^{2+}-Kanäle, Muskulatur, hormonale Kontrolle 774-775
Ca^{2+}-Resorption 833
Ca^{2+}-Sensor in den Epithelkörperchen 702
Ca^{2+}-Transport-ATPase 275, 775-777, 807, 838
Ca^{2+}-Transport-ATPase, Wirkungsmechanismus 776-777
Cadaverin 444, 833
Cadherine 794
cADPR, s. cyclisches ADP-Ribosid
Caenorhabditis elegans 155
CAG-Tripletts 756-757
Calbindin 807, 838
Calcidiol .... 837-838 (F)
Calciferole 837
Calcineurin, Proteinphosphatase 610
Calciol .... 837-838 (F)
Calcitonin 674, 703-704, 839-841
Calcitriol .... 837-838 (F)
Calciumdiurese 703
Calciummangeltetanie 805-806
Calciumphosphat, amorphes 798
Calmodulin 807
Calnexin 275-276, 359, 602, 807
Calpaine 435, 571
Calpastatin 435
Calreticulin 275-276, 359, 602
cAMP .... 57-58 (F), 135-137, 628
cAMP-abhängige Proteinkinase 140, 375
cAMP, Regulation der Gluconeogenese 353-354
cAMP, Regulation der Glycogensynthase 338-340

cAMP, Regulation der Phosphorylase	338-340
cAMP-Phosphodiesterase	137
cancerogene Substanzen	253-254, 422
Cancerostatica, Wirkungsweise	254-257
Candida albicans	577
CAP, s. Katabolitgen-Aktivatorprotein	
Capping des mRNA-Primärtranskriptes	222-223
Carbaminohämoglobin	525
Carbamoylphosphat, Bildung	442 (F), 474-475
Carbamoylphosphat-Synthetase I (Harnstoffsynthese)	441
Carbamoylphosphat-Synthetase I-Mangel	466
Carbamoylphosphat-Synthetase II (Pyrimidinsynthese)	475-476
Carboanhydrase	733, 821
Carboanhydrase, CO_2-Transport im Blut	525-526
Carboanhydrase, erythrocytäre	525
Carboanhydrase, Isoenzyme	738
Carbonatoapatit	798
γ-Carboxyglutamylacylreste	554, 798
γ-Carboxylase	845
Carboxyl-Biotin	367 (F), 372
Carboxypeptidase, aktives Zentrum	93
Carboxypeptidasen A und B	822
carcinoembryonales Antigen	534
Carcinoide	707
Cardiocyten, Atriopeptinbildung	701
Cardiolipin	73 (F)
Cardionatrin I	701
L-Carnitin	367-368 (F)
Carnitin-Acylcarnitin-Translocase	368
Carnitin-Acylcarnitin-Translocase, Gendefekt	369
Carnitin-Acyltransferase I	367-368, 394
Carnitin-Acyltransferase II	368
Carnitinmangel	368
Carnitinmangel, myopathischer	368
Carnitinmangel, systemisch-primärer	368
Carnitin-Palmitoyltransferase I	367-368
Carnitin-Palmitoyltransferase I, Gendefekt	367
Carnitin-Palmitoyltransferase II	368
Carnitin-Palmitoyltransferase II, Gendefekt	369
Carnitintransportprotein, Na^+-abhängiges	368
Carotine	835
α-Carotin	77-78 (F)
β-Carotin	77-78 (F)
β-Carotin, Umwandlung in Vitamin A	835-836
β-Carotin-15,15'-Dioxygenase	835-836
γ-Carotin	77-78 (F)
Carotinoide	77-78
Caspasen	155-156
Catenine	794
Caveolae	116-117
Caveoline	116-117
CD, s. Cluster of Differentiation	
CD14, s. Opsoninreceptor	
CD3-Antigen	606
CD4 als Coreceptor	605
CD4-Antigen	605
CD4-Bindungsprotein	236
CD4-T-Lymphocyten	602, 604-608
CD4-T-Lymphocyten, Selbst-Nichtselbst-Unterscheidung	603
CD8 als Coreceptor	605
CD8-Antigen	605
CD8-T-Lymphocyten	601, 604, 608
CD8-T-Lymphocyten, Aktivierung	610-611
CD8-T-Lymphocyten, Wirkungsweise	610-611
cDNA, Herstellung mit reverser Transcriptase	199
CDP-Cholin	377
CDP-Diacylglycerid	377
Ceramid	74-75 (F), 380, 383-384
Ceramid, Biosynthese	379-380
Ceramidlactosid	383-384
Ceramidlactosid-β-galactosidase	383-384
Ceramidtrihexosid	383-384
Ceramidtrihexosidase	383-384
Cerebroside (F)	74-75
Cerebroside, Abbau	382-384
Cerebroside, Biosynthese	380
CETP, s. Cholesterinestertransferprotein	
CFTR, s. Cystische Fibrose-Transmembran-Leitfähigkeits-Regulator	
CGD, s. Chronic granulomatous disease	
C-Gene, Rekombination	617-619
cGMP	701, 752
cGMP-abhängige Proteinkinase	701-702, 778
cGMP-Phosphodiesterase	751-754
Chaperone	49-50, 268-271, 275, 602-603, 765
Chaperonine	270-271
Charcot-Marie-Tooth-Krankheit	131
Charcot-Syndrom	319
chemiosmotische Theorie der ATP-Synthese	311-312
chemische Signalsysteme	560
Chemokine	236-237, 560-561
Chemokine und Entzündung	590-591
Chemokinreceptoren	237
Chemokinreceptoren, Mutationen	237-238
Chenodesoxycholsäure	390
chirale Verbindungen	31
Chiralität	31, 71, 298
Chlorambucil	257
Chloramphenicol	282 (F)
Chloridmalabsorption	832
Cholecalciferol	837-838 (F)
Cholecalciferol-25-Hydroxylase	837-838
Cholecystokinin	867, 872
Cholecystokinin/Pancreozymin	704, 823
Choleratoxin, molekulare Wirkungsweise	145-147
Cholestantriol	412
Cholestase	501
Cholesterin	76-77 (F)
Cholesterin, Stoffwechsel	385-390
Cholesterinbiosynthese	385-388
Cholesterinbiosynthese, Regulation	385, 388-390
Cholesterin-7-dehydrogenase	838
Cholesterindesmolase	688
Cholesterin-Efflux-Regulatorprotein	130, 405, 409
Cholesterinester	70, 665-673
Cholesterinesterase	822-823
Cholesterinesterhydrolase	667
7α-Cholesterinhydroxylase	390
Cholesterinestertransferprotein	403
Cholesterintransportprotein	409
Cholin	71-73 (F), 742
Cholinacetyltransferase	742
cholinerge Neurone	742
cholinerge Synapsen	742
Cholinmangel	396
Cholinphosphatide	72
Cholinphosphatidsynthese	376-377
Cholintransporter	742
Cholsäure	390 (F)
Chondroblasten	786
Chondrocyten	417
Chondrodysplasia punctata	110
Chondroitin-4-sulfat	68-69 (F)
Chondroitin-6-sulfat	68-69 (F)
Chondroitin-4-(bzw. -6-)-sulfat, Abbau	363
Chondroitin-4-(bzw. -6-)-sulfat, Biosynthese	361-363
Chondroklasten	797
Chorionsomatomammotropin	680, 692
Chrom	818
Chrom, Glucosetoleranz	818
Chromatin	103, 164
Chromomodulin	818
Chromophor	749
Chromosomen, Aufbau	166
Chromosomen, sequenzierte	159
Chromosomenmutation	187
Chronic granulomatous disease	576
chronisch-obstruktive Lungenerkrankung	790
Chylomikronen	399-401, 829-830

Chylomikronenabbau 403
Chylomikronenremnants 403
Chymotrypsin 85-87, 428, 822, 827
π-Chymotrypsin 428
Chymotrypsin, Katalysemechanismus 86-87
Chymotrypsin, Raumstruktur 85
Chymotrypsinogen 822
Chymotrypsinogen, Aktivierung 428
CICR, s. Ca^{2+}-induced Ca^{2+}-Release
Cimetidin 821
cis-Aconitat ....297-298(F)
cis-Butendisäure 298
Cisplatin, Wirkungsweise ....181-182 (F)
Cistron 207-208, 211-212
Citrat ....296-299 (F)
Citrat, allosterischer Effektor 327, 375-376, 781
Citratcyclus ....296-299 (F)
Citratcyclus, Kontrollenzyme 294, 299
Citratlyase, ATP-abhängige 374
Citratsynthase 297, 299
Citrullin ....442 (F)
Citrullinämie 465-466
Cl^-/HCO_3^--Austausch, intestinaler 832
Cl^-/HCO_3^--Austauschprotein, renal tubuläres 738
Class II-associated invariant chain peptide 602
Clathrin 122-125
CLIP, s. class II-associated invariant chain peptide
Clostridium botulinum 743
Clostridium histolyticum 789
Cluster of Differentiation (CD) 236, 604
CMP-N-Acetylneuraminat 357-358, 380-381
coat proteins (COPs) 277, 279
Coated pit 122
Coated vesicle 122-123
Cobratoxin 743
Cochaperone 269
Cockayne-Syndrom 179
Codetripletts 258-259
codierender Strang der DNA 206, 210
Codon 258-259
Coenzym A ....59 (F), 366-375
Coenzyme ....58-60 (F), 93-94
Coeruloplasmin 536, 810, 815, 817
Colamin ....71-73 (F)
Colipase 828
Collectine 76, 572
Colonadenom 144
Coloncarcinom 144
Colon, Resorptionsprozesse 833
Colon-Rectum-Carcinom 418
colorectale Hyperplasie 113
Conglutinin 573
Connecting-Peptid (C-Peptid) 626, 629
Connexine 130-131
Connexon 131
Conn-Syndrom 701
Consensussequenz, Definition 170
COP-Coatomere 278-279
Coreceptoren der B-Lymphocyten 611-613
Cori-Cyclus 354, 356, 778
Corpus luteum 679, 688
Corpus luteum graviditatis 692
Corpus pineale s. Epiphyse
Corticoliberin 663
Corticosteron ....666 (F), 698
Corticosteron-18-monooxygenase 698
Corticotropin 664-666
Corticotropin, Steuerung 665
Corticotropin-Releasinghormon (CRH) 663, 665, 693, 867-868
Cortisol ....77, 220, 593, 665-673 (F)
Cortisol, Abbau und Ausscheidung 670
Cortisol, allgemeine Wirkungen 669
Cortisol, Biosynthese ....667-668 (F)
Cortisol, Regulation der Sekretion 668

Cortisol, sekretorische Kontrollmechanismen 644
Cortisol, Stoffwechselwirkungen 668
Cortisol, Wirkungen auf Blutspiegel der Hauptsubstrate 645
Cortison ....666 (F), 670-671
Cosubstrate 59
COX, s. Cyclooxygenase
COX-1, s. Cyclooxygenase
COX-2, s. Cyclooxygenase
C-Peptid 626, 629
CpG-Sequenz 176
Crabtree-Effekt 330
C-reaktives Protein 535
Creutzfeld-Jakob-Erkrankung 240-243, 759, 765
Creutzfeld-Jakob-Erkrankung, Elektrophoresemuster 243
Creutzfeld-Jakob-Erkrankung, Formen 242
Creutzfeld-Jakob-Erkrankung, neue Variante 242-243
CRH, s. Corticotropin-Releasinghormon
Crigler-Najjar-Syndrom 500
Crossing-over 183
Crotonase 84
Crotonyl-ACP (F) 372
Crouzon-Syndrom 796
Crystalline 349
CTD, s. C-terminale Domäne
C-terminale Domäne 216
CTL, s. cytotoxische T-Lymphocyten
CTP als negativer allosterischer Effektor 91
CTP, s. Cytidin-5'-triphosphat
Cubilin, Rolle bei der Cobalaminresorption 853
Cu^{2+}-ATPase, Menkes 815-817
Cu^{2+}-ATPase, Wilson 816-817
Cu^{2+}-bindende Metallchaperone 815
Cu^{2+}-Ionen, Radikalbildung 815
Cu^{2+}-Transportproteine, membranale 815
Cu-Ionen, Cytochrom c-Oxidase 304
Cu-Ionen, Bindung an Albumin 815
Cu-Ionen, Bindung an Transcuprein 815
Cu-Ionen, intestinale Resorption 815
Cu-Ionen, Transport im Blutplasma 815
Curare 743
Cushing-Syndrom 672
Cyclin B-p34^{cdc2} 152
Cycline 152-153
cyclische Hemiacetalform der Glucose ....62-63 (F)
cyclisches ADP-Ribosid 610
cyclisches AMP, s. cAMP
cyclisches Endoperoxid (PGG_2) ....416 (F)
cyclo-3'5'-Adenosinmonophosphat, s. cAMP
Cycloheximid ....282 (F)
Cyclooxygenasen 416-417, 589, 593, 589
Cyclopentanring ....415 (F)
Cycloperhydrophenanthren ....76 (F)
Cyclophosphamid ....257 (F)
Cyclosporin A 49
CYP-Gene 320
Cystathionase 451
Cystathionin ....451 (F)
Cystathionin-Synthase 451
Cystathion-Synthase, Defekt 413
Cystathioninurie 466
Cysteamin 444
Cystein ....33 (F)
Cystein, Bildung 451
Cystein, Decarboxylierung 444
Cystein, Stoffwechsel 452
Cysteinglycin 419-420
Cysteinylglycin-Dipeptidase 419-420
Cystin ....33 (F)
Cystin, Bildung aus Cystein 452
Cystinose 467-468
Cystinurie 467-468
Cystische Fibrose 190-192
Cystische Fibrose, Basisdefekt 190
Cystische Fibrose, Hydratationshypothese 190-191

Cystische Fibrose, Modelle für Ionensekretion 190
Cystische Fibrose-Transmembran-Leitfähigkeits-Regulator (CFTR) 130, 190-192
Cytidin-5'-monophosphat ....52 (F)
Cytidin-5'-triphosphat, Biosynthese 475-476
Cytidylatdesaminase, Rolle bei der mRNA-Editierung 229
Cytidyldiphosphatcholin 377
Cytochalasine 110
Cytochrom b 304, 307-309
Cytochrom bc_1-Komplex 307-309
Cytochrom c 302-305, 308-310
Cytochrom c_1 307-309
Cytochrom c-Oxidase 302-306, 309-310
Cytochrom c-Oxidase, Protonenpumpe 309
Cytochrom c-Oxidase, Reaktionscyclus der Sauerstoffreduktion 309-310
Cytochrom c-Oxidase, Wasserbildung 303, 309-310
Cytochrom c-Oxidoreductase 305, 309-310
Cytochrom P450 ....253-254, 319-321, 667, 681, 698
Cytochrom P450, Isoformen 320
Cytochrome 92, 302-310
Cytokine 378
Cytokine, Einteilung und Funktionen 560-568
Cytokine, entzündungsfördernde 590-591, 596
Cytokine, hämatopoetische 503, 560
Cytokine, proinflammatorische 590-591, 596
Cytokinreceptoren 561-568
cytokrine Hormonwirkungen 623
Cytolipin K 382
Cytolyse 581
Cytolysine 607
Cytosin ....51 (F)
Cytosinarabinosid ....257 (F)
Cytoskelett 110-113
Cytoskelett, Dyneine 111-112
Cytoskelett, Intermediärfilamente 112-113
Cytoskelett, Kinesine 111-112
Cytoskelett, MAPs 111
Cytoskelett, MARKs 111
Cytoskelett, Mikrofilamente 110
Cytoskelett, Mikrotubuli 110-111
Cytosol 113
Cytostatica, alkylierende 257
cytotoxische T-Lymphocyten 607
cytotoxische T-Lymphocyten, Aktivierung 610
cytotoxische T-Lymphocyten, Wirkungsweise 610-611
C-Zellen (Schilddrüse) 703

D

DAG, s. Diacylglycerol
Dämmerungssehen 750
5'-dAMP, s. Desoxyadenosin-5'-monophosphat
Dampfdruckerniedrigung 26
Darmsaft, ionale Zusammensetzung 713-714
Darrow-Yannet-Diagramme 716
Datenbanken, DNA 198-199
Datenbanken, Proteine 40
Davenport-Diagramm 726-730
debranching enzyme 337
Decamethonium 744
Decarboxylasen 95
Decarboxylierung 296
Decarboxylierung von Aminosäuren ....444 (F)
Decorin 793
Dehydratasen 441
Dehydratation (enzymatisch) 297
Dehydratation des Organismus 718
Dehydroepiandrosteron ....666 (F), 681 (F), 695, 696
Dehydrogenasen 95, 301-302
Dehydrogenasen, Hydridtransfer 93
Dehydrogenasen, Mechanismus 93-94
Dehydrogenierung 296
3-Dehydrosphinganin ....380 (F)
Deletion 187
Delta, Ligand von Notch 740
Dendritische Zellen 502-503, 569
Dentin 802
Depolarisationsblock 744
De-Ritis-Quotient 440
Dermatansulfat ....69 (F)
Dermatomyositis 800
Desaturase 373
Desmosin ....790 (F)
Desmosin, Bildung 790
Desoxyadenosin ....51 (F)
Desoxyadenosin-5'-monophosphat 52
11-Desoxycorticosteron ....698 (F)
11-Desoxycortisol ....667 (F), 672
Desoxyhämoglobin 490, 518, 521
Desoxynucleoside ....51 (F)
Desoxyribonuclease 479-480, 823
Desoxyribonucleinsäure, s. DNA
Desoxyribonucleotide 52
Desoxyribonucleotide, Bildung 477-479
D(-)-2-Desoxyribose ....51 (F), 62 (F)
Determinante Gruppen von Antigenen 616, 620
Dexamethason ....670 (F)
Diabetes insipidus 697
Diabetes mellitus 346, 370-371, 375, 394, 408-409, 470, 631, 649-654
Diabetes mellitus, Hormonmilieu und Stoffwechsel 650
Diabetes mellitus, Muskelstoffwechsel 470
Diabetes mellitus, Stoffwechselveränderungen 651-653
Diabetes mellitus Typ I 649-650
Diabetes mellitus Typ II 649, 651-653
diabetische Acidose 720
diabetische Acidose, Kompensationsmechanismen 734-736
diabetisches Koma 370
Diacylglycerin (DAG) ....71, 137-138, 365 (F), 374-375
Diacylglycerinacyltransferase 374-375
Diacylglycerinlipase 365
Diarrhoe 718, 826
Diapedese 590
Diaspartylprotease 759, 762
Dicarboxyaminoacidurie 467
Dicumarol ....844-845 (F)
2',3'-Didesoxyinosin 240
2',3'-Didesoxyribonucleoside 240
Diethystilbestrol ....685 (F)
Diethylstilbestrol, Cancerogen 254
Diglyceride 71
Digoxin 775
Dihydrobiopterin, chinoide Form ....453 (F)
Dihydrofolat ....447 (F)
Dihydrofolat-Reductase 254-255, 447, 479
13,14-Dihydro-15-Keto-PGE_2 418-419
Dihydrolipoyldehydrogenase 330-331
Dihydrolipoyltransacetylase 330-331
Dihydroorotase 474-475
Dihydroorotat ....474-475 (F)
Dihydroorotatdehydrogenase 474-475
Dihydropyridinreceptor 772-774
Dihydrosphingosin ....379-380 (F)
5α-Dihydrotestosteron ....682 (F)
Dihydrothymin ....487 (F)
Dihydrouracil ....487 (F)
Dihydrouridin-5'-monophosphat ....56 (F)
Dihydrouridylat, s. Dihydrouridin-5'-monophosphat
Dihydroxyaceton ....61 (F)
Dihydroxyacetonphosphat 327, 344-345
1α,25-Dihydroxycholecalciferol, Biosynthese ....837-838 (F)
1α,25-Dihydroxycholecalciferol, Regulation seiner Biosynthese ....839-841 (F)
1α,25-Dihydroxycholecalciferol, Wirkungen 838-839
24,25-Dihydroxycholecalciferol 839
Dihydroxyphenylethanolamin, s. Noradrenalin
Diiodtyrosin (DIT) 675
Diisopropylfluorphosphat ....88-89 (F), 744
3,3-Dimethyl-allylpyrophosphat ....385, 387 (F)

2,4-Dinitrophenol ....315 (F)
Dioxygenasen 319, 416, 453-454
Dipeptidylaminopeptidasen 426, 827
Diphthamid ....283 (F)
Disaccharidasen 823-824
Disaccharidasen, Spezifität 824
Disaccharide ....64 (F)
Disaccharide, Malabsorption 826
Dissoziationskonstante 28-30
Dissoziationskurven 30
Disulfide, gemischte 348
DNA, Abk. von deoxyribonucleic acid ....52-54 (F)
DNA, Basenpaarung ....54 (F)
DNA, codierender Strang 206, 210
DNA, Doppelhelix 53-54
DNA, Doppelstrangbrüche 185
DNA, Einzelstrangbrüche 185
DNA, Matrizenstrang 206, 210
DNA, Organisation bei Eukaryonten 163-167
DNA, repetitive 160-161, 166
DNA, selbstsüchtige 160-161
DNA, ssbp (single strand binding proteins) 170
DNA, strukturelle Organisation 165-167
DNA, Superhelix 165
DNA, Watson-Crick-Modell 53-54
DNA-abhängige DNA-Polymerase, s. DNA-Polymerase
DNA-abhängige RNA-Polymerasen, s. RNA-Polymerasen
DNA-Datenbanken 198-199
DNA-Demethylasen 176
DNA-Fingerprint-Technik 201-202
DnaJ 269-270
DnaK 269-271
DNA-Ligase 183
DNA-Ligase, Einsatz bei Gentransfer 196
DNA-Ligase, Mechanismus 171
DNA-Methylasen 175-176
DNA-Methyltransferasen 173, 181
DNA-Polymerasen, eukaryontische, α bis θ 169
DNA-Polymerase, 3'→5'-Exonucleasewirkung 168
DNA-Polymerase, 5'→3'-Exonucleasewirkung 168
DNA-Polymerase-Kettenreaktion 189, 202-203
DNA-Polymerase, Korrekturlesen 168-169
DNA-Polymerase, molekularer Motor 167
DNA-Polymerase, Polarität 168
DNA-Polymerase, Primer 167-168
DNA-Polymerasen, prokaryontische 168-169
DNA-Polymerase, Substrate 167
DNA-Polymerase, Wirkungsweise 169, 173
DNA-Polymerase α 169, 174
DNA-Polymerase δ 169, 173
DNA-Polymerase ε 169, 173
DNA-Polymerase η 169, 181
DNA-Polymerase ζ 169, 181
DNA-Polymerase I 168-169, 173
DNA-Polymerase I, Exonucleasewirkung 173
DNA-Polymerase II 169
DNA-Polymerase III 169, 173
DNA-Polymerase IV 185
DNA-Polymerase V 185
DNA-Polymorphismus 204
DNA-Primase 171
DNA-Reparatur 176-185
DNA-Reparatur durch genetische Rekombination ...183-185
DNA-Reparatur in Mitochondrien 183
DNA-Reparatur, Basenexcision 178
DNA-Reparatur, Cisplatin 181-182
DNA-Reparatur, direkte Reparatur 181
DNA-Reparatur, Fehlpaarung 177
DNA-Reparatur, Nucleotidexcision 178-181
DNA-Reparaturkomplex 217
DNA-Replikation 167-174
DNA-Replikation, Elongation 173-174
DNA-Replikation, Start 172-173
DNA-Replikation, Startsequenz oriC 169

DNA-Replikation, Termination 167-174
DNase, s. Desoxyribonuclease
DNA-Transcriptionskontrolle 180
Dolichol ....78 (F)
Dolicholphosphat 359-360
Dopa, Bildung ....453-455 (F)
Dopa 444
Dopa-Decarboxylase 454-455
Dopamin 444
Dopamin, Bildung ....453-455 (F)
Dopamin, Neurotransmitter 745
Dopamin, Parkinson-Krankheit 764
Dopamin-β-hydroxylase 454-455
dopaminerge Neurone 764
Dopaminreceptoren 745
Duffy-Antigen 511
Dunkelphase (Sehvorgang) 752-754
Dünndarmsaft 823
Dünndarmverschluß 720
Durst 718-719
Dynactin 111
Dynamin 122-123
dynamische Mutationen 757
Dynamitin 111
Dyneine 111-112
Dysproteinämien 536
α-Dystroglycan 189
β-Dystroglycan 189
Dystrophin 767
Dystrophin, alternatives Spleißen 226
Dystrophingen 161
Dystrophin, Lokalisierung 189
Dystrophin, Struktur 188

E

early endosomal antigen 1 124
EcoR1 197
Editierung der mRNA 228-229
Editierung der mRNA, AMPA-Receptor 228
Editierung der mRNA, Apolipoprotein B-48 229
EDRF, s. endothelium-derived relaxing factor
EEA1, s. early endosomal antigen 1
EGF (epidermaler Wachstumsfaktor) 633
Ehlers-Danlos-Syndrom 801
Eikosanoide 414-421
Eikosapentaensäure ....70 (F), 415
Eikosatetraensäure ....70 (F), 415
Ein-Elektronentransport 307
Eisen, Bestand des Organismus 808
Eisen, Verteilung im Organismus 808
eisenhaltige Nahrungsmittel 809
Eisenhydroxid-oxid-phosphat 811
Eisenmangel 813
Eisenmangelanämie 813
Eisenökonomie 809
eisenregulatorische Proteine 810, 812
Eisenresorption 809
Eisenresorption, Rolle von Vitamin C und Cystein ...809
Eisenresorption, Rückkopplung 810
Eisen-Schwefel-Proteine 297, 305
Eisenspeicher 812
Eisenstoffwechsel 809-811
Eisenstoffwechsel, Regulation 812
Eisenstoffwechsel, Säugling 813
Eisentransport im Blutplasma 810-811
Eisenüberladung 811, 814
Eisenumsatz 812
Eisenverluste 812-813
Elaidinsäure 70
Elastase 790
Elastin 37, 789-790, 795
Elastizitätskoeffizient 293
Elektrolythaushalt 708-726

Elektrolytmangel	718
Elektronenaffinität	300
Elektronentransport und ATP-Synthese	310-312
elektrophile Gruppen in Substraten	86
Elektrophorese	38-39
ELISA, s. Enzyme Linked Immuno Sorbent Assay	
ELL, s. Elongationsfaktoren	
Elliptocytose	510, 738
Elongationsfaktoren	217
Elongin, s. Elongationsfaktoren	
Embolie	556
Embryoblast	692
Enantiomere	31
endemischer Kretinismus	679
endemischer Kropf	679
endergone Reaktionen	285-287
Endocytose	122-125, 602
endokrine Hormonwirkungen	623
Endonucleasen	479
Endopeptidasen	426
Endoperoxid-Isomerasen	416-417
endoplasmatisches Reticulum (ER)	103, 108
endoplasmatisches Reticulum, Proteinfaltung	274-276
Endorphine als Neurotransmitter	749
α-Endorphin	749
β-Endorphin	749
γ-Endorphin	749
δ-Endorphin	749
Endosomen, frühe	123
Endosomen, späte	124
Endostatin	796
Endothelium-derived relaxing factor	748
Endotoxin	78, 588, 594
Endotoxin, Sepsis	594
Energiebilanz	857, 867-870
Energieladung	294-295
Energieprofil einer Stoffwechselkette	292-293
Energiereiche Phosphatverbindungen, strukturelle Grundlagen	288-288
Energiereiche Verbindungen	286-287
Energieumsatz	857-859
Energieumsatz bei körperlicher Arbeit	858
Energieumsatz, Tagesrhythmik	873
Energy charge, s. Energieladung	
Enhancer	217
Enhancer-Bindungsproteine	217
Enhancerregion	214
Enkephaline	705
Enkephaline, Neurotransmitter	749
Enolase	328
Enoyl-ACP-Reductase	372
Enoylhydratase	366
Entdeckungen in der Biochemie	22-23
enterohepatischer Kreislauf der Aminosäuren	823
enterohepatischer Kreislauf der Gallensäuren	392
enterohepatischer Kreislauf der Schilddrüsenhormone	677
Enterohormone	630
Enterokinase, s. Enteropeptidase	
Enteropathie, glutensensive	828
Enteropeptidase	428, 822
Enteropeptidase, genetischer Defekt	827
Entgiftung	422
Enthalpie	285
Entkopplungsproteine	315
Entkopplungsproteine 1, 2 und 3	398-399
Entropie	26, 285
Entzündung, Abklingen	592
Entzündung, beteiligte Zellen	591-592
Entzündung, Biochemie	585-594
Entzündung, Cytokine	590
Entzündung, Stadien	586-587
Entzündungsherde	417
Entzündungsinhibitoren, nichtsteroidale	592-593
Entzündungsinhibitoren, steroidale	593
Entzündungsmediatoren	417

enzephalitogenes Protein	739
Enzephalomyelitis	739
Enzymaktivität, Bestimmung	98-99
Enzymatische Substratbestimmung	98-99
Enzymdiagnostik	97-101
Enzyme	80-101
Enzyme des Grundstoffwechsels	96
Enzyme Linked Immuno Sorbent Assay	100-101, 236
Enzyme mit hyperboler Kennlinie	83
Enzyme mit S-förmiger Kennlinie	89-90
Enzyme, aktives Zentrum	80-81, 84-87
Enzyme, allosterische	89-91
Enzyme, Blutplasma	100
Enzyme, Coenzyme	93-94
Enzyme, Cofaktoren	92-93
Enzyme, Effizienzkriterium	83-84
Enzyme, Einflüsse von Metallionen	92
Enzyme, Enzymeinheiten	97
Enzyme, Erniedrigung der Aktivierungsenergie	80-81
Enzyme, optischer Test	98-99
Enzyme, geschwindigkeitsbestimmender Schritt	82
Enzyme, Internationale Einheiten	97
Enzyme, irreversible Hemmung	88-89
Enzyme, Isoenzyme	96-97
Enzyme, Katal	97
Enzyme, Katalysemechanismen	85-87
Enzyme, katalytische Aktivität	98
Enzyme, katalytische Aktivitätskonzentration	98
Enzyme, katalytischer Kreisprozeß	81
Enzyme, katalytische Zentrumsaktivität	98
Enzyme, kinetische Perfektion	84
Enzyme, k_{kat}/K_M-Quotient	83-84
Enzyme, Klassifikation	95
Enzyme, kompetitive Hemmung	88
Enzyme, Konkurrenzhemmung	88
Enzyme, Messung	98
Enzyme, Michaelis-Menten-Konstante	82-83
Enzyme, molare katalytische Aktivität	98
Enzyme, multiple Formen	96
Enzyme, nichtkompetitive Hemmung	88
Enzyme, Nomenklatur	95
Enzyme, pH-Optimum	92
Enzyme, prosthetische Gruppen	93
Enzyme, Regiospezifität	80, 95
Enzyme, relative Spezifität	95
Enzyme, reversible Hemmung	87-88
Enzyme, spezifische katalytische Aktivität	98
Enzyme, Spezifität	80, 94-95
Enzyme, Stereospezifität	80, 94-95
Enzyme, Substrat-Geschwindigkeits-Kurve	83
Enzyme, Substratspezifität	80
Enzyme, Temperaturoptimum	91
Enzyme, Übergangszustand	80-81, 85
Enzyme, Wirkungsweise	80
Enzymeinheiten	97
Enzymimmunassay	100-101
Enzymkatalyse	80-87
Enzymprofil einer Zelle	96
Enzym-Substrat-Komplex	80-87
Eosinophile	502-503
Epiandrosteron	682 (F)
Epidermolysis bullosa	113
Epididymis	687
Epimerasen	95
epimere Monosaccharide	62
Epiphyse	680-681
Epithelkörperchen	702
Epithelkörperchen, Pathobiochemie	703
Epitop	616, 620
2,3-Epoxid-Reductase	554-555
Epsin	122-123
Epstein-Barr-Virus	230, 248
ER, s. endoplasmatisches Reticulum	
Erbrechen	718

Erektion und Stickoxidradikal 748
Ergänzungswert der Proteine 862
ERGIC-53 276
ERK, s. extrazellulär regulierte Kinasen
Ernährung 857-873
Ernährungszustand, Beurteilung 865
Erschütterungen, Umwandlung in biochemische Signale 797
Erythroblast 504
Erythroblastose, fetale 530, 532
Erythrocyten 502, 504-511
Erythrocyten, 2,3-Bisphosphoglycerat 505, 508-509
Erythrocyten, Abwehr- und Entzündungsfunktionen 511
Erythrocyten, ATP 505-506
Erythrocyten, Funktionen 504-505
Erythrocyten, Glucose-6-phosphat-Dehydrogenase 506-508
Erythrocyten, Glutathionperoxidase 507
Erythrocyten, Glutathionreductase 507
Erythrocyten, Lebensdauer 504
Erythrocytenmembran, Anionenaustauschprotein 509-510
Erythrocytenmembran, Anionenkanal 509
Erythrocytenmembran, Permeabilität für CO_2 und HCO_3^- 726
Erythrocytenmembran, Protein 3 509
Erythrocytenmembran, Wasserkanäle 509
Erythrocytenstoffwechsel 505-509
Erythrocytenstoffwechsel, Pathobiochemie 507-508
Erythrocytenstruktur, Flexibilität 509-510
Erythrocytenstruktur, Pathobiochemie 510
Erythropoese 504, 812
Erythropoese und 15-Lipoxygenase 321-322
Erythropoetin 504
Erythropoetin, Receptor 563, 706
Erythropoetin, Wirkungen 706
Erythropoetinsignalbahn 562-563
Erythrose-4-phosphat ....332-333 (F)
Eserin 744
essentielle Aminosäuren 445, 860-861
essentielle Hypertonie 671
Eßunlust 872
Esterasen 95
Estradiol-17β ....683-684 (F), 688-693, 695
Estriol ....683 (F)
estrogenbindendes Protein 536
Estrogene 77, 679, 683-687, 696
Estrogene, Inaktivierung und Ausscheidung 685
Estrogene, Pathobiochemie 694-695
Estrogene, synthetische ....685 (F)
Estrogene, Wirkungen 685-687
Estrogene, Wirkungen beim Mann 687
Estrogenreceptoren auf der Zelloberfläche 686-687
Estrogenreceptoren, intrazelluläre 685-686
Estron ....683 (F)
Ethanol 93
Ethanol, Abbau 423
Ethanolamin 73
Ethanolaminphosphatide 73
Ethanolaminphosphatidsynthese 377
Etherphospholipide 73-74
Ethylenimin (F) 257
Ethylmercaptan 833
Euchromatin 103
Eukarya, s. Eukaryonten
Eukaryonten 102-151
Eunuchoidismus, idiopathischer 694
exergone Reaktionen 26, 285-288
Exocytose 127, 379
Exo-1,4-α-Glucosidase 824
Exon 161, 208, 222
Exonucleasen 479
Exopeptidasen 426
Exotoxin 78, 594
expandierende Trinucleotid-Repeats 757
Exportine 104
Expressionsvektoren 197-198
Exsiccose 717
Exsudat 534
extrazellulär regulierte Kinasen (ERK) 150
extrazelluläre Flüssigkeit 708
extrazelluläre Matrix 790-795
extrazelluläre Matrix, Hormonwirkungen 794-795
Extrazellulärraum 708

F

Fab-Fragment 615-616
Fabry-Erkrankung 383-384
Fäces (Stuhl), Bildung und Bestandteile 833
F-Actin 767-768, 770-771
FAD (Atmungskette) 302
FAD ....58-59 (F)
FADD, s. Fas-associated death domain
Faktor I 584
Faktor VIII, Genstruktur 557
Faktor VIII-Mangel 557
Faktor IX-Mangel 557
Faltblattstruktur 37, 765
Faltung eines Proteinmoleküls 46-50
Faltungsbecher 270
Faltungsenzyme 48-49
Faltungskontrolle eines Proteins 274-276
Faltungskorrektur 275-276
Fanconi-Bickel-Syndrom 344
Fanconi-Syndrom, renotubuläre Form 467
Farbenblindheit 755
Farbensehen 749, 755
Farber-Erkrankung 383-384
Farnesoide 390
Farnesoid-X-Receptor, Wirkungen 390-391
Farnesylpyrophosphat ....385, 387 (F)
Fas (Oberflächenprotein) 611
Fas-associated death domain (FADD) 564-565
FasL (Fasligand) 611
Fasten 375, 647-649
Fc-Fragment 615-616
Fe^{2+}-Transporter DMT1 809-810
Fe^{2+}- und Fe^{3+}-Ionen (Cytochromsystem) 303-310
Fehlpaarung 201
Fehlpaarungsreparatur 177
Ferrireductase 809
Ferritin 810
Ferritin, Eisengehalt 811
Ferrochelatase 492-493
Ferrooxidase 810
Ferroportin 809-810
α_1-Fetoprotein 534
Fettdurchfall 831
Fette als Nahrungsbestandteile 863
Fettemulsion, Bedeutung für Fettverdauung 828-829
Fettgewebe, Beitrag zur Hämostase 398
Fettgewebe, Bildung von Hormonen 397
Fettgewebe, braunes 398
Fettgewebe, braunes, Entkopplungsproteine 398
Fettgewebe, braunes, Wärmebildung 398
Fettgewebe, hormonempfindliche Triglyceridlipase 397
Fettgewebe, Lipolyse 396-397
Fettgewebe, Stoffwechsel 396-398
Fettgewebe, Verwertung von Triglyceriden 394
Fettleber, Entstehung 396
Fettresorption 828-830
Fettsäure-Cyclooxygenase 416-417
Fettsäurecyclus 365-367
Fettsäure-Hydroxylase 373
Fettsäuren 70-71
ω-3-Fettsäuren 416
ω-6-Fettsäuren 416
ω-9-Fettsäuren 416
Fettsäuren, geradzahlige, oxidativer Abbau 365-367
Fettsäuren, β-Oxidation ....365-367 (F)
Fettsäuren, ungeradzahlige, oxidativer Abbau 367

Fettsäuren, unveresterte	70
Fettsäuren, veresterte	70
Fettsäure-Oxygenase	373
Fettsäuresynthase	84, 372-373
Fettsäuresynthese	371-374 (F), 375
Fettsäuresynthese, Bereitstellung von NADPH	373-374
Fettsäuresynthese, Bilanzgleichung	372
Fettsäuresynthese, Citrat als Acetylträger	374
Fettsäuresynthese, Einführung von Doppelbindungen	373
Fettsäuresynthese, Herkunft des Acetyl-CoA	373
Fettsäuresynthese, Mechanismen und Enzyme	372-373
Fettsäuresynthese, Unterschiede zur β-Oxidation	371
Fettsäuresynthese, Verlängerung der Fettsäure	372-373
Fettsäurethiokinase	366
Fettverdauung	828-830
FGF, s. Fibroblastenwachstumsfaktor	
FGF-Receptoren (FGFR)	796
fibrilläre Proteine	37, 42
Fibrilline	792-793
Fibrin, Protofibrille	547
Fibrin, Selbstorganisation	547
Fibrinbildung	546-548
Fibrinmonomer	547-548
Fibrinogen	533, 546-548
Fibrinogendimer	546-548
Fibrinogenreceptor IIb/IIIa	539, 541, 556
Fibrinolye	541, 548-552
Fibrinolyse, Hemmung	550
Fibrinolysin	548
Fibrinpolymer	547
Fibrin-Retraktion	548
fibrinstabilisierender Faktor	548
Fibroblasten	417, 786
Fibroblasteninterferon	566
Fibroblastenwachstumsfaktoren	796
Fibronectin	541, 599, 792
Fingerprint-Technik	203-204
First-pass-effect	422
Fischschuppenkrankheit, s. Trichothiodystrophie	
FK506-binding proteins	49, 773
FKBP12	773
Flavin-adenin-dinucleotid, s. FAD	
Flavinenzyme, autoxidable	317-318
Flavinmononucleotid, s. FMN	
Fließgleichgewicht	857
Floppase	116
Fluorapatit	798
Fluorcortison	670 (F)
5-Fluor-2'-desoxy-5'-uridylat	256(F)
Fluorid	818
5-Fluordesoxyuridin	256
5-Fluoruracil	256(F)
Flüssigkeitshaushalt	708-723
Flüssigkeitskompartimente	708
Flüssigkeitsräume im Organismus	707-709
Flüssigkeitsumsatz	709
Flüssigkeits- und Elektrolythaushalt, isoosmotische Veränderungen	715-716
Flüssigkeits- und Elektrolythaushalt, nichtproportionale Veränderungen	715-718
Flüssigkeits- und Elektrolythaushalt, Pathobiochemie	715-719
Flüssigkeits- und Elektrolythaushalt, proportionale Veränderungen	715-716
Flüssigkeitsverteilung im Organismus	707-709
Fluvastatin	390
Fluxkontrollkoeffizient	293
FMN (Atmungskette)	301
FMN	58-59 (F)
Folat	447 (F)
Folat, Unterversorgung	855
Folatmangel	464
Folat-Reductase	447
Folatstoffwechsel, embryonaler	855
Folgestrang (lagging strand)	170-174
Folliberin	663
Follikelreifung	689-692
Follikelwachstum	679
Follitropin	664, 679
Folsäure	855
Folsäure, intestinales Transportprotein	855
Folsäuremangel	855
Formiat-Stoffwechsel	448-450
N-Formimino-L-glutamat	464 (F)
Formiminogruppe, Stoffwechsel	447-450
N^5-Formimino-Tetrahydrofolat	449
Formylglycinamidribonucleotid	471-472 (F)
Formylglycinamidinribonucleotid	471-472 (F)
Formylgruppe	447
Formylgruppe in der Cytochrom c-Oxidase	304
N-Formylkynurenin	455-456 (F)
N-Formylmethionin	263-264 (F)
N-Formylmethionyl-tRNA$_f$	264
N^{10}-Formyl-Tetrahydrofolat	264, 448-449
Formyl-Tetrahydrofolat-Deformylase	448
Forskolin	137 (F)
freie Enthalpie	26, 285-290
freie Enthalpie und chemisches Gleichgewicht	285-286
freie Enthalpie, Standardbedingungen	285
Fremdantigen	614
Friedreich-Ataxie	757
β-D-Fructofuranose	62 (F)
Fructokinase	344
D(-)-Fructose	62 (F), 345-346
D(-)-Fructose, Stoffwechsel	344-346
β-D-Fructopyranose	62 (F)
Fructose-1,6-bisphosphat	327 (F), 344-345, 350
Fructose-1,6-bisphosphatase	350
Fructose-1-phosphat	344
Fructose-2,6-bisphosphat	353-355, 781
Fructose-2,6-bisphosphat, allosterischer Effektor	327
Fructose-2,6-bisphosphatase	353-354
Fructose-6-phosphat	326-327 (F), 332-333
Fructose-6-phosphat-1-Kinase	327
Fructose-6-phosphat-2-kinase	353
Fructosebelastung, Leberschädigung	345
Fructoseintoleranz	345
Fructoseresorption	824
Fructosurie	345
FSH (follikelstimulierendes Hormon), s. Follitropin	
Fucose (6-Desoxyglucose)	65 (F)
Fumarase	84, 95, 297-298
Fumarat	297-298 (F)
Fumarat, Bildung aus Tyrosin	453-454
Fumarylacetoacetat	453-454 (F)
Fumarylacetoacetathydrolase	453
Furanose	62
Furin	406
FXR, s. Farnesoid-X-Receptor	
FYVE-Domäne	124

G

G6PDH, s. Glucose-6-phosphat-Dehydrogenase	
GABA, s. γ-Aminobuttersäure	
GABA$_B$-Receptor, G-Protein gekoppelter	746
GABA-erge Synapsen	746
GABA-Receptor und PMS	695
GABA-Receptoren, ionotrope	746
GABA-Receptor, metabotroper	746
G-Actin	767
Galactitol	348-349 (F)
Galactocerebrosid	74-75 (F), 382-384
Galactocerebrosid-β-galactosidase	382-384
Galactokinase	346-347
Galactokinase-Defekt	348
Galactosämie	348-349
D(+)-Galactose	62 (F), 65
D-Galactose, Stoffwechsel	346-348

Galactose, Umwandlung in Glucose	346-347
Galactose-1-phosphat	347 (F)
Galactose-1-phosphat-Uridyltransferase	346-347
Galactose-1-phosphat-Uridyltransferase-Defekt	348
Galactoseresorption	824, 826
galactosespezifisches Lectin	572
β-Galactosidase	100, 211-212, 346, 383-384, 824-825
β-Galactosidasemangel	826
Galactosyltransferase	347, 786
Galectine	67
Gallenfarbstoffe	497-498
Gallenfarbstoffe, enterohepatischer Kreislauf	498-499
Gallenfarbstoffe, renale Ausscheidung	498
Gallenfarbstoffe, Rückresorption	498-499
Gallenflüssigkeit	392-393, 422
Gallenflüssigkeit, micellare Stabilität	392-393
Gallensäure-Malabsorption	392
Gallensäuren	77, 392-393 (F)
Gallensäuren, Bildung, Funktionen und Ausscheidung	390-393
Gallensäuren, Lipidverdauung und -resorption	828-830
Gallenwegsverschluß	501
Gamble-Diagramme	710
Ganciclovir	257 (F)
Ganglioside	75 (F)
Ganglioside, Abbau	382-384
Ganglioside, Biosynthese	380
Gap-junctions	131
Gärung, alkoholische	325
Gastricsin	820
Gastrin	704, 89, 823
gastrinfreisetzendes Peptid	705, 867
Gastrisches Inhibitorisches Polypeptid (GIP)	705
Gastroferrin	809
GATA 1	514
Gaucher-Erkrankung	383-384
G$_{D1}$-Gangliosid	75
GDP	297-298
Gedächniszellen	604-605
Gefäßverletzung und Hämostase	540-541
Gefrierpunktserniedrigung	26
Gehirn, Extrazellulärraum, Zusammensetzung	714
Gehirnstoffwechsel	740-741
Gehirnstoffwechsel beim Fasten	648
Gehirnstoffwechsel, Adenylatdesaminase	741
Gehirnstoffwechsel, Aminosäuren	741
Gehirnstoffwechsel, Entgiftung von Ammoniak	741
Gehirnstoffwechsel, Glucose	740-741
Gehirnstoffwechsel, GLUT1	740
Gehirnstoffwechsel, Glutamat	741
Gehirnstoffwechsel, Glutamin	741
Gehirnstoffwechsel, Glutaminsynthetase	741
Gehirnstoffwechsel, Transportsysteme für Aminosäuren	741
Gelbkörper, s. Corpus luteum	
Gelbkreuz (Lost)	257 (F)
Gelbsucht	499-501
Gen, Organisation	208
Genaktivierung	219-220
Genamplifikation	167
Genaufbau, eukaryontisch	207-209
Genaufbau, prokaryontisch	207-209
Gencluster	212
Gene, multiple	166-167
Gene, nichtproteincodierende	159-160
Gene, proteincodierende	161-162
D-Gene, Rekombination	617-619
Genetischer Code	259
Genetischer Informationsfluß	162-163
Genetisches Imprinting	176
genetisches Knock-out	205
Geninaktivierung	204-205
Genmutation	187
Genom, Definition	159
Genomische Prägung (Genomic imprinting)	633
Genommutation	187
Gentherapie	192-195
Gentherapie, Auswahl der Krankheiten	192
Gentherapie, ethische Aspekte	194-195
Gentherapie, Hämophilie B	192, 194
Gentherapie, methodisches Vorgehen	193
Gentherapie, Nichtantastbarkeit der menschlichen Keimbahn	195
Gentherapie, Risiken	194
Gentransfer, nichtvirale Genvektoren	193
Gentransfer, Vektoren	197
Gentransfer, virale Genvektoren	193
Gentransfer, Werkzeuge	196
Gephyrin	745-746
Geranylpyrophosphat	385, 387 (F)
German Childhood Disease	816
Geruchsreceptoren	756
Geruchssinn	755-756
Geruchsstoffe	756
Geschmacksreceptoren	756
Geschmackssinn	756
Gestagene (Schwangerschaftshormone)	77, 687-688
Gestagene, Pathobiochemie	694-695
Gewebeantigene	599
Gewebefaktor (tissue factor) TF	542-544
Gewebekallikrein	588-589
Geweberemodeling	789
Gewebshormone	704-707
Gewebsinhibitoren der Metalloproteinasen	789
Gewichtszunahme und körperliche Aktivität	870-871
Gicht	409, 486
Giftung	422
Gigantismus	633, 644
Gilbert-Syndrom	500
G$_i$-Protein	134
gip-Onkogen	145
Gla-Reste	554
glatte Muskulatur, Kontraktion	777-778
Glaukom	738
Gleitmodusleitfähigkeit	774
Glicentin	627
Globosid	75, 382-384
globuläre Proteine	37
Globuline	534-535
α$_1$-Globuline	533-535
α$_2$-Globuline	533-535
β-Globuline	533, 535
γ-Globuline	533, 535, 614
Glucagon	220, 375, 627-629
Glucagon, Bedeutung für Gluconeogenese	353-355
Glucagon, sekretorische Kontrollmechanismen	644
Glucagon, Stoffwechselwirkungen	628-629
Glucagon, Wirkungen auf Hauptsubstrate	645
Glucagon, Wirkungen auf Gycogenstoffwechsel	338-340
Glucagonähnliche Peptide (GLP-I und GLP-II)	627, 705, 867
Glucagonreceptor	628
Glucagonsekretion, Regulation	628
α-(1,4)→α-(1,4)-Glucantransferase	337
Glucoamylase	824
Glucocerebrosid	74, 382-384
Glucocerebrosid-β-glucosidase	382-384
glucocorticoide Hormone	385, 665-673
Glucocorticoide, synthetische	593, 670 (F)
Glucocorticoid-Mangel	672-673
Glucocorticoid-Receptor	218, 671
Glucocorticoid-Response-Unit	220
glucogene Aminosäuren	444
Glucokinase	325, 334, 355
Gluconat	63-64 (F)
Gluconeogenese	220, 349-354, 376
Gluconeogenese, Antagonismus von cAMP und F-2,6-P$_2$	353-355
Gluconeogenese aus Alanin	350 (F)
Gluconeogenese aus Glutamin	351 (F)
Gluconeogenese aus Glycerin	351 (F)
Gluconeogenese aus Lactat	350 (F)
Gluconeogenese beim Fasten	648-649

Stichwortregister

Gluconeogenese, Cortisolwirkung ... 353
Gluconeogenese, epigenetische Kontrolle ... 352-353
Gluconeogenese, Glucagonwirkung ... 353-354
Gluconeogenese, Insulinwirkung ... 353
Gluconeogenese, Kontrolle ... 353-354
Gluconeogenese, Lokalisation ... 352
Gluconeogenese, metabolische Kontrolle ... 351-354
Gluconeogenese, NAD$^+$/NADH-Cyclus ... 352
Gluconeogenese, Nahrungsmangel ... 353
Gluconeogenese, Nahrungszufuhr ... 353
Gluconeogenese, Regulation ... 351-353
Gluconolacton ... 63-64 (F)
Glucosamin ... 63-64 (F)
D(+)-Glucose ... 62 (F)
Glucoseakkumulation in den Zellen ... 324
Glucose, aktiver, Na$^+$-gekoppelter Transport ... 324
Glucose-Alanin-Cyclus ... 354-356, 470, 778
Glucose, allosterische Wirkungen ... 341
Glucose, Aufnahme in die Zellen ... 324-325
Glucoseausscheidung ... 722
Glucose-Fettsäure-Cyclus ... 332, 780-782
Glucose/Galactose-Malabsorption ... 826
Glucosehomöostase ... 354-357, 634, 638, 778
Glucose-Lactat-Cyclus ... 354, 356
Glucoseoxidation, ATP-Ausbeute ... 328-329
Glucoseoxidation, Bilanzgleichung ... 328
Glucoseoxidation, freie Enthalpie ... 328
Glucose, passiver Membrantransport ... 324
Glucose-1-phosphat ... 334, 337, 347 (F)
Glucose-6-phosphat ... 325 (F), 332-333 (F), 334, 337-338
Glucose-6-phosphat, allosterische Wirkungen ... 340
Glucose-6-phosphatase ... 334, 337-338
Glucose-6-phosphat-Dehydrogenase ... 332-333
Glucose-6-phosphat-Dehydrogenase-Mangel ... 507-508
Glucose-6-phosphat-Hydrolyse ... 286-287
Glucose-6-phosphat-Isomerase ... 95, 325-327
Glucose-6-phosphat-Translocase ... 338
Glucosephosphorylierung ... 334
Glucose, renale Rückresorption ... 723
glucoseregulierte Proteine ... 275-276
Glucoseresorption ... 824, 826
Glucosestoffwechsel, Hauptwege ... 324
Glucosetoleranztest ... 634-635
Glucosetransporter (GLUT), Organverteilung ... 324-325
GLUT1, Gehirn ... 740
Glucosetransporter GLUT4 ... 635
Glucosetransporter GLUT2 (Leber) ... 334
Glucosetransporter GLUT2 ... 723, 824
Glucosetransporter GLUT4 (Muskel) ... 334
Glucosetransporter GLUT4 ... 779, 782
Glucosetransporter GLUT4, Blockierung im Diabetes mellitus ... 652-653
α-Glucosidase ... 824-825
α-1,4-Glucosidase ... 336-337
α-1,6-Glucosidase ... 824-825
Glucosidasen I und II (Trimmen eine Glycoproteins) ... 275-276
Glucosido-α-1,2-Galactose ... 785 (F)
Glucostathypothese ... 866
Glucosyltransferase ... 786
Glucuronat ... 63-64 (F)
β-Glucuronidase ... 791-792
GLUT, s. Glucosetransportproteine
Glutamat ... 33 (F)
Glutamat als Insulin-Priming-Faktor ... 630
Glutamat als Neurotransmitter ... 746-748
Glutamat-Aspartat-Carrier ... 316, 352
Glutamatdehydrogenase ... 438
Glutamat-Formiminotransferase ... 464
Glutamat/Glutamin-Cyclus (Neuronen-Astrocyten) ... 747-748
Glutamat-5-kinase ... 458-459
Glutamat-Oxalacetat-Transaminase (GOT) ... 440
Glutamat-Pyruvat-Transaminase (GPT) ... 440
Glutamatrezeptor-Astrocyten-Kooperation ... 747-748
Glutamatrezeptoren ... 630
Glutamatrezeptoren, ionotrope ... 746-747

Glutamatrezeptoren, metabotrope ... 747
Glutamat-γ-semialdehyd ... 458-459 (F)
Glutamat, Stoffwechsel ... 438-441
Glutamin ... 33 (F)
Glutamin, Stoffwechsel ... 438-439
Glutaminase ... 351, 439
Glutaminase I ... 732
Glutaminase II ... 732
Glutamin-Glutamat-Kreislauf ... 439
Glutamin-PRPP-Amidotransferase ... 472
Glutaminsynthetase ... 438-439, 470
γ-Glutamylcarboxylase ... 554-555
Glutaminylcyclase ... 673
γ-Glutamyltransferase ... 419-420, 732-733
Glutathion ... 36, 419-420
Glutathion, Funktionen im Erythrocyten ... 507
Glutathion, Synthese ... 507
Glutathion-Insulin-Transhydrogenase ... 636
Glutathionperoxidase ... 844
Glutathionreductase ... 318, 348
Glutathionreductase-Mangel ... 507-508
Glutathiontransferase ... 419-420
glutensensitive Enteropathie ... 828
Glycerin ... 365 (F)
D(+)-Glycerinaldehyd ... 61 (F), 344
L(-)-Glycerinaldehyd ... 61 (F)
D-Glycerinaldehyd-3-phosphat ... 327, 332-333, 344-345
L-sn-Glycerin-3-phosphat ... 71-72 (F), 374-375
Glycerin-1-phosphat-dehydrogenase ... 351
Glycerin-3-phosphat-acyltransferase ... 374-375
Glycerinaldehyd-3-phosphat-Dehydrogenase ... 327
Glycerinaldehyd-3-phosphat-Dehydrogenase, Defekt ... 556
Glycerinkinase ... 374
Glycerinphosphatide ... 70
Glycerinphospholipide ... 71-74
Glyciertes Hämoglobin A$_1$ ... 654
Glycin ... 33 (F)
Glycin als Neurotransmitter ... 745-746
Glycin, Bildung aus Serin ... 446-447 (F)
Glycin, Ionisation ... 37-38
Glycin, Stoffwechsel ... 446
Glycin, Titrationskurve ... 37-38
Glycinamidribonucleotid ... 471-472 (F)
glycinerge Synapsen ... 745-746
Glycinrezeptor, Aufbau und Funktion ... 745-746
Glycochenodesoxycholat ... 390
Glycocholat ... 390
Glycogen ... 68 (F)
Glycogenabbau ... 336-338
Glycogenin ... 336
Glycogenin-Tyrosyl-Glucosyltransferase ... 336
Glycogenmangelkrankheit, Typ 0 ... 343
Glycogenphosphorylase, s. Phosphorylase
Glycogenspeicherkrankheiten ... 343-344
Glycogenspeicherkrankheit, Typ I ... 343
Glycogenspeicherkrankheit, Typ Ia ... 343
Glycogenspeicherkrankheit, Typ I non a ... 343
Glycogenspeicherkrankheit, Typ II ... 343
Glycogenspeicherkrankheit, Typ III ... 343
Glycogenspeicherkrankheit, Typ IV ... 343
Glycogenspeicherkrankheit, Typ V ... 343
Glycogenspeicherkrankheit, Typ VI ... 343
Glycogenspeicherkrankheit, Typ VII ... 343
Glycogenspeicherkrankheit, Typ VIII ... 343
Glycogenstoffwechsel ... 334-337 (F)
Glycogenstoffwechsel, Regulation in der Leber ... 339-341
Glycogenstoffwechsel, Regulation im Muskel ... 338-339, 342
Glycogensynthase ... 95, 335-336, 779
Glycogensynthase a (I-Form) ... 339
Glycogensynthase b (D-Form) ... 339
Glycogensynthase, Aktivierung durch Aminosäuren ... 341
Glycogensynthase, Regulation ... 338-340
Glycogensynthasekinase-3 ... 339, 639
Glycogensynthasephosphatase ... 339

Glycogensynthese 335-336, 375
Glycogensynthese, Fluxkontrolle 293-294
Glycogensynthese, Verzweigungen 335-336
Glycolipid G_{A2} 75, 382-383
Glycolipid G_{A2}-Abbau 382-384
Glycolipide 65, 74-75 (F), 77, 324
Glycolipide, Abbau 382-384
Glycolipide, Biosynthese 380-381 (F)
Glycolyse 296, 325-330 (F)
Glycolyse, aerobe 329-330
Glycolyse, anaerobe 329-330
Glycolyse, ATP-Ausbeute 328
Glycolyse, Bilanzgleichung 328
Glycolyse, freie Enthalpie 328
Glycolyse, Reaktionsfolge 326 (F)
Glycophorine 509
Glycoproteine 65-67 (F), 324
Glycoproteine, Faltung 274-276
Glycoproteine, Biosynthese des Oligosaccharides 358-361
Glycoproteine, Blutplasma 535-536
Glycoproteine, Faltung im ER 274-276
Glycoproteine, Faltungskorrektur im ER 275-276
Glycoproteine, Qualitätskontrolle 275-276
Glycoproteine, Stoffwechsel 357-361
Glycoprotein-Komplex GP$\alpha_2\beta_1$ 540
Glycoprotein-Komplex Ib-IX-V 538-539
Glycoprotein-Komplex IIb/IIIa 539, 541
Glycoproteinsynthese 358-360
Glycosaminoglycane 68-69 (F)
Glycosaminoglycane, Abbau 363
Glycosaminoglycane, Biosynthese 361-363
Glycosaminoglycane, Stoffwechsel 361-363
Glycosaminoglycane, Stoffwechseldefekte 363-364
Glycosidasen 95
Glycosphingolipide, Abbau 382-384
Glycosylphosphatidylinositol 118-119
Glycosyltransferasen 359
G_{M1}-Ganglioside 75 (F), 382-384
G_{M1}-Ganglioside, Abbau 382-383
G_{M1}-Gangliosidose 382-384
G_{M2}-Aktivatorprotein 382-384
G_{M2}-Ganglioside 75, 382-384
G_{M2}-Ganglioside, Abbau 382-384
G_{M3}-Gangliosid 383
G_{olf}-Protein 134, 756
Golgiapparat 108-109, 274
Golgiapparat, Transport von ATP und ADP 361
Golgiapparat, Transport von Nucleotidsulfat 361
Golgiapparat, Transport von UDP-Glucose 361
Gonadoliberin 663, 673, 679, 688
Gonadotropine 679
Gonan 76 (F)
GOT, s. Glutamat-Oxalacetat-Transaminase
GPI, s. Glycosylphosphatidylinositol
GPI-Anker, genetischer Defekt 510
G-Proteine, Abschaltung 135, 142
G-Proteine, Anschaltung 135
G-Proteine, Aufbau und Wirkungsweise 133-145
G-Proteine, Effektorenzyme 135-138
G-Proteine, GAPs 142, 149
G-Proteine, GDI 142, 144
G-Proteine, GDP/GTP-Austausch 134-136, 141-145
G-Proteine, GEFs 142, 149
G-Proteine, genetische Defekte 144-145
G-Proteine, GTP-Hydrolyse 135, 142
G-Proteine, monomere 141-147
G-Proteine, monomere, Kontrolle 142-144
G-Proteine, monomere, Übersicht 143-144
G-Proteine, Mutationen 145
G-Proteine, Schalterfunktion 142
G-Proteine, Typen 134, 139, 143-144
G-Proteine, Zielmoleküle bakterieller Toxine 147
G-Protein-gekoppelte Receptoren 133-135
G-Protein-gekoppelte Receptoren, Defekte 145
G-Protein-gekoppelte Signalbahnen 139
GPT, s. Glutamat-Pyruvat-Transaminase
G_q-Protein 134-135
GR (Typ II), s. Glucocorticoid-Receptor
Graafscher Follikel 679, 690-691
Gram-negative Bakterien 78
Gram-positive Bakterien 78
Granulocyten 574
Granulomatose, angeborene septische 576
Graves-Krankheit 678
GRH (growth hormone releasing hormone), s. Somatoliberin
Grippeepidemien 234
Grippepandemien 234
Grippevirus, s. Influenzavirus
GroEL 270
GroEL/GroES-Komplex 270
GroES 270
GrpE 269
GRU, s. Glucocorticoid-Response-Unit
Grundstoffwechsel 96
Grundsubstanz 790-795
Grundumsatz 857
GSK-3, s. Glycogensynthasekinase-3
G_s-Protein 134-135
gsp-Onkogen 145
G_{T1}-Gangliosid 75
GTP 297-298
GTPase-aktivierendes Protein (s. auch GAP) 142, 148
GTPasen 480
G_T-Protein 134-135
Guanidinoacetat 459 (F)
Guanin 51 (F)
Guanosin 51 (F)
Guanosin-5'-monophosphat 52 (F)
Guanosinmonophosphat, Biosynthese 472-474
Guanylatcyclase 701, 751-754, 778
L-Gulonolactonoxidase 846
gustatorische Sinneszellen 756
Gustducin 134
Guthrie-Test 349
Gynäkomastie 694

H

H^+/K^+-ATPase 820-821
H^+/Na^+-Antiport 731-732
Hageman-Faktor 542, 588
Haldane, J.B.S. 508
Häm 489-490 (F), 493
Häm, Biosynthese 490-493
Häm, Multieffektor der Hämsynthese 491, 493
Hämabbau 495-499
Häm a 304, 309-310
Häm a_3 304, 309-310
Häm b_H 307-308
Häm b_L 307-308
Hämarthrosis 557
Hämatopoese 502-503
Hämin 489-490 (F)
Häminchlorid 490
Häm-Kupfer-Oxidase 305
Hämochromatose Typ I 811, 814
Hämochromatose Typ II 814
Hämoglobin A 511-512
Hämoglobin A_0 512
Hämoglobin A_1 512
Hämoglobin A_1, glyciertes (glycosyliertes) 512, 654
Hämoglobin C 515
Hämoglobin F 512
Hämoglobin Gower I und II 512
Hämoglobin Portland 512
Hämoglobin, 2,3-Bisphosphoglyceratbindung 522-523
Hämoglobin, allosterische Eigenschaften 520-523
Hämoglobin, Aufbau 511

Stichwortregister 889

Hämoglobin, Bindung des NO-Radikals ... 523
Hämoglobin, Bindung von Kohlenmonoxid ... 523
Hämoglobin, Bohr-Effekt ... 521-522
Hämoglobin, embryonales ... 512
Hämoglobin, fetales ... 512, 523
Hämoglobin, Funktionen ... 511
Hämoglobin, GATA 1 ... 514
Hämoglobin, Globin-Gen-Switching ... 513-514
Hämoglobin, glyciertes (glycosyliertes) ... 512, 654
Hämoglobin, Kettenvarianten ... 514-516
Hämoglobin, Konzentration im Blut ... 511
Hämoglobin, Locus-Control-Region ... 514
Hämoglobin, magnetische Eigenschaften ... 490
Hämoglobin, Pufferwirkung ... 524
Hämoglobin, Quartärstruktur ... 45
Hämoglobin, Sauerstoffbindung ... 517-525
Hämoglobin, Sauerstoffbindungskurve ... 519-520
Hämoglobin, Syntheseregulation ... 513-514
Hämoglobin, Thalassämien ... 516-518
Hämoglobine, Homologie ... 41
Hämoglobinopathien ... 514-517
Hämoglobinsynthese ... 512-514
Hämoglobintypen ... 511-514
Hämolysine ... 594
Hämopexin ... 535
Hämophilie A ... 557
Hämophilie B ... 557
hämorrhagische Diathese ... 555, 594, 845
Hämosiderin ... 811
Hämosiderose ... 814
Hämostase ... 540-548
Hämoxygenase ... 495-496, 749
Hämsynthese, Regulation ... 493
Haptocorrin-Cobalamin-Komplex ... 853
Haptocorrine ... 819, 822
Haptoglobine ... 535
Harn ... 709, 719, 721-723
Harn, Gesamtacidität ... 733
Harn, normale Bestandteile ... 719, 721-722
Harn, pathologische Bestandteile ... 722-723
Harn, titrierbare Acidität ... 733
Harnsäure, Ausscheidung ... 425, 721
Harnsäure-Bildung ... 485-486 (F)
Harnstoff ... 441-443 (F)
Harnstoff, Ausscheidung ... 425
Harnstoffbiosynthese, Stöchiometrie ... 443
Harnstoffcyclus ... 441-444 (F)
Harnstoffcyclus, Lokalisation ... 443
Hartnup-Krankheit ... 46-468
Hauptabbauwege des Stoffwechsels ... 296
Haupthistokompatibilitätskomplex (MHC) ... 599-603
Hauptzellen des Magens ... 819
Haut, Flüssigkeitshaushalt ... 709
Hautkrebs ... 179
Haworth-Projektion der Glucose ... 62-63
HCG, s. Human-Choriongonadotropin
HCO_3^--Rückresorption, intestinale ... 832
HDL und Arteriosklerose ... 412
HDL, Rolle im Cholesterinstoffwechsel ... 405
HDL, s. auch High-Density-Lipoproteins
HDL-Mangel Typ I ... 409
HDL-Mangel Typ II ... 409
Heinzkörper ... 508
Helfer-T-Zellen (Lymphocyten) ... 606
Helfer-T-Zellen (Lymphocyten), Funktionen ... 606-607
Helfer-T-Zellen (Lymphocyten, Chemokinreceptornetzwerk ... 237
Helicase ... 170-174
Helix-Loop-Helix-Motiv ... 221
α-Helix ... 41-42
Hellphase (Sehvorgang) ... 75-754
Hemeralopie ... 835
Henderson-Hasselbalch-Gleichung ... 30, 725-728
Heparanase ... 244-245
Heparansulfat ... 69
Heparin ... 69 (F), 403, 552
Heparincofaktor II ... 552
hepatischer Schwellenwert für Glucose ... 356-357
Hepatitis ... 557
Hepatitis A-Virus ... 230
Hepatitis B-Virus ... 230
Hepatitis C-Virus ... 230
Hepatitis Delta Antigen ... 227
Hepatitis Delta Virusribozym ... 227
Hepatitis, neonatale ... 430
hepatolenticuläre Degeneration (M. Wilson) ... 816
Hephaestin ... 809
Herz, Hormone ... 701
Herzglycoside, Wirkungsweise ... 774-775
Herzinfarkt ... 408, 413
Heterochromatin ... 103
Hexokinase ... 325, 334
Hexokinase, Änderung der freien Enthalpie ... 286-287
Hexokinase, Teilreaktionen ... 286-287
Hexosen ... 61-64 (F)
HFE, s. transmembranales Glycoprotein
HGPRT, s. Hypoxanthin-Guanin-Phosphoribosyltransferase
HIF-1, s. Hypoxie-induzierbarer Transcriptionsfaktor
HIFαβ ... 245-247
HIF-1-Protein ... 795
High Mobility Group Proteins ... 164
High-Density-Lipoproteins ... 399-401
Hind III ... 197
Hirsutismus ... 672
Hirudin ... 553
Histamin ... 444, 706 (F), 821
Histamin, Bildung aus Histidin ... 464
Histamin, Entzündung ... 588-589
Histamin, H_1-Receptor ... 464, 706
Histamin, H_2-Receptor ... 464, 706, 821
Histidase, s. Histidin-Ammoniak-Lyase
Histidin ... 34 (F)
Histidin, Abbau ... 463-464
Histidin, Decarboxylierung ... 444
Histidinämie ... 466
Histidin-Ammoniak-Lyase ... 464
Histidinbelastungstest ... 464
Histidinbiosynthese ... 445-446
Histidinurie ... 467
Histoinkompatibilität ... 599
Histokompatibilität ... 599
Histone, Acetylierung ... 164
Histone, kovalente Modifikationen ... 163-164
Histone, Poly-ADP-Ribosylierung ... 164
Histone, Typen ... 163-164
Histonoctamer ... 165
Histontetramer ... 165
Hitzeschockproteine, s. Hsp
HIV, s. Human Immunodeficiency Virus
HIV-1 ... 236
HIV-2 ... 236
H-Ketten, s. schwere Ketten der Immunglobuline
H-Ketten-Krankheit ... 617
H-Ketten-Locus ... 618
HLA-A, HLA-B, HLA-C ... 600
HLA-System (Human Leukocyte Antigen) ... 599
β-HMG-CoA, s. β-Hydroxy-β-methylglutaryl-CoA
β-HMG-CoA-Lyase ... 371
β-HMG-CoA-Reductase ... 385-386
β-HMG-CoA-Reductase, Phosphorylierung ... 388
β-HMG-CoA-Reductase, Regulation ... 387, 404
β-HMG-CoA-Reductase, Regulation der Expression ... 388-389
β-HMG-CoA-Reductase, Regulation des Abbaues ... 389
β-HMG-CoA-Synthase ... 370-371, 386
β-HMG-CoA-Synthase, cytosolische Form ... 371
β-HMG-CoA-Synthase, mitochondriale Form ... 371
HO-1, HO-2, HO-3, s. Hämoxygenase
Hodenatrophie ... 694
Hodenfunktion, Steuerung ... 683

Holoenzym	93
Homocystein	413-414
Homocystein, Bildung und Abbau	450-451
Homocysteinmethyltransferase	451
Homocysteinmethyltransferase, Defekt	413
Homocysteinthiolacton	413-414
Homocystinurie	413, 466
Homogentisat	453-454 (F)
Homogentisat-1,2-dioxidase	453-455
Homologie	40-41
Homöobox	186
Homöoproteine	186
Homöostase des Blutglucosespiegels	354-357, 634, 638, 778
Homöostase im Flüssigkeitshaushalt	708
homöotische Gene	186
Homoserin	451 (F)
Homoserindesaminase	451
Hormone des Gastrointestinaltraktes	704-705
Hormone des Nebennierenmarks	654-656
Hormone und Altern	695-696
Hormone und Stoffwechsel	623-707
Hormone, chemische Einteilung	623
Hormone, Vorstufen von Peptidhormonen	624-626
Hormone, Wirkungsweisen	623-624
Hormonmilieu beim Fasten	647
Hormonmilieu nach Nahrungsaufnahme	645
Hormonmilieu, postabsorptiv	646-647
Hormonreceptoren	218-220
Hormonwirkungen, autokrine	623
Hormonwirkungen, cytokrine	623
Hormonwirkungen, endokrine	623
Hormonwirkungen, intrakrine	623
Hormonwirkungen, parakrine	623
house keeping enzymes	96
HOX-Gene	186
HOX-Gene und Entwicklungsstörungen	186-187
5-HPETE, s. 5-Hydroperoxy-6,5,11,14-eikosatetraenat	
11β-HSD-2, Isoenzym der 11β-Hydroxysteroiddehydrogenase	671
Hsp (allg.)	50
Hsp10	271
Hsp40	269
Hsp60	271
Hsp60/Hsp10, mitochondriales	280-281
Hsp70	269, 271
Hsp70, mitochondriales	280-281
Human-Choriongonadotropin (HCG)	680, 692
Humangenom	159-162
Humangenom, Größe	159
Humangenom, Klassifizierung	160
Human Immunodeficiency Virus, Antikörper	236
Human Immunodeficiency Virus, Aufbau	236
Human Immunodeficiency Virus, Aufnahme in die Zelle	236-237
Human Immunodeficiency Virus, Bildung des Provirus	238-239
Human Immunodeficiency Virus, Coreceptoren	237-237
Human Immunodeficiency Virus, Gene	239
Human Immunodeficiency Virus, Genom	239
Human Immunodeficiency Virus, Inhibitoren der Protease	240
Human Immunodeficiency Virus, Integrase	238
Human Immunodeficiency Virus, Mutationsrate	239
Human Immunodeficiency Virus, Protease	240
Human Immunodeficiency Virus, Receptor	236-237
Human Immunodeficiency Virus, Revertase	235-238
Humaninsulin, biotechnologische Produktion	199-200
Hunger	371, 394
Hungeracidose	648-649, 719, 720
Hungerminimum	425
Hunter-Syndrom (Mucopolysaccharidose II)	364
Huntingtin	756-757
Huntingtin-Aggregate	757
Huntington-Chorea	756-757, 765
Hurler-Syndrom (Mucopolysaccharidose I)	363
HVL, s. Hypophysenvorderlappen	
Hyalubiuronat	791-792
Hyaluronat	69 (F), 790-792
Hyaluronidase	791-792
Hybridome	621
Hybridomklone	621-622
Hydratation	297
Hydridanion	93, 301
Hydrogencarbonat, renale Rückresorption	733-734
Hydrolasen	95
Hydropenie	717
Hydroperoxidase	416-417
5-Hydroperoxy-6,5,11,14-eikosatetraenat	419-420 (F)
Hydroperoxylradikal	318, 575
Hydrophilie	25
hydrophobe Bindungen	25-26
Hydrophobie	25
L-β-Hydroxyacyl-CoA	366 (F)
L-3-Hydroxyacyl-CoA	366 (F)
L-β-Hydroxyacyl-CoA-Dehydrogenase, NAD^+-abhängige	366-367
3-Hydroxyanthranilat	455-456 (F)
3-Hydroxyanthranilat-dioxygenase	455-456
β-Hydroxybutyrat	370
β-Hydroxybutyratdehydrogenase	371
3-Hydroxybutyryl-ACP	372-373 (F)
25-Hydroxycholecalciferol	837-838 (F)
25-Hydroxycholecalciferol-24-Hydroxylase	839
25-Hydroxycholecalciferol-1α-Monooxygenase	837-839
7α-Hydroxycholesterin	390
25-Hydroxycholesterin	412
18-Hydroxycorticosteron	698 (F)
4-Hydroxycumarin	844-845 (F)
Hydroxyethylfarnesylgruppe	304 (F)
Hydroxyethylgruppe	330-331
Hydroxyethyl-TPP	330-331
5-Hydroxyindolacetaldehyd	445
5-Hydroxyindolacetat	445 (F), 872
3-Hydroxykynurenin	455-456 (F)
Hydroxylapatit	797-798
Hydroxylasen	95, 319, 385
ω-Hydroxylierung	421
Hydroxylradikal	318, 575
5-Hydroxylysin	783-784, 789
5-Hydroxylysin, Ausscheidung	789
4-(1-Hydroxy-2-(methylamino)ethyl-1,2-benzendiol, s. Adrenalin	
1-Hydroxymethylbilan	491-492
β-Hydroxy-β-methylglutaryl-CoA (HMG-CoA)	367-371(F), 385, 388, 462
β-Hydroxy-β-methylglutaryl-CoA-Reductase, s. β-HMG-CoA-Reductase	
β-Hydroxy-β-methylglutaryl-CoA-Synthase, s. β-HMG-CoA-Synthase	
Hydroxymethylgruppe, Stoffwechsel	447-450
p-Hydroxyphenylhydroxylase	453-454
17α-Hydroxypregnenolon	681 (F)
17α-Hydroxyprogesteron	667 (F), 672, 681, 684, 687
20α-Hydroxyprogesteron	687 (F)
Hydroxyprogesteronaldolase	681
3-Hydroxyprolin	783-784
4-Hydroxyprolin	34 (F), 783-784
Hydroxyprolin, Ausscheidung	789
Hydroxyprolinpeptide, Ausscheidung	789
15-Hydroxyprostaglandin-Dehydrogenase	418-419
Hydroxysteroiddehydrogenase	670
3β-Hydroxy-Δ⁵-steroiddehydrogenase/Steroid-Δ⁴,Δ⁵-isomerase	667, 681, 684, 688
11β-Hydroxysteroiddehydrogenase	670-671
17β-Hydroxysteroiddehydrogenase	681-682, 684, 695
L-β-Hydroxy-γ-Trimethylaminobuttersäure, s. L-Carnitin	
5-Hydroxytryptamin (Serotonin)	444-445 (F), 457, 872
5-Hydroxytryptophan	707 (F)
Hyperaminocidurie	465
Hyperaldosteronismus	701
Hyperaminoacidurie	465, 839
Hyperammonämie	465-466
Hyperbilirubinämie	499-501
Hyperbilirubinämie, hepatische	499-500
Hyperbilirubinämie, posthepatische	501

Stichwortregister

Hyperbilirubinämie, prähepatische ... 499
Hypercalciämie ... 805, 838-841
Hypercholesterinämie ... 408-409, 654
Hyperekplesie ... 746
Hyperglucagonämie ... 650
Hyperglykämie ... 629, 651-654
Hyperinsulinämie ... 632, 651
Hyperinsulinismus ... 651
Hyperkaliämie ... 701
Hyperkinese ... 756
Hyperleucin-/Isoleucinämie ... 466
Hyperlipidämie ... 403, 408-409, 651
Hyperlipoproteinämien ... 408-409
Hyperlipoproteinämien Typen I bis V ... 408-409
Hyperlysinämie ... 467
Hypermutabilität der Immunglobuline ... 614
Hypermutation, Immunglobuline ... 617-620
Hypermutation, somatische ... 617
Hyperosmotische Veränderungen ... 714-718
Hyperparathyreoidismus ... 703
Hyperpolarisation ... 753
Hyperprolinämie ... 465-466
Hyperthyreosen ... 678
Hypertriglyceridämie ... 654
Hypertriglyceridämie, familiäre Form ... 409
Hyperventilation ... 729
Hyperventilation und 2,3-Bisphosphoglycerat ... 508-509
Hyperventilationstetanie ... 806
Hypervitaminosen ... 834-835
Hypervolämie ... 716-719
Hypoaldosteronismus ... 701
Hypocalciämie ... 702, 805, 838-841
Hypochloridämie ... 832
hypochlorige Säure, Cytotoxizität ... 575
Hypoglykämie ... 632
hypoglykämischer Schock ... 741
Hypogonadismus ... 694
Hypokaliämie ... 701
Hypolipidämie ... 408
Hypolipoproteinämien ... 409-410
Hyponaträmie ... 701
Hypoosmotische Veränderungen ... 714-718
Hypoparathyreoidismus ... 703
Hypophosphatämie ... 839
Hypophysenhormone ... 664-665
Hypophysentumoren ... 145
Hypophysenvorderlappen (HVL) ... 641, 662-665
Hypophysenvorderlappenhormone ... 664-665
hypothalamisch-hypophysäres System ... 662-696
Hypothalamus ... 628, 663, 673
Hypothalamus, Energiehomöostase ... 867-870
Hypothalamushormone ... 663-664
Hypothalamus-Neurohypophysen-Hormone ... 696-697
Hypothrombinämie ... 845
Hypothyreosen ... 678
Hypoventilation ... 729
Hypovitaminosen ... 834
Hypovolämie ... 716-719
Hypoxanthin ... 485-486 (F)
Hypoxanthin-Guanin-Phosphoribosyltransferase ... 486-487
Hypoxie, Einfluß auf 2,3-Bisphosphoglycerat ... 508
Hypoxie-induzierbarer Transcriptionsfaktor (HIF) ... 245-247

I

IκB-Kinase ... 571, 591
ICAM, s. interzelluläre Adhäsionsmoleküle
ICAM-1 ... 610-611
ICE, s. Interleukin-1-convertierendes Enzym
ICSH, s. Interstitielle Zellen stimulierendes Hormon
Icterus neonatorum ... 500
IDDM (Insulin-Dependent Diabetes Mellitus), s. Diabetes mellitus, Typ I
Idealgewicht ... 865
IDL, s. Intermediate-density lipoproteins
IFN, s. Interferone
IGF-I und IGF-II (s. insulinähnliche Wachstumsfaktoren)
IGF-I-Receptor ... 632-633
IGF-II-Receptor ... 632-633
IGF-II-Überproduktion ... 633
IKK, s. IκB-Kinase
Ikterus ... 499-501
IL-1-Receptor ... 571-572
IL-1-Receptor, accessorisches Protein ... 572
Imerslund-Gräsbeck-Erkrankung ... 854
4-Imidazolon-5-propionat (F) ... 464
Imidazolonpropionathydrolase ... 464
Iminoglycinurie ... 467
Iminopropionat ... 441 (F)
Immunaggregate, Komplement ... 578
Immunelektrophorese ... 38
Immunglobuline (Antikörper) ... 535, 614-622
Immunglobulin A (IgA) ... 614-615
Immunglobulin D (IgD) ... 614-615
Immunglobulin E (IgE) ... 614-615
Immunglobulin G (IgG) ... 614-615
Immunglobulin M (IgM) ... 614-615
Immunglobuline, Adhäsionsreceptoren ... 794
Immunglobuline, Antigenbindungsstellen ... 616
Immunglobuline, Aufbau ... 615-617
Immunglobuline, Grundstruktur ... 615
Immunglobuline, Isotypen (Klassen) ... 614-615
Immunglobuline, leichte Ketten ... 615
Immunglobuline, Mosaikstruktur ... 616-617
Immunglobuline, partielle Proteolyse ... 615-616
Immunglobuline, Pathobiochemie ... 617
Immunglobuline, Rekombination ihrer Gene ... 617-620
Immunglobuline, schwere Ketten ... 615
Immunglobuline, Subklassen ... 615
Immunglobuline, variable und konstante Abschnitte ... 616
Immunglobuline, Y-Struktur ... 615
Immunglobulingene, Rekombination ... 617-620
Immuninterferon ... 566
Immunisierung, passive ... 620
Immunität, angeborene ... 568-599
Immunität, beteiligte Zellen ... 559
Immunität, erworbene ... 599-622
Immunität, Übersicht ... 608
Immunogen ... 559
immunologisch-reaktives Insulin ... 632
immunologische Synapse ... 600
Immunschwäche ... 484
Immunsuppressiva ... 49
5'-IMP, s. Inosinmonophosphat
Implantation ... 692
Importine ... 104
Imprintingfehler ... 176
Inaktivierung von Genen ... 204-205
Indian Childhood Disease ... 816
Indikan, s. Indoxylsulfat
Indol ... 457 (F)
Indolpyruvat ... 457
Indometazin ... 592-593
Indoxyl ... 457-458 (F)
Indoxylsulfat (Indikan) ... 457-458 (F), 833
Induktion, Prokaryonten ... 211-214
Influenzavirus, Aufbau ... 233
Influenzavirus, Rekombination ... 234
Influenzavirus, RNA-Genom ... 233-234
Influenzavirus, Serotypen ... 233
Influenzavirus, Vermehrung ... 233
Informationsfluß, genetischer ... 162-163
Inhibin ... 683, 689-691
Inhibitor of Apoptosis ... 154
Inhibitorpeptide von Proteinasen ... 429
Inhibitorproteine von Proteinasen ... 429
Initiationsfaktoren (Proteinsynthese) ... 263-264
Initiationskomplex 30S ... 264

Initiationskomplex 70S 264
Initiator-Aminosäure...263-264
Inneres Milieu...708
Inosin-5'-monophosphat (IMP) ....56, 482 (F)
Inosinmonophosphat, Biosynthese...........................472-473
Inositolphospholipide................................72-73, 377-379 (F)
Inositolphospholipide, Biosynthese..........................377-379
Inositolphospholipide, Übersicht und Umwandlungen..........378-379 (F)
Inositol-1,4,5-trisphosphat (IP$_3$)........................137-138 (F), 379
Inositol-1,4-bisphosphat 379
Inositol-3,4,5-trisphosphat, Funktionen ....378-379 (F)
Insertion 187
Insulin (Human), Aminosäuresequenz............................40
Insulin..................................220, 375, 378, 627, 629-641, 867-870
Insulin, anabole Wirkungen 634-637
Insulin, antikatabole Wirkungen 634-637
Insulin, Bestimmung im Blutplasma 100-101
Insulin, osmotische Schwellung der Leberzellen........639-640
Insulin, Primärstruktur 40
Insulin, Raumstruktur...626
Insulin, Regulation des GLUT4 639
Insulin, Regulation seiner Sekretion 629-632
Insulin, Reservepool 630
Insulin, sekretorische Kontrollmechanismen 644
Insulin, Senkung des Blutglucosespiegels 634-636
Insulin, Stoffwechselwirkungen 633-637
Insulin, Tagesbedarf..634
Insulin, Transcriptionskontrolle....................................640
Insulin, Translationskontrolle.......................................640
Insulin, Wirkung auf den membranalen Glucosetransport...............639
Insulin, Wirkungen auf das Fettgewebe...................635-636
Insulin, Wirkungen auf den Aminosäurestoffwechsel 636
Insulin, Wirkungen auf den Blutspiegel von Substraten.........636, 645
Insulin, Wirkungen auf den Kohlenhydratstoffwechsel 635-636
Insulin, Wirkungen auf den Lipidstoffwechsel..............636
Insulin, Wirkungen auf den Proteinstoffwechsel 636
Insulin, Wirkungen auf die Leber...........................635-636
Insulin, Wirkungen auf die Muskulatur..................635-636
Insulinabbau 636
insulinähnliche Wachstumsfaktoren (IGF I und II) 632, 642
Insulinantikörper..100
Insulin-Antikörper-Enzym-Konjugate...................100-101
Insulineinheit, internationale 634
Insulin-Glucagon-Quotient 388
Insulinmangel...375, 654
Insulinreceptor 637
Insulinreceptor, Autophosphorylierung 637
Insulinreceptor, Blockierung durch cAMP 641
Insulinreceptor, negative Koooperativität 637
Insulinreceptor, Recycling..641
Insulinreceptor, Signalbahnen 637-639
Insulinreceptorgen, Mutationen...................................637
Insulinreceptorsubstrat-1 und -2 638-639
Insulinreceptortyrosinkinase, Inhibitoren 652
Insulinreductase...636
Insulinresistenz 651-653, 660-662
Insulinsekretion, Priming...630
Insulinsekretion, Regulation durch Aminosäuren 630-631
Insulinsensor der B-Zelle..630-631
Integrase...238
Integrin CD11/CD18 ....573, 611
Integrine 539-540, 590
Integrine, Aufbau und Funktion 793
Intercalation...211
Interferon α..566
Interferon β 566
Interferon γ 566
Interferon τ 566
Interferon ω 566
Interferon Typ I 566
Interferon Typ II...566
Interferone 561, 566-568
Interferone, antivirale Wirkungen 567-568
Interferone, antiproliferative Wirkungen 568

Interferone, klinische Anwendungen 568
Interferone, Receptoren..566-567
Interferone, Signalbahnen 566-567
Interferone, Wirkungen..567-568
Interferone, Wirkungen auf MHC I und MHC II 567-568
Interleukin-1..591
Interleukin-1-convertierendes Enzym....................155-156
Interleukine, hämatopoetische 503
Intermediärfilamente 111-113
Intermediärstoffwechsel, Einführung 285-295
Intermediate-density lipoproteins 401, 403
α-Internexin 113
interstitielle Flüssigkeit 708, 710-712
interstitielle Zellen stimulierendes Hormon 679
Interstrangvernetzung 182
interzelluläre Adhäsionsmoleküle.................573, 587, 590, 794
intrakrine Hormonwirkungen......................................623
Intrastrangvernetzung 182
intrazelluläre Flüssigkeit 708, 710-712
Intrazellulärraum 708
Intrinsic factor, Sekretion aus den Belegzellen 822
Intrinsic factor (Transcorrin) 822
Intron 161, 208, 222
Iod, Bestandteil des Schilddrüsenhormons...................818
Iodid, Akkumulation in der Schilddrüse 674-675
Iodid-Peroxidase..675
Iodidtransportdefekt, genetischer.................................675
Iodidtransportprotein 675
Iodmangel, endemischer..678
Ionenaustauschprotein (Sehvorgang)......................752-753
Ionendiagramme von Körperflüssigkeiten...........710, 714, 720, 721
Ionenkanäle, ligandengesteuerte 128
Ionenkanäle, mechanisch gesteuerte 128
Ionenkanäle, spannungsgesteuerte 128
Ionenkanäle, transmittergesteuerte 128
Ionenprodukt des Wassers 27
Ionentransport, elektrogener..776
Ionentransport-ATPasen, P-Typ.............................120-121
Ionentransport-ATPasen, V-Typ 120-121
IP$_3$, s. Inositol-1,4,5-trisphosphat
IRAK (Abk. von IL-1-Receptor assoziierte Kinase) 572
IRI, s. immunologisch reaktives Insulin
IRS, s. Insulinreceptorsubstrat
Isocitrat..297-298 (F)
Isocitrat, allosterischer Effektor 375-376
Isocitratdehydrogenase (NAD$^+$)............................296-299
Isodesmosin 790
Isodynamieregel 859
Isoenzyme 96-97
Isoleucin ....33 (F)
Isoleucin, Abbau 367, 461
Isomaltase...824-825
Isomaltose 824-825
Isomerase (Retinal) 749-750, 754
Isomerasen 95
Isoosmotische Körperflüssigkeiten 711-715
Isoosmotische Veränderungen 716
Isopentenylpyrophosphat ....385, 387 (F)
Isotyp-Switching..613
Isovaleryl-CoA ....462 (F)
Ito-Zellen...835
I-Zellen-Krankheit (Mucolipidose II).........................364

J

Januskinasen 132, 562
J-Gene, Rekombination 617-619
Jonon ....77 (F)

K

K$^+$-Kanal..128-129
K$^+$-Kanal, ATP-empfindlicher 632
K$^+$-Resorption..832
Kainatreceptor 747

Stichwortregister 893

Kallidin 588-589, 706
Kallikrein-Kinin-System 588-589
Kälteakklimatisierung 398
Kältestress 398
Kammerwasser 709
Kaposi-Syndrom 144
Katabolitgen-Aktivatorprotein 212-213
Katabolitregulation 212-213
Katabolitrepression 212-213
Katalase 84, 92, 318, 422
Katarakt 346, 348, 738
Kataraktbildung 654
Katecholaminausschüttung, Steuerung 655
Katecholamine 656
Katecholamine, biochemische Wirkungen 655
Katecholamine, physiologische Wirkungen 655
Katecholaminsynthese, Regulation 655
Kathepsin L 602
Kathepsin S 60-603
Kathepsine, Einteilung 432
Kationenkanal (Sehvorgang) 752-754
Kayser-Fleischer-Ring 816
Keimpolysaccharid 335
Keimpolysaccharid, Biosynthese 336
Kephalin ....72 (F)
Keratansulfat ....69 (F)
Keratin 37, 113
Keratomalazie 836
Kernantigen proliferierender Zellen 173, 180
Kernikterus 500
Kernlamina 104
Kernporen, Aufbau und Funktion 103-104
3-Ketoacyl-ACP-dehydratase 372
3-Ketoacyl-CoA ....366 (F)
β-Ketoacylsynthase 372-373
α-Ketoadipinat ....455-456 (F), 463
α-Ketoglutamarat 732
α-Ketoglutarat ....297 (F)
α-Ketoglutaratdehydrogenase 297-299
α-Ketoisocapronat ....462 (F)
15-Keto-PGE_2 ....419 (F)
β-Ketosphinganin ....379-380 (F)
β-Ketothiolase 366-367
ketogene Aminosäuren 444
Ketogenese 376, 385
α-Keto-γ-hydroxybutyrat ....451 (F)
Ketonkörperausscheidung 722
Ketonkörper, Acidose 370-371, 720, 729-730, 734-736
Ketonkörper, Synthese und Abbau ....369-371 (F), 376
17-Ketosteroide ....670, 682 (F), 694
Killerproteasen (Caspasen) 155
Killer-T-Zellen 608
Kilojoule 857
Kilokalorie 857
Kinesine 111-112
Kinine des Blutplasmas 706
Kininogene 588-589
Klassen-Switching (Immunglobuline) 613, 617, 620
Klinefelter-Syndrom 694
Klonauswahltheorie nach F.M. Burnet 614
Klonierungsvektoren 197-198
Knochen 797-800
Knochen, Hydroxylapatitkristallite 797
Knochen, Mineralisierung 798-799
Knochen, morphogenetische Proteine 799-800
Knochen, Vitamin K-abhängige Proteine 798-799
Knochenbildung, hormonale Wirkungen 799
Knochenbildung, Vitaminwirkungen 799
Knochenentwicklung 798-799
Knochen-Gla-Protein 798
Knochenmatrix 797
Knochenmineral 797
Knochenremodeling 799-800
Knochenresorption 799-800
Knochenzellen 783, 797
Knorpel 790-792
Koagulopathien 557
Koagulopathien, angeborene 557
Koagulopathien, erworbene 557
Kobaltionen 817
Kohlendioxidtransport im Blut 525-526
Kohlenhydrate als Nahrungsbestandteile 863
Kohlenhydrate, Malabsorption 826
Kohlenhydrate, Resorption 823-826
Kohlenhydrate, Verdauung 823-826
Kohlenhydratstoffwechsel 324-364
Kohlenmonoxid als Neurotransmitter 749
Kollagen 37, 783-789
Kollagen, α-Ketten 784-785
Kollagen, Abbau 789
Kollagen, Biosynthese 786-789
Kollagen, Gene 785-786
Kollagen, Glucosido-α-1,2-Galactose ....785-787 (F)
Kollagen, Glycosylierung 786-787
Kollagen, Quervernetzung 786, 788
Kollagen, Strukturhierarchie 784-785
Kollagen, Tripelhelix 784-785
Kollagenasen 789
Kollagenfibrille 784-785
Kollagenosen, erworbene 800
Kollagenosen, vererbbare 800-801
Kollagentypen, Verteilung 785
Kollagen Typ XIV 793
kolloidosmotischer Druck des Blutplasmas 712
koloniestimulierende Faktoren, hämatopoetische 503
Kompartiment, Definition 708
Komplement, aktivierende Oberflächen 582-583
Komplement, Inhibitoren 584
Komplement, nichtaktivierende Oberflächen 582-583
Komplement, Regulatorproteine I und H 579, 581, 584
Komplementfaktor B 581, 583
Komplementfaktor C1, Funktionen 578
Komplementfaktor C1, Zusammensetzung 578
Komplementfaktor C2 578-579
Komplementfaktor C3 ....406, 578-580
Komplementfaktor C4 578-579
Komplementfaktor C5 579-580
Komplementfaktor D 398, 581, 583
Komplementfaktoren und Entzündung 589-590
Komplementfaktoren, anaphylaktische Wirkungen 584
Komplementfaktoren, chemotaktische Wirkungen 582
Komplementfaktoren, Opsoninwirkungen 584
Komplementsystem 576-585
Komplementsystem, alternativer Weg 581-583
Komplementsystem, genetische Defekte 584
Komplementsystem, klassischer Weg 578-581
Komplementsystem, Lectinweg 577-578
Komplementsystem, Thioester 578, 580
Konformation 39
Konjugation des Bilirubins 496-497
Konjugationsikterus 499
konjugiertes Säure-Basen-Paar 28-30
Kontaktaktivierung 544
Kontraktion, glatte Muskulatur 777-778
Kontraktion, quergestreifte Muskulatur 768-771
Kontraktionscyclus 770-771
Kontrazeptiva, Hemmung der Ovulation 693
Kontrolltheorie des Stoffwechsels 293-294
Kopplung von endergonen mit exergonen Reaktionen 286-288
Koproporphyrin I 491-493
Koproporphyrin III 491-493
Körperflüssigkeiten, ionale Zusammensetzung 710-715
Körpergewicht, Langzeitstabilität 867-870
Körpergewicht, Regulation 867-870
Körpergewicht, Schaltkreislauf 870
Körpermassenindex 865
kovalente Katalyse 85
Krabbe-Erkrankung 383-384

Kreatin, Synthese..459 (F)
Kreatinausscheidung..721
Kreatinin..459 (F)
Kreatininausscheidung..721
Kreatinkinase...769
Kreatinkinase bei Herzinfarkt..100
Kreatinkinase, Isoenzyme..769-770
Kreatinphosphat.........................287-288, 459, 768-770 (F)
Krebszellen, s. Tumorzellen
Kriegsführung, chemische..744
Kringeldomänen...549-550
Kupferausscheidung...815-816
Kupferhaushalt..815-817
Kupferhomöostase, intrazelluläre...........................815-816
Kupfermangel...816-817
Kupferspeicherkrankheiten......................................816-817
Kupferstoffwechsel, Pathobiochemie.....................816-817
Kupfervergiftung..816
Kupfferzellen..394
Kuru..240
Kwashiorkor...873
Kynurenat...457 (F)
Kynurenin...455-456 (F)
Kynureninaminotransferase..457
Kynureninase...454
Kynureninformylase..455-456
Kynureninmonooxygenase.......................................455-456

L

Lac-Operator..212
Lac-Operon...212
Lac-Repressor..212
α-Lactalbumin...347
Lactasemangel...826
Lactat..328-329
Lactatacidose...720
Lactatdehydrogenase..95-97, 328
Lactatdehydrogenase bei Herzinfarkt..........................100
Lactatdehydrogenase, Freisetzung bei Organschäden.............97
Lactatdehydrogenase, Herzmuskeltyp......................96-97
Lactatdehydrogenase, hybride Formen.........................96
Lactatdehydrogenase, Isoenzyme................................96-97
Lactatdehydrogenase, Isoenzyme im Blutplasma.......96
Lactatdehydrogenase, Skelettmuskeltyp........................96
Lactation...692
L-Lactat-NAD$^+$-Oxidoreductase (Lactatdehydrogenase)..........95-97
Lactoferrin..809
Lactogenese..692
Lactonase...332-333
Lactose..64 (F), 346
Lactose, Allolactosebildung..212 (F)
Lactose, Biosynthese..347
Lactosylceramidose..38-384
Laminin..541, 599, 792
Langerhans'sche Inseln..........................627, 628, 642, 650
Langerhans-Zellen...569
Lanosterin...385, 387
Lassostruktur, Bildung beim Spleißvorgang........224-225
LBP, s. LPS-Bindungsprotein
LCAT, s. Lecithin-Cholesterin-Acyltransferase
LCAT-Mangel...403
LDH, s. Lactatdehydrogenase
LDL, s. Low-Density-Lipoproteins
LDL-Abbau, receptorvermittelter............................403-405
LDL-Abbau, Rückkopplungskontrolle..................403-405
LDL-Familie, Receptoren...406
LDLR, s. LDL-Receptor
LDL-Receptor...406-407
LDL-Receptor, Struktur und Funktion.................406-407
LDLR-related protein (LRP)..406
Leber, Autoregulation der Blutglucose.........................355
Leber, Aminosäurestoffwechsel.....................................468
Leber, Cholinphosphatidsynthese.................................396

Leber, Entstehung einer Fettleber..................................396
Leber, Glucokinase..325, 355
Leber, Glucosehomöostase..606
Leber, Kontrolle der Glucoseaufnahme.................355-356
Leber, Lipasen..365, 394
Leber, Lipidstoffwechsel..393-396
Leber, Lipoproteinbiosynthese.......................................396
Leber, metabolische Zonierung..............................320-321
Leber, Proteinstoffwechsel......................................468-469
Leber, Proteinstoffwechsel, hormonale Einflüsse......469
Leber, Regulation der Fettsäuresynthese....................393
Leber, Regulation der Ketonkörperbildung..............394
Leber, Regulation des Fettsäureabbaues.....................394
Leber, Triglyceridbildung..394
Leber, VLDL-Synthese...394
Leberfibrose...789
Leberlipase...403
Leberzirrhose..332, 396, 557
Lecithin...72 (F)
Lecithinbiosynthese...376-377 (F)
Lecithin-Cholesterin-Acyltransferase...........................403
Lectine...67, 76, 573, 790
leichte Ketten der Immunglobuline..............................615
Leistungszuwachs..858
Leitstrang (leading strand).......................................170-174
Leptin...397, 652, 657-660, 867-870
Leptin, Zielgebiet im Hypothalamus............................658
Leptinbindungsprotein..658
Leptinmangel..660
Leptinreceptor..658
Leptinresistenz...660
Leptinsekretion, Regulation....................................657-658
Lesch-Nyhan-Syndrom..487
Leucin..33 (F)
Leucin, Abbau...461-462
Leucinaminopeptidase...827
Leucin-Enkephalin..749
Leucin-Reißverschluß..221
Leukämie-Onkogen...217
Leukocyteninterferon...566
Leukotrien A$_4$...419-420 (F)
Leukotrien B$_4$, Funktionen...................................419-420 (F)
Leukotrien C$_4$...419-420
Leukotrien D$_4$...419-420
Leukotrien E$_4$..419-420
Leukotrien-A$_4$-epoxid-Hydrolase..........................419-421
Leukotriene...414, 419-421
Leukotriene, Biosynthese...419-421
Leukotriene, Wirkungen..419-420
Leukotriene, Rolle bei Entzündung.......................588-589
Lewis-Blutgruppensystem...530 (F)
Lewy-Körper...764
Lewy-Neuriten..764
LexA..185
Leydigsche Zellen..144, 681
LH (luteinisierendes Hormon), s. Lutropin
LH-Receptor..144
Liberine..663
Liddle-Syndrom...831
Ligandin...500
Ligasen..95
Lignocerinsäure..74
Lineweaver-Burk-Auftragung..83
Lining-Zellen..797
Linker-DNA..165
Linolensäure...70 (F), 416
Linolsäure...70 (F), 416
Lipasen..95, 365, 822, 828-830
Lipase, hormonempfindliche Fettgewebslipase........365
Lipid A...78 (F), 588
Lipidanker...118-119
Lipide..70-79
Lipide, Funktionen..70
Lipidresorption...828-830

Lipidresorption, Resynthese der Triglyceride 829-830
Lipidscramblase 116, 154, 558
Lipidscramblase, Defekt 558
Lipidspeicherkrankheiten 383-384
Lipidstoffwechsel 365-424
Lipocortin-1 593
Liponamid 330-331
Liponat 330-331
Lipophilie 25-26
Lipophilin 739
Lipopolysaccharide ....78 (F), 571
Lipoproteine 398-400, 536
Lipoproteine mit hoher Dichte, s. High-Density-Lipoproteins
Lipoproteine mit niedriger Dichte, s. Low-Density-Lipoproteins
Lipoproteine mit sehr niedriger Dichte, s. Very-Low-Density-Lipoproteins
Lipoproteine, Abbau 403-405
Lipoproteine, Apoproteine 399-400
Lipoproteine, Aufbau und Zusammensetzung 398-400
Lipoproteine, Biosynthese 400-402
Lipoproteine, Einteilung 399
Lipoproteine, Elektrophorese 408
Lipoproteine, Funktionen 402
Lipoproteine, Receptoren (Übersicht) 405
Lipoproteine, Strukturmodelle 400
Lipoproteinlipase 365, 397, 403
Lipoproteinmuster, pathologische 408
Lipoproteinreceptoren 406-407
lipostatisches Modell 866
lipotrope Hormone (Lipotropine) 657, 665
Lipoxin A_4 ....323 (F)
Lipoxin B_4 ....323 (F)
Lipoxine, Synthese ....323 (F)
Lipoxine, Funktionen 322-323
Lipoxinsynthase 322-323
5-Lipoxygenase 319, 321-323, 419-420, 589, 593
Lipoxygenase, Substrate ....321-323 (F)
Liquor cerebrospinalis 709, 714
L-Ketten-κ-Locus 618-619
L-Ketten-λ-Locus 618-619
L-Ketten, s. leichte Ketten der Immunglobuline
Lost (Gelbkreuz) ....257 (F)
Lovastatin 390
Low-Density-Lipoproteins 399-401
LOX, s. 5-Lipoxygenase
LPL, s. Lipoproteinlipase
LPS, s. Lipopolysaccharid
LPS-Bindungsprotein 571
LRP, s. LDLR-related protein
LRP-Receptor, Lipoproteinreceptor 406
LTA_4, s. Leukotrien A_4
LTA_4-Synthase 419-420
LTB_4, s. Leukotrien B_4
LTC_4, s. Leukotrien C_4
LTD_4, s. Leukotrien D_4
LTE_4, s. Leukotrien E_4
LTH (luteotropes Hormon), s. Prolactin
LTR-Sequenzen 239, 248
Luliberin 663
Lumi-Rhodopsin 751
Lunge, Flüssigkeitshaushalt 709
Lungenemphysem 430, 790
Lungensurfactant 76
Lupus erythematodes 226, 800
Lutropin 664, 679
Luxuskonsumption 870
Lyasen 95
Lymphe 708
Lymphocyten, T- und B- 603-614
B-Lymphocyten 503
B-Lymphocyten, Antikörperbildung 611-613
B-Lymphocyten, Entwicklung 604-605
B-Lymphocyten-Receptor, Aufbau und Signalbahnen ..611-614
B-Lymphocyten, Signalbahnen 513-614

αβ-T-Lymphocyten 606
γδ-T-Lymphocyten 606
T-Lymphocyten 503
T-Lymphocyten, Entwicklung 603-604
T-Lymphocyten, Funktionen 606-608
T-Lymphocyten, Oberflächenreceptor 600
T_H-Lymphocyten, Signalbahnen 608-610
T_H-Lymphocyten, Cytokinsynthese 610
T4-Lymphocyten 236
Lymphocytopenie 485
Lymphokine 561
L-Lysin ....32-34 (F), 367
Lysin, Abbau 462-463
Lysin, Decarboxylierung 444
Lysinintoleranz 466
Lysinurische Protein-Intoleranz 467
Lysobisphosphatidat ....124 (F)
Lysolecithin ....72 (F)
Lysophosphatidat 374-375
Lysophosphatide 72
Lysosomen 109, 125-127
Lysosomen, Proteinabbau 431-432
Lysozym 535, 819
Lysyl-5-hydroxylase 786
Lysylaldehyd 786, 788, 790
Lysylhydroxylase 801
Lysyloxidase 786, 788, 790

M

MAC, s. Membran-Angriffs-Komplex
Magen-Darm-Trakt, Flüssigkeitshaushalt 709
Magenlipase (Tributyratlipase) 820, 828
Magensaft 819-822
Magensaft, ionale Zusammensetzung 713-714
Magenschleim, ionale Zusammensetzung 713-714
Magnesium-Haushalt 807-808
Magnesiummangel 808
Makroangiopathie 654
Makroautophagie 432
Makroelemente 804
$α_2$-Makroglobulin 429
$α_2$-Makroglobulin, Funktionen 534-535
Makroglobulinämie 536, 617
Makrophagen 502-503, 569, 574
Makrophagen, Chemokinreceptornetzwerk 237
Makrophagen-Elastase 790
Makrophagen-Mannose-Receptor 572
Malat ....297-298 (F)
Malat-α-Ketoglutarat-Carrier 352
Malat-Aspartat-Cyclus 316
Malatdehydrogenase (NAD$^+$) 297-298, 374
Malatenzym 374
Malathion 744
Maleinsäure 298
Maleylacetoacetat 453
Malonyl-ACP 372-373
Malonyl-CoA ....372-373 (F), 394
Malonyltransferase 372-373
Maltase 824-825
Maltose ....64 (F)
Mammacarcinom 684
Mammotropin 679
Manganionen 818
mannanbindendes Lectin 572, 577, 595
Mannane 577
D(+)-Mannose ....62 (F), 64
Mannose-6-phosphat, Adressierungsfunktion 277
Mannose-6-phosphat, Defekt bei I-Zellen-Krankheit 364
Mannose-6-phosphat, Marker für Enzymtransport 364
Mannose-6-phosphat-Receptor 633
MAO, s. Monoaminoxidasen
MAP 150
MAP-Kinase/ERK-Komplex 150

MAP-Kinasen 150
MAP-Kinase-Phosphatase-3 150
MAPs 761
Marasmus 873
Marfan-Syndrom 793
Maroteaux-Lamy-Syndrom (Mucopolysaccharidose IV) 364
MASP-1, MASP-1, s. MBL-assoziierte Proteasen
Massenvernichtungsmittel 744
Mastzellen 502-503, 588
Matrix-Gla-Protein 798
Matrix-Metalloproteinasen 789
Matrizenstrang der DNA 206, 210
Maturation-promoting-factor (MPF) 152
MBL, s. mannanbindendes Lectin
MBL-assoziierte Proteasen 577-578
McCune-Albright-Syndrom 145
MDR, s. Multidrug-resistance proteins
MDR-1-Protein 130
Meesmannsche Hornhautdystrophie 113
Megakaryocyten 502-503, 573
Megalin 406
Megalin, Lokalisation und Funktionen 406
Megalin, Rolle bei der Cobalaminresorption 853-854
megaloblastische hyperchrome Anämie 855
MEK, s. MAP-Kinase/ERK-Komplex
Melaninbildung 453-454
Melanocortin 657, 868-869
Melanocortin-4-Receptor 868-869
Melanoliberin 663
Melanostatin 663
Melanotropin 657, 665
Melatonin, Synthese ....680 (F)
Melatonin, Tag-Nacht-Rhythmus 680-681
Melatonin, Wirkungen 680
Melatoninreceptoren 680
Membran-Angriffs-Komplex 581
Membranglycoprotein PC-1 und Diabetes mellitus 652
Membrantransportsysteme, hepatobiliäre 391-392
Menkes-Cu^{2+}-ATPase 815-817
Menkes-Syndrom 816-817
Menopause 696
Menstruationscyclus 690-692
6-Mercaptopurin ....256 (F)
Mesobilifuscin 499, 833
Mesobilin 498
Mesobilirubin 498
Mesobilirubinogen 498
Meta I-Rhodopsin 751
Meta II-Rhodopsin 751
Metachromatische Leukodystrophie 383
Metalloprotease, mitochondriale 280-281
Metalloproteinasen 427, 790-791
Methämoglobin 490, 506
Methämoglobin, enzymatische Reduktion 506-507
Methämoglobinbildung 318
Methämoglobinbildung, Sauerstoffradikale 506
Methämoglobinreductase, NAD(P)H-abhängige 506-507
Methanol, Abbau 423-424
Methanol, Erblindung 424
Methanol, metabolische Acidose 424
Methanol, Oxidation 423
Methanol, Schädigung des ZNS 424
Methenylgruppe, Stoffwechsel 447-450
N^5,N^{10}-Methenyl-Tetrahydrofolat-Cyclohydrolase 448-449
Methionin ....33 (F)
Methionin, Stoffwechsel ....450-451 (F)
Methionin, Abbau 367
Methioninaminopeptidase 264
Methionin-Enkephalin 749
Methioninmangel 396
Methioninsynthase 451
Methioninsynthese 448
Methionyladenosyltransferase 450-451
Methionyl-tRNA-Synthetase 264

Methotrexat ....255 (F)
5-Methoxy-N-acetyltryptamin (Melatonin) ....680 (F)
3-Methylcholanthren 253-254, 422
Methyl-CpG-Sequenz 176
β-Methylcrotonyl-CoA ....462 (F)
β-Methylcrotonyl-CoA-carboxylase 856
5-Methylcytosin ....51 (F), 176
Methylengruppe, Stoffwechsel 447-450
N^5,N^{10}-Methylen-Tetrahydrofolat-Dehydrogenase 448-449
N^5,N^{10}-Methylen-Tetrahydrofolat, Funktionen 448-450, 479
N^5,N^{10}-Methylen-Tetrahydrofolat-Reductase 448-449
Methylen-THF-Reductase, Defekt 413
β-Methylglutaconyl-CoA ....462 (F)
Methylgruppe, Stoffwechsel 447-450
Methylguanidinoacetat, s. Kreatin
O^6-Methylguanin 181
O^6-Methylguanin-DNA-Methyltransferase 181
Methylguanosin-5'-monophosphat 56
Methylindol 457
Methylmalonat 452
L-Methylmalonyl-CoA 451-452
Methylmalonyl-CoA, D- und L- ....367 (F)
Methylmalonyl-CoA-epimerase 367
L-Methylmalonyl-CoA-mutase 367, 451
Methylmalonyl-CoA-mutase, Mechanismus 852
Methylmercaptan 833
N^5-Methyl-Tetrahydrofolat 448-449
Methyltransferasen 450-451, 459
Mevalonat 385-386
Mevalonatkinase 386
Mevalonat-5-phosphat 385-386
Mevalonat-5-pyrophosphat 386
Meyerhof-Quotient 330
Mg^{2+}-Haushalt 807-808
Mg^{2+}-Ionen, extrazellulär 807
Mg^{2+}-Ionen, intrazellulär 807
Mg^{2+}-Resorption 808, 833
Mg^{2+}-Transportproteine, membranale 807-808
MgADP 325
MgATP 288, 325, 327, 807
MHC I 600, 605
MHC I-Antigenpeptid-Komplex 601-602
MHC II 600, 605
MHC II-Antigenpeptid-Komplex 602-603
MHC III 600-601
MHC, s. Haupthistokompatibilitätskomplex
MHC-Regionen, SNP-Häufigkeit 162
MHC-Restriktion 606
Micellbildung, Bedeutung für die Lipidresorption ...828-829
Micelle 25
Michaelis-Menten-Kinetik 80-83
Michaelis-Menten-Komplex 81-87
Michaelis-Menten-Konstante 82-83
mIgM-Zellen 604-605
Mikroangiopathie 654
Mikroautophagie 431
Mikrobenflora, Darm 497
Mikroelemente 804
Mikrofibrillen 792-794
β$_2$-Mikroglobulin 535, 601, 607-608, 814
Mikrosatelliten-DNA 166, 203
Mikrotiterplatte 100-101
Mikrotubuli 110-111
Mikrotubulus-assoziierte Proteine 761
Milchsäure, s. Lactat
mineralocorticoide Hormon 385, 666, 697
Mineralocorticoid-Receptor 671
Mineralocorticoidüberschuß, scheinbarer 671
Mineralocorticoidüberschuß-Syndrom 671
Mineralstoffwechsel 804-818
Minimum, endogenes 425
Minisatelliten-DNA 161, 203
mischfunktionelle Monooxygenase 320
Mischkollagenose 226

Mismatch, s. Fehlpaarung
Missense-Mutation 187
Mißfaltung von Proteinen 50
Mitochondrien 105-106, 300-317
Mitochondrien, Adennucleotidtranslocator 316
Mitochondrien, Anionencarrier 315-316
Mitochondrien, ATP/ADP-Austausch 316
Mitochondrien, Außenmembran 300
Mitochondrien, elektrogene Translocation 316
Mitochondrien, elektroneutrale Translocation 316
Mitochondrien, Genom 105-106
Mitochondrien, Glutamat-Aspartat-Carrier 316
Mitochondrien, Innenmembran 300-317, 363
Mitochondrien, Malat-Aspartat-Cyclus 316
Mitochondrien, Matrix 300
Mitochondrien, mitochondriale Erkrankungen 106
Mitochondrien, NADH-Shuttle 316-317
Mitochondrien, β-Oxidation 367-368
Mitochondrien, Phosphat/OH⁻-Antiport 316
Mitochondrien, Shuttle-Mechanismen 316-317
Mitochondrien, Transportmechanismen 315-316
Mitochondrien, Zwischenmembranraum 300
Mitogen-aktivierte Proteinkinase (MAPK) 150
MKP-3, s. MAP-Kinase-Phosphatase-3
MMP, s. Matrix-Metalloproteinasen
MMR, s. Makrophagen-Mannose-Receptor
Molekularbiologie 21
Molekularbiologie, Methoden 196-205
Molekulare Medizin 21
Molekulargewicht 36-37
Molekülmasse, relative 36-37
Molenbruch 26
Möller-Barlowsche Krankheit 846
Molybdänionen 817
Monoacylglycerin ....365 (F)
Monoacylglycerinlipase 365, 822
Monoaminoxidasen 444-445
Monocyten 502, 569
monofunktionelle Adductbildung 182
Monoglyceride 71
Monoiodtyrosin (MIT) 675
monoklonale Antikörper 617, 620-622
monoklonale Antikörper, Anwendungen 621
monoklonale Antikörper, Herstellung 621-622
Mononucleotide 52
Monooxygenasen 319
Monosaccharide ....61-64 (F)
Monosaccharidresorption 824
Monoselenophosphat 268
Morbus Addison 673, 701
Morbus Alzheimer 111, 758-763, 765
Morbus Becker 188-189
Morbus Dent 125
Morbus Duchenne 188-189
Morbus haemolyticus fetalis 532
Morbus haemolyticus neonatorum 532
Morbus Huntington 756-758, 765
Morbus Leber 106
Morbus Parkinson 759, 763-765
Morbus Recklinghausen 703
Morbus Waldenström 536, 617
Morphin 749
Morphogene 186
morphogenetische Proteine des Knochens 799-800
Morphogenreceptoren 219
Mosaikstruktur der Immunglobuline 616-617
MPP, s. Metalloprotease, mitochondriale
MR (Typ I), s. Mineralocorticoid-Receptor
mRNA (messenger-RNA) 55, 259, 263-267
mRNA, Abbau 267
mRNA-Primärtranscript 208, 222
mRNA-Primärtranscript, Aufbereitung 222-227
MDR, s. Multidrug-resistance proteins
MRP, s. Multidrug resistance associated proteins

MR-Paradoxon 671
MSH (melanocytenstimulierendes Hormon), s. Melanotropin
Mucine 819
Mucopolysaccharidosen 363
Mucoviscidose, s. Cystische Fibrose
Multidrug resistance associated protein (MRP) 392, 496-497, 501
Multidrug resistance protein (MDR) 130, 391-392
Multienzymkomplexe 84
Multienzymkomplexe der Atmungskette 305-310
multifunktionelle Proteine 327
multiple Drogenresistenz 130
multiple Formen von Enzymen 96
Multivitamintransportprotein 855
muscarinischer Receptor 699
Muskel, Alaninstoffwechsel 470
Muskel, Aminosäurestoffwechsel 469-470
Muskel, Arbeitsleistung 778
Muskel, Biochemie 766-782
Muskel, Ca²⁺-Kanäle 771-775
Muskel, Ca²⁺-Transport-ATPase 775-777
Muskel, Erholungsphase 769
Muskel, Fettsäureverwertung 778-782
Muskel, Glucoseverwertung 778
Muskel, Hexokinase 325
Muskel, Proteinstoffwechsel 470
Muskelarbeit, Substratbereitstellung 777-780
Muskeldystrophie, Becker 188-189
Muskeldystrophie, Becker, genetischer Defekt 189
Muskeldystrophie, Duchenne 188-189
Muskeldystrophie, Duchenne, genetischer Defekt 189
Muskeldystrophie, Duchenne, pränatale Diagnostik 189
Muskelentspannung 775-777
Muskelermüdung 782
Muskelkater 782
Muskelkontraktion 768-771
Muskelkontraktion, Ca²⁺-Ionen 768
Muskelkontraktion, Gleitmodell 770-771
Muskelrelaxation 775-777
muskuläre Proteolyse 470
Mutagenese, gezielte 201-202
Mutagenese, oligonucleotidgesteuerte 201-202
Mutation 187
Mx-Protein 568
Myasthenia gravis 744, 767
Mycobacterium tuberculosis 584
Myelin, basisches Protein 739
Myelin, Zusammensetzung 739
myelinassoziiertes Glycoprotein 739
myelinassoziiertes Membranprotein 739
Myelinprotein A1 739
Myelome 617
Myelomzellen 621-622
Myeloperoxidase 575
Myeloperoxidase-Mangel 576
Myofilamente, dicke 766
Myofilamente, dünne 766
Myoglobin, Funktionen 523-524
Myoglobin, Sauerstoffbindungskurve 520
Myoglobin, Tertiärstruktur 43
myo-Inositol ....72-73 (F), 377
Myosin 767-771
Myosin, ATPase-Zentrum 767
Myosin, leichte Ketten 767
Myosin, Querbrücken 767
Myosin, schwere Ketten 767
Myosin-ATPase 767
Myosinköpfe 767
Myosin-Leichte-Ketten-Proteinkinase 777
Myosin-Leichte-Ketten-Proteinphosphatase 777
Myotone Dystrophie 757-758
Myristoylphorbolacetat ....141 (F)

N

Na⁺-abhängiges Carnitintransportprotein 368
Nachtblindheit 835
Nachtsehen 749-750
Na⁺/Ca²⁺-Austauschprotein 772-773, 777
Na⁺/Ca²⁺-Kanal 772
Na⁺/Ca²⁺-Kanal, Gleitmodusleitfähigkeit 774
NAD⁺ ....58 (F), 93-94
NAD⁺-abhängige Dehydrogenasen 300
NADH-Dehydrogenase 301
NADH-Methämoglobinreductase-Mangel 507-508
NADH-Oxidase 317
NADH-Oxidation, freie Enthalpie 301
NADH-Shuttle-Mechanismen 316-317
NADH-Ubichinon-Oxidoreductase 302, 306
NADP⁺ ....58 (F), 93-94
NAD(P)⁺-Abbau 484
NAD(P)⁺ und NAD(P)H, Absorptionsspektren 94
NAD(P)⁺-Biosynthese 477
NAD(P)⁺, Reduktion durch Dehydrogenasen 94
NADPH-Bildung 332-334
NADPH-Oxidase 317
NADPH-Oxidase des respiratory (oxidative) burst 574-575
Na⁺-gekoppelter Transport 120
Na⁺/H⁺-Austausch 831-832
Na⁺/H⁺-Austauschprotein 125
Na⁺/HCO₃⁻-Cotransporter, renal tubulärer 738
Na⁺/HCO₃⁻-Symport 731-734
Na⁺/I⁻-Symport 675
Na⁺/K⁺-ATPase 120-121, 675, 752-754, 824
Na⁺/K⁺-ATPase, Hemmbarkeit durch Digitalisglycoside 775
Na⁺-Kanal 129
Na⁺-Kanal, intestinaler 831
Na⁺-Kanal, intestinaler, Dysfunktion 831
Na⁺-Resorption, intestinaler 831-832
Na⁺-Retention und Hypertonie 701
Na⁺-Taurocholat cotransportierendes Polypeptid-2 829
Na⁺-Taurocholat-cotransportierendes Polypeptid 391
Nahrung, Anforderungen 860
Nahrung, Ausnutzung 864
Nahrungsaufnahme, Regulation der 865-870
Nahrungsbedarf des Menschen 859-860
Nahrungskarenz 371
Nahrungsmittel 863-864
Nahrungsmittel, pflanzlichen Ursprungs 864
Nahrungsmittel, tierischen Ursprungs 864
Nahrungszusammensetzung 860
Natürliche Killerzellen 503, 569-570, 608
Natürliche Killerzellen, Oberflächenreceptoren 570
N-Ausscheidung beim Fasten 649
N-Bilanz 425-426
N-Bilanz, negative 425
N-Bilanz, positive 425
NEAT, s. nonexercise activity thermogenesis
Nebennierenrinde 665-673
Nebennierenrinde, Zona fasciculata 666
Nebennierenrinde, Zona glomerulosa 666, 699
Nebennierenrinde, Zona reticularis 666
Nebennierenrindenhormone 77, 665-673, 697-701
Nebenschilddrüsen 702-703
Nebenschilddrüsen, Pathobiochemie 703
Nebulin 767
Nekrose 154
Neostigmin 744
Nephropathie 346, 654
Nernst-Gleichung 301
Nervengase 88, 744
Nervensystem, Stoffwechsel und Funktionen 739-765
Nervenwachstumsfaktor 642, 740
Nervenwachstumsfaktor, Receptoren 740
Nervonsäure 74
Neural cell adhesion protein (NCAM) 794
Neuralrohrdefekte (infolge Folsäureunterversorgung) 855
Neuraminat ....65 (F)
Neuraminat, Biosynthese 357-358
Neuraminidase 233-234, 382
Neuroaktive Steroide 695
neurodegenerative Erkrankungen 756-765
neurofibrilläres Geflecht 758, 761
Neurogenese 740
Neuroglia 739
Neurohypophyse 662, 696
Neurone, Aufbau 739
Neurone, Plastizität 740
Neuropathie 346, 654
Neuropeptid Y 658-659, 867
Neuropeptide 588
Neurophysin I und II 696-697
Neuropilin 796
Neurosekretion 623
Neurotensin 673, 705
Neurotransmitter 444, 741-749
Neutrophile 502-503, 569
Nexin 1 552
Nexin 2 759
NF-κB, s. Transcriptionsfaktor NF-κB
NF-κB, Aktivierung 590-591
NF-κB-induzierende Kinase (NIK) 591
NFAT, s. nuclear factor of activated T-Lymphocytes
NGF (nerve growth factor), s. Nervenwachstumsfaktor
NH₃-Entgiftung 441
NH₃-Transport, Rolle der Rh-Antigene 531
N-haltige Ausscheidungsprodukte 425
Niacingruppe 849-850
nichtessentielle Aminosäuren 445, 860-861
Nichthämproteine 809
Nichthistonproteine 164
nichtpolypöser Dickdarmkrebs 177
Nicht-Standardaminosäuren 32
Nicotinsäure ....849 (F)
Nicotinsäure, Bildung aus Tryptophan 457
Nicotinsäureamid ....849 (F)
Nicotinsäureamid, Funktionen 849
Nicotinsäureamid, Mangelerscheinungen 849-850
Nicotinsäureamid, Quellen und Bedarf 850
Nicotinsäureamid-adenin-dinucleotid, s. NAD⁺
Nicotinsäureamid-adenin-dinucleotidphosphat, s. NADP⁺
NIDDM (Non-Insulin-Dependent Diabetes Mellitus), s. Diabetes mellitus Typ II
Niemann-Pick-Erkrankung 383-384
Niere 422
Niere, H⁺-Sekretion 731-732
Niere, Na⁺-Rückresorption 731-732
Niere, NH₃/NH₄⁺-System 732-733
Niere, Rolle im Flüssigkeitshaushalt 709
Niereninsuffizienz, chronische 703
Nierensteine 722-723
NIK, s. NF-κB-induzierende Kinase
8-Nitroguanin ....575 (F)
Nitrosamine als Cancerogene 254
Nitroverbindungen als Cancerogene 254
Nitrylchlorid 575
NMDA-Receptor 746
NNR, s. auch Nebennierenrinde
NNR-Funktion, Pathobiochemie 672-673
NNR-Hormone 77, 665-673, 697-701
NNR-Hormone, Abbau und Ausscheidung 670
NNR-Hyperplasie, kongenitale 672
NNR-Tumoren 145
Nogo 739-740
nonexercise activity thermogenesis (NEAT) 871
Nonsense-Mutation 187
Non-suppressible insulin-like activity (NSILA) 632
NO-Radikal, s. auch Stickoxid
NO-Radikal 575, 588-589, 697, 701, 778
Noradrenalin ....444, 453-455 (F), 654-655
Noradrenalin, Abbau 656

Stichwortregister

Noradrenalin als Neurotransmitter ... 745
Normalgewicht ... 865
Normalpotential ... 301
Normalwasserstoffelektrode ... 301
Norum-Erkrankung, LCAT-Mangel ... 403
NO-Synthase ... 460-461, 589, 595-599
NO-Synthase, Isoenzyme ... 461
Notch, Receptorfunktion ... 740
NSILA, s. non-suppressible insulin-like activity
NTCP-1 und -2 ... 392
NTCP-2, s. Na$^+$-Taurocholat cotransportierendes Polypeptid-2
N-Terminus-Regel ... 431
Nuclear factor of activated T-Lymphocytes (NFAT) ... 610
Nucleinsäureabbau ... 479-480
Nucleinsäuren ... 52-57 (F)
Nucleinsäuren, Bausteine ... 51-53 (F)
Nucleinsäuren, enzymatische Spaltung ... 479-480
Nucleinsäuren, Polarität ... 53
Nucleinsäurestoffwechsel ... 471-488
Nucleoli ... 103
nucleophile Gruppen in Aminosäuren ... 86
Nucleoplasma ... 103
nucleoplasmatische Proteine ... 164
Nucleoplasmin ... 164
5'-Nucleosidase ... 483-484
2',3'-Nucleosidcyclophosphat ... 481 (F)
Nucleosid-5'-monophosphate ... 476, 480-482
Nucleosiddiphosphatase ... 480
Nucleoside ... 51 (F)
Nucleosidphosphorylase ... 482
Nucleosomen ... 164-165
Nucleotidabbau ... 480-485
Nucleotidasen ... 480-482
Nucleotide ... 52, 57-60
Nucleotidexcisionsreparatur ... 178-181
Nucleotidstoffwechsel ... 471-488
Nucleotidstoffwechsel, Überblick ... 487-488
Nucleus paraventricularis ... 696
Nucleus supraopticus ... 696

O

OATP2, s. organisches Anionentransport-Polypeptid Typ 2
OATP-A,-B,-C, s. organische anionentransportierende Polypeptide
Oberflächenhydrophobizität und Proteolyse ... 431
Oberflächenmarker auf T-Lymphocyten ... 604-605
OCT1, s. organische Kationentransporter
Ödembildung ... 589, 713
1α,25-(OH)$_2$-D$_3$, s. 1α,25-Dihydroxycholecalciferol
Okazaki-Fragmente ... 173-174
Oleatmicellen ... 25
olfaktorische Receptoren ... 756
2'-5'-Oligo A-Synthetase ... 567
Oligodendrocyten ... 739
Oligomycin ... 315
Oligonucleotide ... 52-53
Oligopeptide ... 35-36
Oligosaccharide ... 65-66
Oligosaccharide in Glycoproteinen ... 66
Oligosaccharidprimer ... 335
Oligosaccharidbiosynthese ... 358-361
Ölsäure ... 70 (F), 416
Omega-(ω-)3-Fettsäuren ... 71
Omega-(ω-)6-Fettsäuren ... 71
Omega-(ω-)9-Fettsäuren ... 71
Omeprazol ... 821
onkofetales Antigen ... 534
Onkogene ... 148, 248-250
Onkogene, retrovirale ... 248
Onkogene, virale ... 248-249
Onkogene, zelluläre ... 248-250
Operon ... 212-213
Opioidpeptide ... 749
Opsin ... 749-750, 754

Opsonine ... 125, 573
Opsoninreceptor ... 571
Opsonisierung ... 574
orale Antidiabetica ... 631
Orexine ... 659, 867
Organelltransport ... 761
organische anionentransportierende Polypeptide A, B und C ... 391
organische Kationentransporter ... 391
organisches Anionentransport-Polypeptid Typ 2 ... 496-497, 500
Organophosphate ... 744
OriC ... 169
Ornithin ... 442 (F), 459-460
Ornithin, Abbau ... 458
Ornithinämie ... 465-466
Ornithin-δ-Aminotransferase ... 458-459
Ornithin-Carbamoyl-Transferase ... 442
Ornithincyclus ... 441-444 (F)
Ornithindecarboxylase ... 460
Ornithin, Decarboxylierung ... 444
Ornithintranscarbamoylase-Mangel ... 466
Orotat ... 474-475 (F)
Orotat-Phosphoribosyltransferase ... 474-475
Orotidylatdecarboxylase ... 474-475
Osmolalität ... 27
Osmolarität ... 27, 711
osmotischer Druck ... 26-27
Osteoblasten ... 786, 797-800
Osteoblasten/Osteoklasten, funktionelle Kopplung ... 799-800
Osteocalcin ... 798
Osteocyten ... 797
Osteogenesis imperfecta congenita ... 801
Osteoklasten ... 797-800
Osteomalazie ... 703, 839-841
Osteonectin ... 798-799
Osteopontin ... 798-799
Osteoporose ... 684, 703, 801
Östrogene, s. Estrogene
Ouabain ... 775
Ovalbumingen ... 161
Ovarialcyclus ... 690-692
Ovarialcyclus, Receptorentwicklung ... 690-692
Ovarialfunktion, hormonale Steuerung ... 688-692
Ovarialinsuffizienz ... 694
Ovarialtumor ... 145
Ovulation ... 689-691
Oxalacetat ... 297 (F), 350
Oxalbernsteinsäure ... 298 (F)
Oxalcrotonat ... 455-456 (F)
Oxalsuccinat ... 298 (F)
Oxidasen ... 317-319
Oxidasen, 2-elektronenübertragende ... 317
Oxidasen, 4-elektronenübertragende ... 317
β-Oxidation der Fettsäuren ... 296, 299, 365-369
β-Oxidation, energetische Aspekte ... 369
β-Oxidation, Prostaglandinabbau ... 419
ω-Oxidation, Prostaglandinabbau ... 419
Oxidationswasser ... 710
oxidative burst, s. auch respiratory burst ... 574-575
oxidative Decarboxylierung ... 298
oxidative Desaminierung ... 438
oxidative Desaminierung von Aminen ... 444-445
oxidative Phosphorylierung ... 296, 300, 310-314
oxidiertes LDL ... 412
Oxidoreductasen ... 95
Oxidoreductasen der Atmungskette ... 300-310
Oxygenasen ... 317, 319-323, 455-456
8-Oxyguanin ... 575 (F)
Oxyhämoglobin ... 490, 517, 521
Oxyntomodulin ... 627
Oxytocin ... 36 (F), 693, 696-697
Oxytocinreceptor ... 693

P

P₂-Receptoren 540
p53, s. Tumorsuppressorprotein p53
PAI 1 und 2, s. Plasminogenaktivator-Inhibitoren
Palindrome 197
Palmitinsäure ..... 70 (F)
Palmitinsäure, β-Oxidation 367
Palmitoylcarnitin 368
Palmitoyl-CoA 380
PAMPS, s. pathogen associated molecular patterns
Pancreasamylase 822
Pancreasenzyme 822-823
Pancreashormone 627
Pancreasinsulin 632
Pancreaslipase 365, 823, 828-830
Pancreassaft, ionale Zusammensetzung 713-714
Pancreassekret 822-823
Pancreassekretion, Regulation 823
Pancreas-Trypsin-Inhibitor, Wirkungsweise 429
Pancreas, A-Zellen 627
Pancreas, B-Zellen 627
Pancreas, B-Zellen, Glutamatrecptoren 630
Pancreas, B-Zellen, Insulinsensor 630-631
Pancreas, B-Zellen, Regulation der Insulinsekretion 630-632
Pancreas, B-Zellen, reife Granula 630
Pancreas, C-Zellen 627
Pancreas, PP-Zellen 627
Pancreatisches Polypeptid 705
Pantothenatmangel 491
Pantothensäure, Funktion ..... 855 (F)
Pantothensäure, intestinales Transportprotein 855
PAPS, s. Phospho-adenosyl-phosphoryl-sulfat
PAR, s. proteaseaktivierbare Receptoren
parafollikuläre Zellen 703
parakrine Hormonwirkungen 623
Paraoxon 422
Paraoxonase 422
Paraplegia, spastische 435
Paraplegin 435
Paraproteinämien 536
Parathion 744
Parathion, Biotransformation 422
Parathormon 702-703, 839-841
Parathormon, Aktivierung der Osteoklasten 702
Parathormon, Freisetzung durch Exocytose 702
Parathormon, Hemmung der renalen Phosphatrückresorption 702
Parathormon, Sekretion 702
Parathormon, Wirkungen auf Ca²⁺-Homöostase 702
Parathormon, Zusammenwirken mit Calcitonin und 1α,25-Dihydroxycholecalciferol 702-703
Parathormonreceptor 702
Parathyrin s. Parathormon
Parkinprotein 764-765
Parkinson-Krankheit 759, 763-765
Parodontose 789
Paroxysmale Hämoglobinurie 510
PARP, s. Poly-ADP-Ribose-Polymerase
Parrot-Syndrom 796
Parvuline 49
Pasteur-Effekt 329
pathogen associated molecular patterns 571
PCNA, s. Kernantigen proliferierender Zellen
PCR, s. DNA-Polymerase-Kettenreaktion
Phosphodiesterase (PDE)-Cyclus (Sehvorgang) 753-754
PDGF, s. Platelet-Derived Growth Factor
PDH-Kinase 332, 782
PDK s. Phosphatidylinositol-3,4,5-trisphosphate-dependent protein kinase
PEMT, s. Phosphatidylethanolamin-N-Methyltransferase
Pentosen 61
Pentosephosphat ..... 332-333 (F)
Pentosephosphatcyclus ..... 332-334 (F)
Pentosephosphatcyclus, Bilanzgleichung 332
Pentosurie 722
Pentraxine 67
PEPCK, s. Phosphoenolpyruvatcarboxykinase
Pepsin 92, 819-820
Pepsinogen 427, 819-820
Peptidantibiotica 31
Peptidase I und II 786
Peptidasen 426
Peptidbindung ..... 32, 35-36 (F)
Peptidbindung, Grenzstrukturen ..... 35 (F)
Peptide ..... 32-36 (F)
Peptide, intestinale Resorption 627
Peptide, Nomenklatur 35-36
Peptideinheit ..... 35 (F)
peptiderge Neurotransmitter 749
Peptiderkennungsprotein PRP73 432
Peptid/H⁺-Symporter 827
Peptidkette, Konformationswinkel 32, 35
Peptidkette, Rotationsfreiheitsgrade 32, 35
Peptidresorption 827
Peptidtransporter PepT1, intestinaler 827
Peptidtransporter PepT2, renaler 827
Peptidtransportkomplex (TAP1/TAP2) 130, 602
Peptidyl-Prolyl-cis/trans-Isomerase 48-49, 269, 773
Peptidyltransferase 265-266, 282-283
Perforine 607, 610-611
Periarteriitis nodosa 800
perniciöse Anämie 854-855
Peroxidase 92, 100, 318, 422
Peroxine 109
Peroxisomen 109-110, 421, 575
Peroxisomen, β-Oxidationssystem 369
Peroxisomen, Abbau von Eikosanoiden 369
Peroxisomen, Acyl-CoA-Oxidase 369
Peroxisomen, Cholesterinabbau und Gallensäurebildung 369
Peroxisomen, Etherphospholipidsynthese 369
Peroxisomen-Proliferator aktivierte Receptoren (PPAR) 109, 421-422, 660-662
Peroxisomenproliferatoren 109
Peroxonitrit ..... 575 (F), 599
Perspiratio insensibilis 709
Perspiratio sensibilis 709
Pertussistoxin, molekulare Wirkungsweise 146-147
PEST-Hypothese 431
Peutz-Jeghers-Syndrom 139
Pfeiffer-Syndrom 796
PGD₂ ..... 416-417 (F)
PGE₂ ..... 416-417 (F), 396
PGF₂α ..... 416-417 (F)
PGH₂ ..... 416-417 (F)
Phäochromocytom 656
Phagen-Display-Technik 200-201
Phagocyten, Schutz vor Selbstzerstörung 576
Phagocyten, sekretorische Funktion 576
Phagocytose 125-127, 573-576, 576
Phagolysosom 126-127
Phagosom 125, 575
Phenylacetat 454
Phenylalanin ..... 34 (F)
Phenylalanin, Stoffwechsel ..... 452-453 (F)
Phenylalanin-4-hydroxylase 319, 453
Phenylalanin-4-hydroxylase, Defekt 454
Phenylalanin-4-monooxygenase 453
Phenylethanolamin-N-methyltransferase 454-455
Phenylketonurie 454, 466
Phenyllactat 454
Phenylpyruvat 454
Phorbolester ..... 141 (F)
Phosphat, Resorption 808, 832
Phosphatasen 95
Phosphatgehalt des Menschen 808
Phosphatidat ..... 72 (F), 374-375, 377
Phosphatidatphosphohydrolase 347
Phosphatide ..... 72 (F)

Phosphatidsäure, s. Phosphatidat
Phosphatidylcholin 377
Phosphatidylethanolamin-N-Methyltransferase (PEMT) 377
Phosphatidylinositol 73 (F), 149
Phosphatidylinositol, Biosynthese 377-378
Phosphatidylinositol-3,4-bisphosphat 149, 379 (F)
Phosphatidylinositol-4,5-bisphosphat 122, 137-139, 379 (F), 632
Phosphatidylinositol-4-kinase 378-379
Phosphatidylinositole, Nomenklatur 73
Phosphatidylinositol-3-OH-Kinase 148-149, 378-379 (F), 638
Phosphatidylinositol-3-phosphat 124, 379 (F)
Phosphatidylinositol-4-phosphat 123, 379 (F)
Phosphatidylinositol-3,4,5-trisphosphat 149, 379 (F), 638
Phosphatidylinositol-3,4,5-trisphosphate-dependent protein kinases 149, 638
Phosphatidylserin, Blutgerinnung 545-546
Phosphatidylserin, Biosynthese 377-378
Phosphatidylserin, Zellerkennung 558
Phosphatspiegel, Blutplasma 808
Phosphatstoffwechsel 808
Phosphattransport, membranaler 808
Phospho-adenosyl-phosphoryl-sulfat (PAPS) 361, 413-414, 452 (F)
Phosphodiesterase Typ 5 748
Phosphodiesterbindungen 52-53
Phosphoenolpyruvat 287-288, 328, 350
Phosphoenolpyruvat/Pyruvat-Cyclus 353-354
Phosphoenolpyruvatcarboxykinase 351, 353
Phosphoenolpyruvatcarboxykinase, Transcription des Gens 220
Phosphofructokinase 1 327
6-Phosphofructo-1-kinase (Phosphofructokinase 1) 327, 781
6-Phosphofructo-2-kinase (Phosphofructokinase 2) 353, 781
6-Phosphogluconat-Dehydrogenase 332-333
Phospho-D-glucono-δ-lacton 332-333 (F)
Phosphoglucomutase 334
3-Phosphoglycerat 327
3-Phosphoglyceratkinase 327
2-Phosphoglycerat 328
Phosphoglyceratmutase 328
Phosphokreatin 769
Phospholamban 776
Phospholipase A_1 380-381
Phospholipase A_2 72, 380-381, 416, 419, 778, 822-823, 828
Phospholipase C 134, 137, 380-382
Phospholipase Cγ 149
Phospholipase D 381-382
Phospholipasen 380-382
Phospholipide 71-74 (F), 416
Phospholipide, Abbau 380-382
Phospholipide, Biosynthese 376-380
5-Phosphomevalonatkinase 386
Phosphomonoesterasen 480
Phosphopentose-Epimerase 332-333
Phosphopentose-Isomerase 332-333
Phosphoprotein pp63 und Diabetes mellitus 652-653
Phosphoribomutase 482
5-Phosphoribosyl-1-pyrophosphat (PRPP) 471, 475, 476, 482, 486
5-Phosphoribosyl-1-pyrophosphat-Synthetase 471, 473
5-Phosphoribosylamin 471-472 (F)
Phosphorylase 334, 336-337
Phosphorylase a 336-337, 339-342
Phosphorylase b 339-342
Phosphorylase, Isoenzyme 336
Phosphorylase, Phosphorylierungsstellen 340
Phosphorylase, Regulation 340-342
Phosphorylasekinase 340, 342
Phosphorylcholin 74, 377, 383-384
Phosphorylethanolamin 74
Phosphorylgruppen-Übertragungspotential 286-288, 328
Phosphotransferase, Defekt bei I-Zellen-Krankheit 364
Photoreception (Sehvorgang) 750
Photo-Rhodopsin 751
Photosensibilisierung bei Porphyrie 494-495
pH-Wert 27-30
pH-Wert des Blutes 723, 725-726
pH-Wert des Blutes, pathologische Veränderungen 729-737
Phyllochinon 555, 844-845
Physiologische Brennwerte der Nahrungsstoffe 859
Physostigmin 744
Pilzalkaloide 110
Pinocytose 122
PIP_3, s. Phosphatidylinositol-3,4,5-trisphosphat
Placenta 688
Placenta, Gonadotropinbildung 679 680
Plaquebildung 762-763
Plasma, s. Blutplasma
Plasmakallikrein 588-589
Plasmalogene 73-74 (F)
Plasmamembran 114-117
Plasmamembran, aktiver Transport 120
Plasmamembran, asymmetrische Phospholipidverteilung 115-117
Plasmamembran, Aufbau und Funktionen 114-122
Plasmamembran, Caveolae 116-117
Plasmamembran, Einbau eines Proteins 272-274
Plasmamembran, erleichterte Diffusion 119
Plasmamembran, Flüssigkeits-Mosaik-Modell 115
Plasmamembran, Ionenkanäle 128-130
Plasmamembran, Membranproteine 115
Plasmamembran, periphere und integrale Membranproteine 115
Plasmamembran, Permeation durch Diffusion 119
Plasmamembran, Permeation durch Poren 119
Plasmamembran, Phospholipiddoppelschicht 114-117
Plasmamembran, Proteinverankerung 117-119
Plasmamembran, Rafts 116-117
Plasmamembran, Stofftransport 119-122
Plasmamembran, Wasserkanäle 119
Plasmatransglutaminase 548
Plasmazellen 620-622
Plasmazellen, Antikörperbildung 611-612
Plasmazellen, Bildung aus B-Lymphocyten 612
Plasmazellklone 614
Plasmazelltumoren 536
Plasmin 548-552
Plasminogen 537
Plasminogenaktivatoren 549-552
Plasminogenaktivator-Inhibitoren (PAI) 398, 550
Plasminogenaktivierung 549-552
Plasmocytom 617
Platelet-Derived Growth Factor (PDGF) 483, 537, 633
Plättchenfaktor 4 537
plectonemische Verdrillung der DNA 53
PMS, s. Prämenstruationssyndrom
PNP, s. Purinnucleosidphosphorylase
Polarität der Nucleinsäuren 206
Polioviren, Vermehrung 234
Polyadenylierung, mRNA-Primärtranscript 223-224
Poly-ADP-Ribose-Polymerase 175
Poly-ADP-Ribose-Polymerase, Mechanismus 164
Polyavitaminosen 834
polycistronische mRNA 211
Polycythämie 504
Polydipsie 697
Polyelektrolyte 37-39
polyfunktionelle Prohormone 625
Polyglobulie 504
Polyglutaminsequenz (Huntingtin) 756-757
Polyhypovitaminosen 834
polyklonale Antikörper 614, 620
Polyolweg 345-346 (F), 654
Polypeptide 35
Polysaccharidantigen 611-612
Polysaccharide 67-69 (F)
Polysomen 266
POMC, s. Proopiomelanocortin
Porine 300
Porphin 489 (F)
Porphobilinogen 491-493 (F)
Porphobilinogen-Desaminase 491-492
Porphobilinogensynthase 491

Porphyrien, primäre	494-495
Porphyrien, sekundäre	494-495
Porphyrinausscheidung	493-495
Porphyrine in den Cytochromen	304
Porphyrine, Nomenklatur	489
Porphyrine, Struktur und Stoffwechsel	489-501
Porphyrinstoffwechsel, Pathobiochemie	493-495
positiv inotrope Wirkung	775
postabsorptiver Zustand	778
postacidotische Tetanie	805
postheparinlipolytische Aktivität	403
postrachitische Tetanie	805
PP-1G (Proteinphosphatase)	339-340
PP-2A (Proteinphosphatase)	339-340
PPARα, -β, -δ, -γ, Wirkungen	421-422
PPAR, s. auch Peroxisomen-Proliferator aktivierte Receptoren	
Präalbumin	533, 536, 676
Prä-B-Lymphocyten	604-605, 619
Präcancerogene	253, 422
Prader-Willi-Syndrom	176
Prädiabetes	651
Prägung, genetische	633
Präkallikrein	588-589, 599
Prämenstruationssyndrom (PMS)	695
Prä-mRNA	208, 222
Präproglucagon	627, 705
Präprohormone	625-626
Präproinsulin	626
Präproinsulin, Aufbereitung	627, 629
Präproparathormon	625, 702
Präproteine	271
Präsenilinase	762
Präseniline (1 und 2)	761-763
Präsenilingene 1 und 2, Mutationen	761-763
Prä-Uroporphyrinogen	491-492 (F)
Pravastatin	390
Prednisolon	670 (F)
Prednison	670 (F)
Pregnandiol	688 (F)
Pregnenolon	667 (F), 681-682, 688, 695, 698
Pribnow-Box	210
primäre Amine	444 (F)
Primase	171
Primosom	171
Prionen	240-243
Prionen, Aufbau	24-242
Prionen, Keimmodell	242
Prionen, Umfaltungsmodell	242
Prionen, Vermehrung	241-244
Prionerkrankungen	242, 765
Pro-ACTH/Lipotropin	625
Pro-B-Lymphocyten	604-605, 619
Procarboxypeptidasen A und B	822
Procaspasen	155-156
prochirale Verbindungen	71
Prochiralität	298
Procolipase	828
Proelastase	822
Proelastin	789
Proenzym	427
Progesteron	667 (F), 679, 681-682, 684, 687-688, 695, 698
Progesteron, Inaktivierung und Ausscheidung	688
Progesteron, Wirkungen	688
Progesteronreceptoren	688
Proglucagon	627
programmierte genetische Rekombination	620
progressive myoklone Epilepsie	757
Prohormone	625-626
Proinsulin	626, 629
Prokarya, s. Prokaryonten	
Prokaryonten	102
Prokoagulation	538
Prokollagen-Aminoproteinase	786
Prokollagen-Carboxyproteinase	786

Prokollagen-Prolin-α-Ketoglutarat-4-dioxygenase	786
Prolactin	665, 679, 872
Prolactostatin	663
Prolin, Bildung und Abbau	458-459
Prolyl-4-hydroxylase	786-788
Prolyl-4-hydroxylase, HIFα-spezifische	246-247
Prolylhydroxylasen	786, 800
Promotor	208, 210-212, 214
Proopiomelanocortin (POMC)	625-626, 657, 749
Properdin	535, 582
Prophospholipase A_2	822
Propionyl-CoA	367, 451 (F)
Propionyl-CoA-carboxylase	367, 451, 856
Prostacyclin (PGI_2)	416-417 (F), 589
Prostacyclin-Receptor	539-540
Prostacyclinsynthase	416-417
Prostaglandin-Δ^{13}-Reductase	418-419
Prostaglandine	415-419
Prostaglandine, Abbau	418-419
Prostaglandine, Biosynthese	416-417
Prostaglandine, Einteilung und Struktur	415-416
Prostaglandine, Receptoren	417, 539-540
Prostaglandine, Rolle bei Entzündung	588-589
Prostaglandine, Wirkungen	417-418
Prostaglandinsynthase	416-417
Prostansäure	415 (F)
Prostata	679, 682
proteaseaktivierbare Receptoren	540
$α_1$-Proteaseinhibitor	534
Proteasen	95, 426-428, 827
Proteasen bei cytotoxischen T-Zellen	607, 610-611
Proteasen, ATP-abhängige	435-436
Proteasen, Einteilungsprinzipien	426-427
Proteasomen (20S)	433
Proteasomen (26S)	433
Proteasomen, Funktion	432-434
Protein C	552
Protein S	552
Proteinabbau, intrazellulärer	430-436
Proteinaggregate bei neurodegenerativen Erkrankungen	759
$α_1$-Proteinaseinhibitor	429, 534
Proteinaseinhibitoren, Blutplasma	429
Proteinasen	426
Proteinbiosynthese	258-268
Proteinbiosynthese, Elongation	264-265
Proteinbiosynthese, Geschwindigkeit	266
Proteinbiosynthese, Hemmstoffe	282-284
Proteinbiosynthese, Hemmung durch bakterielle Toxine	283
Proteinbiosynthese, Start	263-264
Proteinbiosynthese, Termination	266
Proteinbiosynthese, Translocation	265-266
Proteindisulfidisomerase	48, 274-275, 786
Proteindisulfidreductase	636
Proteine	31-50
Proteine, Abbau durch Proteasen	426
Proteine, biologische Halbwertszeiten	430-431
Proteine, Denaturierung	46
Protein, dimere	45
Proteine, einfache	37
Proteine, Einteilung nach ihrer Form	37
Proteine, Einteilung nach ihrer Zusammensetzung	37
Proteine, Faltungshelfer	48-50
Proteine, homologe	40-41
Proteine, Konformation	39
Proteine, konservierte Domänen	40-41
Proteine, Malabsorption	827-828
Proteine, monomere	44
Proteine, oligomere	44
Proteine, Polyelektrolyte	37-39
Proteine, polymere	44
Proteine, Primärstruktur	39-41
Proteine, Quartärstruktur	39, 44-45
Proteine, Sekundärstruktur	39, 41-42
Proteine, Stabilisierung der Raumstruktur	45-46

Proteine, Stoffwechsel 425-470
Proteine, Strukturebenen 39
Proteine, Tertiärstruktur 39, 42-44
Proteine, tetramere 45
Proteine, Umsatzgeschwindigkeiten 431
Proteine, Untereinheiten 39, 45
Proteine, zusammengesetzte 37
Proteinfaltung 46-50
Proteinfaltung, falsche 50
Proteinfaltungskrankheiten 50, 765
Proteinimport, mitochondrialer 280-281
Proteinkinase 5 (CDK5) 761
Proteinkinase A 140, 353-354, 628
Proteinkinase, AMP-aktivierte 375, 388
Proteinkinase B 149, 638
Proteinkinase C 140-141, 776
Proteinkinasen G 701-702
Proteinkinasen 136, 138-141
Proteinkinasen, Aktivierung durch Phorbolester 141
Proteinkinasen, seryl-, threonylspezifische 138-139
Proteinkinasen, Tyrosinkinasen 138
Proteinkinasen, Zielproteine 139
Proteinmodifikation, Erzeugung ortsspezifischer Signale 276-277
Proteinmodifikation, posttranslationale 276-277
Proteinmolekül, Faltung *in vitro* 46-47
Proteinmolekül, Faltung *in vivo* 47-50
proteinogene Aminosäuren 32-34
Proteinphosphatase Typ 2A (Sehvorgang) 754
Proteinphosphatasen 139
Proteinphosphatasen im Glycogenstoffwechsel 339-341
Proteinsortierung 277-279
Proteinspleißung 281-282
Proteinstruktur, α-Helix-Loop-α-Helix 43
Proteinstruktur, Haarnadel-β-Motive 43-44
Proteinstruktur, Haarnadelbiegung 43-44
Proteinstruktur, Schleifen (Loops) 43-44
Proteinstruktur, Strukturdomänen 44
Proteinumsatz 425-426
Proteinuntereinheiten 39, 45
Proteinuntereinheiten, identische 45
Proteinuntereinheiten, nichtidentische 45
Proteinverdauung 826-828
Proteoglycane 324, 790-792
Proteoglycane, membranintegrierte 791
Proteoglycane, viscoelastisches Verhalten 791
Proteoglycanoligosaccharide, Speicherkrankheiten 363
Proteoheparansulfat 552
Proteohormone 625-626
Proteolipidprotein 739
Proteolyse, ATP-abhängige 435-436
Proteolyse, intrazelluläre 430-436
Proteolyse, lysosomale 431-432
Proteolyse, ubiquitinabhängige 433-435
Proteolyse und Oberflächenhydrophobizität 431
Proteom, Definition 159
Prothrombinaktivierung 544-545
Prothrombinasekomplex, Bildung und Zusammensetzung 544
Protonenacceptor 27-30
Protonendonor 27-30
Protonenpumpen der Atmungskette 305, 312-314
Proto-Onkogene 141, 248-250
Protoporphyrin IX ....303-304, 489 (F), 491-492
Protoporphyrinogen IX ....49-493 (F)
Protoporphyrinogen-Oxidase 492-493
Provirus 235
PRPP s. 5-Phosphoribosyl-1-pyrophosphat
PRPP-Synthetase, Defekt 473
Pseudohypoaldosteronismus 831
Pseudohyperaldosteronismus 831
Pseudouridin-5'-monophosphat 56
P-Typ-ATPasen 817
Pubertas praecox 672, 694
Pubertas tarda 694
Puffer 29-30
Pufferbasen 728
Pufferbasen, Bestimmung im Blut 737
Puffergleichung 29-30
Pufferkurven 29
Puffersysteme des Blutes 725-726
Punktmutation 187
Purinnucleosidphosphorylase, Defekt 484
Purinnucleotidbiosynthese, Regulation 472-473
Purinnucleotide, Biosynthese 471-474
Puromycin ....282 (F)
Putrescin 444, 460, 833
Pygmäen 644
Pylorusstenose 718, 720
Pyranose ....62-63 (F)
Pyridoxal ....850 (F)
Pyridoxalphosphat ....440 (F), 491, 850
Pyridoxamin ....850 (F)
Pyridoxin (Vitamin B_6) 850-851
Pyridoxin, Mangel 850
Pyridoxin, Stoffwechsel und Funktionen 850
Pyridoxin, Vorkommen und Bedarf 850-851
Pyridoxinhypovitaminose 457
Pyridoxinmangel 457
Pyridoxol ....850 (F)
Pyrimidinabbau 487
Pyrimidinnucleosid-3'-phosphat ....481 (F)
Pyrimidinnucleotid-Biosynthese ....474-476 (F)
Pyrimidinnucleotid-Biosynthese, Regulation 475-476
Pyrrolin-5-carboxylat ....458-459 (F)
Pyrrolin-5-carboxylat-Dehydrogenase 458-459
Pyrrolin-5-carboxylat-Reductase 458-459
Pyrrolin-5-carboxylat-Synthetase 458-459
Pyrrolin-5-carboxylat-Synthetase-Mangel 466
Pyrrolysin ....34 (F)
Pyrrolysin-5-carboxylat 34
Pyruvat (F) 328, 330-332
Pyruvat, oxidative Decarboxylierung 330-332
Pyruvatcarboxylase 350-353, 376, 856
Pyruvatcarboxylase, Regulation 351-352
Pyruvatdehydrogenase-Komplex 84, 330-332
Pyruvatdehydrogenase-Komplex, Regulation 782
Pyruvatfamilie 445-446
Pyruvatkinase 328
Pyruvatkinase-Mangel 507-508, 556
Pyruvattranslocator 330

Q

Q-Cyclus 307-309
Querbrückencyclus 770

R

Rab3 127
Rab5 124
Rab-Proteine bei Vesikelfusion 279
Racemasen 95
Rachitis 839-841
Rad51 184
Rad52 184
Rad54 184
Radikalkettenreaktion 842-843
Raf-1-Protein 143, 149
Rafts 116-117
Rag (rekombinationsaktivierende Gene) 619
RAG1, RAG2 619
Ran-Protein 104-105, 143
Raoultsches Gesetz 26
ras-Onkogene 250
ras-Onkogene, Punktmutation 250
Ras-Protein 142-143, 149
Rastermutation 187
rauhes endoplasmatisches Reticulum (RER) 108-109
Raumstruktur der Proteine, Stabilisierung 45-46
rBAT-$B^{0,+}$-Dimer 467

Rb-Protein, s. Retinoblastoma-Suszeptibilitätsgen
Reaktionskaskaden, cyclische ... 541
Reaktionskaskaden, unidirektionale ... 541
RecA ... 184
Receptor ... 132-133
Receptoren der LDL-Receptorfamilie ... 406-407
Receptoren der Lipoproteine ... 405
Receptoren für Corticosteroide ... 671
Receptoren für Prostaglandine ... 417-418, 539-540
Receptoren, G-Protein-gekoppelte ... 132-133
Receptoren, heptahelicale ... 132-133
Receptoren, intrazellulär ... 132
Receptoren, Januskinasen ... 132-133
Receptoren, ligandengesteuerte Ionenkanäle ... 133
Receptoren, Lokalisierung ... 132
Receptoren, Signalbahnen ... 133-141
Receptoren, Tyrosinkinase ... 133
Receptoren, Zelloberfläche ... 132-133
Receptorfamilien ... 132-133
Receptor-Guanylatcyclasen ... 133
Receptorkinase ... 150
Receptor-Ligand-Komplexe ... 133
Receptormutationen ... 145
Receptorrecycling ... 404
Receptortyrosinkinasen ... 133, 147, 633, 637-638
Receptortyrosinkinasen, Autoaktivierung ... 147
Receptortyrosinkinasen, Signalbahnen ... 147-150
Reconectin ... 582-583
Recyclingvesikel ... 125-127
Redoxpotential ... 300-301
Redoxpotential und freie Enthalpie ... 300-301
Reductasen ... 95
reduktive Aminierung ... 438
Refsum-Erkrankung ... 110
Regulation des Stoffwechsels ... 290-295
Regulatorgen ... 212
Rekombination, DNA-Vierwegverbindung ... 183
Rekombination, Doppelstrangbruch ... 185
Rekombination, Einzelstrangbruch ... 183-184
Rekombination, genetische ... 183
Rekombination, Holliday-Verbindung ... 183-184
Rekombination, homologe ... 183
Rekombination, ortsspezifische ... 183
Rekombination, regiospezifische ... 620
rekombinationsaktivierende Gene ... 619
Rekombinationsfaktoren ... 184
Relaxin ... 693
release factors (Proteinsynthese) ... 266
release-inhibiting-Hormone ... 663
Releasinghormone ... 663
Remnants ... 403
renale Hypertonie ... 701
renale Hypoxämie ... 701
renale tubuläre Acidose ... 738
Renin, Sekretion und Wirkungen ... 699
Renin-Angiotensin-System ... 699-701, 718
Renin-Angiotensin-System, Pathobiochemie ... 701
Replikation der DNA ... 162-163, 167-174
Replikationsfaktor C ... 173, 180
Replikationsgabel ... 170-174
Replikationsgabel, Polarität der DNA-Stränge ... 170
Replikationsgabel, Schleifenbildung im Folgestrang ... 173-174
Replikationsprotein A ... 173, 180, 184
Replikationsprotein A, Cofaktor von AID ... 620
Repression ... 213-214
Repressorprotein ... 212-213
Resistin ... 398, 652
Resistin und Diabetes mellitus ... 660-662
Resistin, Wirkungen ... 660-662
Resonanzstrukturen im ATP ... 289
Resorption ... 819-833
Resorption, Galactose, Na^+-Abhängigkeit ... 824, 826
Resorption, Galactose, Stereospezifität ... 824
Resorption, Glucose, Na^+-Abhängigkeit ... 824, 826
Resorption, Glucose, Stereospezifität ... 824
respiratory burst ... 317, 574
Restriktionsendonucleasen ... 196-197, 479
Restriktionsfeinanalyse ... 188
Restriktions-Fragmentlängen-Polymorphismus ... 204
Rete testis ... 687
Reticulocyt ... 504
Retinal ... 77-78
9-*cis*-Retinal ... 835-836 (F)
11-*cis*-Retinal ... 749-755, 836 (F)
Retinal, *cis-trans*-Isomerisierung ... 751, 754
Retinalcyclus ... 751, 754
Retinal-Isomerase ... 751, 754
Retinal-Retinol-Cyclus ... 753-754
Retinitis pigmentosa ... 755
Retinoat ... 219, 835-836
9-*cis*-Retinoat ... 835-836 (F)
Retinoblastoma-Suszeptibilitätsgen ... 252-253
Retinoblastomprotein ... 153
Retinoidreceptoren ... 219
Retinol ... 835-837
retinolbindendes Eiweiß ... 835
Retinol, *cis-trans*-Isomerisierung ... 751, 754
Retinoldehydrogenase ... 749-750, 754, 835-836
Retinol-Isomerase ... 751, 754
Retinsäure ... 186
Retinylpalmitat ... 835 (F)
Retroviren, Aufbau ... 234-235
Retroviren, Vermehrung ... 234-235
Reverse Transcriptase, Herstellung von cDNA ... 199
Reverse Transcriptase, s. auch Revertase
Reverse Transcription ... 163
Reversed genetics ... 188
reverses T_3 (rT_3) ... 676
Revertase ... 199, 235, 238-240
Revertase des HIV ... 235
Revertase, Eigenschaften und Wirkungsweise ... 235
Rh-assoziiertes Glycoprotein ... 531
Rhesus-Antigen D ... 531-532
Rhesus-Antigene DCE ... 531
Rhesus-Blutgruppenantigene ... 531
Rhesus-Blutgruppenantigene, klinische Bedeutung ... 531-532
Rhesus-Blutgruppenantigene, NH_3-Transport ... 531
Rhesus-Blutgruppensystem ... 530-532
Rheumatoidarthritis ... 789
Rh-Inkompatibilität ... 500, 532
Rhodopsin ... 118-119, 750-755
Rhodopsincyclus ... 753-754
Rhodopsinkinase ... 751-754
Rhodopsinphosphatase ... 751-754
Rho-Protein (G-Protein) ... 142
Rho-Protein (Terminationssignal) ... 210-211
Rho-Proteine, Modifizierung durch Bakterientoxine ... 147
Rh-System, s. Rhesus-Blutgruppensystem
Riboflavin (Vitamin B_2) ... 848-849
Riboflavin, Funktionen ... 849
Riboflavin, Mangelerscheinungen ... 849
Riboflavin, Vorkommen und Bedarf ... 849
Ribonuclease ... 480-481, 823
Ribonuclease, Primärstruktur ... 40
Ribonuclease, Tertiärstruktur ... 40
Ribonuclease, Wirkungsmechanismus ... 480-482 (F)
Ribonucleinsäure, s. RNA
Ribonucleosiddiphosphat, Reduktion ... 477-479
Ribonucleotide ... 52
Ribonucleotidreductase ... 477-479
β-D-Ribose ... 51 (F), 62
Ribose-1-phosphat ... 482 (F)
D-Ribose-5-phosphat ... 332-333 (F), 482 (F)
ribosomale RNA-Gene ... 209-210
ribosomaler Proteinsyntheseapparat ... 263-266
Ribosomen, Aufbau und Zusammensetzung ... 106-107
Ribosomen, eukaryontische ... 107
Ribosomen, prokaryontische ... 107

Ribosomencyclus 273
Ribozyme 227-228
Ribozyme, Bildung von Peptidbindungen 227
Ribozyme, Hammerkopfstrukturen 227
Ribozyme, Hepatitis Delta Virusribozym 227
Ribozyme, Selbstspleißen 227
D(+)-Ribulose .... 62 (F)
D-Ribulose-5-phosphat .... 332-333 (F)
Ricin 283
Ricinus communis 284
Rieske-Protein 307
Rifampicin 211
Rifamycin 211
RNA .... 53, 55 (F)
RNA-abhängige DNA-Polymerase, s. Revertase
RNA, Abk. von ribonucleic acid 51, 54-57
RNA, Haupttypen 55
RNA_i 204
RNA-Interferenz 204
RNA, interferierende 160, 204
RNA, nichtproteincodierende 159-160
RNA, nucleäre 160
RNA-Polymerase 171, 212
RNA-Polymerase I 207
RNA-Polymerase II 207, 214-216
RNA-Polymerase II, C-terminale Domäne 216
RNA-Polymerase III 207
RNA-Polymerase, σ-Faktor 206
RNA-Polymerase, prokaryontische 206
RNA-Polymerasen, eukaryontische 207
RNA-Polymerase, Untereinheiten 206
RNA-Polymerase, Wirkungsmechanismus 206
RNA-Replikation 163
RNA, ribosomale 160
RNA, Transfer 160
RNase, s. Ribonuclease
RNase H 173
RNase H1 173
RNA-Vorläufermoleküle 209
Rous-Sarcom-Virus, Genom 248
RPA, s. Replikationsprotein A
rRNA (ribosomale RNA) 55
Rückkopplung, negative 91
Rückkopplungshemmung 782
Rückresorptionssysteme, tubuläre 724-725
Ryanodinreceptorkanal 773

S

Saccharase-(Sucrase) Isomaltase-Komplex 824
Saccharopin .... 462-463 (F)
Saccharopinämie 466
Saccharopindehydrogenase 462-463
Saccharose .... 64 (F), 803, 863
S-Adenosyl-Homocystein .... 450-451 (F), 484
S-Adenosyl-Homocysteinase 450-451, 484
S-Adenosyl-L-Methionin (S-Adenosylmethionin) ....
.... 176, 367, 450-451, 450-451 (F), 459-460
Salmonella typhimurium 599
Salzsäure, Funktionen im Magen 821
Salzsäuresekretion, Mechanismus 820-821
Salzsäuresekretion, therapeutische Hemmung 821
Salzüberschuß 718
Salzverlust 701
Samenblasen 682
Samenkanälchen 683
Samenreifung 687
Samenzellen 682-683
Sandhoff-Erkrankung 382-384
Sanfilippo-Syndrom (Mucopolysaccharidose III) 364
SAP D, s. Sphingolipid-Aktivatorproteine
SAP-B, s. Sphingolipid-Aktivatorproteine
SAP-C, s. Sphingolipid-Aktivatorproteine
α-Sarcin 284

Sarcomer, Aufbau 766
Sarin 744
Sartane 701
Satelliten-DNA 166
Sättigungssignale 628, 865-867
Sauerstoff als Elektronenacceptor 300
Sauerstoffradikale 318-319
Sauerstoffsensor der Zelle 246-247
Säure-Basen-Haushalt 723, 725-738
Säure-Basen-Haushalt, Diagnostik 736-737
Säure-Basen-Katalyse 85
Säuren 28-30
Scavengerreceptor SR-A 412, 573
Scavengerreceptoren, rückkopplungsunempfindliche 405
Scherkräfte, Umwandlung in biochemische Signale 797
Schiffsche Base 786, 788
Schilddrüsenadenom 144
Schilddrüsenentzündung 679
Schilddrüsenhormone 679
Schilddrüsenhormone (T_3 und T_4) .... 673-678 (F)
Schilddrüsenhormone, Abbau 676
Schilddrüsenhormone, Bildung von T_3 und T_4 675-676
Schilddrüsenhormone, molekulare Wirkungsmechanismen 677
Schilddrüsenhormone, organismische Wirkungen 678
Schilddrüsenhormone, Pathobiochemie 678-679
Schilddrüsenhormone, Transport im Blut 676
Schilddrüsenhormone, zelluläre Wirkungen 677
Schilddüsenhypoplasien 678
Schilddrüsenkolloid 674
Schilddrüsentumoren 145
Schock-Syndrom, toxisches 78-79, 594-599
Schrittmacherreaktion 292
Schwangerschaft, Estrogene und Gestagene 692-693
Schwangerschaftsgelbkörper, s. Corpus luteum graviditatis
Schwarzarbeiterproteine 155, 327, 482
Schweiß 709, 714
schwere Ketten der Immunglobuline 615
SCID, s. severe combined immunodeficiency syndrome
Scleroderma 226
Scott-Syndrom 558
Scramblase 116, 154, 558
Scrapie 240
Screeningtest 349
SECIS-Element 268
second messengers 135-141
Secretasen (α-, β-, γ-, δ-) 759-762
Sedoheptulose-7-phosphat .... 332-333 (F)
Sehpurpur, s. Rhodopsin
Sehvorgang 749-755
Sekretin 823
sekretorischer Weg eines Proteins 272
Selbstregulation einer Stoffwechselkette 91
Selectine, L-, P- und E-Typen 590, 795
Selectine, mucinähnliche 590
Selen, Bestandteil von Enzymen 818
Selenocystein .... 34 (F), 844
Selenocystein, Bildung 267-268
Selenocystein, Proteineinbau 268
selenocysteinspezifisches Codon 268
Selenocysteinsynthase 268
Selenocysteinyl-tRNA^{Sec} 268
Selenophosphatsynthetase 268
Seligmann-Erkrankung 617
Semaphorin III 796
Sense-DNA 204
Sense-Mutation 187
Sense-RNA 204
Sepsis, Biochemie und Zellbiologie 594-599
Sepsis, Bradykinin 596-597
Sepsis, Curli 597, 599
Sepsis, Endotoxin 594-599
Sepsis, NO-Radikal 596, 599
Sepsis, Peroxinitrit 599
Sepsis, Plättchenaktivierungsfaktor 596

Sepsis, Receptoren ... 595-597
Sepsis, Rolle des Komplementsystems ... 596
Septische Triade ... 590
Serin ... 33 (F), 377
Serin, Biosynthese ... 446 (F)
Serinabbau ... 446
Serindehydratase ... 441 (F), 446
Serinhydroxylmethyltransferase ... 447, 448-449, 479
Serinphosphatide ... 72
Serinphospholipide, Biosynthese ... 377-379
Serinprotease Xa ... 542-544
Serinproteasen ... 427
Serinproteasen C1r und C1s ... 578
Serotonin ... 444-445 (F), 872
Serotonin, Bildung aus Tryptophan ... 706-707 (F)
Serotonin als Neurotransmitter ... 748
Serotonin, Receptoren ... 707
Serotonin, Sättigungssignal ... 707
Serotonin, Wirkungen ... 707
Serpine, Wirkungsweise ... 429
Sertoli-Zellen ... 679, 682-683
Serumferritin ... 811
Seryl-tRNA^{Sec} ... 268
Sesselkonformation der Glucose ... 62-63
severe combined immunodeficiency syndrome (SCID) ... 485
Sexualhormone ... 77, 666, 681-695
Sexualhormone, männliche ... 681-683
Sexualhormone, Pathobiochemie ... 694-695
Sexualhormone, Steuerung durch Hypothalamus-HVL-System .. 679-680
Sexualhormone, weibliche ... 683-695
SH1-Domäne ... 148
SH2-Domäne ... 147-148
SH3-Domäne ... 148
Shiga-Toxin ... 284
Shigella dysenteriae ... 284
Shuttle-Mechanismen ... 316-317
Sialidase ... 383
Sialidose ... 383
Sialinat (N-Acetylneuraminat) ... 65 (F), 75, 357-358
Sichelzellhämoglobin ... 515
Sideroblasten ... 491
sideroblastische Anämie ... 491
Siebsystem des lockeren Bindegewebes ... 791
Siedepunktserhöhung ... 26
Siggaard-Anderson-Diagramm ... 726-727, 736-737
Signalbahnen, Charakterisierung ... 133-141
Signalerkennungspartikel, Funktion ... 271-273
Signalerkennungspartikel, Zusammensetzung ... 271-272
Signalerkennungspartikel-Receptor ... 272-273
Signalpeptid ... 625
Signalsequenz ... 271-272
Signalsequenz, mitochondriale ... 271
Signalwandlungskaskaden ... 133-141
Sildenafil ... 748
Silencerregion ... 214
Silicium ... 818
Simian Immunodeficiency Virus ... 238
single nucleotide polymorphism ... 162
siRNA ... 204
SIV, s. Simian Immunodeficiency Virus
Skatol ... 457
Sklerodermie ... 800
Skleroproteine ... 37
Skorbut ... 800, 846
Slip-Mode-Conductance, s. Gleitmodusleitfähigkeit
slow reacting substance of anaphylaxis ... 419
SNAP-Proteine ... 277-279
SNARE, t- ... 124, 279
SNARE, v- ... 124, 279
SNARE-Proteine ... 277-279
SNARE/SNAP-System ... 630
SNP, s. single nucleotide polymorphism
snRNA ... 224
snRNPs und Autoimmunkrankheiten ... 226-227

Snurps ... 224
sodium-dependent vitamin C-transporter ... 847
Solenoid (Nucleosomen) ... 166
Soman ... 744
somatische Mutation ... 510
somatische Rekombination von Antikörpern ... 614
Somatoliberin ... 642, 663
Somatoliberinmangel ... 644
Somatomedine, Mangel ... 644
Somatomedine, Sekretion und Wirkungen ... 642-643
Somatopause ... 696
Somatostatin ... 36 (F), 642, 663
Somatostatin, biotechnologische Produktion ... 199-200
Somatostatin, intestinales ... 704
Somatotropes Hormon (STH) s. Somatotropin
Somatotropin ... 641-644, 663
Somatotropin, diabetogene Wirkung ... 642
Somatotropin, Pathobiochemie ... 644
Somatotropin, sekretorische Kontrollmechanismen ... 644
Somatotropin, Stoffwechselwirkungen ... 641-644
Somatotropin, Überproduktion ... 644
Somatotropin, Wirkung auf Blutspiegel der Hauptsubstrate ... 645
Somatotropin, Wirkung auf Osteoblasten ... 642
Somatotropinsekretion, Regulation ... 642-643
Sorbit (Sorbitol) ... 63-64 (F), 345-346
Sortierung von Proteinen ... 277-279
SOS-Antwort bei DNA-Schädigung ... 185
Sos-Protein (GEF) ... 149
SP-A, SP-D, s. Surfactantproteine A und D
Spannungssensoren ... 772
Sphärocytose ... 510
Speichel ... 819
Speichel, Zusammensetzung ... 714
Spektrin ... 509
Spermatogenese ... 679, 682-683
Spermidin, Bildung ... 459-460 (F)
Spermin, Bildung ... 459-460 (F)
spezifisch-dynamische Wirkung der Proteine ... 858-859
Sphinganin ... 379-380 (F)
Sphingolipid-Aktivatorproteine ... 382
Sphingolipidosen ... 383-384
Sphingomyeline ... 74 (F), 379-384
Sphingomyelin, Abbau ... 382-384
Sphingomyelin, Biosynthese ... 379-380 (F)
Sphingomyelinase ... 382
Sphingomyelinphosphodiesterase ... 382
Sphingosin ... 74 (F), 380, 382-384
Sphingosin, Abbau ... 382
Sphingosin, Biosynthese ... 379-380
Sphingosinglycolipide ... 74-75
Sphingosinlipide ... 74-75
Sphingosinphospholipide ... 74
Spiegelbildisomerie ... 31
Spina bifida bei Folsäuremangel ... 855
spinale Muskelatrophie ... 759
Spino-bulbäre Muskelatrophie ... 757-758
Spino-cerebrale Ataxie ... 759
Spleißen, alternatives ... 225-226
Spleißen, mRNA-Primärtranscript ... 224
Spleißen von Proteinen ... 281-282
Spleißmechanismus ... 224
Spleißosomen ... 224
Sportdrinks ... 780
Sportler, Leistungskapazität ... 779-780
Spurenelemente ... 804, 814-818
Spurenelemente, allg. ... 814-815
Squalen ... 385, 387
Squalenepoxid ... 385, 387
Squalensynthase ... 387
Squiggle~P ... 287
SR-A, s. Scavenger-Receptor A
SR-A, SR-B, SR-BI, s. Scavengerreceptoren
Src-Protein ... 148
SREBP, s. sterol regulatory element binding proteins

SRP, s. Signalerkennungspartikel
SRP-Cyclus 273
SRP-Receptor 272-273
SRSA, s. slow reacting substance of anaphylaxis
Stäbchenzellen 749-751
Stammzelle, hämatopoetische 502
Standardaminosäuren .... 31-34 (F)
Standard-Hydrogencarbonat, Definition und Bestimmung 737
Staphylokinase 551-552
Stargardt-Erkrankung 130
Stärke 67-68
Startcodons 264
Startle-Erkrankung 746
Statine 663
Statine, Inhibitoren der HMG-CoA-Reductase 390
Stearinsäure .... 70 (F)
Steatorrhoe 831
Stein-Leventhal-Syndrom 695
Steran .... 76 (F)
Stercobilin .... 498 (F)
Stercobilinogen .... 498 (F)
Stereoisomerie 31-32
stereospezifische Numerierung 71-72
Steroid-17α-hydroxylase 684
Steroid-21-hydroxylase-Defekt 672
Steroid-5α-Reductase 682
Steroide 76
Steroide, Stoffwechsel 38-393
Steroidhormone 76-77, 666-673, 681-695, 697-701
Steroidreceptoren 218
Steroidreceptoren, konstitutiv aktive 219
sterol regulatory element binding proteins (SREBP) 388-389
STH/Somatomedin-System 696
Stickoxidradikal 133
Stickoxidradikal als Neurotransmitter 748-749
Stickoxidradikal, Bildung aus Arginin 460-461
Stickstoffgleichgewicht 425
Stickstofflost .... 257 (F)
Stiff baby syndrome 746
Stoffbilanz des Menschen 857
Stoffwechsel beim Fasten 648-649
Stoffwechselketten, Durchflusskontrolle 293
Stoffwechselketten, Energieprofil 292-293
Stoffwechselketten, Fallstrecken 292-293
Stoffwechselketten, Schrittmacherreaktion 292
Stoffwechselketten, Staustrecken 292-293
Stoffwechselketten, Regulation 290-294
Stoffwechsel, Kontrolltheorie 293-294
Stoffwechselregulation 290-295
Stoffwechselregulation, epigenetische Ebene 290
Stoffwechselregulation, genetische Ebene 290
Stoffwechselregulation, metabolische Ebene 290
Stoffwechselregulation, Reaktionsketten 290-294
Stoppcodons 258-259, 266
Strangvernetzung 182
Streptococcus mutans 803
Streptokinase 551
Streptomycin .... 282 (F)
Stress 666
Streßprotein Hsp47 786
Stressproteine (s. auch Hsp) 50
Stromelysin 789
g-Strophanthin (Ouabain) 775
β-Struktur 42-44, 759
Strukturproteine 37
Strychnin 746
Substantia nigra 764
Substanz P 705
Substitution (Base) 187
Substratkettenphosphorylierung (Citratcyclus) 298
Substratkettenphosphorylierung (Glycolyse) 327
Succinat .... 297 (F), 371
Succinatdehydrogenase (FAD) 297-298, 302
Succinat-Ubichinon-Oxidoreductase (Komplex II) 302, 307
Succinyl-CoA .... 297-298 (F), 368, 371
Succinyldicholin 744
Suchtest 349
Suicidhemmung der Thymidylatsynthase 255
Sulfatide 75, 384
Sulfatierungsreaktionen 452
Sulfation factor 642
Sulfonylharnstoffverbindungen 631
Superknäuelung 172
Superoxiddismutase 319, 422, 759
Superoxidradikal 318-319, 574
Suppressormutationen 267
Suppressor-Zellen 608
Surfactantproteine (SP) 76
Surfactantproteine A und D 573
SUR-Receptor 631
Survivin 154
Suxamethonium 744
SVCT, s. sodium-dependent vitamin C-transporter
Switchregion 618-619
Symport 824
Synapse, Aufbau und Funktion 741-742
synaptische Vesikel 742
Synaptojanin 123
Synaptophysin 742
Synaptotagmin 742, 807
Syndecane 795
Synovialflüssigkeit 709
Synpolydaktylie 187
Synthasen 95
Synthetasen 95
Syntrophin 189
α-Synuclein 759, 764-765
α-Synuclein-Ubiquitin-Aggregate 764-765

T

Tabun 744
Tamoxifen (F), Wirkungen 685
Tangier-Erkrankung 409-410
Tankyrase 175
TAP, s. transporter associated with antigen processing
taste receptors TR1 und TR2 756
TAT, s. Tyrosinaminotransferase
TATA-bindende Proteine 214-215
TATA-Box 214-215
Tat-Protein 795
Taubheit 131
Tauproteine 111, 758, 761
Taurochenodesoxycholat 390
Taurocholat 390
Tay-Sachs-Erkrankung 383-384
TBP s. TATA-bindende Proteine
Teichonsäuren 594
Telomerase 174-175
Telomere 166
telomerspezifischer DNA-bindender Faktor 175
Telopeptide 784, 786
Tenascine 793
Tenasekomplex, Bildung und Zusammensetzung 542-544
terminale Angriffseinheit (Komplement) 580-581
Terminationssignale, prokaryontische 210-211
Terminatoren 174
Terminatorregion 174
Testosteron .... 681-683 (F), 684, 696
Testosteron, Wirkungen 682-683
Testosteron-Estrogen-Bindungsporotein 682
Testotoxikose 694
Tetanie 805-806
Tetrachlorkohlenstoff, Biotransformation 422
Tetracyclin .... 282 (F)
Tetrahydrobiopterin .... 453 (F)
Tetrahydrocortisol 670
Tetrahydrofolat .... 447 (F), 455-456

Tetrahydrofolat, Funktionen...............................447-450
Tetrahydrofolat, Umwandlung von C$_1$-Gruppen.............447-450
Tetraiodthyreoacetat..677
Tetraiodthyronin (T$_4$)..................................673-678
Tetrosen..61
TF/VIIa-Komplex...542-544
TFIIH, Transcriptionsfaktor.............................216-217
TGFα, s. transformierender Wachstumsfaktor α
TGFβ, s. transformierender Wachstumsfaktor β
Thalassämien..516-518
α-Thalassämie...517
β^0-Thalassämie...517
β'-Thalassämie, alternatives Spleißen..................226, 517
Thermogenese...398
Thermogenin..398
THF, s. Tetrahydrofolat
Thiamin (Vitamin B$_1$)................................848 (F)
Thiamin, Mangelerscheinungen...............................848
Thiamin, Stoffwechsel......................................848
Thiamin, Vorkommen und Bedarf..............................848
Thiaminpyrophosphat.................................330-331, 447
Thiazolidindione und Adiponectin...........................660
Thiazolidindione und Resistin..............................662
Thioester, Rolle im Komplementsystem..................578, 580
Thioester....................................287, 298, 366, 578, 580
Thioetherbindung.......................................303-304
6-Thioguanin...256 (F)
Thiolproteasen...427
Thiylradikal...477-478
Threonin..33 (F)
Threonin, Abbau..461 (F)
Threoninphosphatide...72
Thrombasthenie Glanzmann-Naegeli...........................556
Thrombin...537
Thrombin, Aktivierung von Faktor XI....................543-544
Thrombin, Bildung aus Prothrombin......................544-545
Thrombin, Funktionen.......................................552
Thrombin, Umwandlung von Fibrinogen in Fibrin..........546-548
Thrombinparadoxon......................................553-554
Thrombinreceptoren...540
Thrombocyten...537
Thrombocyten, α-Granula....................................537
Thrombocyten, Adhäsion.....................................541
Thrombocyten, Aggregation..................................541
Thrombocyten, dichte Granula...............................537
Thrombocyten, Oberflächenreceptoren....................538-540
Thrombocytenaktivierung................................537-540
Thrombocytenmembran, Lipidverteilung..................556, 558
Thrombocytenpfropf...541
Thrombocythämie..556
Thrombocytopathien.....................................556-557
Thrombocytopenie...556
β-Thromboglobulin..537
Thrombokinase..542
Thromboplastin...542
Thrombopoese...503
Thrombose..556
Thrombospondin..537, 793
Thrombosthenin...537
Thromboxan A$_2$............................416-417 (F), 537, 589
Thromboxan A$_2$-Receptor..............................539-540
Thromboxansynthase.....................................416-417
Thrombus..541, 556
Thymidin..51 (F)
Thymidin-5'-monophosphat................................52 (F)
Thymidin-5'-monophosphat, Biosynthese......................479
Thymidinphosphorylase......................................482
Thymidylatreductase..255
Thymidylatsynthase, Suicidhemmung......................255-256
Thymidylatsynthase...479
Thymin..51 (F)
Thymindesoxynucleosid, s. Thymidin
Thymindimer..179
Thyminnucleotide, Biosynthese..............................479

Thymopoetin..707
Thymosin β$_4$...707
Thymosin...707
Thymushormone..707
Thyreocalcitonin...............................674, 703-704, 839-841
Thyreocalcitonin, Antagonismus zum Parathormon.........703-704
Thyreocalcitonin, Ca^{2+}-Homöostase.....................703
Thyreocalcitonin, Tumoren der C-Zellen der Schilddrüse.....704
Thyreoglobulin...674-677
Thyreoglobulin, Iodierung..............................675-676
thyreoglobulingebundenes T$_3$.............................676
thyreoglobulingebundenes T$_4$.............................676
Thyreoidea-stimulierendes Hormon (TSH)................664, 673
Thyreoliberin (TRH)...................................663, 673
Thyreotropin (TSH)....................................664, 673
Thyroidhormon-Receptor-Komplexe............................219
Thyroidreceptoren..219
Thyronin...677
Thyroxin...452
Thyroxin, s. auch Tetraiodthyronin
thyroxinbindendes Protein (Globulin)..................536, 676
tight junctions..824
Tim-Proteine...280-281
TIMPs, s. tissue inhibitors of metalloproteinases
TIR, s. Toll/IL-1-Receptor-Modul
tissue inhibitors of metalloproteinases....................789
tissue plasminogen activator, s. tPA
Titin..161, 744, 766-767
Titingen...161
Titrationskurven..29
TLR, s. Toll-ähnliche Receptoren
T$_m$-Wert (Glucose).......................................723
TNFα und Diabetes mellitus.............................652-653
TNFα, s. Tumornekrosefaktor α
TNF, s. Tumornekrosefaktor(en)
TNFR, s. Tumornekrosefaktor-Receptoren
TNFR-associated death domain (TRADD)..................564-565
TNF-Receptoren...740
Tocopherol, s. Vitamin E
Tocopherole α, β und δ.................................841 (F)
α-Tocopherol, Quellen und Bedarf...........................844
α-Tocopherol und ungesättigte Fettsäuren...............842-844
α-Tocopherol, Wirkungen................................842-843
α-Tocopherol-Hydrochinon...............................841-842
Tocoperoxylradikal...................................842-843 (F)
Todesdomänen......................................564-565, 591
Todesreceptoren..156
Toll/IL-1-Receptor-Modul...................................572
Toll-ähnliche Receptoren...............................570-572
Tollens-Projektion der Glucose...........................62-63
Tom-Proteine...280-281
Topoisomerasen I und II....................................172
Torsionsstreß..172
toxisches Schilddrüsenadenom...............................678
tPA, Aufbau und Funktionen.............................549-550
TRADD, s. TNFR-associated death domain
TRAM (translocating-chain associated membrane protein).....272
Transacylase...835
Transaldolase..332-333
Transaminasen..439-440
Transaminasen, diagnostische Bedeutung.....................440
Transaminierung..439-440
trans-Butendisäure...298
Transcobalamin..536, 822
Transcorrin (Intrinsic factor)....................822, 853-854
Transcortin..536
Transcription................................162-163, 206-222
Transcription, Eukaryonten.............................214-217
Transcription, Prokaryonten............................210-214
Transcription, reverse.....................................163
Transcriptionsblase..210
Transcriptionseinheit..................................208-209
Transcriptionsfaktor NF-κB...................563, 565, 571
Transcriptionsfaktor TFIIH.................................180

Stichwortregister

Transcriptionsfaktoren 214-216
Transcriptionsfaktoren, strukturelle Merkmale 220-222
Transcriptionskomplex 214-216
Transcriptionsstart 215-216
Transcriptom, Definition 159
Transcytose 122
Transducin 134-135, 751-754
Transducincyclus 753-754
Transferasen 95
Transferrin 536, 808, 810-811
Transferrin, Endocytose 811
Transferrinreceptor 811
Transferrinreceptor 2 814
Transfer-RNA, Gene 209-210
transformierender Wachstumsfaktor α 633
transformierender Wachstumsfaktor β 633
transgene Tiere 204-205
Transhydrogenasen 95
Transition 187
Transketolase 332-333
Translation 162-163, 258-268
Translocasekomplex, mitochondrialer 280-281
Translocationskanal 272-273
Translocation von Proto-Onkogenen 250
Translocon 272
transmembranales Glycoprotein HFE 814
Transmethylierung 450-451
Transmitterfreisetzung, synaptisch 742
Transplatin ....182 (F)
transporter associated with antigen processing 601-602
Transportvesikel 278
Transportvesikel, Umkleidung 278
Transsudat 534
Transthyretin 533, 536, 676
Transversion 187
transzelluläre Flüssigkeiten 708-709
Trasylol 429
TRF1, s. telomerspezifischer DNA-bindender Faktor
TRH (TSH-Releasing-Hormon), s. Thyreoliberin
Triacylglycerin ....71 (F), 365, 374-375
Triacylglycerinlipase 365
Tributyrase 820, 828
TRiC 269-270
Trichothiodystrophie 179-181
Trichromasietheorie 755
Triebkraft einer Reaktion 26
Triggerfaktor 49, 269
Triglycerid ....70-71 (F), 374-375
Triglyceridabbau 365, 375
Triglyceride, Biosynthese ....374-375 (F)
Triglyceridhydrolyse, enzymatische 365
Triglyceridlipase 365, 823
Triglyceridstoffwechsel beim Fasten 648
Trigonellinamid ....849 (F)
Triiodthyreoacetat 677
Triiodthyronin (T$_3$) 673-678
Trimmen eines Glycoproteins 275-276
Triosen 61
Triosephosphatisomerase 84, 327
Tripeptidylaminopeptidasen 426
Triphosphat 450-451, 852
tRNA (Transfer-RNA) 55-57, 259-263
tRNA, Discriminatorbase 262
tRNA, Primär- und Sekundärstruktur 55-56
tRNA, Strukturbesonderheiten 55-56
tRNA, Tertiärstruktur 56-57
tRNA^{Sec} 268
Trophoblast 692
Tropoelastin 789
Tropokollagen 784-786
Tropomyosin 737-738
α-Tropomyosin, alternatives Spleißen 226
Troponin 767-768
Troponin C 767-768
Troponin I 767-768
Troponin T 767-768
Trypsin 92, 822, 827
Trypsinogen 822
Trypsinogen, Aktivierung 428
Tryptamin 444, 457
Tryptophan ....34 (F)
Tryptophan, Abbau 455-458
Tryptophan, Decarboxylierung 444, 457
Tryptophanase 458
Tryptophan-2,3-Dioxygenase 455-456
Tryptophan-Operon, Regulation 213
Tryptophanpyrrolase 455
TSH, s. Thyreoidea-stimulierendes Hormon
TSH-Receptor 144
tubuläres Maximum für Glucose 723
Tubulin 110-111, 761
Tumoren, Biochemie und Molekularbiologie 243-257
Tumorentstehung durch Cancerogene 253-254
Tumornekrosefaktorα 156, 398, 563-565
Tumornekrosefaktoren 560, 563-565, 590-591
Tumornekrosefaktor-Receptoren 563-565
Tumorpromotor 141
Tumorsuppressorgene 251-253
Tumorsuppressorprotein p53 ....153-154, 158, 251-253, 795
Tumorsuppressorproteine und Apoptose 158, 251-252
Tumorzellen, aerobe Glycolyse 247-247, 329
Tumorzellen, Aufnahme von Glucose 245-246
Tumorzellen, Charakteristika 243-245
Tumorzellen, Entstehung 246-254
Tumorzellen, Heparanase 244-245
Tumorzellen, Unterschiede zu Normalzellen 243-245
Tumorzellen, Warburg-Effekt 244, 329-330
Tyramin 444, 833
Tyrosin ....34 (F)
Tyrosin, Decarboxylierung 444
Tyrosin, Stoffwechsel 452-455
Tyrosin-3-hydroxylase 453-455
Tyrosinämie 466
Tyrosinaminotransferase 453-454
Tyrosinase 466
Tyrosinase – 466
Tyrosinase + ...467
Tyrosinkinasen 138, 147
Tyrosin-O-sulfat ....548 (F)

U

Überernährung, Krankheitsrisiko 873
Ubichinol ....301-308 (F)
Ubichinol-Cytochrom c-Oxidoreductase 303, 306-310
Ubichinolradikal ....307-308 (F)
Ubichinon ....77, 301-308 (F)
Ubichinoncyclus (s. auch Q-Cyclus) 307-309
Ubiquitin, Rolle beim Proteinabbau 433-435
Ubiquitin-C-terminale Hydrolase 764
Ubiquitin-Protein-Ligase E$_3$ 764-765
UCP1, 2 und 3, s. Entkopplungsproteine 1, 2 und 3
UDP 335
UDPG 59-60, 334
UDP-Galactose ....346-347 (F), 380
UDP-Galactose-4-Epimerase 347
UDP-Glucose 334, 346-347, 380
UDP-Glucose-Glycoprotein-Glucosyltransferase 276
UDP-Glucose-Pyrophosphorylase 334
UDP-Glucuronat ....361 (F)
UDP-Glucuronyltransferase 496-497
UDP-Glucuronyltransferase, Defekte 500
UDP-N-Acetylgalactosamin 381
UGA-Selenocystein-Codon 268
UGA-Stoppcodon 266
umami (Geschmacksqualität) 756
umgekehrte Genetik 188
Undulin 793

ungerührte Flüssigkeitsschicht ... 829
Unterernährung ... 872-873
untranslatierte Region ... 208
uPA ... 549-550
Uracil ... 38 (F)
Urate, Salze der Harnsäure ... 485-486
Urease, absolute Substratspezifität ... 95
β-Ureidoisobutyrat ... 487
β-Ureidopropionat ... 487
Uridin ... 51 (F)
Uridin-5'-monophosphat ... 52 (F), 474-475
Uridindiphosphatgalactose ... 346-347 (F)
Uridindiphosphatglucose ... 334, 346-347 (F),
Uridindiphosphatglucose, s. auch UDPG
Uridintriphosphat ... 335
Urin s. Harn
Urobilin ... 498
Urobilinogen ... 498
Urocanase ... 464
Urocanasemangel ... 466
Urocanat ... 463-464 (F)
Urokinasetyp des Plaminogenaktivators (uPA) ... 549-550
Uroporphyrinogen I ... 491-492 (F)
Uroporphyrinogen III ... 491-492 (F)
Uroporphyrinogen III-Synthase ... 491-492
Uroporphyrinogen-Decarboxylase ... 491-492
Uterus, Proliferationsphase ... 688
Uterus, Sekretionsphase ... 688
UTP ... 335
UTR, s. untranslatierte Region
Utrophin ... 189
Utrophin, Lokalisierung ... 189

V

V_0-Proteolipide ... 278
Valin ... 33 (F)
Valin, Abbau ... 367, 461
Vanillinmandelsäure ... 656
Van't Hoff-Gleichung ... 27
vasculäre Adhäsionsmoleküle ... 587, 590, 794
vasculärer endothelialer Wachstumsfaktor ... 796
Vasoaktives Intestinales Polypeptid (VIP) ... 704
Vasokonstriktion, lokale ... 541
Vasopathien ... 556
Vasopressin ... 36 (F), 696-697
Vasopressin, antidiuretische Wirkung ... 697
Vasopressin, Kontraktion der glatten Muskulatur ... 697
Vasopressin, Mangel ... 697
Vasopressin, V_1- und V_2-Receptoren ... 697
Vasopressin, Wirkung auf Aquaporin 2 ... 697
Vasopressinsekretion, Regulation ... 697
V-ATPase ... 125
V-ATPase, Funktion bei Vesikelsortierung ... 278-279
V-ATPase, renale tubuläre Acidose ... 738
VCAM, s. vasculäres Adhäsionsmolekül
V-D-J-Rekombination ... 617-620
VEGF, s. vasculärer endothelialer Wachstumsfaktor
Veitstanz ... 756-757
Verdauung ... 819-833
Verdauungsproteasen ... 826-827
Verdauungssäfte ... 709, 819-823
Very-Low-Density-Lipoproteins ... 399-401
verzweigend wirkendes Enzym ... 335-336
Verzweigtkettenketoacidurie ... 466
Vesikelbildung und -fusion ... 277-279
Vesikelknospung ... 278
Vesikelsortierung ... 277-279
Vesikeltransport ... 761
Vesikelwanderung ... 378
Vesikulardrüse ... 679
V-Gene, Rekombination ... 617-619
VHL-Protein, s. von Hippel-Lindau-Tumorsuppressorprotein
Viagra ... 748
Vimentin ... 113
Virchow, Rudolf ... 759
Viren ... 230-240
Viren, Aufbau ... 230
Viren, Aufnahme in die Zellen ... 231
Viren, DNA-Viren ... 230
Viren, permissive und nichtpermissive ... 232
Viren, RNA-Viren ... 230-231
Viren, Vermehrung der DNA-Viren ... 232
Viren, Vermehrung der RNA-Viren ... 232-233
Virilismus ... 672
Virostatica, Wirkungsweise ... 254-255
Virusinterferenz ... 566
Vitamine ... 834-856
Vitamine, Bedarf ... 834
Vitamine, Einteilung ... 834
Vitamine, Funktionen ... 834
Vitaminmangel ... 834
Vitamin A ... 77, 749, 835-837
Vitamin A, Hypervitaminose ... 836
Vitamin A, Mangel ... 835-836
Vitamin A, Provitamine ... 835
Vitamin A, Vorkommen und Bedarf ... 836-837
Vitamin A, Wirkungen ... 835
Vitamin B-Komplex ... 848-856
Vitamin B_6-Mangel ... 491
Vitamin B_{12} (Cobalamin) ... 367, 851-855 (F)
Vitamin B_{12}, Coenzymform ... 851-852
Vitamin B_{12}, Funktionen ... 852-853
Vitamin B_{12}, perniciöse Anämie ... 854-855
Vitamin B_{12}, renale Reserve ... 854
Vitamin B_{12}, Resorption ... 853-854
Vitamin B_{12}, Vorkommen und Bedarf ... 855
Vitamin C (Ascorbinsäure) ... 845-848 (F)
Vitamin D ... 76-77, 385, 837-841
Vitamin D, Formen ... 837 (F)
Vitamin D_1 ... 837
Vitamin D_2 ... 837
Vitamin D_3 ... 837
Vitamin D-Bedarf ... 840
Vitamin D-Mangel ... 703, 839-841
Vitamin D-Receptoren ... 219
Vitamin D-Überschuß ... 840-841
Vitamin E (Tocopherole) ... 77, 841-844 (F)
Vitamin E-Mangel-Ataxie ... 843
Vitamin K ... 77, 844-845 (F)
Vitamin K, Mangel ... 845
Vitamin K, Vorkommen ... 845
Vitamin K, Wirkungen ... 845
Vitamin K, Wirkungsmechanismus ... 553-556
Vitamin K-2,3-Epoxid ... 554-556
Vitamin K-Antagonisten ... 555, 844-845
Vitamin K-Chinon ... 554-555
Vitamin K-Hydrochinon ... 555-555
Vitamin K-Reductase ... 555
VLDL (s. auch Very-Low-Density-Lipoproteins) ... 375
VLDL-Abbau ... 403
VLDL-Receptor ... 406
VLDL-Remnants ... 403
von Hippel-Lindau-Tumorsuppressor ... 217, 246
von Willebrand-Faktor ... 406, 537-540
von Willebrand-Erkrankung ... 557
Vorwärtsgenetik ... 188
vRNA (virale RNA) ... 55

W

Wachstumsfaktoren ... 378, 633
Wachstumsfaktoren, insulinähnliche ... 632, 642
Wachstumshormon (s. auch Somatotropin) ... 641-644
Warburg-Effekt ... 329-330
Warburgsches Atmungsferment ... 305
Warfarin, Wirkungsmechanismus ... 555
Warfarinvergiftung ... 555

Stichwortregister

Wasser..24-30
Wasser, Ionenprodukt...27
Wasser, Ionisation...27
Wasseraufnahme, Regulation.........................718-719
Wasserbilanz..709-710
Wassergehalt des Menschen....................................708
Wassergleichgewicht......................................709-710
Wasserintoxikation..718
Wassermolekül, Struktur..24
Wasserresorption, intestinale...................................831
Wasserstoffoxidation, freie Enthalpie.....................300
Wasserstoffperoxid..318-319
Wasserverlust..718
wässrige Lösungen..24, 26-30
Wechselzahl..84
Werner-Syndrom..170
Wiederauffüllungsmodelle.............................865-866
Wiederverwertung freier Purinbasen..............486-487
Wilson'sche Erkrankung...816
Wilson-Cu^{2+}-ATPase...815-817
Wobble-Paarung..262
Wolmansche Erkrankung.......................................394

X

Xanthin..485-486 (F)
Xanthinoxidase..................................317, 485-486
Xanthurenat...457 (F)
Xenobiotica, Ausscheidung..............................393
Xenobiotica, Biotransformation......................422
Xeroderma pigmentosum......................179-181
Xeroderma pigmentosum variant.....................181
Xerophthalmie..836
XPA...180
XPB...180
XPD...180
XP-V, s. Xeroderma pigmentosum variant
D-Xylulose-5-phosphat........................332-333 (F)
L-Xylulosurie...722

Z

Zahn, chemischer Aufbau.............................801-803
Zahn, Fluoridierung...803
Zahn, Hormon- und Vitaminwirkungen........802-803
Zahn, Hydroxylapatit..802
Zahn, Odontoblasten..802
Zahn, Plaquebildung....................................802, 803
Zahn, Stoffwechsel...802
Zahnentwicklung...802
Zahnkaries..803, 818
Zahnkaries, Rolle der Saccharose.......................803
Zahnschmelz..802
Zahnzement...802
Zapfen..749, 755
Zellatmung, Hemmstoffe....................................305
Zellcyclus..151-154
Zellcyclus, Kontrollenzyme...........................152-153
Zellcyclus, Kontrollposten.............................153-154
Zellcyclus, Phasen..152
Zellcyclus, Proteasen......................................152-153
Zellcyclus, Proteinkinasen.............................152-154
Zellcyclus, Regulation...................................153-154
β-Zellen (Pancreas)..325
β-Zellen (Pancreas), Zerstörung durch eine Autoimmunreaktion......650
T-Zellen-(Lymphocyten)-Receptor αβ..........605-606
T-Zellen-(Lymphocyten)-Receptor γδ..................606
T-Zellen-(Lymphocyten)-Receptoren (TCR).....605-606
T-Zellen-(Lymphocyten)-Receptor, C-Gene.........606
T-Zellen-(Lymphocyten)-Receptor, D-Gene.........606
T-Zellen-(Lymphocyten)-Receptor, J-Gene..........606
T-Zellen-(Lymphocyten)-Receptor, V-Gene.........606
T-Zellen-(Lymphocyten)-Receptorgene, somatische Rekombination 606
T_H1-Zellen (Lymphocyten)..........................607-610
T_H2-Zellen (Lymphocyten)..........................607-610
Zellkern..102-195
Zellkernmatrix..103
Zellmembran, s. Plasmamembran
Zelltod, programmierter, s. Apoptose
Zelltransformation...232
Zellwand...114
Zellwandpeptidoglycane............................594-595
Zellweger-Syndrom..110
Zentraler Grundsatz der Molekularbiologie.....163
Zigarettenrauchen..790
Zinkfinger...221
Zinkionen...817
Zirbeldrüse s. Epiphyse
Zöliakie...828
Zwei-Elektronentransport................................307
Zwergwuchs, hypophysärer..............................644
Zwitterionen..37-38
Zymogene...427, 822

Klinische Lehrbuchreihe

... Kompetenz und Didaktik!

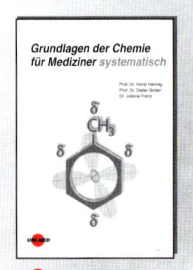

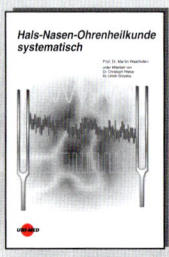

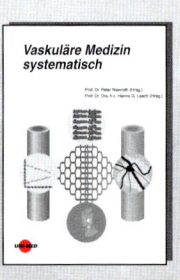

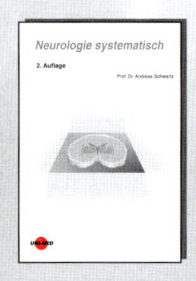

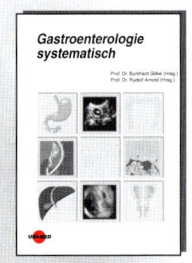

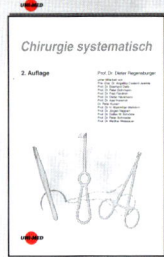

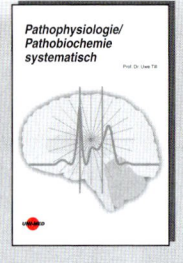

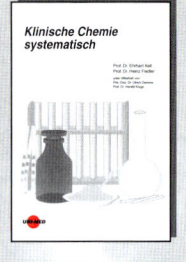

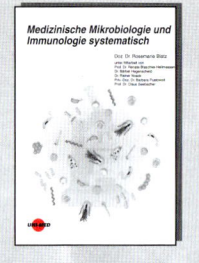

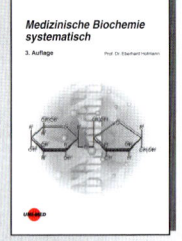

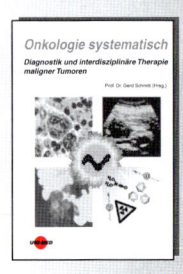

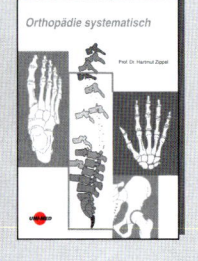

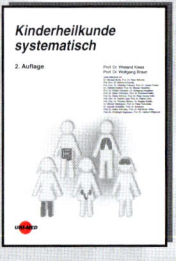

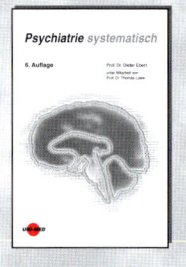

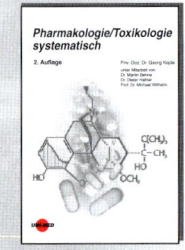

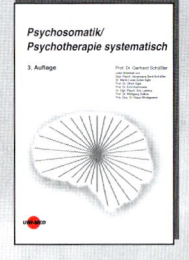

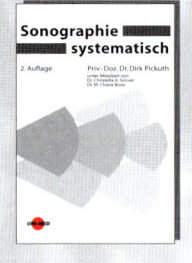

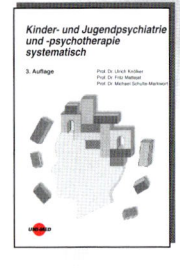

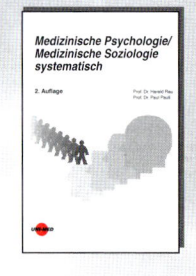

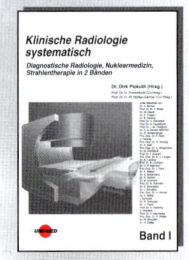

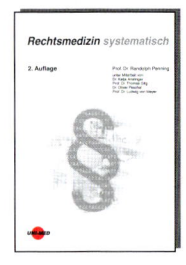

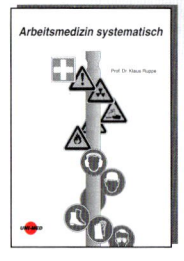

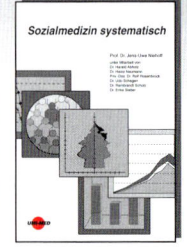

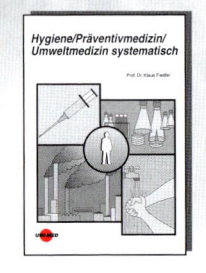

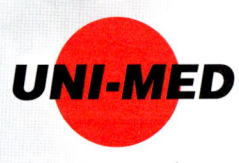

- Grundlagen der Chemie für Mediziner systematisch
- Hals-Nasen-Ohrenheilkunde systematisch
- Vaskuläre Medizin systematisch
- Neurologie systematisch (2. Auflage)
- Gastroenterologie systematisch
- Chirurgie systematisch (2. Auflage)
- Pathophysiologie/Pathobiochemie systematisch
- Klinische Chemie systematisch
- Medizinische Mikrobiologie und Immunologie systematisch
- Medizinische Biochemie systematisch (3. Auflage)
- Onkologie systematisch – Diagnostik und interdisziplinäre Therapie maligner Tumoren
- Orthopädie systematisch
- Kinderheilkunde systematisch (2. Auflage)
- Psychiatrie systematisch (6. Auflage)
- Pharmakologie/Toxikologie systematisch (2. Auflage)
- Kinder- und Jugendpsychiatrie und -psychotherapie systematisch (3. Auflage)
- Medizinische Psychologie/Medizinische Soziologie systematisch (2. Auflage)
- Psychosomatik/Psychotherapie systematisch (3. Auflage)
- Sonographie systematisch (2. Auflage)
- Klinische Radiologie systematisch – Diagnostische Radiologie, Nuklearmedizin, Strahlentherapie in 2 Bänden, Band I
- Rechtsmedizin systematisch (2. Auflage)
- Arbeitsmedizin systematisch
- Sozialmedizin systematisch
- Hygiene/Präventivmedizin/Umweltmedizin systematisch

UNI-MED

UNI-MED Verlag AG • Kurfürstenallee 130 • D-28211 Bremen
Telefon: 0421/2041-300 • Telefax: 0421/2041-444
e-mail: info@uni-med.de • Internet: http://www.uni-med.de